RUBIN
PRINCIPIOS DE
Patología

7.ª Edición

RUBIN

PRINCIPIOS DE
Patología

7.ª Edición

Emanuel Rubin, MD

Distinguished Professor of Pathology, Anatomy and Cell Biology
Kimmel Medical College
Thomas Jefferson University
Philadelphia, Pennsylvania
American Medical Writer's Award: Best Medical Textbook of the Year, 1989
Tom Kent Award of Group for Research in Pathology Education (GRIPE): Excellence in
Pathology Education, 2001
Association of Pathology Chairs: Distinguished Service Award, 2006
American Society for Investigative Pathology: Robbins Distinguished Educator Award, 2017

Howard M. Reisner, PhD

Professor of Pathology and Laboratory Medicine
Department of Pathology and Laboratory Medicine
The University of North Carolina at Chapel Hill School of Medicine
Chapel Hill, North Carolina
Professor of Pathology
Jerry M. Wallace School of Osteopathic Medicine
Campbell University
Buies Creek, North Carolina

Ilustraciones de Dimitri Karetnikov, George Barile y Kathy Jaeger.

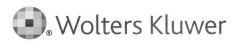 Wolters Kluwer

Philadelphia • Baltimore • New York • London
Buenos Aires • Hong Kong • Sydney • Tokyo

Av. Carrilet, 3, 9.ª planta – Edificio D
Ciutat de la Justícia
08902 L'Hospitalet de Llobregat.
Barcelona (España)
Tel.: 93 344 47 18
Fax: 93 344 47 16
e-mail: lwwespanol@wolterskluwer.com

Traducción
Dra. Diana Jiménez González
Especialista en Ginecología y Obstetricia, Subespecialista en Medicina Materno-Fetal, Hospital Médica Sur Lomas
Mauricio Federico Becker D'Acosta

Revisión científica
Dra. Oralia Barboza Quintana
Jefe del Servicio de Anatomía Patológica del Hospital Universitario de la Universidad Autónoma de Nuevo León
Dra. Ana Graciela Puebla Mora
Médico anatomopatólogo, Posgrado en Patología Oncológica, Profesor docente tiempo completo; Departamento de Microbiología y Patología del Centro Universitario de Ciencias de la Salud, Universidad de Guadalajara
Dr. Javier Aragón Robles
Jefe del Departamento de tercer año, Coordinador de la asignatura Anatomía Patológica I y II Facultad de Medicina, Universidad Nacional Autónoma de México
Dr. Jesús Alberto Cortez Hernández
Médico anatomopatólogo, egresado del Centro Médico Nacional la Raza, IMSS, UNAM. Maestría en Docencia en Ciencias de la Salud, Universidad Autónoma de Sinaloa (UAS), Jefe del Departamento de Patología del Hospital de la Mujer de Culiacán Sinaloa, de la Secretaria de Salud (SSA), Responsable académico de la asignatura de Embriología en la Universidad Autónoma de Sinaloa
Dra. Laura Chávez Macías
Profesor titular de Neuropatología en la UNAM, Profesor titular de Patología de la Facultad de Medicina de la UNAM, Médico especialista en Patología en el Hospital General de México, Jefe de Neuropatología

Dirección editorial: Carlos Mendoza
Editora de desarrollo: Núria Llavina
Gerente de mercadotecnia: Simon Kears
Cuidado de la edición: Núria Llavina
Maquetación: Laura Romero V. / Alfonso Romero L.
Diseño de portada: Jesús Esteban Mendoza Murillo
Impresión: C&C Offset-China/Impreso en China

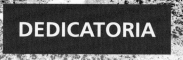

Dedicamos este libro a nuestras esposas y familias, cuyo amor y apoyo nos sustentaron
a lo largo de esta iniciativa; a nuestros colaboradores, de quienes hemos aprendido tanto;
y a los estudiantes de todo el mundo, de cuya curiosidad y energía depende el futuro
de la ciencia médica.

Un profundo agradecimiento a mis maestros y colegas, a quienes debo muchas cosas,
especialmente la intensa curiosidad relacionada con la ciencia médica. Me enseñaron a comer
del árbol del conocimiento, así como me convencieron de que la simplicidad de la superficie
deriva de profundidades ocultas.

Emanuel Rubin, MD

Cui dono lepidum novum libellum
¿Arido modo pumice expolitum?
Emily, tibi atque etiam do

Howard M. Reisner, PhD

Emanuel Rubin, MD

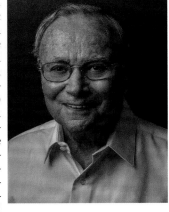

El Dr. Rubin nació en Brooklyn, Nueva York, y creció en Atlantic City, Nueva Jersey. Estudió en la Harvard Medical School y se especializó en patología en el Mount Sinai Hospital de Nueva York. Fue Chairman of Pathology en dicho hospital (Drexel) y en la Facultad de Medicina Thomas Jefferson. También trabajó como profesor adjunto de Bioquímica y Biofísica en la Facultad de Medicina de la Universidad de Pennsylvania. Actualmente es Distinguished Professor of Pathology, Anatomy and Cell Biology en el Kimmel Medical College de la Universidad Thomas Jefferson, en Filadelfia.

Los intereses de investigación del Dr. Rubin, financiados en su mayoría por los National Institutes of Health (NIH), abarcan estudios clínicos, así como biología celular y bioquímica del hígado y el corazón, junto con los efectos clínicos y experimentales del alcohol. Su bibliografía cuenta con más de 300 publicaciones científicas y educativas. Sus logros han sido reconocidos a través de los principales premios de investigación y educación de las principales sociedades patológicas (incluyendo la American Society for Investigative Pathology, la US-Canadian Academy of Pathology, la International Academy of Pathology y el Group for Research in Pathology Education), titulaciones honoríficas de destacadas universidades europeas y el Premio MERIT de los NIH.

Rubin. Patología, cuya 1.ª edición se publicó hace más de 30 años, fue una obra pionera en el uso del diseño gráfico, las fotografías en color y los iconos sistemáticos. El texto ha sido traducido a numerosos idiomas, incluido el español, el portugués, el italiano, el japonés y el coreano.

La mayor pena del Dr. Rubin es no poder seguir jugando al tenis y al golf debido a la osteoartritis de hombros que padece.

Howard M. Reisner, PhD

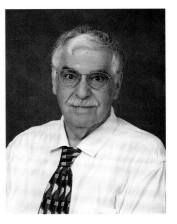

Aunque Howard Reisner nació en Brooklyn y creció en Nueva York, ha vivido en Durham durante más de 40 años, hasta el punto de que se define a él mismo como «casi nativo» de North Carolina. Se graduó en 1967 en la City University de Nueva York y obtuvo su doctorado en Biología en 1971 por la Universidad Case Western Reserve, con la especialidad de Inmunología genética humana. Desde entonces, trabaja en la Universidad de North Carolina; comenzó como miembro postdoctoral (en medicina) y, después de trasladarse al Departamento de Patología y Medicina de laboratorio clínico, trabajó durante años hasta alcanzar su posición de Professor.

El Dr. Reisner se especializó en el área de la hemostasia (particularmente, en la inmunogenética de los defectos de F.VIII y F.IX, que se expresan como hemofilia a y hemofilia b, respectivamente). Realizó su trabajo inicial durante una estancia en París, cuando acompañó a su esposa durante su permanencia como científica invitada en el laboratorio del fallecido Dr. Jean Dausset (quien posteriormente recibió el Premio Nobel). Esta efeméride fue una afortunada casualidad, pues a su regreso el Dr. Reisner acabó ocupando un puesto en el grupo de Hemostasia de la universidad donde trabaja actualmente.

La investigación del Dr. Reisner está relacionada con el uso de la inmunotecnología tanto en la hemostasia como en el descubrimiento de fármacos (está trabajando con fármacos antiparasitarios tipo diamidina, en desarrollo). Más recientemente, ha trabajado en el uso de imágenes digitales para el análisis de biopsias quirúrgicas. El Dr. Reisner tiene una amplia experiencia docente, fue seleccionado por la UNC Academy of Educators y ha ganado diversos premios relacionados con la enseñanza. En la actualidad, enseña Patología general en múltiples ubicaciones, incluida la Osteopathic School of Medicine de la Universidad de Campbell y las facultades de medicina y odontología de la Universidad de North Carolina. Le gustan los gatos y la cocina, y se sabe que lee novelas fantásticas cuando no está trabajando en la edición de libros de texto.

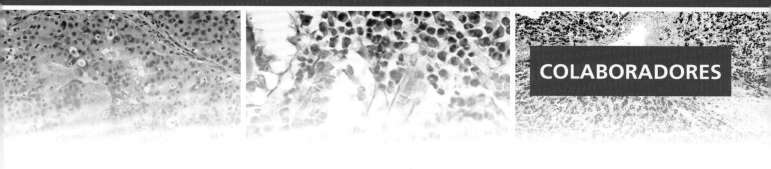

Ronnie M. Abraham, MD
Clinical Assistant Professor
Departments of Pathology and Dermatology
University of Illinois College of Medicine
Peoria, Illinois

Michael F. Allard, MD
Professor of Pathology and Laboratory
Medicine
University of British Columbia
Cardiovascular Pathologist
Department of Pathology and Laboratory
Medicine
The iCAPTURE Centre
St. Paul's Hospital
Vancouver, British Columbia, Canada

Mary Beth Beasley, MD
Professor of Pathology
Mount Sinai Medical Center
New York, New York

Thomas W. Bouldin, MD
Professor of Pathology and Laboratory
Medicine
Department of Pathology and Laboratory
Medicine
University of North Carolina Hospitals
Chapel Hill, North Carolina

Linda A. Cannizzaro, PhD
Professor of Pathology
Albert Einstein College of Medicine
Director of Clinical and Molecular Cytogenetics
Montefiore Medical Center
Bronx, New York

Diane L. Carlson, MD
Assistant Attending
Department of Pathology
Memorial Sloan Kettering Cancer Center
New York, New York

Emily Y. Chu, MD, PhD
Department of Dermatology
Hospital of the University of Pennsylvania
Perelman Center for Advanced Medicine
Philadelphia, Pennsylvania

Philip L. Cohen, MD
Assistant Professor of Dermatology
Temple University School of Medicine
Chief, Section of Rheumatology
Temple University Hospital
Philadelphia, Pennsylvania

Ivan Damjanov, Peter A. McCue, MD, PhD
Professor of Pathology
The University of Kansas School of
Medicine
Pathologist
Department of Pathology
University of Kansas Medical Center
Kansas City, Kansas

Jeffrey M. Davidson, PhD
Professor of Pathology
Vanderbilt University School of Medicine
Senior Research Career Scientist
Medical Research Service
Veterans Affairs Tennessee Valley
Healthcare System
Nashville, Tennessee

Elizabeth G. Demicco, MD, PhD
Assistant Professor of Pathology
Icahn School of Medicine at Mount Sinai
Pathologist
Mount Sinai Hospital
New York, New York

David E. Elder, MD, ChB, FRCPA
Professor of Pathology and Laboratory
Medicine
University of Pennsylvania School of
Medicine
Director of Anatomic Pathology
Hospital of the University of Pennsylvania
Philadelphia, Pennsylvania

Alina Dulau Florea, MD
Medical Officer
National Institute of Health Clinical Center
Bethesda, Maryland

Gregory N. Fuller, MD, PhD
Professor of Pathology
Chief of Neuropathology
The University of Texas M.D. Anderson
Cancer Center
Houston, Texas

Roberto A. Garcia, MD
Assistant Professor of Pathology
Mount Sinai School of Medicine
Chief of Orthopaedic and Soft Tissue
Pathology
Mount Sinai Hospital
New York, New York

J. Clay Goodman, MD
Professor of Pathology and Neurology
Walter Henrick Moursund Chair in
Neuropathology
Associate Dean of Undergraduate Medical
Education
Baylor College of Medicine
Houston, Texas

Avrum I. Gotlieb, MD, CM, FRCP
Professor of Laboratory Medicine and
Pathology
University of Toronto
Staff Pathologist
Laboratory Medicine Program
University Health Network
Toronto, Ontario, Canada

Leana Guerin, MD
Anatomic and Clinical Pathology
Lawrence Memorial Hospital
Lawrence, Kansas

**Philip Hawkins, PhD, FRCP, FRCPath,
FMedSci**
Professor of Medicine
Centre for Amyloidosis and Acute Phase
Proteins
University College London Medical School
Head, National Amyloidosis Centre
Royal Free Hospital
London, England

Kendra Iskander, MD
General Surgery
St. Joseph Health Medical Group
Eureka, California

J. Charles Jennette, MD
Brinkhous Distinguished Professor
Chair of Pathology and Laboratory
Medicine
University of North Carolina, School of
Medicine
Chief of Service
Department of Pathology and Laboratory
Medicine
University of North Carolina Hospitals
Chapel Hill, North Carolina

Sergio A. Jimenez, MD
Professor and Co-Director
Jefferson Institute of Molecular Medicine
Director of Connective Tissue Diseases
Director of Scleroderma Center
Department of Dermatology and
Cutaneous Biology
Thomas Jefferson University
Philadelphia, Pennsylvania

Lawrence C. Kenyon, MD, PhD
Associate Professor of Pathology, Anatomy
and Cell Biology
Thomas Jefferson University
Pathologist and Neuropathologist
Department of Pathology, Anatomy and
Cell Biology
Thomas Jefferson University Hospital
Philadelphia, Pennsylvania

Michael J. Klein, MD
Professor of Pathology and Laboratory
Medicine
Weill Medical College of Cornell University
Pathologist-in-Chief and Director of
Pathology and Laboratory Medicine
Hospital for Special Surgery
New York, New York

David S. Klimstra, MD
Chief of Surgical Pathology
Department of Pathology
Memorial Sloan Kettering Cancer Center
New York, New York

Gordon K. Klintworth, MD, PhD
Professor of Pathology
Joseph A.C. Wadsworth Research Professor
of Ophthalmology
Duke University
Durham, North Carolina

Shauying Li, MD
Assistant Professor
Department of Pathology, Microbiology and
Immunology
Vanderbilt University Medical Center
Nashville, Tennessee

Amber Chang Liu, MSc
Harvard Medical School
Resident Physician
Department of Anesthesiology, Critical Care
and Pain Medicine
Massachusetts General Hospital
Boston, Massachusetts

David Lombard, MD, PhD
Assistant Professor of Pathology
Department of Pathology and Institute of
Gerontology
Staff Pathologist
Department of Pathology
University of Michigan
Ann Arbor, Michigan

Peter A. McCue, MD
Professor of Pathology
Thomas Jefferson University
Director of Anatomic Pathology
Thomas Jefferson University Hospital
Philadelphia, Pennsylvania

Bruce M. McManus, MD, PhD, FRSC
Professor of Pathology and Laboratory
Medicine
University of British Columbia
Director, Providence Heart and Lung
Institute
St. Paul's Hospital
Vancouver, British Columbia, Canada

Maria J. Merino, MD
Chief of Translational Pathology
Department of Pathology
National Cancer Institute
Bethesda, Maryland

Marc S. Micozzi, MD, PhD
Private Practice, Forensic Medicine
Policy Institute for Integrative Medicine
Bethesda, Maryland

Frank Mitros, MD
Frederic W. Stamler Professor
Department of Pathology
University of Iowa
Iowa City, Iowa

Anna Marie Mulligan, MB, MSc, FRCPath
Assistant Professor of Laboratory Medicine
and Pathobiology
University of Toronto
Anatomic Pathologist
Department of Laboratory Medicine
St. Michael's Hospital
Toronto, Ontario, Canada

Hedwig S. Murphy, MD, PhD
Associate Professor of Pathology
University of Michigan
Staff Pathologist
Department of Pathology and Laboratory
Medicine
Veterans Affairs Ann Arbor Health System
Ann Arbor, Michigan

George L. Mutter, MD
Associate Professor of Pathology
Harvard Medical School
Pathologist
Department of Pathology
Brigham and Women's Hospital
Boston, Massachusetts

Frances P. O'Malley, MB, FRCPC
Professor of Laboratory Medicine and
Pathobiology
University of Toronto
Staff Pathologist
Department of Pathology and Laboratory
Medicine
Mount Sinai Hospital
Toronto, Ontario, Canada

Jaime Prat, MD, PhD, FRCPath
Professor of Pathology
Director of Pathology
Autonomous University of Barcelona
Director of Pathology
Hospital de la Santa Creu i Sant Pau
Barcelona, Spain

Daniel G. Remick, MD
Chair and Professor
Department of Pathology and Laboratory
Medicine
Boston University School of Medicine
Chief of Pathology
Department of Pathology and Laboratory
Medicine
Boston Medical Center
Boston, Massachusetts

Emanuel Rubin, MD
Distinguished Professor of Pathology,
Anatomy and Cell Biology
Kimmel Medical College
Thomas Jefferson University
Philadelphia, Pennsylvania

Jeffrey E. Saffitz, MD, PhD
Mallinckrodt Professor of Medicine
Harvard Medical School
Chairman
Department of Pathology
Beth Israel Deaconess Medical Center
Boston, Massachusetts

Alan L. Schiller, MD
Professor and Chairman
Department of Pathology
John A. Burns School of Medicine
University of Hawaii
Honolulu, Hawaii

David A. Schwartz, MD, MSHyg, FCAP
Clinical Professor of Pathology
Department of Pathology
Augusta University
Augusta, Georgia

Gregory C. Sephel, PhD
Associate Professor of Pathology
Departments of Pathology, Microbiology
and Immunology
Vanderbilt University School of Medicine
Nashville, Tennessee

Elias S. Siraj, MD
Associate Professor of Medicine
Section of Endocrinology
Temple University School of Medicine
Program Director, Endocrinology
Fellowship
Temple University Hospital
Philadelphia, Pennsylvania

Edward B. Stelow, MD
Associate Professor of Pathology
University of Virginia
Charlottesville, Virginia

David S. Strayer, MD, PhD
Professor of Pathology
Department of Pathology and Cell Biology
Jefferson Medical College of Thomas
Jefferson University
Philadelphia, Pennsylvania

Arief A. Suriawinata, MD
Associate Professor of Pathology
Geisel School of Medicine at Dartmouth
Hanover, New Hampshire
Section Chief of Anatomic Pathology
Dartmouth-Hitchcock Medical Center
Lebanon, New Hampshire

Swan N. Thung, MD
Professor of Pathology
Mount Sinai School of Medicine
Director
Division of Liver Pathology
Mount Sinai Medical Center
New York, New York

William D. Travis, MD
Professor of Pathology
Weill Medical College of Cornell University
Attending Thoracic Pathologist
Memorial Sloan Kettering Cancer Center
New York, New York

Riccardo Valdez, MD
Assistant Professor of Pathology
Section Head, Hematopathology
Department of Laboratory Medicine and
Pathology
Mayo Clinic
Scottsdale, Arizona

Jeffrey S. Warren, MD
Aldred S. Warthin Endowed Professor of
Pathology
Director
Division of Clinical Pathology
University of Michigan Medical School
University of Michigan Hospitals
Ann Arbor, Michigan

Kevin Jon Williams, MD
Professor of Medicine
Chief
Section of Endocrinology, Diabetes and
Metabolism
Temple University School of Medicine
Philadelphia, Pennsylvania

Robert Yanagawa, MD, PhD
Assistant Professor
Division of Cardiac Surgery
University of Toronto, Faculty of Medicine
Toronto, Ontario, Canada

Mary M. Zutter, MD
Professor of Pathology and Cancer Biology
Vanderbilt University
Director of Hematopathology
Vanderbilt University Medical Center
Nashville, Tennessee

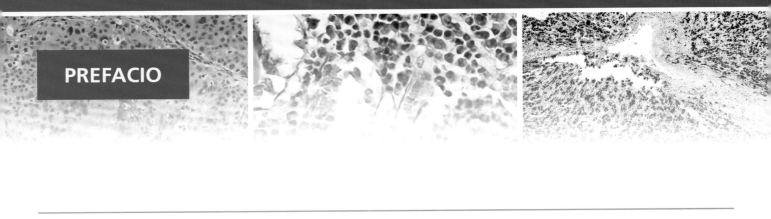

Una historia honesta, es mejor explicarla claramente
(Shakespeare, Richard III)

La patología es la ciencia médica que aborda todos los aspectos de la enfermedad, pero con especial referencia a la naturaleza esencial, las causas y el desarrollo de condiciones anómalas. En este sentido, el conocimiento de la patología es la base de la práctica y la investigación para el estudiante de medicina.

La organización de un libro de texto debe poder incorporarse al plan de estudios para el que está destinado. La tendencia actual hacia un currículo integrado, que enfatiza la combinación de ciencia básica e información clínica en secciones separadas dedicadas a los sistemas de órganos individuales, requiere un enfoque similar en un libro de texto dedicado al estudio de la patología. En este contexto, los capítulos relacionados con los principios de patología general (capítulos 1 a 6) son aplicables a todos o a la mayoría de los sistemas de órganos, mientras que los que pertenecen a órganos o enfermedades sistémicas incluyen descripciones patológicas, epidemiología, biología molecular, características clínicas, etc. «El éxito es directamente proporcional al grado de adaptación positiva al cambio» (Chavan).

Se ha prestado una atención especial al impacto de la genética molecular sobre nuestra comprensión de las causas y manifestaciones de enfermedad, incluida la correlación entre el genotipo y la expresión fenotípica. Para fines de referencia, hemos identificado muchas de las mutaciones genéticas relevantes y sus ubicaciones cromosómicas.

En su tratado *On the Natural Faculties*, Galen escribió: «El mérito principal del lenguaje es la claridad, y sabemos que nada resta valor a lo mencionado como lo hacen los términos desconocidos». Así, a la hora de editar el texto, hemos tenido en cuenta esta advertencia al editar el texto y el material gráfico.

Diferentes iconos permiten identificar las distintas secciones sobre epidemiología, patogenia, patología y características clínicas de cada afección. A menudo se pone la atención en los puntos clave mediante el uso de listas con viñetas y letra en negrita.

Para ayudar a los estudiantes a comprender y retener información compleja y detallada, hemos hecho hincapié en la representación gráfica de la patogenia de la enfermedad, las complicaciones de diversos trastornos y la secuencia de las alteraciones patológicas. Debido a que las imágenes gráficas utilizan el reconocimiento de patrones, una de las características más fundamentales del cerebro humano, transmiten material abstracto y complejo, pero de forma muy interesante. Al mismo tiempo, nos guiamos por el concepto de Einstein de que «todo debe hacerse de la forma más sencilla posible, pero no más simple». Cada capítulo se abre con una lista de preguntas que el estudiante debe poder responder de manera coherente.

Por desgracia, intentar editar un libro de texto de patología completo sin ningún error es como tratar de vivir sin pecado: vale la pena, pero es probablemente imposible. Como observó Isaac Newton (1703): «Explicar toda la naturaleza es una tarea demasiado difícil para cualquier ser humano o incluso para cualquier edad. Es mucho mejor hacerlo un poco con certeza y dejar el resto para otros que vienen después de ti». Sin embargo, la inevitabilidad del error humano no nos ha impedido incluir conceptos nuevos y hasta controvertidos. Algunos de estos resistirán el paso del tiempo; los demás, serán corregidos en ediciones posteriores.

Emanuel Rubin
Howard Reisner

AGRADECIMIENTOS

La 7.ª edición de *Rubin. Principios de patología* se basa en el arduo trabajo y los conocimientos de todos aquellos que hicieron posible la *7.ª edición de Rubin. Patología*. Además, los editores desean agradecer al personal administrativo y de redacción de Wolters Kluwer, en particular a Shannon Magee y Crystal Taylor. También nos gustaría agradecer a Elizabeth Shamblin por su trabajo en el diseño de las animaciones que acompañan al libro. Los editores también quieren reconocer las contribuciones realizadas por nuestros colaboradores que participaron en la redacción de ediciones anteriores y aquellos que ofrecieron sugerencias e ideas para la edición actual.

Stuart A. Aaronson
Mohammad Alomari
Adam Bagg
Karoly Balogh
Sue Bartow
Douglas P. Bennett
Marluce Bibbo
Hugh Bonner
Patrick J. Buckley
Stephen W. Chensue
Daniel H. Connor
Jeffrey Cossman
John E. Craighead
Mary Cunnane
Giulia DeFalco
Hormuz Ehya
Joseph C. Fantone
John L. Farber
Kevin Furlong
Antonio Giordano

Barry J. Goldstein
Stanley R. Hamiliton
Terrence J. Harrist
Arthur P. Hays
Steven K. Herrine
Serge Jabbour
Robert B. Jennings
Kent J. Johnson
Anthony A. Killeen
Robert Kisilevsky
William D. Kocher
Robert J. Kurman
Ernest A. Lack
Antonio Martinez-Hernandez
Steven McKenzie
Wolfgang J. Mergner
Victor J. Navarro
Adebeye O. Osunkoya
Juan Palazzo
Stephen Peiper

Robert O. Peterson
Roger J. Pomerantz
Martha Quezado
Timothy R. Quinn
Stanley J. Robboy
Brian Schapiro
Roland Schwarting
Stephen M. Schwartz
Benjamin H. Spargo
Charles Steenbergen, Jr.
Craig A. Storm
Steven L. Teitelbaum
Ann D. Thor
John Q. Trojanowski
Benjamin F. Trump
Beverly Y. Wang
Jianzhou Wang
Bruce M. Wenig

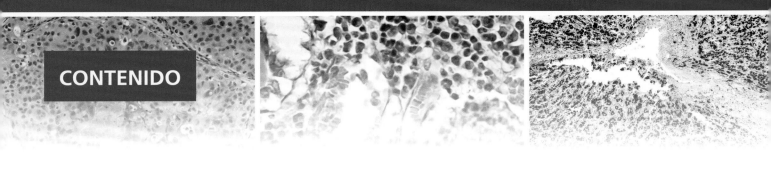

CONTENIDO

1

Adaptación, lesión y muerte celular, y envejecimiento

David S. Strayer[1] ▪ Emanuel Rubin[1] ▪ David Lombard[2]

- Describir las respuestas adaptativas celulares al estrés, tales como atrofia, hipertrofia, hiperplasia, metaplasia y displasia.
- ¿Cuáles son los mecanismos moleculares asociados con la atrofia y la hipertrofia?
- Proporcionar ejemplos de metaplasia que ocurren como respuesta a una lesión celular.
- Enumerar los cambios celulares asociados con la displasia y proporcionar ejemplos.
- Explicar los cambios metabólicos y celulares asociados con la tumefacción hidrópica.
- Proporcionar una línea de tiempo para los cambios bioquímicos y celulares asociados con la lesión celular isquémica.
- Describir los mecanismos que originan la producción de especies reactivas de oxígeno.
- Enumerar cuatro especies reactivas de oxígeno importantes en la lesión celular y describir el mecanismo que resulta en su toxicidad.
- Describir las defensas celulares antioxidantes y los mecanismos para su funcionamiento.
- Explicar la generación de especies reactivas de oxígeno en la lesión por reperfusión.
- Enumerar los componentes celulares que pueden acumularse como resultado del estrés celular y las lesiones.

- Definir y describir la apariencia celular y la localización del pigmento de «uso y desgaste».
- ¿Por qué puede ocurrir un almacenamiento anómalo de hierro? ¿Cuál es el mecanismo por el cual dicha acumulación resulta en daño orgánico?
- Diferenciar entre calcificación distrófica y metastásica.
- Enumerar y definir diversos mecanismos de muerte celular.
- ¿Cuáles son las formas histológicamente definidas de muerte celular? ¿Qué etiologías específicas se asocian con cada una?
- Proporcionar una secuencia de acontecimientos importantes en la muerte celular isquémica.
- Definir y describir los cambios celulares asociados con la apoptosis. Proporcionar ejemplos del papel de la apoptosis en el desarrollo, la fisiología normal y la enfermedad.
- Describir y diferenciar las principales vías de señalización apoptótica.
- Describir el papel de las mitocondrias en la estimulación de la apoptosis.
- Discutir el papel del acortamiento de los telómeros en la senescencia celular y la longevidad.
- Definir el término progeria y describir dos enfermedades relacionadas con este término.
- Proporcionar una hipótesis sobre el papel de la restricción dietética en la longevidad.

La **patología** es el estudio de las alteraciones estructurales y funcionales que se manifiestan como enfermedades de órganos y aparatos. A pesar de que las teorías clásicas atribuían las enfermedades a desequilibrios o efectos nocivos de los «humores» en determinados órganos, en el siglo XIX, Rudolf Virchow propuso que la base de toda enfermedad está en la lesión a las células, unidad viviente más pequeña del cuerpo. Hasta la fecha, todo lo concerniente a la patología subyace en este concepto, el cual se ha ampliado por una mayor comprensión de la naturaleza molecular de muchos procesos de enfermedad.

Para mantenerse viable, la célula debe generar energía, mucha de la cual es invertida en el establecimiento de una barrera entre su entorno interior y un entorno hostil. La membrana plasmática,

en asociación con las bombas de iones y los receptores moleculares, sirven para este propósito. Las células también deben ser capaces de adaptarse a las condiciones ambientales adversas, como los cambios de temperatura, concentración de soluto, aporte de oxígeno, presencia de agentes nocivos, etc. Si una lesión supera la capacidad de adaptación de la célula sometida a estrés, la célula muere. Desde esta perspectiva, la patología consiste en el estudio de la lesión celular y de la expresión de la capacidad que una célula tiene para adaptarse a esa lesión.

Los mecanismos de estrés celular que se producen en la lesión y muerte celulares son fundamentales para comprender los mecanismos de enfermedad y el inevitable proceso del envejecimiento. Las consecuencias celulares, bioquímicas y moleculares de estos acontecimientos representan la ciencia de la patología, pero también son críticas en la práctica clínica de dicha disciplina.

---

[1] Adaptación celular, lesión y muerte.
[2] Envejecimiento.

REACCIONES AL ESTRÉS PERSISTENTE Y A LA LESIÓN CELULAR

El estrés celular persistente conduce a una serie de respuestas adaptativas, aunque en algunos contextos, la neoplasia o muerte celular pueden seguir tales efectos.

Atrofia

La atrofia es una disminución del tamaño o una pérdida de función de las células o de los órganos. Puede producirse en circunstancias tanto patológicas como fisiológicas. Es importante destacar que la atrofia es una respuesta activa, en lugar de una detención pasiva de los procesos celulares. Por ejemplo, la atrofia puede deberse a la falta de uso del músculo esquelético o a la pérdida de las señales hormonales que siguen a la menopausia. No obstante, la atrofia más frecuente se debe a fenómenos perjudiciales, especialmente aquellos relacionados con enfermedades crónicas y el envejecimiento biológico (*v.* más adelante).

Hay que distinguir la atrofia de un órgano de la atrofia celular. La reducción del tamaño de un órgano puede tener su origen en una atrofia celular reversible o en la pérdida irreversible de células. Por ejemplo, si una extremidad inmovilizada vuelve a realizar actividad física, las células del músculo atrofiado podrían recuperar su tamaño y funcionamiento habituales. En cambio, la atrofia cerebral de la enfermedad de Alzheimer se debe a la muerte de muchas células: no se puede restaurar el tamaño del órgano (fig. 1-1). La atrofia se produce en diferentes circunstancias, como se describe en la tabla 1-1.

Hipertrofia

La hipertrofia consiste en un aumento del tamaño celular o de un órgano, así como de su capacidad funcional. Cuando aumentan las señales tróficas o la demanda funcional, los cambios adaptativos que satisfacen estas necesidades hacen aumentar el tamaño de las células (hipertrofia) y, en algunos casos, aumentar la cantidad de células (hiperplasia; *v.* anteriormente). En algunos órganos (p. ej., corazón, músculo esquelético), estas respuestas adaptativas se consiguen principalmente aumentando el tamaño de las células y el consiguiente aumento de la masa del órgano (fig. 1-2). En otros órganos (p. ej., riñón) pueden aumentar tanto el número de células como su tamaño. Las situaciones asociadas

Tabla 1-1

Afecciones asociadas a atrofia

Enfermedad o afección	Ejemplos de afecciones con atrofia
Envejecimiento	La mayoría de los órganos no están en continuo recambio; la situación más frecuente para que se produzca una atrofia
Enfermedad crónica	El prototipo para que se produzca la atrofia en una enfermedad crónica es el cáncer; también aparece en la insuficiencia cardiaca congestiva, en la enfermedad pulmonar obstructiva crónica, en la cirrosis hepática y en el sida
Isquemia	Hipoxia, disminución de la disponibilidad de los nutrientes, estenosis de la arteria renal
Desnutrición	Atrofia generalizada
Disminución de la demanda funcional	Inmovilización de una extremidad, como en el caso de las fracturas
Interrupción de las señales tróficas	Atrofia por desnervación tras una lesión del nervio; efecto de la menopausia sobre el endometrio y otros órganos
Aumento de la presión	Úlceras de decúbito, congestión pasiva del hígado

con el aumento en el tamaño de las células y de los órganos son en muchos casos, pero no en todos, inversas a las que provocan la atrofia. La hipertrofia se produce en diferentes circunstancias, como se describe en la tabla 1-2.

Mecanismos de la hipertrofia celular

Si bien el estímulo para crecer en tamaño consiste en aumentar la carga de trabajo o los mediadores endocrinos o neuroendocrinos, hay una serie de procesos que normalmente contribuyen a generar hipertrofia celular. Algunas proteínas no relacionadas con la hipertrofia son eliminadas, a la vez que la producción de las que favorezcan la hipertrofia tiende a aumentar. Las señales que desencadenan las respuestas hipertróficas varían según el

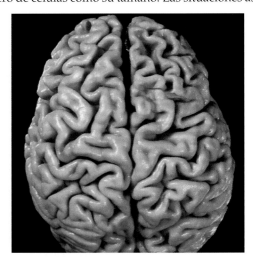

FIGURA 1-1. Atrofia cerebral. Fotografía del cerebro con una atrofia notable del lóbulo frontal. Las circunvoluciones son más delgadas y los surcos muestran un ensanchamiento prominente. (Cortesía del Dr. F. Stephen Vogel, Duke University.)

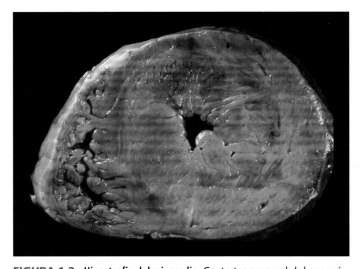

FIGURA 1-2. Hipertrofia del miocardio. Corte transversal del corazón de un paciente con hipertensión de larga duración, que muestra una importante hipertrofia concéntrica del ventrículo izquierdo.

Tabla 1-2

Afecciones asociadas a hipertrofia

Enfermedad o afección	Ejemplos de afecciones con hipertrofia
Pubertad	El aumento de los andrógenos y la hormona del crecimiento (GH) eleva los niveles de mediadores derivados y, en consecuencia, aumenta la masa del músculo y otros tejidos
Aumento de la señalización trófica	Las células y los órganos que responden a los mediadores solubles, como la tiroides o la mama, experimentan hipertrofia cuando los niveles de hormonas tróficas aumentan (tirotropina y estrógeno/progesterona)
Incremento de la demanda funcional	El ejercicio de cargas pesadas, como el levantamiento de pesas, conduce a hipertrofia de las fibras tipo II (contracción rápida)

Tabla 1-3

Mecanismos de señalización en la hipertrofia

Mecanismo	Ejemplo
Estimulación de factores de crecimiento	Factor de crecimiento insulinoide I en el músculo
Estimulación neuroendocrina	Señalización adrenérgica en el corazón
Canales iónicos	La actividad del canal del calcio en el corazón estimula numerosas enzimas posteriores (p. ej., calcineurina), produciendo hipertrofia
Mediadores químicos	El óxido nítrico, la angiotensina II y la bradicinina mantienen la hipertrofia en algunos tejidos
Aporte de oxígeno	El incremento de la demanda funcional que resulta en déficit de oxígeno estimula la angiogenia, el cual podría ser un componente clave de la hipertrofia adaptativa
Antagonistas de la hipertrofia	Algunos mediadores químicos, tales como el factor natriurético auricular, frenan o impiden la hipertrofia adaptativa

tipo celular y las circunstancias. El ejemplo de hipertrofia del músculo esquelético ilustra algunos principios generales fundamentales que se aplican a muchos tipos de células. No obstante, cada tejido responde a diferentes señales. La tabla 1-3 proporciona ejemplos de mecanismos de señalización importantes en la respuesta hipertrófica. Cualquiera que sea el mecanismo que inicie la señalización que estimulará la hipertrofia, pocas son las vías que transmiten los efectos de tal señalización. El aumento de la expresión génica, especialmente los genes que codifican los factores de transcripción que estimulan el crecimiento, como Fos y Myc, y los aumentos concurrentes en la traducción de proteínas son importantes. Estos están relacionados con el aumento de los iniciadores de la traducción y los factores de elongación, y son críticos para la hipertrofia. Además, durante la hipertrofia se produce la inhibición de la muerte celular. Por ejemplo, la estimulación de receptores específicos activa varias enzimas (p. ej., Akt, PI3K) que favorecen la supervivencia celular, en buena parte al inhibir la muerte celular programada.

Mecanismos moleculares en la atrofia y la hipertrofia

La atrofia y la hipertrofia, aunque se presenten de manera fenotípica como polos opuestos, afectan a los mismos intermediarios moleculares. La proteína quinasa Akt controla el equilibrio entre la atrofia y la hipertrofia. Ambos procesos han sido ampliamente estudiados en el músculo esquelético, que responde rápidamente a los cambios en la demanda de almacenamiento de energía y fuerza contráctil. En los músculos esqueléticos, cuando un músculo se inmoviliza, la necesidad de contracción disminuye («descarga») y los miocitos activan mecanismos adaptativos. La falta de uso muscular aumenta la miostatina extracelular, una proteína de la familia del factor de crecimiento transformante β (TGF-β). La unión de la miostatina activa su receptor, que inhibe la Akt. Un factor de transcripción, FOXO, que normalmente se frena por Akt, se libera a causa de dicha supresión. Por último, la activación de FOXO resulta en degradación de proteínas musculares y atrofia de fibras.

En contraste con la enfermedad, con el entrenamiento de resistencia se produce un aumento de la síntesis de IGF-I extracelular. Cuando IGF-I se une a su receptor de la membrana celular en fibras musculares tipo II, inicia una cascada de señalización que conduce a la activación de Akt. Esto estimula mTOR (objetivo de la rapamicina en mamíferos), que regula la síntesis de las proteínas. Los mecanismos independientes de Akt también son impor-

tantes en la hipertrofia muscular (y en la prevención de la atrofia). La pérdida de ATP estimula la AMP cinasa, lo que aumenta la transcripción del ADN mitocondrial y el número de mitocondrias. Como resultado, el aumento del metabolismo oxidativo produce ATP adicional. Los detalles sobre los mecanismos moleculares de la atrofia y la hipertrofia se describen en la figura 1-3.

Respuestas adaptativas: hiperplasia, metaplasia y displasia

La atrofia y la hipertrofia se expresan a nivel de órgano, aunque en última instancia son el resultado de cambios en el tamaño o número de células, o ambos. Otros procesos de adaptación se expresan predominantemente a nivel celular e hístico, y reflejan adaptaciones celulares. Por ejemplo, hiperplasia ductal (como se podría encontrar en una mama) puede definirse como un aumento en el número de células que recubren el conducto. En un cuello uterino con displasia puede observarse, a través del microscopio, una alteración del crecimiento celular. En términos macroscópicos, no obstante, el cuello uterino puede parecer sano.

Hiperplasia

Los estímulos que inducen a la hiperplasia y los mecanismos mediante los cuales estos actúan, varían en gran manera de un tejido y tipo de célula al otro. Este proceso puede ocurrir como una respuesta a un entorno endocrino alterado, una demanda funcional aumentada o a causa de una lesión crónica.

Aumento de la demanda funcional

El aumento de las necesidades fisiológicas puede producir hiperplasia. Por ejemplo, a grandes alturas la baja presión del oxígeno atmosférico causa hiperplasia compensatoria de los precursores eritroides en la médula ósea y un aumento de los eritrocitos de la sangre (fig. 1-4). De esta manera, el aumento del número de células compensa la reducción de oxígeno que lleva cada eritrocito. El número de eritrocitos vuelve rápidamente a la normalidad al regresar al nivel del mar. Del mismo modo, la pérdida crónica de sangre, como en el sangrado menstrual excesivo, también causa hiperplasia de elementos eritrocitarios en la médula.

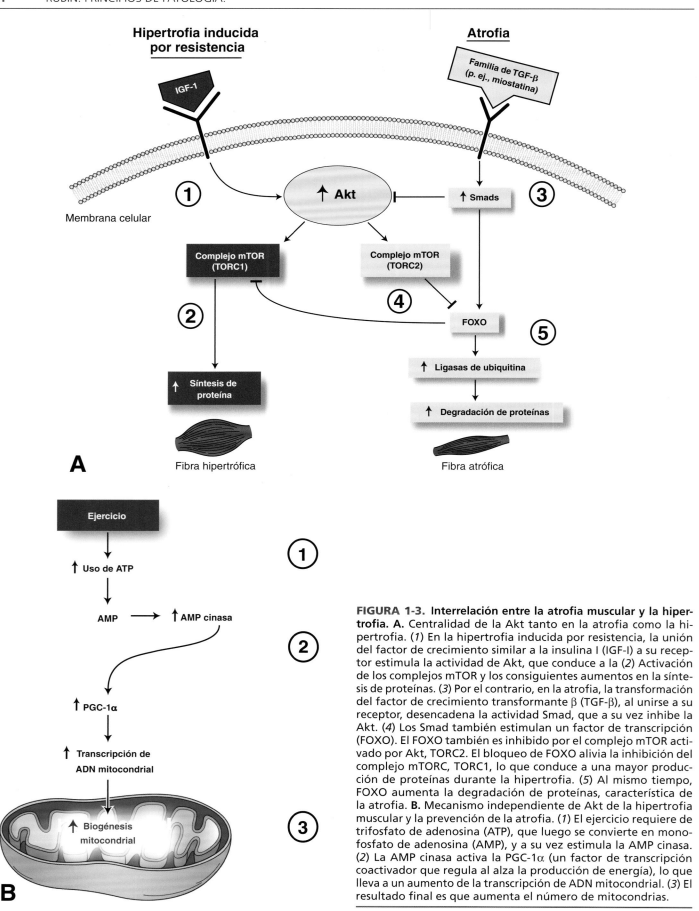

FIGURA 1-3. Interrelación entre la atrofia muscular y la hipertrofia. A. Centralidad de la Akt tanto en la atrofia como la hipertrofia. (*1*) En la hipertrofia inducida por resistencia, la unión del factor de crecimiento similar a la insulina I (IGF-I) a su receptor estimula la actividad de Akt, que conduce a la (*2*) Activación de los complejos mTOR y los consiguientes aumentos en la síntesis de proteínas. (*3*) Por el contrario, en la atrofia, la transformación del factor de crecimiento transformante β (TGF-β), al unirse a su receptor, desencadena la actividad Smad, que a su vez inhibe la Akt. (*4*) Los Smad también estimulan un factor de transcripción (FOXO). El FOXO también es inhibido por el complejo mTOR activado por Akt, TORC2. El bloqueo de FOXO alivia la inhibición del complejo mTORC, TORC1, lo que conduce a una mayor producción de proteínas durante la hipertrofia. (*5*) Al mismo tiempo, FOXO aumenta la degradación de proteínas, característica de la atrofia. **B.** Mecanismo independiente de Akt de la hipertrofia muscular y la prevención de la atrofia. (*1*) El ejercicio requiere de trifosfato de adenosina (ATP), que luego se convierte en monofosfato de adenosina (AMP), y a su vez estimula la AMP cinasa. (*2*) La AMP cinasa activa la PGC-1α (un factor de transcripción coactivador que regula al alza la producción de energía), lo que lleva a un aumento de la transcripción de ADN mitocondrial. (*3*) El resultado final es que aumenta el número de mitocondrias.

Estimulación hormonal

Los cambios en las concentraciones hormonales pueden provocar proliferación de las células responsivas. Estos cambios pueden reflejar influencias en el desarrollo, farmacológicas o patológicas. Por ejemplo, el aumento normal de los estrógenos en la pubertad o en la fase temprana del ciclo menstrual produce un número mayor de células endometriales y estromales uterinas. La administración de estrógenos a mujeres posmenopáusicas tiene el mismo efecto. El crecimiento del pecho masculino, conocido como ginecomastia, puede producirse en los hombres con un exceso de estrógenos. Se da, por ejemplo, en hombres sometidos a terapia de estrógenos por cáncer de próstata, o cuando el hígado no pueda metabolizar estrógenos y produce ginecomastia, algo que se da en casos de insuficiencia hepática crónica. La producción ectópica de hormonas puede ser el primer síntoma de la presencia de un tumor (es decir, que cuando los tumores renales secretan eritropoyetina, se produce hiperplasia de los eritrocitos en la médula ósea).

Lesiones crónicas

Una lesión persistente puede convertirse en una hiperplasia. Una inflamación que permanece mucho tiempo, o una lesión física o química crónica a menudo se acompaña de una respuesta hiperplásica. Por ejemplo, la presión provocada por los zapatos que no se ajustan bien produce hiperplasia en la piel del pie, que se conoce como callosidades o callos. El engrosamiento resultante de la piel la protege de la presión constante. La inflamación crónica de la vejiga (cistitis crónica) a menudo provoca hiperplasia en el epitelio de la vejiga, la cual se puede percibir como placas blancas en la superficie de la vejiga. La hiperplasia inapropiada puede ser en sí dañina; como ejemplo pueden mencionarse las consecuencias desagradables de la psoriasis, caracterizada por una hiperplasia evidente de la piel (fig. 1-4 D).

La variedad de mecanismos celulares y moleculares responsables de la actividad mitótica aumentada que caracteriza las respuestas hiperplásicas se relaciona claramente con el control alterado de la proliferación celular (v. caps. 2 y 4).

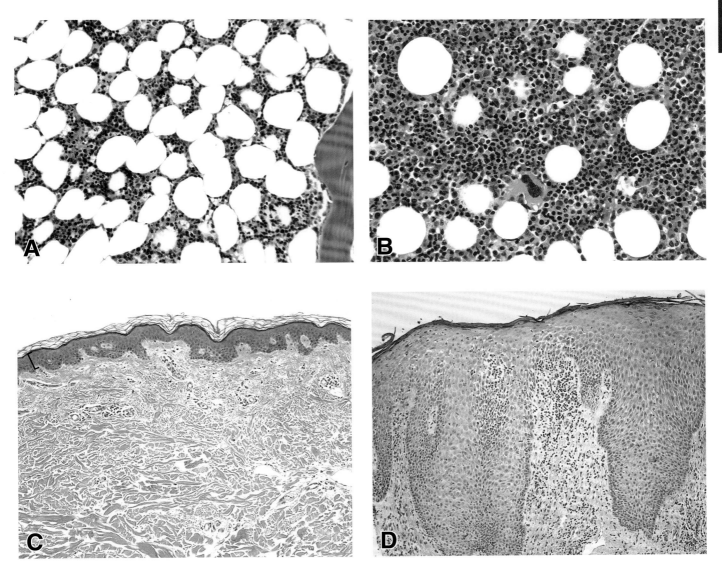

FIGURA 1-4. Hiperplasia. A. Médula ósea normal de adulto. La médula ósea normocelular muestra la proporción normal de grasa en las células hematopoyéticas. **B.** Hiperplasia de la médula ósea. Ha aumentado la cantidad de células y ha disminuido la grasa relativamente. **C.** Epidermis normal. El grosor epidérmico es modesto (*corchete*) comparado con la dermis (*v.* más adelante). **D.** Hiperplasia epidérmica en la psoriasis a los mismos aumentos que en **C.** El engrosamiento de la epidermis se debe al aumento del número de células escamosas.

Metaplasia

La metaplasia es comúnmente una respuesta adaptativa a lesiones persistentes. Un tejido asumirá un fenotipo que lo proteja de la mejor manera posible del daño. A menudo, el epitelio glandular es reemplazado por epitelio escamoso.

Las células de revestimiento cilíndrico o cúbica que están comprometidas con la producción de moco pueden no tener la resistencia adecuada a los efectos de la irritación crónica o a algún producto químico pernicioso. Por ejemplo, la exposición prolongada del epitelio bronquial al humo del tabaco provoca metaplasia escamosa. Una respuesta similar se asocia a la infección crónica del endocérvix (fig. 1-5).

El proceso no se restringe a la diferenciación escamosa. Cuando el reflujo de contenidos gástricos muy ácidos hacia la porción inferior del esófago se vuelve crónico, el epitelio escamoso del esófago puede ser reemplazado por mucosa glandular (**esófago de Barrett**). Este efecto puede considerarse como una adaptación con el objetivo de proteger el esófago de lesiones provocadas por el ácido gástrico y la pepsina, a los que la mucosa glandular es más resistente.

Aunque la metaplasia se puede considerar adaptativa, no es necesariamente inocua. Por ejemplo, la metaplasia escamosa puede proteger un bronquio del humo del tabaco, pero también perjudica la producción de moco y el aclaramiento ciliar. Los distintos tipos de cáncer pueden desarrollarse en el epitelio metaplásico; a menudo surgen en estas áreas tumores malignos en pulmón, cuello uterino, estómago y vejiga. Sin embargo, si la lesión crónica desaparece, los estímulos para que proliferen las células son escasos, y el epitelio no desarrolla cáncer.

Por lo general, la metaplasia puede revertirse en su totalidad. Si se retira el estímulo nocivo (p. ej., cuando se deja de fumar), el epitelio metaplásico finalmente vuelve a la normalidad.

Displasia

Las células que componen un epitelio suelen presentar tamaños, formas y núcleos similares. Además, se disponen de un modo regular; por ejemplo, un epitelio escamoso progresa desde células basales redondeadas a células superficiales planas. En la displasia, este aspecto monótono se ve alterado por: (1) variaciones del tamaño y en la forma de las células; (2) aumento de tamaño, irregularidad e hipercromatismo del núcleo, y (3) distribución desordenada de las células en el epitelio (fig. 1-6). La displasia se produce más a menudo en el epitelio escamoso hiperplásico, como se observa en la queratosis actínica epidérmica (debida a la luz solar), y en áreas de metaplasia escamosa, como en el bronquio o en el cuello uterino, aunque no es exclusiva del epite-

lio escamoso. Por ejemplo, se producen cambios displásicos en las células cilíndricas de la mucosa del colon de la colitis ulcerosa, en el epitelio metaplásico del esófago de Barrett (v. cap. 11), en la glándula prostática de la neoplasia intraepitelial prostática y en el urotelio de la vejiga (v. cap. 15).

Al igual que la metaplasia, la displasia es una respuesta a estímulos nocivos persistentes y normalmente remitirá, por ejemplo, al dejar de fumar o al desaparecer el virus del papiloma humano del cuello uterino.

No obstante, la displasia comparte muchas características citológicas con el cáncer, por lo que la línea de separación entre ambos acaba siendo, de hecho, muy fina. Puede resultar difícil distinguir entre la displasia grave y un cáncer precoz del cuello uterino.

La displasia es una lesión preneoplásica, en el sentido de que constituye una de las etapas necesarias durante la evolución celular hacia el cáncer. De hecho, la displasia está incluida entre las clasificaciones morfológicas de las etapas de la neoplasia intraepitelial en numerosos órganos (p. ej., cuello uterino, próstata, vejiga). La displasia grave se considera una indicación para un tratamiento preventivo agresivo con el que (1) curar la causa subyacente, (2) eliminar el agente nocivo o (3) retirar quirúrgicamente el tejido agresor.

Al igual que en el desarrollo del cáncer (v. cap. 4), la displasia surge a raíz de mutaciones secuenciales en una población de células en proliferación. La fidelidad de la replicación del ADN no es total y es inevitable que a veces se produzcan mutaciones. Cuando una determinada mutación confiere una ventaja de crecimiento o de supervivencia, tenderá a predominar la progenie de la célula afectada. A su vez, su proliferación continua da pie a nuevas mutaciones.

La acumulación de tales mutaciones distancia progresivamente la célula de las restricciones reguladoras normales. **La displasia es la expresión morfológica de una distorsión de la regulación del crecimiento.** Sin embargo, a diferencia de las células cancerosas, las células displásicas no son completamente autónomas y, con un procedimiento intervencionista, la apariencia del tejido todavía podría volver a la normalidad.

MECANISMOS Y MORFOLOGÍA DE LA LESIÓN CELULAR

Todas las células tienen mecanismos eficientes para afrontar los cambios de las condiciones ambientales. La lesión celular aguda se manifiesta cuando los cambios ambientales superan la capacidad de la célula para mantener la homeostasis normal. Los mecanismos involucrados en las respuestas al estrés incluyen inflamación celular, adaptación a la disminución del flujo sanguíneo, reacción al estrés oxidativo, lesión por reperfusión y aumento del almacenamiento celular. Estos cambios son reversibles si el estrés se elimina a tiempo.

Si la situación de estrés desaparece a tiempo, la lesión es reversible y la integridad funcional y estructural se recupera completamente. Por ejemplo, cuando se interrumpe el riego sanguíneo del corazón durante menos de 30 min, se ha comprobado que todas las alteraciones estructurales y funcionales son reversibles.

La célula también puede verse expuesta a situaciones de estrés subletales persistentes, como la irritación mecánica de la piel o la exposición de la mucosa bronquial al humo del tabaco, en cuyo caso consigue adaptarse a la lesión reversible de muchas formas, cada una con su homólogo morfológico. Por otra parte, si la situación de estrés se agrava, se producirá una lesión irreversible que conducirá a la muerte celular. El momento preciso en el cual la lesión reversible se convierte en irreversible, es decir, el «punto sin retorno», no se conoce en la actualidad.

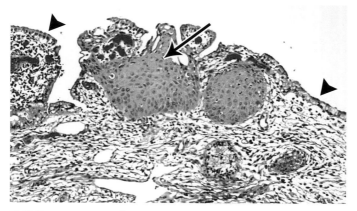

FIGURA 1-5. Metaplasia escamosa. Corte del endocérvix que muestra el epitelio cilíndrico normal a ambos lados (*puntas de flecha*) y un foco de metaplasia escamosa en el centro (*flecha*).

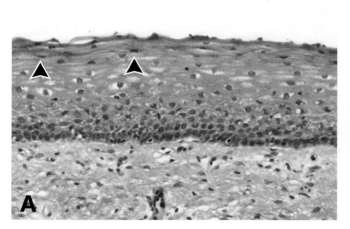
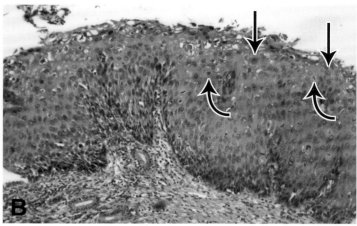

FIGURA 1-6. Displasia. A. Epitelio cervical no displásico. Un cuello uterino normal no muestra actividad mitótica por encima de las capas más basales, más bien una maduración epitelial, con un aplanamiento de las células y un decrecimiento progresivo de los núcleos (*puntas de flecha*). **B.** En la misma ampliación, el epitelio displásico del cuello uterino carece de polaridad normal, las células individuales muestran núcleos hipercromáticos y una proporción núcleo-citoplasma mayor de lo normal. Compárese, por ejemplo, el tamaño y la hipercromicidad de los núcleos de las células displásicas (*flechas rectas*) con las características de sus homólogas normales a una altura comparable en el cuello uterino normal. La disposición celular en el epitelio displásico se muestra desordenada, carente en gran medida de la maduración histológica apropiada, desde las capas basales hasta la superficie. Las figuras mitóticas ubicadas muy por encima de las capas basales (*flechas curvas*) son habituales.

Tumefacción hidrópica

La tumefacción hidrópica se caracteriza por un citoplasma grande y pálido, y un núcleo de localización normal. El mayor volumen está causado por un incremento del contenido de agua y se debe a una lesión celular reversible aguda. Puede tener orígenes tan diversos como sustancias químicas y toxinas biológicas, infecciones víricas o bacterianas, isquemia, exceso de calor o frío (fig. 1-7).

La tumefacción hidrópica se debe a la alteración de la regulación del volumen celular, un proceso que controla la concentración

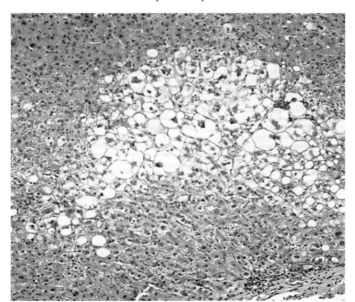

FIGURA 1-7. Tumefacción hidrópica. Biopsia hepática con aguja de corte de un paciente con una lesión tóxica hepática que provocó una tumefacción hidrópica grave en la zona centrolobulillar. Los hepatocitos afectados presentan el núcleo en el centro y un citoplasma distendido (inflado) por exceso de líquido.

de los iones en el citoplasma. En esta regulación, en particular para el sodio, intervienen tres componentes: (1) la membrana plasmática; (2) la bomba de sodio de la membrana plasmática, y (3) el aporte de ATP. La membrana plasmática evita dos flujos impulsados por gradiente de iones: el flujo de Na^+ desde el líquido extracelular hacia la célula y el flujo de K^+ fuera de la célula. La barrera frente al sodio es imperfecta y la permeabilidad relativa a ese ion le permite entrar pasivamente en la célula. Para compensar esta intrusión, la bomba de sodio de la membrana plasmática dependiente de energía (Na^+/K^+-ATPasa), que obtiene la energía del ATP, lo expulsa de la célula. Los agentes perjudiciales pueden interferir con este proceso regulado por la membrana: (1) al aumentar la permeabilidad de la membrana plasmática al sodio, por lo que la bomba de sodio ve superada su capacidad de expulsión del ion; (2) por alteración directa de la bomba, o (3) por interferencia con la síntesis de ATP, quedando la bomba sin combustible. En cualquier caso, la acumulación intracelular de sodio hace aumentar la cantidad de agua para mantener las condiciones isosmóticas, con la consiguiente tumefacción de la célula. Estos cambios subcelulares en los orgánulos celulares se manifiestan como trastornos funcionales (p. ej., reducción de la síntesis de proteínas y menor producción de energía) (fig 1-8). **Después de la desaparición de la situación de estrés agudo que ha conducido a lesión celular reversible, por definición la célula recupera su estado normal.**

Lesión celular isquémica

La lesión celular isquémica suele deberse a la interrupción del riego sanguíneo, tal como ocurre en ataques cardiacos y accidentes cerebrovasculares. La pérdida del flujo sanguíneo provoca una disminución del O_2 y nutrientes clave, como la glucosa, y un aumento del CO_2 en las células. Cuando a los tejidos se les priva de oxígeno, el metabolismo aerobio no consigue sintetizar ATP, que pasa a generarse con poca eficacia por el metabolismo anaerobio. Deriva una serie de desequilibrios químicos y de pH que van acompañados por múltiples acontecimientos perjudiciales, tales como acidosis, aumento de la generación de especies reactivas

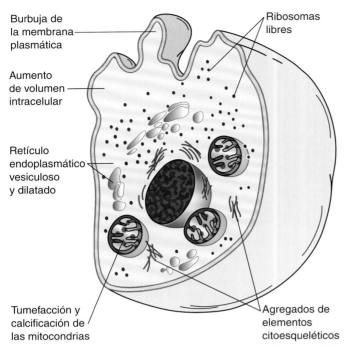

FIGURA 1-8. Rasgos ultraestructurales de la lesión celular reversible.

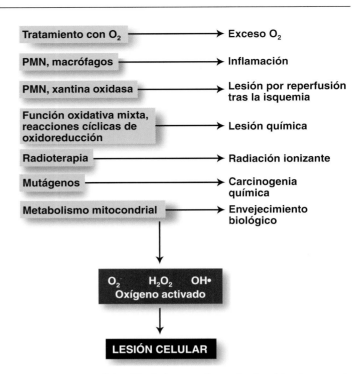

FIGURA 1-9 Participación de las especies activadas del oxígeno en la lesión celular. H_2O_2, peróxido de hidrógeno; O_2, oxígeno; O_2^-, superóxido; OH•, radical hidroxilo; PMN, neutrófilos polimorfonucleados.

de oxígeno (ROS) y de radicales libres, pérdida de reservas de glucógeno, alteración de la homeostasis intracelular del Ca^{2+}, aumento de Ca^{2+} intracelular, lesión mitocondrial y daño al ADN. La lesión producida por una isquemia de corta duración tiende a ser reversible si se restaura el riego sanguíneo. Sin embargo, las células en episodios prolongados de isquemia sufrirán lesiones irreversibles y morirán. Los mecanismos de lesión celular se exponen más adelante. El daño hístico relacionado con la lesión isquémica se denomina infarto. Por tanto, un ataque cardiaco es un infarto de miocardio (IM).

Estrés oxidativo

Un importante componente del daño isquémico y muchos otros tipos de lesión celular resultan de la generación de compuestos químicos altamente reactivos, es decir, ROS y radicales libres. Dichos compuestos pueden generarse por procesos celulares intrínsecos, como «fugas» en el transporte de electrones mitocondriales, o producidos por neutrófilos como parte de una respuesta inflamatoria aguda (*v.* cap. 2). Muchos componentes exógenos del entorno también contienen ROS. Cualquiera que sea la fuente, estos pueden reaccionar y dañar casi cualquier molécula dentro de la célula.

Especies reactivas de oxígeno

Las ROS causan lesiones celulares y tisulares en muchos entornos (fig. 1-9). El oxígeno (O_2), como aceptor de electrones terminales en la mitocondria, se reduce de O_2 a H_2O. La energía resultante es aprovechada como un potencial electroquímico a través de la membrana mitocondrial interna.

La reducción completa del O_2 en H_2O implica la transferencia de cuatro electrones. Tres especies parcialmente reducidas, que representan las transferencias de diferentes cantidades de electrones, se encuentran entre O_2 y H_2O (fig. 1-10). Estos son el O_2^-, superóxido (un electrón); H_2O_2, el peróxido de hidrógeno (dos electrones), y OH•, el radical hidroxilo (tres electrones). En condiciones fisiológicas, estas ROS provienen de varias fuentes, incluyendo las fugas en el transporte mitocondrial de electrones y

oxigenasas de función mixta (P450). Además, las ROS son importantes intermediarios de señalizaciones celulares. Las principales formas de ROS se enumeran en la tabla 1-4. De forma importante, los niveles excesivos de ROS causan y agravan muchos trastornos.

Superóxido

El anión superóxido (O_2^-) se genera principalmente por fugas en el transporte de electrones mitocondriales o como parte de la respuesta inflamatoria. En el caso de las células inflamatorias fagocíticas, la activación de una oxidasa de la membrana plasmática produce O_2^-, que luego se convierte en H_2O_2 y finalmente en otras ROS (fig. 1-11). Estas ROS se suelen considerar los principales efectores de las defensas oxidativas celulares que destruyen los patógenos, los fragmentos de células necróticas, o cualquier otro material fagocitado (*v.* cap. 2). Las ROS actúan como intermediarios de la señalización y desencadenan la liberación de enzimas proteolíticas y otras enzimas degradativas. Estas enzimas son probablemente los efectores más críticos para que los neutrófilos destruyan bacterias y otros materiales extraños.

Peróxido de hidrógeno

Los aniones superóxido son catabolizados por la superóxido dismutasa (SOD) para producir H_2O_2. El peróxido de hidrógeno también es sintetizado directamente por una serie de oxidasas en los peroxisomas citoplasmáticos (fig. 1-10). Por sí mismo, el H_2O_2 no es particularmente nocivo, y se convierte en buena parte en H_2O gracias a la catalasa. No obstante, cuando se produce en exceso, se convierte en OH•, que es muy reactivo. En los neutrófilos, la mieloperoxidasa transforma el H_2O_2 en el potente radical hipoclorito (OCl^-), que es mortal para los microorganismos. Además, si se libera extracelularmente, OCl^- puede matar las células.

La mayoría de las células tienen mecanismos eficaces para eliminar el H_2O_2. Dos enzimas diferentes reducen el H_2O_2 a agua: (1) la catalasa en los peroxisomas y (2) la glutatión-peroxidasa (GPX) tanto del citosol como de la mitocondria (fig. 1-10). La GPX

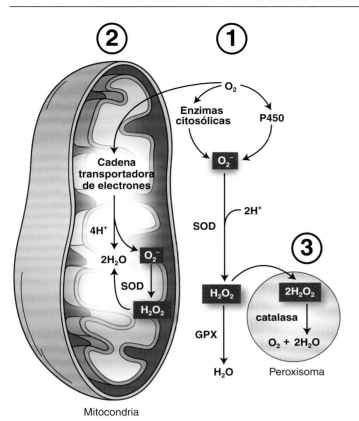

Mitocondria

FIGURA 1-10 Mecanismos mediante los cuales los radicales reactivos de oxígeno son generados a partir del oxígeno molecular y posteriormente neutralizados por las enzimas celulares. El oxígeno circulante llevado a la célula puede seguir una de tres rutas: (*1*) El O_2 molecular se convierte a O_2^-, en el citosol. El O_2^- se reduce a H_2O_2 mediante la superóxido dismutasa citosólica (Cu/Zn SOD) y, finalmente, a agua. (*2*) El O_2^- entra a la mitocondria, donde la ineficacia del transporte de electrones da lugar a la conversión de O_2 a O_2^-. Este superóxido pasa a ser menos reactivo por otra reducción a H_2O_2 por la vía mitocondrial SOD (MnSOD). Entonces, este H_2O_2 se convierte a H_2O por el GPX. (*3*) El H_2O_2 citosólico entran en los peroxisomas, donde se convierte en H_2O_2 mediante la catalasa. CoQ, coenzima Q; GPX, glutatión peroxidasa; H⁺, ion de hidrógeno; H_2O, agua; H_2O_2, peróxido de hidrógeno; O_2, oxígeno; O_2-, superóxido; SOD, superóxido dismutasa.

Tabla 1-4

Especies reactivas de oxígeno

Molécula	Atributos
Peróxido de hidrógeno (H_2O_2)	Formas radicales libres mediante la reacción de Fenton catalizada por Fe^{2+}
	Se difunde ampliamente por la célula
Anión superóxido (O_2^-)	Se genera por las fugas de la cadena transportadora de electrones y algunas reacciones citosólicas
	Produce otras especies reactivas de oxígeno
	Se difunde poco y con dificultad
Radical hidroxilo (OH•)	Se genera a partir de H_2O_2 mediante la reacción de Fenton catalizada por Fe^{2+}-
	Se trata del radical intracelular que ataca a la mayoría de las macromoléculas
Peroxinitrito (ONOO•)	Se forma al reaccionar el óxido nítrico (NO) con el O_2^-
	Daña las macromoléculas
Radicales peróxido lipídicos (RCOO•)	Radicales orgánicos que se generan durante la peroxidación de los lípidos
Ácido hipocloroso (HOCl)	Lo sintetizan los macrófagos y los neutrófilos durante el estallido respiratorio que acompaña a la fagocitosis
	Se disocia para producir el radical hipoclorito (OCl⁻)

Fe^{2+}, hierro ferroso.

utiliza el glutatión reducido (GSH) como cofactor para producir glutatión oxidado (GSSG). Ya que la membrana es permeable, el H_2O_2 generado en la mitocondria afecta al equilibrio oxidativo, no sólo en la mitocondria, sino también en otros compartimentos celulares.

Radical hidroxilo

Los radicales hidroxilo (OH•) se generan mediante: (1) la radiólisis del agua; (2) la reacción del H_2O_2 con hierro ferroso (Fe^{2+}) o cobre cuproso (Cu^{1+}) (la reacción de Fenton), y (3) la reacción del O_2^- con H_2O_2 (la reacción de Haber-Weiss). **El radical hidroxilo es la más reactiva de las ROS y puede dañar a las macromoléculas de varias formas.** El hierro es a menudo un participante activo en el daño oxidativo de las células gracias a la reacción de Fenton. El H_2O_2 estimula la captación de hierro en numerosos tipos de células y, por tanto, hace aumentar la producción de radicales hidroxilo. La figura 1-12 resume los mecanismos de lesión celular por ROS.

Óxido nítrico y peroxinitrito

El óxido nítrico (NO) es una molécula de nitrógeno reactivo que se encuentra en muchas células y tiene una vida media medida en segundos. Es el producto de la óxido nítrico sintasa (NOS), una enzima ubicua que tiene dos variedades: NOS inducible (iNOS) y NOS constitutiva, que se encuentran en varios tejidos. El NO tiene diferentes propiedades de señalización y puede dañar o proteger a las células, dependiendo de las circunstancias. Como radical libre, el NOF096 reacciona con muchos objetivos moleculares y activa o inhibe numerosas funciones celulares. Además, cuando el NO reacciona con el oxígeno, forma el ión peroxinitrito altamente destructivo (ONOO⁻).

Defensas antioxidantes

Las células poseen potentes defensas antioxidantes, que incluyen las enzimas desintoxicantes y los depuradores de radicales libres exógenos (p. ej., vitaminas). Las principales enzimas que convierten las ROS en moléculas menos reactivas son la SOD, la catalasa y la GPX.

Enzimas desintoxicantes

- La **SOD** es la primera línea de defensa frente al O_2^-, convirtiéndolo en H_2O_2 ($O_2^- + 2H^+ \rightarrow H_2O_2$).
- La **catalasa**, localizada principalmente en los peroxisomas, es una de las dos enzimas que completan la disolución del O_2^- convirtiendo H_2O_2 en H_2O y, por tanto, impiden su posible conversión en OH• ($2H_2O_2 \rightarrow 2H_2O + O_2$).

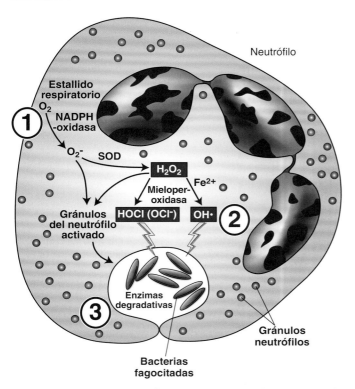

FIGURA 1-11. Generación de especies reactivas de oxígeno en los neutrófilos, como resultado de la fagocitosis de las bacterias. (*1*) El estallido respiratorio en neutrófilos comienza con la reducción de O_2 a O_2^- por la NADPH oxidasa. A su vez, el O_2^- se convierte en H_2O_2 por la SOD. (*2*) Las especies reactivas de oxígeno (ROS) (HOCl, OH•) se producen a partir de H_2O_2 por mieloperoxidasas. Al mismo tiempo, el O_2^- y el H_2O_2 activan gránulos de los neutrófilos para liberar enzimas de degradación. (*3*) Las bacterias son engullidas por los neutrófilos, donde son destruidas por las ROS y por enzimas de degradación. Fe^{2+}, hierro ferroso; H_2O_2, peróxido de hidrógeno; HOCl, ácido hipocloroso; NADPH, fosfato de dinucleótido de nicotinamida y adenina reducida; OCl^-, radical hipoclorito; OH•, radical hidroxilo; SOD, superóxido dismutasa.

- La **GPX** cataliza la reducción del H_2O_2 de los peróxidos lipídicos en la mitocondria y en el citosol (H_2O_2 + 2GSH → $2H_2O$ + GSSG).

Depuradores de las ROS

- La **vitamina E (α-tocoferol)** es un receptor de electrones final y, por tanto, bloquea las reacciones en cadena de los radicales libres. Dado que es liposoluble, protege las membranas de la peroxidación de los lípidos.
- La **vitamina C (ascorbato)** es hidrosoluble y reacciona directamente con O_2, OH• y algunos productos de la peroxidación de los lípidos. También sirve para regenerar la forma reducida de la vitamina E.
- Los **retinoides**, precursores de la vitamina A, son liposolubles y funcionan como antioxidantes que rompen la cadena.
- El **NO•** puede depurar las ROS, principalmente mediante la quelación de hierro y la combinación con otros radicales libres.

Lesión por reperfusión

La reperfusión consiste en la restauración del riego sanguíneo tras una isquemia. Aunque la reperfusión resulta beneficiosa para salvar las células que han permanecido viables, el propio proceso tiene consecuencias perjudiciales, esta es la razón por la cual se le denomina «lesión por reperfusión». Estas lesiones se presentan más a menudo cuando hay isquemia en un órgano, como es el caso del IM, pero también ocurre en otras circunstancias (p. ej., en el trasplante de órganos).

La lesión por reperfusión refleja la exposición del tejido dañado al oxígeno que llega cuando se restablece el riego sanguíneo (reperfusión). En el corazón, puede llegar a representar hasta la mitad de los infartos de miocardio. Al principio, la lesión celular isquémica genera radicales libres (*v.* anteriormente). Más tarde, la reperfusión aporta abundante O_2 molecular que, al combinarse con los radicales libres, forma ROS adicionales. La clave de este proceso es la actividad de la xantina oxidasa, particularmente la que se encuentra en el endotelio vascular, que aumenta durante la isquemia. En la reperfusión se restaura el oxígeno, y las abundantes purinas derivadas del catabolismo del ATP durante la isquemia se convierten en sustratos para la xantina oxidasa, lo que genera un aumento repentino de ROS. En la evolución de la lesión por reperfusión también intervienen muchos otros factores, como los mediadores de la inflamación, el factor activador de las plaquetas, la NOS y el NO•, las moléculas de adhesión celular, la desregulación de la homeostasis del Ca^{2+} y muchos otros.

Almacenamiento intracelular

La acumulación de sustancias normales o anómalas en el interior de una célula puede ser un signo de estrés o lesión celular, tanto si las sustancias acumuladas son inocuas como dañinas. Este material dentro de la célula puede proceder de fuentes endógenas o exógenas (fig. 1-13).

Grasas

La lipidosis es más evidente en el hígado (*v.* cap. 12). En pocas palabras, los hepatocitos contienen siempre algo de grasa porque los ácidos grasos libres liberados del tejido adiposo se captan en el hígado, donde se oxidan o se convierten en triglicéridos. La mayoría de los triglicéridos recién sintetizados se secretan desde el hígado en forma de lipoproteínas. Cuando el aporte de ácidos grasos libres al hígado aumenta, como en la diabetes, o cuando se altera el metabolismo intrahepático de los lípidos, como en el alcoholismo, los triglicéridos se acaban acumulando en los hepatocitos. La acumulación de grasas en el hígado se identifica morfológicamente como gotitas lipídicas en el citoplasma (fig. 1-13 B). Otros órganos, como el corazón, los riñones y el músculoesquelético, también almacenan grasa. **El almacenamiento de grasa es siempre reversible y no existen pruebas de que el exceso de grasas en el citoplasma interfiera *por sí mismo* con el funcionamiento celular.**

Glucógeno

El glucógeno se degrada por etapas mediante una serie de enzimas, cada una de las cuales puede acabar faltando como consecuencia de una metabolopatía congénita. Independientemente de cuál sea la insuficiencia enzimática, el resultado será una glucogenosis (*v.* cap. 5). Estos trastornos hereditarios afectan al hígado, al corazón y al músculo esquelético, y oscilan entre enfermedades leves y asintomáticas y enfermedades inexorablemente progresivas y mortales.

Tesaurismosis hereditarias en el lisosoma

Al igual que sucede con el catabolismo del glucógeno, la degradación de determinados lípidos complejos y de los mucopolisacáridos (glucosaminoglucanos) tienen lugar mediante una secuencia de etapas enzimáticas. Como estas enzimas se localizan en los lisosomas, su ausencia se traduce en el almacenamiento lisosómico de lípidos parcialmente degradados, tales como cerebrósidos (p. ej., enfermedad de Gaucher) y gangliósidos (p. ej., enfermedad

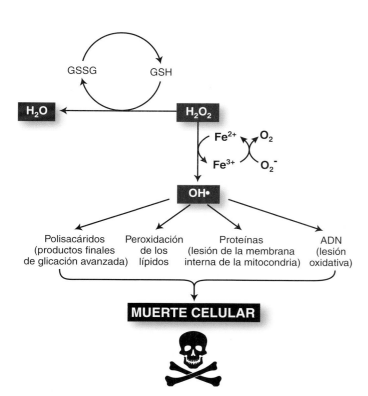

FIGURA 1-12. **Mecanismos de lesión celular provocada por las especies de oxígeno activado.** Fe^{2+}, hierro ferroso; Fe^{3+}, hierro férrico; GSH, glutatión; GSSG, glutatión oxidado; H_2O_2, peróxido de hidrógeno; O_2, oxígeno; O_2^-, anión superóxido; OH•, radical hidroxilo.

de Tay-Sachs), o de productos del catabolismo de los mucopoli-sacáridos (p. ej., síndromes de Hurler y Hunter). (*V.* cap. 5 para las bases metabólicas de estos trastornos y los capítulos de los sistemas específicos de órganos afectados.)

Colesterol

El colesterol es un componente fundamental de la membrana plasmática. Cuando se acumula en exceso, está íntimamente ligado a la ateroesclerosis y las enfermedades cardiovasculares, la causa principal de muerte en Occidente (*v.* cap. 8; fig. 1-13 A).

En algunos trastornos caracterizados por la elevación de la concentración de colesterol en la sangre (p. ej., hipercolesterole-mia familiar), este se almacena en los macrófagos. Cuando estas células se agrupan y se hacen visibles a simple vista en el tejido subcutáneo, los agrupamientos se denominan **xantomas**.

Lipofuscina

La lipofuscina es una mezcla de lípidos y proteínas que contiene un pigmento pardo-dorado y que se ha denominado pigmento de «uso y desgaste». Tiende a acumularse por el aumento de lípidos insaturados peroxidados y de proteínas oxidadas reticuladas. La lipofuscina se acumula principalmente en las células posmitóticas (p. ej., neuronas, cardiomiocitos) o en las células que se replican poco (p. ej., hepatocitos) y aumenta con la edad. A menudo, es más evidente en las afecciones asociadas a la atrofia de un órgano (fig 1-13 C).

Melanina

La melanina es un pigmento pardo-negro insoluble que aparece principalmente en las células epidérmicas de la piel, pero también en el ojo y en otros órganos (fig. 1-13 D). Se localiza en los orgánulos intracelulares conocidos como **melanosomas** y procede de la polimerización de determinados productos de oxidación de la tirosina. La cantidad de melanina determina las diferencias del color de la piel entre las diferentes procedencias étnicas, así como el color de los ojos. Ejerce una función protectora debido a su capacidad para absorber la luz ultravioleta.

En las personas caucásicas, la exposición a la luz solar aumenta la formación de melanina (bronceado) como protección frente a los efectos de la radiación solar. La incapacidad hereditaria para sintetizarla se conoce como **albinismo**. La presencia de melanina también resulta un marcador de cáncer en los melanocitos (**melanoma**). Este pigmento se estudiará detalladamente en el capítulo 20.

Pigmentos exógenos

La antracosis es el almacenamiento de partículas de carbón en los pulmones y en los nódulos linfáticos regionales (fig. 1-13 E). Prácticamente la totalidad de los habitantes de las ciudades inhala partículas de carbón orgánico generadas por la combustión de los combustibles fósiles. Estas partículas se acumulan en los macrófagos alveolares y también se transportan hacia los nódulos linfáticos hilares y mediastínicos, donde el material indigerible se almacena indefinidamente dentro de los macrófagos. Aunque el aspecto a simple vista de los pulmones de las personas con antracosis puede ser alarmante, la enfermedad es inocua.

Los **tatuajes** se obtienen introduciendo pigmentos vegetales y metálicos insolubles en la piel, donde los macrófagos dérmicos los absorben, y permanecen durante toda la vida.

Hierro y otros metales

Hierro

Un 25 % del contenido total de hierro del organismo se encuentra en un reservorio intracelular formado por las proteínas de almacenamiento de hierro **ferritina** y **hemosiderina**. Aunque la ferritina esté en casi todas las células, son particularmente ricos en ella el hígado y la médula ósea.

La hemosiderina es una forma parcialmente desnaturalizada de ferritina que se agrega con facilidad y se reconoce al microscopio como gránulos pardo-amarillentos en el citoplasma. Normalmente la hemosiderina se encuentra principalmente en bazo, en médula ósea y en hígado.

El hierro total del organismo puede aumentar por el incremento de su absorción intestinal, como sucede en algunas anemias, o por la administración de eritrocitos con hierro en una transfusión. El aumento del contenido total de hierro en el organismo conduce a la acumulación progresiva de la hemosiderina, que se denomina hemosiderosis.

En este caso, el hierro está presente por todo el organismo, como la piel, el páncreas, el corazón, los riñones y las glándulas endocrinas. Sin embargo, la acumulación intracelular del hierro en la hemosiderosis no suele dañar las células.

Si, por el contrario, el aumento de hierro corporal total es extremo, daña los órganos vitales (corazón, hígado, testículos y páncreas). La sobrecarga de hierro puede deberse a una anomalía genética denominada **hemocromatosis hereditaria** (HH) (*v.* cap. 12; fig. 1-13 F). Las lesiones tisulares en la HH reflejan principalmente estrés oxidativo generado por hierro, como se ha descrito anteriormente.

Otros metales

La acumulación excesiva de plomo, sobre todo en los niños, produce retraso mental y anemia. El almacenamiento de otros metales también resulta peligroso. En la enfermedad de Wilson (*v.* cap. 12), un trastorno hereditario del metabolismo del cobre, la acumulación de un exceso de cobre en el hígado y el cerebro conduce a una enfermedad crónica grave de esos órganos.

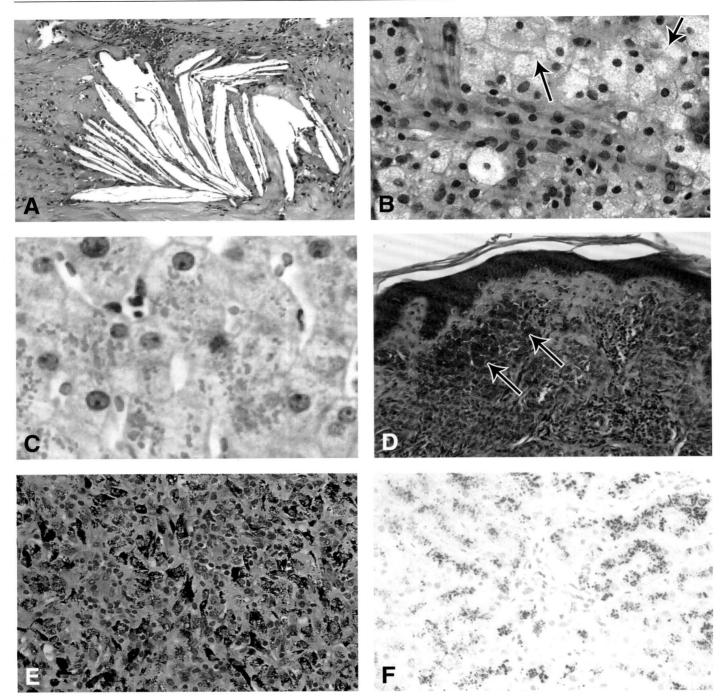

FIGURA 1-13. Almacenamiento intracelular anómalo. A. Acumulación anómala de colesterol que se caracteriza por hendiduras transparentes, que se muestran en una placa ateroesclerótica. **B.** Acumulación de lípidos en los macrófagos (*flechas*) de un xantoma cutáneo. **C.** Lipofuscina en el hígado de un hombre de 80 años que se muestra en forma de gránulos citoplasmáticos dorados en los lisosomas. **D.** Almacenamiento de melanina (*flechas*) en un nevo intradérmico. **E.** Almacenamiento de pigmento de carbón. Uno de los nódulos linfáticos mediastínicos que drenan los pulmones contiene numerosos macrófagos con un pigmento negro antracótico (carbón) que se inhaló y se depositó originalmente en los pulmones. **F.** Almacenamiento de hierro en la hemocromatosis hereditaria. La tinción con azul de Prusia del hígado revela grandes depósitos de hierro en los lisosomas de los hepatocitos.

Retención de calcio

El calcio entra en las células muertas o moribundas ya que son incapaces de mantener un gradiente del calcio pronunciado (*v.* más adelante). Esta calcificación celular no se suele apreciar salvo que aparezcan inclusiones dentro de las mitocondrias.

La calcificación «distrófica» se refiere a la sedimentación macroscópica de sales de calcio en los tejidos lesionados. Este proceso no ocurre simplemente como consecuencia de una acumulación de calcio procedente de los cuerpos de las células muertas, sino que también representa un depósito extracelular de calcio procedente del torrente sanguíneo o del líquido intersticial. La calcificación distrófica requiere aparentemente la existencia de tejido necrótico, suele resultar visible a simple vista y oscila de granos gruesos que parecen arena a material duro como una roca. A menudo, la calcificación no tiene consecuencias funcionales. Sin embargo, la calcificación distrófica se puede producir también en lugares cruciales, tales como las válvulas mitral o aórtica, donde bloquea la circulación sanguínea porque sus valvas se vuelven rígidas y dejan orificios más estrechos (estenosis aórtica y mitral). La calcificación distrófica en las arterias coronarias ateroescleróticas contribuye a la estenosis de dichos vasos.

La calcificación «metastásica» aparece por la distorsión del metabolismo del calcio, a diferencia de la calcificación distrófica, que tiene su origen en la lesión celular. La calcificación metastásica está asociada a un aumento de la concentración de calcio en el suero (**hipercalcemia**). Generalmente, casi cualquier trastorno que aumente la calcemia puede acabar con calcificación en lugares inapropiados, como los tabiques alveolares del pulmón, los túbulos renales y los vasos sanguíneos. La calcificación metastásica se observa en distintos trastornos, que incluyen insuficiencia renal crónica, intoxicación por vitamina D e hiperparatiroidismo.

MUERTE CELULAR

La muerte celular puede ser el resultado de estrés ambiental o puede estar preprogramada y ser necesaria para el desarrollo y la supervivencia del organismo. En algunos casos, la muerte celular representa las consecuencias de una lesión no regulada y se denomina *necrosis*, pero en otros casos, vías moleculares intracelulares complejas responden a diversos desencadenantes externos e internos y causan la muerte de la célula. La *apoptosis* es el ejemplo mejor caracterizado. La muerte celular programada supervisa el tamaño y la diversidad de muchos compartimentos de tejido y elimina las células obsoletas, como sucede en el tubo digestivo, en la piel y en el sistema hematopoyético. Estos mecanismos no sólo eliminan a las células más antiguas, senescentes, sino que en algunos casos, como los clones de linfocitos autorreactivos o aquellos con lesiones irreparables del ADN, también determinan su eliminación.

Históricamente, la muerte celular se consideraba directamente como necrosis, pero en la actualidad hay otros mecanismos bien caracterizados, como la apoptosis y la autofagia. Si bien en el pasado estos procesos se consideraban por separados, hoy día se interseccionan los unos con los otros. La necrosis fue definida como una forma de muerte accidental provocada por la incapacidad de la célula para adaptarse de manera efectiva a un ambiente hostil. Por tanto, se consideró como un proceso pasivo. En cambio, la apotosis es una forma de suicidio celular en el que la célula participa de manera activa en su propia muerte. Es un mecanismo en el cual las células individuales activan sus propios sistemas de señalización para sacrificarse en pro de la preservación del organismo. Como las principales vías de la muerte celular pueden solaparse, es importante entender la manera en que los procesos se manifiestan de manera morfológica.

Además de la apoptosis, se han identificado diversos programas de suicidio: muerte celular asociada con la autofagia, necroptosis, NETosis, etc. Por ejemplo, la autofagia es también un proceso activo de señalización que se desencadena cuando un entorno estresante requiere la autodigestión de una porción de los constituyentes macromoleculares de la célula. Para complicar aún más las cosas, muchas de estas vías programadas están ampliamente interrelacionadas, lo cual complica una distinción clara de todas ellas.

Necrosis

La necrosis ocurre cuando hay fuerzas externas hostiles que sobrepasan la capacidad de adaptación de la célula. Hay diversidad de agresiones que pueden ocasionar la muerte celular por necrosis, la cual afecta de manera típica a grupos de células geográficamente. La respuesta a este proceso suele ser una inflamación aguda, que a su vez puede provocar más daño celular (*v.* cap. 2). Los estímulos que desencadenan las vías que conducen a la necrosis son muy variables y producen distintos patrones citológicos e histológicos reconocibles.

Necrosis coagulativa

La necrosis coagulativa es un concepto morfológico que hace referencia a ligeras alteraciones microscópicas que aparecen en las células muertas o moribundas (fig. 1-14). Poco después de la muerte de una célula, su contorno se sigue manteniendo. Cuando se tiñe con la combinación habitual de hematoxilina y eosina, el citoplasma de una célula necrótica se ve más eosinófilo (rojo) de lo habitual. En el núcleo, la cromatina (azul) inicialmente forma agregados y luego se redistribuye a lo largo de la membrana nuclear. Le siguen tres alteraciones morfológicas:

- **Picnosis**: el núcleo se hace más pequeño y adquiere una coloración basófila intensa a medida que la cromatina continúa formando agregados.
- **Cariorrexis**: el núcleo picnótico se rompe en muchos fragmentos más pequeños que se dispersan por el citoplasma.
- **Cariólisis**: el núcleo picnótico se extruye de la célula o puede manifestar una pérdida progresiva de tinción de la cromatina.

Los cambios ultraestructurales iniciales de la célula muerta o moribunda son reflejo de la magnitud de las alteraciones asociadas a la lesión celular reversible. Además de los cambios nucleares descritos más arriba, la muerte celular se caracteriza por la dilatación del retículo endoplasmático, la disgregación de los ribosomas, la tumefacción y calcificación de las mitocondrias, la aparición de agregados de elementos citoesqueléticos y el burbujeo en la membrana plasmática.

Después de un tiempo que suele ser variable según el tejido y las circunstancias, la actividad lítica de las enzimas intracelulares y extracelulares consigue desintegrar la célula. En particular, es lo que ocurre cuando las células necróticas han desencadenado una respuesta inflamatoria aguda.

La apariencia del tejido necrótico se ha descrito tradicionalmente como **necrosis coagulativa** debido a su parecido con la coagulación de proteínas que se produce por calor. Aunque este término se basa en conceptos obsoletos, sigue siendo útil como un descriptor morfológico.

Necrosis por licuefacción

Cuando la velocidad de disolución de las células necróticas es muy superior a la capacidad de reparación, el aspecto morfológico resultante se denomina **necrosis por licuefacción** (fig. 1-15). Los leucocitos polimorfonucleares de una reacción inflamatoria aguda contienen unas hidrolasas potentes capaces de digerir las células muertas. Un conjunto localizado y bien definido de estas células en la inflamación aguda, por lo general en respuesta a la infección bacteriana, produce rápidamente la muerte celular y la disolución del tejido. El resultado habitual es un **absceso**,

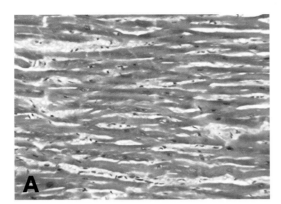 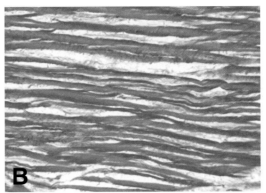

FIGURA 1-14. Necrosis coagulativa. A. Corazón normal. Todos los miocitos tienen núcleo, las estrías son claras. **B.** Infarto de miocardio. Corazón de un paciente con un infarto agudo de miocardio. Las células necróticas muy eosinófilas han perdido el núcleo.

que consiste en una cavidad en un tejido sólido formada por necrosis por licuefacción. Finalmente, el absceso está delimitado por una cápsula fibrosa que rodea el contenido.

La necrosis coagulativa del cerebro debida a la oclusión de una arteria cerebral suele ir acompañada de la disolución rápida-necrosis por licuefacción —del tejido muerto por un mecanismo que no se puede atribuir a la acción de una respuesta inflamatoria aguda. No está claro por qué a la necrosis coagulativa en el cerebro, y no en otra parte, le sigue la desaparición de las células necróticas, pero podría ser responsable una mayor abundancia de enzimas lisosómicas o de diferentes hidrolasas específicas de las células del SNC. La necrosis por licuefacción de zonas grandes del SNC puede acabar formando una verdadera cavidad o quiste que persistirá durante el resto de la vida de la persona.

Esteatonecrosis

La esteatonecrosis afecta específicamente al tejido adiposo y suele deberse a una pancreatitis o a un traumatismo. El rasgo específico que caracteriza a este tipo de necrosis es la presencia de triglicéridos en el tejido adiposo. En la grasa peripancreática, por ejemplo, el proceso comienza cuando las enzimas digestivas, que suelen encontrarse sólo en el conducto pancreático y en el intestino delgado, se liberan en el espacio extracelular desde las células acinosas y desde los conductos pancreáticos lesionados. Al activarse fuera de la célula, estas enzimas digieren el propio páncreas, así como los tejidos circundantes, entre ellos los adipocitos (fig. 1-16).

1. Las fosfolipasas y las proteasas atacan la membrana plasmática de los adipocitos y se liberan los triglicéridos almacenados.
2. La lipasa pancreática hidroliza los triglicéridos y se generan ácidos grasos libres.
3. Los ácidos grasos libres se fijan al Ca^{2+} y se precipitan como jabones cálcicos con forma de depósitos basófilos amorfos en la periferia de los islotes irregulares de los adipocitos necróticos.

A simple vista, la esteatonecrosis aparece como un área blanca yesosa e irregular incrustada en un tejido adiposo por lo demás normal.

En el caso de una esteatonecrosis traumática, los triglicéridos y las lipasas se liberan desde los adipocitos dañados. En la mama, la esteatonecrosis aparece con frecuencia tras un traumatismo y puede parecerse a un tumor, sobre todo si se ha producido calcificación.

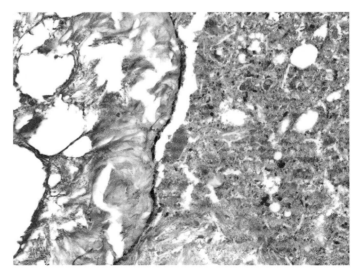

FIGURA 1-16. Esteatonecrosis. El tejido adiposo peripancreático de un paciente con pancreatitis aguda muestra ácidos grasos precipitados como jabones de calcio, que se observan como depósitos amorfos y basófilos (*izquierda*). Estos aparecen en la periferia de la isla irregular de adipocitos necróticos (*derecha*).

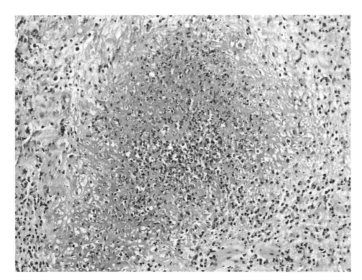

FIGURA 1-15. Necrosis por licuefacción en un absceso de la piel. La cavidad del absceso está llena de leucocitos polimorfonucleares.

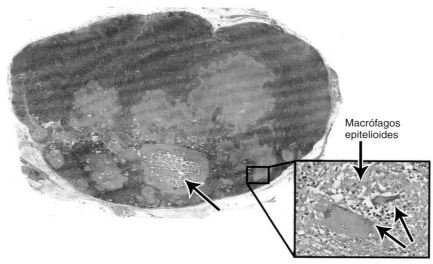

Macrófagos
epitelioides

FIGURA 1-17. Necrosis caseosa en un nódulo linfático tuberculoso. Nódulos linfáticos hiliares de un paciente con tuberculosis activa. Zonas rosadas e irregulares de necrosis caseosa (*flecha*) son evidentes en un contexto de linfocitos. Recuadro: los granulomas en la periferia de las áreas necróticas muestran macrófagos epitelioides y células gigantes multinucleadas (Langhans) (*flechas*).

Necrosis caseosa

La necrosis caseosa es característica de la tuberculosis y se observa menos a menudo en otros entornos. Las lesiones de la tuberculosis son granulomas o tubérculos. En el centro de dichos granulomas, las células mononucleares acumuladas que intervienen en la reacción inflamatoria crónica contra la micobacteria patógena van muriendo.

A diferencia de la necrosis coagulativa, las células necróticas en los granulomas pierden su contorno celular, y a diferencia de la necrosis por licuefacción, no desaparecen por lisis. En su lugar, las células muertas permanecen indefinidamente como desechos eosinófilos amorfos y groseramente granulares. A simple vista, estos desechos son de color blanco grisáceo, blandos y friables. Se parecen a los grumos del queso, de ahí el nombre **necrosis caseosa** (fig. 1-17). Este tipo de necrosis tan característico se relaciona generalmente con los efectos tóxicos de la pared celular de las micobacterias, rica en ceras complejas (peptidoglucolípidos) que ejercen efectos biológicos potentes.

Necrosis fibrinoide

La necrosis fibrinoide supone una alteración de los vasos sanguíneos, en los que la sufusión y la acumulación de proteínas plasmáticas hacen que la pared adquiera una tinción intensa con eosina. La denominación no es muy acertada porque la eosinofilia de las proteínas plasmáticas que se acumulan enmascara las alteraciones subyacentes de los vasos sanguíneos, haciendo que sea prácticamente imposible determinar si se trata de una verdadera necrosis de la pared vascular (fig. 1-18).

Muerte celular por isquemia

Tanto los infartos de miocardio como los accidentes cerebro vasculares son las principales causas de mortalidad en el mundo occidental. Ambos son provocados por la muerte celular por isquemia. La permeabilidad selectiva de los iones de la membrana celular mantiene concentraciones intracelulares de Na^+ y Ca^{2+} que son inferiores a los niveles extracelulares. Lo opuesto es válido para K^+. Cualquiera que sea la agresión, la pérdida de la función permeable de la membrana

de plasma anuncia la necrosis celular. El equilibrio iónico normal puede restablecerse sin que el tejido quede dañado cuando la isquemia queda incompleta, o si el episodio isquémico es breve.

Sin embargo, si hay daño en alguno de estos elementos mencionados, se produce una distorsión del equilibrio iónico intracelular que según se cree representa el «punto sin retorno» para la célula lesionada. Por tanto, la lesión y la muerte celular isquémica comparten el mismo espectro fisiopatológico. Muchas funciones celulares esenciales están estrictamente reguladas por fluctuaciones minúsculas de la concentración citosólica de calcio libre ($[Ca^{2+}]_i$).

Por tanto, **la entrada masiva de Ca^{2+} a través de una membrana plasmática dañada es clave en el daño celular isquémico** y puede ser sinónimo de pérdida de viabilidad celular. A continuación

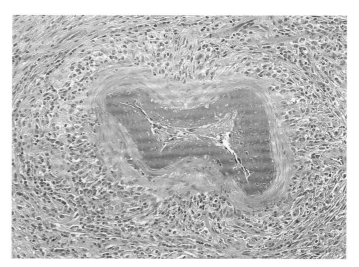

FIGURA 1-18. Necrosis fibrinoide. Una arteria muscular inflamada de un paciente con arteritis sistémica, en la que se observa una zona de necrosis muy eosinófila, homogénea y muy bien delimitada.

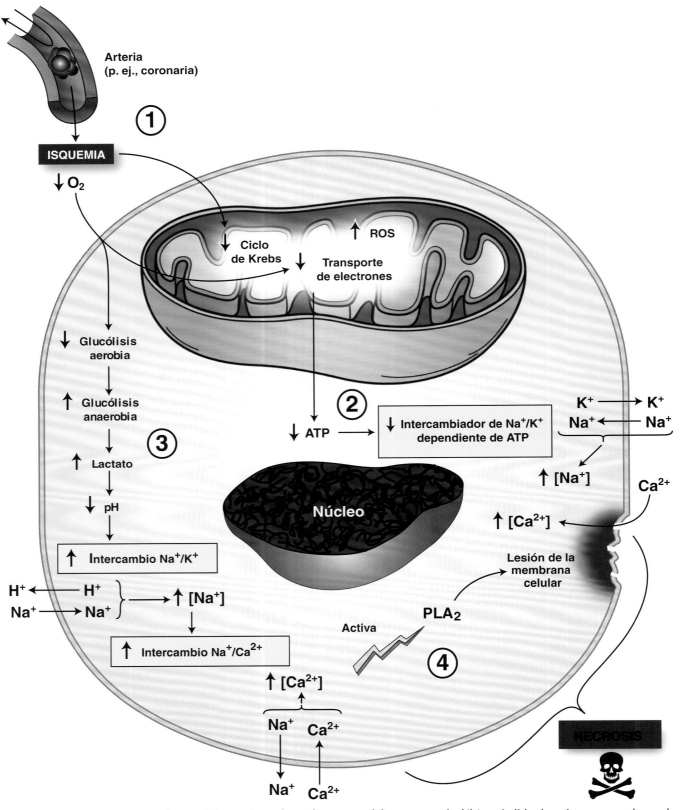

FIGURA 1-19. Mecanismos por los que la isquemia conduce a la muerte celular por necrosis. (*1*) La pérdida de oxígeno causada por la oclusión vascular afecta a la función mitocondrial, con la consiguiente disminución en la producción de energía mediante procesos anaerobios (ATP, trifosfato de adenosina). (*2*) La disminución de ATP afecta a los intercambiadores iónicos que dependen del ATP. (*3*) La pérdida de los procesos aerobios hace que la glucólisis anaerobia predomine, dando lugar a la acidosis intracelular, lo cual eventualmente provoca un aumento de Ca^{2+} citosólico. (*4*) Entonces, se activan fosfolipasas dependientes de Ca^{2+}, lo que provoca la pérdida de la integridad de la membrana y, por tanto, la necrosis. PLA_2, fosfolipasa A_2; ROS, especie reactiva de oxígeno.

se resumen los principales acontecimientos por los cuales la isquemia conduce a muerte celular (fig. 1-19). Algunos de ellos pueden producirse simultáneamente, mientras que otros pueden ser secuenciales:

1. **La interrupción del riego sanguíneo disminuye el suministro de O_2 y de glucosa.** Para la mayoría de las células, pero sobre todo para los cardiomiocitos (que no almacenan mucha energía), esta agresión combinada acaba siendo insoportable.

2. **La distorsión de la actividad de las bombas en la membrana plasmática altera el equilibrio iónico de la célula.** El Na^+ se acumula porque la falta de ATP afecta al intercambiador de iones Na^+/K^+, un efecto que conduce a la activación del intercambiador de iones Na^+/H^+. Esta bomba suele estar inactiva, pero cuando la acidosis intracelular se vuelve peligrosa expulsa los H^+ en intercambio con Na^+ para mantener el pH intracelular adecuado. El incremento resultante de sodio intracelular activa el intercambiador de los iones Na^+/Ca^{2+}, lo que incrementa la entrada de calcio. Lo habitual es que el exceso de Ca^{2+} intracelular se extraiga con una bomba de calcio dependiente de ATP, pero cuando hay poco aporte de ATP, el Ca^{2+} se acumula dentro de la célula.

3. **La glucólisis anaerobia conduce a una sobreproducción de lactato y a una disminución del pH intracelular.** La falta de O_2 durante la isquemia del miocardio bloquea la producción de ATP e inhibe la oxidación del piruvato en las mitocondrias. En lugar de entrar en el ciclo del ácido cítrico, se reduce a lactato en el citosol por un proceso denominado glucólisis anaerobia. La acumulación de lactato disminuye el pH citosólico (acidificación), iniciando así una espiral de acontecimientos que conduce a la célula hacia el desastre.

4. **La activación de la fosfolipasa A_2 y de las proteasas destruye la membrana plasmática y el citoesqueleto.** Una $[Ca^{2+}]_i$ elevada en una célula isquémica activa a la fosfolipasa A_2 y conduce a la degradación de los fosfolípidos de la membrana y a la consiguiente liberación de ácidos grasos libres y de lisofosfolípidos. Estos últimos actúan como detergentes que disuelven la membrana celular. Los ácidos grasos y los lisofosfolípidos son también potentes mediadores de la inflamación (v. cap. 2), un efecto que puede además acabar con la integridad de una célula ya dañada.

5. **El calcio también activa una serie de proteasas que atacan al citoesqueleto y sus conexiones con la membrana celular.** Cuando se destruye la interacción entre las proteínas citoesqueléticas y la membrana plasmática, esta forma burbujas y se altera el contorno de la célula. La combinación del desequilibrio electrolítico y el aumento de la permeabilidad de la membrana celular provocan la tumefacción de la célula, con frecuencia un preludio morfológico de su disolución.

6. **La falta de O_2 impide el transporte de electrones mitocondrial, lo que disminuye la síntesis de ATP y facilita la producción de las ROS.** En circunstancias normales, cerca del 1-3 % del oxígeno que entra en la cadena de transporte de electrones mitocondrial se convierte en una ROS. Durante la isquemia, la producción de ROS aumenta debido a la alteración en los mecanismos de desintoxicación y en el procesamiento de los productos intermediarios del oxígeno reactivo. El daño oxidativo inhibe el funcionamiento de la cadena transportadora de electrones y disminuye su capacidad de síntesis de ATP.

7. **Las lesiones mitocondriales estimulan la liberación del citocromo c al citosol.** La pérdida resultante del citocromo c de la cadena transportadora de electrones disminuye aún más la síntesis de ATP y podría acabar desencadenando muerte celular por apoptosis (v. más adelante).

8. **La célula se muere.** Cuando la célula ya no puede seguir manteniendo una unidad metabólica, esta muere. La línea que separa el daño celular reversible del irreversible (esto es, el «punto sin retorno») no está definida con precisión.

MUERTE CELULAR PROGRAMADA

Muerte celular programada (MCP) es el nombre que se le da a una serie de procesos que son mortales para las células individuales y que se regulan mediante vías de señalización preexistentes. Fue observada por primera vez hace 170 años, cuando se pensó que se trataba de una forma pasiva de muerte celular. Sin embargo, hoy en día se reconocen distintos tipos de MCP que conllevan la activación de cascadas de señalización celular.

Apoptosis

Morfología de la apoptosis

La apoptosis es un patrón de muerte celular desencadenado por diversos estímulos extracelulares e intracelulares y llevado a cabo por cascadas de señalización celular organizadas. Las células apoptóticas se reconocen por sus núcleos fragmentados y picnóticos, generalmente sobre un fondo de células viables. Es importante destacar que la apoptosis afecta a las células individuales o a pequeños grupos de células, mientras que lo característico de la necrosis es que afecta a zonas más grandes. Los rasgos ultraestructurales de las células apoptóticas incluyen: (1) la condensación y fragmentación del núcleo; (2) la segregación de los orgánulos citoplasmáticos en regiones independientes; (3) burbujeo de la membrana plasmática, y (4) fragmentos celulares rodeados por una membrana, que a menudo carecen de núcleo (fig. 1-20).

Eliminación de las células apoptóticas

Una vez que el proceso autodestructivo de la apoptosis ha llevado a la célula a la fragmentación del ADN y la disolución del citoesqueleto, sólo queda la fase final, el *cuerpo apoptótico*. Los macrófagos hísticos fagocitan los cuerpos apoptóticos.

La fosfatidilserina, un fosfolípido que suele estar en la cara interna de la membrana celular, pasa a la externa en las células en apoptosis. Los macrófagos reconocen la fosfatidilserina y activan la ingestión de los restos mortales de la célula apoptótica sin llegar a liberar los componentes intracelulares, de manera que se evita una reacción inflamatoria (fig. 1-21). Los fagocitos mononucleares ingieren los restos de las células apoptóticas, pero no es común la presencia de neutrófilos ni de linfocitos. Esta situación es diferente a la de las células que sufren muerte celular necrótica, pues esta tiende a provocar respuestas inflamatorias agudas (v. cap. 2).

Mecanismo de apoptosis de la cascada de caspasa

La apoptosis es un proceso de muerte celular altamente conservado que depende de una familia de proteasas de cisteína (caspasas) como intermediarios clave en la señalización y como ejecutoras.

Apoptosis en el desarrollo fetal y fisiológico

La apoptosis desempeña un papel crítico durante el desarrollo mediante la alteración y regresión de estructuras durante la embriogénesis. Por ejemplo, la apoptosis media la desaparición de los tejidos interdigitales y la aparición posterior de los dedos de las manos y de los pies, el desarrollo de los primordios en tubos huecos (p. ej., el tubo digestivo), y la aparición de cuatro cámaras en el corazón, entre otras actividades que van formando el cuerpo del feto en desarrollo. Los clones de los linfocitos que reconocen a los antígenos propios también se eliminan por apoptosis, con lo

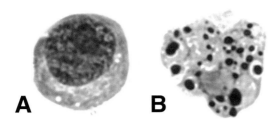

FIGURA 1-20. Apoptosis. Una célula viable (A) se diferencia de una célula apoptótica (B) en que el núcleo se ha condensado y fragmentado.

que se previene la posible aparición de enfermedades autoinmunitarias peligrosas. La apoptosis fisiológica afecta principalmente a la progenie de las células progenitoras que se están dividiendo continuamente (p. ej., hemocitoblastos del sistema hematopoyético, de la mucosa gastrointestinal y de la epidermis). La apoptosis de las células maduras de estos órganos evita la superpoblación de los compartimentos celulares respectivos al eliminar el exceso de células para mantener la disposición y el tamaño normales de los órganos.

Apoptosis y células obsoletas

El recambio celular es esencial para mantener el tamaño y la función de muchos órganos. Por ejemplo, a medida que se produce el suministro continuo de células a la sangre en circulación, hay que eliminar los leucocitos más viejos y menos funcionales para mantener el complemento normal de células. De hecho, la acumulación patológica de los leucocitos polimorfonucleares en la leucemia mieloide crónica se debe a una mutación que inhibe la apoptosis y alarga la vida de estas células. En la mucosa del intestino delgado, las células migran desde la profundidad de las criptas hasta los extremos de las vellosidades, donde sufren apoptosis y se descaman a la luz.

La apoptosis también mantiene el equilibrio del número de células de los órganos que responden a estímulos tróficos, como las hormonas. Puede ilustrarse este efecto con la regresión de la hiperplasia de la lactancia de la mama de la mujer cuando deja de amamantar a su hijo. Posteriormente, las mujeres posmenopáusicas sufren una atrofia del endometrio cuando cesa el estímulo hormonal.

Apoptosis y células mutantes

La integridad de un organismo requiere eliminar las células dañadas. La replicación del ADN tiene una tasa de error bajo, sin embargo, mensurable debido a los errores que cometen las ADN polimerasas. Además, también pueden alterar su estructura las situaciones de estrés ambiental, como la luz ultravioleta (UV), la radiación ionizante y las sustancias químicas que se fijan al ADN.

Existen varios caminos, entre los que quizá el de p53 sea el más importante, mediante los que la célula reconoce las anomalías genómicas y «evalúa» si las puede reparar. Si la alteración del ADN es tan grave que resulta irreparable, se activa una cascada de acontecimientos que conducirán a la apoptosis. Este proceso protege al organismo frente a las consecuencias de una célula no funcional o de una que haya escapado al control de su propia proliferación (p. ej., una célula cancerosa). Perversamente, muchas células cancerosas han desarrollado mecanismos para eludir la apoptosis que de otro modo las eliminaría (v. cap. 4).

Apoptosis como defensa frente a la diseminación de la infección

Cuando una célula «detecta» la replicación del ADN episómico (extracromosómico), como sucede en una infección vírica, tiende a iniciar la apoptosis. Destruyendo las células infectadas, el cuerpo limita la diseminación del virus. Muchos virus han desarrollado mecanismos de protección que manipulan la apoptosis celular a través de genes cuyos productos la inhiben. Algunas de estas proteínas víricas se fijan a determinadas proteínas celulares (p. ej., p53) que son importantes para la señalización de la apoptosis y las inactivan. En otros casos actúan en diversos puntos de las vías de señalización que activan la apoptosis.

Mecanismos de apoptosis

Las diferentes vías para la apoptosis incluyen:

- En la *apoptosis extrínseca,* algunos receptores de membrana de plasmática son activados por sus ligandos.
- La *vía intrínseca* se estimula por diversas situaciones de estrés intracelular y se caracteriza por el papel central de las mitocondrias.
- La *apoptosis activada por p53* se produce en respuesta al estrés celular o a las alteraciones en el ADN.

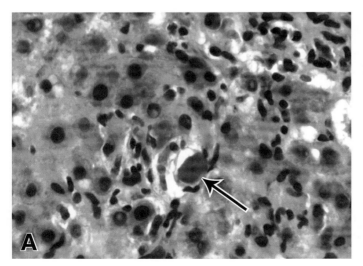

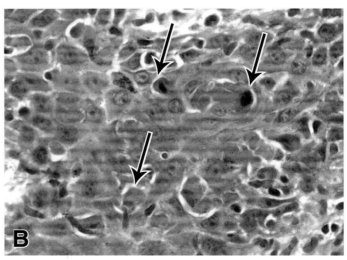

FIGURA 1-21. Células apoptóticas señaladas con flechas en caso de la apoptosis hepática en la hepatitis vírica (A) y en la piel en el eritema multiforme (B).

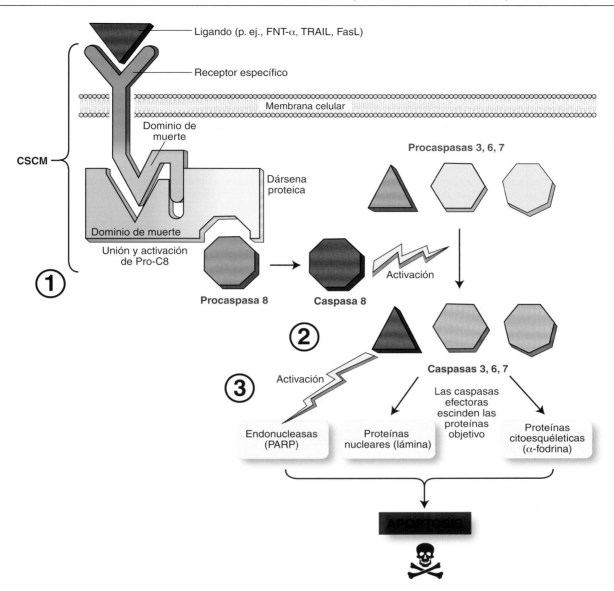

FIGURA 1-22. Vía extrínseca de la apoptosis. Interacciones ligando-receptor que provocan la activación de las caspasas. (*1*) Un número de ligandos se unen a sus respectivos receptores de la membrana celular. Como resultado, las colas citoplasmáticas de estos receptores unen a los «dominios de muerte» de las proteínas dársena para formar un complejo de señalización que conduce a la muerte (CSCM). A su vez, estas proteínas activan la procaspasa 8. (*2*) La conversión de la procaspasa 8 en caspasa 8 activada convierte entonces a las procaspasas 3, 6 y 7 a sus formas activas respectivas. (*3*) Las caspasas 3, 6 y 7, especialmente la caspasa 3, son ejecutoras que escinden a las proteínas objetivo, lo cual provoca la apoptosis. PARP, poli-ADP-ribosilpolimerasa; TRAIL, ligando inductor de apoptosis relacionado con TNF; TNF, factor de necrosis tumoral.

■ La *vía de la perforina/granzima* está provocada por las interacciones de los linfocitos T citotóxicos con su objetivo celular, con la transferencia de la granzima B desde el linfocito citolítico hacia la célula que se destruirá.

Las caspasas, una familia de proteasas de cisteína, son de gran importancia en la apoptosis. La activación secuenciada de estas enzimas, implica la conversión de las proenzimas en enzimas catalizadoras eficientes, es fundamental para las vías apoptóticas. Hoy en día se conocen unas 14 caspasas. De estas últimas, cerca de la mitad participan de manera importante en la señalización apoptótica.

Aunque las diferentes vías de la apoptosis pueden comenzar de distintas maneras y señalarse mediante diferentes miembros de

esta familia de enzimas, los caminos confluyen hacia las enzimas ejecutoras: las caspasas 3, 6 y 7.

Apoptosis extrínseca

Los ejemplos mejor conocidos de inicio de la apoptosis en la membrana celular son la unión del TNF-α a su receptor (RTNF) y el reconocimiento de FasL (ligando Fas) por su receptor, Fas. El TNF-α es una citocina soluble, mientras que el FasL se encuentra en la membrana plasmática de determinadas células, como los linfocitos citotóxicos efectores.

En la superficie celular, tanto RTNF como Fas se activan cuando se les fijan sus ligandos. Las secuencias de aminoácidos específicas de las colas citoplasmáticas de estos receptores transmembrana, denominados dominios de muerte, actúan como dársenas para los dominios de muerte correspondientes de otras proteínas (fig. 1-22). Después de fijarse a los receptores activados por los ligandos, estas últimas proteínas activan las moléculas de señalización que actúan después, sobre todo las procaspasas 8 y 10, las cuales se convierten en sus formas funcionales, caspasa 8 y 10. A su vez, estas activan a las caspasas posteriores en la vía de la apoptosis.

Las caspasas finales que se activan en este proceso son las caspasas «efectoras» o «ejecutoras», es decir, las caspasas 3, 6 y 7. La caspasa 3 es la caspasa efectora que se activa con más frecuencia, que a su vez activa las enzimas responsables de la fragmentación nuclear (p. ej., ADNasa activada por la caspasa,

que se encarga de la degradación del ADN cromosómico). La caspasa 3 también desestabiliza el citoesqueleto cuando la célula comienza a fragmentarse en los cuerpos apoptóticos.

La vía extrínseca de la apoptosis (de los receptores de muerte) se intersecta con la vía intrínseca (mitocondrial) mediante la caspasa 8, que escinde una proteína citoplasmática, Bid. El Bid truncado (tBid) se transloca a las mitocondrias, donde puede activarla a través de la vía intrínseca (mitocondrial) (*v.* más adelante).

Vía intrínseca mitocondrial de la apoptosis

La alteración de la integridad mitocondrial y, específicamente, el fallo de la normalmente impermeable membrana mitocondrial interna, es clave para el inicio de la vía intrínseca de la apoptosis.

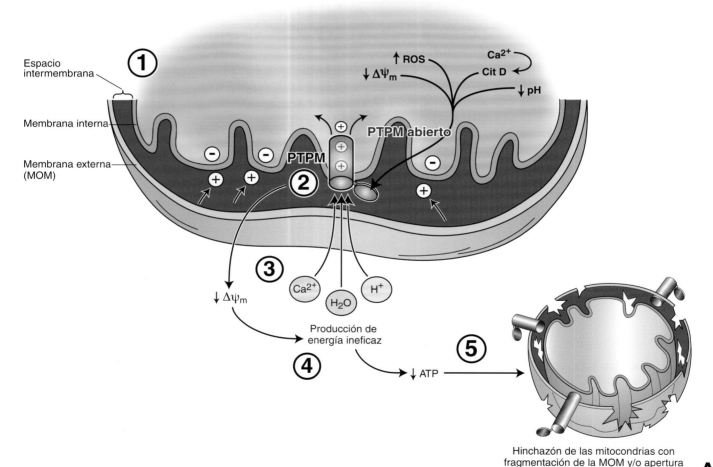

FIGURA 1-23. Vía intrínseca de la apoptosis. A. Causas y consecuencias de la activación del poro de transición de permeabilidad mitocondrial (PTPM). (*1*) Una variedad de tensiones, incluyendo las alteraciones en el potencial de membrana mitocondrial ($\Delta\psi_m$), el aumento en las especies reactivas de oxígeno (ROS) y Ca^{2+}, y la disminución en el diferencial de pH, afectan a la matriz mitocondrial. (*2*) Como resultado se abren PTPM. (*3*) La alta presión oncótica coloidal de la matriz mitocondrial provoca una afluencia de agua y solutos que la acompañan a través de los PTMP y dentro de la matriz mitocondrial. El flujo de cationes concurrente neutraliza el $\Delta\psi_m$ a través de las membranas, así como el diferencial de pH. (*4*) Esto altera la producción de energía, que interfiere aún más en la habilidad de la mitocondria para rectificar el desequilibrio. (*5*) La afluencia provoca que el orgánulo se hinche y se fragmente la membrana externa de la mitocondria (MOM). **B. La MOM en la vía intrínseca de la apoptosis.** (*1*) Se separan las moléculas (Smac/diablo, citocromo c [Cit c], factor inductor de la apoptosis [FIA]) que estaban fijas a la membrana interna o que se encontraban libres en el espacio entre las membranas. (*2*) Entonces, salen a través de los poros de la membrana exterior y activan los efectores citosólicos de la apoptosis.

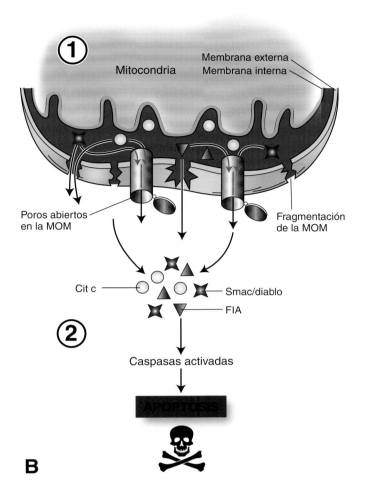

FIGURA 1-23. (*Continúa*)

inhibe las funciones proapoptosis de Bax/Bak, con lo que la mitocondria está dispuesta para la supervivencia.

Familia de proteínas Bcl-2

Muchos agentes provocadores intracelulares, que a menudo incluyen el estrés o alguna lesión, actúan mediante miembros de la familia BH3-only. Sus acciones pueden incluir el aumento en las concentraciones de algunas proteínas BH3-only (p. ej., al activar la transcripción), la alteración de sus formaciones de pasivas a activas, al modificar enzimas, etc. Las moléculas BH3-only que ahora se encuentran activas, se pueden interponer en los complejos Bcl-2 (como Bcl-xL, etc.) con Bak y Bax, provocando la disociación de estos complejos, liberando así Bax y Bak y formando canales en la membrana mitocondrial externa. Estos canales, conocidos como canales mitocondriales de apoptosis (MAC, *mitocondrial apoptosis-induced channels*), permiten que se liberen proteínas mitocondriales tóxicas (Cit c, Smac/diablo, etc.) en el citosol. Asimismo, las proteínas BH3-only también pueden activar el Bax libre y formar las moléculas de adhesión celular (MAC) (fig. 1-24).

Apoptosis activada por p53

Dentro del núcleo, la p53 funciona tanto como activadora como represora de la transcripción, dependiendo del gen objetivo. La actividad de p53 (como podría ocurrir con un posible daño genómico irreversible) activa a la vez la transcripción de muchas proteínas proapoptóticas, como Bad, Bax, NOXA, PUMA, entre otras. A la vez, suprime la transcripción de las proteínas prosupervivencia, que incluyen Bcl-2, Bcl-xL y Mcl-1, lo que resulta en muerte celular. La p53 también regula el ciclo celular, el metabolismo y muchas otras funciones celulares (*v.* cap. 4).

Apoptosis activada por granzimas

La activación de la señalización de caspasas también ocurre cuando los linfocitos T citotóxicos (LTC) y los linfocitos citolíticos naturales (NK, *natural killer*) reconocen a una célula como extraña. Estos linfocitos liberan dos especies principales de moléculas, la perforina y las granzimas. La perforina, como su nombre indica, forma un agujero en la membrana plasmática de la célula objetivo, por el cual entran las proteínas del linfocito. Las granzimas son una familia de proteasas de serina multifuncionales de entre las cuales la más conocida es la granzima B. Esta proteasa activa al Bid citosólico, una proteína BH3-only, mediante la escisión a tBid (fig. 1-25).

A su vez, tBid aumenta la liberación mitocondrial de Cit c y otras proteínas efectoras de muerte celular. También convierte varias procaspasas (en especial la procaspasa 3) en caspasas activas. La granzima A también es liberada por las células NK y los LTC en las células objetivo. En conjunto, las granzimas A y B inducen la muerte celular por mecanismos independientes de la caspasa. Activan la enzima de mellado del ADN, CAD (*v.* anteriormente), que degrada al ADN genómico.

Formas especiales de muerte celular programada

En la tabla 1-5 se describen formas adicionales de muerte celular programada, que pueden actuar independientemente de la apoptosis o interactuar con procesos apoptóticos en circunstancias especiales.

ENVEJECIMIENTO BIOLÓGICO

El envejecimiento puede definirse como un proceso caracterizado por disfunción progresiva, fragilidad y aumento de la mortalidad. El envejecimiento biológico es distinto de la enfermedad, pues esta última

El poro de transición de permeabilidad mitocondrial (PTPM) dentro de esta membrana interna normalmente está cerrado, de modo que se separa de forma efectiva el contenido de la matriz mitocondrial del espacio entre la membrana mitocondrial interna y externa. Las lesiones mitocondriales resultantes de la acumulación de Ca^{2+}, la disminución del pH mitocondrial o el daño al transporte de electrones con la generación subsiguiente de un exceso de ROS, dan como resultado la apertura del PTPM.

Esta apertura tiene varias consecuencias. El agua, los protones (H^+) y las sales se introducen en la matriz mitocondrial, lo que produce hinchamiento de las mitocondrias, colapso del potencial electroquímico a través de la membrana interna y detención de la producción de ATP. El daño a la membrana mitocondrial externa provoca que las proteínas de la membrana interna (incluyendo Cit c, Smac/diablo y factor inductor de apoptosis [FIA]) salgan de las mitocondrias hacia el citosol, donde activan la siguiente fase de la apoptosis intrínseca. Los detalles del proceso se describen en la figura 1-23.

Mecanismos que controlan la vía intrínseca
La mitocondria normal

Cit c y Smac/diablo, entre otras proteínas, están fijas a la membrana mitocondrial interna, de cara al espacio intermembrana. Del otro lado y fijos a la membrana externa se encuentran los complejos de Bax y/o Bak, que pueden llegar a ser miembros antiapoptóticos de la familia Bcl-2. En este equilibrio, Bcl-2 (Bcl-xL, Mcl-1, etc.)

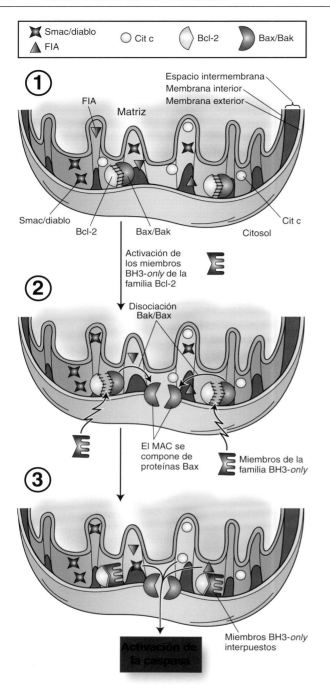

FIGURA 1-24. Formación de poros en la membrana mitocondrial externa durante la activación de la vía intrínseca de la apoptosis. (*1*) Cuando están en equilibrio, Cit c, Smac/diablo y el factor inductor de la apoptosis (FIA) pueden estar fijos a la membrana interna de la mitocondria, o estar flotando en el espacio intermembrana. El complejo de proteínas Bak/Bax oligoméricas con miembros antiapoptosis de la familia Bcl-2 reside en la membrana externa. (*2*) Cuando se activan los miembros BH3-*only* del clan Bcl-2, se interponen entre sus familiares prosupervivencia y las proteínas Bak/Bax, con los que se liberan las Bak/Bax. Entonces, se forma un poro (MAC) en la membrana mitocondrial externa. (*3*) Las proteínas proapoptosis, como Cit c, Smac/diablo, FIA y otras salen de la mitocondria a través del poro MAC. Una vez que llegan al citosol, estas proteínas facilitan la activación de la cascada de caspasa, con lo que se provoca la apoptosis. Cit c, citocromo c; MAC, canal mitocondrial inducido por apoptosis.

Tabla 1-5
Formas especializadas de muerte celular programada

Forma	Mecanismo
Necroptosis	El ligando Fas o el factor de necrosis tumoral α que se une a los «receptores de la muerte» (RIP1, RIP3) desencadena daño mitocondrial, disminución de la producción de trifosfato de adenosina y aumento del Ca^{2+} intracelular, lo cual resulta en activación de enzimas degradativas dependientes de calcio (calpaínas). Los aumentos en el hierro intracelular promueven la producción de especies reactivas de oxígeno. Cuando la apoptosis es bloqueada, la necroptosis puede servir como alternativa
Anoikis	Forma de apoptosis desencadenada por la pérdida de contactos entre células epiteliales. Puede inhibir la metástasis en las neoplasias
Piroptosis	Muerte celular programada dependiente de caspasa 1 desencadenada por la activación de los receptores de reconocimiento de patrones, que estimulan los inflamasomas, tal como se analiza en el capítulo 2. Es importante en la inflamación y la defensa del huésped frente a los patógenos
NETosis	Las NET son estructuras de cromatina liberadas predominantemente por neutrófilos como parte de una forma de muerte celular similar a la necrosis. Las NET sirven como trampa para las bacterias y otros patógenos
Autofagia	La autofagia puede considerarse como una forma independiente de muerte celular programada o como parte del proceso de apoptosis

NET, trampas extracelulares de neutrófilos.

representa un trastorno patológico anómalo e impredecible, mientras que el envejecimiento es universal e inevitable. Sin embargo, el envejecimiento y la enfermedad están íntimamente relacionados; el envejecimiento representa un factor de riesgo importante —y en muchos casos, el factor de riesgo principal— para muchas de las afecciones descritas en otra parte de este volumen.

Influencias ambientales y genéticas

Pruebas considerables muestran que el envejecimiento está sujeto a fuertes influencias genéticas y ambientales. Por ejemplo, ahora es posible prolongar increíblemente la esperanza de vida (hasta el 65%) en modelos murinos a través de mutaciones en un solo gen implicado en vías de señalización específicas, o incluso mediante la administración de ciertas moléculas pequeñas. La reducción del consumo de alimentos sin desnutrición (restricción dietética [RD]) promueve la longevidad en muchas especies, desde la levadura en gemación hasta los roedores, y probablemente en primates no homínidos.

Las personas que viven en sociedades industrializadas avanzadas ya se han visto beneficiadas por una esperanza de vida mucho mayor en comparación con nuestros antepasados. Este aumento dramático de la esperanza de vida radica sobre todo en la reducción de la mortalidad infantil y en la mejoría de las medidas de salud pública, así como en el avance de la atención médica. Si las tendencias actuales se mantienen, la esperanza de vida al nacer en países desarrollados puede llegar a los 100 años a mediados del s. xxi. La esperanza de vida **máxima** documentada para cualquier humano es de 122 años, y muy pocas personas viven más allá de 100 años.

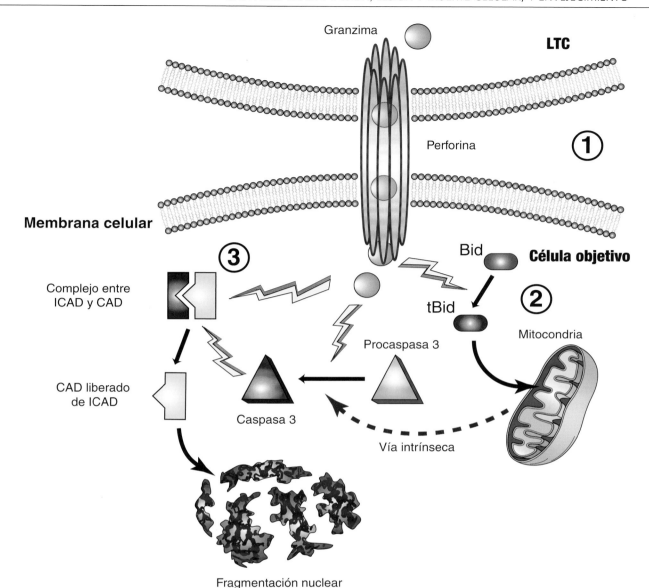

FIGURA 1-25. Muerte celular causada por los LTC. (*1*) La granzima y la perforina son dos moléculas fabricadas principalmente por los LTC y los linfocitos citolíticos naturales (NK, *natural killer*). Después de que el LTC se une a su víctima celular, las moléculas de perforina se combinan para crear un canal intercelular a través del cual entra la granzima a la célula objetivo. (*2*) La granzima escinde el Bid citoplasmático a su forma activa, tBid, que se transloca a la mitocondria y activa la vía intrínseca de la apoptosis. También activa la procaspasa 3 a la caspasa 3, una vía mediante la cual puede llevarse a cabo la apoptosis. (*3*) La granzima también puede alterar el complejo entre CAD y su inhibidor, ICAD. Este efecto libera la ADNasa (CAD) para iniciar una forma de apoptosis independiente de caspasas. El complejo CAD-ICAD también puede ser escindido por la caspasa 3. CAD, ADNasa activada por caspasa; ICAD, inhibidor de CAD; LTC, linfocito T citotóxico.

SENESCENSIA CELULAR Y ENVEJECIMIENTO DEL ORGANISMO

Cuando se siembran los fibroblastos humanos en cultivos seriados, estos no se replican eternamente, sino que (como la levadura), después de muchas siembras, entran en un estado indivisible llamado **senescencia replicativa**. Durante este tiempo permanecen en estado posmitótico, pero son viables durante un periodo prolongado. Las células senescentes se caracterizan por: (1) una apariencia alargada y aplanada; (2) la ausencia de marcadores moleculares de proliferación; (3) focos persistentes de ADN dañado no reparados, y (4) expresión de la senescencia asociado a la β-galactosidasa y la proteína p16^{Inka}.

El acortamiento de los telómeros promueve la senescencia replicativa

En las células humanas, la senescencia replicativa se debe en gran medida al desgaste de los **telómeros**, que son una serie de secuencias cortas y repetitivas de nucleótidos (TTAGGG en los vertebrados) en el extremo 3' de los cromosomas (*v.* más adelante y cap. 4). La ADN polimerasa, la enzima que replica el ADN, comienza en el extremo 5' y avanza hacia el extremo 3'. No puede copiar los cromosomas lineales hasta el final de sus extremos distales, por lo que los telómeros tienden a acortarse con cada división celular. Los telómeros protegen a los genes que están cerca de las terminaciones cromosómicas para evitar que se pierdan con las divisiones celulares repetitivas. Ciertos tipos de células esenciales, como las poblaciones de blastocitos, expresan una enzima, la **telomerasa**, que restablece las secuencias perdidas durante la replicación y, por tanto, estabiliza la longitud de sus telómeros. En cambio, la mayoría de las células somáticas humanas, como los fibroblastos, no expresan niveles significativos de telomerasa. En consecuencia, sus telómeros se acortan con cada división celular, lo que representa un «reloj mitótico» que cuenta los distintos momentos de replicación del ADN. Algunos tipos de daño celular, como el estrés oxidativo, pueden afectar directamente a los telómeros, independientemente de la replicación.

Los telómeros normalmente están protegidos por un complejo de proteínas denominado **shelterina** o complejo protector. Cuando los telómeros se acortan más allá de un punto crítico, la shelterina se libera y los telómeros quedan expuestos, activando una respuesta de daño al ADN que puede causar una detención irreversible del ciclo celular o la apoptosis. El desgaste de los telómeros también puede causar la fusión de los extremos de los cromosomas y otros tipos de inestabilidad genómica a través de ciclos de rotura-fusión-puentes (*v.* cap. 4). La reintroducción de telomerasa a los fibroblastos humanos les permite evadir la senescencia, lo que demuestra que el desgaste de telómeros es un factor limitante para su crecimiento en un cultivo (fig. 1-26).

Además del acortamiento de los telómeros, otros tipos de lesión celular también inducen la senescencia celular. Estos incluyen muchos agentes que dañan el ADN, como el estrés oxidativo, la estimulación mitógena excesiva como la asociada con la activación de oncogenes (*v.* cap. 4) y la disrupción de la cromatina.

El papel del mantenimiento de los telómeros en la longevidad

Durante el envejecimiento, la disfunción celular progresiva y la senescenca se atribuyen al desgaste de los telómeros. No obstante, los ratones de laboratorio tienen telómeros muy largos y, a pesar de ello, estos animales envejecen, por lo que es probable (al menos en los ratones) que para el progreso del envejecimiento no sea necesario el desgaste de los telómeros. En los humanos, las mutaciones raras en los componentes de la telomerasa o la shelterina provocan el acortamiento de los telómeros y anemia aplásica, defectos en la piel y las uñas, esterilidad, fibrosis pulmonar y cáncer. Incluso en personas sin estos defectos, el acortamiento de los telómeros también se ha encontrado en asociación con enfermedades humanas como cirrosis, ateroesclerosis y colitis

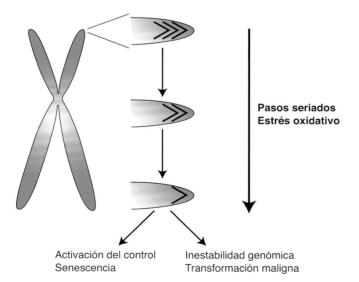

Pasos seriados Estrés oxidativo

Activación del control Senescencia

Inestabilidad genómica Transformación maligna

FIGURA 1-26. Consecuencias deletéreas del acortamiento de los telómeros en las células de los mamíferos

ulcerosa, en consonancia con los antecedentes de proliferación extendida o los niveles elevados de estrés oxidativo en estos trastornos. Una longitud reducida de los telómeros de las células sanguíneas periféricas predice la susceptibilidad a enfermedad coronaria, neoplasia y mortalidad general en personas mayores. Estos hallazgos sugieren que la erosión de los telómeros puede, realmente, contribuir a las patologías asociadas con la edad, si bien no necesariamente con el propio envejecimiento. La ingeniería genética ha permitido la creación de cepas de ratones que no pueden mantener los telómeros y muestran una menor longevidad, así como defectos en los tejidos que requieren de una proliferación celular rápida y de la actividad de los blastocitos y células progenitoras, principalmente en la médula ósea, la piel, el intestino y los testículos. En conjunto, todos estos estudios demuestran que la preservación de los telómeros contribuye a la homeostasis celular y del organismo, pero su papel en la longevidad humana aún no es claro.

Los mecanismos moleculares precisos del envejecimiento permanecen ocultos

Probablemente muchos factores contribuyen a las manifestaciones degenerativas del envejecimiento. El daño macromolecular acumulado que no ha sido reparado y afecta al ADN, la cromatina, las proteínas y los lípidos, con el tiempo puede inducir la disfunción celular, que se manifiesta a nivel del organismo como envejecimiento. Para contrarrestar los efectos de este tipo de daño, las células han desarrollado mecanismos elaborados y bien regulados para reparar muchos tipos de lesiones macromoleculares. De forma alternativa, las células con ciertos tipos de daños graves, como al ADN mitocondrial y nuclear, también pueden ser eliminadas mediante la apoptosis (como se ha mencionado anteriormente). Este modelo basado en el daño del envejecimiento predice que los organismos mutantes más longevos también deben mostrar una resistencia mayor a los factores estresantes que causan daños. De hecho, esto es lo que generalmente se observa, aunque no siempre. El modelo también predice que los sistemas de reparación celular deben estar íntimamente relacionados, a nivel genético, a las vías que promueven la longevidad. Esto también se ha observado empíricamente, como se describe con más detalle más adelante.

Las especies reactivas del oxígeno contribuyen a la enfermedad asociada con la edad

Una teoría muy antigua sostiene que el daño macromolecular, en el contexto del envejecimiento, es causado por **especies reactivas del oxígeno (ROS)**, generadas en su mayoría a nivel endógeno en las mitocondrias. Las ROS pueden interactuar y dañar todas las macromoléculas celulares, causando un espectro diverso de lesiones en los ácidos nucleicos que modifican e inactivan las proteínas y dañan los lípidos. La mayoría de las ROS se producen en las mitocondrias, debido a las «fugas» en los complejos I y III de la cadena de transporte de electrones. Se estima que una sola célula sufre unos 100 000 ataques a su ADN por las ROS, y que en cualquier momento, el 10 % de las moléculas de proteínas en la célula son modificadas por aductos de carbonilo oxidativos.

Antioxidantes

Es poco probable que las ROS sean el único motor principal del daño asociado con la edad. Estudios en cientos de miles de personas a quienes se les administraron dosis mayores a las fisiológicas de suplementos dietéticos antioxidantes no han encontrado ningún beneficio significativo en la esperanza de vida, el desarrollo de la enfermedad o la salud. De hecho, la adición de ciertos antioxidantes se asocia con un *aumento* de la mortalidad.

La función de los blastocitos disminuye con el envejecimiento

Los blastocitos adultos en los tejidos de los mamíferos son vitales para el funcionamiento apropiado de los órganos y para la reparación después de la lesión. Estos blastocitos pueden perder funcionalidad con la edad, lo cual perjudica la homeostasis de los tejidos y contribuye a las enfermedades degenerativas. Esta idea ha sido evaluada mejor en el contexto de los blastocitos hematopoyéticos (BH) que dan origen a todas las células maduras de la sangre. El envejecimiento no se caracteriza por menos BH, pero se asocia con alteraciones en su funcionamiento. En el ámbito clínico, desde mucho tiempo se sabe que los trasplantes de BH de donantes jóvenes tienen mayores probabilidades de éxito que los de donantes mayores. En personas de edad avanzada, los BH experimentan una creciente diferenciación mieloide en lugar de linfoide. Hay defectos progresivos en la movilización y el anidamiento de los BH, y cuando estas células envejecen también acumulan daños oxidativos no reparados en el ADN.

Como se mencionó previamente, la expresión del supresor de tumor p16^{Ink4a} es inducido en las células senescentes. Estudios genéticos en humanos han vinculado los polimorfismos cerca del locus de p16^{Ink4a} con diversas enfermedades relacionadas con la edad (p. ej., ateroesclerosis coronaria, la diabetes tipo 2 y la fragilidad). Estos datos sugieren que p16^{Ink4a}, o un producto génico estrechamente vinculado, puede regular el envejecimiento en los humanos de manera importante a través de los efectos sobre los blastocitos o en otros tipos celulares.

Enfermedades genéticas que se parecen al envejecimiento prematuro

Existen enfermedades raras que parecen asemejarse al envejecimiento acelerado (**progerias**). Los dos trastornos que se han estudiado mejor son el **síndrome de Werner** (SW) y el **síndrome de progeria de Hutchinson-Gilford** (SPHG).

Síndrome de Werner

El SW está causado por mutaciones recesivas en el gen *WRN*, que codifica para una helicasa de ADN involucrada en muchos aspectos del metabolismo del ADN, incluyendo la replicación, reparación y preservación de los telómeros. Los pacientes con mutaciones del gen *WRN* muestran un crecimiento pobre en la adolescencia, el encanecimiento prematuro del cabello, el adelgazamiento de la piel, cataratas, diabetes y ateroesclerosis. También tienen una predisposición a desarrollar cáncer, especialmente sarcomas, leucemias y otros tumores malignos. Los pacientes con SW generalmente fallecen por IM o cáncer entre los 40 y 50 años (fig. 1-27)

A pesar de las aparentes similitudes entre el SW y el envejecimiento normal, esta enfermedad de ninguna manera es una imitación perfecta del proceso de envejecimiento. Por ejemplo, algunos trastornos habitualmente asociados con el envejecimiento fisiológico, como la enfermedad de Alzheimer, no se observan en el SW. Por tanto, el SW es un ejemplo de **progeria segmentaria**, un síndrome que recapitula algunos, pero no todos, los aspectos del envejecimiento acelerado. Los fibroblastos cultivados con SW muestran inestabilidad cromosómica, sensibilidad a los agentes que promueven el entrecruzamiento del ADN y una reducción en la esperanza de vida de replicación. Esta última observación se ha estudiado para argumentar a favor de la validez de la senescencia celular como sistema modelo para estudiar el envejecimiento.

Síndrome de progeria de Hutchinson-Gilford

El SPHG es causado por mutaciones autosómicas dominantes en el gen *LMNA*, cuyo producto es la proteína **lamina A.** Estos niños presentan una disminución del crecimiento, pérdida del cabello, cambios en la piel similares al escleroderma y ateroesclerosis (fig. 1-28). Los pacientes con SPHG mueren a una edad promedio de 13 años, generalmente por IM o accidente cerebrovascular. La mutación más habitual asociada con el SPHG provoca un corte y empalme erróneo del transcrito de LMNA, causando la acumulación de **progerina**, un precursor defectuoso de la proteína lamina A. Normalmente, la lamina A es una parte importante de la lamina nuclear que brinda integridad estructural al núcleo en las células diferenciadas. En contraste, la acumulación de progerina en el núcleo causa un contorno distorsionado y la formación de vesículas en el núcleo. La acumulación de progerina interfiere con la organización de la cromatina, deteriorando la expresión génica y la reparación del ADN. El SPHG representa el extremo más grave de un espectro de trastornos asociados con mutaciones en el gen *LMNA*, que en conjunto se conocen como «laminopatías». Estas enfermedades están asociadas con defectos en el músculo, el tejido adiposo y los nervios periféricos.

No está claro si y en qué medida, el estudio del SW, el SPHG y los trastornos relacionados mejorarán la comprensión de la biología del envejecimiento. Estos trastornos pueden representar los fenotipos de la enfermedad cuya patogenia no está relacionada con el envejecimiento fisiológico.

Defectos en la reparación del ADN que causan fenotipos degenerativos

Sobre la base de las progerias, se ha sugerido que el ADN es un objetivo importante, quizá el objetivo principal, del daño asociado a la edad. En este sentido, se cree que las ROS representan una fuente importante del daño al ADN asociado con el envejecimiento (*v.* anteriormente). Esta es una noción intuitivamente atractiva; a

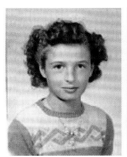
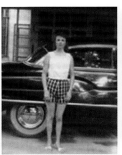
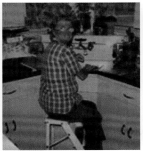
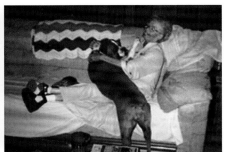

| 8 años | 21 años | 36 años | 56 años |

FIGURA 1-27. Síndrome de Werner. Es evidente la aparición prematura de los fenotipos del envejecimiento. Con permiso de Hisama FM, Bohr VA, Oshima J. WRN's tenth anniversary. *Sci Aging Knowledge Environ.* 2006;2006(10):e18.

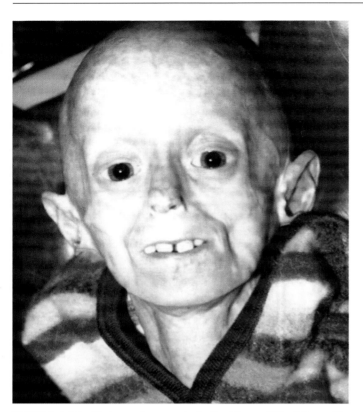

FIGURA 1-28. **Síndrome de progeria de Hutchinson-Gilford.** Una niña de 10 años muestra las características típicas de la enfermedad.

diferencia de otras macromoléculas celulares como las proteínas y los lípidos, el ADN nuclear no puede simplemente ser reemplazado, y por tanto debe ser reparado una vez dañado. De acuerdo con esta noción, en los leucocitos de la sangre periférica y en otros tejidos de los mamíferos de edad avanzada, aumentan los niveles de aberraciones cromosómicas, además de otras mutaciones más sutiles. Las células han desarrollado numerosos sistemas para reparar distintas lesiones en el ADN (*v.* cap. 4). El daño al ADN sin reparar activa las respuestas del control celular, dando lugar a la detención del ciclo celular, la apoptosis o la senescencia. Aunque los defectos en los sistemas de reparación del ADN provocan dramáticos efectos dañinos, este hecho no prueba que el daño al ADN sea el origen del envejecimiento fisiológico. Por tanto, la conexión entre la reparación del ADN y el envejecimiento continúa siendo una hipótesis atractiva que aún no ha sido probada.

Reducción de la ingesta calórica y longevidad

La restricción dietética (RD) promueve el aumento de la longevidad en la gran mayoría de los organismos en los que ha sido probado, desde las levaduras en gemación hasta los roedores. En los ratones, la RD se consigue normalmente mediante la reducción de la ingesta calórica en un 30-50 %. Esto habitualmente prolonga la esperanza de vida en un 25-40 %. Tal vez aún más sorprendente que sus efectos para favorecer la longevidad, la RD retrasa o previene el inicio de muchas enfermedades relacionadas con la edad, incluyendo el cáncer, la enfermedad cardiovascular, la neurodegeneración, la diabetes, la sarcopenia y muchas otras. Sin embargo, la RD no es una «carta blanca»; en los roedores, afecta a ciertas respuestas inmunitarias y retrasa la reparación de las heridas. En los humanos, la RD se ha asociado con la reducción de la densidad ósea y la masa muscular, y con la depresión.

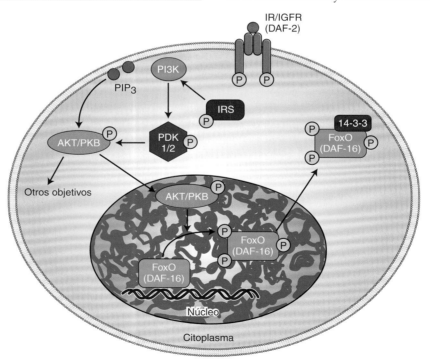

FIGURA 1-29. **Vía de señalización de la insulina/factor de crecimiento similar a la insulina I (IGF-I) (IIS).** La IIS se inicia cuando la insulina o el IGF-I se unen a los receptores de la superficie celular, que son de tirosina cinasa. Esto activa una cascada de señalización intracelular que comprende la producción de fosfatidilinositol trifosfato a través de la fosfatidilinositol-3-cinasa (PI3K), que a su vez, conduce a la activación de las cinasas corriente abajo PDK1 y Akt. Los factores de transcripción FoxO son los objetivos principales de esta vía de señalización; en *Caenorhabditis elegans*, FOXO se denomina DAF-16. IR/IGFR, receptor de insulina/receptor del factor de crecimiento similar a la insulina; IRS, sustrato receptor de insulina; PDK, cinasa dependiente de fosfoinositido; PIP_3, fosfatidilinositol (3,4,5)-trisfosfato.

Restricción dietética

¿La RD puede prolongar la esperanza de vida en los humanos? Las personas que voluntariamente limitan su ingesta alimentaria experimentan mejoras en los parámetros de los lípidos séricos, un aumento de la sensibilidad a la insulina, la reducción de la presión sanguínea y la protección contra la obesidad, la diabetes tipo 2, la inflamación, la hiperplasia de la capa íntima de la arteria carótida y la disfunción diastólica del ventrículo izquierdo. Por tanto, la RD en humanos sí confiere una protección espectacular contra los factores de riesgo cardiovascular. Sin embargo, la menor tasa de mortalidad general en los humanos se asocia con un índice de masa corporal (IMC) de aproximadamente 25, lo que corresponde a un estado normal hasta un ligero sobrepeso; tanto un IMC más bajo como uno más alto están asociados con un mayor riesgo de muerte.

Por tanto, los IMC bajos asociados con la restricción dietética en los humanos pueden tener consecuencias negativas imprevistas. En suma, la RD puede prolongar la esperanza de vida y el periodo saludable. Los mecanismos moleculares que explican este efecto están comenzando a ser dilucidados, pero es probable que sean complejos.

La señalización de IGF-I e insulina

La señalización de insulina/IGF similar a I (IIS) regula negativamente la longevidad. La IIS se inicia cuando la insulina o los miembros de la familia de IGF se unen a su receptor afín de tirosina cinasa en la superficie celular (fig. 1-29). Estas interacciones activan la cinasa Akt, que fosforila las proteínas corriente abajo para regular diversos procesos, incluyendo la supervivencia celular, el crecimiento, el ciclo celular, el metabolismo y la resistencia al estrés. Los factores de transcripción FoxO son los objetivos principales de Akt; cuando la vía IIS está activa, la fosforilación de Akt secuestra los factores FoxO en el citoplasma, donde éste es inactivo.

El aumento de la actividad de FoxO es un elemento importante de la longevidad causada por la reducción de la vía IIS. De forma sorprendente, los estudios detallados han revelado que el aumento en la actividad de FoxO en sólo un subconjunto de tejidos es suficiente para prolongar la esperanza de vida.

Dos ratones mutantes de origen natural, las razas enanas Snell y Ames, tienen defectos hipofisarios que reducen los niveles de hormona del crecimiento (GH) y de IGF-I, además de prolongar en gran medida la longevidad y retrasar la aparición de las enfermedades relacionadas con la edad. De forma extraordinaria, estos ratones también muestran una cognición conservada en la vejez. Aunque tienen concentraciones más bajas de varias hormonas producidas en la hipófisis, su insuficiencia de GH es la clave para su esperanza de vida prolongada. Así, estos datos sugieren un papel de la IIS en la limitación de la esperanza de vida en mamíferos.

¿Podría la reducción de la vía IIS contribuir a la longevidad también en humanos? Dado que la *resistencia* a la insulina en los humanos generalmente es una condición patológica asociada con enfermedades (obesidad, ateroesclerosis, dislipidemia, etc.), la respuesta intuitiva a esta pregunta podría ser negativa. Sin embargo, se han identificado polimorfismos en los genes del receptor IGF-I (IGFR), Akt y FoxO en centenarios.

En el caso del IGFR, estos polimorfismos están asociados con una reducción de la señalización de IGF-I. En general, existe evidencia sólida de que la reducción crónica de la señalización de IGF-I en humanos protege contra la enfermedad y posiblemente promueve la longevidad.

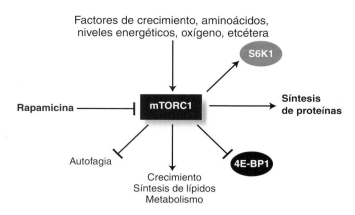

FIGURA 1-30. Señalización mTOR. La cinasa de mTOR participa en dos complejos principales, denominados mTORC1 y mTORC2. mTORC1 ha sido vinculado de forma más estrecha con la longevidad. Existen múltiples enzimas que activan a mTORC1. Dos objetivos importantes corriente abajo de mTORC1 son S6K1 y 4EBP1, a través de los cuales mTORC1 promueve la síntesis de proteínas. La rapamicina inhibe de forma aguda a mTORC1 como si fuera un sustrato específico, pero también puede inhibir a mTORC2 de forma crónica.

Señalización mTOR

mTOR es una cinasa de proteína que tiene una función preservada para limitar la longevidad y está presente en especies sumamente diferentes (fig. 1-30). A través de vías de señalización complejas, mTOR fosforila muchos objetivos en la célula. En un sentido amplio, mTOR activa la síntesis de proteínas en respuesta a la disponibilidad de nutrientes. Su inactivación se produce con la insuficiencia de nutrientes, lo cual conduce al reciclaje de componentes celulares. Por tanto, mTOR también puede desempeñar un papel en la longevidad mediada por la RD. De forma sorprendente, el inhibidor mTOR, la rapamicina, prolonga de manera importante la esperanza de vida del ratón, incluso cuando se administra el tratamiento a los adultos mayores. La rapamicina también suprime la neoplasia y muchos otros fenotipos del envejecimiento en los animales tratados. En general, estos datos indican que la señalización mTOR limita la longevidad de una forma que está preservada en muchos organismos diferentes.

Sirtuinas

Las **sirtuinas** son una familia de enzimas cuya función bioquímica mejor caracterizada es la **desacetilación** de proteínas objetivo dependiente de NAD^+. Los niveles intracelulares de NAD^+ se elevan con la privación de nutrientes y el estrés; por tanto, la actividad de las sirtuinas es el medio mediante el cual las células detectan y responden a su medio ambiente, similar a la vía IIS y a la señalización mTOR. La mayoría de las investigaciones sobre las sirtuinas en mamíferos se ha centrado en SIRT1. Esta proteína desacetila docenas de proteínas celulares, incluyendo las histonas, p53, los factores de transcripción FoxO y muchas otras, regulando así los aspectos clave de la biología celular. La SIRT1 atenúa muchas enfermedades asociadas con el envejecimiento, incluyendo la hipertrofia cardiaca, la neoplasia, la intolerancia a la glucosa, la neurodegeneración y algunas otras. La sobreexpresión de SIRT1 en el hipotálamo aumenta la esperanza de vida del ratón. Trabajos en modelos murinos han sugerido la participación de otras sirtuinas (SIRT3 y SIRT6) en el efecto protector de la RT.

2 Inflamación y reparación

Hedwig S. Murphy[1] ▪ Kendra Iskander[2] ▪ David S. Strayer[2] ▪ Daniel G. Remick[2] ▪ Gregory C. Sephel[3] ▪ Jeffrey M. Davidson[3]

OBJETIVOS DE APRENDIZAJE

- Correlacionar los cuatro signos cardinales de la inflamación con los acontecimientos fisiopatológicos que caracterizan la inflamación aguda.
- Distinguir entre las células inflamatorias de las inflamaciones aguda y crónica.
- Distinguir entre inmunidad innata y adaptativa.
- Definir los términos «DAMP», «PAMP» y «PRR».
- Analizar el papel de los receptores tipo toll en la inmunidad innata.
- Definir las tres principales vías de activación de genes activadas por PRR.
- Resumir la secuencia temporal de acontecimientos después del inicio de una inflamación aguda.
- ¿Qué es el principio de Starling? ¿Cómo explica la producción de edemas inflamatorio y no inflamatorio?
- ¿En qué consiste la «triple respuesta» de la inflamación aguda? ¿Cuáles son los cambios fisiopatológicos asociados a la misma?
- Describir los cambios en el endotelio mediados por (1) mediadores vasoactivos y (2) lesión directa.
- Enumerar los principales mediadores de inflamación derivados del plasma y describir su generación/activación.
- Diferenciar las tres vías de activación del complemento.
- Diferenciar las distintas actividades biológicas de los componentes del complemento.
- ¿Cuáles son los efectos potenciales de las deficiencias en varios componentes del complemento?
- Enumerar los principales mediadores de inflamación derivados de las células y describir su generación/activación.
- Distinguir entre la generación y las actividades de los leucotrienos y las lipoxinas.
- Definir los términos «autocrino», «paracrino» y «endocrino».
- Listar las principales citoquinas producidas por los macrófagos.
- ¿Cuáles son las principales funciones de las quimiocinas?
- Enumerar las células más directamente involucradas en la inflamación y definir brevemente sus funciones principales.

- Proporcionar un esquema temporal para el reclutamiento de neutrófilos polimorfonucleares desde la vasculatura hasta el sitio de lesión hística
- Definir las moléculas de adhesión importantes en el reclutamiento leucocitario.
- Diferenciar entre diapédesis paracelular y transcelular.
- Enumerar las principales moléculas quimiotácticas y describir su fuente.
- Proporcionar un esquema temporal para la fagocitosis de microorganismos. Describir los procesos de opsonización e internalización.
- Enumerar los principales factores importantes en la destrucción oxidativa y no oxidativa por las células inflamatorias.
- Distinguir entre los tres tipos de gránulos de neutrófilos.
- Describir los pasos que se dan en la producción de ácido hipocloroso en los neutrófilos.
- Enumerar diversos reguladores negativos importantes de la inflamación aguda.
- Analizar los factores importantes que favorecen la inflamación crónica.
- Describir el papel de los principales tipos celulares involucrados en la inflamación crónica.
- Distinguir entre granulomas y tejido de granulación.
- Definir «respuesta de fase aguda».
- Definir «matriz provisional» y describir su papel en la reparación de tejidos.
- ¿Cuáles son las principales enzimas involucradas en la remodelación de tejidos?
- Distinguir las funciones del factor XIII y la transglutaminasa hística en la reparación de heridas.
- ¿Cuáles son los componentes principales del tejido de granulación?
- Diferenciar las funciones de los fibroblastos y los miofibroblastos en la reparación de heridas.
- Describir el proceso de angiogenia en la reparación de heridas.
- Distinguir entre cicatrización primaria y cicatrización secundaria en heridas cutáneas.
- Distinguir entre fibrosis y cicatrización.
- Distinguir entre queloides y cicatrices hipertróficas.
- Proporcionar ejemplos de poblaciones de células lábiles, estables y permanentes.
- Distinguir entre: embrioblastocitos, blastocitos adultos, blastocitos multipotenciales, blastocitos pluripotenciales inducidas y blastocitos progenitores.
- Definir los términos totipotencial, pluripotencial, multipotencial y unipotencial.

[1] Inflamación
[2] Septicemia
[3] Reparación, regeneración y fibrosis

GENERALIDADES DE LA INFLAMACIÓN

La inflamación es una reacción, tanto sistémica como local, de los tejidos y la microcirculación ante una agresión patógena. Se caracteriza por la producción de mediadores inflamatorios y movimiento de líquidos y leucocitos desde la sangre a los tejidos extravasculares. Esta respuesta localiza y elimina células alteradas, partículas extrañas, microorganismos y antígenos, permitiendo así la reparación del tejido. Se recurre a células específicas para que (1) ataquen y destruyan los agentes lesivos (p. ej., microorganismos infecciosos, toxinas y material extraño), (2) los digieran mediante enzimas y los eliminen o (3) retiren. Durante este proceso, las células y tejidos dañados se digieren y eliminan para permitir la reparación. La respuesta a muchos agentes dañinos es inmediata y estereotipada. El carácter de la respuesta inflamatoria se ve «modulado» por numerosos factores, como (1) la naturaleza del agente agresor, (2) la duración de la agresión, (3) la extensión del daño hístico y (4) el microambiente.

Los signos clínicos de la inflamación fueron descritos en el s. i d.C. por el enciclopedista romano Aulus Celsus, **rubor** (enrojecimiento), **calor** (aumento de calor), **tumor** (hinchazón) y **dolor.** Estos cuatro *signos cardinales de la inflamación* se corresponden con los episodios inflamatorios de vasodilatación, edema y daño hístico.

Aunque de manera habitual la inflamación desempeña un papel defensivo, también puede ser perjudicial. La respuesta inflamatoria aguda puede ser desmesurada o sostenida, con o sin eliminación del agente agresor. La consecuencia puede ser el daño hístico, de lo cual son testimonios los estragos causados por una neumonía bacteriana, causados por la inflamación aguda, o la destrucción articular, en la artritis séptica. La inflamación crónica también puede dañar tejidos y causar cicatrización y pérdida funcional de los mismos. De hecho, la inflamación crónica es la base de muchas enfermedades degenerativas. La debilidad de las respuestas inflamatorias puede provocar infecciones descontroladas, como en los huéspedes con inmunodepresión.

Etapas de la inflamación

- La **iniciación** de una respuesta inflamatoria tiene como consecuencia la activación de mediadores solubles y el reclutamiento de células inflamatorias hacia el área lesionada. Se liberan moléculas desde el agente lesivo, células dañadas y en la matriz extracelular que alteran la permeabilidad de los vasos sanguíneos adyacentes al plasma, a otras moléculas solubles y a las células inflamatorias circulantes. Esta respuesta estereotipada e inmediata conduce a una rápida inundación de los tejidos lesionados con líquidos, factores de la coagulación, citocinas, quimiocinas, plaquetas y células inflamatorias, en particular neutrófilos (figs. 2-1 y 2-2). El proceso completo se denomina **inflamación aguda.**
- La **amplificación** depende de la extensión de la lesión y de la activación de mediadores como las cininas y componentes del complemento. Se reclutan leucocitos y macrófagos adicionales hacia el área.
- La **destrucción** de los agentes lesivos involucra la digestión enzimática y la fagocitosis del material extraño o los microorganismos infecciosos. Al mismo tiempo, los componentes del tejido dañado también se eliminan y desbridan, todo lo cual contribuye al inicio de la reparación.
- La **finalización** de la respuesta inflamatoria recibe la mediación de mecanismos antiinflamatorios intrínsecos que limitan el daño hístico y permiten la reparación y un retorno a la función fisiológica normal. Alternativamente, de acuerdo con la naturaleza de la lesión y la respuesta inflamatoria y reparadora específica, puede desarrollarse una cicatriz en lugar de tejido normal.
- La **inflamación crónica** es una respuesta persistente. Ciertos tipos de lesiones desencadenan una respuesta inflamatoria e inmunitaria sostenida, a través de la cual no se logra eliminar

el tejido dañado y los agentes extraños. Los infiltrados inflamatorios crónicos están compuestos sobre todo de linfocitos, células plasmáticas y macrófagos (fig. 2-3). Con frecuencia coexisten los infiltrados inflamatorios agudo y crónico.

INICIO DE LA INFLAMACIÓN

Un agente infeccioso o las células dañadas activan las vías de señalización que producen la respuesta inmunitaria innata o adaptativa.

Inmunidad innata se refiere al amplio conjunto de rápidas respuestas del huésped a la lesión, las cuales no involucran productos genéticos o células en regiones variables. Para la **inmunidad adaptativa** se utilizan moléculas de inmunoglobulina y linfocitos T y B, que dependen de regiones variables de genes para generar especificidad inmunitaria (análisis en el cap. 3). La inflamación involucra un subconjunto específico de mecanismos humorales y celulares de defensa del huésped humoral y celular, que es fundamental para la respuesta inmunitaria innata.

Ante la presencia de infección, las familias de **receptores de reconocimiento de patrón** unidas a membrana reconocen **patrones microbianos relacionados con los patógenos.** Los **patrones moleculares relacionados con peligro** derivados de células dañadas son liberados extracelularmente tras una lesión hística y también son reconocidos por receptores de reconocimiento de patrón localizados en la superficie celular e intracelularmente. Juntos, activan cascadas intracelulares para impulsar una respuesta inmunitaria coordinada (figs. 2-4 y 2-5).

Con la activación, la respuesta inflamatoria multifacética comienza y es amplificada por: (1) liberación de citocinas y quimiocinas; (2) activación de la coagulación y cascadas del complemento y (3) liberación de productos de radicales libres (fig. 2-5).

Receptores de reconocimiento de patrones

Cuatro familias de receptores de reconocimiento de patrón se encuentran en las células inflamatorias e inmunitarias: (1) receptores tipo Toll; (2) las proteínas del dominio de oligomerización de nucleótidos ricos en leucina de repetición (receptores tipo NOD, *nucleotide oligomerization domain*); (3) activación de la caspasa citoplasmática y helicasas con dominio de reclutamiento y (4) los receptores de lectina tipo C.

Receptores tipo Toll

Los receptores tipo Toll (RTT) son una clase importante de receptores de reconocimiento de patrón que se encuentran en células inmunitarias, inflamatorias y de los tejidos, como los macrófagos, células endoteliales y epiteliales (tabla 2-1). Los RTT de la superficie celular reconocen los componentes de la pared celular bacteriana y los virus.

RTT específicos reconocen lípidos y carbohidratos en bacterias grampositivas, hongos, LPS de bacterias gramnegativas y ARN viral.

Aunque la participación del RTT activa las vías intracelulares que defienden contra los microorganismos, también puede dar lugar a la activación excesiva de cascadas de citocinas y así contribuir de forma notable al desarrollo de un shock séptico.

Receptores tipo NOD

Estas proteínas solubles intracelulares también actúan como sensores de los microbios (patrones microbianos relacionados con los agentes patógenos) y la lesión celular (patrones moleculares relacionados con peligro).

Forman grandes complejos moleculares llamados **inflamasomas,** que se relacionan con la activación proteolítica de las citocinas proinflamatorias.

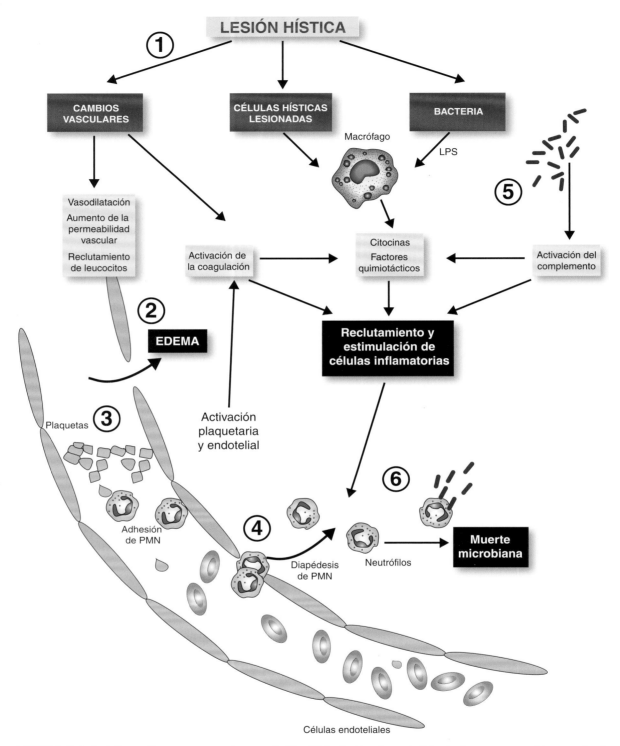

FIGURA 2-1. La Inflamación como respuesta a una lesión. (*1*) La lesión de un tejido deriva en un cambio vascular inmediato y prolongado. Mediadores químicos y células de los tejidos dañados estimulan la vasodilatación y la lesión vascular, llevando a la (*2*) filtración de líquidos hacia el tejido (edema). (*3*) Las plaquetas se activan para iniciar la formación de coágulos y la hemostasis, y para aumentar la permeabilidad vascular mediante la liberación de histamina. (*4*) Las células endoteliales vasculares contribuyen a la formación de coágulos, anclando los neutrófilos circulantes a través de sus moléculas de adhesión sobrerreguladas y retirándose para permitir una mayor permeabilidad vascular del plasma y de las células inflamatorias. Al mismo tiempo, (*5*) microbios (*barras rojas*) inician la activación de la cascada de complementos, que, junto con mediadores solubles de los macrófagos, (*6*) recluta neutrófilos hacia el sitio de la lesión. Los neutrófilos y macrófagos eliminan a los microbios y retiran el tejido dañado para que la reparación pueda comenzar. LPS, lipopolisacárido; PMN, neutrófilo polimorfonuclear.

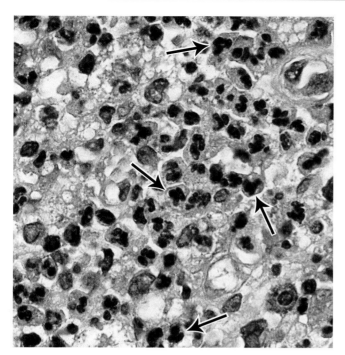

FIGURA 2-2. Inflamación aguda. Gran cantidad de leucocitos polimorfonucleares (PMN) con núcleos multilobulados (*flechas*).

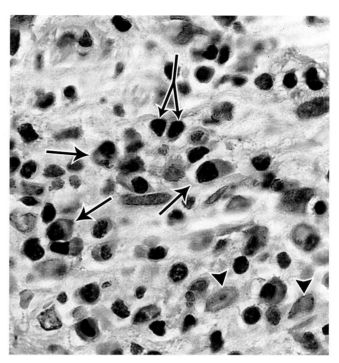

FIGURA 2-3. Inflamación crónica. Se observan linfocitos (*flecha con dos puntas*), células plasmáticas (*flechas*) y unos pocos macrófagos (*puntas de flecha*).

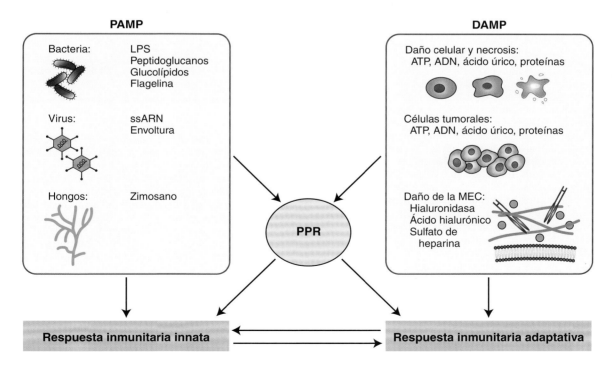

FIGURA 2-4. El patrón microbiano relacionado con los patógenos (PAMP) y el patrón molecular relacionado con peligro (DAMP) inician respuestas inmunitarias adaptativas e innatas. Los microbios liberan PAMP. Las células y el tejido dañado liberan DAMP. La unión a receptores que pertenecen a la familia de receptores de reconocimiento de patrón (PRR), interviene en las respuestas inmunitarias adaptativas e innatas. MEC, matriz extracelular.

2: Inflamación y reparación

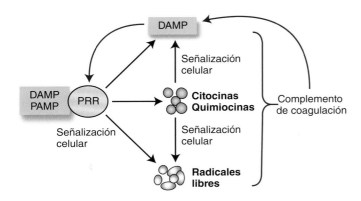

FIGURA 2-5. El patrón molecular relacionado con peligro (DAMP) y el patrón microbiano relacionado con los patógenos (PAMP) conducen a la respuesta inflamatoria multifacética. La interacción de PAMP y DAMP con los receptores de reconocimiento del patrón (PRR) inician la señalización celular, conduciendo a la activación aumentada de mediadores inflamatorios. Estas señales inflamatorias pueden llevar a más liberación de DAMP y al mantenimiento de respuesta inflamatoria.

Activación de caspasa citoplasmática y de helicasa con dominio de reclutamiento

Esta gran familia incluye receptores como los receptores inducibles similares al gen 1 del ácido retinoico expresados por los macrófagos, células dendríticas y fibroblastos. Son helicasas de ARN citoplasmático (moléculas que se unen y modifican complejos de ARN-proteína) que buscan microbios y reconocen el ARN viral en el citoplasma.

Receptores de lectina tipo C

Las proteínas glucosiladas tienen funciones de reconocimiento de patógenos, además de su papel en la adhesión celular. Principalmente expresados en macrófagos y células dendríticas, estos receptores participan en el reconocimiento de hongos y la modulación de la inmunidad innata. Los integrantes incluyen receptores de manosa, no integrina fijadora de células dendríticas específicas ICAM-3, dectina 1, dectina 2 y colectinas. Cuando los patógenos unen estos receptores en las células epiteliales y endoteliales, los patrones moleculares relacionados con peligro adicionales son liberados. Esto estimula a las células inflamatorias y amplifica la activación de coagulación y la cascada del complemento (*v.* más adelante). Esto, a su vez, retroalimenta positivamente la producción de mediadores inflamatorios (p. ej., citocina, quimiocinas y patrones moleculares relacionados con peligro) (fig. 2-5).

Activación génica

Los receptores de reconocimiento de patrón activan tres vías principales de señalización:

- Vía del NFκB.
- Vía de la cinasa de proteína activada por mitógenos/del activador de la proteína 1.
- Vía del factor regulador del interferón.

La activación del NFκB conduce a la inducción de citocinas proinflamatorias. La cinasa de proteína activada por mitógenos activa la vía del activador de la proteína 1, lo que induce citocinas proinflamatorias. El factor regulador del interferón activa los IFN tipo 1 y mediadores proinflamatorios. A través de estas vías de transducción de señales, el reconocimiento microbiano lleva a la activación de factores de transcripción, los cuales a su vez se unen de manera específica a determinadas secuencias de los

Tabla 2-1		
Receptores de reconocimiento de patrón		
Receptor tipo Toll	**Expresión celular**	**Patógeno reconocido**
TLR1	Macrófagos	Lípidos y carbohidratos de bacterias grampositivas
	Neutrófilos	
TLR2	Macrófagos	Lípidos y carbohidratos de bacterias grampositivas
	Basófilos	
	Neutrófilos	Organismos fúngicos
TLR3	Macrófagos	Ácido nucleico y derivados de ARN de doble cadena (ADN viral)
TLR4	Macrófagos	Lipopolisacárido de bacterias gramnegativas
	Basófilos	
	Neutrófilos	
TLR5	Macrófagos	Flagelina bacteriana
	Neutrófilos	
TLR6	Macrófagos	Lípidos y carbohidratos de bacterias grampositivas
	Neutrófilos	
TLR7	Macrófagos	Ácido nucleico y derivados (ADN viral)
	Neutrófilos	
TLR8	Macrófagos	Ácido nucleico y derivados (ADN viral)
	Neutrófilos	
TLR9	Macrófagos	Ácido nucleico y derivados
	Neutrófilos	ADN bacteriano que contiene motivos CpG no metilados
TLR10	Macrófagos	Ligando desconocido
	Neutrófilos	
TLR11 (seudógen)	Macrófagos	Profilina bacteriana
	Neutrófilos	

promotores génicos. El RTT ancla microbios y activa las células inmunitarias mediante la señalización desde la membrana plasmática a través del NFκB y la vía del activador de la proteína 1, y también envía señales desde los endosomas a través de la activación del factor regulador del interferón para inducir IFN-1. La activación del gen 1 inducible del ácido retinoico al unirse al ARN viral citoplasmático activa el NFκB y el factor regulador del interferón 3 para aumentar la transcripción de IFN. Los receptores inducibles similares al gen 1 del ácido retinoico citoplasmáticos solubles activan el NFκB, aumentando la producción de citocinas inflamatorias y de IFN.

INFLAMACIÓN AGUDA

Una secuencia de sucesos sigue al inicio de la inflamación aguda:

1. *Como respuesta inmediata a una lesión o traumatismo, los vasos sanguíneos se contraen con rapidez y de manera transitoria, y luego se dilatan.* Bajo la influencia del óxido nítrico, la histamina y otros agentes solubles, se produce la vasodilatación, lo que permite que el flujo sanguíneo se incremente y el lecho capilar se expanda.
2. *El aumento de la permeabilidad vascular condiciona la acumulación de líquido y componentes plasmáticos en los tejidos afectados.* Las células endoteliales están conectadas

entre sí mediante uniones estrechas y separadas del tejido subyacente por una membrana basal limitante (fig. 2-6 A). Así, el endotelio forma una barrera de permeabilidad en la que el líquido se mueve entre los espacios intravascular y extravascular. *La rotura de esta barrera es un hecho característico de la inflamación aguda.* Justo después de una lesión hística se producen en el lugar de la lesión mediadores inflamatorios que incrementan la permeabilidad de los capilares y de las vénulas poscapilares. La fuga vascular refleja contracción de las células endoteliales, su retracción y alteración en la transcitosis. Las células endoteliales también resultan dañadas, ya sea por una lesión celular directa o por una lesión indirecta en la que participan los leucocitos. Así, puede originarse una pérdida extensa de la barrera a la permeabilidad y pueden escaparse líquido y células hacia el espacio extravascular, lo que se conoce como **edema** (fig. 2-6 B y C).

3. *Los mediadores solubles estimulan plaquetas intravasculares y células inflamatorias.* Esto incluye cininas y complementos.

Los componentes de la cascada de coagulación son activados (figs. 2-1 y 2-7), causando mayor permeabilidad vascular y edema.

4. *Reclutamiento de neutrófilos hacia el lugar dañado.* Los cambios vasculares, la vasodilatación y el edema aumentan la concentración de eritrocitos y leucocitos dentro de la red capilar. En esa situación, los factores quimiotácticos reclutan leucocitos, en especial neutrófilos, desde el compartimento vascular hacia el tejido lesionado (figs. 2-1 y 2-2). Una vez en los tejidos, los leucocitos reclutados inician el proceso de eliminación de agentes agresores, de manera que los componentes dañados puedan retirarse y comenzar la reparación del tejido. Estas células secretan mediadores adicionales, que aumentan o inhiben la respuesta inflamatoria.

Niveles de líquido intravascular e hístico

En circunstancias normales, impera un movimiento continuo de líquidos desde el compartimento vascular hacia el espacio

A VÉNULA NORMAL

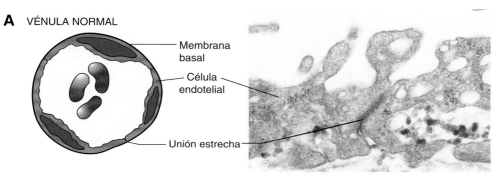

B LESIÓN INDUCIDA POR UN MEDIADOR VASOACTIVO

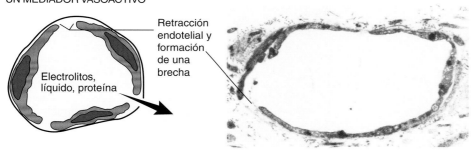
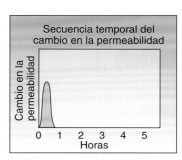

C LESIÓN DIRECTA EN EL ENDOTELIO

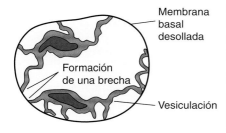
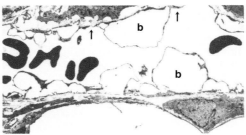
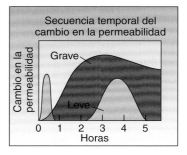

FIGURA 2-6. Respuestas de la microvasculatura a la lesión. A. La pared de las vénulas normales está sellada por uniones estrechas entre las células endoteliales adyacentes. **B.** Durante la lesión leve inducida por un mediador vasoactivo, las células endoteliales se separan y permiten el paso de los constituyentes líquidos de la sangre. **C.** Ante una lesión directa grave, las células endoteliales forman ampollas (*b*) y se separan de la membrana basal. Las áreas de membrana basal desollada (*flechas*) permiten el escape prolongado de elementos líquidos desde la microvasculatura.

2: Inflamación y reparación

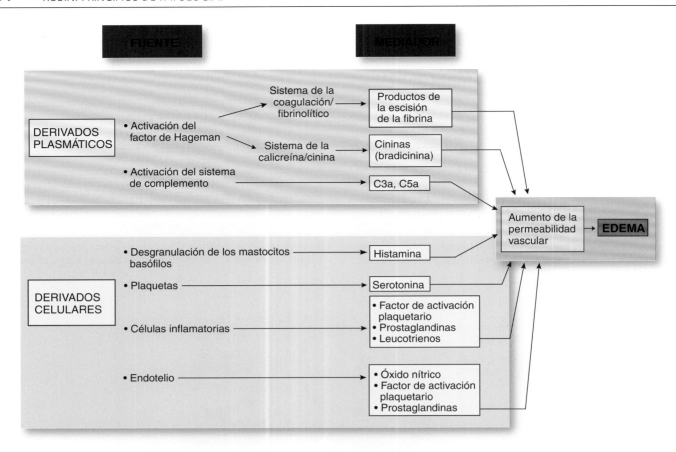

FIGURA 2-7. Mediadores inflamatorios del aumento de la permeabilidad vascular. Plasma y productos derivados de la célula generan potentes mediadores vasoactivos.

extravascular. El líquido que se acumula en el espacio extravascular se elimina entonces a través del sistema linfático y retorna a la circulación. La regulación del transporte líquido a través de las paredes vasculares se describe en parte por el **principio de Starling.** De acuerdo con esta ley, el intercambio de líquidos entre los compartimentos vascular y extravascular resulta de un equilibrio de fuerzas que extrae líquido hacia el espacio vascular o hacia los tejidos (*v.* cap. 8). Estas fuerzas incluyen:

■ La **presión hidrostática,** que resulta del flujo sanguíneo y del volumen plasmático. Cuando las fuerzas de la presión hidrostática aumentan, sale líquido de la vasculatura.
■ La **presión oncótica,** que refleja la concentración de proteínas plasmáticas, y extrae líquido hacia los vasos.
■ La **presión osmótica,** que depende de las cantidades relativas de sodio y agua en los espacios vascular e hístico.
■ El **flujo linfático**, el paso de líquidos a través del sistema linfático drena continuamente líquido de los tejidos hacia el espacio linfático.

Edema no inflamatorio

Cuando el equilibrio de fuerzas que regula el transporte de líquido se altera, el flujo dentro del compartimento extravascular o la depuración a través del sistema linfático se interrumpen. El resultado es la acumulación de líquidos en el espacio intersticial (**edema**). Este exceso de líquido expande el espacio intercelular y entre los elementos de la MEC, y produce tumefacción hística. Son varias las afecciones clínicas, ya sean específicas de sistemas o de órganos, que se acompañan de edema. Por ejemplo, la obstrucción del flujo venoso o la disminución de la función ventricular derecha (deficiencia cardiaca congestiva) causan presión retrógrada

en la vasculatura y, por tanto, incrementan la presión hidrostática. La pérdida de albúmina (como ocurre en los trastornos renales o la reducción de la síntesis de proteínas plasmáticas por parte del hígado en la hepatopatía o la desnutrición) disminuyen la presión oncótica del plasma. Cualquier anomalía que implique retención de sodio o agua modifica la presión osmótica y el equilibrio de las fuerzas que actúan sobre los líquidos. Finalmente, el **linfedema** puede ser el resultado de la obstrucción del flujo linfático, habitualmente debido a la eliminación quirúrgica de los nódulos linfáticos, radiación u obstrucción por tumor.

Edema inflamatorio

Entre las respuestas más tempranas a la lesión hística están las alteraciones en la anatomía y la función de la microvasculatura, las cuales pueden promover la acumulación de líquido en los tejidos (figs. 2-6 y 2-7). Estos cambios patológicos son característicos de la clásica «triple respuesta» de la inflamación aguda. (1) Se desarrolla una línea roja deslustrada en el lugar de un traumatismo leve de la piel, (2) seguida por un **enrojecimiento** (halo rojo) y luego por (3) un **habón** (hinchazón). Un mediador vasoactivo causa la vasodilatación y aumenta la permeabilidad vascular en el lugar de la lesión. La triple respuesta puede explicarse como sigue:

1. La **vasoconstricción transitoria de las arteriolas** en el espacio dañado es la respuesta vascular inicial a la lesión leve de la piel. Este proceso depende de un sistema mediador neurógeno y otro químico y, por lo general, se resuelve en cuestión de segundos a minutos.
2. La **vasodilatación de las arteriolas precapilares** incrementa el flujo de sangre hacia el tejido, un fenómeno que se conoce como **hiperemia.** La vasodilatación responde a la liberación

de mediadores específicos y explica el enrojecimiento, y aumento de la temperatura del lugar dañado.

3. El **incremento en la permeabilidad de la barrera celular endotelial** produce el edema. La pérdida de líquidos desde el compartimento intravascular a medida que la sangre pasa a través de las vénulas capilares determina la estasis local y el taponamiento con eritrocitos de los pequeños vasos dilatados. Estos cambios son reversibles después de una lesión leve; en cuestión de minutos a horas, el líquido extravascular es recanalizado a través del sistema linfático.

La respuesta vascular a la lesión es un hecho dinámico que incluye cambios fisiológicos y patológicos secuenciales. Los **mediadores vasoactivos,** que se originan tanto en el plasma como en las células, se generan en los sitios de lesión hística (fig. 2-7). Estas moléculas se unen a receptores específicos del endotelio vascular y de células del músculo liso y causan vasoconstricción o vasodilatación.

La vasodilatación de las arteriolas incrementa el riego sanguíneo y puede exacerbar la fuga de líquido hacia los tejidos. La vasoconstricción de las vénulas poscapilares aumenta la presión hidrostática del lecho capilar, lo que potencia la formación de un edema.

Después de la lesión, los mediadores vasoactivos se unen a receptores específicos de las células endoteliales, lo que causa la contracción reversible de la célula endotelial y la formación de brechas intercelulares (fig. 2-6 B). Esa rotura de la barrera endotelial condiciona la extravasación (fuga) de líquidos intravasculares hacia el espacio extravascular. La lesión leve y directa al endotelio provoca una respuesta bifásica: en el periodo de los 30 min siguientes a la lesión se produce un cambio temprano en la permeabilidad, seguido por un segundo aumento de la permeabilidad vascular después de 3-5 h. Cuando el daño es grave, la exudación de líquido intravascular hacia el espacio extravascular se incrementa de forma progresiva y alcanza el valor máximo 3-4 h después de la lesión.

La lesión grave directa al endotelio, como las que son causadas por las quemaduras y sustancias químicas cáusticas, puede causar un daño irreversible. En tales casos, el endotelio vascular se separa de la membrana basal, lo que da como resultado la formación de ampollas (o burbujas entre el endotelio y la membrana basal). Esto deja áreas de la membrana basal descubiertas (fig. 2-6 C) e interrumpe la barrera entre los espacios intravascular y extravascular.

En la tabla 2-2 se describe la terminología especializada utilizada para describir las consecuencias de la inflamación.

MEDIADORES PLASMÁTICOS EN LA RESPUESTA INFLAMATORIA

Mediadores plasmáticos de la inflamación

Los mediadores químicos ayudan a desencadenar, amplificar y finalizar los procesos inflamatorios (fig. 2-8). Los mediadores derivados de las células y del plasma actúan armónicamente en la activación de las células al unirse a receptores específicos, activando células, reclutándolas hacia los lugares dañados y estimulando la liberación de mediadores solubles adicionales. En sí mismos, estos mediadores son de vida relativamente corta, o bien los inhiben mecanismos intrínsecos, que desactivan la respuesta de manera efectiva y permiten que el proceso se resuelva. Este efecto representa mecanismos de control de la inflamación de «activación» y «desactivación».

El plasma contiene los elementos de tres cascadas enzimáticas principales, cada una compuesta de una serie de proteasas. La activación secuencial de las proteasas produce la liberación de mediadores químicos importantes. Estos sistemas interrelacionados incluyen: (1) la **cascada de la coagulación;** (2) la **generación de cinina,** y (3) el **sistema del complemento** (figs. 2-9 y 2-10).

Tabla 2-2

Definiciones

Término	Definición
Edema	Acumulación de líquido dentro del compartimento extravascular y de los tejidos intersticiales
Derrame	Exceso de líquido en las cavidades corporales (p. ej., peritoneo o pleura)
Trasudado	Líquido de edema con un contenido proteínico bajo (densidad relativa <1 015)
Exudado	Líquido de edema con un contenido proteínico alto (densidad relativa >1 015) y frecuentemente contiene células inflamatorias
Exudado seroso, o derrame	Ausencia de una respuesta celular marcada y con un color amarillo pajizo
Exudado serosanguinolento	Exudado seroso, o derrame, que contiene eritrocitos y un aspecto rojizo
Exudado fibrinoso	Grandes cantidades de fibrina debido a la activación del sistema de la coagulación. Cuando un exudado fibrinoso se produce sobre una superficie serosa como la pleura o el pericardio se denomina «pleuritis fibrinosa» o «pericarditis fibrinosa», respectivamente.
Exudado o derrame purulento	Contiene un componente celular elevado. Los exudados y derrames purulentos suelen producirse a consecuencia de infecciones bacterianas piógenas en las cuales predominan los neutrófilos polimorfonucleares
Inflamación supurativa	Un exudado purulento se acompaña de una necrosis licuefactiva significativa; el equivalente del pus

La cascada de la coagulación se describe en el capítulo 18; los sistemas de la cinina y el complemento se presentan aquí.

Cininas y respuesta inflamatoria

Las cininas son agentes inflamatorios potentes que se forman en el plasma por la acción de las calicreínas proteasas de serina sobre glucoproteínas plasmáticas específicas denominadas **cininógenos**. La bradicinina y los péptidos relacionados regulan múltiples procesos biológicos como la presión sanguínea, contracción y relajación del músculo liso, extravasación del plasma, migración celular, activación de células inflamatorias y las respuestas al dolor de origen inflamatorio. Dos receptores median en los efectos inmediatos, los receptores B_1 y B_2. Los primeros son inducidos por mediadores inflamatorios y están selectivamente activados por metabolitos de la bradicinina; los segundos presentan una expresión constitutiva y amplia.

Las cininas actúan pronto y después son rápidamente inactivadas por las cininasas. Quizá la función más significativa de las cininas es su capacidad de amplificar las respuestas inflamatorias al estimular las células de los tejidos locales y las células inflamatorias para que generen mediadores adicionales como los prostanoides, las citocinas (p. ej., el factor de necrosis tumoral α [TNF-α] y las interleucinas), el óxido nítrico y las taquicininas.

El factor de Hageman (factor de la coagulación XII) ejerce un importante papel en la producción de cininas. Este factor se origina en el plasma y se activa al exponerse a superficies con carga negativa como las membranas basales, las enzimas proteolíticas,

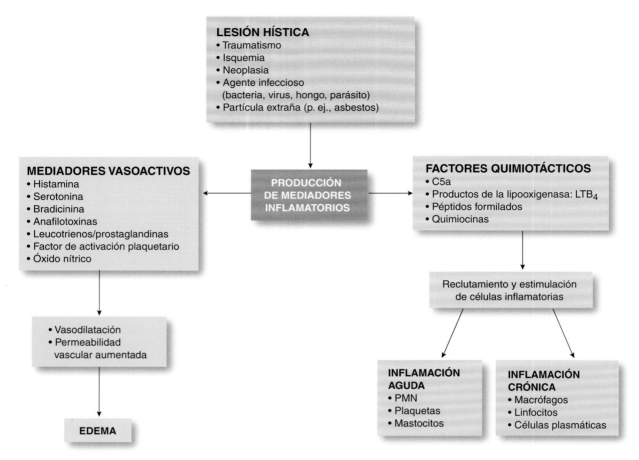

FIGURA 2-8. Mediadores de la respuesta inflamatoria. La lesión hística estimula la producción de mediadores inflamatorios plasmáticos que se liberan en la circulación. Las células de los tejidos y las inflamatorias originan factores adicionales. Dichos factores vasoactivos y quimiotácticos promueven el edema y el reclutamiento de células inflamatorias hacia el lugar dañado. LTB_4, leucotrieno B_4; PMN, neutrófilo polimorfonuclear.

los lipopolisacáridos bacterianos y materiales extraños. Esto desencadena la activación de proteasas plasmáticas adicionales (fig. 2-9), lo que conduce a los siguientes procesos:

- **Conversión del plasminógeno en plasmina:** la plasmina originada por el factor de Hageman activado produce la disolución del coágulo (fibrinólisis). Los productos de la degradación de la fibrina (productos de la escisión de la fibrina) aumentan la permeabilidad vascular en la piel y los pulmones. La plasmina también escinde componentes del sistema del complemento, lo que genera productos con actividad biológica, entre los que se incluyen las anafilotoxinas C3a y C5a.
- **Conversión de la precalicreína en calicreína:** la calicreína plasmática, también generada por el factor de Hageman activado, escinde el cininógeno de alto peso molecular, y de este modo produce diversos péptidos vasoactivos de bajo peso molecular, que en conjunto se denominan **cininas**.
- **Activación de la vía alternativa del complemento**.
- **Activación del sistema de la coagulación** (*v.* cap. 18).

Papel del complemento en la respuesta inmunitaria

El sistema del complemento es un grupo de proteínas que se hallan en el plasma y sobre las superficies celulares. Su función principal es la defensa contra los microbios. Contiene más de 30 proteínas, entre las que se incluyen enzimas plasmáticas, proteínas reguladoras y proteínas que lisan células. Se producen principalmente en el hígado, y se activan de manera secuencial.

Las actividades fisiológicas del sistema del complemento incluyen: (1) la defensa contra las infecciones por bacterias piógenas mediante opsonización, quimiotaxis, activación de leucocitos y lisis de bacterias y células; (2) interconexión de la inmunidad innata y adaptativa para la defensa contra los agentes microbianos al aumentar las respuestas de los anticuerpos y mejorar la memoria inmunitaria, y (3) la eliminación de los productos inmunitarios y los productos de la lesión inflamatoria mediante la depuración de los complejos inmunitarios de los tejidos y la eliminación de las células apoptóticas. Ciertos componentes del complemento, las **anafilotoxinas**, son mediadores vasoactivos. Otros fijan opsoninas sobre la superficie celular, y otros provocan la lisis celular al generar el complejo lítico C5b-9 (**complejo de ataque a la membrana** [CAM]). Las proteínas que intervienen en la activación del sistema del complemento son a su vez activadas mediante tres vías convergentes: **clásica, lectina de unión a la manosa** (LUM) y **alternativa.**

Vía clásica del complemento

Los activadores de la vía clásica incluyen los complejos antígeno-anticuerpo (Ag-Ac), productos de las bacterias y los virus, proteasas, cristales de urato, células apoptóticas y polianiones

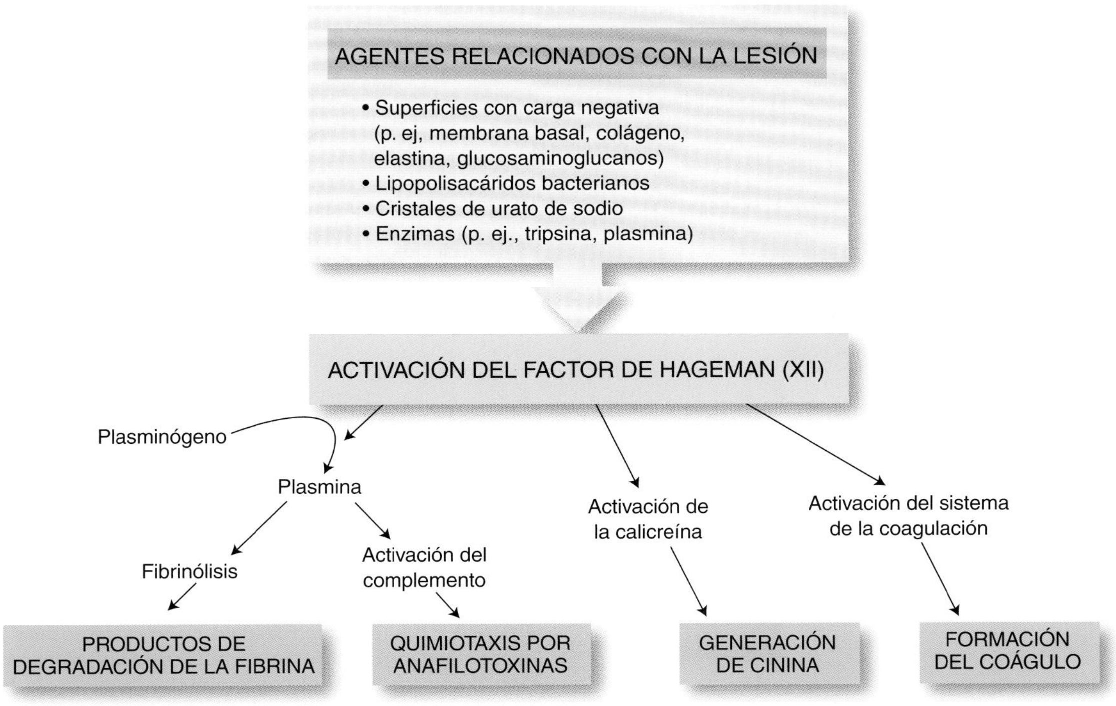

FIGURA 2-9. Activación del factor de Hageman y producción de mediador inflamatorio. La activación del factor de Hageman es un hecho clave que lleva a la conversión del plasminógeno en plasmina, lo que deriva en la generación de productos de la escisión de la fibrina y activa productos del complemento. La activación de la calicreína produce cininas y la activación del sistema de la coagulación desemboca en la formación del coágulo.

(polinucleótidos). Esta vía incluye desde C1 a C9, y la nomenclatura sigue el orden histórico de su descubrimiento. Después de la unión con C1q, la C1s activa inicia la cascada mediante la división de C4. Esto origina una cascada que conduce a la formación del CAM (fig. 2-10).

Vía de unión a la manosa

La vía de unión a la manosa o a la lectina tiene algunos componentes en común con la vía clásica. Se inicia con la unión de los microbios portadores de grupos **manosa terminales a la LUM**, un miembro de la familia de las lectinas dependientes de calcio llamadas colectinas.

Esta proteína de fase aguda multifuncional muestra propiedades similares a las del anticuerpo de la inmunoglobulina M (IgM) por el hecho de unirse a un amplio espectro de estructuras de oligosacáridos. Es similar a IgG porque interactúa con receptores fagocitarios y C1q. Esta última propiedad le permite interactuar con C1r-C1s o con una proteasa de serina llamada PSAL (proteasa de serina asociada a la LUM) para activar al complemento (fig. 2-10).

La vía alternativa

La vía alternativa se inicia por productos derivados de microorganismos como las endotoxinas (de las superficies de las células bacterianas), el cimosano (paredes de las células de levadura), los polisacáridos, el factor venenoso de la cobra, virus, células tumorales y materiales extraños. Las proteínas de la vía alternativa se denominan «factores», seguidos por una letra (fig. 2-10). La vía alternativa se desencadena mediante la unión de C3b, producida de forma espontánea, a una sustancia iniciadora, como carbohidrato o proteína. En presencia de los factores B y D, se produce la convertasa C3 de la vía alternativa, que finalmente conduce a la activación de C5 y el ensamblaje de CAM. La vía alternativa también sirve para amplificar los componentes del complemento activados por las vías clásica y de unión a la manosa.

El sistema del complemento

Actividades biológicas de los componentes del complemento

El punto final de la activación del complemento es la formación del CAM y la lisis celular. Los productos escindidos generados en cada paso catalizan el paso siguiente de la cascada y tienen un papel secundario como importantes moléculas inflamatorias (fig. 2-11).

- **Anafilotoxinas** (C3a, C4a, C5a): estas moléculas proinflamatorias participan en la contracción del músculo liso y aumentan la permeabilidad vascular.
- **Opsoninas** (C3b, iC3b): en la opsonización bacteriana una molécula específica (p. ej., IgG o C3b) se une a la superficie de una bacteria. Este proceso aumenta la fagocitosis al habilitar receptores en las membranas de las células fagocitarias (p. ej., el receptor Fc o el receptor C3b) para reconocer y unir bacterias opsonizadas.
- **Moléculas proinflamatorias** (CAM, C5a): estos factores quimiotácticos también activan leucocitos y células de los tejidos para generar oxidantes y citocinas e inducir la desgranulación de los mastocitos y los basófilos.
- **Lisis** (CAM): el C5b une C6 y C7, y posteriormente C8 a la célula objetivo; se cataliza la polimerización de C9 para lisar la membrana celular.

Regulación del sistema del complemento

Las proteínas séricas y de las superficies celulares protegen al huésped de lesiones indiscriminadas gracias a la regulación

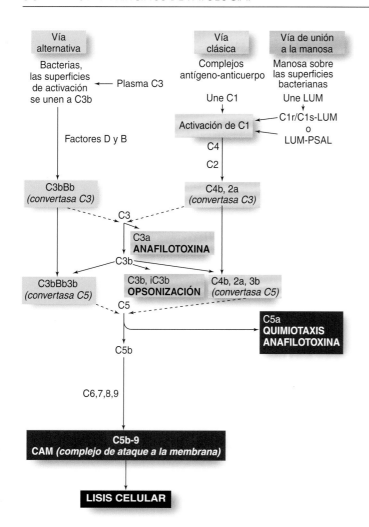

FIGURA 2-10. Activación del complemento. Las vías alternativa, clásica y de unión a la manosa conducen a la generación de los mediadores inflamatorios de la cascada del complemento y a la lisis celular a través del complejo de ataque a la membrana (CAM). LUM, lectina de unión a la manosa; LUM-PSAL, proteasa de serina asociada a la LUM.

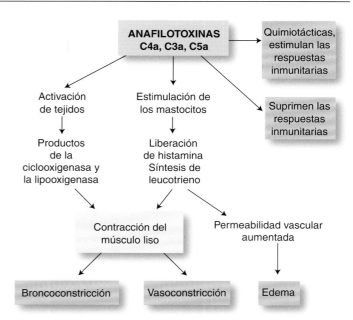

FIGURA 2-11. Actividad biológica de las anafilotoxinas. Los productos de la activación del complemento, que se generan durante la activación de la cascada del complemento, regulan la permeabilidad vascular, el reclutamiento celular y la contracción del músculo liso.

de la activación del complemento. Existen cuatro mecanismos principales para ello:

- **Decadencia espontánea:** C4b2a y C3bBb y sus productos de escisión, C3b y C4b, disminuyen por decadencia.
- **Inactivación proteolítica:** los inhibidores plasmáticos incluyen el factor I (un inhibidor de C3b y C4b) y la carboxipeptidasa sérica N (CPSN). La CPSN elimina una arginina carboxiterminal de las anafilotoxinas C4a, C3a y C5a. La supresión de este solo aminoácido reduce acentuadamente su actividad biológica.
- **Unión de los componentes activos:** el inhibidor de la esterasa C1 une C1r y C1s, formando estos un compuesto inactivo irreversible. Las proteínas de unión adicional en el plasma incluyen la proteína de unión del factor H y de C4b. Estos forman complejos con C3b y C4b, respectivamente, lo que aumenta su susceptibilidad a la escisión proteolítica del factor I.
- **Moléculas asociadas a la membrana celular:** dos proteínas ligadas a la membrana celular por fijación al glucofosfoinositol son el factor acelerador de la decadencia (CD55) y la protectina (CD59). La protectina previene la asociación de C8 y C9, lo cual previene a la vez la formación de CAM. El factor acelerador de la decadencia se une a C3b y C4b asociados a la

membrana, lo cual impide la conversión de C2 a C2a y también bloquea la formación de la ruta alternativa C3b convertasa. Por tanto, el factor de aceleración de la decadencia también bloquea indirectamente la formación de CAM.

Sistema del complemento y microorganismos

Cuando los mecanismos que regulan este equilibrio no funcionan de manera adecuada o son deficientes debido a alguna mutación, el desequilibrio consecuente en la actividad del complemento puede causar lesiones hísticas. La activación sistémica descontrolada del complemento puede suscitarse durante una septicemia, desempeñando así un papel central en el desarrollo del shock séptico (*v.* más adelante).

Complejos inmunitarios

Los complejos inmunitarios (complejos Ag-Ac) se forman sobre las superficies bacterianas y al asociarse con C1q activan la vía clásica. A continuación, el complemento promueve la depuración fisiológica de los complejos inmunitarios circulantes. Sin embargo, cuando estos complejos se forman de manera continua y en exceso (p. ej., en la respuesta inmunitaria crónica), la activación implacable del complemento tiene como resultado su consumo y, por consiguiente, su agotamiento total. La ineficiencia del complemento, cuando obedece a su agotamiento, a la unión deficiente del complemento o a los defectos en su activación, tiene como resultado el depósito inmunitario y la inflamación, que a su vez puede desencadenar la autoinmunidad.

Enfermedad infecciosa

La defensa contra la infección es una función clave del complemento. El funcionamiento defectuoso del sistema incrementa su susceptibilidad a la infección.

- Los defectos en la producción de anticuerpos, de proteínas del complemento o de la función fagocitaria aumentan la susceptibilidad a una infección piógena a causa de microorganismos como *Haemophilus influenzae* y *Streptococcus pneumoniae*.

- Las deficiencias en la formación del CAM se relacionan con un aumento de las infecciones, en particular por meningococos.
- La deficiencia de la LUM del complemento causa infecciones recurrentes en niños pequeños.

Las cápsulas gruesas pueden proteger a algunas bacterias de la lisis del complemento. Adicionalmente, algunas enzimas bacterianas pueden inhibir los efectos de los componentes complementarios, en especial C5a, o aumentar el catabolismo de los componentes, como C3b, y en consecuencia reducir la formación de la convertasa C3. Por otra parte, los virus pueden aprovechar los componentes y receptores unidos a la célula para facilitar su entrada a esta. *Mycobacterium tuberculosis,* el virus de Epstein-Barr, el virus del sarampión, el VIH y los flavivirus usan componentes del complemento para atacar las células inflamatorias o epiteliales.

Inflamación y necrosis

El sistema del complemento amplifica la respuesta inflamatoria. Las anafilotoxinas C5a y C3a activan los leucocitos, y la C5a y el CAM activan las células endoteliales e inducen la excesiva producción de oxidantes y citocinas que daña los tejidos (*v.* cap. 1). Los tejidos inviables o dañados no pueden regular el complemento con normalidad.

Deficiencias del complemento

La importancia de un sistema del complemento intacto y regulado adecuadamente se ejemplifica en gente que es portadora de deficiencias adquiridas o congénitas de componentes del complemento o de proteínas reguladoras específicas (tabla 2-3). El defecto congénito más habitual es una deficiencia de C2 que se hereda como un rasgo autosómico codominante.

Las deficiencias adquiridas de los componentes iniciales del complemento surgen en pacientes con alguna enfermedad autoinmunitaria, en particular en aquellas que cursan con complejos inmunitarios circulantes. Entre las mismas se incluyen ciertas formas de glomerulonefritis membranosa y de lupus eritematoso sistémico. Las deficiencias en los componentes iniciales del complemento (p. ej., C1q, C1r, C1s y C4) guardan una estrecha relación con la susceptibilidad al lupus.

Los pacientes que carecen de los componentes medios (C3, C5) muestran tendencia a sufrir infecciones piógenas recurrentes, glomerulonefritis membranoproliferativa y exantemas. Aquellos que carecen de los componentes finales (C6, C7 o C8) son vulnerables a las infecciones por especies de *Neisseria*. Tales diferencias en la susceptibilidad subrayan la importancia de los componentes individuales del complemento en la protección del huésped

a las infecciones. Los defectos congénitos en las proteínas que regulan el sistema del complemento (es decir, el inhibidor de C1 y la CPSN) tienen como resultado la activación crónica del complemento. La deficiencia del inhibidor de C1 también se relaciona con el síndrome del angioedema hereditario.

FUNCIÓN DE LOS MEDIADORES CELULARES DE LA INFLAMACIÓN

Las plaquetas, basófilos, PMN (basófilos, neutrófilos y eosinófilos), células endoteliales, monocitos/macrófagos, mastocitos hísticos y tejidos dañados en sí mismos resultan en todos los casos fuentes celulares potenciales de mediadores vasoactivos. La derivación de estas moléculas es la siguiente:

1. Metabolismo de los fosfolípidos y del ácido araquidónico (p. ej., prostaglandinas, tromboxanos, leucotrienos, lipoxinas, factor de activación plaquetario [FAP])
2. Proteínas de bajo peso molecular secretadas por células activadas, en particular macrófagos, denominadas citocinas
3. Gránulos citoplasmáticos preformados y almacenados (p. ej., histamina, serotonina, hidrolasas lisosómicas) (*v.* sección «Células de inflamación»)
4. Derivados de la producción alterada de reguladores normales de la función vascular (p. ej., óxido nítrico y neurocininas).

Prostanoides, leucotrienos y lipoxinas

Los fosfolípidos y los derivados de ácidos grasos liberados desde las membranas plasmáticas se metabolizan a mediadores y reguladores homeostáticos por las células inflamatorias y los tejidos dañados. Como parte de una red reguladora compleja, prostanoides, leucotrienos y lipoxinas, todos ellos derivados del ácido araquidónico, facilitan e inhiben la inflamación (tabla 2-4). El impacto neto depende de diversos factores, como los niveles y perfiles de producción de prostanoides, los cuales se modifican durante la respuesta inflamatoria.

Prostanoides

Según la célula inflamatoria específica y la naturaleza del estímulo, las células activadas producen ácido araquidónico predominantemente (1) a partir del glicerol de los fosfolípidos de la membrana celular (en especial, fosfatidilcolina), (2) por la activación de la

Tabla 2-3

Deficiencias hereditarias del complemento

Deficiencia del complemento	Asociación clínica
C3b, iC3b, C5, LUM	Infecciones bacterianas piógenas
	Glomerulonefritis membranoproliferativa
C3, properdina, proteínas CAM	Infección por *Neisseria*
Inhibidor de C1	Angioedema hereditario
CD59	Hemólisis, trombosis
C1q, C1r y C1s, C4, C2	Lupus eritematoso sistémico
Factor H y factor I	Síndrome urémico-hemolítico
	Glomerulonefritis membranoproliferativa

CAM, complejo de ataque a la membrana; LUM, lectina unida a la manosa.

Tabla 2-4

Actividades biológicas de los metabolitos del ácido araquidónico

Metabolito	Actividad biológica
PGE_2, PGD_2	Causan vasodilatación, broncodilatación; inhiben la función celular inflamatoria
PGI_2	Causa vasodilatación, broncodilatación; inhibe la función celular inflamatoria
PGF_{2a}	Causa vasodilatación, broncoconstricción
TXA_2	Causa vasoconstricción, broncoconstricción; aumenta las funciones celulares inflamatorias (en especial, plaquetas)
LTB_4	Quimiotáctico para las células fagocitarias; estimula la adhesión de estas células; aumenta la permeabilidad microvascular
LTC_4, LTD_4, LTE_4	Causan la contracción del músculo liso; constriñen las vías respiratorias pulmonares; incrementan la permeabilidad microvascular

LT, leucotrieno; PG, prostaglandina; TXA_2, tromboxano A_2.

2: Inflamación y reparación

fosfolipasa A_2 (PLA$_2$), y (3) por el aumento de la síntesis de PLA$_2$ IIA secretora en presencia de citocinas proinflamatorias. El ácido araquidónico se metaboliza de manera adicional a través de las ciclooxigenasas 1 y 2 (COX-1, COX-2) para formar prostanoides (fig. 2-12). Casi todas las células expresan constitutivamente la **COX-1,** que se incrementa bajo la activación celular. Representa una enzima clave para la síntesis de prostaglandinas, las cuales a su vez: (1) protegen el revestimiento mucoso digestivo; (2) regulan el equilibrio hidroelectrolítico; (3) estimulan la agregación plaquetaria para mantener la hemostasia normal, y (4) mantienen la resistencia a la trombosis en las células de la superficie endotelial vascular. La expresión de **COX-2** es por lo regular baja o indetectable, pero se incrementa sustancialmente con estimulación, con lo que se originan metabolitos importantes en la inducción del dolor y la inflamación.

Durante la inflamación, la COX-2 acontece la fuente principal de prostanoides. Ambas isoformas de la COX producen prostaglandina H$_2$ (PGH$_2$), la cual es el sustrato para producir prostaciclina (PGI$_2$), PGD$_2$, PGE$_2$, PGF$_{2\alpha}$ y TXA$_2$ (tromboxano). La cantidad y variedad de prostaglandinas producidas durante la inflamación depende en parte de las células presentes y de su estado de activación. Así, los mastocitos producen de manera predominante PGD$_2$; los macrófagos originan PGE$_2$ y TXA$_2$; las plaquetas constituyen la fuente principal de TXA$_2$, y las células endoteliales producen PGI$_2$.

La inhibición de la COX es uno de los mecanismos mediante el cual los antiinflamatorios no esteroideos (AINE), entre los que se incluyen el ácido acetilsalicílico, la indometacina y el ibuprofeno, ejercen sus potentes efectos analgésicos y antiinflamatorios. Los AINE bloquean la formación de prostaglandinas inducida por la COX-2, y de este modo mitigan el dolor y la inflamación. Pese a ello, estos fármacos también afectan a la COX-1, lo que disminuye las funciones homeostáticas, y afecta negativamente al estómago y los riñones. Esta complicación ha llevado al desarrollo de inhibidores específicos de la COX-2.

Leucotrienos

Los leucotrienos son la segunda familia en importancia de derivados del ácido araquidónico (fig. 2-12). La enzima 5-lipooxigenasa (5-LOX) sintetiza ácido 5-hidroxiperoxieicosatetraenoico (5-HpETE) y leucotrieno A$_4$ (LTA$_4$) a partir del ácido araquidónico. El LTA$_4$ se metaboliza a LTB$_4$, que realiza una potente actividad quimiotáctica para los neutrófilos, monocitos y macrófagos. En otros tipos celulares, sobre todo mastocitos, basófilos y macrófagos, el LTA$_4$ se convierte en LTC$_4$ y después en LTD$_4$ y LTE$_4$. Estos tres cisteinil leucotrienos: (1) estimulan la contracción del músculo liso; (2) aumentan la permeabilidad vascular, y (3) son los responsables de gran parte de los síntomas clínicos que se observan en las reacciones de tipo alérgico. Por tanto, desempeñan un papel clave en el desarrollo del asma. Los leucotrienos ejercen su acción a través de receptores específicos de alta afinidad, que son objetivos importantes en el tratamiento farmacológico.

Lipoxinas

Las lipoxinas, la tercera clase de derivados del ácido araquidónico, se producen en la luz vascular como consecuencia de interacciones celulares (fig. 2-12). Son proinflamatorias y se originan durante la inflamación, la ateroesclerosis y la trombosis. El ácido acetilsalicílico inicia la producción de lipoxinas 15-epiméricas (15-epi-LX), que son mediadores lipídicos antiinflamatorios Así, esta es otra vía en la que el ácido acetilsalicílico ejerce un efecto beneficioso.

Citocinas

En las zonas de inflamación se producen muchas citocinas, entre las cuales destacan las interleucinas, los factores de crecimiento, los factores estimulantes de colonias, los interferones y las quimiocinas (fig. 2-13).

Las citocinas son proteínas de bajo peso molecular secretadas por células activadas. Se producen en los lugares de lesión celular y regulan las respuestas inflamatorias, que van desde los cambios

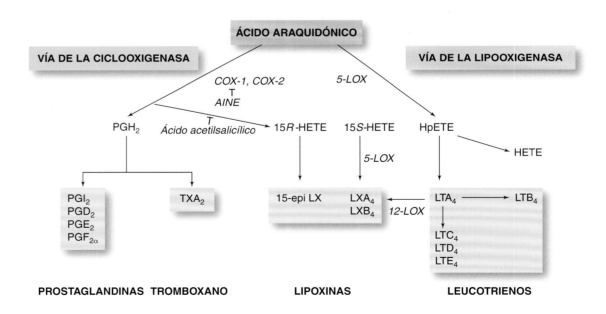

FIGURA 2-12. Metabolitos del ácido araquidónico con actividad biológica. La vía de la ciclooxigenasa (COX) del metabolismo del ácido araquidónico genera prostaglandinas (PG) y tromboxano (TXA$_2$). La vía de la lipooxigenasa (LOX) forma lipoxinas (LX) y leucotrienos (LT). El ácido acetilsalicílico bloquea la formación de 5-HETE (ácido hidroxiicosatetraenoico). Los fármacos antiinflamatorios no esteroideos (AINE) bloquean COX-1 y COX-2. HpETE, ácido 5-hidroxiperoxieicosatetraenoico.

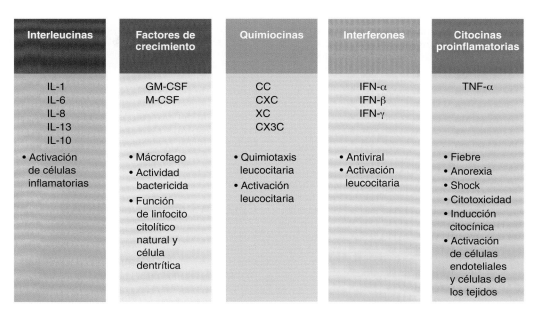

Interleucinas	Factores de crecimiento	Quimiocinas	Interferones	Citocinas proinflamatorias
IL-1 IL-6 IL-8 IL-13 IL-10	GM-CSF M-CSF	CC CXC XC CX3C	IFN-α IFN-β IFN-γ	TNF-α
• Activación de células inflamatorias	• Mácrofago • Actividad bactericida • Función de linfocito citolítico natural y célula dentrítica	• Quimiotaxis leucocitaria • Activación leucocitaria	• Antiviral • Activación leucocitaria	• Fiebre • Anorexia • Shock • Citotoxicidad • Inducción citocínica • Activación de células endoteliales y células de los tejidos

FIGURA 2-13. Citocinas importantes en la inflamación. GM-CSF, factor estimulante de la colonia de macrófagos-granulocitos; IL, interleucina; IFN, interferón; M-CSF, factor estimulante de la colonia de macrófagos; TFN, factor de necrosis tumoral.

iniciales en la permeabilidad vascular hasta la resolución y restauración de la integridad hística. Las citocinas son hormonas inflamatorias que actúan de varias formas: **autocrina**, afectan a las células que las producen, **paracrina**, afectan a las células adyacentes, y **endocrina**, actúan a través de la corriente sanguínea en células distantes. Aunque la mayoría de las células producen citocinas, difieren en sus respectivos repertorios de citocinas.

A través de la producción de citocinas, los macrófagos son determinantes en la estructuración de la respuesta inflamatoria hística. El **lipopolisacárido (LPS)**, una molécula derivada de la membrana celular externa de las bacterias gramnegativas, es uno de los activadores más potentes de los macrófagos. También activa las células endoteliales y los leucocitos (fig. 2-14). Activa la síntesis de TNF-α e interleucinas (IL-1, IL-6, IL-8, IL-12 y otras). Las citocinas derivadas de los macrófagos (1) modulan la adhesión de los leucocitos a la célula endotelial (TNF- α), (2) el reclutamiento leucocitario (IL-8), (3) la respuesta de fase aguda (IL-6, IL-1) y las funciones inmunitarias (IL-1, IL-6 e IL-12).

La IL-1 y el TNF-α, producidos por los macrófagos y otras células, son fundamentales en el desarrollo y amplificación de las respuestas inflamatorias. Estas citocinas activan las células endoteliales para que expresen moléculas de adhesión y liberen citocinas, quimiocinas y especies reactivas de oxígeno (ROS). El TNF-α induce el cebamiento y la agregación de los neutrófilos. La IL-1 y el TNF-α se hallan también entre los mediadores de la fiebre, el catabolismo muscular, los cambios en la síntesis de las proteínas y los efectos hemodinámicos relacionados con los estados inflamatorios (fig. 2-14).

Quimiocinas

Hay más de 50 citocinas conocidas que participan en la inflamación e inmunidad. Las citocinas quimiotácticas, o quimiocinas, estimulan la activación celular, la hematopoyesis, la angiogenia y la quimiotaxis. Son moléculas pequeñas que ligan los receptores acoplados a la proteína G sobre las células objetivo. Están producidas por varios tipos celulares, ya sea de manera constitutiva o después de su inducción, y difieren ampliamente en cuanto a su acción biológica. Esta diversidad se basa en la especificidad de

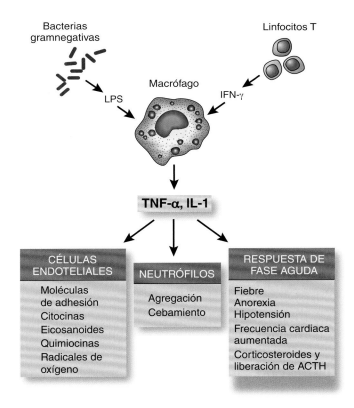

FIGURA 2-14. Papel central de la interleucina 1 (IL-1) y el factor de necrosis tumoral α (TNF-α) en la inflamación. El lipopolisacárido (LPS) y el interferón (IFN-γ) activan los macrófagos para que liberen citocinas inflamatorias, principalmente IL-1 y TNF-α, responsables de dirigir las respuestas inflamatorias local y sistémica. ACTH, hormona adrenocorticotropina.

2: Inflamación y reparación

las células objetivo, la activación de un receptor específico y las diferencias en la señalización intracelular.

Se distinguen dos clases funcionales de quimiocinas: **inflamatorias** y **recirculantes**. Varias células hísticas, así como los propios leucocitos, producen las quimiocinas inflamatorias en respuesta a las toxinas bacterianas y a las citocinas inflamatorias (en especial, IL-1, TNF-α e IFN-γ). Estas moléculas reclutan leucocitos durante la respuesta inflamatoria del huésped. Las quimiocinas recirculantes se expresan de manera constitutiva, se regulan al alza durante los estados de enfermedad.

Las quimiocinas funcionan como moléculas inmovilizadas o solubles, controlando la motilidad y localización de los leucocitos en los tejidos extravasculares mediante el establecimiento de un gradiente quimiotáctico. Producen dicho gradiente al unirse a los proteoglucanos de la MEC o a la superficie celular. Como resultado, en los lugares de lesión celular se mantienen altas concentraciones de quimiocinas. Los receptores específicos de la superficie de los leucocitos migrantes reconocen las quimiocinas unidas a la matriz y las moléculas de adhesión asociadas, lo que desplaza a estas células a lo largo del gradiente quimiotáctico hacia el lugar dañado.

Fijación y actividad de quimiocinas

Las quimiocinas funcionan como moléculas inmovilizadas o solubles, controlando la motilidad y localización de los leucocitos en los tejidos extravasculares mediante el establecimiento de un gradiente quimiotáctico. Los receptores específicos de la superficie de los leucocitos migrantes reconocen las quimiocinas unidas a la matriz y las moléculas de adhesión asociadas, lo que desplaza a estas células a lo largo del gradiente quimiotáctico hacia el lugar dañado.

Este proceso de respuesta a una sustancia quimiotáctica unida a la matriz se conoce como **haptotaxis**. Durante esta migración, la célula extiende un seudópodo hacia concentraciones de quimiocinas elevadas. Hacia el frente del seudópodo, los cambios marcados en los niveles de calcio intracelular están asociados con el ensamblaje y contracción de proteínas citoesqueléticas. Esto empuja al resto de la célula a lo largo del gradiente químico. Las quimiocinas también se despliegan sobre las células endoteliales vasculares activadas por citocinas.

Este proceso puede aumentar la adhesión tardía de los leucocitos dependiente de la integrina, que tiene como resultado su detención firme (v. más adelante). La variedad y combinación de los receptores de las quimiocinas sobre la superficie de las células permite una extensa variedad de funciones biológicas. Neutrófilos, monocitos, eosinófilos y basófilos comparten algunos receptores pero expresan otros de manera exclusiva. Por consiguiente, combinaciones específicas de quimiocinas pueden reclutar poblaciones celulares selectivas.

Óxido nítrico

La sintasa de óxido nítrico (NOS) sintetiza NO, que oxida el nitrógeno de guanidina de la L-arginina en presencia de O_2. Existen tres isoformas principales de la NOS: (1) las formas que se expresan de manera constitutiva en las **neuronas** (nNOS), (2) formas **endoteliales** (eNOS) y (3) una **isoforma inducible** (iNOS).

Las citocinas inflamatorias aumentan la expresión de iNOS, lo que origina NO intracelular y extracelular. El NO desempeña diferentes papeles en la fisiología y fisiopatología del sistema vascular, como:

- El NO generado por la eNOS actúa como el **factor de relajación derivado del endotelio** (EDRF), encargado de mediar la relajación del músculo liso vascular.
- El NO previene la adhesión y agregación plaquetarias en los lugares de lesión vascular, reduce el reclutamiento leucocitario y elimina los radicales de oxígeno.

Neurocininas

La familia de péptidos de las neurocininas incluye la sustancia P (SP) y las neurocininas A (NCA) y B (NCB). Estos péptidos se distribuyen a través de los sistemas nerviosos central y periférico, y representan un enlace entre los sistemas endocrino, nervioso e inmunitario. Estos péptidos guardan relación con un amplio espectro de procesos biológicos, como la extravasación de las proteínas plasmáticas y el edema, la vasodilatación, contracción y relajación del músculo liso, secreción salival, la contracción de las vías respiratorias y transmisión de respuestas nociceptivas. *La lesión de las terminaciones nerviosas durante la inflamación provoca un aumento de las neurocininas, lo que estimula la producción de mediadores inflamatorios, como la histamina, el NO y las cininas.*

CÉLULAS INFLAMATORIAS

Los leucocitos son el principal componente celular de la respuesta inflamatoria; incluyen neutrófilos, linfocitos T y B, monocitos, macrófagos, eosinófilos, mastocitos y basófilos. Cada uno de estos tipos celulares desempeña funciones específicas, que pueden variar y superponerse a medida que la inflamación progresa. *Las células inflamatorias y las células residentes de los tejidos interactúan entre sí continuamente durante la inflamación.*

Neutrófilos

El PMN predomina en la inflamación aguda. Se almacenan en la médula ósea, circulan en la sangre y se acumulan con celeridad en el lugar de la lesión o la infección (figs. 2-15 A y 2-16). Tienen citoplasma granulado y un núcleo con 2-4 lóbulos. Los receptores de los neutrófilos reconocen (1) la porción Fc de la IgG y la IgM, (2) los componentes del complemento C5a, C3b e iC3b, (3) los metabolitos del ácido araquidónico, (4) los factores quimiotácticos, y (5) las citocinas.

En los tejidos, los PMN fagocitan los microbios invasores y el tejido muerto, y luego sufren apoptosis, en gran parte durante la fase de resolución de la inflamación aguda. Además de las propiedades microbicidas y proinflamatorias, los PMN interactúan con las células dendríticas, linfocitos T y macrófagos.

Células endoteliales

Las células endoteliales, una monocapa de células que reviste los vasos sanguíneos, ayudan a separar el espacio intravascular del extravascular. Producen agentes antiplaquetarios y antitrombóticos que mantienen la permeabilidad de los vasos sanguíneos, y también vasodilatadores y vasoconstrictores que regulan el tono vascular. La lesión de la pared vascular interrumpe la barrera endotelial y la expone a las señales procoagulantes locales (fig. 2-15 B).

Las células endoteliales son guardianes del reclutamiento celular inflamatorio: pueden facilitar o inhibir la perfusión en los tejidos y la entrada de células inflamatorias. Los agentes inflamatorios como la bradicinina y la histamina, las endotoxinas y las citocinas inducen a las células endoteliales a exhibir las moléculas de adhesión que fijan y activan los leucocitos, haciéndoles presentar las moléculas de clase I y II del complejo principal de histocompatibilidad, y generan mediadores vasoactivos e inflamatorios determinantes.

Monocitos/macrófagos

Los monocitos circulantes (fig. 2-15 C) son células que derivan de la médula ósea con un núcleo unilobulado o en forma de riñón. Pueden salir de la circulación para migrar a los tejidos, donde se vuelven macrófagos que se acumulan en sitios de inflamación aguda y eliminan a los patógenos, residuos celulares y células apoptóticas. Los monocitos/macrófagos producen potentes mediadores flogísticos que influyen la iniciación, progresión

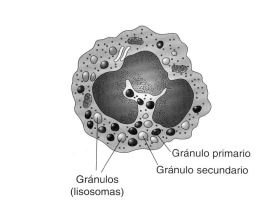

NEUTRÓFILO POLIMORFONUCLEAR

CARACTERÍSTICAS Y FUNCIONES
- Central en la inflamación aguda
- Fagocitosis de microorganismos y detritos hísticos
- Media la lesión hística

MEDIADORES INFLAMATORIOS PRIMARIOS
- Metabolitos reactivos de oxígeno
- Contenido de los gránulos lisosómicos

Gránulos primarios	Gránulos secundarios
Mieloperoxidasa	Lisozima
Lisozima	Lactoferrina
Defensinas	Colagenasa
Proteína bactericida	Activador del complemento
y que incrementa	Fosfolipasa A$_2$
la permeabilidad	CD11b/CD18
Elastasa	CD11c/CD18
Catepsinas proteasa 3	Laminina
Glucuronidasa	**Gránulos terciarios**
Manosidasa	Gelatinasa
Fosfolipasa A$_2$	Activador del plasminógeno
	Catepsinas
	Glucuronidasa
	Manosidasa

Gránulo primario
Gránulo secundario
Gránulos (lisosomas)

A

CÉLULA ENDOTELIAL

CARACTERÍSTICAS Y FUNCIONES
- Mantiene la integridad vascular
- Regula la agregación plaquetaria
- Regula la contracción y relajación muscular
- Media el reclutamiento leucocitario en la inflamación

MEDIADORES INFLAMATORIOS PRIMARIOS
- Factor de von Willebrand
- Óxido nítrico
- Endotelinas
- Prostanoides

B

Luz vascular

MONOCITO/MACRÓFAGO

CARACTERÍSTICAS Y FUNCIONES
- Regula las respuestas inflamatorias aguda y crónica
- Regula la vía de la coagulación/fibrinolítica
- Regula la respuesta inmunitaria (*v.* cap. 4)

MEDIADORES PRIMARIOS DE LA INFLAMACIÓN
- Enzimas
- Proteínas
- Proteínas del complemento
- Quimiocinas
- Citocinas
- Especies reactivas de oxígeno
- Antioxidantes
- Factores de coagulación
- Lípidos bioactivos

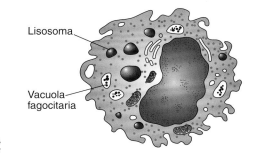

Lisosoma
Vacuola fagocitaria

C

FIGURA 2-15. Células de la inflamación: morfología y función. A. Neutrófilo. **B.** Célula endotelial. **C.** Monocito/macrófago.

y resolución de respuestas de inflamación aguda. También tienen un papel fundamental en la regulación de la progresión y el mantenimiento de la inflamación crónica. Los macrófagos responden al estímulo inflamatorio por (1) fagocitosis de los restos celulares y los microorganismos, (2) quimiotaxis, (3) procesamiento y presentación de los antígenos y (4) secreción de factores inmunomoduladores.

Un amplio repertorio de receptores superficiales media esas diferentes funciones de los macrófagos. Algunos receptores inmunitarios son específicos de los macrófagos, pero otros son compartidos con los PMN y los linfocitos.

Los macrófagos activados de forma clásica (figs. 2-17 y 2-18) son conducidos por IFN-γ, TNF-α y LPS para promover respuestas proinflamatorias y liberar ROS y citocinas de respuesta inmunitaria. Alternativamente, los macrófagos activados responden a IL-4 e IL-13 para ayudar a eliminar las infecciones por parásitos. Los macrófagos también responden a citocinas como IL-10 y al factor de crecimiento transformante β (TGF-β) para promover la resolución de la inflamación o cambiar las respuestas inflamatorias agudas a crónicas.

Al igual que los PMN, los macrófagos son fagocitos igual que las células dendríticas, son cruciales para el procesamiento y la presentación de los antígenos. Los miembros de este sistema mononuclear de fagocitos tienen diversidad funcional e incluyen a los macrófagos de la médula ósea, los macrófagos alveolares (pulmón), las células de Kupffer (hígado), las células microgliales

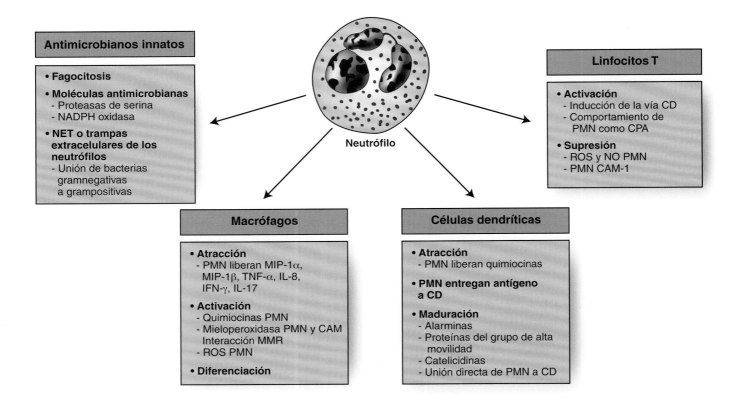

FIGURA 2-16. Funciones efectoras de los neutrófilos. CAM, complejo de ataque a la membrana; CD, célula dendrítica; CPA, células presentadoras de antígenos; IFN, interferón; IL, interleucina; MIP, proteína inflamatoria de macrófagos; MMR, receptores de manosa de macrófagos; NADPH, fosfato de dinucleótido de nicotinamida y adenina; NO, óxido nítrico; PMN, neutrófilo polimorfonuclear; ROS, especies reactivas de oxígeno; TNF, factor de necrosis tumoral.

(sistema nervioso central), las células de Langerhans (piel), las células mesangiales (riñón) y los macrófagos hísticos en todo el cuerpo.

Mastocitos y basófilos

Los basófilos (fig. 2-19 A), los leucocitos menos habituales en la sangre, pueden migrar hacia el tejido para participar en respuestas inflamatorias. Los mastocitos, todos ellos similares, tienen una larga vida y habitan en todos los tejidos de soporte. Desempeñan un papel importante en la regulación de la permeabilidad vascular y el tono del músculo liso bronquial, en particular en las reacciones de hipersensibilidad alérgicas (v. cap. 3). Los mastocitos se encuentran en los tejidos conjuntivos y especialmente en las superficies mucosas del pulmón y gastrointestinal, la dermis y la microvasculatura.

Los mastocitos granulados y los basófilos contienen receptores para la IgE. Cuando los mastocitos o los basófilos sensibilizados con la IgE reciben el estímulo de un antígeno, de agonistas físicos (como el frío o un traumatismo) o de proteínas catiónicas, secretan los mediadores inflamatorios que residen en sus densos gránulos citoplasmáticos en los tejidos extracelulares. Estos gránulos contienen (1) mucopolisacáridos ácidos (como la heparina), (2) proteasas de serina, (3) mediadores quimiotácticos para los neutrófilos y los eosinófilos, y, de forma notable, (4) histamina, un mediador principal de la incrementada permeabilidad vascular inicial. La estimulación de los mastocitos y los basófilos también puede llevar a la liberación de productos del metabolismo del ácido araquidónico (LTC_4, LTD_4 y LTE_4) y de citocinas, como el TNF-α y la IL-4.

Eosinófilos

Los eosinófilos (fig. 2-19 B) circulan en la sangre y se reclutan para los tejidos de manera similar a lo que sucede con los PMN. Suelen verse en las reacciones mediadas por la IgE, como la alergia y el asma. Los eosinófilos contienen leucotrienos y FAP, así como fosfatasa ácida y peroxidasa. Expresan receptores para la IgA y presentan gránulos grandes que contienen la proteína básica principal eosinófila, ambas con un papel activo en la defensa contra los parásitos.

Plaquetas

Las plaquetas (fig. 2-19 C) desempeñan un papel esencial en la homeostasis normal así como en la iniciación y regulación de la formación del coágulo (v. cap. 18). Producen mediadores inflamatorios, entre los cuales se incluyen potentes sustancias vasoactivas y factores del crecimiento que modulan la proliferación de las células mesenquimatosas. Son pequeñas (con un tamaño medio de 2 mm de diámetro), carecen de núcleo y contienen tres clases diferentes de componentes: (1) **gránulos densos**, ricos en serotonina, histamina, calcio y difosfato de adenosina; (2) **gránulos α**, que contienen fibrinógeno, proteínas de la coagulación, factor de crecimiento derivado de las plaquetas además de otros péptidos y proteínas, y (3) **lisosomas**, los cuales secuestran hidrolasas ácidas.

Las plaquetas se adhieren, agregan y desgranulan cuando hacen contacto con el colágeno fibrilar (p. ej., después de una lesión vascular que expone proteínas de la matriz intersticial) o la trombina (después de que se active el sistema de la coagulación) (fig. 2-20). La desgranulación se acompaña de la liberación

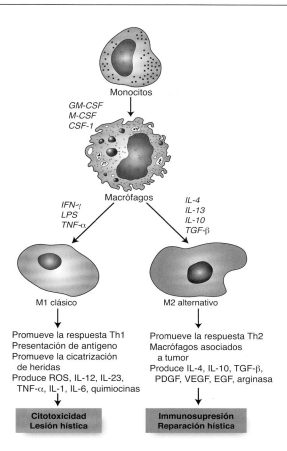

FIGURA 2-17. Estado de activación de macrófagos. CSF-1, factor estimulante de colonias 1; EGF, factor de crecimiento del endotelio vascular; GM-CSF, factor estimulante de colonias de granulocitos-macrófagos; IFN, interferón; IL, interleucina; LPS, lipopolisacáridos; M-CSF, factor estimulante de colonias de macrófagos; PDGF, factor de crecimiento derivado de las plaquetas; ROS, especies reactivas de oxígeno; TGF, factor de crecimiento transformante; TNF, factor de necrosis tumoral; VEGF, factor de crecimiento del endotelio vascular.

de serotonina (5-hidroxitriptamina), la cual, como la histamina, aumenta directamente la permeabilidad vascular. Además, el metabolito TXA_2 del ácido araquidónico producido por las plaquetas cumple un papel decisivo en la segunda ola de la agregación plaquetaria e influye en la constricción del músculo liso. Una vez que se activan las plaquetas, al igual que las células fagocitarias, secretan proteínas catiónicas que neutralizan las cargas negativas del endotelio y promueven el aumento de la permeabilidad.

RECLUTAMIENTO LEUCOCITARIO

Una característica fundamental de la inflamación es la acumulación de leucocitos, en particular PMN, en los tejidos afectados. El reclutamiento rápido requiere una respuesta orquestada por factores quimioatrayentes que inducen la migración dirigida de las células. Una variación de estímulo inflamatorio, que incluye citocinas proinflamatorias, endotoxinas bacterianas y proteínas virales, estimula las células endoteliales, lo cual resulta en la pérdida de la función de barrera y el reclutamiento de leucocitos. Los leucocitos se adhieren al endotelio vascular y se activan durante el proceso. Luego se aplanan y migran desde la vasculatura, a través de la capa de células endoteliales, hacia los tejidos circundantes. La **quimiotaxis** es un proceso dinámico y dependiente de energía que dirige la migración celular en el cual los leucocitos migran desde el endotelio hacia el tejido objetivo bajo el gradiente de una sustancia quimiotáctica en respuesta a un segundo gradiente quimiotáctico más distal. En el tejido extravascular, los PMN ingieren el material extraño, los microbios y el tejido muerto (fig. 2-21).

Atracción, rodamiento y adhesión firme

El reclutamiento leucocitario comienza en las vénulas poscapilares y es un proceso secuencial de varios pasos, que implica la interacción de moléculas de adhesión tanto en el endotelio como en el neutrófilo (*v.* fig. 2-22):

■ De importancia inicial es la expresión alterada de una clase de moléculas de adhesión denominadas **selectinas**. La familia de la selectina incluye la selectina P, la selectina E y la selectina L. Tales moléculas comparten una estructura molecular similar, que incluye una cadena de glucoproteínas transmembrana con un dominio extracelular unido a la lectina. Las selectinas

2: Inflamación y reparación

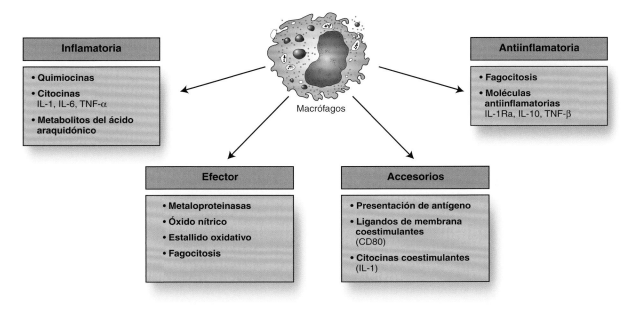

FIGURA 2-18. Funciones efectoras de los macrófagos. IL, interleucina; TNF, factor de necrosis tumoral.

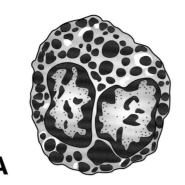

A

MASTOCITOS (BASÓFILOS)

CARACTERÍSTICAS Y FUNCIONES
• Se une a moléculas de IgE
• Contiene gránulos electrodensos

MEDIADORES INFLAMATORIOS PRIMARIOS
• Histamina
• Leucotrienos (LTC, LTD, LTE)
• Factor activador plaquetario
• Factores quimiotácticos de eosinófilos
• Citocinas (p. ej., TNF-α, IL-4)

EOSINÓFILOS
CARACTERÍSTICAS Y FUNCIONES
• Se relacionan con:
  - Reacciones alérgicas
  - Reacciones inflamatorias relacionadas
    con parásitos
  - Inflamación crónica
• Modulan las reacciones mediadas
  por los mastocitos

MEDIADORES INFLAMATORIOS PRIMARIOS
• Metabolitos reactivos de oxígeno
• Enzimas de los gránulos lisosómicos
  (gránulos cristaloides primarios)
  - Proteína básica principal
  - Proteína catiónica eosinófila
  - Peroxidasa eosinófila
  - Fosfata ácida
  - Glucuronidasa β
  - Arilsulfatasa B
  - Histaminasa
• Fosfolipasa D
• Prostaglandinas de la serie E
• Citocinas

Gránulos

B

PLAQUETAS

CARACTERÍSTICAS Y FUNCIONES
• Trombosis: promueven la formación
  del coágulo
• Regulan la permeabilidad
• Regulan la respuesta proliferativa
  de las células mesenquimatosas

MEDIADORES INFLAMATORIOS PRIMARIOS
• Gránulos densos
  - Serotonina
  - Ca^{2+}
  - Difosfato de adenosina
• Gránulos α
  - Proteínas catiónicas
  - Fibrinógeno y proteínas de la coagulación
  - Factor de crecimiento derivado de las plaquetas
• Lisosomas
  - Hidrolasas ácidas
• Tromboxano A_2

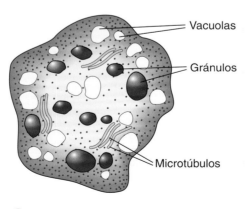

Vacuolas

Gránulos

Microtúbulos

C

FIGURA 2-19. Más células de la inflamación: morfología y función. A. Mastocito/basófilo. **B.** Eosinófilo. **C.** Plaqueta. IL, interleucina; TNF, factor de necrosis tumoral.

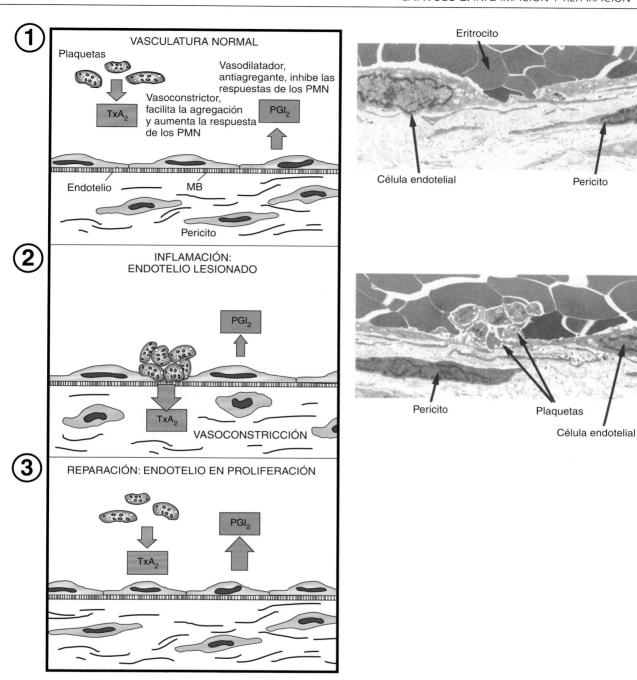

FIGURA 2-20. Regulación de las interacciones entre plaquetas y células endoteliales mediante el tromboxano A$_2$ (TXA$_2$) y la prostaglandina I$_2$ (PGI$_2$). (*1*) TXA$_2$ derivado de las plaquetas y PGI$_2$ derivada del endotelio mantienen el equilibrio entre la vasodilatación y la vasoconstricción. (*2*) Durante la inflamación, el equilibrio normal se desplaza hacia la vasoconstricción, aumento de permeabilidad vascular, agregado plaquetario y respuestas de neutrófilos polimorfonucleares (PMN). (*3*) Durante la reparación, predominan los efectos de la prostaglandina, inhibiendo las respuestas de PMN y promoviendo un riego sanguíneo normal. MB, membrana basal.

se unen a sialil-Lewis X en las **adresinas**, lo cual permite la rápida adhesión celular y el rodamiento.

■ La **selectina P** se preforma y almacena dentro de los cuerpos de Weibel-Palade en el endotelio. Bajo la estimulación con histamina, trombina u otros mediadores inflamatorios, la selectina P se mueve con rapidez a la superficie endotelial. Las citocinas o el LPS bacteriano estimulan la síntesis de **selectina E** en la superficie endotelial. Ambas selectinas endoteliales recién expresadas se unen a la fracción sialil-Lewis X, expresada

constitutivamente, de la adresina de la glucoproteína 1 de la selectina P (PSGL-1), que se encuentra en la superficie de los neutrófilos. Esta interacción inicial, denominada **atracción**, lentifica los neutrófilos y les permite interactuar con las células endoteliales. Se produce una rotura y reformado de las conexiones adhesivas, lo que da lugar a que los neutrófilos se desplacen con un movimiento saltatorio a lo largo de la superficie endotelial, proceso que se denomina **rodamiento** (*v.* fig. 2-22).

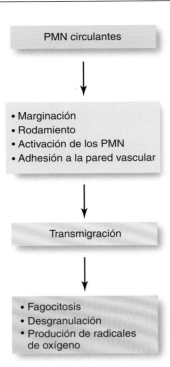

FIGURA 2-21. Reclutamiento y activación leucocitarios. PMN, neutrófilos polimorfonucleares.

■ La proximidad de los neutrófilos y de las células endoteliales pemite interacciones adicionales promovidas por diversos mediadores (de forma notable, la quimiocina CXCL-8, IL-8, almacenada y liberada desde los cuerpos de Weibel–Palade). Tales interacciones fomentan la adherencia firme que promueve la **detención del leucocito**. Una clase de moléculas denominadas **integrinas** son vitales para este aumento en la adherencia. Éstas se unen a los **ligandos de la superfamilia de IG** en las células endoteliales.
■ Las integrinas poseen cadenas α y β dispuestas como heterodímeros. Las moléculas de activación muy tardía incluyen la número 4 ($\alpha_4\beta_1$) en los leucocitos y linfocitos que se unen a la molécula 1 de adhesión de células vasculares (VCAM-1, *vascular cell adhesion molecule-1*) de las células endoteliales. Las integrinas β_2 se unen a ICAM-1 e ICAM-2 (fig. 2-22). Las integrinas leucocitarias se encuentran en un estado de afinidad baja, pero pasan a un estado de afinidad alta mediante un cambio conformacional mediado por la proteína G, que ocurre tras la activación de los neutrófilos. Además, la selectina L de neutrófilos es regulada al alza. Esto da lugar a una transición de leucocito en rodamiento para una adhesión firme.
■ El reclutamiento de subgrupos específicos de leucocitos hacia áreas de inflamación es una consecuencia de patrones exclusivos o densidades relativas de las moléculas de adhesión en las superficies celulares. La adhesión de leucocitos a las arteriolas y capilares también tiene diferentes requisitos, ya que las fuerzas hidrodinámicas en estos vasos difieren. El reclutamiento regional también está influido por las condiciones de flujo vascular, que alteran la expresión de moléculas de adhesión y la transmigración de leucocitos.

Los leucocitos atraviesan el endotelio

Los leucocitos adherentes al endotelio emigran por **diapédesis paracelular** (es decir, pasan entre células endoteliales adyacentes). En respuesta a los gradientes de las quimiocinas, los neutrófilos extienden sus seudópodos y los introducen entre las células endoteliales y hacia fuera del espacio intravascular.

■ Varias moléculas de adhesión, expresadas intercelularmente, contribuyen a estrechar la adhesión entre células endoteliales. Sin embargo, también se pueden liberar durante la transmigración de leucocitos o redistribuirse a la superficie celular para facilitar el reclutamiento de leucocitos (fig. 2-23). Estas moléculas incluyen JAM, CD99 y PECAM-1 (CD31, molécula de adhesión celular endotelial plaquetaria) en superficies celulares endoteliales, que se unen entre sí para mantener las células juntas. Las JAM son proteínas de la superfamilia de las inmunoglobulinas. Las JAM, particularmente CD99 y PECAM, son también integrales a la adhesión de los neutrófilos a las células endoteliales durante el proceso de transmigración.
■ Bajo la influencia de los (1) mediadores inflamatorios, (2) las señales intracelulares que se originan por las moléculas de adhesión, y (3) las señales de los neutrófilos adherentes, las uniones endoteliales se separan.
■ Los neutrófilos movilizan elastasa hacia la membrana de sus seudópodos, lo que provoca la separación y retracción de las células endoteliales a medida que avanza el borde del neutrófilo, proceso facilitado por aumentos del calcio intracelular de la célula endotelial provocados por el PMN.

Un método poco conocido de migración de neutrófilos a través de células endoteliales es la **diapédesis transcelular**. En tejidos que contienen microvasos perforados como la mucosa digestiva y las glándulas secretoras, los PMN pueden atravesar regiones delgadas del endotelio, llamadas **fenestras**, sin dañar las células endoteliales.

En los microvasos sin fenestras, los PMN pueden cruzar el endotelio por medio de caveolas o vesículas pinocíticas de las células endoteliales, dando lugar a pequeños pasadizos unidos a la membrana a través de la célula.

Moléculas quimiotácticas

Los leucocitos deben situarse de manera precisa en los lugares de la lesión inflamatoria para funcionar correctamente. Para que los subgrupos específicos de leucocitos lleguen de una manera oportuna, han de recibir instrucciones muy específicas. *Los leucocitos son guiados a través de los espacios vascular y extravascular por una interacción compleja de moléculas atrayentes, repelentes y de adhesión.*

Los factores quimiotácticos más importantes para los PMN son (1) C5a, (2) productos bacterianos y mitocondriales (en especial, péptidos N-formilados de bajo peso molecular como la N-formil-metionil-leucil-fenilalanina), (3) productos del metabolismo del ácido araquidónico (sobre todo LTB$_4$), (4) productos de la degradación de la MEC y (5) quimiocinas. Estas últimas representan un mecanismo clave del reclutamiento leucocitario debido a que originan un gradiente quimiotáctico al unirse a proteoglucanos de la MEC.

Como resultado de ello, en los tejidos lesionados imperan altas concentraciones de quimiocinas.

A su vez, los receptores específicos de los leucocitos migrantes se unen a quimiocinas enlazadas a la matriz, lo que mueve las células a lo largo del gradiente quimiotáctico hacia el lugar de la lesión.

El coctel de quimiocinas que se presenta en un tejido determina en gran medida el tipo de leucocitos que se atraen hacia la zona.

También se producen factores quimiotácticos para otros tipos celulares, como los linfocitos, los basófilos y los eosinófilos en los lugares del daño hístico, y pueden secretarlos células endoteliales activadas, células de tejidos parenquimatosos u otras células inflamatorias.

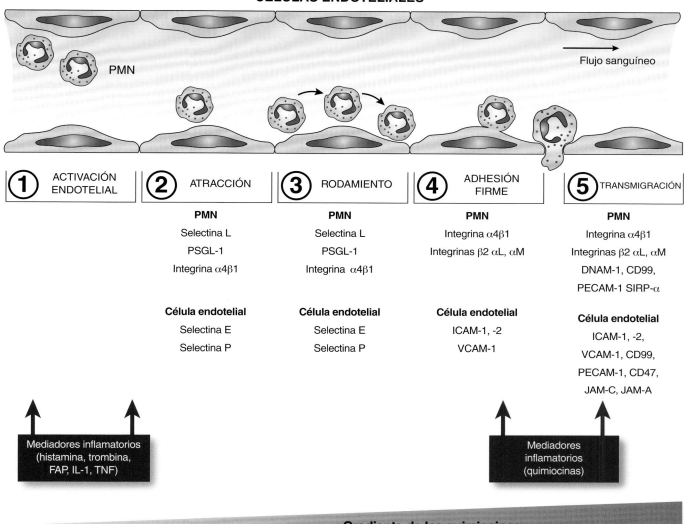

CÉLULAS ENDOTELIALES

① ACTIVACIÓN ENDOTELIAL ② ATRACCIÓN ③ RODAMIENTO ④ ADHESIÓN FIRME ⑤ TRANSMIGRACIÓN

PMN
Selectina L
PSGL-1
Integrina α4β1

PMN
Selectina L
PSGL-1
Integrina α4β1

PMN
Integrina α4β1
Integrinas β2 αL, αM

PMN
Integrina α4β1
Integrinas β2 αL, αM
DNAM-1, CD99,
PECAM-1 SIRP-α

Célula endotelial
Selectina E
Selectina P

Célula endotelial
Selectina E
Selectina P

Célula endotelial
ICAM-1, -2
VCAM-1

Célula endotelial
ICAM-1, -2,
VCAM-1, CD99,
PECAM-1, CD47,
JAM-C, JAM-A

Mediadores inflamatorios (histamina, trombina, FAP, IL-1, TNF)

Mediadores inflamatorios (quimiocinas)

Gradiente de las quimiocinas

PMN

Flujo sanguíneo

FIGURA 2-22. Adhesión y extravasación de neutrófilos. (*1*) Los mediadores inflamatorios activan las células endoteliales para que incrementen la expresión de las moléculas de adhesión. La sialil-Lewis X, la glucoproteína 1 de la selectina P y el ligando de la selectina E se unen a las selectinas P y E para facilitar (*2*) la atracción y (*3*) el rodamiento de los neutrófilos. Las integrinas aumentadas sobre los neutrófilos activados se unen a la molécula 1 de adhesión intercelular (ICAM-1) de las células endoteliales para formar (*4*) una adhesión firme. (*5*) Las adhesiones a las células endoteliales se liberan una a una, lo que posibilita que los neutrófilos pasen entre las células separadas para entrar en el tejido. CE, célula endotelial; IL, interleucina; JAM, moléculas de adhesión de unión; FAP, factor de activación plaquetario; PECAM-1, molécula de adhesión a la plaqueta de la célula endotelial 1; PMN, neutrófilo polimorfonuclear; TNF, factor de necrosis tumoral; VCAM, molécula de adhesión vascular.

FUNCIONES DE LAS CÉLULAS INFLAMATORIAS EN LA INFLAMACIÓN AGUDA

Fagocitosis de microorganismos y restos hísticos

Muchas células inflamatorias son **fagocitos**. Los neutrófilos, monocitos, macrófagos hísticos y células dendríticas reconocen, internalizan y digieren el material extraño, los microorganismos o los restos celulares por el proceso de **fagocitosis.** Este término se define como la ingestión por las células eucariotas de grandes (en general, > 0.5 μm) partículas insolubles y microorganismos. El complejo proceso incluye una secuencia de sucesos transmembrana y de señalización intracelular:

1. **Reconocimiento:** la fagocitosis se inicia cuando los receptores específicos de la superficie de las células fagocitarias reconocen su objetivo (fig. 2-24). La fagocitosis de la mayoría de los componentes biológicos se incrementa, si no depende del mismo, por su recubrimiento (**opsonización**) con componentes plasmáticos (**opsoninas**), principalmente

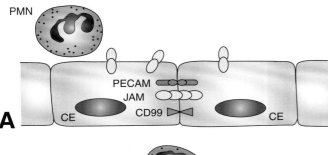

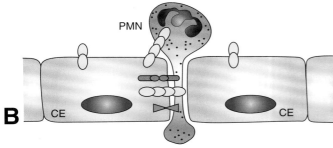

FIGURA 2-23. Moléculas de unión de células endoteliales participan en el reclutamiento de leucocitos. A. Moléculas de unión contribuyen a la adhesión entre células y al mantenimiento de la función de barrera endotelial. **B.** Estas mismas células regulan la transmigración paracelular de leucocitos. CE, célula endotelial; JAM, moléculas de adhesión de unión; PECAM, molécula de adhesión celular endotelial plaquetaria; PMN, neutrófilo polimorfonuclear.

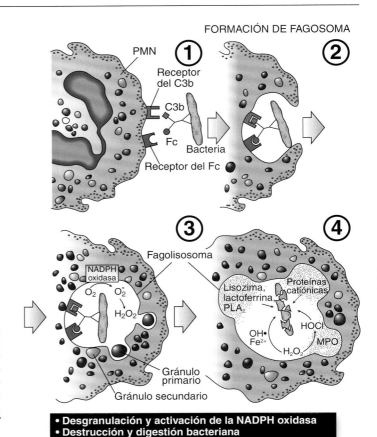

FORMACIÓN DE FAGOSOMA

- **Desgranulación y activación de la NADPH oxidasa**
- **Destrucción y digestión bacteriana**

FIGURA 2-24. Mecanismos de la fagocitosis bacteriana y la destrucción celular de los neutrófilos. (*1*) Opsoninas como el C3b recubren la superficie de los microbios, lo que permite su reconocimiento por el receptor C3b del neutrófilo. (*2*) El agrupamiento de receptores desencadena la señalización intracelular y el ensamblaje de la actina dentro del neutrófilo. Se forman seudópodos alrededor del microbio para encerrarlo dentro de un fagosoma. (*3*) Los gránulos lisosómicos se fusionan con el fagosoma para formar un fagolisosoma, dentro del cual se liberan enzimas lisosómicas y radicales de oxígeno para (*4*) eliminar y degradar el microbio. Fe^{2+}, ion ferroso; PLA_2, fosfolipasa A_2; HOCl, ácido hipocloroso; MPO, mieloperoxidasa; NADPH, fosfato de dinucleótido de nicotinamida y adenina; PMN, neutrófilo polimorfonuclear.

inmunoglobulinas o C3b. Las células fagocitarias disponen de receptores opsónicos específicos, como aquellos para los Fcγ (FcR) y los componentes del complemento. Muchos agentes patógenos han desarrollado mecanismos para evadir la fagocitosis leucocitaria. Las cápsulas de polisacáridos, la proteína A, la proteína M o los peptidoglucanos que rodean a las bacterias pueden evitar el depósito de complemento, o el reconocimiento antigénico y la unión del receptor.

2. **Señalización:** la aglutinación de las opsoninas en la superficie de las bacterias determina que los receptores Fcγ de membrana de los fagocitos formen racimos. Este proceso desencadena la señalización intracelular a través de las tirosina cinasas que están asociadas con el receptor Fcγ.

3. **Internalización:** el ensamblaje de la actina tiene lugar precisamente debajo del objetivo fagocitado. Los filamentos de actina polimerizados proyectan la membrana plasmática hacia delante. La membrana plasmática se remodela para aumentar el área de superficie y para formar seudópodos que rodean el material extraño. La copa fagocitaria resultante envuelve al agente extraño. En ese momento, la membrana se «cierra» alrededor de la partícula opsonizada para incluirla en una vacuola denominada **fagosoma** (fig. 2-24).

4. **Digestión:** el fagosoma con el material extraño se fusiona con los lisosomas citoplasmáticos para formar un **fagolisosoma**, dentro del cual se liberan las enzimas lisosómicas. El pH ácido del interior del fagolisosoma activa estas enzimas hidrolíticas, que degradan el material fagocitado. Algunos microorganismos cuentan con mecanismos evolutivos para evadir la destrucción de los neutrófilos y que consisten en evitar la desgranulación lisosómica o inhibir las enzimas neutrófilas.

Enzimas de las células inflamatorias

Aunque los PMN son vitales para degradar microbios y restos celulares, también producen daño celular (fig. 2-25). Por un lado, el desbridamiento de los tejidos lesionados mediante su degrada-

ción proteolítica facilita la reparación del tejido. Por otro lado, las enzimas degradativas pueden dañar las células endoteliales y epiteliales, y degradar el tejido conjuntivo.

Las células inflamatorias poseen el arsenal de enzimas usadas para degradar microbios y tejido. Los gránulos de neutrófilos primarios, secundarios y terciarios son morfológica y bioquímicamente distintos; cada uno tiene actividades únicas (fig. 2-15).

- **Gránulos primarios (gránulos azurófilos):** la actividad antimicrobiana y de proteinasa de estos gránulos puede activar de manera directa otras células inflamatorias. Las potentes hidrolasas ácidas y las proteasas de serina neutras digieren varias macromoléculas. La lisozima y PLA_2 degradan las paredes de la célula bacteriana y las membranas biológicas y son importantes en la destrucción de las bacterias. La mieloperoxidasa, una enzima esencial en el metabolismo del peróxido de hidrógeno, origina ROS tóxicas.

- **Gránulos secundarios (gránulos específicos):** contienen PLA_2, lisozima y proteínas que inician la destrucción de

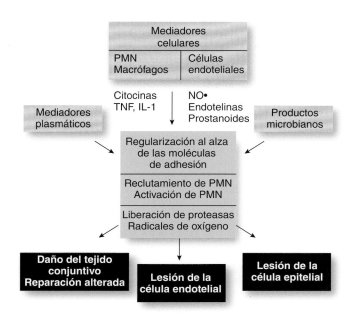

FIGURA 2-25. Mecanismos de daño celular e hístico. IL, interleucina; NO•, óxido nítrico; PMN, neutrófilo polimorfonuclear; TNF, factor de necrosis tumoral.

células específicas. Además, su contenido incluye la proteína catiónica, la lactoferrina, una proteína que une vitamina B_{12} y una metaloproteinasa de la matriz (colagenasa) específica para el colágeno tipo IV.

- **Gránulos terciarios (gránulos de almacenamiento pequeños, gránulos C):** estos gránulos se liberan en el frente principal de los neutrófilos durante la quimiotaxis. Son la fuente de enzimas que promueven la migración celular a través de la membrana basal y los tejidos e incluyen proteinasas, catepsina, gelatinasa y el activador del plasminógeno tipo urocinasa (u-PA).

En los macrófagos, la diversidad específica de agentes liberados varía según la función de los macrófagos como pro o antiinflamatorios (figs. 2-15 C y 2-18).

Células inflamatorias, mecanismos ROS y no ROS
Muerte bacteriana por especies reactivas de oxigeno

La fagocitosis se acompaña de reacciones metabólicas de las células inflamatorias que llevan a la producción de varios metabolitos del oxígeno (v. cap. 1). Estos ROS son más reactivos que el oxígeno y contribuyen a destruir las bacterias ingeridas (fig. 2-24).

- **Anión superóxido (O_2^-):** la fagocitosis activa una oxidasa de NADPH en la membrana celular de los PMN. La NADPH oxidasa es un complejo de transporte de electrones de múltiples componentes que reduce el oxígeno molecular a O_2^-. La activación de esta enzima aumenta en casos de exposición previa de las células al estímulo quimiotáctico o el LPS. La activación de la oxidasa de NADPH aumenta el consumo de oxígeno y estimula la derivación del monofosfato de hexosa. En conjunto, estas respuestas celulares se denominan **estallido respiratorio.**
- **Peróxido de hidrógeno (H_2O_2):** la superóxido dismutasa convierte con rapidez el O_2^- en H_2O_2 en la superficie celular y en los fagolisosomas. El H_2O_2 es estable y sirve para generar oxidantes reactivos adicionales.
- **Ácido hipocloroso (HOCl):** la mieloperoxidasa (MPO), un producto de los neutrófilos con una carga catiónica muy alta, secretado desde los gránulos durante la exocitosis. En presencia

de un haluro, por lo general cloro, la mieloperoxidasa cataliza la conversión del H_2O_2 en HOCl. Este poderoso oxidante es un importante agente bactericida que producen las células fagocitarias. El HOCl también participa en la activación de la colagenasa y la gelatinasa derivadas de los neutrófilos, las cuales se secretan como enzimas latentes.

- **Radical hidroxilo (OH•):** la reducción del H_2O_2 mediante la reacción de Haber-Weiss forma el OH•, de gran reactividad. A un pH fisiológico, esta reacción se produce lentamente, pero en presencia de ion ferroso (Fe^{2+}) tiene lugar la reacción de Fenton, que convierte con celeridad el H_2O_2 en OH•, un radical con actividad bactericida potente. La reducción ulterior del OH• lleva a la formación de H_2O (v. cap. 1).
- **Óxido nítrico (NO•):** los fagocitos y las células del endotelio producen NO• y sus derivados, los cuales tienen efectos diversos, tanto fisiológicos como no fisiológicos. El NO• y otros radicales libres interactúan para equilibrar sus efectos citotóxicos y citoprotectores. El NO• puede reaccionar con radicales de oxígeno para formar moléculas tóxicas como el peroxinitrito y los S-nitrosotioles, o pueden eliminar O_2^-, y así reducir la cantidad de radicales tóxicos.

Los monocitos, macrófagos y eosinófilos también producen radicales de oxígeno, de acuerdo con el estado de activación y el estímulo al que se expongan. La función defectuosa de las células fagocíticas ocurre en varias enfermedades congénitas. La importancia de los mecanismos dependientes del oxígeno en la destrucción bacteriana se ejemplifica en la **enfermedad granulomatosa crónica** de la niñez. En esta deficiencia hereditaria de la oxidasa de NADPH, la dificultad para producir O_2^- y H_2O_2 durante la fagocitosis hace a estas personas susceptibles a infecciones recurrentes, en especial por cocos grampositivos. Los pacientes con una deficiencia genética relacionada con la mieloperoxidasa son incapaces de producir HOCl, por lo que exhiben una susceptibilidad aumentada a las infecciones micóticas por *Candida* (tabla 2-5).

Muerte bacteriana no oxidativa

Los fagocitos, en particular los PMN y los monocitos/macrófagos, tienen una actividad antimicrobiana que no depende del oxígeno sustancial. Fundamentalmente, esta actividad incluye proteínas bactericidas en los gránulos citoplasmáticos. Estas incluyen las hidrolasas ácidas lisosómicas y las proteínas no catalíticas especializadas exclusivas de las células inflamatorias.

Defectos en la función leucocitaria

La importancia de las células inflamatorias agudas en la protección contra la infección se demuestra en la frecuencia y gravedad de las infecciones en situaciones en las que los PMN están muy bajos o son defectuosos. *La más habitual de tales deficiencias es la neutropenia yatrógena que resulta de la quimioterapia contra el cáncer.* El deterioro funcional de los fagocitos puede presentarse en cualquier etapa de la secuencia: adhesión, emigración, quimiotaxis, fagocitosis o muerte. Estos trastornos pueden ser adquiridos o congénitos. Las enfermedades adquiridas, como leucemia, diabetes mellitus, desnutrición, infecciones virales y septicemia, se acompañan con frecuencia de defectos en la función de las células inflamatorias. La tabla 2-5 muestra ejemplos representativos de enfermedades congénitas ligadas a una función fagocitaria defectuosa.

REGULADORES NEGATIVOS DE LA INFLAMACIÓN AGUDA

La resolución natural de la inflamación aguda implica la eliminación del estímulo inicial y la subsiguiente apoptosis de las células inflamatorias. La reducción de la producción de mediadores

Tabla 2-5

Enfermedades congénitas con función celular fagocitaria defectuosa que se caracterizan por infecciones bacterianas recurrentes

Enfermedad	Defecto
Deficiencia de la adhesión leucocitaria (DAL)	DAL-1 (expresión o función defectuosa de integrina β_2 [CD11/CD18])
	DAL-2 (fucosilación defectuosa, unión de la selectina)
Síndrome de infección recurrente por hiper-IgE (síndrome de Job)	Quimiotaxis deficiente
Síndrome de Chediak-Higashi	Gránulos lisosómicos defectuosos, quimiotaxis deficiente
Deficiencia de gránulos específicos de neutrófilos	Gránulos de neutrófilos ausentes
Enfermedad granulomatosa crónica	Oxidasa de NADPH deficiente, sin producción de H_2O_2
Deficiencia de mieloperoxidasa	Producción deficiente de HOCl

H_2O_2, peróxido de hidrógeno; HOCl, ácido hipocloroso; Ig, inmunoglobulina; NADPH, fosfato de dinucleótido de nicotinamida y adenina.

proinflamatorios y la expresión de mediadores antiinflamatorios detienen el proceso. La eliminación del tejido dañado y de los restos celulares permite que se produzca la cicatrización apropiada.

Sin embargo, la respuesta a la lesión es variable, y la genética, sexo y edad del paciente determinan la respuesta a la lesión, la extensión de la cicatrización y, en particular, la progresión a una enfermedad inflamatoria crónica. Entre los reguladores negativos de la inflamación se incluyen:

- **Reprogramación y silenciamiento génicos:** la inflamación se acompaña de reprogramación génica, la cual: (1) anula la expresión génica proinflamatoria; (2) aumenta la expresión génica antiinflamatoria y (3) permite que el proceso inflamatorio avance hasta la resolución. Como hechos notables, hay represión de la transcripción y silenciamiento génico sostenido del TNF-α, la IL-1β y otros genes proinflamatorios, además de un aumento simultáneo en la expresión génica de factores antiinflamatorios como el antagonista del receptor de la IL-1 y de los receptores de TNF-α, IL-6 e IL-10.
- **Citocinas:** varias interleucinas (IL-6, IL-10 y IL-13) limitan la inflamación al reducir la producción de TNF-α. Esto podría ocurrir preservando IκB, con el consiguiente bloqueo de la activación de células y la liberación de mediadores inflamatorios.
- **Inhibidores de las proteasas:** el inhibidor de la proteinasa leucocitaria secretora (SLPI), y el IHMP-2 son de particular importancia para reducir las respuestas de una variedad de tipos celulares, como los macrófagos y las células endoteliales, y para disminuir el daño del tejido conjuntivo.
- **Lipoxinas:** las lipoxinas son mediadores lipídicos antiinflamatorios que inhiben la biosíntesis de leucotrienos.
- **Glucocorticoides:** la estimulación del eje hipotálamo-hipófiso-suprarrenal conduce a la liberación de glucocorticoides inmunodepresores. Estos ejercen efectos depresores transcripcionales y postranscripcionales sobre los genes de la respuesta inflamatoria.
- **Cininasas:** las cininasas en plasma y en sangre degradan el potente mediador proinflamatorio bradicinina.

- **Fosfatasas:** uno de los mecanismos más habituales usado en la transducción de señales para regular la señalización celular inflamatoria es la rápida y reversible fosforilación de proteínas. Las fosfatasas y las proteínas reguladoras asociadas suministran un equilibrio al sistema desfosforilante.
- **Factor de crecimiento transformante β (TGF-β):** las células apoptóticas, en especial los neutrófilos, inducen la expresión del TGF-β. El TGF-β (1) inhibe las citocinas y quimiocinas proinflamatorias, (2) induce un cambio en los mediadores derivados del ácido araquidónico hacia la producción de lipoxina y resolvina (productos de interacción de la fase de resolución; ácidos grasos poliinsaturados Ω-3), (3) causa reconocimiento y depuración de células apoptóticas y restos celulares por parte de los macrófagos y (4) estimula las citocinas antiinflamatorias y la fibrosis.

RESULTADOS DE LA INFLAMACIÓN AGUDA

La combinación de las actividades reguladoras y la corta vida de los neutrófilos limita la duración de las reacciones inflamatorias agudas. Al eliminarse la fuente lesiva de los tejidos, la inflamación cede y se restaura la arquitectura normal de los tejidos, así como su función. El resultado de la inflamación depende del equilibrio entre reclutamiento celular, división celular, emigración celular y muerte celular. En los tejidos que recuperan la normalidad, este proceso puede revertirse: (1) el estímulo lesivo se elimina, (2) las señales proinflamatorias se desactivan, (3) la entrada de células inflamatorias agudas concluye, (4) el equilibrio de líquidos hísticos se restaura, (5) los restos celulares e hísticos se eliminan, (6) la función vascular normal se recupera, (7) las barreras epiteliales se reparan y (8) la MEC se regenera. A medida que las señales de inflamación aguda disminuyen, la apoptosis de los PMN limita la respuesta inmunitaria y comienza la resolución.

Sin embargo, las respuestas inflamatorias pueden conducir a otros resultados (fig. 2-26):

- **Cicatriz:** aunque el cuerpo puede eliminar el agente agresor, si un tejido padece un daño irreversible, una cicatriz suele reemplazar a la arquitectura normal.
- **Absceso:** si el área de inflamación aguda es amurallada por las células inflamatorias y la fibrosis, los productos de los PMN destruyen el tejido y forman un absceso (v. cap. 1).
- **Linfadenitis:** la inflamación aguda y crónica localizada puede causar la inflamación secundaria de los conductos linfáticos (**linfangitis**) y de los nódulos linfáticos (**linfadenitis**). Los conductos linfáticos inflamados de la piel se ven como rayas enrojecidas, mientras los nódulos linfáticos están agrandados y son dolorosos. Los nódulos linfáticos afectados muestran hiperplasia de los folículos linfoides y proliferación de los fagocitos mononucleares en los senos (**histiocitosis sinusal**).
- **Inflamación persistente:** el fracaso en eliminar la agresión patológica o la incapacidad para generar la resolución condiciona una inflamación persistente. Esto puede evidenciarse como una respuesta aguda prolongada, con llegada continua de neutrófilos y destrucción hística o, como sucede de manera más frecuente, bajo la forma de una inflamación crónica.

INFLAMACIÓN CRÓNICA

En la inflamación crónica, las células inflamatorias persisten, el estroma se vuelve hiperplásico, y la destrucción hística y la cicatrización pueden llevar a la disfunción orgánica. El proceso puede localizarse, pero es más frecuente que progrese hasta causar enfermedades incapacitantes como una enfermedad pulmonar crónica, artritis reumatoide, colitis ulcerosa, enfermedades granulomatosas, enfermedades autoinmunitarias y dermatitis crónica. La inflamación aguda y la crónica son el final de un proceso con-

Resultados de la inflamación aguda

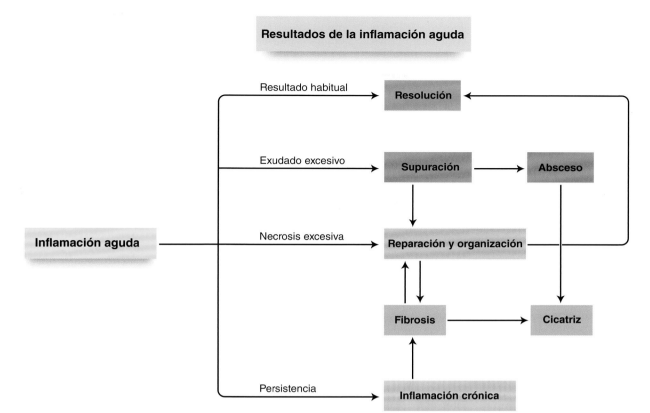

FIGURA 2-26. Resultados de la inflamación aguda.

tinuo dinámico con superposición de características morfológicas como: (1) inflamación con reclutamiento continuo de células inflamatorias crónicas; seguida por (2) lesión hística debido a la prolongación de la respuesta inflamatoria, y (3) un intento con frecuencia desordenado de restaurar la integridad hística. Los macrófagos son la clave determinante en los resultados (fig. 2-27).

Los sucesos producen respuestas inflamatorias amplificadas que coinciden con las de la inflamación aguda en varios aspectos:

- Los **desencadenantes específicos**, como los productos bacterianos o una lesión, inician la respuesta.
- Los **mediadores químicos** dirigen el reclutamiento, activación e interacción de las células inflamatorias. La activación de las cascadas de la coagulación y del complemento origina péptidos pequeños que prolongan la respuesta inflamatoria. Las citocinas, de manera específica la IL-6 y RANTES, regulan un cambio de las quimiocinas, de modo que las células mononucleares se dirijan hacia el lugar del daño. Otras citocinas (p. ej., el IFN-γ) promueven la proliferación y activación de los macrófagos.
- Las **células inflamatorias** se reclutan de la sangre. Las interacciones entre linfocitos, macrófagos, células dendríticas y fibroblastos producen respuestas específicas contra los antígenos. Los macrófagos juegan un papel fundamental de control, produciendo mediadores inflamatorios que activan a otros macrófagos, linfocitos y fibroblastos hísticos (fig. 2-27), ya sea para favorecer la resolución de la lesión o mantenerla.
- Los **patrones moleculares relacionados con peligro** y los **microbianos relacionados con los agentes patógenos** conducen a **respuestas inflamatorias multifacéticas**. La interacción de patrones microbianos relacionados con los agentes patógenos, patrones moleculares relacionados con peligro y receptores de reconocimiento de patrón incrementa la activación

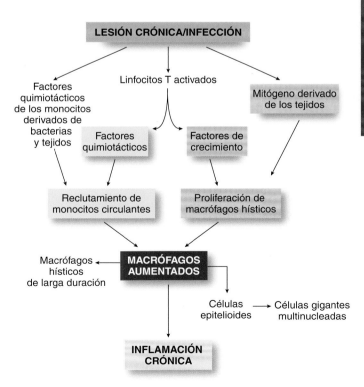

FIGURA 2-27. La acumulación de macrófagos es clave en el desarrollo de la inflamación crónica.

de mediadores de la inflamación. Esto puede causar mayor liberación de patrones moleculares relacionados con peligro y el mantenimiento subsecuente de la respuesta inflamatoria, incluso después de que la incitación inicial haya pasado (fig. 2-5).

■ La **activación de las células del estroma** y la **remodelación de la MEC** afectan a la respuesta inmunitaria celular. Pueden resultar grados variables de fibrosis según la extensión de la lesión hística y la persistencia de la lesión e inflamación.

Inflamación crónica no es sinónimo de infección crónica, pero si la respuesta inflamatoria es incapaz de eliminar un agente lesivo, la infección puede perdurar. Una inflamación crónica no requiere necesariamente una infección, ya que puede seguir a una respuesta inflamatoria aguda o inmunitaria a un antígeno extraño. Las señales que provocan una respuesta extensa incluyen:

■ **Bacterias, virus y parásitos:** estos agentes pueden proporcionar señales que apoyan la persistencia de las respuestas inflamatorias, las cuales se pueden dirigir al aislamiento del invasor del huésped.
■ **Apoptosis:** dado que los PMN apoptóticos inducen una respuesta antiinflamatoria, los defectos en el reconocimiento o en la respuesta a estas células remanentes puede conducir a la inflamación crónica.
■ **Silenciamiento génico defectuoso:** la expresión retardada o persistente de genes proinflamatorios tardíos contribuye a prolongar el ambiente inflamatorio. En este caso, no se produce la etapa de silenciamiento génico, el ataque de las citocinas persiste y se desarrolla la inflamación patológica.
■ **Traumatismos:** el daño hístico extenso libera mediadores capaces de prolongar el ambiente inflamatorio.
■ **Cáncer:** las células inflamatorias crónicas, sobre todo los macrófagos y los linfocitos T, pueden ser reclutados por tumores para alimentar y estimular el crecimiento de la célula tumoral (v. cap. 4). La quimioterapia puede limitar la inflamación e incrementar la susceptibilidad a la infección.
■ **Factores inmunitarios:** muchas enfermedades autoinmunitarias, como la artritis reumatoide, la tiroiditis crónica y la cirrosis biliar primaria, se caracterizan por respuestas inflamatorias crónicas de los tejidos afectados. Estas pueden acompañarse de la activación de la inmunidad dependientes de anticuerpos y mediada por células (v. cap. 3). Tales anomalías autoinmunitarias pueden representar lesiones permanentes en los órganos afectados.

Células mononucleares

Los componentes celulares de las respuestas inflamatorias crónicas son reclutados de la circulación (macrófagos, linfocitos, células plasmáticas, células dendríticas y eosinófilos) y de los tejidos afectados (fibroblastos, células endoteliales).

Monocitos/macrófagos

Los macrófagos activados y sus citocinas son fundamentales en la inflamación y en la prolongación de las respuestas que conduce a la inflamación crónica. Los macrófagos hísticos son estimulados y proliferan como monocitos circulantes, son reclutados y diferenciados en macrófagos hísticos (fig. 2-27). Bajo la influencia del microambiente, los macrófagos hísticos residentes se vuelven fenotípicamente polarizados en macrófagos M1 activados de forma clásica y macrófagos M2 activados de forma alternativa (figs. 2-17 y 2-18). Los macrófagos producen mediadores inflamatorios e inmunitarios y regulan las reacciones que llevan a la inflamación crónica. Asimismo, regulan las respuestas de los linfocitos a los antígenos, y secretan otros mediadores que modulan la proliferación y la actividad de fibroblastos y células endoteliales.

Cuando los monocitos entran en los tejidos y se diferencian en macrófagos, adquieren la capacidad de producir MPM adicionales y proteinasas de cisteína, pero pierden la capacidad de producir proteinasas de serina. La actividad de estas enzimas es importante en la destrucción de los tejidos que se puede suscitar durante la inflamación crónica. *Otros productos de los macrófagos son los metabolitos del oxígeno, los factores quimiotácticos, las citocinas y los factores de crecimiento* (fig. 2-15 C).

Linfocitos

Los linfocitos T regulan la activación y el reclutamiento de los macrófagos mediante (1) la secreción de mediadores específicos (linfocinas), (2) la modulación de la producción de anticuerpos y la citotoxicidad mediada por células, y (3) el mantenimiento de la memoria inmunitaria (fig. 2-28 A). Los linfocitos citolíticos naturales, así como otros subtipos linfocitarios, ayudan a la defensa contra las infecciones virales y bacterianas.

Células plasmáticas

Las células plasmáticas son ricas en retículo endoplasmático rugoso y son la fuente principal de anticuerpos (fig. 2-28 B). La producción de anticuerpos contra antígenos específicos en lugares de inflamación crónica es importante para la neutralización de estos, así como para la depuración de antígenos y partículas extraños, y para la citotoxicidad mediada por células dependiente de anticuerpos (v. cap. 3).

Fibroblastos

Los fibroblastos son células de larga vida, ubicuas, cuya función principal consiste en producir componentes de la MEC (fig. 2-28 C). Derivan del mesodermo o de la cresta neural, y pueden diferenciarse en otras células del tejido conjuntivo (p. ej., condrocitos, adipocitos, osteocitos y células de músculo liso). Los fibroblastos son los «albañiles» de los tejidos, reconstruyen el andamiaje bajo el cual estos se restablecen.

Los fibroblastos activados producen citocinas, quimiocinas y prostanoides que generan un microambiente hístico encargado de regular adicionalmente el comportamiento de las células inflamatorias en el tejido dañado. Este proceso da lugar a la resolución y subsecuente cicatrización de la herida o inflamación crónica persistente.

Daño y reparación en la inflamación crónica

La inflamación crónica se ve influida por mecanismos inmunitarios y no inmunitarios, y se observa con frecuencia junto con respuestas reparadoras, a saber, tejido de granulación y fibrosis.

Respuesta inflamatoria extensa

La función principal de los PMN en la inflamación es la defensa del huésped y el desbridamiento de los tejidos dañados. Sin embargo, la respuesta del neutrófilo es un arma de doble filo. Los productos neutrófilos protegen al huésped al intervenir en la defensa antimicrobiana y el desbridamiento de los tejidos dañados; pero, si no se regulan de manera apropiada, estos mismos productos pueden prolongar el daño a los tejidos y promover una inflamación crónica. Las enzimas de los PMN son beneficiosas cuando digieren los microorganismos fagocitados intracelularmente, pero pueden ser destructivas si se liberan y actúan fuera de las células. Por consiguiente, cuando los PMN se acumulan, el tejido conjuntivo puede ser digerido por sus enzimas.

La lesión hística persistente que producen las células inflamatorias es importante en la patogenia de muchas enfermedades (p. ej., enfisema, artritis reumatoide, ciertas enfermedades por complejos inmunitarios, gota y síndrome de dificultad respiratoria aguda). La adhesión de las células fagocitarias, la fuga de ROS y la liberación de enzimas lisosómicas incrementan juntos la citotoxicidad y degradación de los tejidos. La actividad de las proteinasas aumenta significativamente en las heridas crónicas y crea un ambiente proteolítico que impide la cicatrización.

A

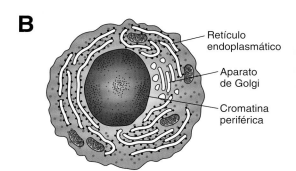

Retículo
endoplasmático
disperso

Lisosoma

LINFOCITO

CARACTERÍSTICAS Y FUNCIONES

- Vinculado con la inflamación crónica
- Células fundamentales en la respuesta inmunitaria
  humoral y en la respuesta mediada por células
- Producción de citocinas
- Múltiples subtipos:

Linfocito B ⟶ Célula plasmática ⟶ Producción de anticuerpos

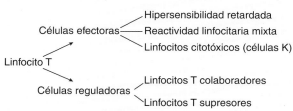

Células efectoras ⟨ Hipersensibilidad retardada
Reactividad linfocitaria mixta
Linfocitos citotóxicos (células K)

Linfocito T

Células reguladoras ⟨ Linfocitos T colaboradores
Linfocitos T supresores

Linfocito citolítico natural (NK, *natural killer*)
Célula nula

B

Retículo
endoplasmático

Aparato
de Golgi

Cromatina
periférica

CÉLULA PLASMÁTICA

CARACTERÍSTICAS Y FUNCIONES

- Asociada con:
  - Síntesis y secreción de anticuerpos
  - Inflamación crónica
- Derivada de linfocitos B

C **FIBROBLASTO**

CARACTERÍSTICAS Y FUNCIONES

- Produce proteínas de matriz extracelular
- Media en la inflamación crónica
  y la cicatrización de la herida

MEDIADORES PRINCIPALES DE LA INFLAMACIÓN

- IL-6
- IL-8
- Ciclooxigenasa 2
- Hialuronidasa
- PGE_2
- Expresión de CD40
- Proteínas matricelulares
- Proteínas extracelulares

FIGURA 2-28. Más células de la inflamación: morfología y función. A. Linfocito. **B.** Célula plasmática. **C.** Fibroblasto. IL, interleucina; PGE, prostaglandina E.

Inflamación granulomatosa

Los PMN eliminan agentes que incitan la respuesta inflamatoria aguda. Sin embargo, a veces estas células no pueden digerir esas sustancias. Tales situaciones encierran un peligro potencial, ya que pueden llevar a un círculo vicioso de: (1) fagocitosis; (2) fallo digestivo; (3) muerte del neutrófilo; (4) liberación del agente provocador sin digerir, y (5) refagocitosis por un nuevo neutrófilo reclutado (fig. 2-29). *La formación de un granuloma constituye una respuesta a la infección crónica (p. ej., infecciones micóticas, tuberculosis) o a la presencia de material extraño (p. ej., material de sutura o talco). Aísla un agente agresor persistente, previene su diseminación y reduce la inflamación, protegiendo así los tejidos del huésped.* En algunas enfermedades granulomatosas, como la sarcoidosis, todavía no se ha identificado ningún agente incitador.

Las principales células participantes en la inflamación granulomatosa son los macrófagos y los linfocitos (fig. 2-30). Los macrófagos son células móviles que migran de manera continua a través de los tejidos conjuntivos extravasculares. Después de acumular sustancias que no pueden digerir, estos pierden su motilidad y se juntan en el lugar de la lesión para formar acumulaciones nodulares de células pálidas, epitelioides: los **granulomas**.

Las células gigantes multinucleadas se forman por la fusión citoplasmática de los macrófagos. Cuando los núcleos de tales células gigantes se disponen alrededor de la periferia celular

en un patrón de herradura, la célula se llama **célula gigante de Langhans** (fig. 2-30 B). La **célula gigante de cuerpo extraño** contiene un agente extraño indigerible, como remanentes de sutura (fig. 2-30 C). Los granulomas también se clasifican por la presencia o ausencia de necrosis.

Ciertos agentes infecciosos como *Mycobacterium tuberculosis* producen de forma característica granulomas necrosantes, cuyos centros están llenos con una mezcla amorfa de residuos, microorganismos y células muertas. En otras enfermedades, como la sarcoidosis, los ganulomas se caracterizan por ausencia de necrosis.

INFLAMACIÓN CRÓNICA Y TUMOROGÉNESIS

Varias enfermedades infecciosas crónicas se relacionan con el desarrollo de tumores malignos. Por ejemplo, la esquistosomiasis de la vejiga urinaria favorece el desarrollo del carcinoma de células escamosas de ese órgano. La inflamación que no se relaciona directamente con una infección también puede ser un factor de riesgo de cáncer. Los pacientes con reflujo gastroesofágico o colitis ulcerosa se hallan en un riesgo más alto de adenocarcinoma en esos órganos. El entorno que genera la inflamación crónica promueve la transformación cancerígena por una serie de mecanismos (*v.* cap. 4):

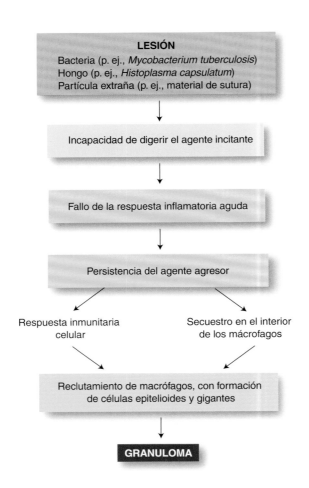

LESIÓN
Bacteria (p. ej., *Mycobacterium tuberculosis*)
Hongo (p. ej., *Histoplasma capsulatum*)
Partícula extraña (p. ej., material de sutura)

↓

Incapacidad de digerir el agente incitante

↓

Fallo de la respuesta inflamatoria aguda

↓

Persistencia del agente agresor

↙ ↘

Respuesta inmunitaria celular   Secuestro en el interior de los mácrofagos

↘ ↙

Reclutamiento de macrófagos, con formación de células epitelioides y gigantes

↓

GRANULOMA

FIGURA 2-29. Mecanismo de formación del granuloma.

- **Aumento de la proliferación celular:** la división celular estimulada de manera crónica aumenta la probabilidad de mutaciones transformantes en las células en proliferación.
- **Metabolitos del oxígeno y de NO•:** los metabolitos inflamatorios, como las nitrosaminas, pueden causar daño genómico (*v.* cap. 4).
- **Activación inmunitaria crónica:** la exposición crónica a antígenos altera el entorno de citocinas al suprimir las respuestas inmunitarias celulares. Esto crea un ambiente más permisivo para el crecimiento maligno.
- **Angiogenia:** el crecimiento de nuevos vasos se asocia con la inflamación y la cicatrización de heridas, y es necesaria para mantener las lesiones neoplásicas.
- **Inhibición de la apoptosis:** la inflamación crónica suprime la apoptosis. El aumento de la división celular y la reducción de la apoptosis facilitan la supervivencia, y expansión de las poblaciones celulares mutadas.

MANIFESTACIONES SISTÉMICAS DE INFLAMACIÓN

Los síntomas relacionados con la inflamación, como fiebre, mialgia, artralgia, anorexia y somnolencia, se atribuyen a varias citocinas, como IL-1, IL-6 y TNF-α. Las manifestaciones sistémicas más acentuadas de la inflamación son las siguientes:

- **Liberación de glucocortidoides** antiinflamatorios desde la corteza suprarrenal.

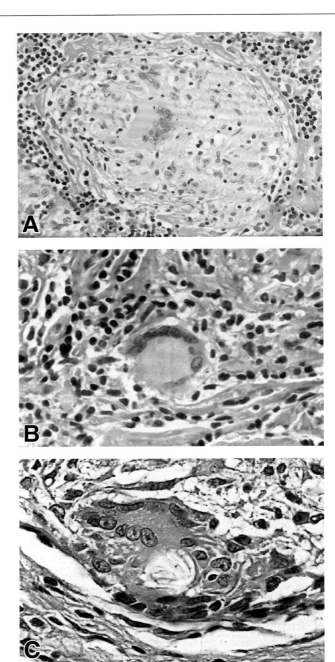

FIGURA 2-30. Tipos de granulomas. A. Granuloma con una célula gigante multinucleada entre numerosas células epitelioides pálidas. **B.** Célula gigante de Langhans que muestra núcleos dispuestos en la periferia de un citoplasma abundante. **C.** Célula gigante de cuerpo extraño con numerosos núcleos dispuestos de forma aleatoria en el citoplasma y material extraño en el centro.

- La **leucocitosis** suele relacionarse con infecciones bacterianas y lesiones hísticas, y su causa es la liberación de mediadores específicos de los macrófagos y tal vez de otras células.
- La **respuesta de fase aguda** es una reacción fisiológica regulada que se produce en afecciones inflamatorias. Desde el punto de vista clínico, se caracteriza por fiebre, leucocitosis, apetito reducido y patrones del sueño alterados, y desde el punto de vista químico por cambios en los niveles plasmáticos de las proteínas de fase aguda. Estas moléculas son sintetizadas principalmente (tabla 2-6) por el hígado, que las libera en

grandes cantidades a la circulación en respuesta a un cuadro inflamatorio agudo.

- **Fiebre:** La liberación de **pirógenos** (moléculas que causan fiebre) por bacterias, virus o células lesionadas puede afectar directamente la actividad hipotalámica mediante la estimulación de la producción de citocinas (IL-1α, IL-1β, IL-6 y TNF-α) e interferones. La IL-1 estimula la síntesis de prostaglandinas en los centros termorreguladores hipotalámicos, y de ese modo altera el «termostato» que controla la temperatura corporal.
- **Shock:** bajo condiciones de lesión hística masiva o septicemia, las cantidades significativas de citocinas, en especial TNF-α, liberadas en la circulación puede afectar el corazón y el sistema vascular periférico al causar (1) vasodilatación generalizada, (2) aumento de la permeabilidad vascular, (3) pérdida de volumen intravascular y depresión miocárdica, y (4) gasto cardiaco disminuido. Esta afección se denomina colectivamente **síndrome de respuesta inflamatoria sistémica (SRIS).** La septicemia puede definirse como SRIS en el contexto de infección.

DESENCADENANTES DE LA SEPTICEMIA

Septicemia y sitio inicial de la infección

El sitio más habitual de infección relacionado con la septicemia es el pulmón. Más del 40 % de los pacientes sépticos tienen una infección de origen respiratorio, como la neumonía. La figura 12-2 muestra la histopatología típica de la neumonía bacteriana. Las infecciones abdominales son la segunda causa más frecuente de septicemia. Estas se producen en muchas circunstancias, incluyendo apendicitis perforada, lesiones penetrantes en el intestino y filtraciones en las anastomosis posquirúrgicas.

Las infecciones de las vías urinarias son el tercer origen más habitual de septicemia. Otras causas adicionales de septicemia pueden atribuirse a infecciones de tejidos blandos, bacteriemia primaria, meningitis, encefalitis, endocarditis y otras. Las infecciones que precipitan la septicemia pueden ser adquiridas en la comunidad o durante el curso de una hospitalización (p. ej., infecciones nosocomiales). Los pacientes que desarrollan septicemia por infecciones nosocomiales tienen una mayor tasa de mortalidad que aquellos con infecciones por patógenos adquiridos en la comunidad.

Factores relacionados con el riesgo de septicemia

La septicemia ocurre con mayor frecuencia en las personas que están en los extremos de la vida: adultos mayores y niños muy pequeños. Los hombres son más propensos a desarrollar septicemia que las mujeres, y los afroamericanos son más susceptibles que los caucásicos. Las personas con enfermedades crónicas, especialmente si sus sistemas inmunitarios están comprometidos, están particularmente en riesgo. El sida, la inmunosupresión iatrogénica (p. ej., después de la quimioterapia), la deficiencia respiratoria o circulatoria de larga duración, entre otras, predisponen a los pacientes a la septicemia.

Influencia de patógenos

Infecciones con diversos tipos de patógenos pueden causar septicemia, según sea la respuesta del huésped a la agresión infecciosa. La naturaleza de los organismos infecciosos que precipitan la septicemia ha cambiado con el tiempo. Las bacterias grampositivas ahora son responsables de más casos que las gramnegativas. En el 85 % de los casos, una sola especie bacteriana es responsable, mientras que el resto se deben a infecciones bacterianas polimicrobianas o infecciones por hongos, anaerobios, virus o parásitos. La incidencia de la septicemia fúngica ha aumentado considerablemente en los últimos años, pero los hongos todavía causan sólo un 5-10 % de todos los casos.

La bacteriemia (es decir, la infección microbiana del torrente sanguíneo) puede presentarse durante la septicemia, pero no es un componente esencial, porque las infecciones locales pueden causar daño en los tejidos distantes y disfunción orgánica. Los cultivos sanguíneos son positivos solamente en el 20-40 % de los pacientes con septicemia grave y en el 40-70 % de los que cursan con shock séptico.

La sospecha clínica de septicemia debe seguir siendo alta, sobre todo si se intuye una infección aunque no se detecte y, posteriormente, debe iniciarse el tratamiento empírico.

E. coli es la causa más frecuente de septicemia entérica por gramnegativos, si bien otros bacilos, como las especies de *Pseudomonas, Klebsiella* y *Enterobacter,* también pueden originarla. El contenido que se desarrolla a continuación se refiere a la septicemia por gramnegativos.

La presencia de *E. coli* en el torrente sanguíneo provoca shock séptico a través de los efectos del TNF (entre otros factores), cuya liberación desde los macrófagos es estimulada por endotoxina bacteriana.

EVOLUCIÓN DE LA SEPTICEMIA

La septicemia es parte de una reacción sistémica exagerada que inicia con las respuestas inflamatorias contra la infección. Estas respuestas reflejan el reconocimiento del huésped de los patrones moleculares asociados a patógenos (PAMP, *pathogen-associated molecular patterns*) que están presentes en los microorganismos invasores.

Los PAMP son detectados mediante receptores de reconocimiento de patrón (PRR, *pattern response receptors*), como los RTT y los receptores de lectina de tipo C en las células dendríticas (fig. 12-3).

La endocitosis de estos patógenos activa los receptores intracelulares principales de diferentes tipos. El receptor transmembrana TLR se une a estos mediadores y también activa el receptor nuclear κ B (NFκB) en los monocitos y estimula la producción de citocinas proinflamatorias como el TNF-α y la IL-6, las quimiocinas como IL-8 y la ICAM-1, y el NO (*v.* cap. 1).

La necrosis hística libera moléculas del patrón molecular asociado al daño (DAMP, *damage-associated molecular pattern molecules* o alarminas). Estas moléculas son detectadas por PRR en células del sistema inmunitario innato. A su vez, la interacción entre DAMP y PRR hace que esas células produzcan más mediadores proinflamatorios.

Después de este proceso de estimulación proinflamatoria, el cuerpo se invade de factores que inducen, potencian y mantienen una inflamación descontrolada.

Tabla 2-6	
Proteínas de fase aguda	
Proteína	**Función**
Proteína de unión a la manosa	Opsonización/activación del complemento
Proteína C-reactiva	Opsonización
α₁-Antitripsina	Inhibición de proteasa de serina
Haptoglobina	Unión a la hemoglobina
Ceruloplasmina	Antioxidante, unión al cobre
Fibrinógeno	Coagulación
Proteína amiloide A sérica	Apolipoproteína
α₂-Macroglobulina	Antiproteasa
Inhibidor de cisteína proteasa	Antiproteasa

Actividades proinflamatorias y antiinflamatorias en la septicemia

Así como las influencias proinflamatorias protegen al huésped frente a los patógenos invasores, los circuitos antiinflamatorios tienden a protegerlo de la actividad inflamatoria potencialmente perjudicial. En la septicemia, las influencias proinflamatorias superan a los mecanismos contrarreguladores para frenar esta respuesta y contribuyen a inflamación excesiva, causando una necrosis en los tejidos superior a la que causan los patógenos o a la necesaria para contener la infección.

Cuando se presentan las influencias antiinflamatorias en la septicemia, su actuación no pasa por frenar la inflamación que puede dañar los tejidos, sino por suprimir la respuesta inmunitaria y hacer que el huésped sea susceptible a infecciones secundarias posteriores o de otro tipo (fig. 12-7). De esta forma, magnifican el impacto de la infección inicial y simultáneamente causan más inflamación.

La circulación y la coagulación son anómalas en la septicemia

La coagulación intravascular diseminada (CID) y los patrones disfuncionales de circulación son característicos de la septicemia. Los PAMP desencadenan la expresión del factor hístico (FH) en las células endoteliales y de otro tipo, particularmente en los monocitos. El FH activa la cascada de coagulación (*v. cap.* 18) a través del factor VII, que causa la formación intravascular de microtrombos. Los neutrófilos activados por patógenos liberan las trampas extracelulares de neutrófilos (NET; *v. cap.* 1), que también precipitan la coagulación (fig. 12-8).

En circunstancias normales, la formación del coágulo activa las vías fibrinolíticas, que deben limitar el grado de coagulación. Sin embargo, en la septicemia, los mediadores de la fibrinólisis (el factor inhibidor hístico, la antitrombina, el activador del plasminógeno y otros) están alterados o son inhibidos.

Como resultado, la formación de trombos intravasculares sin restricción (CID) limita el flujo sanguíneo y de este modo dificulta el suministro adecuado de oxígeno a los órganos.

Al mismo tiempo, las células endoteliales activan la sintasa de óxido nítrico inducible (iNOS). El NO estimula la vasodilatación, aumenta la permeabilidad vascular y causa fugas del plasma del sistema vascular a los espacios hísticos.

Estas diversas disfunciones interactúan para aumentar la gravedad de la fisiopatología resultante. Los patógenos invasores, en el contexto de los factores del huésped y del entorno que limitan las actividades moduladoras del huésped, desencadenan las respuestas inflamatorias sumamente excesivas y la CID, las cuales pueden provocar un ciclo de muerte hístico, deficiencia circulatoria y un suministro inadecuado de oxígeno en los tejidos. Las actividades antiinflamatorias empeoran las cosas porque su efecto neto es limitar la habilidad del sistema inmunitario adaptativo para responder a los patógenos invasores.

Por tanto, los reguladores antiinflamatorios preparan el terreno para la siguiente infección secundaria por patógenos adicionales (fig. 12-9).

PROCESOS BÁSICOS DE CICATRIZACIÓN

La reparación del tejido dañado, bien por cicatrización o por regeneración, pretende asegurar la supervivencia inmediata del organismo. El estudio de la cicatrización de la herida incluye una variedad de células, proteínas de la matriz, factores de crecimiento y citocinas, los cuales regulan y modulan el proceso reparador. Casi cada etapa del proceso de reparación tiene un control redundante y no hay un paso que limite la velocidad, excepto la infección descontrolada. **La curación exitosa mantiene la función hística y repara las barreras de tejido, lo que evita la pérdida de sangre y la infección, pero habitualmente se logra a través del depósito de colágeno o de la cicatrización (fibrosis).** Los avances en la comprensión de los factores de crecimiento, de la matriz extracelular y de la biología del blastocito han mejorado la cicatrización, y ofrecen la posibilidad de restaurar los tejidos lesionados con su arquitectura normal y la creación de tejidos de reemplazo.

Muchos de los mecanismos celulares y moleculares básicos que son precisos en la cicatrización de la herida se encuentran en otros procesos que incluyen cambios hísticos dinámicos, como el desarrollo y el crecimiento tumoral. Tres mecanismos celulares básicos son necesarios para la cicatrización de la herida:

- **Migración celular.**
- **Organización y remodelación de la matriz extracelular.**
- **Proliferación celular.**

Migración de células

La migración de células dentro de una herida y la activación de las células locales son iniciadas por cambios en el entorno mecánico y mediadores. Estos últimos se expresan *de novo* por parte de células residentes o son liberados por reservas almacenadas en los gránulos de las **plaquetas** y los **basófilos**. Estos gránulos contienen citocinas, sustancias quimiotácticas, proteasas y mediadores de la inflamación, que unidos, controlan el desarrollo vascular, degradan el tejido dañado e inician la cascada de la reparación.

Las plaquetas se activan cuando se unen al colágeno expuesto en sitios de daño endotelial. Las plaquetas activadas liberan factor de crecimiento derivado de las plaquetas (PDGF) y otras moléculas que facilitan la adherencia, la coagulación, la vasoconstricción, la reparación y la resorción del coágulo. La celularidad del sitio de la herida aumenta a través de la proliferación y el reclutamiento hacia el lugar dañado (fig. 2-31). *Los tipos celulares característicos de las heridas en la piel son:*

- Los **monocitos/macrófagos** mantienen una población basal en los tejidos. Poco después de la entrada de los neutrófilos, se reclutan en mayor número de la médula ósea y el bazo durante un tiempo breve. Durante el tiempo más prolongado que residen en las heridas, fagocitan los residuos y establecen el desarrollo del tejido de granulación y cicatrización (curación) mediante la liberación de citocinas y sustancias quimioatrayentes.
- Los **fibroblastos, miofibroblastos, pericitos y células de músculo liso** representan un grupo de células mesenquimatosas que se reclutan a nivel local y también provienen de las células progenitoras mesenquimatosas de la médula ósea. Migran y se propagan mediante señales emitidas por factores de crecimiento y productos de la degradación de la matriz, y pueblan las heridas de la piel alrededor del día 3 o 4. Estas células median en la síntesis de tejido conjuntivo (fibroplasia), la remodelación hística, la integridad vascular, la contracción de la herida y la resistencia de la herida.
- Las **células endoteliales** emergen de las vénulas poscapilares y también son distribuidas por células progenitoras circulantes que provienen de la médula ósea. Los capilares nuevos responden a los factores de crecimiento y son visibles en el tejido de granulación de la herida junto con los fibroblastos después del tercer día. El desarrollo de capilares es necesario para el intercambio gaseoso, la liberación de nutrientes y la entrada de células inflamatorias.
- Las **células epidérmicas** se mueven a través de la superficie de la herida cutánea [fig. 2-31(5)]. La reepitelización se retrasa si la migración de células epiteliales debe reconstituir una membrana basal dañada. En las heridas abiertas, los queratinocitos migran entre la matriz provisional (*v. más adelante*) y el colágeno normal preexistente o de reciente formación, que es recubierto con glucoproteínas plasmáticas, fibrinógeno y

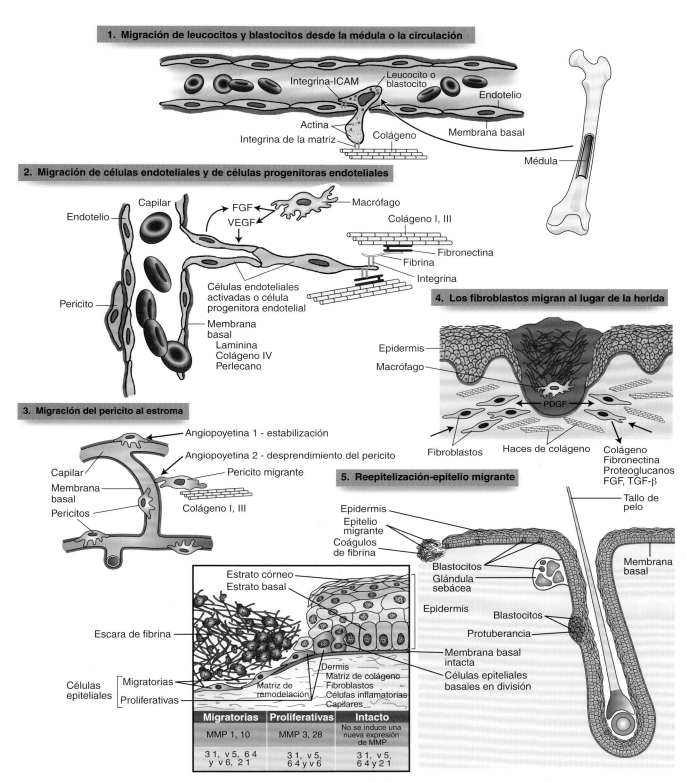

1. Migración de leucocitos y blastocitos desde la médula o la circulación

Integrina-ICAM
Leucocito o blastocito
Endotelio
Actina
Colágeno
Membrana basal
Integrina de la matriz
Médula

2. Migración de células endoteliales y de células progenitoras endoteliales

Capilar
Endotelio
FGF
VEGF
Macrófago
Colágeno I, III
Fibronectina
Fibrina
Integrina
Pericito
Células endoteliales activadas o célula progenitora endotelial
Membrana basal
Laminina
Colágeno IV
Perlecano

3. Migración del pericito al estroma

Angiopoyetina 1 - estabilización
Angiopoyetina 2 - desprendimiento del pericito
Capilar
Membrana basal
Pericitos
Pericito migrante
Colágeno I, III

4. Los fibroblastos migran al lugar de la herida

Epidermis
Macrófago
PDGF
Fibroblastos
Haces de colágeno
Colágeno
Fibronectina
Proteoglucanos
FGF, TGF-β
Tallo de pelo

5. Reepitelización-epitelio migrante

Epidermis
Epitelio migrante
Coágulos de fibrina
Blastocitos
Glándula sebácea
Epidermis
Blastocitos
Protuberancia
Membrana basal intacta
Células epiteliales basales en división
Membrana basal

Estrato córneo
Estrato basal
Escara de fibrina
Células epiteliales — Migratorias / Proliferativas
Matriz de remodelación
Dermis
Matriz de colágeno
Fibroblastos
Células inflamatorias
Capilares

Migratorias	Proliferativas	Intacto
MMP 1, 10	MMP 3, 28	No se induce una nueva expresión de MMP
3 1, v 5, 6 4 y v 6, 2 1	3 1, v 5, 6 4 y v 6	3 1, v 5, 6 4 y 2 1

FIGURA 2-31. Las células residentes y las migrantes inician la reparación y la regeneración. (*1*) Después de la activación de las citocinas del endotelio capilar, los leucocitos y los blastocitos circulantes derivados de la médula ósea se fijan y migran entre las células endoteliales de los capilares; penetran la membrana basal, e ingresan en la matriz intersticial en respuesta a señales quimiotácticas. (*2*) Bajo la influencia de factores angiógenos, las células del endotelio capilar pierden sus conexiones con la membrana basal y migran a través de la matriz para formar nuevos capilares. Los pericitos y las membranas basales se necesitan para estabilizar las nuevas estructuras capilares y las existentes. (*3*) Los pericitos se despegan de las células endoteliales capilares y de sus membranas basales para migrar a la matriz. (*4*) Bajo la influencia de factores de crecimiento como el factor de crecimiento derivado de las plaquetas (PDGF) y el factor de crecimiento transformante β (TGF-β), los fibroblastos y los miofibroblastos que contienen actina de músculo liso se vuelven bipolares y migran a través de la matriz hasta el sitio lesionado. (*5*) Durante la reepitelización, grupos de queratinocitos basales se extienden por debajo de la epidermis de múltiples capas y las membranas basales, y migran entre la escara de fibrina y el tejido de granulación por encima de la herida dérmica. Las células migratorias cambian a un conjunto diferente de receptores de matriz tipo integrina que reconocen la matriz provisional y el colágeno estromal (tipo I), y también modifican sus metaloproteinasas para favorecer la migración y la remodelación de matriz. FGF, factor de crecimiento del fibroblasto; MMP, metaloproteinasas de la matriz; VEGF, factor de crecimiento del endotelio vascular.

fibronectina. El fenotipo de la capa epitelial se altera si falta la membrana basal.

- Los **blastocitos** de la médula ósea son capaces de diferenciarse, proliferar y migrar. En la piel, los blastocitos o **células progenitoras** están presentes en los folículos pilosos y la capa epidérmica basal, donde proporcionan fuentes renovables de células epidérmicas y dérmicas. Los blastocitos para la regeneración epidérmica residen en la protuberancia del folículo piloso y en la epidermis interfolicular [fig. 2-31(5)].

Matriz extracelular

La matriz extracelular es crucial para la reparación y regeneración, dado que proporciona los componentes fundamentales del tejido cicatricial y el nicho del blastocito. Tres tipos de matrices extracelulares contribuyen a la organización, propiedades físicas y función del tejido:

- **Membrana basal.**
- **Matriz provisional.**
- **Tejido conjuntivo (matriz intersticial o estroma).**

Membrana basal

La membrana basal, también denominada **lámina basal**, es una capa delgada y bien definida de matriz extracelular especializada que separa las células que la sintetizan del tejido conjuntivo intersticial adyacente. Representa una banda de soporte y biológica importante en el desarrollo, la cicatrización y la regeneración, ya que es proveedora de señales importantes para la diferenciación y polaridad celular, y contribuye a la organización del tejido.

Matriz provisional

La matriz provisional es la organización extracelular temporal de las proteínas matriciales derivadas del plasma y de los componentes hísticos que se acumulan en el área dañada (p. ej., ácido hialurónico, tenascina y fibronectina). Estas moléculas se asocian con la matriz del estroma preexistente, y sirven para detener la pérdida de sangre y de líquidos. La matriz provisional apoya la migración de leucocitos, células endoteliales y fibroblastos hacia el lugar de la herida. Las proteínas de la matriz provisional derivadas del plasma incluyen fibrinógeno, fibronectina, trombospondina y vitronectina.

Matriz del estroma (tejido conjuntivo intersticial)

El tejido conjuntivo forma una capa continua entre elementos hísticos como el epitelio, nervios y vasos sanguíneos además proporciona protección física al conferir resistencia a la compresión y a la tensión. El estroma del tejido conjuntivo es también importante para la migración celular y como un medio para almacenar e intercambiar proteínas bioactivas.

El tejido conjuntivo contiene elementos de la matriz extracelular y células individuales que sintetizan la matriz. Las células son en primer lugar de origen mesenquimatoso e incluyen fibroblastos, miofibroblastos, adipocitos, condrocitos, osteocitos y células endoteliales. Las células derivadas de la médula ósea (p. ej., mastocitos, macrófagos, leucocitos en tránsito) también están presentes.

La matriz extracelular del tejido conjuntivo, también llamada **estroma** o **intersticio**, se define por fibras formadas a partir de una gran familia de moléculas de colágeno (tabla 2-7). De los colágenos fibrilares, el colágeno tipo I es el constituyente principal del hueso. Los colágenos de tipo I y III abundan en la piel; el colágeno de tipo II predomina en el cartílago. Las fibras elásticas, que proporcionan elasticidad a la piel, a los grandes vasos sanguíneos y a los pulmones, son estructuras compuestas por elastina y proteínas microfibrilares como la fibrilina y la fibulina. La así llamada **sustancia fundamental** representa a varias moléculas, como los glucosaminoglucanos, proteoglucanos, proteínas matricelulares y fibronectina, las cuales son importantes en muchas funciones biológicas del tejido conjuntivo, y en el apoyo y modulación de la fijación celular.

Remodelación

Conforme la reparación avanza, las células inflamatorias se reducen en número y la formación de los capilares se completa. En la remodelación, el equilibrio entre el depósito de colágeno y su degradación se restaura. Las MMP son las principales enzimas remodeladoras, pero las catespinas de neutrófilos y las proteasas de serina también están presentes en la fase temprana de desbridamiento de la herida. MMP y ADAM son proteinasas con presencia de zinc en el sitio catalítico (metzincinas); tienen actividad de las proteasas altamente localizada. La actividad de estas proteasas es controlada, en parte, por una familia de moléculas de base hística conocidas como inhibidores hísticos de las metaloproteinasas (TIMP).

La lista de moléculas necesarias para la cicatrización de la herida es indistinguible de la lista de sustratos de las MMP. Estas incluyen:

- Factores de coagulación.
- Proteínas de la matriz extracelular.
- Factores de crecimiento latentes y proteínas unidas a factores de crecimiento.
- Receptores de moléculas de la matriz y de moléculas de adherencia intercelular.
- Componentes del sistema inmunitario.
- Otras MMP, otras proteinasas e inhibidores de la proteinasa.
- Moléculas quimiotácticas.

Una vez que se han secretado, las MMP actúan principalmente cerca de la superficie celular, su actividad se confina mediante difusión/secuestro, activación reducida, especificidad de los sustratos e inhibidores peptídicos.

La familia de las TIMP y el inhibidor de proteinasas derivado del plasma, la α2-macroglobulina, son importantes reguladores.

REPARACIÓN

Cicatrización de la herida

La curación de la herida que tiene como resultado la formación de una cicatriz es el modo predominante de reparación en adultos. Dado que las heridas de la piel y las extremidades son de fácil acceso, han sido estudiadas extensamente como modelos. La cicatrización dentro de una víscera hueca y en las cavidades del cuerpo, aunque menos accesible para su estudio, sigue en general paralelamente la secuencia reparadora de la piel, como se ilustra en las figuras 2-32 y 2-33.

Trombosis

Un trombo (coágulo) —que se transforma en una **costra** o **escara** después de secarse— forma sobre la piel herida una barrera contra los microorganismos invasores. Esta barrera es esencial para evitar la pérdida de plasma y de líquidos hísticos. Formado principalmente a partir de una matriz provisional que incluye fibrina plasmática, el trombo es también rico en fibronectina.

Asimismo, el trombo también contiene plaquetas contráctiles, cuya agregación produce una explosión inicial de factores de crecimiento almacenados. En el sitio de la lesión, la fibrina se liga a fibronectina y se entrecruza de manera progresiva mediante el factor XIII (FXIII), una transglutaminasa. La transglutaminasa 2 (transglutaminasa hística) favorece la adhesión celular, la migración y la organización de la matriz extracelular de la herida al: (1) entrecruzar proteínas de la matriz, como fibrinógeno, fibronectina, colágeno y vitronectina; (2) proporcionar resisten-

Tabla 2-7

Composición molecular y estructura del colágeno

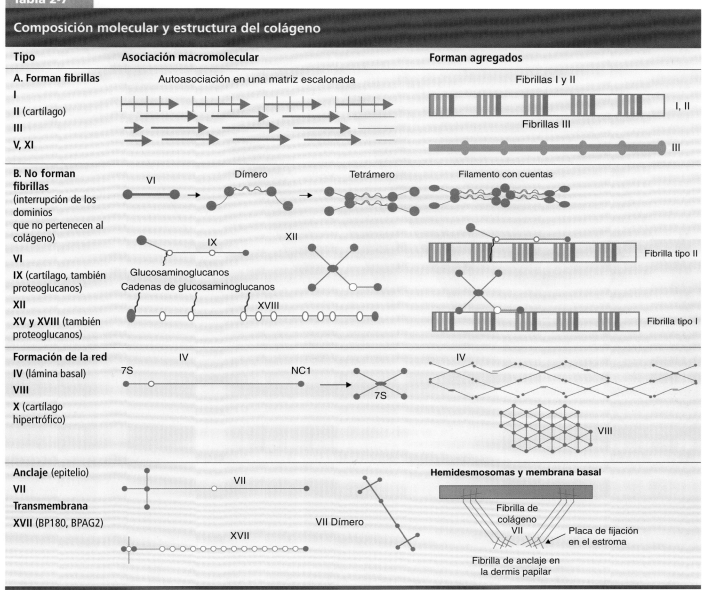

Tipo	Asociación macromolecular	Forman agregados

A. Forman fibrillas — Autoasociación en una matriz escalonada — Fibrillas I y II

I

II (cartílago)

III — Fibrillas III

V, XI

I, II

III

B. No forman fibrillas (interrupción de los dominios que no pertenecen al colágeno)

VI — Dímero — Tetrámero — Filamento con cuentas

VI

IX (cartílago, también proteoglucanos) — Glucosaminoglucanos — Cadenas de glucosaminoglucanos — IX — XII — XVIII

XII — Fibrilla tipo II

XV y XVIII (también proteoglucanos) — Fibrilla tipo I

Formación de la red

IV (lámina basal) — 7S — IV — NC1 — 7S — IV

VIII

X (cartílago hipertrófico) — VIII

Anclaje (epitelio) — **Hemidesmosomas y membrana basal**

VII — VII

Transmembrana

XVII (BP180, BPAG2) — VII Dímero — XVII — Fibrilla de colágeno VII — Placa de fijación en el estroma — Fibrilla de anclaje en la dermis papilar

cia local a la tracción, y (3) mantener el cierre durante la evolución de la matriz extracelular nueva. La porción interna (no disecada) de la matriz provisional (*v.* anteriormente) se transforma en tejido de granulación por invasión de células mononucleares, células del tejido conjuntivo y vasculares.

Al mismo tiempo, la porción más externa (escara) es un depósito temporal de los neutrófilos utilizados y de las bacterias muertas. Mientras el tejido de granulación se separa de la escara por medio de la migración epidérmica durante la curación normal, la porción del trombo que no queda repoblada por tejido nuevo es digerida. Entonces es cuando la costra se separa.

Tejido de granulación

El tejido de granulación es el órgano transitorio y especializado de la reparación que reemplaza a la matriz provisional (fig. 2-34). Al microscopio, una mezcla de fibroblastos, células mononucleares y eritrocitos invade la matriz provisional. Esto se sigue del desarrollo de una matriz extracelular y capilares patentes, rodeados por pericitos y que proporcionan un suministro de sangre a los fibroblastos y a las células inflamatorias.

Un paso decisivo en este proceso es el reclutamiento de monocitos hacia el lugar dañado a través de quimiocinas y fragmentos de la matriz dañada. Más tarde, son sobresalientes las células plasmáticas, e incluso predominan. Los macrófagos activados cambian progresivamente de un fenotipo proinflamatorio M1 a un fenotipo M2 más constructivo.

Éste último libera factores de crecimiento y citocinas (tabla 2-8, *v.* más adelante) que dirigen la angiogenia, y activan fibroblastos para que formen un nuevo estroma y continúen la degradación y el borrado de la matriz provisional.

El tejido de granulación es rico en líquidos y sus constituyentes celulares aportan inmunoglobulinas, péptidos antibacterianos (**defensinas**) y factores de crecimiento. Es muy resistente a la infección bacteriana, lo que permite al cirujano crear anastomosis en zonas no estériles como el colon.

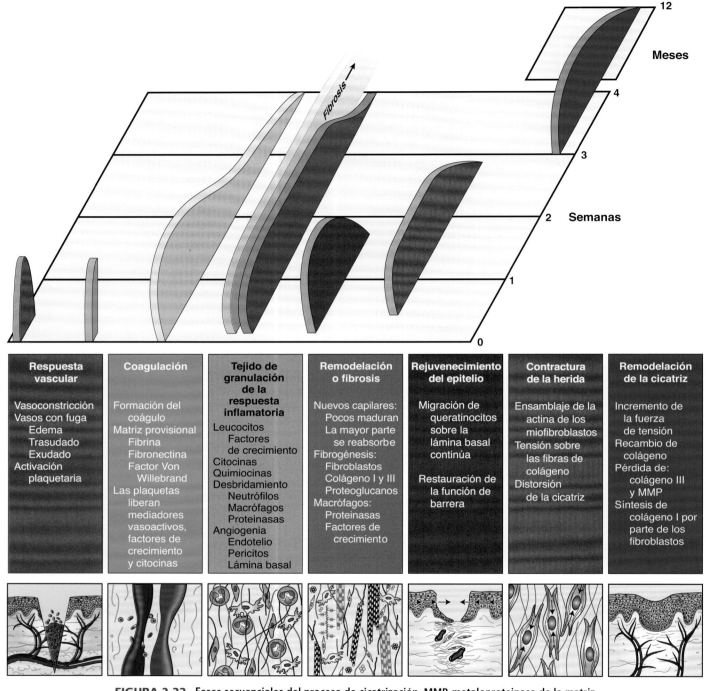

FIGURA 2-32. Fases secuenciales del proceso de cicatrización. MMP, metaloproteinasa de la matriz.

Proliferación de fibroblastos y acumulación de la matriz

La matriz del tejido de granulación inicial contiene ácido hialurónico, proteoglucanos, glucoproteínas y finas fibras de colágeno que consisten principalmente en colágeno tipo III (figs. 2-32 y 2-33). Las citocinas liberadas por las células del área dañada causan fuga vascular y atraen células inflamatorias y células vasculares endoteliales. Alrededor de 2-3 días tras la lesión, se observan fibroblastos activados y brotes capilares. Los fibroblastos de la herida cambian de ovales a bipolares a medida que comienzan a producir colágeno y otras proteínas de la matriz,

como la fibronectina, y desarrollan propiedades contráctiles. La secreción de colágeno de tipo III predomina inicialmente, pero es superado con rapidez por la incorporación del colágeno de tipo I, el cual forma fibrillas de gran diámetro con mayor fuerza de tensión. Al final, la matriz recupera su composición original, en la que predomina el colágeno de tipo I y con un 15-20% de colágeno de tipo III.

La acumulación de la matriz alcanza su pico a los 5-7 días, dependiendo del tejido. Este proceso recibe una fuerte influencia de la producción de TGF-β, que aumenta la síntesis de colágeno, fibronectina, TIMP y otras proteínas de la matriz, mientras que disminuye la transcripción de MMP y la degradación de la matriz.

Días 2-4

Trombo

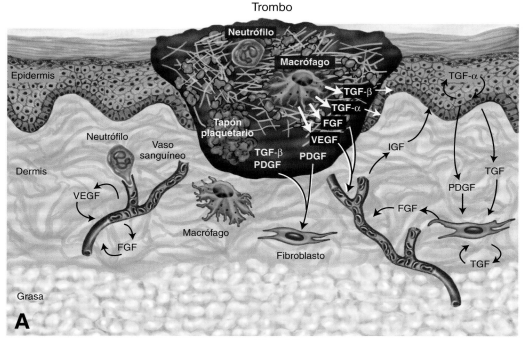

Días 4-8

Trombo

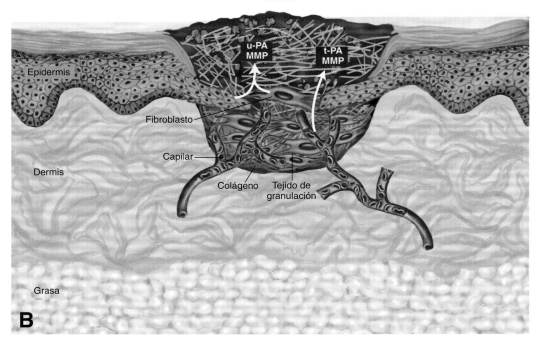

FIGURA 2-33. Cicatrización de una herida cutánea. A. Días 2 a 4. Los factores de crecimiento controlan la migración de las células como se ilustra. La redundancia extensa está presente, y no hay factor de crecimiento limitante de la velocidad. La mayoría de los factores tiene múltiples efectos, como se listan en la tabla 2-9. Las señales de los factores de crecimiento se originan en primer lugar en las plaquetas, pero los macrófagos activados, las células residentes de los tejidos y la matriz por sí misma liberan un complejo de señales que interactúan. **B. Días 4 a 8.** Los vasos sanguíneos capilares proliferan y los queratinocitos epidérmicos penetran a lo largo del tejido de granulación por debajo del trombo. La porción superior acelular de la superficie se convierte en una escara o costra. Los fibroblastos depositan una matriz rica en colágeno. FGF, factor de crecimiento del fibroblasto; IGF, factor de crecimiento similar a la insulina; MMP, metaloproteinasas de la matriz; PDGF, factor de crecimiento derivado de las plaquetas; TGF-β, factor de crecimiento transformante β; t-PA, activador tisular del plasminógeno; u-PA, activador del plasminógeno tipo urocinasa; VEGF, factor de crecimiento endotelial vascular.

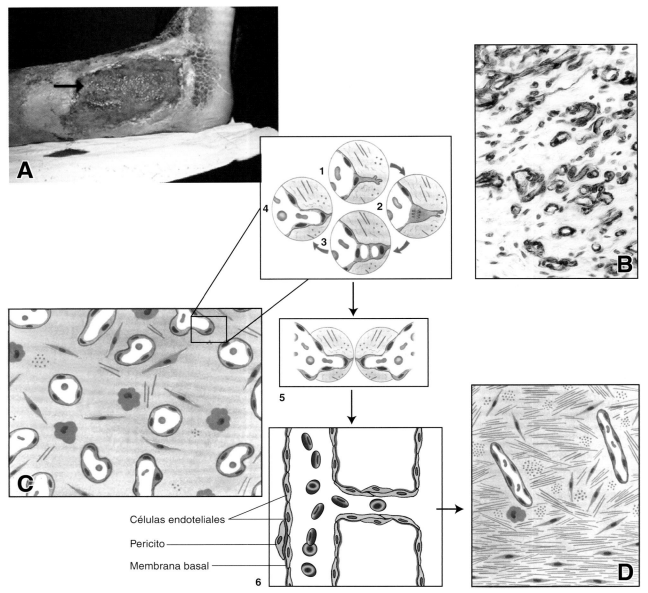

FIGURA 2-34. Tejido de granulación. A. Una estasis venosa en una úlcera de la pierna ilustra el tejido de granulación expuesto. **B.** Una fotomicrografía del tejido de granulación muestra brotes capilares de pared delgada inmunoteñidos para destacar el colágeno de la membrana basal. Los capilares infiltrantes penetran en una matriz de tejido conjuntivo laxo que contiene células mesenquimatosas y células inflamatorias ocasionales. **C.** El tejido de granulación tiene dos componentes principales: células estromales y capilares en proliferación. De manera inicial, los brotes capilares del tejido de granulación son una característica crucial, y desarrollan una matriz laxa en presencia de fibroblastos, miofibroblastos y macrófagos. Los macrófagos derivan de la migración de monocitos hacia el sitio de la herida. Los fibroblastos derivan del tejido adyacente o de fibrocitos circulantes; los miofibroblastos derivan de los fibroblastos, de blastocitos mesenquimatosos o de pericitos, y los capilares se originan de manera primaria de los vasos adyacentes por la división de las células endoteliales de revestimiento (pasos 1 a 6), en un proceso denominado angiogenia. Las células endoteliales emiten extensiones celulares denominadas *seudópodos,* que crecen hacia el sitio de la herida. El crecimiento citoplasmático agranda los seudópodos y al final la célula se divide. Las vacuolas que se forman en las células hijas acaban por fusionarse y crear una nueva luz. El proceso completo continúa hasta que los brotes encuentran otro brote capilar, con el cual se conectan. En este punto, el tejido de granulación es el tejido de vascularización más rica del cuerpo. **D.** Cuando se alcanza la reparación, la mayoría de los capilares de reciente formación se reabsorbe, lo que conduce a una escara avascular y pálida rica en colágeno.

Tabla 2-8

Señales extracelulares en la reparación de la herida

Fase	Factores	Fuente	Efectos
Coagulación	XIIIa	Plasma	Entrecruzamiento de fibrinas del trombo
	TGF-α, TGF-β, PDGF, ECGF, FGF	Plaquetas	Quimiotaxis y activación de células subsiguientes
Inflamación	TGF-β, quimiocinas	Neutrófilos, macrófagos M1, células endoteliales	Atrae monocitos y fibroblastos; diferencia fibroblastos y blastocitos
	TNF-α, IL-1, IL-6, CXCL12, CX3CL1, PDGF		
Formación del tejido de granulación	FGF-2, TGF-β, HGF	Queratinocitos, monocitos y luego fibroblastos	Varios factores están unidos a la matriz de proteoglucano
Angiogenia	VEGFs, FGFs, HGF, angioproteina-1/-2	Monocitos, macrófagos, fibroblastos, células endoteliales	Desarrollo de vasos sanguíneos
	PDGF		Crecimiento de pericitos
Contracción	TGF-β1, β2	Macrófagos, fibroblastos, queratinocitos	Diferencia miofibroblastos, que se unen entre ellos, al colágeno y se contraen
Reepitelización	KGF (FGF-7), HGF, EGF, HB-EGF, TGF-α, activin, TGF-β3, CXCL10, CXCL11	Macrófagos, plaquetas, fibroblastos, queratinocitos, células endoteliales	Proliferación, migración y diferenciación epitelial
Maduración, fibroplasia, detención de la proliferación	TGF-β1, PDGF, CTGF, IL-27, IL-4, CX3CL1, tromboespondina	M2 macrófagos, fibroblastos, queratinocitos	Acumulación de matriz extracelular, fibrosis, fuerza de tensión
	HSPG	Endotelio	HSPG: captura de TGF-β, VEGF y FGF básico en la membrana basal
		Fibroblastos secretores	
	Proteoglucano de decorina		Decorina: captura de TGF-β estabilización de la estructura del colágeno, regulación a la baja de la migración, proliferación
	Interferón, CXCL10, CXCL11	Monocitos plasmáticos	Inhibe la proliferación de fibroblastos y células endoteliales, y la acumulación de colágeno
	Aumento del oxígeno local, mecanotransducción baja	Proceso de reparación	Inhibe la liberación de citocinas
Resolución y remodelación	PDGF, FGF, TGF-β, interleucinas	Plaquetas, fibroblastos, queratinocitos, macrófagos	Regulación de MMP y TIMP
			Remodelación mediante reestructuración de MEC (p. ej., reemplazo de colágeno III por colágeno I)
	MMPs, t-PAs, u-PAs	Brotes capilares, células epiteliales, fibroblastos	
	Inhibidores tisulares de las MMP	Local, sin definición adicional	Equilibra los efectos de las MMP en el sitio de reparación afectado
	Señales para el paro:	Queratinocitos basales	Señales CXCR3 de reducción de celularidad
	CXCL11 o IP-9,	Endotelio neovascular	
	CXCL10 o IP-10		Reducción en la migración y proliferación de fibroblastos, células endoteliales, aumento en la migración de queratinocitos

CTGF, factor de crecimiento del tejido conjuntivo; CXCL10 y 11, quimiocinas tipo CXC (ligandos 10 y 11); IP, proteína inducida por el interferón γ; ECGF, factor de crecimiento de la célula endotelial; EGF, factor de crecimiento epidérmico; FGF, factor de crecimiento del fibroblasto; HB-EGF, heparina unida al EGF; HGF, factor de crecimiento del hepatocito; HSPG, proteoglucanos de heparán sulfato; IL, interleucina; KGF, factor de crecimiento del queratinocito (FGF-7); MEC, matriz extracelular; MMP, metaloproteinasas de la matriz; PDGF, factor de crecimiento derivado de las plaquetas; SDF-1, factor 1 derivado de la célula estromal; TIMP, inhibidor tisular de las proteinasas; TGF, factor de crecimiento transformante; TNF, factor de necrosis tumoral; t-PA, activador tisular del plasminógeno; u-PA, activador del plasminógeno de tipo urocinasa; VEGF, factor de crecimiento endotelial vascular.

2: Inflamación y reparación

El entrecruzamiento extracelular del colágeno recién sintetizado aumenta la fuerza de la herida de manera progresiva.

El factor de crecimiento epidérmico (EGF) y al menos otros 20 factores de crecimiento han contribuido a definir los mecanismos de señalización que cambian rápidamente la trayectoria de la reparación y la regeneración. Los factores de crecimiento que se expresan inicialmente en las respuestas incluyen VEGF, FGF, PDGF, EGF, factor de crecimiento del queratinocito [KGF, FGF7] y otros. Estos apoyan la migración, el reclutamiento y la proliferación de las células que intervienen en la fibroplasia, la reepitelización y la angiogenia. Los factores de crecimiento que llegan a su máximo más tarde (TGF-β, factor de crecimiento insulinoide I [IGF-I]) mantienen la fase de maduración y de remodelación del tejido de granulación. Las interacciones entre factores de crecimiento, otras citocinas y MMP se ilustran en las tablas 2-9 y 2-10.

Angiogenia

El crecimiento de los capilares

En su pico, el tejido de granulación tiene más capilares por unidad de volumen que cualquier otro tejido. Los nuevos capilares formados por angiogenia (es decir, los brotes de células endoteliales que se producen a partir de las vénulas capilares preexistentes) (fig. 2-34) originan el aspecto granular del que ha recibido su nombre el tejido de granulación. La angiogenia es iniciada por hipoxia y otras citocinas, factores de crecimiento y varios lípidos, que estimulan o regulan el VEGF. El factor inducible por la hipoxia (HIF, *hypoxia-inducible factor*), cuya estabilidad cuenta con una regulación exquisita por parte de la tensión del oxígeno hístico, es el principal desencadenante de la expresión del VEGF.

Las células endoteliales capilares quiescentes se activan por la pérdida de la membrana basal y la liberación local de citocinas y factores de crecimiento. La interrupción o escasez de las membranas basales alrededor de las células endoteliales y pericitos predice los sitios en que las células endoteliales brotarán en la matriz provisional. El paso endotelial a través de la matriz es un proceso invasivo que requiere la cooperación de los activadores del plasminógeno, receptores de la MMP de la matriz y de la integrina. El crecimiento de los nuevos capilares se apoya en

Tabla 2-9

Los factores de crecimiento controlan varias etapas de la reparación

Atracción de monocitos/macrófagos	PDGF, FGF, TGF-β, MCP-1 (CCL2)
Atracción de fibroblastos	PDGF, FGF, TGF-β, CTGF, EGF, SDF-1
Proliferación de fibroblastos	PDGF, FGF, EGF, IGF, CTGF
Angiogenia	VEGF, FGF, HGF
Síntesis de colágeno	TGF-β, PDGF, IGF, CTGF
Secreción de colágeno	PDGF, FGF, CTGF
Migración y proliferación epitelial	KGF, TGF-α, HGF, IGF de epitelio-epidermis
Resolución de la reparación	IP-9 (CXCL11), IP-10 (CXCL10)

CCL2, quimiocina tipo C (ligando 2); CXCL10 y 11, quimiocinas tipo CXC (ligandos 10 y 11); CTGF, factor de crecimiento del tejido conjuntivo; EGF, factor de crecimiento epidérmico; FGF, factor de crecimiento del fibroblasto; HGF, factor de crecimiento del hepatocito; IGF, factor de crecimiento similar a la insulina; IP-9/10, proteína 9/10 inducible por el interferón gamma; KGF, factor de crecimiento del queratinocito; MCP-1, proteína 1 quimiotáctica del macrófago; PDGF, factor de crecimiento derivado de las plaquetas; SDF-1, factor 1 derivado de la célula estromal; TGF, factor de crecimiento transformante; VEGF, factor de crecimiento endotelial vascular.

Tabla 2-10

Factores de crecimiento, enzimas y otros factores regulan la progresión de la reparación y la fibrosis

Secreción de colagenasa	PDGF, EGF, IL-1, TNF, proteasas
Movimiento de las células superficiales y estromales	t-PA (activador tisular del plasminógeno)
	u-PA (activador del plasminógeno tipo urocinasa)
	Elastasa
	MMP (metaloproteinasas de la matriz)
	MMP-1 (colagenasa 1)
	MMP-2 (gelatinasa A)
	MMP-3 (estromelisina 1)
	MMP-8 (colagenasa 2)
	MMP-9 (gelatinasa B)
	MMP-13 (colagenasa 3)
	MT1-MMP (MMP-14; unida a la membrana)
	MMP-19
Maduración o estabilización de los vasos sanguíneos	Angiopoyetinas (Ang1, Ang2); PDGF; HIF-1
Inhibición de la producción de colagenasa	TGF-β
Incremento en la producción de TIMP	
Reducción en la producción y recambio del colágeno	Reducción de la retroalimentación de mecanotransducción y liberación/activación de TGF-β latente
Entrecruzamiento y maduración del colágeno	Lisil oxidasa, receptores de la integrina, polímeros de fibronectina, proteoglucanos pequeños

EGF, factor de crecimiento epidérmico; HIF-1, factor inducible por hipoxia 1; IL, interleucina; MT1, membrana tipo 1; PDGF, factor de crecimiento derivado de las plaquetas; TGF, factor de crecimiento transformante; TIMP, inhibidor tisular de las proteinasas; TNF, factor de necrosis tumoral.

la proliferación y fusión de las células endoteliales (fig. 2-34), y algunos estudios recientes sugieren que números limitados de células progenitoras endoteliales derivadas de la médula ósea también pueden ser reclutadas, al menos de manera transitoria, para dar apoyo al crecimiento de los vasos.

Cuando las células endoteliales capilares se inmovilizan, se forman contactos intercelulares y en el exterior de los capilares nacientes se desarrolla una membrana basal organizada. Las interacciones entre las células endoteliales y los pericitos ocurren durante la angiogenia. Los nuevos capilares que no han madurado pueden presentar fugas, provocar hemorragias o edemas, así como pueden entrar en apoptosis. La asociación con pericitos y las señales de angiopoyetina I, TGF-β y PDGR es esencial para el establecimiento de un fenotipo vascular maduro de capilares impermeables.

Reepitelización

La epidermis se renueva de manera constante por sí misma mediante mitosis de los queratinocitos de la capa basal. A continuación, las células escamosas se cornifican o queratinizan a medida que maduran, y se mueven hacia la superficie de donde se desprenderán unos pocos días después. La maduración requiere una capa intacta de células basales que estén en contacto directo con otras células similares y con la membrana basal [fig. 2-31 (5)]. Si el contacto intercelular se interrumpe, las células epiteliales basales se dividen para restablecer el contacto con otras células basales. En las heridas de la piel de profundidad parcial en las que la epidermis ha quedado destruida, las células progenitoras de los folículos capilares son una fuente primaria en la regeneración epitelial [fig2-31(5)].

Una vez que se restablece, la barrera epitelial marca la costra de la herida con la reciente cubierta formada por tejido de granulación. Cuando la continuidad epitelial se restablece, la epidermis recupera su ciclo normal de maduración y descamación. La integridad epidérmica protege contra la infección y la pérdida de líquidos.

Contracción de la herida

A medida que cicatriza, la herida abierta se contrae y deforma, dependiendo del grado de fijación a las estructuras de tejido conjuntivo subyacentes. Un papel central en la contracción de la herida lo desempeña una célula especializada del tejido de granulación, el **miofibroblasto** (fig. 2-35), célula que tiene el aspecto de un fibroblasto pero que se comporta como una célula de músculo liso. Los miofibroblastos contienen un gran número de fibras de estrés de actina (a menudo se trata de actina α de músculo liso), desmina, vimentina y una variante particular del empalme de la fibronectina que forma fibronectina celular polimerizada. Los miofibroblastos responden a fuerzas físicas o mecánicas y agentes que causan que las células de músculo liso se contraigan o relajen.

Junto con los fibroblastos, los miofibroblastos contribuyen a la contracción normal de la herida y aumentan en número cuando la herida se contrae y deforma patológicamente. Los miofibroblastos suelen aparecer alrededor del tercer día de la cicatrización de la herida, paralelamente a la aparición súbita de fuerzas contráctiles, que disminuirán de manera gradual a lo largo de las siguientes semanas. Estas células están asociadas con un aumento de colágeno tipo I y son prevalentes en la fibrosis y en cicatrices hipertróficas.

Fuerza de la herida

Las incisiones en la piel y en las anastomosis quirúrgicas de las vísceras huecas acaban por desarrollar el 75 % de la fuerza del área indemne. A pesar del incremento rápido de la fuerza de tensión a los 7-14 días, al final de las 2 semanas la herida cuenta todavía con una alta proporción de colágeno de tipo III, que representa sólo un 20 % de su fuerza final. La mayor parte de la fuerza de las heridas cicatrizadas resulta de la síntesis y del entrecruzamiento interno molecular del colágeno de tipo I durante la fase de remodelación. Una incisión de 2 meses de antigüedad, aunque esté cicatrizada, todavía es obvia. Las líneas de incisión y las marcas de sutura son evidentes, vasculares y rojas. Alrededor 1 año después, la incisión es blanca y avascular, pero todavía suele ser identificable. Conforme la cicatriz se desvanece más, con frecuencia se deforma lentamente hacia una línea irregular por las tensiones de la piel.

Condiciones que modifican la reparación

Ubicación de la herida

Sumado a su tamaño y forma, la ubicación de la herida también afecta la cicatrización. En ubicaciones donde hay poco tejido que separa la piel y el hueso (p. ej., sobre la cara anterior de la tibia), una herida no puede contraerse. Las lesiones cutáneas en tales zonas, en especial las quemaduras, requieren a menudo injertos de piel debido a que sus bordes no pueden unirse.

Naturaleza de la herida

Los términos especializados de cicatrización primaria y cicatrización secundaria describen la naturaleza de la cicatrización en las heridas con márgenes estrechos o amplios (Fig. 2-36).

La **cicatrización primaria** se produce cuando el cirujano aproxima mucho los bordes de una herida. Las acciones de los miofibroblastos se minimizan debido a la falta de tensión mecánica, y la regeneración de la epidermis es óptima, ya que las células epidérmicas necesitan migrar una distancia mínima. La **cicatrización secundaria** tiene lugar cuando una gran área de hemorragia y necrosis no puede corregirse con medios quirúrgicos por completo. En esta situación, los miofibroblastos contraen la herida y refuerzan la curación con matriz extracelular extensiva. La cicatrización resultante repara el daño.

Riego sanguíneo

Las heridas de las extremidades inferiores de los diabéticos a menudo cicatrizan mal o incluso pueden requerir la amputación debido a la ateroesclerosis avanzada en las piernas (vasculopatía periférica), donde la angiogenia defectuosa compromete el suministro de sangre e impide la reparación. Las venas varicosas de las piernas lentifican el retorno venoso, pueden causar edema, formación de manguitos gruesos (fibrina) alrededor de los microvasos, ulceración e impedir la cicatrización. Las úlceras por presión (úlceras de decúbito) son el resultado de la compresión prolongada, localizada y persistente, lo cual reduce el flujo de sangre arterial y venosa y resulta en isquemia intermitente.

Factores sistémicos

No se encontró ningún efecto específico de la edad sobre la reparación dependiente, aunque hay pruebas de que las reservas de blastocitos se reducen con el paso de los años (*v.* más adelante).

Los defectos de la coagulación, la trombocitopenia y la anemia impiden la reparación. Los corticoesteroides exógenos retrasan la reparación de la herida al inhibir la síntesis de proteínas y colágeno, y al suprimir los aspectos tanto destructivos como constructivos de la inflamación. Las complicaciones u otros tratamientos, como la infección, obesidad, diabetes, quimioterapia, glucocorticoides o radiaciones ionizantes, también retardan los procesos de reparación.

Contraste entre fibrosis y cicatrización

La reparación exitosa de la herida que lleva a la cicatrización localizada y transitoria promueve una resolución rápida de la lesión local. Las cicatrices reflejan un cambio alterado de las matrices en comparación con el tejido normal que se encuentra alrededor. La cicatrización es una respuesta típica a la isquemia hística o al infarto, ya que no se pueden reemplazar las células residentes. Por el contrario, *la fibrosis, la continua y excesiva deposición de proteínas de matriz, particularmente colágeno, es la consecuencia patológica de una lesión persistente, y causa pérdida de la función.*

En muchas enfermedades crónicas de la piel y de órganos parenquimatosos, incluidas varias enfermedades autoinmunitarias (p. ej., escleroderma), la inflamación persiste y es seguida de una progresión a fibrosis difusa. A menudo, la fibrosis es el resultado final común de diversas enfermedades o lesiones, cuyas causas no pueden determinarse a partir del resultado final. *La cicatrización, sin embargo, suele ser beneficiosa; restaura la integridad estructural (aunque no necesariamente la funcional) de la zona de la lesión.*

Efectos de la cicatrización

La cicatrización en los órganos parenquimatosos modifica su compleja estructura y nunca mejora su función. Por ejemplo,

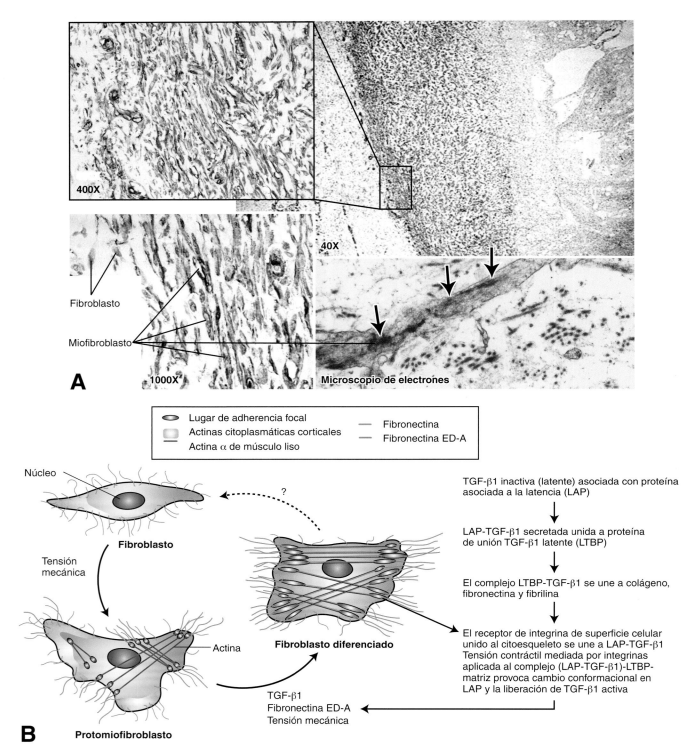

FIGURA 2-35. Miofibroblastos. Los miofibroblastos desempeñan un papel importante en la reacción de reparación. Estas células derivan de pericitos o fibroblastos, con características intermedias entre las células de músculo liso y los fibroblastos, y han sido caracterizados por la presencia de haces discretos de actina α de músculo liso en el citoplasma (*flechas*). Sus receptores de integrina agrupados se adhieren débilmente y ayudan en la formación de fibrillas insolubles de fibronectina celular, la cual alinea el citoesqueleto y une fibras de colágeno, lo que genera las importantes fuerzas contráctiles de contracción de la herida. **A. Los miofibroblastos teñidos con antiactina de músculo liso** pueden observarse con microscopio de luz con diferentes aumentos. Una banda de células (los núcleos teñidos de azul, la actina α de músculo liso teñida de marrón) teñidas en la dermis papilar de una herida cutánea ulcerada. Pericitos que rodean a los capilares y también contienen actina α de músculo liso, que se observa como haces densos en el microscopio de electrones (*flechas*). **B. Desarrollo de miofibroblastos** a partir de fibroblastos y de un modelo que afecta a una producción de matriz elevada y rigidez de la matriz, que conduce a un aumento de la contractilidad del citoesqueleto que activa el factor de crecimiento transformante β (TGF-β) unido a la matriz, creando así un sistema de retroalimentación positivo que incrementa la deposición y contractilidad de la matriz. Se cree que este ciclo normalmente es interrumpido por el fenómeno de homeostasis tensional, un punto de regulación bioquímica.

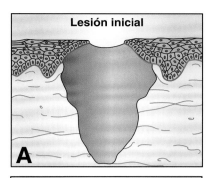

Lesión inicial

A

Cierre inmediato

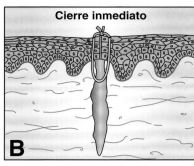

B

Tejido de granulación

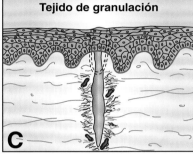

C

Resolución de la herida

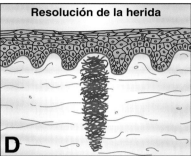

D

CICATRIZACIÓN POR PRIMERA INTENCIÓN
(HERIDAS CON BORDES EN APOSICIÓN)

FIGURA 2-36. *Parte superior.* **Cicatrización por primera intención. A.** Herida inicial abierta con una incisión quirúrgica (**B**) cuyos bordes se hallan en estrecha oposición unidos con una sutura y pérdida mínima de tejido. **C.** Hay tejido de granulación reducido. Este tipo de herida requiere proliferación celular y neovascularización mínimas para sanar. **D.** El resultado es una cicatriz estrecha y lineal. *Parte inferior.* **Cicatrización por segunda intención. A.** Herida en sacabocados que permanece o se deja abierta en la que los bordes están muy alejados y hay pérdida importante de tejido. **B.** El proceso de cicatrización requiere contracción de la herida (resistencia mecánica), proliferación celular extensa, acumulación de matriz y neovascularización (tejido de granulación) para sanar. **C.** La herida se reepiteliza desde los bordes, y se depositan fibras de colágeno en todo el tejido de granulación. **D.** El tejido de granulación acaba por reabsorberse, lo que deja una gran cicatriz de colágeno que es imperfecta desde el punto de vista funcional y estético.

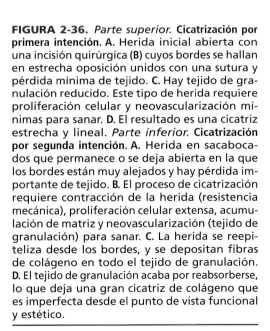

Lesión inicial

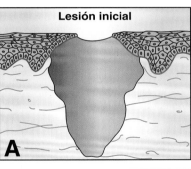

A

No hay cierre, 5 días de herida

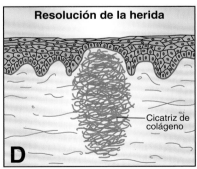

Capilar

Fibroblasto y miofibroblastos

Colágeno

B

Tejido de granulación

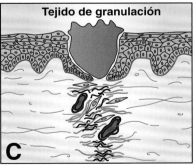

C

Resolución de la herida

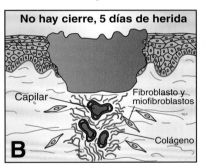

Cicatriz de colágeno

D

CICATRIZACIÓN POR SEGUNDA INTENCIÓN
(HERIDAS CON BORDES SEPARADOS)

en el corazón, la cicatriz de un infarto de miocardio sirve para impedir una rotura del órgano, pero reduce la cantidad de tejido contráctil (fig 2-37). Si presenta la suficiente amplitud, puede causar insuficiencia cardiaca congestiva o dar lugar a un aneurisma ventricular (*v.* cap. 9). La fibrosis alveolar pulmonar provoca deficiencia respiratoria. La infección en el peritoneo o incluso la exploración quirúrgica pueden dar lugar a adherencias y obstrucción intestinal. Las cicatrices en la piel después de una quemadura o una intervención quirúrgica producen resultados cosméticos insatisfactorios y puede limitar seriamente la movilidad. Un objetivo importante de la intervención terapéutica es crear condiciones óptimas para la cicatrización «constructiva» y prevenir el «exceso» patológico de este proceso.

Reparación subóptima de heridas

Las anomalías en cualquiera de los tres procesos de la cicatrización —reparación, contracción y regeneración— tienen como resultado

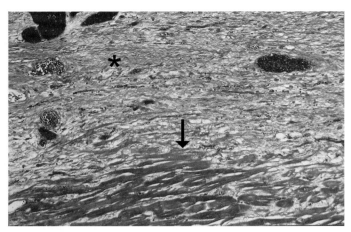

FIGURA 2-37. Infarto miocárdico. Una sección a través de un infarto miocárdico con cicatriz muestra fibrosis madura (*) y fibras miocárdicas interrumpidas (*flecha*).

una curación de la herida fallida o prolongada. La habilidad del cirujano es a menudo de una importancia fundamental.

Cicatrización deficiente

La formación inadecuada de tejido de granulación o la incapacidad para formar una matriz extracelular apropiada conducen a la formación deficiente de cicatrices y sus complicaciones.

Dehiscencia de la herida y eventraciones

La **dehiscencia** (la separación de los bordes de una herida) es más frecuente después de una operación abdominal y puede ser mortal. El aumento de la tensión mecánica sobre una herida abdominal por vómito, tos u obstrucción del intestino puede provocar la dehiscencia de esa herida. Los factores sistémicos que predisponen a la dehiscencia son la deficiencia metabólica, la hipoproteinemia y la inanición en general, que a menudo acompañan al cáncer metastásico. Las **eventraciones** de la pared abdominal son los defectos causados por cicatrices quirúrgicas débiles debidas al depósito insuficiente de matriz extracelular o al entrecruzamiento inadecuado de la matriz de colágeno. Las asas intestinales pueden quedar atrapadas dentro de las eventraciones.

Ulceración

Las heridas pueden ulcerarse si el riego sanguíneo intrínseco es inadecuado o si la vascularización es insuficiente durante la cicatrización. El fallo de las válvulas venosas en la parte inferior de la pierna produce edema hístico, manguitos de fibrina pericapilar y generación de úlceras por estasis venosa, a menudo en el lado interno de la parte inferior de la pierna. Las úlceras de pie diabético son provocadas por una combinación de falta de riego sanguíneo arterial y capilar, que puede acompañarse de una **neuropatía diabética periférica** que vuelve al paciente insensible respecto al progreso de la úlcera. La diabetes también reduce la expresión de factores de crecimiento, así como la respuesta celular a los mismos, con lo que se dificulta la estimulación del proceso de curación. Esta forma de ulceración, si se deja desatendida, conduce a la infección del hueso subyacente (**osteomielitis**) y a la pérdida progresiva de la extremidad. Asimismo, en las áreas que han perdido sensibilidad debido a algún traumatismo o presión, también pueden desarrollarse heridas no curables. Este tipo de **úlceras de decúbito** se ven a menudo en pacientes inmovilizados, ya sea en una cama o en una silla de ruedas. La presión constante sobre la piel en un proceso óseo puede producir un infarto local en tan sólo 2 o 3 h. Estas úlceras pueden ser tanto amplias como profundas, y la infección penetra profundamente en el tejido conjuntivo.

Formación de cicatrices excesivas en la piel

Un depósito excesivo de matriz extracelular, en especial de excesivo colágeno, en el lugar de la herida tiene como resultado una cicatriz hipertrófica y queloides. Los **queloides** son cicatrices exuberantes que tienden a avanzar más allá del lugar del daño inicial y a reaparecer después de su escisión (fig.2-38). Los queloides son antiestéticos, y los intentos de reparación mediante cirugía a menudo dan como resultado una cicatriz queloide aún más grande. A diferencia de las cicatrices normales, los queloides no reducen la síntesis de colágeno si se administran glucocorticoides.

Por el contrario, las **cicatrices hipertróficas** están confinadas a los márgenes de la herida, y su desarrollo se asocia a menudo con estrés mecánico sin aliviar. Las cicatrices hipertróficas suelen tener una apariencia enrojecida que indica hipervascularidad.

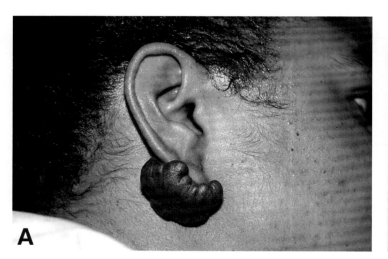
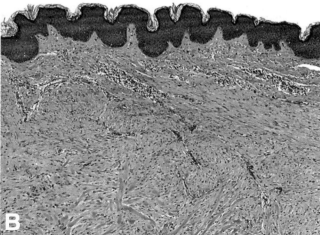

FIGURA 2-38. Queloide. A. Una mujer de piel negra clara desarrolló un queloide como una reacción contra la perforación del lóbulo de la oreja. **B.** Al microscopio, la dermis se observa muy engrosada por la presencia de haces de colágeno con una orientación aleatoria y células abundantes.

Tienden a ser pruriginosas, lo que sugiere la activación de mastocitos productores de histamina. A nivel histológico, ambos tipos de cicatrices muestran haces de colágeno extensos e irregulares. La tasa de síntesis de colágeno y el número de entrecruzamientos reducibles permanecen elevados. Esta situación sugiere una «detención de la maduración», o un bloqueo del proceso de curación.

Contracción excesiva

La disminución en el tamaño de una herida depende de la presencia de miofibroblastos, el desarrollo de los contactos intercelulares y la contracción celular sostenida. Una exageración de estos procesos se denomina **contractura** y tiene como resultado una deformación importante de la herida y los tejidos circundantes. Las regiones que de manera habitual muestran una contracción mínima de la herida (p. ej., palmas, plantas del pie y cara anterior del tórax) son a menudo propensas a las contracturas. Las contracturas son particularmente conspicuas cuando las quemaduras graves cicatrizan, y pueden ser lo suficientemente importantes como para comprometer la movilidad de las articulaciones. En el tubo digestivo, una contractura (estrechez) puede obstruir el paso de los alimentos por el esófago o bloquear el flujo de los contenidos intestinales.

Varias enfermedades se caracterizan por una contractura y fibrosis irreversible de la fascia superficial, como la contractura de **Dupuytren** (contractura palmar), la **enfermedad de Lederhosen** (contractura plantar) y la **enfermedad de Peyronie** (contractura de los tejidos cavernosos del pene). En estas enfermedades, no se conoce ninguna lesión desencadenante, a pesar de que el proceso básico es similar a la contractura durante la cicatrización de las heridas.

Potencial proliferativo de las células

Las poblaciones celulares se dividen a diferentes velocidades. Algunas células maduras no se dividen en absoluto, mientras que otras tienen ciclos repetidos.

- *Células lábiles:* las células lábiles se encuentran en tejidos que se hallan en un estado constante de renovación. Los tejidos en los que más del 1.5% de las células están en mitosis en cualquier momento están compuestos por células lábiles. Los tejidos lábiles epiteliales que típicamente forman barreras físicas entre el cuerpo y el ambiente externo se renuevan constantemente. Entre estos se incluyen el epitelio del intestino, la piel, la córnea, las vías respiratorias, las vías reproductoras y las vías urinarias. Las células hematopoyéticas de la médula ósea y de los órganos linfoides implicadas en la defensa inmunitaria también son lábiles. Los neutrófilos polimorfonucleares y los reticulocitos son células diferenciadas de manera terminal que se renuevan con rapidez. *Bajo condiciones apropiadas, los tejidos compuestos por células lábiles se regeneran después de la lesión, siempre que haya suficiente remanente de blastocitos.*
- **Células estables:** habitualmente, los tejidos poblados por células estables se renuevan de manera muy lenta, pero están poblados por células progenitoras capaces de una renovación más rápida después de la pérdida del tejido. El hígado, el hueso y los túbulos renales proximales son ejemplos de poblaciones celulares estables. Los tejidos poblados con células estables presentan menos del 1.5% de las células en mitosis. Los tejidos estables (p. ej., glándulas endocrinas, endotelio e hígado) no tienen blastocitos notables. En su lugar, sus células requieren un estímulo apropiado para dividirse. *El potencial para replicarse, y no el número real de mitosis en estado estable, determina la capacidad de un órgano para regenerarse.* Por ejemplo, el hígado, un tejido estable con menos de una mitosis por cada 15 000 células, se recupera a través de una rápida hiperplasia de los hepatocitos después de perder hasta el 75% de su masa.

- **Células permanentes:** son las que están diferenciadas de manera definitiva, tienen pérdida total de su capacidad de regeneración y no entran en el ciclo celular. Tradicionalmente, las neuronas, condrocitos, cardiomiocitos y células del cristalino se consideraron células permanentes. Se considera que, de perderse, los cardiomiocitos y las neuronas pueden ser reemplazados por células progenitoras, pero no a partir de la división de los cardiomiocitos existentes o de neuronas maduras. Las células permanentes no se dividen, pero la mayoría de ellas renuevan sus orgánulos.

REGENERACIÓN

La regeneración es la restauración de un tejido dañado o de un anexo perdido a su estado original. La regeneración y el mantenimiento hístico requieren una población de blastocitos o células precursoras que puedan diferenciarse y replicarse. El poder para reponer o regenerar tejido se deriva de un pequeño número de células no especializadas de larga vida, o **blastocitos**, exclusivas en su capacidad para tener una tasa lenta de replicación, capacidad de autorregeneración y producción de progenie clonal que rápidamente se divide y diferencia en tipos más especializados de células. Los blastocitos, en la mayoría de los tejidos, incluso en la médula ósea, la epidermis, el intestino e hígado, mantienen una plasticidad de desarrollo suficiente como para regenerar un tejido específico.

Embrioblastocitos y blastocitos

Los **embrioblastocitos**, hasta la etapa del blastocito previo a la implantación, pueden diferenciarse en todas las células del organismo adulto y preservar pequeñas poblaciones de blastocitos más restringidas. Por tanto, estas células son **pluripotenciales**. Los blastocitos/células progenitoras posnatales, que son capaces de dividirse indefinidamente sin diferenciación terminal, residen en muchos tejidos del adulto, y han sido identificadas en tejidos que no se sabe si se regeneran.

Estos **blastocitos adultos** pueden residir en un tejido específico o ser reclutados hacia el sitio de la herida por células circulantes que se originan en la médula ósea. En cualquier caso, del reciente reconocimiento de la presencia de blastocitos en muchos tejidos destaca la importancia de un ambiente permisivo y de soporte para la regeneración dirigida de blastocitos (tabla 2-11). Los blastocitos pluripotenciales de los tejidos del adulto tienen un espectro más restringido de diferenciación celular que los embrioblastocitos y pueden aislarse de tejidos autólogos, lo que reduce la preocupación por el rechazo inmunitario después del implante. En fechas más recientes, los reguladores de los patrones de transcripción activos de los embrioblastocitos han sido utilizados para inducir pluripotencialidad en células de los tejidos del adulto (blastocito pluripotencial inducido [iPS]).

Los blastocitos pueden definirse de manera más general por propiedades comunes:

- Capacidad ilimitada para dividirse, evitar el envejecimiento y mantener la integridad genómica.
- Capacidad para dividirse intermitentemente o permanecer sin movimiento.
- Capacidad para propagarse por autorrenovación y diferenciación de las células hijas.
- Ausencia de marcadores de clase.
- En algunos casos, localización anatómica específica.
- Presencia compartida de marcadores del crecimiento y la transcripción común a las células no comprometidas.

Autorrenovación

La autorrenovación es la propiedad que define a los blastocitos y a los embrioblastocitos iniciales *in vivo*. La definición de un

Tabla 2-11		

Blastocitos adultos descritos en mamíferos

Tipo de célula	Fuente celular y estabilidad	Tejido y papel de la célula madre
Blastocitos derivados de la médula ósea	Blastocitos hematopoyéticos (HSC)	HSC: hematopoyesis, formación de todas las células del sistema sanguíneo
	Blastocitos mesenquimatosas (MSC)	MSC: reponen las células no sanguíneas del hueso y la médula ósea, proporcionan un nicho para los HSC y son una fuente potencial de células progenitoras para otros tejidos
Blastocitos de tejidos adultos excepto del tejido conjuntivo (algunos pueden derivar de la médula ósea)[a]	Células en renovación constante (lábiles)	Epidermis: blastocito del queratinocito basal unipotencial y blastocitos pluripotenciales de la región abultada del folículo piloso y las glándulas sebáceas
	• Células epiteliales y similares de la epidermis e intestino (derivadas del ectodermo o del endodermo)	Intestino: células cilíndricas multipotenciales de la base de la cripta del intestino grueso y delgado
		Córnea: los blastocitos epiteliales de la córnea se localizan en la capa basal del limbo entre la córnea y la conjuntiva (los blastocitos estromales de la córnea se localizan de manera similar, pero debajo de la membrana basal epitelial)
	Células persistentes (estables) en los tejidos con menos recambio • Epiteliales, parenquimatosas, neurales (derivadas del endodermo o el ectodermo)	Hígado: hiperplasia compensadora del hepatocito para el mantenimiento, la regeneración y en respuesta a una resección quirúrgica (otras células hepáticas también se dividen); blastocitos hepáticos, en estudios de retención se pueden ver marcadores de ADN en células de los canales de Hering, en células del conducto biliar intralobular, células nulas peribiliares y hepatocitos peribiliares
		Pulmón: células progenitoras o blastocitos bronquioalveolares adaptadas del pulmón que forman las células bronquiolares de Clara y posiblemente las células alveolares. Hay algunas evidencias de células progenitoras alveolares epiteliales tipo II
		Oído: no se sabe que la cóclea de los mamíferos regenere las células vellosas sensoriales, aunque algunos vertebrados no mamíferos sí lo hacen. Los blastocitos mesenquimatosos humanos se han diferenciado en células capilares y neuronas auditivas *in vitro*
		Blastocitos neurales: pluripotenciales, aunque se cree que son células ependimarias o astrocitos; la zona subventricular del ventrículo lateral (posiblemente inactivas en los humanos adultos); zona subgranular del giro dentado del hipocampo. Otros sitios potenciales son el bulbo olfativo y la zona subcallosa debajo del cuerpo calloso
Tejido conjuntivo o blastocitos mesenquimatosos fuera de la médula ósea	Derivadas del mesodermo Células progenitoras del tejido conjuntivo; aisladas de numerosos tejidos, aunque el origen en la médula ósea no puede excluirse Células musculares	Esqueléticos: células satélites —entre el sarcolema y superpuestas a la membrana basal de las miofibrillas— también derivan de los pericitos o de blastocitos mesenquimatosos de la médula ósea
		Adiposo: la grasa es una fuente abundante de células mesenquimatosas multipotenciales
		Renal: hay hallazgos que apoyan la existencia de blastocitos/células progenitoras en el podocito epitelial tubular y parietal de los riñones (cápsula de Bowman). Las células renales son de origen mesodérmico, con la posible excepción de las células endoteliales
		Cardiacos: células progenitoras o blastocitos cardiacos (cardiomiocitos multipotenciales capaces de diferenciarse de forma limitada y de proliferar después de la lesión isquémica; blastocitos mesenquimatosos de la médula ósea)

[a] Estas pueden ser las mismas que las células progenitoras multipotenciales del adulto (MAPC), las cuales representaron células estromales de la médula ósea cuya diferenciación es influenciada por las condiciones de crecimiento *in vitro*. Estas células son capaces de sembrar tejidos externos a la médula ósea por uno o más de varios procesos posibles: (a) progenitoras específicas o progenitoras multipotenciales, (b) transdiferenciación, (c) fusión celular y (d) desdiferenciación.

blastocito depende de la habilidad de la célula de diferenciarse en distintos tipos de célula, *in vitro* o *in vivo*. Los blastocitos logran la autorrenovación mediante la división celular asimétrica, que produce un nuevo blastocito y una célula hija que puede proliferar de manera transitoria y se puede diferenciar. En contraste con los blastocitos, estas células **progenitoras** (células amplificadoras de tránsito) tienen muy poca o nula capacidad de autorrenovación.

Potencial de diferenciación del blastocito

La capacidad de los embrioblastocitos para diferenciarse en todas las clases disminuye a medida que el embrión se desarrolla. Las células del cigoto y de las primeras divisiones del huevo fertilizado son **totipotenciales:** pueden formar cualquiera de los aproximadamente 200 diferentes tipos celulares cuerpo del adulto y las células de la placenta. Los embrioblastocitos que derivan de la masa celular interna del blastocisto son **pluripotenciales**, lo que significa que pueden diferenciarse en casi todas las clases celulares de cualquiera de las tres capas germinales. Los blastocitos pluripotenciales del cigoto posterior a la fertilización, como las células de la cresta neural, pueden diferenciarse en muchos tipos celulares, pero no son totipotenciales. Aquellas células del adulto que deben autorrenovarse a lo largo de la vida del organismo son **multipotenciales**, o capaces de diferenciarse en diversos tipos celulares dentro de una clase o en una de las capas germinales. Por ejemplo, restringidos a la clase; pueden formar todas las células que se encuentran en la sangre (tabla 2-11). Las células del estroma medular (también conocidas como blastocitos mesenquimatosos) son blastocitos pluripotenciales de la médula ósea que pueden movilizarse hacia la corriente sanguínea y ser reclutados hacia los tejidos (dañados). Pueden inducirse para que se diferencien en múltiples tipos celulares *in vitro* (adipocitos, condrocitos, osteoblastos, mioblastos), derivados de una sola clase celular, la capa germinal mesodérmica.

Las células específicas de los tejidos permiten la renovación como blastocitos pluripotenciales o como células progenitoras. Estas últimas son **células estables** que se distinguen de los blastocitos debido a que carecen de la capacidad para autorrenovarse; sin embargo, mantienen el potencial de diferenciación y proliferación rápida. A veces se denominan blastocitos **unipotenciales**, como lo ejemplifica el queratinocito basal interfolicular de la piel, aunque otras células de la piel pueden ser multipotenciales u oligopotenciales.

La médula ósea contiene blastocitos hematopoyéticos, mesenquimatosos y endoteliales, lo que le proporciona una capacidad regenerativa polifacética. Los blastocitos de la médula ósea, que quedaron en reserva durante el desarrollo embrionario, restablecen la población hematopoyética y mesenquimatosa de la médula ósea. Los blastocitos endoteliales de la médula ósea han participado en la angiogenia hística y pueden complementar a la hiperplasia endotelial durante la regeneración de los vasos sanguíneos. Del mismo modo, los blastocitos mesenquimatosos derivados de la médula ósea pueden poblar los tejidos en reparación en otras partes del cuerpo (tabla 2-11).

Pluripotencialidad

La diferenciación de las células incluye la regulación controlada de la expresión génica dentro de la secuencia del ADN existente. Lo anterior se consigue a través de (1) **modificaciones epigenéticas** al ADN sin cambios ni reordenamientos de la secuencia; (2) expresión reducida de los genes que limitan la pluripotencialidad, en la que se incluyen las proteínas del grupo Polycomb, y (3) expresión aumentada de los genes del desarrollo de la clase. Las modificaciones epigenéticas incluyen modificaciones del ácido nucleico dentro de la secuencia del ADN, como la metilación, la presencia de proteínas asociadas a la cromatina y la modificación de las proteínas histonas (*v.* cap. 4). Como se ha señalado, se ha demostrado que es posible restaurar la pluripotencialidad en células diferenciadas de tejidos adultos (blastocitos pluripotentes inducidos) mediante la manipulación de la expresión de un número limitado de genes.

Los modificadores epigenéticos establecen estados de transcripción necesarios para la diferenciación celular y son heredables o hereditarios por progenie (la alteración epigenética monoalélica heredada de óvulos o espermatozoides se denomina **impronta**). La interacción entre los modificadores epigenéticos y los factores de transcripción que determinan la clase es necesaria para los estados de diferenciación progresivos de una clase celular. La diferenciación se controla a muchos niveles.

Esto puede incluir contacto intercelular y señales extracelulares, pero la coactivación y la corregulación de los factores de la transcripción relacionados con la potencia o la clase y las modificaciones epigenéticas son también decisivas para el estado final de las células.

3 Inmunopatología

Jeffrey S. Warren ▪ David S. Strayer ▪ Philip L. Cohen ▪ Sergio A. Jimenez

LESIÓN HÍSTICA DE MEDIACIÓN INMUNITARIA

Hay muchas enfermedades en las que una respuesta inflamatoria desencadenada por el sistema inmunitario ataca a los propios tejidos del cuerpo. Una gran diversidad de sustancias extrañas (p. ej., polvo, polen, virus, bacterias) pueden provocar respuestas protectoras. En determinadas situaciones, los efectos protectores de una respuesta inmunitaria dan origen a efectos dañinos relacionados con un espectro amplio de lesiones, que pueden ser malestar temporal a lesiones sustanciales. Por ejemplo, en el proceso de ingesta y destrucción bacteriana, las células fagocíticas (neutrófilos y macrófagos) causan con frecuencia daño en los tejidos circundantes. Una respuesta inmunitaria que produce lesión hística o una enfermedad se denomina de forma amplia reacción de **hipersensibilidad.** Muchas enfermedades se clasifican como trastornos inmunitarios o afecciones de mediación inmunitaria, en las cuales una respuesta inmunitaria a un antígeno extraño o propio causa lesión. Las enfermedades inmunitarias o de hipersensibilidad son frecuentes e incluyen manifestaciones como ronchas (urticaria), asma, fiebre del heno, hepatitis, glomerulonefritis y artritis.

Las reacciones de hipersensibilidad se clasifican de acuerdo al tipo de mecanismo inmunitario (tabla 3-1). Las reacciones de hipersensibilidad de tipo I, II y III requieren de anticuerpos específicos contra el antígeno exógeno (extraño) o endógeno (propio). Una excepción la representa un subgrupo de reacciones de tipo I. El isotipo de anticuerpo influye el mecanismo de lesión hística.

- **Reacciones de tipo I o hipersensibilidad de tipo inmediato:** el anticuerpo IgE se forma y une a receptores de alta afinidad de los mastocitos y basófilos a través de sus dominios Fc. La unión subsiguiente del antígeno y el entrecruzamiento del IgE desencadena la liberación rápida (inmediata) de productos desde estas células, que llevan a las manifestaciones características de tales enfermedades como urticaria, asma y anafilaxia.
- **Reacciones de hipersensibilidad de tipo II:** el anticuerpo IgG o IgM se forma contra el antígeno, por lo general una proteína de la superficie celular. Con menor frecuencia, el antígeno es un componente estructural intrínseco de la matriz extracélular (p. ej., una parte de la membrana basal). Tal acoplamiento entre un antígeno y un anticuerpo activa el complemento, que a su vez lisa la célula (citotoxicidad) o daña la matriz extracelular. En algunas reacciones de tipo II, se producen otros efectos mediados por anticuerpos.
- **Reacciones de hipersensibilidad de tipo III:** el anticuerpo responsable de la lesión hística suele ser también la IgM o la IgG, pero el mecanismo de la lesión hística difiere. El antígeno circula en el compartimento vascular hasta que el anticuerpo lo une. El complejo inmunitario resultante se deposita en un tejido donde la activación del complemento produce el reclutamiento leucocitario, que media la lesión hística. En algunas reacciones de tipo III, el anticuerpo une al antígeno *in situ*.
- **Reacciones de tipo IV o reacciones de hipersensibilidad media por célula** o **de tipo tardío:** la activación de los linfocitos T por parte del antígeno, que por lo regular cuenta con la ayuda de los macrófagos, causa la liberación de productos por parte de estas células, lo que conduce a lesión hística.

Muchas enfermedades inmunitarias están mediadas por más de un tipo de reacción de hipersensibilidad. Por ejemplo, en la neumonitis por hipersensibilidad, en la lesión pulmonar por inhalación de antígenos fúngicos involucra a las reacciones de tipo I, III y IV.

Reacciones de hipersensibilidad mediada por IgE (tipo I)

La hipersensibilidad de tipo inmediato conlleva reacciones localizadas o generalizadas que se producen inmediatamente después (en unos pocos minutos) de exponerse a un antígeno o «alérgeno» al cual la persona estaba sensibilizada. Las manifestaciones clínicas de la reacción dependen del lugar de exposición al antígeno y de la extensión de la sensibilización. Por ejemplo, cuando una reacción afecta a la piel, las reacciones locales características son «roncha y enrojecimiento», o urticaria.

Cuando se ven afectadas la conjuntiva y las vías respiratorias altas, se producen el estornudo y la conjuntivitis, y se habla de fiebre del heno (rinitis alérgica). Esta es una forma más generalizada y grave de reacción de hipersensibilidad inmediata que se acompaña de broncoconstricción, obstrucción de las vías respiratorias y deficiencia circulatoria, como se ve en el shock anafiláctico. Hay un grado alto de variabilidad determinada genéticamente en la susceptibilidad a las reacciones de hipersensibilidad de tipo I, y se dice que los individuos particularmente susceptibles son «atópicos».

Las reacciones de tipo I suelen caracterizarse por anticuerpos IgE producidos por CD^{4+}, un mecanismo dependiente de los linfocitos T Th2 que se une con avidez a los receptores Fcε de los mastocitos y los basófilos. La alta avidez ($K_d = 10^{-15}$ M) de la unión de la IgE ha hecho que se establezca el término anticuerpo citofílico. Cuando se expone a un alérgeno específico que provoca la generación de IgE, una persona se sensibiliza; las exposiciones subsecuentes a tal alérgeno o a un epítopo de reacción cruzada provoca reacciones inmediatas de hipersensibilidad. Después de que se provoca la producción de IgE, la exposición repetida al mismo antígeno causa de manera típica anticuerpos IgE adicionales, más que anticuerpos de otras clases.

La IgE puede persistir durante años unida a los receptores Fcε de los mastocitos y basófilos. En las exposiciones subsiguientes, el reconocimiento del antígeno o alérgeno soluble por la IgE acoplada a la superficie del receptor Fcε activa el mastocito o el basófilo. Los mediadores inflamatorios que se liberan originan las manifestaciones de las reacciones de hipersensibilidad tipo I. Como se muestra en la figura 3-1, el antígeno (alérgeno) se une a la región Fab del anticuerpo IgE. Para activar la célula, el antígeno

Tabla 3-1

Clasificación modificada de Gell y de Coombs de las reacciones de hipersensibilidad

Tipo	Mecanismo	Ejemplos
Tipo I (tipo anafiláctico): hipersensibilidad inmediata	Activación y desgranulación del mastocito mediadas por el anticuerpo IgE No mediada por la IgE	Fiebre del heno, asma, urticaria, anafilaxia Urticaria física
Tipo II (tipo citotóxico): anticuerpos citotóxicos	Anticuerpos citotóxicos (IgG, IgM) formados contra antígenos de la superficie celular; el complemento suele participar Anticuerpos que no son citotóxicos contra receptores de la superficie celular	Anemia hemolítica autoinmunitaria, enfermedad de Goodpasture Enfermedad de Graves
Tipo III (tipo de complejo inmunitario): enfermedad por complejos inmunitarios	Anticuerpos (IgG, IgM, IgA) formados contra antígenos exógenos o endógenos; habitualmente intervienen el complemento y los leucocitos (neutrófilos, macrófagos)	Enfermedades autoinmunitarias (LES, artritis reumatoide), muchos tipos de glomerulonefritis
Tipo IV (de tipo celular): hipersensibilidad de tipo tardío	Células mononucleares (linfocitos T, macrófagos) con producción de interleucina y linfocina	Enfermedad granulomatosa (tuberculosis), reacciones cutáneas tardías (hiedra venenosa)

Ig, inmunoglobulina; LES, lupus eritematoso sistémico.

3: Inmunopatología

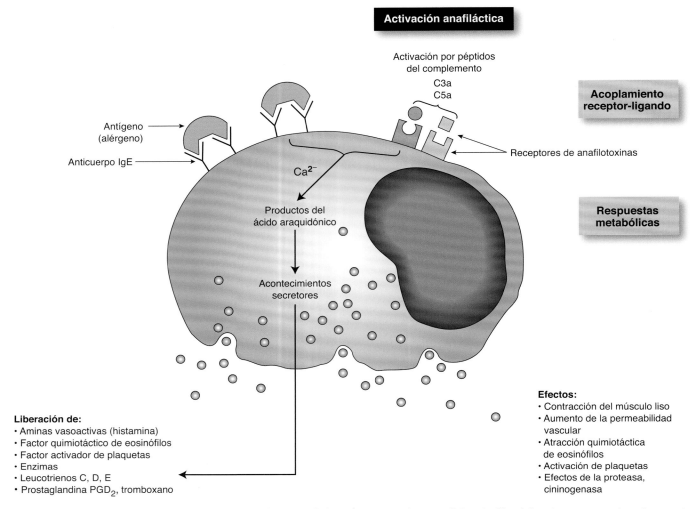

Activación anafiláctica

Activación por péptidos
del complemento
C3a
C5a

**Acoplamiento
receptor-ligando**

Antígeno
(alérgeno)

Anticuerpo IgE

Receptores de anafilotoxinas

Ca^{2-}

**Respuestas
metabólicas**

Productos del
ácido araquidónico

Acontecimientos
secretores

Liberación de:
• Aminas vasoactivas (histamina)
• Factor quimiotáctico de eosinófilos
• Factor activador de plaquetas
• Enzimas
• Leucotrienos C, D, E
• Prostaglandina PGD_2, tromboxano

Efectos:
• Contracción del músculo liso
• Aumento de la permeabilidad
  vascular
• Atracción quimiotáctica
  de eosinófilos
• Activación de plaquetas
• Efectos de la proteasa,
  cininogenasa

FIGURA 3-1. En una reacción de hipersensibilidad de tipo I, el alérgeno se une a las superficies citófilas del anticuerpo IgE sobre el mastocito o los basófilos, y desencadena la activación celular y la liberación de una cascada de mediadores proinflamatorios. Los mastocitos y los basófilos también pueden ser activados por anafilotoxinas como C3a y C5a, además de algunos estímulos físicos (p. ej., el frío). Estos mediadores causan la contracción del músculo liso, la formación de edema y el reclutamiento de eosinófilos. Ca^{2+}, ion calcio; Ig, inmunoglobulina; PGD_2, prostaglandina D_2.

debe entrecruzarse con al menos dos moléculas del anticuerpo IgE adyacentes.

Los mastocitos y los basófilos también pueden ser activados por agentes que no son anticuerpos. Por ejemplo, algunos individuos pueden desarrollar urticaria después de exponerse a un cubo de hielo (urticaria física) o presión (dermografismo). Los péptidos anafilotóxicos derivados del complemento, C3a y C5a, pueden estimular directamente los mastocitos mediante un proceso diferente en el que interviene un receptor (fig. 3-1). Estos sucesos activadores de las células liberan constituyentes de los gránulos almacenados y provocan la síntesis y liberación rápida de otros mediadores. Algunos compuestos como la melitina (del veneno de la abeja) y algunos fármacos (p. ej., la morfina) activan los mastocitos directamente.

Independientemente de cómo se inicie la activación del mastocito, un aumento del calcio citosólico libre activa (1) la elevación del monofosfato de adenosina cíclico (AMPc), (2) la activación de varias vías metabólicas del mastocito y (3) la secreción subsiguiente de productos preformados y de reciente síntesis. Almacenados en forma de gránulos, los mediadores son liberados en cuestión de minutos y actúan rápidamente. De los constituyentes granulares que se enumeran en la figura 3-1, la his-

tamina es de particular importancia. Provoca la contracción del músculo liso vascular y extravascular, causa dilatación microvascular e incrementa la permeabilidad de las vénulas. Estos efectos son mediados en gran medida a través de los receptores H_1 de la histamina. La histamina también aumenta la secreción de ácido gástrico a través de sus receptores H_2 y provoca la reacción de roncha y enrojecimiento de la piel. En los pulmones, esto causa manifestaciones tempranas de hipersensibilidad inmediata, entre las que se incluyen el broncoespasmo, la congestión vascular y el edema. Otros productos preformados que se liberan de los gránulos de los mastocitos incluyen la heparina, una serie de proteasas neutrales (tripsina, quimotripsina, carboxipeptidasa e hidrolasas ácidas) y dos factores quimiotácticos, del neutrófilo y del eosinófilo. Este último es el responsable de la acumulación de eosinófilos, un signo característico de la hipersensibilidad inmediata. La síntesis y secreción de citocinas por los mastocitos, por otras células inflamatorias reclutadas e incluso por células nativas (p. ej., del epitelio) son importantes en la llamada reacción «tardía» de la hipersensibilidad inmediata. Las respuestas de la fase tardía (1) duran habitualmente de 2-24 h, (2) están marcadas por un infiltrado inflamatorio mixto y (3) son mediadas por muchas citocinas entre las que se incluyen IL-1, IL-3, IL-4, IL-5,

IL-6, TNF, el factor estimulante de colonias de granulocitos-macrófagos (GM-CSF) y las proteínas inflamatorias del macrófago (MIP, *macrophage inflammatory protein*)-1α y MIP-1β.

La activación de los mastocitos también incrementa la síntesis de productos de la vía del ácido araquidónico, que se forman después de la activación de la fosfolipasa A$_2$. También se generan productos de la ciclooxigenasa (prostaglandinas D$_2$, E$_2$ y F$_2$ y tromboxano) y de la lipooxigenasa (leucotrienos B$_4$, C$_4$, D$_4$, E$_4$). Los derivados del ácido araquidónico, generados por una variedad de otros tipos celulares, provocan la contracción del músculo liso, vasodilatación y edema. Los leucotrienos C$_4$, D$_4$ y E$_4$, que antes se conocían como «sustancias de reacción lenta de la anafilaxia», son importantes en la fase de broncoconstricción retardada de la anafilaxia. El leucotrieno B$_4$ es un factor quimiotáctico potente de los neutrófilos, macrófagos y eosinófilos.

Otro mediador inflamatorio que sintetizan los mastocitos es el **factor de activación plaquetaria** (PAF, *platelet-activating factor*), un derivado lipídico de los fosfolípidos de la membrana. El PAF es un potente inductor de la agregación plaquetaria y de la liberación de aminas vasoactivas, así como una potente quimiotaxina de los neutrófilos. El PAF puede activar todos los tipos de células fagocíticas.

Los linfocitos T activados, específicamente los linfocitos T Th2, producen citocinas que desempeñan importantes funciones en las respuestas alérgicas. Este subconjunto produce IL-4, IL-5 e IL-13, que aumentan la producción de IgE e incrementan el número de mastocitos y eosinófilos. En personas proclives a la alergia, una respuesta similar tiene lugar a través de clones del linfocito T que producen IL-4, IL-6 e IL-2, cuyas concentraciones también están aumentadas en los individuos alérgicos. Estas personas presentan asimismo valores reducidos de IFN-γ, el cual inhibe el desarrollo de los clones de Th2 y la producción subsiguiente de IgE.

En resumen, las reacciones de hipersensibilidad de tipo I (inmediatas) se caracterizan por un anticuerpo citófilo específico (IgE) que se une a receptores de alta afinidad Fcε que se encuentran en los basófilos y en los mastocitos y reacciona con un antígeno específico (alérgeno). Los mastocitos y los basófilos activados liberan productos preformados (gránulos) y sintetizan mediadores que causan las manifestaciones clásicas de la hipersensibilidad inmediata y la reacción de fase tardía.

Reacciones de hipersensibilidad mediadas por anticuerpos no-IgE (tipo II)

La IgG y la IgM median típicamente las reacciones de tipo II. Estos isotipos de Ig activan el complemento a través de sus dominios Fc. Existen numerosos mecanismos de lesión hística dependientes de anticuerpos. El modelo prototipo de la citotoxicidad eritrocítica mediada por anticuerpos se ilustra en la figura 3-2. Los anticuerpos IgM o IgG se unen a un antígeno en la membrana del eritrocito. Con densidad suficiente, la inmunoglobulina unida fija complemento a través de C1q y de la vía clásica (*v*. cap. 2). El complemento activado puede destruir las células objetivo directamente a través de los complejos del complemento C5b-9 (fig. 3-2). Este complejo, denominado **complejo de ataque a la membrana**, se inserta como las duelas de un barril dentro de la membrana plasmática y forma orificios o canales iónicos que destruyen la permeabilidad de la barrera y causan la lisis celular. Este tipo de lisis celular se ejemplifica por ciertos tipos de anemias hemolíticas autoinmunitarias que se desarrollan a partir del ataque de los anticuerpos contra los antígenos eritrocíticos de los grupos sanguíneos. En algunas reacciones a la transfusión que derivan de las incompatibilidades mayores entre los grupos sanguíneos, la hemólisis se produce a través de la activación del complemento.

El complemento y las moléculas de anticuerpo también pueden destruir una célula objetivo mediante **opsonización**. Las células objetivo recubiertas (opsonizadas) con inmunoglobulina y/o moléculas C3b son unidas por fagocitos que expresan receptores Fc o C3b. La activación del complemento cerca de la superficie de la célula objetivo conduce a la formación y unión covalente de C3b (fig. 3-3). Muchas células fagocíticas, entre las que se incluyen los neutrófilos y los macrófagos, expresan receptores Fc y C3b en sus membranas celulares. Mediante la unión a su receptor, la inmunoglobulina o el C3b enlazan las células objetivo y efectora (fagocítica), y por tanto incrementan la fagocitosis y la destrucción intracelular subsiguiente de la célula recubierta por anticuerpo o complemento.

Algunas reacciones a transfusión, las anemias hemolíticas autoinmunitarias y algunas reacciones farmacológicas se producen a través de la opsonización mediada por anticuerpo y complemento.

La **citotoxicidad celular dependiente de anticuerpo** no requiere complemento, pero en su lugar incluye leucocitos citolíticos que atacan a las células objetivo recubiertas de anticuerpo después de unirse a ellas mediante los receptores Fc. Las células fagocíticas y los linfocitos citolíticos naturales pueden actuar como células efectoras de las CPA. Las células efectoras sintetizan homólogos de las proteínas terminales del complemento (p. ej. perforinas) las cuales participan en acontecimientos citotóxicos. *Sólo rara vez un único anticuerpo es directamente citotóxico.*

En algunas reacciones de tipo II, el anticuerpo se une a un receptor específico de la célula objetivo que no conduce a la

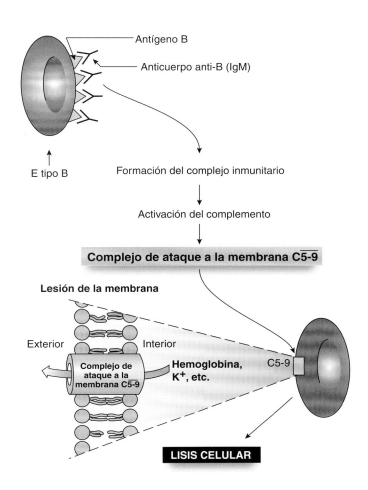

FIGURA 3-2. En una reacción de hipersensibilidad de tipo II, la unión de los anticuerpos IgG o IgM a un antígeno inmovilizado promueve la fijación del complemento. La activación del complemento conduce a la amplificación de la respuesta inflamatoria y a la lisis celular mediada por el complejo de ataque a la membrana (CAM). Ig, inmunoglobulina; K$^+$, ion potasio; E, eritrocitos.

Labels in figure: Antígeno B; Anticuerpo anti-B (IgM); E tipo B; Formación del complejo inmunitario; Activación del complemento; **Complejo de ataque a la membrana C5-9**; **Lesión de la membrana**; Exterior; Interior; **Complejo de ataque a la membrana C5-9**; **Hemoglobina, K$^+$, etc.**; C5-9; **LISIS CELULAR**

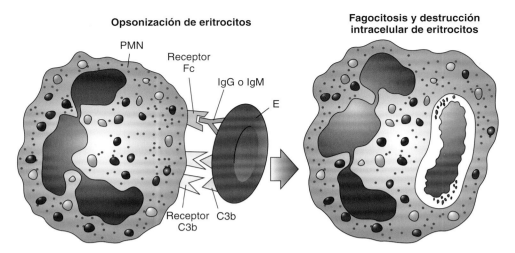

Opsonización de eritrocitos

Fagocitosis y destrucción intracelular de eritrocitos

PMN

Receptor Fc

IgG o IgM

E

Receptor C3b

C3b

FIGURA 3-3. En una reacción de hipersensibilidad de tipo II, la opsonización por anticuerpos o complemento lleva a la fagocitosis a través de los receptores Fc o C3b, respectivamente. E, eritrocitos; Ig, inmunoglobulina; PMN, neutrófilo polimorfonuclear.

muerte celular, pero en lugar de eso provoca un cambio en la función. Por ejemplo, en la enfermedad de Graves y la miastenia grave, los autoanticuerpos contra los receptores hormonales de la superficie celular y los receptores de los neurotransmisores postsinápticos, respectivamente (fig. 3-4), pueden activar o inhibir la activación de las células que poseen tales receptores (v. más adelante). En la enfermedad de Graves, los autoanticuerpos contra el receptor de la hormona estimulante de la tiroides (TSH) provocan la producción de tiroxina, lo que da lugar a tirotoxicosis. En la miastenia grave, los autoanticuerpos contra los receptores de la acetilcolina en las membranas postsinápticas bloquean la unión de la acetilcolina y/o participan en la internalización o destrucción de los receptores, por lo que evitan en consecuencia la transmisión sináptica eficiente. Los pacientes con miastenia grave sufren de debilidad muscular.

Algunas reacciones de hipersensibilidad de tipo II resultan del anticuerpo contra un componente del tejido conjuntivo estructural. Los ejemplos clásicos son el síndrome de Goodpasture y las enfermedades ampollosas de la piel, pénfigo y penfigoide. En estos trastornos, el anticuerpo circulante se une a antígenos del tejido conjuntivo intrínseco y provoca una respuesta inflamatoria local destructiva. En el síndrome de Goodpasture, el anticuerpo se une al dominio no colagenoso del colágeno de tipo IV, el cual es un componente estructural mayor de las membranas basales pulmonar y glomerular (fig. 3-5). La activación local del complemento deriva en quimiotaxis y activación de neutrófilos, lesión hística y hemorragia pulmonar y glomerulonefritis. El daño directo que produce el complemento a las membranas basales glomerular y alveolar a través de los complejos de ataque a la membrana también puede estar presente.

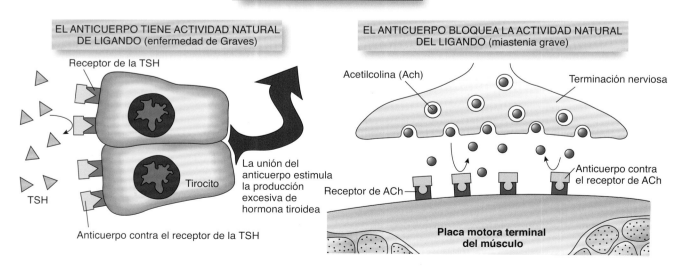

ANTICUERPO ANTIRRECEPTOR

EL ANTICUERPO TIENE ACTIVIDAD NATURAL DE LIGANDO (enfermedad de Graves)

EL ANTICUERPO BLOQUEA LA ACTIVIDAD NATURAL DEL LIGANDO (miastenia grave)

Receptor de la TSH

TSH

Tirocito

La unión del anticuerpo estimula la producción excesiva de hormona tiroidea

Anticuerpo contra el receptor de la TSH

Acetilcolina (Ach)

Terminación nerviosa

Receptor de ACh

Anticuerpo contra el receptor de ACh

Placa motora terminal del músculo

FIGURA 3-4. En una reacción de hipersensibilidad de tipo II, los anticuerpos se unen a un receptor de la superficie celular e inducen la activación (p. ej., receptores de la hormona estimulante de la tiroides [TSH] en la enfermedad de Graves) o la inhibición/destrucción (p. ej., receptores de la acetilcolina en la miastenia grave).

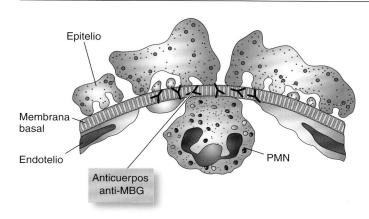

Epitelio

Membrana basal

Endotelio

PMN

Anticuerpos anti-MBG

FIGURA 3-5. El síndrome de Goodpasture se caracteriza por una reacción de hipersensibilidad tipo II en la que el anticuerpo se une a un antígeno estructural, activa el sistema de complemento y conduce al reclutamiento de las células inflamatorias que pueden dañar los tejidos. Varios péptidos derivados del complemento (p. ej., C5a) son factores quimiotácticos potentes. MBG, membrana basal glomerular; PMN, leucocitos polimorfonucleares.

Los anticuerpos (a menudo denominados inhibidores) pueden unirse a los factores de coagulación infundidos utilizados como tratamiento en pacientes con hemofilia sin tolerancia a dichas sustancias. Aunque en raras ocasiones, a veces reaccionan con factores de coagulación endógenos como parte de una respuesta autoinmunitaria. Dichos anticuerpos inhiben la actividad biológica del factor de coagulación y pueden provocar una tendencia al sangrado en una persona previamente normal. La inhibición de la actividad mediada por anticuerpos similares también puede ocurrir con agentes terapéuticos infundidos, como los anticuerpos monoclonales. Este descenso de la actividad de la proteína a menudo se clasifica como una reacción de tipo II.

En resumen, las reacciones de hipersensibilidad de tipo II son directa o indirectamente citotóxicas a través de la acción de los anticuerpos contra antígenos situados en la superficie celular o en los tejidos conjuntivos. El complemento participa en muchos de estos acontecimientos citotóxicos. Puede mediar directamente la lisis, o de forma indirecta mediante opsonización y fagocitosis, o atracción quimiotáctica de células fagocíticas, las cuales producen una gran variedad de productos dañinos para los tejidos. Las reacciones independientes del complemento, como las de las CPA, también desempeñan un papel en la hipersensibilidad de tipo II.

Reacciones del complejo inmunitario (tipo III)

Las reacciones de hipersensibilidad de tipo III son lesiones mediadas por complejos inmunitarios. Los complejos antígeno-anticuerpo, que involucran a IgM, IgG y, ocasionalmente, IgA, pueden formarse en la circulación y luego depositarse en los tejidos, o formarse *in situ*. Estos complejos inmunitarios fijan complemento, el cual lleva al reclutamiento de neutrófilos y monocitos. La activación de las células inflamatorias por los complejos inmunitarios y el complemento, con la consecuente liberación de potentes mediadores inflamatorios, es la causa directa de la lesión (fig. 3-6). Los complejos inmunitarios se han implicado en muchas enfermedades humanas. Los casos más convincentes son aquéllos en los cuales la demostración de complejos inmunitarios en tejidos dañados se correlaciona con el desarrollo de una lesión. Los ejemplos incluyen la vasculitis crioglobulinémica relacionada con la infección por el virus de la hepatitis C, la púrpura de Henoch-Schönlein (en la cual los depósitos de IgA se encuentran en áreas de vasculitis) y el lupus eritematoso sistémico (LES) (en lesiones vasculíticas contra el filamento doble del ADN). Algunas formas de glomerulonefritis también presentan la deposición de complejos inmunitarios en la membrana basal glomerular.

Las características fisicoquímicas de los complejos inmunitarios, como tamaño, carga y solubilidad, además del isotipo de inmunoglobulina, determinan si un complejo inmunitario se deposita en los tejidos y fija complemento. Estos complejos inmunitarios provocan respuestas inflamatorias mediante la activación del complemento, lo que lleva al reclutamiento de neutrófilos y monocitos hacia la zona. Estos fagocitos activados liberan mediadores que dañan los tejidos como las proteasas y los productos intermedios de oxígeno reactivo. Varias formas especializadas de enfermedad por hipersensibilidad tipo III se definen de la siguiente manera:

■ La **enfermedad del suero** es una enfermedad aguda, autolimitada, que se produce típicamente de 6-8 días después de la inyección de una proteína extraña, tal como un suero inmunitario producido en un animal. La enfermedad humana del suero es rara, pero puede darse en pacientes que han recibido proteínas extrañas con fines terapéuticos (p. ej., globulina antilinfocítica). La enfermedad sérica experimental sirve como modelo para las reacciones de hipersensibilidad de tipo III porque el mecanismo de lesión hística que se produce es idéntico al observado en la hipersensibilidad humana de tipo III. Se caracteriza por fiebre, artralgias, vasculitis y glomerulonefritis aguda. Las concentraciones de antígeno inyectado de manera exógena en la circulación permanecen constantes hasta alrededor del sexto día, después del cual descienden con rapidez (fig. 3-6). Al mismo tiempo, los complejos inmunitarios (que contienen IgM o IgG unidas al antígeno) aparece en la circulación. Algunos de estos complejos circulantes se depositan en tejidos como los glomérulos renales y las paredes de los vasos sanguíneos. Los complejos inmunitarios fijan el complemento, lo que genera C3a y C5a, los cuales a su vez aumentan la permeabilidad vascular. C5a es también un poderoso quimiotáctico de neutrófilos. Otros mediadores quimiotácticos de neutrófilos incluyen el leucotrieno B_4 e IL-8. Los neutrófilos reclutados se activan a raíz de su contacto con los complejos inmunitarios y su ingestión. Los leucocitos activados liberan mediadores inflamatorios, como proteasas, productos intermedios de oxígeno reactivo y productos del ácido araquidónico, los cuales en conjunto producen lesión hística (v. cap. 2).

■ La **reacción de Arthus** se refiere a una reacción de hipersensibilidad tipo III en la vasculatura (fig. 3-7). Esta reacción se ve clásicamente en los vasos sanguíneos dérmicos después de la inyección local de un antígeno en el cual un individuo fue sensibilizado en una ocasión previa. El anticuerpo circulante y el antígeno inyectado localmente se difunden bajo gradientes de concentración hacia el otro para formar depósitos de complejos inmunitarios en las paredes de los pequeños vasos sanguíneos. Las paredes de los vasos afectados contienen numerosos neutrófilos y muestran las pruebas del daño, con edema y hemorragia en los tejidos circundantes. La presencia de fibrina crea el aspecto clásico de la vasculitis inducida por complejos inmunitarios denominada necrosis fibrinoide. La reacción de Arthus es un prototipo de muchas formas de vasculitis (p. ej., vasculitis cutánea que caracteriza ciertas reacciones fármacológicas).

Reacciones de hipersensibilidad mediadas por células (tipo IV)

Las reacciones de tipo IV, aunque mediadas por células, tienen lugar junto con reacciones por anticuerpos, lo cual vuelve más difícil la distinción entre estos procesos. El tipo de respuesta hística está determinado en gran medida por la naturaleza del agente incitante. *Clásicamente, la hipersensibilidad de tipo tardío es una reacción hística en la que intervienen linfocitos y fagocitos*

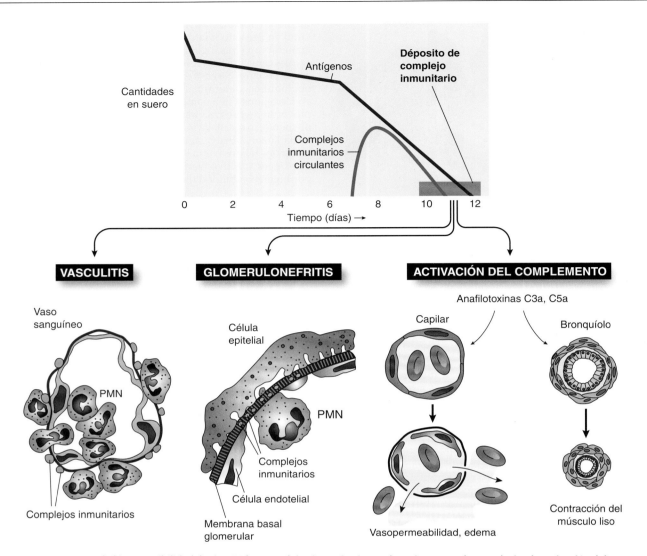

FIGURA 3-6. En la hipersensibilidad de tipo III, los complejos inmunitarios se depositan y pueden conducir a la activación del complemento y al reclutamiento de células inflamatorias hacia el tejido dañado. Este esquema ilustra la serie de acontecimientos que se producen en la enfermedad del suero aguda. La capacidad de los complejos inmunitarios para participar en la lesión hística depende de su tamaño, solubilidad, carga neta y capacidad para fijar complemento. PMN, neutrófilo polimorfonuclear.

mononucleares predominantemente y que se produce en respuesta a un antígeno proteínico soluble; la intensidad pico se produce de 24-48 h después del comienzo de la reacción. Por tanto, las reacciones de tipo IV se conocen a menudo como **hipersensibilidad de tipo retardado**. Un ejemplo clásico de una reacción de tipo IV es la respuesta de sensibilidad por contacto con la hiedra venenosa. Aunque los ligandos químicos de la hiedra venenosa (p. ej., urusiol) no son proteínas, se unen de manera covalente con las proteínas celulares, los productos de cuya reacción son reconocidos por linfocitos específicos de antígeno.

En las reacciones de hipersensibilidad de tipo retardado (fig. 3-8), los antígenos de proteínas extrañas o ligandos químicos interactúan con células accesorias que expresan moléculas del antígeno leucocitario humano (HLA) de clase II (fig. 3-8 A). Las células accesorias (macrófagos, células dendríticas) secretan IL-12, la cual, junto con antígenos procesados y presentados, activa los linfocitos T CD4+ (fig. 3-8 B). Estos linfocitos T CD4+ activados secretan IFN-γ e IL-2, que activan respectivamente más macrófagos y determinan la proliferación del linfocito T (fig. 3-8 C). A su vez, las citocinas reclutan y activan linfocitos, monocitos, fibroblastos y otras células inflamatorias. Si se elimina

el estímulo antigénico, la reacción se resuelve espontáneamente después de alrededor de 48 h. La inflamación crónica asociada con muchas enfermedades autoinmunitarias —entre las que se incluyen la diabetes tipo 1, la tiroiditis crónica, el síndrome de Sjögren (SS) y la cirrosis biliar primaria— es sin ninguna duda resultado de la hipersensibilidad de tipo IV.

Otro mecanismo por el cual los linfocitos T (en especial los CD8+) median el daño hístico es la lisis directa de las células objetivo (fig. 3-9). Este mecanismo inmunitario es importante en la destrucción y eliminación de células infectadas por virus, tejidos trasplantados y, tal vez, células tumorales.

En contraste con las reacciones de hipersensibilidad de tipo retardado, los linfocitos T CD8+ citotóxicos reconocen específicamente los antígenos objetivo en el contexto de las moléculas del CPH de clase I. Los antígenos extraños se presentan activamente junto con los antígenos del CPH propios. En el rechazo del injerto, los antígenos del CPH extraño son en sí mismos potentes activadores de los linfocitos T CD8+. Cuando se activa por antígeno, la proliferación de las células citotóxicas cuenta con la ayuda de las células colaboradoras y es mediada por factores de crecimiento solubles como la IL-2 (fig. 3-9 C); la población de

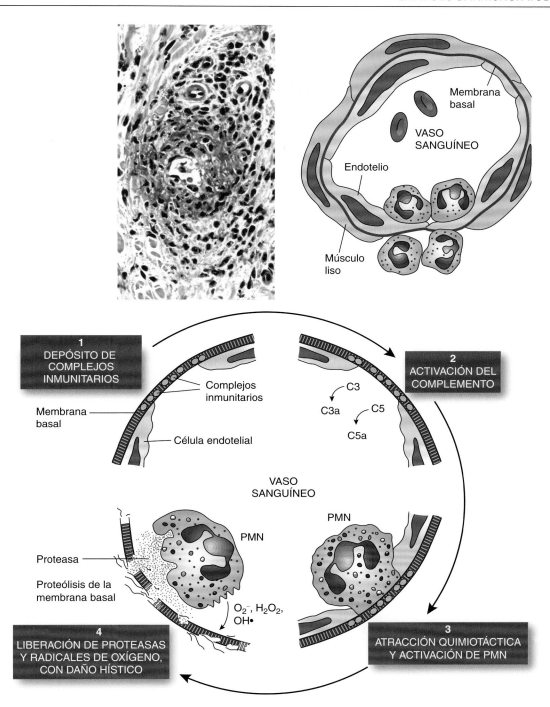

FIGURA 3-7. La reacción de Arthus es una reacción de hipersensibilidad de tipo III que se caracteriza por el depósito de complejos inmunitarios y la inducción de una respuesta inflamatoria aguda dentro de las paredes de los vasos sanguíneos. Algunas lesiones vasculíticas muestran necrosis fibrinoide. H_2O_2, peróxido de hidrógeno; O_2^-, ion superóxido; OH•, radical hidroxilo; PMN, neutrófilo polimorfonuclear.

células citotóxicas específicas de antígeno se expande. La muerte de la célula tiene lugar a través de numerosos mecanismos (fig. 3-9 D; *v.* cap. 1). Los linfocitos T citolíticos secretan perforinas que forman poros en las membranas de las células objetivo e introducen granzimas que activan las caspasas intracelulares, lo que conduce a la apoptosis. Los linfocitos T citolíticos también pueden eliminar objetivos mediante el acoplamiento del ligando Fas (FasL, del linfocito T citolítico) con el Fas (del objetivo). La interacción del ligando Fas con el Fas desencadena la apoptosis de la célula portadora de Fas.

ENFERMEDADES POR INMUNODEFICIENCIA

Las enfermedades por inmunodeficiencia se clasifican según la anomalía sea congénita (primaria) o adquirida (secundaria), y en función del sistema de defensa del huésped que es defectuoso. **Las inmunodeficiencias primarias se clasifican como del linfocito B o humoral; del linfocito T o celular; o de la combinación y afectación de ambos sistemas.** Este esquema es útil, pero debe tenerse en cuenta que el defecto primario que afecta a un aspecto

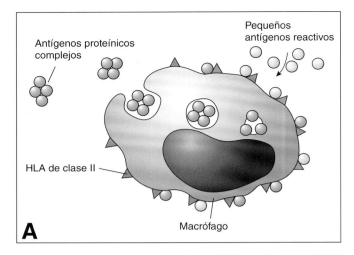

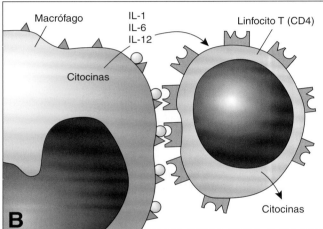

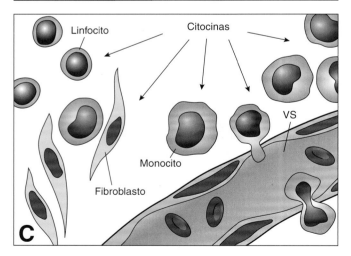

FIGURA 3-8. En una reacción de hipersensibilidad de tipo IV (de tipo retardado), los antígenos complejos son fagocitados, procesados y presentados en la membrana celular del macrófago junto con antígenos del complejo principal de histocompatibilidad de clase II (CPH). En cambio, los antígenos son reconocidos mediante los receptores de los linfocitos T (RLT) expresados en linfocitos T histocompatibles. **A.** Linfocitos T citotóxicos, específicos de antígeno, histocompatibles se unen al antígeno presentado y se activan. **B** y **C.** Los linfocitos T citotóxicos activados secretan citocinas que amplifican las respuestas. VS, vaso sanguíneo. CD, cúmulo de diferenciación; HLA, antígeno leucocitario humano; IL, interleucina.

del sistema inmunitario puede tener efectos de mayor alcance. En contraste con la baja prevalencia de inmunodeficiencias congénitas, las inmunodeficiencias adquiridas, como el sida, son comunes.

Las anomalías funcionales de los linfocitos pueden localizarse en etapas particulares dentro de la ontogenia del sistema inmunitario, o en la interrupción de acontecimientos de activación inmunitaria discretos (fig. 3-10).

Enfermedades por deficiencia de anticuerpos

Existe una amplia variedad de isotipos de inmunoglobulinas y subclases de deficiencias, entre las que se incluyen deleciones selectivas de las cadenas pesadas de la inmunoglobulina y la pérdida selectiva de la expresión de las cadenas ligeras (tabla 3-2). Algunos pacientes tienen concentraciones normales de inmunoglobulinas, pero fallan para producir anticuerpos contra antígenos específicos, por lo regular polisacáridos. Las manifestaciones clínicas de estas entidades son muy variables; algunos pacientes sufren infecciones bacterianas que ponen en riesgo sus vidas, y que varían desde meningitis a infecciones mucosas, mientras que otros pacientes son asintomáticos.

Agammaglobulinemia de Bruton ligada al X

La agammaglobulinemia de Bruton ligada al X se presenta de manera característica en lactantes masculinos de menos de 1 año de edad, momento en el que las concentraciones de anticuerpos maternos ya han declinado. Hasta un 10% de los pacientes con esta enfermedad no se presentan en consulta hasta que son adolescentes y estudios recientes sugieren que hasta el 10% de los adultos clasificados como portadores de una «inmunodeficiencia variable común» (IDVC) (*v.* más adelante) tiene en realidad agammaglobulinemia de Bruton ligada al X. Estos pacientes desarrollan infecciones recurrentes de las vías mucosas (p. ej., sinusitis, bronquitis), piodermia, meningitis y septicemia. La hipogammaglobulinemia grave incluye todos los isotipos de inmunoglobulinas. Algunos pacientes desarrollan hepatitis viral o infecciones crónicas por enterovirus del SNC o las grandes articulaciones. La inmunización con poliovirus atenuado vivo puede producir una poliomielitis paralítica. Alrededor de una tercera parte de los pacientes con la enfermedad de Bruton tiene una forma de artritis poco comprendida, posiblemente causada por enterovirus o *Ureaplasma*.

No hay linfocitos B maduros en la sangre periférica ni células plasmáticas en los tejidos linfoides. Sin embargo, las células pre-B pueden detectarse. La anomalía genética en el brazo largo del cromosoma X inactiva el gen que codifica la tirosina cinasa del linfocito B (tirosina cinasa de Bruton), una enzima esencial para la maduración del linfocito B (tabla 3-2).

Deficiencia selectiva de IgA

Es el síndrome de inmunodeficiencia primaria más frecuente. Se caracteriza por concentraciones séricas normales de IgG e IgM y concentraciones séricas (< 7 mg/dL) y secretoras bajas de IgA. Sus límites de incidencia van desde 1:18000 en los japoneses a 1:400 entre los europeos del norte. El 90% de los pacientes son asintomáticos, pero pueden presentar infecciones respiratorias, digestivas crónicas o recurrentes. Tienen 10 veces más de probabilidades de desarrollar enfermedades autoinmunitarias, como enfermedad celíaca, diabetes de tipo 1, lupus eritematoso sistémico y artritis reumatoide. También están en mayor riesgo de sufrir reacciones alérgicas, en ocasiones anafilácticas, con los productos sanguíneos transfundidos que contengan IgA.

Los pacientes con deficiencia de IgA presentan linfocitos B en sangre periférica que coexpresan IgA, IgM e IgD en su superficie (si bien la expresión de IgA suele ser reducida). Los variados y poco comprendidos defectos derivan de una incapacidad para sintetizar y secretar IgA (tabla 3-2). Puede haber origen común con la IDVC (*v.* más adelante). Algunos casos se han relacionado con deleciones o anomalías en el cromosoma 18. Los pacientes

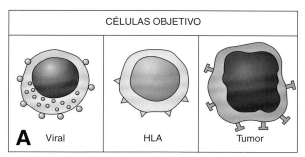

CÉLULAS OBJETIVO

A Viral | HLA | Tumor

ANTÍGENOS OBJETIVO
• Antígeno de membrana codificado por el virus
• Antígeno extraño o de histocompatibilidad modificada
• Antígenos de membrana específicos de tumor

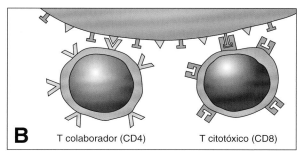

B T colaborador (CD4) | T citotóxico (CD8)

RECONOCIMIENTO DEL ANTÍGENO POR LOS LINFOCITOS T
• Los linfocitos T colaboradores reconocen antígenos más moléculas de clase II
• Los linfocitos T citotóxicos/linfocitos citolíticos naturales reconocen antígenos más moléculas de clase I

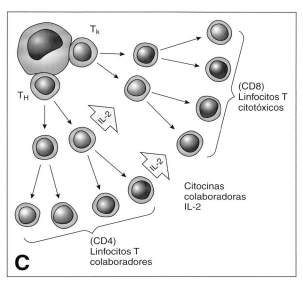

ACTIVACIÓN Y AMPLIFICACIÓN
• Los linfocitos T colaboradores se activan, proliferan y liberan moléculas colaboradoras (p. ej., IL-2)
• Los linfocitos T citotóxicos/linfocitos citolíticos naturales proliferan en respuesta a las moléculas colaboradoras

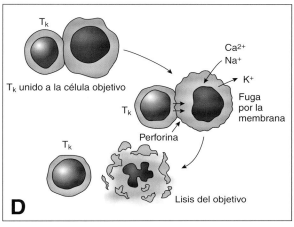

MUERTE DE LA CÉLULA OBJETIVO
• Los linfocitos T citotóxicos/linfocitos citolíticos naturales se unen a la célula objetivo
• Las señales de muerte liberan perforina y la célula objetivo pierde la integridad de la membrana
• La célula objetivo entra en lisis

FIGURA 3-9. En la citotoxicidad mediada por el linfocito T, las células objetivo potenciales incluyen (A) las células del huésped infectadas con virus, células del huésped malignas y células extrañas (trasplantadas histoincompatibles). B. Los linfocitos T citotóxicos reconocen antígenos extraños en el contexto de las moléculas de clase I del antígeno leucocitario humano (HLA). **C.** Los linfocitos T activados secretan compuestos líticos (p. ej., perforina y otros mediadores) y citocinas que amplifican la respuesta. **D.** La apoptosis (muerte de la célula objetivo) es mediada por la perforina y el flujo de entrada que incluye Ca^{2+} (ion calcio) y Na^+ (ion sodio), y el flujo de salida de K^+ (ion potasio). CD, cúmulo de diferenciación; IL, interleucina. Tk, linfocitos colaboradores; TH, linfocitos citolíticos naturales.

con deficiencias concurrentes de la subclase IgG tienen mayor probabilidad de presentar afecciones clínicas.

Inmunodeficiencia variable común

La IDVC es un grupo heterogéneo de trastornos caracterizados por hipogammaglobulinemia grave e infecciones concurrentes (tabla 3-2), debidas en apariencia a una diversidad de anomalías en la maduración del linfocito B o en la maduración del linfocito B mediada por el linfocito T. Muchos familiares de pacientes con IDVC tienen deficiencia selectiva de IgA. Los pacientes afectados se presentan con infecciones piógenas graves recurrentes, en especial neumonía y diarrea. Esta última se debe con frecuencia a la infección por *Giardia lamblia*. Los ataques recurrentes de herpes simple son comunes; el herpes zóster se desarrolla en una quinta parte de los pacientes. La enfermedad aparece de años a décadas después del nacimiento, con una edad media al inicio de 25 años. La incidencia se estima entre 1:50 000 y 1:200 000.

Los patrones hereditarios son variables. La IDVC se caracteriza por diversas anomalías en la maduración y en la regulación del sistema inmunitario. El cáncer está aumentado en la IDVC, como demuestra una incidencia 50 veces mayor de cáncer gástrico. Como hecho interesante, cabe destacar que el linfoma es 300 veces más frecuente en la mujer con esta inmunodeficiencia que en los varones afectados. La malabsorción debida a hiperplasia linfoide y las enfermedades intestinales inflamatorias suceden con más frecuencia que en la población general.

Los pacientes con IDVC también son susceptibles a otros trastornos autoinmunitarios, entre los que se encuentran la anemia hemolítica, la neutropenia, la trombocitopenia y la anemia perniciosa.

Síndrome de la hiper-IgM

El síndrome de la hiper-IgM se clasifica con frecuencia como una inmunodeficiencia humoral debido a que la producción

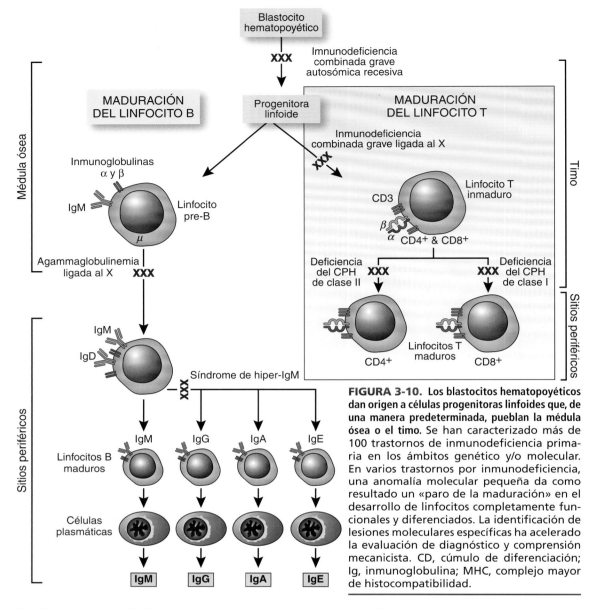

FIGURA 3-10. Los blastocitos hematopoyéticos dan origen a células progenitoras linfoides que, de una manera predeterminada, pueblan la médula ósea o el timo. Se han caracterizado más de 100 trastornos de inmunodeficiencia primaria en los ámbitos genético y/o molecular. En varios trastornos por inmunodeficiencia, una anomalía molecular pequeña da como resultado un «paro de la maduración» en el desarrollo de linfocitos completamente funcionales y diferenciados. La identificación de lesiones moleculares específicas ha acelerado la evaluación de diagnóstico y comprensión mecanicista. CD, cúmulo de diferenciación; Ig, inmunoglobulina; MHC, complejo mayor de histocompatibilidad.

de inmunoglobulinas está alterada. Los pacientes tienen concentraciones inferiores a lo normal de IgG, IgA e IgE, así como concentraciones elevadas de IgM. Hay una forma ligada al X que deriva de anomalías en el ligando CD40 (llamada hiper-IgM de tipo 1) y una forma autosómica recesiva causada por anomalías en el CD40 (llamada hiper-IgM de tipo 3).

Los linfocitos B circulantes sólo tienen IgM e IgD. El «cambio» a otros isotipos de cadena pesada a partir de IgD/IgM parece ser defectuoso. Se requiere la interacción del receptor CD40 sobre las membranas del linfocito B con el ligando CD40 para el cambio de isotipo (fig. 3-10). Los lactantes con la forma de esta enfermedad ligada al X exhiben infecciones piógenas y oportunistas, en especial por *Pneumocystis*, y tienden a desarrollar enfermedades autoinmunitarias que afectan a los elementos formados de la sangre, en especial anemia hemolítica autoinmunitaria, púrpura trombocitopénica y neutropenia grave recurrente.

Inmunodeficiencias del linfocito T

Las inmunodeficiencias del linfocito T forman parte de una constelación de anomalías y pueden afectar de forma predominante a los linfocitos T o tanto a linfocitos T como B (combinación de inmunodeficiencias) (tabla 3-3).

Síndrome de DiGeorge

En su forma completa, el síndrome de DiGeorge es un grave trastorno por inmunodeficiencia del linfocito T, en el que las Ig séricas se reducen debido a la falta de actividad de los linfocitos T colaboradores. Aunque es variable, algunos lactantes presentan anomalías cardiacas congénitas conotroncales e hipocalcemia grave (debida a hipoparatiroidismo). Otros exhiben rasgos faciales anómalos y característicos. Los lactantes que sobreviven al periodo neonatal son objeto de infecciones recurrentes o crónicas virales, bacterianas, micóticas y por protozoos.

El síndrome es causado por el desarrollo defectuoso de la tercera y cuarta bolsas faríngeas, las cuales dan origen al timo y a las glándulas paratiroides e influyen en el desarrollo cardiaco conotroncal. La mayoría de los pacientes tienen una deleción en el brazo largo del cromosoma 22. Se supone que el síndrome de DiGeorge es una forma del «síndrome de deleción 22q11». En ausencia del timo, la maduración del linfocito T se interrumpe en la etapa previa del linfocito T. La anomalía inmunitaria ha sido corregida mediante el trasplante de tejido tímico. La mayoría de los pacientes afectados tienen un síndrome de DiGeorge parcial, en el cual está presente un pequeño remanente del timo. Algunos individuos con mutaciones 22q11 sufren sólo anomalías cardiacas conotroncales.

Tabla 3-2

Trastornos por inmunodeficiencia humoral primaria

Enfermedad	Modo de herencia	Locus/Gen
Agammaglobulinemia	XL	Xq21.3/*TCB*
Deficiencia selectiva de clase/subclase de anticuerpo		
Isotipo γ_1	AR	14q32.33
Isotipo γ_2	AR	14q32.33
Isotipo parcial γ_3	AR	14q32.33
Isotipo γ_4	AR	14q32.33
Deficiencia de la subclase IgG±IgA	?	
Isotipo α_1	AR	14q32.33
Isotipo α_2	AR	14q32.33
Isotipo ε	AR	14q32.33
Deficiencia de IgA	Variable	—
Inmunodeficiencia variable común	Variable	—

AR, autosómico recesivo; Ig, inmunoglobulina; LX, ligado al X; TCB, tirosina cinasa de Bruton.

Candidiasis mucocutánea crónica

Esta enfermedad se debe a una función alterada de los linfocitos T y se caracteriza por la susceptibilidad a las infecciones por cándida y endocrinopatía (hipoparatiroidismo, enfermedad de Addison, diabetes mellitus). La mayor parte de las funciones del linfocito T están intactas, pero hay un deterioro en la respuesta a los antígenos de *Candida*.

Las causas de la anomalía inmunitaria de este síndrome son una serie de anomalías en el desarrollo del linfocito T. Los pacientes con este trastorno reaccionan a los antígenos de *Candida* de manera diferente a como lo hacen los individuos normales. A diferencia de las respuestas normales en las cuales predominan los linfocitos T de tipo 1 (IL-2/IFN-γ) y del control efectivo de las infecciones candidiásicas, los pacientes afectados organizan un tipo de respuesta del linfocito T colaborador de tipo 2 (IL-4/IL-6) que es ineficaz contra el microorganismo resistente.

Inmunodeficiencias combinadas

Las inmunodeficiencias combinadas graves son muy heterogéneas y a menudo ponen en riesgo la vida (tabla 3-3).

Inmunodeficiencia combinada grave

La inmunodeficiencia combinada grave (IDCG) incluye más de 20 trastornos que se relacionan con deficiencias en el desarrollo de los linfocitos T y B, así como en su función. Los neonatos afectados se presentan en los primeros pocos meses de vida con infecciones recurrentes, con frecuencia graves, así como diarrea e interrupción del crecimiento. Algunas formas de IDCG también están marcadas por anomalías del desarrollo no inmunitarias. La IDCG suele ser mortal dentro del primer año de vida, a menos que el sistema inmunitario pueda reconstituirse con un trasplante de blastocitos hematopoyéticos.

La IDCG está marcada de manera consistente por un desarrollo defectuoso del linfocito T o su función. En algunos tipos de IDCG, el desarrollo del linfocito B también resulta afectado. Debido a que los linfocitos B requieren señales derivadas del linfocito T para la producción óptima de anticuerpos, la mayoría de los pacientes

Tabla 3-3

Inmunodeficiencia combinada grave (ICD): lesiones moleculares[a]

Enfermedad	Locus/Gen
T−/−B+/−NK−/−	
IL2RG	Cadena γ común del receptor de citocina
JAK3	Tirocina cinasa JAK3
T−/−B+/−NK+/−	
CD3D	Complejo CD3, subunidad δ
CD3E	Complejo CD3, subunidad ε
CD3G	Complejo CD3, subunidad γ
CIITA	Transactivador del CPH de clase II
RFXANK	Transactivador del CPH de clase II
FRX5	Transactivador del CPH de clase II
RXAP	Transactivador del CPH de clase II
ZAP70	Proteína de 70 kD asociada al RCT
TAP1	Procesamiento 1 del antígeno asociado al transportador
TAP2	Procesamiento 2 del antígeno asociado al transportador
T−/−B−/−NK−/−	
ADA	Adenosina desaminasa
PNP	Fosforilasa de nucleótidos de purina
T−/−B−/−NK+/−	
RAG1	Gen 1 activante de la recombinasa
RAG2	Gen 2 activante de la recombinasa

[a] Esta es una lista parcial de trastornos ICG.
CPH, complejo principal de histocompatibilidad; RCT, receptor del linfocito T.

tienen inmunidad celular y humoral defectuosa. El desarrollo y la función del linfocito citolítico natural son afectados de forma variable. Las clasificaciones actuales de la IDCG incluyen diversas categorías (tabla 3-3).

 PATOGENIA MOLECULAR: Se han descrito más de una docena de lesiones moleculares en los pacientes con IDCG T−/−B+/−NK+. Por ejemplo, han sido descritas las mutaciones en los genes (*CD3D, CD3E, CD3G*) que codifican cada unidad (δ, ε, y γ) del complejo CD3 asociado al RCT. Estos pacientes muestran anomalías en la función del linfocito T, pero las características clínicas varían. Otro grupo de pacientes carece de linfocitos T CD4+ en asociación con varias anomalías en la expresión de las moléculas del CPH de clase II. Aún otro grupo de pacientes presenta carencia de linfocitos T CD8+.

Mutaciones en los genes para enzimas en la vía de salvamento de los nucleótidos de purina, adenosina desaminasa (*ADA*) y en la fosforilasa de nucleósidos de purina (*PNP*), resultan en IDCG T−/−B−/−NK−.

La forma más común de la IDCG en Estados Unidos (50% de los casos) se debe a mutaciones en el gen *IL2RG*; el *IL2RG* codifica la cadena γ común del receptor de las citocinas, la cual es compartida por los receptores de IL-2, IL-4, IL-7, IL-9, IL-15 e IL-21. Las anomalías en este gen tienen como resultado la ausencia completa de linfocitos T y linfocitos citolíticos naturales (el

90% de los casos), pero con cantidades normales de linfocitos B. La producción de inmunoglobulina muestra un deterioro grave debido a la anomalía del linfocito T. La señalización secuencia abajo de los receptores 1L con la cadena γ común requiere la activación de la tirosina cinasa JAK-3. No es sorprendente que hayan sido identificados los pacientes T−/−B+/−NK− con el síndrome de IDCG y mutaciones en el *JAK-3*.

La acumulación de metabolitos tóxicos de purina conduce a la muerte de los linfocitos inmaduros proliferantes (y otros tipos de células). La deficiencia de la ADA representa el 15% de todos los pacientes con la IDCG en Estados Unidos. La deficiencia de la PNP es muy rara.

AUTOINMUNIDAD

Tanto el sistema inmunitario innato como el adaptativo tienen la capacidad de dañar los tejidos del huésped. Este proceso provoca a un gran número de enfermedades, algunas causadas en su totalidad por la autorreactividad, mientras que otras están mediadas por ésta de manera secundaria. En términos generales, las enfermedades autoinmunitarias se dividen en aquellas que afectan principalmente a un órgano (p. ej., diabetes tipo 1) y aquellas cuyos efectos se extienden a múltiples sistemas corporales (p. ej., LES).

Tolerancia inmunitaria

Una respuesta autoinmunitaria anómala o perjudicial hacia los antígenos propios implica la pérdida de **tolerancia inmunitaria**. La tolerancia a los antígenos propios parece ser un proceso activo y requiere contacto entre antígenos propios y células inmunitarias.

En la vida fetal, la tolerancia se establece fácilmente a los antígenos que desencadenan respuestas inmunitarias vigorosas en los adultos. Varios mecanismos inducen y mantienen la tolerancia, de manera activa y constante. Por tanto, en la tolerancia, las respuestas inmunitarias potencialmente dañinas son constantemente bloqueadas o abortadas. La inducción de tolerancia a un antígeno se relaciona parcialmente con la dosis de antígeno a la que se exponen las células.

Están involucrados los mecanismos de tolerancia central y periférica. En la **tolerancia central**, los linfocitos T y B autorreactivos son «eliminados» o cambiados durante su maduración en el timo «central» y en la médula ósea, respectivamente. Los linfocitos T en desarrollo reconocen los péptidos propios en el contexto de moléculas del CPH compatibles y son inducidos a apoptosis. Se dice que estos linfocitos T han sido «seleccionados de forma negativa». La proteína AIRE (regulador autoinmunitario) está implicada en la expresión de los antígenos propios restringidos a los tejidos periféricos dentro del timo, por lo que es importante en la expresión central de autoantígenos periféricos a los que el individuo se vuelve tolerante. Las mutaciones en *AIRE* causan una poliendocrinopatía autoinmunitaria (fig. 3-11). En la médula ósea, se produce un proceso de selección negativo similar, que involucra a los linfocitos B. Además, el compromiso del linfocito B a los antígenos propios de la médula puede restablecer el reordenamiento del gen receptor de antígenos por medio de un proceso denominado «edición del receptor». Estos linfocitos B reprogramados, por tanto, no reconocen lo propio. También se desarrollan linfocitos T reguladores CD4+.

La **tolerancia periférica** es importante para la regulación de los linfocitos T que escapan a la selección negativa intratímica. Los linfocitos T maduros se someten a control en la periferia

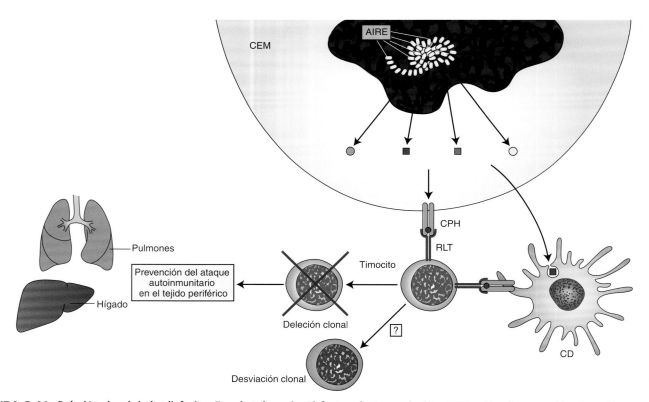

FIGURA 3-11. Deleción clonal de los linfocitos T en la tolerancia. El factor de transcripción AIRE activa la expresión de antígenos normalmente expresados en los tejidos periféricos para que sean expresados en las células epiteliales medulares del timo (CEM). Los antígenos regulados de esta manera pueden incluir los de cualquier tejido, representados aquí por el hígado y los pulmones. Estos antígenos propios se presentan a los linfocitos que se desarrollan en el timo, directamente por la CEM o por las células dendríticas (CD). El resultado es la deleción de los linfocitos T autorreactivos. AIRE, regulador autoinmunitario; CPH, complejo principal de histocompatibilidad. RLT, receptor de linfocitos T.

a través de **anergia**, y muerte celular inducida por activación y/o inhibición. La anergia se produce cuando los linfocitos T se unen a un antígeno presentado por CPA en ausencia de la «segunda señal», que normalmente se proporciona por células presentadoras de antígeno (CPA) y CD28 sobre el linfocito T. Las respuestas inmunitarias son suprimidas por la población de linfocitos T reguladores (T$_{reg}$, indicado anteriormente) generados en respuesta a la exposición a antígenos propios. Dichos T$_{reg}$ son CD4$^+$, constitutivamente expresan CD25 (cadena β de alta afinidad al receptor de IL-2) y expresan el factor de transcripción FOXp3. Las mutaciones y polimorfismos que afectan a *CD25*, IL-2 o FOXp3 resultan en trastornos autoinmunitarios. Por último, los linfocitos T CD4$^+$ y los linfocitos B autorreactivos pueden eliminarse mediante varios mecanismos iniciados por la activación (fig. 3-12).

Teorías de la autoinmunidad

Hay múltiples explicaciones para el desarrollo de la enfermedad autoinmunitaria, que no son mutuamente excluyentes.

Incumplimiento del privilegio inmunitario

El privilegio inmunitario es una causa rara de autoinmunidad. Ciertas áreas del cuerpo (p. ej., la parte anterior del ojo) son inmunológicamente «privilegiadas». El sistema inmunitario tiene poco o ningún contacto con estas áreas, de modo que en tales localizaciones no se establece tolerancia a antígenos específicos de tejido. Esto permite, en el caso de la parte anterior del ojo, el trasplante de córneas. Pero si las proteínas «privilegiadas» deben ponerse en contacto con el sistema inmunitario (p. ej., por un traumatismo), entonces puede producirse autorreactividad. Esto explica la **oftalmitis simpática**, cuando el traumatismo en un ojo causa inflamación crónica autoinmunitaria de ambos ojos; el sistema inmunitario se ha vuelto sensible a los antígenos oculares que normalmente ignora. La pericarditis después de un infarto de miocardio puede tener una etiología similar.

Mimetismo molecular

La tolerancia del linfocito T colaborador puede ser superada si los antígenos extraños eluden a los anticuerpos que reaccionan de manera cruzada con los antígenos propios, proceso denominado **mimetismo molecular**. En enfermedad cardiaca reumática, los anticuerpos contra los antígenos estreptocócicos reaccionan de manera cruzada con los tejidos en articulaciones, el sistema nervioso y el corazón. Esto causa una enfermedad febril aguda con inflamación en el interior y alrededor del corazón, en las articulaciones y algunas veces en el cerebro (*v.* caps. 8 y 9). El **síndrome de Guillain-Barré** es una neuropatía autoinmunitaria posviral que aparentemente está producida por la inmunidad originalmente dirigida contra los productos virales. Un gran número de enfermedades virales se ha asociado con trastornos autoinmunitarios, por ejemplo, la encefalopatía después del sarampión. Aún no está claro hasta qué punto esto representa una reactividad cruzada con el huésped u otros mecanismos (fig. 3-13).

Activación policlonal y autoinmunidad

Ciertos agentes ambientales —el más conocido es el lipopolisacárido (LPS) que es parte de la membrana de las bacterias gramnegativas, pero también muchas otras sustancias— pueden activar difusamente el sistema inmunitario. El LPS actúa al unirse con el receptor tipo Toll 4 (TLR4; *v.* cap. 2). Muchos otros activadores del sistema inmunitario innato también pueden activar los TLR. Dado que los linfocitos B tienen ciertos TLR, pueden ser fuertemente activados por los ligandos que se unen a estos receptores. En el caso de los linfocitos B, el resultado es que muchos clones diferentes se activan de manera simultánea, provocando una explosión de producción de anticuerpos que representa todas las especificidades

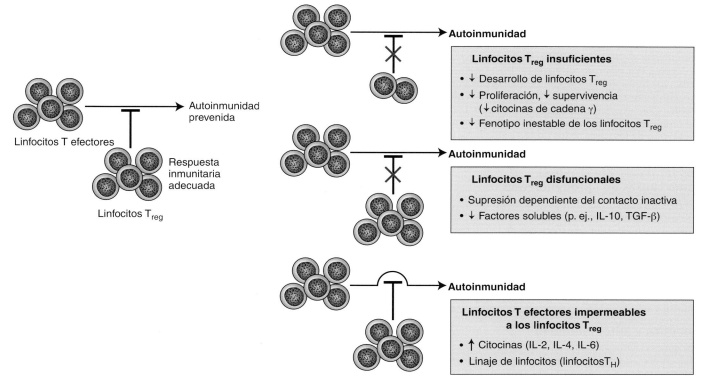

FIGURA 3-12. Los linfocitos T reguladores pueden inhibir la autoinmunidad. Los linfocitos T$_{reg}$ inhiben a los linfocitos T efectores. Se muestran situaciones patológicas donde los T$_{reg}$ pueden tener un número insuficiente o mostrar una función alterada, o bien los linfocitos T efectores podrían no ser susceptibles a las actividades reguladoras de T$_{reg}$. IL, interleucina; TGF, factor de crecimiento transformante; T$_H$, linfocitos T colaboradores; T$_{reg}$, linfocitos T reguladores.

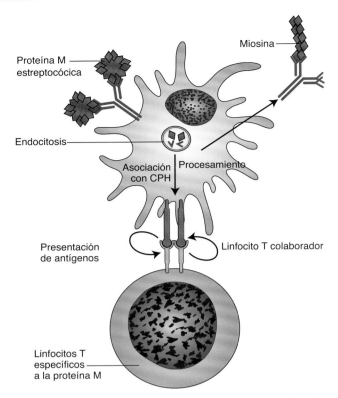

FIGURA 3-13. Mimetismo molecular. En el mimetismo molecular, el sistema inmunitario está sensibilizado por proteínas extrañas (en este caso, la proteína M estreptocócica). Los linfocitos T reactivos a la proteína M ayudan a los linfocitos B, que producen anticuerpos que tienen una reacción cruzada con la miosina cardiaca autóloga para causar daño al corazón, como en la fiebre reumática. CPH, complejo principal de histocompatibilidad.

que poseen los linfocitos B disponibles, incluyendo los autoanticuerpos. Por ejemplo, el virus de Epstein-Barr (VEB) se une y activa los linfocitos B, y los autoanticuerpos generalmente están presentes durante la infección aguda por el VEB. Las infecciones crónicas bacterianas, como la endocarditis y la osteomielitis, frecuentemente también van acompañadas de autoanticuerpos. En la mayoría de los casos, estos no son patógenos, pero en ocasiones pueden causar una enfermedad clínica.

Los fármacos y las toxinas como causas de autoinmunidad

Ciertos fármacos pueden provocar autoanticuerpos e incluso autoinmunidad clínica en formas que aún no están bien definidas pero que comprenden aberraciones de la tolerancia. Los ejemplos más conocidos son los anticuerpos antinucleares (ANA) que siguen al tratamiento con hidralazina y procainamida, los anticuerpos antieritrocitos por metildopa y los anticuerpos antiplaquetarios por quinina. Las toxinas ambientales, en particular mercurio y otros metales pesados, dan lugar a autoanticuerpos y enfermedades renales y neurológicas con mediación inmunitaria.

Genética y autoinmunidad

Los genes del huésped afectan profundamente a la susceptibilidad a las enfermedades autoinmunitarias. La concordancia de ciertas enfermedades autoinmunitarias entre gemelos idénticos puede llegar al 35%. Además, los pacientes con enfermedad autoinmunitaria a menudo explican que los miembros de su familia tienen o han tenido los mismos trastornos autoinmunitarios o similares. Con excepción de los trastornos hereditarios infrecuentes la herencia es compleja y se piensa que muchos genes actúan

en conjunción con varios factores ambientales. Entre los vínculos genéticos que influyen en el desarrollo de las enfermedades autoinmunitarias están los alelos CPH (en su mayoría de clase II, aunque en el caso de las espondiloartropatías de clase I), junto con múltiples genes que afectan al sistema inmunitario como la IL-7 y su receptor y la IL-23. Además, los genes *TLR* y otros genes de citocinas, los receptores de citocinas y las tirosina cinasas involucradas en la activación del sistema inmunitario están asociados con el desarrollo de respuestas inmunitarias contra los antígenos propios.

Género y autoinmunidad

La mayoría de las enfermedades autoinmunitarias se producen con más frecuencia en mujeres. El cociente de mujer a hombre varía de 20:1 para la tiroiditis autoinmunitaria y el lupus, hasta probablemente 3:1 para la artritis reumatoide y la esclerosis múltiple. Aún no se conoce del todo la razón de la mayor susceptibilidad de las mujeres a la autoinmunidad. Una gran cantidad de pruebas no concluyentes apoyan la idea de que son las hormonas sexuales, a través de su influencia en la respuesta inmunitaria, las que dan cuenta de esta evidencia, aunque también son posibles los efectos de las dosis de los genes del cromosoma X.

Inmunidad innata como una forma de autoinmunidad

Algunas enfermedades inflamatorias están causadas por el control inadecuado del sistema inmunitario innato. Los síndromes de fiebre episódica, una causa importante de morbilidad en muchas partes del mundo, están causados por defectos genéticos en el control del **inflamasoma** (*v.* cap. 2), un complejo de proteínas que regula la conversión de la prointerleucina 1 a interleucina 1 (fig. 3-14). Las enfermedades «autoinflamatorias» también comprenden varios trastornos hereditarios caracterizados por inflamación generalizada, por ejemplo, la enfermedad inflamatoria multisistémica de inicio neonatal, un trastorno en el que la proteína criopirina mutada (un componente importante del inflamasoma) se activa constitutivamente, y produce inflamación de la piel y artritis.

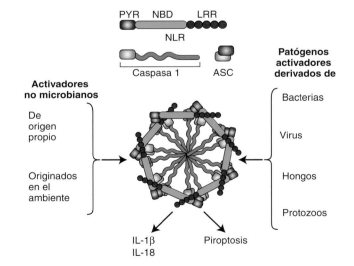

FIGURA 3-14. El inflamasoma. El inflamasoma NLRP3, el mejor estudiado de estos complejos proinflamatorios, es un conjunto de proteínas (NLR, caspasa 1, ASC) en los macrófagos y otras células inmunitarias innatas. Varios estímulos lo activan para causar la producción de la interleucina 1 activa (IL-1) e IL-18, y para provocar la muerte celular. ASC, proteína similar a una partícula asociada a la apoptosis que contiene un dominio para el reclutamiento de caspasas; LRR, repetición rica en leucina; NBD, dominio de unión a nucleótidos; NLR, receptor tipo NOD; PYR, dominio de pirina.

Las mutaciones de TRAPS, una proteína intracelular clave que participa en la señalización de TNF, también producen enfermedades inflamatorias hereditarias.

Los defectos hereditarios o adquiridos en las proteínas que controlan el complemento (factor H y otros) pueden provocar una enfermedad microangiopática grave (el síndrome urémico hemolítico) mientras que los defectos en las proteínas de los eritrocitos que controlan la activación del complemento pueden causar hemoglobinuria paroxística nocturna, una forma grave de anemia y hemólisis (*v.* cap. 18).

EJEMPLOS DE ENFERMEDADES AUTOINMUNITARIAS

Lupus eritematoso sistémico

El LES característicamente afecta a la piel, las articulaciones, las membranas serosas, el sistema nervioso central y los riñones. Hay autoanticuerpos formados contra una gran variedad de autoantígenos, incluyendo (1) proteínas plasmáticas (componentes del complemento, factores de coagulación) y complejos de proteína-fosfolípido, (2) antígenos de la superficie celular (linfocitos, neutrófilos, plaquetas, eritrocitos), (3) ribosomas, ARN y ADN nuclear, y (4) ribonucleoproteínas e histonas. El espectro de los autoantígenos intracelulares incluye a las proteínas y al ADN que componen la cromatina, las proteínas del complejo espliceosoma (RNP nucleares pequeños [RNPsn]) y la partícula citoplasmática de ribonucleoproteínas pequeñas Ro/La. Los autoanticuerpos diagnósticos más importantes son los dirigidos contra los antígenos nucleares —en particular, los anticuerpos contra el ADN de doble cadena (ADNds) y contra un complejo soluble de antígenos nucleares, el antígeno Sm, que es parte del espliceosoma. En el contexto clínico, las concentraciones elevadas de estos dos **anticuerpos antinucleares (ANA)** son muy sugestivas de LES. Los complejos antígeno-anticuerpo se forman o se depositan en los tejidos, produciendo las características vasculitis, sinovitis y glomerulonefritis. El LES es una reacción prototípica de la hipersensibilidad de tipo III. En ocasiones, están presentes anticuerpos directamente citotóxicos, sobre todo anticuerpos dirigidos contra los antígenos de la superficie celular de leucocitos y eritrocitos. También existe evidencia de que las respuestas inmunitarias mediadas por células están involucradas.

 EPIDEMIOLOGÍA: La prevalencia de LES varía en el mundo. En Norteamérica y el norte de Europa es de 40 de cada 100 000. En Estados Unidos, parece ser más habitual y grave en las personas afroamericanas e hispanas, aunque en parte puede deberse a factores socioeconómicos. Casi el 90 % de los casos son mujeres en edad reproductiva: hasta 1 de cada 700 pueden tener esta enfermedad.

La etiología de LES se desconoce. Pueden contribuir factores genéticos, inmunitarios y ambientales (fig. 3-15). La presencia de anticuerpos numerosos, particularmente ANA, sugieren la pérdida de la tolerancia. Algunas manifestaciones de LES son el resultado de la lesión hística causada por la vasculitis mediada por complejos inmunitarios, mientras que otras manifestaciones (p. ej., trombocitopenia o el síndrome antifosfolípido secundario) están causadas por autoanticuerpos contra las moléculas de la membrana celular o los componentes del suero.

 PATOGENIA MOLECULAR: Los factores genéticos son claramente importantes en la etiología del LES. Aunque los gemelos idénticos muestran una tasa de concordancia del 25 % para tal afección, ningún factor único domina la genética de la enfermedad. En su lugar, la susceptibilidad al lupus es consecuencia de la suma de los pequeños efectos de múltiples genes. Los estudios de asociación de genoma completo han identificado al menos 50 asociaciones

(incluyendo HLA-DR2), pero cada una de ellas individualmente aumenta el riesgo de enfermedad en no más de dos veces. Una excepción a esto son los trastornos poco comunes de los componentes tempranos del complemento (C2, C4 y C1q), que aumentan notablemente el riesgo de LES. Alrededor del 90 % de los pacientes que carecen totalmente de C1q desarrollan la enfermedad. Este hallazgo insinúa que el fallo en la eliminación de los complejos inmunitarios circulantes es importante en la etiología de la enfermedad.

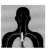 **FISIOPATOLOGÍA**
ENTORNO. Como se ha mencionado anteriormente, el LES tiene un componente genético importante. Sin embargo, la observación de que el 75 % de los gemelos monocigóticos no desarrolla lupus implica un papel importante de factores no genéticos, ya sean ambientales, epigenéticos o estocásticos.

La radiación ultravioleta y las infecciones virales son dos factores ambientales establecidos. Por ejemplo, el inicio típico del lupus ocurre en un paciente que se presenta en el hospital con eritema malar y artritis después de la exposición prolongada al sol. Las infecciones virales habituales también exacerban o promueven la aparición del lupus. Se piensa que ambos factores actúan con la inducción de una forma de muerte celular proinflamatoria.

Se han visto implicados otros factores como el tabaquismo, los metales pesados, los disolventes, los pesticidas y los estrógenos

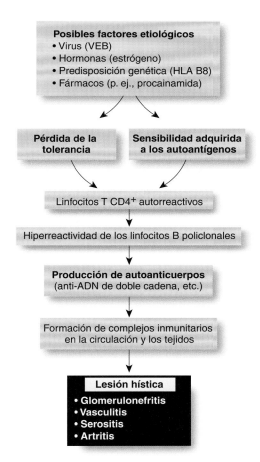

FIGURA 3-15. La patogenia del lupus eritematoso sistémico es multifactorial. CD, cúmulo de diferenciación; HLA, antígeno leucocitario humano; VEB, virus Epstein-Barr.

exógenos, pero no hay una prueba definitiva. Finalmente, la exposición al sílice aumenta significativamente el riesgo de desarrollar LES si la exposición tiene una duración mayor a 1 año. Se ha especulado que la exposición al sílice, que ha demostrado ser tóxico para los macrófagos, puede alterar la eliminación de las células apoptóticas y, por tanto, favorece la autoinmunización y el LES.

HORMONAS. El LES es una enfermedad principalmente de las mujeres. Es poco frecuente que el LES empiece antes de la pubertad o después de la menopausia. La predilección por las mujeres se vuelve menos pronunciada fuera del rango de edad reproductiva. Finalmente, los pacientes con síndrome de Klinefelter, caracterizado por hipogonadismo hipergonadotrófico, son propensos a desarrollar lupus. Estas observaciones sugieren un papel de las hormonas sexuales endógenas en la predisposición a la enfermedad.

Factores inmunitarios en la patogenia del LES

Los autoanticuerpos patógenos, producidos por los linfocitos B son una causa importante de daño hístico en el LES. La evidencia para una respuesta específica activada por antígenos proviene de la observación de que, con el tiempo, los anticuerpos de LES muestran reordenamientos génicos y mutaciones que son típicas de las respuestas activadas por antígenos. Por otra parte, los pacientes con LES a menudo tienen anticuerpos contra más de un epítopo en un solo antígeno, lo que sugiere un papel principal del proceso activado por antígenos.

Aunque no se han identificado los antígenos incitadores, varios factores hacen que los componentes normales del cuerpo sean más inmunogénicos, incluyendo la infección, la exposición a luz ultravioleta y otros agentes ambientales que dañan a las células. La red de citocinas también es anómala en el lupus, y refleja (1) el estado inflamatorio sistémico, y (2) una respuesta autoinmunitaria activada por antígenos. Algunas de las citocinas que aumentan son IL-4, IL-6, IL-10 e IFN-α (fig. 3-16).

Receptores tipo Toll

Se han identificado ligandos endógenos para una proporción sustancial de TLR. En particular, en el LES, los complejos circulantes de ADN/histona y ARN/proteína de los residuos apoptóticos se convierten en ligandos endógenos, especialmente cuando forman complejos con autoanticuerpos. Los complejos ADN/histona y ARN/proteína, una vez captados por las CD, se acoplan a TLR9 y TLR7 y estimulan a las CD a producir grandes cantidades de IFN-α. En este contexto, la mayor parte de pacientes con LES presentan cantidades elevadas de IFN-α circulante. Los niveles de expresión de muchos genes regulados por IFN-α son más elevados en pacientes con LES que en personas sin la enfermedad.

Patología y características del LES

 PATOLOGÍA: Una parte importante de la lesión en el LES es causada por (1) la deposición de complejos inmunitarios circulantes frente a autoantígenos, particularmente frente al ADN, (2) la aparición de complejos inmunitarios circulantes que contienen antígeno nuclear, (3) la presencia de estos complejos en los tejidos dañados, tal como se han identificado en inmunofluorescencia, y (4) la observación de que los complejos inmunitarios pueden ser extraídos de los tejidos que contienen antígenos nucleares. Evidencia adicional sugiere que, en ciertas condiciones, la formación de complejos inmunitarios también ocurre *in situ,* es decir, en los tejidos en vez de la circulación. Los ejemplos incluyen anticuerpos contra los componentes del tejido conjuntivo y, probablemente, la forma membranosa de la glomerulonefritis lúpica. Las reacciones de hipersensibilidad tipo II también están implicadas en el lupus, ya que los anticuerpos citotóxicos contra eritrocitos y las proteínas de membrana de las plaquetas pueden causar citopenias (*v.* cap. 18).

Las lesiones renales de LES se deben en gran parte al depósito de complejos inmunitarios, lo que causa inflamación glomerular

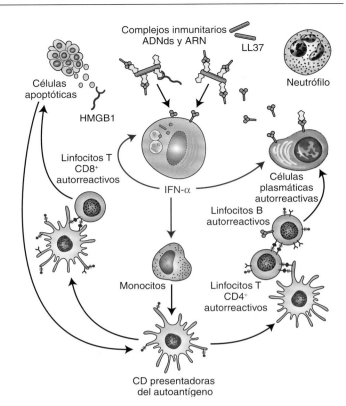

FIGURA 3-16. Patogenia inmunitaria del lupus eritematoso sistémico. Los complejos de ácidos nucleicos o los agonistas del receptor tipo Toll inducen a las células dendríticas (CD) para producir interferón α (IFN-α). Esto a su vez provoca la presentación de autoantígenos y la producción de autoanticuerpos por las células plasmáticas. ADNds, ADN de doble cadena; HMGB1, alta movilidad del grupo de caja 1; LL37, péptido antimicrobiano catelicidina; CD, célula dendrítica.

(fig. 3-17). Hay un depósito de IgG o componentes del complemento en un patrón de «jorobas y pendientes», y complejos electrodensos que pueden observarse utilizando un microscopio electrónico (*v.* cap. 14). También hay una infiltración por linfocitos T, con una cantidad variable de nefritis intersticial. Las lesiones de la piel se caracterizan por infiltración linfocitaria y degeneración hidrópica de los queratinocitos.

 CARACTERÍSTICAS CLÍNICAS: Debido a que los complejos inmunitarios circulantes se depositan en muchos tejidos, prácticamente cualquier órgano en el organismo puede estar involucrado (fig. 3-18).

■ La **enfermedad articular** es la manifestación más habitual del LES; más del 90 % de los pacientes tienen poliartralgia. Se presenta una sinovitis inflamatoria, pero a diferencia de la artritis reumatoide, la destrucción articular es inusual.
■ La **afección de la piel** es habitual (*v.* cap. 20). Es característico el exantema eritematoso en los sitios expuestos al sol, el eritema malar en «alas de mariposa». Microscópicamente, se observan infiltrados linfoides perivasculares y degeneración licuefactiva de las células basales. Los estudios de inmunofluorescencia muestran el depósito de inmunoglobulinas y complemento a lo largo de la unión de la dermis y la epidermis («banda lúpica»).
■ La **enfermedad renal**, especialmente la glomerulonefritis, afecta a más del 50 % de los pacientes con LES. Los complejos inmunitarios que contienen anticuerpos IgG contra el ADN de doble cadena se depositan en los glomérulos y causan varias formas de glomerulonefritis, incluyendo la enfermedad

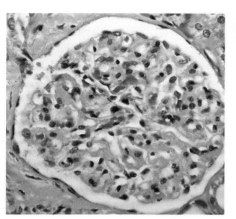
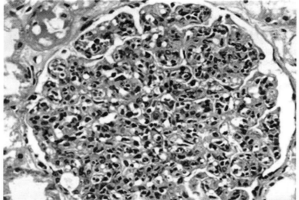

FIGURA 3-17. Glomerulonefritis en el lupus eritematoso sistémico. A la izquierda se muestra un glomérulo normal y a la derecha la hipercelularidad inflamatoria del glomérulo en un paciente con lupus.

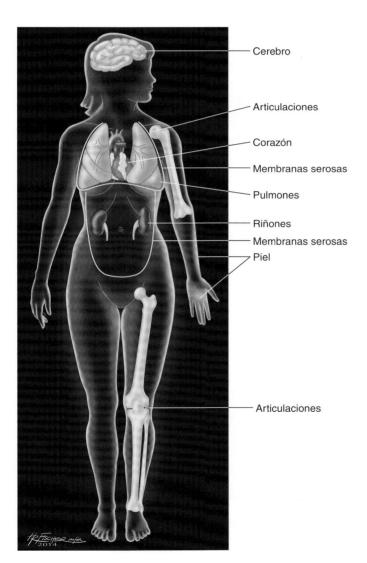

Cerebro

Articulaciones

Corazón

Membranas serosas

Pulmones

Riñones

Membranas serosas

Piel

Articulaciones

FIGURA 3-18. Compromiso orgánico en el lupus eritematoso sistémico.

mesangial, la nefritis proliferativa focal, la nefritis proliferativa difusa y la glomerulopatía membranosa (*v.* cap. 14).

■ Las **membranas serosas** están afectadas con frecuencia. Más de un tercio de los pacientes tienen pleuritis y derrame pleural. También se presentan la pericarditis y la peritonitis, pero con menos frecuencia.

■ Los **trastornos en el sistema respiratorio** se presentan con frecuencia, con manifestaciones clínicas que van desde la enfermedad pleural hasta la afección de las vías respiratorias superiores y la enfermedad pulmonar parenquimatosa. Se cree que la neumonitis está causada por el depósito de complejos inmunitarios en los tabiques alveolares.

■ La **afección cardiaca** a menudo se observa en el LES, aunque la deficiencia cardiaca congestiva es rara y en general se asocia con miocarditis. Todas las capas del corazón pueden verse afectadas, y la pericarditis es el hallazgo más habitual. La **endocarditis de Libman-Sacks**, que no suele ser clínicamente importante, se caracteriza por pequeñas vegetaciones no bacterianas en las valvas de las válvulas.

■ La **enfermedad del sistema nervioso central** (SNC) puede manifestarse como una enfermedad psiquiátrica o como vasculitis, siendo esta última una complicación que pone en riesgo la vida. La vasculitis puede provocar hemorragia e infarto cerebral, que puede ser mortal.

■ Los **anticuerpos antifosfolípidos** y los anticuerpos dirigidos contra los complejos proteína-fosfolípido relacionados se identifican en un tercio de los pacientes con LES. Estos hallazgos se asocian con complicaciones tromboembólicas, como el accidente cerebrovascular, la embolia pulmonar, la trombosis venosa profunda, la trombosis de la vena porta y los abortos espontáneos (*v.* cap. 18).

■ La afección de otros órganos es menos habitual y a menudo se debe a **vasculitis**. Las lesiones en el bazo se caracterizan por engrosamiento y fibrosis concéntrica de las arterias peniciladas, el llamado *patrón en piel de cebolla.*

El curso clínico del LES es extremadamente variable, típicamente con exacerbaciones y remisiones que se correlacionan con cambios en los niveles del complemento y de los anticuerpos del ADN de doble cadena. Debido a los tratamientos inmunosupresores, el mejor reconocimiento de las formas leves de la enfermedad y la mejoría del tratamiento antihipertensivo, la supervivencia global a los 10 años se aproxima a un 90%. Los pacientes con enfermedad renal o del SNC graves o con hipertensión sistólica tienen el peor pronóstico.

3: Inmunopatología

Variantes de lupus eritematoso

Lupus inducido por fármacos

Un tipo de síndrome similar al lupus puede precipitarse por el uso de ciertos fármacos, principalmente la procainamida (para arritmias), hidralazina (para hipertensión) e isoniazida (para la tuberculosis). El lupus inducido por fármacos varía desde anomalías de laboratorio asintomáticas (prueba positiva de ANA) hasta un síndrome clínicamente similar al LES. Sin embargo, los anticuerpos para el ADN de doble cadena y el antígeno Sm son claramente poco habituales.

Lupus discoide crónico

La variedad más habitual de lupus eritematoso localizado es un trastorno de la piel, aunque se pueden presentar lesiones idénticas en algunos casos de LES. Las placas eritematosas, despigmentadas y telangiectásicas se presentan con mayor frecuencia en la cara y el cuero cabelludo. Las lesiones por depósito de inmunoglobulinas y el complemento en la interfaz entre la dermis y la epidermis es similar al que se observa en el LES. Sin embargo, a diferencia del LES, la piel no afectada no contiene depósitos inmunitarios. Aunque los ANA se desarrollan en aproximadamente un tercio de los pacientes, no se observan anticuerpos contra el ADN de doble cadena y el antígeno Sm. La mayoría de los pacientes con lupus discoide no tienen otras afecciones, pero hasta un 10% mostrará con el tiempo características de la enfermedad sistémica.

Artritis reumatoide

La artritis reumatoide (AR) es una enfermedad sistémica autoinmunitaria en la que muchos órganos están afectados, además de las articulaciones. Como un trastorno inflamatorio de las articulaciones, la AR tiene predilección particular por las manos y las muñecas. Los pacientes generalmente son mujeres (3:1), con una mayor incidencia al inicio de la edad madura. En general, se quejan de rigidez simétrica y dolor en las articulaciones, con inflamación y calor que a menudo pueden detectar los médicos. Si no se trata, la enfermedad puede conducir a la destrucción del cartílago y el hueso, con pérdida de la función articular e incapacidad considerable. La enfermedad se analiza con detalle en el capítulo 22.

Vasculitis

Vasculitis es un término para una amplia categoría de enfermedades caracterizadas por inflamación de los vasos sanguíneos de diferentes tipos, junto con alteración del flujo sanguíneo en los tejidos. Este grupo de enfermedades generalmente se subdivide dependiendo del calibre de los vasos afectados y si existe una enfermedad reumática asociada. Por tanto, el LES y la AR pueden asociarse con las vasculitis, que también pueden presentarse en la dermatomiositis (*v.* más adelante), especialmente en niños. La vasculitis se observa junto a un gran número de infecciones, particularmente infecciones virales, y como consecuencia de tomar ciertos fármacos. Las vasculitis que no se asocian con enfermedades sistémicas autoinmunitarias se discuten en el capítulo 8.

Síndrome de Sjögren

Esta enfermedad está determinada por la infiltración linfocitaria de las glándulas exocrinas, principalmente las glándulas salivales y lagrimales, causando boca seca (**xerostomía**) y ojos secos (**xeroftalmia** o **queratoconjuntivitis seca**). Hay una entidad única (síndrome de Sjögren primario [SS]) o junto a otras enfermedades autoinmunitarias sistémicas como el LES y la AR. El SS primario también se asocia frecuentemente con la afección de otros órganos, incluyendo la tiroides, los pulmones y los riñones (fig. 3-19). La forma primaria de la enfermedad inicia con mayor frecuencia al final de la edad madura y en su gran mayoría los pacientes son mujeres.

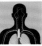 **FISIOPATOLOGÍA:** La base de la acumulación linfocitaria en el SS se desconoce. La mayoría de los linfocitos que se encuentran en las glándulas son CD4$^+$, con una minoría importante de CD8$^+$. Los linfocitos B también están presentes, con algunos centros germinales escasos. Se ha propuesto que la anomalía principal es la autoinmunidad contra las células epiteliales salivales. La mayoría de los pacientes con SS primario produce anticuerpos frente a las proteínas citoplasmáticas asociadas al ARN SS-A (Ro) y SS-B (La). Los ANA suelen estar presentes, así como el factor reumatoide. Los autoanticuerpos contra el ADN o las histonas son raros; su presencia sugiere SS secundario asociado a lupus.

El SS se ha convertido en el blanco de investigación de la posible etiología viral de la enfermedad autoinmunitaria. Se ha prestado particular atención al posible papel del virus de la leucemia humana de linfocitos T-1 (HTLV-1, *human T-cell leukemia virus-1*). En Japón, la seropositividad para HTLV-1 entre los pacientes con SS es de un 23%, en comparación con un 3.4% entre donantes de sangre no seleccionados. En contraste, más de tres cuartos de las personas seropositivas a HTLV-1 tienen evidencia de SS.

 PATOLOGÍA: El SS se caracteriza por intensos infiltrados linfocíticos en las glándulas salivales y lagrimales (*v.* cap. 21 y fig. 3-20). Inicialmente, los infiltrados linfocíticos periductales afectan la mayoría de los lóbulos,

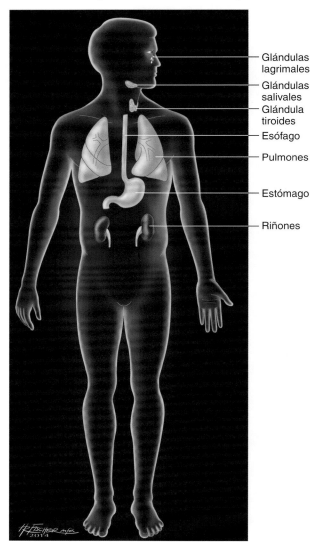

Glándulas lagrimales

Glándulas salivales

Glándula tiroides

Esófago

Pulmones

Estómago

Riñones

FIGURA 3-19. Compromiso orgánico en el síndrome de Sjögren.

sobre todo los centros. Los centros germinales bien definidos son raros. Los infiltrados linfoides destruyen los ácinos y los ductos; estos últimos a menudo se dilatan y se llenan con residuos celulares. La conservación del estroma glandular ayuda a distinguir el SS del linfoma. En la enfermedad avanzada, las glándulas afectadas se atrofian y pueden ser reemplazadas por tejido fibrótico hialinizado. Debido a la ausencia de lágrimas, las córneas se vuelven secas y fisuradas, y pueden ulcerarse. La falta de saliva causa atrofia, inflamación y agrietamiento de la mucosa oral.

La afectación de los sitios extraglandulares también es habitual en el SS. La enfermedad pulmonar se presenta en muchos pacientes, particularmente la atrofia de las glándulas bronquiales asociada con la infiltración linfoide. El SS pulmonar se acompaña de secreciones densas y constantes, atelectasias focales, bronquiectasias e infecciones recurrentes. El tubo digestivo puede estar afectado y muchos pacientes tienen dificultad para deglutir (disfagia). Las glándulas esofágicas submucosas están infiltradas por linfocitos. Además, la gastritis atrófica se presenta a causa de la infiltración linfoide de la mucosa gástrica. La enfermedad hepática, especialmente la cirrosis biliar primaria, está presente en el 5-10% de los pacientes con SS y se asocia con infiltrados linfoides nodulares, y la destrucción de los conductos biliares intrahepáticos.

 CARACTERÍSTICAS CLÍNICAS: Los pacientes con SS sufren las consecuencias de la falta de lágrimas y saliva. Se quejan de molestias oculares y pueden desarrollar úlceras e infecciones de la córnea y las conjuntivas. Los síntomas de boca seca en ocasiones se acompañan de un aumento en las caries dentales y de candidiasis u otras infecciones de la boca. La infiltración linfocítica de otro tejido glandular puede causar piel seca y resequedad en el aparato reproductor femenino. Los pacientes tienen un riesgo 40 veces mayor de desarrollar linfoma, probablemente a través de la expansión clonal de linfocitos B.

Esclerosis sistémica (esclerodermia)

La esclerosis sistémica es una enfermedad sistémica autoinmunitaria de origen desconocido caracterizada por (1) el depósito excesivo de colágeno y otras macromoléculas del tejido conjuntivo

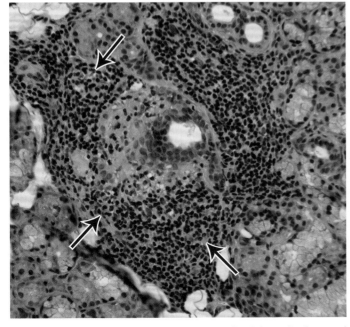

FIGURA 3-20. Aspecto histológico de las glándulas salivales en el síndrome de Sjögren. Nótese la infiltración de linfocitos en el tejido de las glándulas salivales (*flechas*).

en la piel, y múltiples órganos internos (fig. 3-21), (2) alteraciones importantes y a menudo graves en la microvasculatura y (3) anomalías inmunitarias. La esclerosis sistémica es una enfermedad compleja y heterogénea con formas clínicas que van desde la (1) afección limitada a la piel con mínimas alteraciones sistémicas (**esclerosis sistémica cutánea limitada**, anteriormente conocida como síndrome de CREST; *v.* más adelante) hasta (2) formas de esclerosis cutánea difusa grave, que a menudo progresa hasta afectar a los órganos internos (**esclerosis sistémica cutánea difusa**) y ocasionalmente tiene una (3) evolución fulminante (**esclerosis sistémica fulminante**). La esclerosis sistémica es la tercera enfermedad autoinmunitaria sistémica más común (después de la artritis reumatoide y el lupus sistémico eritematoso) y es de 3 a 8 veces más frecuente en las mujeres, con una mayor ocurrencia de los 40 a los 50 años. Aunque la esclerosis sistémica no es hereditaria, se acepta que la predisposición genética desempeña un papel importante en su desarrollo. Se han descrito grupos familiares, y existe una asociación entre HLA-DQB1 y los autoanticuerpos característicos (*v.* más adelante).

Anomalías inmunitarias en el escleroderma

Hay un número normal de linfocitos B circulantes, pero la hipergammaglobulinemia y la crioglobulinemia sugieren que pueden ser hiperactivos. La presencia de anticuerpos específicos es una

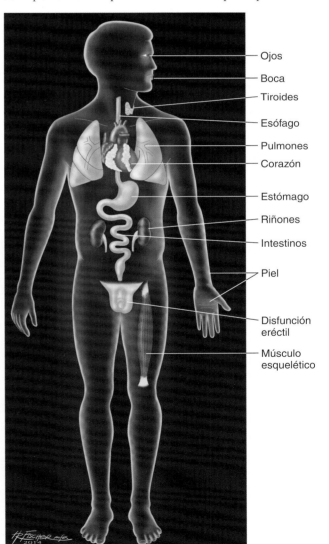

FIGURA 3-21. Compromiso orgánico en la esclerosis sistémica.

de las manifestaciones más habituales de la esclerosis sistémica, y se observa en más del 90% de los pacientes. Los ANA son habituales, pero por lo general en concentraciones más bajas que en el LES. Los anticuerpos que suelen encontrarse incluyen a los autoanticuerpos nucleolares (principalmente contra la ARN polimerasa). Los anticuerpos contra Scl-70, una proteína nuclear topoisomerasa no histona, se encuentran en el 30-40% de los pacientes con una forma difusa de esclerosis sistémica. Los anticuerpos anticentrómeros se asocian con la variante CREST (*v.* más adelante). El autoanticuerpo Scl-70 es el más habitual y específico para escleroderma difuso y está presente en el 60% de los pacientes. No hay una correlación entre los niveles de ANA y la gravedad de la enfermedad.

Aunque los autoanticuerpos son habituales en la esclerosis sistémica, no causan manifestaciones clínicas en la enfermedad. Sin embargo, debido a su alta frecuencia y a su especificidad para ciertos subtipos clínicos de la enfermedad, su presencia es muy útil para establecer el diagnóstico y para predecir un posible patrón de afección orgánica, gravedad y progresión de la esclerosis sistémica.

Las alteraciones inmunitarias celulares también se observan en pacientes con esclerosis sistémica progresiva. En la enfermedad activa se presenta (1) disminución de los linfocitos T CD8$^+$ supresores circulantes, (2) evidencia de la activación de los linfocitos T, alteraciones en las funciones mediadas por IL-1, y (3) aumento de IL-2 y el receptor soluble de IL-2. También se han descrito el aumento de los niveles de IL-4 e IL-6. Los tejidos muestran inflamación mononuclear activa, que precede al desarrollo de la vasculopatía y fibrosis características de esta enfermedad. Los infiltrados contienen un mayor número de CD4$^+$ y linfocitos T-γδ (que se adhieren a los fibroblastos), así como macrófagos. Los mastocitos (desgranulados) también están presentes en la piel de los pacientes con escleroderma. La incidencia de otros trastornos autoinmunitarios, como tiroiditis y cirrosis biliar primaria, es elevada.

 FISIOPATOLOGÍA: La patogenia de la esclerosis sistémica es extremadamente compleja y los mecanismos precisos involucrados no se comprenden por completo. Las manifestaciones clínicas y patológica de esta enfermedad son el resultado de tres procesos distintos: (1) lesiones vasculares fibroproliferativas de las arterias pequeñas y las arteriolas; (2) depósito excesivo, y a menudo progresivo, de colágeno y otras macromoléculas de matriz extracelular en la piel y en varios órganos internos, y (3) alteraciones de la inmunidad humoral y celular.

La patogenia de la esclerosis sistémica implica la siguiente secuencia de acontecimientos (fig. 3-22):

1. **Daño microvascular,** caracterizado por anomalías en las células endoteliales. Las anomalías de estas células resultan del aumento de la producción de mediadores inflamatorios o la reducción de la síntesis de componentes protectores, como la prostaciclina y el óxido nítrico.
2. **Atracción y transmigración** de células inflamatorias y precursores de fibroblastos en el tejido.
3. **Inflamación crónica** en los tejidos, con la participación de macrófagos y linfocitos T y B, y la secreción de citocinas y factores de crecimiento.
4. **Activación** de fibroblastos residente y pericitos y conversión a miofibroblastos.
5. **Vasculopatía fibroproliferativa** que progresa a rarefacción de los vasos y acumulación exagerada y diseminada de tejido fibrótico, *el sello distintivo del proceso fibrótico característico de la enfermedad.*

Patología de la esclerosis sistémica

El proceso fibrótico es la característica más destacada de la esclerosis sistémica y causa la mayoría de sus manifestaciones clínicas

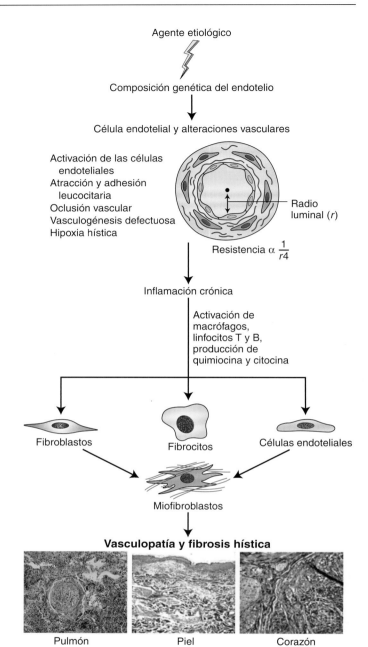

FIGURA 3-22. Participación de las células endoteliales y alteración vascular en la patogenia de la esclerosis sistémica.

(fig. 3-21). El incremento de la población de miofibroblastos produce más colágenos fibrilares tipo I y III y expresa actina α del músculo liso. También produce menos enzimas que degradan la matriz extracelular (MEC). La acumulación de miofibroblastos en los tejidos afectados y la persistencia sin control del aumento de sus funciones biosintéticas son determinantes cruciales de la magnitud y la velocidad de progresión del proceso fibrótico en la esclerosis sistémica y de su curso clínico, respuesta al tratamiento, pronóstico y mortalidad. El factor de crecimiento que tiene un papel crucial en la fibrosis que acompaña a la esclerosis sistémica es el factor de crecimiento transformante β (TGF-β). Esta molécula disminuye la producción de metaloproteinasas que degradan el colágeno, con la regulación simultánea hacia arriba de la producción de inhibidores de proteasa, que impiden la descomposición de la MEC.

PATOLOGÍA: Al principio, la piel esclerodérmica muestra edema y luego induración. La piel engrosada muestra un (1) notable aumento de las fibras de colágeno en la dermis reticular; (2) adelgazamiento de la epidermis con pérdida de las papilas epiteliales; atrofia de los apéndices dérmicos (fig. 3-23 A); (3) hialinización y obliteración de las arteriolas, e (4) infiltrados mononucleares variables, principalmente de linfocitos T. La etapa de induración puede progresar hacia atrofia o revertir a la normalidad. El aumento del depósito de colágeno también puede presentarse en la membrana sinovial, los pulmones, el tubo digestivo, el corazón y los riñones.

Las lesiones en las arterias, arteriolas y capilares son típicas y, en algunos casos, pueden ser el primer dato patológico demostrable. El edema subíntimo inicial con depósito de fibrina es seguido por el engrosamiento y fibrosis de la pared de los vasos, y el desdoblamiento y deshilachado de la lámina elástica interna. Los vasos afectados pueden llegar a ser muy estrechos o estar ocluidos por trombos.

Los riñones, afectados en más de la mitad de los pacientes, muestran cambios vasculares importantes, a menudo con hemorragia focal e infartos corticales. Las arterias interlobulares y las arteriolas aferentes suelen ser los vasos más gravemente afectados. El engrosamiento fibromuscular temprano de la subíntima causa estrechamiento luminal, seguido de fibrosis (fig. 3-23 B). La necrosis fibrinoide se observa habitualmente en las arteriolas aferentes. El aumento de la reactividad vascular pulmonar («fenómeno de Raynaud pulmonar») y, posteriormente, la hipertensión y la fibrosis intersticial difusa son las anomalías pulmonares principales. La enfermedad pulmonar puede progresar a una fibrosis en etapa terminal, conocida comúnmente como *pulmón en panal de abejas* (*v.* cap. 10).

La mayoría de los pacientes con escleroderma tiene fibrosis miocárdica en parches. Estas lesiones están causadas por la necrosis miocárdica focal, que puede reflejar isquemia focal secundaria a la reactividad similar al Raynaud de la microvasculatura cardiaca.

La esclerosis sistémica progresiva también puede afectar a cualquier porción del tubo digestivo. La disfunción esofágica es la complicación gastrointestinal más frecuente y problemática.

CARACTERÍSTICAS CLÍNICAS: Las características clínicas más evidentes y casi universales de la esclerosis sistémica están relacionadas con el engrosamiento progresivo y la fibrosis de la piel. El escleroderma se manifiesta como dos síndromes clínicos distintos, una forma generalizada o difusa (**sistémica progresiva**) y una **variante limitada.** La esclerosis sistémica progresiva (escleroderma difuso) se caracteriza por una enfermedad grave y progresiva de la piel y el inicio temprano de todas o la mayoría de las anomalías asociadas en los órganos viscerales. Los síntomas generalmente inician con el fenómeno de Raynaud, es decir, por episodios intermitentes de isquemia en los dedos, determinados por cambios de color en tres fases, parestesias y dolor. El fenómeno de Raynaud está acompañado o seguido de edema de los dedos y de las manos, engrosamiento y endurecimiento de la piel, poliartralgia y afección de los órganos internos específicos. La piel afectada está tensa, indurada y se une firmemente al tejido subcutáneo. La piel sobre las manos y la cara es la que está afectada con mayor frecuencia, y conforme la enfermedad progresa los cambios escleróticos pueden afectar a todo el cuerpo.

El paciente típico con escleroderma generalizado muestra una «facies de piedra» debido al engrosamiento de la piel facial y la restricción de la movilidad de la boca. La progresión de las lesiones vasculares en los dedos causa ulceración isquémica de las yemas, con el acortamiento subsecuente y la atrofia de los dedos. Muchos pacientes sufren de tendinitis dolorosa y dolor articular.

También existe afección a otros órganos:

■ Los **síntomas musculoesqueléticos** son a menudo la primera manifestación de la enfermedad. La gravedad varía desde poliartralgias leves hasta artralgias más graves, aunque la sinovitis y la artritis franca son raras. La infiltración muscular con tejido fibrótico puede causar una miopatía inflamatoria o una forma más indolente no inflamatoria.

■ Los **síntomas gastrointestinales** del reflujo gastroesofágico y la disfagia se deben a la motilidad disfuncional del esfínter esofágico. En los casos graves puede presentarse estenosis. La alteración del vaciamiento gástrico y de la peristalsis del intestino delgado puede causar distensión, entumecimiento, náusea y dolor. El sobrecrecimiento bacteriano puede causar malabsorción secundaria y diarrea.

■ La **afección pulmonar** con frecuencia causa discapacidad respiratoria grave y es la causa más habitual de muerte. Los pacientes desarrollan taquipnea con deterioro progresivo y disnea de esfuerzo, secundarias a la fibrosis pulmonar y/o hipertensión pulmonar.

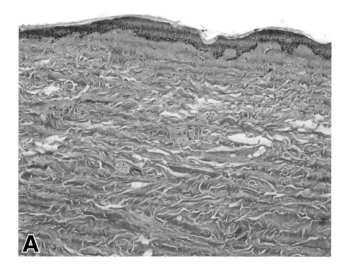

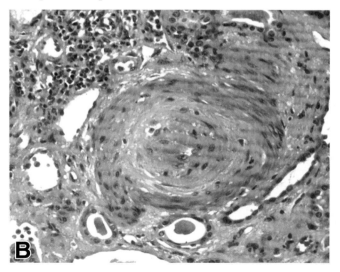

FIGURA 3-23. Apariencia histológica de la esclerosis sistémica. A. La fibrosis dérmica es característica del escleroderma. La acumulación de colágeno denso tiene lugar entre la epidermis. Considérese la ausencia de apéndices dérmicos. **B.** El escleroderma que afecta al riñón se manifiesta por la afección vascular. Aquí, la arteria interlobular muestra un estrechamiento luminal importante debido al engrosamiento pronunciado de la capa íntima.

■ La **afección cardiaca** no es infrecuente y puede manifestarse como dolor torácico, arritmias y defectos de la conducción.

■ La **enfermedad renal**, conocida como «crisis renal esclerodérmica», suele iniciarse de manera abrupta, con hipertensión maligna y deficiencia renal rápidamente progresiva. Frecuentemente viene precedida de dolor de cabeza grave, retinopatía hipertensiva, convulsiones y otros síntomas del sistema nervioso central. La isquemia miocárdica, el infarto o la deficiencia ventricular izquierda son complicaciones ocasionales. Se requiere tratamiento agresivo adecuado para prevenir la deficiencia renal.

■ **Síntomas adicionales** pueden incluir anomalías tiroideas funcionales, las cuales pueden culminar en hipotiroidismo y algún grado de disfunción eréctil. Los pacientes pueden desarrollar síndrome seco (queratoconjuntivitis seca y xerostomía), causado por fibrosis e infiltración linfocítica en las glándulas salivales y lagrimales.

■ El **síndrome de CREST** (esclerosis sistémica limitada) diferencia esta presentación clínica de una forma más grave. El término CREST es un acrónimo de calcinosis, fenómeno de Raynaud de larga duración, alteración de la motilidad esofágica, esclerodactilia y telangiectasias. Otras manifestaciones cutáneas comprenden ulceraciones cutáneas, habitualmente localizadas en las yemas de los dedos o en los nudillos, y cambios pigmentarios peculiares con hiper o hipopigmentación. Una forma más grave, la **esclerosis sistémica difusa**, presenta afección cutánea más extensa y también enfermedad visceral.

Enfermedad mixta del tejido conjuntivo

Los pacientes con enfermedad mixta del tejido conjuntivo (MCTD, *mixed connective tissue disease*) muestran características de diferentes enfermedades colágeno-vasculares incluyendo el LES, escleroderma y polimiositis. Casi el 90 % de los pacientes son mujeres, la mayoría, adultas (media de edad, 37 años).

La patogenia de MCTD es poco conocida. Los pacientes a menudo muestran evidencia de activación de los linfocitos B con hipergammaglobulinemia y factor reumatoide. Los ANA están presentes; los más distintivos tienen concentraciones elevadas de anticuerpos contra la ribonucleoproteína rica en uridina (anti-U1-RNP), lo cual se considera una condición *sine qua non* para el diagnóstico.

Existe una asociación con los genotipos HLA-DR4 y HLA-DR2, lo que sugiere la participación de los linfocitos T en la producción de autoanticuerpos. No hay una evidencia directa de que estos anticuerpos participen en el desarrollo de cualquiera de las lesiones características de MCTD.

Hay controversia sobre si la MCTD es una enfermedad en sí misma o es una colección heterogénea de pacientes con presentaciones atípicas de LES, escleroderma o polimiositis. No está claro si la MCTD es una entidad distinta o simplemente una superposición de hallazgos en pacientes con otros tipos de enfermedad colagenovascular.

INMUNOLOGÍA EN TRASPLANTES

Los antígenos contenidos en el CPH de los donantes son moléculas inmunogénicas que pueden estimular el rechazo de los tejidos trasplantados. La supervivencia óptima de los injertos ocurre cuando el receptor y el donante poseen un alto grado de concordancia en los antígenos de histocompatibilidad. En la práctica, un acoplamiento exacto de HLA no es común, excepto en los gemelos monocigóticos. Por tanto, tras la donación de un órgano se requieren terapia inmunosupresora y monitorización continua del funcionamiento del trasplante. Los avances terapéuticos han aumentado considerablemente los índices de éxito en los trasplantes, incluso en casos en los que hay un grado de incompatibilidad tisular. Cuando ocurren reacciones adversas

entre el huésped y el injerto (rechazo), diversos mecanismos de defensa combinados pueden lesionar el injerto.

Ambas reacciones mediadas por anticuerpos y por linfocito T participan en el rechazo del trasplante. Dentro del injerto, las células presentadoras de antígeno, específicamente aquellas que tienen moléculas del CPH extrañas en el injerto, son reconocidas por los linfocitos T citotóxicos CD8[+] del receptor, los cuales median la lesión hística. Simultáneamente, los linfocitos T colaboradores CD4[+] del receptor, que aumentan la producción de anticuerpos, inducen la producción de IFN-γ y activan macrófagos. A su vez, el IFN-γ aumenta la expresión del CPH, lo que amplifica la respuesta inmunitaria y da lugar a la lesión hística. Las CPA del huésped también procesan antígenos extraños del donante, lo que conduce a la hipersensibilidad de tipo retardado mediada por las CD4[+] y a la producción de anticuerpos mediada por las CD4[+].

Las reacciones de rechazo al trasplante de órgano sólido suelen categorizarse como «hiperaguda», «aguda» y «crónica», basadas en el tiempo clínico de la respuesta y en los mecanismos fisiopatológicos que intervienen. Sin embargo, en la práctica, las características de cada una se superponen, lo que crea ambigüedad en el diagnóstico. La categorización del rechazo al trasplante se complica más por la toxicidad de los fármacos inmunodepresores y por el potencial existente de problemas mecánicos (p. ej., trombosis vascular) o la recidiva de la enfermedad original (p. ej., algunos tipos de glomerulonefritis). Los apartados siguientes ilustran el rechazo en el contexto de un trasplante renal. Respuestas similares se producen en otros tejidos trasplantados, aunque el rechazo de cada tipo hístico tiene sus propias características.

Rechazo hiperagudo

El rechazo hiperagudo de un riñón puede ser tan rápido que puede ocurrir durante la operación y se manifiesta como un cese repentino de la producción de orina, oscurecimiento del injerto y el rápido desarrollo de fiebre y dolor en el riñón en el sitio de injerto. Esta forma de rechazo cuenta con la participación de anticuerpos anti-HLA preformados y la activación de productos del complemento, entre los que se incluyen mediadores quimiotácticos y otros de tipo inflamatorio. El rechazo hiperagudo es muy grave, y requiere la extirpación quirúrgica inmediata del riñón trasplantado. Las características histológicas del rechazo hiperagudo en los riñones trasplantados son congestión vascular, trombos de fibrina-plaqueta dentro de los capilares, vasculitis neutrófila con necrosis fibrinoide, edema intersticial prominente e infiltrados de neutrófilos (fig. 3-24 A). Afortunadamente, el rechazo hiperagudo no es frecuente cuando se realiza la detección de anticuerpos apropiada previa al trasplante.

Rechazo agudo

Se caracteriza por el inicio repentino de azoemia y oliguria, que pueden acompañarse de fiebre y de sensibilidad del injerto. De manera más típica, el rechazo agudo incluye mecanismos celulares y humorales de daño hístico. Si se detecta en sus etapas iniciales, el rechazo agudo puede invertirse con terapia inmunodepresora. La biopsia con aguja suele ser necesaria para diferenciar un rechazo agudo de una necrosis tubular aguda o de la toxicidad que acompaña a los fármacos inmunodepresores. Los signos varían según si el proceso es principalmente celular o humoral. En el rechazo celular agudo, la observación microscópica revela infiltrados intersticiales de linfocitos y macrófagos, edema, colitis linfocítica y necrosis tubular (fig. 3-24 B). En la forma humoral aguda, a veces denominada «vasculitis de rechazo», predomina el daño vascular, con arteritis, necrosis fibrinoide y trombosis. La afectación de los vasos sanguíneos es un signo negativo debido a que suele significar resistencia al tratamiento.

Rechazo crónico

Los pacientes afectados desarrollan azoemia progresiva, oliguria, hipertensión y ganancia de peso después de un periodo de meses. El rechazo crónico puede ser la consecuencia de episodios repetidos de rechazo celular, ya sea asintomático o aparente en el terreno clínico. El engrosamiento de la íntima arterial y arteriolar causan estenosis vascular, obstrucción, engrosamiento de las paredes capilares glomerulares, atrofia tubular y fibrosis intersticial (fig. 3-24 C). Se aprecian infiltrados mononucleares intersticiales, así como túbulos que contienen cilindros proteináceos. El rechazo crónico representa una etapa avanzada de lesión orgánica y no responde al tratamiento. Las imágenes histológicas del rechazo agudo y el crónico pueden superponerse y variar en grado, y la distinción patológica precisa puede resultar muy difícil.

Enfermedad de injerto contra huésped

El advenimiento del trasplante de médula ósea o de BHP o blastocitos alogénicos (del donante) obtenidos de sangre periférica posibilita el tratamiento de una enfermedad que hasta ese momento se consideró terminal o incurable. Con el fin de que la médula ósea trasplantada/BHP se injerte dentro del nuevo huésped, la médula ósea y el sistema inmunitario del receptor deben «acondicionarse» (habitualmente, abolirse) mediante fármacos citotóxicos, en algunas ocasiones junto con radiación. Si las células injertadas incluyen linfocitos inmunocompetentes, estas células pueden reaccionar contra –«rechazar»– los tejidos del huésped y causar la enfermedad de injerto contra huésped (EICH). Esta también puede suscitarse en un paciente con inmunodeficiencia profunda que recibe un órgano solido con muchos linfocitos «pasajeros» o al que se le transfunden productos sanguíneos con linfocitos incompatibles con su HLA.

Los principales órganos afectados en la EICH son la piel, el tubo digestivo y el hígado. La piel y el intestino muestran infiltrados celulares mononucleares y necrosis de células epiteliales. El hígado exhibe inflamación periportal, conductos biliares dañados y lesión de la célula hepática. Desde el punto de vista clínico, la EICH aguda se manifiesta con exantema, diarrea, cólicos abdominales, anemia y disfunción hepática. La EICH crónica se caracteriza por esclerosis sistémica, síndrome seco e inmunodeficiencia. El tratamiento de la EICH requiere inmunodepresión. Los pacientes, en especial los que tienen EICH crónica, pueden encontrarse en un riesgo más elevado de infecciones oportunistas que potencialmente ponen en riesgo la vida (p. ej., aspergilosis invasora).

VIRUS DE LA INMUNODEFICIENCIA HUMANA Y SIDA

El sida es el estado más común de inmunodeficiencia en todo el mundo. El virus de la inmunodeficiencia humana de tipo 1 (VIH-1) es su causa principal, aunque una pequeña minoría de pacientes, en particular del oeste de África, está infectada con el VIH-2. Si no se trata, las personas infectadas con el VIH-1 padecen una variedad de anomalías inmunitarias, la más devastadora es una grave deficiencia de la inmunidad celular, que conduce a infecciones oportunistas extremadamente graves. La infección por el VIH-1 progresa desde un estado asintomático inicial a la crisis inmunitaria que caracteriza a los pacientes con sida declarado. El espectro infeccioso completo suele referirse como VIH/sida.

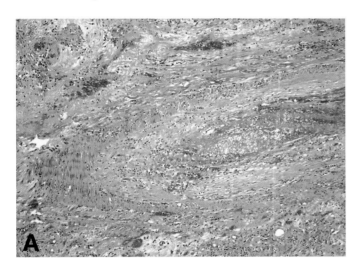

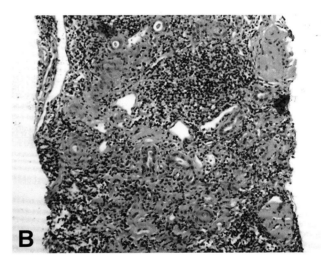

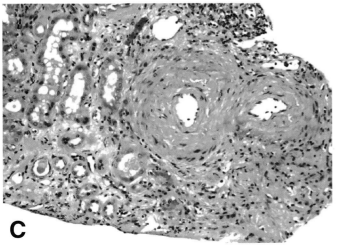

FIGURA 3-24. Hay tres formas principales de rechazo al trasplante renal. A. Rechazo hiperagudo, que se produce de minutos a horas después del trasplante y que se caracteriza, en parte, por vasculitis neutrófila, trombos de fibrina intravasculares e infiltrados de neutrófilos. **B.** Rechazo celular agudo, que se produce de semanas a meses después del trasplante y se caracteriza por daño tubular e infiltrado leucocítico mononuclear. **C.** Rechazo crónico, que se observa de meses a años después del trasplante y se caracteriza por atrofia tubular, parches de infiltrados intersticiales de células mononucleares y fibrosis. En este ejemplo, las arterias muestran el engrosamiento fibroso de la íntima.

La infección de los linfocitos T CD4$^+$ (colaboradores) por parte del VIH-1 conduce al agotamiento de esta población celular, con el consiguiente deterioro y desregulación de la función inmunitaria. Debido a que los pacientes no son capaces de generar respuestas inmunitarias nuevas, especialmente las respuestas mediadas por células, los pacientes con sida suelen morir por infecciones oportunistas, principalmente por micobacterias, virus u hongos. También se produce una alta incidencia de tumores malignos, sobre todo de linfomas de linfocitos B y sarcoma de Kaposi. Por último, la infección del SNC por el VIH conduce a menudo a una serie de síndromes que van desde leves trastornos cognitivos o de la motoneurona hasta la demencia franca.

 EPIDEMIOLOGÍA: El sida se originó en el África subsahariana, y al menos tres cepas virales diferentes se transmitieron de chimpancés a seres humanos. Hoy día es una pandemia mundial debido a la facilidad de realizar viajes internacionales y a una mayor movilidad de la población, que en muchas sociedades coincidió con un rápido incremento de la actividad sexual y de las enfermedades de transmisión sexual. En la actualidad, la Organización Mundial de la Salud estima que 37 millones de personas son portadoras del virus, con 2 millones de nuevas infecciones y 1.2 millones de muertes cada año. La tasa de mortalidad alcanzó su punto máximo en 2005 y ha disminuido desde entonces. El número de nuevas infecciones anuales alcanzó su punto máximo en 1997, con 3.3 millones. Desde entonces ha ido disminuyendo. A medida que el tratamiento antirretroviral (TAR) ha alcanzado a más personas, el número total de personas que viven con la infección por VIH sigue aumentando.

Aunque la prevalencia más alta se encuentra en el África subsahariana, ningún país está libre del VIH-1. Los varones homosexuales fueron, en su momento y con diferencia, el mayor grupo de personas afectadas por el VIH en Estados Unidos. Hoy día siguen representando la mayor parte de las nuevas infecciones. En algunas otras partes del mundo, la transmisión puede darse en gran medida por contacto heterosexual o entre los consumidores de drogas intravenosas. La mayoría de los pacientes con sida en Estados Unidos son varones, aunque la prevalencia de la infección por el VIH-1 en mujeres continúa en aumento.

Trasmisión del VIH

El VIH está presente en la sangre, semen, secreciones vaginales, leche materna y líquido cefalorraquídeo de los pacientes infectados. El VIH se encuentra en la mayor parte de estos fluidos en los linfocitos y como virus libre. Se transmite a través de estos fluidos a las parejas sexuales, consumidores de drogas que comparten agujas y receptores de productos sanguíneos, así como a través de la leche materna a los lactantes.

El virus se transmite desde el semen a través de fisuras de la mucosa rectal, en especial en parejas anorreceptoras de varones homosexuales. También puede infectar directamente a las células epiteliales del recto. En el contacto heterosexual, es más probable la transmisión varón-mujer que a la inversa, tal vez porque hay más VIH en el semen que en las secreciones vaginales. Además, las lesiones genitales facilitan la entrada del virus. Las tasas de infección por VIH son más bajas en los varones circuncidados, quizá porque el prepucio esta menos queratinizado que otras partes del pene y tiene una mayor concentración de células dendríticas cutáneas (células de Langerhans).

El VIH-1 no se transmite por una exposición que no sea sexual o una exposición fortuita a las personas infectadas. Además, menos del 1% de cientos de profesionales sanitarios que sufrieron «pinchazos de agujas» u otras exposiciones accidentales a sangre de pacientes con sida se han infectado con el VIH-1. En estos casos se utiliza la profilaxis inmediata postexposición con tratamiento antirretroviral (*v.* las recomendaciones específicas en http://www.dhhr.wv.gov/oeps/std-hiv-hep/needlestick/Pages/Post-ExposureProphylaxis(PEP)FAQs.aspx).

Biología y comportamiento del VIH-1

 PATOGENIA MOLECULAR: El VIH-1 es un miembro de la familia lentivirus de los retrovirus. Los lentivirus de los animales se conocen desde hace un siglo, pero los lentivirus humanos se identificaron hace menos de tres décadas.

Los viriones del VIH-1 llevan dos copias individuales de 9.7 kb idénticas del genoma de ARN de una sola cadena del virus, además de algunas enzimas clave, como la transcriptasa inversa (polimerasa de ADN dependiente de ARN) y la integrasa, que son necesarias al principio del ciclo infeccioso (*v.* más adelante). Estas son empaquetadas en un centro de proteínas virales. La capa más externa, la envolvente, se deriva de la membrana de la célula huésped, en la que se encuentran glucoproteínas con la codificación viral (gp-120 y gp-41). Además de los genes *gag*, *pol* y *env* presentes en todos los virus competentes para la replicación de ARN, el VIH-1 tiene otros seis genes que codifican proteínas que controlan la replicación viral y ciertas funciones de la célula huésped. Los fagocitos mononucleares y los linfocitos T colaboradores CD4$^+$ son los principales objetivos del virus, aunque también pueden ser infectados los linfocitos B, los astrocitos, las células endoteliales y las células del epitelio intestinal.

El ciclo de replicación del VIH-1 se representa en la figura 3-25. Varios mecanismos son responsables de la destrucción de los linfocitos T infectados por el VIH-1: (1) la muerte de los linfocitos T antes de la integración viral resulta de la activación de las caspasas 1 y 3; es un tipo de muerte celular denominada piroptosis (*v.* cap. 1); (2) durante la integración viral, se activan los mecanismos de destrucción celular dependientes de p53; y (3) la muerte de los linfocitos T después de la integración viral resulta de la acción de la proteasa del VIH. Incluso los linfocitos T no infectados en un individuo infectado sufren la muerte celular como resultado de los efectos secundarios provocados por diversos mecanismos. Cualquiera que sea el mecanismo, existe una clara asociación entre el aumento de la carga viral y la disminución de los recuentos de linfocitos CD4$^+$.

El VIH-1 persiste durante toda la vida del huésped. Incluso frente a las concentraciones bajas o indetectables de virus en plasma (*v.* más adelante), una forma latente o quiescente del virus permanece en los longevos linfocitos T de memoria y los fagocitos hísticos. También existen pruebas de que el SNC u otros órganos puede servir como un depósito para la resiembra potencial de la periferia.

El inicio de la replicación viral en la infección latente por VIH-1 depende de la inducción de las proteínas del huésped durante la activación de los linfocitos T. Así, la activación del sistema inmunitario, por una diversidad de agentes infecciosos, puede promover la replicación del VIH.

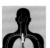 **FISIOPATOLOGÍA:** El VIH-1 muestra un tropismo inicial para el subconjunto de linfocitos T CD4$^+$ que expresan el receptor de quimiocinas tipo 5 (CCR5). Dichas células se encuentran predominantemente en sitios extralinfáticos, donde poseen funciones de efector y defensa del huésped. Sin embargo, la destrucción última de los linfocitos T CD4$^+$ por el VIH-1 puede desactivar todo el sistema inmunitario debido a que este subgrupo de linfocitos ejerce importantes funciones reguladoras y efectoras que comprenden tanto la inmunidad celular como la humoral. *Así, en los pacientes estereotípicos con sida, todos los elementos del sistema inmunitario acaban por perturbarse, como los linfocitos T, los linfocitos B, los linfocitos citolíticos naturales, el linaje de las células de monocitos/macrófagos y la producción de inmunoglobulina.*

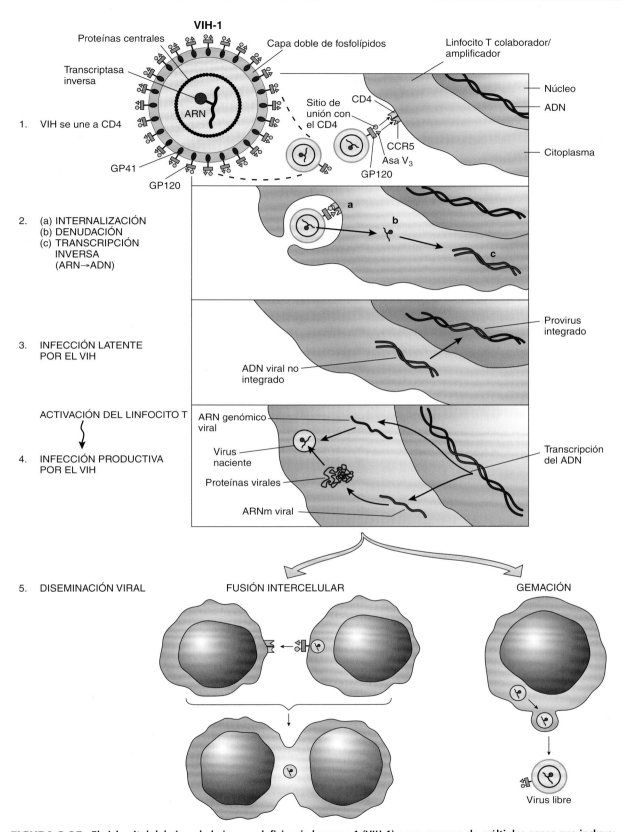

FIGURA 3-25. El ciclo vital del virus de la inmunodeficiencia humana 1 (VIH-1) es un proceso de múltiples pasos que incluye: (1) la unión al receptor CD4 en conjunto con el receptor de quimiocinas (p. ej., CCR5); (2) la internalización, la denudación y la transcripción inversa; (3) la integración al ADN del huésped en forma de provirus, donde persiste en estado de latencia; (4) la replicación en concordancia con la activación de los linfocitos T del huésped, y (5) la diseminación. CD, cúmulo de diferenciación; GP, proteína G; ARNm, ARN mensajero; V₃, tercera hipervariable.

En un momento dado, el número de linfocitos T CD4$^+$ cae por debajo de 500/µL, y los recuentos de linfocitos T colaboradores e inhibidores se reduce desde el valor normal de 2.0 a tan sólo 0.5. El número de células CD8$^+$ (citotóxicas/inhibidoras) es variable, aunque en el sida la mayoría de estas células parecen pertenecer a la variedad citotóxica.

Las anomalías en la función de los linfocitos T se manifiestan por respuestas débiles en las pruebas cutáneas con una variedad de antígenos (hipersensibilidad tardía) y disminución de las respuestas proliferativas a mitógenos y antígenos *in vitro*. Además, la deficiencia de células CD4$^+$ reduce las concentraciones de IL-2, la citocina que estimula la destrucción por los linfocitos T citotóxicos y que se produce en respuesta a los antígenos. *Así, los pacientes con sida no pueden generar los linfocitos T citotóxicos específicos de antígeno que se requieren para eliminar virus y otros agentes infecciosos.*

La inmunidad humoral también es anómala. La producción de anticuerpos en respuesta a la estimulación antigénica específica se reduce marcadamente, a menudo a menos del 10% de lo normal. Los linfocitos B también muestran respuestas proliferativas malas a los mitógenos y antígenos *in vitro*. Sin embargo, los sueros de los pacientes con sida, por lo general, muestran altas concentraciones de inmunoglobulinas policlonales, autoanticuerpos y complejos inmunitarios. La posible explicación a esta aparente paradoja es la infección concurrente con virus policlonales activadores de linfocitos B (p. ej., VEB o CMV) que estimulan estas células de forma inespecífica y constante para que produzcan inmunoglobulinas. La falta de linfocitos CD4$^+$ deteriora la proliferación de los linfocitos T citotóxicos que habitualmente eliminan a los linfocitos B infectados con VEB.

Los lentivirus tienden a dirigirse contra los macrófagos, y los macrófagos infectados pueden servir como reservorios para la diseminación del virus. Aunque no deja de ser curioso, algunos macrófagos expresan CD4 en sus superficies. A diferencia de los linfocitos T, que son destruidos por el VIH, por lo general los macrófagos infectados sobreviven. Los macrófagos de los pacientes con sida fagocitan complejos inmunitarios y partículas opsonizadas de forma muy pobre, y muestran una disminución de la quimiotaxis y respuestas deficientes a los desafíos antigénicos.

PATOLOGÍA Y CARACTERÍSTICAS CLÍNICAS: Los pacientes recién infectados por el VIH-1 pueden tener una enfermedad aguda, en general autolimitada y similar a la gripe, que se denomina **síndrome retroviral agudo**. Desde el punto de vista clínico se asemeja a la mononucleosis infecciosa. Esto se produce de 2 a 3 semanas después de la exposición al VIH, antes de que aparezcan los anticuerpos contra el virus. Con menor frecuencia, los pacientes presentan síntomas neurológicos que sugieren encefalitis, meningitis aséptica o una neuropatía. Son comunes la fiebre, la mialgia, la linfoadenopatía, el dolor de garganta y un exantema macular. La mayoría de estos síntomas se resuelve en 2 o 3 semanas, aunque las adenopatías, la fiebre y las mialgias pueden persistir durante unos meses. La seroconversión se produce de 1 a 10 semanas después de la aparición de esta enfermedad aguda. Así, el inmunoanálisis enzimático estándar del VIH-1 y el método Western, que dependen de la presencia de anticuerpos anti-*gag* del VIH-1, son negativos durante la etapa inicial de la infección. La mayoría de los pacientes se recuperan de esta enfermedad inicial, ya que su sistema inmunitario organiza un contraataque de linfocitos T citotóxicos; no obstante, un pequeño porcentaje progresa con celeridad al sida explícito en unos meses. Tras el síndrome agudo inicial, casi todas las personas infectadas recientemente entran en un periodo de latencia y declive lento del sistema inmunitario que dura alrededor de 10 años de media antes de que alcancen un estado grave de inmunodepresión. Si los síntomas pasan desapercibidos o no se tratan, el resultado final es una inmunodeficiencia fulminante y sus complicaciones mortales (fig. 3-26).

La **linfoadenopatía generalizada persistente** es el agrandamiento palpable de los nódulos linfáticos en dos o más zonas extrainguinales que persiste durante más de 3 meses en una persona infectada por el VIH. El trastorno se desarrolla como parte del síndrome de VIH agudo o a unos meses de la seroconversión. Las áreas más afectadas son los ganglios axilares, inguinales y cervicales posteriores, aunque pueden afectarse casi todos los grupos ganglionares. La linfoadenopatía generalizada persistente no tiene ninguna importancia pronóstica con respecto a la progresión de la infección por VIH a sida.

La mayor parte de los pacientes infectados con el VIH expresa antígenos y anticuerpos virales detectables a los 6 meses. Por lo regular, los pacientes experimentan un periodo inicial de viremia intensa, con cargas virales muy altas durante el síndrome retroviral agudo, y la correspondiente caída brusca en el número absoluto de linfocitos T CD4$^+$ (fig. 3-26). A medida que el sistema inmunitario de un paciente comienza a reconocer a nueva infección, la carga viral cae y la cifra de linfocitos T CD4$^+$ comienza a subir. Este control de la infección por el VIH-1 se produce a través de una fuerte respuesta de los linfocitos T citotóxicos. La replicación viral continúa, pero está restringida por la respuesta inmunitaria. Durante este periodo, las personas infectadas suelen ser asintomáticas. Sin embargo, la rapidez con la cual el VIH-1 evoluciona dentro de cada huésped asegura un objetivo antigénico en constante movimiento para el sistema inmunitario del cuerpo.

El prolongado intervalo entre la entrada del VIH-1 y la aparición de los síntomas clínicos del sida se relaciona con el pequeño número de linfocitos T infectados (*v.* anteriormente) y con la latencia viral. En un momento dado, el número de linfocitos T CD4$^+$ comienza a disminuir. Por lo general, los pacientes permanecen asintomáticos hasta que el recuento de linfocitos CD4$^+$ cae por debajo de 500/µL. En ese momento, pueden aparecer síntomas constitucionales inespecíficos junto con infecciones oportunistas. Cuando las concentraciones de CD4$^+$ se encuentran por debajo de 150/µL y la relación CD4:CD8 es inferior a 0.8, la enfermedad acelera su progresión. Una variedad de bacterias, virus, hongos y protozoos atacan al paciente inmunodeprimido. Pueden aparecer sarcoma de Kaposi y trastornos linfoproliferativos, especialmente los relacionados con el virus (*v.* cap. 18), y la enfermedad neurológica es habitual.

Infección del sistema nervioso central

Los síntomas de disfunción del SNC se producen en un tercio de los pacientes con sida y los estudios *post mortem* de pacientes que han muerto de sida revelan afectación del SNC en más de tres cuartas partes de los casos. Se supone que el VIH entra en el cerebro a través de monocitos sanguíneos infectados poco tiempo después de que el virus infecte el cuerpo. A partir de entonces, quedan radicados en las células de microglía y en los macrófagos perivasculares. La infección de las neuronas por el VIH no es común, pero los productos génicos del VIH que producen los fagocitos cerebrales infectados son muy tóxicos para las neuronas y causan apoptosis por diversos mecanismos. Los fármacos del TAR cruzan la barrera hematoencefálica con dificultad, de manera que la infección del SNC por el VIH-1 puede progresar independientemente de la infección por el VIH-1 externa al SNC. La supervivencia más prolongada entre la población de afectados por el VIH ha significado un mayor número de pacientes que manifiesta déficits neurológicos perceptibles.

Alrededor del 1% de la población caucásica es homocigota para la deleción principal asintomática en el gen *CCR5* (*v.* anteriormente). *Estos individuos pueden permanecer sin infección a pesar de una exposición prolongada al virus.* La heterocigosidad para el alelo mutante del CCR5 proporciona protección parcial contra la infección por el VIH, y si la infección se produce, suele progresar a un ritmo más lento. Hasta el 20% de los sujetos caucásicos son portadores del alelo mutante, pero está ausente en afroamericanos y asiáticos.

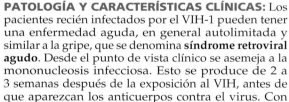
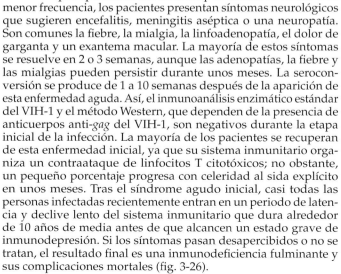

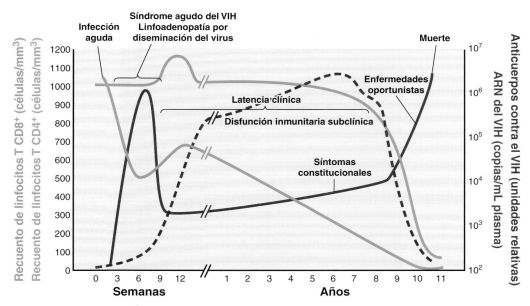

FIGURA 3-26. Secuencia temporal generalizada de la infección por el VIH-1. Se muestran los aconteci-mientos importantes en el desarrollo de la infección por el VIH-1, entre ellos el síndrome clínico, las cargas virales y la dinámica de la población de linfocitos CD4⁺ y CD8⁺ en el tiempo.

Infecciones oportunistas

Es importante reconocer que mientras la mayoría de los pacientes sin inmunodepresión tendrá sólo una infección al mismo tiempo, los pacientes infectados con el VIH-1 pueden desarrollar múltiples infecciones graves simultáneamente. En la figura 3-27 se listan varios agentes oportunistas relacionados con el VIH-1/sida.

La mayoría de los pacientes con VIH-1/sida sufre infecciones pulmonares oportunistas, aunque éstas se han reducido en gran número gracias al uso de antibióticos profilácticos. La neumo-nía por *P. jiroveci* (anteriormente, *P. carinii*) puede ocurrir en pa-cientes con la enfermedad avanzada por el VIH-1. La infección pulmonar por el CMV y por *M. avium intracellulare* es menos común. Los pacientes con sida son también susceptibles a las infecciones por *Legionella*.

La diarrea se produce en más del 75 % de los pacientes y suele deberse a infecciones simultáneas por más de un organismo. Los agentes patógenos más frecuentes son protozoos, como *Cryptosporidium*, *Isospora belli* y *Giardia lamblia*. Especies de *M. avium intracellulare* y *Salmonella* son las bacterias causantes de diarrea más comunes en los pacientes con sida. La infección del tubo digestivo por el CMV puede manifestarse como una colitis que se acompaña de diarrea acuosa en pacientes cuyo recuento de CD4 se halla por debajo de 50 células/mm³.

La meningitis criptocócica es una complicación devastadora, y representa el 5-8 % de todas las infecciones oportunistas en pacientes con sida. Otras complicaciones del SNC incluyen la toxoplasmosis cerebral, el linfoma primario del SNC, la encefa-litis por herpes simple, varicela o CMV y la leucoencefalopatía multifocal progresiva, que es causada por el virus JC.

Casi todos los pacientes con sida desarrollan alguna forma de enfermedad cutánea, donde las infecciones son las más fre-cuentes. *Staphylococcus aureus* es el agente más frecuente, y a la vez el causante de impétigo ampolloso, lesiones purulentas más profundas (ectima) y foliculitis. La infección mucocutánea crónica por herpes simple es tan característica del sida que se considera una infección indicativa en el establecimiento del diagnóstico. Las lesiones de la piel que producen *Molluscum contagiosum* y el virus del papiloma humano también son frecuentes, como lo son la sarna y las infecciones con especies de *Candida*.

Una erupción de varicela-zóster en una persona menor de 50 años debe encender las alarmas acerca de una posible infección oculta por el VIH-1. Entre las causas más comunes de muerte en pacientes con VIH/sida está la infección por el virus de la hepatitis C (*v. cap. 12*). En algunos estudios, más de una cuarta parte de las muertes entre los individuos afectados por el VIH es a causa de la hepatitis C. Un porcentaje muy alto de consumido-res de drogas intravenosas afectados por el VIH también están infectados con el virus de la hepatitis C. Hay pruebas de que la coinfección por el VIH y el virus de la hepatitis C acelera el curso de la enfermedad por ambos virus.

El **sarcoma de Kaposi** es una neoplasia maligna multicéntrica y bastante rara (*v. caps. 4 y 20*). Se caracteriza por nódulos cutá-neos y viscerales (menos frecuentes), en los cuales los conductos y espacios vasculares revestidos de endotelio se mezclan con células en forma de huso (*v. cap. 20*). Los pacientes con sida, en especial los varones homosexuales, en mayor medida que los consumidores de drogas intravenosas, tienen un riesgo muy alto de sufrir el sarcoma de Kaposi. De hecho, la presencia del sarco-ma de Kaposi en una persona sana menor de 60 años es una prueba consistente de sida. A diferencia de la variedad clásica indolente del sarcoma de Kaposi, el tumor en el sida suele ser agresivo, y con frecuencia afecta a órganos internos como el tubo digestivo y los pulmones. La afectación pulmonar suele llevar a la muerte.

Una cepa de virus del herpes (el virus del herpes humano 8) está implicada en todas las formas del sarcoma de Kaposi, incluida la que se asocia con el sida. El virus ha sido detectado en las células fusiformes y en las células endoteliales del sarcoma de Kaposi. El hallazgo del virus del herpes humano 8 en la sangre predice con fuerza el desarrollo posterior de sarcoma de Kaposi. En efecto, el 75 % de los sujetos infectados por el VIH con el virus del herpes humano 8 en la sangre desarrolla el sarcoma de Kaposi durante los 5 años siguientes. Se cree que el virus del herpes humano 8 se transmite por vía sexual, ya que casi todos los portadores del VIH homosexuales están infectados, pero sólo una cuarta parte de los consumidores de drogas heterosexuales con la infección por el VIH son portadores del virus del herpes humano 8.

Las **enfermedades linfoproliferativas del linfocito B** son frecuentes en los pacientes con sida. Los estados de inmunodefi-ciencia congénitos y adquiridos se relacionan con hiperplasia del

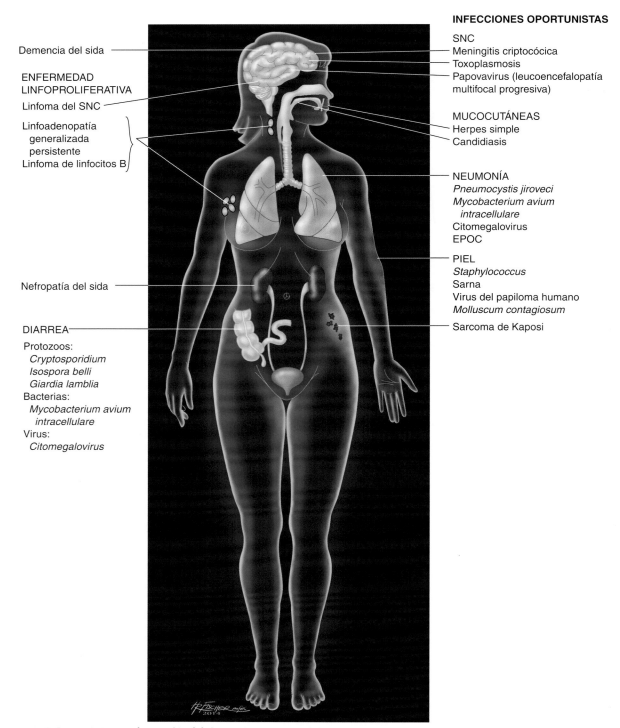

Demencia del sida

ENFERMEDAD LINFOPROLIFERATIVA

Linfoma del SNC

Linfoadenopatía generalizada persistente
Linfoma de linfocitos B

Nefropatía del sida

DIARREA

Protozoos:
 Cryptosporidium
 Isospora belli
 Giardia lamblia
Bacterias:
 Mycobacterium avium intracellulare
Virus:
 Citomegalovirus

INFECCIONES OPORTUNISTAS

SNC
Meningitis criptocócica
Toxoplasmosis
Papovavirus (leucoencefalopatía multifocal progresiva)

MUCOCUTÁNEAS
Herpes simple
Candidiasis

NEUMONÍA
Pneumocystis jiroveci
Mycobacterium avium intracellulare
Citomegalovirus
EPOC

PIEL
Staphylococcus
Sarna
Virus del papiloma humano
Molluscum contagiosum

Sarcoma de Kaposi

FIGURA 3-27. La destrucción del sistema inmunitario celular mediada por el VIH-1 tiene como resultado el sida. Las complicaciones infecciosas y neoplásicas del sida pueden afectar prácticamente a cada sistema orgánico. SNC, sistema nervioso central.

linfocito B, que por lo general se manifiesta como una linfoadenopatía generalizada. Este síndrome linfoproliferativo puede ir seguido de la aparición de linfomas de linfocito B de alto grado. De hecho, los pacientes que han sido sujetos de tratamiento inmunodepresor a causa de trasplantes renales tienen un riesgo 35 veces mayor de desarrollar linfomas, y en un tercio de estos casos el tumor está confinado en el SNC. En los pacientes con inmunodeficiencia crónica, los linfomas pueden manifestarse como una proliferación policlonal invasora de linfocitos B o como un linfoma de linfocito B monoclonal. La infección por VEB se ha relacionado de forma muy cercana con estas lesiones.

La hiperplasia de los linfocitos B y la linfoadenopatía generalizada preceden a la enfermedad linfoproliferativa maligna. Los linfomas asociados al VIH suelen ser de una variedad de célula grande, como en otras afecciones por inmunodeficiencia, aunque los linfomas de células pequeñas también se ven de vez en cuando.

Una característica destacada de los linfomas que se relacionan con el sida es su predilección por las zonas extraganglionares primarias, en particular el cerebro, el tubo digestivo, el hígado y la médula ósea. El genoma del VEB también se ha observado en muchos linfomas relacionados con el sida, en especial en el SNC.

Virus de la inmunodeficiencia humana tipo 2

En 1985, en prostitutas de Senegal saludables se descubrió que albergaban anticuerpos que reaccionaban de manera cruzada con un retrovirus de monos, ahora denominado **virus de inmuno-deficiencia del simio**. Un año después, un retrovirus similar al VIH-1 se aisló de pacientes de África Occidental con sida que no estaban afectados por anticuerpos contra el VIH-1. La infección es ahora endémica en tal región, y ocurre en países con relaciones sociales y económicas con esta parte del mundo.

El VIH-2 presenta una morfología similar a la del VIH-1, y el estado de inmunodeficiencia que se relaciona con la infección por el VIH-2 es indistinguible del sida que causa el VIH-1. Los factores de riesgo para la infección en ambas enfermedades son similares. La gente infectada con el VIH-2 tiende a progresar al sida con más lentitud que los infectados con el VIH-1, y puede requerir diferentes tratamientos.

TRATAMIENTO ANTIRRETROVIRAL Y CONSECUENCIAS

La infección por el VIH representa un desafío novedoso para el tratamiento. El tratamiento se enfoca en las proteínas del VIH que se requieren para la replicación del virus y con suficientes diferencias con respecto a las proteínas celulares normales para ofrecer objetivos claros al tratamiento farmacológico. Los agentes iniciales se diseñaron para inhibir la función de la transcriptasa inversa y la proteasa del VIH. La combinación de compuestos que inhiben la transcriptasa inversa con fármacos que inhiben la proteasa ha sido el eje fundamental en que se ha basado el TAR. El uso del TAR revolucionó el tratamiento del sida, redujo la mortalidad relacionada con el síndrome e incrementó todos los índices de salud en los pacientes infectados con el VIH-1. Se han añadido hace poco al arsenal terapéutico antirretroviral medicamentos más novedosos que los dirigidos contra el CCR5 y la integrasa del VIH-1 (**tratamiento antirretroviral de gran actividad [HAART therapy,** *highly active antiretroviral therapy***]**).

Síndrome inflamatorio de reconstitución inmunitaria

La introducción del tratamiento antirretroviral eficaz ha dado lugar a una consecuencia inesperada: las complicaciones de la supresión generalizada y repentina de la replicación del VIH-1, la reconstitución de la función inmunitaria. Este síndrome afecta aproximadamente a una sexta parte de los pacientes, y por lo general comienza poco después de iniciarse el TAR.

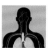 **FISIOPATOLOGÍA:** El aumento repentino en los linfocitos de memoria CD4 y CD8 después de iniciarse el TAR puede ser peligroso. Al tratarse de células de memoria, su repertorio refleja el previo contacto con antígenos extraños. La presencia de infecciones no resueltas magnifica entonces estas poblaciones, lo que conduce a respuestas inmunitarias exageradas.

Los disparadores para el síndrome inflamatorio de reconstitución inmunitaria que están al acecho (IRIS, *immune reconstitution inflammatory syndrome*) son en gran medida los agentes infecciosos. La llamada paradoja del IRIS se produce cuando los antígenos microbianos residuales impulsan la respuesta de los linfocitos T en infecciones no resueltas. Por lo general, este tipo de IRIS se produce de 3-6 meses después del inicio del TAR. Un segundo tipo de IRIS, que se denomina la forma desenmascarada, refleja la capacidad de una infección previamente insospechada para estimular la inflamación sin restricciones. En general, el IRIS causado por patógenos se produce antes de la forma paradójica.

Persistencia del VIH-1

Las células VIH-positivas permanecen en el cuerpo, por lo que la erradicación del virus del cuerpo no es una expectativa realista con las terapias actualmente disponibles. Entre los pacientes que siguen el tratamiento de forma constante, cerca de una tercera parte no logra el éxito del tratamiento, definido como la recuperación de los números normales de linfocitos T CD4$^+$ en la sangre.

4 Neoplasia

David S. Strayer ▪ Emanuel Rubin

- Definir y diferenciar los términos «neoplasia», «cáncer», «maligno» y «benigno».
- Nombrar dos poblaciones de células que no originan tumores.
- Distinguir el comportamiento biológico y las características morfológicas de las neoplasias benignas y malignas.
- Discernir si los hamartomas y los coristomas deben considerarse neoplasias.
- Proporcionar ejemplos sobre cómo el tejido de origen puede utilizarse para clasificar los tumores benignos.
- Definir los términos «papiloma» y «pólipo».
- Distinguir entre «adenocarcinoma», «carcinoma de células escamosas», «sarcoma» y «linfoma».
- Enumerar y describir cinco características histológicas que distinguen los tumores benignos y malignos.
- ¿En qué casos los estudios con marcadores ayudan a determinar el origen del tumor?
- Distinguir entre la extensión directa de un tumor y la diseminación metastásica.
- Definir «carcinoma *in situ*».
- Listar rutas de diseminación metastásica del cáncer y ejemplos de sitios.
- Resumir la secuencia temporal de acontecimientos necesarios para la metástasis tumoral.
- Distinguir entre la estadificación y la clasificación de las neoplasias.
- Describir el sistema TNM de estadificación del cáncer.
- Distinguir entre oncogenes y genes supresores de tumores.
- Definir el término «mutación conductora».
- ¿Cuáles son las funciones de HIF-1α y el factor de crecimiento endotelial vascular (VEGF) en la angiogenia tumoral?
- Diferenciar la generación de energía de las células normales y tumorales.
- Describir el término «monoclonal» aplicado al cáncer.
- ¿Cuáles son las propiedades que distinguen a los blastocitos cancerosos de otras poblaciones de blastocitos?
- ¿Cómo se puede utilizar el término *selección de tipo darwiniano* para describir los subclones de cáncer?
- Describir el origen del término protooncogén.
- ¿Cuáles son las principales clases de funciones génicas probablemente involucradas en los oncogenes?
- ¿Cómo dirigen los ligandos y los receptores de ligandos las etapas iniciales de la oncogenia?
- Describir dos receptores celulares que a menudo participan en la oncogenia.
- ¿Cuál es el mecanismo por el cual las proteínas de la familia Ras están involucradas en la oncogenia?
- ¿Qué papel desempeñan las cinasas en las anomalías de la proliferación celular?
- Definir los factores de transcripción que se activan habitualmente durante la oncogenia.
- ¿Cuáles son los diversos mecanismos que pueden conducir a la inestabilidad genética en la neoplasia?
- Citar un ejemplo habitual de activación de oncogenes por translocación.
- Definir cómo la «pérdida de heterocigosidad» desempeña un papel en la oncogenia.
- Explicar la hipótesis *Two-Hit* en relación con Rb y el retinoblastoma.
- ¿Por qué mecanismo funciona *Rb* como un supresor tumoral?
- ¿Cómo funciona *p53* como «guardián del genoma»?
- Definir el término «negativo dominante».
- ¿Qué secuencia de acontecimientos relacionados con los telómeros provoca la respuesta al daño del ADN?
- Definir el término «anoikis» y diferenciarlo de la apoptosis.
- Describir y definir los mecanismos epigenéticos en la neoplasia.
- Describir el mecanismo por el cual los microARN pueden ejercer una función supresora tumoral.
- Distinguir entre antígenos específicos de tumores y antígenos relacionacos con tumores.
- ¿Por qué los inhibidores del punto de control inmunitario pueden ser muy valiosos como terapéuticos en el tratamiento frente al cáncer?
- ¿Cuál es la fuente de aflatoxina B_1 y cómo interactúa con los genes supresores de tumores?
- Proporcionar ejemplos de exposición a la radiación que pueden conducir al desarrollo de cáncer.
- Distinguir entre las funciones de los virus ADN y ARN en el desarrollo de cáncer humano.
- ¿Qué diferencias principales hay entre los cánceres pediátricos y de adultos?
- ¿Cómo ayudan los estudios de poblaciones migratorias a distinguir factores ambientales y genéticos en la carcinogenia?

PATOLOGÍA DE LA NEOPLASIA

Una **neoplasia** (del griego *neo*, «nuevo»', + *plasma*, «cosa formada») es un crecimiento autónomo de los tejidos que escapa a las restricciones normales de la proliferación. Los tumores que permanecen localizados se consideran **benignos**, mientras que los que se diseminan hacia áreas distantes se llaman **malignos**, o **cánceres**. El proceso neoplásico no sólo incluye la proliferación celular sino también la modificación variable de la diferenciación de los tipos celulares incluidos.

La incidencia de la enfermedad neoplásica aumenta con la edad, y la mayor longevidad actual aumenta la población en riesgo. Las neoplasias derivan de células que normalmente pueden multiplicarse. Por tanto, las neuronas maduras y los cardiomiocitos no originan tumores. La similitud de las células neoplásicas con sus células de origen permite sacar conclusiones acerca del origen del tumor y su conducta potencial. No obstante, un tumor puede imitar a su tejido de origen en grados variables. Algunos son muy parecidos a sus estructuras de origen, mientras que otros parecen agrupaciones de células tan primitivas que el origen del tumor no pueden identificarse.

Comparación de los tumores benignos y malignos

A pesar de que se conocen algunas excepciones, básicamente los tumores benignos no penetran (invaden) los bordes de los tejidos adyacentes, ni se diseminan (metastatizan) a lugares distantes. Permanecen como sobrecrecimientos localizados en el área en la cual aparecen. Como regla general, los tumores benignos son más diferenciados que los malignos —es decir, hay una semejanza más cercana al tejido de origen.

En el uso habitual, **los términos benigno y maligno se refieren al comportamiento biológico total de un tumor más que a sus características morfológicas**. No obstante, normalmente los tumores pueden ser identificados como benignos o malignos con base en sus características morfológicas microscópicas, si bien el comportamiento biológico de algunos tipos de tumores no se refleja de manera forzosa ni se correlaciona con su apariencia histológica. En algunos casos, un tumor que muestra características histológicas de malignidad puede no metastatizar. Así, los carcinomas basocelulares de la piel pueden invadir las estructuras subyacentes de manera local, pero en general no producen metástasis ni ponen en riesgo la vida. Por el contrario, hay tumores que muestran características histológicas de benignidad pero pueden ser mortales. Los meningiomas agresivos no hacen metástasis, pero su invasividad local puede llegar a afectar a estructuras vitales. En el caso de muchos tumores endocrinos (p. ej., tumores de células de los islotes del páncreas), el potencial metastásico de una neoplasia no es predecible a partir de su histología, y la naturaleza tumoral benigna o maligna sólo puede determinarse de manera retrospectiva a partir de la presencia o ausencia de metástasis.

Trastornos similares a tumores

Hamartomas

Estas lesiones son crecimientos anómalos benignos de uno o más elementos celulares maduros de un tejido normal, que con frecuencia muestran disposición irregular. Muchos hamartomas muestran origen clonal y tienen reacomodos definidos del ADN, de forma que pueden clasificarse como neoplasias verdaderas.

Coristomas

También denominados **heterotopias**, son agregados minúsculos de componentes del tejido normal en ubicaciones aberrantes. No se trata de tumores verdaderos. Algunos ejemplos incluyen los restos pancreáticos en las paredes de los órganos gastrointestinales y el tejido suprarrenal en la corteza renal.

CLASIFICACIÓN DE LAS NEOPLASIAS

En esencia, cuando se etiqueta un tumor como maligno o benigno se predice su comportamiento biológico eventual, así como su resultado clínico. Tales predicciones no se basan en principios científicos, sino que más bien se fundamentan en la experiencia acumulada y en las correlaciones históricas entre los patrones histológicos y citológicos, además de los cursos clínicos.

Descriptores primarios de los tumores

El descriptor primario de todo tumor, benigno o maligno, es su célula o tejido de origen. La clasificación de los tumores benignos es la base para los nombres de sus variantes malignas. *El sufijo «oma» para los tumores está precedido por una referencia a la célula o tejido de origen.* Por ejemplo, un tumor benigno similar a los condrocitos se denomina **condroma** (fig. 4-1). Los tumores de origen epitelial reciben diversas denominaciones con base en lo que se considera su característica principal. Así, un tumor benigno del epitelio escamoso puede llamarse **epitelioma** o, cuando se ramifica o es exofítico, **papiloma**. Los tumores benignos que emergen del epitelio glandular, como en el colon o las glándulas endocrinas, se denominan **adenomas**. En consecuencia, uno se refiere a un **adenoma tiroideo** o a un **adenoma de células de los islotes pancreáticos**.

Los tumores benignos que emergen de células germinativas y contienen derivados de distintas capas germinativas se etiquetan

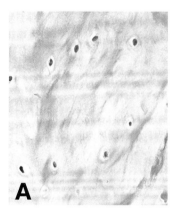
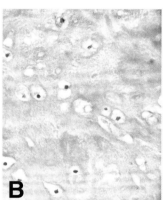
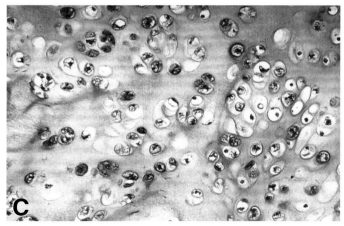

FIGURA 4-1. Lesiones cartilaginosas. A. Cartílago normal. **B.** Un condroma benigno se parece mucho al cartílago normal. **C.** Condrosarcoma óseo. El tumor está compuesto de condrocitos malignos, que tienen formas extrañas y núcleos hipercromáticos irregulares, incrustados en una matriz cartilaginosa. Compárense con **A** y **B**. (Figura 4-1C: de Bullough PG, Vigorita VJ. *Atlas of Orthopaedic Pathology.* New York, NY: Gower Medical Publishing, 1984.)

como **teratomas**. Estos tumores aparecen principalmente en las gónadas y ocasionalmente en el mediastino, y pueden contener una variedad de estructuras, como piel, neuronas y neurogliocitos, tiroides, epitelio intestinal y cartílago. Hay determinados crecimientos benignos, reconocidos clínicamente como tumores, que no son verdaderamente neoplásicos, pero que representan un sobrecrecimiento de elementos hísticos normales. Algunos ejemplos son los pólipos de las cuerdas vocales, acrocordones y pólipos hiperplásicos del colon. *Aunque de manera histórica el sufijo «oma» se refería a tumores benignos, hay excepciones.* Por ejemplo, los tumores conocidos como melanomas, mesoteliomas y seminomas son altamente malignos, aunque tengan el sufijo «oma». Los crecimientos conocidos como hamartomas no son ni siquiera neoplasias verdaderas, sino mezclas desorganizadas del desarrollo de diversas estructuras.

En general, los homólogos malignos de los tumores benignos suelen tener el mismo nombre, exceptuando que el sufijo «carcinoma» se aplica a los cánceres epiteliales y «sarcoma» a los de origen mesenquimatoso. Por ejemplo, un tumor maligno del estómago, de naturaleza glandular, es un **adenocarcimona gástrico** o un **adenocarcimona del estómago** (fig. 4-2).

El **carcinoma de células escamosas** es un tumor invasivo de la piel u otros órganos revestidos de epitelio escamoso (p. ej., el esófago). Tales carcinomas también aparecen en el epitelio escamoso metaplásico del bronquio o endocérvix. El **carcinoma de células uroteliales** es una neoplasia maligna de la vejiga o uréteres. Por el contrario, se habla de **condrosarcoma** (v. fig. 4-1) o **fibrosarcoma**. Algunas veces, la denominación del tumor sugiere el tejido de origen, como en el **osteosarcoma** o el **carcinoma broncógeno**. Algunos tumores muestran elementos neoplásicos de diferentes tipos de células, pero no son tumores de células germinativas. Por ejemplo, el **fibroadenoma** de mama, compuesto de elementos epiteliales y estromales, es benigno, mientras que, como su nombre lo indica, el **carcinoma adenoescamoso** de útero o pulmón es maligno.

Los tumores del sistema hematopoyético son un caso especial en el que la relación con la sangre está indicada por el sufijo «emia». Por tanto, la **leucemia** se refiere a una proliferación maligna de leucocitos. A los tumores en que históricamente tienen una histogénesis poco conocida pueden recibir un epónimo, como por ejemplo **enfermedad de Hodgkin** o **sarcoma de Ewing**.

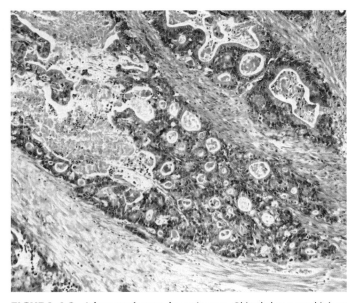

FIGURA 4-2. Adenocarcinoma de estómago. Glándulas neoplásicas irregulares infiltran la pared gástrica.

Distinción histológica de los tumores benignos y malignos

Algunas de las características histológicas que se consideran al distinguir a los tumores benignos de los malignos son:

- **Grado de atipia celular:** este término se refiere al grado en que el tumor difiere de sus homólogos hísticos o celulares normales (fig. 4-1). Un ejemplo es la diferencia entre el cartílago normal, un condroma benigno y un condrosarcoma maligno. En general, la magnitud de la atipia celular (también conocida como **anaplasia**) tiene correlación con la agresividad del tumor. Las pruebas citológicas de anaplasia incluyen: (1) variación en el tamaño y la forma de las células y los núcleos celulares (**pleomorfismo**); (2) núcleos agrandados e hipercromáticos, cromatina grumosa y nucléolos prominentes; (3) mitosis atípicas, y (4) células raras, incluidas las células tumorales gigantes (fig. 4-3).
- **Actividad mitótica:** muchos tumores malignos muestran mitosis abundantes. En algunos casos (p. ej., leiomiosarcomas), el diagnóstico de cáncer se basa en el hallazgo de incluso pocas mitosis. Sin embargo, este tipo de actividad proliferante tan obvia no obliga a que un tumor se considere maligno en todas las situaciones.
- **Patrón de crecimiento:** las neoplasias malignas muestran con frecuencia un patrón de crecimiento desorganizado, que puede expresarse como láminas uniformes de células, agregados alrededor de los vasos sanguíneos, estructuras papilares, espirales, rosetas y otras más. Los tumores malignos sufren una afectación de su riego sanguíneo y muestran necrosis isquémica.
- **Invasión:** la característica maligna se evidencia por la demostración de invasión, en particular de los vasos sanguíneos y linfáticos. En algunas circunstancias (p. ej. en el carcinoma escamoso del cuello uterino o el carcinoma que se origina en un pólipo adenomatoso), el diagnóstico de la transformación maligna se hace sobre la base de la invasión local.
- **Metástasis:** la presencia de metástasis identifica un tumor como maligno. Si el tumor metastásico no va precedido de un tumor primario con diagnóstico clínico, el lugar de origen no es fácilmente reconocible sólo a partir de las características histológicas. En tales casos, la demostración de marcadores tumorales específicos pueden establecer el origen correcto.

Estudios de marcadores del origen del tumor

Algunos tumores metastásicos pueden ser tan indiferenciados en el análisis microscópico como para evitar incluso la distinción entre un origen epitelial y uno mesenquimatoso. La determinación del origen celular de los tumores indiferenciados es más que un ejercicio académico debido a que las decisiones terapéuticas pueden basarse en su identificación apropiada. Los marcadores tumorales son productos de las neoplasias malignas que pueden detectarse en las células mismas o en los líquidos corporales. Para identificar dichos marcadores, los patólogos suelen confiar en el mantenimiento de características que permiten identificar células progenitoras o, en algunos casos, en la síntesis de sustancias especializadas por células neoplásicas. Dichos materiales pueden ser específicos de las células neoplásicas, tales como proteínas fetales u otros producidos en exceso (inmunoglobulinas monoclonales) en algunos tumores de células plasmáticas (mieloma múltiple). Entre estos marcadores útiles desde el punto de vista diagnóstico están productos tan diversos como enzimas, hormonas y proteínas del citoesqueleto y de unión. Aunque ningún marcador tumoral permite una distinción inequívoca entre células benignas y malignas, suelen ser útiles para clasificar su origen celular.

Los marcadores tumorales pueden detectarse en secciones de tejido mediante técnicas inmunológicas (inmunohistoquímica,

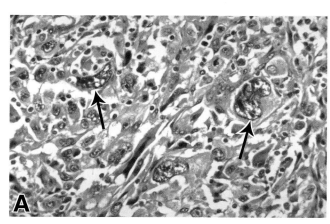

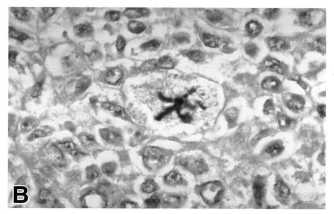

FIGURA 4-3. Características anaplásicas de los tumores malignos. A. Las células de este carcinoma anaplásico son muy pleomórficas (es decir, varían de tamaño y de forma). Los núcleos son hipercromáticos y grandes en relación con el citoplasma. Se ven células tumorales gigantes multinucleadas (*flechas*). **B.** Una célula maligna en metafase presenta una figura mitótica anormal.

inmunofluorescencia) (fig. 4-4) y también por estudios moleculares (hibridación *in situ*). La tabla 4-1 contiene ejemplos de estudios de marcadores que se usan para identificar el tejido de origen de los tumores. Además de su uso para identificar los orígenes de las neoplasias, los antígenos asociados a los tumores también se usan para otros fines. Las concentraciones sanguíneas de los antígenos tumorales son de ayuda en la vigilancia del desarrollo de metástasis y de progresión del tumor después de tratar la neoplasia primaria. Ejemplos representativos incluyen al antígeno carcinoembrionario (CEA) para los tumores gastrointestinales, el antígeno canceroso (CA) 125 para el carcinoma ovárico y el PSA en el caso del cáncer prostático.

INVASIÓN Y METÁSTASIS

Las dos propiedades que son exclusivas de las células cancerosas son la capacidad para invadir localmente y la de metastatizar a áreas distantes. Estas características son las responsables de la gran mayoría de las muertes por cáncer; el tumor primario en sí mismo (p. ej., cáncer de mama o de colon) es en general susceptible de resección quirúrgica.

Extensión directa del cáncer

La mayoría de los carcinomas comienzan como un crecimiento localizado confinado al epitelio en el cual se originó. Mientras estos cánceres iniciales no penetren en la membrana basal sobre la cual descansa el epitelio se denominan carcinoma in situ *(fig. 4-5).* En esta etapa, resulta desafortunado que los tumores *in situ* sean asintomáticos porque son invariablemente curables. Cuando el tumor *in situ* adquiere potencial invasivo y se extiende directamente a través de la membrana basal subyacente, puede afectar a los tejidos cercanos y metastatizar. En situaciones en las cuales los cánceres se originan a partir de células que no están confinadas por una membrana basal —como las células de tejido conjuntivo, los elementos linfoides y los hepatocitos—, no es posible definir una etapa *in situ*.

Los tumores malignos que crecen en el tejido de origen pueden extenderse más allá del final del órgano para afectar a los tejidos adyacentes. En ocasiones, el crecimiento del cáncer es tan extenso que el reemplazo del tejido normal desemboca en una deficiencia funcional del órgano. Una situación así no es de extrañar en el cáncer de hígado primario. Los tumores cerebrales, como los astrocitomas, infiltran el cerebro hasta que afectan a regiones vitales. La extensión directa de los tumores malignos dentro de un órgano también puede se peligrosa para la vida debido a su

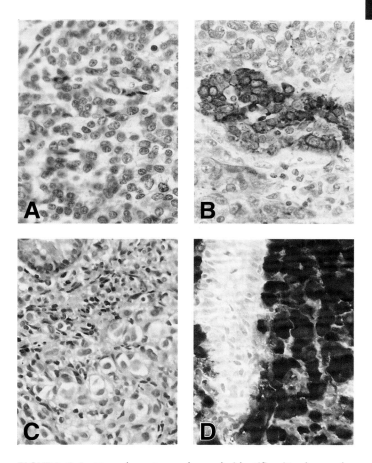

FIGURA 4-4. Marcadores tumorales en la identificación de neoplasias indiferenciadas. A. Un cáncer vesical metastásico con escasa diferenciación es difícil de identificar como un carcinoma con la tinción de hematoxilina y eosina. **B.** Una sección del tumor que se presenta en A es positiva para citoqueratina con una tinción de inmunoperoxidasa y se identificó como carcinoma **C.** Una metástasis al colon de un melanoma maligno indiferenciado no está pigmentada y su origen es incierto. **D.** Una tinción con la inmunoperoxidasa del tumor que se muestra en C revela numerosas células positivas a la proteína S-100, un marcador usado habitualmente con células de origen melanocítico.

Tabla 4-1

Marcadores de uso frecuente en la identificación de tumores

Marcador	Células objetivo
Células epiteliales	
Citoqueratinas	Carcinomas, mesotelioma
Citoqueratina 7	Muchos de los adenocarcinomas que no son digestivos
Citoqueratina 20	Carcinomas digestivos y ováricos, carcinomas uroteliales, tumor de células de Merkel
Antígeno de la membrana epitelial	Carcinomas, mesotelioma, algunos linfomas de células gigantes
Ber-Ep4	La mayoría de los carcinomas, pero no el mesotelioma
B72.3 (asociado al tumor)	Muchos adenocarcinomas, pero no el mesotelioma
Antígeno carcinoembrionario	Muchos adenocarcinomas de origen endodérmico pero no en otros (p. ej., renal, mesotelioma)
Células mesoteliales	
Citoqueratinas 5/6	Mesotelioma
Vimentina	Mesotelioma
HBME	Mesotelioma, tumores tiroideos
Calretinina	Mesotelioma
Melanocitos	
HMB-45	Melanoma maligno
Proteína S-100	Melanoma maligno, gliocitos
Mel A	Melanoma maligno
Células neuroendocrinas y neurales	
Cromograninas, en particular la cromogranina A	Tumores neuroendocrinos
Sinaptofisina	Tumores neuroendocrinos
CD57	Tumores neuroendocrinos, linfocitos T y linfocitos citolíticos naturales, células de Schwann
Gliocitos	
Proteína ácida fibrilar glial	Astrocitoma y otros tumores gliales
Células mesenquimatosas	
Vimentina	La mayoría de los sarcomas
Desmina	Todos los tipos de tumores musculares
Actina específica de músculo	Tumores musculares, tumores de los miofibroblastos
CD99	Sarcoma de Ewing, tumores neuroectodérmicos periféricos, leucemias mieloide y linfoide agudas
Órganos específicos	
Antígeno prostático específico	Cáncer prostático
Fosfatasa alcalina específica de la próstata	Cáncer prostático
Tiroglobulina	Cáncer tiroideo
α-fetoproteína	Carcinoma hepatocelular, tumor del saco amniótico

Marcador	Células objetivo
HepPar1	Carcinoma hepatocelular
WT-1	Tumor de Wilms, algunos mesoteliomas
Fosfatasa alcalina placentaria	Seminoma, carcinoma embrionario
Gonadotropina coriónica humana	Tumores trofoblásticos
CA19-9	Carcinomas pancreático y gastrointestinales
CA125	Carcinoma ovárico, carcinoma endometrial, algunos otros tumores no ginecológicos (páncreas, mesotelioma)
Calcitonina	Carcinoma medular de tiroides
Marcadores CD	
CD1	Algunas leucemias por linfocito T, proliferaciones de células de Langerhans
CD2	Linfocitos T, neoplasias por linfocitos T
CD3	Linfocitos T, neoplasias por linfocitos T
CD4	Linfocitos T, neoplasias por linfocitos T, monocitos y neoplasias monocíticas
CD5	Linfocitos T, algunas neoplasias por linfocitos B
CD8	Linfocitos T inhibidores, algunas neoplasias por linfocitos T
CD10 (antígeno común de leucemia linfoblástica aguda)	Leucemia linfoblástica aguda, algunos linfomas de linfocitos B, carcinomas de células renales
CD15	Células de Reed-Sternberg, algunos linfocitos T, algunas leucemias mieloides, muchos adenocarcinomas, pero no mesoteliomas
CD19	Linfocitos B, neoplasias por linfocitos B
CD20	Linfocitos B, neoplasias por linfocitos B
CD30	Enfermedad de Hodgkin, linfoma de células anaplásicas grandes
CD33	Leucemias mieloides
CD34	Leucemia linfoblástica o mieloide aguda, algunos tumores de células fusiformes
CD117 (c-Kit)	Leucemia mieloide crónica, tumores del estroma digestivo, seminomas, también tumores del pulmón, mama, endometrio y vejiga urinaria
Marcadores de leucemia de célula no-CD/linfoma	
Cadena ligera κ	Neoplasias del linfocito B
Cadena ligera λ	Neoplasias del linfocito B
TdT	Leucemia linfoblástica aguda
Bcl-1 y ciclina D1	Linfoma de células del manto
Factor de Von Willebrand	Neoplasias vasculares
CD31	Neoplasias vasculares, células endoteliales
CD34	Blastocitos de la médula ósea, neoplasias vasculares (células endoteliales)
Lectinas	Neoplasias vasculares
CD43	Casi todos los leucocitos
CD56	Linfocitos citolíticos naturales

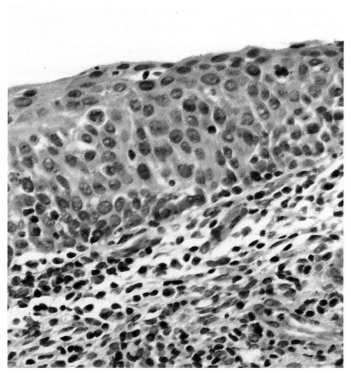

FIGURA 4-5. Carcinoma *in situ.* Un corte del cuello uterino que muestra células escamosas neoplásicas ocupando todo el grosor del epitelio y confinadas a la mucosa por la membrana basal subyacente.

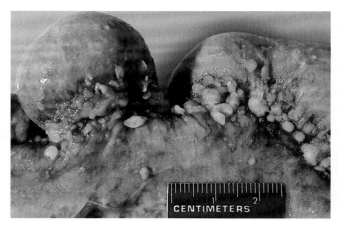

FIGURA 4-6. Carcinomatosis peritoneal. El mesenterio anexo a un asa de intestino delgado está tachonado con nódulos pequeños de un carcinoma ovárico metastásico.

localización. Un ejemplo habitual es la obstrucción intestinal que produce el cáncer de colon.

El patrón de crecimiento invasivo de los cánceres puede deteriorar de forma secundaria la función de un órgano adyacente. El carcinoma escamoso del cuello uterino crece con frecuencia más allá de las vías genitales para obstruir los uréteres y producir fístulas vesicovaginales. Los casos de cáncer mamario que no se atienden se complican con frecuencia por la ulceración extensa de la piel. Incluso los tumores pequeños pueden generar graves consecuencias cuando invaden estructuras vitales. El dolor agónico del carcinoma pancreático resulta de la extensión directa del tumor hacia el plexo nervioso celíaco. Las células tumorales que alcanzan las cavidades serosas (p. ej., las del peritoneo o la pleura) se diseminan con facilidad por extensión directa o pueden ser transportadas por el líquido hacia nuevas localizaciones de las membranas serosas. El ejemplo más habitual es la invasión de la cavidad peritoneal por ciertos tipos de cáncer de ovario (fig. 4-6).

Diseminación metastásica

La metástasis (del griego, «desplazamiento») es la migración de las células malignas desde un lugar a otro que no es contiguo. Las propiedades invasivas de los tumores malignos los llevan a ponerse en contacto con los vasos sanguíneos y linfáticos, a los que también pueden penetrar, y a través de los cuales se diseminan hacia áreas distantes.

Metástasis hematógenas

Las células cancerosas invaden a menudo capilares y vénulas, mientras que las arterias y arteriolas de paredes más gruesas son relativamente resistentes a su ataque. Antes de formar metástasis viables, las células tumorales circulantes pueden fijarse en el lecho vascular del área metastásica (fig. 4-7). Aquí, se unen, y después atraviesan las paredes de los vasos sanguíneos y linfáticos. A menudo, la ubicación de un tumor primario con respecto al flujo

sanguíneo o linfático determina la distribución de la metástasis inicial de dicho tumor. Así, los tumores abdominales que se diseminan en el sistema portal hepático pueden causar metástasis hepáticas; otros tumores penetran en las venas sistémicas y terminan por drenar en la vena cava y por tanto hacia los pulmones. Los tumores de mama primero hacen metástasis hacia los nodos linfáticos regionales debido a la dirección del flujo linfático. Una enfermedad metastásica más extensa puede ser el resultado de una diseminación extensiva de células tumorales en una etapa temprana, o bien de una propagación secundaria de focos metastásicos tempranos.

Metástasis linfáticas

Las membranas basales envuelven sólo los grandes conductos linfáticos; los capilares linfáticos carecen de ellos. Cuando se hallan en los vasos linfáticos, las células tumorales son transportadas hacia los nódulos linfáticos del drenaje regional. Allí, inicialmente se fijan en los senos marginales, para después extenderse fuera del nódulo. Los nódulos linfáticos portadores de depósitos metastásicos pueden estar agrandados muchas veces con respecto

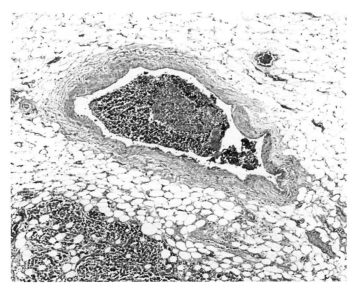

FIGURA 4-7. Diseminación hematógena del cáncer. Un tumor maligno (*abajo*) ha invadido el tejido adiposo y penetrado dentro de una vena pequeña.

a su tamaño normal y con frecuencia exceder el diámetro de la lesión primaria (fig. 4-8).

El patrón linfático regional de metástasis se ejemplifica mejor que en ningún otro caso en el cáncer mamario. Las metástasis iniciales son casi siempre linfáticas y estas metástasis linfáticas regionales tienen considerable significación pronóstica. Los cánceres que se originan en la cara lateral de la mama se diseminan característicamente hacia los nódulos linfáticos axilares, mientras que aquellos que se originan en la porción medial drenan hacia los nódulos linfáticos torácicos de la arteria mamaria interna.

Los cánceres de los testículos ofrecen un ejemplo gráfico de la interrelación de la anatomía linfática con la diseminación de los tumores malignos. En lugar de hacer metástasis en los ganglios inguinales, como otros tumores de los genitales externos masculinos, los cánceres testiculares afectan típicamente al drenaje de los ganglios periaórticos abdominales. La explicación está en el descenso de los testículos desde un lugar intraabdominal al escroto, durante el cual está acompañado por su propia red de vasos linfáticos.

Diseminación en las cavidades corporales

Los tumores malignos que se originan en órganos adyacentes a las cavidades corporales (p. ej., ovarios, tubo digestivo y pulmones) pueden diseminar células malignas dentro de dichos espacios. Tales cavidades corporales incluyen sobre todo las cavidades peritoneal y pleural, aunque también se observan diseminaciones ocasionales de la cavidad pericárdica, el espacio articular y el espacio subaracnoideo. En estos sitios los tumores con frecuencia producen líquido (p. ej., ascitis o líquido pleural), en ocasiones en cantidades muy elevadas. El adenocarcinoma mucinoso también puede secretar abundantes cantidades de mucina en estas localizaciones.

Tropismos orgánicos de la metástasis

Hace más de un siglo se reconoció que la distribución de las metástasis en el cáncer mamario no es un hecho al azar. La diseminación de células tumorales hacia zonas secundarias específicas depende de la compatibilidad entre las células tumorales (diseminación) y factores microambientales favorables a la zona secundaria (el terreno). Por ejemplo, los cánceres de mama, próstata y glándula tiroides metastatizan hacia el hueso, un tropismo sugestivo de un «terreno» favorable. Por el contrario, a pesar de su tamaño

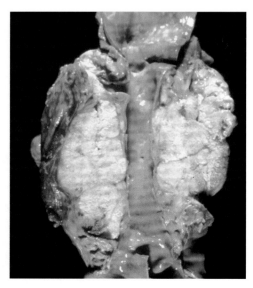

FIGURA 4-8. Carcinoma metastásico en los nódulos linfáticos periaórticos. La aorta está abierta y los ganglios disecados.

y flujo sanguíneo abundante, ni el bazo ni el músculo esquelético son lugares comunes de metástasis.

Pasos de la invasión y la metástasis

La propagación tumoral es un proceso de muchos pasos, y cada paso representa potencialmente mayores modificaciones genéticas y epigenéticas en las células tumorales y en su comportamiento.

Se requieren numerosos pasos para que las células malignas establezcan una metástasis (fig. 4-9):

- La **invasión de la membrana basal subyacente al tumor** requiere que la célula previamente estacionaria de los tumores sólidos se vuelva móvil. Las células cancerosas desarrollan estructuras especializadas, **invadopodios**, que expresan metaloproteinasas de la matriz y otras proteinasas. Las células tumorales degradan la matriz extracelular (MEC) y promocionan la interacción con las integrinas en ésta, las cuales sirven como guía.

- El **movimiento a través de la MEC** es promovido por la transición entre el epitelio y el mesénquima (EMT, *epitelial-mesenchymal transition*) de las células cancerosas. En este proceso, las células cancerosas no móviles inicialmente polarizadas asumen un aspecto nuevo, como células mesenquimatosas individuales no polarizadas móviles. La EMT se desencadena en gran parte por la hipoxia, que promueve la producción del factor inducido por la hipoxia 1α (HIF-1α, *hypoxia-induced factor 1α*), activando así numerosos genes. Los tumores organizan las funciones de las células estromales normales, desencadenan reacciones inflamatorias y reclutan células cancerosas adicionales al área para subvertir las barreras anatómicas y de otros tipos y poder invadir.

- La **penetración de los conductos vasculares o linfáticos** ocurre inicialmente a partir de células solitarias que ya han sido sometidas a EMT. Estas células se mueven más rápido que los racimos de células e **intravasan** (penetran) los vasos sanguíneos. Los capilares asociados a tumores no son empleados completamente por los pericitos y permiten una mayor penetración. En contraste, las colecciones compactas de células se transfieren de manera preferencial a los nódulos linfáticos, donde generalmente se quedan. La migración colectiva de las células parece ser independiente de la propagación a través de los vasos sanguíneos, y cada una de ellas puede ser el modo preferido de propagación de cada tipo específico de tumor. En los nódulos linfáticos, las comunicaciones entre los linfáticos y los tributarios venosos permiten a las células acceder a la circulación sistémica.

- La **supervivencia dentro de la sangre o la linfa circulantes** requiere que las células cancerosas eviten la anoikis (apoptosis que se desencadena con la pérdida del anclaje de la MEC). Es poco probable que las **células tumorales circulantes** (CTC) sobrevivan durante mucho tiempo en el sistema vascular, ya que se filtran en la circulación pulmonar. Sin embargo, si se detectan dentro de la sangre como CTC, pueden servir como un marcador diagnóstico útil para tumores ocultos.

- El **establecimiento en un nuevo sitio y abandono de la circulación** consiste en la «preparación del terreno» en nichos premetastásicos, los cuales son remodelados repetidas veces por las citocinas y enzimas producidas por las células derivadas de la médula en respuesta a los factores producidos por el tumor. En la circulación, las células tumorales se unen a y activan las plaquetas. Interacciones similares median el reconocimiento y anclaje a las células endoteliales y a los leucocitos unidos al endotelio. Al parecer, las células tumorales secretan proteínas que degradan las uniones estrechas entre las células endoteliales, lo cual facilita la migración de las células tumorales a través de las paredes vasculares.

- El **establecimiento de una micrometástasis** lejos de los tumores primarios requiere de una sincronización compleja de

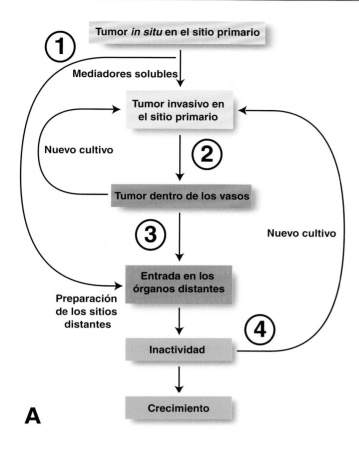

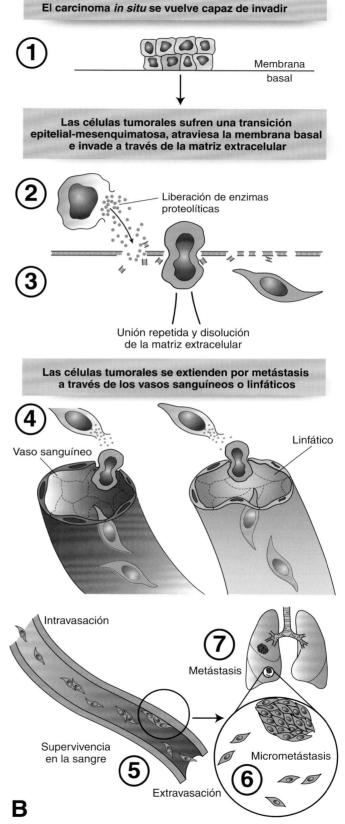

FIGURA 4-9. Mecanismos de invasión tumoral y metástasis. **A.** Comportamiento inicial del tumor en el sitio primario. **B.** Comportamiento invasivo posterior del tumor. El mecanismo por el que un tumor maligno penetra inicialmente en una membrana basal limitante y luego invade el ambiente extracelular circundante comprende varios pasos. (*1*) En primer lugar, el tumor adquiere la capacidad de unirse a los componentes de la matriz extracelular. Estas interacciones son mediadas por la expresión de varias moléculas de adhesión. (*2*) El tumor pasa por una transición epitelial-mesenquimatosa (EMT) y atraviesa la membrana basal. (*3*) Luego, las células tumorales liberan enzimas proteolíticas que degradan la matriz extracelular. (*4*) Después de atravesar el ambiente extracelular, la neoplasia invasora penetra en los vasos sanguíneos y los linfáticos mediante los mismos mecanismos. (*5*) Después de sobrevivir en los vasos sanguíneos o linfáticos, el tumor sale del sistema vascular. (*6*) Establece micrometástasis en el sitio donde abandona la vasculatura. (*7*) Estas micrometástasis crecen hasta convertirse en masas macroscópicas del tumor metastásico.

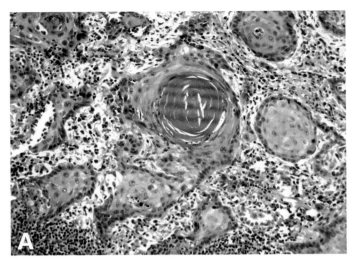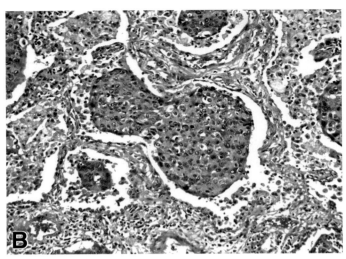

FIGURA 4-10. Gradación citológica del carcinoma de células escamosas del pulmón. **A.** Carcinoma de células escamosas bien diferenciado (grado 1). Las células tumorales tienen un gran parecido con las células escamosas normales y sintetizan queratina, como muestran las perlas epiteliales que se ven. **B.** Carcinoma de células escamosas con escasa diferenciación (grado 3). Las células malignas son difíciles de identificar como de origen escamoso.

la bioquímica, la MEC y la composición celular del sitio que pronto será metastásico. Entre los factores que permiten que los focos micrometastásicos persistan está el reclutamiento de células hematopoyéticas mieloides progenitoras (HPC, *hematopoietic progenitor myeloid cells*) derivadas de la médula ósea, para guiar a las células tumorales y estimular su crecimiento.

ESTADIFICACIÓN Y GRADACIÓN DE LOS CÁNCERES

Estadificación del cáncer

En un intento por predecir el comportamiento clínico de un tumor maligno y establecer criterios de tratamiento, muchos cánceres se estadifican; son valorados mediante protocolos que ayudan a determinar la extensión de su diseminación. Los criterios usados para la estadificación varían según el órgano. Por lo regular, los criterios usados incluyen:

- Tamaño del tumor
- Extensión del crecimiento local, es decir, si se verifica dentro o fuera del órgano
- Presencia de metástasis en los nódulos linfáticos
- Presencia de metástasis distantes

Estos patrones se han codificado en el **sistema de estadificación del cáncer TNM**, en el cual «T» se refiere al tamaño y a la extensión local del tumor primario, «N» a metástasis en los ganglios regionales, y «M» a la presencia y extensión de metástasis distantes. Por ejemplo, un cáncer mamario que se estadifica como T3N2M0 es un gran tumor primario (T3) que ha afectado los nódulos linfáticos axilares de manera moderada (N2), pero que no presenta diseminación detectable a zonas distantes (M0).

Gradación del cáncer

Los tumores bien diferenciados son calificados de bajo grado, mientras que las neoplasias con escasa diferenciación se consideran de alto grado. La gradación citológica e histológica se basa en el grado de anaplasia y en el número de células en proliferación. El grado de anaplasia se determina a partir de la forma y regularidad de las células y en relación con la presencia de distintas características de diferenciación, como las estructuras similares a glándulas funcionales en los adenocarcinomas o a las células

epiteliales en los carcinomas escamosos (fig. 4-10). La presencia de estas características identifica un tumor como bien diferenciado. En contraste, las células de neoplasias con «escasa diferenciación» tienen poca semejanza con sus homólogas sanas. Las pruebas de un crecimiento rápido o anómalo son proporcionadas por (1) grandes números de mitosis, (2) mitosis atípicas, (3) pleomorfismo nuclear y (4) células tumorales gigantes. La mayoría de los esquemas de gradación clasifican los tumores en tres o cuatro grados de malignidad.

La correlación general entre el grado histológico y el comportamiento biológico de una neoplasia no es invariable: existen muchos ejemplos de tumores de grado citológico bajo que exhiben propiedades malignas sustanciales. Es por esto que, en muchos casos, la estadificación es un criterio más importante que la gradación en la predicción del curso de un tumor y en las decisiones terapéuticas.

EVASIÓN DE LA REGULACIÓN NORMAL DE LA CÉLULA TUMORAL

El cáncer es una consecuencia del cambio genético de las células. Existen varios procesos celulares críticos que previenen el crecimiento tumoral, tales como la regulación de los celulares, la reparación del ADN y la actividad de la telomerasa. Las células tumorales escapan de la proliferación controlada porque hay mutaciones que tienen como efecto la activación y desactivación de ciertos genes. Generalmente, las mutaciones que activan estimulan el paso a través del ciclo celular. Los genes afectados por tales mutaciones tradicionalmente se conocen como **oncogenes**. Las mutaciones que desactivan, por el contrario, a menudo evitan las influencias inhibitorias de los **genes supresores de tumores**.

La mayor parte de los tipos de cáncer se desarrollan a causa de la acumulación de múltiples mutaciones en las células que se están dividiendo. Los tumores incipientes se vuelven malignos a causa de cambios genéticos continuos y seriados que los llevan a adquirir las características específicas de los distintos tipos de cáncer. El orden en que estos cambios surgen puede variar entre un tumor y otro, pero, eventualmente, cada tumor los reúne todos. Así, ciertos atributos y genes pueden contribuir a la formación y desarrollo de un tumor, pero no a otro; o, por el contrario, suprimir la oncogenia dentro de un contexto, pero favorecerla en otro.

CARACTERÍSTICAS ESPECÍFICAS DEL CÁNCER

Desde su incio, el proceso de neoplasia se inicia por la aparición de una mutación (**mutación conductora**) en un gen que proporciona a una célula una ventaja de crecimiento sobre sus células adyacentes. Los derivados clonales de esta célula mutada inicial se expanden en número a lo largo de varios años; con la expansión, la probabilidad de una segunda mutación conductora dentro del mismo clon aumenta, lo que resulta en células con dos mutaciones, que ahora son más capaces de proliferar de forma más efectiva en el entorno local. Con un número cada vez mayor de células, las mutaciones conductoras adicionales dentro del clon son cada vez más probables, lo que finalmente resulta en un clon invasivo de células capaces de producir metástasis. Por tanto, la oncogenia se puede ver como un proceso «darwiniano» en el que un pequeño número de mutaciones conductoras aleatorias (quiza unas tres) producen un crecimiento celular más eficaz, y la competencia con las células adyacentes dan como resultado cáncer.

Sin embargo, esto no responde a la pregunta sobre cuál es el origen de las mutaciones conductoras. Aunque el índice de mutación somática por división celular es pequeña (10^{-7} por gen por división), el gran número de células y divisiones que se producen en un adulto da como resultado la estimación de que cada gen se mutará al menos una vez en una célula. *Estudios estadísticos han constatado que el riesgo de cáncer de por vida de un órgano en particular está altamente correlacionado con el número total de divisiones de blastocitos necesarios para mantener dicho órgano.* Las estimaciones sugieren que los factores ambientales y hereditarios contribuyen con un 35% al riesgo de desarrollar cáncer. Sin embargo, el 65% del riesgo es estocástico y está relacionado con errores inevitables de probabilidad en la replicación del ADN somático en las células. Por tanto, gran parte del riesgo de cáncer está relacionado con la posibilidad aleatoria, también conocida como «mala suerte».

Cabe destacar que las **mutaciones conductoras** pueden afectar tanto a las secuencias de ADN que codifican las proteínas como a las secuencias conocidas como no codificantes. En el último caso, tanto las secuencias alteradas como los niveles de ARN no traducidos y las regiones regulatorias pueden conducir a la oncogenia. Además, los tumores acumulan grandes cantidades de mutaciones no implicadas en la carcinogenia, denominadas **mutaciones pasajeras**.

Otras mutaciones pueden afectar el desarrollo y la progresión del tumor. Es bien sabido que existen diversas actividades básicas que distinguen a las células de las neoplasias sólidas de sus homólogas normales (los tipos de cáncer hemáticos se desarrollan y propagan de manera diferente, y comparten algunas, pero no todas, estas características). Estos son los atributos o características específicas de los tumores malignos más significativos:

- **Proliferación celular no regulada:** en los tejidos normales, la progresión del ciclo celular se regula de manera muy cuidadosa. Sin embargo, las células cancerosas pueden proliferar con independencia de los límites normales de multiplicación.
- **Inmortalidad celular:** mientras que las células normales en cultivo tienen un potencial de replicación limitado, las células cancerosas pueden multiplicarse de manera indefinida. Por tanto, las células malignas alteran al proceso de senescencia y conservan la capacidad reproductiva (*v. cap. 1*).
- **Evasión de la muerte celular programada (MCP):** la MPC (*v. cap. 1*) puede activarse mediante factores como la inestabilidad genómica y microambientes celulares hostiles. Las células cancerosas a menudo desarrollan estrategias que les permiten evitar la destrucción por este tipo de programas suicidas.
- **Estimulación de la proliferación vascular:** la expansión de los tumores sólidos requiere mayores cantidades de nutrientes y oxígeno. Esto, a su vez, necesita la proliferación de vasos sanguíneos. Entonces, las células tumorales secretan moléculas de señalización que estimulan la **angiogenia** (es decir, la formación de nuevos vasos sanguíneos).
- **Inactivación de los inhibidores tumorales:** normalmente, muchos genes interactúan para limitar el tránsito del ciclo celular, manteniendo así la estabilidad genómica y regulando otras funciones clave. Durante la tumorigénesis, estos inhibidores tumorales endógenos deben evadirse o inactivarse.
- **Invasión y metástasis:** la muerte provocada por algún tipo de cáncer usualmente es causada por la diseminación (metástasis). Para lograr este tipo de proliferación, las células tumorales deben ser capaces de sobrepasar barreras anatómicas tales como la membrana basal, atravesar tejidos conjuntivos que se interponen, entrar en los vasos sanguíneos y linfáticos, identificar sitios fértiles para su implantación, salir de los vasos sanguíneos y, entonces, establecer colonias lejos de su origen.

Procesos adicionales que facilitan el crecimiento y la diseminación de los tumores

Algunos mecanismos cumplen papeles secundarios en el desarrollo y mantenimiento de muchos tipos de cáncer aunque, en general, aún no se ha aceptado que sean obligatorios para el desarrollo del tumor.

- **Inestabilidad genómica:** la mayoría de los tipos de células cancerosas humanas muestran un aumento de la susceptibilidad a las mutaciones al azar. Esto permite que las células tumorales evolucionen rápidamente y adquieran genotipos que favorecen el mantenimiento y la progresión del cáncer.
- **Alteración de la regulación epigenética:** el término epigenética se refiere al manejo de la función genética mediante mecanismos independientes de las secuencias de las bases del ADN. Entre las modalidades involucradas hay modificaciones covalentes del ADN y de las proteínas asociadas con el ADN (como las histonas), ARN no codificantes, alteraciones en la traducción del ARN mensajero (ARNm) y modificaciones postraduccionales de los productos génicos.
- **Alteraciones bioenergéticas:** en general, las células cancerosas favorecen la glucólisis sobre la fosforilación oxidativa en la generación de trifosfato de adenosina (ATP). Este cambio metabólico requiere un mayor uso de glucosa, lo cual tiene muchas consecuencias para los productos y necesidades metabólicos de la célula.
- **Evasión inmunitaria:** un conjunto de indicios clínicos y experimentales sugiere que el sistema inmunitario puede proteger al organismo de la producción y progresión tumoral. Sin embargo, la naturaleza de las interacciones entre los tumores y el sistema inmunitario del huésped todavía está por aclararse.
- **Inflamación:** las células inflamatorias se infiltran en la mayoría de los tumores sólidos en desarrollo y secretan diferentes factores que facilitan el desarrollo y la progresión del tumor.

Angiogenia inducida por tumores

La **angiogenia** es la formación de nuevos vasos sanguíneos a partir de vasos sanguíneos pequeños ya existentes. Para crecer a más de 2 mm de diámetro, los tumores necesitan más suministro de nutrientes y oxígeno del que los vasos sanguíneos existentes pueden proveer. La mayoría de los tumores experimentan hipoxia, que induce la expresión **HIF**, en especial **HIF-1α**. A su vez, HIF-1α provoca la producción de factores de crecimiento angiogénicos, que estimulan la formación de vasos sanguíneos nuevos asociados con el tumor. Este proceso es obligatorio para que un tumor primario crezca y haga metástasis.

Factor de crecimiento endotelial vascular

La familia de factores de crecimiento endotelial vascular (VEGF, *vascular endothelial growth factor*) es una mediadora principal de la oncogenia. VEGF está producido por células de la mayoría de los tumores. Como se ha mencionado, las células tumorales producen HIF-1α cuando perciben falta de oxígeno. HIF-1α es un factor de transcripción que regula positivamente diversos genes, incluyendo los VEGF. La familia de VEGF se une y activa una

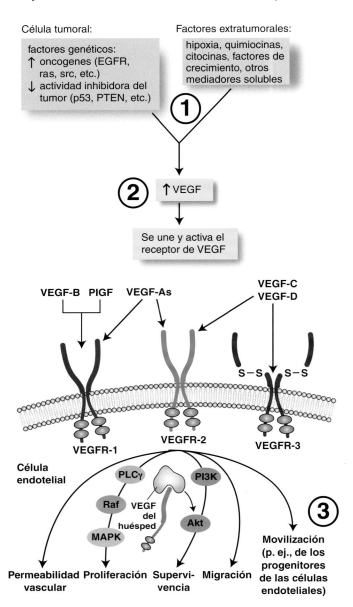

FIGURA 4-11. Sistema de factor de crecimiento vascular endotelial (VEGF) y sus efectos. (*1*) Bajo la influencia de factores generados por células tumorales (*izquierda;* expresión aumentada de ciertos oncogenes o actividad disminuida de supresores tumorales) o provenientes de otras fuentes (estroma relacionado con el tumor, ambiente externo, etc.), se producen varios VEGF. (*2*) Estos se unen con los distintos receptores VEGF (VEGFR), siendo el principal de estos VEGFR-2. (*3*) La señalización cascada abajo de estos receptores tiene diversos efectos en el endotelio vascular, incluyendo el aumento de la permeabilidad vascular, activando la proliferación celular y los mecanismos de supervivencia, induciendo la migración hacia adentro de las células endoteliales y movilizando a las células progenitoras hacia el área, para contribuir a la formación de nuevos vasos sanguíneos. EGFR, receptor del factor de crecimiento epidérmico; PlGF, factor de crecimiento placentario; PTEN, homólogo de la fosfatasa y la tensina; PLC, fosfolipasa C; MAPK, proteína cinasa activada por mitógeno; PI3K, fosfoinositol 3-cinasa.

familia de receptores que estimula diversas vías de señalización (fig. 4-11). Las consecuencias incluyen proliferación de células endoteliales, protección de la apoptosis, y aumento de la migración celular y de la permeabilidad vascular. Esta última función provoca la fuga de componentes sanguíneos como fibrinógeno en el área. Una vez que está fuera de los vasos sanguíneos, el fibrinógeno genera una matriz de fibrina que facilita la migración de las células endoteliales y la angiogenia.

Metabolismo de las células cancerosas

Las células cancerosas tienen diferentes necesidades que las células normales. Debido a que su tasa proliferativa generalmente excede de largo la de sus relacionadas normales, deben producir los componentes estructurales de sus próximas células hijas en una tasa que mantenga su actividad mitótica. Por tanto, la síntesis de proteínas, lípidos y más debe acoplarse a un ritmo mucho más rápido que el normal.

Las células tumorales generan energía principalmente por glucólisis aerobia en el citosol, mediante la producción de piruvato y dos ATP. Esto se compara con la fosforilación oxidativa mitocondrial, que genera 36 ATP, CO_2 y H_2O. El piruvato contribuye a la síntesis de proteínas, lípidos y otras macromoléculas. Las células tumorales también pueden generar energía a partir de múltiples fuentes de carbono, incluidos el lactato y el glutamato. El acetato también puede ser consumido por las células tumorales, puede convertirse en acetil-CoA, utilizado principalmente para la síntesis de lípidos.

BLASTOCITOS CANCEROSOS Y HETEROGENEIDAD TUMORAL

La mayoría de los cánceres tienen origen monoclonal

La mayoría de los cánceres se originan a partir de una sola célula transformada. Esta conclusión ha quedado mejor establecida para los desórdenes proliferativos del sistema linfoide, en los que la clonalidad puede evaluarse con mayor facilidad.

La monoclonalidad también se ha demostrado en las metástasis individuales de varios tumores sólidos. Uno de los mejores ejemplos de este principio se derivó del estudio de la glucosa-6-fosfato deshidrogenasa en mujeres que eran heterocigotas para dos isoenzimas, A y B (fig. 4-12).

Blastocitos cancerosos

Del mismo modo los blastocitos somáticos pluripotentes que se encuentran en el tejido normal, que pueden reabastecer sus propios números (autorrenovación) y diferenciarse en blastocitos maduros (*v.* cap. 2), los cánceres también tienen una pequeña población de células malignas con tales capacidades. Se conocen como **blastocitos cancerosos**. Su existencia se ha demostrado mejor en neoplasias malignas hematológicas como la leucemia mieloide aguda, pero también hay pruebas sólidas de su existencia en un número creciente de tumores sólidos (fig. 4-13).

Los tumores derivan de los blastocitos cancerosos

Los blastocitos cancerosos son las células de las cuales surgen muchos tumores humanos. Se dividen con poca frecuencia, lo que permite que evadan la destrucción de los quimioterapéuticos citotóxicos, que matan preferentemente a las células que se dividen rápidamente. Por tanto, mientras que la quimioterapia puede destruir a la masa de células que se dividen rápidamente en una masa tumoral maligna, los blastocitos cancerosos residuales pueden sobrevivir y regenerar el cáncer. Los blastocitos cancerosos han evolucionado para evadir la apoptosis y la senescencia y, por tanto, es probable que sean menos sensibles a tratamientos contra el cáncer que sus homólogos de tejidos normales.

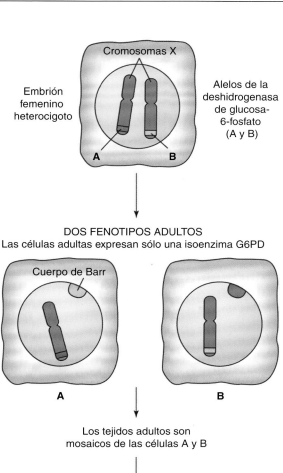

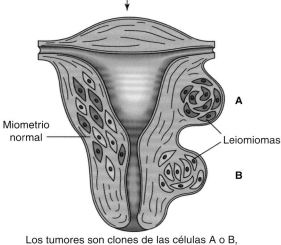

FIGURA 4-12. Origen monoclonal de los tumores humanos. Algunas mujeres son heterocigotas para los dos alelos de la deshidrogenasa de glucosa-6-fosfato (G6PD) en el brazo largo del cromosoma X. En una etapa temprana de la embriogénesis, uno de los cromosomas X es inactivado al azar en cada célula somática y aparece citológicamente como un cuerpo de Barr fijo a la membrana nuclear. En consecuencia, los tejidos son un mosaico de células que expresan la isoenzima A o B de la G6PD. Se ha demostrado que los leiomiomas del útero contienen una u otra de las isoenzimas (A o B) pero no ambas, un dato que demuestra el origen monoclonal de los tumores.

Evolución clonal

La explicación original de la heterogeneidad tumoral implica que las células tumorales acumulan progresivamente nuevas mutaciones conforme proliferan. Un tumor en el cual muchas células se encuentran en división puede, por tanto, a lo largo del tiempo, generar una población diversa de células diferentes desde el punto de vista genético. Algunas de estas células pueden ser destinadas a la muerte celular, mientras que otras pueden prosperar como subclones distintos de las células malignas originales desde el punto de vista genético (fig. 4-13 A). La selección de tipo darwiniano (ya sea debido a una hipoxia localizada, diferencias en las tasas de proliferación, potencial invasivo y metástasis, tratamiento, etc.) determina qué subclones serán exitosos y cuáles han de morir, cuáles serán metastatizantes y cuáles permanecerán localizados. Las implicaciones de este fenómeno son sustanciales. Algunos tumores malignos pueden representar objetivos terapéuticos en constante cambio, con una plasticidad increíble para adaptarse al cambio del medio quimioterapéutico a través de su capacidad para cambiar sus fenotipos con rapidez y de ese modo evadir los fármacos antineoplásicos, y a continuación cambiar de nuevo (fig. 4-14).

EL CONCEPTO DE ONCOGENES

La transferencia de genes específicos del cáncer humano (**oncogenes**) *in vitro* puede impartir un fenotipo transformado a células normales del receptor. Tales genes se describieron inicialmente en virus, los cuales tenían la propiedad de conferir un fenotipo neoplásico a células humanas en cultivo (oncogenes v). Posteriormente se detectó que los genes humanos tumorales transformantes eran versiones mutantes de genes normales (**protooncogenes**) que desregularizaban la proliferación celular. Tales genes retrovirales transformantes se designaron con una «c» (p. ej., *c-myb*), con referencia a *citoplasmático*.

Mecanismos de proliferación celular

Entre los genes clave que se alteran a menudo durante la oncogenia se encuentran aquellos que estimulan la multiplicación celular. Son las vías bioquímicas que guían la entrada al ciclo celular. Entre ellas se incluyen (fig. 4-15):

- Factores de crecimiento
- Receptores de la superficie celular
- Vías intracelulares de transducción de señal
- Proteínas nucleares de unión de ADN (factores de transcripción)

Señalización relacionada con factores de crecimiento y oncogenia

La proliferación celular suele reflejar un equilibrio entre fuerzas que conducen a las células a la división y, por otro lado, los reguladores del ciclo celular que se han discutido anteriormente. Para adquirir la habilidad de multiplicarse sin límites, las células cancerosas deben ser capaces de evadir la dependencia de influencias estimulantes externas. Suelen lograrlo al imitar dichas influencias. Para entender cómo sucede esto, debe revisarse cómo las interacciones entre receptores y ligandos conducen a las células a la mitosis. En la figura 4-15 se muestra un esquema general que relaciona los roles de las interacciones ligando-receptor en el desarrollo tumoral.

Las mutaciones conductoras de tumores pueden ocurrir en cualquier paso de este proceso. La consecuencia de dichas mutaciones es que se producen proteínas que conducen la proliferación celular sin las restricciones normales que hacen que el número de células se corresponda con las necesidades del cuerpo.

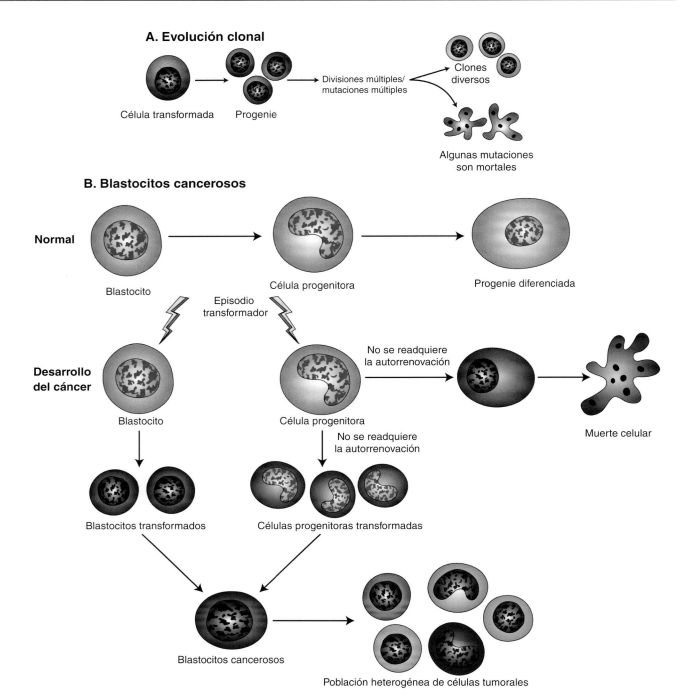

FIGURA 4-13. Paradigmas de la heterogeneidad tumoral. A. Evolución clonal. Las células tumorales en proliferación terminan por desarrollar diversas mutaciones, por lo que diferentes células adquieren diferentes mutaciones, lo que conduce a la heterogeneidad en la población celular del tumor. Algunas de esas mutaciones son inconsistentes con la supervivencia de la célula, mientras que otras facilitan la progresión del cáncer. **B. Blastocitos cancerosos y células progenitoras.** Habitualmente, los blastocitos (*arriba*) dan origen a células progenitoras afectadas. Estas producen células con diferenciación terminal. Un estímulo oncógeno (*abajo*) a un blastocito puede llevar a un fondo extenso de blastocitos transformados. Estos se vuelven blastocitos cancerosos. Alternativamente, el estímulo oncógeno puede afectar a una célula progenitora afectada. Si esta última reproduce un programa de autorrenovación, la progenitora transformada resultante puede convertirse en un blastocito canceroso. Si este no activa el programa de autorrenovación, se producirá la progenie diferenciada resultante y terminará por morir. Los blastocitos cancerosos generados a través de la transformación de los blastocitos o de la transformación de progenitoras afectadas pueden ser el antecedente de una población celular maligna heterogénea.

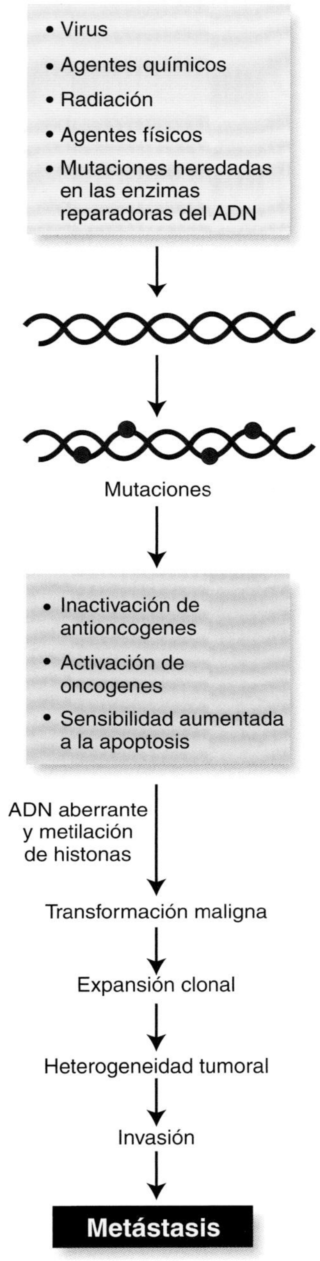

- Virus
- Agentes químicos
- Radiación
- Agentes físicos
- Mutaciones heredadas en las enzimas reparadoras del ADN

Mutaciones

- Inactivación de antioncogenes
- Activación de oncogenes
- Sensibilidad aumentada a la apoptosis

ADN aberrante y metilación de histonas

Transformación maligna

Expansión clonal

Heterogeneidad tumoral

Invasión

Metástasis

FIGURA 4-14. Resumen de los mecanismos generales del cáncer.

Ligandos, receptores y proliferación celular

Ligandos

Algunos ligandos pueden conducir la multiplicación celular en las etapas tempranas de la oncogenia, y las células tumorales eventualmente se vuelven independientes de esas moléculas. A veces, la célula tumoral en desarrollo (o ya desarrollada) inicia la producción de dichos ligandos, lo cual contribuye a un disparo autocrino de la división celular. Algunas de dichas moléculas estimulantes ocasionalmente actúan como oncoproteínas sobreexpresadas, principalmente a causa de la **amplificación de los genes** (aumento en el número de copias del gen) (tabla 4-2).

Receptores

Hay varias clases de receptores que pueden estimular o inhibir la proliferación celular (tabla 4-3). A excepción de los receptores de las hormonas esteroideas, se trata de moléculas de membrana celular que responden a ligandos producidos por otras células. A menudo, las interacciones entre receptores y ligandos provocan cambios en los receptores, y provocan que funcionen como sitios de ataque para una o más redes de señalización intracelular.

Los cambios que los ligandos provocan en los receptores reflejan las características del receptor:

- **Receptor tirosina cinasa (RTC)**, que posee actividad cinasa intrínseca que provoca que el receptor se fosforile a sí mismo después de reconocer su ligando.
- **Receptores no cinasa**, entre los que se incluyen una variedad que sobrelleva reordenaciones estructurales, haciéndolos receptivos a la señalización inicial cascada abajo. Estos tipos de receptores a menudo se asocian con tirosina cinasas no receptoras (**NRTC**; *v.* más adelante), que median señalizaciones posteriores.
- **Receptores acoplados a proteínas G** (GPCR, *G-protein-coupled receptor*), que son los más comunes de los receptores de membrana. Al unir sus ligandos (que incluyen varios tipos de moléculas), los GPCR cambian su conformación. Al hacerlo, activan factores intercambiadores de nucleótidos relacionados con trifosfato de guanosina (GTP). Algunos GPCR transducen señales mitogénicas, detonadas por ligandos tales como prostaglandinas, endotelina y trombina. Los GPCR pueden amplificarse en el cáncer y pueden mediar señales estimulantes autocrinas o paracrinas.

Las proteínas receptoras se encuentran entre las proteínas transformantes más importantes, y están ampliamente implicadas en la oncogenia (tabla 4-2). *A menudo causan la formación tumoral mediante mutaciones que las vuelven activas constitutivamente, de manera independiente de sus ligandos.*

Señalización después de la activación de los receptores

Una vez que un receptor se une a su ligando, se estimulan las vías de señalización anterógrada.

Lo que sucede después depende de varios factores, que incluyen (1) el tipo de receptor activado, (2) si su activación implica actividad de tirosina y (3) las especies moleculares que se activan. Las vías que pueden ponerse en funcionamiento incluyen:

- **Ras:** los miembros de la familia Ras son pequeñas proteínas de unión de nucleótidos de guanina que pueden activar las tirosina cinasas mediante una proteína enlazante. Para entender la activación de Ras y la oncogenia relacionada con Ras, debe entenderse el ciclo de Ras (fig. 4-16).
- Muchos tumores malignos poseen una forma mutada de Ras. Este tipo de Ras mutada no pasa por la desactivación y se enciende de manera constitutiva.
- La activación de muchas GPR estimula un tipo similar de respuesta, pero mediante un grupo diferente de proteínas, denominadas proteínas heterotriméricas G. A diferencia de Ras, estas proteínas G no tienden a mutar en el cáncer. Más bien, pueden sobreexpresarse, también resultando en activación constitutiva de la señalización anterógrada.
- **Fosfatidilinositol-3-cinasa (PI3):** esta familia de enzimas generalmente es activada por RTC y GPCR. Los miembros de la familia añaden un grupo de fosfatos a un lípido de fosfatidilinositol para crear una pequeña molécula conocida como fosfatidilinositol-3-fosfato [PI(3)P], además de otros derivados fosforilados de forma más intensa, como son PI(3,4,5)P_3. Estos median muchas reacciones celulares relacionadas con la proliferación y la supervivencia.
- **Fosfolipasa C:** esta familia de enzimas se activa a menudo mediante distintos tipos de receptores, especialmente GPCR, pero también otros. Estos escinden ciertos fosfolípidos y

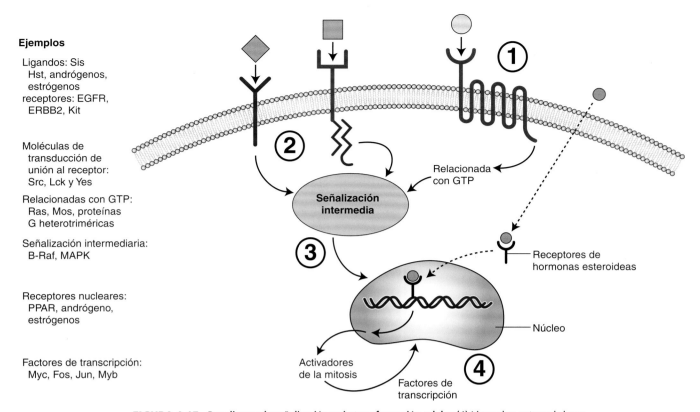

Ejemplos

Ligandos: Sis
Hst, andrógenos,
estrógenos
receptores: EGFR,
ERBB2, Kit

Moléculas de
transducción de
unión al receptor:
Src, Lck y Yes

Relacionadas con GTP:
Ras, Mos, proteínas
G heterotriméricas

Señalización intermediaria:
B-Raf, MAPK

Receptores nucleares:
PPAR, andrógeno,
estrógenos

Factores de transcripción:
Myc, Fos, Jun, Myb

Relacionada con GTP

Señalización intermedia

Receptores de hormonas esteroideas

Núcleo

Activadores de la mitosis

Factores de transcripción

FIGURA 4-15. Paradigmas de señalización en la transformación celular. (*1*) Ligandos extracelulares se unen a receptores de la membrana celular. (*2*) Una de las varias vías de señalización se activa entonces. El mismo receptor puede activar la señalización intracelular (*izquierda*). Una proteína que se une al receptor activado puede desencadenar la señalización intracelular (*centro*). El receptor puede ser un receptor unido a una proteína G, lo cual estimula la señalización relacionada con los nucleótidos de guanina. O bien, el ligando puede atravesar la membrana celular para activar directamente a los receptores en el citosol, sin una membrana celular intermedia (*extremo derecho*). (*3*) En los primeros tres casos, se activan intermediarios celulares de muchos tipos. (*4*) El resultado final para todas las vías es la activación o transcripción, particularmente de proteínas que ayudan a llevar a la célula a través del ciclo. De lado *izquierdo* se presentan ejemplos de protooncogenes y otros productos celulares que actúan en cada capacidad. EGFR, receptor del factor de crecimiento epidérmico; ERBB2, receptor de tirosina-proteína cinasa erbB-2; GTP, trifosfato de guanosina; MAPK, proteínas cinasas activadas por mitógeno; PPAR, receptores activados por proliferadores de peroxisoma.

participan en la generación de los intermediarios de la señalización de fosfato de inositol y de diacilglicerol. Ambos pueden producir la multiplicación celular mediante vías de señalización de calcio y proteína cinasa C (respectivamente).

■ **Proteínas cinasas activadas por mitógeno (MAPK, *mitogen-activated protein kinases*):** estas enzimas median muchos tipos distintos de reacciones de señalización involucradas en la proliferación celular. Proteínas retrógradas, como Ras (después de ser activada por RTC), pueden desencadenar las MAPK. Algunas mutaciones muy importantes conductoras de la malignidad (p. ej., b-Raf) ocurren entre estas proteínas, y a menudo conducen a activación constitutiva.

Activación transcripcional

El elemento clave de la habilidad de las células cancerosas para proliferar sin restricción es el orden en que se acomodan los genes cuyas actividades transcripcionales se encienden o apagan. Cuando los factores de transcripción conducen la oncogenia, los cambios genéticos responsables de esto por lo general implican un aumento de la producción de proteínas naturales. Así, las mutaciones controladoras de los factores de transcripción generalmente ocasionan, por ejemplo, translocaciones que los sitúan bajo el control de promotores más vigorosos. Muchos factores de transcripción están implicados en la oncogenia. Entre los mejor conocidos y más a menudo incriminados se encuentran:

■ **Myc:** factor de transcripción ubicuo que puede controlar la transcripción de hasta un 10-15 % de todos los genes humanos.
■ **Fos y Jun:** juntas, estas proteínas conforman el factor de transcripción AP-1 (proteína activadora 1). El aumento de la actividad de AP-1 promueve la proliferación y supervivencia celular (fig. 4-17) y generalmente es el resultado de una señalización incrementada mediante varias vías, que incluyen MAPK y la familia de proteínas cinasa C (PKC, *v.* anteriormente).
■ **Receptores de andrógenos y estrógenos:** estas proteínas receptoras citoplasmáticas actúan tanto como receptores como factores de transcripción. Se translocan al núcleo al unir sus ligandos afines. Una vez en el núcleo, actúan como factores de transcripción. Dependiendo del tipo de célula, estos receptores de hormonas sexuales esteroideas pueden estimular la proliferación celular. Por tanto, los receptores de estrógenos

Tabla 4-2

Proteínas habituales que dirigen la proliferación celular, sus actividades y su activación

Actividad	Nombre de la proteína	Naturaleza de la mutación	Explicación
Ligando	Hst	Amplificación	Factor de crecimiento en la familia FGF, PDGF subunidad β
	Sis	Represión (estimulación autocrina)	
	FGF3	Amplificación	
RTC	Kit	Mutación puntual activadora	Receptor para el factor de las células troncales
	Her2/neu (ErbB2)	Amplificación	Activación constitutiva
	EGFR	Mutaciones, amplificación	Activación constitutiva
	Met	Translocación	Receptor HGF
	Ret	Mutación puntual, translocación	Activación constitutiva
Señalización intracelular intermedia	Ras (K-Ras, N-Ras, H-ras)	Mutación puntual	GTP, tres genes diferentes *RAS* activados en distintos contextos
	B-Raf	Mutación puntual	
	Src	Mutación puntual	Tirosina cinasa
	Abl	Translocación	Tirosina cinasa
			Proteína mutante, Bcr-Abl
Factor de transcripción	Myc (c-Myc, N-Myc, L-Myc)	Amplificación, translocación	Dirije la transcripción de casi el 15 % de los genes humanos
	Fos	Amplificación	
	Myb	Mutaciones puntuales	Parte de AP-1 junto a Jun
	Rel	Amplificación, mutaciones puntuales	Promueve la proliferación celular de los blastocitos hematopoyéticos
	Ets	Translocación	Miembro de la familia NFκB, expresada principalmente por los linfocitos
			Familia grande; los productos de fusión pueden dirigir la tumorogénesis

AP-1, proteína de activación-1; EGFR, receptor del factor de crecimiento epidérmico; FGF, factor de crecimiento de fibroblastos; GTP, trifosfato de guanosina; HGF, factor de crecimiento humano; NF, factor nuclear; PDGF, factor de crecimiento derivado de plaquetas; RTC, receptor de tirosina cinasa.

estimulan la proliferación de células epiteliales mamarias, y son importantes en el progreso de muchos cánceres de mama. De forma similar, en muchos cánceres de próstata, los andrógenos provocan la proliferación de las células tumorales prostáticas.

Como se ha mencionado, sin embargo, la proliferación celular mediada por estos receptores y otros similares no necesariamente requiere de hormonas exógenas. La estimulación autocrina puede presentarse cuando las mismas células tumorales producen los andrógenos o estrógenos requeridos. La habilidad del tumor para progresar se vuelve entonces independiente de las fuentes exógenas de la hormona estimulante y el tumor es resistente a las terapias hormonales antagonistas.

INESTABILIDAD GENÓMICA EN EL CÁNCER

La inestabilidad genómica es un factor clave en los cambios que pueden conducir al desarrollo de cáncer. Aunque no sea universal en todos los tumores, la **inestabilidad cromosómica (IC)** provoca una tasa aumentada de adiciones o deleciones de cromosomas completos, o porciones de los mismos, que producen variabilidad en los cariotipos celulares. Típicamente, alrededor de una cuarta parte de los alelos se pierde en las neoplasias.

Mecanismos de activación alterada de genes celulares

Hay tres mecanismos generales de activación de protooncogenes:

- Una mutación en un protooncogén conduce a la **producción constitutiva de una proteína anómala**.
- La expresión incrementada de un protooncogén causa **sobreproducción de un producto génico normal**.
- La activación o expresión de los protooncogenes es regulada por numerosos mecanismos autoinhibidores que protegen contra una actividad inapropiada. Muchas mutaciones en los protooncogenes los vuelven **insensibles a las restricciones autoinhibidoras y reguladoras normales**, y conducen a una activación generalizada.

Tabla 4-3

Tipos de receptores de transducción de señal importantes en la tumorogénesis

Categoría del receptor	Ligandos prototípicos
Cinasa de tirosina (RTC)	EGF, IGF-I, insulina
Receptor acoplado a proteína (GPCR)	Prostaglandinas, RANTES, SDF-1
Receptores nucleares	Andrógenos, estrógenos y otras hormonas esteroideas
Cinasas de serina/treonina	TGF-β
Receptores asociados a cinasa	GH, TCR, IL-2
Receptores de matriz extracelular	Fibronectina, colágeno, laminina

EGF, factor de crecimiento epidérmico; GH, hormona de crecimiento; IGF-I, factor de crecimiento similar a la insulina 1; IL-2, interleucina 2; RANTES, SDF-1, TCR, receptor de linfocitos T; TGF-β, factor de crecimiento transformante β.

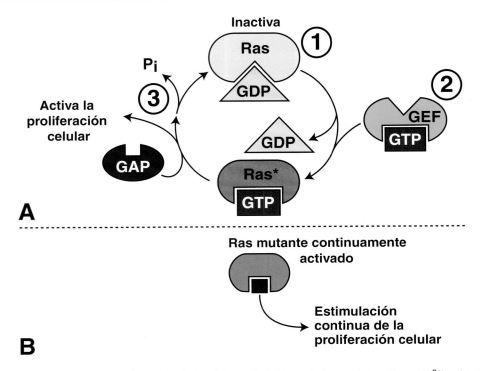

FIGURA 4-16. Mecanismo de acción de Ras A (superior). Normal. La proteína Ras, p21^Ras existe en dos estados conformacionales, determinados por las uniones que pueden ser con difosfato de guanosina (GDP) o con trifosfato de guanosina (GTP). (*1*) Normalmente, la mayoría de p21^Ras se encuentra en el estado inactivo de unión a GDP. (*2*) Un estímulo externo, o señal, desencadena el intercambio de GTP por GDP. Este evento convierte a Ras al estado activo. (*3*) p21^Ras activada, que se asocia con la membrana plasmática, une proteína activante GTPasa del citosol. La unión de GAP tiene dos consecuencias. En asociación con otros constituyentes de la membrana plasmática, inicia la respuesta efectora. Al mismo tiempo, la unión de GAP con Ras GTP estimula aproximadamente 100 veces la actividad GTPasa intrínseca de Ras, con lo que se promueve la hidrólisis de GTP a GDP y el retorno de Ras a su estado de inactividad. **B (inferior).** La proteína Ras mutada es bloqueada en el estado inactivo de unión a GTP a causa de una insensibilidad de su GTPasa intrínseca en cuanto a GAP, o por falta de una actividad GTPasa. A raíz de esto, la respuesta efectora se exagera, y se transforma la célula. GEF, factor intercambiador de nucleótido de guanina.

Los genes supresores tumorales (1) pueden sufrir mutaciones que aumenten la producción de una proteína anómala que puede carecer de o interferir con la supresión tumoral; (2) pierden su efectividad cuando un objetivo regulatorio se sobreexpresa, sobrepasando la capacidad de un supresor expresado normalmente; o (3) tienen su expresión alterada, ya sea por una mutación inactivante o por inactivación epigenética.

Mecanismos de inestabilidad genómica

Diversos los mecanismos de inestabilidad genética contribuyen a la tumorogénesis. Estos incluyen: (1) mutaciones puntuales, (2) translocaciones, (3) amplificaciones y deleciones, (4) pérdida o ganancia de cromosomas completos y (5) cambios epigenéticos. Estos tipos de inestabilidad ocurren de muchas maneras. Entre las más importantes se incluye la pérdida (ya sea por herencia, mutación o inactivación epigenética) de proteínas que protegen a la célula de mutaciones. Estas incluyen a las proteínas reguladoras del ciclo celular (puntos de regulación, corrección de pruebas, proteínas relacionadas con la mitosis seleccionadoras de cromosomas, etc.) y proteínas que median las funciones reparadoras del ADN.

Defectos en los sistemas de reparación del ADN

La comprensión de cómo contribuyen las anomalías en la reparación del ADN a la carcinogenia se deriva en parte de observaciones

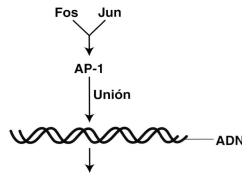

FIGURA 4-17. Complejo proteína activadora 1 (AP-1). Los productos proteicos de dos oncogenes, Fos y Jun, forman el complejo factor de transcripción AP-1. Cuando estos factores forman un heterodímero, unen ADN y dirigen la transcripción de genes, cuyos productos están involucrados en la proliferación celular, la invasión de células tumorales y la metástasis, la angiogenia y la inhibición de la apoptosis.

efectuadas en síndromes de cáncer familiares. Por ejemplo, un tipo de síndrome de cáncer colónico, el cáncer colónico no poliposo hereditario (CCNPH, síndrome de Lynch), implica un riesgo de por vida del 75 % de sufrir un cáncer colónico. La mayoría de los pacientes que tienen CCNPH tienen mutaciones en las enzimas de reparación de los desajustes del ADN MLH1 o MSH2.

La xerodermia pigmentaria, un síndrome hereditario que se caracteriza por sensibilidad aumentada a la luz UV y desarrollo de cáncer de piel, refleja anomalías en las enzimas que reparan la escisión de nucleótidos. La detección de roturas de la doble cadena y el inicio de los procesos de reparación incluyen la proteína ATM. Las mutaciones en la ATM y otras enzimas que participan en la reparación de la rotura de la doble cadena se relacionan con una frecuencia más alta de tumores malignos.

Activación de oncogenes por mutación puntual

La conversión de protooncogenes en oncogenes puede incluir: (1) mutaciones puntuales, (2) deleciones o (3) translocaciones cromosómicas. El primer oncogén identificado en un tumor humano fue un *HRAS* activado de un cáncer vesical. Se encontró que este gen tenía una alteración muy sutil, es decir, una mutación puntual en el codón 12, un cambio que tiene como resultado la sustitución de una valina por una glicina en la proteína ras. Estudios sucesivos de otros cánceres revelaron mutaciones puntuales que intervienen en otros codones del gen *ras*, lo que sugiere que estas posiciones son críticas para la función normal de la proteína ras. Como sucedió con el descubrimiento de las mutaciones en *HRAS*, se han descrito diversas alteraciones en otros genes reguladores del crecimiento.

Las mutaciones activadoras, o la ganancia de función, en los protooncogenes suelen ser alteraciones somáticas más que en la línea germinal. Las mutaciones en la línea germinal de los protooncogenes, los cuales como se sabe son reguladores importantes del crecimiento durante el desarrollo, son por lo regular mortales en el útero. Hay numerosas excepciones a esta regla. Por ejemplo, se cree que *c-ret* interviene en la patogenia de ciertos cánceres endocrinos hereditarios, y *c-met*, que codifica el receptor para el factor de crecimiento del hepatocito, está asociado con una forma hereditaria de cáncer renal.

Activación de oncogenes por translocación cromosómica

La translocación cromosómica puede provocar la producción de una proteína nueva anómala. Por tanto, una parte de un cromosoma que incluye parte de o la totalidad de la región codificante de una proteína (p. ej., un protooncogén) se mueve hacia otro cromosoma, en el interior de la región codificante de otro gen. Como resultado de esto, hay una nueva proteína, que comparte homología secuencial con las originales, pero que es activa en la conducción de la oncogenia de un modo en que las originales no lo hacen.

Este proceso se ha implicado en la patogenia de varias leucemias y linfomas humanos. El primer y todavía mejor ejemplo conocido de una translocación cromosómica adquirida en un cáncer humano es el **cromosoma Filadelfia**, que se encuentra en el 95 % de pacientes con leucemia mielógena crónica (CML; fig. 4-18). El protooncogén *c-abl* del cromosoma 9 está translocado en el cromosoma 22, donde su colocación se yuxtapone a una zona conocida como región agrupada del punto de rotura (*bcr*). El gen *c-abl* y la región *bcr* se unen para producir un oncogen híbrido que codifica una proteína aberrante con una muy alta actividad de tirosina cinasa, la cual genera señales mitogénicas y antiapoptóticas. La translocación cromosómica que produce el cromosoma Filadelfia es un ejemplo de activación de un oncogén mediante la formación de una proteína quimérica (de fusión). La inhibición de la cinasa anómala resultante por el fármaco imatinib provoca remisiones a largo plazo en la CML.

Amplificaciones y deleciones

Las amplificaciones genéticas son duplicaciones de regiones de tamaños variables de los cromosomas. Estos cambios afectan con frecuencia a los oncogenes, genes con resistencia a fármacos.

Activación por amplificación génica

El protooncogén *ERBB2* es amplificado hasta en una tercera parte de los cánceres de mama y ovárico. El gen *ERBB2* (también designado *HER2/neu*) codifica un receptor del tipo de la tirosina cinasa que muestra similitud estructural cercana con el receptor del EGF. La amplificación del *ERBB2* en el cáncer de mama y ovario (fig. 4-19) puede relacionarse con una menor supervivencia total y tiempo de recaída disminuido. En este contexto, ahora se usa un anticuerpo preparado contra el **HER2/neu** (trastuzumab) como terapia adjunta contra los cánceres de mama que sobreexpresan esta proteína.

Inactivación por eliminación

Las deleciones son, naturalmente, cromatina perdida. Estas pueden variar de piezas pequeñas hasta brazos completos de cromosomas. Igual que las amplificaciones tienden a ocurrir en los sitios de los oncogenes, las deleciones que llaman nuestra atención en las células cancerosas tienden a afectar la función de los genes supresores tumorales.

SUPRESORES TUMORALES

Las células poseen mecanismos complejos que las protegen contra el desarrollo de tumores. Los guardianes moleculares responsables de esta protección se conocen como **supresores tumorales**, y los genes que los codifican son **genes supresores tumorales (GST)**. Las principales actividades de los supresores tumorales se ilustran en la figura 4-20. Si un tumor incipiente se va a desarrollar con éxito, debe inactivar a uno o más GST o a sus productos. Tal mutación crea una deficiencia de un producto génico normal que ejerce un control regulador negativo de crecimiento celular y, como consecuencia, suprime la formación tumoral («**pérdida de mutaciones funcionales**»). Los GST codifican reguladores transcripcionales *negativos* de prácticamente todos los procesos en los múltiples pasos de la carcinogenia, desde la división celular a través de la invasión y la metástasis.

Debido a que los dos alelos de genes supresores de tumores deben ser inactivados para producir un déficit que permita el desarrollo de un tumor, el gen supresor normal es el funcionalmente dominante. En esta circunstancia, el estado heterozigoso es suficiente para proteger contra el cáncer. La **pérdida de la heterocigosidad** (LOH, *loss of heterozygosity*) (*v.* anteriormente) en un gen supresor tumoral por eliminación o mutación somática del alelo natural restante predispone al desarrollo tumoral.

Genes supresores en la carcinogenia

Los GST están muy involucrados en la patogenia del cáncer humano, tanto hereditario como espontáneo. Dos de estos genes han sido particularmente bien estudiados. Por ejemplo, los productos génicos Rb y p53 sirven para restringir la división celular en muchos tejidos, y su ausencia o inactivación está relacionada con el desarrollo de tumores malignos. En este contexto, los virus de la ADN oncogénico codifican los productos que interactúan con estas proteínas supresoras, inactivando así su función. *Así, los mecanismos subyacentes al desarrollo de algunos tumores relacionados con las mutaciones de la línea germinal y somáticas y de infecciones carcinógenas con virus de ADN implican los mismos productos génicos.*

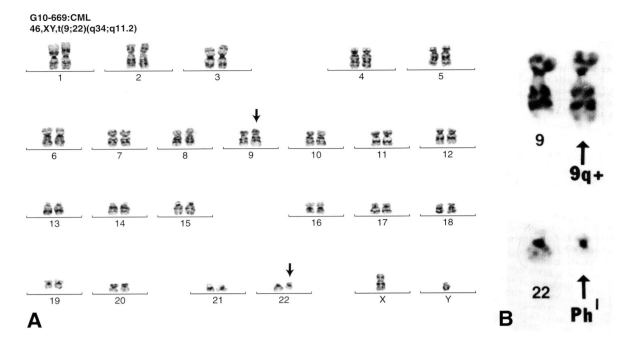

G10-669:CML
46,XY,t(9;22)(q34;q11.2)

A

B

9

9q+

22

Ph¹

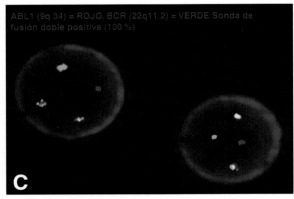

ABL1 (9q 34) = ROJO, BCR (22q11.2) = VERDE Sonda de
fusión doble positiva (100 %)

C

FIGURA 4-18. Translocación t(9;22) en la leucemia mielo-génica crónica. A. Cariotipo anómalo con el cromosoma 22 acortado y el cromosoma 9, más largo, resaltado. **B.** Cromosomas translocados vistos con un mayor aumento. **C.** Hibridación fluorescente *in situ* (FISH). Este ensayo muestra el cromosoma de fusión con el empleo de una sonda roja ABL para el cromosoma 9, y una sonda verde BCR para el cromosoma 22. La unión de estos genera una señal amarilla. Se muestran dos células tumorales. Cada una tiene un cromosoma 9 normal y un cromosoma 22 normal.

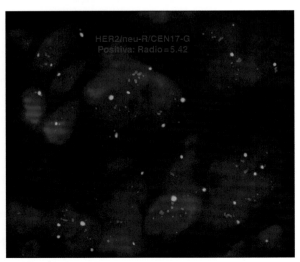

HER2/neu-R/CEN17-G
Positiva: Radio = 5.42

FIGURA 4-19. Amplificación de *ERBB2* en cáncer humano. Amplificación de *ERBB2*, también conocida como HER2/neu, en un cáncer humano de mama (hibridación fluorescente *in situ* [FISH]); muestra las múltiples copias (fluorescencia roja) como cuerpos minutos. Para control cromosómico, se muestra una sonda verde para el cromosoma 17.

Gen retinoblastoma

El retinoblastoma, una enfermedad infantil poco habitual, es el prototipo de tumor humano cuyo origen se atribuye a la inactivación de un GST específico (Rb), localizado en el brazo largo del cromosoma 13. Cerca del 40 % de los casos se deben a una mutación de la línea germinal. El resto, no son hereditarios. En los casos no hereditarios de retinoblastoma, el afectado nace con dos alelos *Rb* normales en todas las células somáticas, pero ambos son inactivados por mutaciones somáticas en la retina. Debido a que las mutaciones somáticas en el gen *Rb* son muy poco frecuentes, La incidencia de retinoblastoma no hereditario es muy baja (1/30 000).

En los pacientes con retinoblastoma *hereditario,* todas las células somáticas tienen un alelo de un gen faltante o mutado del gen *Rb*. Este estado heterocigótico no está asociado con ningún tipo de cambio en la retina, porque el 50 % del producto del gen Rb en el niño heterocigótico es suficiente para prevenir el desarrollo de la enfermedad. Si el alelo de *Rb* que permanecía normal se inactiva por eliminación o mutación (pérdida de heterocigosidad), la ausencia del producto génico de Rb conduce al desarrollo de retinoblastoma, con los dos alelos del gen *Rb* inactivos en **todas las células tumorales**. Así, el gen *Rb* ejerce una función de supresión tumoral, y el desarrollo de retinoblastoma hereditario está relacionado con dos «golpes» genéticos (hipótesis *Two-Hit* de Knudson) (fig. 4-21). Los niños que heredan un gen *Rb* mutante

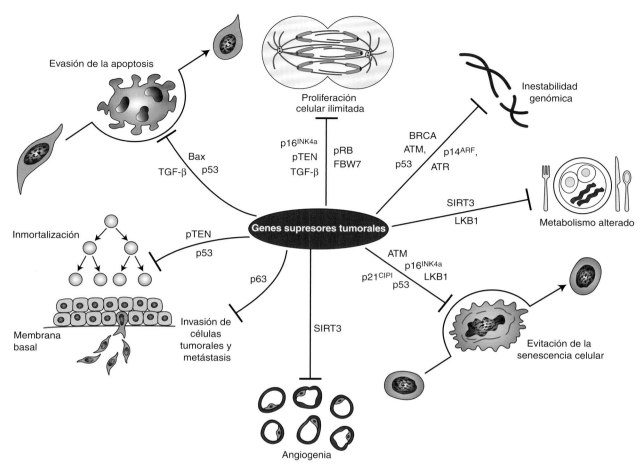

FIGURA 4-20. Actividades relacionadas con los tumores que son detectadas por genes supresores tumorales importantes y supresores tumorales representativos. Las características principales de los tumores malignos tienen antagonismo de múltiples productos de genes supresores tumorales. Estas características específicas, y las actividades de los supresores tumorales que trabajan en su contra, se ilustran aquí. ATM, AT mutado (gen); TGF, factor de crecimiento transformante; pTEN, homólogo de la fosfatasa y la tensina; ATR, ATM relacionado a RAD3; pRB, proteína retinoblastoma.

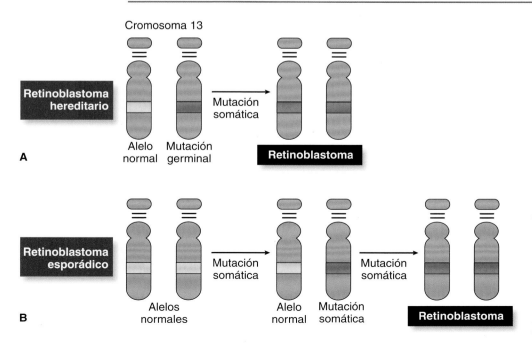

FIGURA 4-21. **Los «dos golpes» que originan el retinoblastoma. A.** Un niño con la forma hereditaria del retinoblastoma nace con una mutación en la línea germinal en un alelo del gen del retinoblastoma localizado en el brazo largo del cromosoma 13. Una segunda mutación somática en la retina lleva a la inactivación del alelo funcionante del *Rb* y al desarrollo consecuente de un retinoblastoma. **B.** En casos esporádicos de retinoblastoma, el niño nace con los dos alelos normales del *Rb*. Se requieren dos mutaciones somáticas independientes para inactivar la función del gen *Rb* y permitir la aparición de un clon neoplásico.

también tienen 200 veces más de probabilidades de desarrollar tumores mesenquimatosos en los primeros años de la vida adulta. Se han descrito más de 20 tipos diferentes de cáncer, el más frecuente de los cuales es, con diferencia, el osteosarcoma. Análisis cromosómicos han constatado anomalías del locus *Rb* en el 70 % de los casos de osteosarcoma y en muchos casos de carcinoma microcítico pulmonar, carcinomas de mama, vejiga y páncreas; y de otros órganos.

Los genes *Rb* realizan su función en el punto de control más crítico del ciclo celular. Las **mutaciones** que producen inactivación en los genes *Rb* provocan una proliferación celular no regulada permitiendo que las células escapen al punto de control de restricción G_1 y procedan a la transición hacia la fase S (fig. 4-22). Además,

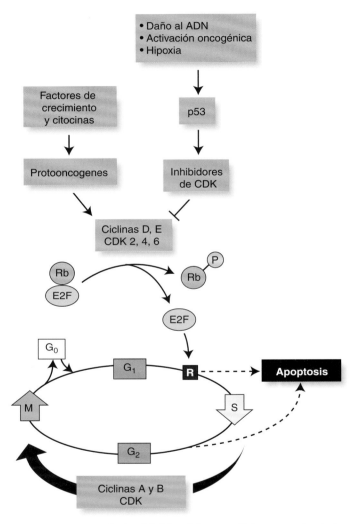

FIGURA 4-22. Regulación del ciclo celular. Las células son estimuladas con objeto que entren en G_1 desde G_0 mediante factores de crecimiento y citocinas, a través de la activación de protooncogenes. Un punto crítico en la transición de las células de la fase G_1 a la S es el punto de restricción (R). Una acción reguladora importante en este proceso es la fosforilación del retinoblastoma (Rb) por parte de las cinasas dependientes de ciclina (CDK), que causa la liberación del activador transcripcional E2F. Los CDK son suprimidos por los inhibidores de CDK (inhibidores de la ciclina cinasa [CKI]), regulados por p53. Las proteínas supresoras de tumores bloquean la progresión del ciclo celular en gran parte en la fase G_1. La interrupción de la progresión del ciclo celular durante G_1 y G_2 puede conducir a apoptosis como vía predeterminada. Las fases S, G_2 y M también están reguladas por ciclinas, CDK y CKI.

ciertos productos de virus de ADN humano (p. ej., el virus del papiloma humano [VPH]) inactivan la proteína Rb mediante su unión con ella, lo que lleva a un crecimiento celular no regulado.

Familia de genes *p53*

El gene supresor tumoral *p53* es un mediador para la detención del crecimiento, la senescencia y la apoptosis. Por tanto, la pérdida de su función se asocia, como es de esperar, con el cáncer. En respuesta al daño del ADN, la activación oncogénica de otras proteínas y otras tensiones (p. ej., hipoxia), los niveles de p53 aumentan.

Las cantidades crecientes de p53 mejoran la síntesis de los inhibidores de la cinasa dependiente de ciclina (CDK, *cyclin-dependent kinases*), lo cual resulta en la inactivación de los complejos CDK y la detención de la célula en el punto de control G_1/S. Por tanto, se impide que las células entren en la fase S del ciclo celular. Estas células detenidas pueden reparar el daño al ADN o someterse a apoptosis. Además, la estimulación de la transcripción génica por parte de p53 promueve la síntesis de proteínas que mejoran la reparación del ADN. De esta manera, p53 actúa como un «guardián del genoma» mediante (1) la restricción de la proliferación celular incontrolada en circunstancias en las que podrían propagarse células con ADN anómalo, (2) la provocación de la reparación del ADN (fig 4-23), y (3) el desempeño de un papel clave en la detección de desajustes del ADN. Los desajustes adquiridos en las bases de ADN son detectados por *ATM* si ocurren en células en reposo dañadas, por ejemplo, por radiación, o por *ATR* si ocurren durante la replicación del ADN. Estas proteínas activan entonces una de las dos cinasas, Chk2 o Chk1, respectivamente. Ésta última fosforila p53 (fig. 4-24), lo provoca la disociación de su inhibidor, MDM2, y activa la respuesta al daño por parte de p53. El gen *p53* se localiza en el brazo corto del cromosoma 17, y su producto proteico está presente en prácticamente todos los tejidos normales. Este gen está borrado o mutado en el 75 % de los casos de cáncer colorrectal y con frecuencia en el cáncer de mama, carcinoma microcítico de pulmón, carcinoma hepatocelular, astrocitoma y otros tumores. *De hecho, las mutaciones de p53 parecen ser el cambio genético más común en el cáncer humano.* Muchos tumores exhiben la eliminación de ambos alelos *p53*, casos en los cuales la célula no contiene ningún producto del gen *p53*. Por el contrario, en algunos cánceres, las células malignas expresan un alelo *p53* normal y una versión del mutante. En estos casos, la proteína p53 mutante forma complejos con la proteína p53 normal, efecto que inactiva la función del gen supresor normal. Cuando un alelo mutante desactiva el normal, se dice que el primero es un gen **negativo dominante**. Teóricamente, una célula que porta un alelo mutante *p53* (es decir, un heterocigoto) debe tener una ventaja del crecimiento sobre células normales, situación que debería aumentar el número de células en riesgo de segunda mutación *p53* (pérdida de heterocigosidad) y el desarrollo consecuente del cáncer. Como p53 es tan importante en la vida y la muerte de las células, es comprensible que tanto su actividad como sus niveles proteicos estén estrechamente regulados. *Por tanto, la mayoría de los tipos humanos de cáncer muestran mutaciones inactivantes de p53 o bien anomalías en las proteínas que regulan la actividad de p53* (fig. 4-24).

El *síndrome de Li-Fraumeni* es una predisposición heredada a desarrollar cánceres en muchos órganos debido a las mutaciones de la línea germinal de p53. Las personas con esta afección son portadoras de mutaciones de la línea germinal en un alelo de *p53*, pero sus tumores exhiben mutaciones en ambos alelos. Esta situación es similar a la que determina la aparición de retinoblastoma congénito y constituye otro ejemplo de la hipótesis *Two-Hit* de Knudson (*v.* fig. 4-21) de pérdida de heterocigosidad.

Otros genes supresores de tumores

El número de genes que muestran actividad supresora tumoral es elevado. Las mutaciones de la línea germinal en varios GST

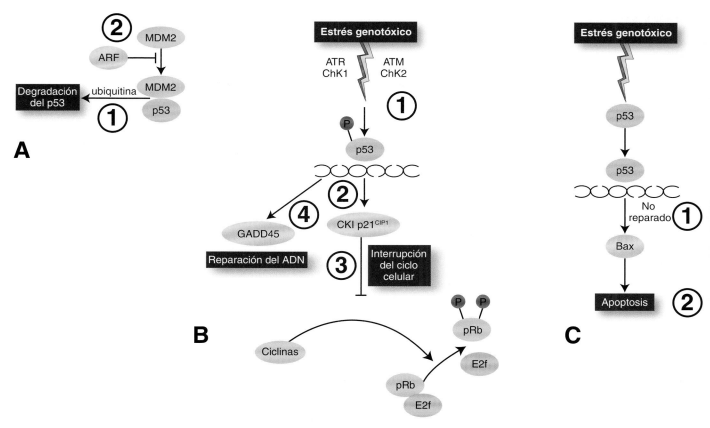

FIGURA 4-23. A. Regulación de p53 y MDM2 (murine double minute). (*1*) MDM2 es una ligasa de ubiquitina E3 que se une y dirige la inactivación de p53. (*2*) La actividad de MDM2 se inhibe por el supresor tumoral p14^{ARF}. **B.** (*1*) En respuesta al estrés genotóxico (p. ej., por radiación ionizante, carcinógenos o mutágenos), ATR (ATM y relacionado a Rad3) y ATM (mutado en la ataxia telangiectasia) aumentan p53, que tiene dos efectos. (*2*) Se une al ADN y regula positivamente la transcripción de varios genes, incluyendo el inhibidor de ciclina cinasa (CKI) p21$^{CIP1/WAF1}$. (*3*) También induce la detención del ciclo celular al impedir la liberación de E2F de la proteína retinoblastoma (pRB). (*4*) GADD45 promueve la reparación del ADN. **C.** (*1*) Si no es posible reparar el ADN, p53 dirige el aumento de la transcripción de la proteína proapoptótica Bax. (*2*) El aumento de Bax activa la apoptosis.

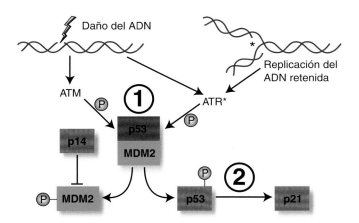

FIGURA 4-24. Acoplamiento del daño al ADN y estrés de replicación al paro del ciclo celular, a través de p53. (*1*) El daño del ADN y otras interferencias a la replicación del ADN activan las cinasas ATM (ataxia telangiectasia mutadas) y ATR (ATM y Rad3 relacionada). Estas cinasas fosforilan al p53, liberándolo de su unión a su inhibidor, MDM2. (*2*) El p53 activado estimula p21 (también llamado p21$^{CIIP1/WAF1}$).

están relacionadas con síndromes clínicos que muestran una propensión para el desarrollo de malignidades.

- **Gen *APC*:** este gene está involucrado en la patogenia de la poliposis adenomatosa familiar (APC) y la mayoría de cánceres colorrectales espontáneos (*v.* cap. 11). El producto génico normal de *APC* degrada la catenina β, una proteína intracelular que transmite señales desde la cadherina E, a su vez, una proteína de adhesión a la superficie celular. La catenina β estimula diversos genes que facilitan el avance del ciclo celular. Por tanto, un producto génico no funcional de APC muestra un exceso de proliferación celular. Las mutaciones en tanto en *APC* como en los genes de la catenina β también se han descrito en otros tumores malignos, incluyendo el melanoma maligno y el cáncer de ovario.
- ***BRCA1* y *BRCA2*:** *BRCA1* (cáncer de mama 1) y *BRCA2* son GST que codifican proteínas importantes en la reparación del ADN. Estos incluyen la corrección de las roturas de doble cadena, el control de los puntos de control del ciclo celular y la regulación de algunos aspectos de la mitosis. Las mutaciones de la línea germinal en estos genes crean inestabilidad genómica en las células tanto de la mama como del ovario. A los 70 años, las mujeres que han heredado mutaciones en *BRCA1* sufren un 80 % de riesgo acumulado de cáncer de

mama y un 35% de riesgo acumulado de cáncer de ovario. En mujeres con mutaciones de la línea germinal en *BRCA2*, el riesgo acumulado de por vida del cáncer de mama es del 50% del cáncer de ovario, del 10-15% (*v.* cap. 17). La amplia mayoría de las mujeres con mutaciones de la línea germinal en *BRCA1* o *BRCA2* son heterozigotas en su línea germinal, y los cánceres de mama y ovario que desarrollan exhiben mutaciones somáticas en el alelo normal residual, todo lo cual resulta en pérdida de heterocigosidad.

- **PTEN.** El homólogo de la fosfatasa y la tensina (*PTEN*) en el cromosoma 10 es un GST potente y, después de *p53*, es el segundo gen con más frecuencia de mutaciones en el cáncer humano. El *PTEN* normal es esencial para el mantenimiento de la estabilidad de los cromosomas, y su pérdida causa cambios evidentes en los mismos. La importancia de *PTEN* yace en la supresión del desarrollo espontáneo (es decir, no hereditario) de un tumor. La pérdida o mutación monoalélica en *PTEN* se observa habitualmente en varios tumores, incluyendo cánceres cerebrales, de mama, de colon, de pulmón y de próstata. Las mutaciones homocigóticas de *PTEN* son también frecuentes en muchos tumores, especialmente en carcinomas de endometrio y glioblastomas.

- La proteína PTEN tiene múltiples funciones, incluyendo efectos sobre la respuesta al daño del ADN, apoptosis, progresión del ciclo celular, envejecimiento, quimiotaxis y angiogenia. En general, PTEN desfosforila el fosfonositol trifosfato (PIP3), un intermediario de señalización lipídica que activa numerosos objetivos. La actividad inadecuada de PTEN conduce a la acumulación de PIP3 y, por tanto, a la activación constitutiva de una variedad de vías de señalización. Éstas incluyen las vías AKT y mTOR (fig. 4-25), que están involucradas en la proliferación celular y la supervivencia y que son clave en el desarrollo del cáncer.

La activación resultante de estas vías de señalización mejora la actividad metabólica y desencadena un aumento de receptores celulares para glucosa y aminoácidos, aumentando así su disponibilidad para necesidades biosintéticas de la célula tumoral.

- **NF-1.** La neurofibromatosis (NF) de tipo 1 se relaciona con mutaciones de la línea germinal del gen *NF-1*, que codifica *neurofibromina*, un regulador negativo de *ras*. La inactivación de *NF-1* permite la libre función de *ras* y, por tanto, promueve el crecimiento celular. Los pacientes con neurofibromatosis de tipo 1 tienen un riesgo notable de desarrollar sarcomas neurógenos.

- **VHL.** Esta proteína es parte de una ligasa de ubiquitina que tiene como objetivo factores de transcripción HIF, vitales para la angiogenia tumoral. La inactivación del gen *VHL* provoca un defecto en la conjugación de Ub, lo cual provoca un aumento de HIF-1α, un factor angiogénico que activa la transcripción de genes importantes para las respuestas celulares a los ambientes donde hay poco oxígeno. Estos incluyen aquellos que: (1) aumentan el consumo celular de glucosa para la glucólisis anaerobia, (2) estimulan la angiogenia y (3) activan varios factores de crecimiento críticos.
  - La carcinogenicidad asociada con la inactivación de VHL es provocada en gran medida por la acción de HIF-1α en la promoción del crecimiento del tumor. Es interesante notar que una activación similar de HIF-1α ocurre en los núcleos faltos de oxígeno de muchos tumores, incluso cuando no hay mutación *VHL*. En esos escenarios, la disminución en la actividad de un cofactor para la reacción de ubiquitinación altera la degradación de HIF-1α.
  - La proteína normal VHL tiene actividades supresoras adicionales, independientes de HIF-1α. Estas incluyen: (1) promoción de la apoptosis, (2) aumento de la inmovilización celular por adherencia a proteínas de la matriz y (3) represión de ciertas respuestas de activación celular.

Supresores tumorales y senescencia

La senescencia inducida por la oncogenia no puede explicarse con un solo modelo. La centralidad de la respuesta al daño del ADN mediante Rb y p53 se acepta de manera general, pero la senescencia implica una señalización compleja (fig. 4-26) y la perturbación de cualquier miembro de este proceso podría facilitar el desarrollo de una malignidad.

Por ejemplo, el acortamiento continuo de los telómeros en las células normales lleva a la senescencia. Las actividades de los supresores tumorales que provocan la senescencia son defensas críticas en contra de la oncogenia. Incluyen componentes del sistema DDR, tales como ATM, ATR, Chk 1 y 2, reguladores del ciclo celular p53 y Rb, y muchos otros.

PAPEL DE LA SENESCENCIA CELULAR

La senescencia es un proceso que mantiene la viabilidad celular cuando una célula no puede contribuir más en la homeostasis mediante la división celular. Las células senescentes dejan de crecer, permanecen viables, pero son incapaces de proliferar. Este estado se documentó inicialmente en fibroblastos humanos cultivados. Después de un cierto número de mitosis (por lo general entre 40 y 45), dejaban de dividirse, pero permanecían con vida. El número máximo de duplicaciones se conoce como límite de Hayflick, por su descubridor original. En gran medida refleja los efectos del agotamiento de los telómeros al evitar los ciclos celulares cuando los telómeros se acortan mucho (*v.* más adelante y en el cap. 1). Es claro que este mecanismo que limita el número de mitosis al que puede someterse una célula debe estar neutralizado para permitir una proliferación sin límites. Hay varios efectores de senescencia involucrados:

- **Respuesta al daño del ADN:** debido a que las polimerasas del ADN «caen» conforme se acercan a los extremos de los cromosomas, la longitud de los telómeros disminuye con cada división celular. Una vez que los telómeros se han acortado hasta cierto punto, provocan daño al ADN. Las proteínas sensitivas a las alteraciones del ADN activan p53 y cdc25, y la célula deja de dividirse hasta que se arregle el daño problemático de ADN, o bien se dirige a las vías de la senescencia o la apoptosis (fig. 4-27).

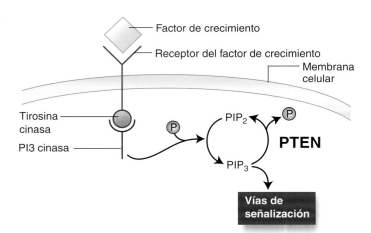

FIGURA 4-25. Función de señalización del PTEN. Normal. La unión de un factor de crecimiento a su receptor lleva a la fosforilación del difosfato de fosfatidilinositol (PIP2) a producir la importante molécula de señalización trifosfato de fosfatidilinositol (PIP3). La concentración de PIP3 es regulada a través de la desfosforilización a que lo somete PTEN.

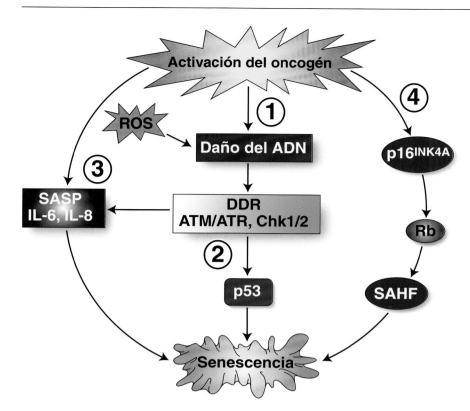

FIGURA 4-26. Senescencia inducida por oncogenes. El estrés oncogénico puede provocar respuestas celulares que culminan en la senescencia celular. (*1*) La división celular excesiva, como resultado de la activación de los oncogenes, por ejemplo, provoca la acumulación del estrés oxidativo y el daño del ADN. (*2*) En consecuencia, se activa la respuesta al daño del ADN, y la expresión de p53 bloquea la progresión del ciclo celular. (*3*) La misma respuesta también puede activar el fenotipo secretor asociado con la senescencia (SASP), que hace que las células afectadas secreten citocinas que mantienen el estado senescente (interleucina 6 [IL-6], IL-8). También puede activarse SASP directamente mediante la actividad oncogénica excesiva. (*4*) La activación oncogénica puede activar directamente el supresor tumoral p16^INK4A, que a su vez activa Rb. Esto lleva a la formación de heterocromatina asociada con la senescencia (SAHF), que restringe la expresión de los conductores del ciclo celular.

■ **Activación de la telomerasa:** la expresión de la telomerasa permite la reparación de los telómeros y el mantenimiento de la estabilidad genómica ante la proliferación celular continuada. *La activación de la telomerasa permite —sin ser directamente la causa— la aparición de cáncer* (fig. 4-28).

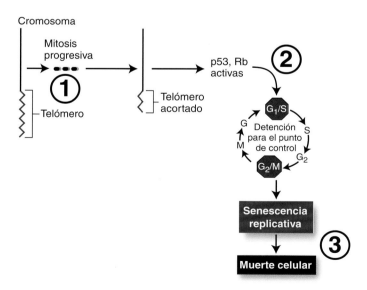

FIGURA 4-27. Secuencia de acontecimientos que resulta de la inestabilidad del ADN causada por el acortamiento de los telómeros y que conduce a la muerte celular. Esta secuencia ocurre cuando los supresores tumorales p53 y Rb están intactos. (*1*) El acortamiento progresivo de los telómeros activa p53 y Rb. (*2*) Esto conduce al detenimiento del ciclo celular en los puntos de regulación G₁/S y G₂/M. (*3*) La consiguiente senescencia replicativa dispara programas de muerte celular.

■ **Supresores tumorales:** claves entre estas proteínas se encuentran p16^INK4a y Rb, que inducen a ciertas proteínas a asociarse con el ADN celular. Esto da lugar a la finalización del tránsito celular en la fase S.

■ **Citocinas:** las células secretan factores, incluyendo IL-6 e IL-8, que ayudan a desencadenar el fenotipo senescente. Junto con sus receptores, ayudan a establecer y mantener la senescencia. Estas citocinas provocan una regulación transcripcional que inhibe la proliferación celular y promueve la senescencia.

Muerte celular programada

El número total de células en cualquier órgano refleja un equilibrio entre la división celular y la muerte celular. La interferencia con este equilibrio complicado puede provocar el desarrollo de un tumor. Los programas de muerte celular abarcan diversas vías diferenciadas (*v.* cap. 1), y su disfunción es a menudo un requisito fundamental para el desarrollo tumoral. Entre estas vías, las mejor conocidas son la apoptosis y la anoikis.

La apoptosis como inhibidor del cáncer

La apoptosis elimina las células dañadas o anómalas. Las vías de la apoptosis se activan por medio de (1) errores en la replicación del ADN o en su reparación, (2) la inestabilidad genética o metabólica detectada, (3) la pérdida de las conexiones de anclaje a la matriz extracelular (MEC) (**anoikis**) y (4) otros estímulos. Ya que muchos disparadores de la apoptosis están entre los atributos de las células tumorales, no es de sorprender que dichas células a menudo desarrollen mecanismos para inhabilitarla. El cáncer puede evitar la MCP mediante la alteración de las actividades proapoptóticas y/o aumentar las funciones prosupervivencia.

Se conocen muchas proteínas proapoptóticas y antiapoptóticas. La mejor conocida es *p53,* y no es de sorprender que el gen para esta, *TP53,* haya mutado en más de la mitad de los tipos de cáncer humano. Esta proteína se activa cuando se percibe peligro oncogénico, por ejemplo, si no puede repararse el daño al ADN celular (*v.* cap. 1). La p53 activada regula hacia arriba

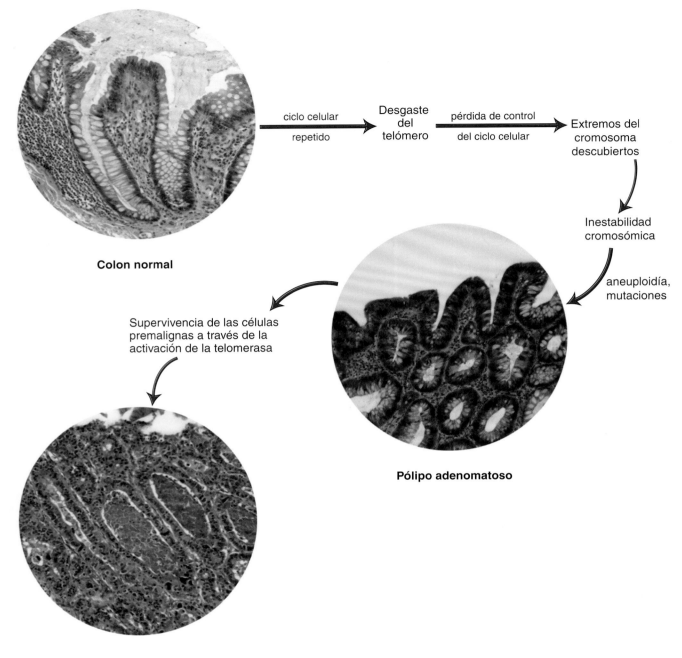

Colon normal

ciclo celular repetido → Desgaste del telómero → pérdida de control del ciclo celular → Extremos del cromosoma descubiertos → Inestabilidad cromosómica → aneuploidía, mutaciones

Pólipo adenomatoso

Supervivencia de las células premalignas a través de la activación de la telomerasa

Carcinoma de colon invasivo

FIGURA 4-28. Papel del desgaste del telómero y activación sucesiva de éste en la carcinogenia. La renovación epitelial continua de la mucosa colónica normal, con el resultante acortamiento de los telómeros, condiciona el descubrimiento del extremo del cromosoma. El daño acumulado del ADN puede afectar al control del ciclo celular y permitir el desarrollo de diversas mutaciones. En primer lugar, la aparición de un crecimiento benigno de células epiteliales colónicas (es decir, un pólipo adenomatoso colónico [o adenomas tubulares; *v.* cap. 11]). La preservación de células anormales por la activación de la telomerasa permite que se produzcan mutaciones adicionales, que acaban por dar lugar a trasformaciones malignas.

la transcripción de las proteínas tipo Bcl-2 proapoptóticas y regula negativamente a las proteínas relacionadas prosupervivencia.

El ejemplo prototípico de la efectividad de la inhibición de la apoptosis en el cáncer humano es el linfoma folicular (*v.* cap. 18).

En esta afección, la proteína prosupervivencia, Bcl-2, se activa constitutivamente mediante una translocación [t(14:8)] que coloca su expresión bajo el control del promotor de cadena pesada de inmunoglobulina. Como resultado, se produce una eliminación insuficiente del exceso de linfocitos B neoplásicos.

MECANISMOS EPIGENÉTICOS Y CÁNCER

La tumorogénesis y la supresión tumoral no pueden entenderse únicamente en términos de cambios en la secuencia de ADN. La regulación de la cantidad completa de proteínas en las células influye en el comportamiento de las células tan profundamente como las secuencias de ADN que codifican esas proteínas. La **epigenética** es el término general para los mecanismos que controlan la expresión genética con independencia de las secuencias base de ADN.

Los mecanismos epigenéticos más importantes involucrados en la neoplasia se enumeran en la tabla 4-4.

Estímulos ambientales y reguladores epigenéticos

El epigenoma es altamente dinámico y responde a la modulación por la nutrición, el estrés, fármacos, agentes tóxicos y otras influencias. Por ejemplo, los gemelos idénticos divergen cada vez más con el tiempo en los patrones de la metilación del ADN. De hecho, patrones de metilación CpG de genes específicos cambian en el curso de años en cualquier individuo. Las formas en que el medio celular influye en la regulación epigenética son en gran parte desconocidas. No obstante, lo que sí se conoce sugiere que este impacto puede ser fundamental para los procesos por los cuales se originan los tumores y la propagación.

Metilación del ADN en islas CpG

Los promotores de muchos genes contienen concentración desproporcionada de CpG dinucleótidos, denominados «**Islas CpG**» (la *p* representa el enlace interbase fosfodiéster). Estas islas están distribuidas de forma no homogénea en el genoma. Predominan en las regiones del promotor de muchos genes y en secuencias repetitivas de ADN, en particular, elementos extrapolables (*v.* más adelante).

Hipermetilación del ADN

Algunos genes importantes en la oncogenia son altamente susceptibles a subregulación por la metilación del promotor. La metilación CpG también puede complementar la mutación. Puede complementar la inactivación los alelos del GST. Así, si un alelo del gen *MLH1* de desajuste de reparación del ADN muta a un cáncer de colon, es probable el otro que sea inactivado por la metilación del promotor.

Hipometilación

En promedio, el ADN de la mayoría de las células cancerosas es hipermetilado, comparado con sus homólogas de tejido normal.

Esto ocurre en secuencias repetitivas de ADN, así como en los exones e intrones de genes de la proteína codificada. La extensión de la hipometilación de ADN puede aumentar como los avances de la oncogenia de una proliferación benigna hacia un tumor maligno. La submetilación desestabiliza la estructura de ADN y favorece la recombinación durante la mitosis, que conduce a un aumento de eliminaciones, desplazamientos, reordenación cromosómica y aneuploidia, que contribuyen a la progresión maligna. La disminución de la metilación en genes asociados con la proliferación de células puede aumentar la transcripción de dichos genes. El mismo principio se aplica a los virus de tumores humanos latentes (p. ej., VPH o virus de Epstein-Barr), hipometilación que puede llevar al desarrollo de tumores.

Micro-ARN como supresores tumorales

La comprensión del papel de los micro-ARN (miARN) en la oncogenia surgió del hallazgo de que un área específica del genoma en una leucemia linfocítica B (*v.* cap. 18) tenía tendencia a ser interrumpida en las células enfermas. Sorprendentemente, la región afectada no codificó para una proteína conocida, sino para una pequeña especie de ARN que actuó como supresor de tumores. La pérdida de ese supresor de tumores de miARN se relacionó con el desarrollo de ese tipo de leucemia. *Desde entonces, se han descubierto más de 1 000 miRNAs y se han atribuido funciones relacionadas con la neoplasia a muchos de estos* (tabla 4-5).

Acciones del miARN

Los miARN pueden estar codificados en cualquier lugar en el genoma: ADN intergénico, intrones, extrones, regiones 3' no traducidas (RNT), etc. Son usualmente transcritas por polimerasa II (pol II) de ARN, la misma enzima que transcribe genes de proteína codificada. Los transcritos que eventualmente se convertirán en miARN suelen ser largos (>1 kb). Estos son procesados en los precursores miARN de más o menos 70 bases de largo, los cuales son exportados (fig. 4-29) al citosol. Ahí, son procesados aún más e incorporados como cadenas simples aproximadamente de 22 bases de largo en un complejo silenciador inducido por ARN (**RISC**). RISC incluye una enzima (Argonauta, o Ago) que puede escindir ARNm objetivo.

Si la secuencia de reconocimiento (bases 2-8) de un miARN coincide con un ARNm (normalmente la 3' RNT) perfectamente o casi perfectamente, Ago puede degradar la transcripción específica. Si la complementariedad de miARN para un ARNm es imperfecta, la definición de esta última es bloqueada sin degradar el objetivo. Los miARN son heterogéneos, y cualquier miARN puede regular muchas diferentes transcripciones.

miARN y cáncer

Los miARN son controladores críticos de muchas actividades, como embriogénesis y desarrollo, ciclos celulares, diferenciación, apoptosis, y mantenimiento de la pluripotencialidad de los blastocitos («troncalidad»). También regulan muchas etapas en la oncogenia.

Los miARN pueden inhibir proteínas supresoras del tumor o pueden actuar ellas mismas como supresores de tumores. Pueden llevar a cabo regulación anterógrada de la proliferación celular y, por tanto, actuar como oncogenes. En algunos casos, una especie de miARN, o conjunto de especies relacionadas, pueden promover el desarrollo de tumores en ciertos tejidos, pero lo suprimen en otros. Ejemplos de actividades relacionadas al cáncer para un pequeño número de más de 1 000 miARN conocidas son mostrados en la tabla 4-5.

Reguladores epigenéticos en el cáncer

El desarrollo tumoral, la progresión y la diseminación conllevan a un extenso desequilibrio en todos los niveles de actividad

Tabla 4-4

Principales mecanismos de regulación epigenética que afectan a la oncogenia

Mecanismo	Ejemplo
Modificaciones covalentes del ADN	Metilación CpG
Modificaciones covalentes de histonas	Acetilación
Reestructuración/reposición de nucleosomas	Incorporación de variantes de histona
ARN cortos no codificantes	Micro-ARN
ARN largos no codificantes	Transcripción de seudogenes

4: Neoplasia

Tabla 4-5

Ejemplos de micro-ARN (miARN) que actúan como oncogenes, supresores tumorales o ambos, y tipos tumorales en los que despliegan dichas actividades

miARN oncogénicos		miARN supresores de tumores		miARN que actuan como supresores y oncogenes	
miARN	Órgano	miRNA	Órgano	miRNA	Órgano
miR-21	Mama, LLC, colorrectal, esófago, glioblastoma, hígado, pulmón, páncreas, próstata	miR-143	Mama, LLC, colorrectal, pulmón, próstata	Grupo miR-23	Vejiga (o), mama (o), LLC (o), próstata (s)
miR-23	Vejiga, mama, LLC	Grupo let-7[a]	LLA, mama, LLC, colorrectal, pulmón, páncreas	Grupo miR-23	Vejiga (o), mama (o), LLC (o), próstata (s)
miR-221	LMA, vejiga, LLC, glioblastoma, hígado, páncreas, próstata, tiroides	miR-145	Vejiga, mama, colorrectal, pulmón, ovario, próstata	Grupo miR-181	LLA (o), LMA (s), mama (o), LLC (s), glioblastoma (s), páncreas (o), próstata (o), tiroides (o)
Agrupación miR-17-92[b]	LLA, LMC, colorrectal, pulmón, ovario			Grupo miR-125	LLA (o, s), LMA (o), mama (s), glioblastoma (s), hígado (s), ovario (s), páncreas (o), próstata (s), tiroides (s)

[a] El grupo let-7 incluye a let-7-a-a1 hasta -a3, -b hasta -g, -i y miR-98.
[b] La agrupación miR17-92 incluye al homólogo estructural miRs 17-3p, 17-5p, 18a, 19a, 19b-1, 20a y 92a-1.
LLA, leucemia linfoblástica aguda; LLC, leucemia linfocítica crónica; LMA, leucemia mieloblástica aguda; LMC, leucemia mieloide crónica.

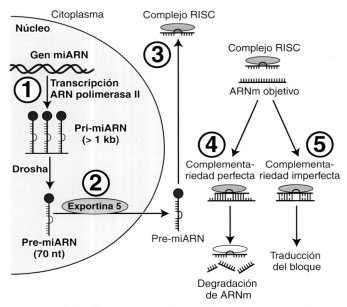

FIGURA 4-29. Producción, modificación y actividades de micro-ARN (miARN). (*1*) La mayor parte de miARN son transcritos por ARN polimerasa II, la misma enzima que transcribe al ARN mensajero para la producción de proteína. (*2*) Sin embargo, la transcripción original, que representa más de 1 kb de longitud, es procesada por una enzima, Drosha, hacia una forma más corta, denominada pre-miARN. (*3*) Esta forma es exportada desde el núcleo. En el citosol, se une a un complejo silenciador inducido por ARN (RISC), donde el pre-miARN se adapta aún más al miARN final por una enzima denominada Dicer. Un miembro de este complejo, una proteína llamada Argonauta o Ago, puede escindir los ARNm específicos. La naturaleza del efecto de miARN depende de la extensión de la complementariedad con un ARNm específico. (*4*) Si los nucleótidos 2-8 de la miARM se alinean perfectamente con la región 3' sin traducir de un objetivo, el objetivo es digerido y degradado. (*5*) Si, por otro lado, la complementariedad es imperfecta, miARN inhibe la traducción del miARN objetivo.

epigenética. Por ejemplo, una función de activación transcripcional puede encontrarse demasiado activa en un tumor y así regular positivamente un oncogén, pero la misma función puede ser bloqueada con respecto a un supresor tumoral en el mismo tipo de cáncer. Los procesos epigenéticos añadidos al miARN incluyen los siguientes:

■ **Metilación del ADN:** como ya se ha mencionado, los genomas de las células cancerígenas se encuentran hipometilados. Esto causa inestabilidad genómica general y amplia desrepresión de la transcripción que afecta a muchos genes, especialmente oncogenes. Al mismo tiempo, la hipermetilación de sitio específico (p. ej., de los genes supresores de tumor) también caracteriza a los cánceres.

■ **Modificaciones de histonas:** muchos tumores muestran una pérdida general de la acetilación de histonas, especialmente asociada con la silenciación de GST. La sobreexpresión de HDAC es habitual en los cánceres, lo que ha estimulado el desarrollo de inhibidores de HDAC terapéuticos. Sin embargo, las HAC también suelen ser anómalas en los cánceres, y es la interacción específica de HAC y HDAC en relación a los genes supresores de tumores y los oncogenes la que determina el resultado final: qué genes son activados y qué genes son reprimidos. Otros tipos de enzimas modificadoras de histonas, tal como la enzima de metilación EZH2, se han relacionado a menudo con el silenciamiento de los GST.

- **Posicionamiento del nucleosoma:** la estructura alterada de la cromatina en cáncer acompaña cambios en la metilación de ADN y derivados de histonas. Así, la localización del nucleosoma en las células de tumor difiere de la de sus células no malignas homólogas.
- **ARN no codificantes:** los niveles de ARN no codificantes específicos (tanto los cortos como los largos) en el cáncer son muy diferentes de los de las células normales. En torno al 3 % del genoma humano codifica para proteínas, pero en torno al 90 % del genoma humano está activamente transcrito. Muchos cambios de secuencias en el ADN asociados al cáncer y otras enfermedades ocurren dentro de las regiones que codifican estos ARN no traducidos.

El papel del sistema inmunitario en la carcinogenia

La noción de que desempeña un papel en la supresión del desarrollo tumoral está originada en el concepto de que los tumores son entidades no propias, con «antígenos tumorales específicos» únicos que pueden generar respuestas inmunitarias protectoras. Este principio se ha demostrado de manera generalizada en animales de laboratorio.

Personas con deficiencias inmunitarias, tales como los pacientes con sida, también son más propensos a los tipos de cáncer que los individuos inmunocompetentes. Los tumores que se desarrollan en estos escenarios, sin embargo, son poco parecidos a la mayoría de tipos de cáncer humano. Los tumores que aparecen en humanos y animales inmunocomprometidos, son casi siempre inducidos por virus, y, de nuevo, diferentes a los tumores que normalmente afectan a las personas (pulmón, colon, etc.) que no están relacionados con agentes infecciosos. Los déficits inmunitarios pueden considerarse, entonces, como defectos en el aclaramiento de los virus (o eliminación de las células infectadas por virus) más que como mecanismos de supervisión antitumoral o de defensa. Evidencia reciente basada en ensayos clínicos sugiere que los puntos de control inmunitarios naturales, que se supone que previenen la reactividad autoinmunitaria, previenen la respuesta autoinmunitaria a muchos cánceres.

Antígenos tumorales

La mayoría de cánceres humanos reflejan mutaciones somáticas que pueden producir, en teoría, proteínas mutantes, que a su vez sirven como objetivos del sistema inmunitario. Además, puede haber sobreexpresión de proteínas normales, y modificaciones postraduccionales de proteínas normales que pueden producir antígenos alterados. Los antígenos tumorales no asociados con virus oncogénicos pueden categorizarse de la siguiente manera:

- **Antígenos específicos de tumor (AET):** representan mutaciones o alteraciones somáticas en el procesamiento de las proteínas (y otros) exclusivas de los tumores.
- **Antígenos relacionados con el tumor (ART):** reflejan la producción de proteínas normales, ya sea en exceso o en un contexto distinto de aquél de su expresión normal.

Antígenos específicos de tumor

La mayoría de las mutaciones relacionadas con tumores ocurren en proteínas intracelulares, que podrían, en teoría, ofrecer objetivos inmunológicos. Sin embargo, la mayoría de AET tienden a ser específicos para los tumores de pacientes individuales, y no para tipos tumorales, lo que convierte el objetivo inmunitario del tratamiento en algo muy complicado y personalizado. Sin embargo,

como los AET se expresan solamente en células cancerosas y no en tejidos normales, no debería existir tolerancia inmunitaria preexistente a los mismos y, desde el punto de vista teórico, son candidatos excelentes para inmunoterapia tumoral.

Antígenos relacionados con los tumores

Los ART son moléculas compartidas entre las células cancerosas y las normales, e incluyen:

- **Antígenos de diferenciación:** estas moléculas se observan en células normales de la misma derivación que las células cancerosas. Como ejemplo, CD20, que es un antígeno de diferenciación de los linfocitos B normales, es expresado por algunos linfomas, y el anticuerpo anti-CD20 (rituximab) es un tratamiento efectivo para este tipo de tumores.
- **Antígenos oncofetales:** estos antígenos son producidos por estructuras embrionarias normales y por varios tipos de cáncer (p. ej., antígeno carcinoembrionario, α-fetoproteína).
- **Antígenos sobreexpresados:** son proteínas normales sobreproducidas en ciertas células malignas (p. ej., antígeno prostático específico, HER2/neu).

Debido a que los ART representan una clase de antígenos principalmente reconocidos como «propios» por el sistema inmunitario, y que por tanto han generado tolerancia, no conducen a respuestas inmunitarias efectivas. A la fecha, la evidencia de un control natural de la neoplasia por mecanismos mediados inmunológicamente (supervisión inmunitaria) en humanos es escasa. El desarrollo potencial de la inmunoterapia efectiva contra el cáncer se complica cuando los mecanismos tumorales evaden la destrucción mediada inmunológicamente. Entre las rutas de escape de los tumores ante el ataque inmunitario se encuentra la producción de citocinas inmunosupresoras, la resistencia a la lisis mediante linfocitos citotóxicos, la inhibición de la señalización apoptótica y cambios en los perfiles antigénicos.

Diversos mecanismos homeostáticos en el sistema inmunitario suprimen la reactividad de los linfocitos T contra los componentes del propio organismo. Dichos «puntos de control inmunitarios» parecen proteger frente a una reactividad autoinmunitaria inadecuada, pero también previenen reacciones mediadas por linfocitos T frente a algunas neoplasias. Los inhibidores inmunitarios del punto de control, que son anticuerpos monoclonales que interfieren con dicha función del punto de control, han demostrado ser útiles en el tratamiento del cáncer.

CARCINÓGENOS QUÍMICOS

Muchos compuestos carcinógenos son potentes y al mismo tiempo relativamente inertes en términos de reactividad química porque la mayoría requieren activación metabólica antes de que puedan reaccionar con los constituyentes celulares. Por este motivo, las pruebas de productos químicos para mutagenicidad se realizan en sistemas celulares. Inicialmente, se usaron cultivos de *Salmonella* (prueba de Ames). Ahora, cultivos de células humanas se utilizan cada vez más para ensayos de mutagenicidad. Al menos el 90 % de los carcinógenos conocidos son mutagénicos en estos sistemas. Además, la mayoría de los mutágenos, pero no todos, son carcinógenos. Al parecer, esta estrecha correlación entre carcinogenicidad y mutagenicidad se produce porque ambas reflejan daño al ADN. Aunque no son infalibles, los ensayos de mutagenicidad *in vitro* han demostrado ser herramientas valiosas para detectar el potencial carcinógeno de los productos químicos. La carcinogenia química necesita tanto el mutágeno como un estímulo proliferativo como segundo producto químico irritante no carcinógeno. En modelos experimentales de carcinogenia química, el primer efecto se denomina **iniciación**. La acción de la segunda sustancia química irritante no carcinógena se denomina **activación**. *Por tanto, la carcinogenia* *química es un proceso de varias etapas que, en última instancia, incluye numerosas mutaciones.*

Activación metabólica de carcinógenos

LaAgencia Internacional para la Investigación en Cáncer (IARC) elaboró una lista con alrededor de 75 agentes químicos considerados carcinógenos humanos. La mayoría de esto agentes causan cáncer después de su activación metabólica. Los agentes carcinógenos de acción directa son reactivos inherentemente, con poder para unirse de forma covalente a macromoléculas celulares. En esta categoría se incluyen varios compuestos orgánicos como la mostaza nitrogenada, el *bis* (clorometil) éter y los cloruros de bencilo, así como ciertos metales. Sin embargo, la mayoría de los carcinógenos orgánicos requiere convertirse en un compuesto final más reactivo. Esta conversión es enzimática y en su mayor parte es efectuada por sistemas celulares que intervienen en el metabolismo y desintoxicación de los fármacos. Muchas células del cuerpo, en particular las células hepáticas, poseen sistemas enzimáticos que pueden convertir los procarcinógenos en sus formas activas. Sin embargo, cada carcinógeno tiene su propio espectro de tejidos objetivo finales, con frecuencia limitado a un solo órgano, como se ha detectado con base en diversos carcinógenos químicos cuya acción se comprende bien:

- **Hidrocarburos aromáticos policíclicos:** derivan originariamente del alquitrán de hulla y se encuentran entre los carcinógenos más estudiados. Estos compuestos tienen un amplio espectro de órganos objetivo. El tipo específico de cáncer producido varía con la vía de administración e incluye tumores de la piel, de tejidos blandos y de la mama. Los hidrocarburos policíclicos se han identificado en el humo del cigarrillo y por eso se ha sugerido, aunque no se ha demostrado, que están involucrados en el desarrollo del cáncer de pulmón. Las oxidasas de función mixta dependientes del citocromo P450 metabolizan los hidrocarburos policíclicos a epóxidos electrófilos, los cuales reaccionan a su vez con proteínas y ácidos nucleicos.
- **Alquilantes:** muchos fármacos quimioterápicos (p. ej., ciclofosfamida, cisplatino, busulfano) son fármacos alquilantes que transfieren grupos alquilo (metilo, etilo, etc.) a las macromoléculas, entre otras las guaninas que forman parte del ADN. Aunque tales fármacos destruyen las células cancerosas al dañar su ADN, también pueden afectar a las células normales. Por tanto, la quimioterapia alquilante representa un riesgo significativo de neoplasias sólidas y sanguíneas a posteriori.
- **Aflatoxina:** la aflatoxina B_1 es un producto natural del hongo *Aspergillus flavus*. Como los hidrocarburos aromáticos policíclicos, la aflatoxina B_1 se metaboliza a un epóxido, que puede unirse de forma covalente al ADN. La aflatoxina B_1 se encuentra entre los carcinógenos hepáticos más potentes reconocidos, y produce tumores en peces, pájaros, roedores y primates. Como las especies de *Aspergillus* son ubicuas, la contaminación de los alimentos vegetales expuestos a condiciones húmedas y calientes, en particular cacahuetes (maníes) y granos, puede desembocar en la formación de cantidades significativas de aflatoxina B_1. Estos agentes pueden conducir a cáncer hepático, que presentan una mutación inactivadora específica en el gen *p53* (transversión G:C → T:A en el codón 249).
- **Aminas aromáticas y colorantes azoados:** producen, respectivamente, tumores vesicales y hepáticos cuando se utilizan para alimentar a animales de laboratorio. Las aminas aromáticas y los colorantes azoados se metabolizan sobre todo en el hígado. La exposición ocupacional a aminas aromáticas en forma de colorantes de anilina puede ocasionar cáncer de vejiga.
- **Nitrosaminas:** las nitrosaminas carcinógenas son un tema de considerable estudio debido a que se sospecha que pueden desempeñar un papel en las neoplasias digestivas humanas y quizá en otros cánceres. La nitrosamina más simple, dimetilnitrosamina, produce tumores renales y hepáticos en roedores, aunque se carece de pruebas fiables de que cause cáncer en los humanos. Sin embargo, la incidencia extremadamente alta de carcinoma esofágico en la provincia de Hunan en China (100 veces más alta que en otras áreas) se ha relacionado con el alto contenido en nitrosaminas de la dieta. La nitrosamina también podría estar implicada en otros cánceres digestivos debido a que los nitritos, que se agregan habitualmente para conservar las comidas procesadas y otros alimentos, pueden reaccionar con otros componentes de la dieta y formar nitrosaminas.
- **Metales:** varios metales o compuestos metálicos pueden provocar cáncer, a menudo por inhalación, pero los mecanismos carcinógenos se desconocen. La mayor parte de los cánceres causados por metales se produce en un contexto ocupacional.

CARCINOGENIA FÍSICA

Radiación ultravioleta y cánceres de piel

La moda más reciente de una tez bronceada se ha acompañado no sólo del deterioro cosmético de la piel facial sino de una incidencia mayor de los principales cánceres de piel.
Los cánceres atribuidos a la exposición solar, es decir, el carcinoma basocelular, el carcinoma escamoso y el melanoma, se producen predominantemente en personas caucásicas. Las personas con pieles más oscuras están protegidas por su mayor concentración del pigmento melanina, que absorbe la radiación UV.

Parece ser que sólo ciertas partes del espectro UV se relacionan con daño hístico y el efecto carcinógeno se produce con longitudes de onda de 290-320 nm. *Los efectos de la radiación UV sobre las células incluyen inactivación enzimática, inhibición de la división celular, mutagénesis, muerte celular y cáncer.* El efecto bioquímico más importante de la radiación UV es la formación de **dímeros de pirimidina** en el ADN, un tipo de daño en el ADN que no se ve con otros carcinógenos. A menos que se eliminen de manera eficiente a través de la vía reparadora de la escisión de nucleótidos, la lesión genómica que produce la radiación UV es mutágena y carcinógena. La **xerodermia pigmentaria** es una enfermedad autosómica recesiva que muestra una sensibilidad extrema a la luz solar. Se acompaña de una alta incidencia de cánceres de la piel, como el carcinoma basocelular, el carcinoma de células escamosas y el melanoma. En la xerodermia pigmentaria, tanto los trastornos neoplásicos como los no neoplásicos de la piel se atribuyen a un deterioro en la escisión del ADN dañado por la luz UV.

Relación entre radiación y cáncer

La evidencia de que la radiación puede conducir al cáncer es indudable y proviene de muchas fuentes (fig. 4-30). Los primeros ejemplos de cáncer inducido por radiación incluyen la experiencia de radiólogos que desarrollaron cáncer de células escamosas de la mano. También se desarrolló osteosarcoma entre trabajadores que pintaron material que contenía radio en relojes, para crear esferas luminosas. Otro ejemplo de exposición ocupacional a un elemento radiactivo es la alta incidencia de cáncer de pulmón en los mineros de uranio que inhalaron polvo radiactivo y gas radón.

El **yodo** se concentra en la tiroides. Si los isótopos de yodo radiactivo se inhalan o ingieren, la glándula experimenta una exposición concentrada muy intensa a la radiactividad. Un incremento explosivo en la incidencia de cáncer tiroideo entre niños que vivían en regiones geográficas contaminadas por la catástrofe nuclear de Chernobil, sucedida en Ucrania en 1986, se vinculó con la liberación de isótopos de yodo radiactivo en ese incidente.

El riesgo de **tumores sólidos**, en especial cáncer mamario, es particularmente elevado en mujeres adultas que recibieron radiación torácica para el tratamiento de la enfermedad de Hodgkin durante la niñez. Los supervivientes a largo plazo de la enfermedad de Hodgkin infantil que recibieron radioterapia presentan un aumento de casi 20 veces del riesgo de desarrollar una segunda neoplasia por efecto de la radiación. El dióxido de torio,

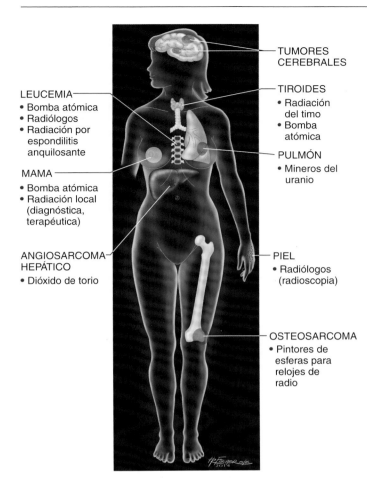

FIGURA 4-30. Cánceres secundarios a radiación.

LEUCEMIA
* Bomba atómica
* Radiólogos
* Radiación por espondilitis anquilosante

MAMA
* Bomba atómica
* Radiación local (diagnóstica, terapéutica)

ANGIOSARCOMA HEPÁTICO
* Dióxido de torio

TUMORES CEREBRALES

TIROIDES
* Radiación del timo
* Bomba atómica

PULMÓN
* Mineros del uranio

PIEL
* Radiólogos (radioscopia)

OSTEOSARCOMA
* Pintores de esferas para relojes de radio

un material que ingieren con gran avidez las células fagocíticas, se utilizó hace algunas décadas para el diagnóstico de imagen con radionúclidos. La persistencia a largo plazo del radioisótopo en el hígado provocó el desarrollo de angiosarcomas hepáticos.

Los supervivientes de las explosiones de bombas nucleares en Japón sufrieron distintos cánceres. Mostraron un aumento de 10 veces en la incidencia de leucemia, que alcanzaba su máximo de 5-10 años después de la exposición, y luego descendía hasta las cifras originales. Dos terceras partes fueron casos de leucemia aguda; el resto correspondió a leucemia mielógena crónica. La frecuencia con que se presentaban los tumores sólidos, aunque no tan alta como la propia de la leucemia, mostró una elevación clara para los de mama, pulmón, tiroides, tubo digestivo y vías urinarias. El desarrollo de tumores malignos, entre los que se cuenta la leucemia, mostró una relación dosis-respuesta.

Radiación de bajo grado y cáncer

Los datos no muestran que el riesgo de cáncer por radiación de grado bajo sea nulo. Si bien el daño al ADN parece ser proporcional a la dosis de radiación γ, existen considerables dudas en cuanto al grado en el cual los mecanismos de reparación del ADN podrían proteger contra dosis de radiación o tasas de dosificación bajas.

Radón

El hallazgo de que algunas viviendas en Estados Unidos se encuentran contaminadas con radón causó una preocupación pública considerable. El radón es un gas noble radiactivo que se forma a partir de la degradación del uranio 238 (^{238}U), que se encuentra en el suelo y en las formaciones rocosas. Aunque en sí mismo el radón es inerte, sus productos de degradación isótopos radiacti-

vos de bismuto, plomo y polonio, que tienen actividad química y se unen a las partículas y los tejidos pulmonares. Estudios recientes a gran escala revelan que las personas que residen en viviendas que contienen concentraciones altas de gas radón muestran un aumento del riesgo de desarrollar cáncer pulmonar. El riesgo es mucho mayor en los fumadores, pero también está presente en no fumadores.

Exposición a asbesto y mesotelioma

La asbestosis pulmonar y el cáncer relacionado con asbestosis se desarrollan en el capítulo 10.

Influencias dietéticas en el cáncer

Numerosos estudios epidemiológicos han intentado identificar la posible interrelación entre los factores dietéticos y la aparición de una diversidad de cánceres. Tales investigaciones han hecho un énfasis particular en las actividades de las grasas, la carne roja y la fibra dietética. Los resultados de los estudios comparativos de diferentes grupos étnicos o sociedades de diferentes países y culturas no se han aceptado con frecuencia como exactos y, de hecho, a veces han arrojado conclusiones engañosas. Algunos estudios de cohorte prospectivos en los que se compararon poblaciones similares son en realidad más fiables. Algunos de estos estudios indican correlaciones entre el consumo de grasa animal (pero no vegetal) y el mayor riesgo de cáncer de mama. Esta interrelación se limitó a la mujer premenopáusica y se ha sugerido que los componentes que no son lípidos de los alimentos que contienen grasa animal pueden estar afectados. Pese a las manifestaciones de que las frutas y los vegetales ayudan a prevenir el cáncer, hay pocas pruebas de que estos constituyentes dietéticos protejan contra el desarrollo tumoral.

Aunque hay una creencia popular de que el consumo alto y las concentraciones en sangre de la vitamina D pueden asociarse con una incidencia más baja de algunos cánceres, una revisión reciente indica que este no es el caso. La obesidad en sí misma, sin la identificación de componentes específicos de la dieta, se ha relacionado con un mayor riesgo de desarrollo de algunos cánceres, incluida la leucemia mieloide aguda. En conclusión, los efectos beneficiosos de los constituyentes de la dieta sobre el riesgo de cáncer son, en el mejor de los casos, limitados y, a menudo, controvertidos. Las consecuencias de un tipo específico de dieta en la longevidad se limitan en gran medida a la reducción de la enfermedad cardiovascular.

VIRUS Y CÁNCER HUMANO

A pesar de la existencia de oncogenes virales y muchos virus que se sabe que causan cáncer en roedores y otros animales, tan sólo unos pocos virus causan cáncer en humanos de forma constatada. Así, se estima que las infecciones virales causan el 15 % de todos los cánceres humanos. Las asociaciones más importantes entre virus específicos y el desarrollo de cáncer en seres humanos es la siguiente:

* Virus de leucemia humana de linfocito T tipo I (VLHT-I, retrovirus ARN) con leucemia de linfocito T/linfoma.
* Virus de la hepatitis B (VHB, ADN) y virus de hepatitis C (VHC, ARN) con carcinoma hepatocelular primario.
* VPH (ADN) y carcinoma del cuello uterino, ano y vulva, y algunos cánceres bucofaríngeos.
* Virus de Epstein-Barr (VEB, ADN) con ciertas formas de linfoma y carcinoma nasofaríngeo.
* Virus 8 del herpes humano (VHH-8, ADN) y sarcoma de Kaposi.

Alrededor del mundo, las infecciones con los virus de la hepatitis B y C y con el VPH sólo representan el 80 % de todos los cánceres relacionados con virus.

4: Neoplasia

Virus de la leucemia de linfocito T

El único cáncer humano que se ha relacionado de manera sólida con una infección con un retrovirus ARN es la excepcional leucemia de linfocito T del adulto, que es endémica en el sur de Japón y en el Caribe, mientras que en otras partes del mundo se presenta esporádicamente. El agente etiológico, VLHT-I, muestra tropismo por los linfocitos T CD4$^+$ y también se le atribuye alguna participación en la patogenia de varios trastornos neurológicos. Se estima que la leucemia se desarrolla en el 3-5 % de las personas infectadas con el VLHT-I, y sólo después de un periodo de latencia de 30-50 años. Otro virus con una relación muy cercana con el anterior, el VLHT-II, se ha vinculado sólo con unos pocos casos de trastornos linfoproliferativos.

El genoma del VLHT-I no contiene oncogenes conocidos y no se integra en ningún lugar específico del ADN del huésped. La oncogenicidad viral parece estar mediada principalmente por el activador transcripcional viral Tax. Esta proteína no sólo incrementa la transcripción desde su propio genoma viral, sino que también propicia la actividad de otros genes que participan en la proliferación celular, como NFκB y el receptor de IL-2. Esta proteína también regula a la baja de proteínas que controlan el ciclo celular, p16^{INK4a} y p53. La transformación *in vitro* de los linfocitos que lleva a cabo el VLHT-I es inicialmente monoclonal y sólo más tarde se vuelve policlonal. En consecuencia, parece probable que la proteína tax sólo inicie la transformación, pero que se necesiten acontecimientos genéticos adicionales para que surja el fenotipo maligno completo.

Virus de la hepatitis B y C

Estudios epidemiológicos han establecido una asociación fuerte entre la infección crónica por el VHB, un virus ADN, y el VHC, un virus ARN, y el desarrollo de un carcinoma hepatocelular primario (*v.* cap. 12). Se han invocado dos mecanismos para explicar el proceso de la carcinogenia en el cáncer hepático relacionado con virus.

Una teoría asegura que la proliferación continua del hepatocito que acompaña a la lesión hepática crónica termina por conducir a una transformación maligna. Sin embargo, un pequeño subgrupo de pacientes con la infección por el VHB ha desarrollado un carcinoma hepatocelular en hígados que no son cirróticos. Una segunda teoría implica a una proteína codificada por virus en la patogenia del cáncer hepático inducido por el VHB. El producto del gen *HBx* regula al alza varios genes celulares. Además, la HBx se une al p53 y lo inactiva. Los mecanismos que explican la carcinogenia inducida por el VHB todavía son controvertidos y requieren más investigación.

No se ha demostrado que el VHC sea directamente oncógeno. Los tumores, cuando se desarrollan en pacientes infectados con VHC, tienden a hacerlo 20 años o más después de la infección primaria, y luego, por lo general, en el contexto de cirrosis y lesión hepática crónica. Sin embargo, algunos datos sugieren que la expresión de la proteína central VHC puede contribuir a la patogenia del carcinoma hepatocelular, y una de las proteínas de VHC no estructurales activa NFκB.

Proteínas codificadas por virus ADN

Se cree que cuatro virus ADN están involucrados en el desarrollo de cánceres humanos (VPH, VEB, VHB y VHH-8). Los genes transformantes de los virus oncógenos ADN no muestran virtualmente homología con los genes celulares. Sin embargo, los virus encierran genes que codifican productos proteínicos que se unen a los GST, a los que inactivan (p. ej., *Rb*, *p53*).

Virus del papiloma humano

El VPH causa lesiones que progresan hasta carcinoma de células escamosas. Son virus que expresan un tropismo acentuado por los tejidos epiteliales, y su ciclo de vida productiva completa sólo tiene lugar en las células escamosas. Se han identificado más de 140 VPH diferentes y la mayoría se relacionan con lesiones benignas del epitelio escamoso como verrugas, papilomas laríngeos y condilomas acuminados (verrugas genitales) de la vulva, el pene y la región perianal. En ocasiones, los condilomas acuminados y los papilomas laríngeos sufren una transformación maligna a carcinoma de células escamosas. Al menos hay 20 tipos de VPH que se relacionan con cáncer de cuello uterino, en especial los VPH-16 y 18 (*v.* cap. 16). Las principales oncoproteínas que codifica el VPH son la E5, la E6 y la E7. La E6 se une al p53 y lo dirige para su degradación. También activa la expresión de telomerasa y promueve el desarrollo tumoral mediante otros mecanismos que son independientes de p53. E7 se une a Rb, y entonces libera su efecto inhibidor en la actividad transcripcional de E2F, y permite la progresión del ciclo celular.

Virus de Epstein-Barr

El VEB es un virus del herpes humano que se halla tan diseminado que el 95 % de los adultos del mundo lo tiene o presenta anticuerpos contra el mismo. El VEB infecta los linfocitos B y los transforma en linfoblastos. En una pequeña proporción de infecciones primarias con el VEB, esta transformación linfoblastoide se manifiesta como mononucleosis infecciosa, una enfermedad linfoproliferativa benigna de corta duración. Pese a ello, el VEB también se asocia estrechamente con el desarrollo de ciertos cánceres humanos. Varios genes del VEB han sido implicados en la inmortalidad de los linfocitos, incluidos (1) los antígenos nucleares de Epstein-Barr; (2) ciertos ARN nucleares no traducidos de Epstein-Barr, denominados EBER1 y EBER2, y (3) proteínas de membrana asociadas con la latencia. Alrededor de 40 miARN son codificados mediante VEB, y algunos de ellos activan o reprimen ciertos genes celulares específicos.

Linfoma de Burkitt

El VEB fue el primer virus que se relacionó inequívocamente con el desarrollo de un tumor humano. El linfoma de Burkitt africano es un tumor de linfocitos B en el cual los linfocitos neoplásicos contienen invariablemente el VEB y manifiestan antígenos relacionados con el VEB (*v.* cap. 18). El tumor también ha sido reconocido en poblaciones no africanas, pero en tales casos sólo alrededor del 20 % contienen el genoma del VEB. La localización del linfoma de Burkitt en África Ecuatorial no se comprende, pero se ha sugerido que la estimulación prolongada del sistema inmunitario a causa del paludismo endémico puede ser un factor relevante. Como consecuencia, la patogenia de múltiples pasos del linfoma de Burkitt africano puede visualizarse de la siguiente manera:

1. Infección y transformación linfoblastoide policlonal de los linfocitos B ocasionada por el VEB.
2. Proliferación de los linfocitos B e inhibición de los linfocitos T inhibidores causadas por el paludismo.
3. Desregulación del protooncogén *c-myc* por translocación en un solo linfocito B, que tiene efectos sobre otras vías de señalización.
4. Proliferación descontrolada de un clon maligno de linfocitos B.

Otros tumores asociados con el virus de Epstein-Barr

Los marcadores del VEB han sido identificados en casi la mitad de los casos de linfoma de Hodgkin clásico, en el cual el virus infecta las células de Reed-Sternberg. Se ha descubierto que varios linfomas de linfocitos T y de linfocito natural también albergan el VEB, así como que el 5 % de los carcinomas gástricos también presentan pruebas de existencia del VEB. Asimismo, los estados de inmunodeficiencia congénita o adquirida pueden complicarse por el desarrollo de trastornos proliferativos del linfocito B causados por el VEB. La incidencia de neoplasia linfoidea en receptores inmunodeprimidos de trasplante renal es 30 a 50 veces más alta que en la población general.

Virus del herpes humano 8

El sarcoma de Kaposi es un tumor vascular que fue descrito originariamente en un anciano del este europeo y más tarde se observó en el África subsahariana. Es hoy en día la neoplasia más habitual relacionada con el sida. Las células neoplásicas contienen secuencias de un novedoso virus del herpes, el VHH-8, también conocido como virus del herpes relacionado con el sarcoma de Kaposi. El VHH-8 está presente en casi todos los especímenes de sarcoma de Kaposi, ya provengan de pacientes con o sin VIH, y que parece ser necesario, pero no suficiente, para el desarrollo del sarcoma. Como otros virus ADN, el genoma viral del VHH-8 codifica proteínas que interfieren con las vías inhibidoras de tumores de p53 y Rb. Algunas proteínas virales también inhiben la apoptosis y actúan de distintas maneras para acelerar el tránsito del ciclo celular. VHH-8 codifica un inhibidor del regulador normal de NFκB (es decir, IκB). Como resultado, la infección por VHH-8 se asocia con la activación descontrolada de NFκB.

SÍNDROMES DE CÁNCER HEREDITARIOS

Los síndromes de cáncer atribuidos a mutaciones heredadas representan sólo el 1% de los cánceres. Estas mutaciones involucran principalmente supresores de tumores y genes de reparación de ADN. Como se ha discutido anteriormente para *Rb*, la herencia de un solo alelo mutado de un gen supresor de tumores resulta en un estado heterocigoto y alto riesgo de LOH (p. ej., la inactivación del alelo normal). Lo que se hereda en este entorno es un alto grado de susceptibilidad a desarrollar cáncer. Aunque el genotipo de la línea germinal de estas personas es heterocigoto, ambos alelos supresores de tumores se inactivan en los tumores que se desarrollan en estos individuos.

Los tumores hereditarios pueden dividirse arbitrariamente en tres categorías:

1. Tumores malignos hereditarios (p. ej., Rb, WT y muchos tumores endocrinos).
2. Tumores hereditarios que permanecen benignos o tienen un potencial maligno (p. ej., APC).
3. Síndromes hereditarios relacionados con un alto riesgo de tumores malignos (p. ej., síndrome de Bloom, ataxia telangiectasia).

Estos síndromes resaltan las actividades supresoras de tumor y los genes que los ocasionan. Sin embargo, muchos síndromes hereditarios implican un espectro diferente de tumores que la importancia del gen(es) mutado podría sugerir. Por ejemplo, el PTEN disminuido es muy habitual en muchos tumores malignos (*v.* más adelante), pero la pérdida de la línea germinal de PTEN (síndrome de Cowden) se asocia principalmente con hamartomas benignos. La mayoría de estas afecciones se describen con detalle en los capítulos relacionados con órganos específicos, y en la tabla 4-6 se presentan algunos ejemplos seleccionados.

Muchas de las mutaciones de la línea germinal citadas anteriormente (p. ej., los genes *BRCA1* o *VHL*) dan lugar a síndromes tumorales específicos. Sin embargo, no queda claro por qué alteraciones en ciertos genes tienden a afectar algunos órganos, pero no otros. Por tanto, la importancia de los genes *BRCA1* en la reparación del ADN en las pausas de doble filamento está bien establecida, pero no es claro por qué las mutaciones en la línea germinal de este gen conducen principalmente a los cánceres de mama y de ovario, y no otro tipo de cánceres.

NEOPLASIAS EN LA INFANCIA

Neoplasias pediátricas

La incidencia del cáncer en la niñez es de 1.3 por cada 10 000 personas por año en niños menores de 15 años. La mortalidad refleja claramente el comportamiento intrínseco del tumor y su respuesta a la terapia, pero en general, la tasa de muerte por cáncer en la niñez se aproxima a una tercera parte de la incidencia. Casi la mitad de todas estas afecciones malignas corresponde a leucemias agudas y linfomas. Tan sólo las leucemias, en particular la leucemia linfoblástica aguda, constituyen una tercera parte de los cánceres durante la niñez. El resto de las afecciones malignas son neuroblastomas, tumores cerebrales, tumores de Wilms, retinoblastomas, cánceres óseos y sarcomas de tejidos blandos.

La influencia genética sobre el desarrollo de los tumores durante la niñez se ha estudiado bien en el caso del retinoblastoma, el tumor de Wilms y el osteosarcoma. Las interacciones de los factores hereditarios y los ambientales en la patogenia de los tumores malignos tanto en niños como en adultos se analizan en el capítulo 5.

A diferencia de los adultos, en los que la mayor parte de los cánceres son de origen epitelial (p. ej., carcinomas del pulmón, la mama y el sistema gastrointestinal), casi todos los tumores malignos en los niños derivan de los tejidos hematopoyético, nervioso y blandos (fig. 4-31). Muchos cánceres de la niñez son parte de complejos del desarrollo (tabla 4-7). Algunos ejemplos incluyen deleciones del brazo corto del cromosoma 11, especialmente 11p13, causando el tumor de Wilms relacionado con aniridia, malformaciones genitourinarias y retraso mental (complejo de WAGR) e hipertrofia del hemicuerpo en caso de tumor de Wilms. La pérdida del brazo largo del cromosoma 13 se asocia con retinoblastoma debido a la pérdida del gen supresor de tumor *Rb*. Algunos tumores son detectables en el momento del nacimiento e igualmente es evidente su desarrollo intraútero. Además, los órganos con desarrollo anómalo, los primordios persistentes de los órganos y los restos de órganos ectópicos son todos vulnerables a la transformación neoplásica.

EFECTOS SISTÉMICOS DEL CÁNCER

En su mayor parte, los síntomas del cáncer aluden a los efectos locales del tumor primario o a sus metástasis. Sin embargo, en una minoría de pacientes, el cáncer produce efectos remotos que no son atribuibles a la invasión tumoral o a las metástasis y que en conjunto se denominan **síndromes paraneoplásicos.**

Fiebre

No es raro que los pacientes con cáncer se presenten inicialmente con una fiebre de origen desconocido que no puede explicarse por una enfermedad infecciosa. La fiebre atribuida al cáncer se relaciona con el crecimiento tumoral, desaparece después del tratamiento y vuelve a presentarse con la recidiva. Los cánceres en los que se presenta con más frecuencia son la enfermedad de Hodgkin, el carcinoma de células renales y el osteosarcoma, aunque muchos otros tumores en ocasiones se complican con fiebre. Las células tumorales pueden liberar pirógenos, o las células inflamatorias del estroma tumoral pueden producir IL-1, citocina que promueve la fiebre.

Anorexia y pérdida de peso

Un síndrome paraneoplásico de anorexia, pérdida de peso y caquexia es muy habitual en los pacientes con cáncer y suele aparecer antes de que su causa maligna sea evidente. Por ejemplo, un cáncer pancreático pequeño y asintomático puede sospecharse sólo sobre la base de una pérdida de peso progresiva que no pueda explicarse. Si bien los pacientes con cáncer suelen reducir su ingesta calórica debido a la anorexia y a las alteraciones del gusto, la ingesta restringida de alimentos no explica el deterioro profundo, tan habitual entre pacientes. Los mecanismos que explican este fenómeno son poco conocidos. Sin embargo, se sabe que, a diferencia de la inanición, que se acompaña de una velocidad metabólica muy baja, el cáncer a menudo se acompaña de una velocidad metabólica elevada. Se ha demostrado que las

Tabla 4-6

Algunas afecciones hereditarias que se relacionan con un riesgo aumentado de cáncer

Síndrome	Gen	Malignidades predominantes	Función génica	Tipo de herencia[a]
Síndromes de inestabilidad cromosómica				
Síndrome de Bloom	BLM	Muchos sitios	Reparación del ADN	R
Anemia de Fanconi	Múltiples genes	Leucemia mielógena aguda	Reparación del ADN	R
Cáncer hereditario de la piel				
Melanoma familiar	CDKN2 (p16)	Melanoma maligno	Regulación del ciclo celular	D
Xerodermia pigmentaria	Grupo XP	Carcinoma de células escamosas de la piel; melanoma maligno	Reparación del ADN	R
Sistema endocrino				
Paraganglioma hereditario y feocromocitoma	SDHD	Paraganglioma; feocromocitoma	Detección y señalización de oxígeno	D
Neoplasia endocrina múltiple tipo 1	MEN1	Tumores de células de los islotes pancreáticos	Regulación transcripcional	D
Neoplasia endocrina múltiple tipo 2	RET	Carcinoma medular de tiroides; feocromocitoma (neoplasia endocrina múltiple tipo 2A)	Receptor tirosina cinasa; regulación del ciclo celular	D
Cáncer mamario				
Síndrome de cáncer de mama-ovario	BRCA1	Carcinomas de ovario, mama, trompa uterina y próstata	Reparación del ADN	D
Cáncer de mama específico localizado	BRCA2	Carcinoma de mama femenino y masculino; carcinomas de próstata, páncreas y ovario	Reparación del ADN (Fanconi)	D/R
Cáncer de mama	PALB2	Mama, páncreas	Reparación del ADN (Fanconi)	D/R
Sistema nervioso				
Retinoblastoma	RB	Retinoblastoma	Regulación del ciclo celular	D
Facomatosis				
Neurofibromatosis tipo 1	NF1	Neurofibrosarcomas; astrocitomas; melanomas malignos	Regulación de la señalización mediada por ras	D
Neurofibromatosis tipo 2	NF2	Meningiomas; schwannomas	Regulador del citoesqueleto	D
Esclerosis tuberosa	TSC1	Carcinoma celular renal; astrocitoma	Regulador del citoesqueleto	D
Sistema digestivo				
Poliposis adenotamosa familiar	APC	Carcinoma colorrectal	Regulación del ciclo celular; migración y adhesión	D
Carcinoma colorrectal hereditario no poliposo (síndrome de Lynch)	hMSH2, hMSH6, MLH1, hPMS1, hPMS2	Carcinomas de colon, endometrio, ovario y vejiga; melanoma maligno	Reparación del ADN	D
Poliposis colónica juvenil	DPC4/Smad4	Carcinoma colorrectal; carcinoma endometrial	Señalización del TGF-β	D
Síndrome de Peutz-Jeghers	LKB1/STK11	Carcinomas de estómago, intestino delgado y colon	Cinasa de serina y treonina	D
Riñón				
Carcinoma papilar hereditario de célula renal	MET	Carcinoma papilar de célula renal	Receptor tirosina cinasa; regulación del ciclo celular	D
Tumor de Wilms	WT	Tumor de Wilms	Regulación transcripcional	D
Von Hippel-Lindau	VHL	Carcinoma de célula renal	Regulador de la adhesión	D
Sitios múltiples				
Complejo de Carney	PRKARIA	Neoplasias testiculares; carcinoma de tiroides	Señalización AMPc	D
Síndrome de Cowden	PTEN	Carcinomas colorrectales, de mama y tiroides	Proteína fosfatasa de tirosina	D
Síndrome de Li-Fraumeni	TP53	Carcinoma de mama; sarcomas de tejido blando; tumores	Regulación transcripcional	D
Síndrome de Werner	WRN	Sarcomas de tejido blando	Reparación del ADN	R
Ataxia telangiectasia	ATM	Linfomas; leucemia	Señalización celular y reparación del ADN	R

[a]D, autosómico dominante; R, autosómico recesivo.

AMPc, 3′,5′-monofosfato de adenosina cíclico; ATM, AT mutado (gen); PTEN, homólogo de la fosfatasa y la tensina; TGF-β, factor de crecimiento transformante β.

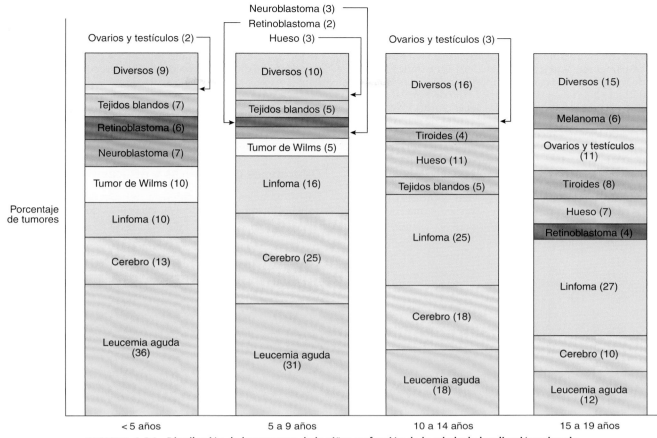

FIGURA 4-31. Distribución de los tumores de la niñez en función de la edad y la localización primaria.

citocinas TNF-α y otras (interferones, IL-6) pueden producir un síndrome consuntivo en los animales de laboratorio.

EPIDEMIOLOGÍA DEL CÁNCER

El cáncer representa una quinta parte de la mortalidad total en Estados Unidos y es la segunda causa de muerte después de las enfermedades cardiovasculares isquémicas. Para la mayoría de los cánceres, las tasas de muerte en Estados Unidos han permanecido en gran medida estables desde hace más de medio siglo, con algunas excepciones notables (fig. 4.32). La tasa de muerte por cáncer de pulmón entre los hombres aumentó de manera drástica desde 1930, cuando era un tumor raro, hasta el presente, cuando es de lejos la causa más habitual de muerte por cáncer en hombres. La epidemia completa de muertes por cáncer de pulmón es atribuible al hábito de fumar. Entre las mujeres, fumar no se vuelve «interesante»

Tabla 4-7

Características clínicas de los síndromes propios de cromosomas autosómicos[a]

Síndromes	Características
Síndromes por trisomía	
Cromosoma 21 (síndrome de Down, 47,XX o XY, +21)	Pliegues epicánticos, manchas en iris, puente nasal deprimido, cardiopatía congénita, pliegue simiano, enfermedad de Hirschsprung, aumento del riesgo de leucemia
Cromosoma 18 (47,XX o XY, +18)	Predominio en mujeres, micrognatia, cardiopatía congénita, riñón en herradura, deformación digital
Cromosoma 13 (47,XX o XY, +13)	Persistencia de hemoglobina fetal, microcefalia, cardiopatía congénita, riñones poliquísticos, polidactilia, pliegue simiano
Síndromes por deleción	
Síndrome 5p– (maullido de gato, 46,XX o XY, 5p–)	Llanto similar al maullido del gato, peso bajo al nacer, microcefalia, pliegues epicánticos, cardiopatía congénita, manos y pies cortos, pliegue simiano
Síndrome 11p– (46,XX o XY, 11p–)	Aniridia, tumor de Wilms, gonadoblastoma, ambigüedad genital con virilización
Síndrome 13q– (46,XX o XY, 13q–)	Peso bajo al nacer, microcefalia, retinoblastoma, cardiopatía congénita

[a]Todos estos síndromes se relacionan con retraso mental.

hasta la Segunda Guerra Mundial. Si se tiene en cuenta el lapso necesario entre el inicio de este hábito y el desarrollo del cáncer de pulmón, no es sorprendente que el incremento en la tasa de muerte por cáncer de pulmón en mujeres no se haya modificado significativamente hasta después de 1965. En Estados Unidos, la tasa de muerte por cáncer de pulmón en mujeres excede en la actualidad a la del cáncer de mama, y al día de hoy es, como en los hombres, la causa más habitual de cáncer mortal. En contraste, por razones difíciles de comprender, el cáncer de estómago, que en 1930 era de lejos el cáncer más habitual en hombres y llegó a ser más habitual que el de mama en mujeres, ha mostrado una disminución notable y sostenida en su frecuencia, quizá con el uso de refrigeración para conservar las carnes en lugar de ahumarlas y curarlas con sal. En total, después de décadas de incremento estable, la mortalidad ajustada por edad como resultado de todos los cánceres ha alcanzado en el presente una meseta. La

clasificación de la incidencia de tumores en hombres y mujeres en Estados Unidos se muestra en la tabla 4-8.

Los cánceres individuales tienen sus propios perfiles relacionados con la edad, pero para la mayoría el aumento en la edad se acompaña de un incremento en su incidencia. El ejemplo más llamativo de la dependencia de la edad lo representa el cáncer de próstata, en el cual la incidencia se incrementa 30 veces en hombres con edades de 50-85 años. Ciertas enfermedades neoplásicas, como la leucemia linfoblástica aguda en el niño y el cáncer testicular en los adultos jóvenes, muestran picos de incidencia diferenciados en relación con la edad.

Diferencias geográficas y étnicas

Las diferencias en la incidencia del cáncer entre poblaciones a menudo son sorprendentes; las causas de tales diferencias a

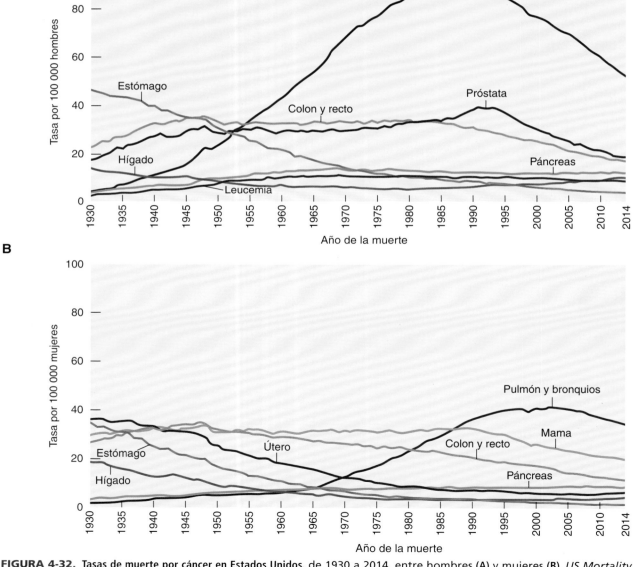

FIGURA 4-32. Tasas de muerte por cáncer en Estados Unidos, de 1930 a 2014, entre hombres **(A)** y mujeres **(B)**. *US Mortality Volumes 1930 to 1959 and US Mortality Data 1960 to 2014,* National Center for Health Statistics, Centers for Disease Control and Prevention.

Tabla 4-8

Tipos tumorales más comunes en hombres y mujeres

Tipo tumoral: Hombres	% de casos	Tipo tumoral: Mujeres	% de casos
Próstata	19	Mama	30
Pulmón y bronquios	14	Pulmón y bronquios	12
Colon y recto	9	Colon y recto	8
Vejiga urinaria	7	Cuerpo uterino	7
Melanoma (cutáneo)	6	Tiroides	5
Riñón y pelvis renal	5	Melanoma (cutáneo)	4
Linfoma no Hodgkin	5	Linfoma no Hodgkin	4
Leucemia	4	Leucemia	3
Cavidad oral y faringe	4	Páncreas	3
Hígado y conducto biliar intrahepático	3	Riñón y pelvis renal	3
El resto de localizaciones	24	El resto de localizaciones	21

Fuente: Cancer Facts & Figures. Atlanta, American Cancer Society, 2017.

menudo son, en el mejor de los casos, especulativas. Un ejemplo sorprendente es el rango de incidencia de **carcinoma esofágico**, que varía desde un nivel extremadamente bajo en mujeres mormonas en Utah hasta un valor unas 300 veces mayor en mujeres del norte de Irán. Los índices particularmente elevados de cáncer de esófago se observan en el denominado «cinturón asiático del cáncer de esófago», que incluye las grandes extensiones de tierra que van desde Turquía hasta el este de China. Las causas del cáncer esofágico son complejas, pero se sabe que afecta de manera desproporcionada a personas con pocos recursos económicos en muchas áreas del mundo, y la combinación de abuso de alcohol y tabaco está relacionada con un riesgo particularmente elevado.

Las tasas de cáncer de piel varían según el color de la piel y la exposición al sol. Por tanto, se han comunicado índices particularmente elevados en el norte de Australia, donde la población es principalmente de origen inglés y la exposición al sol es intensa. También se ha observado un aumento en los índices de cáncer de piel entre la población caucásica del suroeste de Estados Unidos. Las tasas más bajas se encuentran entre las personas con piel pigmentada (p. ej., japoneses, chinos, indios). Las tasas para afroamericanos, a pesar de su piel muy pigmentada, son ocasionalmente más altas que las de los asiáticos debido a la mayor incidencia en los primeros de melanomas en las plantas de los pies y las palmas.

Estudios de poblaciones migratorias

Aunque los experimentos planeados sobre la etiología del cáncer humano son poco factibles, ciertas poblaciones, sin saberlo, han realizado tales experimentos al migrar de un ambiente a otro. Inicialmente al menos, las características genéticas de tales personas permanecen iguales, pero el nuevo ambiente difiere en clima, dieta, agentes infecciosos, ocupaciones y muchas más. *En consecuencia, los estudios epidemiológicos de poblaciones migratorias han proporcionado muchas pistas intrigantes sobre los factores que pueden influir en la patogenia del cáncer.* Estados Unidos, destino de uno de los movimientos poblacionales más grandes de todos los tiempos, es la fuente de casi todos los datos importantes en este campo.

Cánceres colorrectales, de mama, de endometrio, de ovario y de próstata

Los emigrantes de áreas de bajo riesgo de Europa y Japón hacia Estados Unidos muestran un riesgo mayor de cáncer colorrectal en Estados Unidos. Más aún, su descendencia continúa en alto riesgo y alcanza los niveles de incidencia de la población general de dicho país. Esta regla del cáncer colorrectal también es válida para los cánceres de mama, endometrio, ovario y próstata.

Enfermedad de Hodgkin

En general, en países de escaso desarrollo, la forma infantil de la enfermedad de Hodgkin es la única comunicada más a menudo. En países occidentales desarrollados, en cambio, la enfermedad es más habitual entre adultos jóvenes, excepto en Japón. Ese patrón es característico de ciertas infecciones virales. Es una prueba adicional de una influencia ambiental la incidencia más alta de enfermedad de Hodgkin en los descendientes americanos de japoneses que en los que están en Japón.

5 Trastornos del desarrollo y de origen genético

Linda A. Cannizzaro

- Describir la etiología y las manifestaciones del síndrome de dificultad respiratoria neonatal.
- Definir el término «membrana hialina» y analizar su origen en el recién nacido.
- Analizar la serología Rh y ABO con respecto a la eritroblastosis fetal.
- Analizar las teorías sobre la etiología del síndrome de muerte súbita del lactante (SMSL).
- ¿Cuáles son las categorías etiológicas responsables de los defectos de nacimiento?
- Discutir las «fases críticas» en la embriogénesis humana.
- Comparar los resultados de la lesión embrionaria durante la primera semana después de la concepción con los que ocurren entre las semanas 2 y 8.
- Contrastar el uso del término «displasia» en la neoplasia y en las anomalías del desarrollo.
- Definir los términos: deformación, malformación, secuencia del desarrollo y asociación del desarrollo (sintropía) en el contexto de las anomalías del desarrollo.
- Explicar cómo el complejo de Potter ilustra tanto las malformaciones como las deformaciones.
- Aplicar los principios generales de teratología a un teratógeno conocido específico, como la talidomida.
- Describir las características del síndrome de alcoholismo fetal.
- Debatir sobre el complejo TORCH.
- Revisar la terminología de las anomalías cromosómicas humanas.
- Comparar la monosomía del cromosoma X en hombres y mujeres.
- Revisar la etiología y la fisiopatología del síndrome de Down.
- Enumerar las trisomías humanas que pueden ocurrir en nacimientos vivos.
- Describir los síndromes comunes que se relacionan con aberraciones numéricas de los cromosomas sexuales.
- Definir el término «lionización» y comprender su papel en las aberraciones numéricas de los cromosomas sexuales.

- Definir «puntos sensibles a la mutación» («puntos calientes»).
- Distinguir entre «haploinsuficiencia» y «mutaciones dominantes negativas».
- Describir la etiología y las consecuencias de las principales enfermedades autosómicas dominantes del tejido conjuntivo (osteogénesis imperfecta, síndrome de Ehlers-Danlos y síndrome de Marfan).
- Explicar la pérdida de la función supresora de tumores en las neurofibromatosis tipos I y II.
- Analizar por qué las enfermedades autosómicas recesivas son más comunes en los árboles genealógicos consanguíneos.
- ¿Cómo un defecto en el gen *CFTR* da como resultado el espectro clínico de la fibrosis quística?
- Definir y analizar el término «enfermedades por almacenamiento lisosómico».
- Diferenciar la etiología, patogenia y síndromes clínicos asociados con las enfermedades de Gaucher, Tay-Sachs y Niemann-Pick.
- Describir la etiología y la patogenia comunes a las mucopolisacaridosis, con la enfermedad de Hurler como ejemplo.
- Describir la etiología y patogenia comunes a las glucogenosis, con la enfermedad de Pompe como ejemplo.
- Distinguir entre fenilcetonuria clásica (hiperfenilalaninemia) e hiperfenilalaninemia maligna.
- ¿Qué diferencia hay en la expresión y transmisión de los trastornos dominantes y recesivos ligados al cromosoma X, en hombres y mujeres?
- Describir diversas enfermedades recesivas ligadas al cromosoma X comunes.
- Con el síndrome del X frágil como modelo, describir la herencia de las enfermedades por repetición del trinucleótido. Además, definir los términos «premutación» y «anticipación genética».
- ¿Cuáles son las características únicas asociadas con la expresión y herencia de las enfermedades mitocondriales?
- Describir el efecto de la impronta genética en la transmisión de enfermedades genéticas.
- Describir herencia multifactorial en el contexto de enfermedades comunes.

ENFERMEDADES DE LA PREMATURIDAD, INFANCIA Y NIÑEZ

Las enfermedades de la prematuridad, infancia y niñez tienen diversas causas. Pueden (1) aparecer durante o próximas al nacimiento o durante el periodo perinatal y pueden ser el resultado de la prematuridad propiamente dicha, (2) de anomalías genómicas, o bien pueden (3) reflejar interacciones entre alteraciones genéticas e influencias ambientales. El periodo de la primera infancia se ha subdividido tradicionalmente en varias etapas, incluidas la neonatal (las primeras 4 semanas) y la infancia (el primer año). Cada uno de estos periodos tiene sus propias características anatómicas, fisiológicas e inmunitarias, que determinan qué enfermedades ocurren y cómo se manifiestan. Las causas y los mecanismos de morbilidad y mortalidad en el periodo neonatal difieren mucho de los de la infancia y la niñez.

Síndrome de dificultad respiratoria neonatal

El síndrome de dificultad respiratoria (SDR) neonatal es la primera causa de morbilidad y mortalidad en los neonatos prematuros. Genera la mitad de todas las muertes neonatales en Estados Unidos. Su incidencia varía inversamente con la edad gestacional y al peso al nacer. Así, más de la mitad de los neonatos menores de 28 semanas de edad gestacional sufren SDR, pero sólo afecta a una quinta parte de los neonatos de 32-36 semanas. Otros factores de riesgo para el SDR son: (1) asfixia neonatal; (2) diabetes materna; (3) nacimiento por cesárea; (4) parto precipitado y (5) embarazo gemelar.

 FACTORES ETIOLÓGICOS: *La patogenia del SDR en el neonato guarda una estrecha relación con la deficiencia de surfactante* (fig. 5-1). Cuando un neonato comienza a respirar, las células tipo II liberan sus reservas de surfactante. El surfactante reduce la tensión superficial disminuyendo la afinidad mutua de las superficies alveolares. Esto permite que los alvéolos permanezcan abiertos cuando el neonato exhala y reduce la resistencia que existe para la distensión de los pulmones. Si la función del surfactante es inadecuada, como sucede en muchos neonatos prematuros con pulmones inmaduros, los alvéolos se colapsan cuando el neonato exhala y se resisten a la

expansión una vez que trata de realizar una segunda respiración. La energía que se requiere para la segunda respiración debe entonces superar la afinidad intercelular en los alvéolos. Así, la inspiración requiere un esfuerzo considerable y daña el recubrimiento del alvéolo cuando se separan las paredes alveolares adherentes. Como resultado, los alvéolos lesionados permiten la fuga de plasma hacia sus espacios aéreos. Estas proteínas se unen al surfactante y obstaculizan su función, lo que exacerba aún más la deficiencia respiratoria.

 PATOLOGÍA: Los conductos alveolares se encuentran recubiertos por estructuras amorfas eosinófilas ricas en fibrina, denominadas **membranas hialinas**, de donde proviene el concepto original de **enfermedad de membrana hialina** (fig. 5-2). Las paredes de los alvéolos colapsados son gruesas, los capilares muestran congestión y los linfáticos están llenos de material proteínico.

Muchos alvéolos presentan perfusión sanguínea, pero no reciben ventilación, lo que desencadena hipoxia y acidosis, y compromete todavía más la capacidad de los neumocitos tipo II para producir surfactante. La hipoxia intraalveolar provoca vasoconstricción arterial pulmonar, que incrementa el cortocircuito derecha-izquierda a través del conducto arterioso y el foramen oval, así como al interior del mismo pulmón. La isquemia pulmonar que se produce agrava de forma adicional el daño epitelial en el alvéolo y lesiona al endotelio de los capilares pulmonares. La fuga de líquido rico en proteínas hacia los alvéolos a partir del lecho vascular dañado contribuye a las características clínicas y patológicas típicas del SDR.

 CARACTERÍSTICAS CLÍNICAS: La mayor parte de los neonatos que han de desarrollar el SDR tienen aspecto normal en el momento del nacimiento. El primer síntoma, que suele aparecer en el transcurso de la primera hora tras el nacimiento, es el aumento del esfuerzo respiratorio, con retracción intercostal intensa y el uso de los músculos accesorios del cuello. La frecuencia respiratoria se incrementa hasta más de 100 resp/min y el neonato desarrolla cianosis.

Si el trabajo de parto amenaza con presentarse en un embarazo pretérmino, la administración de corticoesteroides a la madre acelera la maduración pulmonar y reduce así la incidencia de SDR en los neonatos prematuros. Además, el uso de surfactantes

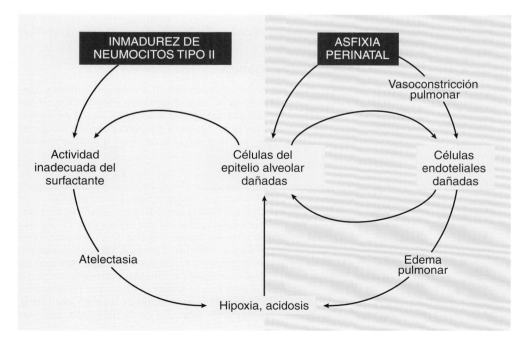

FIGURA 5-1. Patogenia del síndrome de dificultad respiratoria del neonato. La inmadurez pulmonar y la asfixia perinatal son los factores patógenos principales.

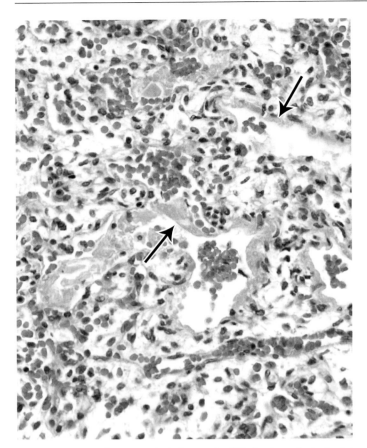

FIGURA 5-2. Pulmón en el síndrome de dificultad respiratoria del neonato. Los alvéolos muestran atelectasia, y se observa un conducto alveolar dilatado cubierto por una membrana hialina rica en fibrina (*flechas*).

derivados de animales (porcinos o bovinos), en combinación con una terapia ventilatoria más adecuada, mejoró de manera sorprendente la supervivencia de los neonatos con SDR. En la actualidad, incluso en los neonatos prematuros muy pequeños es frecuente una supervivencia del 85-90%. Las complicaciones principales del SDR tienen relación con la anoxia y la acidosis, e incluyen: (1) hemorragia intraventricular: la matriz germinal periventricular, (2) hemorragia intraventricular, (3) enterocolitis necrosante (urgencia gastrointestinal adquirida más común en neonatos), y (4) displasia broncopulmonar.

Eritroblastosis fetal

Incompatibilidad por Rh

La distribución de los antígenos Rh varía entre los distintos grupos étnicos. En la población estadunidense caucásica, el 15% es negativa a Rh (Rh D−); sólo el 8% de la población negra es Rh D−. En esencia, todos los japoneses, chinos y nativos americanos son Rh D+. Por contra, el 35% de los vascos son Rh D−, grupo poblacional en el cual es posible que haya surgido el fenotipo Rh D−.

FISIOPATOLOGÍA: Los anticuerpos contra el antígeno D dan lugar al 90% de los casos de eritroblastosis fetal que derivan de la incompatibilidad por Rh. Los eritrocitos fetales positivos a Rh (>1 mL) entran en la circulación de una madre Rh− en el momento del nacimiento e inducen anticuerpos en ella contra el antígeno D del feto (fig. 5-3). *Ya que el volumen de sangre fetal que se requiere para sensibilizar a una madre sólo entra en su circulación en el momento del nacimiento,*

la enfermedad no suele afectar a su primer feto. Sin embargo, en los embarazos sucesivos en que la mujer sensibilizada alberga un feto Rh+, se requieren cantidades mucho menores de antígeno fetal D para inducir las cantidades de anticuerpos en ella. Los anticuerpos IgG que se sintetizan atraviesan la placenta y así producen hemólisis en el feto. Este ciclo se magnifica en las mujeres multíparas, de manera que la gravedad de la eritroblastosis muestra un aumento progresivo en los embarazos sucesivos. Sin embargo, sólo el 5% de las mujeres Rh− tienen neonatos con eritroblastosis fetal.

PATOLOGÍA Y CARACTERÍSTICAS CLÍNICAS: La intensidad de la hemólisis en la eritroblastosis es variable, y puede generar anemia leve o mortal.

- En la forma más extrema de la enfermedad, se presenta la **muerte intrauterina** y es evidente una maceración intensa del feto en el momento del nacimiento. Se aprecian eritroblastos abundantes en los órganos que no presentan autólisis extensa.
- La **hidropesía fetal** es la variante más grave de la eritroblastosis fetal en neonatos nacidos vivos. *Se caracteriza por edema intenso secundario a la deficiencia cardiaca congestiva que deriva de la anemia grave.* Los neonatos afectados suelen morir, a menos que se realicen exanguinotransfusiones adecuadas con células Rh− para corregir la anemia y tratar la hemólisis.

El **kernícterus**, o **encefalopatía por bilirrubina**, es una enfermedad neurológica que se relaciona con la ictericia intensa y se caracteriza por la pigmentación biliar del cerebro, en particular los ganglios basales, los núcleos pontinos y los núcleos dentados del cerebelo. La bilirrubina que deriva de la destrucción de los eritrocitos y el catabolismo del grupo hemo liberado se conjuga de forma deficiente en el hígado inmaduro, que carece de glucuroniltransferasa. El kernícterus grave causa primero la pérdida del reflejo de Moro e induce movimientos espásticos, que en el 75% de los casos evolucionan hasta el letargo y la muerte.

Prevención y tratamiento

La incidencia de la eritroblastosis fetal secundaria a la incompatibilidad por Rh disminuye (hasta <1% en mujeres en riesgo) cuando se administra globulina anti-D humana (RhoGAM) a la madre en el transcurso de las primeras 72 h desde el nacimiento. La globulina anti-D neutraliza la antigenicidad de las células fetales que pudieran entrar en la circulación materna durante el parto e impide el desarrollo de anticuerpos maternos contra el antígeno D.

Inmadurez orgánica

La madurez del neonato puede definirse tanto en términos anatómicos como fisiológicos. Los órganos en maduración de los neonatos que nacen prematuramente difieren de los de neonatos a término, aunque la maduración completa de muchos órganos puede requerir días (pulmones) o años (cerebro) tras el nacimiento.

Pulmones

La inmadurez pulmonar es un riesgo habitual e inmediato para la viabilidad de los neonatos con peso bajo. Las células del recubrimiento de los alvéolos fetales no se diferencian en neumocitos tipo I y II hasta una fase avanzada del embarazo. El líquido amniótico llena los alvéolos fetales y drena desde los pulmones en el momento del nacimiento. En ocasiones, los neonatos inmaduros muestran movimientos respiratorios deficientes que no permiten la expulsión completa del líquido amniótico a partir de los pulmones. A esta puede seguir la dificultad respiratoria, un síndrome que se denomina **aspiración de líquido amniótico**, pero que corresponde a la retención de dicho fluido. Las vías respiratorias contienen células planas desprendidas (**escamas**) y

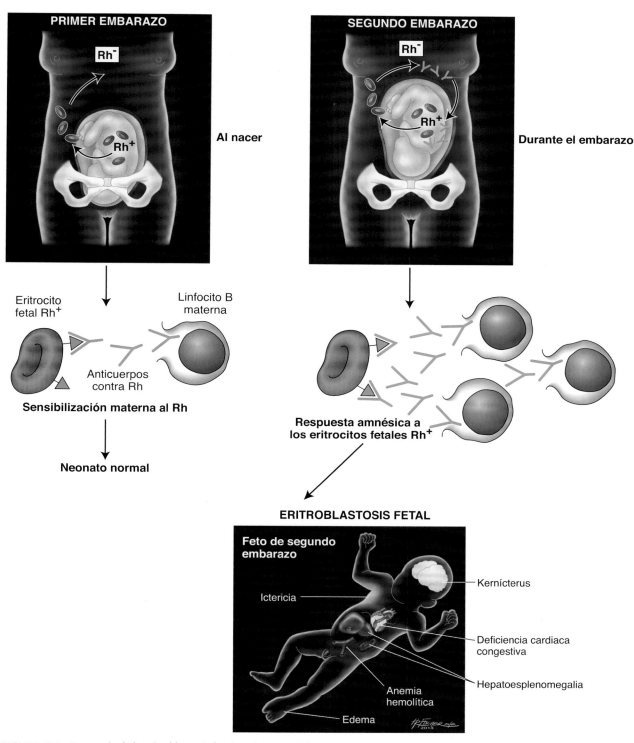

FIGURA 5-3. Patogenia de la eritroblastosis fetal por incompatibilidad maternofetal a Rh. La inmunización de la madre Rh⁻ durante el primer embarazo lleva a la formación de anticuerpos contra Rh, del tipo de la inmunoglobulina G. Estos anticuerpos atraviesan la placenta y dañan al feto Rh⁺ en embarazos subsiguientes.

lanugo que derivan de la piel fetal, así como líquido amniótico rico en proteínas. El SDR puede desarrollarse en neonatos a término o cercanos al mismo. Desde la perspectiva clínica, este síndrome simula al que se observa en los neonatos prematuros que carecen de surfactante adecuado (*v.* anteriormente). Una alta proporción

de **neonatos a término** con SDR sufre deficiencias genéticas de una de las proteínas hidrofóbicas del surfactante (SP-B o SP-C), o que presenta mutaciones del transportador del cajón de unión al ATP (ABCA3) responsable del transporte de fosfolípidos del surfactante y proteínas al espacio alveolar.

Hígado

El hígado de los neonatos prematuros tiene una morfología semejante a la del órgano del adulto, excepto por la existencia de hematopoyesis extramedular conspicua. Sin embargo, los hepatocitos tienden a mostrar inmadurez funcional. Dado que hígado fetal carece de glucuroniltransferasa, la incapacidad para conjugar la bilirrubina suele dar lugar a **ictericia neonatal** (*v.* cap. 12). Esta deficiencia enzimática se agrava por la destrucción rápida de los eritrocitos fetales, proceso que conlleva un aumento de la provisión de bilirrubina.

Cerebro

El cerebro de los neonatos inmaduros difiere al de los adultos, tanto desde la perspectiva morfológica como funcional, pero esta diferencia rara vez es mortal. Por otra parte, el desarrollo incompleto del SNC muchas veces se refleja en control vasomotor deficiente, hipotermia, problemas para la alimentación y apnea recurrente.

Síndrome de muerte súbita inesperada del lactante y síndrome de muerte súbita del lactante

En Estados Unidos, cada año se producen 4 000 casos de síndrome de muerte súbita inesperada del lactante (SMSIL) en niños menores de 1 año. El SMSIL se clasifica como síndrome de muerte súbita del lactante (SMSL) si no hay una explicación de la muerte después de un examen exhaustivo, que en los mejores casos incluye la exploración de la escena de la muerte, la autopsia y la historia clínica. Así, el diagnóstico de SMSL sólo se establece una vez excluidas otras causas específicas de muerte súbita, como infección, hemorragia, aspiración y homicidio. Alrededor del 40 % de los casos de SMSIL se clasifican como SMSL, la principal causa de muerte en bebés entre 1 y 12 meses de edad, y la mayoría de los casos ocurre antes de los 6 meses. De manera característica, las víctimas del SMSL son lactantes en apariencia sanos que se van a dormir sin que exista alguna sospecha de la desgracia inminente, pero que no despiertan.

 EPIDEMIOLOGÍA: La incidencia de SMSL en Estados Unidos ha disminuido desde 1.2 por cada 1 000 nacidos vivos en 1992, hasta 0.4 por cada 1 000 nacidos vivos en 2015. La reducción más acentuada ocurrió con la adopción de unas pautas para cuidadores a través de la campaña a nivel mundial «Back to Sleep», que impulsó a los progenitores a colocar a sus hijos en decúbito dorsal para dormir, el uso de colchones firmes, cunas seguras y diversas pautas adicionales para reducir la superposición involuntaria y la asfixia.

Casi todas las muertes por SMSL se producen durante los meses invernales y se ha comunicado que un porcentaje bastante más alto de lactantes que mueren por SMSL sufre infecciones respiratorias superiores en el transcurso de las 4 semanas previas al suceso. Sin embargo, las muertes que implican infecciones activas se excluyen por definición.

Los mayores factores de riesgo maternos son los siguientes:

- Nivel socioeconómico bajo (educación deficiente, madre soltera, atención prenatal escasa).
- Progenitores afroamericanos o americanos nativos en Estados Unidos con independencia de la situación económica; en otros países, las poblaciones indígenas como los maoríes en Nueva Zelanda y los aborígenes en Australia).
- Edad menor de 20 años en el momento de tener el primer embarazo.
- Tabaquismo materno, consumo de alcohol o ambos durante y después del embarazo.
- Consumo de drogas ilegales durante el embarazo.
- Número de partos elevado.

Los factores de riesgo del lactante son más controvertidos. El consenso incluye los siguientes:

- Peso bajo al nacer.
- Prematuridad.
- Enfermedad, con frecuencia respiratoria, en el transcurso de 4 semanas antes de la muerte.
- Hermanos previos víctimas de SMSL.
- Supervivientes de un acontecimiento que en apariencia haya puesto en riesgo la vida (p. ej., un cuadro con alguna combinación de apnea, cambio de la coloración, alteración intensa del tono muscular y ahogamiento o arqueo). Sólo en la mitad de los casos en que existe un episodio que en apariencia pone en riesgo la vida se establece una causa definida, como las convulsiones o la aspiración posterior al vómito.

 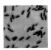 **FISIOPATOLOGÍA Y FACTORES ETIOLÓGICOS:** A pesar de que la definición original de SMSL excluye del diagnóstico las causas conocidas, una definición más amplia ayuda a comprender tanto los factores moleculares como ambientales implicados.

Las **canalopatías**, anomalías hereditarias de los canales iónicos de la membrana celular son responsables del 10-12 % de los casos de SMSL, aunque este porcentaje podría ser mayor (hasta un 30 %) en las muertes relacionadas con SMSL entre los 6 y 12 meses de edad. Diversos síndromes hereditarios de arritmia también se han relacionado con muerte súbita del lactante. Todos implican más de una mutación distinta, que da lugar a fenotipos segregados.

Puesto que el SMSL que tiene relación con la posición en decúbito prono casi se ha eliminado, es posible que el **tabaquismo materno durante el embarazo** siga siendo el factor etiológico aislado más importante del SMSL y se calcula que genera el 80 % o más de las muertes por el síndrome. El factor clave parece ser la exposición intrauterina a la nicotina. Se refiere un efecto dosis-respuesta: la probabilidad de que un lactante sufra SMSL es una función directa de la media de cigarrillos consumidos por la madre durante el embarazo.

Se han detectado anomalías significativas en los cerebros de los lactantes que mueren por SMSL, al igual que anomalías neurofisiológicas relevantes. En estas se incluyen hipoplasia del núcleo arqueado, disminución de los receptores de serotonina y reducción de la actividad colinérgica muscarínica en favor de un incremento de actividad nicotínica anómala. En animales de laboratorio expuestos a la nicotina intraútero se han observado anomalías comparables y se han vinculado con depresión de las respuestas respiratorias a la hipercapnia y la hipoxia. En las víctimas de SMSL se han encontrado bajos niveles de serotonina, sustancia química implicada en la regulación de la respiración y otras sustancias vitales. Además, algunos estudios prospectivos en lactantes que después murieron por SMSL pudieron demostrar anomalías de la fisiología del sistema nervioso autónomo, entre las que se encontraban depresión de los reflejos de jadeo y una regulación anómala del ritmo cardiaco. Por tanto, aunque los mecanismos fisiopatológicos exactos subyacentes al SMSL permanecen sin ser aclarados, parece que existe una cierta relación con el retraso de la maduración o un mal desarrollo de las funciones del tronco del encéfalo. Ello está relacionado, a su vez, con la excitación y la respuesta a una variedad de acontecimientos que involucran estrés en la función cardiorrespiratoria.

 PATOLOGÍA: En la autopsia se describen distintas alteraciones morfológicas en las víctimas de SMSL, tales como hipoplasia del núcleo arqueado y gliosis del tronco del encéfalo. La hipertrofia medial de las arterias pulmonares pequeñas, la persistencia de la hematopoyesis extramedular en el hígado, la hipertrofia del ventrículo derecho y el incremento de la grasa parda perisuprarrenal sugieren cierto grado de hipoxia crónica. Sin embargo, excepto por las patologías del tronco del encéfalo, ninguno de estos cambios ocurre con regularidad. Se identifican petequias en las superficies de los pulmones, el corazón, la pleura y el timo en la mayor parte de los lactantes que fallecen por SMSL, pero aparentemente reflejan episodios terminales.

ANOMALÍAS CONGÉNITAS

Cada año, en torno a 250 000 bebés en Estados Unidos nacen con un defecto del nacimiento. A nivel mundial, al menos 1 de cada 50 neonatos tiene una anomalía congénita mayor, 1 de cada 100 tiene un defecto que puede ser atribuido a una anomalía de un solo gen y 1 de cada 200 tiene una anomalía cromosómica mayor. *En más de dos terceras partes de todos los defectos congénitos no es aparente una causa específica* (fig. 5-4). No más del 6 % puede atribuirse a factores uterinos; los trastornos maternos como los desequilibrios metabólicos o las infecciones durante el embarazo o las exposiciones ambientales (fármacos, químicos, radiación). Otros están causados por defectos genómicos (rasgos hereditarios o mutaciones espontáneas) y sólo un pequeño número por anomalías cromosómicas. Actualmente un 70 % no tienen causas genéticas conocidas o de otro tipo.

Los trastornos del desarrollo y genéticos se clasifican como sigue:

- Errores de la morfogénesis.
- Influencias adversas transplacentarias.
- Anomalías cromosómicas.
- Defectos de un solo gen.
- Enfermedades poligénicas hereditarias.

ERRORES DE LA MORFOGÉNESIS

El desarrollo intrauterino y posnatal normal depende de la activación secuencial y la represión de los genes. Un óvulo fertilizado (cigoto) cuenta con todos los genes de un organismo

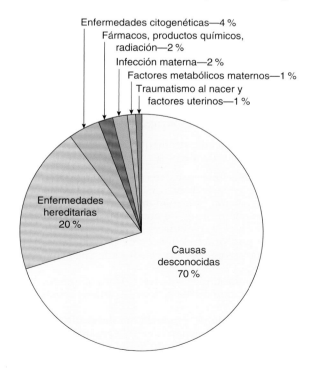

Enfermedades citogenéticas—4 %
Fármacos, productos químicos, radiación—2 %
Infección materna—2 %
Factores metabólicos maternos—1 %
Traumatismo al nacer y factores uterinos—1 %

Enfermedades hereditarias 20 %

Causas desconocidas 70 %

FIGURA 5-4. Causas de defectos congénitos en el humano. La mayor parte de los defectos congénitos es de causa desconocida.

adulto, pero casi todos se encuentran inactivos. Al tiempo que los cigotos entran a las fases de división para el desarrollo, se activan genes específicos o series de genes en diferentes fases de la embriogénesis. Así, *las anomalías de la activación o la estructura de los genes en las células embrionarias tempranas pueden provocar la muerte. De modo similar, las toxinas exógenas que actúan sobre los embriones en fase previa a la implantación no inducen errores de la morfogénesis y no causan malformaciones* (fig. 5-5). *La consecuencia más frecuente de la exposición tóxica en la fase previa a la implantación es la muerte del embrión, que en muchas ocasiones pasa desapercibida o se confunde con un sangrado menstrual intenso, aunque tardío.*

Las células que constituyen a los embriones de dos y cuatro células (blastómeras) son equipotentes: cada una puede dar origen a un organismo adulto. Si las células embrionarias se separan en esta fase, el resultado es el nacimiento de mellizos o cuatrillizos. Puesto que las blastómeras son equipotentes e intercambiables, la pérdida de una sola de ellas en esa fase no se relaciona con consecuencias graves. La lesión durante los primeros 8-10 días tras la fertilización puede provocar una separación completa de las blastómeras y tener como resultado la formación de gemelos unidos («siameses»), que pueden encontrarse fusionados, por ejemplo, por la cabeza (craneópagos), el tórax (toracópagos) o la cadera (isquiópagos). Si los gemelos unidos son asimétricos, uno se desarrolla bien y el otro es rudimentario o hipoplásico. Este último siempre es anómalo y se encuentra fundido por vía externa, o bien interna, al cuerpo del hermano mejor desarrollado (feto en feto). Algunos teratomas congénitos, en especial en el área sacrococcígea, corresponden de hecho a individuos asimétricos.

Las anomalías más complejas del desarrollo que afectan a varios sistemas orgánicos habitualmente se deben a lesiones durante la organogénesis temprana. Este periodo se caracteriza por una división celular rápida, la diferenciación celular y la formación de los denominados **campos de desarrollo**, en los cuales las células interactúan y determinan el destino de desarrollo de las otras. Este proceso conduce a una diferenciación irreversible de grupos celulares. *La fase del desarrollo embrionario más susceptible a la teratogénesis es aquella en que se da la formación de los sistemas orgánicos primordiales, debido a la actividad deficiente de los genes o a los efectos de toxinas exógenas* (fig. 5-5). La alteración en la morfogénesis puede afectar a: (1) células y tejidos; (2) órganos y sistemas orgánicos, y (3) regiones anatómicas.

Terminología de los errores morfogenéticos

- La **agenesia** es la ausencia total del primordio de órgano. Puede manifestarse como: (1) ausencia total de un órgano (p. ej., agenesia renal unilateral o bilateral); (2) ausencia de parte de un órgano, como agenesia del cuerpo calloso del cerebro, o (3) falta de tipos celulares específicos en un órgano, como la ausencia de células de germinales testiculares en el síndrome congénito de sólo células de Sertoli.
- La **aplasia** es la persistencia de un primordio o rudimento de un órgano sin el desarrollo del órgano maduro. Así, en la aplasia pulmonar, por ejemplo, el bronquio principal muestra terminación ciega en un tejido indiferenciado compuesto de conductos rudimentarios y tejido conjuntivo.
- La **hipoplasia** es la reducción del tamaño que deriva de un desarrollo incompleto de todo el órgano o parte de él. La micrognatia (mandíbula pequeña) y la microcefalia (cerebro y cráneo pequeños) son ejemplos comunes.
- Las **anomalías del rafe** corresponden a defectos que se generan ante la falta de fusión de estructuras opuestas. En la espina bífida, el conducto medular no se cierra en su totalidad, y el hueso y la piel suprayacentes no se fusionan, lo que permite la persistencia de un defecto en la línea media.
- El **fracaso de la involución** denota la persistencia de estructuras embrionarias o fetales que normalmente involucionan durante el desarrollo. Por tanto, un conducto tirogloso persistente está

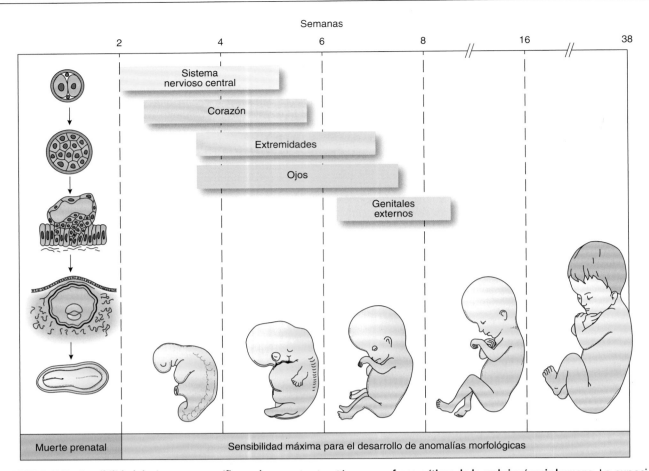

FIGURA 5-5. Sensibilidad de órganos específicos a los agentes teratógenos en fases críticas de la embriogénesis humana. La exposición a factores adversos antes de la implantación y en una fase temprana tras la implantación (*extremo izquierdo*) conduce a la muerte prenatal. Los periodos de sensibilidad máxima a los teratógenos (*barras horizontales*) varían para los distintos sistemas orgánicos, pero en general se limitan a las primeras ocho semanas del embarazo.

causado por la involución incompleta de la vía que conecta la base de la lengua con la tiroides en desarrollo.

- El **fracaso de la división** es causado por muerte celular programada incompleta en los tejidos embrionarios (*v.* cap. 1). Los dedos de manos y pies se forman en el extremo distal del brote de la extremidad, por efecto de la pérdida de las células que se ubican entre los primordios que contienen cartílago. Si estas células no sufren apoptosis, los dedos permanecen unidos o muestran separación incompleta (sindactilia).

- La **atresia** refleja la formación incompleta de un orificio corporal normal o un conducto tubular. Muchos órganos huecos se originan como tiras de células y cordones, cuyos centros están programados para morir y permitir la formación de una cavidad central o lumen. La atresia esofágica se caracteriza por la ausencia localizada de lumen, que no se establece en su totalidad durante la embriogénesis.

- La **displasia** se debe a una organización anómala de las células de los tejidos, que desencadena una histogénesis anómala (este proceso difiere de la «displasia» que caracteriza a las lesiones epiteliales precancerosas [*v.* caps. 1 y 4]). La esclerosis tuberosa se caracteriza, por ejemplo, por un desarrollo anormal del cerebro, en el que coalescen células con desarrollo normal para formar «tubérculos» visibles.

- La **ectopia** o **heterotopia** denota la existencia de un órgano con formación normal, que se sitúa fuera de su ubicación anatómica ordinaria. Por tanto, las glándulas paratiroides heterotópicas pueden surgir dentro del timo en el mediastino anterior.

- La **distopia** es la migración inadecuada de un órgano desde el sitio donde se desarrolló hasta su localización normal. Así, los riñones se forman en la pelvis y luego se desplazan en sentido cefálico. Los riñones distópicos permanecen en la pelvis. Los testículos distópicos permanecen en el canal inguinal y no descienden hacia el escroto (criptorquidia).

Las anomalías del desarrollo que derivan de la interferencia con la morfogénesis tienden a ser múltiples:

- Las **malformaciones** son defectos morfológicos o anomalías en un órgano, parte de un órgano o una región anatómica.

- Una **deformación** es una anomalía de la estructura, la configuración o la posición de una parte del organismo, que se genera por fuerzas mecánicas.

- El **efecto politópico** ocurre cuando un agente perjudicial afecta a varios órganos a la vez durante una etapa crítica del desarrollo.

- Un **efecto monotópico** hace referencia a una anomalía localizada aislada, que deriva de una cascada de acontecimientos patógenos.

- Una **anomalía de la secuencia del desarrollo** es un patrón de defectos que surgen de una sola anomalía o mecanismo patógeno. En el complejo de Potter (fig. 5-6), la hipoplasia pulmonar, los signos externos de compresión fetal intrauterina y todos los cambios morfológicos del amnios guardan relación con el oligohidramnios (una disminución marcada de la cantidad del líquido amniótico).

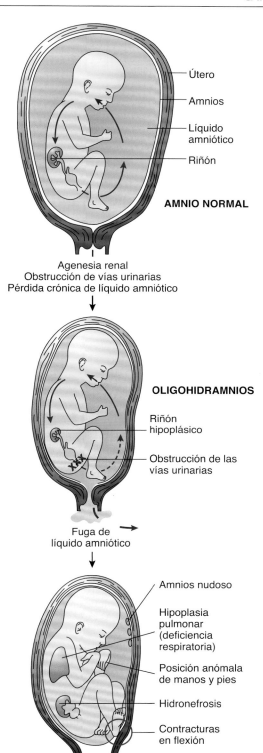

AMNIO NORMAL

Agenesia renal
Obstrucción de vías urinarias
Pérdida crónica de líquido amniótico

OLIGOHIDRAMNIOS

Riñón
hipoplásico

Obstrucción de las
vías urinarias

Fuga de
líquido amniótico

Amnios nudoso

Hipoplasia
pulmonar
(deficiencia
respiratoria)

Posición anómala
de manos y pies

Hidronefrosis

Contracturas
en flexión

FIGURA 5-6. Complejo de Potter. En condiciones normales, el feto deglute el líquido amniótico y, en consecuencia, excreta orina, de manera que mantiene un volumen normal del líquido amniótico. Cuando existe alguna afección en las vías urinarias (p. ej., agenesia renal u obstrucción de las vías urinarias) o fuga de líquido amniótico, el volumen de este se reduce y se desencadena una enfermedad denominada **oligohidramnios**. El oligohidramnios induce diversas anomalías congénitas que se agrupan en la **secuencia de Potter**, y entre ellas se encuentran la hipoplasia pulmonar y las contracturas de las extremidades. El amnios muestra un aspecto nodular.

■ Una **asociación del desarrollo** o **sintropía** describe múltiples anomalías que surgen al mismo tiempo pero que tienen diferente patogenia. Las anomalías congénitas en un niño con múltiples defectos no necesariamente están interrelacionadas y no implican de forma automática la exposición a un teratógeno exógeno o a un defecto genético común.

PRINCIPIOS DE TERATOLOGÍA

La teratología es el estudio de las anomalías del desarrollo (del griego *teraton*, «monstruo». Los **teratógenos** son agentes químicos, físicos y biológicos que provocan anomalías del desarrollo. Aunque sólo un número relativamente pequeño de teratógenos han sido *probados* en humanos, muchos medicamentos y productos químicos son teratógenos en animales, de manera que deben considerarse potencialmente peligrosos para el humano. La exposición a un teratógeno puede desencadenar una malformación, pero no siempre. Estas observaciones condujeron a la formulación de los principios generales de la teratología:

■ **La susceptibilidad a los teratógenos es variable.** Los determinantes principales de esta variabilidad son los genotipos del feto y la madre, pero otros factores desempeñan un papel.
■ **La susceptibilidad a los teratógenos es específica de cada fase embrionaria.** La mayor parte de los agentes son teratogénicos sólo en periodos específicos del desarrollo (fig. 5-5). Por tanto, la infección materna por rubéola puede causar síndrome de rubéola congénita, pero sólo si la madre es infectada en las primeras 20 semanas de embarazo.
■ **El mecanismo de la teratogénesis es específico de cada agente.** Los fármacos teratógenos pueden inhibir el funcionamiento de enzimas cruciales o receptores, interferir con la formación de husos mitóticos o bloquear la producción de energía, con lo que inhiben la morfogénesis normal.
■ **La teratogénesis depende de la dosis y puede ser idiosincrática.** No es posible identificar con antelación una dosis que sea del todo segura para cada mujer.
■ **Los teratógenos inducen muerte, retraso del crecimiento, malformaciones o alteración funcional.** El resultado depende de interacciones complejas entre el teratógeno, el organismo materno y la unidad fetoplacentaria.

La lista de teratógenos comprobados es larga e incluye a la mayor parte de los fármacos citotóxicos, el alcohol, algunos antiepilépticos, los metales pesados y la talidomida. Muchos fármacos y productos químicos han sido declarados seguros para su uso durante el embarazo debido a que no resultaron teratógenos para animales de laboratorio; sin embargo, el hecho de que un medicamento no sea teratógeno para ratones o conejos no implica de forma necesaria que sea inocuo para el humano, como es el caso de la talidomida.

Después del tercer mes del embarazo, los teratógenos rara vez inducen errores importantes de la morfogénesis. Sin embargo, aún pueden presentarse anomalías funcionales y, en menor grado, estructurales, en los niños expuestos a teratógenos exógenos durante los últimos trimestres del embarazo. Si bien los órganos ya se encuentran formados al final del tercer mes del embarazo, la mayoría de ellos todavía debe reestructurarse y madurar en función de los índices prescritos. Por ejemplo, el SNC alcanza la madurez funcional varios años después del nacimiento y continúa siendo susceptible a las influencias exógenas adversas durante este intervalo. *La mayoría de los defectos anatómicos que surgen en los últimos dos trimestres del embarazo son deformaciones*. Las fuerzas responsables pueden ser externas (p. ej., bandas amnióticas en el útero) o intrínsecas (p. ej., hipomotilidad central secundaria a la lesión del SNC).

Malformaciones

Anencefalia y otros defectos del tubo neural

La **anencefalia** es la ausencia congénita de la bóveda craneal. En este defecto por disrafia del cierre del tubo neural, los hemisferios cerebrales están del todo ausentes o se encuentran reducidos a masas pequeñas situadas en la base del cráneo. Normalmente se trata de un defecto disráfico del cierre del tubo neural, por lo que un defecto más distal en este proceso causa anomalías en la columna vertebral. La **espina bífida** es un cierre incompleto del cordón medular, de la columna vertebral o de ambos. La protrusión de las meninges a través de una anomalía en la columna vertebral se denomina **meningocele**. En un **mielomeningocele**, el meningocele también contiene a la médula espinal herniada. Los defectos del tubo neural se analizan en el capítulo 24.

Malformaciones inducidas por talidomida

Las deformidades por reducción de las extremidades constituyen defectos congénitos raros, en su mayoría de origen desconocido, que afectan a 1 de cada 5 000 nacidos vivos. En la década de 1960, el aumento repentino de la incidencia de las deformidades o la reducción de las extremidades en Alemania e Inglaterra se relacionó con el uso materno de un sedante, la talidomida, durante una fase temprana del embarazo. Este derivado del ácido glutámico es teratógeno si se usa entre los días 28 y 50 del embarazo. Muchos niños nacidos de mujeres expuestas a la talidomida presentaron deformidades esqueléticas y defectos pleomórficos en otros órganos, mayoritariamente en el oído (**microtia** y **anotia**) y en el corazón. De forma característica, sus brazos presentaban malformación y eran más cortos de lo normal (fig. 5-7), semejantes a las aletas de una foca (**focomelia**) o, en ocasiones, incluso presentaban ausencia total de extremidades (**amelia**). El SNC no estaba afectado y su inteligencia era normal. Cuando la focomelia se relacionó definitivamente con la talidomida, se prohibió el uso del fármaco (en 1962), pero no antes de que nacieran alrededor de 3 000 niños con malformaciones. La acción de la *Food and Drug Administration (FDA)* de Estados Unidos permitió reducir a 20 los nacimientos con esta afectación. La talidomida altera el crecimiento de las extremidades al impedir la angiogenia y, quizá, al inducir la apoptosis que depende de la caspasa 8. Esas mismas propiedades confieren al medicamento utilidad potencial en el tratamiento de ciertas malignidades, por ejemplo, el mieloma múltiple.

Síndrome alcohólico fetal

El síndrome alcohólico fetal es un complejo de anomalías causadas por el consumo materno de bebidas alcohólicas durante el embarazo. Estas anomalías incluyen: (1) retraso del crecimiento, (2) anomalías del SNC, y (3) dismorfia facial característica. No todos los niños que sufren lesión por el abuso de alcohol en la madre muestran el espectro completo de anomalías. En estos casos también se utiliza el concepto **efecto del alcohol en el feto**.

  FACTORES EPIDEMIOLÓGICOS Y ETIOLÓGICOS: La incidencia del síndrome alcohólico fetal es de 0.2 a 2.0 de cada 1 000 nacidos vivos en Estados Unidos, pero podría elevarse hasta de 20 a 150 casos por cada 1 000 en las poblaciones con índices elevados de alcoholismo, *la deficiencia mental leve y los trastornos emocionales relacionados con los efectos del alcohol en el feto son mucho más habituales que el síndrome alcohólico fetal en toda su expresión.* La cantidad mínima de alcohol que se requiere para inducir lesión en el feto no está bien definida, pero los niños que muestran el espectro completo del síndrome suelen nacer de madres que son alcohólicas crónicas. El consumo intenso de alcohol durante el primer trimestre del embarazo es particularmente peligroso. El mecanismo mediante el cual el alcohol daña al feto en desarrollo es poco conocido, aunque se han constatado en método *in vitro* efectos sobre los factores de transcripción embrionarios.

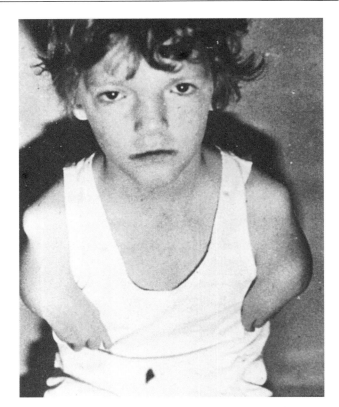

FIGURA 5-7. Deformidad de los brazos inducida por talidomida.

 PATOLOGÍA Y CARACTERÍSTICAS CLÍNICAS: Los neonatos que nacen de madres alcohólicas muestran a menudo retraso del crecimiento prenatal, que persiste tras el nacimiento. También presentan microcefalia, pliegues epicánticos, fisuras palpebrales cortas, hipoplasia maxilar, labio superior delgado, micrognatia y surco nasolabial con desarrollo deficiente. Una tercera parte de ellos muestra anomalías en los tabiques cardiacos, aunque estos suelen mostrar cierre espontáneo. Puede haber anomalías menores en las articulaciones y las extremidades.

El síndrome alcohólico fetal es la causa más frecuente de retraso mental adquirido pero prevenible. Una quinta parte de los niños con síndrome alcohólico fetal presenta un coeficiente intelectual (CI) inferior a 70, y en el 40 % es de entre 70 y 85. Incluso si su CI es normal, estos niños tienden a sufrir limitaciones de la memoria y muestran comportamiento impulsivo, a la vez que inestabilidad emocional.

Complejo TORCH

El acrónimo TORCH hace referencia a un conjunto de signos y síntomas similares que derivan de la infección fetal o neonatal por *Toxoplasma* (T), rubéola (R), citomegalovirus (C) o virus del herpes simple (H). La letra «O» de la sigla representa a los «otros», que incluye la sífilis, el virus de la varicela zóster (varicela), la quinta enfermedad (parvovirus B19) y el VIH. El acrónimo se acuñó para alertar a los pediatras sobre el hecho de que estas infecciones fetales y neonatales pueden ser indistinguibles entre sí, y que es necesario realizar pruebas para identificar todos los agentes TORCH en casos sospechosos (fig. 5-8).

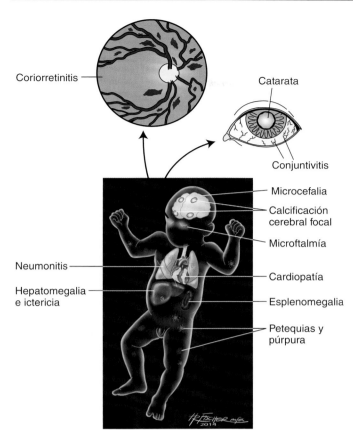

FIGURA 5-8. Complejo TORCH. Los niños que sufren infección intrauterina por *Toxoplasma*, virus de la rubéola, citomegalovirus o virus del herpes simple desarrollan anomalías con similitud notoria.

Tabla 5-1		
Signos patológicos en el feto y el neonato con infección por agentes TORCH		
Generales	**Prematuridad**	
	Retraso del crecimiento intrauterino	
Sistema nervioso central	Encefalitis	
	Microcefalia	
	Hidrocefalia	
	Calcificaciones intracraneales	
	Retraso psicomotor	
Oído	Daño al oído interno con pérdida auditiva	
Ojo	Microftalmía (R)	
	Coriorretinitis (TCH)	
	Pigmentación retiniana (R)	
	Queratoconjuntivitis (H)	
	Cataratas (RH)	
	Glaucoma (R)	
	Disfunción visual (TRCH)	
Hígado	Hepatomegalia	
	Calcificaciones hepáticas (R)	
	Ictericia	
Sistema hematopoyético	Anemia hemolítica y de otros tipos	
	Trombocitopenia	
	Esplenomegalia	
Piel y mucosas	Lesiones ampollosas o ulcerosas (H)	
	Petequias y equimosis	
Sistema cardiopulmonar	Neumonitis	
	Miocarditis	
	Cardiopatía congénita	
Esqueleto	Lesiones óseas diversas	

C, citomegalovirus; H, virus del herpes; R, virus de la rubéola; T, *Toxoplasma*.

Las infecciones por agentes TORCH afectan al 1-5 % de todos los nacidos vivos en Estados Unidos. Son las causas principales de morbilidad neonatal y mortalidad. El daño grave que provocan estos microorganismos es en gran medida irreparable y la prevención es la estrategia óptima.

 PATOLOGÍA: Los signos clínicos y patológicos varían en los neonatos sintomáticos. Sólo una minoría muestra el espectro completo de anomalías multisistémicas (tabla 5-1). El retraso del crecimiento y las anomalías cerebrales, oftálmicas, hepáticas, hematopoyéticas y cardiacas son habituales.

Las **lesiones en el SNC** constituyen los cambios patológicos más graves en los niños infectados por agentes TORCH. En la encefalitis aguda se encuentran focos de necrosis rodeados al principio por células inflamatorias. Estas últimas lesiones se calcifican, de manera más prominente, en la toxoplasmosis congénita. La microcefalia, la hidrocefalia y anomalías de la configuración de los giros y los surcos (microgiria) son frecuentes. Radiológicamente, pueden identificarse cavidades cerebrales anómalas (porencefalia), ausencia de los bulbos olfatorios y otros defectos cerebrales importantes. La lesión grave en el SNC puede causar un retraso psicomotor, defectos neurológicos y convulsiones.

Los **defectos oftálmicos** también son prominentes, en particular en la infección por rubéola, por la cual dos terceras partes de los pacientes desarrollan cataratas y microftalmía. Pueden presentarse glaucoma y malformaciones de la retina (coloboma). La coriorretinitis, normalmente bilateral, es habitual en la rubéola, así como en las infecciones por *Toxoplasma* y citomegalovirus (CMV).

La queratoconjuntivitis es la lesión oftálmica más frecuente en la infección neonatal por herpes. La pérdida auditiva neurosensorial es común en niños con infección congénita, por lo demás asintomática, por CMV.

Las **anomalías cardiacas** afectan a muchos de los niños con el complejo TORCH, en particular aquellos con rubéola congénita, persistencia del conducto arterioso y defectos del tabique. En ocasiones se identifican estenosis de la arteria pulmonar y anomalías cardiacas complejas.

Sífilis congénita

El microorganismo que produce la sífilis, *Treponema pallidum*, pasa al feto a través de la madre que adquiere la infección durante el embarazo o, quizá, en el transcurso de los 2 años previos al mismo. Alrededor de 1 de cada 2 000 nacidos vivos en Estados Unidos tienen sífilis congénita. Una tercera parte de los embarazos en las mujeres con sífilis terminan en muerte, y el restante en niños a término con sífilis congénita. *Treponema pallidum* puede invadir al feto en cualquier momento del embarazo. Las infecciones tempranas producen en especial aborto, pero el 50-80 % de los neonatos que sobreviven a la transmisión vertical temprana muestran infección congénita. Los signos evidentes de sífilis congénita sólo se observan en fetos infectados después de la semana 16 del embarazo. Puesto que las espiroquetas crecen en todos los tejidos del feto, las manifestaciones clínicas varían.

Los niños con sífilis congénita pueden parecer normales al principio o presentar cambios del complejo TORCH. Las lesiones tempranas en distintos órganos contienen espiroquetas. Muestran infiltración perivascular por linfocitos y células plasmáticas y lesiones similares a los granulomas, que se denominan **gomas**. Muchos neonatos y lactantes están asintomáticos y sólo desarrollan características típicas de la sífilis congénita en los primeros años de vida. Los síntomas tardíos de la sífilis congénita aparecen años después y reflejan la destrucción, y la reparación hísticas de evolución lenta.

Los síntomas que aparecen en los primeros 2 años de vida (sífilis congénita temprana) involucran enfermedad neurológica, sordera y deformidades óseas, y son similares a los observados en la sífilis secundaria.

Si se administra penicilina durante el embarazo o en los primeros 2 años de vida posnatal, se previene la mayor parte de los síntomas de la sífilis congénita.

Anomalías cromosómicas estructurales

Las anomalías cromosómicas son resultado de la rotura y la reunión de los segmentos cromosómicos homólogos y no homólogos de los autosomas y cromosomas sexuales. La rotura cromosómica puede ocurrir de forma espontánea o como resultado de la exposición a agentes clastogénicos, como los virus, la radiación y diversos productos químicos. Las anomalías estructurales que se originan en los cromosomas humanos se revisan en la figura 5-9.

Causas de las aberraciones cromosómicas

La mayor parte de las aberraciones cromosómicas son incompatibles con la vida. Suelen ser mortales para el embrión en desarrollo y provocan su muerte temprana y abortos espontáneos. Los embriones con pérdida significativa de material genético (p. ej., monosomías autosómicas) rara vez sobreviven al embarazo. La monosomía del cromosoma X (45,X) puede ser compatible con la vida, pero más del 95 % de estos embriones se pierden durante el embarazo. La ausencia de cromosoma X (es decir, 45,Y) conduce de manera inevitable a un aborto temprano.

Génesis de las aberraciones numéricas

Las causas de las aberraciones cromosómicas son inciertas. Los factores exógenos como la radiación, los virus y los químicos pueden (1) afectar a los husos mitóticos o la síntesis de ADN, (2) alterar la mitosis y la meiosis, y (3) provocar la rotura en los cromosomas humanos, lo que aumenta el riesgo de alteración cromosómica. Los cambios en los números cromosómicos surgen principalmente por la no disyunción, que se presenta con mayor frecuencia en los gametos paternos y maternos de las personas mayores.

No disyunción

La no disyunción es la incapacidad de los cromosomas pareados o cromátidas de separarse y desplazarse hacia los polos opuestos del huso en la anafase, durante la mitosis o la meiosis. Esto desencadena una aneuploidía si sólo un par de cromosomas presenta incapacidad para separarse. Se presenta poliploidía si todo el conjunto muestra incapacidad para separarse y todos los cromosomas se segregan en el interior de una sola célula hija. En las células somáticas, la aneuploidía a la no disyunción trae consigo la formación de una célula hija con trisomía (2n + 1) y otra con monosomía (2n − 1) del par cromosómico afectado. Las células germinales aneuploides o bien muestran dos copias de un mismo cromosoma (n + 1) o carecen por completo del cromosoma afectado (n − 1).

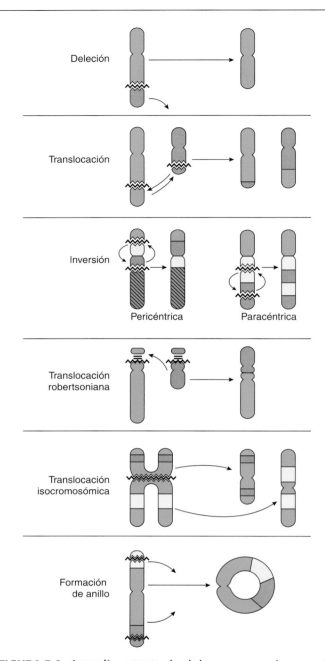

FIGURA 5-9. Anomalías estructurales de los cromosomas humanos. La deleción de una porción de un cromosoma conduce a la pérdida de material genético y a la formación de un cromosoma corto. Una **translocación recíproca** implica la rotura de dos cromosomas que no son homólogos, con intercambio de segmentos carentes de centrómero. Para que exista una **inversión** se requieren dos roturas en un solo cromosoma. Si las roturas se ubican en los lados opuestos del centrómero, la inversión es **pericéntrica**; es **paracéntrica** cuando las roturas afectan al mismo brazo. Una **translocación robertsoniana** tiene lugar cuando dos cromosomas acrocéntricos no homólogos se rompen en sitios cercanos a sus centrómeros, después de lo cual sus brazos largos se fusionan para constituir un solo cromosoma metacéntrico grande. Los **isocromosomas** se forman a partir de una división inadecuada del centrómero, que conduce a la duplicación del brazo largo (iso q) y la deleción del brazo corto, o el proceso inverso (iso p). Los **cromosomas en anillo** implican la rotura de las dos porciones teloméricas de un cromosoma, la deleción de fragmentos carentes de centrómero y la función de la porción central remanente.

Aberraciones cromosómicas durante el embarazo

Las anomalías cromosómicas que se identifican en el momento del nacimiento difieren de las que se encuentran en los abortos espontáneos tempranos. En el momento del nacimiento, las anomalías cromosómicas frecuentes son las trisomías 21 (la más habitual), 18, 13 y X o Y (47,XXX, 47,XXY y 47,XYY). *Alrededor del 0.3 % de todos los nacidos vivos presentan alguna anomalía cromosómica, pero hasta el 35 % de todos los abortos espontáneos cuentan con una.* La anomalía cromosómica que se identifica con más frecuencia en los abortos espontáneos es 45, X (la más frecuente) y le siguen las trisomías 16, 21 y 22. De forma importante, puede identificarse una trisomía de casi cualquier cromosoma en los abortos espontáneos. Al parecer, la razón que explica estas diferencias se relaciona con la supervivencia intrauterina.

Efectos de las aberraciones cromosómicas

Las trisomías autosómicas desencadenan varias anomalías del desarrollo. Los fetos afectados suelen morir durante el embarazo o poco después del nacimiento. La trisomía 21, que caracteriza el síndrome de Down, es una excepción, y las personas con esta afección pueden sobrevivir durante años. La trisomía del cromosoma X puede causar un desarrollo anómalo, pero no es mortal.

La no disyunción mitótica en una fase temprana del desarrollo de las células embrionarias desencadena el **mosaicismo**, caso en que las aberraciones cromosómicas se transmiten en algunos linajes celulares, pero no en otros. *Así, el organismo cuenta con dos o más líneas celulares con cariotipos distintos.* El mosaicismo puede afectar a los autosomas o a los cromosomas sexuales y el fenotipo depende del cromosoma afectado y el grado de mosaicismo. Anteriormente se pensaba que el mosaicismo autosómico era raro, pero probablemente ocurre con mucha frecuencia, y el que afecta a los cromosomas sexuales es habitual. La aneuploidía y el mosaicismo de los cromosomas sexuales son las causas más importantes de esterilidad y/o desarrollo anómalo. Los fenotipos de los pacientes con mosaicismo dependen del cociente entre las células anómalas y normales y es más grave cuando la proporción de células anómalas es mayor.

SÍNDROMES CROMOSÓMICOS

Las aberraciones estructurales que pueden traer como consecuencia trastornos clínicos incluyen las translocaciones, las deleciones y la rotura cromosómica (tablas 5-2 y 5-3).

Trisomía 21 (síndrome de Down)

La trisomía 21 es la causa más habitual de retraso mental. Los neonatos vivos corresponden tan sólo a una pequeña parte de todos los productos de la concepción que cuentan con ese defecto. Dos tercios se pierden por aborto espontáneo o mueren en el útero. Los avances en el tratamiento de las infecciones, los defectos cardiacos congénitos y la leucemia —las causas principales de muerte en individuos con síndrome de Down— aumentaron su esperanza de vida.

 EPIDEMIOLOGÍA: *La incidencia de la trisomía 21 aumenta de forma drástica al hacerlo la edad materna: los niños, hijos de madres de mayor edad, tienen un riesgo mucho más alto de presentar síndrome de Down* (fig. 5-10). A mediados de los 30 años de edad, el riesgo de una mujer de dar a luz un niño con trisomía es de 1 en 300-900 neonatos vivos. Para los 45 años, la incidencia es de 1 en 25. Sin embargo, el 80 % de los niños con síndrome de Down nacen de madres menores de 35 años, quizá porque las mujeres en este grupo etario conciben con mayor frecuencia y habitualmente no son sometidas a las pruebas de detección precoz. *El riesgo de un segundo hijo con síndrome de Down es comparable con el riesgo de la población normal, sin importar la edad materna, a menos que el síndrome esté asociado con la translocación del cromosoma 21.*

Tabla 5-2

Nomenclatura cromosómica

Designación numérica de los autosomas	1–22
Cromosomas sexuales	X, Y
Adición de parte o todo un cromosoma	+
Pérdida de parte o todo un cromosoma	−
Mosaicismo numérico (p. ej., 46/47)	/
Brazo corto del cromosoma (*petite*)	p
Brazo largo del cromosoma	q
Isocromosoma	i
Cromosoma en anillo	r
Deleción	del
Inserción	ins
Translocación	t
Cromosoma derivado (que lleva translocación)	der
Terminal	ter
Cariotipos representativos	
Hombre con trisomía 21 (síndrome de Down)	47,XY, +21
Mujer portadora de una translocación por fusión entre los cromosomas 14 y 21	45,XX,t(14;21) (q10;q10)
Síndrome de maullido de gato (en un hombre) con deleción de una parte del brazo corto del cromosoma 5	46,XY, del(5p)
Hombre con cromosoma 19 en anillo	46,XY, r(19)
Síndrome de Turner con monosomía X	45,X
Síndrome de Klinefelter con mosaicismo	47,XXY/46,XY

 PATOGENIA MOLECULAR: El cromosoma 21 es el autosoma humano más pequeño y contiene menos del 2 % de todo el ADN del humano. Cuenta con una estructura acrocéntrica, y todos los genes con función conocida, 200-250 genes, se ubican en su brazo largo (21q). La región del cromosoma 21 responsable del síndrome de Down con expresión fenotípica completa se identificó en la banda 21q22.2, una región de 4 Mb de ADN que se denomina **región crítica del síndrome de Down** (DSCR, *Down syndrome critical region*).

Existen mecanismos que explican cómo se producen las 3 copias de los genes *DSCR* en las células somáticas:

- La **no disyunción** en la primera división meiótica de la gametogénesis (meiosis I) explica el 92-95 % de los casos de pacientes con trisomía 21. El cromosoma 21 adicional es de origen materno en cerca del 95 % de estos casos.
- La **translocación** de un brazo largo adicional del cromosoma 21 a otro cromosoma acrocéntrico causa cerca del 5 % de los casos.
- El **mosaicismo** de la trisomía 21 está causado por la no disyunción durante la mitosis de una célula somática en una fase temprana de la embriogénesis (2 %).

El efecto materno vinculado con la edad materna guarda relación con acontecimientos de no disyunción, casi todos durante la meiosis I. El síndrome de Down que se relaciona con la translocación o el mosaicismo no tiene relación con la edad materna.

El síndrome de Down que se debe a una translocación de una porción adicional del cromosoma 21 se observa en dos situaciones.

Tabla 5-3

Características clínicas de los síndromes propios de cromosomas autosómicos[a]

Síndromes	Características
Síndromes por trisomía	
Cromosoma 21 (síndrome de Down, 47,XX o XY, +21)	Pliegues epicánticos, manchas en iris, puente nasal deprimido, cardiopatía congénita, pliegue simiano, enfermedad de Hirschsprung, aumento del riesgo de leucemia
Cromosoma 18 (47,XX o XY, +18)	Predominio en mujeres, micrognatia, cardiopatía congénita, riñón en herradura, deformación digital
Cromosoma 13 (47,XX o XY, +13)	Persistencia de hemoglobina fetal, microcefalia, cardiopatía congénita, riñones poliquísticos, polidactilia, pliegue simiano
Síndromes por deleción	
Síndrome 5p− (maullido de gato, 46,XX o XY, 5p−)	Llanto similar al maullido del gato, peso bajo al nacer, microcefalia, pliegues epicánticos, cardiopatía congénita, manos y pies cortos, pliegue simiano
Síndrome 11p− (46,XX o XY, 11p−)	Aniridia, tumor de Wilms, gonadoblastoma, ambigüedad genital con virilización
Síndrome 13q− (46,XX o XY, 13q−)	Peso bajo al nacer, microcefalia, retinoblastoma, cardiopatía congénita

[a] Todos estos síndromes se relacionan con retraso mental.

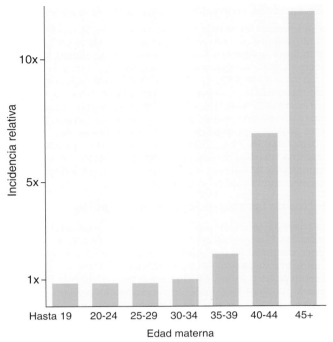

FIGURA 5-10. Incidencia del síndrome de Down en relación con la edad materna. Hacia los 35 años de edad se observa un considerable aumento en la frecuencia de este trastorno.

Alguno de los progenitores puede ser portador con fenotipo normal de una translocación equilibrada o puede producirse una translocación de novo durante la gametogénesis. Estas translocaciones son de manera característica robertsonianas y tienden a implicar sólo a cromosomas acrocéntricos, con brazos cortos que están formados por un satélite y un tallo (cromosomas 13, 14, 15, 21 y 22). Las translocaciones entre estos cromosomas son en particular comunes, puesto que se agrupan durante la meiosis y de esa manera son susceptibles de la rotura y la combinación en mayor grado que otros cromosomas. La translocación más habitual en el síndrome de Down (50 %) corresponde a la fusión de los brazos largos de los cromosomas 21 y 14, la que sigue en frecuencia (40 %) una fusión similar entre dos cromosomas 21.

Si la translocación se hereda a partir de uno de los progenitores, la translocación equilibrada se convierte en desequilibrada. Así, puede esperarse que exista una posibilidad de 1 entre 3 de que se presente síndrome de Down entre los hijos de un portador de una translocación robertsoniana equilibrada. Sin embargo, la pérdida temprana de la mayor parte de los embriones con trisomía 21 implica que la incidencia real es de sólo el 10-15 % con una translocación materna y de menos del 5 % si el padre es el portador (fig. 5-11).

   PATOLOGÍA Y CARACTERÍSTICAS CLÍNICAS: El síndrome de Down suele diagnosticarse en el momento del nacimiento ante la detección de la flacidez y el aspecto característico del neonato. El diagnóstico se confirma mediante análisis citogenético o FISH. Al pasar el tiempo, se desarrolla una constelación típica de anomalías (fig. 5-12).

■ **Estado mental:** los niños con síndrome de Down presentan invariablemente retraso mental. Su CI promedio suele ser de 30-60. Sus habilidades cognitivas

disminuyen conforme crecen y tienen un riesgo elevado de enfermedad de Alzheimer.

■ **Características craneofaciales:** la cara y el occipucio tienden a ser aplanados, con puente nasal bajo, disminución de la distancia interpupilar y fisuras palpebrales oblicuas. Los pliegues epicánticos confieren a los ojos un aspecto asiático, lo que explica el término obsoleto **mongolismo**. Existen **manchas de Brushfield** diseminadas en el iris. Los pabellones auriculares son grandes y malformados. La lengua prominente, que de manera característica carece de fisura central, protruye a través de la boca abierta.

■ **Corazón:** una tercera parte de los niños con síndrome de Down presentan malformaciones cardiacas. La incidencia es incluso mayor en los fetos abortados. Las anomalías incluyen conducto auriculoventricular, defectos de los tabiques ventricular y auricular, tetralogía de Fallot y persistencia del conducto arterioso (v. cap. 9).

■ **Esqueleto:** estos niños tienden a ser pequeños, al contar con costillas y huesos de pelvis y extremidades de menor tamaño. Las manos son anchas y cortas, y muestran un «pliegue simiesco», es decir, un solo pliegue que atraviesa la palma. La falange media del quinto dedo es hipoplásica, lo que hace que se desvíe hacia la línea media.

■ **Tubo digestivo:** se observan estenosis o atresia duodenales, ano imperforado y enfermedad de Hirschsprung (megacolon) en el 2-3 % de estos niños (v. cap. 11).

■ **Aparato reproductor:** invariablemente, los hombres son estériles debido a la detención de la espermatogenia. Pocas mujeres con síndrome de Down tienen hijos, el 40 % de los cuales presenta trisomía 21.

■ **Sistema inmunitario:** los niños afectados suelen presentar una susceptibilidad inusual a las infecciones respiratorias y de otros tipos, pero no se ha identificado ningún patrón específico de defectos.

■ **Trastornos hematológicos:** los individuos con síndrome de Down tienen un riesgo especialmente elevado de desarrollar leucemia a cualquier edad. *El riesgo de leucemia en niños con*

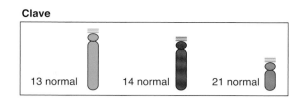

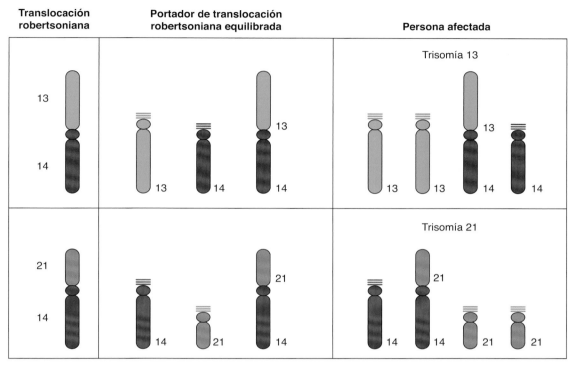

FIGURA 5-11. Translocaciones robertsonianas y trisomía. De Genetics Home Reference. U.S. National Library of Medicine, U.S. Department of Health & Human Services, Bethesda, MD, 2017. Disponible en https://ghr.nlm.nih.gov/art/large/robertsonian-translocation.jpeg

síndrome de Down menores de 15 años es casi 10-20 veces mayor que el normal. En niños menores de 4 años predomina la leucemia mieloide aguda (LMA). En individuos de edad avanzada, la leucemia linfoblástica aguda es la más común.

- **Trastornos neurológicos:** no existe un patrón claro de neuropatología en el síndrome de Down ni cambios característicos en el electroencefalograma. *La asociación del síndrome de Down con la enfermedad de Alzheimer con la presencia del gen de la proteína precursora amiloide en el cromosoma 21 triplicado.* A los 35 años, todos los pacientes con síndrome de Down presentan lesiones características del Alzheimer (v. cap. 24). Las placas seniles y los vasos sanguíneos cerebrales tanto en la enfermedad de Alzheimer como en el síndrome de Down siempre contienen proteína amiloide β. La enfermedad de Alzheimer produce una disminución importante en la supervivencia de los individuos con síndrome de Down mayores de 45 años. Sólo un 25% viven más de 60 años y la mayoría tienen enfermedad de Alzheimer.

- **Esperanza de vida:** durante la primera década de vida, la presencia o ausencia de cardiopatía congénita determinan en gran medida la supervivencia en el síndrome de Down. Sólo un 5% de los individuos con el corazón sano mueren antes de los 10 años, pero cerca del 25% de aquellos con cardiopatía ya han fallecido. La esperanza de vida en pacientes que llegan a los 10 años es de aproximadamente 55 años, que es de 20 años o menos que la de la población general. Sólo el 10% alcanzan los 70 años.

Trisomía de los cromosomas 18 y 13

La **trisomía 18**, o síndrome de Edwards, se presenta en 1 de cada 3 000-8 000 neonatos vivos y es el segundo síndrome de trisomía autosómica más habitual. Provoca retraso mental y es tres veces más frecuente en mujeres que en hombres. Prácticamente todos los niños con trisomía 18 tienen malformaciones cardiacas graves y la supervivencia de más de unos meses es infrecuente.

Otras anomalías incluyen las manos en forma de puño con la superposición de los dedos, retraso del crecimiento intrauterino (RCIU), pies en mecedora, micrognatia, occipucio prominente, microoftalmía, orejas de implantación baja y anomalías renales. Debido a estas anomalías graves, un 95% se abortan espontáneamente. Alrededor del 50% de los pacientes con trisomía 18 mueren durante la primera semana, y el 90% mueren en el primer año. El riesgo de tener un feto con trisomía 18 es mayor en las mujeres mayores de 35 años de edad. Esta trisomía puede presentarse como un mosaico con una expresión fenotípica más moderada.

La **trisomía 13**, o síndrome de Patau, es inusual. Se presenta en 1 de cada 20 000-25 000 nacimientos y está asociado con retraso mental y del crecimiento graves. Las malformaciones importantes incluyen el labio y paladar hendidos, además de malformaciones graves en el sistema nervioso central y en el corazón. Este síndrome también está asociado con el incremento en la edad materna. Las trisomías 21, 18 y 13 son las únicas conocidas en los neonatos vivos.

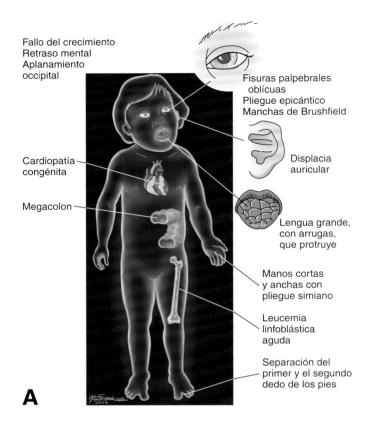

Fallo del crecimiento
Retraso mental
Aplanamiento
occipital

Fisuras palpebrales
oblicuas
Pliegue epicántico
Manchas de Brushfield

Displacia
auricular

Cardiopatía
congénita

Megacolon

Lengua grande,
con arrugas,
que protruye

Manos cortas
y anchas con
pliegue simiano

Leucemia
linfoblástica
aguda

Separación del
primer y el segundo
dedo de los pies

A

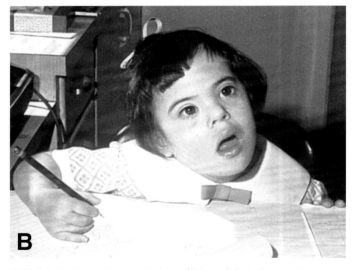

B

FIGURA 5-12. **A.** Características clínicas del síndrome de Down.
B. Niña pequeña con las características faciales del síndrome de
Down.

Síndromes por deleción cromosómica

La deleción de un cromosoma autosómico completo (es decir, una monosomía) no suele ser compatible con la vida. Sin embargo, existen distintos síndromes que derivan de las deleciones parciales de varios cromosomas (tabla 5-3). En la mayor parte de los casos, los síndromes congénitos son esporádicos, pero en algunas situaciones se demuestran translocaciones recíprocas en los progenitores. Casi todos estos síndromes por deleción se caracterizan por peso bajo al nacer, retraso mental, microcefalia

y anomalías craneofaciales y esqueléticas. Las malformaciones cardiacas y urogenitales también son frecuentes. El **síndrome 5p** (**maullido de gato**) es el síndrome por deleción mejor conocido, puesto que el llanto agudo del neonato se asemeja al maullido de un gato y atrae la atención hacia ese trastorno. Se caracteriza por la discapacidad intelectual y el retraso en el desarrollo, microcefalia, bajo peso al nacer e hipotonía en la lactancia

Aberraciones numéricas de los cromosomas sexuales

Los cromosomas sexuales adicionales (fig. 5-13) producen manifestaciones clínicas menos graves que los autosomas en exceso y tienen menos probabilidad de alterar las fases críticas del desarrollo. Los cromosomas X adicionales quizá originen fenotipos menos graves por efecto de la **lionización**, un proceso normal en el cual cada célula cuenta con tan sólo un cromosoma X activo.

El contraste entre los cromosomas X e Y es impactante: el cromosoma X es uno de los cromosomas más grandes, contiene unos 2000 genes. Por el contrario, el cromosoma Y, mucho más pequeño, tiene solo 78 genes, uno de los cuales es el gen determinante testicular (*SRY*).

Cromosoma Y

En seres humanos, los genes del cromosoma Y son los determinantes principales del fenotipo del género. Por tanto, las personas que son XXY (síndrome de Klinefelter, *v.* más adelante) tienen un fenotipo masculino, y aquellos que son XO (síndrome de Turner) tienen un fenotipo femenino. El gen *SRY* carente de intrones cerca del extremo del brazo corto del cromosoma Y, codifica un factor determinante testicular (TDF), también denominado **proteína de la región Y** determinante del sexo o **proteína SRY**, es el que inicia la determinación sexual masculina. Las mutaciones de *SRY* inducen la feminización de individuos XY, mientras que las translocaciones que reubican el *SRY* en el cromosoma X producen masculinización de personas XX. Un número limitado de hombres estériles con azoospermia u oligospermia intensa presentan deleciones pequeñas de ciertas regiones del cromosoma Y.

Cromosoma X

Los hombres sólo portan un cromosoma X, pero tienen la misma cantidad de productos de los genes del cromosoma X que las mujeres. Esta discrepancia aparente se explica por el **efecto Lyon**:

- En las mujeres, un cromosoma X se inactiva de manera irreversible en una fase temprana de la embriogénesis y puede detectarse en el núcleo en interfase como un cúmulo heterocromático adherido a la membrana nuclear interna, que se denomina **corpúsculo de Barr**. El cromosoma X se metila en grado extenso en regiones en que existen genes de control, y su transcripción se reprime. A pesar de esto, una minoría significativa de genes ligados al cromosoma X escapan a la inactivación y siguen expresándose a partir de los dos cromosomas X. La probabilidad de que un cromosoma X sea inactivo parece tener relación con el grado de expresión de *XIST*, una secuencia de ADN ligada a X que se transcribe a una especie de ARN expresada sólo por el cromosoma inactivo.
- El cromosoma X de origen paterno o materno es inactivado de forma aleatoria.
- La inactivación del cromosoma X es permanente y se transmite a las células de la progenie, de tal manera que los cromosomas X que derivan del padre o la madre muestran propagación clonal. Así, *todas las mujeres son un mosaico de cromosomas X paternos y maternos*. El mosaicismo de la deshidrogenasa de la glucosa-6-fosfato en las mujeres tuvo un papel clave en la demostración del origen monoclonal de las neoplasias (*v.* cap. 4).

Gametos Espermatozoide / Óvulo	X	Y	XY	O
X	46,**XX** Normal ♀	46,**XY** Normal ♂	47,**XXY** Klinefelter ♂	45,**X** Turner ♀
XX	47,**XXX** ♀	47,**XXY** Klinefelter ♂	48,**XXXY** Klinefelter ♂	46,**XX** Normal ♀
XXX	48,**XXXX** ♀	48,**XXXY** Klinefelter ♂	49,**XXXXY** Klinefelter ♂	47,**XXX** Triple X ♀
O	45,**X** Turner ♀	45,**Y** MORTAL	46,**XY** MORTAL	44 MORTAL

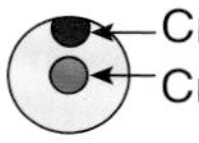

Cromatina X (corpúsculo de Barr)
Cromatina Y

FIGURA 5-13. Aberraciones numéricas de los cromosomas sexuales. La no disyunción en el gameto masculino o femenino es la causa principal de estas anomalías.

Si uno de los cromosomas X se mantuviera del todo inactivo, las personas con cariotipos XXY (Klinefelter) o XO (Turner) tendrían que desarrollar un fenotipo normal. Sin embargo, no lo presentan, y el hecho de que muestren anomalías fenotípicas revela que el cromosoma X inactivado retiene funciones, por lo menos de manera parcial. De hecho, se sabe que una parte del brazo corto del cromosoma X escapa a la inactivación. Esta región seudoautosómica puede emparejarse con una región homóloga en el brazo corto del cromosoma Y, y puede producirse recombinación meiótica entre ambas. Los genes que se ubican ahí tienen dos copias funcionales, tanto en los hombres como en las mujeres. Así, las pacientes con síndrome de Turner (45,X) cursan con haploinsuficiencia de estos genes, mientras que quienes tienen más de dos cromosomas X (p. ej., los individuos con Klinefelter) tienen más de dos copias funcionales. Un gen de esta región, *SHOX*, se relaciona con la talla, y su haploinsuficiencia en el síndrome de Turner es la que pudiera explicar la talla baja de estas pacientes. Las copias adicionales de *SHOX* pueden explicar el aumento de la estatura en otras condiciones de aneuploidía de los cromosomas sexuales, como 47,XXX; 47,XYY; 47,XXY; 48,XXYY; etc. Otros genes adicionales fuera de la región seudoautosómica también escapan a la inactivación X. *El retraso mental en individuos con fenotipo masculino y femenino con cromosomas X adicionales se correlaciona en general con el número de cromosomas X.*

Síndrome de Klinefelter (47,XXY)

En el síndrome de Klinefelter, los hombres tienen un cromosoma Y más dos cromosomas X. Se trata de la enfermedad clínica más importante relacionada con la trisomía de los cromosomas sexuales (fig. 5-14). Es una causa prominente de hipogonadismo y esterilidad en el hombre.

PATOGENIA MOLECULAR: La mayor parte de los hombres con síndrome de Klinefelter (80%) tienen un cromosoma X adicional (47,XXY). Una minoría presenta mosaicismo (es decir, 46,XY/47,XXY) o tiene más de dos cromosomas X (48,XXXY). *Independientemente del número de cromosomas X supernumerarios (hasta cuatro), el cromosoma Y asegura un fenotipo masculino.* Los cromosomas X adicionales tienen relación con alteraciones fenotípicas mayores, pese a su inactivación. Puede presumirse que los mismos genes que escapan a la inactivación en las muje-

res normales se mantienen activos en el síndrome de Klinefelter.

Este síndrome afecta a 1 de cada 1 000 varones recién nacidos, cifra cercana a la incidencia del síndrome de Down. Es interesante que la mitad de todos los embriones 47,XXY sufra un aborto. Los cromosomas X adicionales derivan de una no disyunción meiótica durante la gametogénesis. En la mitad de los casos la no disyunción durante la meiosis I paterna da origen a espermatozoides con cromosomas tanto X como Y. La fecundación de un ovocito normal por estos espermatozoides da origen al cariotipo 47,XXY.

PATOLOGÍA: Después de la pubertad, los testículos con anomalías intrínsecas no responden a la estimulación de las gonadotropinas y muestran alteraciones regresivas secuenciales. Los túbulos seminíferos desarrollan atrofia, hialinización y fibrosis peritubular. Suele haber ausencia de células germinales y de Sertoli y con el tiempo los túbulos se convierten en cordones densos de colágeno. Las células de Leydig suelen encontrarse aumentadas, pero su función es anómala, lo que se hace evidente por las concentraciones bajas de testosterona a pesar de los niveles altos de lutropina (LH).

CARACTERÍSTICAS CLÍNICAS: El diagnóstico del síndrome de Klinefelter suele establecerse después de la pubertad, puesto que las manifestaciones principales del trastorno durante la niñez son de tipo conductual y psiquiátrico. El retraso mental profundo es raro, aunque el CI promedio quizá sea un poco bajo.

Los niños con síndrome de Klinefelter tienden a ser altos y delgados, con piernas largas en proporción (hábito eunucoide). El crecimiento testicular normal y la masculinización no se presentan en el momento de la pubertad, los testículos y el pene permanecen pequeños. Las características femeninas incluyen tono de voz alto, ginecomastia y patrón femenino de distribución del vello púbico (triangular). La azoospermia trae consigo la esterilidad. Todos estos cambios se deben al hipogonadismo y a la carencia secundaria de andrógenos. Las concentraciones séricas de testosterona pueden ser bajas o normales, pero las de LH y de folitropina muestran un aumento importante, lo que revela una función hipofisaria normal. Las concentraciones elevadas de estradiol circulante incrementan la proporción entre esta hormona

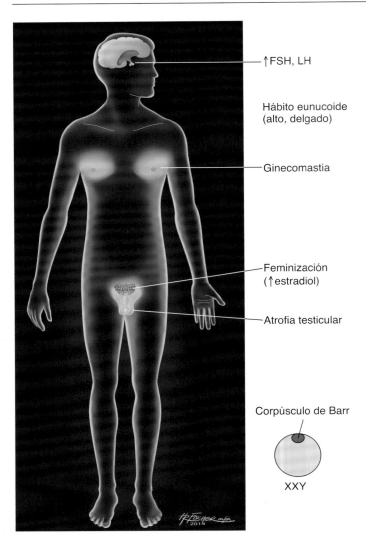

FIGURA 5-14. Características clínicas del síndrome de Klinefelter. FSH, folitropina; LH, lutropina.

que sugiere que el error de la meiosis tiende a ocurrir en el padre. La incidencia del síndrome no guarda correlación con la edad materna y el riesgo de tener una segunda niña afectada no se incrementa.

El cariotipo 45,X es una de las aneuploidías más habituales en los embriones humanos, pero casi todos son abortados de manera espontánea. Puesto que las pacientes con Turner sobreviven con normalidad después del nacimiento, no está claro por qué es mortal la carencia de cromosoma X durante el desarrollo fetal. Se cree que los homólogos de los genes Y en la región seudoautosómica del cromosoma X escapan a la inactivación y son importantes para la supervivencia de los embriones femeninos.

Cerca de la mitad de las pacientes con Turner carece de un cromosoma X completo (monosomía X). El resto son mosaicos o tienen aberraciones estructurales de cromosoma X, como isocromosomía del brazo largo, translocaciones y deleciones. Las pacientes con mosaico con síndrome de Turner tienen un riesgo del 20 % de desarrollar cáncer de células germinales y deben someterse a la extirpación profiláctica de las gónadas anómalas.

PATOLOGÍA Y CARACTERÍSTICAS CLÍNICAS: Las características clínicas de referencia del síndrome de Turner son el infantilismo sexual con amenorrea primaria y la esterilidad (fig. 5-15). El trastorno suele descubrirse cuando la ausencia de la menarquia lleva a la niña a recibir atención médica. Casi todas estas mujeres miden menos de 1.52 cm de estatura. Otras características clínicas incluyen un cuello corto y alado (*pterygium colli*), línea de implantación posterior del cabello baja, desviación hacia fuera del antebrazo (cúbito valgo), pecho amplio con hipertelorismo mamario y convexidad excesiva de las uñas. La mitad de las pacientes tienen anomalías urográficas, entre las cuales son más habituales el riñón en herradura y la rotación anómala. Muchas presentan anomalías faciales, que incluyen mandíbula pequeña, pabellones auriculares prominentes y pliegues epicánticos. Es habitual que existan defectos de la audición y la visión, y hasta el 20 % pueden mostrar retraso mental. Los nevos pigmentados adquieren prominencia al tiempo que avanza la edad de la paciente. Por razones desconocidas, las mujeres con síndrome de Turner tienen un riesgo más alto de padecer tiroiditis crónica autoinmunitaria y bocio.

y la testosterona, que determina el grado de feminización. El tratamiento con testosterona permite la virilización de estos pacientes, pero no los hace fértiles.

El hombre XYY

El interés por el fenotipo XYY (1 de cada 1 000 varones recién nacidos) deriva de los estudios realizados en instituciones penales, que sugirieron que este cariotipo presentaba ahí una prevalencia más alta que en la población general. Sin embargo, la idea de que los «supermachos» XYY muestran conducta antisocial por efecto de la existencia de un cromosoma Y adicional no ha recibido el respaldo de otros estudios y el tema sigue siendo controvertido. Las únicas características que se aceptan para el fenotipo XYY son la talla alta, la tendencia al acné quístico y ciertos problemas de desarrollo motor y del lenguaje. La aneuploidía del cromosoma Y es una consecuencia de la no disyunción meiótica en el padre.

Síndrome de Turner

El síndrome de Turner es un espectro de anomalías que deriva de la **monosomía completa o parcial de cromosoma X en una persona con fenotipo femenino**. Afecta a cerca de 1 de cada 5 000 niñas nacidas vivas. En tres cuartas partes de los casos, el cromosoma X único del síndrome de Turner es de origen materno, lo

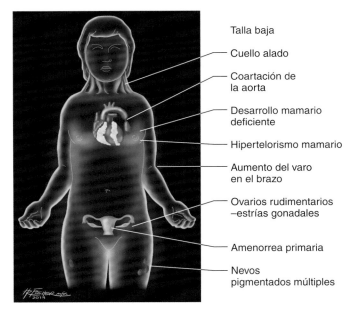

FIGURA 5-15. Características clínicas del síndrome de Turner.

Las anomalías cardiovasculares afectan a casi la mitad de las pacientes con síndrome de Turner: coartación aórtica en el 15% y válvula aórtica bicúspide en casi una tercera parte de ellas. La hipertensión esencial se observa en algunas pacientes, y en ocasiones un aneurisma disecante de la aorta es la causa de muerte.

Los ovarios en las mujeres con síndrome de Turner muestran una aceleración llamativa del envejecimiento normal. Los ovarios fetales normales contienen al inicio siete millones de ovocitos cada uno, menos de la mitad de los cuales sobrevive hasta el momento del nacimiento. La pérdida indefectible de los ovocitos continúa de manera que en el momento de la menarquia sólo se conservan alrededor del 5% (400000). En el momento de la menopausia existe menos del 0.1%. Los ovarios de los fetos con síndrome de Turner contienen ovocitos al inicio, pero los pierden con rapidez. Hacia los 2 años de edad no se conserva ninguno. Los ovarios se convierten en estrías fibrosas, mientras que el útero, las trompas de Falopio y la vagina se desarrollan con normalidad. Así, puede considerarse que en las niñas con síndrome de Turner la menopausia se verifica mucho antes de la edad de la menarquia. El tratamiento de las niñas con síndrome de Turner consiste en la administración de hormona del crecimiento y estrógenos, y la mayoría puede llevar una vida normal, pese a su esterilidad.

Síndromes en mujeres con cromosomas X múltiples

Un cromosoma X adicional en un persona con fenotipo femenino (es decir, un cariotipo 47,XXX) es la anomalía más habitual de los cromosomas sexuales en las mujeres y presenta una frecuencia casi idéntica a la del síndrome de Klinefelter. La mayor parte de estas mujeres muestran inteligencia normal, pero podrían presentar dificultad para hablar, aprender y dar respuestas emocionales. Se observan anomalías físicas menores, como pliegues epicánticos y clinodactilia (desviación del quinto dedo hacia la línea media). Estas mujeres suelen ser fértiles, pero la incidencia de defectos congénitos puede aumentar en sus hijos.

CONSECUENCIAS FUNCIONALES DE LAS MUTACIONES

Una vía bioquímica representa las acciones secuenciales de una serie de enzimas, a las que codifican genes específicos. Una vía típica puede representarse a partir de la conversión de un sustrato (A) en metabolitos intermedios (B y C), hasta la obtención de un producto final (D).

Un defecto monogénico puede traer consigo varias consecuencias:

- **Incapacidad para completar una vía metabólica:** el producto final (D) no se forma, puesto que se carece de la enzima que se requiere para completar la secuencia metabólica.
- **Acumulación de un sustrato que no se metaboliza:** es posible que se carezca de la enzima que convierte al sustrato inicial en el primer metabolito intermedio, lo cual tiene como consecuencia la acumulación excesiva del sustrato inicial.
- **Almacenamiento de un metabolito intermedio:** un metabolito intermedio, que a menudo se procesa con rapidez para convertirse en el producto final y de esa manera suele existir sólo en cantidades mínimas, se acumula en cantidades mayores si se carece de la enzima que lo metaboliza.
- **Formación de un producto final anómalo:** un gen mutante codifica una proteína anómala.

Puntos sensibles a la mutación

Existen ciertas regiones del genoma que mutan con una frecuencia mucho más alta que la media. Generalmente estos sitios activos (también llamados «puntos calientes») son secuencias de ADN con inestabilidad inherente. Tienen una mayor tendencia

al entrecruzamiento desigual o pueden estar predispuestos a la sustitución de un solo nucleótido. El sitio activo mejor caracterizado es el dinucleótido CG o los sitios CpG.

Las C en los dinucleótidos CpG pueden ser metilados a 5-metilcitosina. En los mamíferos, la metilación de CpG puede alterar la transcripción de los genes. Dichos **cambios epigenéticos** afectan a la expresión génica por distintos mecanismos aparte de los cambios en la secuencia de bases del ADN (*v.* cap. 4). La desaminación de 5-metilcitosina provoca la constitución de timina. Si esto tiene lugar en un gameto, puede adquirirse en un rasgo hereditario fijo en la descendencia. Las regiones del genoma que tienen mayores concentraciones de CpG se conocen como **islas de CpG**. Muchos genes mamíferos tienen islas de CpG en sus regiones promotoras.

Trastornos autosómicos dominantes

Si sólo se requiere un alelo mutante para producir la enfermedad cuando el alelo correspondiente en el autosoma homólogo es normal, el rasgo mutante se considera dominante. Las características de los rasgos autosómicos dominantes son (fig. 5-16):

- Los hombres y las mujeres están afectados por igual, puesto que el gen mutante se encuentra en un cromosoma autosómico. Así, es posible la transmisión de padre a hijo (que no existe en los trastornos dominantes ligados al cromosoma X).
- El rasgo que codifica el gen mutante puede transmitirse a generaciones sucesivas (a menos que la capacidad reproductiva se vea comprometida).
- Los miembros no afectados de una familia no transmiten el rasgo a sus hijos. A menos que la enfermedad corresponda a una neomutación, todas las personas que la padecen tienen un progenitor afectado.
- La proporción entre hijos normales y afectados en los pacientes con el trastorno es en promedio igual, puesto que la mayor parte de las personas afectadas muestra heterocigosis, mientras que sus parejas normales no albergan al gen defectuoso.

Base bioquímica de los trastornos autosómicos dominantes

Existen varios mecanismos importantes por los cuales la presencia de un alelo mutante puede producir enfermedad incluso si el otro alelo es normal.

- Si el producto del gen limita la velocidad de una red metabólica compleja (p. ej., el receptor de una enzima), contar con la mitad de la cantidad normal del producto del gen podría no resultar suficiente para mantener un fenotipo normal. Esto se conoce como **haploinsuficiencia**.
- En algunos trastornos, la presencia de una copia adicional de un alelo da origen al fenotipo. Un ejemplo de esto es la enfermedad de Charcot-Marie-Tooth tipo IA, que se debe a la duplicación del gen de la *proteína 22 de la mielina periférica*.
- Una proteína mutante puede sufrir activación constitutiva. Por ejemplo, las mutaciones del protooncogén *RET* en familias con neoplasia endocrina múltiple tipo 2 aumentan la actividad de una tirosina cinasa que estimula la proliferación celular.
- En **mutaciones dominantes negativas**, el producto aberrante del alelo mutante interfiere con la función del alelo normal. Las mutaciones de los genes de las proteínas estructurales (p. ej., colágenos, constituyentes del citoesqueleto) traen consigo interacciones moleculares anómalas y alteran los patrones morfológicos normales.

Existen más de 1000 enfermedades en el humano que se heredan como rasgos autosómicos dominantes, si bien en su mayoría son infrecuentes. Algunos ejemplos de trastornos autosómicos dominantes del humano se muestran en la tabla 5-4.

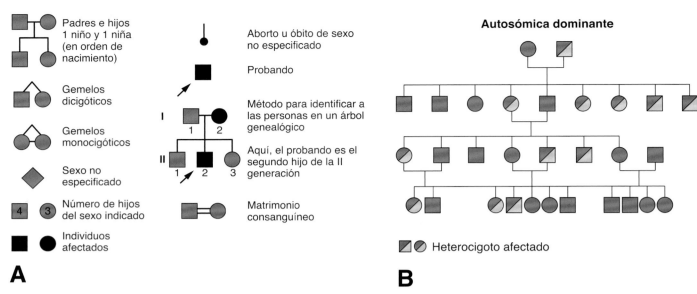

FIGURA 5-16. A. Definición de los símbolos en un árbol genealógico. Hombres = cuadrados; mujeres = círculos. La línea trazada entre el cuadrado y el círculo representa una pareja entre ese hombre y esa mujer. Dos líneas trazadas entre un cuadrado y un círculo indican una pareja consanguínea, donde los dos individuos están emparentados, generalmente como primos segundos. Los hijos de la pareja están conectados con una línea horizontal, conocida como la línea de la hermandad, por líneas verticales cortas. Los hijos de una hermandad siempre están enumerados en orden de nacimiento, ubicando al mayor en el lado izquierdo. En la figura se muestran otras convenciones relativas a los gemelos y a la identificación de probandos y las personas afectadas. **B. Herencia autosómica dominante.** Sólo las personas sintomáticas transmiten el rasgo a la generación siguiente, y los heterocigotos son sintomáticos. Tanto los hombres como las mujeres se ven afectados.

Enfermedades hereditarias del tejido conjuntivo

Esta discusión se limita a tres de las entidades más frecuentes y mejor estudiadas que afectan al tejido conjuntivo: el síndrome de Marfan, el síndrome de Ehlers-Danlos y la osteogénesis imperfecta. Incluso en estos trastornos bien definidos, la sintomatología clínica se superpone con frecuencia. Por ejemplo, algunos pacientes muestran luxaciones articulares típicas del síndrome de Ehlers-Danlos, pero otros miembros de la misma familia sufren fracturas múltiples que caracterizan la osteogénesis imperfecta. Incluso otros familiares, con el mismo defecto genético, podrían carecer de sintomatología. La patogenia de las tres afecciones se atribuye tanto a los efectos dominantes negativos como a los derivados de la haploinsuficiencia, según la naturaleza de la mutación. En general, los alelos «nulos» que provocan niveles reducidos de una proteína normal dan como resultado haploinsuficiencia, mientras que los alelos que producen un producto con alteración estructural a menudo se asocian con efectos dominantes negativos.

Síndrome de Marfan

El síndrome de Marfan es un trastorno hereditario del tejido conjuntivo con herencia autosómica dominante que afecta a muchos órganos, entre los que se encuentran el corazón, la aorta, el esqueleto, los ojos y la piel. De entre todos los casos, del 15 % al 30 % son mutaciones *de novo* que se presentan en uno de cada 20 000 nacidos vivos. El síndrome de Marfan afecta a hombres y mujeres por igual y no muestra preferencia étnica o geográfica. Aproximadamente 1 de cada 3 000-5 000 personas padecen este síndrome.

Tabla 5-4

Trastornos autosómicos dominantes representativos

Trastorno	Frecuencia	Cromosoma
Hipercolesterolemia familiar	1/500	19p
Enfermedad de Von Willebrand	1/8 000	12p
Esferocitosis hereditaria (variantes principales)	1/5 000	14, 8
Eliptocitosis hereditaria (todas las variantes)	1/2 500	1, 1p, 2q, 14
Osteogénesis imperfecta (tipos I a IV)	1/10 000	17q, 7q
Síndrome de Ehlers-Danlos (todos los tipos)	1/5 000	2q
Síndrome de Marfan	1/5 000	15q
Neurofibromatosis tipo 1	1/3 500	17q
Corea de Huntington	1/15 000	4p
Retinoblastoma	1/14 000	13q
Tumor de Wilms	1/10 000	11p
Poliposis adenomatosa familiar	1/10 000	5q
Porfiria aguda intermitente	1/15 000	11q
Amiloidosis hereditaria	1/100 000	18q
Poliquistosis renal del adulto	1/1 000	16p

PATOGENIA MOLECULAR: La etiología del síndrome de Marfan es una mutación de sustitución en el gen *fibrilina 1 (FBN1)* en el brazo largo del cromosoma 15. Las **fibrilinas** son una familia de proteínas hísticas del tejido conjuntivo similares al colágeno. En la actualidad se reconocen alrededor de una docena de fibrilinas con diferencias genéticas y se han identificado más de 100 mutaciones. Presenta distribución amplia en muchos tejidos, en forma de **microfibrillas**, que son filamentos similares a hilos que integran fibras mayores y se organizan en columnas, láminas y redes entrelazadas. Estas fibras son andamios para el depósito de elastina durante el desarrollo embrionario, y después se convierten en parte del tejido elástico (p. ej., la elastina se deposita en láminas microfibrilares en anillos concéntricos en la pared aórtica). En la piel se han identificado deficiencias de la cantidad y la distribución de las microfibrillas, que hacen a las fibras elásticas incapaces de resistir la tensión normal. La fibrilina también se une al factor de crecimiento transformador β (TGF-β), una proteína multifuncional que regula la proliferación celular y que presenta inducción en distintos trastornos inflamatorios (*v.* caps. 2 y 4). Los pacientes con síndrome de Marfan presentan incremento de la concentración del TGF-β en la aorta, válvulas cardiacas y pulmones, quizá por la disminución de la fibrilina 1. Actualmente se encuentra bajo debate si los responsables de la patogenia del síndrome de Marfan son, bien los efectos negativos dominantes que producen interferencia con TGF-β, bien la haploinsuficiencia.

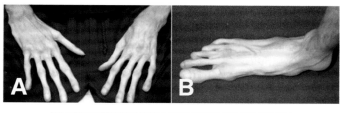

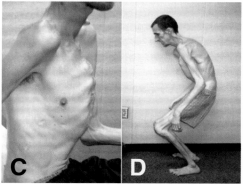

FIGURA 5-17. Características del síndrome de Marfan. A, B. Dedos largos y delgados (aracnodactilia). **C, D.** Tienen una constitución alta y esbelta, con brazos, piernas y dedos desproporcionadamente largos y un esternón que sobresale hacia fuera o se invierte hacia dentro.

 PATOLOGÍA Y CARACTERÍSTICAS CLÍNICAS: Las personas con síndrome de Marfan suelen ser altas (pero no siempre lo son) y la longitud a su segmento inferior (del pubis a la planta del pie) es mayor que la del segmento superior. El hábito asténico refleja la escasez de grasa subcutánea, extremidades y dedo largos y delgados (aracnodactilia/dedos de araña) (fig. 5-17).

■ **Sistema óseo:** el cráneo en el síndrome de Marfan suele ser elongado (dolicocefalia), con eminencias frontales prominentes. Son evidentes las anomalías en las costillas, que dan origen a *pectus excavatum* (concavidad esternal) y a *pectus carinatum* (tórax en quilla). Los tendones, ligamentos y cápsulas articulares son débiles y determinan la existencia de hiperextensibilidad articular, luxaciones, hernias y xifoescoliosis; esta última muchas veces es grave.

■ **Sistema cardiovascular:** *el defecto vascular más importante afecta la aorta, en la que la túnica media es débil.* Esto causa una dilatación variable de la aorta ascendente con alta incidencia de aneurismas disecantes, generalmente en la aorta descendente. La dilatación del anillo aórtico causa regurgitación aórtica, que puede ser lo suficientemente grave como para producir angina de pecho y deficiencia cardiaca congestiva (*v.* cap. 9). Los pacientes mueren más a menudo por trastornos cardiovasculares.

■ **Ojos:** en el síndrome de Marfan son habituales las alteraciones oftálmicas. Incluyen la luxación del cristalino (*ectopia lentis*), miopía profunda por efecto de la elongación del globo ocular y el desprendimiento retiniano.

Los hombres con síndrome de Marfan que no reciben tratamiento suelen morir en la tercera década de vida y las mujeres no tratadas fallecen con frecuencia durante la cuarta década. Sin embargo, el tratamiento antihipertensivo y la sustitución de la aorta por injertos protésicos han incrementado su esperanza de vida. No existe una cura, pero la expectativa de vida ha aumentado considerablemente durante las últimas décadas y ahora se aproxima al de la persona media.

Síndromes de Ehlers-Danlos

Los síndromes de Ehlers-Danlos (SED) son trastornos hereditarios raros del tejido conjuntivo, que dan origen a hiperelasticidad y fragilidad notorias de la piel, hipermovilidad y, con frecuencia, a una diátesis hemorrágica.

El SED es clínica y genéticamente heterogéneo. Pueden heredarse formas diferentes como rasgos autosómico dominantes, recesivos o ligadas al cromosoma X. La prevalencia mundial de todos los tipos es aproximadamente de 1 de cada 5000 (tabla 5-4). Múltiples genes de varios cromosomas se asocian con el SED, incluyendo el gen *ADAMTS2* en la región terminal del cromosoma 5q. El procolágeno no puede ser procesado de forma correcta sin la enzima codificada por este gen. En consecuencia, las fibrillas de colágeno no están bien ensambladas; parecen un listón y están desorganizadas. También afecta los enlaces cruzados o las interacciones químicas entre las fibrillas de colágeno. *Cualquiera que sea el defecto bioquímico subyacente, el resultado es el colágeno deficiente o defectuoso.* Dependiendo del tipo de SED, estas lesiones moleculares están asociadas con la debilidad evidente de las estructuras de soporte de piel, articulaciones, arterias y vísceras.

Los **tipos 1 y 2 del SED clásico** ocurren en 1 de cada 20000-50000 personas. Ambos son autosómicos dominantes y afectan el colágeno de tipo I y V. El SED tipo 1 habitualmente se presenta con afección grave de la piel, pero en la enfermedad de tipo 2, la piel sólo está moderada o levemente afectada. Más del 50% de los casos de SED clásicos está causado por mutaciones en los genes *COL5A1, COL5A2* y *COL1A1* en los cromosomas 9, 2 y 17, respectivamente. Estas mutaciones génicas causan cambios importantes en la estructura del tejido conjuntivo, que provocan los hallazgos característicos de los tipos clásicos de SED.

La **movilidad excesiva para el SED tipo 3** afecta a 1 de cada 10000-15000 personas y puede ser autosómica dominante o autosómica recesiva. La movilidad articular excesiva y el dolor musculoesquelético crónico son las características más prominentes del SED tipo 3; las manifestaciones dérmicas son menos severas. Las mutaciones de *TNXB* localizadas en 6p21.3 impiden la producción de la proteína tenascina X, que altera la organización normal de las fibrillas de colágeno y las fibras elásticas, provocando la movilidad excesiva.

El **SED vascular tipo 4** afecta a 1 de cada 100 000-250 000 personas. Los pacientes con SED vascular tienen características faciales distintivas (mentón pequeño, nariz y labios delgados, mejillas hundidas), constitución corporal delgada y piel translúcida, a través de la cual pueden verse las venas de manera prominente. Esta forma de SED es más seria que otros tipos porque las mutaciones autosómicas dominantes en *COL3A1* en 2q31 producen un defecto en la colágena tipo III, que causan vasos sanguíneos frágiles susceptibles de romperse. Un 25 % de los pacientes con SED tipo 4 tienen complicaciones graves hacia los 20 años, y más del 75 % tienen problemas que ponen en riesgo la vida antes de los 40 años.

PATOLOGÍA Y CARACTERÍSTICAS CLÍNICAS: Todos los tipos de SED se caracterizan por contar con piel suave, frágil e hiperextensible. Los pacientes pueden de forma característica estirar su piel muchos centímetros y las lesiones triviales pueden dar lugar a heridas graves. La movilidad excesiva de las articulaciones permite una extensión y flexión inusuales, lo cual puede conducir a subluxación o dislocación de articulaciones.

Muchas personas con anomalías clínicas que sugieren SED no pueden incluirse en alguno de los tipos documentados de este trastorno. Es posible que la caracterización genética y bioquímica de estos casos permita expandir la clasificación del SED.

Osteogénesis imperfecta

La osteogénesis imperfecta (OI), o enfermedad de huesos frágiles, es un grupo de trastornos hereditarios en los que una anomalía generalizada del tejido conjuntivo se expresa ante todo como fragilidad ósea. La OI se hereda como un rasgo autosómico dominante, aunque existen casos aislados que se transmiten con un patrón autosómico recesivo.

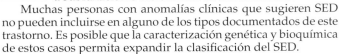

PATOGENIA MOLECULAR: *Los defectos genéticos en los ocho tipos de OI son heterogéneos, pero todos afectan a la síntesis del colágeno tipo I, a su estructura helicoidal o, rara vez, a otras proteínas estructurales del hueso.* Los genes afectados con más frecuencia son el *COL1A1* y el *COL1A2*, necesarios para formar el colágeno tipo I maduro. La incidencia combinada de todas las formas es de 1 en 20 000 nacidos vivos en Estados Unidos.

PATOLOGÍA Y CARACTERÍSTICAS CLÍNICAS

■ La **OI tipo I** se caracteriza por una apariencia normal en el momento del nacimiento, pero se presentan muchas fracturas óseas durante la lactancia y en el momento en que el niño comienza a caminar. Los niños con OI tipo I presentan, de forma característica, escleróticas azules, puesto que la deficiencia de las fibras de colágeno determina la translucidez de esas estructuras, y permiten la visualización de las venas coroideas. Se presenta una incidencia alta de pérdida auditiva, puesto que las fracturas y la fusión de los huesos del oído medio limitan su movilidad. El colágeno tipo I es normal, pero su cantidad está reducida a la mitad (haploinsuficiencia).

■ La **OI tipo II** suele ser mortal intraútero o poco después del nacimiento. Las formas anómalas del colágeno son resultado de la sustitución de glicina.

■ La **OI tipo III** produce deformidades progresivas. Suele detectarse en el momento del nacimiento por la talla baja y las deformidades del neonato, que derivan de las fracturas sufridas intraútero. Los defectos de las piezas dentales y la

pérdida auditiva son comunes. A diferencia de otros tipos de OI, el tipo III suele ser un rasgo autosómico recesivo.

■ La **OI tipo IV** es similar a la tipo I, pero las escleróticas son normales y el fenotipo es más variable.

Neurofibromatosis

Las neurofibromatosis incluyen dos trastornos autosómicos dominantes distintos que se caracterizan por el desarrollo de neurofibromas múltiples, que corresponden a tumores benignos de células de Schwann en los nervios periféricos. Estos trastornos afectan a todas las células que derivan de la cresta neural, lo que incluye melanocitos, células de Schwann y fibroblastos del endoneuro. Así, los criterios para el diagnóstico de la neurofibromatosis tipo 1 incluyen trastornos de la pigmentación, tanto como tumores neurales.

Neurofibromatosis tipo 1 (enfermedad de Von Recklinghausen)

La neurofibromatosis tipo 1 (NF1) se caracteriza por: (1) neurofibromas desfigurantes; (2) áreas de pigmentación oscura en la piel (manchas café con leche); (3) lesiones pigmentadas del iris (nódulos de Lisch); (4) pecas en la región inguinal o las axilas; (5) gliomas del nervio óptico, (6) anomalías esqueléticas, entre las que se encuentra el adelgazamiento de la corteza de los huesos largos, y (7) aumento del riesgo de leucemia mieloide aguda en la infancia (fig. 5-18). Es uno de los trastornos autosómicos dominantes más habituales y afecta a 1 de cada 4 000 personas de todas las etnias. El gen *NF1* tiene una tasa muy alta de mutación; se conocen más de 500 mutaciones. La mitad de los casos son esporádicos y no familiares.

PATOGENIA MOLECULAR: Las mutaciones de la línea germinal del gen *NF1* que se ubican en el brazo largo del cromosoma 17 incluyen deleciones, mutaciones de sustitución y mutaciones sin sentido. El producto del gen, la neurofibromina, pertenece a una familia de proteínas activadoras de la GTPasa, que inactivan a la proteína ras (*v.* cap. 4). En este sentido, el *NF1* es un supresor tumoral clásico.

Neurofibromatosis tipo 2 (neurofibromatosis central)

La neurofibromatosis tipo 2 (NF2) es un síndrome que se define por la existencia de tumores bilaterales del octavo nervio craneal (neuromas del acústico) y, en ocasiones, meningiomas y gliomas. La NF2 es mucho menos frecuente que la NF1, y afecta a 1 de cada 40 000-45 000 personas. La mayor parte de los pacientes presenta neuromas acústicos bilaterales, pero la afección puede diagnosticarse al detectar un tumor unilateral del VIII nervio craneal si existen dos de las lesiones siguientes: neurofibroma, meningioma, glioma, schwannoma o catarata posterior de tipo juvenil.

PATOGENIA MOLECULAR: El gen *NF2* se sitúa a la mitad del brazo largo del cromosoma 22 (22q11.1-13.1). En contraste con la NF1, los tumores en la NF2 muestran con frecuencia deleciones o pérdida de marcadores heterocigóticos del ADN en el cromosoma afectado. El gen *NF2* codifica una proteína supresora tumoral que se denomina **merlina** o **schwannomina**, que es miembro de una superfamilia de proteínas que anclan al citoesqueleto a la membrana celular.

Enanismo acondroplásico

El enanismo acondroplásico es una enfermedad hereditaria autosómica dominante con desarrollo condroblástico de las

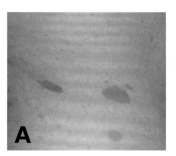
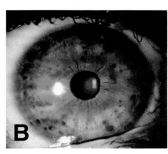
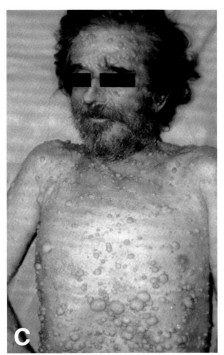

FIGURA 5-18. Neurofibromatosis tipo I. A. Manchas café con leche. **B.** Nódulos de Lisch. **C.** Múltiples neurofibromas cutáneos de la cara y el tronco.

epífisis, que desencadena la formación inadecuada del hueso endocondral (*v.* cap. 22).

Hipercolesterolemia familiar

La hipercolesterolemia familiar es un trastorno autosómico dominante que se caracteriza por concentraciones altas de lipoproteína de baja densidad (LDL, *low-density lipoproteins*) en sangre y depósito de colesterol en las arterias, los tendones y la piel. Es uno de los trastornos autosómicos dominantes más frecuentes y afecta a 1 de cada 500 adultos en Estados Unidos, en su variante heterocigótica. Sólo una persona entre un millón presenta enfermedad homocigótica. En este trastorno existe una aceleración impresionante de la ateroesclerosis y sus complicaciones.

PATOGENIA MOLECULAR: El gen en el brazo corto del cromosoma 19 que codifica el receptor de superficie celular para la LDL está mutado en la hipercolesterolemia familiar. El receptor de LDL elimina el LDL de la sangre y el proceso ocurre principalmente en el hígado. Se conocen más de 1 000 variantes alélicas únicas. El receptor de LDL se forma en el retículo endoplasmático (RE), es transferido al aparato de Golgi y transportado a la superficie celular, donde reside en pozos cubiertos de clatrina. Una vez unido al LDL, el receptor y su ligando son interiorizados por endocitosis mediada por receptor y son procesados en los lisosomas. Para más detalles, *v.* cap. 8.

TRASTORNOS AUTOSÓMICOS RECESIVOS

La mayor parte de los trastornos metabólicos de origen genético muestra un patrón de herencia autosómico recesivo (tabla 5-5). El hecho de que los genes recesivos sean infrecuentes y el que se requieran dos alelos mutantes para producir una enfermedad clínica determinan las características clave de la herencia autosómica recesiva.

Casi todos los genes mutantes responsables de trastornos autosómicos recesivos son raros en la población general, puesto que las personas con homocigosis suelen morir antes de la edad reproductiva. A pesar de esto, son frecuentes varios trastornos autosómicos recesivos mortales, como la anemia de células falciformes y la fibrosis quística (FQ). Las mutaciones nuevas de las enfermedades recesivas son difíciles de identificar en la clínica, puesto que los heterocigotos se mantienen asintomáticos. La reproducción entre dos de esos heterocigotos no consanguíneos ocurriría por efecto del azar, y muchas generaciones después, si es que llegara a ocurrir. Por tanto, las enfermedades raras autosómicas recesivas ocurren mucho más a menudo en parejas consanguíneas.

Base bioquímica de los trastornos autosómicos recesivos

Los trastornos autosómicos recesivos suelen deberse a deficiencias enzimáticas más que a las de proteínas estructurales. Una mutación que inactiva una enzima rara vez da lugar a un fenotipo anómalo en los heterocigotos: la mayor parte de las enzimas celulares opera con concentraciones de sustratos muy inferiores a las que inducen saturación, de forma que una deficiencia enzimática se corrige

Tabla 5-5		
Trastornos autosómicos recesivos representativos		
Trastorno	**Incidencia**	**Cromosoma**
Fibrosis quística	1/2 500	7q
Talasemia α	Alta	16p
Talasemia β	Alta	11p
Anemia drepanocítica	Alta	11p
Deficiencia de mieloperoxidasa	1/2 000	17q
Fenilcetonuria	1/10 000	12q
Enfermedad de Gaucher	1/50 000	1q
Enfermedad de Tay-Sachs	1/300 000	15q
Síndrome de Hurler	1/100 000	22p
Enfermedad por almacenamiento del glucógeno tipo Ia (enfermedad de Von Gierke)	1/100 000	17
Enfermedad de Wilson	1/50 000	13q
Hemocromatosis hereditaria	1/1 000	6p
Deficiencia de α_1-antitripsina	1/7 000	14q
Albinismo oculocutáneo	1/20 000	11q
Alcaptonuria	<1/100 000	3q
Leucodistrofia metacromática	1/100 000	22q

con facilidad al incrementarse el volumen del sustrato. En los trastornos autosómicos recesivos que derivan de alteraciones del catabolismo de alguna sustancia de la dieta (p. ej., fenilcetonuria, galactosemia) o constituyentes celulares (p. ej., Tay-Sachs, Hurler), las concentraciones elevadas de los sustratos en los heterocigotos permiten solventar la carencia enzimática parcial. Por el contrario, la pérdida de ambos alelos en un homocigoto desencadena la pérdida completa de la actividad enzimática, que no es sensible a la corrección por medio de esos mecanismos.

Fibrosis quística

La FQ se caracteriza por (1) neumopatía crónica; (2) función pancreática exocrina deficiente, y 3) otras complicaciones por impactación del moco en otros órganos, como intestino delgado, hígado y aparato reproductor. La enfermedad deriva un defecto en el canal del cloro, el regulador de conductancia transmembrana de la fibrosis quística (CFTR, *cystic fibrosis transmembrane conductance regulator*).

 EPIDEMIOLOGÍA: La fibrosis quística es más frecuente entre los caucásicos. Entre los americanos caucásicos, aproximadamente 1 de cada 29 personas tienen la mutación en el gen *CF*. Uno de cada 46 hispanoamericanos, 1 de cada 65 afroamericanos y 1 de cada 90 americanos asiáticos tienen la mutación del mismo gen.

 PATOGENIA MOLECULAR: El gen *CFTR* se ubica en el brazo largo del cromosoma 7 (tabla 5-5). Codifica una proteína que funciona como un transportador de iones halogenoide en la mayor parte de las células epiteliales. Cuenta con dos dominios de hidrólisis para el ATP, que regulan la función del transportador. También cuenta con dos dominios que anclan al transportador como proteína transmembrana. Existen dos dominios R con espacios de fosforilación para la proteína cinasa A (PKA) dependiente del 3′,5′-monofosfato cíclico de adenosina (AMPc), que regulan la actividad del canal del cloro.

La secreción de los aniones de cloro a partir de las células epiteliales secretoras de moco controla la secreción en paralelo de líquido y, en consecuencia, la viscosidad del moco. Las mutaciones en CFTR alteran este proceso (fig. 5-19). La mutación más frecuente (ΔF_{508}, 70 %) en la población caucásica es una deleción de tres pares de bases, lo cual elimina un residuo de fenilalanina y da origen a una proteína con plegamiento anómalo, que se degrada.

Las consecuencias patológicas de la FQ derivan del moco espeso anómalo, que obstruye los lúmenes de las vías respiratorias, de los conductos pancreáticos y biliares y del intestino fetal.

 PATOLOGÍA: La FQ afecta a muchos órganos que producen secreciones exocrinas (fig. 5-20).

Vías respiratorias

La neumopatía es responsable de gran parte de la morbilidad y la mortalidad en la FQ. La lesión más temprana es la obstrucción de los bronquíolos por el moco, con infección secundaria e inflamación de las paredes bronquiolares. Los ciclos recurrentes de obstrucción e infección traen consigo **bronquiolitis** y **bronquitis crónicas**, que ganan intensidad a medida que la enfermedad avanza. Las glándulas mucosas bronquiales presentan hipertrofia e hiperplasia, y las vías respiratorias se distienden ante la existencia de secreciones espesas y adherentes. Hacia la edad de 10 años es aparente un **proceso bronquiectásico** diseminado, y con frecuencia a edad

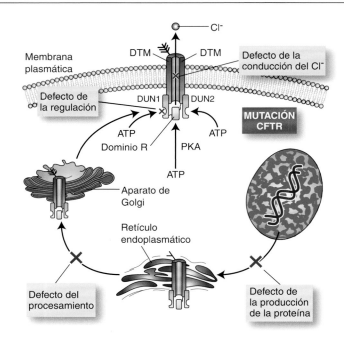

FIGURA 5-19. Espacios celulares en que tiene lugar la interrupción de la síntesis y la función del regulador de conductancia transmembrana de la fibrosis quística. ATP, trifosfato de adenosina; Cl⁻, ion cloro; DTM, dominio transmembrana; DUN, dominio de unión a nucleótidos; PKA, proteína cinasa A.

más temprana. En una fase tardía de la enfermedad, los quistes grandes y los abscesos pulmonares son frecuentes.

Páncreas

La mayor parte de los pacientes (85 %) con FQ desarrolla algún tipo de **pancreatitis crónica** y en los casos de larga evolución se pierde la función exocrina del páncreas o es mínima. Las secreciones impactadas en los conductos pancreáticos centrales generan una dilatación secundaria y cambios quísticos en los conductos distales.

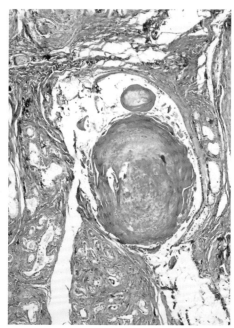

FIGURA 5-20. Concreción intraductal y atrofia de los ácinos pancreáticos en un paciente con fibrosis quística.

La pancreatitis recurrente causa la pérdida de las células acinares y fibrosis extensa, por lo que el páncreas puede convertirse en un tejido fibroadiposo quístico que contiene islotes de Langerhans. El hallazgo de quistes pancreáticos y la fibrosis condujo a que se acuñara la denominación original de «mucoviscidosis».

Hígado

Las secreciones mucosas impactadas en el sistema biliar intrahepático obstruyen el flujo biliar en las regiones de drenaje de los conductos afectados, lo que desencadena **cirrosis biliar secundaria focal**, que se identifica en una cuarta parte de los individuos durante la autopsia. Las concreciones impactadas se aprecian en los conductos y los conductillos biliares. Algunas veces (< 5%) las lesiones hepáticas, que incluyen a la inflamación portal crónica y a la fibrosis septal, se diseminan en grado suficiente para inducir las manifestaciones clínicas de la cirrosis biliar.

Tubo digestivo

Poco después de nacer, el neonato sano es capaz de excretar el contenido intestinal que se acumuló en el útero (meconio). La lesión intestinal más importante en la FQ es la obstrucción del intestino delgado en el neonato, el íleo meconial, que se debe a la incapacidad para expulsar el meconio en el periodo posparto inmediato. Esto tiene lugar en un 5-10% de los neonatos con FQ y se ha atribuido a la incapacidad de las secreciones pancreáticas para digerir el meconio, quizá agravada por la viscosidad mayor de las secreciones del intestino delgado.

Aparato reproductor

Casi todos los hombres con FQ presentan atrofia o fibrosis del sistema de conductos reproductores, lo que incluye los conductos deferentes, el epidídimo y las vesículas seminales. Estas lesiones se deben a la obstrucción luminal que generan las secreciones impactadas en una fase temprana de la vida, incluso intraútero. Así, sólo el 2-3% de los hombres es fértil, y en el resto el semen carece de espermatozoides. Una minoría de mujeres con FQ es fértil y muchas presentan ciclos anovulatorios como consecuencia de las insuficiencias nutricionales y las infecciones crónicas. Por otra parte, el tapón de moco cervical es anómalamente espeso y adherente.

 CARACTERÍSTICAS CLÍNICAS: *El diagnóstico de FQ puede establecerse de manera más fiable por medio de la detección de concentraciones altas de electrólitos en el sudor y mediante estudios genéticos que revelan las mutaciones que causan la enfermedad.* La disminución de la conductividad al cloro que caracteriza a la FQ da lugar a la incapacidad para reabsorber ese ion en las células de los conductos de las glándulas sudoríparas, y por ende a la acumulación de cloruro de sodio en el sudor. En los niños con FQ se describe un sabor salado, y muchos incluso pueden mostrar cristales de sal sobre la piel tras la sudoración intensa.

Los síntomas pulmonares de la FQ se inician con la tos, que se vuelve productiva y se relaciona con la excreción de grandes cantidades de esputo adherente y purulento. Los cuadros repetidos de bronquitis infecciosa y bronconeumonía se hacen cada vez más frecuentes y con el tiempo se desarrolla disnea. La deficiencia respiratoria y las complicaciones cardiacas de la hipertensión pulmonar (*cor pulmonale*) son secuelas tardías.

Los microorganismos que infectan con más frecuencia el aparato respiratorio en la FQ son *Staphylococcus* y *Pseudomonas* spp. A medida que la enfermedad avanza, *Pseudomonas* podría ser el único microorganismo que se cultive a partir del pulmón. *De hecho, la recuperación de* **Pseudomonas spp.***, en particular de cepas mucoides, de los pulmones de un niño con neumopatía crónica resulta casi diagnóstica de FQ.* La infección por *Burkholderia cepacia* se asocia al **síndrome cepacia**, una infección pulmonar muy grave con resistencia intensa a los antibióticos y con frecuencia mortal.

La insuficiencia de la secreción exocrina del páncreas provoca la malabsorción de grasas y proteínas, lo que da lugar a heces con olor fétido (esteatorrea), insuficiencias nutricionales y retraso del crecimiento. El drenaje postural de las vías respiratorias, administración de antibióticos y la administración de complementos de enzimas pancreáticas son la base del tratamiento. El diagnóstico prenatal molecular de la FQ es ahora preciso en el 95% de los casos.

En 1959, los niños con FQ en Estados Unidos rara vez sobrevivían más de 1 año. Con la mejora en los tratamientos, la expectativa de vida ha aumentado a 40 años.

ENFERMEDADES POR ALMACENAMIENTO LISOSÓMICO

Los lisosomas son colecciones de enzimas hidrolíticas unidas a una membrana que se utilizan para la digestión intracelular controlada de macromoléculas (*v.* cap. 1). Las enzimas lisosómicas se denominan hidrolasas ácidas, ya que sus actividades óptimas se alcanzan con un pH ácido (pH, 3.5-5.5). Este entorno se mantiene por la acción de una bomba de protones que depende del ATP y se ubica en la membrana del lisosoma. Estas enzimas degradan casi todos los tipos de macromoléculas biológicas, que incluyen lípidos, glucoproteínas y mucopolisacáridos. Las macromoléculas extracelulares que se incorporan mediante endocitosis o fagocitosis, así como los constituyentes intracelulares que se sujetan a autofagia, se digieren en los lisosomas hasta obtener sus componentes básicos. Los productos finales pueden transportarse a través de las membranas lisosómicas hacia el citosol, donde se reutilizan para la síntesis de macromoléculas nuevas.

Casi todas las enfermedades por almacenamiento lisosómico están causadas por mutaciones en los genes de las hidrolasas lisosómicas. Algunas de las 50 hidrolasas ácidas son nucleasas, proteasas, glucosidasas, lipasas, fosfatasas, sulfatasas y fosfolipasas. La deficiencia en una de estas hidrolasas ácidas puede evitar el catabolismo normal de los sustratos macromoleculares de esa enzima. En consecuencia, los sustratos no digeridos se acumulan en los lisosomas y los congestionan, expandiendo el compartimento lisosómico de la célula. La distensión lisosómica resultante altera otras actividades celulares críticas, particularmente en el cerebro y el corazón, y puede conducir a una función celular deficiente o la muerte celular.

Las enfermedades por almacenamiento lisosómico se clasifican en función del material que se retiene en los lisosomas. Así, cuando los sustratos acumulados son esfingolípidos, se trata de **esfingolipidosis**. El depósito de mucopolisacáridos (glucosaminoglucanos) desencadena las **mucopolisacaridosis**. Se conocen más de 50 enfermedades por almacenamiento lisosómico, pero este análisis se limita a las más importantes.

Esfingolipidosis

Las esfingolipidosis son enfermedades por almacenamiento lisosómico caracterizadas por la acumulación de lípidos derivados del recambio de membranas celulares obsoletas. Cerebrósidos, gangliósidos, esfingomielina y sulfátidos son componentes esfingolípidos de las membranas en distintas células. Estas sustancias se degradan dentro de los lisosomas por vías complejas, para obtener esfingosina y ácidos grasos (fig. 5-21). Las deficiencias de muchas de las hidrolasas ácidas que median los casos específicos en estas vías conducen a la acumulación de sustratos intermedios no digeridos en los lisosomas y, por tanto, un trastorno metabólico.

Enfermedad de Gaucher

La enfermedad de Gaucher se caracteriza por la acumulación de glucosilceramida, en especial en los lisosomas de los macrófagos.

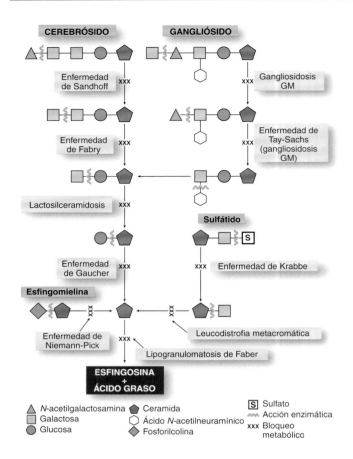

FIGURA 5-21. Alteraciones del metabolismo de los lípidos en distintas esfingolipidosis.

 PATOGENIA MOLECULAR: La enzima anómala es la glucocerebrosidasa, una glucosidasa β ácida lisosómica. La deficiencia de la enzima puede seguirse hasta distintas mutaciones de una sola base en el gen *glucosidasa* β, en el brazo largo del cromosoma 1. Cada uno de los tres tipos clínicos de la enfermedad (*v.* más adelante) exhibe mutaciones heterogéneas en este gen, aunque la base molecular de las diferencias fenotípicas aún debe definirse con precisión.

La glucosilceramida que se acumula en las células de Gaucher del bazo, el hígado, la médula ósea y los nódulos linfáticos deriva sobre todo del catabolismo de las membranas de los leucocitos senescentes, que son ricos en cerebrósidos. Cuando la degradación de la membrana se bloquea ante la carencia de la glucocerebrosidasa, se acumula el metabolito intermedio, la glucosilceramida. En el cerebro, este material se origina a partir del recambio de los gangliósidos de la membrana plasmática de las células en el SNC.

PATOLOGÍA: El rasgo principal de este trastorno lo constituyen las **células de Gaucher**, macrófagos cargados de lípidos que se observan de forma característica en la pulpa roja del bazo, los sinusoides hepáticos, los nódulos linfáticos, los pulmones y la médula ósea, aunque pueden identificarse en casi cualquier órgano. Estas células derivan de los macrófagos residentes en los órganos respectivos (p. ej., las células de Kupffer en el hígado y los macrófagos alveolares en el pulmón).

Las células de Gaucher son grandes (20-100 µm), con núcleos excéntricos y un citoplasma claro (fig. 5-22) que tienen un aspecto fibrilar característico, que se ha comparado con «papel de baño arrugado» y que capta con intensidad la tinción con ácido peryódico de Schiff. El material se encuentra almacenado dentro de lisosomas ingurgitados, y su apariencia es la de estructuras tubulares dispuestas en capas paralelas.

La esplenomegalia es casi universal en la enfermedad de Gaucher. En la variante del adulto, la esplenomegalia puede ser masiva y el bazo pesar hasta 10 kg. La superficie del corte del bazo afectado se aprecia firme y pálida y con frecuencia aloja infartos bien delimitados. La pulpa roja contiene infiltrados nodulares y difusos de células de Gaucher, así como fibrosis moderada.

El hígado suele presentar aumento del volumen por la existencia de células de Gaucher en los sinusoides, pero los hepatocitos no se ven afectados. En los casos graves puede desarrollarse, a continuación, fibrosis hepática e incluso cirrosis. La afectación de la médula ósea es variable, pero da origen a anomalías radiológicas en el 50-75 % de los casos.

Las células de Gaucher pueden localizarse también en muchos otros órganos, entre los que se encuentran los nódulos linfáticos, los pulmones, las glándulas endocrinas, la piel, el tubo digestivo y los riñones, aunque los síntomas que derivan de estos órganos son infrecuentes.

En la variante infantil (neuronopática) de la enfermedad de Gaucher, estas células también se han encontrado en el parénquima, donde podrían estimular la gliosis y la formación de nódulos microgliales.

CARACTERÍSTICAS CLÍNICAS: La enfermedad de Gaucher se clasifica en tres variantes diferentes, en función de la edad de inicio y el grado de afectación neurológica.

- **Tipo 1 (crónica, no neuronopática):** esta variante es la más frecuente de todas las enfermedades por almacenamiento lisosómico. Se presenta en 1 de cada 40 000-60 000 en la población general y en 1 de cada 500-800 personas con ascendencia judía ashkenazí. La edad de inicio es muy variable; en algunos casos, se diagnostica durante el periodo neonatal y, en otros, a los 70 años de edad. Asimismo, la gravedad de las manifestaciones clínicas varía en gran medida. La mayor parte de los casos se diagnostica en los adultos, los cuales manifiestan en un principio esplenomegalia indolora y complicaciones por hiperesplenismo (p. ej., anemia, leucopenia y trombocitopenia). La hepatomegalia es frecuente, pero la hepatopatía clínica no lo es. La afectación ósea, que se manifiesta como dolor y fracturas patológicas, puede causar discapacidad con intensidad

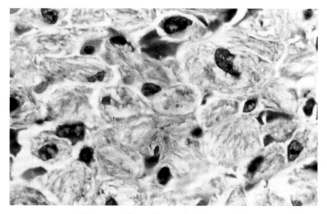

FIGURA 5-22. El bazo en la enfermedad de Gaucher. Las células de Gaucher típicas cuentan con un citoplasma espumoso y con núcleos de ubicación excéntrica.

suficiente como para confinar al paciente a una silla de ruedas. La esperanza de vida en la mayor parte de los pacientes con enfermedad de Gaucher tipo 1 es normal, y en la actualidad la afección se trata mediante la administración intravenosa de cerebrosidasa ácida de glucosa modificada, aunque su coste muy elevado limita su uso. El trasplante de médula ósea también es efectivo, pero se utiliza en pocas ocasiones por los riesgos que implica. El diagnóstico prenatal se basa en la actividad de glucosidasa β en las vellosidades coriónicas o en el líquido amniótico. Las pruebas de ADN prenatal no están disponibles habitualmente. Debido a que existen numerosas mutaciones, a veces es necesaria la secuenciación del gen afectado para confirmar el diagnóstico.

- **Tipo 2 (neuronopática aguda):** la enfermedad de Gaucher tipo 2 es rara y muy distinta de la de tipo 1 en cuanto a la edad de inicio y sus manifestaciones clínicas. Suele presentarse a los 3 meses de edad, con hepatoesplenomegalia, y no muestra predilección por una etnia determinada. A los pocos meses, los lactantes desarrollan signos neurológicos, con una tríada clásica de trismo, estrabismo y flexión dorsal del cuello. A esto sigue un deterioro neurológico rápido. La mayor parte de los pacientes muere a los 3 años de edad.
- **Tipo 3 (neuronopática subaguda):** esta variante también es rara, y combina características de los tipos 1 y 2. El deterioro neurológico comienza de forma más tardía que en la tipo 2 y evoluciona con más lentitud, y la mayoría viven hasta los 30 años de edad.

Enfermedad de Tay-Sachs (gangliosidosis GM$_2$ tipo 1)

La enfermedad de Tay-Sachs es una variante infantil de gangliosidosis GM$_2$, en las que este gangliósido se deposita en las neuronas del SNC por efecto de un fallo de la degradación lisosómica. La enfermedad de Tay-Sachs se transmite como un rasgo autosómico recesivo y se observa en especial en judíos askenazíes, entre los cuales la tasa de incidencia es de 1 por cada 30, y la condición homocigótica se observa en 1 de cada 4 000 nacidos vivos. En contraste, la incidencia en poblaciones estadunidenses de origen distinto al judío es menor de uno por cada 100 000. La enfermedad de Tay-Sachs está causada por una mutación genética en el gen *hexosaminidasa A* (HEXA) en el cromosoma 15. Se han encontrado numerosas mutaciones en HEXA con una frecuencia importante en poblaciones específicas. La frecuencia de portadores en los canadienses franceses es similar a la de los judíos ashkenazíes, pero las mutaciones son diferentes. Los programas de detección de heterocigosis entre judíos askenazíes redujeron un 90% la incidencia de la enfermedad. Otras gangliosidosis GM$_2$ son extremadamente raras.

 PATOGENIA MOLECULAR: Los gangliósidos son glucoesfingolípidos que contienen una ceramida y una cadena oligosacárida con ácido *N*-acetilneuramínico (fig. 5-21). Se ubican en la capa externa de la membrana plasmática en las células animales, en particular en las neuronas cerebrales.

El catabolismo lisosómico de uno de los 12 gangliósidos conocidos en el cerebro, el gangliósido GM$_2$, tiene lugar gracias a la actividad de las hexosaminidasas β (A y B), que cuentan con subunidades α y β, y que requieren de la proteína activadora GM$_2$. La deficiencia de cualquiera de estos componentes desencadena la enfermedad clínica.

Las mutaciones en el gen que codifica la subunidad α de la hexosaminidasa A origina un defecto de la síntesis de esta enzima. En más de dos terceras partes de los judíos askenazíes portadores se detecta una inserción de cuatro nucleótidos en el exón 11.

 PATOLOGÍA: El gangliósido GM$_2$ se acumula en los lisosomas de todos los órganos en la enfermedad de Tay-Sachs, pero es más prominente en las neuronas cerebrales y en las células de la retina. El volumen cerebral varía según el tiempo de supervivencia de los lactantes afectados. En los casos tempranos existe atrofia cerebral intensa, pero el peso del órgano puede incluso duplicarse en los acientes que sobreviven más de 1 año. Las neuronas presentan distensión intensa con lípidos almacenados. En la microscopia electrónica las neuronas se observan repletas de «cuerpos citoplasmáticos membranosos», compuestos por torbellinos concéntricos de estructuras laminares.

Con el avance de la enfermedad, las neuronas degeneran y los macrófagos cargados de lípidos se hacen evidentes en la materia gris cortical. Finalmente, la gliosis se vuelve prominente y se pierden la mielina y los axones en la materia blanca.

 CARACTERÍSTICAS CLÍNICAS: La enfermedad de Tay-Sachs se manifiesta a los 6-10 meses de edad, con debilidad progresiva, hipotonía y disminución de la atención. A continuación, aparecen con rapidez deterioro motor y mental, con frecuencia de manera simultánea a convulsiones generalizadas. La visión se altera en gran medida. La afectación de las células ganglionares de la retina se detecta mediante oftalmoscopia, como una **mancha rojo cereza** en la mácula. Esta característica se debe a la palidez de las células afectadas, que hace resaltar los vasos sanguíneos que subyacen en el centro de la fóvea. La mayor parte de los niños con enfermedad de Tay-Sachs mueren antes de los 4 años de edad.

Enfermedad de Niemann-Pick

La enfermedad de Niemann-Pick (ENP) es una forma de esfingolipidosis que implica el catabolismo alterado de los esfingolípidos de la membrana celular. Los lisosomas de los macrófagos almacenan **esfingomielina** en muchas células, especialmente en el hígado y el cerebro. Existen muchas variantes de la ENP; los tipos A y B son causados por mutaciones en el gen *SMPD1*, que codifica a la enzima esfingomielinasa ácida; el tipo C está causado por mutaciones en los genes *NPC1* y *NPC2*, que codifican a las proteínas transportadoras de lípidos.

La ENP tipo A inicia en la lactancia, con hepatoesplenomegalia y neurodegeneración progresiva. La muerte ocurre a los 3 años de edad. La ENP tipo B es más variable, con hepatoesplenomegalia, sintomatología neurológica mínima y supervivencia hasta la edad adulta. La ENP tipo C es bioquímica, genética y clínicamente diferente de la ENP de tipo A y B.

 EPIDEMIOLOGÍA: La incidencia de ENP de tipo A es de 1 en 40 000 entre los judíos ashkenazíes. En las demás poblaciones, la ENP de tipo A y B ocurre en 1 de cada 250 000 personas. Para el tipo C, la incidencia es de 1 en 100 000. Por tanto, la incidencia total para todos los tipos es de 1 en 100 000 en la población general.

 PATOLOGÍA: La célula de almacenamiento característica en la ENP es la célula espumosa, es decir, un macrófago con aumento de tamaño (20-90 μm) en el que el citoplasma se encuentra distendido por vacuolas uniformes que contienen esfingomielina y colesterol. Las células espumosas son en particular abundantes en el bazo, los nódulos linfáticos y la médula ósea, pero también se encuentran en el hígado, los pulmones y el tubo digestivo. El bazo muestra hipertrofia, con frecuencia masiva, y las células espumosas presentan distribución difusa en toda la pulpa roja. Se localizan nódulos linfáticos distendidos por células espumosas en muchos lugares. Los tejidos hematopoyéticos en la médula ósea pueden encontrarse desplazados por agregados de células espumosas. El hígado crece por efecto de la esfingomielina y el colesterol acumulados dentro de

Tabla 5-6

Mucopolisacaridosis

Tipo	Epónimo	Ubicación del gen	Características clínicas
I H	Hurler	4p16.3	Visceromegalia, lesiones cardiacas, disostosis múltiple, opacificación corneal, muerte durante la niñez
I S	Scheie	4p16.3	Rigidez articular, opacificación corneal inteligencia normal, longevidad
II	Hunter	X	Visceromegalia, disostosis múltiple, retraso mental, muerte temprana a los 15 años
III	Sanfilippo	12q14	Retraso mental
IV	Morquio	16q24	Deformidades óseas, opacificación corneal
V	Obsolete	—	—
VI	Maroteaux–Lamy	5q13–14	Disostosis múltiple, opacificación corneal, muerte durante la segunda década de vida
VII	Sly	7q21.1–22	Hepatoesplenomegalia, disostosis múltiple

los lisosomas, tanto en las células de Kupffer como en los hepatocitos.

El cerebro es el órgano más importante con afectación en la ENP tipo A y el daño neurológico es la causa habitual de muerte. La mitad de los niños afectados por la enfermedad tipo A presentan manchas rojo cereza retinianas, como en la enfermedad de Tay-Sachs.

 CARACTERÍSTICAS CLÍNICAS: La ENP tipo A se manifiesta en una fase temprana de la lactancia, con hepatoesplenomegalia franca y retraso psicomotor. Las funciones motora e intelectual se pierden con el transcurso del tiempo y de manera característica los niños mueren antes de los 3 años de edad. La mayoría de los pacientes tipo B manifiestan durante la niñez hepatoesplenomegalia marcada. La infiltración pulmonar por macrófagos cargados de esfingomielina compromete con la función respiratoria. Sin embargo, estos individuos muestran sintomatología neurológica escasa y pueden sobrevivir muchos años.

La enfermedad neurológica progresiva es el sello característico de la enfermedad de Niemann-Pick tipo C y causa discapacidad y muerte prematura en todos los casos después de la niñez temprana.

Mucopolisacaridosis

Las mucopolisacaridosis son un grupo de enfermedades lisosómicas en las que se acumulan **glucosaminoglucanos (mucopolisacáridos)** en muchos órganos. Todas corresponden a rasgos que se transmiten con un patrón autosómico recesivo, excepto por el síndrome de Hunter, que es recesivo ligado al cromosoma X. Estas afecciones raras se deben a la deficiencia de cualquiera de las 10 enzimas lisosómicas que catabolizan los glucosaminoglucanos (fig. 5-23). Se describen seis fenotipos anormales, cada uno de los cuales varía según la deficiencia enzimática específica (tabla 5-6).

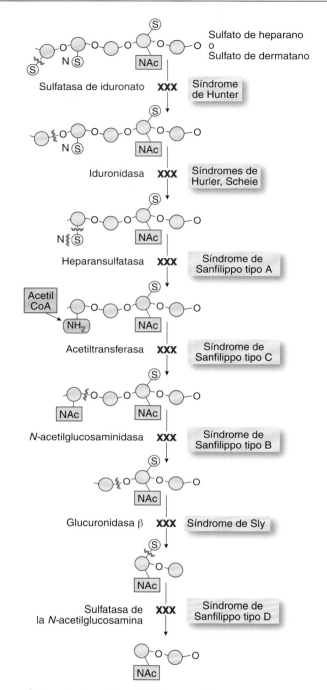

FIGURA 5-23. Bloqueos metabólicos en las distintas mucopolisacaridosis que afectan la degradación del sulfato de heparano y el sulfato de dermatano. Acetil CoA, acetilcoenzima A; Nac, entidad *N*-acetil.

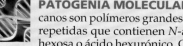 **PATOGENIA MOLECULAR:** Los glucosaminoglucanos son polímeros grandes de unidades disacáridas repetidas que contienen *N*-acetilhexosamina y una hexosa o ácido hexurónico. Cualquiera de estos disacáridos puede mostrar sulfatación. Los glucosaminoglucanos acumulados (sulfato de dermatano, sulfato de heparano, sulfato de queratano y sulfato de condroitina) en la mucopolisacari-

dosis derivan de la degradación de proteoglucanos, que son componentes importantes de la matriz extracelular. Los glucosaminoglucanos se degradan de manera escalonada, mediante la eliminación de residuos de azúcar o grupos sulfato. Así, una deficiencia de cualquiera de las glucosidasas o sulfatasas tiene como consecuencia la acumulación de glucosaminoglucanos con degradación incompleta. Un caso especial es la deficiencia de *N*-acetiltransferasa, que desencadena el depósito de sulfato de heparano en la enfermedad de Sanfilippo tipo C.

PATOLOGÍA: Aunque la gravedad y la localización de las lesiones en la mucopolisacaridosis varían de acuerdo con la deficiencia enzimática específica, casi todos estos síndromes comparten algunas características comunes. Los glucosaminoglucanos con degradación incompleta tienden a acumularse en las células del tejido conjuntivo, los fagocitos mononucleares (que incluyen a las células de Kupffer), las células endoteliales, neuronas y hepatocitos. Las células afectadas se distienden. Las tinciones para metacromasia confirman la presencia de glucosaminoglucanos. Las lesiones más importantes afectan al SNC, al esqueleto y al corazón; no obstante, son habituales la hepatoesplenomegalia y la opacidad de la córnea.

- En un principio, en el **SNC** sólo se acumulan glucosaminoglucanos, pero al tiempo que la enfermedad avanza se presenta una pérdida extensa de neuronas y una gliosis creciente, que desencadenan atrofia cortical. La hidrocefalia comunicante es frecuente y se debe a la afectación meníngea.
- Las **deformidades esqueléticas** derivan de la acumulación de glucosaminoglucanos en los condrocitos, proceso que con el tiempo interfiere con la osificación endocondral normal. Los focos anómalos de hueso osteoide y trabeculado son comunes en el esqueleto deformado.
- Las **lesiones cardiacas** son muchas veces graves, con engrosamiento y distorsión de las válvulas, las cuerdas tendinosas y el endocardio. Las arterias coronarias con frecuencia se estrechan por el engrosamiento de la íntima, que deriva de los depósitos de glucosaminoglucanos en las células del músculo liso.
- La **hepatoesplenomegalia** es secundaria a la distensión de las células de Kupffer y los hepatocitos, así como a la acumulación de macrófagos encargados de glucosaminoglucanos en el bazo.

CARACTERÍSTICAS CLÍNICAS: El síndrome de Hurler (mucopolisacaridosis IH) es la variante clínica más grave de entre las mucopolisacaridosis y el prototipo de estos síndromes. La deficiencia de α-ʟ iduronidasa (IDUA) causa la acumulación de sulfato de heparano y sulfato de dermatano en varios tejidos (fig. 5-23). Los síntomas del síndrome de Hurler aparecen entre los 6 meses y los 2 años de edad. Los niños muestran típicamente deformidades óseas, hepatoesplenomegalia, facies característica y rigidez articular. La combinación de rasgos faciales toscos y enanismo recuerda a las gárgolas que decoran las catedrales góticas y explica el uso del término antiguo **gargolismo** para hacer referencia a este síndrome.

Los niños con síndrome de Hurler sufren retraso del desarrollo, pérdida auditiva, opacidad de la córnea y deterioro mental progresivo. El incremento de la presión intracraneal, secundario a la hidrocefalia comunicante, puede constituir un problema. La mayor parte de los pacientes muere por infecciones pulmonares recurrentes, así como por complicaciones cardiacas antes de llegar a los 10 años de edad.

Es posible establecer el diagnóstico prenatal en todas las mucopolisacaridosis, y se lleva a cabo de forma rutinaria para los síndromes de Hurler y Hunter. El tratamiento con reemplazo enzimático y el trasplante de médula ósea pueden reducir los síntomas que no son neurológicos y el dolor.

Glucogenosis (enfermedades por almacenamiento de glucógeno)

PATOGENIA MOLECULAR: Las glucogenosis son un grupo de por lo menos 14 trastornos hereditarios que se caracterizan por la acumulación de glucógeno, sobre todo en el hígado, el músculo esquelético y el corazón. Cada entidad refleja la deficiencia de una de las enzimas que participan en el metabolismo del glucógeno (fig. 5-24). Excepto por la deficiencia de fosforilasa cinasa, que se encuentra ligada al cromosoma X, todos los trastornos por almacenamiento de glucógeno constituyen rasgos autosómicos recesivos. En Estados Unidos se presenta en uno de cada 20 000-25 000 nacimientos.

El glucógeno es un polímero de glucosa grande (20 000-30 000 unidades de glucosa por molécula), que se almacena en la mayoría de las células para constituir una fuente directa de energía durante el ayuno, si bien su función difiere en cada órgano. El hígado y el músculo son en especial ricos en glucógeno. El hígado almacena glucógeno no para uso propio, sino más bien para permitir una provisión rápida de glucosa a la sangre, en particular con el objetivo de beneficiar al cerebro. Por contra, el glucógeno en el músculo esquelético se utiliza como combustible local cuando se reduce la provisión de oxígeno o glucosa. El glucógeno se degrada mediante la acción de distintas enzimas, y la deficiencia de cualquiera de estas conduce a la acumulación de glucógeno. La relevancia que tiene el trastorno en cada órgano varía según el defecto enzimático específico. En algunos casos predomina la afectación del hígado, mientras que en otros tiene lugar sobre todo disfunción de los músculos cardiaco o esquelético. Los síntomas de una glucogenosis pueden corresponder ya sea a la acumulación del glucógeno mismo (enfermedad de Pompe, enfermedad de Andersen) o a la carencia de glucosa, que suele obtenerse mediante la degradación del glucógeno (enfermedad de Von Gierke, enfermedad de McArdle). Aquí se analizan tan sólo algunos ejemplos representativos de las glucogenosis conocidas.

- **Enfermedad de Von Gierke (Glucogenosis tipo IA):** en la enfermedad de Von Gierke hay carencia de glucosa-6-fosfatasa. El glucógeno se acumula en el hígado y los síntomas corresponden a la incapacidad de ese órgano para convertir el glucógeno en glucosa, lo que desencadena hepatomegalia e hipoglucemia. El trastorno suele manifestarse durante la lactancia o en una fase temprana de la niñez. Con frecuencia, hay interferencia con el crecimiento, pero con el tratamiento el desarrollo mental y la longevidad suelen tener buen pronóstico.
- **Enfermedad de Pompe (Glucogenosis tipo II):** es una enfermedad por almacenamiento lisosómico que afecta a casi todos los órganos y desencadena la muerte por deficiencia cardiaca antes de los 2 años de edad. Las variantes juvenil y del adulto son menos frecuentes, y tienen un pronóstico mejor. La incidencia de la enfermedad es 1 en 140 000 para niños con glucogenosis tipo II y 1 de 60 000 para adultos con glucogenosis tipo II. La glucogenosis tipo II está causada por una mutación en el gen de la enzima lisosómica maltasa ácida/glucosidasa ácida α (GAA), localizada en el brazo largo del cromosoma 17. Esto conduce a la acumulación inexorable de glucógeno no degradado en lisosomas de muchas células diferentes. Los pacientes no desarrollan hipoglucemia, porque las vías metabólicas citoplasmáticas para la síntesis del glucógeno y su degradación se mantienen intactas. Sin la terapia de reemplazo enzimático, los corazones de los niños con enfermedad de Pompe de inicio en la niñez se vuelven más gruesos y grandes de forma progresiva. Estos niños mueren antes del año de edad por deficiencia cardiorrespiratoria o infección respiratoria. Para las personas con enfermedad de

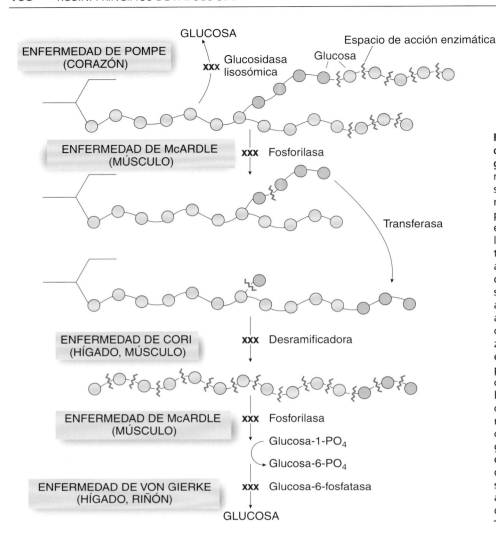

FIGURA 5-24. **Secuencia catabólica del glucógeno y las enzimas deficientes en las distintas glucogenosis.** El glucógeno es un polímero ramificado de cadena larga formado por residuos de glucosa, que se conectan por medio de enlaces α-1,4, excepto en sus puntos de ramificación, donde existe un enlace α-1,6. La fosforilasa hidroliza los enlaces α-1,4 hasta el punto de que se ubica a tres residuos de glucosa de distancia de un azúcar con enlace α-1,6. Estos tres enlaces de glucosa se transfieren a la cadena que se enlaza mediante uniones α-1,4, gracias a la actividad de la enzima ramificadora amilo-1,6-glucosidasa, que tiene dos funciones. De manera sucesiva la misma enzima elimina el azúcar con enlace α-1,6 en el punto de ramificación original. Esto permite la obtención de una cadena lineal con enlaces α-1,4, a que es degradada por la fosforilasa a glucosa-1-fosfato. Tras la conversión en glucosa-6-fosfato, se libera glucosa mediante la acción de la glucosa-6-fosfatasa. Una porción escasa de glucógeno se degrada en su totalidad dentro de los lisosomas, por la acción de la glucosidasa α ácida. Las **X** en rojo señalan los bloqueos metabólicos y se asocian con la enfermedad por depósito de glucógeno.

Pompe de inicio tardío, el pronóstico depende de la edad de inicio. En general, cuanto más tardía es la edad de inicio, la enfermedad progresa más lentamente. En última instancia, el pronóstico depende del grado del compromiso en los músculos respiratorios.

- **Enfermedad de McArdle (Glucogenosis Tipo V):** En la enfermedad de McArdle, el glucógeno se acumula en los músculos esqueléticos ante la carencia de fosforilasa muscular, enzima que libera glucosa-1-fosfato a partir del glucógeno. Existen dos formas autosómico recesivas de la enfermedad, al principio de la niñez y en la vida adulta. El gen de la miofosforilasa, *PYGM* (el gen de tipo muscular de la glucógeno fosforilasa), se localiza en el cromosoma 11. Los síntomas suelen aparecer durante la adolescencia o los primeros años de la edad adulta y consisten en calambres musculares y espasmos durante el ejercicio, así como, en ocasiones, miocitólisis y mioglobinuria. El ejercicio aerobio y las dietas altas en proteínas han sido tratamientos efectivos en algunos pacientes.

Errores congénitos en el metabolismo de los aminoácidos

Se han descrito trastornos hereditarios en el metabolismo de muchos aminoácidos (tabla 5-7). Algunos son mortales durante los primeros años de la niñez; otros carecen de relevancia clínica. Algunos de estos se analizan en los capítulos que se ocupan de órganos específicos. La discusión que aquí se presenta se enfoca en ejemplos relacionados con trastornos metabólicos de la fenilalanina y la tirosina (fig. 5.25).

Fenilcetonuria

La fenilcetonuria (o **hiperfenilalaninemia**) es una deficiencia autosómica recesiva de la enzima hepática hidroxilasa de la fenilalanina. En la fenilcetonuria existen concentraciones circulantes altas de fenilalanina, lo que desencadena un deterioro mental progresivo a lo largo de los primeros años de vida. La incidencia de fenilcetonuria es de 1 por cada 10 000 habitantes caucásicos y asiáticos, pero varía en gran medida en distintas regiones geográficas. Es más frecuente (1 por 5 000) en Irlanda y en el oeste de Escocia, así como entre los judíos yemenitas.

 PATOGENIA MOLECULAR: La fenilalanina es un aminoácido esencial que se obtiene de forma exclusiva de la dieta. Se oxida en el hígado para sintetizar tirosina, por la acción de la hidroxilasa de la fenilalanina (PAH). La deficiencia de PAH conlleva hiperfenilalaninemia como formación de fenilcetonas mediante la transaminación de la fenilalanina. El ácido fenilpirúvico y sus derivados se excretan en la orina, pero la fenilalanina misma, más que sus metabolitos, es la que causa el daño neurológico principal que deriva de la enfermedad. Así, el término hiperfenilalaninemia es en realidad una designación más apropiada que fenilcetonuria.

Tabla 5-7

Trastornos hereditarios representativos del metabolismo de los aminoácidos

Fenilcetonuria (hiperfenilalaninemia)

Tirosinemia

Histidinemia

Deficiencia de transcarbamilasa de la ornitina (intoxicación por amoníaco)

Deficiencia de sintetasa del carbamilfosfato (intoxicación por amoníaco)

Enfermedad del jarabe de arce (cetoaciduria de cadena ramificada)

Deficiencia de arginasa

Deficiencia de ácido arginosuccínico sintetasa (acumulación de citrulina)

 PATOLOGÍA: El mecanismo por el cual la hiperfenilalaninemia es neurotóxica durante la lactancia no está bien definido, pero están implicados varios procesos: interferencia competitiva con los sistemas de transporte de aminoácidos en el cerebro; inhibición de la síntesis de neurotransmisores y trastorno de otros procesos metabólicos. Se presume que estos efectos desencadenan un desarrollo inadecuado de las neuronas y dan lugar a una síntesis deficiente de mielina. La actividad de la PAH no siempre es nula. Los pacientes con más del 5 % (1) presentan hiperfenilalaninemia sin desarrollar, (2) no sufren daño neurológico y (3) presentan desarrollo normal.

La **hiperfenilalaninemia maligna** afecta a menos del 5 % de los neonatos y lactantes con la enfermedad. En este caso, la restricción dietética de fenilalanina no detiene el deterioro eurológico. Estos pacientes presentan deficiencia de tetrahidrobiopterina (BH$_4$), un cofactor que se requiere para que la PAH hidroxile a la fenilalanina. Los neonatos con hiperfenilalaninemia maligna presentan un fenotipo indistinguible de aquellos con fenilcetonuria clásica al inicio, pero la deficiencia de BH$_4$ también impide la síntesis de los neurotransmisores dopamina (que depende de la hidroxilasa de la tirosina) y serotonina (que depende de la hidroxilasa del triptófano). Así, el mecanismo que subyace al daño cerebral en la hiperfenilalaninemia maligna tiene más probabilidad de implicar algo más que la sola elevación de las concentraciones de fenilalanina.

 CARACTERÍSTICAS CLÍNICAS: Los neonatos afectados parecen normales en el momento del nacimiento, pero el retraso mental es evidente pocos meses después. A los 12 meses de edad, los lactantes que no reciben tratamiento presentan una pérdida del CI de unos 50 puntos, lo que implica que un niño que de otra forma hubiera mostrado una inteligencia normal desarrolla retraso profundo. Los lactantes con fenilcetonuria tienden a tener piel clara, cabello rubio y ojos azules, por su incapacidad para convertir la fenilalanina en tirosina, lo que limita la síntesis de melanina. Tienen un olor a «ratón», que deriva del ácido fenilacético que producen.

El tratamiento principal para los pacientes con fenilcetonuria clásica es una dieta estricta con restricción de fenilalanina suplementada con una fórmula médica que contiene aminoácidos y otros nutrientes. En Estados Unidos, la recomendación actual es que la dieta de la fenilcetonuria debe mantenerse durante toda la vida. Los pacientes que son diagnosticados tempranamente y mantienen una dieta estricta pueden tener una esperanza de vida normal con un desarrollo mental normal. Sin embargo, los estudios recientes sugieren que el desarrollo neurocognitivo y psicosocial y el crecimiento son ligeramente subóptimos si la dieta no es suplementada con aminoácidos.

En los países desarrollados, el fenotipo de la fenilcetonuria clásica tiene ahora más interés histórico que importancia real. Cada año se someten a detección en todo el mundo alrededor de 10 millones de neonatos para identificar la hiperfenilalaninemia con un análisis sanguíneo sencillo (test de Guthrie), y los casos nuevos reciben tratamiento con prontitud.

Tirosinemia

Hay tres tipos de tirosinemia. La más grave es la de tipo I, y consiste en una rara (1 de cada 100 000) alteración innata autosómica recesiva del catabolismo de la tirosina causado por una escasez de la enzima hidrolasa del fumarilacetoacetato (FAH), codificada por un gen en el cromosoma 15. Se manifiesta por hepatopatía aguda durante una fase temprana de la lactancia o como una enfermedad de evolución crónica que afecta a hígado, riñones y cerebro en los niños.

 PATOGENIA MOLECULAR: Las concentraciones sanguíneas de tirosina y sus metabolitos se encuentran elevadas. En las dos variantes de la enfermedad, existe deficiencia de la hidrolasa del fumarilacetoacetato, la última enzima de la vía metabólica por la que se convierte a la tirosina en fumarato y acetoacetato. En la variante aguda no existe actividad enzimática, mientras que en los niños con enfermedad crónica se detecta actividad residual variable. La lesión celular en la tirosinemia hereditaria se atribuye a metabolitos tóxicos anormales, la succinilacetona y el succinilacetoacetato.

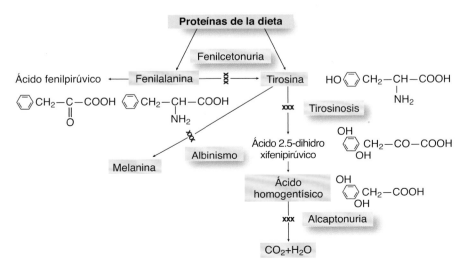

FIGURA 5-25. Trastornos causados por las alteraciones del metabolismo de la fenilalanina y la tirosina.

CARACTERÍSTICAS CLÍNICAS: La **tirosinemia aguda** se manifiesta durante los primeros meses de vida por hepatomegalia, edema, detención del desarrollo y olor similar al de las coles. En el transcurso de algunos meses, el lactante muere por deficiencia hepática.

La **tirosinemia crónica** se caracteriza por cirrosis hepática, disfunción de los túbulos renales (síndrome de Fanconi) y anomalías neurológicas. En más de una tercera parte de los pacientes se desarrolla carcinoma hepatocelular. La mayoría de los niños mueren antes de los 10 años de edad. El trasplante hepático corrige las anomalías del metabolismo hepático y previene las crisis neurológicas. También se han llevado a cabo trasplantes combinados de hígado y riñón. El análisis del líquido amniótico para detectar la succinilacetona o de las células obtenidas mediante amniocentesis permite establecer el diagnóstico prenatal.

Albinismo

El término albinismo hace referencia a un grupo heterogéneo de por lo menos 10 trastornos hereditarios en los cuales la ausencia o reducción de la biosíntesis de melanina causan hipopigmentación. El albinismo de tipo 1 es causado por defectos en la producción del pigmento melanina. El albinismo de tipo 2 se debe a un defecto en el gen *OCA2*, que interfiere con el metabolismo de la tirosina, el precursor de la melanina. Las personas con este tipo de enfermedad tienen una ligera coloración al nacer.

La forma más habitual de albinismo es el albinismo oculocutáneo (AOC), una familia de afecciones relacionadas entre sí (con una rara excepción) causadas por rasgos autosómicos recesivos. En el AOC, el pigmento melanina es inexistente o tiene una concentración menor en la piel, los folículos pilosos y los ojos. La frecuencia del AOC en personas caucásicas es de 1 de cada 18 000 personas en Estados Unidos, y de 1 de cada 10 000 en Irlanda. Los afroamericanos padecen AOC con la misma alta frecuencia que los irlandeses.

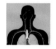

FISIOPATOLOGÍA: Pueden distinguirse dos variantes principales de AOC a partir de la presencia o ausencia de tirosinasa, la primera enzima de la vía biosintética por la que la tirosina se convierte en melanina (fig. 5-25).

El **AOC positivo a tirosinasa** es el tipo más frecuente de albinismo, tanto en individuos caucásicos como afroamericanos. Los pacientes suelen nacer con albinismo completo, pero al avanzar la edad es posible detectar la acumulación clínica de cierta cantidad de pigmento. Un defecto del gen *OCA2* (15q), que puede codificar una proteína de transporte de la tirosina, impide la síntesis de la melanina.

El **AOC negativo** a tirosinasa es el segundo tipo de albinismo en frecuencia y se caracteriza por una ausencia completa de esta enzima (11q) y de melanina: existen melanocitos, pero sus melanosomas no contienen pigmento. Las personas afectadas tienen el cabello blanco como la nieve, la piel rosa pálido, iris azules y pupilas rojas prominentes, por efecto de la ausencia de pigmento retiniano. Presentan unos característicos problemas oftálmicos graves, como fotofobia, estrabismo, nistagmo y baja agudeza visual.

La piel de los albinos de todos los tipos es extremadamente sensible a la luz solar. Las regiones expuestas de la piel requieren la aplicación de lociones con factores altos de protección solar. Estos pacientes cuentan con un riesgo muy alto de desarrollar carcinomas de células escamosas en la piel expuesta al sol. De forma interesante, los albinos parecen tener una frecuencia menor de la habitual de melanoma maligno.

TRASTORNOS LIGADOS AL CROMOSOMA X

La expresión de un trastorno ligado al cromosoma X (fig. 5-26) difiere en hombres y mujeres. Las mujeres, que tienen dos cromosomas X, pueden ser homocigóticas o heterocigóticas para

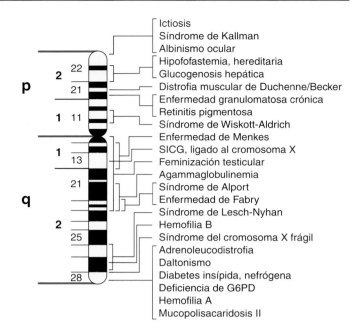

FIGURA 5-26. Ubicación de las afecciones hereditarias representativas, según sus genes, en el cromosoma X. G6PD, deshidrogenasa de la glucosa-6-fosfato; SICG, síndrome de inmunodeficiencia combinada grave.

un rasgo determinado. En consecuencia, la expresión clínica de ese rasgo en una mujer es variable y depende del hecho de que sea dominante o recesivo. Por el contrario, los hombres sólo tienen un cromosoma X, de manera que son hemicigóticos para este rasgo, e independientemente de si el rasgo es dominante o recesivo, este se expresa.

Los rasgos ligados al cromosoma X no se transmiten de padre a hijo: un padre sintomático sólo transmite su cromosoma Y normal a un hijo varón. En contraste, siempre transfiere su cromosoma X anormal a sus hijas, que por ende resultan portadoras obligadas del rasgo. La enfermedad salta así una generación en los hombres, puesto que las portadoras de sexo femenino la transmiten a los nietos de los hombres sintomáticos.

Rasgos dominantes ligados al cromosoma X

PATOGENIA MOLECULAR: La dominancia ligada al cromosoma X hace referencia a la expresión de un rasgo tan sólo en la mujer, puesto que el estado hemicigótico en el hombre impide diferenciar un patrón de herencia dominante de uno recesivo.

Sólo se conocen unos cuantos trastornos dominantes ligados al cromosoma X, entre los que se encuentran el raquitismo hipofosfatémico familiar y la deficiencia de la transcarbamilasa de la ornitina. Las variaciones del fenotipo propio de estos rasgos en mujeres pudieran deberse, por lo menos en parte, al efecto Lyon (es decir, la inactivación de uno de los cromosomas X), lo que da lugar al mosaicismo del alelo mutante y a una expresión inconstante del rasgo.

Rasgos recesivos ligados al cromosoma X

La mayor parte de los rasgos ligados al cromosoma X son recesivos; esto quiere decir que las mujeres heterocigóticas no muestran enfermedad. La tabla 5-8 presenta una lista de trastornos recesivos ligados al cromosoma X representativos.

Tabla 5-8

Trastornos hereditarios representativos ligados al cromosoma X

Enfermedad	Incidencia en hombres
Síndrome del cromosoma X frágil	1/4 000
Hemofilia A (deficiencia de factor VIII)	1/10 000
Hemofilia B (deficiencia de factor IX)	1/70 000
Distrofia muscular de Duchenne-Becker	1/3 500
Deficiencia de deshidrogenasa de la glucosa-6-fosfato	Hasta el 30 %
Síndrome de Lesch-Nyhan (deficiencia de FTHG)	1/10 000
Enfermedad granulomatosa crónica	Frecuente
Agammaglobulinemia ligada al cromosoma X	Frecuente
Inmunodeficiencia combinada grave ligada al cromosoma X	Rara
Enfermedad de Fabry	1/40 000
Enfermedad de Hunter	1/70 000
Adrenoleucodistrofia	1/100 000
Enfermedad de Menkes	1/100 000

FTHG, fosforribosiltransferasa hipoxantina-guanina.

Distrofias musculares ligadas al cromosoma X (Duchenne y Becker)

Las distrofias musculares son enfermedades devastadoras. La mayoría están ligadas al cromosoma X, aunque algunas son autosómico-recesivas. Las distrofias musculares ligadas al cromosoma X se encuentran entre los trastornos genéticos más frecuentes en el humano, y afectan a 1 de cada 3 500 niños, incidencia que se aproxima a la de la FQ. Los trastornos recesivos ligados al cromosoma X más habituales son la *distrofia muscular de Duchenne (DMD) y la distrofia muscular de Becker (DMB).* La variante más frecuente, la DMD, es una degeneración progresiva mortal del músculo que aparece antes de los 4 años de edad. Se asocia con mutaciones en el gen *distrofina,* el gen más grande del cromosoma X, y se caracteriza por la progresión rápida de la degeneración muscular, con pérdida eventual del control del músculo esquelético, deficiencia respiratoria y muerte. La DMB es alélica con la DMD, pero es más leve y causa debilidad muscular lentamente progresiva en las piernas y la pelvis (*v. cap. 23*).

Hemofilia A (deficiencia de factor VIII)

La hemofilia A (*v. cap. 18*) es un trastorno recesivo ligado al cromosoma X que afecta la coagulación de la sangre y da origen a hemorragias espontáneas, en particular en las articulaciones, los músculos y los órganos internos. Está causada por la deficiencia del factor VIII por una mutación en el gen del *factor VIII.*

Ceguera al color rojo y verde

La ceguera al color rojo y verde es un rasgo muy habitual en los humanos. En el 7 % de los hombres y 0.5-1 % de las mujeres están afectados. Se hereda más habitualmente como un trastorno recesivo ligado al cromosoma X, pero en las formas raras de este trastorno se han identificado mutaciones que afectan a 19 cromosomas y a 56 genes.

Enfermedad de Fabry

La enfermedad de Fabry es una enfermedad de depósito lisosómico ligada al cromosoma X. Las mutaciones recesivas ligadas al cromosoma X causan deficiencia de α-**galactosidasa A**, la cual desencadena la acumulación de globotriaosilceramida y otros glucoesfingolípidos en células endoteliales y del músculo liso a través de la vasculatura, especialmente en arterias coronarias, glomérulos renales, cardiomiocitos y componentes del sistema de conducción cardiaco. Un tipo particular de tumor, el angioqueratoma, constituye una manifestación cutánea característica de la enfermedad de Fabry. La microvasculatura con afectación funcional se compromete de manera cada vez más intensa y da lugar a una deficiencia vascular progresiva con infartos cerebrales, renales y cardiacos. Los pacientes mueren durante los primeros años de la edad adulta por las complicaciones de la vasculopatía. El tratamiento con galactosidasa α-D tipo A se muestra esperanzadora para la detención de la enfermedad.

ENFERMEDADES POR REPETICIÓN DEL TRINUCLEÓTIDO

Síndrome del cromosoma X frágil

De manera categórica, el 20 % del retraso mental hereditario se debe a los trastornos ligados al cromosoma X, una quinta parte de estos muestran un sitio frágil inducible en este cromosoma. Un **sitio frágil** representa un locus específico, o banda, en un cromosoma que se rompe fácilmente en ciertas condiciones.

El síndrome del cromosoma X frágil (SXF) sólo es superado por el síndrome de Down como causa genética de retraso mental. La prevalencia del SXF en hombres es de 1 en 3 600-4 000 y en mujeres de 1 en 4 000-6 000.

 PATOGENIA MOLECULAR: Las mutaciones en el gen *FMR1* (Xq27.2) causan el síndrome del cromosoma X frágil. Este gen codifica una proteína llamada proteína del retraso mental del cromosoma X frágil, o FMRP, que ayuda a regular la producción de otras proteínas y tiene un papel en el desarrollo de las sinapsis. Casi todos los casos de síndrome del cromosoma X frágil están causados por una mutación donde la región no traducida de ADN 5', conocida como la repetición del triplete CGG, se expande dentro de *FMR1*. En las personas sanas, este segmento de ADN se repite de 5 a 45 veces. Sin embargo, en las personas con SXF, está repetido más de 200 veces. La expansión anormal de CGG silencia el gen mediante un mecanismo que implica la metilación de nucleótidos seleccionados. La pérdida o la deficiencia resultante de la proteína altera las funciones del sistema nervioso, causando signos y síntomas del síndrome del cromosoma X frágil (fig. 5-27).

Se dice que los hombres y mujeres con 50 a 200 repeticiones del segmento CGG tienen una **premutación** del gen *FMR1*. Aproximadamente 1 de cada 260 mujeres y 1 de cada 800 hombres son portadores de la premutación del cromosoma X frágil. La mayoría de las personas con la premutación tienen un intelecto normal, aunque algunas veces tienen cantidades menores de lo normal de FMRP. En consecuencia, la premutación puede causar variantes leves de las características del síndrome del cromosoma X frágil y causar problemas emocionales como ansiedad y depresión. Algunos niños con la premutación pueden tener dificultades del aprendizaje o un comportamiento autista.

Dentro de las familias con síndrome del cromosoma X frágil, la probabilidad de verse afectado guarda relación con la posición en el árbol genealógico; es decir, las generaciones posteriores tienen una probabilidad mayor que las primeras de presentar afectación

GENEALOGÍA DEL SÍNDROME DEL CROMOSOMA X FRÁGIL

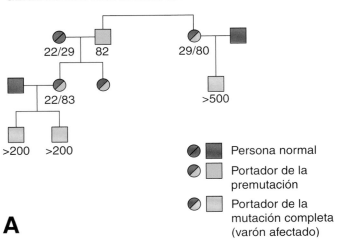

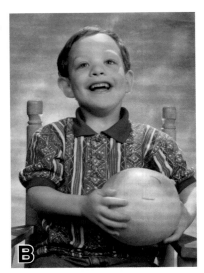

FIGURA 5-27. Patrón de herencia del síndrome del cromosoma X frágil. El número de copias del triplete de repetición (CGG) se muestra en ciertos miembros de este pedigrí. La expansión tiene lugar sobre todo durante la meiosis en las mujeres. Cuando el número de repeticiones excede ~200, el síndrome clínico se manifiesta. Los individuos en que se muestra un sombreado naranja llevan una premutación y están asintomáticos. **B. Varón diagnosticado con síndrome del cromosoma X frágil.**

(**paradoja de Sherman** o **anticipación genética**). Este hecho se debe a una expansión progresiva del triplete de repetición (fig. 5-27). A pesar de que pequeñas expansiones tienden a ser asintomáticas, éstas pueden aumentar, en particular durante la meiosis en la mujer, y dar lugar a expansiones mayores en las generaciones sucesivas. Las expansiones con más de 200 repeticiones se relacionan con retraso mental y constituyen mutaciones completas del locus del gen *FMR1*. La expansión de unas premutaciones hasta convertirse en una mutación total durante la gametogénesis sólo tiene lugar en las mujeres (fig. 5-27). Así, las hijas de los hombres con premutaciones (portadores) nunca presentan sintomatología clínica, aunque las hermanas de los hombres que transmiten la afección en ocasiones tienen hijas afectadas. *La frecuencia con que tiene lugar la conversión de una premutación en una mutación completa en estas mujeres (es decir, la probabilidad de que sus hijos desarrollen el síndrome del cromosoma X frágil) varía en función de la longitud del segmento expandido.* Las premutaciones con más de 90 repeticiones casi siempre se convierten en mutaciones completas. Por tanto, el riesgo de los desórdenes aumenta en las sucesivas generaciones de familias con cromosoma X frágil. Puesto que el síndrome del cromosoma X frágil es recesivo, la mayoría de las hijas de los hombres portadores transmite el retraso mental al 50 % de sus hijos.

 CARACTERÍSTICAS CLÍNICAS: Un recién nacido varón con síndrome del cromosoma X frágil tiene aspecto normal, pero durante la niñez aparecen en él características típicas, que incluyen aumento de la circunferencia cefálica y cara alargada, orejas prominentes (fig. 5-27 B), hiperextensibilidad articular, testículos grandes e hipotonía. El retraso mental es profundo: las puntuaciones del CI varían entre 20 y 60.

Actualmente está disponible la prueba diagnóstica molecular de ADN para identificar a los portadores de la premutación del cromosoma X frágil y aquellos con la mutación completa del síndrome del cromosoma X frágil.

Enfermedad de Huntington

La enfermedad de Huntington (EH) es la causa genética más frecuente de corea. También se relaciona con anomalías de la coordinación muscular y psicomotora, y las funciones cognitivas. La enfermedad se transmite como un rasgo autosómico dominante. La EH se debe a una expansión de una repetición CAG dentro de la secuencia de codificación del gen *HTT/IT15*, que codifica la proteína **huntingtina**. La expansión de repeticiones CAG determina la aparición de otros trastornos neurodegenerativos adicionales a la EH, los cuales se analizan en el capítulo 24 (tabla 5-9).

Tabla 5-9

Trastornos representativos que se relacionan con la repetición de tripletes

Trastorno	Ubicación	Secuencia	Longitud normal	Premutación	Mutación completa
Enfermedad de Huntington	4p16.3	CAG	10-30	—	40-100
Enfermedad de Kennedy	Xq21	CAG	15-25	—	40-55
Ataxia espinocerebelosa	6p23	CAG	20-35	—	45-80
Síndrome del cromosoma X frágil	Xq27.3	CGG	5-44	50-200	200-1 000
Distrofia miotónica	19q13	CTG	5-35	37-50	50-2 000
Ataxia de Friedreich	9q13	GAA	7-30	—	120-1 700

Distrofia miotónica

La distrofia miotónica, la variante más frecuente de distrofia muscular autosómica, se debe a la expansión de la repetición CTG en la región 3′ no transducida del gen *MD* en el cromosoma 19q. La afección se analiza en el capítulo 23.

Ataxia de Friedreich

La ataxia de Friedreich (AF) es una enfermedad degenerativa autosómica recesiva asociada con la expansión de una repetición GAA. Afecta al SNC y también se caracteriza por cardiomiopatía y diabetes tipo 2. La AF es la ataxia hereditaria más habitual y afecta a 1 de cada 50 000 personas en Estados Unidos, en la misma proporción a hombre y mujeres. La prevalencia estimada de portadores es de 1 en 110. Ya que el defecto está en un intrón (que es eliminado del transcrito de ARNm entre la transcripción y la traducción), no se produce una proteína frataxina (FXN) anormal. En su lugar, causa el silenciamiento génico y la pérdida de la función del producto proteico del gen de la FNX (*v.* cap. 24). Los individuos afectados tienen 200-1 700 repeticiones en el primer intrón del gen *FXN*.

ENFERMEDADES MITOCONDRIALES

 PATOGENIA MOLECULAR: Las proteínas mitocondriales se codifican tanto a partir de los genes nucleares como de los propios de la mitocondria. La mayoría de las proteínas de la cadena respiratoria de la mitocondria se codifican en los genes del núcleo, pero 13 de estas proteínas son productos del genoma mitocondrial. Las restantes 1 500 o más proteínas en la mitocondria son codificadas en el núcleo. Se han descrito algunos trastornos autosómicos recesivos (mendelianos) escasos e infrecuentes, que representan defectos de las proteínas mitocondriales codificadas en el núcleo. Sin embargo, la mayor parte de los defectos hereditarios de la función mitocondrial derivan de mutaciones del genoma propio de la mitocondria.

Para comprender estas anomalías, se requiere una explicación sobre la genética única de la mitocondria. Estas características incluyen:

- **Herencia por vía materna:** todas las mitocondrias de los vertebrados se heredan a partir de la madre, por medio del óvulo, que posee hasta 300 000 copias del ADN mitocondrial (ADNmit).
- **Variabilidad de las copias del ADNmit:** el número de mitocondrias y el número de copias de ADNmit en cada uno de estos orgánulos varía de un tejido a otro. Cada mitocondria cuenta entre 2 y 10 copias de ADNmit y las necesidades hísticas variables de ATP tienen relación con el contenido de ADN en cada una de ellas.
- **Efecto umbral:** puesto que cualquier célula contiene muchas mitocondrias y, así, cientos o miles de copias de ADNmit, las mutaciones de este ácido conducen a la existencia de poblaciones mixtas de genomas mitocondriales mutantes y normales, situación que se denomina **heteroplasmia**. El fenotipo que deriva de las mutaciones del ADNmit se determina a partir de la gravedad de aquellas, la proporción de genomas mutantes y la demanda hística de ATP. Los distintos tejidos tienen necesidades distintas de producción de ATP para el mantenimiento de su metabolismo; cerebro, corazón y músculo esquelético muestran demandas energéticas particularmente altas.
- **Tasa de mutación alta:** la tasa de mutación del ADNmit es mucho mayor que la que caracteriza al ADN del núcleo, lo que se debe (por lo menos en parte) a una capacidad menor de reparación de ese ácido.

Las enfermedades que derivan de las mutaciones del genoma de las mitocondrias afectan sobre todo al sistema nervioso, al corazón y al músculo esquelético. Las deficiencias funcionales en todos estos trastornos pueden seguirse hasta la alteración de la fosforilación oxidativa. Los **trastornos de la fosforilación oxidativa** se dividen en varias clases: I, mutaciones nucleares; II, mutaciones puntuales del ADNmit; III, deleciones del ADNmit, y IV, defectos no definidos.

Todas las afecciones mitocondriales hereditarias son raras y poseen una presentación clínica variable, como resultado de las situaciones que se analizan anteriormente. La primera enfermedad humana del ADNmit que se descubrió fue la **neuropatía óptica hereditaria de Leber**, que se caracteriza por la pérdida progresiva de la visión. Se conocen varias miopatías y encefalopatías mitocondriales (*v.* cap. 23).

IMPRONTA GENÉTICA

 PATOGENIA MOLECULAR: Los fenotipos que se relacionan con algunos genes difieren en función de si el alelo se hereda de la madre o el padre. Este fenómeno se denomina **impronta genética**. En el caso de los genes con impronta, el alelo materno o el paterno se mantiene en estado inactivo. Este proceso fisiológico normal deriva de la metilación de los residuos de citosina del ADN (*v.* anteriormente) en las regiones reguladoras del alelo con impronta. El alelo que carece de impronta desempeña la función biológica del locus. Si el alelo que no muestra impronta se altera por alguna mutación, el alelo con impronta permanecerá inactivo y no será capaz de compensar la función que falta. *La impronta tiene lugar durante la meiosis de la gametogénesis, y el patrón de impronta se mantiene en grados variables en diversos tejidos. Se restablece durante la meiosis en la generación siguiente, de manera que la selección de un alelo determinado para la impronta puede variar de una generación a otra.*

La impronta genética se ilustra de manera apropiada a partir de ciertos trastornos hereditarios cuyo fenotipo queda determinado por la fuente del alelo mutante en los progenitores. El síndrome de Prader-Willi (SPW) y el **síndrome de Angelman (SA)** son ejemplos excelentes del efecto de la impronta en las enfermedades genéticas. Ambos trastornos se asocian con una deleción (heterocigota) en la región 15(q11-13).

Los fenotipos de estos trastornos son sumamente diferentes. El SPW se caracteriza por hipotonía, hiperfagia con obesidad, hipogonadismo, retraso mental y facies característica. En cambio, los pacientes con SA son hiperactivos, tienen una risa inapropiada, tienen facies diferentes del SPW y sufren convulsiones.

El SPW se presenta porque los genes críticos del locus materno normalmente han sido silenciados por la impronta y la misma región del cromosoma paterno ha sido eliminada, lo cual causa la falta de expresión. Lo contrario aplica en el SA: el gen paterno normalmente se ha silenciado por la impronta y el locus materno se ha inactivado por una mutación o una deleción. Los genes críticos silenciados por la metilación en 15q11-13 materno son el *SNRPN* (que codifica a un polipéptido de ribonucleoproteína pequeña nuclear), *NDN* (codifica a la necdina) y un acúmulo de ARN nucleolares pequeños (ARNnos). En el *SA*, la *UBE3A*, que codifica para la ubiquitina ligasa, está mutada o ha sido eliminada en el cromosoma materno y ha sido silenciada epigenéticamente (en el cromosoma paterno).

Actualmente, se diagnostica cada uno de estos trastornos de forma rutinaria mediante FISH o aCGH para detectar la microdeleción de genes en 15q11-13 y por estudios de metilación de ADN para detectar la disomía uniparental de genes maternos/paternos. Este patrón es similar a la pérdida de heterocigosidad en los genes supresores de tumor por la metilación aberrante en algunos casos de cáncer (*v.* cap. 4).

HERENCIA MULTIFACTORIAL

La mayoría de los rasgos humanos normales reflejan dichas complejidades y no son heredados simplemente como cualidades mendelianas dominantes o recesivas. Muchas se deben a la interacción entre múltiples genes y el ambiente, la epigenética y otros factores. Estos reflejan la herencia multifactorial. Por tanto, dicha herencia determina la estatura, el color de la piel y la constitución corporal. De modo similar, se entiende que la mayoría de los trastornos crónicos de los adultos —diabetes, ateroesclerosis, muchas formas de cáncer, artritis e hipertensión— son enfermedades que «se presentan en las familias», pero cuya herencia no sigue un patrón sencillo. Muchos defectos congénitos (es decir, labio y paladar hendidos, estenosis pilórica y enfermedad cardiaca congénita) también se transmiten mediante estos mecanismos complejos (tabla 5-10).

La herencia multifactorial implica la interacción de genes múltiples entre sí y con factores ambientales para dar lugar a la enfermedad en un paciente específico. Este tipo de herencia origina una segregación familiar que no obedece a reglas mendelianas simples. Así, la herencia de trastornos poligénicos se estudia en la genética poblacional más que mediante el análisis de familias específicas.

Se desconoce el número de genes afectados en una enfermedad poligénica. Por tanto, no es posible asegurar con precisión el riesgo que existe de padecer un trastorno específico en un caso dado. La probabilidad de que exista la enfermedad sólo puede predecirse a partir del número de parientes afectados, la gravedad de su trastorno y las proyecciones estadísticas a partir de los análisis poblacionales. Mientras que la herencia monogénica implica un riesgo específico de enfermedad (p. ej., 25%, 50%), la probabilidad de que existan síntomas en familiares de primer grado en una persona afectada por una enfermedad poligénica suele ser del 5-10%.

La base de la herencia poligénica es que más de una cuarta parte de todos los genes de los humanos normales cuentan con alelos polimórficos. Esta heterogeneidad genética conduce a una variabilidad amplia en relación con la susceptibilidad a muchas enfermedades, situación que se complica aún más ante la interacción con factores ambientales diversos.

- **La expresión de los síntomas es proporcional al número de genes mutantes.** Los familiares cercanos de la persona afectada tienen un número mayor de genes mutantes que la población en general, así como un riesgo mayor de expresar la enfermedad. La probabilidad de expresar el mismo número de genes mutantes alcanza su máximo en los gemelos idénticos.
- **Los factores ambientales influyen en la expresión del rasgo.** Así, podría existir concordancia en cuanto a la enfermedad en apenas un tercio de los gemelos monocigóticos.
- **El riesgo para los familiares de primer grado (progenitores, hermanos, hijos) es el mismo (5-10%).** La probabilidad de que exista enfermedad es mucho más baja en familiares de segundo grado.
- **La posibilidad de que el rasgo aparezca en hijos sucesivos recibe influencia de su expresión en hijos previos.** Si uno o más niños nacen con un defecto multifactorial, la posibilidad de que este reincida en hijos posteriores se duplica. Al contrario, en los rasgos mendelianos simples la probabilidad es independiente del número de hermanos afectados.
- **Cuanto más grave es un defecto, mayor es el riesgo de que se transmita a los hijos.** Puesto que es probable que los pacientes con defectos poligénicos graves cuenten con un número mayor de genes mutantes, sus hijos tienen más posibilidad de heredar los genes anómalos que los hijos de familiares con afectación menos intensa.

Tabla 5-10

Trastornos representativos relacionados con herencia multifactorial

Adultos	Niños
Hipertensión	Estenosis pilórica
Ateroesclerosis	Labio y paladar hendidos
Diabetes tipo 2	Cardiopatía congénita
Diátesis hemorrágica	Mielomeningocele
Psoriasis	Anencefalia
Esquizofrenia	Hipospadias
Espondilitis anquilosante	Luxación congénita de la cadera
Gota	Enfermedad de Hirschsprung

- **Ciertos trastornos que muestran herencia multifactorial también revelan predilección por el sexo.** Así, la estenosis pilórica es más común en hombres, mientras que la luxación congénita de la cadera es más frecuente en mujeres. Se piensa que esta susceptibilidad variable deriva de distintos umbrales de expresión de los genes mutantes en los dos sexos. *Como regla general, si existe una proporción distinta entre sexos para la incidencia de un defecto poligénico, un miembro del sexo afectado con menos frecuencia tiene una probabilidad mucho mayor de transmitir el defecto.*

Labio y paladar hendidos

El día 35 de la gestación la prominencia frontal se fusiona con la apófisis maxilar para constituir el labio superior. Este proceso se encuentra bajo el control de muchos genes y los trastornos de la expresión de los mismos (hereditaria o ambiental) en ese momento impiden la fusión apropiada y dan lugar a labio hendido, con o sin discontinuidad palatina (fig. 5-28). Esta anomalía también podría ser parte de un síndrome de malformación sistémica causado por teratógenos (rubéola, anticonvulsivos) y muchas veces se observa en niños con anomalías cromosómicas. La incidencia del labio hendido, con o sin defecto palatino, es de 10 por 10 000 nacidos vivos. La incidencia del paladar hendido aislado es de 6 por cada 10 000 nacidos vivos. Si un niño nace con labio hendido, la posibilidad de que un segundo hijo presente el mismo defecto es del 4%. Si los primeros dos hijos presentan la anomalía, el riesgo de que el tercer hijo desarrolle labio hendido se incrementa hasta el 9%. Cuanto más grave es el defecto, mayor es la probabilidad de que el labio hendido muestre transmisión. Mientras que el 75% de los casos con labio hendido afecta a los hombres, los hijos de las mujeres con paladar hendido tienen un riesgo cuatro veces mayor de adquirirlo que los hijos de los hombres afectados.

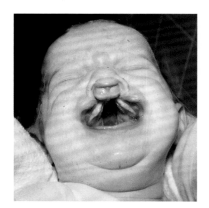

FIGURA 5-28. Labio y paladar hendidos en un neonato.

6 Enfermedades infecciosas y parasitarias

David A. Schwartz

DAÑO HÍSTICO Y ENFERMEDAD INFECCIOSA

Muchas de las familias taxonómicas causan enfermedades infecciosas: bacterias, hongos, protozoos y distintos gusanos parásitos. Aun así, muchos agentes infecciosos no pueden considerarse microorganismos del todo independientes. Los virus no pueden multiplicarse por sí mismos y son parásitos intracelulares estrictos que tienen la maquinaria de replicación de las células susceptibles.

Existe un gran número de mecanismos para la transmisión de las distintas enfermedades infecciosas. Muchos de estos trastornos, como gripe, sífilis y tuberculosis, son contagiosos (es decir, pueden propagarse de una persona a otra). Aun así, muchas enfermedades infecciosas, como la legionela, la histoplasmosis y la toxoplasmosis, no son transmisibles y más bien se adquieren en el ambiente. Las bacterias de las especies *Legionella* normalmente se multiplican dentro de amebas acuáticas, pero pueden infectar a los humanos mediante aerosoles de agua o tras la microaspiración de agua contaminada. Otros agentes infecciosos provienen de numerosas fuentes, como animales, insectos, tierra, aire, objetos inanimados y la flora microbiana endógena del humano.

Quizá la paradoja más relevante consiste en que ciertos retrovirus se incorporaron de hecho al genoma humano y ahora se heredan de una generación a otra. Su función no se ha discernido, pero su posible activación durante la placentación indujo a especular con que esos retrovirus endógenos pudieran haber permitido la evolución de los mamíferos placentarios.

Así como se adquieren los patógenos es muy diversa, los mecanismos por los cuales producen enfermedades también varían. Algunos causan lesiones mecánicas (p. ej., nematodos del tipo de las filarias que bloquean los nódulos linfáticos), algunos sintetizan proteínas tóxicas liberadas en el entorno hístico, otros son tóxicos en sí mismos y otros son parásitos intracelulares que secuestran la maquinaria metabólica de las células. A menudo, la lesión no se debe tanto al efecto directo del patógeno en sí mismo, sino al resultado de una defensa mal dirigida o excesiva del huésped.

CAPACIDAD INFECCIOSA Y VIRULENCIA

La virulencia es el conjunto de propiedades que permiten a un organismo establecer una infección y producir enfermedad o muerte. El organismo debe (1) acceder al cuerpo del huésped; (2) evitar las defensas múltiples de este; (3) adaptarse al crecimiento en el ambiente humano, y (4) parasitar los recursos del humano. La virulencia deriva tanto de las estructuras inherentes al microbio implicado como de la interacción entre estos factores y los mecanismos de defensa del huésped.

MECANISMOS DE DEFENSA DEL HUÉSPED

Los medios por los cuales el organismo humano impide o contiene las infecciones se conocen como mecanismos de defensa (tabla 6-1). Existen barreras anatómicas importantes contra la infección —la piel y el sistema de filtración aerodinámico de las vías respiratorias superiores— que evitan que la mayoría de los microorganismos penetren en el cuerpo. La cubierta mucociliar de las vías respiratorias también es una defensa esencial, al proporcionar una estrategia para expeler los microorganismos que logran entrar en el sistema respiratorio. La flora microbiana que normalmente reside en el tubo gastrointestinal y los distintos orificios corporales compite con los microorganismos exógenos y les impide acceder a nutrientes suficientes o a lugares de unión en el huésped. Los orificios corporales también están protegidos por secreciones que poseen propiedades antimicrobianas, tanto inespecíficas (p. ej., lisozima e interferón) como específicas (por lo general, inmunoglobulina A [IgA]). Además, el ácido

Tabla 6-1
Defensas del huésped contra la infección
Piel
Lágrimas
Flora bacteriana normal
Ácido gástrico
Bilis
Secreciones salivales y pancreáticas
Sistema de filtración de la nasofaringe
Cubierta mucociliar
Secreciones bronquiales, cervicouterinas, uretrales y prostáticas
Neutrófilos
Monocitos
Complemento
Sistema fagocítico mononuclear fijo
Inmunoglobulinas
Inmunidad mediada por células

gástrico y la bilis destruyen por medios químicos muchos organismos ingeridos.

Efecto de las diferencias en los receptores de membrana del huésped

El primer paso para la infección es en muchas ocasiones una interacción muy específica de una molécula de unión del organismo infeccioso con una molécula receptora del huésped. Si este carece de un receptor apropiado, el organismo no puede adherirse al objetivo. Así, *Plasmodium vivax*, uno de los microorganismos que causan el paludismo en el humano, infecta los eritrocitos al utilizar los determinantes del grupo sanguíneo Duffy de la superficie celular a manera de receptores. Muchas personas, en particular afroamericanas, carecen de estos determinantes y no son susceptibles a la infección por *P. vivax*. El resultado es que el paludismo por *P. vivax* no existe en gran parte de África. Diferencias raciales o geográficas similares en cuanto a susceptibilidad son demostrables para muchos agentes infecciosos, entre los que se encuentran *Coccidioides immitis* y *Coccidioides posadasii*, que son, respectivamente, 14 y 175 veces más frecuentes en personas negras y en individuos con ascendencia filipina que en sujetos caucásicos.

Efecto de la edad

El efecto de la edad sobre la evolución tras la exposición a muchos agentes infecciosos se ilustra convenientemente a partir de las infecciones en el feto. Algunos microorganismos causan enfermedad más grave en el útero que en niños o en adultos. Las infecciones por citomegalovirus (CMV), virus de la rubéola, parvovirus B19 y *Toxoplasma gondii* en el feto interfieren su desarrollo. Normalmente, el feto está protegido por la IgG materna (sintetizada tras una infección específica previa), que atraviesa pasivamente la placenta. En la infección aguda en una mujer embarazada que carece de anticuerpos neutralizantes, ciertos patógenos logran atravesarla. Estas infecciones suelen ser subclínicas y generan una enfermedad mínima en la madre. Según el microorganismo y el momento de la exposición, la infección puede generar en el feto daño mínimo, anomalías congénitas importantes o la muerte.

La edad también modifica la evolución de las enfermedades habituales, como las distintas diarreas virales y bacterianas. En niños mayores y adultos estas infecciones producen malestar y son inconvenientes, pero rara vez son una enfermedad grave.

La evolución puede ser distinta en niños menores de 3 años, que son incapaces de compensar la pérdida rápida de volumen que deriva de la diarrea profusa. La Organización Mundial de la Salud (OMS) estima que las enfermedades diarreicas agudas continúan siendo la segunda causa principal de muerte en niños menores de 5 años y matan 1.5 millones de niños cada año.

Otros ejemplos incluyen la infección por *Mycobacterium tuberculosis*, que causa tuberculosis grave diseminada en niños menores de 3 años. En contraste, las personas mayores tienen una evolución menos adversa. No obstante, la madurez no siempre resulta una ventaja en las infecciones.

El virus de Epstein-Barr (VEB) tiene más probabilidad de inducir infecciones sintomáticas en adolescentes y adultos que en niños menores. El virus varicela zóster, que causa la varicela, causa una enfermedad más grave en el adulto, que tiene más probabilidades de desarrollar neumonía viral.

Los adultos mayores tienen una evolución más negativa en casi todas las infecciones que los jóvenes. Las enfermedades respiratorias habituales, como la gripe y la neumonía por neumococo, son con más frecuencia mortales en individuos mayores de 65 años. Un ejemplo de la susceptibilidad de los adultos mayores a las enfermedades infecciosas ocurrió de 2002 a 2003, durante el brote de síndrome respiratorio agudo grave (SARS, *severe acute respiratory syndrome*), causado por el florecimiento reciente del coronavirus. La tasa de mortalidad fue inferior al 1 % para las personas menores de 24 años, pero fue mayor al 50 % para los mayores de 65 años.

Efecto del comportamiento humano

El vínculo entre el comportamiento y la infección quizá resulte más evidente en relación con las enfermedades de transmisión sexual. Sífilis, gonorrea, infecciones urogenitales por clamidia, sida y varias enfermedades infecciosas más se transmiten principalmente mediante el contacto sexual.

Otros aspectos de la conducta también modifican el riesgo de contraer infecciones. Los humanos contraen la brucelosis y la fiebre Q, que son fundamentalmente enfermedades bacterianas de animales que se crían en granjas en estrecho contacto con los especímenes infectados o sus secreciones. Estas infecciones afectan a granjeros, agricultores, pastores, procesadores de carne y, en el caso de la brucelosis, individuos que beben leche sin pasteurizar. La transmisión de distintas enfermedades parasitarias se modifica en gran medida por el comportamiento. La esquistosomiasis, que se adquiere cuando las larvas parasitarias infecciosas que se encuentran en el agua penetran en la piel de un huésped susceptible, es predominantemente una enfermedad de los agricultores que trabajan en campos que se irrigan con agua infectada. Además, los niños que beben agua de lagos y lagunas que contienen estos organismos se infectan. Las larvas de la uncinaria y de *Strongyloides stercoralis* viven en la tierra y penetran en la piel de los pies en personas que caminan descalzas. La introducción del calzado quizá ha sido el factor independiente más importante para limitar la prevalencia de la infección por nematodos que se transmiten a través del suelo. La anisaquiasis y la difilobotriasis son enfermedades helmínticas que se adquieren a partir del consumo de pescado con cocimiento insuficiente. La toxoplasmosis es una infección por protozoos que se transmite de los animales a los humanos mediante la ingesta de carne infectada poco cocinada o por la exposición a las heces infectadas de un gato. El botulismo, una intoxicación alimentaria provocada por una toxina bacteriana, que se adquiere a partir de la ingesta de alimentos enlatados inapropiadamente que contienen la toxina.

Puesto que los humanos modifican su comportamiento, constantemente determinan posibilidades nuevas para las enfermedades infecciosas. Si bien el agente de la enfermedad de los legionarios es habitual en el ambiente, los aerosoles generados por los sistemas de aire acondicionado, los grifos y los humidificadores son medios que provocan la infección en el humano.

Efecto de los trastornos de las defensas del huésped

Los trastornos o la ausencia de cualquiera de las defensas complejas del huésped traen consigo un aumento del número y la gravedad de las infecciones. La interrupción de las superficies epiteliales por el traumatismo o las quemaduras conduce al desarrollo de infecciones invasoras bacterianas o micóticas. La lesión del aparato mucociliar de las vías respiratorias, que puede producirse por ejemplo con el tabaquismo o la gripe, afecta a la eliminación de los microorganismos inhalados y conduce al aumento de la incidencia de neumonía bacteriana. La carencia congénita de los componentes del complemento impide la formación de un complejo de ataque a la membrana funcional completo, y permite las infecciones diseminadas y muchas veces recurrentes por *Neisseria* (v. cap. 2). Trastornos como la diabetes mellitus y la administración de fármacos quimioterápicos podrían interferir en la producción o la función de los neutrófilos e intensifican el riesgo y la gravedad de las enfermedades bacterianas o las infecciones micóticas invasoras.

Los huéspedes afectados se infectan con más facilidad y es frecuente que les ataquen organismos que resultan inocuos para los individuos normales. Por ejemplo, las personas con deficiencia de neutrófilos desarrollan muchas veces infecciones del torrente sanguíneo que ponen en riesgo su vida y se deben a microorganismos huéspedes que habitualmente pueblan la piel y el tubo digestivo. Los organismos que principalmente producen enfermedades en huéspedes con defensas deterioradas se denominan **patógenos oportunistas**.

VIRUS

Los virus miden entre 20 y 300 nm, y están formados por ARN o ADN, dentro de una cubierta proteica. Algunos también están rodeados por membranas lipídicas. *Los virus no llevan a cabo actividades metabólicas o de reproducción de forma independiente, por lo que son parásitos intracelulares estrictos: necesitan a las células vivas para multiplicarse.* Tras invadirlas, reorientan la capacidad de biosíntesis y metabolismo de la célula para la síntesis de los ácidos nucleicos y las proteínas codificadas en el material genético viral.

Los virus producen con frecuencia enfermedad al eliminar a las células infectadas. Por el contrario, el rotavirus, un agente etiológico habitual de diarrea, interfiere con la función de los enterocitos infectados sin aniquilarlos de inmediato. El agente impide que los enterocitos sinteticen proteínas que transportan moléculas a partir de la luz intestinal y de esa manera desencadenan la diarrea.

Los virus también pueden facilitar la liberación de mediadores químicos que inducen respuestas inflamatorias o inmunitarias. Los síntomas del resfriado común se deben a la liberación de bradicinina desde las células infectadas. Otros virus hacen que las células proliferen y constituyan tumores. Por ejemplo, los virus del papiloma humano (VPH) originan lesiones proliferativas de células escamosas, entre las que se encuentran las verrugas comunes y el carcinoma de células escamosas (v. cap. 4).

Algunos virus infectan las células y permanecen en ellas sin interferir en las funciones celulares, proceso que se conoce como **latencia**. Los virus en estado de latencia pueden emerger para producir enfermedad años después de la infección primaria. Las infecciones oportunistas muchas veces se deben a virus que establecieron infecciones latentes. El CMV y el virus del herpes simple se encuentran entre los patógenos oportunistas más frecuentes, puesto que es habitual que permanezcan en estado de latencia y se activen en personas con alteración de la inmunidad celular.

Por último, ciertos virus pueden residir dentro de las células, ya sea mediante la integración en su genoma o su conservación episómica, y hacen que esas células generen tumores. Algunos ejemplos de este fenómeno son los virus de Epstein-Barr (EBV), que causa el linfoma de Burkitt, endémico en África, y otros tumores en situaciones distintas. La infección con el virus humano tipo 1 de la leucemia de linfocitos T (VHLT-1) da lugar a una variedad de linfoma/leucemia de linfocitos T.

Virus de ARN

Los virus de ARN, por lo general, tienen mecanismos patológicos que difieren de aquellos a los que recurren los virus de ADN: las enzimas que necesitan para completar sus ciclos de infección pueden ser muy distintas, y ciertos aspectos importantes de su biología no tienen punto de comparación con los virus de ADN. Una de las diferencias clave con muchos virus de ADN es que las polimerasas de ciertos virus de ARN con importancia patógena (p. ej., VIH-1, virus de la hepatitis C [VHC]) no llevan a cabo una lectura de prueba de la cadena que se sintetiza. Esto tiene dos consecuencias importantes. En primer lugar, la tasa de mutación —y, por ende, la plasticidad de estos virus ante las terapias asociadas— es muy alta. Segundo, un porcentaje más alto de los viriones que se producen son inactivos.

MECANISMOS PATOGENÉTICOS DE LOS VIRUS DE ARN

Virus respiratorios

Resfriado común (gripe)

El resfriado común (gripe) es un trastorno de las vías respiratorias superiores autolimitado que deriva de la infección por diversos virus de ARN, entre los que se encuentran más de 100 rinovirus distintos y varios coronavirus.

Los rinovirus y los coronavirus tienen tropismo por el epitelio respiratorio y su reproducción es óptima a temperaturas inferiores a 37 °C. Así, la infección se mantiene confinada a las vías respiratorias más frescas, en el tracto respiratorio superior; no destruyen el epitelio respiratorio y no causan alteraciones visibles. Las células infectadas liberan mediadores químicos, como bradicinina, que causa la mayor parte de los síntomas que se vinculan con el resfriado: aumento de la producción de moco, congestión nasal y obstrucción de la trompa de Eustaquio.

Gripe

La gripe es una infección aguda, por lo general autolimitada, de las vías respiratorias superior e inferior, causada por el virus de la gripe. Este virus tiene envoltura y ARN de una sola cadena. La gripe se disemina de persona a persona mediante gotas minúsculas y secreciones respiratorias que contienen el virus. Cuando este alcanza la superficie de la célula del epitelio respiratorio, una glucoproteína viral (hemaglutinina) se une a los residuos del ácido siálico en el epitelio respiratorio humano entra en la célula. Una vez dentro, el virus induce a la célula a producir una progenie viral, lo que resulta necrosis y descamación del epitelio ciliado de las vías respiratorias, y se relaciona con un infiltrado inflamatorio con predominio linfocítico. La extensión de la infección hacia los pulmones desencadena necrosis y desprendimiento de las células del recubrimiento de los alvéolos, a la vez que provoca cambios hísticos propios de la neumonitis viral. La destrucción del epitelio ciliado inutiliza la cubierta mucociliar, situación que predispone a la neumonía bacteriana

Virus paragripal y virus respiratorio sincitial

Los virus paragripales causan infecciones agudas de las vías respiratorias superior e inferior, en particular en niños pequeños. Estos virus son la causa más frecuente del crup (laringotraqueobronquitis), que se caracteriza por estridor inspiratorio y tos perruna. El VRS es la causa más habitual de bronquiolitis y neumonía en niños menores de 1 año de edad. Los virus paragripales infectan y matan las células ciliadas del epitelio respiratorio, e incitan una respuesta inflamatoria. En niños muy pequeños este proceso se extiende con frecuencia hacia las vías respiratorias inferiores, para producir bronquiolitis y neumonitis. El edema local de la laringotraqueítis puede comprimir la vía respiratoria superior en grado suficiente como para obstaculizar la respiración y desencadenar crup.

El VRS produce necrosis y descamación del epitelio bronquial, bronquiolar y alveolar, y se relacionan con un infiltrado inflamatorio con predominio linfocítico. En ocasiones se observan células sincitiales multinucleadas en los tejidos infectados.

Exantemas virales

Virus del sarampión

El virus del sarampión es un virus de ARN de una sola cadena con envoltura que produce una enfermedad aguda que se caracteriza por síntomas de vías respiratorias superiores, fiebre y exantema. El virus se transmite al humano por aerosoles y secreciones respiratorios.

El lugar inicial de la infección corresponde a las membranas mucosas de la nasofaringe y los bronquios. Dos glucoproteínas de superficie, denominadas proteínas «H» y «F», participan en la adhesión y la fusión del virus con el epitelio respiratorio. El virus se disemina entonces hacia los nódulos linfáticos regionales y la circulación sanguínea, lo que resulta a su distribución generalizada con afectación prominente de la piel y los tejidos linfoides. *El exantema deriva de la acción de los linfocitos T sobre el endotelio vascular infectado por el virus.* El virus del sarampión desencadena la necrosis del epitelio respiratorio infectado, con predominio de infiltrado inflamatorio linfocítico e inflamación en los vasos pequeños de la piel (vasculitis). La hiperplasia linfoide suele ser prominente en los nódulos linfáticos cervicales y mesentéricos, en el bazo y el apéndice. En los tejidos linfoides, el virus provoca en ocasiones la fusión de las células infectadas y da lugar a la formación de células gigantes multinucleadas que contienen hasta 100 núcleos, con inclusiones tanto intracitoplasmáticas como intranucleares. Estas células, las **células gigantes de Warthin-Finkeldey** (fig. 6-1), son patognomónicas del sarampión.

Rubéola (sarampión alemán)

El virus de la rubéola es un virus de ARN de una sola cadena con cubierta, que produce una enfermedad sistémica leve y autolimitada,

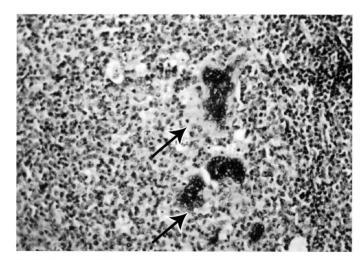

FIGURA 6-1. Células gigantes de Warthin-Finkeldey del sarampión. Un nódulo linfático hiperplásico de un paciente con sarampión muestra varias células gigantes multinucleadas (*flechas*).

por lo general, en relación con un exantema (que también se conoce como «sarampión alemán»). Muchas infecciones son tan leves que pasan inadvertidas. Sin embargo, en las mujeres embarazadas, la rubéola es un patógeno que daña al feto. El virus de la rubéola infecta el epitelio respiratorio y luego se transmite a la sangre y al sistema linfático. Se cree que el exantema por rubéola deriva de una respuesta inmunitaria contra el virus que se transmite. En la mayor parte de los pacientes, la rubéola genera un cuadro febril agudo leve, con rinorrea, conjuntivitis, linfoadenopatía retroauricular y un exantema que se disemina de la cara hacia el tronco y las extremidades. Sin embargo, en feto, corazón, ojo y cerebro son los órganos afectados con mayor frecuencia. La afectación cerebral grave puede desencadenar microcefalia y retraso mental, y la sordera sensorineural es habitual (*v.* cap. 5).

Parotiditis

El virus de la parotiditis es un paramixovirus de ARN de una sola cadena con envoltura, que produce una enfermedad sistémica aguda autolimitada caracterizada por tumefacción de las glándulas parótidas y meningoencefalitis, que se transmite de persona a persona por vía respiratoria. La parotiditis se inicia con la infección viral del epitelio de las vías respiratorias. El virus se distribuye entonces mediante la sangre y el sistema linfático hacia otras estructuras, con más frecuencia las glándulas salivales (en especial, las parótidas), el SNC, el páncreas y los testículos. En más de la mitad de las infecciones se ve afectado el SNC, con enfermedad sintomática en el 10 % de los casos. La epididimoorquitis se presenta en el 20 % de los hombres que se infectan tras la pubertad. El virus de la parotiditis causa necrosis de las células infectadas, relacionada con un infiltrado inflamatorio con predominio linfocítico. Las glándulas salivales afectadas se edematizan, sus conductos quedan cubiertos por epitelio necrótico y su intersticio muestra infiltración linfocítica. En la epididimoorquitis por el virus de la parotiditis, la inflamación del parénquima testicular, que se encuentra confinado a la túnica albugínea, desencadena infartos focales. La orquitis de la parotiditis suele ser unilateral y, por este motivo, rara vez causa esterilidad.

Infecciones intestinales

Infección por rotavirus y virus Norwalk

El rotavirus es un virus ARN de doble cadena, que produce diarrea acuosa abundante que puede desencadenar deshidratación y muerte si no recibe tratamiento. La infección por rotavirus se transmite de una persona a otra por vía bucofecal. La infección es más frecuente en niños, que eliminan grandes cantidades de virus en las heces. El rotavirus infecta a los enterocitos del intestino delgado proximal, con lo que altera la absorción de azúcares, grasas y distintos iones. El resultado osmótico que deriva de esto provoca la salida del líquido hacia la luz intestinal, y causa diarrea y deshidratación. Las células infectadas de las vellosidades intestinales se desprenden, y el epitelio regenerado carece al inicio de capacidad de absorción completa.

Los cambios patológicos en la infección por rotavirus se limitan en gran medida al duodeno y el yeyuno, en los que existen acortamiento de las vellosidades intestinales y un infiltrado discreto de neutrófilos y linfocitos.

El **virus Norwalk** es miembro de un grupo de calicivirus, que son responsables de una tercera parte de todos los brotes de enfermedad diarreica. La fisiopatología de la enfermedad es similar a la de la infección por rotavirus.

Fiebres hemorrágicas virales

Las fiebres hemorrágicas virales son un grupo de al menos 20 infecciones de etiología viral que desencadenan hemorragia de grado variable, shock y, en ocasiones, la muerte. Existen muchas fiebres hemorrágicas virales similares en distintas partes del

Tabla 6-2

Fiebres hemorrágicas virales

Vector	Fiebre viral
Mosquitos	Fiebre amarilla
	Fiebre del valle de Rift
	Dengue hemorrágico
	Fiebre hemorrágica de Chikungunya
Garrapatas	Fiebre hemorrágica de Omsk
	Fiebre hemorrágica de Crimea
	Fiebre hemorrágica del bosque de Kyasanur
Roedores	Fiebre de Lassa
	Fiebre hemorrágica boliviana
	Fiebre hemorrágica argentina
	Fiebre hemorrágica coreana
Murciélagos de la fruta	Enfermedad por virus de Ébola

mundo, que por lo general se denominan según el área en el que se describieron primero. Las fiebres hemorrágicas virales incluyen a miembros de cuatro familias de virus: Bunyaviridae, Flaviviridae, Arenaviridae y Filoviridae. En función de sus peculiaridades en cuanto a la vía de transmisión, los vectores y otras características epidemiológicas, las fiebres hemorrágicas virales se dividen en cuatro grupos epidemiológicos (tabla 6-2): las transmitidas por mosquitos, las transmitidas por garrapatas, las zoonóticas y las producidas por filovirus, los virus de Marburg y Ébola, cuya vía de transmisión es incierta, pero es probable que involucre a murciélagos como reservorio natural.

Fiebre amarilla

La fiebre amarilla es una fiebre hemorrágica aguda que en ocasiones se asocia con necrosis hepática extensa e ictericia. La enfermedad la produce un flavivirus transmitido por insectos, un virus de ARN de una sola cadena con envoltura. El virus está restringido tanto a la selva como a las áreas urbanas en África y Sudamérica. El reservorio viral natural son los monos de vida arbórea, a los que no afecta el virus. Los humanos adquieren la fiebre amarilla de la jungla al sufrir la picadura del mosquito *Aedes* que se ha alimentado de monos o humanos infectados.

Tras la inoculación que realiza el mosquito, el virus se multiplica en el tejido y el endotelio vascular, para luego diseminarse por el torrente sanguíneo. Muestra tropismo por las células del hígado, donde en ocasiones desencadena destrucción hepatocelular aguda. El daño extenso al endotelio de los vasos sanguíneos pequeños puede desencadenar pérdida de la integridad vascular, hemorragias y shock. La enfermedad causa necrosis coagulativa de los hepatocitos, que se inicia en las células que se distribuyen en el centro de los lobulillos hepáticos y se extiende hacia las venas centrales y las estructuras portales, en ocasiones dando lugar a áreas confluentes de necrosis en el centro de los lobulillos hepáticos (es decir, necrosis de la zona media). Los hepatocitos necróticos pierden su núcleo y desarrollan cuerpos apoptóticos eosinófilos (**cuerpos de Councilman**).

Fiebre hemorrágica de Ébola

El virus del Ébola es un virus de ARN que pertenece a la familia Filoviridae. Produce una enfermedad hemorrágica con una tasa de mortalidad elevada en humanos en distintas regiones de África. El otro filovirus patógeno para el humano es el virus de Marburg, que causa la fiebre hemorrágica de Marburg. En condiciones naturales, el virus infecta a humanos, gorilas, chimpancés y monos, con murciélagos de la fruta sirviendo como posible reservorio natural. El virus también se puede transmitir a través de las secreciones corporales y sangre. *El virus del Ébola produce las lesiones hísticas más destructivas y generalizadas entre todos los agentes virales que causan fiebre hemorrágica.* El virus se multiplica masivamente en las células endoteliales, los fagocitos mononucleares y los hepatocitos. La necrosis es más grave en hígado, riñones, gónadas, bazo y nódulos linfáticos. De forma característica, el hígado muestra necrosis hepatocelular, hiperplasia de las células de Kupffer, cuerpos de Councilman y microesteatosis. Los pulmones suelen presentar hemorragia. Se identifican hemorragias petequiales en la piel, las membranas mucosas y los órganos internos. La lesión en la microvasculatura y el incremento de la permeabilidad endotelial son causas importantes del shock.

Virus de ADN

Los virus de ADN pueden (1) estar cubiertos o no, (2) ser de cadena simple o de cadena doble, y (3) tener un genoma lineal o circular. Muchos de ellos, como el herpesvirus, pueden sobrevivir en el cuerpo humano en una etapa latente sin causar síntomas. Debido a que los virus de ADN se replican dentro del núcleo celular, el proceso infeccioso requiere que el ADN viral se envíe a dicho sitio. Distintos virus utilizan diferentes mecanismos para lograr este efecto.

Adenovirus

Los adenovirus son virus de ADN sin envoltura que se aíslan a partir de las vías respiratorias y digestivas de los humanos y los animales. Ciertos serotipos son causas frecuentes de enfermedad respiratoria aguda y de neumonía adenoviral. Además, ciertos adenovirus son agentes etiológicos importantes de neumopatía crónica en lactantes y niños pequeños. Los adenovirus se diseminan por contacto directo, vía fecal-oral y ocasionalmente por el agua. Entre los cambios patológicos se encuentran bronquitis y bronquiolitis necrosantes, en las que las células epiteliales descamadas y el infiltrado inflamatorio se acumulan en los bronquíolos dañados. La neumonitis intersticial se caracteriza por regiones de consolidación con necrosis extensa, hemorragia e infiltrado inflamatorio mononuclear. La infección por adenovirus se asocia con dos tipos distintivos de inclusiones intranucleares —las células de frotis (fig. 6-2) y las inclusiones de Cowdry tipo A— se observan en las células del epitelio bronquiolar y las del recubrimiento alveolar. Los efectos citopáticos pueden observarse como núcleos granulares ligeramente agrandados que contienen cuerpos

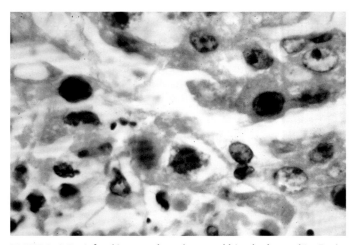

FIGURA 6-2. Infección por adenovirus en el hígado de un niño. Están presentes las dos formas de inclusión viral: células manchadas e inclusiones de Cowdry A.

eosinofílicos entremezclados con cromatina basófila agrupada. Los cuerpos eosinofílicos se unen, formando masas grandes que terminan como una masa central, granular y mal definida rodeada por un halo (inclusiones Cowdry A). El segundo tipo de inclusión, que es más habitual y probablemente corresponde a una célula infectada en etapa tardía, es la «célula manchada». El núcleo es redondo u oval, grande y está totalmente ocupado por una masa granular anfifílica profundamente basófila. No tiene halo, y no se puede diferenciar entre la membrana nuclear y el núcleo.

Parvovirus humano B19 (eritrovirus)

El parvovirus humano B19, llamado actualmente eritrovirus, es un virus de ADN de una sola cadena que produce una enfermedad febril benigna autolimitada en niños, conocida como **eritema infeccioso**. También causa infecciones sistémicas que se caracterizan por exantema, artralgias e interrupción transitoria de la eritropoyesis en adultos que no son inmunes. El parvovirus humano B19 se transmite de una persona a otra por vía respiratoria. Se desconoce qué células, excepto las precursoras eritroides, respaldan la replicación del virus, pero es probable que este último se multiplique en las vías respiratorias antes de distribuirse hacia las células eritropoyéticas. El parvovirus humano B19 entra en las células precursoras eritroides por mediación del antígeno eritrocítico P, y causa efectos citopáticos característicos en ellas. Los núcleos de las células afectadas aumentan de tamaño y muestran desplazamiento periférico de la cromatina por efecto de la existencia de cuerpos de inclusión nucleares de material eosinófilo con aspecto vidrioso (pronormoblastos gigantes).

Virus del herpes

La familia Herpesviridae incluye un gran número de virus de ADN con envoltura, muchos de los cuales infectan a los humanos. Casi todos los herpesvirus expresan algunos determinantes antigénicos habituales, y pueden dar origen a inclusiones nucleares tipo A (*v. anteriormente*). Los virus del herpes humanos patógenos más importantes (VHH) son el virus varicela-zóster (VVZ o VHH-3); virus del herpes simple 1 y 2 (HVS-1 y 2); VEB (VHH-4); VHH-6 que causa la roséola; CMV (VHH-5); y el virus del herpes asociado al sarcoma de Kaposi (VHH-8), un oncovirus humano que causa el sarcoma de Kaposi, el linfoma primario efusivo y algunos tipos de enfermedad de Castleman. *Estos virus se distinguen por su capacidad para permanecer en estado de latencia durante periodos prolongados.*

Infección por el virus de la varicela-zóster (varicela y herpes zóster)

La primera exposición al virus de la varicela-zóster (VVZ) da origen a la varicela, una enfermedad sistémica aguda que se caracteriza por un exantema vesiculoso generalizado (fig. 6-3). El virus entra en estado de latencia y su reactivación causa herpes zóster, una erupción cutánea vesiculosa localizada. El VVZ se encuentra restringido a los huéspedes humanos y se transmite de una persona a otra, principalmente por vía respiratoria. También puede propagarse mediante el contacto con las secreciones de las lesiones cutáneas. Está presente en todo el mundo y es altamente contagioso.

El VVZ infecta al principio las células de las vías respiratorias o el epitelio conjuntivo. En esa zona se reproduce y disemina por la sangre y el sistema linfático. Muchos órganos se infectan durante esta fase de viremia, pero la afectación cutánea suele dominar el cuadro clínico. El virus pasa desde el endotelio capilar a la epidermis, donde su multiplicación destruye las células basales. La consecuencia es que las capas superficiales de la epidermis se separan de la capa basal y se forman vesículas. Durante la infección primaria, el VVZ establece una infección latente en las células satélite perineuronales de los ganglios de la raíz dorsal de los nervios espinales. La transcripción de los genes virales

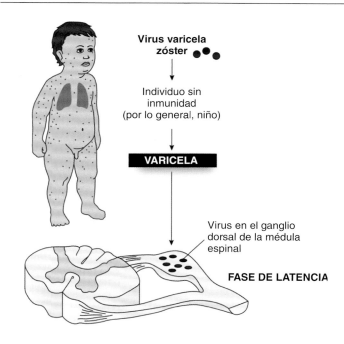

Virus varicela zóster ● ● ●

↓

Individuo sin inmunidad
(por lo general, niño)

↓

VARICELA

Virus en el ganglio dorsal de la médula espinal

FASE DE LATENCIA

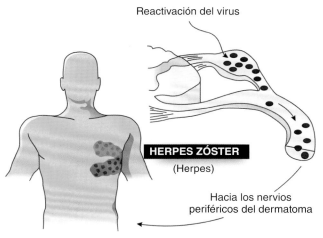

Reactivación del virus

HERPES ZÓSTER
(Herpes)

Hacia los nervios periféricos del dermatoma

FIGURA 6-3. Varicela y herpes zóster. El virus varicela-zóster (VVZ) que se encuentra dentro de gotas minúsculas es inhalado por una persona que carece de inmunidad (por lo general, un niño) y produce al inicio una infección «silente» en la nasofaringe. Esta evoluciona y genera viremia, siembra en los macrófagos fijos y diseminación del VVZ hacia la piel (varicela) y las vísceras. El VVZ se aloja en el ganglio dorsal de la médula espinal, donde permanece en estado latente durante muchos años. El VVZ latente se reactiva y disemina a partir de los ganglios siguiendo los nervios sensitivos, hasta llegar a los nervios periféricos de los dermatomas correspondientes para producir herpes zóster.

continúa durante el periodo de latencia y el ADN del virus puede identificarse años después de la infección inicial.

El **herpes zóster** se desarrolla cuando la replicación viral se produce en las células ganglionares y el agente se transporta en dirección distal al interior del nervio sensitivo que inerva un dermatoma. Infecta entonces la epidermis inervada y genera una erupción vesiculosa localizada y dolorosa. El riesgo de que se desarrolle herpes zóster en una persona infectada se incrementa con la edad, y la mayor parte de los casos se verifican en los adultos mayores. Las anomalías de la inmunidad celular también intensifican el riesgo de reactivación del herpes zóster. Las lesiones

cutáneas de la varicela y el herpes zóster son idénticas, y también se parecen a las lesiones por el virus del herpes simple (VHS) (*v.* más adelante). Las vesículas se llenan de neutrófilos, se erosionan con rapidez, para convertirse en úlceras superficiales. En las células infectadas, el VVZ genera un efecto citopático característico, con homogeneización del material nuclear y formación de inclusiones intranucleares (Cowdry tipo A). Las células multinucleadas son frecuentes (fig. 6-4). En algunos días las vesículas se convierten en pústulas, para luego romperse y cicatrizar.

Virus del herpes simple

Los VHS son patógenos virales habituales en el humano (tabla 6-3) con dos formas diferentes (fig. 6-5):

■ El **VHS-1** se transmite en las secreciones orales y de manera característica causa una enfermedad «por encima de la cintura», que genera lesiones bucales, faciales y oculares.
■ El **VHS-2** se disemina por secreciones genitales y típicamente produce enfermedad «por debajo de la cintura», lo que incluye úlceras genitales e infección neonatal por herpes.

La enfermedad por VHS se manifiesta sobre todo en el área de la inoculación inicial del virus, por ejemplo, la bucofaringe, la mucosa genital o la piel. El virus infecta las células epiteliales, que producen una progenie viral que destruye las células basales del epitelio escamoso, lo que trae consigo la formación de vesículas. La necrosis celular también desencadena una respuesta inflamatoria, que al principio muestra predominio de neutrófilos y a continuación de linfocitos. La infección primaria se resuelve una vez que se desarrollan la inmunidad humoral y la celular contra el virus.

La infección latente se establece de una forma análoga a la que se produce con el VVZ. El virus invade las terminales del nervio sensitivo en la mucosa oral o genital, asciende por los axones y se establece como una infección latente en las neuronas sensitivas en los ganglios correspondientes. Varios factores, como la luz solar intensa, el estrés emocional, la enfermedad febril y, en las mujeres, la menstruación, son capaces de provocar la reactivación de la infección latente por VHS. Tanto el VHS-1 como el VHS-2 pueden causar enfermedad prolongada y generalizada en personas con inmunodepresión.

Virus de Epstein-Barr

El VEB causa mononucleosis infecciosa, un trastorno caracterizado por fiebre, faringitis, linfoadenopatía y linfocitosis. El virus también se relaciona con varios tipos de cáncer, como el **linfoma**

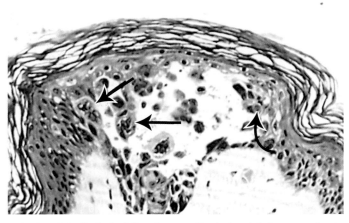

FIGURA 6-4. Varicela. Microfotografía de la piel de un paciente con varicela, que muestra una vesícula intraepidérmica. Se observan células gigantes multinucleadas (*flechas rectas*) e inclusiones nucleares (*flecha curva*).

Tabla 6-3

Enfermedades producidas por los virus del herpes simple

Tipo de virus	Preguntas frecuentes	Presentaciones infrecuentes
VHS-1	Herpes oral-labial	Conjuntivitis, queratitis
		Encefalitis
		Panadizo herpético
		Esofagitis [a]
		Neumonía [a]
		Infección diseminada [a]
VHS-2	Herpes genital	Infección perinatal
		Infección diseminada [a]

[a] Estas afecciones suelen ocurrir en individuos inmunocomprometidos.

de **Burkitt africano**, el **linfoma de linfocitos B** en pacientes inmunodeprimidos y el **carcinoma nasofaríngeo** (v. caps. 4 y 18).

En zonas del mundo en las que los niños viven con frecuencia en condiciones de hacinamiento, la infección por VEB suele presentarse antes de los 3 años de edad y no se detecta mononucleosis infecciosa. En los países desarrollados, la infección ocurre en la adolescencia, y dos tercios de los que adquieren la primoinfección desarrollan un cuadro clínico de mononucleosis infecciosa.

El VEB se transmite de persona a persona por el contacto con secreciones orales infectadas (fig. 6-6). Una vez que se adquiere, el VEB permanece en el organismo el resto de la vida, de manera parecida a lo que se produce con las infecciones latentes por otros virus del herpes. Algunos individuos (del 10 al 20 %) muestran una eliminación viral intermitente. Para la transmisión se requiere el contacto estrecho con las personas infectadas. El virus se adhiere primero a las células de la nasofaringe y las infecta, para luego pasar a los linfocitos B, que transportan por todo el cuerpo el microorganismo. El resultado es una infección generalizada en los tejidos linfoides que involucra sobre todo a los nódulos linfáticos y al bazo. En la mayoría de los individuos la linfoadenopatía es simétrica y más grave en el cuello. Los nódulos linfáticos muestran

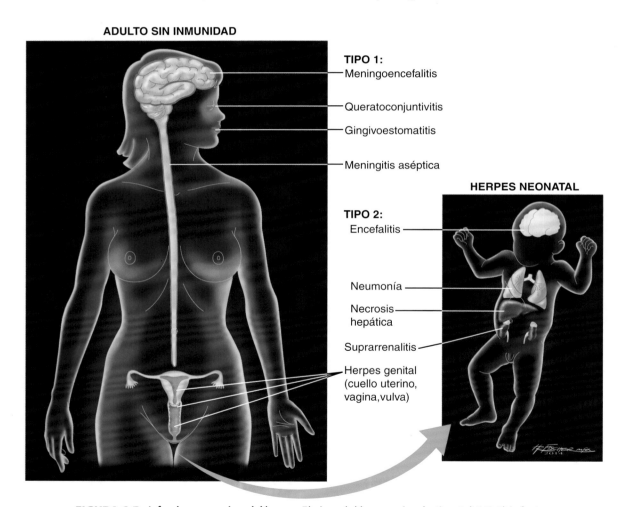

ADULTO SIN INMUNIDAD

TIPO 1:
Meningoencefalitis

Queratoconjuntivitis

Gingivoestomatitis

Meningitis aséptica

TIPO 2:
Encefalitis

Neumonía

Necrosis hepática

Suprarrenalitis

Herpes genital (cuello uterino, vagina, vulva)

HERPES NEONATAL

FIGURA 6-5. Infecciones por virus del herpes. El virus del herpes simple tipo 1 (VHS-1) infecta a un adulto que carece de inmunidad y desencadena gingivoestomatitis («fuego o calentura»), queratoconjuntivitis, meningoencefalitis y meningitis espinal aséptica. El VHS-2 infecta los genitales de un adulto sin inmunidad, y afecta el cuello uterino, la vagina y la vulva. El VHS-2 infecta al feto al tiempo que pasa por el canal del parto en una madre infectada. La carencia de un sistema inmunitario maduro en el neonato trae consigo una infección diseminada por VHS-1. La infección suele ser mortal, y afectar pulmones, hígado, glándulas suprarrenales y sistema nervioso central.

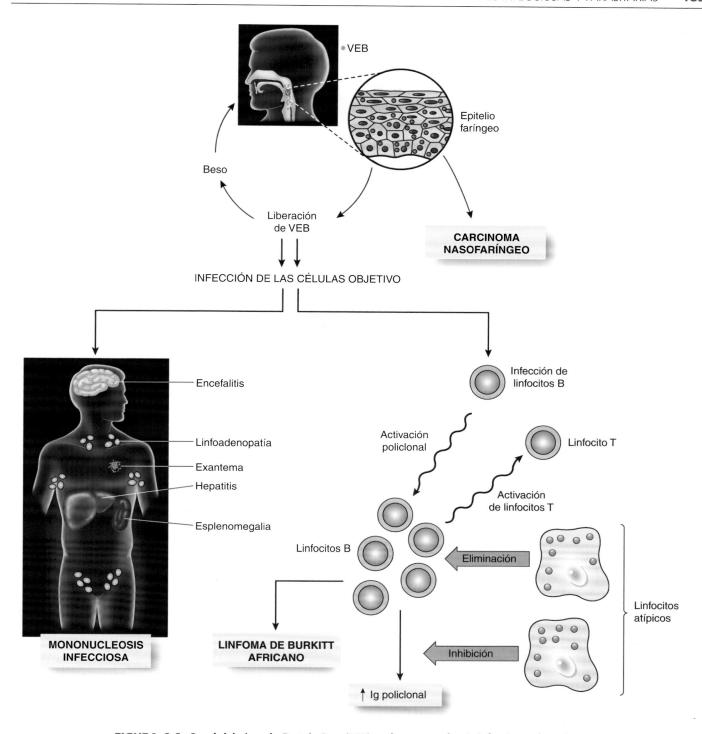

FIGURA 6-6. Papel del virus de Epstein-Barr (VEB) en la mononucleosis infecciosa, el carcinoma nasofaríngeo y el linfoma de Burkitt. El VEB invade las glándulas salivales o el epitelio faríngeo y se multiplica en ellos, para luego liberarse en la saliva y las secreciones respiratorias. En algunos individuos, el virus transforma las células del epitelio faríngeo y da origen a un carcinoma nasofaríngeo. En los individuos que carecen de inmunidad secundaria a la exposición durante la niñez, el VEB produce mononucleosis infecciosa. El VEB infecta los linfocitos B, que sufren entonces activación policlonal. Estos linfocitos estimulan la producción de linfocitos atípicos, que eliminan a los linfocitos B infectados por el virus y suprimen la producción de inmunoglobulinas. Algunos linfocitos B infectados se transforman en linfocitos malignos inmaduros propios de linfoma de Burkitt.

movilidad normal, con un ligero aumento de su tamaño y dolor a la palpación. El análisis microscópico revela la conservación de su arquitectura general. Los centros germinales muestran aumento de tamaño y sus bordes se encuentran mal definidos como consecuencia de la proliferación de los inmunoblastos.

El VEB es un activador policlonal de los linfocitos B. A su vez, estos linfocitos activados estimulan la proliferación de linfocitos T citolíticos específicos y linfocitos T inhibidores. Los primeros destruyen los linfocitos B infectados por el virus, mientras los inhibidores inhiben la síntesis de inmunoglobulinas en los linfocitos B. La mononucleosis infecciosa se caracteriza por linfocitosis con **linfocitos atípicos**, que son linfocitos T activados que presentan núcleos excéntricos y lobulados y citoplasma vacuolado. Los nódulos linfáticos contienen células hipercromáticas grandes escasas con núcleos multilobulados que se parecen a las células de Reed-Sternberg de la enfermedad de Hodgkin. De hecho, podría resultar complicado diferenciar la histología de los nódulos linfáticos de la enfermedad de Hodgkin o de otros linfomas (*v. cap.* 18). Los pacientes con mononucleosis infecciosa muestran un **anticuerpo heterófilo** específico —una inmunoglobulina detectada por su afinidad hacia los eritrocitos de oveja, que se usa como una prueba diagnóstica estándar para esta enfermedad.

Citomegalovirus

El CMV es un patógeno que produce una enfermedad congénita y oportunista que en la mayoría de los casos causa infección asintomática. Sin embargo, el feto (*v. cap.* 5) y los pacientes inmunodeprimidos son en particular vulnerables a sus efectos destructivos. El CMV infecta distintas células en el humano, como las epiteliales, los linfocitos y los monocitos, y se establece en estado de latencia en los leucocitos. Las respuestas inmunitarias normales controlan con rapidez la infección. Sin embargo, el virus se libera periódicamente en las secreciones corporales. Al igual que otros herpesvirus, el CMV podría permanecer latente toda la vida. La enfermedad por CMV en el feto afecta con más frecuencia cerebro, oído interno, ojos, hígado y médula ósea. Los fetos con afectación grave pueden presentar microcefalia, hidrocefalia, calcificaciones cerebrales, hepatoesplenomegalia e ictericia. En el análisis microscópico, las lesiones de la enfermedad fetal por CMV muestran necrosis celular y un efecto citopático característico, que consiste en el crecimiento celular y nuclear intenso, con inclusiones nucleares y citoplasmáticas. El núcleo gigante, que suele ser único, contiene una inclusión central grande rodeada por una zona clara. Las inclusiones citoplasmáticas más pequeñas y granulares de CMV aparecen después de la formación de la

inclusión intranuclear (fig. 6-7), por lo que no todas las células infectadas por CMV las tienen.

Virus del papiloma humano

Los VPH causan lesiones proliferativas en el epitelio escamoso, entre otras las verrugas comunes, planas, plantares y anogenitales (condiloma acuminado), así como papilomatosis laríngea. Algunos serotipos de VPH desencadenan displasia de las células escamosas y carcinomas de células escamosas en el aparato genital y bucofaringe. Los VPH son virus de ADN de doble cadena que carecen de envoltura. Se conocen más de 100 tipos de VPH, que producen lesiones distintas. Así, los VPH tipos 1, 2 y 4 generan verrugas comunes y plantares. Los tipos 6, 10, 11 y 40 a 45 originan verrugas anogenitales. Los tipos 16, 18 y 31 se relacionan con carcinomas escamosos del aparato genital femenino (*v. caps.* 4 y 16).

La infección por VPH comienza tras la inoculación del virus en el epitelio plano estratificado, por el que entra en el núcleo de las células basales. La infección estimula la proliferación del epitelio plano, que da origen a las diferentes lesiones que se relacionan con el VPH. El epitelio escamoso de crecimiento rápido permite la multiplicación de una progenie abundante de virus, que se liberan de las células superficiales en degeneración. La infección por VPH produce lesiones que muestran aspecto y comportamiento biológico diverso. En la mayor parte de ellas se observa engrosamiento del epitelio afectado. Algunas células infectadas por VPH muestran un efecto citopático peculiar, la **coilocitosis**, que se caracteriza por la existencia de células planas grandes con un aumento del tamaño del núcleo y un halo perinuclear marcado (coilocito).

PRIONES

Los priones esencialmente son proteínas mal plegadas que forman agregados en el SNC y causan neurodegeneración progresiva. La proteína priónica (PrP) tiene una isoforma normal y una forma patógena. Esta última es transmisible y puede considerarse infecciosa en circunstancias limitadas. Es particularmente importante la persistencia poco habitual de estos agentes infecciosos. Los métodos normales de esterilización no los inactivan y pueden ser transmitidos mediante instrumentos quirúrgicos o electrodos. Todas las enfermedades priónicas incluyen a la encefalopatía espongiforme. Las enfermedades asociadas con los priones incluyen Kuru, enfermedad esporádica, familiar y nueva variante de Creutzfeldt-Jakob (nvECJ), insomnio familiar mortal y síndrome de Gerstmann-Sträussler-Scheinker (para detalles adicionales, *v. cap* 24).

INFECCIONES BACTERIANAS

Las bacterias, que varían en tamaño de 0.1-10 μm, son las células vivientes más pequeñas. Cuentan con tres componentes estructurales básicos: cuerpo nuclear, citosol y cubierta. El **cuerpo nuclear** consiste en una sola molécula circular enrollada de ADN de doble cadena, con ARN y proteínas asociados. No se encuentra separado del citoplasma por ninguna membrana especial, característica que identifica a las bacterias como procariotas y no como eucariotas. El **citosol** tiene gran cantidad de ribosomas, proteínas y carbohidratos, pero carece de los orgánulos estructurados de las células eucariotas, por ejemplo, las mitocondrias y el aparato de Golgi. La **cubierta bacteriana** es una barrera de permeabilidad y también participa activamente en el transporte, la síntesis de proteínas, la generación de energía, la síntesis de ADN y la división celular.

Muchas enfermedades bacterianas se deben a microorganismos que normalmente habitan en el cuerpo humano. El tubo digestivo, las vías respiratorias superiores, la piel y la vagina son el hogar de bacterias diversas. Estos microorganismos normalmente son huéspedes y no producen daño. Sin embargo, si entran en lugares

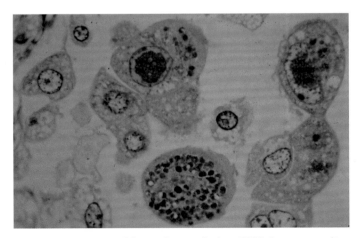

FIGURA 6-7. Neumonitis por citomegalovirus (CMV). Los neumocitos tipo II muestran núcleos grandes que contienen inclusiones solitarias de CMV rodeadas por una zona clara. La célula en la *parte inferior* muestra numerosas inclusiones intracitoplasmáticas por CMV.

que en condiciones normales son estériles o si las defensas del huésped se ven afectadas, son capaces de producir destrucción extensa. *Staphylococcus aureus*, *Streptococcus pneumoniae*, y *Escherichia coli* son parte de la flora normal y también patógenos importantes en el humano.

Las bacterias se clasifican en función de las características estructurales de su cubierta. La cubierta más simple, que contiene microplasmas, sólo corresponde a una bicapa de fosfolípidos y proteínas. Sin embargo, la mayor parte de las bacterias disponen de una pared celular rígida que rodea a la membrana celular. En función de sus propiedades de tinción con Gram se identifican dos tipos de bacterias y paredes celulares bacterianas. Las **bacterias grampositivas** tienen unas paredes celulares que contienen ácidos teicoicos y una capa gruesa de peptidoglucanos. Las **bacterias gramnegativas** tienen membranas externas que encierran un componente lipopolisacárido, que se conoce como endotoxina, y es un mediador potente del shock que complica las infecciones por estos microorganismos.

El lipopolisacárido (LPS), o endotoxina, en la membrana externa de las bacterias gramnegativas activa los sistemas de complemento, coagulación, fibrinólisis y bradicinina (*v.* cap. 2). También desencadena la liberación de mediadores inflamatorios primarios, incluyendo TNF, IL-1, así como distintos factores estimuladores de colonias. La endotoxina puede provocar shock, depleción de los factores del complemento y coagulación intravascular diseminada.

En contraste con las endotoxinas, que son parte de la estructura bacteriana, muchas bacterias secretan toxinas (exotoxinas) que dañan las células del humano, ya sea en el punto en que se produce el crecimiento bacteriano o en lugares distantes. Las exotoxinas con frecuencia se denominan en función del lugar en que actúan o por su mecanismo de acción. Así, las que actúan sobre el sistema nervioso central se conocen como neurotoxinas; las que afectan a las células intestinales se llaman enterotoxinas. Aquellas que aniquilan las células objetivo, como la toxina diftérica o algunas de *Clostridium perfringens*, se denominan citotoxinas. Otras podrían interferir las funciones normales de sus células objetivo y dañarlas o matarlas. Los ejemplos incluyen la toxina productora de diarrea de *Vibrio cholerae* o la neurotoxina de *Clostridium botulinum*. *C. perfringens* sintetiza más de 20 toxinas.

Muchas bacterias dañan los tejidos al inducir respuestas inflamatorias o inmunitarias. La cápsula de *S. pneumoniae* los protege de la fagocitosis a la vez que activa la respuesta inflamatoria del huésped. En el pulmón, el microorganismo encapsulado causa exudado de líquido y migración de células, que llenan el alvéolo. Esta inflamación afecta a la respiración pero, por lo menos al principio, no limita la proliferación del microorganismo. *Treponema pallidum*, la espiroqueta que causa la sífilis, permanece en el organismo durante años y da lugar a respuestas inflamatorias e inmunitarias que dañan persistentemente el tejido del huésped.

Muchas infecciones bacterianas frecuentes (p. ej., las infecciones cutáneas por *S. aureus*) se caracterizan por exudado purulento, aunque las respuestas hísticas a las bacterias son muy variables. En algunos casos, como el cólera, el botulismo y el tétanos, no existe respuesta inflamatoria en las áreas críticas de lesión celular. Otras infecciones bacterianas, como la sífilis y la enfemedad de Lyme, desencadenan una respuesta celular con predominio de linfocitos y células plasmáticas. Otras más (p. ej., brucelosis) se caracterizan por la formación de granulomas.

Cocos piógenos grampositivos

Staphylococcus aureus

S. aureus es un coco grampositivo que en condiciones normales reside en la piel y se inocula con facilidad en los tejidos más profundos. *De hecho, es la causa más frecuente de infecciones supurativas en piel, articulaciones y huesos, y es la etiología principal de endocarditis infecciosa.* *S. aureus* se disemina mediante el contacto directo con personas o superficies colonizadas.

Muchos de los cuadros de *S. aureus* se inician como infecciones localizadas en la piel y las faneras, produciendo celulitis y abscesos. El microorganismo, equipado con enzimas y toxinas destructivas, en ocasiones causa invasión más allá del lugar inicial y se distribuye por la sangre o el sistema linfático hacia casi cualquier lugar del organismo. *Huesos, articulaciones y válvulas cardiacas son los puntos de infección metastásica más frecuente.* *S. aureus* también produce distintas afecciones al sintetizar toxinas que se transportan hasta estructuras distantes.

Por ejemplo, la intoxicación alimentaria por estafilococos se debe a la toxina preformada presente en el alimento en el momento en que se consume. La **toxina 1 del síndrome del shock tóxico**, una exotoxina liberada por algunas cepas de estafilococos, afecta la capacidad de los fagocitos mononucleares para eliminar otras sustancias potencialmente tóxicas, como la endotoxina (para más detalles, *v.* cap. 16). Cuando *S. aureus* entra en un lugar antes estéril, la infección suele producir supuración y abscesos, que pueden corresponder a focos microscópicos o lesiones de varios centímetros de diámetro ocupadas por pus y bacterias.

Estafilococos coagulasa negativos

Los estafilococos coagulasa negativos, que generalmente se derivan de la flora normal, son la causa principal de infección en los equipos protésicos de uso médico, entre los que se encuentran los catéteres intravenosos, las válvulas cardiacas protésicas, los marcapasos cardiacos, las prótesis ortopédicas, las bombas de derivación cerebroespinales y los catéteres peritoneales. Los estafilococos coagulasa negativos contaminan con facilidad los cuerpos extraños, en los que proliferan con lentitud, e inducen respuestas inflamatorias que dañan el tejido adyacente. Las bacterias presentes en una superficie intravascular pueden diseminarse mediante la circulación sanguínea y causar infecciones a distancia. Sin embargo, los estafilococos coagulasa negativos carecen de las enzimas y toxinas que permiten a *S. aureus* provocar una destrucción hística local amplia. Algunas cepas de estafilococos coagulasa negativos producen una biopelícula polisacárida en gel, que facilita su adherencia a los objetos extraños y las protege de las defensas antimicrobianas del huésped y de muchos antibióticos.

Streptococcus pyogenes (Streptococcus grupo A)

Streptococcus pyogenes, que también se conoce como estreptococo del grupo A, es uno de los patógenos bacterianos más frecuentes en el humano y produce muchas enfermedades en distintos sistemas orgánicos, que varían desde la faringitis aguda autolimitada hasta afecciones graves como la fiebre reumática (fig. 6-8). Las enfermedades de tipo supurativo producidas por *S. pyogenes* se presentan en los lugares de invasión bacteriana y necrosis hística secundaria, y por lo general implican una respuesta inflamatoria aguda. Estas infecciones incluyen, entre otras, faringitis, impétigo, celulitis, miositis, neumonía y septicemia puerperal. Las enfermedades no supurativas provocadas por *S. pyogenes* se desarrollan en un lugar distante al de la invasión bacteriana e incluyen la fiebre reumática (analizada en el capítulo 9) y la glomerulonefritis postestreptocócica aguda (*v.* cap. 14). Estas dos enfermedades se caracterizan por (1) la afectación de órganos distantes a los lugares de invasión estreptocócica; (2) un desfase temporal respecto de la infección aguda, y (3) reacciones inmunitarias. *S. pyogenes* también produce varias exotoxinas, entre las que se encuentran la eritrógena y la citolítica (**estreptolisinas S y O**). Las toxinas eritrógenas originan el exantema de la escarlatina. La estreptolisina S lisa los protoplastos bacterianos (formas ʟ) y destruye a los neutrófilos una vez que endocitan a *S. pyogenes*.

La patogenia de las formas específicas de la enfermedad estreptocócica es la siguiente:

■ **Faringitis estreptocócica:** la bacteria se adhiere a las células epiteliales al enlazarse con la fibronectina de su superficie. Produce hemolisinas, ADNasa, hialuronidasa y estreptocinasa,

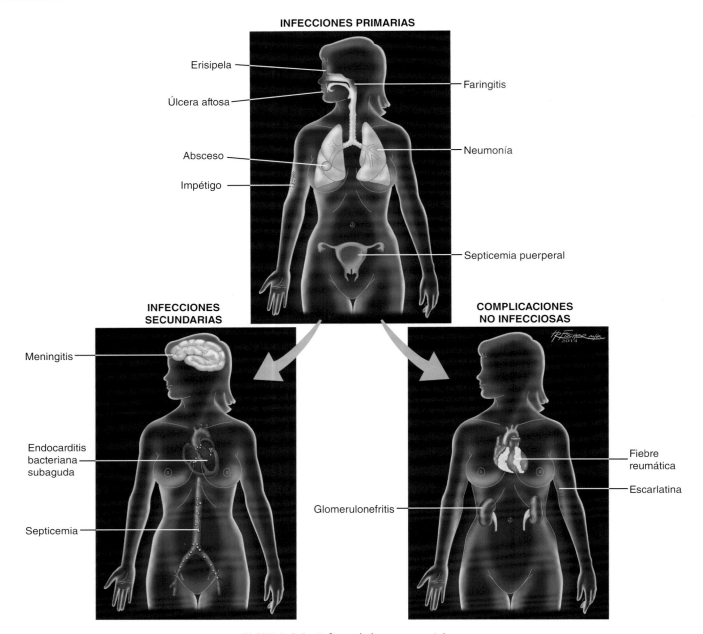

FIGURA 6-8. Enfermedades estreptocócicas.

que le permiten dañar e invadir los tejidos humanos. Un componente de pared celular de la bacteria, la **proteína M**, protruye a partir de las paredes celulares de las cepas virulentas e impide que se deposite el complemento, lo que protege la bacteria de la fagocitosis. El microorganismo invasor desencadena una inflamación aguda, de la que deriva con frecuencia un exudado de neutrófilos. La fiebre escarlata (**escarlatina**) hace referencia a una erupción eritematosa puntiforme que afecta a la piel y las membranas mucosas, que se observa en algunas infecciones.

■ **Erisipela**: la infección por *S. pyogenes* puede provocar una reacción inflamatoria aguda edematosa y difusa en la epidermis y la dermis, que se extiende hacia los tejidos subcutáneos. Suele iniciarse en la cara y generalizarse con rapidez. El infiltrado inflamatorio se compone especialmente de neutrófilos, y es intenso en torno a los vasos sanguíneos y los apéndices cutáneos. Los microabscesos cutáneos y los focos pequeños de necrosis son frecuentes.

■ **Impétigo (piodermia):** distintas cepas de *S. pyogenes* (o a veces *S. aureus*) dan como resultado una infección intraepidérmica localizada. El impétigo se transmite entre personas mediante contacto directo, y casi siempre afecta a niños de 2-5 años. La infección comienza tras la colonización de la piel con el organismo causante, que se introduce en la piel por un traumatismo o una picadura de insecto. Una pústula intraepidérmica se forma, se rompe y permite el escape de un exudado purulento (fig. 6-9). La **celulitis estreptocócica** se produce cuando la infección se disemina al tejido conjuntivo laxo, con frecuencia en las extremidades en el contexto de un drenaje linfático anómalo.

Streptococcus pneumoniae (neumococo)

S. pneumoniae que con frecuencia se denomina tan sólo **neumococo**, causa infecciones piógenas que afectan principalmente a los pulmones (**neumonía**), el oído medio (**otitis media**), los

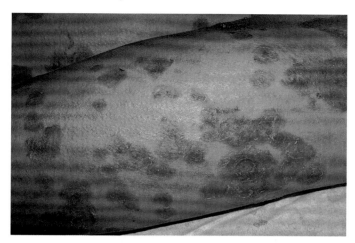

FIGURA 6-9. Impétigo estreptocócico. Las extremidades inferiores exhiben pápulas eritematosas numerosas, con ulceración central y formación de costras.

senos paranasales (**sinusitis**) y las meninges (**meningitis**). *Es uno de los patógenos bacterianos más frecuentes en el humano.* *S. pneumoniae* es un diplococo aerobio grampositivo. La mayor parte de las cepas que producen enfermedad clínica cuentan con una cápsula. *S. pneumoniae* es un microorganismo huésped en la bucofaringe y coloniza a casi todas las personas en algún momento de su vida.

La enfermedad por neumococo comienza cuando la bacteria entra en estructuras estériles, por lo general, en la bucofaringe. La sinusitis y la otitis media por neumococo suelen ir precedidas por una enfermedad viral, que daña el epitelio ciliado protector y llena los espacios respiratorios afectados con líquido hístico rico en nutrientes, donde los neumococos se desarrollan. Estas infecciones localizadas pueden extenderse hacia las meninges adyacentes.

Del mismo modo, el daño a los mecanismos de defensa de las vías respiratorias inferiores (es decir, la cubierta mucociliar y el reflejo de tos) por enfermedades respiratorias virales, el tabaquismo y el alcoholismo, permiten que *S. pneumoniae* llegue a los alvéolos y provoque neumonía neumocócica.

En los alvéolos, las bacterias inducen una respuesta inflamatoria aguda, se multiplican para llenar los alvéolos y se diseminan hacia otros alvéolos. Su cápsula polisacárida impide la formación de la opsonina C3b, lo que permite que los organismos se diseminen sin que interfieran los fagocitos. Como resultado, los alvéolos quedan ocupados por líquido proteináceo, neutrófilos y bacterias. *S. pneumoniae* se disemina con rapidez hasta afectar a todo un lóbulo o varios lóbulos del pulmón (neumonía lobular).

Estreptococos del grupo B

Los estreptococos del grupo B son bacterias grampositivas que causan varios miles de infecciones neonatales en los Estados Unidos cada año, a pesar de que son elementos normales de la flora vaginal del 10 % al 30 % de las mujeres. La mayoría de los recién nacidos de las mujeres colonizadas adquieren los microorganismos al tiempo que pasan por el canal del parto. Entre los factores de riesgo específicos que se relacionan con la infección incluyen el parto nacimiento prematuro y las concentraciones bajas de anticuerpos IgG maternos contra el microorganismo. La falta de una reserva funcional para la producción de granulocitos de los neonatos también juega un papel importante. La infección por estreptococos del grupo B podría limitarse a los pulmones o el SNC, o bien ser diseminada. En el análisis histopatológico, el tejido afectado muestra una respuesta piógena, muchas veces con un número muy alto de cocos grampositivos.

Infecciones bacterianas durante la niñez

Difteria

La infección por **Corynebacterium diphtheriae** *—bacilo anaerobio grampositivo— puede desencadenar trastornos cardiacos y neurológicos debido a la producción de exotoxina.*

Los humanos son el único reservorio conocido para *C. diphtheriae*, y casi todas las personas son portadoras asintomáticas. El microorganismo se disemina de una persona a otra en gotas minúsculas de fluidos respiratorios o en las secreciones orales, que luego entran en la faringe y proliferan, con frecuencia sobre las amígdalas. La exotoxina diftérica es una proteína compuesta de dos cadenas peptídicas unidas por un puente disulfuro, que está codificada por un bacteriófago β lisógeno. La subunidad B se une a los receptores de glucolípido en las células objetivo, mientras que la subunidad A actúa en el citoplasma sobre el factor 2 de elongación, para interrumpir la síntesis proteica. El corazón, los nervios y los riñones son más susceptibles al daño. La toxina es una de las más potentes que se conocen: una molécula es suficiente para matar una célula.

Las lesiones características de la difteria son seudomembranas gruesas, de coloración gris y textura similar al cuero, que se componen de epitelio descamado, residuos necróticos, neutrófilos, fibrina y bacterias, que cubren las vías respiratorias afectadas (fig. 6-10). La superficie epitelial bajo las membranas se encuentra desollada, y la submucosa muestra inflamación aguda y hemorragia. La inflamación causa con frecuencia tumefacción de los tejidos blandos circundantes, que puede tener intensidad suficiente para causar deficiencia respiratoria. Cuando el corazón se ve afectado, en el miocardio se aprecian gotas de grasa dentro de los miocitos y necrosis focal. La difteria es ahora muy poco frecuente debido a una inmunización temprana.

Pertussis (tos ferina)

Bordetella pertussis, *un cocobacilo gramnegativo pequeño, es altamente contagioso y se transmite de persona a persona por los aerosoles respiratorios.* Los humanos son el único reservorio de la infección. En poblaciones susceptibles la tos ferina es esencialmente una enfermedad en niños menores de 5 años, aunque es raro en

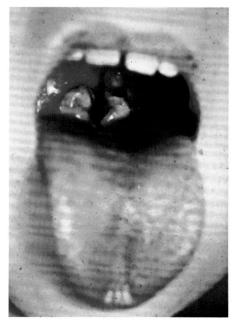

FIGURA 6-10. Niño con una membrana diftérica característica en la bucofaringe.

países desarrollados debido a la inmunización infantil. *B. pertussis* inicia la infección al adherirse a los cilios de las células del epitelio respiratorio. El microorganismo sintetiza entonces una citotoxina que mata a las células ciliadas. La destrucción progresiva del epitelio respiratorio ciliado y la respuesta inflamatoria que deriva de ella causan síntomas respiratorios focales. Entre otras toxinas se encuentra la «toxina pertussis», que provoca una linfocitosis característica y una toxina que impide la fagocitosis bacteriana.

B. pertussis produce traqueobronquitis diseminada, con necrosis del epitelio respiratorio ciliado y una respuesta inflamatoria aguda. Con la pérdida de la cubierta mucociliar protectora, existe incremento del riesgo de neumonía por la aspiración de bacterias a partir de la cavidad bucal. Los paroxismos de tos seguidos de una inspiración prolongada de tono alto (que en lengua inglesa se denomina «whoop» y confiere a la enfermedad su nombre) y el vómito hacen factible la aspiración. La neumonía bacteriana secundaria causa la muerte en muchas ocasiones.

Haemophilus influenzae

Haemophilus influenzae *es un patógeno bacteriano importante en pediatría, que causa infecciones que afectan al oído medio, los senos paranasales, la piel de la cara, la epiglotis, los pulmones y las articulaciones. Es una de las principales causas de meningitis bacteriana en todo el mundo.* La bacteria es un cocobacilo aerobio y gramnegativo cuyas cepas encapsuladas generan más del 95% de las infecciones masivas. *H. influenzae* sólo infecta al humano y se transmite de una persona a otra, sobre todo en las gotas y las secreciones de origen respiratorio. En general reside en la nasofaringe humana del 20 al 50% de los adultos sanos. Sin embargo, sólo del 3 al 5% están encapsulados y elaboran una proteasa IgA, que facilita la supervivencia local en las vías respiratorias.

La incidencia de enfermedad grave alcanza su máximo entre los 6 y los 18 meses de edad, cuando la inmunidad adquirida por vía materna disminuye antes del desarrollo de la inmunidad innata.

Las cepas no encapsuladas de *H. influenzae* causan enfermedad local por su diseminación hacia estructuras estériles, como los senos paranasales o el oído medio, más a menudo en asociación con una enfermedad viral de las vías respiratorias superiores Los microorganismos no encapsulados proliferan y desencadenan una respuesta inflamatoria aguda transitoria, que lesiona sólo el tejido local. Por el contrario, el polisacárido capsular de *H. influenzae* tipo B permite a las bacterias eludir la fagocitosis e invadir el tejido, lo cual origina infecciones bacteriémicas que pueden resultar en epiglotitis, celulitis facial, artritis septicémica y meningitis.

H. influenzae desencadena una respuesta inflamatoria aguda grave. La meningitis por *H. influenzae*, como otras meningitis bacterianas agudas, tiene un predominio del infiltrado leptomeníngeo inflamatorio agudo, que en ocasiones afecta al espacio subaracnoideo. En la neumonía, los alvéolos se llenan de neutrófilos y macrófagos, que contienen bacilos y fibrina. El epitelio bronquiolar muestra necrosis e infiltración de macrófagos. La epiglotitis, caracterizada por el edema y la inflamación aguda de la epiglotis, el pliegue aritenoepiglótico y los senos piriformes, puede obstruir por completo la vía respiratoria superior.

Neisseria meningitidis (meningococo)

El meningococo, causa infecciones generalizadas de diseminación hemática, que con frecuencia se acompañan de shock y trastornos graves de la coagulación (fig. 6-11). El microorganismo aerobio se observa como un coco gramnegativo con forma de riñón, que se agrupa en pares y se transmite de persona a persona, en especial por gotas minúsculas de origen respiratorio. Entre el 5 y el 15% de la población es portadora de meningococo como huésped en la nasofaringe y desarrolla anticuerpos protectores específicos contra su cepa colonizadora. Las enfermedades meningocócicas se identifican como casos esporádicos, en brotes y en epidemias. Casi todas las infecciones en los países industrializados son

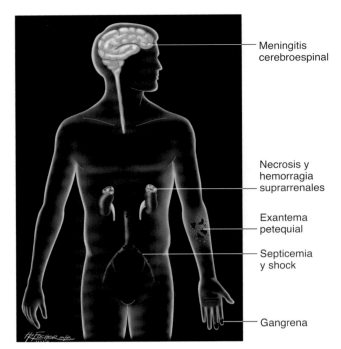

FIGURA 6-11. Meningococemia. Las infecciones meningocócicas tienen manifestaciones clínicas diversas, entre las que se encuentran meningitis, septicemia, shock y las complicaciones relacionadas.

esporádicas y afectan a niños menores de 5 años. La enfermedad epidémica se verifica en especial en situaciones de hacinamiento, como entre los reclutas militares que viven en barracas.

Una vez que coloniza la vía respiratoria superior, *Neisseria. meningitidis* se adhiere al epitelio respiratorio no ciliado por medio de sus pilosidades. Las personas con exposición más intensa desarrollan entonces anticuerpos bactericidas protectores y algunas se pueden convertir en portadores. Si el microorganismo se disemina hacia el torrente sanguíneo antes de que se desarrolle la inmunidad protectora, puede proliferar con rapidez y producir enfermedad meningocócica fulminante. Muchos de los efectos sistémicos de la enfermedad meningocócica se deben al lipopolisacárido endotóxico, que promueve un incremento de la producción de TNF, así como la activación de las cascadas del complemento y la coagulación. Les siguen la coagulación intravascular diseminada, la fibrinólisis y el shock.

Si la enfermedad se limita al SNC, los neutrófilos infiltran las leptomeninges y el espacio subaracnoideo, al tiempo que el parénquima cerebral subyacente se edematiza y congestiona. Cuando se disemina, la septicemia meningocócica se caracteriza por daño difuso al endotelio de los vasos sanguíneos pequeños, con formación generalizada de petequias y púrpura, tanto en la piel como en las vísceras. En casos raros (4% de todos los casos), la vasculitis y la trombosis provocan la necrosis hemorrágica de las dos glándulas suprarrenales, lo que se denomina **síndrome de Waterhouse-Friderichsen**.

Enfermedades bacterianas de transmisión sexual

En el capítulo 16 se desarrolla el detalle de las enfermedades bacterianas de transmisión sexual importantes, como la gonorrea, el granuloma inguinal y el cancroide.

Infecciones por bacterias enteropatógenas

Escherichia coli

E. coli *se encuentra entre los patógenos bacterianos más frecuentes e importantes en el humano, y produce más del 90% de* *todas las infecciones de las vías urinarias y muchos casos de enfermedad diarreica en todo el mundo.* También es un patógeno oportunista importante, que con frecuencia causa neumonía y septicemia en huéspedes inmunodeprimidos, así como meningitis y septicemia en neonatos.

Con la denominación *E. coli* se hace referencia a un grupo de bacterias gramnegativas aerobias (anaerobias facultativas) con diversidad antigénica y biológica. La mayor parte de las cepas son huéspedes intestinales. Sin embargo, la bacteria puede ser agresiva cuando accede a lugares del organismo que suelen ser estériles, como las vías urinarias, las meninges o el peritoneo. Las cepas de *E. coli* que causan diarrea poseen factores de virulencia especializados, que por lo general, derivan de plásmidos, y causan enteropatía.

E. coli es también la causa más común de septicemia gramnegativa entérica. La septicemia se describe en el capítulo 2.

Diarrea por *Escherichia coli*

Existen cuatro cepas distintas de *E. coli* que producen diarrea:

- *E. COLI* **ENTEROTOXÍGENA** es una causa importante de diarrea en las regiones tropicales pobres, y quizá produzca la mayor parte de los casos de «diarrea del viajero». Se adquiere a partir del agua y los alimentos contaminados. Las cepas enterotoxígenas, al adherirse a la mucosa intestinal y producir una de varias enterotoxinas, desencadenan disfunción secretora en el intestino delgado. Una de las enterotoxinas guarda similitud con la toxina del cólera, y otra actúa sobre la guanilato ciclasa. *E. coli* enterotoxígena no produce alteraciones intestinales discernibles en el análisis macroscópico o con microscopia óptica.
- *E. COLI* **ENTEROPATÓGENA** es una de las causas principales de enfermedad diarreica en las regiones tropicales pobres, en especial en lactantes y niños pequeños. El microorganismo no causa invasión, y produce enfermedad al adherirse y deformar las microvellosidades de las células del epitelio intestinal. *E. coli* enteropatógena induce diarrea, vómito, fiebre y malestar general, y sigue siendo un problema en áreas subdesarrolladas.
- *E. COLI* **ENTEROHEMORRÁGICA** (serotipo O157:H7) causa diarrea sanguinolenta, seguida en ocasiones por el **síndrome hemolítico urémico** (*v.* cap. 8). La fuente de infección suele ser la ingesta de carne o leche contaminadas. *E. coli* enterohemorrágica se adhiere a la mucosa colónica y sintetiza una enterotoxina (verotoxina), casi idéntica a la toxina de *Shigella* (*v.* más adelante), que destruye a las células epiteliales.
- *E. COLI* **ENTEROINVASORA** produce disentería de origen alimentario, cuyas características clínicas y patológicas son indistinguibles de las que induce *Shigella*, con la que comparte ADN extenso y características bioquímicas. Invade y destruye las células de la mucosa en el íleon distal y el colon. Al igual que en la shigelosis, las mucosas del íleon distal y el colon muestran inflamación aguda y erosión focal, y en ocasiones están cubiertas por una seudomembrana inflamatoria.

Infección de vías urinarias

Estas infecciones afectan a más del 10% de la población humana, con frecuencia de manera repetida y alcanzan su frecuencia más alta en las mujeres con actividad sexual y en personas de ambos sexos con anomalías de las vías urinarias. Las bacterias suelen ser flora derivada de la contaminación fecal del perineo y las regiones periureterales, que entra en las estructuras estériles de las vías urinarias al ascender por la uretra distal. Las mujeres tienen una tendencia mayor a desarrollar infecciones de las vías urinarias porque su uretra más corta es una barrera mecánica menos efectiva. Las anomalías de las vías urinarias y el sondaje explican la mayor parte de las infecciones urinarias en los hombres. *E. coli* uropatógena tiene factores de adherencia especializados (Gal-Gal) en sus pilosidades, lo que les permite unirse a residuos de azúcar en el uroepitelio.

Las infecciones provocan primero un infiltrado inflamatorio agudo local, por lo general, en la mucosa vesical, que pasa a la orina. Los vasos sanguíneos de la submucosa se dilatan y congestionan. La infección crónica se acompaña de infiltrado inflamatorio constituido por neutrófilos y células mononucleares. La infección puede ascender para afectar al riñón y provocar pielonefritis crónica y deficiencia renal (*v.* cap. 14).

Enterocolitis por *Salmonella* y la fiebre tifoidea

El género bacteriano *Salmonella* abarca más de 1 500 bacilos gramnegativos relacionados bioquímica y genéticamente, que producen enterocolitis por *Salmonella* y fiebre tifoidea.

Enterocolitis por *Salmonella* (intoxicación alimentaria por *Salmonella*)

La enterocolitis por *Salmonella* es una enfermedad gastrointestinal aguda autolimitada (de 1 a 3 días), adquirida mediante el consumo de alimentos que contienen cepas no tifoideas de *Salmonella*. Estas bacterias infectan distintas especies animales y contaminan con facilidad los alimentos que derivan de los animales infectados. El microorganismo puede transmitirse de persona a persona mediante la vía fecaloral, particularmente en niños pequeños. *Salmonella* prolifera en el intestino delgado e invade los enterocitos de su porción distal y del colon. Las especies no tifoideas de *Salmonella* sintetizan varias toxinas que dañan las células intestinales. Las mucosas del íleon y el colon muestran inflamación aguda y en ocasiones ulceración superficial.

Fiebre tifoidea

La fiebre tifoidea es una enfermedad sistémica aguda que deriva de la infección por *Salmonella typhi*. La **fiebre paratifoidea** es una enfermedad similar pero más leve que se debe a la infección por *Salmonella paratyphi*. Los humanos son el único reservorio natural, y la enfermedad se adquiere a partir de individuos infectados o portadores crónicos. La enfermedad se propaga en especial por medio de la ingesta de agua y alimento contaminados, sobre todo productos lácteos y mariscos.

S. typhi se adhiere a la mucosa del intestino delgado y la invade, sin producir enterocolitis clínica. La invasión tiende a ser más prominente en las estructuras del íleon que se sobreponen a las placas de Peyer. Los macrófagos endocitan los microorganismos, que bloquean luego el estallido respiratorio de los fagocitos y se multiplican dentro de estas células. Las células infectadas se dirigen primero hacia los nódulos linfáticos regionales y luego al resto del organismo a través de los vasos linfáticos y el torrente sanguíneo, con lo que infectan a los macrófagos mononucleares de los ganglios, médula ósea, hígado y bazo (fig. 6-12). La infección de los macrófagos estimula la síntesis de IL-1 y TNF, lo que genera las características de fiebre prolongada, malestar general y deterioro progresivo de la fiebre tifoidea.

El cambio patológico más temprano en la fiebre tifoidea es la degeneración del borde en cepillo del epitelio intestinal. Al tiempo que las bacterias invaden, las placas de Peyer se hipertrofian, lo que puede avanzar para dar lugar a trombosis capilar y necrosis de la mucosa suprayacente con las úlceras características, que se orientan a lo largo del eje del intestino (fig. 6-13). Estas úlceras sangran con frecuencia, y en ocasiones se perforan, lo que da lugar a una peritonitis infecciosa. La diseminación sistémica del microorganismo conduce a la formación de granulomas focales en hígado, bazo y otros órganos. Estos se denominan **nódulos tifoideos**. y están compuestos por cúmulos de macrófagos («células tifoideas») que contienen bacterias, eritrocitos y linfocitos degenerados.

Shigelosis

La shigelosis se debe a especies de *Shigella* siendo *Shigella dysenteriae* la más virulenta. La shigelosis es una enfermedad autolimitada

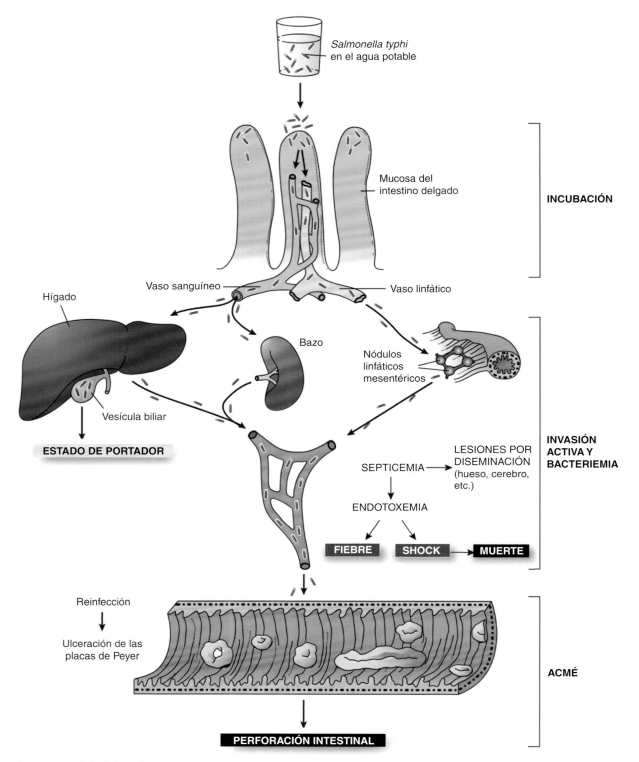

FIGURA 6-12. Fases de la fiebre tifoidea. Incubación (10 a 14 días). Se ingieren agua o alimentos contaminados con *Salmonella typhi*. Los bacilos se adhieren a las vellosidades en el intestino delgado, invaden la mucosa, y pasan hacia los folículos linfoides intestinales y los nódulos linfáticos mesentéricos de drenaje. Los microorganismos proliferan en el interior de las células fagocíticas mononucleares de los folículos linfoides, nódulos linfáticos, hígado y bazo. Los bacilos quedan secuestrados dentro de las células en el sistema linfático intestinal y mesentérico. **Invasión activa y bacteriemia (1 semana).** Los microorganismos se liberan y generan bacteriemia transitoria. La mucosa intestinal aumenta su volumen y desarrollan necrosis, para dar origen a las lesiones mucosas características. Los tejidos linfoides intestinales desarrollan hiperplasia y contienen «nódulos tifoideos» —cúmulos de macrófagos («células tifoides») que fagocitan bacterias, eritrocitos y linfocitos degenerados. Los bacilos proliferan en varios órganos, reaparecen en el intestino, se excretan en las heces y pueden causar invasión al atravesar la pared intestinal. **Estado crítico (1 semana).** Los bacilos que mueren liberan endotoxinas que desencadenan toxicidad sistémica. **Lisis (1 semana).** La mucosa intestinal necrótica se desprende y produce úlceras, que sangran o se perforan hacia la cavidad peritoneal.

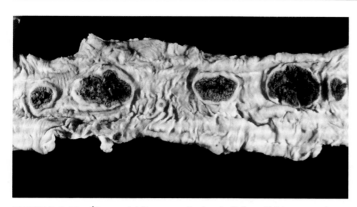

FIGURA 6-13. Úlceras del íleon terminal en la fiebre tifoidea mortal. Las úlceras tienen una orientación longitudinal, ya que están situadas sobre las placas de Peyer hiperplásicas y necróticas.

que característicamente se manifiesta por dolor abdominal y evacuaciones sanguinolentas y mucoides. Los organismos se transmiten de persona a persona por vía bucofecal. Debido a que carece de reservorios animales y no sobrevive adecuadamente fuera de las heces, la ingesta de alimentos o agua contaminados por heces o el contacto con una superficie contaminada es la vía habitual de infección.

Los microorganismos del género Shigella se encuentran entre los enteropatógenos más virulentos, con tan sólo entre 10 y 100 microorganismos ingeridos que producen enfermedades. El agente prolifera con rapidez en el intestino delgado y se adhiere a los enterocitos, donde es sometido a endocitosis y multiplicación dentro del citoplasma. Shigella en replicación mata las células infectadas y luego se disemina a las células adyacentes. Shigella también produce **toxina de Shiga**, similar a la verotoxina de *E. coli* O157:H7. Esta toxina interfiere con el funcionamiento de las subunidades ribosómicas 60S e inhibe la síntesis proteica, y de este modo desencadena diarrea acuosa al interferir con la absorción del líquido a partir del colon. Si bien la Shigella produce daño extenso en el epitelio del íleon y el colon, rara vez la invasión rebasa la lámina propia, por lo que la bacteriemia es rara. El colon distal casi siempre se ve afectado, y la mucosa se vuelve edematosa, con inflamación aguda y erosión focal. Las úlceras aparecen primero en los bordes de los pliegues de la mucosa, en disposición perpendicular al eje longitudinal del colon. Es frecuente encontrar una seudomembrana inflamatoria en parches, compuesta de neutrófilos, fibrina y epitelio necrótico, en las regiones con afectación más grave. La regeneración del epitelio colónico infectado se produce con rapidez, y las lesiones suelen resolverse en el transcurso de 10 a 14 días.

Cólera

El cólera es una enfermedad diarreica grave que produce la enterotoxina del V. cholerae, un bacilo gramnegativo aerobio de aspecto curvo. El microorganismo prolifera en la luz del intestino delgado y desencadena diarrea acuosa profusa y deshidratación rápida, así como (si no se restituyen los líquidos) shock y muerte en el transcurso de 24 h del inicio de los síntomas.

La enfermedad se adquiere por la ingesta de *V. cholerae*, sobre todo en alimentos o agua contaminados. Las epidemias se extienden con rapidez en las regiones en las que las heces del humano contaminan las fuentes de agua. Los mariscos y el plancton pueden funcionar como un reservorio natural para el microorganismo.

Las bacterias que sobreviven al paso a través del estómago se desarrollan y multiplican en la capa mucosa del intestino delgado. No invaden la mucosa, pero causan diarrea al secretar una exotoxina potente, la **toxina del cólera**, que consta de subunidades A y B. Esta última se une al gangliósido GM1 de la membrana del enterocito. La subunidad A entra entonces en la célula, donde

activa a la ciclasa del adenilato para producir un incremento de la concentración intracelular de 3',5'-monofosfato de adenosina cíclico (AMPc). La consecuencia es la secreción de volúmenes masivos de sodio y agua hacia la luz intestinal (fig. 6-14). Casi toda la secreción de líquidos se produce en el intestino delgado, donde existe una pérdida neta de agua y electrólitos. *V. cholerae* produce alteraciones visibles escasas en el intestino afectado, que muestra aspecto normal o sólo hiperemia discreta. El estudio microscópico confirma la integridad del epitelio intestinal, aunque existe depleción de moco.

Campylobacter jejuni

Campylobacter jejuni es un bacilo gramnegativo, con una apariencia curva que determina su semejanza con los vibriones, que produce una enfermedad diarreica inflamatoria aguda autolimitada.

La infección se adquiere por medio de alimentos o agua contaminados. La bacteria se establece en el tubo digestivo de muchas especies animales, formando un reservorio importante para el agente que menudo se adquiere por el consumo de carne de ave y carne cocinada inadecuadamente. *C. jejuni* también puede transmitirse por contacto fecal-oral.

C. jejuni que sobreviven a la acidez gástrica tras la ingesta se multiplican en el ambiente alcalino del intestino delgado proximal. El agente elabora varias proteínas tóxicas, y la infección causa enterocolitis superficial, que afecta en especial al íleon terminal y el colon, con necrosis focal del epitelio intestinal e inflamación aguda. En los casos graves, evoluciona hacia la formación de úlceras pequeñas y exudados inflamatorios en parches (seudomembranas), que se componen de células necróticas, neutrófilos, fibrina y residuos. Las criptas del epitelio colónico se llenan con frecuencia con neutrófilos, para constituir los llamados abscesos crípticos. Estos cambios patológicos se resuelven tras 7-14 días. Las infecciones gastrointestinales por *C. jejuni* se relacionan con el síndrome de Guillain-Barré.

Las infecciones por *Yersinia*

Yesinia enterocolitica y *Yersinia pseudotuberculosis* son bacterias cocoides o baciliformes gramnegativas que se encuentran en las heces de animales salvajes y domésticos. *Y. pseudotuberculosis* también se identifica con frecuencia en las aves domésticas, como pavos, patos, gansos y canarios. *Y. enterocolitica* tiene más probabilidad de adquirirse a partir de la carne contaminada, mientras que *Y. pseudotuberculosis* se transmite por el contacto con animales infectados. *Y. enterocolitica* prolifera en el íleon e invade la mucosa, con lo que causa ulceración y necrosis de las placas de Peyer. Migra a través del sistema linfático hasta los nódulos linfáticos mesentéricos. La fiebre, la diarrea (en ocasiones sanguinolenta) y el dolor abdominal comienzan de 4 a 10 días después de su penetración en la mucosa. El dolor abdominal en el cuadrante inferior derecho podría conducir a un diagnóstico erróneo de apendicitis. Entre sus complicaciones se encuentran las artralgias, la artritis y el eritema nudoso. *Y. pseudotuberculosis* penetra en la mucosa del íleon, se localiza en los nódulos linfáticos ileocecales y da origen a abscesos y granulomas en los nódulos linfáticos, el bazo y el hígado. La fiebre, la diarrea y el dolor abdominal también podrían sugerir apendicitis.

Infecciones pulmonares por bacterias gramnegativas

Klebsiella y Enterobacter

Los géneros *Klebsiella* y *Enterobacter* son bacilos gramnegativos encapsulados cortos, que producen el 10% de las infecciones intrahospitalarias (nosocomiales), entre las que se encuentran la neumonía y las propias de las vías urinarias, las vías biliares y las heridas quirúrgicas. La transmisión por contacto directo con el personal hospitalario supone un especial riesgo.

Klebsiella y *Enterobacter* son inhaladas y se multiplican en los espacios alveolares. El parénquima pulmonar se consolida

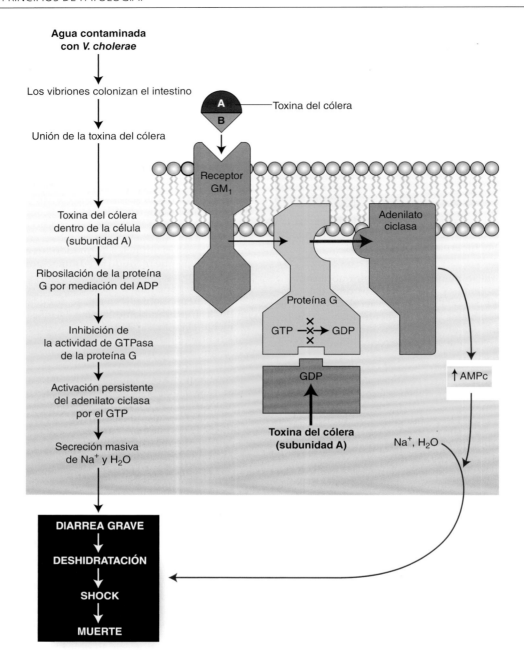

FIGURA 6-14. Cólera. La infección deriva del consumo de agua contaminada con *Vibrio cholerae* o de alimentos preparados con la misma. Los vibriones pasan por el estómago, entran en el intestino delgado y se propagan. Si bien no invaden la mucosa intestinal, los vibriones sintetizan una toxina potente que provoca la expulsión masiva de agua y electrólitos. La diarrea grave (evacuaciones en «agua de arroz») conduce a la deshidratación y al shock hipovolémico. ADP, difosfato de adenosina; cAMP, monofosfato de adenosina 3′,5′ cíclico; GDP, difosfato de guanosina; GM₁ gangliósido; GTP, trifosfato de guanosina; Na⁺, ion de sodio.

y los alvéolos quedan ocupados por un exudado mucoide con macrófagos, fibrina y líquido de edema. Al tiempo que se acumula el exudado, las paredes alveolares se comprimen y necrosan sucesivamente. Es posible que se produzca coalescencia de numerosos abscesos pequeños, lo que da lugar a la cavitación. Las infecciones por *Klebsiella* y *Enterobacter* pueden complicarse con una septicemia fulminante, muchas veces mortal.

Legionella

Legionella pneumophila es un bacilo aerobio diminuto que tiene la estructura de la pared celular de los gramnegativos, pero que tiene poca afinidad en la tinción de Gram. En los cuerpos naturales de agua dulce se identifica *Legionella* en concentraciones bajas. Resiste la cloración y prolifera en instalaciones o equipos como torres de enfriamiento, calentadores de agua, humidificadores y condensadores de evaporación. La infección se presenta cuando el individuo inhala aerosoles que derivan de las fuentes contaminadas. La enfermedad no es contagiosa y el microorganismo no constituye un elemento normal de la flora bucofaríngea en el humano.

Legionella causa dos enfermedades diferentes, concretamente neumonía y **fiebre de Pontiac**. La neumonía por *Legionella* comienza cuando el microorganismo alcanza los bronquíolos terminales o los alvéolos, donde los macrófagos alveolares la fagocitan. La bacteria se multiplica dentro de los fagosomas y se protege al impedir la fusión de los lisosomas con los fagosomas. *Legionella* en multiplicación se libera e infecta los macrófagos recién llegados. Cuando se desarrolla inmunidad, los macrófagos se activan y detienen el crecimiento intracelular de los microorganismos. El tabaquismo, el alcoholismo y las neumopatías crónicas, que interfieren con las defensas locales, también aumentan el riesgo de padecer neumonía por *Legionella*.

La enfermedad es una bronconeumonía aguda y generalmente irregular, pero puede mostrar un patrón de infiltración lobular. Los alvéolos y los bronquíolos afectados quedan ocupados por un exudado que se compone de líquido proteináceo, fibrina, macrófagos y neutrófilos, y se forman microabscesos. Las paredes alveolares se necrosan y destruyen. Muchos macrófagos muestran núcleos excéntricos, a los que desplazan vacuolas citoplasmáticas que contienen *L. pneumophila*. Al tiempo que se resuelve la neumonía, los pulmones cicatrizan con poco daño permanente.

La **fiebre de Pontiac** es una enfermedad autolimitada similar a la gripe, que se desarrolla con fiebre, malestar general, mialgia y cefalea. Difiere de la enfermedad de los legionarios en cuanto a que carece de pruebas de consolidación pulmonar. La enfermedad se resuelve espontáneamente de 3 a 5 días después de su inicio.

Pseudomonas aeruginosa

Este microorganismo sólo infecta al humano en raras ocasiones, pero en el medio hospitalario, coloniza las superficies húmedas del medio ambiente y se asocia con neumonía, infecciones de heridas, infección de las vías urinarias y septicemia en personas debilitadas o inmunodeprimidas. La bacteria es un bacilo gramnegativo aerobio que necesita humedad y sólo cantidades mínimas de nutrientes. *Pseudomonas aeruginosa* sintetiza un proteoglucano que rodea y protege las bacterias de la acción mucociliar del complemento y los fagocitos. También sintetiza varias proteínas que le permiten adherirse, invadir las células epiteliales lesionadas, que tienen moléculas de superficie expuestas que funcionan como lugares de unión para las pilosidades de las bacterias. El microorganismo libera enzimas extracelulares —entre las que se encuentran la elastasa, una proteasa alcalina y una citotoxina— que facilitan la invasión hística, necrosis y la capacidad distintiva para invadir las paredes de los vasos sanguíneos. El agente también genera efectos patológicos sistémicos por la acción de su endotoxina y de varias exotoxinas con actividad sistémica.

La infección por *Pseudomonas* trae consigo una respuesta inflamatoria aguda. El microorganismo muchas veces invade las arterias y las venas pequeñas, y causa trombosis vascular y necrosis hemorrágica, en particular en los pulmones y la piel.

La invasión de los vasos sanguíneos predispone a la diseminación y la septicemia y conduce al desarrollo de lesiones nodulares múltiples en los pulmones. La tinción de Gram del tejido necrótico infectado por *Pseudomonas* revela con frecuencia infiltración microbiana densa en las paredes de los vasos sanguíneos.

ENFERMEDADES POR CLOSTRIDIOS

Los clostridios son bacilos anaerobios grampositivos, formadores de esporas. Los bacilos en estado vegetativo se encuentran en el tubo digestivo de animales herbívoros y humanos. Las condiciones anaerobias favorecen la división de la forma vegetativa, en tanto las aerobias conducen a su esporulación. Las esporas se eliminan en las heces del animal y contaminan el suelo y las plantas, donde pueden sobrevivir sin problema en ambientes poco favorables. En condiciones anaerobias, las esporas retornan al estado vegetativo, con lo que se completa el ciclo de vida. *Durante la esporulación, las células en estado vegetativo se degeneran y sus plásmidos dan*

origen a distintas toxinas específicas que causan enfermedades muy diversas, las cuales difieren según las especies (fig. 6-15).

- La **intoxicación alimentaria y la enteritis necrosante** se deben a las enterotoxinas que sintetiza *C. perfringens*. Esta es una enfermedad diarreica aguda, por lo general benigna, que suele durar menos de 24 h. La bacteria se encuentra en todos los ambientes, en los que contamina la tierra, el agua, las muestras de aire, la vestimenta, el polvo y la carne. Las esporas sobreviven a las temperaturas de cocción y germinan para dar lugar a las formas vegetativas, que proliferan cuando el alimento permanece sin refrigerar. Las bacterias vegetativas esporulan en el intestino delgado, donde sintetizan varias exotoxinas, que son citotóxicas para los enterocitos y desencadenan la pérdida de iones y líquido intracelulares. Ciertos tipos de alimentos, entre los que se encuentran las carnes rojas y las salsas con jugo de carne y de otros tipos, son sustratos idóneos para *C. perfringens*.

- La **gangrena gaseosa** se debe a las miotoxinas que producen *C. perfringens*, y ocasionalmente *C. novyi*, *C. septicum* y otras especies. Es una infección necrosante con formación de gas que comienza en las heridas contaminadas y se extiende con rapidez hacia los tejidos adyacentes. La enfermedad puede producir la muerte en pocas horas y se desarrolla tras la siembra anaerobia de *C. perfringens* en gran cantidad de tejido desvitalizado, como el que se genera por un traumatismo penetrante grave. La necrosis hística es el resultado de las miotoxinas de fosfolipasa que destruyen las membranas de los miocitos, los leucocitos y los eritrocitos. Los tejidos afectados desarrollan un aspecto moteado con rapidez y luego necrosis patente. Ciertas estructuras, como el músculo, pueden incluso sufrir licuefacción. La piel se tensa, al tiempo que el edema y el gas expanden los tejidos blandos subyacentes. Una característica impactante es la escasez de neutrófilos, que al parecer son destruidos por la miotoxina.

- El **tétanos** (en inglés también se conoce como lockjaw [«mandíbula trabada»]) lo produce la neurotoxina de *C. tetani*. El microorganismo se encuentra en el suelo y en el segmento distal del intestino de muchos animales. Se desarrolla cuando *C. tetani* contamina las heridas y prolifera en el tejido, para liberar su exotoxina (**tetanoespasmina**), la cual se transporta en sentido retrógrado por las raíces anteriores de los nervios periféricos hasta alcanzar las células del asta anterior de la médula espinal. Atraviesa las sinapsis y se une a los receptores gangliósidos en las terminales presinápticas de las neuronas motoras en las astas anteriores. En esa ubicación, se internaliza y escinde selectivamente una proteína que media la exocitosis de las vesículas sinápticas, bloqueando así la liberación de neurotransmisores inhibitorios. Este bloqueo permite una estimulación nerviosa descontrolada y la contracción sostenida de los músculos esqueléticos (**tetania**). La rigidez espástica comienza con frecuencia en los músculos de la cara (de ahí el término bloqueo, «**lockjaw**» en inglés), que causa una mueca fija (**risa sardónica**). La rigidez de los músculos de la espalda provoca un arqueo en dirección posterior (**opistótonos**). Los estímulos súbitos, entre los que se encuentran el ruido, la luz o el tacto, pueden precipitar espasmos musculares generalizados dolorosos. Si ocurren en la musculatura respiratoria y la laringe puede conducir a la muerte.

- El **botulismo** es una enfermedad paralizante debido a la neurotoxina de *C. botulinum*. Las esporas tienen distribución amplia en la naturaleza y muestran resistencia a la desecación y a la exposición al agua hirviente. La toxina se encuentra en los alimentos que se enlatan de manera inapropiada por medios caseros, desarrollando condiciones anaerobias apropiadas para el crecimiento de las células vegetativas que elaboran la neurotoxina. El **botulismo neonatal o infantil** deriva de la absorción de la toxina que secretan los microorganismos que proliferan en el intestino de neonatos y lactantes. La neurotoxina

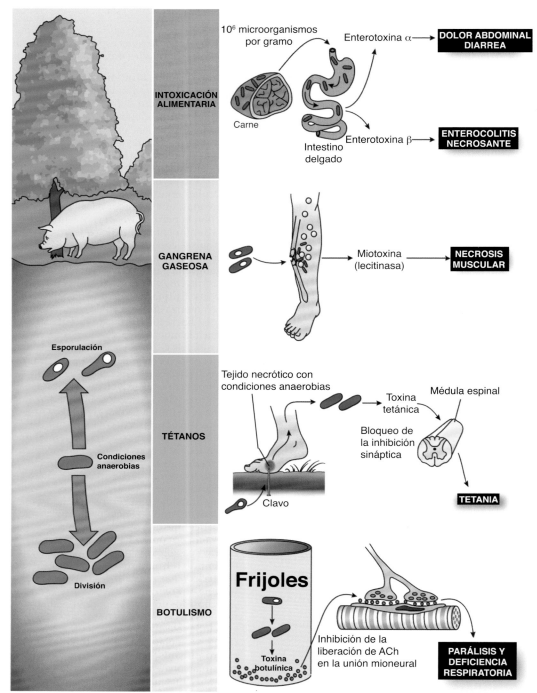

FIGURA 6-15. Enfermedades por clostridios. Los clostridios en su forma vegetativa (bacilos) habitan en el tubo digestivo de los humanos y los animales. Las esporas se eliminan en las heces, contaminan el suelo y los materiales vegetales, y se ingieren o se introducen a través de heridas penetrantes. En condiciones anaerobias, recuperan sus formas vegetativas. Los plásmidos que contienen las formas vegetativas elaboran toxinas, que causan distintas enfermedades por clostridios. **Intoxicación alimentaria y enteritis necrosante.** Los platos de carne que se dejan enfriar a temperatura ambiente permiten el desarrollo de un gran número de clostridios ($>10^6$ microorganismos por gramo). Cuando se ingiere carne contaminada, los tipos A y C de *Clostridium perfringens* sintetizan una enterotoxina α en el intestino delgado durante la esporulación, que produce dolor abdominal y diarrea. El tipo C también sintetiza una enterotoxina β. **Gangrena gaseosa.** Los clostridios tienen distribución amplia y pueden contaminar una herida traumática o quirúrgica. *Clostridium perfringens* tipo A produce una miotoxina (toxina α), y una lecitinasa α que destruye las membranas celulares, altera la permeabilidad de los capilares y causa hemólisis grave tras su inyección intravenosa. La toxina desencadena necrosis del músculo esquelético antes saludable. **Tétanos.** Las esporas de *Clostridium tetani* se encuentran en el suelo y entran a través de una herida accidental. El tejido necrótico en la herida permite que las esporas recuperen su forma vegetativa (bacilos). La autólisis de las formas vegetativas libera la toxina tetánica. La toxina se transporta a través de los nervios periféricos y los axones (en dirección retrógrada) hacia las células de las astas anteriores de la médula espinal. La toxina bloquea la inhibición sináptica, y la acumulación de acetilcolina en las sinapsis dañadas desencadena rigidez y espasmos de la musculatura esquelética (tetania). **Botulismo.** Los alimentos que envasados inadecuadamente en latas se contaminan con la forma vegetativa de *Clostridium botulinum*, que prolifera bajo condiciones aerobias y produce una neurotoxina. Una vez que se ingiere el alimento, la neurotoxina se absorbe a partir del intestino delgado y finalmente alcanza la unión mioneural, donde inhibe la liberación de acetilcolina (ACh). El resultado es una parálisis descendente simétrica de los nervios craneales, el tronco y las extremidades, con parálisis respiratoria y muerte finales.

botulínica ingerida resiste la digestión gástrica y pasa con facilidad hacia la sangre en la porción proximal del intestino delgado, alcanzando las terminaciones nerviosas colinérgicas de la unión mioneural. La neurotoxina más frecuente, el serotipo A, se une a los gangliósidos en las terminaciones nerviosas presinápticas y bloquea la liberación de acetilcolina. Este efecto resulta en una parálisis descendente, que afecta primero a los nervios craneales y causa visión borrosa, fotofobia, xerostomía y disartria. La debilidad avanza hasta afectar los músculos del cuello, las extremidades, el diafragma y los músculos accesorios de la respiración y puede evolucionar con rapidez hasta provocar un paro respiratorio y la muerte. En el ámbito de la cirugía estética, se aplican inyecciones de pequeñas cantidades de toxina botulínica para paralizar los músculos faciales y reducir las arrugas.

■ La **enterocolitis seudomembranosa** se debe a las exotoxinas que sintetiza *C. difficile*. Las bacterias producen una infección necrosante aguda del intestino delgado y colon, que puede ser mortal. *C. difficile* reside en el colon en algunos individuos sanos. Un cambio en la flora intestinal, a menudo debido a la administración de antibióticos (p. ej., clindamicina) u otras «agresiones» como la cirugía intestinal, permite que el organismo crezca. Aunque no son invasivas, las toxinas producidas por las bacterias causan la secreción de líquidos y destruyen las células de la mucosa, lo que resulta en una respuesta inflamatoria aguda. Las lesiones varían desde la colitis focal que se limita a algunas criptas y sólo puede detectarse mediante biopsia, hasta la ulceración masiva y confluente de la mucosa. Al inicio, la inflamación sólo afecta a la mucosa, pero al tiempo que avanza la enfermedad puede extenderse hasta la submucosa y la capa muscular propia. Un exudado inflamatorio, que se denomina seudomembrana, formado por residuos celulares, neutrófilos y fibrina, se forma con frecuencia sobre las regiones afectadas del colon.

Infecciones por bacterias con reservorios animales o insectos vectores

Un grupo de enfermedades bacterianas poco frecuentes requiere el contacto con una especie animal particular, ya sea directamente o a través de un insecto vector específico para la infección. Tales infecciones a menudo se localizan en áreas con presencia de los animales huésped y los vectores requeridos. Por tanto, la enfermedad puede limitarse a personas que trabajan en localidades relacionadas con animales o en regiones geográficas donde el huésped y el vector coexisten.

Ejemplos de estas enfermedades son las siguientes:

■ La **brucelosis** es una enfermedad febril crónica que se adquiere a partir de animales domésticos, incluyendo ovejas, cabras, ganado bovino, cerdos y perros. Cada reservorio animal está asociado con una especie particular de *Brucella*. Los humanos adquieren la bacteria por varios mecanismos, entre los que se encuentran el contacto con la sangre o el tejido infectado; la ingesta de carne o leche contaminadas, o la inhalación de aerosoles contaminados. La brucelosis es una enfermedad profesional entre los rancheros, los pastores, los veterinarios y los trabajadores de mataderos. La bacteria entra en la circulación a través de las abrasiones cutáneas, los pulmones, la conjuntiva o la bucofaringe y se disemina entonces por el torrente sanguíneo hacia el hígado, el bazo, los nódulos linfáticos y la médula ósea. Se multiplica dentro de los macrófagos, causando linfoadenopatía y hepatoesplenomegalia. Los individuos infectados por *Brucella abortus* en el ganado bovino, se producen granulomas no caseosos en hígado. Los microorganismos no suelen poder demostrarse mediante técnicas histológicas. La liberación periódica de la bacteria a partir de las células fagocíticas infectadas podría ser la responsable de los cuadros febriles propios de la enfermedad llamada **fiebre ondulante**. La brucelosis es una infección sistémica que puede afectar

a cualquier órgano o sistema orgánico, con inicio gradual en la mitad de los casos. Se caracteriza por una multitud de molestias somáticas, como fiebre, sudación, anorexia, fatiga, pérdida de peso y depresión y complicaciones relacionadas con los huesos y las articulaciones, e incluyendo espondilitis lumbar y supuración en las grandes articulaciones.

■ La **peste bubónica** es una enfermedad bacteriémica con frecuencia mortal, que resulta de la infección con *Yersinia pestis*, un bacilo gramnegativo corto. De manera característica, presenta adenomegalias regionales dolorosas (**bubones**). En Estados Unidos se presentan de 30 a 40 casos anuales de peste, la mayoría en el desierto suroeste. Cada año se reportan entre 2 000 y 3 000 casos de peste en todo el mundo, aunque, históricamente, la enfermedad ha sido asociada con pandemias importantes (p. ej., la *Muerte Negra*). La infección por *Y. pestis* es una zoonosis endémica en muchas regiones del mundo, donde los microorganismos se encuentran en roedores salvajes, como ratas, ardillas y marmotas. Las pulgas los transmiten de un animal a otro y la mayoría de las infecciones en el humano derivan de las picaduras de las pulgas infectadas. Algunos humanos infectados desarrollan **peste neumónica** y eliminan grandes cantidades de microorganismos en las secreciones respiratorias aerosolizadas, lo que permite la transmisión de la enfermedad de una persona a otra. Una vez que se inocula en la piel por el vector, los neutrófilos y los macrófagos fagocitan el microorganismo. Estas bacterias endocitadas por los macrófagos sobreviven y se multiplican en el medio intracelular. Después son llevadas hacia los nódulos linfáticos regionales, donde continúa su multiplicación y causa necrosis hemorrágica extensa. Los microorganismos distribuidos por el torrente sanguíneo y el sistema linfático generan neumonitis necrosante, lo que permite la diseminación pulmonar de la enfermedad. Los nódulos linfáticos afectados (bubones), aumentan su tamaño y desarrollan fluctuación con frecuencia, por efecto de la necrosis hemorrágica grave. Los pacientes infectados suelen desarrollar lesiones cutáneas necróticas y hemorrágicas, de donde deriva el apelativo «peste negra» que recibe esta enfermedad. La **peste septicémica** tiene lugar cuando las bacterias no generan bubones pero se inoculan directamente en la sangre Los pacientes mueren rápidamente por la multiplicación bacteriana intensa en la sangre circulante. Todos los vasos sanguíneos alojan bacilos, y los microorganismos se encuentran contenidos en cilindros de fibrina dentro de los glomérulos y los vasos sanguíneos de la dermis.

■ El **ántrax** es una enfermedad necrosante producida por microorganismos de *Bacillus anthracis*, que es un bacilo grampositivo grande, formador de esporas. Los reservorios principales son cabras, ovejas, bóvidos, caballos, cerdos y perros. Las esporas se forman en el suelo, a menudo de cadáveres de animales, y resisten el calor, la desecación y la desinfección química durante años. Los humanos pueden infectarse cuando las esporas entran en su organismo a través de heridas cutáneas, mediante inhalación o por ingesta. La enfermedad en el humano también puede derivar de la exposición a productos animales contaminados, o a través de la difusión deliberada de esporas (bioterrorismo). Las esporas de *B. anthracis* germinan en el cuerpo humano para dar origen a formas vegetativas que se multiplican y liberan una toxina necrosante potente. En la mayoría de los casos de ántrax cutáneo, la infección se mantiene localizada y se elimina finalmente por las respuestas inmunitarias del huésped. Si la infección se disemina, como ocurre cuando los microorganismos se inhalan o ingieren, la destrucción hística generalizada que resulta suele ser mortal. *B. anthracis* causa necrosis hística extensa en los lugares de infección, que sólo desarrollan un infiltrado pequeño de neutrófilos. Las lesiones cutáneas se ulceran, contienen microorganismos numerosos y se encuentran cubiertas con una costra negra. La infección pulmonar causa neumonía necrosante hemorrágica, que se relaciona con la necrosis hemorrágica de los nódulos linfáticos del mediastino y la diseminación septicémica amplia del microorganismo.

- La **listeriosis** es una infección sistémica multiorgánica causada por *Listeria monocytogenes*, un cocobacilo grampositivo pequeño y móvil. Es particularmente importante como causa de enfermedad perinatal en recién nacidos. El microorganismo está extendido en la superficie del agua, el suelo, la vegetación, las heces de personas saludables, muchas especies de mamíferos silvestres y domésticos, y varias especies de aves. Sin embargo, es rara la transmisión de la infección de los animales al humano. Debido a que *L. monocytogenes* se desarrolla a temperaturas de refrigeración y se han seguido brotes hasta leches pasteurizadas, quesos y productos lácteos. Una vez que lo endocitan las células del huésped, el microorganismo entra en los fagolisosomas, donde el pH ácido activa la *listeriolisina O*, una exotoxina que rompe la membrana de las vesículas y permite que las bacterias escapen hacia el citoplasma. Una vez que se multiplica, la bacteria usurpa los elementos contráctiles del citoesqueleto del huésped para formar protrusiones elongadas que las células adyacentes recubren. De esta manera, la *Listeria* puede pasar de una célula a otra sin exponerse al ambiente extracelular, evitando así las defensas del huésped. La listeriosis en adultos se caracteriza con más frecuencia por meningoencefalitis y septicemia, pero podría localizarse en piel, ojos, nódulos linfáticos, endocardio o hueso. La infección materna en una fase temprana del embarazo podría provocar un aborto o un parto prematuro. Los neonatos infectados desarrollan con rapidez dificultad respiratoria, hepatoesplenomegalia, pápulas cutáneas y mucosas, leucopenia y trombocitopenia. Las secuelas neurológicas de la listeriosis neonatal son frecuentes, y la mortalidad es alta.

Infecciones producidas por microorganismos filamentosos ramificados

Actinomicosis

La actinomicosis se trata de bacilos grampositivos filamentosos ramificados, que en general residen en la bucofaringe, el tubo digestivo y la vagina. La actinomicosis es una infección de evolución lenta, supurativa y fibrosante, que afecta a la mandíbula (denominada «mandíbula abultada»), el tórax o el abdomen. La enfermedad se debe a distintas bacterias anaerobias o microaerófilas, entre las cuales la más común es *Actinomyces israelii*. La bacteria normalmente no es virulenta y reside como saprofito en el organismo. Para causar enfermedad, debe inocularse en tejidos más profundos y debe tener una atmósfera anaerobia para la

proliferación bacteriana. La infección se asocia con el traumatismo y la necrosis hística, comenzando con la formación de un cúmulo de microorganismos en proliferación, que provoca un infiltrado inflamatorio agudo. Se forman varios abscesos, interconectados por medio de trayectos fistulosos, que forman madrigueras en los planos de unión de tejidos normales y hacia el interior de los órganos adyacentes. Finalmente, la lesión puede alcanzar una superficie externa o una membrana mucosa y dé lugar a un seno de drenaje. Las paredes de los abscesos y los trayectos consisten en tejido de granulación, que con frecuencia es grueso y muestra fibrosis densa e inflamación crónica. Dentro de los abscesos y los trayectos fistulosos se encuentra material purulento y colonias de microorganismos, que pueden crecer hasta alcanzar varios milímetros de diámetro y ser identificables mediante observación directa, como granos amarillos sólidos, denominados **gránulos de azufre**. En el análisis histológico, las colonias se observan como granos redondos basófilos con bordes eosinófilos festoneados (fig. 6-16 A). Es imposible identificar cada filamento de *Actinomyces* se pueden distinguir con facilidad con la tinción de Gram o mediante impregnación argéntica (fig. 6-16 B).

Infecciones por espiroquetas

Las espiroquetas son bacterias helicoidales largas y delgadas con cubiertas celulares especializadas, que les permiten desplazarse mediante flexión y rotación. Los microorganismos delgados no son discernibles en la microscopia óptica habitual, por lo que se necesita una microscopia de campo oscuro o impregnación argéntica para visualizarlos. Las espiroquetas tienen la estructura básica de pared celular propia de los microorganismos gramnegativos, captan deficientemente la tinción de Gram.

Existen tres géneros de espiroquetas, *Treponema*, *Borrelia* y *Leptospira*, que producen enfermedad en el humano (tabla 6-4). Debido a que muestran capacidad para evitar las defensas inflamatorias e inmunitarias del huésped, todas las afecciones que producen son crónicas o recurrentes.

Sífilis

La enfermedad se discute en el capítulo 16.

Treponematosis distintas a las venéreas

Las zonas tropicales y subtropicales son el hogar de las enfermedades crónicas de origen distinto al venéreo causadas por treponemas indistinguibles de *T. pallidum*, el agente causal de la sífilis. Al igual que la sífilis, se adquieren a partir de la inoculación en las superficies mucocutáneas. Los trastornos también transcurren por fases clínicas y patológicas bien definidas, que son la lesión

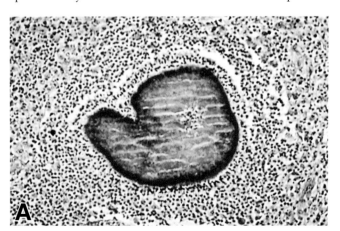

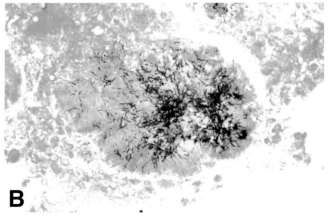

FIGURA 6-16. Actinomicosis. **A.** Gránulo de azufre típico que se ubica dentro de un absceso. **B.** Es posible observar con facilidad todos los filamentos de *Actinomyces israelii* al utilizar la técnica de impregnación argéntica.

Tabla 6-4				
Infecciones por espiroquetas				
Enfermedad	**Microorganismo**	**Manifestaciones clínicas**	**Distribución**	**Mecanismo de transmisión**
Treponemas				
Sífilis	*Treponema pallidum*	Véase el texto	Frecuente en todo el mundo	Contacto sexual, congénito
Bejel	*Treponema endemicum (Treponema pallidum, subespecie endemicum)*	Lesiones mucosas, cutáneas y óseas	Oriente Medio	Contacto boca-boca
Frambesía	*Treponema pertenue (Treponema pallidum, subespecie pertenue)*	Cutáneas y óseas	Trópicos	Contacto piel-piel
Pinta	*Treponema carateum*	Lesiones cutáneas	Latinoamérica	Contacto piel-piel
Borrelia				
Enfermedad de Lyme	*Borrelia burgdorferi*	Véase el texto	Norteamérica, Europa, Rusia, Asia, África, Australia	Mordedura de garrapata
Fiebre recurrente	*Borrelia recurrentis*	Enfermedad recurrente similar a la influenza	Mundial	Mordedura de garrapata, mordedura de piojo y especies relacionadas
Leptospira				
Leptospirosis	*Leptospira interrogans*	Enfermedad similar a la influenza, meningitis	Mundial	Contacto con orina animal

primaria en el lugar de la inoculación, las erupciones cutáneas secundarias, el periodo de latencia y una fase terciaria tardía.

- La **frambesía** es predominantemente una enfermedad de niños y adolescentes que se transmite por el contacto piel a piel. Tanto la afección primaria como diseminada (secundaria) origina lesiones en la piel, con hiperqueratosis, acantosis papilar y un infiltrado neutrófilo grave en la epidermis. La epidermis que cubre el ápice del papiloma se lisa y da paso a una úlcera poco profunda, al tiempo que las células plasmáticas invaden la dermis superficial. Las espiroquetas son numerosas en las papilas dérmicas. Durante un periodo latente de 5 años o más, los treponemas se diseminan en la sangre para alcanzar los huesos, los nódulos linfáticos y la piel. Las lesiones en la fase tardía incluyen gomas cutáneas, que causan destrucción facial y de las vías respiratorias superiores, y periostitis, característicamente de la tibia.
- El **bejel** (que también se conoce como sífilis endémica) se transmite por vías distintas a la venérea, por ejemplo por medio de un lactante a la glándula mamaria de la madre. El agente causal, *Treponema pallidum endemicum*, es morfológica y serológicamente indistinguible del agente de la sífilis y puede producir una enfermedad primaria en la mama lactante. La etapa tardía de la enfermedad progresa tanto como la sífilis.

Enfermedad de lyme

La enfermedad de Lyme es una infección sistémica crónica que comienza con una lesión cutánea característica, tras la cual se manifiestan trastornos cardiacos, neurológicos o articulares. El agente causal es una espiroqueta microaerófila grande que pertenece al género *Borrelia*, más comúnmente *Borrelia burgdorferi*. Se transmite a partir de su reservorio animal al humano por medio de la picadura de la garrapata diminuta *Ixodes*, que se encuentra en regiones boscosas, donde suele alimentarse de ratones y venados.

Enfermedad de Lyme, la enfermedad más común transmitida por garrapatas en Estados Unidos, se encuentra predominantemente a lo largo de la costa Este, desde Maryland hasta Massachusetts; en el Medio Oeste, en Minnesota y Wisconsin. *B. burgdorferi* se reproduce en el lugar de la inoculación, se disemina hacia los nódulos linfáticos regionales y se distribuye por todo el organismo a través del torrente sanguíneo. Al igual que otras enfermedades por espiroquetas, la enfermedad de Lyme es crónica, con remisiones y exacerbaciones.

Se describen tres fases clínicas:

- **Fase 1**: en el lugar de la picadura de la garrapata aparece la lesión cutánea característica, un **eritema crónico migratorio**. Se forma entre 3 y 35 días después de la picadura, como una mácula o una pápula eritematosa, creciendo para convertirse en un parche eritematoso de 3 a 7 cm de diámetro. El parche es frecuente que muestre eritema grave en la periferia, con cierta palidez central, lo que le confiere un aspecto en anillo. El microorganismo produce un infiltrado inflamatorio crónico, compuesto por linfocitos y células plasmáticas. Se acompaña de fiebre, fatiga, cefalea, artralgias y linfoadenopatía regional.
- **Fase 2**: la segunda fase comienza varias semanas o meses después de la aparición de la lesión cutánea y se caracteriza por la exacerbación de dolores musculoesqueléticos migratorios, y por anomalías cardiacas y neurológicas.
- En un pequeño porcentaje de los casos tratados puede desarrollarse **síndrome de la enfermedad de Lyme postratamiento**. Se inicia meses o años más tarde, con alteraciones articulares, cutáneas y neurológicas. Más de la mitad de estas personas presentan artralgias, con artritis grave en las articulaciones grandes, en especial la rodilla. La histopatología de las articulaciones afectadas es casi indistinguible de la propia de la artritis reumatoide, con hipertrofia vellosa e infiltrado mononuclear conspicuo en la región del recubrimiento sinovial. En pacientes que mueren por la enfermedad, la autopsia permite identificar los microorganismos en casi todos los órganos afectados, como piel, miocardio, hígado, SNC y sistema musculoesquelético.

Leptospirosis

La leptospirosis es una zoonosis con distribución mundial que presenta una infección producida por espiroquetas del género *Leptospira*. Aunque generalmente son leves y autolimitadas, las infecciones graves pueden desencadenar deficiencia hepática y renal, capaces de inducir la muerte. Las leptospiras penetran en la piel o las membranas mucosas con abrasiones tras el contacto con ratas infectadas, agua contaminada o lodo. La enfermedad es poco común en Estados Unidos, pero ocasionalmente se encuentra en trabajadores de mataderos y cazadores, y entre vagabundos de zonas urbanas. Cada año se comunican en Estados Unidos entre 30 y 100 casos, algunos de ellos en trabajadores de mataderos y cazadores que utilizan trampas, aunque se informó de algunos casos recientes en vagabundos de zonas urbanas. En los casos graves, las *Leptospiras* se detectan inicialmente en la sangre y el líquido cefalorraquídeo, pero pronto desaparecen. Después de que aparecen los anticuerpos IgM, los síntomas recurrentes ahora se asocian con signos de irritación meníngea y la presencia de glóbulos blancos en el LCR. La ictericia puede ir seguida por deficiencia hepática y renal, y la aparición de hemorragias diseminadas y shock (**enfermedad de Weil**).

En el momento de la autopsia, los tejidos muestran pigmentación biliar y se observan hemorragias en muchos órganos. La lesión principal es una vasculitis difusa con lesión capilar. En el hígado se identifican disociación de las placas de hepatocitos, eritrofagocitosis en las células de Kupffer, necrosis mínima de los hepatocitos, neutrófilos en los sinusoides e infiltrado inflamatorio mixto en los espacios portales. Los túbulos renales presentan edema y necrosis. Existen espiroquetas abundantes en la luz de los túbulos, y en particular dentro de los cilindros biliares (fig. 6-17).

Infecciones por clamidias

Las clamidias son parásitos intracelulares estrictos más pequeños que la mayor parte de las bacterias. Debido a que no pueden sintetizar ATP, deben parasitar la maquinaria metabólica de la célula huésped para reproducirse. El ciclo de vida de la clamidia implica dos formas distintas. El **cuerpo elemental** es la forma sin actividad metabólica más pequeña con capacidad de sobrevivir en el ambiente extracelular y se adhiere a la célula apropiada del huésped, induce su endocitosis y forma una vacuola. Después de transformarse en una forma de mayor tamaño y con actividad metabólica, el **cuerpo reticulado**, toma el control del metabolismo de la célula del huésped para permitir la multiplicación de la clamidia. El cuerpo reticulado se divide en repetidas ocasiones, para dar origen a cuerpos elementales hijos y destruir a la célula huésped. Los residuos necróticos inducen respuestas inflamatorias e inmunitarias que dañan aún más el tejido infectado. Las infecciones por clamidia tienen distribución amplia entre las aves y los mamíferos. Existen tres especies de clamidia que inducen infección en el humano (*Chlamydia trachomatis*, *Chlamydia psittaci* y *Chlamydia pneumoniae*).

Chlamydia trachomatis

La especie *C. trachomatis* tiene varias cepas (serotipos) que producen tres tipos diferentes de enfermedad. Enfermedad genital y neonatal y linfogranuloma venéreo se discuten en el capítulo 16.

El **tracoma** es una infección crónica del ojo con *C. trachomatis* que produce cicatrización progresiva de la conjuntiva y la córnea. Sólo los humanos desarrollan la infección natural y la higiene personal deficiente junto con unos servicios de saneamiento inadecuados son factores de riesgo comunes. La infección se disemina ante todo por contacto directo, pero también puede transmitirse mediante fómites, agua contaminada y, quizá, moscas. Las infecciones subclínicas constituyen un reservorio importante. En las regiones endémicas la infección se adquiere durante la fase temprana de la niñez, se cronifica y finalmente causa amaurosis.

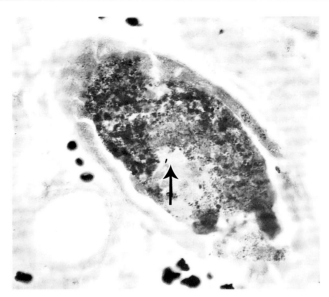

FIGURA 6-17. Leptospirosis. Túbulo renal distal obstruido por una masa de tinción biliar formada por hemoglobina y residuos celulares. En el centro de esta masa se encuentra una leptospira (*flecha*).

Cuando *C. trachomatis* se inocula en el ojo, se reproduce en el epitelio conjuntival y da pie a la formación de un infiltrado inflamatorio mixto agudo y crónico. El análisis histológico de las lesiones en fase temprana revela inflamación crónica, conglomerados linfoides, degeneración focal e inclusiones clamidiásicas en la conjuntiva. Al tiempo que el tracoma avanza, los cúmulos linfoides crecen, y la conjuntiva desarrolla cicatrización e hipertrofia focales. La córnea sufre invasión por vasos sanguíneos y fibroblastos, que conforman una cicatriz que finalmente se opacifica.

Psitacosis (ornitosis)

La psitacosis es una neumonía autolimitada que se transmite a los humanos por inhalación de excreciones o polvo de plumas de aves infectadas con *C. psittaci*. El microorganismo infecta primero a los macrófagos pulmonares, que conducen al organismo hacia los fagocitos del hígado y el bazo, donde se reproduce. El microorganismo se distribuye entonces por medio de la circulación sanguínea, y produce infección sistémica, con afectación en especial generalizada de los pulmones. *C. psittaci* se reproduce dentro de las células del epitelio alveolar, cuya destrucción induce una respuesta inflamatoria. La neumonía es un infiltrado linfocítico predominantemente intersticial. La diseminación de la infección se caracteriza por focos de necrosis en el hígado y el bazo, así como infiltrados difusos de células mononucleares en corazón, riñones y cerebro.

Infecciones por rickettsias

Las rickettsias son cocobacilos gramnegativos pequeños que constituyen patógenos intracelulares que no pueden multiplicarse fuera de un huésped. La infección por rickettsias en el humano deriva de la picadura de insectos. A diferencia de las clamidias se multiplican mediante fisión binaria. Pueden sintetizar su propio ATP a partir del huésped. Los microorganismos provocan su endocitosis en las células objetivo del huésped y se multiplican en el citoplasma. Las rickettsias tienen estructuras de pared celular similares a las de las bacterias gramnegativas. Sin embargo, no retienen adecuadamente la tinción de Gram.

Los humanos son huéspedes incidentales para la mayor parte de las especies de *Rickettsia*. Estos microorganismos residen en

Tabla 6-5			
Infecciones por rickettsias			
Enfermedad	**Microorganismo**	**Distribución**	**Transmisión**
Grupo de las fiebres manchadas (género *Rickettsia*)			
Fiebre manchada de las Montañas Rocosas	*Rickettsia rickettsii*	América	Garrapatas
Fiebre por garrapatas de Queensland	*Rickettsia australis*	Australia	Garrapatas
Fiebre botonosa, fiebre por garrapatas de Kenia	*Rickettsia conorii*	Mediterráneo, África, India	Garrapatas
Fiebre por garrapatas de Siberia	*Rickettsia sibirica*	Siberia, Mongolia	Garrapatas
Rickettsiosis exantemática	*Rickettsia akari*	Estados Unidos, Rusia, Asia central, Corea, África	Ácaros
Fiebre manchada transmitida por las pulgas	*Rickettsia felis*	Norte y sur de América, Europa, Australia	Garrapatas
Grupo del tifo			
Tifo transmitido por piojos (tifo epidémico)	*Rickettsia prowazekii*	Latinoamérica, África, Asia	Piojos
Tifo murino (tifo endémico)	*Rickettsia typhi*	Mundial	Pulgas
Fiebre tsutsugamushi	*Orientia tsutsugamushi*	Pacífico del Sur, Asia	Ácaros
Fiebre Q	*Coxiella burnetti*	Mundial	Inhalación

animales e insectos, y no necesitan al humano para su perpetuación. Varias especies de *Rickettsia* causan distintas enfermedades en el humano (tabla 6-5), pero estas infecciones comparten muchas características comunes. ***En el humano, la célula objetivo de todas las rickettsias es la célula endotelial de los capilares y de otros vasos sanguíneos pequeños.*** El microorganismo se reproduce dentro de estas células, y las aniquila en el proceso, con lo que produce vasculitis necrosante. Las infecciones por rickettsias en el humano tradicionalmente se clasifican en el «**grupo de la fiebre exantemática**» y el «**grupo del tifus**».

Fiebre exantemática de las montañas rocosas

La fiebre exantemática de las Montañas Rocosas es una vasculitis sistémica aguda con potencial mortal, que suele acompañarse de cefalea, fiebre y exantema, y se adquiere a través de picaduras de garrapatas infectadas, los vectores de *Rickettsia rickettsii*. El microorganismo pasa de la garrapata madre a su progenie sin matarla, por lo que se conserva el reservorio natural para la infección en el humano. Dicha enfermedad ocurre cuando el organismo en las glándulas salivales de la garrapata se introduce en la piel mientras el insecto se alimenta. Las rickettsias se distribuyen por medio del sistema linfático y los vasos sanguíneos pequeños, hacia las circulaciones sistémica y pulmonar, donde se adhieren a las células del endotelio vascular. En estos sitios, se reproducen en el citoplasma y luego se desprenden del endotelio dañado hacia los sistemas vascular y linfático, lo que resulta en una vasculitis sistémica. El exantema, que deriva del daño inflamatorio a los vasos cutáneos, constituye la manifestación más visible de la lesión vascular generalizada. Sin embargo, *R. rickettsii* también se distribuiye hacia el músculo liso vascular y el endotelio de los grandes vasos. El daño extenso a las paredes vasculares produce pérdida de la integridad de los vasos sanguíneos en todo el cuerpo, exudado y coagulación intravascular diseminada y shock. La pérdida hídrica podría tener intensidad suficiente para inducir el shock. El daño a los capilares pulmonares es capaz de generar edema pulmonar y lesión alveolar aguda. La necrosis y la hiperplasia reactiva del endotelio vascular se relacionan con frecuencia con trombosis en los vasos de calibre pequeño. Las paredes vasculares muestran infiltración, al inicio con neutrófilos y macrófagos, y más adelante por linfocitos y células plasmáticas. Los infartos microscópicos y la extravasación de la sangre hacia los tejidos circundantes son frecuentes.

Infecciones por rickettsias del grupo del tifus

■ El **tifus epidémico (transmitido por piojos)** es una vasculitis sistémica poco común que produce un microbio transmitido por medio de las picaduras de los piojos infectados. Se debe a *Rickettsia prowazekii*, un microorganismo que tiene un ciclo de vida humano-piojo-humano (fig. 6-18). A diferencia de otras enfermedades rickettsiosis, puede establecer una infección latente y causar un cuadro de recrudescencia (enfermedad de Brill-Zinsser) muchos años después de la infección primaria. Los cambios patológicos que causa *R. prowazekii* son similares a los de la fiebre exantemática de las Montañas Rocosas y otras rickettsiosis. En la revisión microscópica se detectan acumulaciones de células mononucleares en distintos órganos (p. ej., piel, cerebro y corazón). El infiltrado incluye mastocitos, linfocitos, células plasmáticas y macrófagos, que con frecuencia se disponen a manera de **nódulos tíficos** en torno a las arteriolas y los capilares. En todo el organismo el endotelio de los vasos sanguíneos pequeños muestra necrosis focal e hiperplasia, y las paredes contienen células inflamatorias. Las rickettsias pueden identificarse dentro de las células endoteliales. Históricamente, el tifus epidémico ha sido el motivo de innumerables muertes en personas con malnutrición y maltratadas.

■ El **tifus endémico** es similar al tifus epidémico, aunque tiende a ser más leve. *Rickettsia typhi* infecta al humano e interrumpe el ciclo de transmisión rata-pulga-rata. El microorganismo puede distribuirse a través del aire. Si se inhala, causa infección pulmonar.

■ La **fiebre tsutsugamushi (tifus de los matorrales)** es una enfermedad febril aguda del humano causada por *Orientia*

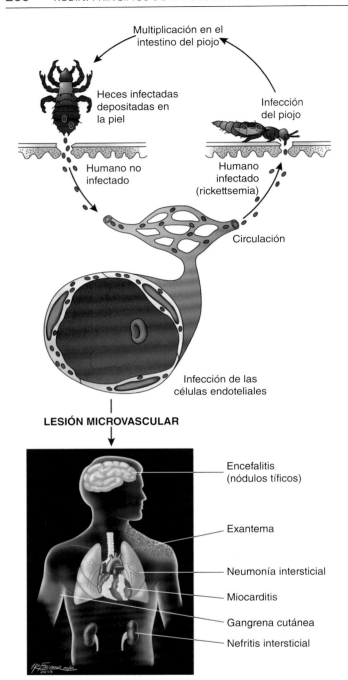

FIGURA 6-18. Tifus epidémico (tifus transmitido por piojos). *Rickettsia prowazekii* cuenta con un ciclo de vida humano-piojo-humano. El microorganismo se multiplica dentro de las células endoteliales, que se desprenden, rompen y liberan a los microorganismos hacia la circulación sanguínea (rickettsiemia). Un piojo que ingiere la sangre se infecta con las rickettsias, que entran en las células epiteliales de su intestino medio, se multiplican en ellas y las rompen, de manera que liberan los microorganismos hacia la luz del intestino del insecto. Las heces contaminadas se depositan en la piel o la ropa de un segundo huésped, penetran a través de una abrasión o se inhalan. Las rickettsias entran entonces en las células endoteliales, se multiplican en ellas y las rompen, para completar así el ciclo.

tsutsugamushi (anteriormente *Rickettsia tsutsugamushi*). Los roedores son el reservorio mamífero natural, a partir del cual el microorganismo pasa a los ácaros trombicúlidos que se conocen como insecto arador, tlazahuate o pinolillo. Al tiempo que se alimentan, los ácaros inoculan los microorganismos en la piel. Poco después se presentan la rickettsiemia y la linfoadenopatía. Las infecciones graves se complican con miocarditis, meningoencefalitis y shock.

Infecciones por micoplasmas

Con menos de 0.3 µm de dimensión máxima, los micoplasmas son los **procariotas** de vida libre más pequeños. Carecen de las paredes celulares rígidas de las bacterias más complejas. Los micoplasmas tienen distribución amplia, tanto geográfica como ecológica, como saprofitos y parásitos de muchos animales y plantas. Distintas especies de *Mycoplasma* habitan en el cuerpo humano, aunque sólo tres son patógenas: *Mycoplasma pneumoniae*, *Mycoplasma hominis* (se analiza en el cap. 10) y *Ureaplasma urealyticum* (se analiza en el cap. 16). Las enfermedades que se relacionan con estos microorganismos se muestran en la tabla 6-6.

INFECCIONES MICOBACTERIANAS

Las micobacterias son microorganismos con características distintivas, de 2-10 µm de longitud, con una arquitectura de pared celular similar a la de las bacterias grampositivas. Sin embargo, contienen gran cantidad de lípidos que hacen que el organismo sea poco sensible a la tinción de Gram. *Los líquidos ceruminosos de la pared celular hacen a las micobacterias «ácido-alcohol resistentes» (es decir, retiene la carbolfucsina una vez que se enjuagan con ácido-alcohol).*

Las micobacterias se multiplican con más lentitud que otras bacterias patógenas, y los cuadros que producen son crónicos y de evolución lenta. Los microorganismos no sintetizan toxinas conocidas. Dañan los tejidos humanos al inducir respuestas inflamatorias e inmunitarias. La mayor parte de los patógenos micobacterianos se multiplican dentro de las células del linaje de los monocitos y los macrófagos, y desencadenan inflamación granulomatosa. La evolución de la infección micobacteriana depende en gran medida de la capacidad del huésped para contener al microorganismo por medio de mecanismos de hipersensibilidad tardía y respuestas de inmunidad celular.

Los dos patógenos micobacterianos principales, *M. tuberculosis* y *Mycobacterium leprae*, únicamente infectan a los humanos y carecen de un reservorio ambiental. Otras micobacterias patógenas son microorganismos ambientales, que sólo en ocasiones producen enfermedad en el humano.

Tuberculosis

La enfermedad se discute en el capítulo 10.

Tabla 6-6	
Infecciones por micoplasmas	
Microorganismo	**Enfermedad**
Mycoplasma pneumoniae	Traqueobronquitis
	Neumonía
	Faringitis
	Otitis media
Ureaplasma urealyticum	Uretritis
	Corioamnionitis
	Fiebre puerperal
Mycoplasma hominis	Fiebre puerperal

Lepra

La lepra (enfermedad de Hansen), causada por *M. leprae* es un proceso destructivo crónico de evolución lenta, que afecta a los nervios periféricos, la piel y las membranas mucosas.

La lepra se transmite de una persona a otra, después de años de contacto íntimo con las secreciones nasales o en las lesiones ulceradas de los individuos infectados. El mecanismo de infección se desconoce, pero implica la inoculación de los bacilos en las vías respiratorias o en las heridas abiertas.

M. leprae se multiplica de manera óptima en bajas temperaturas, y las lesiones tienden a desarrollarse en las zonas más frías del organismo (p. ej., manos y cara). La lepra muestra una diversidad impactante de características clínicas y patológicas. Las lesiones varían desde las máculas pequeñas insignificantes y autolimitadas de la lepra tuberculoide, hasta las lesiones difusas, que causan desfiguración y en ocasiones la muerte de la lepra lepromatosa (fig. 6-19). Esta variación extrema de la presentación de la enfermedad quizá derive de diferencias en la reactividad inmunitaria.

Casi todos los individuos (95 %) tienen protección inmunitaria natural contra *M. leprae* y no están infectados, a pesar de la exposición cercana y prolongada. Los individuos susceptibles (5 %) van desde pacientes con anergia que presentan resistencia mínima o nula y desarrollan **lepra lepromatosa**, hasta pacientes con resistencia intensa, que contraen **lepra tuberculoide**. La mayor parte de los pacientes, que se ubican entre estos dos extremos, desarrollan **lepra limítrofe**.

Lepra lepromatosa: esta variante presenta lesiones múltiples similares a tumores en piel, ojos, testículos, nervios, nódulos linfáticos y bazo. Infiltrados nodulares o difusos de macrófagos espumosos contienen miríadas de bacilos (fig. 6-20). La epidermis se estira y adelgaza sobre los nódulos, y bajo ella existe una «zona clara» delgada de dermis íntegra. Más que destruir al bacilo, los macrófagos parecen actuar como incubadoras microscópicas que contienen numerosos microorganismos, que se aprecian como cúmulos de material ácido-alcohol resistente, denominados «globi». Los infiltrados dérmicos se expanden con lentitud hasta distorsionar y desfigurar la cara, los oídos y las vías respiratorias superiores y destruir los ojos, las cejas y pestañas, los nervios y los testículos. Las lesiones cutáneas nodulares de la lepra lepromatosa pueden ulcerarse y coalescer, y dar origen a un aspecto leonino («facies leonina»). La afectación de las vías respiratorias superiores desencadena una rinorrea crónica y provoca la modificación de la voz. La infección de los ojos puede causar amaurosis.

Lepra tuberculoide: se caracteriza por una sola lesión o lesiones muy escasas en la piel, por lo general en cara, extremidades o tronco. En el análisis microscópico las lesiones revelan la existencia de granulomas dérmicos circunscritos y bien formados, con macrófagos epitelioides, células gigantes de Langhans y linfocitos. Las fibras nerviosas muestran casi de forma invariable edema e infiltración linfocítica, y su destrucción explica el déficit sensitivo que se relaciona con la lepra tuberculoide. El término «lepra tuberculoide» se usa porque los granulomas recuerdan vagamente a los de la tuberculosis, pero carecen de material caseoso. Las lesiones de la lepra tuberculoide producen desfiguración mínima y no son infecciosas.

Complejo *mycobacterium avium-intracellulare*

Mycobacterium avium y *Mycobacterium intracellulare* son especies similares que producen enfermedades idénticas, y se agrupan en el complejo *M. avium-intracellulare* (CMAI) o tan sólo MAI. El MAI causa dos tipos de enfermedad: (1) una neumopatía granulomatosa de evolución lenta e infrecuente, en personas inmunocompetentes, y (2) una enfermedad sistémica progresiva en individuos con sida. *La infección por MAI es la más frecuente entre las afecciones oportunistas en los pacientes con sida en Estados Unidos.* La enfermedad se discute en el capítulo 10.

Microbacterias atípicas

Existen varias especies de micobacterias de origen ambiental que están en las superficies de agua, en el polvo, en la suciedad y causan ocasionalmente enfermedades en el humano, que se adquieren mediante inhalación, inoculación o ingesta de material ambiental. Estas bacterias, entre las que se encuentra el MAI, se agrupan con frecuencia bajo el rubro «micobacterias atípicas» (en contraste con *M. tuberculosis*, que se considera la micobacteria «típica»). Las micobacterias atípicas tienen diversidad biológica y las enfermedades infrecuentes que causan en el humano difieren en cuanto a las circunstancias de contagio, la patología, las presentaciones clínicas y los tratamientos.

INFECCIONES MICÓTICAS

Los pocos hongos que causan enfermedad en el humano son, en su mayor parte, «oportunistas» que infectan a individuos con alteración de los mecanismos inmunitarios. La administración de corticoesteroides, la terapia antineoplásica y las deficiencias congénitas, o adquiridas de linfocitos T predisponen a las infecciones micóticas. Los hongos son las bacterias más grandes y complejas. Su tamaño varía de 2-100 µm y poseen membranas nucleares y orgánulos citoplasmáticos, como mitocondrias y retículo endoplasmático.

En función de su morfología, existen dos tipos básicos de hongos: levaduras y mohos.

- Las **levaduras** son hongos unicelulares. Se trata de células redondas u ovaladas que se reproducen mediante gemación, proceso por el cual los microorganismos hijos se desprenden de la madre. Algunas levaduras producen gemaciones que no se desprenden, y que en vez de esto forman **seudohifas** (es decir, cadenas elongadas de levaduras con un aspecto similar a las hifas).
- Los **mohos** son colonias micóticas filamentosas multicelulares que tienen ramificaciones tubulares, o **hifas**, de 2-10 µm de diámetro. La masa enredada de hifas del moho constituye lo que se denomina micelio. Algunas hifas se separan por medio de tabiques que se ubican a intervalos regulares; otras carecen de tabicación.
- Los **hongos dimorfos** pueden crecer como levaduras o mohos, lo que depende de las condiciones ambientales.

Agentes fúngicos asociados con la enfermedad pulmonar

Varios de los patógenos fúngicos más habitualmente encontrados originan neumopatías y están asociados con inflamación granulomatosa, a menudo acompañada de necrosis (p. ej., *Histoplasma*, *Coccidioides*, *Cryptococcus* y *Blastomyces*). *Aspergillus* también puede producir enfermedad invasiva. Las infecciones por *Pneumocystis* se asocian invariablemente con estados de inmunodeficiencia, como el VIH/sida, el tratamiento con medicamentos para la enfermedad neoplásica o el trasplante. Los detalles de la infección con estos agentes se describen en el capítulo 10.

Candida

Las levaduras del género *Candida* incluye los patógenos oportunistas más frecuentes. Muchas especies de Candida son parte de la flora endógena del humano. Sin embargo, cuando las defensas del huésped se ven afectadas, son capaces de producir enfermedad, que es a menudo mucosa y superficial. Los sitios comúnmente afectados incluyen infecciones orales (muguet o candidiasis oral), esofagitis y vulvovaginitis (tabla 6-7).

Las infecciones por Candida en los tejidos profundos son mucho menos habituales que las superficiales, aunque pueden poner en riesgo la vida. Las estructuras profundas afectadas con más frecuencia son cerebro, ojo, riñón y corazón. Las

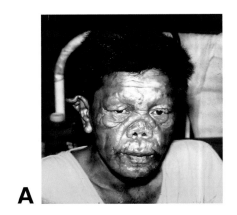

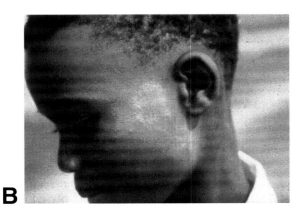

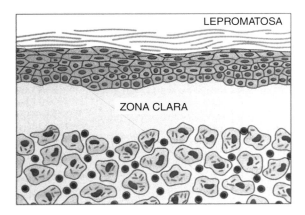

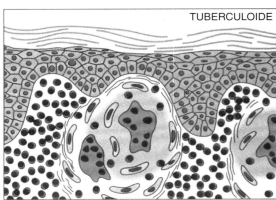

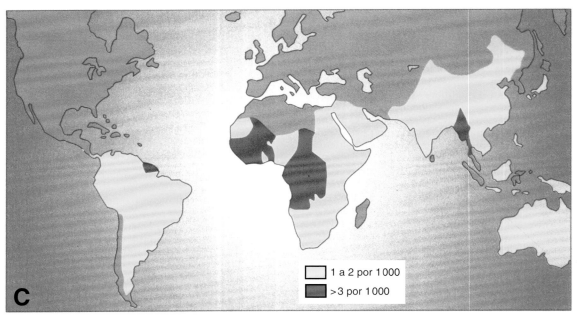

FIGURA 6-19. A. Lepra lepromatosa. (*Arriba*) Se aprecia afectación difusa, con facies leonina, pérdida de las cejas y las pestañas, y distorsión nodular, en particular de la cara, los lóbulos auriculares, los antebrazos y las manos —las regiones expuestas (frías) del cuerpo. (*Abajo*) Lesiones nodulares cutáneas de la lepra lepromatosa avanzada. El aumento de volumen aplana la epidermis (pérdida de las crestas epidérmicas). Una «zona clara» característica de dermis conservada separa la epidermis de cúmulos de macrófagos similares a tumores, cada uno de los cuales contiene bacilos numerosos (*Mycobacterium leprae*). **B.** (*Arriba*) **Lepra tuberculoide** en la mejilla, que se aprecia como una mácula hipopigmentada con un borde infiltrado elevado. La región central puede mostrar hipoestesia o anestesia. (*Abajo*) Lesión cutánea macular de la lepra tuberculoide. La piel del borde «infiltrado» elevado de la placa contiene pequeños granulomas que se extienden hasta la capa basal de la epidermis (sin que exista una zona clara). Los granulomas se componen de células epitelioides y células gigantes del Langhans y se asocian con linfocitos y células plasmáticas. Los bacilos lepromatosos son escasos. **C. Distribución geográfica de la lepra.** La enfermedad alcanza su prevalencia más alta en las regiones tropicales de África, Asia y Latinoamérica.

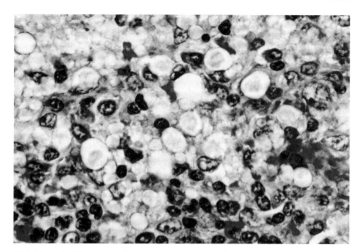

FIGURA 6-20. Lepra lepromatosa. Corte de piel que muestra una masa similar a un tumor formada por macrófagos espumosos. Las masas apenas discernibles en el interior de los macrófagos vacuolados corresponden a bacilos de lepra numerosos.

Tabla 6-7	
Infecciones por *Candida*	
Enfermedad	**Condiciones predisponentes**
Infecciones superficiales	
Intertrigo (superficies cutáneas en oposición)	Maceración
Paroniquia (lechos ungueales)	Maceración
Dermatitis del pañal	Maceración
Vulvovaginitis	Modificación de la flora normal
Algodoncillo (moniliasis oral)	Compromiso de la inmunidad mediada por células
Esofagitis	Compromiso de la inmunidad mediada por células
Infecciones profundas	
Infecciones de vías urinarias	Sondas urinarias a permanencia
Septicemia e infección diseminada	Neutropenia, catéteres intravasculares a permanencia y modificación de la flora

infecciones más profundas, con Septicemia por Candida y candidiasis diseminada, se producen sólo en personas inmunodeprimidas y a menudo son mortales.

Candida es relegada a lugares superficiales, no estériles a través de barreras mecánicas, células inflamatorias, inmunidad humoral, la mediada por células y flora bacteriana residente. A su vez, la flora residente normal limita la cantidad de microorganismos micóticos. La terapia con antibióticos es el factor precipitante más común de la candidiasis porque elimina la flora bacteriana competente. Bajo condiciones de desarrollo sin oposición, la levadura se transforma en su variante invasora (hifas o seudohifas), invade los tejidos superficiales e induce una respuesta inflamatoria o inmunitaria.

Las infecciones superficiales de piel, bucofaringe (fig. 6-21 A) y esófago revelan la existencia de microorganismos en casi todas las capas superficiales del epitelio, y se relacionan con infiltrados inflamatorios agudos (fig. 6-21 B). Se identifican levaduras, seudohifas e hifas. Las levaduras son redondas y tienen 3-4 μm de diámetro, mientras que las hifas son tabicadas. Las infecciones profundas consisten en abscesos microscópicos múltiples que contienen levaduras, hifas, residuos necróticos y neutrófilos.

Dermatofitosis

Los dermatofitos son hongos que causan infecciones superficiales localizadas de los tejidos queratinizados, como la piel, el pelo y las uñas. Las infecciones por dermatofitos son enfermedades leves, pero se encuentran entre las dermatopatías por las que se solicita atención médica con más frecuencia. Residen en el suelo, los animales y los humanos. La mayor parte de las infecciones por dermatofitos que se producen en países con clima templado

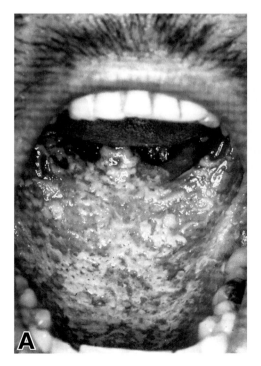

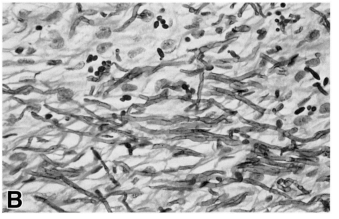

FIGURA 6-21. Candidiasis. A. La cavidad oral de un paciente con sida se encuentra cubierta por un exudado blanco similar al requesón, que contiene microorganismos micóticos numerosos. **B.** La tinción con ácido peryódico de Schiff muestra numerosas hifas tabicadas y levaduras. *A,* De Farrar WE, Wood MJ, Innes JA, Tubbs H. *Infectious Diseases Text and Color Atlas.* 2nd ed. New York, NY: Gower Medical Publishing, 1992.

se adquieren mediante el contacto directo con individuos que cuentan con pelo o escamas cutáneas infectadas. Los dermatofitos proliferan en el interior de los tejidos queratinizados superficiales y se diseminan en sentido centrífugo a partir del lugar de inoculación y producen lesiones circulares expansivas con bordes bien definidos. Su aspecto hizo sospechar en alguna época que el responsable de la enfermedad era un gusano, de donde derivaron sus denominaciones inglesa, **ringworm** («gusano en anillo»), y española, **tiña** (del latín *tinea*, «gusano»). Las infecciones por dermatofitos provocan el engrosamiento del epitelio plano, con aumento del número de células queratinizadas y un infiltrado inflamatorio linfocítico leve en la dermis. Las hifas y las esporas de los dermatofitos infecciosos se encuentran confinadas a las estructuras desvitalizadas de la piel, el pelo y las uñas.

INFECCIONES POR PROTOZOOS

Los protozoos son eucariotas de una sola célula, que se agrupan en tres clases generales: **amebas**, **flagelados** y **esporozoítos**. Las amebas se mueven mediante la proyección de extensiones citoplasmáticas que se denominan **seudópodos**. Los flagelados se mueven por medio de estructuras similares a hilos, los flagelos, que se extienden a partir de sus membranas celulares. Los esporozoítos no cuentan con orgánulos para la locomoción y también difieren de las amebas y los flagelados en cuanto a su mecanismo de reproducción.

Los protozoos producen enfermedad en el humano por mecanismos diversos. Algunos, como *Entamoeba histolytica*, son parásitos extracelulares que digieren e invaden los tejidos humanos. Otros, como los plasmodios, son parásitos intracelulares estrictos que se multiplican dentro de las células humanas y las matan. Otros más, como los tripanosomas, dañan el tejido del humano en gran medida por efecto de las respuestas inflamatorias e inmunitarias que desencadenan. Algunos protozoos (p. ej., *T. gondii*) pueden establecer infecciones latentes y causan enfermedad por reactivación en huéspedes inmunodeprimidos.

Paludismo

El paludismo es una enfermedad febril hemolítica transmitida por un mosquito que afecta a más de 200 millones de personas, entre las que induce la muerte de más de un millón cada año. El paludismo lo producen cuatro especies de *Plasmodium*: *Plasmodium falciparum*, *P. vivax*, *Plasmodium ovale* y *Plasmodium malariae*. *P. falciparum* causa la enfermedad más grave y genera el mayor número de defunciones. Todas infectan y destruyen a los eritrocitos del humano, causando paroxismos recurrentes de escalofríos, fiebre elevada, anemia y esplenomegalia.

El paludismo se transmite por medio de la picadura de la hembra del mosquito *Anopheles*. *P. falciparum* y *P. vivax* son los patógenos más frecuentes, aunque *P. vivax* es raro en África, donde gran parte de la población negra carece de los receptores de superficie celular eritrocíticos que se requieren para permitir la infección.

El ciclo de vida de la especie de *Plasmodium* es complejo, y requiere como huéspedes el humano y el mosquito. La rotura de los eritrocitos infectados que contienen la etapa del merozoito (v. fig. 6-22) libera pirógenos y desencadena los escalofríos y la fiebre que caracterizan al paludismo. La anemia deriva de (1) la pérdida de eritrocitos infectados circulantes y (2) del secuestro de células en el bazo y el hígado agrandados por parte de los fagocitos mononucleares, lo que resulta en esplenomegalia. El hígado, el bazo y los nódulos linfáticos muestran oscurecimiento («gris pizarra»), que depende de la presencia de macrófagos ingurgitados con hemosiderina y pigmento palúdico, el producto terminal de la digestión parasitaria de la hemoglobina.

P. falciparum causa el **paludismo maligno**, una enfermedad particularmente agresiva. Su actividad está relacionada, en gran parte, con las características de flujo alteradas y las propiedades de adhesión de los eritrocitos infectados, lo que resulta en la adherencia de los eritrocitos a las células epiteliales de los vasos sanguíneos pequeños. Los capilares de los órganos profundos se obstruyen, sobre todo los del cerebro, situación que desencadena isquemia en el cerebro, los riñones y los pulmones. El cerebro de los individuos que mueren por paludismo cerebral revela congestión y trombosis en los vasos sanguíneos pequeños de la materia blanca, que están rodeados por edema y hemorragia («hemorragias en anillo»; fig. 6-23). La obstrucción al flujo sanguíneo renal desencadena deficiencia renal aguda, mientras que la hemólisis intravascular genera nefrosis hemoglobinúrica (**fiebre de aguas negras**). En el pulmón, el daño a los capilares alveolares produce edema pulmonar y daño alveolar agudo.

Toxoplasmosis

La toxoplasmosis es una enfermedad infecciosa con distribución mundial, que se debe al protozoo *T. gondii*. Casi todas las infecciones son asintomáticas, pero si se presentan en un feto o en un huésped inmunodeprimido, pueden desencadenar una enfermedad necrosante devastadora. *T. gondii* infecta a muchos mamíferos y aves como huéspedes intermedios. El gato doméstico sirve como huésped final cuando se infecta al ingerir quistes de *Toxoplasma*. Por tanto, las heces de los gatos pueden causar una infección cuando los ovoquistes contaminan las manos y los alimentos de las personas que viven cerca de los gatos.

La toxoplasmosis también se puede adquirir mediante el consumo de las formas infecciosas del microorganismo, a menudo por el consumo de carne con cocimiento deficiente (cordero y cerdo), que contiene quistes hísticos de *Toxoplasma*. La **infección congénita** se adquiere por el paso de las formas infecciosas hacia el feto a través de la placenta, en una madre con infección aguda (por lo general, asintomática). Las consecuencias graves se discuten en el capítulo 5.

En la mayor parte de las infecciones por *T. gondii* se produce poca destrucción hística antes de que la respuesta inmunitaria sea capaz de controlar la fase activa de la infección. A pesar de esto, *T. gondii* establece una infección persistente al formar quistes hísticos en estado de latencia, dentro de ciertas células, que sobreviven durante décadas en las células huésped. Si una persona infectada pierde la inmunidad celular, como en el caso del sida, el microorganismo puede emerger de su condición quística y restablecer una infección destructiva.

El cerebro es el órgano que se afecta con más frecuencia y muestra encefalitis necrosante multifocal acompañada de parálisis, convulsiones, trastornos de la agudeza visual y cambios de la función mental. La encefalitis por *Toxoplasma* en individuos inmunodeprimidos es mortal si no recibe tratamiento con fármacos con actividad adecuada contra protozoos.

Infecciones por protozoos entéricas

Amebiasis

La amebiasis es la infección por *E. histolytica*, que afecta sobre todo al colon. Recibe su nombre a partir de su actividad lítica en los tejidos. La infección intestinal varía desde la colonización asintomática hasta la infección invasora con diarrea sanguinolenta. En ocasiones, los parásitos se diseminan más allá del colon y afectan a otros órganos, el más común, el hígado. Los humanos son el único reservorio conocido del microorganismo, que se reproduce en el colon y se expulsa en las heces. Por tanto, la amebiasis se adquiere a partir de la ingesta de materiales contaminados con heces humanas y es más frecuente en regiones donde los servicios de saneamiento son deficientes.

E. histolytica transcurre por tres fases específicas: quiste, prequiste y trofozoíto (v. fig. 6-24). Los **quistes** son la forma infecciosa y sólo se encuentran en las heces, puesto que no invaden el tejido. Al ingerirlos, los quistes atraviesan el estómago y se liberan en regiones

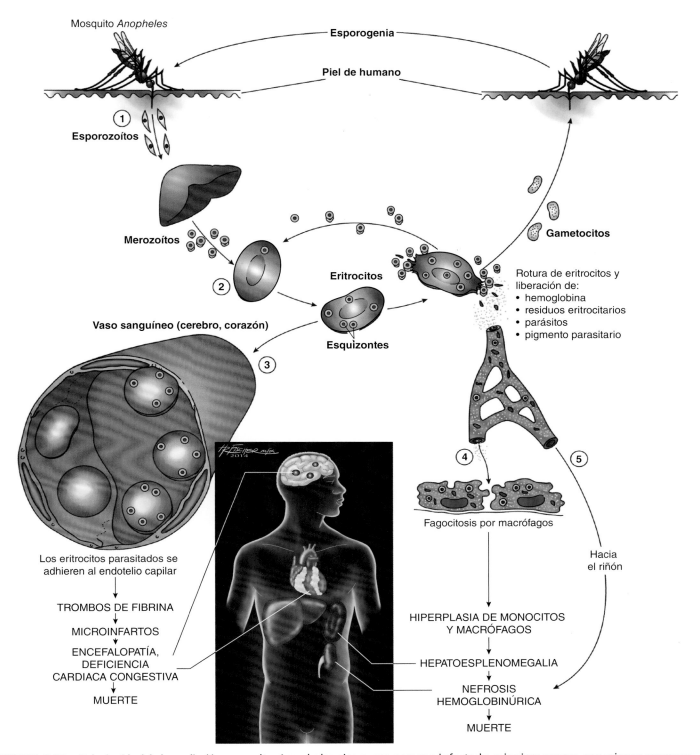

FIGURA 6-22. Ciclo de vida del plasmodio. Un mosquito *Anopheles* pica a una persona infectada, e ingiere sangre con micro y macrogametocitos (formas sexuadas). En el mosquito, la multiplicación sexual (esporogonia) origina esporozoítos infecciosos en las glándulas salivales. (*1*) Durante la picadura del mosquito, los esporozoítos se inoculan en la circulación sanguínea del huésped vertebrado. Algunos dejan la sangre y entran en los hepatocitos, donde se multiplican por vía asexual (esquizogonia exoeritrocítica) y forman miles de merozoítos con un solo núcleo. (*2*) La rotura de los hepatocitos libera merozoítos, que penetran en los eritrocitos y se convierten en trofozoítos, para dividirse y formar esquizontes numerosos (esquizogonia intraeritrocítica). Los esquizontes se dividen y forman más merozoítos, que se liberan tras la rotura de los eritrocitos, y entran en otros eritrocitos para iniciar un ciclo nuevo. Tras varios ciclos, subpoblaciones de merozoítos se convierten en micro y macrogametocitos, que son consumidos por otro mosquito para completar el ciclo. (*3*) Los eritrocitos parasitados obstruyen capilares en cerebro, corazón, riñones y otros órganos profundos. La adherencia de los eritrocitos parasitados a las células del endotelio capilar provoca la formación de trombos de fibrina, que producen microinfartos. Esto desencadena encefalopatía, deficiencia cardiaca congestiva, edema pulmonar y, a menudo, muerte. Los eritrocitos rotos liberan hemoglobina, residuos eritrocíticos y pigmento palúdico. (*4*) La fagocitosis la hiperplasia y hepatoesplenomegalia de los monocitos y los macrófagos (*5*) La hemoglobina liberada genera nefrosis hemoglobinúrica, que puede ser mortal.

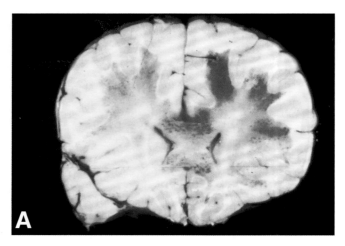

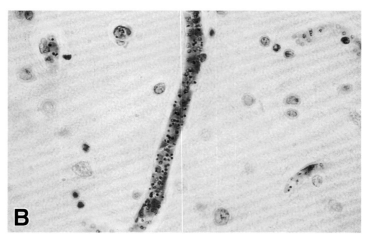

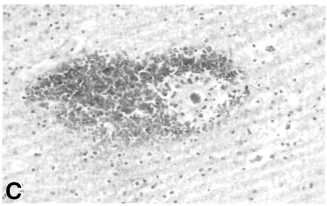

FIGURA 6-23. Paludismo terciario maligno cerebral agudo. A. Se observan congestión difusa intensa en la materia blanca y hemorragias focales. **B.** Un corte del tejido que se muestra en A revela un capilar ocupado por eritrocitos parasitados. **C.** Otro corte del mismo tejido muestra una hemorragia en anillo en torno a un capilar trombosado, que aloja eritrocitos parasitados en el interior de un trombo de fibrina.

distales del íleon, donde forman trofozoítos inmaduros, que luego crecen hasta alcanzar su tamaño definitivo. Se desarrollan en el colon, y el ciego se ve afectado con más frecuencia, y se alimenta de bacterias y células humanas. Los trofozoítos se convierten en quistes, para lo cual pasan por una forma intermedia que se denomina prequiste. Los pacientes con enfermedad sintomática eliminan tanto quistes como trofozoítos, pero sólo los primeros son infecciosos. La invasión comienza tras la adherencia de un trofozoíto a una célula del epitelio colónico. El microorganismo mata las células objetivo por efecto de la síntesis de una proteína lítica que degrada la membrana celular. Las lesiones comienzan con un foco pequeño de necrosis, que se transforma en úlcera (fig. 6-25 A). La penetración profunda a partir de los bordes de la úlcera y la confluencia de las lesiones en expansión desencadenan la esfacelación irregular de la mucosa. El lecho ulceroso es gris y necrótico y contiene fibrina y residuos celulares. El exudado levanta la mucosa desprendida y da origen a las úlceras amebianas crónicas, cuya forma se ha comparado con la del cuello de una botella o de un frasco. Los trofozoítos se encuentran en la superficie de la úlcera, en el exudado y el cráter (fig. 6-25 B). También se identifican con frecuencia en las membranas submucosa, muscular propia, serosa y las venas pequeñas de la submucosa. La respuesta inflamatoria es escasa en las úlceras amebianas en fase temprana. Sin embargo, al tiempo que se extienden se acumulan células inflamatorias de tipo agudo y crónico.

Los abscesos hepáticos amebianos se forman cuando los trofozoítos que invaden las venas de la submucosa del colon entran en la circulación portal, llegan al hígado, y destruyen los hepatocitos. Se constituye una cavidad necrótica que se expande con lentitud y contiene un material semisólido inodoro de color café oscuro (fig. 6-26). Los neutrófilos son escasos dentro de la cavidad, mientras que los trofozoítos se alinean siguiendo los bordes, adyacentes a los hepatocitos. Los abscesos hepáticos amebianos pueden expandirse, romper la cápsula, dando como resultado una infección que se extiende hacia el peritoneo, el diafragma, la cavidad pleural, los pulmones o el pericardio.

Criptosporidiosis

La criptosporidiosis es una infección entérica producida por microorganismos del género *Cryptosporidium*, que causan diarrea, predominantemente en individuos con inmunodepresión; es una enfermedad que pone en riesgo la vida. Se adquiere mediante la ingesta de ovoquistes de *Cryptosporidium*, que se eliminan en las heces de los humanos y los animales infectados. Los ovoquistes sobreviven al paso por el estómago y liberan formas que se adhieren a la superficie de las microvellosidades del intestino delgado, mientras permanecen fuera de las células. Se reproduce en la superficie luminal del intestino, desde el estómago hasta el recto, y da origen a una progenie que también se adhiere al epitelio. En las personas con inmunocompetencia, la infección se resuelve por medio de respuestas inmunitarias desconocidas. Los pacientes con sida y algunos otros con inmunodeficiencias congénitas desarrollan infecciones crónicas, que podrían diseminarse desde el intestino y afectar a la vesícula biliar y los conductos biliares intrahepáticos.

La criptosporidiosis no genera anomalías macroscópicas. Los microorganismos se observan mediante microscopia como vesículas parasitóforas redondas de 2-4 μm unidas a la superficie luminal del epitelio. En el intestino delgado puede existir inflamación crónica moderada o grave en la lámina propia y cierto grado de atrofia vellosa que guarda relación directa con la intensidad de la parasitosis. El colon muestra colitis activa crónica, con alteraciones mínimas en su arquitectura.

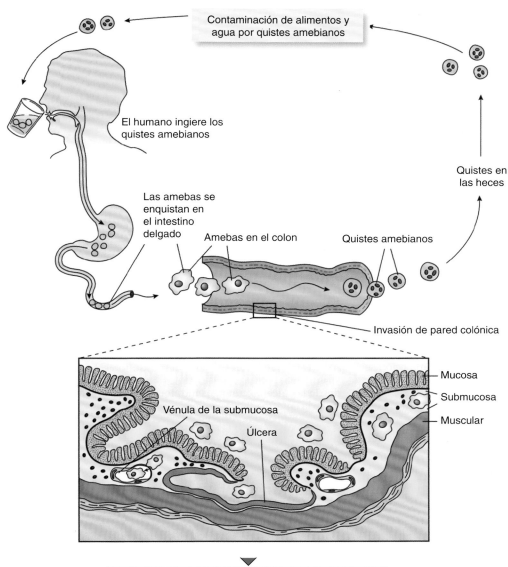

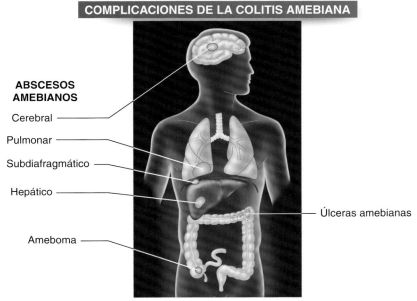

FIGURA 6-24. Colitis amebiana y sus complicaciones. La amebiasis deriva de la ingestión de alimentos o agua contaminados con quistes amebianos. En el colon, las amebas penetran en la mucosa y producen úlceras «en botón de camisa» en la mucosa y la submucosa. Los microorganismos invaden las vénulas de la submucosa, de manera que la infección se disemina al hígado y otros órganos. El absceso hepático puede expandirse y afectar estructuras adyacentes.

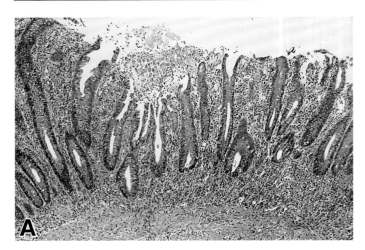

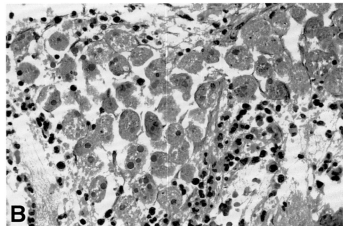

FIGURA 6-25. Amebiasis intestinal. A. La mucosa del colon muestra ulceración superficial bajo un cúmulo de trofozoítos de *Entamoeba histolytica*. La lámina propia contiene gran cantidad de células inflamatorias de tipo agudo y crónico, que incluyen eosinófilos. **B.** Se observan trofozoítos numerosos en el exudado luminal en un campo de alta resolución.

Giardiosis

La giardiosis es una infección del intestino delgado que produce el protozoo flagelado *Giardia lamblia*, caracterizado por el dolor abdominal tipo cólico y la diarrea.

La giardiosis se adquiere a partir de la ingesta de formas quísticas infecciosas del microorganismo, que se eliminan en las heces de los humanos y los animales infectados. La infección se disemina directamente entre personas y también se propaga por efecto del agua o los alimentos contaminados. La *Giardia* puede adquirirse a partir de fuentes de agua naturales, caso en el cual los animales infectados, como los castores y los osos, funcionan como reservorios de la infección. La infección puede ser epidémica y se han presentado brotes en orfanatos e instituciones.

G. lamblia tiene dos fases: trofozoítos y la de quistes. Los últimos sobreviven a la acidez gástrica y se rompen en el duodeno y el yeyuno, para liberar los trofozoítos. Estos últimos se adhieren a las microvellosidades del epitelio del intestino delgado y se reproducen. La giardiosis no causa alteraciones macroscópicas. El análisis microscópico revela cambios mucosos mínimos asociados y se ven los trofozoítos de *Giardia* en las superficies vellosas y dentro de las criptas (fig. 6-27). Son más abundantes en el duodeno y el intestino delgado proximal.

Leishmaniosis

Leishmania son protozoos que se transmiten al humano por medio de mosquitos del género *Phlebotomus*, que adquieren la infección al alimentarse de animales enfermos, incluyendo perros y ardillas de tierra. La enfermedad ocurre con mayor frecuencia en los países menos desarrollados, donde los humanos viven en gran cercanía con los animales huéspedes y el mosquito vector (fig. 6-28). Las leishmanias comprenden distintos síndromes clínicos, que varían desde las úlceras cutáneas indoloras con resolución espontánea hasta la enfermedad diseminada mortal. Existen muchas especies de *Leishmania*, que difieren en cuanto a su hábitat natural y los tipos de enfermedad que producen.

La infección comienza cuando el microorganismo se introduce en la piel del humano tras la picadura del mosquito. Poco

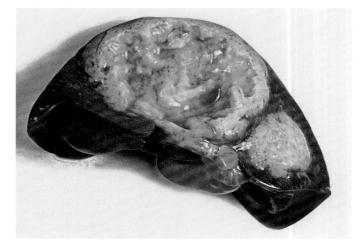

FIGURA 6-26. Abscesos amebianos en el hígado. La superficie de corte del hígado revela abscesos múltiples que contienen material en «paté de anchoas».

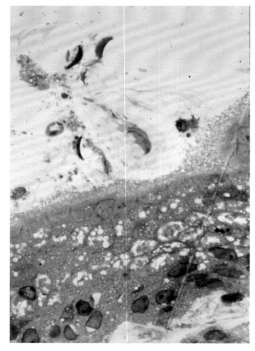

FIGURA 6-27. Giardiosis. Los trofozoítos de *Giardia lamblia* de forma de media luna recubren la mucosa del intestino delgado.

A partir de este lugar de infección inicial, la enfermedad puede seguir cursos diversos, que dependen de la condición inmunitaria del huésped y la especie de *Leishmania* de que se trate. Se reconocen tres entidades clínicas: (1) leishmaniosis cutánea localizada; (2) leishmaniosis mucocutánea, y (3) leishmaniosis visceral.

Leishmaniosis cutánea localizada

Varias especies de *Leishmania* producen una dermatopatía localizada, que se conoce como «úlcera oriental» o «úlcera tropical», en Centroamérica y Sudamérica, el norte de África, Oriente medio, India y China. La enfermedad comienza con la formación de un cúmulo de macrófagos repletos de amastigotes que genera ulceración de la epidermis suprayacente. En los cortes hísticos, los amastigotes dentro de los macrófagos aparecen como estructuras citoplasmáticas puntiformes numerosas con distribución regular, que se denominan cuerpos de **Leishman-Donovan**. Con el desarrollo progresivo de la inmunidad celular, los macrófagos se activan y eliminan los parásitos intracelulares. La lesión se convierte con lentitud en un granuloma maduro, con macrófagos epitelioides, células gigantes de Langhans, células plasmáticas y linfocitos. Después de varios meses la úlcera cutánea muestra resolución espontánea.

Leishmaniosis mucocutánea

La leishmaniosis mucocutánea se debe a la infección por *Leishmania braziliensis*. La mayor parte de los casos se verifica en Centroamérica y Sudamérica, donde los roedores y los perezosos son su reservorio.

La evolución temprana y los cambios patológicos de la leishmaniosis mucocutánea son similares a los de la leishmaniosis cutánea localizada. Una úlcera solitaria aparece, se expande y se resuelve. Años después se desarrolla una úlcera en una zona de unión mucocutánea, como la laringe, el tabique nasal, el ano o la vulva. Aunque la lesión mucosa evoluciona con lentitud, es muy destructiva y produce desfiguración, y erosiona las superficies mucosas y cartilaginosas (fig. 6-29). La destrucción del tabique nasal en ocasiones genera una deformidad en «nariz de tapir». El paciente puede morir si las úlceras provocan obstrucción de la vía respiratoria.

Leishmaniosis visceral (kala-azar)

El kala-azar es provocado por varias subespecies de *Leishmania donovani*. Los reservorios del agente y los grupos de edad susceptibles varían en distintas regiones del mundo, incluyendo India y partes de Europa. La infección comienza con la formación de cúmulos localizados de macrófagos infectados en el lugar

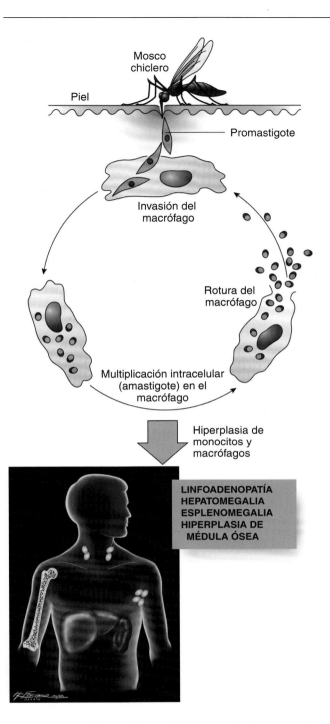

Mosco chiclero

Piel

Promastigote

Invasión del macrófago

Rotura del macrófago

Multiplicación intracelular (amastigote) en el macrófago

Hiperplasia de monocitos y macrófagos

LINFOADENOPATÍA HEPATOMEGALIA ESPLENOMEGALIA HIPERPLASIA DE MÉDULA ÓSEA

FIGURA 6-28. Leishmaniosis. Los flebótomos ingieren amastigotes a partir del huésped infectado. Estos se transforman dentro del intestino del mosquito en promastigotes, que se multiplican y son inyectados en el huésped vertebrado siguiente. En este, invaden los macrófagos, recuperan su forma de amastigote y se multiplican, para romper finalmente la célula. Invaden entonces otros macrófagos, de manera que completan el ciclo.

después los fagocitos mononucleares endocitan las *leishmanias* y las transforman en amastigotes, que se reproducen dentro de los macrófagos. Los amastigotes hijos finalmente rompen la célula y salen de ella para distribuirse hacia otros macrófagos. Con el paso del tiempo se desarrolla un cúmulo de macrófagos infectados en el lugar de la inoculación.

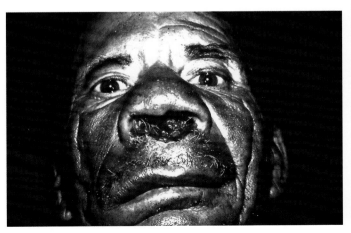

FIGURA 6-29. Leishmaniosis mucocutánea. Existe una completa destrucción del tabique basal y ulceración mucocutánea.

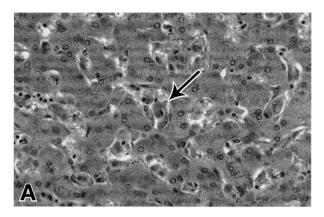

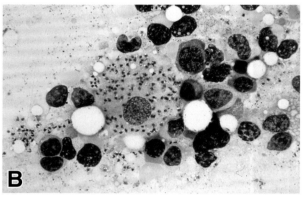

FIGURA 6-30. Leishmaniosis visceral. A. Microfotografía del tejido hepático en un caso de hepatomegalia, en la que se observan células de Kupffer prominentes distendidas por amastigotes de *Leishmania (flecha)*. **B.** Aspirado de médula ósea de un paciente con leishmaniasis visceral. Se muestran numerosos amastigotes de leishmania y algunos son intracitoplasmáticos.

de la picadura del flebótomo (fig. 6-28); estos distribuyen los microorganismos por todo el sistema fagocítico mononuclear. Las respuestas inmunitarias celulares destruyen la mayoría de agentes de *L. donovani*, aunque el 5 % de los pacientes desarrolla leishmaniosis visceral. Los niños y los individuos con desnutrición son especialmente susceptibles. El hígado (fig. 6-30 A), el bazo y los nódulos linfáticos sufren un crecimiento masivo porque los macrófagos que se ubican en ellos se llenan de amastigotes en proliferación (fig. 6-30 B). La arquitectura orgánica normal queda sustituida gradualmente por láminas de macrófagos parasitados. Finalmente, estas células se acumulan en otros órganos, como el corazón y riñón. En quienes tienen piel clara, esta se oscurece; de ahí la denominación hindú de la leishmaniosis, *kala-azar*, que significa «enfermedad negra».

Enfermedad de Chagas (tripanosomiasis americana)

Enfermedad de Chagas es una zoonosis transmitida por insectos, que causa el protozoo *Trypanosoma cruzi*, la cual produce una infección sistémica en el humano. Las manifestaciones agudas y las secuelas a largo plazo afectan al corazón y al sistema gastrointestinal. La infección es endémica en animales salvajes y domésticos (p. ej., ratas, perros, cabras, gatos, armadillos) en Centroamérica y Sudamérica, donde la transmite a los humanos un redúvido («chinche besador») que se encuentra en el lodo o en viviendas con techo de paja en zonas rurales o suburbios.

Las formas infecciosas de *T. cruzi* se eliminan en las heces del insecto redúvido. El prurito y el rascado promueven la

contaminación de la herida. Los tripomastigotes penetran por el lugar de la picadura u otras abrasiones, o pueden entrar a través de la mucosa conjuntival o labial. Una vez dentro del cuerpo pierden sus flagelos y sus membranas ondulantes, se transforman en amastigotes redondos y entran en los macrófagos, donde sufren varias divisiones. Los amastigotes también invaden otras estructuras, que incluyen los cardiomiocitos y el cerebro. Dentro de las células del huésped, los amastigotes se diferencian en tripomastigotes, que se liberan y entran al torrente sanguíneo. Luego se ingieren en una picadura posterior del insecto redúvido en el que renuevan el ciclo de la infección.

T. cruzi infecta a las células que se ubican en el lugar de la inoculación y se reproduce dentro de ellas, para constituir lesiones inflamatorias nodulares localizadas, los **chagomas**. Entonces se disemina por medio del torrente sanguíneo hacia todo el organismo. Las células objetivo predominantes difieren según la cepa de *T. cruzi*; las infecciones de los cardiomiocitos de células ganglionares gastrointestinales y de las meninges desencadenan los cuadros con más relevancia. La parasitemia y la infección celular diseminada son responsables de los síntomas clínicos de la enfermedad de Chagas aguda. El establecimiento de la inmunidad celular pone fin a las manifestaciones agudas, aunque es posible que el daño hístico crónico persista. La destrucción progresiva de las células en el lugar de la infección —en particular el corazón, esófago y colon— desencadena disfunción orgánica, que se manifiesta décadas después de la infección aguda.

Enfermedad de Chagas aguda

La enfermedad de Chagas aguda afecta predominantemente el corazón, que muestra crecimiento y dilatación, y el miocardio se aprecia pálido y con hemorragias focales. En el análisis microscópico se observan numerosos parásitos en el corazón y se evidencian amastigotes contenidos en seudoquistes dentro de las miofibrillas (fig. 6-31) con resultados que pueden producir la muerte. Existe inflamación crónica extensa y resulta patente la fagocitosis de los parásitos. También puede haber afectación meníngea mortal.

Enfermedad de Chagas crónica

Las complicaciones más frecuentes y graves de la infección por *T. cruzi* se manifiestan años después de la infección aguda. En esta fase de la afección, *T. cruzi* ya no se identifica en la sangre o los tejidos. A pesar de ello, los órganos infectados muestran daño secundario a la inflamación crónica progresiva. La miocarditis crónica se caracteriza por dilatación cardiaca, que muestra fibrosis

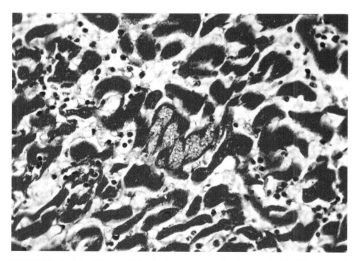

FIGURA 6-31. Miocarditis de Chagas aguda. Las miofibrillas en el centro contienen amastigotes numerosos de *Trypanosoma cruzi* y se encuentran rodeadas por edema e inflamación crónica.

intersticial extensa, hipertrofia de las miofibrillas e inflamación linfocítica focal, que con frecuencia afecta al sistema de conducción cardiaco. En regiones endémicas la enfermedad de Chagas crónica es una causa principal de arritmias y deficiencia cardiaca en adultos jóvenes. Las afecciones asociadas con la enfermedad de Chagas crónica incluyen las siguientes:

- El **megaesófago**, la dilatación del esófago que deriva de la deficiencia del esfínter esofágico inferior (acalasia). Es frecuente en la enfermedad de Chagas crónica y deriva de la destrucción de los ganglios parasimpáticos en la pared del tercio distal del esófago, desencadenando dificultad para la deglución.
- El **megacolon**, una dilatación masiva del intestino grueso, se parece al megaesófago en el sentido de que el plexo mientérico del colon se destruye. La aganglionosis progresiva del colon causa estreñimiento grave.
- La **enfermedad de Chagas congénita** se observa en algunas mujeres embarazadas con parasitemia. La infección de la placenta y el feto trae consigo el aborto espontáneo. En los casos aislados en los que no provoca la muerte del feto, los neonatos mueren por encefalitis en los primeros días o semanas tras el nacimiento.

Tripanosomiasis africana

La tripanosomiasis africana, cuya denominación popular es **enfermedad del sueño**, es una infección por *Trypanosoma brucei gambiense* o *Trypanosoma brucei rhodesiense*, que desencadena una meningoencefalitis que pone en riesgo la vida. Los protozoos son transferidos por varias especies de moscas tsetsé chupadoras de sangre, del género *Glossina*. Los humanos son el único reservorio de importancia para este tripanosoma.

La tripanosomiasis gambiense es una infección que suele durar más de 1 año. En contraste, la tripanosomiasis rodesiense es una infección de evolución rápida que mata al paciente en el transcurso de 3 a 6 meses. Los microorganismos son flagelados curvos, de 15 a 30 μm de longitud. Si bien pueden identificarse en la sangre o el líquido cefalorraquídeo, es difícil encontrarlos en los tejidos infectados.

Los tripanosomas tienen un ciclo de vida complejo que comienza cuando la mosca tsetsé pica a un animal o humano infectado, y después ingiere a los tripomastigotes que se encuentran en su sangre (fig. 6-32). Estos se multiplican en la saliva de la mosca como tripomastigotes metacíclicos infecciosos, los cuales después son inyectados dentro del sistema linfático y los vasos sanguíneos del huésped nuevo. Después de distribuirse hacia la médula ósea y los tejidos corporales, algunos invaden el SNC. Después de multiplicarse por medio de la redacción binaria en la sangre, la linfa y el líquido cefalorraquídeo, el ciclo se completa cuando otra mosca ingiere los tripomastigotes.

La tripanosomiasis africana implica la formación de complejos inmunitarios, con antígenos tripanosómicos y anticuerpos. Se ha comunicado la existencia de anticuerpos que reaccionan con los galactocerebrósidos, los componentes principales de la mielina, y con los neurofilamentos, los filamentos intermedios de las neuronas, y quizá contribuyan al daño al SNC que produce este parásito. El tripanosoma evade el ataque inmunitario en los mamíferos al modificar periódicamente su cubierta antigénica de glucoproteínas. De esta manera, cada generación de tripomastigotes circulantes tiene variantes antigénicas distintas, que se encuentran un paso adelante de la respuesta inmunitaria.

T. brucei se multiplica en el lugar de la inoculación, y en ocasiones origina lesiones nodulares localizadas: los «chancros primarios». La afectación generalizada de los nódulos linfáticos y el bazo es prominente en una fase temprana de la enfermedad. Los cambios microscópicos en los ganglios afectados y el bazo incluyen focos de hiperplasia, linfocitos y macrófagos. Finalmente la infección se localiza en los vasos sanguíneos pequeños del SNC, donde los microorganismos en multiplicación

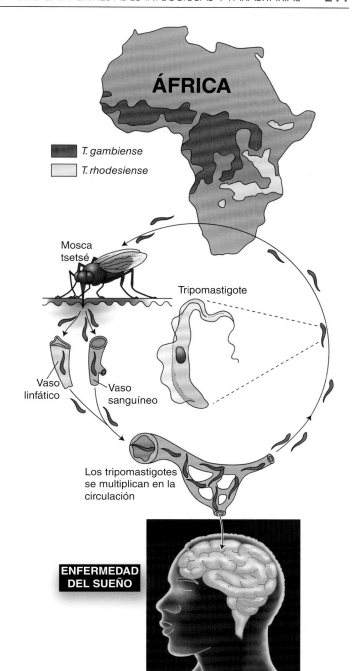

FIGURA 6-32. Tripanosomiasis africana (enfermedad del sueño). La distribución de las tripanosomiasis gambiense y rodesiense se vinculan con el hábitat de las moscas tsetsé vectores (género *Glossina*). Una mosca tsetsé pica a un animal o humano infectado e ingiere tripomastigotes, que se multiplican y se transforman en tripomastigotes metacíclicos infecciosos. Cuando la mosca pica de nuevo, los inyecta en el interior de los vasos linfáticos y sanguíneos de un segundo huésped. En el lugar de la picadura se desarrolla un chancro primario (etapa 1a). Los tripomastigotes se multiplican en la sangre y la linfa, y producen una infección sistémica (etapa 1b). Otra mosca ingiere los tripomastigotes para completar el ciclo. En la etapa 2 la invasión del sistema nervioso central que efectúan los tripomastigotes desencadena meningoencefalomielitis y la sintomatología correspondiente, que incluye letargo y somnolencia diurna. Los pacientes con tripanosomiasis rodesiense pueden morir en pocos meses. *T. gambiense, Trypanosoma brucei gambiense; T. rhodesiense, Trypanosoma brucei rhodesiense.*

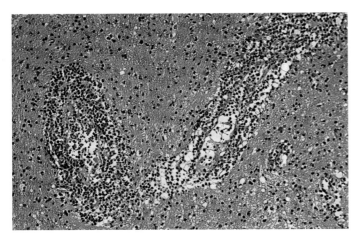

FIGURA 6-33. Tripanosomiasis africana. Corte del cerebro de un paciente que murió por una infección por *Trypanosoma brucei rhodesiense*, que muestra un infiltrado perivascular de células mononucleares.

causan una vasculitis destructiva, con hiperplasia de las células endoteliales e infiltrados perivasculares densos de linfocitos, macrófagos y células plasmáticas, que produce destrucción de las neuronas, desmielinización y gliosis. El resultado es la disminución progresiva de la función mental característica de la enfermedad del sueño (fig. 6-33). En la infección por *T. brucei rhodesiense*, los microorganismos también se localizan en los vasos sanguíneos cardiacos, lo que en ocasiones causa miocarditis fulminante.

Meningoencefalitis amebiana primaria

La meningoencefalitis amebiana es una enfermedad mortal y se debe a *Naegleria fowleri*, una ameba de vida libre que habita en el suelo en las lagunas y lagos. Aunque es rara, se han detectado varios brotes recientes en Estados Unidos. Estos afectaban a los individuos que nadaban o se bañaban en agua con concentraciones altas del microorganismo. *N. fowleri* se inocula en la mucosa nasal cuando la persona nada o bucea en el agua. Las amebas invaden los nervios olfativos, migran hacia los bulbos olfativos, y luego proliferan en las meninges y el cerebro. El cerebro se aprecia edematizado y reblandecido, con congestión vascular y exudado meníngeo purulento. Las amebas invaden el cerebro siguiendo los espacios de Virchow-Robin y causan daño hístico masivo. El tracto y los bulbos olfativos están recubiertos y destruidos, y se identifica exudado entre el bulbo y la superficie inferior del lóbulo temporal. La meningitis puede extenderse y afectar a toda la médula espinal. La enfermedad causa la muerte con rapidez.

HELMINTOSIS

Los helmintos, o gusanos, los organismos más grandes y complejos capaces de vivir dentro del cuerpo humano se encuentran entre los patógenos más comunes en el humano. Los helmintos son los organismos más grandes y complejos capaces de vivir dentro del cuerpo humano. Sus formas adultas tienen entre 0.5 mm y más de 1 m de longitud. La mayor parte de ellos pueden observarse a simple vista. Se trata de animales multicelulares con tejidos diferenciados, que incluyen tejidos nerviosos especializados, tejidos digestivos y sistemas reproductores. Su maduración a partir de huevos o larvas en gusanos adultos es compleja, e implica con frecuencia transformaciones morfológicas múltiples (mudas). Algunos sufren estas metamorfosis en distintos huéspedes antes de alcanzar la edad adulta, y el huésped humano podría ser tan sólo uno entre los que permiten este proceso de maduración. Dentro del organismo humano, los helmintos migran en muchas

ocasiones a partir del puerto de entrada y a través de distintos órganos hasta un lugar de infección definitivo. La mayor parte de los helmintos que causan infección en el humano está bien adaptada para el parasitismo humano y no genera daño hístico en el huésped, o este es limitado. Con algunas excepciones, no se multiplican dentro del cuerpo humano.

Los helmintos causan enfermedad por mecanismos diversos. Algunos compiten con el huésped humano por ciertos nutrientes. Otros crecen y bloquean estructuras vitales, y causan enfermedad por efecto de masa. Sin embargo, la mayoría causan disfunción al provocar respuestas inflamatorias e inmunitarias destructivas. Por ejemplo, la morbilidad en la esquistosomiasis, la helmintosis más destructiva, deriva de las respuestas granulomatosas contra los huevos que el esquistosoma deposita en los tejidos. Los helmintos incluyen tanto los gusanos redondos como los gusanos planos. Los eosinófilos contienen proteínas básicas que son tóxicas para ciertos helmintos y constituyen un componente importante de las respuestas inflamatorias contra estos microorganismos. Los helmintos parásitos se catalogan en función de su morfología general y la estructura de sus tejidos digestivos:

- Los **gusanos redondos (nematodos)** son organismos cilíndricos elongados con aparatos digestivos tubulares.
- Los **gusanos planos (trematodos)** son organismos con aplanamiento dorsoventral, con aparatos digestivos que terminan en asa ciega.
- Las **tenias (cestodos)** son organismos segmentados con cabeza y partes corporales separadas; carecen de tubo digestivo y absorben los nutrientes a través de sus paredes externas.

Nematodos del tipo de las filarias

Filariasis linfática

La filariasis linfática (filariasis bancoftiana y malaya) es una infección parasitaria inflamatoria de los vasos linfáticos, que causan los gusanos redondos *Wuchereria bancrofti* y *Brugia malayi*. La infección con la primera es común en el sureste de Asia, el Pacífico, África y algunas regiones de Sudamérica. *Brugia malayi* se distribuye en las costas del sur de Asia y las islas del oeste del Pacífico. Estos organismos y otros similares se conocen como gusanos del tipo de las filarias porque cuentan con un aspecto similar al de un hilo.

El humano, el único huésped definitivo de estos nematodos del tipo de las filarias, se infecta a partir de la picadura de varias especies de mosquitos. Los insectos transmiten las larvas infecciosas, que migran hacia el sistema linfático y los nódulos linfáticos. Una vez que se transforman en su forma adulta transcurridos algunos meses, los gusanos se aparean y la hembra libera microfilarias hacia los vasos linfáticos y el torrente sanguíneo. Los gusanos adultos habitan en el sistema linfático, con más frecuencia en los ganglios inguinales, epitrocleares y axilares, así como en los testículos y el epidídimo. Desencadenan linfangitis aguda y, en una minoría de los individuos afectados, producen obstrucción linfática que causa linfedema grave. En su forma más grave, este cuadro se conoce como elefantiasis. Las manifestaciones de la filariasis derivan de las respuestas inflamatorias contra los gusanos adultos en degeneración dentro del sistema linfático, que aparecen dilatados, con un recubrimiento endotelial engrosado. En los tejidos adyacentes los gusanos están rodeados por reacciones inflamatorias crónicas, que incluyen eosinófilos y, a veces, una reacción granulomatosa. Tras episodios repetidos de linfangitis, los nódulos y los vasos linfáticos desarrollan fibrosis densa, que con frecuencia contiene remanentes calcificados de los gusanos.

Otras enfermedades del tipo de las filarias

Oncocercosis

La oncocercosis («ceguera de río») es una enfermedad inflamatoria crónica de la piel, los ojos y el sistema linfático, que causa el nematodo tipo filaria *Onchocerca volvulus*, que se transmite por la picadura de la mosca negra. Los gusanos adultos viven como masas enrolladas en espiral en la dermis profunda y subcutánea sobre las prominencias óseas del cráneo, escápula, costillas, cresta ilíaca, trocánter, sacro y rodilla. No producen daño hístico ni inducen respuestas inflamatorias, aunque las hembras grávidas liberan millones de microfilarias, que migran hacia la piel, los ojos, los nódulos linfáticos y los órganos profundos, y originan lesiones en esos lugares. La oncocercosis ocular deriva de la migración de las microfilarias hacia todas las estructuras del ojo, desde la córnea hasta la cabeza del nervio óptico. Cuando las microfilarias mueren, desencadenan fuertes respuestas inflamatorias e inmunitarias. El daño inflamatorio a la córnea, la coroides o la retina desencadena la pérdida parcial o total de la visión.

Loiasis

Es una infección que produce el nematodo del tipo de las filarias *Loa loa*, el «gusano del ojo» africano, que prevalece en las selvas del centro y el oeste de África. El humano y el mandril son sus huéspedes definitivos, y la infección se transmite por medio de las moscas del mango. Los gusanos adultos (4 cm de longitud) migran por la piel y, en ocasiones, atraviesan el ojo bajo la conjuntiva, lo que alerta al paciente en cuanto a la infección (fig.6-34). Las hembras grávidas liberan microfilarias, que circulan en la sangre durante el día, pero permanecen en los capilares de la piel, los pulmones y otros órganos durante la noche. Los gusanos no producen inflamación mientras migran, aunque los que permanecen estáticos se encuentran rodeados por eosinófilos, otras células inflamatorias y una reacción de células gigantes de cuerpo extraño. En raras ocasiones los pacientes pueden desarrollar loiasis generalizada aguda, que se caracteriza por la formación de trombos de fibrina obstructivos, que contienen microfilarias en degeneración y afectan a los vasos pequeños de la mayor parte de los órganos. La afectación cerebral, debida a obstrucción de los vasos por trombos de filarias, puede causar isquemia cerebral generalizada, súbita y mortal.

Nematodos intestinales

Las formas adultas de varias especies de nematodos (tabla 6-8) residen en el intestino del humano pero rara vez generan enfermedad sintomática. Los síntomas clínicos aparecen casi exclusivamente en pacientes con un gran número de gusanos o en los inmunodeprimidos. Las infecciones graves podrían causar vómito, desnutrición y en ocasiones obstrucción intestinal; en el caso de infecciones por uncinarias, son comunes la pérdida hemática

Tabla 6-8

Nematodos intestinales

Especie	Nombre común	Ubicación del gusano adulto	Manifestaciones clínicas
Ascaris lumbricoides	Lombriz intestinal	Intestino delgado	Reacciones alérgicas por la migración pulmonar; obstrucción intestinal
Ancylostoma duodenale	Uncinaria	Intestino delgado	Reacciones alérgicas por la inoculación cutánea y la migración pulmonar; pérdida hemática entérica
Necator americanus	Uncinaria	Intestino delgado	Reacciones alérgicas por la inoculación cutánea y la migración pulmonar; pérdida hemática entérica
Trichuris trichiura	Tricocéfalo	Colon	Dolor abdominal y diarrea; prolapso rectal (infrecuente)
Strongyloides stercoralis	Estrongiloides	Intestino delgado	Dolor abdominal y diarrea; diseminación a sitios extraintestinales en individuos inmunocomprometidos
Enterobius vermicularis	Oxiuro	Ciego, apéndice	Prurito perianal y perineal

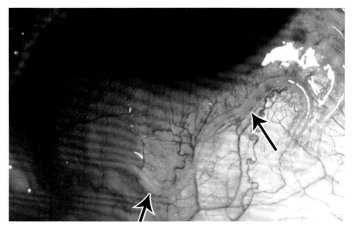

FIGURA 6-34. Loiasis. *Loa loa* filiforme (*flechas*) durante su migración por los tejidos subconjuntivales. De Farrar WE, Wood MJ, Innes JA, Tubbs H. *Infectious Diseases Text and Color Atlas*. 2nd ed. New York, NY: Gower Medical Publishing, 1992.

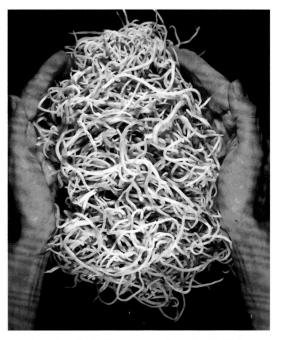

FIGURA 6-35. Ascariosis. Esta masa de más de 800 gusanos de *Ascaris lumbricoides* obstruyó e infartó el íleon de una niña de 2 años en Sudáfrica.

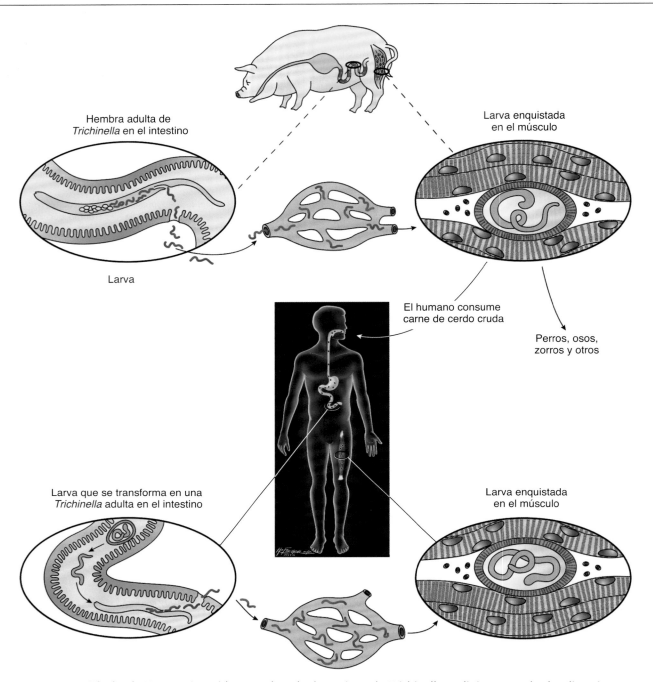

Hembra adulta de
Trichinella en el intestino

Larva

Larva enquistada
en el músculo

El humano consume
carne de cerdo cruda

Perros, osos,
zorros y otros

Larva que se transforma en una
Trichinella adulta en el intestino

Larva enquistada
en el músculo

FIGURA 6-36. Triquinosis. Una vez ingeridos por el cerdo, los quistes de *Trichinella se* digieren en el tubo digestivo, para liberar larvas que maduran y originan gusanos adultos. Los gusanos hembra liberan larvas, que penetran la pared intestinal, se introducen en la circulación y se alojan en el músculo estriado, donde se enquistan. Cuando el humano ingiere carne de cerdo con cocimiento inadecuado, el ciclo se repite y da lugar a la enfermedad muscular que caracteriza la triquinosis.

intestinal y la anemia (fig. 6-35). El humano es el huésped exclusivo o principal de todos los nematodos intestinales y la infestación se transmite de persona a persona por medio de huevos o larvas que se eliminan en las heces o se depositan en la región perianal. La infección tiene prevalencias más altas en situaciones en que no se recurre al lavado de las manos o existe disposición inapropiada de las heces (es decir, en países menos desarrollados). Los climas cálidos y húmedos son necesarios para que las formas infecciosas de muchos nematodos intestinales sobrevivan fuera del cuerpo. Estos gusanos son, por ende, endémicos de regiones tropicales o subtropicales.

Nematodos hísticos

Triquinosis

El humano adquiere la triquinosis al consumir carne con cocimiento inadecuado que contiene quistes larvarios de *Trichinella spiralis*. Las larvas se alojan en los músculos esqueléticos de distintos carnívoros u omnívoros salvajes y domésticos, como cerdos, ratas, osos y morsas. El cerdo y la carne de caza mal procesadas con las fuentes más comunes de la triquinosis humana (fig. 6-36). En el intestino delgado las larvas de *T. spiralis* emergen a partir de los quistes hísticos ingeridos y se entierran en la mucosa intestinal,

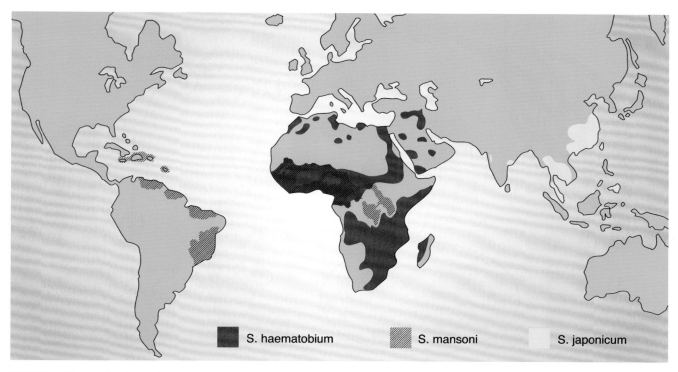

FIGURA 6-37. Distribución de la esquistosomiasis debida a *Schistosoma mansoni, Schistosoma haematobium* y *Schistosoma japonicum*.

donde se desarrollan para transformarse en gusanos adultos. Los adultos se aparean y las hembras liberan larvas que invaden la pared intestinal y entran en la circulación. La producción de larvas puede continuar de 1 a 4 meses, hasta que los gusanos son expulsados finalmente del intestino. Las larvas pueden invadir casi cualquier tejido, aunque sólo sobreviven en el músculo estriado esquelético, donde se enquistan y permanecen viables durante varios años. Cuando las larvas entran en el miocito, la célula sufre degeneración basófila y edema, desencadenando un infiltrado inflamatorio grave rico en eosinófilos y macrófagos. La eosinofilia puede ser extrema (más del 50 % del recuento leucocítico).

Las larvas crecen hasta alcanzar 10 veces su tamaño inicial, se pliegan sobre sí mismas y desarrollan una cápsula. La inflamación cede tras la encapsulación y varios años después, las larvas mueren y los quistes se calcifican. La miositis que deriva de ello es especialmente prominente en el diafragma, los músculos extrínsecos del ojo, la lengua, los músculos intercostales, el gastrocnemio y el deltoides. En ocasiones también se inflaman el SNC o el corazón, de donde derivan la meningoencefalitis y la miocarditis.

Trematodos (duelas)

Esquistosomiasis

La esquistosomiasis (bilharziosis) es la helmintosis humana más importante, produciendo una morbilidad y una mortalidad mucho mayores que el resto de las infecciones por gusanos. Genera respuestas inflamatorias e inmunitarias graves que dañan el hígado, el intestino o la vejiga urinaria. Tres especies de esquistosoma, a saber, *Schistosoma mansoni, Schistosoma haematobium* y *Schistosoma japonicum*, son los organismos causales, que se identifican en distintas regiones geográficas, a partir de la distribución de las especies específicas de caracol terrestre huésped (fig. 6-37).

Los esquistosomas cuentan con ciclos de vida complejos, que alternan entre generaciones asexuadas en su huésped invertebrado (caracol) y generaciones sexuadas en el huésped vertebrado (para más detalles, véase fig. 6-38). Las hembras de *S. mansoni* y *S. japonicum* depositan huevos en las vénulas intestinales, mientras que *S. haematobium* los pone en las vénulas de la vejiga urinaria. Los embriones se desarrollan al tiempo que los huevos pasan a través de estos tejidos. Cuando las larvas están maduras, los huevos atraviesan la pared del intestino o la vejiga y se expulsan en las heces o la orina.

Las lesiones hísticas son unos granulomas circunscritos o un infiltrados de eosinófilos y neutrófilos en torno a un huevo, que obstruyen el flujo sanguíneo microvascular y causan daño isquémico al tejido adyacente. El resultado es la cicatrización progresiva y la disfunción de los órganos afectados.

El lugar de afectación depende del tropismo de la especie de esquistosoma de que se trate.

- *S. mansoni* habita en las ramas de la vena mesentérica inferior, por lo que afecta al colon distal y al hígado.
- *S. haematobium* se aloja en las venas que irrigan el recto, la vejiga y los órganos pélvicos.
- *S. japonicum* deposita sus huevos predominantemente en las ramas de la vena mesentérica superior, por lo que daña el intestino delgado, el colon ascendente y el hígado.

La hepatopatía que producen *S. mansoni* o *S. japonicum* comienza con una inflamación granulomatosa periportal (fig. 6-39) y se transforma en una fibrosis periportal densa (fibrosis en tubería) En la esquistosomiasis hepática grave genera obstrucción al flujo sanguíneo portal e hipertensión portal. *S. mansoni* y *S. japonicum* también dañan el intestino, donde las respuestas granulomatosas originan pólipos inflamatorios y focos de fibrosis se agregan en mucosa y submucosa.

En la esquistosomiasis urogenital, que produce *S. haematobium*, los huevos son más numerosos en la vejiga, los uréteres y las vesículas seminales, aunque también pueden llegar a los pulmones, el colon y el apéndice. Los huevos en la vejiga y los uréteres provocan una reacción granulomatosa, así como la formación de protuberancias inflamatorias y parches de fibrosis mucosa y parietal, que podría obstruir el flujo urinario y también causar daño inflamatorio secundario. La enfermedad vesical que produce

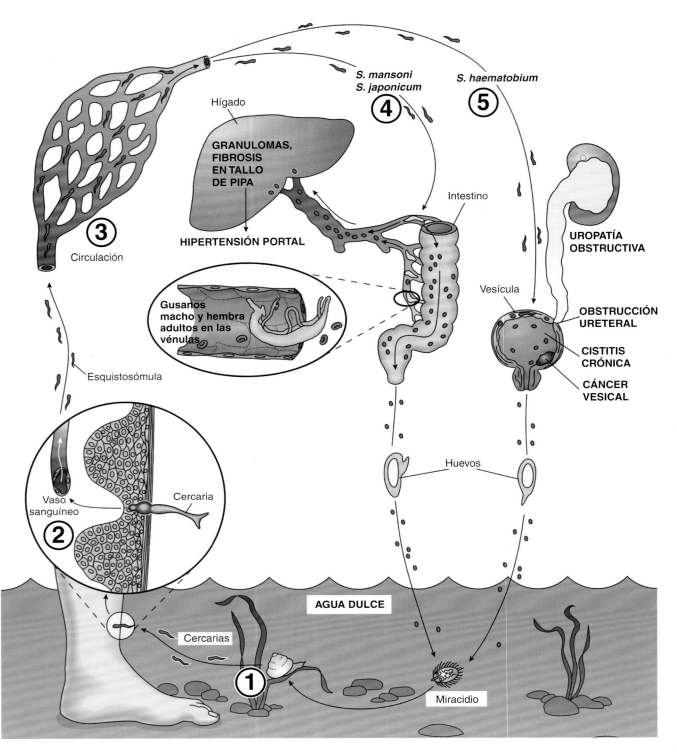

FIGURA 6-38. Ciclo de vida del *esquistosoma* y características clínicas de la esquistosomiasis. El huevo del esquistosoma se abre en el agua, libera un miracidio que penetra en un caracol, se desarrolla mediante el paso por dos fases y constituye un esporoquiste, para luego convertirse en la forma larvaria final, la cercaria. (*1*) La cercaria escapa del caracol hacia el agua, «nada» y penetra la piel de un huésped humano. (*2*) La cercaria pierde su cola bífida para convertirse en un esquistosómulo, que migra a través de los tejidos, penetra un vaso sanguíneo y (*3*) es llevado hacia el pulmón y luego al hígado. En las vénulas portales hepáticas, el esquistosómulo adquiere madurez sexual y forma parejas de gusanos, cada uno con un macho y una hembra; en esta situación el gusano hembra se aloja en el canal ginecóforo del macho. El microorganismo causa lesiones en el hígado, lo que incluye la formación de granulomas, fibrosis portal («en tubería») e hipertensión portal. (*4*) El gusano hembra deposita huevos inmaduros en las vénulas pequeñas del intestino y el recto (*Schistosoma mansoni* y *Schistosoma japonicum*) o (*5*) la vejiga urinaria (*Schistosoma haematobium*). La infestación de la vejiga desencadena uropatía obstructiva, obstrucción ureteral, cistitis crónica y cáncer vesical. Los embriones se desarrollan durante el tránsito de los huevos por los tejidos, y las larvas alcanzan la madurez al tiempo que los huevos atraviesan la pared del intestino o la vejiga urinaria. Los huevos se abren en el agua y liberan miracidios, para completar el ciclo.

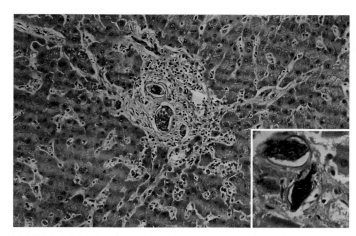

FIGURA 6-39. Esquistosomiasis hepática. Granuloma hepático que rodea un huevo de *Schistosoma mansoni* en degeneración. En el recuadro se muestra una magnificación del organismo.

S. haematobium es la causa de un carcinoma vesical de células escamosas. En las regiones en las que prevalece *S. haematobium*, esta variante de cáncer es la más frecuente.

Clonorquiosis

Es una infección del sistema biliar intrahepático que produce la duela hepática china por *Clonorchis sinensis*. Si bien la duela sólo suele inducir sintomatología leve, en ocasiones se vincula con litiasis biliar, colangitis y cáncer de los conductos biliares.

La clonorquiosis es endémica en el este de Asia y se adquiere mediante la ingesta de pescado de agua dulce mal cocido que contiene larvas de *C. sinensis*. Las larvas se liberan en el duodeno, entran en el conducto biliar común a través de la ampolla de Vater, originando una reacción inflamatoria que no elimina al gusano, pero produce dilatación y fibrosis de los conductos. En ocasiones los gusanos desencadenan la formación de cálculos dentro de los conductos biliares intrahepáticos, que causan obstrucción ductal. *Clonorchis* adulta permanece en los conductos durante décadas y la infección crónica se asocia con el aumento de la incidencia de cáncer de los conductos biliares (colangiocarcinoma).

En las infestaciones graves, el hígado puede ser tres veces su tamaño normal. En estos casos, el hígado tiene un aspecto moteado, determinado por los conductos biliares dilatados con pared engrosada. El estudio microscópico revela que al principio el

recubrimiento epitelial de los conductos desarrolla hiperplasia y luego metaplasia con el estroma circundante presentando fibrosis.

Cestodos: tenias intestinales

Taenia saginata, *Taenia solium* y *Diphyllobothrium latum* son tenias que parasitan al humano y alcanzan su forma adulta dentro del intestino (tabla 6-9). La presencia de estos gusanos adultos rara vez daña al huésped humano.

Las infecciones se adquieren a partir del consumo de carne de vacuno (*T. saginata*), cerdo (*T. solium*) o pescado (*D. latum*) que contiene larvas y está mal cocinada. El ciclo de vida de la tenia incluye fases quísticas larvarias en animales y fases de gusano en el humano. Los ciclos de vida de las tenias de vacuno y cerdo hacen necesario que los animales ingieran material contaminado con heces humanas parasitadas. Las formas quísticas larvarias se desarrollan en los músculos de los animales. Las prácticas de crianza modernas del ganado bovino y porcino, además de la inspección de la carne, eliminan en gran medida las tenias de estas especies en los países industrializados, aunque la parasitosis sigue siendo frecuente en el mundo subdesarrollado. La parasitosis por la tenia del pescado prevalece en regiones en las que un alimento común lo constituye la carne de pescado de agua dulce crudo, encurtido o con cocimiento parcial. Las infestaciones por tenias suelen ser asintomáticas. La tenia del pescado (*D. latum*) consume la vitamina B_{12} y una cantidad pequeña (<2%) de los individuos parasitados desarrolla anemia perniciosa.

Tabla 6-9

Infecciones por tenias

Especie	Enfermedad en el humano	Fuente de la infección humana
Taenia saginata	Tenia adulta en el intestino	Carne de res
Taenia solium	Tenia adulta en el intestino; cisticercosis	Carne de puerco; heces humanas
Diphyllobothrium latum	Gusano adulto en el intestino	Carne de pescado
Echinococcus granulosus	Hidatidosis	Heces caninas

7 Amiloidosis

Philip Hawkins

- Enlistar las propiedades bioquímicas habituales de las proteínas amiloidógenas.
- ¿Qué circunstancias fisiológicas favorecen el depósito de amiloide?
- ¿Cómo se detecta el depósito de amiloide en el tejido?

- Define identifica las características de la amiloidosis AA, la amiloidosis AL y la amiloidosis ATTR. ¿Cuál es la naturaleza de la proteína amiloide depositada en cada caso y qué sistemas de órganos se ven afectados con mayor frecuencia?

CONSTITUYENTES DEL AMILOIDE

El término amiloide hace referencia a un grupo de depósitos extracelulares diversos de proteínas que cuentan con: (1) propiedades morfológicas en común; (2) afinidad por tinciones específicas, y (3) un aspecto característico bajo la luz polarizada. Todas las proteínas que constituyen el amiloide se pliegan de tal forma que tienen propiedades ultraestructurales y físicas comunes, independientemente de sus secuencias distintas de aminoácidos. El concepto de **amiloidosis** engloba los trastornos clínicos que derivan directamente del depósito localizado o sistémico de amiloide. El plegado anómalo y la acumulación de proteínas se observan cada vez con más frecuencia en otras afecciones. Sin embargo, la amiloidosis (la enfermedad que se debe directamente al depósito extracelular de amiloide) es un término preciso con consecuencias críticas para los pacientes que padecen cierto grupo específico de afecciones que ponen en peligro su vida.

Más de 25 proteínas distintas que carecen de relación entre sí pueden generar amiloide *in vivo*, y las amiloidosis clínicas se clasifican a partir de la identidad de la proteína fibrilar. El depósito de amiloide es especialmente diverso: puede ser sistémico o localizado, adquirido o hereditario, y poner en peligro la vida o ser tan sólo un signo incidental. Se producen complicaciones clínicas cuando el amiloide se acumula en cantidad suficiente como para alterar la estructura de los tejidos o los órganos, y afectar a su función. Los patrones de afectación orgánica varían entre las amiloidosis, aunque los fenotipos clínicos se superponen en gran medida. En la **amiloidosis sistémica** se puede ver afectado casi cualquier tejido. Esta variante de la enfermedad suele ser mortal, aunque el pronóstico ha mejorado debido a los tratamientos más apropiados para muchas de las enfermedades subyacentes. Los **depósitos localizados de amiloide** se limitan a un órgano o tejido específico y su comportamiento puede variar desde el silencio clínico hasta ser una amenaza para la vida (p. ej., la amiloidosis cardiaca). Además de los trastornos clínicos que se clasifican como amiloidosis, se identifican depósitos locales de amiloide en otras afecciones importantes, como la enfermedad de Alzheimer (*v.* cap. 24), los trastornos por priones y la diabetes mellitus tipo 2, en la que se identifica amiloide en los islotes pancreáticos (*v.* cap. 19).

Existen varias circunstancias en las cuales tiene lugar el depósito de amiloide (fig. 7-2):

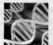

PATOGENIA MOLECULAR: Las proteínas que forman amiloide pueden encontrarse en dos estructuras estables distintas: (1) una **forma nativa**, y (2) plegado masivo de la variante nativa en principalmente **láminas** β, capaces de agregarse en una disposición muy ordenada para dar origen a las fibrillas características. Este tipo de fibrillas de amiloide son rígidas, carecen de ramificaciones y tienen 10-15 nm de diámetro y una longitud indeterminada. Las propiedades biofísicas adquiridas comunes a todas las fibrillas de amiloide incluyen (1) su insolubilidad en soluciones fisiológicas, (2) su resistencia relativa a la proteólisis y (3) su capacidad para captar la **tinción rojo Congo** con un patrón de ordenamiento espacial que genera una birrefringencia verde diagnóstica bajo la luz de polaridad cruzada (fig. 7-1).

- *La abundancia anómala sostenida de ciertas proteínas, que normalmente se encuentran en concentraciones bajas.* Algunos ejemplos son la proteína sérica tipo A del amiloide (SAA) en la inflamación crónica y la microglobulina β_2 en la deficiencia renal, que subyacen a la susceptibilidad a las amiloidosis por proteína A (AA) y por microglobulina β_2 (Aβ_2M), respectivamente (*v.* más adelante).
- *Concentraciones normales de una proteína normal, aunque con propiedades amiloidógenas inherentes, durante un periodo prolongado.* La transtiretina (TTR) en la amiloidosis senil (amiloidosis por transtiretina, ATTR) y la proteína β en la enfermedad de Alzheimer son prototipos.
- *Presencia de una variante proteica adquirida o hereditaria con estructura anómala y amiloidogenicidad intensa.* Existen ciertas cadenas ligeras monoclonales de inmunoglobulina en la amiloidosis por cadenas ligeras (amiloidosis AL), y las variantes amiloidógenas genéticas de TTR, lisozima, apolipoproteína AI y la cadena α del fibrinógeno tipo A en la amiloidosis hereditaria.

Si bien no está claro porque sólo la veintena de proteínas amiloidógenas conocidas adoptan el plegado propio del amiloide y se conservan como fibrillas **in vivo,** *un punto en común es que los precursores del amiloide muestran inestabilidad relativa.* Incluso en condiciones fisiológicas normales estas proteínas pueden mostrar un desdoblamiento parcial. Éstas pierden la estructura

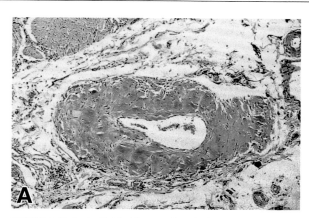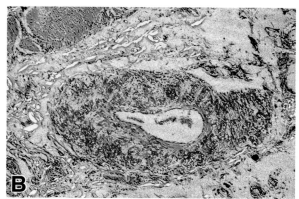

FIGURA 7-1. Amiloide AL que afecta a la pared de una arteria teñida con rojo Congo, que se observa bajo (A) luz ordinaria y (B) luz polarizada. Obsérvese la birrefringencia roja y verde del amiloide. El colágeno tiene un aspecto plateado.

terciaria, pero conservan la estructura secundaria en láminas β, y pueden autoagregarse para constituir protofilamentos y, a partir de estos, fibrillas amiloides maduras.

Los depósitos de amiloide no sólo están formados sobre todo por estas fibrillas proteicas, sino también contienen ciertos componentes menores, entre otros ciertos **glucosaminoglucanos**, la proteína plasmática normal denominada **componente P del amiloide sérico** (SAP, *serum amyloid P component*) y varias trazas de proteínas, como la **apolipoproteína** E (apoE), la **laminina** y el **colágeno tipo IV.**

Los factores genéticos y/o ambientales que determinan la susceptibilidad individual y el momento de desarrollo del depósito de amiloide no están definidos, aunque es posible que sean varios los que intervienen:

■ Una vez que se desencadena el proceso, la acumulación adicional de amiloide no remite mientras exista una provisión continua de la proteína precursora respectiva. El inicio de la acumulación de amiloide puede implicar un proceso de «siembra», lo que coincide con las observaciones de que el depósito de amiloide puede producirse con rapidez notable una vez que comienza.

■ Tanto el incremento de la edad como el sexo masculino parecen ser factores de susceptibilidad poderosos para el depósito de amiloide TTR natural. Las secuelas clínicas relacionadas con este tipo de amiloide casi no se presentan antes de los 60 años, y más del 90 % de los pacientes son hombres.

■ Los factores que influyen en la distribución anatómica de los depósitos de amiloide tampoco están claros, pero existe una congruencia razonable en cuanto a la afectación orgánica relacionada con la amiloidosis AA y la mayor parte de las amiloidosis de tipo hereditario, en las que la proteína fibrilar tiene la misma estructura en todos los afectados. Por el contrario, la distribución orgánica de la amiloidosis AL es extremadamente heterogénea, lo que quizá refleja la secuencia única de la cadena ligera monoclonal de inmunoglobulina involucrada en cada paciente.

Los efectos patológicos del amiloide derivan de su presencia física. Los depósitos abundantes pueden pesar en conjunto varios kilogramos, generan alteración estructural. Afectan a la funcionalidad, al igual que los depósitos pequeños con ubicación estratégica (p. ej., en los glomérulos o en los nervios). Es posible que las fibrillas de amiloide o los agregados prefibrilares ejerzan en ocasiones un efecto citotóxico directo, a pesar de que los depósitos de amiloide provocan una reacción hística inflamatoria escasa o nula.

PROPIEDADES DE TINCIÓN DE LOS DEPÓSITOS DE AMILOIDE

Las propiedades de tinción y el aspecto general del amiloide se encuentran controlados más que nada por su naturaleza compacta y proteinácea. Debido a esto, el amiloide cuenta con pocas características morfológicas perceptibles en la microscopia óptica. Al utilizarse tinciones de rutina (hematoxilina y eosina), el amiloide adquiere un aspecto amorfo, vidrioso y casi cartilaginoso, y se parece en gran medida a muchas otras proteínas. Sin embargo, la naturaleza y la organización de los depósitos de amiloide le permiten teñirse con técnicas específicas.

ROJO CONGO: todos los tipos de amiloide adquieren color rojo cuando se utiliza la tinción rojo Congo, aunque muestran birrefringencia rojo-verde cuando se observan bajo luz con polarización cruzada (fig. 7-1). Los depósitos fibrilares organizados

---

Proteínas precursoras del amiloide

| Incremento de la síntesis (p. ej., SAA o cadenas L) | Síntesis constitutiva (p. ej., TTR) | Formas mutantes (p. ej., TTR en la polineuropatía amiloide familiar) |

↓

Reserva de proteína precursora

↓

Conformación de la proteína nativa

↓

Microambiente fibrilógeno → Conformación amiloidógena

↓

Depósito hístico del amiloide → Formación de fibrillas

↓

Proteólisis y recambio del amiloide → Poda de las proteínas del amiloide

FIGURA 7-2. Esquema general de la amiloidogénesis. SAA, proteína sérica tipo A del amiloide; TTR, transtiretina.

en un plano muestran un color, mientras los que se encuentran en un plano opuesto manifiestan otro. La tinción con rojo Congo es la que se utiliza con más frecuencia para el diagnóstico de la amiloidosis, aunque la sensibilidad y la especificidad de las técnicas publicadas son variables.

TIOFLAVINA T: Si bien no es del todo específica para el amiloide, la tinción con tioflavina T permite al amiloide mostrar fluorescencia cuando se ilumina con luz ultravioleta.

ANTICUERPOS ESPECÍFICOS: La inmunohistoquímica es la mejor opción para identificar el amiloide, si bien el éxito que tiene varía según el tipo de proteína fibrilar.

MICROSCOPIA ELECTRÓNICA: En la microscopia electrónica, el amiloide se aprecia como fibrillas rectas y rígidas carentes de ramificaciones y con longitud indeterminada, de 10-15 nm de diámetro (fig. 7-3).

CLASIFICACIÓN CLÍNICA DE LAS AMILOIDOSIS

Las amiloidosis se clasifican según la identidad de las proteínas amiloides (tabla 7-1).

Amiloidosis adquirida

Se cree que la amiloidosis sistémica adquirida es la causa de la muerte en 1 de cada 1 000 individuos en los países occidentales, y quizá se subdiagnostique en los adultos mayores, que probablemente presentan un riesgo más alto de desarrollarla. La amiloidosis AL sistémica es el tipo más frecuente y grave, y genera más del 60 % de los casos. Si bien es menos grave, la amiloidosis relacionada con la diálisis por microglobulina β_2 afecta a cerca de un millón de pacientes que reciben terapia de reemplazo renal a largo plazo en todo el mundo. La amiloidosis senil por TTR, que afecta predominantemente al corazón, se identifica en casi una cuarta parte de los individuos mayores de 80 años.

Amiloidosis sistémica reactiva (amiloidosis AA)

La amiloidosis AA es una complicación de las infecciones crónicas y los trastornos inflamatorios, o de cualquier enfermedad que conduzca a la síntesis excesiva y a largo plazo del reactante de fase aguda SAA. Las fibrillas amiloides están compuestas por un fragmento de escisión N-terminal del SAA (es decir, la proteína AA). La amiloidosis AA se verifica en el 1-5 % de los individuos con artritis reumatoide, artritis idiopática juvenil y enfermedad de Crohn, y es más habitual en aquellos con trastornos autoinflamatorios no tratados que persisten toda la vida, como la fiebre mediterránea familiar.

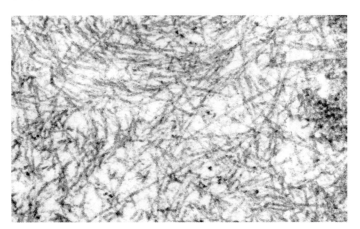

FIGURA 7-3. Depósitos de amiloide en el tejido. En esta microfotografía electrónica son evidentes las disposiciones de las fibrillas en paralelo y entrelazadas.

Tabla 7-1

Clasificación de los amiloides humanos

Proteina amiloide	Proteina precursora	Situacion clinica
AL	Cadena ligera de inmunoglobulinas κ o λ	Mieloma múltiple, discrasia de células plasmáticas y amiloidosis primaria
AH	Cadena de inmunoglobulinas γ	Macroglobulinemia de Waldenström
Aβ_2M	Microglobulina β_2	Paciente en hemodiálisis
ATTR	Transtiretina	Polineuropatía amiloide familiar, TTR normal en la amiloidosis sistémica senil
AA	AA sérica	Inflamación aguda persistente; fiebre mediterránea familiar; ciertas neoplasias
AApoAI	Apolipoproteína AI	Amiloidosis sistémica hereditaria
AApoAII	Apolipoproteína AII	Familiar
AApoAIV	Apolipoproteína AIV	Esporádica, relacionada con la edad
Aβ	Precursor de la proteína β	Enfermedad de Alzheimer, síndrome de Down, HCHA, holandeses
ABri	ABriPP	Demencia familiar, ingleses
ADan	ADanPP	Demencia familiar, daneses
APrP	Proteína de priones	ECJ, EEB, SGSS, kuru
ACys	Cistatina C	HCHA, islandeses
ALys	Lisozima	Amiloidosis sistémica hereditaria, tipo Ostertag
AFib	Fibrinógeno	Amiloidosis renal hereditaria
AGel	Gelsolina	Amiloidosis familiar, finlandeses
ACal	(Pro)calcitonina	Carcinoma medular de tiroides
AANF	Factor auricular natriurético	Amiloidosis auricular aislada
AIAPP	Polipéptido amiloide de los islotes	Diabetes mellitus tipo 2, insulinomas
AIns	Insulina	Yatrogenia
APro	Prolactina	Hipofisaria, relacionada con la edad
AMed	Lactadherina	Aórtica senil, media
AKer	Queratoepitelina	Córnea, familiar
ALac	Lactoferrina	Córnea

ECJ, enfermedad Creutzfeldt-Jakob; EEB, encefalopatía espongiforme bovina; HCHA, hemorragia cerebral hereditaria con amiloidosis; SGSS, síndrome de Gerstmann-Straussler- Scheinker; TTR, transtiretina.

 PATOGENIA MOLECULAR: *La proteína AA consiste en una cadena polipeptídica única, que corresponde a los 76 residuos del segmento N-terminal del SAA, que tiene 104 residuos.* El SAA es una partícula de apolipoproteína y es el producto de una serie de genes ubicados en el cromosoma 11. Muestra conservación evolutiva intensa y es un reactante de fase aguda importante. La mayor parte del SAA en el plasma se produce por los hepatocitos bajo la regulación transcripcional de las citocinas, IL-1, IL-6 y TNF-α. El SAA circulante puede aumentar desde sus concentraciones normales (≤3 mg/L) hasta más de 2 000 mg/L en el transcurso de 24 a 48 h tras un estímulo agudo y permanece elevado indefinidamente en presencia de inflamación crónica.

La mayor parte de los pacientes se presentan con proteinuria, y si bien en una fase posterior pueden verificarse la enfermedad hepática y la gastrointestinal, la afectación cardiaca o neuropática con relevancia clínica son muy infrecuentes.

La sobreproducción crónica de SAA es un prerrequisito para el depósito del amiloide AA, pero se desconoce la razón por la cual esto último sólo se produce en algunos individuos. Las isoformas de SAA son complejas, pero el genotipo homocigótico para ciertas variantes específicas parece favorecer la amiloidogénesis, de la misma forma que algunas diferencias étnicas afectan a la susceptibilidad.

Se desconoce la función del SAA, pero sirve como una proteína de fase aguda sensible, con un intervalo dinámico enorme, lo que lo convierte en un marcador clínico empírico muy valioso. Puede utilizarse para controlar el grado y la actividad de muchos trastornos infecciosos, inflamatorios, necróticos y neoplásicos. La cuantificación frecuente de la SAA a largo plazo es vital para el tratamiento de todos los pacientes con amiloidosis AA porque el proceso inflamatorio primario debe controlarse para permitir la reducción de la síntesis del SAA.

En el mundo occidental las enfermedades predisponentes más frecuentes son las afecciones inflamatorias crónicas, en particular la artritis reumatoide.La tuberculosis y lepra son causas importantes de amiloidosis AA en algunas partes del mundo. La osteomielitis crónica, bronquiectasias, quemaduras con infección crónica y las úlceras por decúbito, así como la pielonefritis crónica en pacientes con paraplejía son otras enfermedades relacionadas bien identificadas. La enfermedad de Hodgkin y el carcinoma renal muchas veces causan una respuesta intensa de fase aguda y son las neoplasias que se vinculan con más frecuencia con el amiloide sistémico AA.

Debido a que los depósitos de amiloide AA muestran distribución amplia, las biopsias aleatorias se usan a menudo para establecer el diagnóstico. Sin embargo, la amiloidosis clínica AA se encuentra dominada por la proteinuria progresiva. El tratamiento implica medidas para inhibir el trastorno inflamatorio subyacente. El pronóstico es frecuentemente excelente en la actualidad en personas en las que la respuesta causal de fase aguda puede inhibirse de forma sustancial, pero la mitad de los pacientes con inflamación persistente mueren en el transcurso de 10 años desde el diagnóstico.

Amiloidosis relacionada con discrasias monoclonales de los linfocitos B o amiloidosis AL

La amiloidosis AL sistémica se desarrolla en casi el 2 % de las personas con discrasias monoclonales de los linfocitos B. Las fibrillas AL derivan de inmunoglobulinas de cadena ligera monoclonales. Son específicas en cada paciente, de manera que la amiloidosis AL es muy heterogénea en cuanto a la afectación orgánica y la evolución clínica general. Casi cualquier órgano puede verse afectado excepto el cerebro, aunque los riñones, el corazón, el hígado y los nervios periféricos son los más significativos.

> **PATOGENIA MOLECULAR:** *Las fibrillas de amiloide AL suelen derivar de la región N-terminal de las cadenas ligeras monoclonales de inmunoglobulinas, y consisten en una parte o todo el dominio variable.* Las fibrillas AL se desarrollan con más frecuencia a partir de las cadenas ligeras λ que a partir de las κ, a pesar de que estas últimas son más frecuentes entre las inmunoglobulinas normales y en las gammapatías monoclonales.

Las discrasias de linfocitos B que subyacen a la amiloidosis AL sistémica también son heterogéneas e incluyen casi cualquier proliferación clonal de linfocitos B diferenciados: mieloma múltiple, macroglobulinemia de Waldenström y, en ocasiones, otros linfomas o leucemias. Sin embargo, más del 80 % de los casos se relacionan con gammapatías monoclonales «benignas» y de bajo grado, que podrían ser difíciles de detectar (*v.* cap. 18).

Amiloidosis relacionada con la diálisis (amiloidosis por microglobulina β₂)

El depósito de amiloide de microglobulina β_2 *se produce en pacientes con deficiencia renal crónica que dependen de la diálisis. Afecta en particular a estructuras articulares y periarticulares, y causa una característica artralgia en hombros, rodillas, muñecas y articulaciones pequeñas de la mano, así como tumefacción articular y síndrome del túnel carpiano.* La proteína precursora es la microglobulina β_2, que es la cadena constante de la molécula de clase I del complejo principal de histocompatibilidad, que se expresa en todas las células nucleadas. Se sintetiza a una velocidad media de 150 a 200 mg/día y normalmente sufre filtración libre en el glomérulo, para luego reabsorberse y catabolizarse en las células del túbulo proximal. La disminución de la función renal provoca una elevación proporcional de su concentración. La amiloidosis por microglobulina β_2 afecta a pacientes que se someten durante varios años a hemodiálisis, o a diálisis peritoneal de 5 a 10 años. El trastorno se identifica del 20 al 30 % de los pacientes en el transcurso de 3 años desde el inicio de la diálisis por deficiencia renal en fase terminal. Si bien se trata de un trastorno sistémico, no son usuales sus manifestaciones independientes del sistema musculoesquelético.

Amiloidosis senil por transtiretina (amiloidosis ATTR)

En los adultos mayores son habituales los depósitos sistémicos asintomáticos naturales de amiloide TTR «senil», que afectan al corazón y a las paredes de los vasos sanguíneos, al músculo liso y estriado, al tejido adiposo, a las papilas renales y a las paredes alveolares. A diferencia de prácticamente el resto de variantes de amiloidosis sistémica, entre las que se encuentra la amiloidosis hereditaria por TTR que deriva de mutaciones puntuales del gen *transtiretina*, rara vez afecta al bazo y a los glomérulos renales. Tampoco se ve afectado el cerebro, aunque en ocasiones es posible identificar depósitos leptomeníngeos sintomáticos en la amiloidosis TTR de tipo familiar. La amiloidosis senil por TTR casi siempre se manifiesta por cardiomiopatía restrictiva y, excepto por el síndrome del túnel carpiano, los depósitos en otras ubicaciones rara vez adquieren relevancia clínica. Casi todos los pacientes tienen más de 70 años, y se observa un predominio muy intenso en el varón. La deficiencia cardiaca avanza y la muerte suele presentarse en el transcurso de 5 años.

Amiloidosis endocrina

Los tumores productores de hormonas pueden mostrar depósitos amiloides en su estroma (*v.* cap. 19). Es probable que estén compuestos por los péptidos hormonales; en el caso del carcinoma medular de tiroides, las subunidades fibrilares derivan de la procalcitonina.

En los insulinomas, la proteína fibrilar amiloide se denomina polipéptido amiloide de los islotes (o **amilina**), y muestra una homología con el péptido relacionado con el gen de la calcitonina. Se ha demostrado en fecha más reciente que se trata de la misma proteína que se identifica en el amiloide de los islotes de Langerhans en la diabetes tipo 2.

El amiloide y el cerebro

El cerebro es un lugar habitual e importante para el depósito de amiloide, aunque no existen depósitos en el parénquima cerebral en sí mismo en ninguna amiloidosis sistémica adquirida. A pesar de esto, depósitos de amiloide cerebrovasculares y oculoleptomeníngeos, que pueden adquirir relevancia clínica, se desarrollan ocasionalmente en la amiloidosis TTR hereditaria.

Las variantes frecuentes de amiloide cerebral se relacionan con la enfermedad de Alzheimer, el tipo más habitual de demencia. En las encefalopatías espongiformes adquiridas y hereditarias a veces se identifican placas amiloides intracerebrales que derivan de la proteína priónica celular normal (PrP^C) (*v.* cap. 24).

Amiloidosis hereditaria

En la amiloidosis sistémica hereditaria, ciertas mutaciones en los genes de la TTR, cistatina C, gelsolina, lisozima, cadena α del fibrinógeno tipo A, apolipoproteína AI y, en ocasiones extremadamente raras, apolipoproteína AII, conducen al depósito de estas proteínas mutantes en forma de amiloide. (tabla 7-1). Todos estos trastornos se heredan con un patrón dominante con penetración variable y se manifiestan desde la adolescencia hasta la vejez, aunque suelen hacerlo a la mitad de la edad adulta. La amiloidosis hereditaria por TTR es la más frecuente, y la mayoría de las veces se presenta un síndrome de polineuropatía amiloide familiar, que cursa con neuropatía periférica y autónoma, con o sin cardiomiopatía. *De los pacientes que presentan una amiloidosis sistémica distinta a la AA, del 5 al 10 % cuentan con variantes hereditarias de la enfermedad.*

Polineuropatía amiloide familiar o amiloidosis variable por transtiretina (ATTR)

La polineuropatía amiloide familiar se relaciona con mutaciones puntuales heterocigóticas del gen de la *TTR*. Se trata de un síndrome autosómico dominante que se manifiesta entre la tercera y séptima décadas de la vida. La enfermedad se caracteriza por una neuropatía progresiva discapacitante, periférica y autónoma, así como por grados variables de afectación visceral amiloide. La última incluye la amiloidosis cardiaca, que podría constituir la única característica clínica en algunos casos. De manera característica, la enfermedad evoluciona inexorablemente y produce la muerte en el transcurso de 5 a 15 años.

CARACTERÍSTICAS MORFOLÓGICAS DE LA AMILOIDOSIS

Las fibrillas de amiloide suelen depositarse primero cerca de las membranas basales subendoteliales. Puesto que el amiloide se acumula siguiendo las redes del estroma, los depósitos adquieren la configuración de los órganos afectados. Las diferencias morfológicas del depósito de amiloide en los distintos órganos tan sólo reflejan diferencias de la organización del estroma en esas estructuras. Por ejemplo, en la médula renal el amiloide se deposita con orientación longitudinal, en paralelo a los túbulos y los vasos rectos, mientras que en los glomérulos (fig. 7-4) sigue la arquitectura lobular de esas estructuras. Los depósitos en el hígado acompañan a las arterias de la tríada porta o se colocan

a lo largo de las venas centrales e irradian hacia el parénquima siguiendo las placas de hepatocitos (fig. 7-5).

El amiloide aumenta el volumen intersticial en los lugares en que se deposita, con lo que aumenta el tamaño de los órganos afectados. El depósito de amiloide en los vasos sanguíneos podría contraponerse a ese aumento de volumen (fig. 7-6), puesto que tiene la capacidad de afectar a la circulación y causar atrofia del órgano. Así, el tamaño de los órganos afectados puede aumentar o disminuir. Los depósitos de amiloide son esencialmente avasculares, de tal manera que las estructuras afectadas suelen tener coloración pálida y textura firme.

Independientemente de si el amiloide se deposita con un patrón sistémico o local, tiende a ubicarse entre las células del parénquima y sus vasos de irrigación, e interferir en la nutrición normal y el intercambio de gases. El amiloide puede atrapar

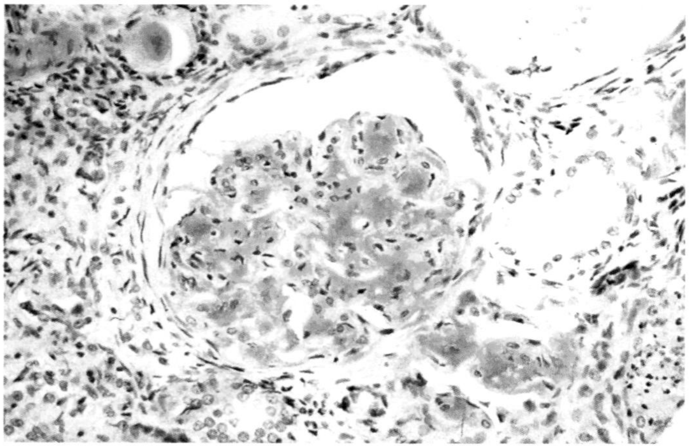

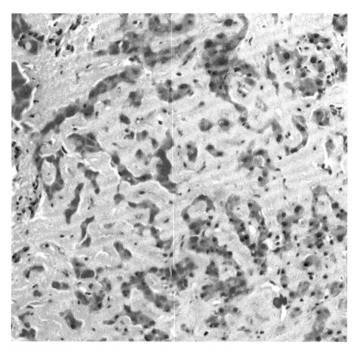

FIGURA 7-5. Amiloidosis hepática. El amiloide se deposita a lo largo de los sinusoides. Obsérvense los hepatocitos atróficos.

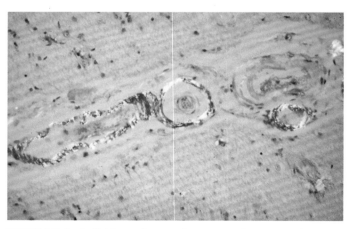

FIGURA 7-6. Amiloide cerebrovascular en un paciente con enfermedad de Alzheimer. El corte se tiñó con rojo Congo y se examinó bajo luz polarizada.

FIGURA 7-4. Aspecto microscópico del amiloide AA en el glomérulo. Obsérvese el patrón lobular del depósito de amiloide y la afectación de la arteriola aferente.

eventualmente las células del parénquima y provocar la constricción de las células, su atrofia y su muerte.

CARACTERÍSTICAS CLÍNICAS Y AFECTACIÓN ORGÁNICA

No existe una serie específica de síntomas que sugieran de manera inequívoca el diagnóstico de amiloidosis. Los síntomas que provoca dependen de la enfermedad subyacente, del tipo de depósitos de amiloide y de su ubicación en el organismo. La amiloidosis también puede diagnosticarse inesperadamente en el transcurso de una valoración por un cuadro independiente, carente de manifestaciones clínicas atribuibles a la amiloidosis en sí. En otros casos, por ejemplo, la disfunción renal y cardiaca inexplicable podrían dar origen a los síntomas de presentación (para mayor información, *v.* cap. 9 y 14)

TRATAMIENTO DE LA AMILOIDOSIS

La amiloidosis sistémica es una enfermedad progresiva que de no recibir tratamiento efectivo causa finalmente la muerte en la mayor parte de los casos. Es evidente que es incorrecta la creencia que durante mucho tiempo estuvo instaurada de que el depósito de amiloide es irreversible y la enfermedad progresa inexorablemente, y tan sólo refleja la naturaleza casi siempre persistente de las enfermedades que le dan origen. Muchos informes describen la mejoría de la función del órgano con amiloidosis una vez que las enfermedades subyacentes se controlan, lo que sugiere que los depósitos de amiloide pueden involucionar.

8 Vasos sanguíneos y trastornos hemodinámicos

Avrum I. Gotlieb[1] ▪ Amber Chang Liu[1] ▪ Bruce M. McManus[2] ▪ Michael F. Allard[2] ▪ Robert Yanagawa[2]

OBJETIVOS DE APRENDIZAJE

- Correlacionar la estructura anatómica y la función de los distintos vasos sanguíneos.
- Analizar las especializaciones estructurales de la microcirculación que permiten el intercambio de fluidos y solutos.
- Correlacionar las características estructurales del sistema linfático en su papel en la homeostasis de líquidos.
- Comparar y contrastar la hiperemia activa y pasiva, y enumerar los posibles factores que contribuyen a cada una.
- Enumerar tres causas principales de edema.
- Definir el término «derrame» y poner ejemplos de ubicaciones anatómicas donde puede ocurrir.
- Diferenciar entre shock e hipotensión.
- Analizar la patogenia y etiología de las clasificaciones principales de shock.
- Definir el término «shock distributivo» y poner ejemplos de sus subcategorías.
- Enumerar y definir la terminología especializada utilizada para describir el proceso hemorrágico (p. ej., «hematoma»).
- Diferenciar entre un trombo y émbolo.
- Enumerar tres factores principales que pueden provocar trombosis arterial.
- Definir un factor importante en la trombosis arterial pero no venosa.
- Enumerar posibles destinos de los trombos arteriales.
- Definir ateroesclerosis y proporcionar una visión general de su evolución natural.
- Determinar qué factores importantes diferencian la ateroesclerosis preclínica y la clínicamente aparente.
- Enumerar los componentes principales de un ateroma y su ubicación dentro de la arteria.
- Diferenciar entre «placa simple», «fibroadiposa» y «complicada».
- Describir en términos histológicos dos lesiones precursoras de ateroesclerosis.
- Describir brevemente el inicio de la placa y su desarrollo en la patogenia de las lesiones.
- Definir los factores que conducen a la generación de placas clínicamente significativas, con hincapié en los

cambios estructurales de la lesión relacionados con la desestabilización de la placa.
- ¿Cuáles son las causas y consecuencias de la rotura de la placa?
- Enumerar las principales complicaciones de la ateroesclerosis y sus sitios anatómicos.
- Enumerar los principales factores de riesgo para la ateroesclerosis y explicar brevemente el papel fisiopatológico de cada uno.
- Describir brevemente el papel de las lipoproteínas de alta y baja densidad en el metabolismo de los lípidos y la ateroesclerosis.
- Contrastar y comparar formas de dislipoproteinemia hereditaria.
- Definir los términos «xantoma» y «arco corneal», y analizar su importancia.
- Distinguir entre hipertensión primaria y la secundaria, y poner varios ejemplos clínicos de esta última.
- Describir los cambios vasculares característicos relacionados con la hipertensión «benigna» y la «maligna».
- Definir el término «aneurisma» y enumerar las características utilizadas para clasificarlo.
- Analizar la patogenia y patología de los aneurismas aórticos abdominales.
- ¿Cuál es un factor causante importante en la patogenia de la hemorragia subaracnoidea?
- Diferenciar entre aneurismas, aneurismas de disección y seudoaneurismas.
- Enumerar diversos factores de riesgo congénitos y adquiridos para la trombosis venosa.
- ¿Cuáles son los destinos potenciales de los trombos de las venas profundas?
- Enumerar los factores de riesgo para las venas varicosas.
- Poner ejemplos de varicosidades venosas en sitios que no sean las piernas.
- Definir el término «embolia» y poner un ejemplo habitual relacionado con una morbilidad y mortalidad significativas.
- Describir la patogenia de una embolia arterial pulmonar y cómo puede causar la muerte.
- Describir la evolución de una embolia paradójica.
- Determinar distintas fuentes de embolia más allá de los trombos.

---

[1] Vasos sanguíneos
[2] Trastornos hemodinámicos

- Diferenciar entre infartos anémicos y hemorrágicos, y proporcionar ejemplos de cada uno.
- Diferenciar entre displasia fibromuscular, esclerosis medial de Mönckeberg y ateroesclerosis en términos de patogenia, características clínicas y ubicación anatómica.
- Describir los principales mecanismos de lesión vascular que causan vasculitis.
- Diferenciar entre vasculitis mediadas por ANCA y por complejos inmunitarios.
- Distinguir entre panarteritis nudosa y arteritis de células gigantes en términos de patogenia y características clínicas.

- Distinguir entre granulomatosis con poliangitis (GPA) y granulomatosis alérgica y angitis (AGA), en términos de patogenia y características clínicas.
- Distinguir entre arteritis de Takayasu y enfermedad de Kawasaki en términos de patogenia y características clínicas.
- Enumerar varios tumores benignos habituales de los vasos sanguíneos.
- Describir la etiología y patología del sarcoma de Kaposi.

ANATOMÍA DE LOS VASOS SANGUÍNEOS

Arterias

La porción vascular del sistema circulatorio se compone de distintos compartimentos vasculares que se clasifican según su tamaño, estructura y función. Entre estos se encuentran las arterias, que son vasos de conducción y resistencia, los capilares y las venas (fig. 8-1). Debido a que los vasos sanguíneos están diseminados por todo el cuerpo, las enfermedades de los vasos sanguíneos pueden expresarse en todos los sistemas de órganos. En un ejemplo destacable, la cardiopatía isquémica (daño a los cardiomiocitos que conduce al fallo de la función cardiaca) es casi siempre el resultado de la enfermedad de las arterias que abastecen el corazón. Dicha cardiopatía se analiza en el capítulo 9, pero la lesión que la desencadena, una arteriopatía denominada ateroesclerosis, se analiza en este capítulo.

Arterias elásticas

Los mayores vasos sanguíneos del organismo, la aorta y arterias elásticas, son conductos que permiten el flujo de la sangre hacia las ramas arteriales de menor calibre y se componen de tres capas (fig. 8-1).

- **Túnica íntima:** consiste en una sola capa de células endoteliales, un compartimento subendotelial que contiene células de músculo liso escasas y matriz extracelular que se extiende hasta el lado luminal de la lámina elástica interna. La íntima de la aorta es más gruesa que la de otras arterias elásticas y contiene proteínas de la matriz, como colágeno, proteoglucanos y cantidades bajas de elastina. Normalmente, también se identifican en ella linfocitos fijos ocasionales, macrófagos y otras células inflamatorias provenientes de la sangre.
- **Túnica media:** la capa siguiente hacia el exterior (y la más gruesa de todas) es la túnica media. La limitan las láminas elásticas interna y externa, y está formada por numerosas láminas elásticas y células de músculo liso contenidas en una matriz extracelular de tejido conjuntivo. En la aorta, la media se organiza en unidades laminares, que consisten cada una en dos láminas elásticas concéntricas con células de músculo liso, así como de la matriz asociada, que se ubica entre ambas láminas. En las arterias elásticas, las fibras elásticas se encuentran dispersas entre las células de músculo liso y sirven para minimizar la pérdida de energía al tiempo que se producen los cambios de presión entre la sístole y la diástole; al hacerlo, atenúan las pulsaciones dentro del sistema. La nutrición de las arterias elásticas pequeñas depende de la difusión a partir de la luz. No obstante, los vasos más grandes se nutren de los vasos vasculares, unos vasos finos que penetran a través de los dos tercios externos de la media. La túnica media también aloja fibras nerviosas autónomas, que influyen en la contractilidad vascular.
- **Túnica adventicia:** la capa externa de la pared de los vasos sanguíneos contiene fibroblastos, tejido conjuntivo, nervios y vasos delgados de los cuales derivan los vasos vasculares.

En la adventicia también pueden identificarse ocasionalmente células inflamatorias, así como cúmulos de linfocitos.

Arterias musculares

La sangre que contienen las arterias elásticas se distribuye hacia los distintos órganos mediante arterias musculares de gran calibre (figs. 8-1 y 8-2). La túnica media de una arteria muscular carece de bandas importantes de elastina, pero están presentes una notable lámina elástica interna prominente y, por lo general, una lámina elástica externa. Puesto que carecen de capas pesadas de elastina, las arterias musculares se contraen de manera más eficiente. La íntima de las arterias musculares, como la de la aorta, también contiene células de músculo liso escasas, tejido conjuntivo y células inflamatorias ocasionales. Los vasos vasculares se distribuyen en la pared externa de las arterias musculares más gruesas, pero no se identifican en las más delgadas. Al tiempo que el árbol vascular se ramifica en mayor grado, la túnica media se adelgaza y, excepto por el endotelio, la túnica íntima desaparece.

Las arterias musculares de pequeño calibre son reguladoras importantes del flujo sanguíneo. Sus luces estrechas incrementan la resistencia (**vasos de resistencia**), con lo que reducen la presión de la sangre hasta niveles apropiados para el intercambio de agua y constituyentes del plasma a través de los capilares de pared delgada ubicados en puntos distales. Estos vasos ayudan a mantener la presión sistémica, al regular la resistencia periférica total.

Arteriolas

Las arteriolas son los elementos más pequeños del sistema arterial. Cuentan con un recubrimiento endotelial, al que rodean una o dos capas de células de músculo liso. No se observan en ellas capas elásticas. Las arteriolas pequeñas regulan el flujo sanguíneo mediante vasomovilidad (modificación del calibre de una arteria), de manera que controlan la distribución de la sangre en el árbol capilar.

Microcirculación

Los vasos sanguíneos de la microcirculación miden menos de 100 µm de diámetro. La sangre de una arteriola entra en los capilares, que se anastomosan libremente entre sí. La gran área de superficie agregada de los capilares determina que la velocidad sea lenta, lo cual, junto con la longitud capilar, favorece aún más el intercambio microvascular (fig. 8-2). La densidad capilar en un tejido determinado también influye sobre el intercambio microvascular, al modificar la distancia para la difusión. Por ejemplo, en tejidos con demandas elevadas de oxígeno, como el corazón, la densidad capilar es muy alta. La entrada al sistema capilar se encuentra controlada por esfínteres precapilares, excepto en el caso de los **canales de paso**, que permiten eludir los capilares y siempre se encuentran abiertos. Puesto que no todos los capilares están abiertos permanentemente, el flujo sanguíneo hacia una estructura puede incrementarse mediante el reclutamiento de capilares adicionales. **La suma del flujo sanguíneo a través del lecho capilar, los canales de paso y anastomosis arteriovenosas, determina el flujo sanguíneo regional.**

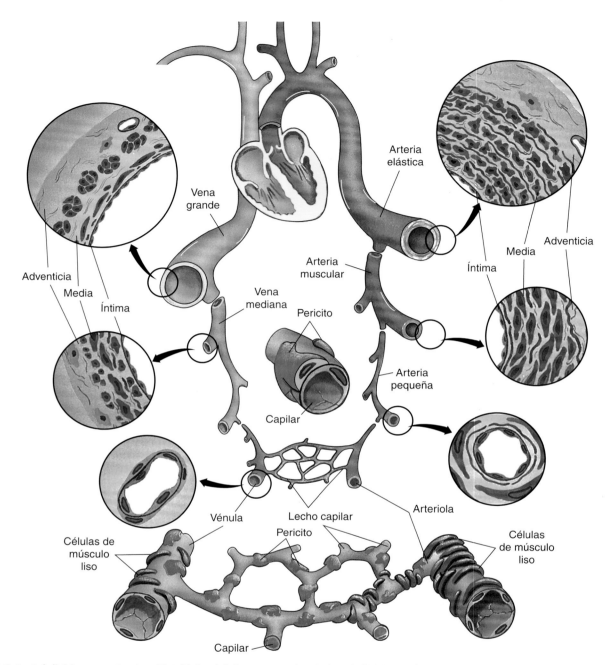

FIGURA 8-1. Subdivisiones y estructura histológica del sistema vascular. Cada subdivisión sufre una serie de cambios patológicos condicionados por la relación entre estructura y función en esa región del sistema. Por ejemplo, la aorta, una arteria elástica que se somete a gran presión, muestra con frecuencia dilatación patológica (aneurisma) si se daña la media elástica de soporte. Las arterias musculares constituyen la ubicación más importante de la ateroesclerosis. Las arterias pequeñas, en particular las arteriolas, son lugares en los que se producen cambios hipertensivos. Los lechos capilares, vénulas y venas muestran tipos específicos de cambios patológicos.

Capilares

En los capilares, el endotelio sólo recibe respaldo de una pequeña cantidad de células de músculo liso. El endotelio capilar permite el intercambio de solutos y células entre la sangre y el líquido extracelular. Una característica necesaria de este intercambio es una reducción intensa de la presión, que impide el desplazamiento del líquido intravascular hacia el espacio extracelular.

El endotelio capilar es una membrana semipermeable, en la que el intercambio de solutos plasmáticos con el líquido extracelular se encuentra controlado por las dimensiones y la carga de las moléculas. La permeabilidad de los capilares depende de sus células endoteliales y sus uniones. Los capilares cerebrales son muy impermeables debido a que las uniones entre sus células endoteliales se encuentran selladas. El transporte en otros lechos capilares tiene lugar por efecto del paso de moléculas a través de uniones celulares incompletas o mediante pinocitosis, es decir, el paso de moléculas a través del citoplasma gracias al transporte vesicular. En ciertas regiones como los glomérulos renales, el endotelio capilar cuenta con canales permanentes que traspasan las células endoteliales, o existen brechas dispersas entre estas (**fenestraciones**).

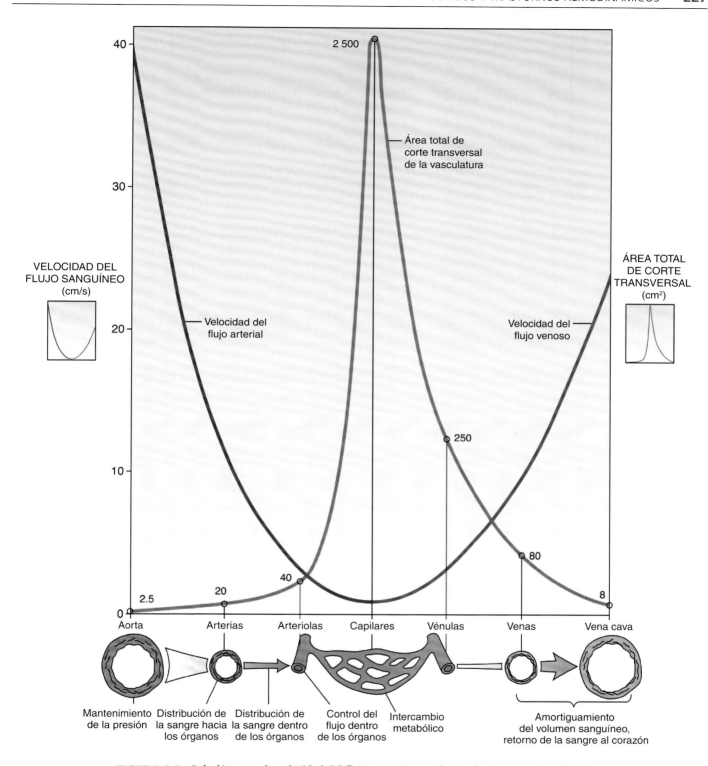

FIGURA 8-2. Relación entre la velocidad del flujo sanguíneo y el área de corte transversal de la vasculatura. El árbol vascular es un circuito que conduce la sangre a partir del corazón a través de vasos de conducción de gran diámetro y baja resistencia hasta las arterias pequeñas y las arteriolas, que reducen la presión de la sangre y protegen los capilares. Los capilares cuentan con una pared delgada y permiten el intercambio de nutrientes y productos de desecho entre el tejido y la sangre, proceso que requiere un área de superficie muy amplia. El circuito de retorno al corazón lo completan las venas, que son distensibles y constituyen un amortiguador de volumen que funciona como elemento de capacitación en el circuito vascular.

Endotelio

Las células endoteliales desempeñan funciones importantes en la anticoagulación, facilitación de la migración y retorno de sustancias de la sangre hacia los tejidos, la regulación del tono de los vasos (especialmente el de las arterias de resistencia), y la regulación de la permeabilidad vascular (*v.* cap. 2).

Venas

Las vénulas son los primeros vasos que reciben la sangre de los capilares. Su capa media delgada es apropiada para un vaso que no se enfrenta a presiones intraluminales altas. Las vénulas se unen para originar venas delgadas y medianas, que a su vez convergen para constituir venas grandes. Las paredes de las venas de gran calibre no cuentan con las láminas elásticas características de las arterias elásticas; incluso la lámina elástica interna sólo alcanza un desarrollo completo en las venas de mayor calibre. La media es delgada y las venas afluentes más pequeñas casi carecen de ella. Muchas venas, en particular en las extremidades, están provistas de válvulas formadas por pliegues de la capa íntima cubiertos por endotelio que impiden el flujo retrógrado y facilitan el desplazamiento de la sangre en las condiciones de presión baja propias de la circulación venosa. Las vénulas poscapilares son el lugar en que se produce la migración transendotelial de los leucocitos hacia el tejido en las reacciones inflamatorias (*v.* cap. 2).

Vasos linfáticos

Los vasos linfáticos son canales de pared delgada y baja presión. Son importantes para mantener el equilibrio hídrico normal en los tejidos, al proporcionar una vía de drenaje del filtrado del plasma, las células y el material extraño que derivan de los espacios intersticiales. El líquido intersticial es reabsorbido hacia la circulación en el extremo venoso del capilar, y una pequeña parte se drena a través de los nódulos linfáticos. También son importantes para la digestión de las grasas, a través de los canales linfáticos ubicados dentro de las vellosidades intestinales, y para la vigilancia inmunitaria. Los vasos linfáticos tienen una permeabilidad mayor que los vasos sanguíneos, en parte debido a que tienen menos uniones estrechas. La circulación linfática se compone de capilares linfáticos en asa ciega, formados por: (1) capilares linfáticos con células endoteliales superpuestas que no están unidas. Las células están ancladas al intersticio, de modo que, al aumentar la fuerza del fluido, se abren las «aletas» endoteliales; (2) vasos linfáticos precolectores y (3) vasos linfáticos colectores, que bombean la linfa hacia los nódulos linfáticos, troncos linfáticos y, por último, los conductos torácico y linfático derecho, que devuelven la linfa a la sangre. Los vasos linfáticos colectores tienen una capa de músculo liso con contractilidad intrínseca que impulsa la linfa en sentido anterógrado. Como las de las venas, sus válvulas intraluminales impiden el reflujo.

CÉLULAS DE LA PARED DE LOS VASOS SANGUÍNEOS

Las células de la pared de los vasos sanguíneos cuentan con propiedades únicas que resultan cruciales para su trabajo fisiológico normal y contribuyen a la patogenia de las vasculopatías.

Células endoteliales

Las células endoteliales muestran una actividad metabólica intensa y tienen una participación importante en distintas funciones biológicas, entre otras la permeabilidad vascular, coagulación, regulación plaquetaria, fibrinólisis, inflamación, inmunorregulación y reparación. También modulan la función de las células de músculo liso vascular mediante las vías paracrinas. Las células endoteliales forman estructuras únicas de transducción mecánica que modulan los efectos de la fuerza de desgarro hemodinámico

luminal en la pared del vaso. Por efecto de la detección de fenómenos mecánicos, las membranas celulares endoteliales pueden deformarse. Este efecto activa las señales bioquímicas y conduce a la expresión de compuestos vasoactivos, factores de crecimiento, coagulación/fibrinólisis/complemento, enzimas de degradación de la matriz, mediadores inflamatorios y moléculas de adhesión.

La integridad del endotelio depende de varios tipos de complejos de adhesión que favorecen la adherencia entre la célula y el sustrato, y la que se produce entre células (*v.* cap. 2).

Filtración capilar normal

La formación y la retención normales del líquido intersticial dependen de su filtración y reabsorción a través de los capilares (fuerzas de Starling). La presión interna o hidrostática en el segmento arteriolar del capilar es de 32 mm Hg. En el punto medio del capilar, es de 20 mm Hg. Puesto que la presión hidrostática intersticial es de sólo 3 mm Hg, el diferencial de presión provoca la filtración del líquido hacia el exterior a una velocidad de 14 mL/min. A la presión hidrostática se opone la presión oncótica del plasma (26 mm Hg), lo que tiene como resultado la reabsorción osmótica en el extremo venoso del capilar, a una velocidad de 12 mL/min. De esta manera, el líquido intersticial se forma a una velocidad de 2 mL/min y vuelve a entrar en la circulación a través del sistema linfático, de manera que en estado de equilibrio no existe ganancia o pérdida neta de líquido en el intersticio.

Metabolismo del sodio y agua

El agua representa del 50-70 % del peso corporal, y se encuentra distribuida entre los espacios del líquido extracelular e intracelular. El líquido extracelular se distribuye además entre los compartimentos intersticial y vascular. Alrededor del 75 % del líquido extracelular corresponde a líquido intersticial.

El sodio corporal total es el determinante básico del volumen de líquido extracelular, puesto que es el catión principal en el mismo. En otras palabras, un incremento del sodio corporal total debe equilibrarse con una cantidad mayor de agua para mantener una osmolalidad constante. El control del volumen de líquido extracelular depende en gran medida de la regulación de la excreción renal de sodio, que recibe influencia de: (1) el factor auricular natriurético; (2) el sistema renina-angiotensina del aparato yuxtaglomerular, y (3) la actividad del sistema nervioso simpático (*v.* cap. 14).

TRASTORNOS DE LA PERFUSIÓN

Los trastornos hemodinámicos se caracterizan por anomalías de la perfusión que podrían tener como consecuencia el daño de órganos y células.

Hiperemia

Puede deberse bien al incremento del flujo sanguíneo mediante el sistema arterial (**hiperemia activa**), bien a algún trastorno que impida la salida de la sangre a través de las vías venosas (**hiperemia pasiva** o **congestión**). La hiperemia activa consiste en el incremento de la irrigación sanguínea de un órgano. Suele constituir una respuesta fisiológica ante un aumento de la demanda funcional, como lo que ocurre en el corazón y el músculo esquelético durante el ejercicio o notablemente durante la inflamación. La hiperemia pasiva, o congestión, es la ingurgitación de un órgano con sangre venosa. La congestión pasiva aguda es, desde el punto de vista clínico, una consecuencia de la deficiencia aguda de los ventrículos izquierdo o derecho. El aumento generalizado de la presión venosa, habitualmente por una deficiencia cardiaca crónica, induce un flujo sanguíneo más lento y el aumento secundario del volumen sanguíneo en muchos órganos, entre los que se encuentran: pulmón, hígado, bazo y riñones.

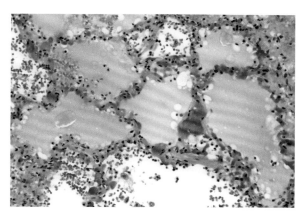

FIGURA 8-3. Edema pulmonar. Paciente con deficiencia cardiaca congestiva con presencia de líquido que se tiñe de tono rosado dentro de los alvéolos. Centre for Heart Lung Innovation James Hogg Lung Registry, St. Paul's Hospital, University of British Columbia.

Pulmón

En el pulmón, el resultado de la hiperemia pasiva es la acumulación de un trasudado dentro del espacio alveolar, lo que se denomina **edema pulmonar** (fig. 8-3). Esto suele ir acompañado de la liberación de eritrocitos en el alvéolo y la fagocitosis de dichas células por parte de macrófagos alveolares, lo que da como resultado **células de deficiencia cardiaca** caracterizadas por acumulación de hemosiderina. (fig. 8-4). La **hipertensión pulmonar** se desarrolla cuando la presión se transmite hacia el sistema arterial pulmonar. Esto puede desencadenar deficiencia cardiaca derecha y congestión venosa sistémica secundaria. Los cambios morfológicos asociados con la hipertensión pulmonar se discuten en el capítulo 10.

Hígado

Las venas hepáticas drenan en la vena cava en un punto justo debajo del corazón, de tal forma que el hígado es particularmente vulnerable a la congestión aguda o crónica de tipo pasivo (v. cap. 12). Las venas centrales de los lóbulos hepáticos se dilatan. Durante la congestión hepática pasiva, los sinusoides se distienden, situación que provoca atrofia por presión de los hepatocitos centrolobulillares (fig. 8-5 A). En la revisión macroscópica, la superficie de corte de un hígado con congestión crónica muestra focos oscuros de congestión centrolobulillar rodeados por regiones más pálidas que corresponden a las regiones periféricas de los lóbulos, que no se encuentran afectadas. El resultado es un aspecto reticular que se asemeja al de una nuez moscada cortada en sentido transversal («hígado en nuez moscada»; fig. 8-5 B).

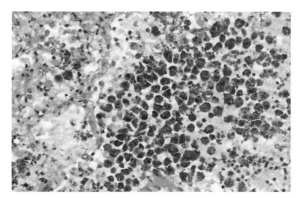

FIGURA 8-4. Congestión pulmonar pasiva. Macrófagos cargados de hemosiderina en el pulmón de un paciente con deficiencia cardiaca congestiva.

Bazo

El incremento de la presión intravascular en el hígado, ya sea derivado de la deficiencia cardiaca o de una obstrucción intrahepática del flujo sanguíneo (p. ej., cirrosis), conduce al desarrollo de una presión más alta en la vena esplénica, así como a la congestión del vaso. El órgano se distiende y desarrolla tensión, y en un corte transversal se observa la trasudación de sangre oscura. Si la congestión es prolongada, el bazo muestra agrandamiento, fibrosis y formación de focos calcificados que contienen hierro y derivan de hemorragias antiguas (cuerpos de Gamna-Gandy). El bazo hipertrófico muestra en ocasiones una función excesiva (**hiperesplenismo**) que da lugar a anomalías sanguíneas (p. ej., trombocitopenia).

La congestión venosa impide el flujo sanguíneo capilar, con lo que aumenta la presión hidrostática y se favorece la formación de edema (v. más adelante un análisis sobre los mecanismos de desarrollo del edema).

EDEMA

El edema es el exceso de líquido en los espacios del tejido intersticial. El **edema local** coincide, en la mayor parte de los casos, con inflamación. El edema local en una extremidad, por lo general, la pierna, deriva de la obstrucción venosa o linfática.

El **edema generalizado** describe la inflamación de las vísceras y a la piel del tronco y extremidades inferiores. Se refiere a un trastorno global del metabolismo de líquidos y electrolitos, y es, con más frecuencia, secundario a la deficiencia cardiaca. La **anasarca** es un edema generalizado extremo, en el que se acumula gran cantidad del líquido en el tejido subcutáneo, vísceras y cavidades corporales. Las cavidades en que puede acumularse el líquido de edema incluyen el espacio pleural (**hidrotórax**), peritoneo (**ascitis**) y pericardio (**hidropericardio**).

Causas del edema

- El **incremento de la presión hidrostática** trae consigo un aumento de la filtración del líquido hacia el espacio intersticial, así como su retención en forma de edema. La cardiopatía descompensada y deficiencia del ventrículo izquierdo desencadenan edema pulmonar agudo. La obstrucción venosa en la extremidad inferior desencadena edema en la pierna. La obstrucción al flujo de sangre portal que se produce en la cirrosis hepática contribuye a la acumulación de líquido en la cavidad abdominal (ascitis).
- La **disminución de la presión oncótica plasmática** como resultado de la reducción de los niveles de proteína plasmática (predominantemente albúmina) tiende a originar un edema generalizado. Esto puede deberse a una deficiencia en la síntesis como resultado de la desnutrición o hepatopatía, o como resultado de la pérdida de proteínas, algo que puede ocurrir en una nefropatía.
- La **obstrucción linfática** produce un edema local cuando el exceso de fluido filtrado hacia los espacios intersticiales no puede eliminarse por vía linfática. Dicha obstrucción linfática puede deberse a (1) neoplasia; (2) fibrosis derivada de la radiación o inflamación, por ejemplo, **elefantiasis**, linfedema masivo de piernas y escroto como resultado de la respuesta inflamatoria a las filarias; o (3) como un efecto secundario de una cirugía ablativa, como una linfadenectomía en el caso de mastectomías.

Papel de la retención de sodio en el edema

El edema generalizado y la ascitis son invariablemente reflejo del aumento del sodio corporal total, como consecuencia de la retención renal de ese ion. En el momento en que el edema periférico puede detectarse por medios clínicos, el volumen del líquido extracelular ya tiene un incremento de por lo menos 5 L.

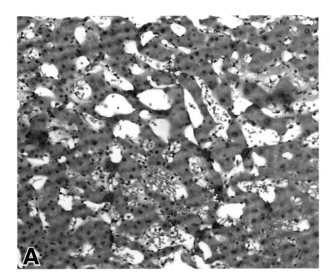

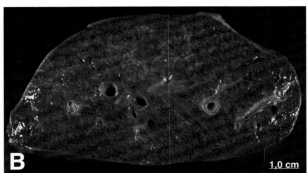

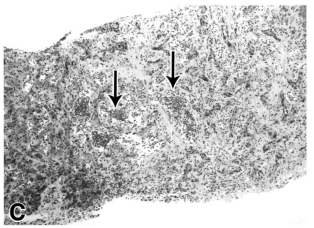

FIGURA 8-5. Congestión pasiva crónica hepática. A. Microfotografía hepática que muestra los sinusoides hepáticos dilatados. Las placas de hepatocitos que se interponen muestran atrofia por presión. **B.** Fotografía macroscópica del hígado en que se aprecia su aspecto en nuez moscada, que deriva de la deficiencia congestiva del ventrículo derecho. **C.** Cambios tardíos en la congestión pasiva crónica, caracterizada por dilatación de los sinusoides (*flechas*) y fibrosis (obsérvese la coloración azul del colágeno en esta tinción tricrómica). A la derecha se identifica una proliferación de los conductos biliares.

Entre las enfermedades en que es más frecuente encontrar edema generalizado se encuentran la deficiencia cardiaca congestiva, cirrosis hepática, síndrome nefrótico y algunos casos de deficiencia renal crónica. Los mecanismos para la formación de edema y los trastornos representativos que se relacionan con ellos se resumen en la tabla 8-1.

Acumulación de líquido en las cavidades corporales

La acumulación de líquido dentro de un espacio corporal o cavidad se denomina **derrame**.

- Un **derrame pleural** (acumulación de líquido en el espacio pleural) puede resultar de cualquier tendencia generalizada a la formación de edema (explicado anteriormente), pero también es una respuesta frecuente a un proceso inflamatorio o tumores pulmonares o de la superficie pleural.
- Los **derrames pericárdicos** se presentan con las infecciones pericárdicas, las metástasis tumorales del pericardio, la uremia y afecciones inflamatorias como el lupus eritematoso sistémico. También pueden encontrarse, en ocasiones, después de las cirugías cardiacas (**síndrome pospericardiotomía**) o en la radioterapia contra el cáncer. La hemorragia en el saco pericárdico (**hemopericardio**) puede ocurrir con un traumatismo o después de una rotura cardiaca postisquémica. Dicha hemorragia, especialmente si es rápida, puede causar **taponamiento cardiaco**. Esta condición está acompañada por una caída precipitada en el gasto cardiaco y muchas veces causa la muerte, porque la presión en la cavidad pericárdica supera la presión de llenado cardiaca.
- El **derrame peritoneal**, que también se denomina **ascitis**, se debe en especial a la cirrosis hepática, tumores abdominales, pancreatitis, deficiencia cardiaca, síndrome nefrótico y obstrucción venosa hepática (síndrome de Budd-Chiari). Los pacientes con ascitis intensa acumulan muchos litros de líquido y muestran gran distensión abdominal. El incremento

Tabla 8-1

Trastornos relacionados con edema

Aumento de la presión hidrostática	
Dilatación arteriolar	Inflamación
	Calor
Aumento de la presión venosa	Trombosis venosa
	Deficiencia cardiaca congestiva
	Cirrosis (ascitis)
	Inactividad en postura específica (p. ej., bipedestación prolongada)
Hipervolemia	Retención de sodio (p. ej., disminución de la función renal)
Disminución de la presión oncótica	
Hipoproteinemia	Síndrome nefrótico
	Cirrosis
	Gastroenteropatía hipoproteinemiante
	Desnutrición
Incremento de la permeabilidad capilar	
	Inflamación
	Quemaduras
	Síndrome de dificultad respiratoria aguda
Obstrucción linfática	
	Cáncer
	Linfedema posquirúrgico
	Inflamación

resultante de la presión abdominal se asocia con anorexia y vómito, la esofagitis por reflujo, disnea, hernia abdominal y escape de líquido hacia el espacio pleural.

SHOCK

El shock es un trastorno hemodinámico metabólico profundo que se caracteriza por una incapacidad para mantener una irrigación sanguínea adecuada en la microcirculación, que trae consigo la perfusión insuficiente de los órganos vitales y la incapacidad para eliminar los metabolitos. A falta de mecanismos compensatorios, el shock se vuelve irreversible y conduce al fallo y muerte del sistema orgánico.

Shock no es sinónimo de presión arterial baja. La hipotensión es un signo tardío en el shock y revela la incapacidad de los mecanismos de compensación por los cuales la vasoconstricción extrema mantiene la presión arterial en el caso de un fallo crítico del flujo sanguíneo periférico.

  PATOGENIA MOLECULAR Y FACTORES ETIOLÓGICOS: La disminución de la perfusión durante el shock deriva en la mayor parte de los casos de la disminución del gasto cardiaco, que puede deberse a la incapacidad de bombeo del corazón para permitir un retorno venoso normal (**shock cardiógeno**) o a una disminución del volumen sanguíneo efectivo. Este último deriva en una reducción del retorno venoso (**shock hipovolémico**). La vasodilatación sistémica, con o sin incremento de la permeabilidad vascular, se refiere como shock **distributivo**. Esta condición tiene varias subcategorías esenciales: **shock séptico**, **anafiláctico** y **neurógeno** (fig.8-6).

- El **shock cardiógeno** se debe al fallo de la bomba miocárdica. Suele ocurrir después de un infarto masivo de miocardio, pero la miocarditis también puede ser responsable de las enfermedades que impiden el llenado cardiaco izquierdo o derecho y disminuyen el gasto cardiaco, lo que trae consigo un shock «obstructivo». Entre estas enfermedades se encuentran la embolia pulmonar, taponamiento cardiaco y (en raras ocasiones) el mixoma auricular.
- El **shock hipovolémico** se debe a una disminución intensa del volumen sanguíneo o plasmático, que deriva de la pérdida de líquido desde el compartimento vascular. La hemorragia, la pérdida hídrica por quemaduras graves, diarrea, formación excesiva de orina, sudoración y traumatismo pueden inducir shock hipovolémico.
- El **shock séptico** es consecuencia de las infecciones microbianas sistémicas graves. La patogenia del shock séptico es compleja (*v.* fig. 8-6) y se analiza en detalle en el capítulo 2.
- El **shock anafiláctico** se deriva de una reacción de hipersensibilidad tipo I que causa vasodilatación diseminada y aumento de la permeabilidad vascular.
- El **shock neurógeno** puede ocurrir tras una lesión aguda del cerebro o la médula espinal, que impide el control nervioso del tono vasomotor y trae consigo vasodilatación generalizada.

En el shock hipovolémico y cardiógeno, el gasto cardiaco menor y la disminución secundaria de la perfusión hística son pasos clave en la evolución de un cuadro reversible a irreversible. En el caso tanto del shock anafiláctico como del neurógeno, la redistribución subsiguiente de la sangre hacia la periferia, con o sin incremento de la permeabilidad vascular, disminuye el volumen circulante efectivo y el volumen plasmático, y tiene finalmente las mismas consecuencias que el shock hipovolémico.

La hipoxia celular comúnmente sigue una disminución inicial en la perfusión de los tejidos. Esto inicialmente no provoca una lesión irreversible; un círculo vicioso de disminución de la

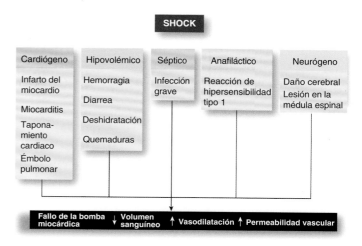

FIGURA 8-6. Clasificación del shock. El shock se produce por: (*1*) la incapacidad del corazón para lograr un bombeo adecuado (choque cardiógeno); (*2*) disminución del volumen sanguíneo efectivo como consecuencia de la reducción intensa del volumen sanguíneo o plasmático (shock hipovolémico), o (*3*) vasodilatación diseminada (shock séptico, anafiláctico o neurógeno). El aumento de la permeabilidad vascular podría complicar la vasodilatación, al contribuir a la disminución del volumen circulante efectivo.

perfusión hística y daño celular añadido se perpetúa por una lesión en las células endoteliales. La consiguiente pérdida de líquido de la vasculatura reduce el volumen sanguíneo y el gasto cardiaco. En última instancia, sobreviene acidosis metabólica, con daño a múltiples sistemas de órganos.

HEMOSTASIA Y TROMBOSIS

La **hemostasia normal** requiere el mantenimiento de un estado no trombótico en reposo dentro del sistema vascular, pero también que el sistema hemostático pueda responder de forma instantánea a cualquier daño vascular y forme un coágulo.

La **hemorragia** consiste en la salida de sangre fuera del compartimento vascular hacia espacios corporales distintos a los vasculares o fuera del cuerpo. La causa más frecuente y evidente del fenómeno es el traumatismo. La ateroesclerosis grave también puede debilitar la pared de la aorta abdominal, que se distiende hasta formar un aneurisma, que entonces puede romperse y permitir el escape de la sangre hacia el espacio retroperitoneal (como se explica más adelante). Una disminución intensa del número de plaquetas (**trombocitopenia**) o la deficiencia de algún factor de la coagulación se relaciona a menudo con la hemorragia espontánea sin traumatismo aparente.

La terminología especializada que describe los procesos hemorrágicos incluye lo siguiente:

- **Hematoma**: hemorragia que tiene lugar dentro de un tejido blando. Este tipo de acumulaciones sanguíneas pueden ser tan sólo dolorosas, como en el caso de un hematoma muscular, o resultar mortales, como cuando se localizan en el cerebro.
- **Hemotórax**: hemorragia en el interior de la cavidad pleural.
- **Hemopericardio**: hemorragia dentro del espacio pericárdico.
- **Hemoperitoneo**: sangrado hacia el interior de la cavidad peritoneal.
- **Hemartrosis**: hemorragia dentro del espacio articular.
- **Púrpura**: hemorragias superficiales difusas en la piel, hasta de 1 cm de diámetro.
- **Equimosis**: hemorragia superficial grande que se localiza en la piel (fig. 8-7). La coloración violácea inicial se torna verdosa y luego amarilla antes de su resolución. Esta secuencia

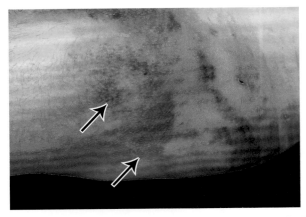

FIGURA 8-7. Equimosis. Hemorragia superficial difusa (*flechas*) en el muslo, derivada de un traumatismo contuso. Cortesía del Dr. Charles Lee, Department of Pathology and Laboratory Medicine, University of British Columbia.

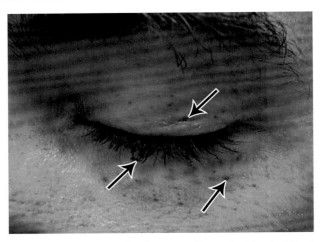

FIGURA 8-8. Petequias. Microhemorragias periorbitarias (*flechas*) que se observan como lesiones eritematosas puntiformes. Cortesía del Dr. Greg J. Davis, Department of Pathology, University of Kentucky College of Medicine.

de acontecimientos deriva de la oxidación progresiva de la bilirrubina que se forma a partir de la hemoglobina de los eritrocitos degradados. Un buen ejemplo de una equimosis es un «ojo morado».

■ **Petequias**: hemorragias puntiformes que, por lo general, se observan en la piel o la conjuntiva (fig. 8-8). Esta lesión deriva de la rotura de algún capilar o arteriola, y tiene lugar en las coagulopatías o las vasculitis. Las petequias pueden también generarse por la liberación de émbolos microscópicos de las válvulas cardiacas infectadas (endocarditis bacteriana) (fig. 8-8).

TROMBOSIS

La **trombosis** se refiere a la formación patológica de **trombos**, definida como una acumulación de sangre coagulada que contiene plaquetas, fibrina y elementos celulares atrapados, y que se localiza en la luz vascular. Por definición, un trombo se adhiere al endotelio vascular y debe distinguirse de un coágulo sanguíneo simple, que depende tan sólo de la activación de la cascada de la coagulación y pueden formarse *in vitro* o incluso después de la muerte. De manera similar, un trombo difiere de un hematoma, que se genera por una hemorragia y por la coagulación subsiguiente fuera del espacio vascular. Los trombos

pueden formarse cuando (1) la función endotelial se modifica, (2) cuando se pierde la continuidad del endotelio o (3) cuando el flujo sanguíneo dentro de un vaso se vuelve anormal, como en el caso de existir turbulencia o estasis.

Los detalles de los procesos complejos que mantienen la hemostasia normal se encuentran en el Capítulo 18.

Trombosis arterial

La patogenia de la trombosis arterial incluye en especial los tres factores siguientes:

■ **Daño al endotelio**, por lo general secundario a **ateroesclerosis**, altera las propiedades anticoagulantes de la pared del vaso y funciona como espacio para la agregación plaquetaria y la formación de fibrina. La ateroesclerosis se discute en detalle más adelante.

■ **Alteraciones del flujo sanguíneo**, ya sea las derivadas de la turbulencia dentro de un aneurisma o las producidas en los espacios de bifurcación arterial, conducen a la trombosis. La reducción de la velocidad del flujo sanguíneo en las arterias con estrechamiento favorece la trombosis.

■ **Incremento de la coagulabilidad de la sangre**, por ejemplo, en la policitemia vera o en asociación con algunos cánceres, conduce al aumento del riesgo de trombosis.

Los vasos afectados con más frecuencia en la trombosis arterial son las arterias coronarias, cerebrales, mesentéricas y renales, así como las propias de las extremidades inferiores. Es menos frecuente que la trombosis arterial se produzca en otros trastornos, entre los que se encuentran la inflamación de las arterias (arteritis), traumatismos y trastornos sanguíneos. Los trombos son frecuentes en los **aneurismas** (dilataciones localizadas de la luz vascular) de la aorta y sus ramas principales, dentro de los cuales la turbulencia del flujo sanguíneo, en combinación con la enfermedad intrínseca del vaso y, en particular, la ateroesclerosis, favorece la trombosis.

 PATOLOGÍA: Un trombo arterial adherido a la pared de un vaso es en un principio blando, friable y rojo oscuro, con bandas finas alternantes amarillentas de plaquetas y fibrina, denominadas líneas de Zahn (fig. 8-9). El trombo arterial tiene varios destinos posibles:

■ **Lisis**, por efecto de la potente actividad trombolítica de la sangre.

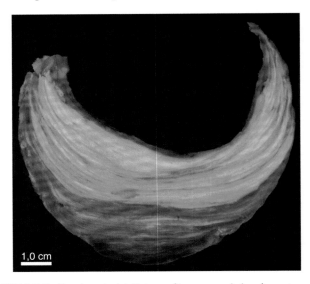

FIGURA 8-9. Trombo arterial. Fotografía macroscópica de un trombo ubicado en un aneurisma aórtico, que muestra la distribución laminar de fibrina y plaquetas conocida como líneas de Zahn.

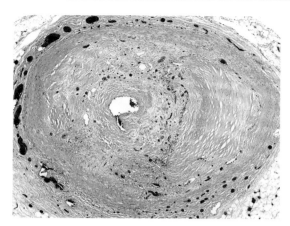

FIGURA 8-10. Canalización de un trombo. Microfotografía de la arteria coronaria descendente anterior izquierda en la que se observa ateroesclerosis intensa y canalización.

- **Extensión** (es decir, un aumento de su tamaño), puesto que un trombo funciona como foco para la trombosis adicional.
- **Organización**, que consiste en su invasión final por elementos del tejido conjuntivo, que hacen que el trombo adquiera consistencia firme y coloración blanco-grisácea.
- **Canalización**, caso en el que dentro del trombo organizado se forma una luz nueva que se recubre con células endoteliales (fig. 8-10). Su significado funcional es a menudo incierto.
- **Embolización**, en la que parte del trombo o todo él se desprende de la pared vascular, viaja por los vasos sanguíneos y se aloja en un lugar distante al de su formación (*v.* un análisis detallado más adelante).

La estructura organizada del trombo es el resultado de una interacción estrecha entre las plaquetas y la fibrina, y difiere de la apariencia de un coágulo de formación posmortem o uno que se forma en un tubo de ensayo. La determinación del momento de formación de un coágulo, ya sea en vida (coágulo pre-mórtem) o después de la muerte (coágulo post-mórtem) es relevante con frecuencia en la autopsia médica, así como en la patología forense. Las líneas de Zahn caracterizan un trombo que se forma durante la vida, mientras un coágulo post-mórtem cuenta con una estructura de cualidad gelatinosa. Los coágulos post-mórtem se asientan en una región inferior que contiene eritrocitos numerosos, lo que da como resultado un aspecto rojizo y gelatinoso («jalea de grosella»). Un coágulo suprayacente es más firme y de coloración amarillo-blanquecina, y corresponde al plasma que se coagula sin eritrocitos («grasa de pollo»).

 CARACTERÍSTICAS CLÍNICAS: *La trombosis arterial que deriva de la ateroesclerosis es la causa más frecuente de muerte en los países industrializados.* Puesto que casi todos los trombos arteriales ocluyen el vaso, suelen desencadenar la necrosis isquémica del tejido al que irriga la arteria afectada (es decir, se produce un **infarto**). Así, la trombosis en una arteria coronaria o una placa ateroesclerótica (fig. 8-11) desencadena un **infarto de miocardio** (ataque cardiaco) o un **infarto cerebral** (accidente cerebrovascular), respectivamente. Otras arterias terminales a las que la ateroesclerosis y la trombosis afectan con frecuencia incluyen las arterias mesentéricas (infarto intestinal), renales (infartos renales) y de la pierna (pierna isquémica y gangrena).

ATEROESCLEROSIS

La ateroesclerosis se caracteriza por acumulación progresiva de (1) células inflamatorias, inmunitarias y de músculo liso;

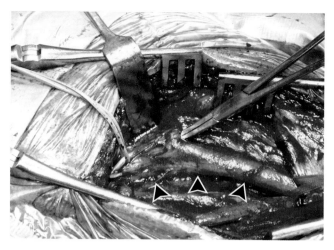

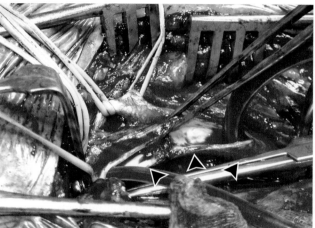

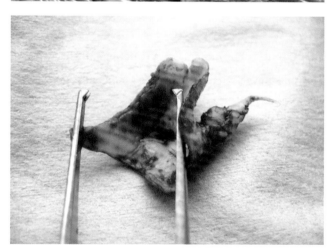

FIGURA 8-11. Endarterectomía. Imagen intraoperatoria de una arteria carótida (*arriba, puntas de flecha*) posarterioctomía mostrando una placa casi oclusiva ateroesclerótica *in situ* (*centro, puntas de flecha*) y la propia placa ateroesclerótica después de la endarterectomía carotídea (*abajo*).

(2) lípidos y (3) tejido conjuntivo en la íntima de las arterias elásticas y musculares de grande y mediano calibre. La lesión ateroesclerótica clásica se describe con más precisión como una placa lipídica fibroinflamatoria denominada **ateroma**. Estas placas se desarrollan en el transcurso de décadas (tablas 8-2 y 8-3). Su crecimiento adicional genera invasión de la media de la pared

Tabla 8-2

Aterogénesis

- La formación y el crecimiento de un ateroma lipídico fibroinflamatorio es un proceso dinámico de evolución lenta con episodios superpuestos agudos

- Algunos factores de riesgo aceleran la evolución

- Su patogenia es multifactorial y, por ende, la importancia relativa de factores genéticos y ambientales específicos puede variar entre los individuos

- Las interacciones entre los componentes celulares y la matriz en la pared del vaso y los constituyentes del suero, los leucocitos, las plaquetas y las fuerzas fisiológicas regulan la formación del ateroma lipídico fibroinflamatorio

arterial y de la luz del vaso sanguíneo, con lo que reduce su diámetro. Las lesiones ateroescleróticas también se denominan placas ateroescleróticas, ateromas, placas fibrosas o lesiones fibroadiposas. Es posible construir en la actualidad una descripción integral de la patogenia de la ateroesclerosis, con la excepción de que la formación, crecimiento y presentación clínica de cada placa varían de un paciente a otro.

Desarrollo de la aterogénesis

La típica lesión ateroesclerótica, que al inicio es clínicamente insignificante, se forma durante 20 a 30 años. Una excepción se produce en el caso de la hipercolesterolemia familiar homocigótica, en la que las lesiones se desarrollan durante la primera década de vida. La identificación de un solo gen aterógeno «maestro» en la ateroesclerosis es poco probable. En su lugar, parece que múltiples polimorfismos génicos interactúen con el ambiente y entre ellos.

La patogenia de la ateroesclerosis es progresiva, y se desarrolla a través de una etapa de iniciación o formación y una etapa de adaptación, ambas subclínicas. Sin embargo, a medida que las lesiones crecen e invaden la luz del vaso, se evidencia el estadio clínico. Un punto importante en este proceso es el desarrollo de la **placa lipídica fibroinflamatoria o ateroma** (fig. 8-12).

Lesión característica de la ateroesclerosis

La lesión característica de la ateroesclerosis es la placa lipídica fibroinflamatoria. Las placas simples son lesiones localizadas, elevadas, de color amarillo claro y superficie lisa, con forma irregular pero bordes bien definidos. Las placas fibroadiposas (fig. 8-13) representan lesiones más avanzadas y tienden a ser ovaladas, con un diámetro de hasta 12 cm. En los vasos más pequeños, como

Tabla 8-3

Componentes importantes del ateroma lipídico fibroinflamatorio

Células		
	• Células endoteliales	• Lípidos y lipoproteínas
	• Células espumosas	• Proteínas séricas
	• Células gigantes	• Productos de plaquetas
	• Linfocitos	y leucocitos
	• Mastocitos	• Detritos necróticos
	• Macrófagos	• Microvasos nuevos
		• Cristales de hidroxiapatita
Matriz	• Colágeno	• Factores de crecimiento
	• Elastina	• Oxidantes/antioxidantes
	• Glucoproteínas	• Enzimas proteolíticas
	• Proteoglucanos	• Factores procoagulantes

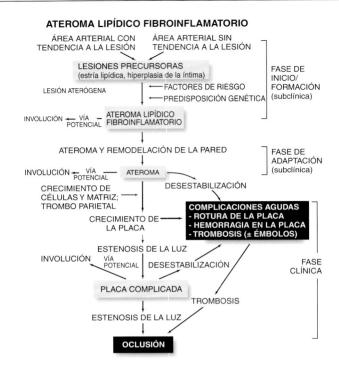

ATEROMA LIPÍDICO FIBROINFLAMATORIO

FIGURA 8-12. Hipótesis unificadora de la patogenia de la ateroesclerosis.

en las arterias coronarias o las cerebrales es frecuente que la placa sea excéntrica; esto es, que sólo ocupe una parte de la circunferencia de la luz. En fases posteriores, la fusión de placas en las arterias musculares puede dar origen a lesiones mayores, que ocupan varios centímetros cuadrados.

Las placas ateroescleróticas se encuentran en un principio cubiertas por endotelio y tienden a incluir la íntima y una porción muy limitada de la región superior de la media (fig. 8-13 B). El área que está entre la luz y el núcleo necrótico —la **cápsula fibrosa**— contiene células de músculo liso, macrófagos, linfocitos, células cargadas de lípidos (**células espumosas**) y componentes del tejido conjuntivo. El núcleo central contiene residuos necróticos. Las células espumosas corresponden tanto a macrófagos como a células de músculo liso que han retenido lípidos. Podrían existir cristales de colesterol y células gigantes de cuerpo extraño dentro del tejido fibroso y las áreas necróticas. Existen células inflamatorias e inmunitarias numerosas, en particular linfocitos T, dentro de la placa.

La neovascularización es un elemento que contribuye de forma relevante al crecimiento de la placa y a su complicación subsiguiente. Se postula que los vasos crecen hacia el interior a partir de los vasos vasculares. Son raras en las arterias coronarias sanas pero frecuentes en las placas ateroescleróticas.

Una placa **complicada** deriva de varias situaciones: erosión, ulceración o formación de fisuras en la superficie de la lesión, hemorragia dentro de la placa, trombosis parietal, calcificación y formación de aneurisma (Figs. 8-13 C y D, 8-14 y 8-15). La transformación de una placa ateroesclerótica fibroadiposa simple en una lesión complicada puede tener lugar durante la tercera década de vida, aunque la mayor parte de los individuos afectados tiene 50 o 60 años de edad. El proceso anuncia la aparición de una posible enfermedad clínica.

La lesión precursora de la ateroesclerosis

PATOLOGÍA: Se han identificado dos lesiones específicas como precursoras de las placas ateroescleróticas, estría lipídica y masa de células de la íntima.

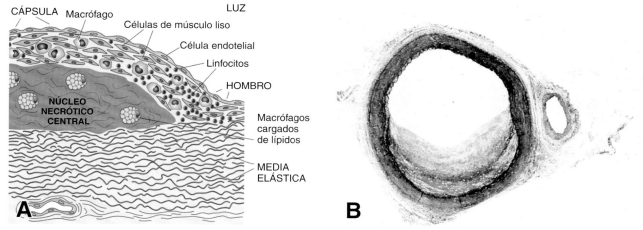

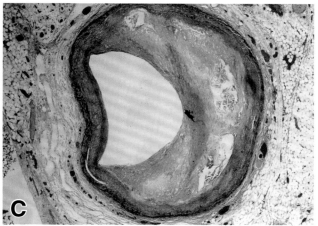

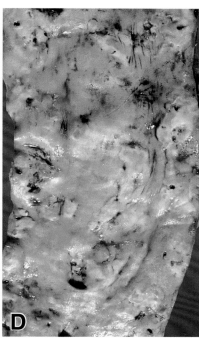

FIGURA 8-13. Placa fibrolipídica de la ateroesclerosis. A. En esta placa fibrosa con desarrollo completo, el núcleo contiene macrófagos cargados con lípidos y detritos necróticos de células de músculo liso. La cápsula «fibrosa» se compone en gran medida de células de músculo liso, que sintetizan colágeno, cantidades escasas de elastina y glucosaminoglucanos. También se muestran los macrófagos y los linfocitos infiltrantes. Obsérvese que el endotelio que se ubica sobre la superficie de la cápsula fibrosa se encuentra conservado con frecuencia. **B.** Fase de adaptación, en que se aprecia la dilatación de la placa ateroesclerótica y la pared del vaso para mantener el área normal de la luz. La pared normal de la arteria se ubica en la parte superior. **C.** Arteria coronaria estenótica con una placa ateroesclerótica. **D.** La aorta muestra placas pardas pequeñas y elevadas. También resultan evidentes las ulceraciones focales de las placas.

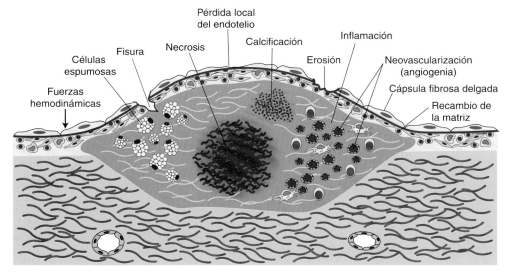

FIGURA 8-14. Lesiones ateroescleróticas complicadas. La superficie muestra denudación endotelial, erosión y formación de fisura. La placa indica una capa delgada fibrosa, núcleo necrótico central, inflamación, lípidos, calcificación y neurovascularización.

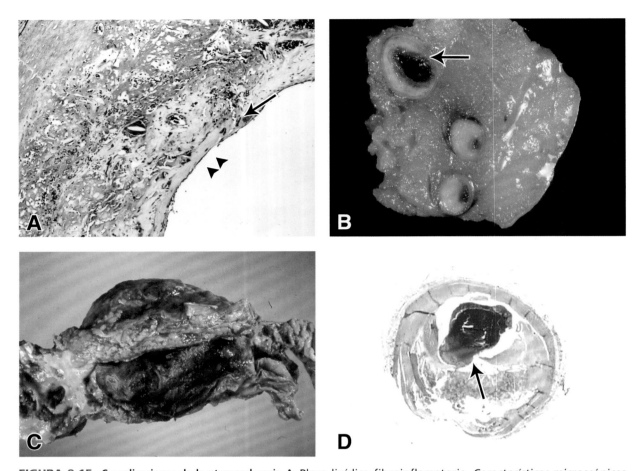

FIGURA 8-15. Complicaciones de la ateroesclerosis. A. Placa lipídica fibroinflamatoria. Características microscópicas de la erosión de la placa (*puntas de flecha*) y formación de una fisura (*flecha*). **B.** Placa lipídica fibroinflamatoria con trombosis luminal oclusiva (*flecha*). **C.** Aneurisma aórtico abdominal con trombo. **D.** Rotura de la cápsula fibrosa y trombosis luminal oclusiva (*flecha*) en una arteria coronaria ateroesclerótica.

- **Estría lipídica**: las estrías lipídicas son lesiones planas o un tanto elevadas que se ubican en la íntima y en las que se acumulan lípidos intracelulares y extracelulares. Se observan tanto en niños pequeños como en adultos. Las células espumosas están presentes (fig. 8-16). La mayoría de los lípidos se ubican dentro de los macrófagos, aunque las células de músculo liso también los albergan. En niños es posible identificar estrías lipídicas importantes en muchas regiones del árbol arterial, pero no reflejan la distribución de las lesiones ateroescleróticas en adultos. Las estrías grasas son habituales en la aorta torácica de niños, pero la ateroesclerosis en el adulto es mucho más prominente en la aorta abdominal. Sin embargo, con el tiempo, aparecen estrías grasas en las arterias coronarias en lugares similares a aquellos donde se originan ateromas en la edad adulta. Por tanto, muchos consideran que la infiltración grasa es una lesión precursora de la ateroesclerosis y que otros factores están involucrados en la transición de una estría lipídica en una placa ateroesclerótica con relevancia clínica.
- **Masa de células de la íntima**: la masa de células en la íntima es otra lesión candidata a figurar como precursora de la ateroesclerosis. Las masas de células de la íntima son áreas blancas y engrosadas que se ubican en puntos de ramificación en el árbol arterial. Desde la perspectiva microscópica, contienen células de músculo liso y tejido conjuntivo, pero no lípidos. La ubicación de estas lesiones, también conocidas como «cojinetes», en los puntos de ramificación arterial guarda correlación con la ubicación posterior de las lesiones ateroescleróticas.

Fase de inicio de la placa y etapa de formación

1. Las lesiones de la íntima se presentan en un principio en zonas que parecen tener predisposición a la lesión a causa de algunas características estructurales (masa de células de la íntima, bifurcaciones y curvaturas arteriales). La disfunción endotelial y su consiguiente acumulación de lípidos podría ser secundaria a la fuerza de desgarro hemodinámica o ser de tipo constitutivo en relación con la estructura de la pared vascular. Las lesiones ateroescleróticas tienden a formarse en lugares en los que la fuerza de desgarro es baja, aunque fluctúa con rapidez (p. ej., en puntos de ramificación y bifurcación). Las células de músculo liso subendoteliales se acumulan en una masa celular íntima en puntos de ramificación y otras ubicaciones o en ciertos vasos. Esta masa celular predispone a la formación de la placa, particularmente en las arterias coronarias. Las células inflamatorias, incluyendo los macrófagos y las células dendríticas, están presentes en la íntima de estas áreas propensas a la ateroesclerosis. La distribución de las lesiones ateroescleróticas en los vasos grandes y las diferencias en cuanto a su ubicación y frecuencia en distintos lechos vasculares incita a creer que existe participación de los factores hemodinámicos en el proceso (fig. 8-18). El hecho de que la hipertensión incremente la gravedad de las lesiones ateroescleróticas confiere respaldo adicional al papel de los factores hemodinámicos en la ateroesclerosis. En personas con aumento del riesgo de ateroesclerosis, las

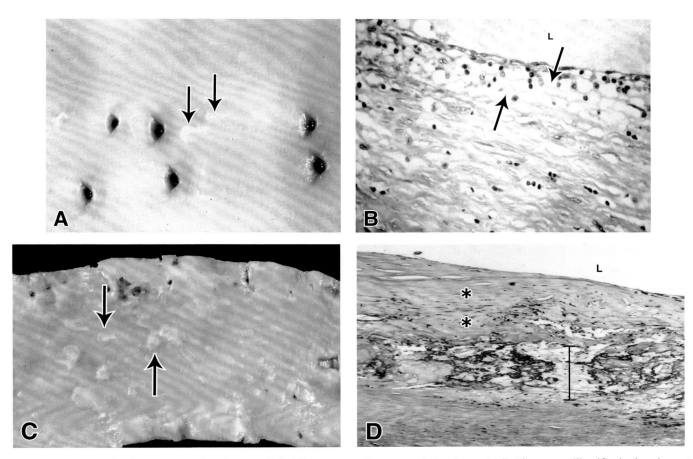

FIGURA 8-16. Estrías lipídicas y ateroesclerosis. A. Estría lipídica. Fotografía macroscópica de estrías lipídicas amarillas (*flechas*) en la aorta torácica **B.** Estría lipídica. Características microscópicas de una estría lipídica en una pared arterial, que contiene células espumosas en la íntima (*flechas*). **C.** Placas lipídicas fibroinflamatorias (*flechas*). Placas elevadas localizadas en la aorta torácica. **D.** Placas lipídicas fibroinflamatorias. Cápsula fibrosa (*asterisco*) que separa la luz (L) del núcleo necrótico central (*corchete*).

lesiones también se desarrollan en zonas sin predisposición a la enfermedad.

2. La acumulación de lípidos depende de la afectación de la integridad de la barrera endotelial debido a la pérdida de células y su disfunción, o cualquiera de ellas. Esta lesión puede deberse a hipercolesterolemia, flujo laminar anormal, especies reactivas de oxígeno, inflamación inducida por citocinas, productos finales de la glucosilación avanzada producidos en la diabetes e hiperhomocisteinemia. La hipertensión también promueve la disfunción endotelial. El estrés oxidativo en las células endoteliales y los macrófagos conduce al daño y a la disfunción celular. Las lipoproteínas de baja densidad (LDL) transportan a los lípidos hacia la íntima. Puesto que la LDL oxidada activa las moléculas de adhesión celular, los macrófagos pueden adherirse a las células endoteliales activadas y tener migración transendotelial para alcanzar la íntima, al tiempo que llevan con ellos a los lípidos. Algunos de estos macrófagos «espumosos» sufren necrosis y liberan lípidos. Las modificaciones en cuanto al tipo de proteoglucanos de la matriz que sintetizan las células de músculo liso en la íntima también convierten estos sitios en puntos para la acumulación de lípidos, al unirse a esas moléculas y atraparlas dentro de la íntima. La disminución de la salida de lípidos de la pared arterial también promueve la acumulación de estas moléculas.

3. Los macrófagos mononucleares, además de desempeñar un papel central en la aterogénesis al participar en la acumulación de lípidos, liberan también factores de crecimiento que

estimulan la acumulación adicional de células de músculo liso. Las **lipoproteínas oxidadas** causan daño hístico y reclutan macrófagos. También promueve la liberación de quimiocinas a nivel endotelial y en las células de músculo liso que regulan el reclutamiento de las células inmunitarias en la placa. La combinación de macrófagos y células endoteliales puede transformar la superficie vascular anticoagulante normal en una con cualidades procoagulantes.

4. Al tiempo que la lesión avanza, pueden formarse trombos parietales sobre la superficie dañada de la íntima. Esto estimula la liberación del factor de crecimiento derivado de plaquetas, lo que acelera la proliferación de células de músculo liso y la secreción de componentes de la matriz. El trombo puede crecer, lisarse u organizarse, e incorporarse a la placa.

5. Las regiones más profundas de la íntima engrosada reciben una nutrición deficiente debido a la limitación que deriva de la distancia a la cual es posible la difusión de los nutrientes. Este tejido sufre necrosis isquémica, que se intensifica por la actividad de las enzimas proteolíticas que liberan los macrófagos (p. ej., catepsinas) y el daño hístico que causan la LDL oxidada, las especies reactivas de oxígeno y otros agentes. De este modo, se forma el núcleo necrótico central. Junto a los factores angiogénicos específicos de plaquetas y macrófagos, el núcleo necrótico inicia la angiogenia, con la formación de nueva vasa vasorum en la placa.

6. Se forma la placa lipídica fibroinflamatoria, con un núcleo necrótico central y una cápsula fibrosa, que separa el nú-

cleo de la sangre que circula por la luz (fig.8-15). El centro contiene residuos hísticos, células apoptóticas, células espumosas necróticas, cristales de colesterol y calcificación focal. Los cristales de colesterol promueven aún más inflamación. Las células inflamatorias e inmunitarias se infiltran y se entremezclan con las células de músculo liso, los lípidos depositados y la matriz con organización variable.

7. El sistema inmunitario participa en la aterogénesis. La expresión del antígeno HLA-DR en las células endoteliales y de músculo liso de las placas implica que estos elementos podrían haber sufrido activación inmunitaria, quizá en respuesta al IFN que liberan los linfocitos T activados dentro de la placa. Por tanto, la presencia de linfocitos T representa una respuesta autoinmunitaria (p. ej., contra la LDL oxidada). Las células dendríticas también están presentes en las lesiones tempranas.

Fase de adaptación de la placa

Al tiempo que la placa protruye hacia la luz (p. ej., en las arterias coronarias), la pared de la arteria se remodela para conservar el área de corte luminal (Fig.8-18). Cuando una placa ocupa alrededor de la mitad de la luz, este tipo de remodelación pierde capacidad de compensación y la luz arterial se reduce (**estenosis**). La fuerza de desgarro hemodinámica, un regulador importante de la remodelación de la pared vascular, actúa por medio de las propiedades de transducción mecánica de las células endoteliales. Estas incluyen el citoesqueleto celular, canales iónicos en la membrana celular y la cubierta celular. La apoptosis y proliferación de las células de músculo liso, y la síntesis y degradación de la matriz, modulan la remodelación del vaso y la placa ateroesclerótica. Incluso una placa pequeña en esta fase puede romperse, con consecuencias extremadamente graves.

Fase clínica de la placa

1. Al tiempo que una placa ocupa la luz, una hemorragia dentro de su estructura puede incrementar su tamaño sin que se rompa la placa. Esta hemorragia puede ocurrir cuando los vasos frágiles nuevos en la placa se rompen localmente. Los macrófagos retiran el material hemorrágico. La sangre circulante puede debilitar la placa, en cuyo caso la placa aumenta, la hemorragia y la trombosis se combinan para obstruir el vaso.

2. Se presentan complicaciones en la placa, entre otras, ulceración de la superficie, formación de fisuras, calcificación y formación de aneurismas. Los mastocitos activados en los puntos de erosión pueden liberar mediadores proinflamatorios y citocinas. El crecimiento persistente de la lesión desencadena estenosis grave u oclusión de la luz. La rotura de la placa, así como la trombosis y la oclusión subsiguientes, pueden precipitar episodios extremadamente graves en estas lesiones en fase avanzada (p. ej., infarto agudo de miocardio). Sin embargo, estudios angiográficos recientes sugieren que incluso las placas que producen una estenosis menor del 50% pueden presentar rotura súbita. Existen varias condiciones que parecen favorecer la rotura, como se señala en la figura 8-13. Estas incluyen las fuerzas de cizallamiento hemodinámicas, la formación de fisuras, una cubierta fibrosa fina, un número reducido de células de músculo liso, aumento de la actividad de la metaloproteinasa de la matriz, inflamación, acumulación de células espumosas y calcificación nodular focal.

Mecanismos en el desarrollo de la placa

- La **calcificación** que a veces involucra la diferenciación osteocondrítica ocurre en áreas de necrosis y en otras partes de la placa. Los lípidos oxidados y las citocinas inflamatorias promueven la calcificación vascular. Se cree que la calcificación

en la arteria depende del depósito y la resolución de minerales, procesos que se encuentran regulados por células similares a osteoblastos y osteoclastos, dentro de la pared vascular. Estas células se consideran precursores extraños en la pared arterial, que tal vez deriven de células del tipo de las de músculo liso que sufren transformación fenotípica, o que quizá correspondan a blastocitos o células precursoras circulantes que provienen de la médula ósea. La calcificación también puede reflejar cambios en las propiedades fisicoquímicas de la pared vascular enferma, que causan la formación de cristales de hidroxiapatita.

- La **trombosis parietal** deriva del flujo sanguíneo anómalo en torno a la placa, en el punto en que protruye hacia la luz y genera turbulencia, disminución del flujo luminal o estasis. La alteración del flujo también daña el recubrimiento endotelial, que podría desarrollar disfunción o denudación local, en cuyo caso la placa ya no presenta la superficie resistente a los trombos. Es habitual que los trombos se generen en puntos de erosión y formación de fisuras en la cápsula fibrosa. Los trombos parietales en la región proximal de una arteria coronaria pueden embolizar hacia puntos distales del vaso.

- La **desestabilización del ateroma** a menudo provoca síndromes coronarios agudos. Puede producirse en cualquier momento en el que se rompa el equilibrio dinámico de los procesos biológicos y físicos opuestos, y conducir a la trombosis parietal, la rotura de la cápsula fibrosa o la hemorragia en la placa, mencionado anteriormente. Algunas roturas son silentes clínicamente y pueden curarse. En una placa con rotura, el material necrótico que entra en contacto con la sangre contiene factor hístico (**FH**) y tiene gran capacidad trombógena. El epitelio adyacente muestra concentraciones reducidas del inhibidor de la vía del factor hístico (**IVFH**), así como una actividad antiplaquetaria y fibrinolítica menor, que favorece a la coagulación. La presencia de marcadores circulantes de inflamación sugiere que también participan en el proceso los mediadores inflamatorios procoagulantes.

Rotura de la placa

Una vez que se presenta la **rotura** de la placa, el material trombógeno expuesto favorece la formación de un coágulo en la luz, generando un trombo oclusivo. La hemorragia de la placa puede ocurrir dentro de una placa, con o sin la rotura subsiguiente de la cápsula fibrosa. En el último caso la hemorragia puede expandir la placa y de esa manera reducir aún más la luz. La hemorragia dentro de la placa se reabsorbe al transcurrir el tiempo y deja como testigos a los macrófagos residuales cargados de hemosiderina.

La mayoría de las placas que se rompen generan una estenosis luminal menor del 50%, y en más del 95% de los casos la estenosis es inferior al 70%. Es frecuente que la rotura de la placa se produzca en el hombro de la misma, lo que sugiere que la fuerza de desgarro hemodinámica debilita y rompe la cápsula fibrosa. Si no se repara, la pérdida endotelial conduce a la erosión de la placa, lo que debilita la cápsula fibrosa y expone a la placa a los constituyentes de la sangre. La rotura de la placa se relaciona con: (1) áreas de inflamación; (2) un gran tamaño del núcleo lipídico; (3) una cápsula fibrosa delgada; (4) disminución del número de células de músculo liso mediante apoptosis; (5) desequilibrio entre enzimas proteolíticas y sus inhibidores en la cápsula fibrosa; (6) calcificación de la placa, y (7) hemorragia dentro de la placa, que conduce a la rotura de la cápsula fibrosa de dentro hacia fuera.

Complicaciones de la ateroesclerosis

Las complicaciones de la ateroesclerosis dependen de la ubicación y el calibre del vaso afectado (fig. 8-17), así como del tiempo de evolución del proceso. Las complicaciones de la ateroesclerosis, entre las que se cuentan la cardiopatía isquémica (arteriopatía coronaria), infarto de miocardio, accidente cerebrovascular y gangrena de las extremidades, generan cada año más de la mitad de

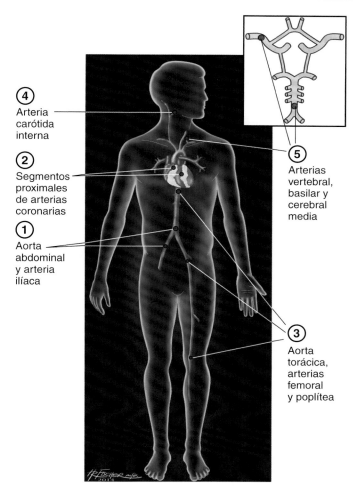

FIGURA 8-17. Localización de las lesiones graves de ateroesclerosis en orden de frecuencia.

① Aorta abdominal y arteria ilíaca

② Segmentos proximales de arterias coronarias

③ Aorta torácica, arterias femoral y poplítea

④ Arteria carótida interna

⑤ Arterias vertebral, basilar y cerebral media

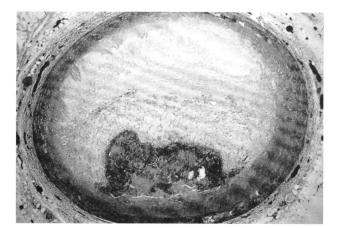

FIGURA 8-18. Trombosis en arteria coronaria. Corte microscópico de una arteria coronaria que revela ateroesclerosis grave y un trombo reciente dentro de la luz reducida.

los casos de mortalidad en Estados Unidos, siendo la cardiopatía isquémica la causa principal de muerte. La incidencia de muerte por cardiopatía isquémica en los países occidentales alcanzó su punto máximo al final de la década de 1960, para luego declinar más del 30 %. Existen variaciones geográficas y raciales amplias en cuanto a la incidencia de la cardiopatía isquémica.

■ **Oclusión aguda**: la trombosis en una placa ateroesclerótica puede ocluir de forma súbita la luz de una arteria muscular (fig. 8-18). La consecuencia es la necrosis isquémica (infarto) del tejido irrigado por ese vaso, cuya manifestación clínica puede ser un infarto de miocardio, un accidente cerebrovascular, o la gangrena del intestino o extremidades inferiores. Algunos trombos oclusivos pueden disolverse mediante la administración de enzimas que inducen la actividad fibrinolítica del plasma, como la estreptocinasa y el activador hístico del plasminógeno.

■ **Reducción crónica de la luz vascular**: al tiempo que la placa ateroesclerótica crece, puede ocupar la luz vascular y limitar progresivamente el flujo sanguíneo hacia el tejido que irriga la arteria. La isquemia crónica del tejido afectado provoca la atrofia del órgano, por ejemplo: (1) una estenosis unilateral de la arteria renal que genera atrofia renal; (2) la ateroesclerosis de la arteria mesentérica, que desencadena estenosis intestinal, o (3) la atrofia isquémica cutánea en un paciente diabético con vasculopatía periférica grave. Esta reducción del flujo sanguíneo hacia los órganos objetivo también puede ocasionar dolor muscular durante el esfuerzo, como la angina

de pecho en el corazón y la claudicación vascular en las extremidades inferiores.

■ **Formación de aneurisma**: las lesiones ateroescleróticas complicadas pueden extenderse hasta la íntima media de las arterias elásticas y debilitar sus paredes, de manera que permiten el desarrollo de un aneurisma, que característicamente afecta a la aorta abdominal. La disminución de elastina promueve el adelgazamiento y la dilatación de la pared, mientras que las metaloproteinasas de la matriz secretadas por las células del músculo liso y los macrófagos destruyen el colágeno. Es frecuente que dichos aneurismas contengan trombos, que pueden embolizar. La rotura súbita de estos aneurismas precipita un accidente vascular extremadamente grave.

■ **Embolia**: un trombo que se forma sobre una placa ateroesclerótica puede desprenderse y alojarse en un vaso distante. De este modo, un émbolo que deriva de un trombo formado en un aneurisma aórtico abdominal puede producir oclusión aguda de la arteria poplítea, con gangrena subsiguiente de la pierna. La ulceración de una placa ateroesclerótica o la alteración de la placa debido a procedimientos médicos también puede desencadenar el desprendimiento de residuos ateromatosos y dar origen a los llamados «émbolos de cristales de colesterol», que se aprecian como espacios con forma de aguja en los tejidos afectados (fig. 8-19), más frecuentes en el riñón, una complicación importante de la ateroesclerosis.

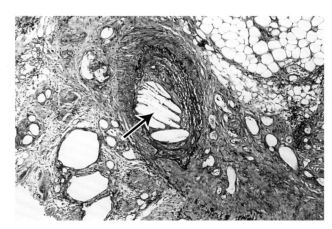

FIGURA 8-19. Émbolo de cristal de colesterol. Anomalías con forma de aguja (*flecha*) dentro de un émbolo ateroesclerótico que ocluye una arteria pequeña.

Factores de riesgo para ateroesclerosis

Los factores que se relacionan con un aumento de dos veces o más del riesgo de cardiopatía isquémica incluyen lo siguiente:

- **Hipertensión:** la presión arterial elevada aumenta el riesgo de infarto de miocardio. Pruebas recientes indican que tanto la hipertensión diastólica como la sistólica contribuyen en el mismo grado a este aumento del riesgo. Los hombres con presiones sistólicas de más de 160 mm Hg tienen una incidencia de infarto de miocardio tres veces mayor en comparación con quienes tienen presiones sistólicas menores de 120 mm Hg. El uso de antihipertensivos ha reducido de forma importante el infarto de miocardio y el accidente cerebrovascular.
- **Concentración de colesterol en sangre:** las concentraciones de colesterol en el suero tienen correlación directa con el desarrollo de cardiopatía isquémica y explican la variación geográfica de la incidencia de este trastorno. En ausencia de los trastornos genéticos del metabolismo de los lípidos (*v.* más adelante), el nivel de colesterol sérico se relaciona con la ingesta de grasas saturadas en la dieta. El uso de hipolipidemiantes disminuye el riesgo de infarto de miocardio. El colesterol sérico total no predice invariablemente el riesgo individual de cardiopatía isquémica, dado que el colesterol se transporta en lipoproteínas aterógenas y antiaterógenas. Por tanto, las decisiones terapéuticas se basan principalmente en los niveles de colesterol LDL.
- **Tabaquismo:** la ateroesclerosis coronaria y aórtica es más grave y extensa en fumadores que en no fumadores, y el efecto tiene relación con la dosis. De esta manera, el tabaquismo aumenta en gran medida el riesgo de infarto de miocardio, accidente cerebrovascular isquémico y formación de aneurisma aorticoabdominal.
- **Diabetes:** los diabéticos tienen mayor riesgo de vasculopatía ateroesclerótica oclusiva en muchos órganos. A pesar de esto, no se encuentra bien definida la contribución relativa de la intolerancia a los carbohidratos de forma aislada, en contraste con la hipertensión y las hiperlipidemias frecuentes en los diabéticos (*v.* cap. 19).

- **Aumento de la edad y sexo masculino:** ambos factores se correlacionan fuertemente con el riesgo de infarto de miocardio, probablemente como reflejo de los efectos acumulados a causa de otros factores de riesgo.
- **Inactividad física y patrones de vida estresantes:** estos factores se correlacionan con un mayor riesgo de cardiopatía isquémica, pero su papel en la evolución de la ateroesclerosis no queda claro.
- **Homocisteína:** la homocistinuria es un trastorno autosómico recesivo infrecuente que deriva de mutaciones del gen que codifica la cistationina sintetasa. El trastorno causa ateroesclerosis prematura y grave. Las ligeras elevaciones de la homocisteína plasmática en personas que no padecen este trastorno son frecuentes y constituyen un factor de riesgo independiente para la ateroesclerosis en las arterias coronarias y otros grandes vasos. El aumento del riesgo que se relaciona con la concentración elevada de homocisteína en el plasma es similar en magnitud al que causan el tabaquismo y la hiperlipidemia. La homocisteína es tóxica para las células endoteliales y afecta a distintos mecanismos anticoagulantes en ellas. Además, se demostró que existen interacciones oxidativas entre la homocisteína, lipoproteínas y el colesterol. El consumo bajo de folatos en la dieta podría agravar la predisposición genética a la hiperhomocisteinemia, aunque se desconoce si el tratamiento con ácido fólico protege de la vasculopatía ateroesclerótica.
- **Proteína C reactiva:** es una proteína de la fase aguda que sintetizan ante todo los hepatocitos. Constituye un marcador sérico de la inflamación sistémica y se la vincula con el aumento del riesgo de infarto de miocardio y accidente cerebrovascular isquémico. Esta observación, junto con la presencia de la proteína C reactiva en las placas ateroescleróticas, sugiere que la inflamación sistémica podría contribuir a la aterogénesis.
- **Infección:** los estudios seroepidemiológicos sugieren que algunos agentes infecciosos podrían contribuir a la ateroesclerosis. *Chlamydia pneumoniae* y los citomegalovirus son los más estudiados. El ADN de estos y otros agentes infecciosos se ha identificado en lesiones ateroescleróticas humanas, pero aún se desconoce la naturaleza de esa asociación.

Tabla 8-4

Apolipoproteínas

Apolipoproteínas	Peso molecular aproximado	Clase de densidad principal	Sitios principales de síntesis en el humano	Función principal en el metabolismo de las lipoproteínas
AI	28 000	HDL	Hígado, intestino	Activa la aciltransferasa lecitina: colesterol
AII	18 000	HDL	Hígado, intestino	
AIV	45 000	Quilomicrones	Intestino	
B-100	250 000	VLDL, IDL, LDL	Hígado	Se une al receptor de LDL
B-48	125 000	Quilomicrones, VLDL, IDL	Intestino	
CI	6 500	Quilomicrones, VLDL, HDL	Hígado	Activa la aciltransferasa lecitina: colesterol
CII	10 000	Quilomicrones, VLDL, HDL	Hígado	Activa la lipasa de las lipoproteínas
CIII	10 000	Quilomicrones	Hígado	Inhibe la captación hepática de lipoproteínas
D	20 000	HDL		Proteína de intercambio de ésteres de colesterilo
E	40 000	Quilomicrones, VLDL, HDL	Hígado, macrófagos	Se une al sistema del receptor E

HDL, lipoproteínas de alta densidad; IDL, lipoproteínas de densidad intermedia; LDL, lipoproteínas de baja densidad; VLDL, lipoproteínas de muy baja densidad.

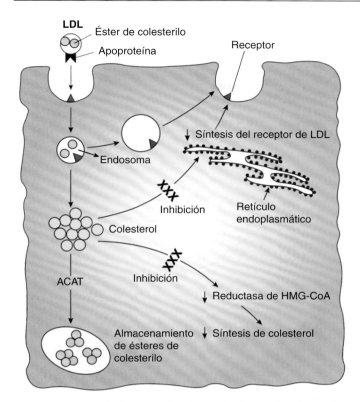

FIGURA 8-20. Relación entre fracciones circulantes de colesterol en lipoproteínas de baja densidad (LDL), receptores de LDL y síntesis de colesterol. Las LDL, que contienen ésteres de colesterilo, entran en las células dentro de vesículas por una vía mediada por receptores, con el objetivo de constituir un endosoma. El receptor y los lípidos se disocian y el receptor regresa a la superficie. El colesterol exógeno, ahora en el citoplasma, causa una disminución de la síntesis de receptores en el retículo endoplasmático e inhibe la actividad de la reductasa de la hidroximetilglutaril-coenzima A (HMG-CoA) en la vía para la síntesis del colesterol. El exceso de colesterol dentro de la célula se esterifica para obtener ésteres de colesterilo, y se almacena dentro de vacuolas. ACAT, aciltransferasa de acil-CoA:colesterol.

Metabolismo lipídico

Las lipoproteínas y sus funciones en el transporte de lípidos y el metabolismo desempeñan un papel importante en el desarrollo de aterosclerosis. El colesterol y otros lípidos (en particular los triglicéridos) son insolubles, y el sistema de partículas lipoproteicas funciona como un sistema especial de transporte (tabla 8-4 y fig. 8-20). Estas partículas difieren en su composición de proteínas y lípidos, su tamaño y su densidad. Se catalogan en función de esta última:

- Quilomicrones
- Lipoproteínas de muy baja densidad (VLDL)
- Lipoproteínas de baja densidad (LDL)
- Lipoproteínas de alta densidad (HDL)

Cada una de estas partículas tiene un núcleo lipídico con proteínas asociadas (apolipoproteínas; tabla 8-4). Las vías metabólicas de las lipoproteínas que contienen apolipoproteínas B (apoB) son dos cascadas lipoproteicas importantes, una intestinal (**vía exógena**) y otra hepática (**vía endógena**) (fig. 8-21).

Lipoproteínas de alta densidad

A las HDL se las conoce como «el colesterol bueno». *Se ha identificado una correlación inversa entre la cardiopatía isquémica*

y las concentraciones de colesterol en HDL. Los factores que aumentan las concentraciones de HDL incluyen sexo femenino, estrógenos, ejercicio intenso y consumo moderado de alcohol. La concentración de HDL disminuye con dietas ricas en grasas poliinsaturadas, obesidad central, diabetes, tabaquismo y administración de andrógenos. *Las HDL interactúan con las células en el sistema de transporte para transportar el colesterol extrahepático (también el de la pared arterial) hacia el hígado y eliminarlo del organismo*. Esta última función se ha denominado **transporte inverso de colesterol**. El colesterol que se elimina de las células es ante todo colesterol libre, que es esterificado con rapidez para formar ésteres de colesterilo; transferido a LDL; y transportado a las células de músculo liso, las células suprarrenales y los fibroblastos. En estas células, las LDL se endocitan a través de receptores específicos de LDL, así como se catabolizan. Los defectos en este proceso de la transferencia y el intercambio de ésteres de colesterilo desencadenan dislipoproteinemias, incremento de las concentraciones intracelulares de ésteres de colesterilo y ateroesclerosis prematura.

Lipoproteínas de baja densidad

Las LDL contienen apoB-100 y ésteres de colesterol como entidades lipídicas principales. Las LDL son heterogéneas en cuanto a su densidad como partículas, lo que guarda correlación con su aterogenicidad diversa. Los macrófagos, las células endoteliales y las células de músculo liso en las lesiones ateroescleróticas tienen la capacidad de oxidar las LDL, lo que incrementa así la aterogenicidad de estas partículas, facilita su reconocimiento por el receptor de captura de los macrófagos y conduce a la captación masiva de colesterol en esas células. Los autoanticuerpos contra las LDL oxidadas pueden detectarse tanto en el plasma como en las placas ateroescleróticas en pacientes con ateroesclerosis y podrían ser importantes para el desarrollo de la placa. Las LDL oxidadas son tóxicas para las células de la pared vascular, tienen capacidad de afectar a la integridad endotelial y conducir a la acumulación de residuos celulares dentro de los ateromas. También tienen una función quimiotáctica para los macrófagos, con lo que intensifican su acumulación dentro de los ateromas.

Dislipoproteinemias hereditarias

La distribución familiar de las cardiopatías isquémicas se encuentra bien documentada (tabla 8-5).

Hipercolesterolemia familiar

En 1985 se otorgó el Premio Nobel a S. Brown y a Goldstein por el descubrimiento del receptor de las LDL. Identificaron las vías que regulan la homeostasis de colesterol (fig. 8-20) y facilitaron nuestra comprensión de la endocitosis mediada por receptor y la regulación de los receptores de la membrana celular. El *receptor de LDL* es una glucoproteína de superficie celular que regula el colesterol plasmático al participar en la endocitosis y el reciclaje de la apoE, la proteína de transporte de colesterol más importante en el plasma. Las mutaciones en el gen del receptor de LDL, en el brazo corto del cromosoma 19, dan origen a la hipercolesterolemia familiar, un trastorno autosómico dominante que se presenta en estado de heterocigosis en 1 de cada 500 personas, y en homocigosis en 1 de cada 1 000 000 individuos.

La mayor parte de los homocigotos que no reciben tratamiento fallecen por arteriopatía coronaria antes de los 20 años. Entre los individuos menores de 60 años que sufren un infarto de miocardio, el 5 % padecen hipercolesterolemia familiar heterocigótica. Estos heterocigotos muestran concentraciones plasmáticas de LDL que equivalen al doble del valor normal, mientras que los homocigotos tienen un aumento del LDL plasmático de 6 a 10 veces. Los pacientes heterocigotos también sufren infartos de miocardio prematuros (de 40 a 45 años en hombres), aunque a una edad mayor que los homocigotos. Además de la acumulación

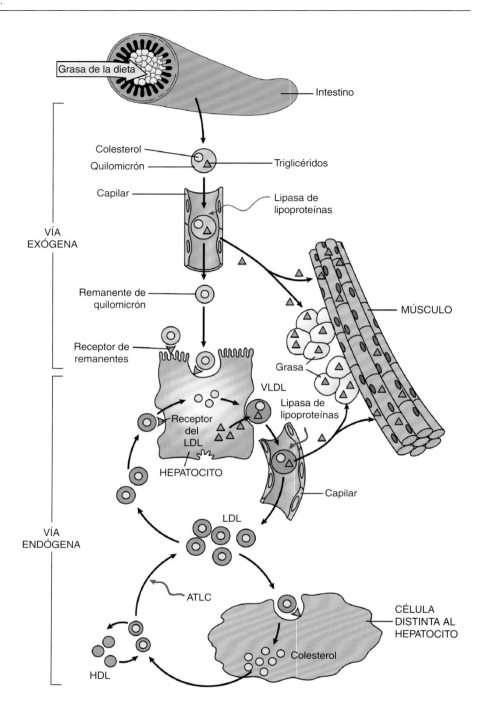

FIGURA 8-21. Vías exógena y endógena de transporte del colesterol. En la vía exógena, el colesterol y los ácidos grasos que provienen de los alimentos se absorben a través de la mucosa intestinal. Las cadenas de ácido graso se enlazan con glicerol para constituir triglicéridos. Los triglicéridos y colesterol se empacan dentro de quilomicrones, que regresan a la sangre por medio de la linfa. Los lípidos se acoplan a proteínas por medio de la acción de enzimas como el complejo de la proteína de transferencia microsómica. En los capilares (en particular en el tejido adiposo y el músculo, pero también en los de otros tejidos), estos enlaces tipo éster que mantienen unidos los triglicéridos y el glicerol se escinden por medio de la acción de la lipasa de las lipoproteínas. Los ácidos grasos se retiran, lo que permite la obtención de remanentes lipoproteicos ricos en colesterol. Estos se unen a receptores especiales de remanentes, y son captados por los hepatocitos. El colesterol del remanente puede secretarse hacia el intestino, en gran medida en forma de ácidos biliares, o se incluye en las partículas de lipoproteínas de muy baja densidad (VLDL), que se secretan entonces hacia la circulación. Este primer paso constituye el ciclo endógeno. En el tejido adiposo o muscular, el triglicérido se retira de la VLDL con el auxilio de la lipasa de las lipoproteínas. Las partículas de lipoproteínas de densidad intermedia (IDL, que no se muestran en la figura) permanecen en la circulación. El hígado captura de inmediato cierta cantidad de IDL gracias a los receptores de LDL para apoB/E. Las IDL remanentes en la circulación pueden ser captadas por células distintas a las hepáticas o convertirse en LDL. La mayor parte de las LDL en la circulación se unen a los hepatocitos o a otras células y son retiradas de la sangre.

acelerada de colesterol en las arterias (ateroesclerosis prematura), el colesterol en LDL se deposita en la piel y los tendones para constituir xantomas (fig.8-22). En algunos casos se identifica en la córnea un *arco corneal* (antes de los 10 años en homocigotos).

Se conocen más de 400 alelos mutantes en la hipercolesterolemia familiar, entre los que se identifican mutaciones puntuales, inserciones y deleciones. Estas mutaciones pertenecen a una de las cinco clases principales, establecidas a partir de sus efectos sobre la función de la proteína receptora (fig. 8-23).

Apolipoproteína E

Las variaciones genéticas de distintas apolipoproteínas también se acompañan de alteraciones de las concentraciones de LDL. Se han observado polimorfismos de la apoE y de las apolipoproteínas AI y AII. La apoE es uno de los constituyentes proteicos principales de las VLDL y de un subtipo de HDL. El locus genético que codifica

la apoE es polimórfico; tres alelos comunes, E2, E3 y E4, codifican tres isoformas principales de apoE, los cuales son responsables del 20% de la variabilidad del colesterol sérico. En hombres, el fenotipo de apoE 3/2 se relaciona con una concentración de un 20% menor de LDL que en el fenotipo más frecuente, apoE 3/3. En contraste, el alelo E4 se relaciona con un aumento de las concentraciones séricas de colesterol. Es interesante señalar que el alelo E2 se incrementa mientras el E4 disminuye en varones octogenarios. El alelo E4 también es un factor de riesgo importante para la enfermedad de Alzheimer de inicio tardío.

Lipoproteína (a)

La Lp(a) es una partícula similar a las LDL, a la cual se une la glucoproteína apo(a) mediante un puente disulfuro con la apoB-100. Las concentraciones elevadas de Lp(a) circulantes se vinculan con

Tabla 8-5		
Anomalías moleculares en las dislipoproteinemias		
Enfermedad	**Anomalía genética**	**Características clínicas**
Anomalías de las apolipoproteínas		
Deficiencia de apoAI	Truncamiento o reacomodo del gen de apoAI (11q23)	Ausencia de HDL, ateroesclerosis grave
Variantes de apoAI	Mutaciones puntuales del gen de apoAI (11q23)	Disminución de HDL, ateroesclerosis variable
Abetalipoproteinemia (ausencia tanto de apoB-100 como de apoB-48)	Mutaciones del gen de la proteína de triglicéridos microsómicos (4q22-24)	Ataxia, malabsorción, anemia hemolítica, anomalías visuales
Ausencia de apoB-100	Se desconoce (2p24)	Ataxia leve, malabsorción, ausencia de ateroesclerosis
Deficiencia de apoCII	Mutaciones del gen de apoCII (19q13.2)	Hiperlipidemia tipo I: hipertrigliceridemia grave, ateroesclerosis variable
Variantes de apoE	Mutaciones del gen de apoE (19q13.2)	Hiperlipidemia tipo III: elevación de triglicéridos, ateroesclerosis prematura
Anomalías enzimáticas		
Deficiencia de lipasa de lipoproteínas	Mutaciones del gen de la lipasa de lipoproteínas (8p22)	Hiperlipidemia tipo I: hipertrigliceridemia, ateroesclerosis mínima
Deficiencia de lipasa hepática	Mutaciones del gen de la lipasa hepática (15q21-23)	Elevación de IDL y HDL, ateroesclerosis grave
Deficiencia de aciltransferasa de lecitina:colesterol	Mutaciones del gen de la deficiencia de aciltransferasa de lecitina:colesterol (16q22.1)	Hipertrigliceridemia leve, reducción de HDL, opacidades corneales, ateroesclerosis variable
Anomalías de los receptores		
Hipercolesterolemia familiar	Mutaciones del gen del receptor de LDL (19p13.2)	Hiperlipidemia tipo II: elevación grave de LDL, ateroesclerosis prematura

Apo, apolipoproteína; HDL, lipoproteínas de alta densidad; IDL, lipoproteínas de densidad intermedia; LDL, lipoproteínas de baja densidad.

aumento del riesgo de ateroesclerosis en las arterias coronarias y los vasos cerebrales principales en ambos sexos. Las concentraciones plasmáticas de esta lipoproteína rica en colesterol varían considerablemente (<1 a >140 mg/100 mL) y parecen ser independientes de las concentraciones de LDL. Las concentraciones plasmáticas de Lp(a) revelan un patrón hereditario y la mayor parte de los fármacos hipolipidemiantes no las modifican, aunque el ácido nicotínico las reduce. Si se analiza en conjunto esta información, permite distinguir un factor de riesgo que en la superficie parece tener relación con el colesterol sérico, pero cuyos efectos de hecho podrían estar ligados a anomalías en la lisis del coágulo. La apo(a) y el plasminógeno muestran homología intensa y contienen dominios similares que participan en interacciones con la fibrina y los receptores de superficie celular. Así, la Lp(a) podría constituir un vínculo importante entre la ateroesclerosis y la trombosis.

VASCULOPATÍA HIPERTENSIVA

La hipertensión afecta a más del 30% de la población estadunidense. Se identifica en más de la mitad de los casos de infarto de miocardio, accidente cerebrovascular y nefropatía crónica. Es un componente del «síndrome metabólico» (*v.* cap. 19) junto con la hiperglucemia, la resistencia a la insulina, la dislipidemia y la obesidad. La hipertensión se identifica en el 95% o más de las disecciones o las roturas de la aorta ascendente, o de ambas. Al menos tres cuartas partes de los pacientes con aneurisma aórtico disecante, hemorragia intracerebral o rotura de la pared del miocardio muestran elevación de la presión arterial. Las personas de color están particularmente afectadas por la hipertensión y

son más propensas que las caucásicas a experimentar complicaciones graves. En el 95% de los individuos, la hipertensión carece de una causa identificable, una enfermedad conocida como hipertensión **primaria**. Aunque con mucha menos frecuencia, la hipertensión **secundaria** puede estar relacionada con una serie de estados de enfermedad definidos (*v.* más adelante). Independientemente de la etiología, el tratamiento efectivo de la hipertensión permite prolongar la vida.

Los estudios en gemelos y familias sugieren que las características genéticas determinan casi el 30% de los factores implicados en la regulación de la presión sanguínea. Esto también puede explicar la variación considerable de la respuesta de los pacientes a los medicamentos antihipertensivos. Los estudios de vinculación genética en humanos y los estudios de asociación en todo el genoma permitieron identificar mutaciones diversas que atañen a los procesos clave de regulación de la presión sanguínea.

La definición de la hipertensión depende del cálculo estadístico de la distribución de las presiones sanguíneas sistólica y diastólica en la población general. Tanto la presión sistólica como la diastólica son importantes para determinar el riesgo de enfermedad cardiovascular, sobre todo debido a ateroesclerosis. La presión arterial sistólica media en hombres de 20 años se aproxima a 130 mm Hg, pero los intervalos de confianza del 95% varían entre 105 mm Hg y 150 mm Hg. La presión arterial sistólica media se incrementa con la edad, de manera que en octogenarios alcanza una media de 170 mm Hg. La American Heart Association define la hipertensión como una presión sistólica superior a 140 mm Hg hasta la edad de 80 años y mayor de 150 mm Hg a partir de entonces.

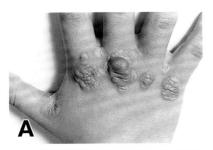

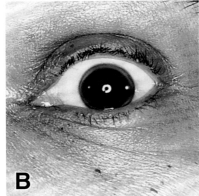

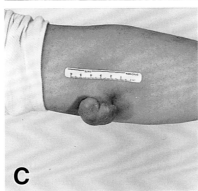

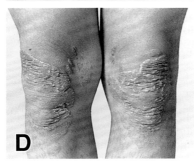

FIGURA 8-22. Xantomas en la hipercolesterolemia familiar. A. Dorso de la mano. **B.** Anillo lipoideo, que representa el depósito de lípidos en la periferia de la córnea. **C.** Superficie extensora del codo. **D.** Rodillas.

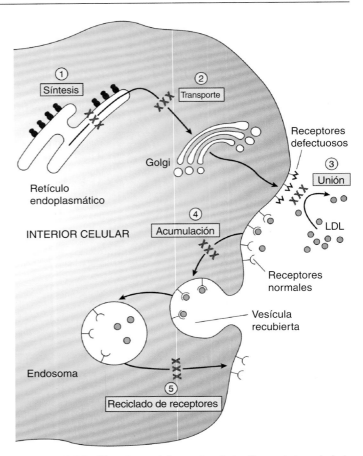

FIGURA 8-23. Mutaciones del receptor de las lipoproteínas de baja densidad (LDL) en la hipercolesterolemia familiar.

renal leve. La disminución de la TFG desencadena la retención de sodio y la expansión de volumen, que deben compensarse mediante la disminución de la reabsorción tubular de sodio. El tratamiento inadecuado del sodio en los túbulos renales, unido a la reducción de la TFG, tiene muchas probabilidades de ser relevante en la hipertensión que se observa en individuos con nefropatía crónica secundaria a diabetes y edad avanzada.

Un eje endocrino complejo se centra en el sistema renina-angiotensina (SRA) y tiene una base hormonal e hística, además de estar presente en muchos órganos, incluyendo el cerebro. El SRA es importante en la regulación de la presión sanguínea normal, y la desregulación del SRA explica más de dos tercios de los casos de hipertensión. El **sistema renina-angiotensina** incrementa la presión arterial por tres mecanismos:

■ Incremento de la eferencia simpática
■ Incremento de la secreción de mineralocorticoides
■ Vasoconstricción directa

La importancia del eje hormonal para la regulación de la presión arterial en la hipertensión puede demostrarse a partir del éxito terapéutico de la administración de antagonistas simpáticos (bloqueadores adrenérgicos β), diuréticos e inhibidores de la enzima convertidora de angiotensina (ECA). A pesar de esto, no se ha identificado una anomalía central en el eje renina-angiotensina, en parte debido a que la vasculatura responde con rapidez a los cambios hemodinámicos hísticos derivados de la autorregulación.

Causas adquiridas de hipertensión

Las causas de la hipertensión pueden identificarse sólo en un pequeño número de casos. Se incluyen la estenosis de la arteria renal, la mayor parte de las variantes de la nefropatía crónica, la

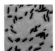 **FACTORES ETIOLÓGICOS:** La presión arterial es producto del gasto cardiaco y la resistencia vascular sistémica al flujo sanguíneo. La hipótesis más generalizada sostiene que la hipertensión primaria deriva de un desequilibrio de las interacciones entre estos mecanismos (fig. 8-24). No obstante, estos dos parámetros reciben una influencia crucial de la función renal y la homeostasis del sodio. La incidencia de la hipertensión se incrementa a la vez que disminuye la tasa de filtración glomerular (TFG), incluso cuando hay disfunción

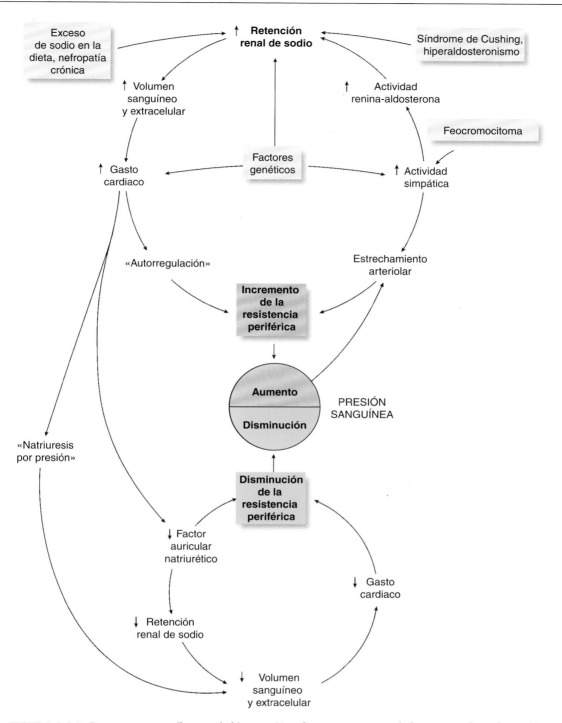

FIGURA 8-24. Factores que contribuyen a la hipertensión y factores contrarreguladores que reducen la presión arterial. El desequilibrio entre estos factores desencadena el incremento de la resistencia periférica responsable de la mayor parte de los casos de hipertensión esencial (primaria). Obsérvese el papel central que desempeña la resistencia periférica.

diabetes mellitus, hiperaldosteronismo primario (síndrome de Conn), síndrome de Cushing, feocromocitoma, hipertiroidismo, coartación de la aorta y tumores secretores de renina. Además, las personas con ateroesclerosis grave pueden presentar un aumento de la presión sistólica, puesto que la aorta esclerótica carece de capacidad para absorber apropiadamente la energía cinética de las ondas de pulso, y también porque a menudo padecen hipertensión renovascular.

Todas las mutaciones que causan hipertensión de origen hereditario tienen como consecuencia el incremento constitutivo de la reabsorción renal de sodio. Por el contrario, las enfermedades que causan síndromes de pérdida de sodio (como el seudohipoaldosteronismo tipo I y el síndrome de Gitelman) se relacionan con hipotensión grave. *Así, estos trastornos mendelianos ponen en evidencia el papel central de la homeostasis del sodio en la determinación de la presión arterial.*

PATOLOGÍA: En la mayor parte de los casos de hipertensión, las lesiones críticas se identifican en los vasos de resistencia que controlan el flujo sanguíneo a través de los lechos capilares y el riñón. Los lúmenes de estas arterias musculares pequeñas y las arteriolas pueden encontrarse restringidos por una contracción activa de la pared vascular, un incremento de la masa de la pared del vaso o ambos fenómenos. Las paredes vasculares más gruesas reducen las luces en mayor grado que las paredes normales, más delgadas. Con el paso del tiempo, la hipertensión crónica desencadena cambios en las arterias pequeñas (arterioesclerosis) y en las arteriolas de todo el cuerpo (arterioloesclerosis). Los riñones afectados por la hipertensión crónica muestran disminución del volumen y aspecto macroscópico granuloso, y en la observación microscópica se identifican cambios tubulares y en los glomérulos, un patrón denominado nefroesclerosis. Los cambios vasculares característicos de la hipertensión crónica leve (arterioesclerosis benigna o hialina, fig. 8-25) y de la hipertensión maligna (necrosis fibrinoide y patrón en «piel de cebolla» de los vasos, fig. 8-26) se analizan en detalle en el capítulo 14.

ANEURISMAS

Los aneurismas arteriales son dilataciones localizadas de los vasos sanguíneos que derivan de un debilitamiento congénito o adquirido de la media. No son raros, y su incidencia tiende a incrementarse con la edad. Los aneurismas de la aorta y otras arterias se identifican hasta en el 10 % de las autopsias no seleccionadas. La pared de un aneurisma está formada por los remanentes distendidos de la pared arterial.

Los aneurismas se clasifican según su localización, configuración y etiología (fig. 8-27). El concepto de localización hace referencia al tipo de vaso sanguíneo —arteria o vena— y al vaso

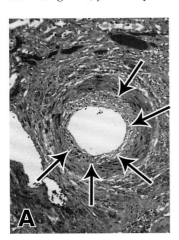
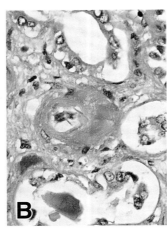

FIGURA 8-25. Arterioesclerosis benigna. A. Corte transversal de una arteria intralobulillar renal, que muestra engrosamiento irregular de la íntima (*flechas*). **B.** Arteriola renal que muestra arterioloesclerosis hialina (*centro*).

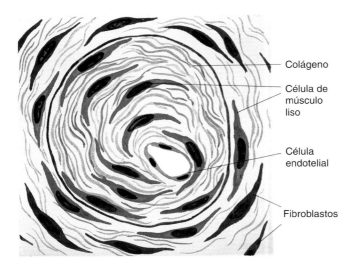

Colágeno

Célula de músculo liso

Célula endotelial

Fibroblastos

FIGURA 8-26. Arterioloesclerosis. En la hipertensión, las arteriolas muestran proliferación de las células de músculo liso y aumento del colágeno intercelular y los glucosaminoglucanos, lo que determina un aspecto en «piel de cebolla». La masa de músculo liso y los elementos asociados tienden a fijar el tamaño de la luz y restringir la capacidad de dilatación de la arteriola.

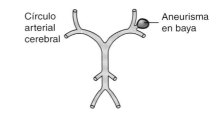
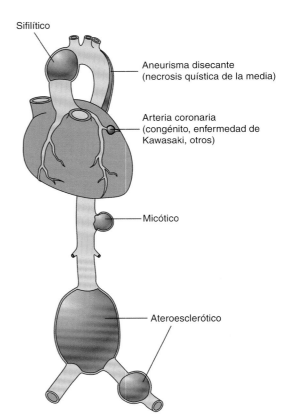

Círculo arterial cerebral

Aneurisma en baya

Sifilítico

Aneurisma disecante (necrosis quística de la media)

Arteria coronaria (congénito, enfermedad de Kawasaki, otros)

Micótico

Ateroesclerótico

FIGURA 8-27. Distribución de los aneurismas. Los aneurismas sifilíticos son la variedad más frecuente en la aorta ascendente, a la que suele respetar el proceso ateroesclerótico. Los aneurismas ateroescleróticos pueden desarrollarse en la aorta abdominal o las arterias musculares, entre las que se encuentran las coronarias y las poplíteas, así como otros vasos. Los aneurismas en baya se identifican en el círculo arterial cerebral (de Willis), en particular en sus puntos de ramificación; su rotura origina hemorragia subaracnoidea. Los aneurismas micóticos se desarrollan casi en cualquier pared vascular en donde la bacteria pueda alojarse.

específico que está afectado, como la aorta o la arteria poplítea. Existen distintas clases de aneurismas:

- Los **aneurismas fusiformes** son abombamientos ovoides que se desarrollan en paralelo al eje longitudinal del vaso.
- Los **aneurismas saculares** son protrusiones similares a burbujas que se forman a partir de la pared arterial en algún punto de debilitamiento de la media.
- Los **aneurismas disecantes** son hematomas disecantes, en los cuales la sangre que deriva de una hemorragia hacia el interior de la media separa las capas de la pared vascular.
- Los **aneurismas arteriovenosos** son comunicaciones directas entre una arteria y una vena.
- Los **seudoaneurismas (aneurismas falsos)** no son «aneurismas verdaderos», sino agrupaciones de sangre localizadas entre las capas de los vasos.

Los aneurismas de la aorta abdominal

Los aneurismas de la aorta abdominal son dilataciones que incrementan en por lo menos 50 % el diámetro de la pared vascular. Son los aneurismas más frecuentes, suelen desarrollarse después de los 50 años de edad, y se relacionan invariablemente con la ateroesclerosis grave de la arteria. Su prevalencia se eleva hasta el 6 % después de los 80 años. Tienen lugar con una frecuencia mucho más alta en hombres que en mujeres y la mitad de los pacientes son hipertensos. Ocasionalmente, pueden encontrarse aneurismas en todas las partes de la aorta torácica.

 PATOLOGÍA: La mayor parte de los aneurismas aórticos abdominales se desarrollan en un punto distal a las arterias renales y proximal a la bifurcación de la aorta (fig. 8-28). Suelen ser fusiformes, aunque en algunos casos se identifican variedades saculares. Aunque la mayoría de las lesiones sintomáticas tienen un diámetro mayor de 5 a 6 cm, pueden ser casi de cualquier tamaño. Algunos se extienden hasta las arterias ilíacas, que en ocasiones muestran aneurismas independientes en un lugar distal a la lesión de la aorta. Los aneurismas que se extienden por encima de la arteria renal podrían ocluir la arteria mesentérica superior en su origen y el tronco celíaco.

Casi todos los aneurismas aórticos se encuentran revestidos por lesiones ateroescleróticas elevadas, ulceradas y calcificadas (complicadas). La mayoría contienen trombos parietales con diversos grados de calcificación, y algunas porciones de estos trombos podrían embolizar hacia arterias periféricas.

 CARACTERÍSTICAS CLÍNICAS: Muchos de los aneurismas aórticos abdominales son asintomáticos y se descubren sólo por la palpación de una masa en el abdomen o incidentalmente durante la exploración radiológica. En algunos casos la enfermedad se pone en evidencia por un cuadro de dolor abdominal resultante de la expansión del aneurisma. La complicación más temida de los aneurismas aórticos es su rotura con hemorragia hacia el retroperitoneo (o el tórax), en cuyo caso del paciente se presenta con dolor, shock y una masa pulsátil en el abdomen. Esto constituye una urgencia aguda y la mitad de los individuos mueren, incluso si se realiza una intervención quirúrgica rápida. Por ende, hasta los aneurismas asintomáticos grandes suelen tratarse mediante reemplazo o puente con injertos protésicos. *El riesgo del rompimiento de un aneurisma aórtico abdominal depende de su tamaño.* Los aneurismas menores de 4 cm de diámetro rara vez se rompen (2 %), mientras que del 25 al 40 % de los mayores de 5 cm sufren rotura en el transcurso de 5 años desde su identificación.

Aneurismas de las arterias cerebrales

El tipo más frecuente de aneurisma cerebral es una estructura sacular conocida como **aneurisma en baya**, puesto que se asemeja a una baya unida a una rama del árbol arterial. Los aneurismas

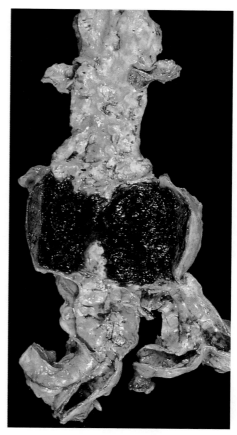

FIGURA 8-28. Aneurisma ateroesclerótico de la aorta abdominal. El aneurisma se abrió en sentido longitudinal para revelar un trombo parietal grande dentro de la luz. La aorta y las arterias ilíacas comunes muestran lesiones ateroescleróticas complicadas.

en baya reflejan anomalías congénitas en las paredes arteriales y tienden a originarse en las ramas del círculo arterial cerebral o en una de las uniones arteriales. Sus ubicaciones más frecuentes son entre la arteria cerebral anterior y la comunicante anterior, entre la carótida interna y la arteria comunicante posterior, y entre las primeras divisiones principales de la arteria cerebral media y la bifurcación de la carótida interna. Estos aneurismas también se analizan en el capítulo 24.

Aneurisma disecante

La disección sigue el trayecto vascular, con distribución longitudinal (fig. 8-29) y representa en esencia una luz falsa dentro de la pared de la arteria. Si bien la lesión suele denominarse aneurisma, es de hecho una variante de hematoma. Los aneurismas disecantes afectan con más frecuencia a la aorta, en particular la porción ascendente, y las ramas principales. Las disecciones torácicas pueden distribuirse solamente en la aorta ascendente (tipo A), o en la aorta distal y respetar la aorta ascendente (tipo B). Se calcula que su incidencia puede alcanzar hasta un caso por cada 400 autopsias, y los hombres están afectados con una frecuencia tres veces mayor que las mujeres. Pueden desarrollarse casi a cualquier edad, pero son más comunes durante la sexta y la séptima décadas de la vida. Casi todos los pacientes tienen antecedentes de hipertensión, y entre las enfermedades asociadas se identifican: ateroesclerosis, válvula aórtica bicúspide y dilatación idiopática de la raíz de la aorta. La base de los aneurismas disecantes suele ser el debilitamiento de la capa media de la aorta, a menudo relacionados con afecciones hereditarias que afectan la estructura del tejido conjuntivo.

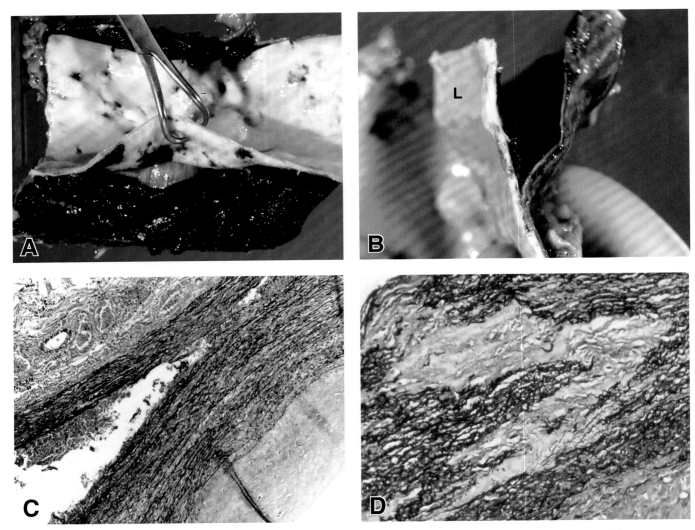

FIGURA 8-29. Aneurisma aórtico disecante. A. Aorta torácica que con pinzas metálicas se exponen la disección y el hematoma en la pared, con un coágulo sanguíneo antiguo. **B.** La aorta torácica se abrió en sentido longitudinal para revelar la presencia de sangre coagulada que diseca la media del vaso. **C.** Aorta ateroesclerótica que se disecó a lo largo del tercio externo de la media (tinción para elastina). **D.** Corte de la pared aórtica teñido con aldehído-fucsina, que revela cúmulos de material metacromático característicos del proceso degenerativo conocido como necrosis quística de la media. L, luz.

 PATOLOGÍA: Es controvertida la identificación del acontecimiento que desencadena la disección de la media. En más del 95 % de los casos se encuentra un desgarro transverso en la íntima y la porción interna de la media, por tanto, la laceración espontánea de la íntima permite que la sangre ubicada en la luz entre y diseque esa capa. Alternativamente, la hemorragia que proviene de los vasos vasculares y se aloja en la capa media debilitada por la necrosis quística inicia la tensión en la íntima, que a su vez crea el desgarro ubicuo de la misma.

La mayor parte de los desgarros de la íntima se producen en la aorta ascendente, de 1-2 cm por encima del anillo aórtico. La disección de la media se produce pocos segundos después, y separa los dos tercios internos de la pared de la aorta de su tercio externo. También puede afectar a las arterias coronarias, los grandes vasos del cuello y las arterias renales, mesentéricas o ilíacas. Puesto que la pared externa del canal falso del aneurisma disecante es delgada, es frecuente que la hemorragia hacia el espacio extravascular —que incluye el pericardio, el mediastino, el espacio pleural y el retroperitoneo— cause la muerte. En el 5 % al 10 % de los casos, la sangre que se encuentra en el lugar de la disección vuelve a entrar en la luz a través de un segundo desgarro distal, para constituir una «aorta en escopeta». En una fracción comparable, el lugar de reentrada permite la comunicación de la aorta con una arteria principal, la mayoría de las veces la arteria ilíaca.

 CARACTERÍSTICAS CLÍNICAS: Característicamente, los pacientes se presentan con dolor «desgarrador» intenso de inicio agudo en la región anterior del tórax, que en ocasiones se confunde con un infarto de miocardio. La pérdida de uno o más de los pulsos arteriales es frecuente, al igual que un soplo aórtico por regurgitación. Mientras la hipertensión es un hallazgo frecuente en pacientes con aneurismas disecantes, la hipotensión es un signo ominoso y sugiere la rotura aórtica. El taponamiento cardiaco o la deficiencia cardiaca congestiva pueden diagnosticarse con los criterios usuales. La intervención quirúrgica oportuna y el control de la hipertensión redujeron la mortalidad general a menos del 20 %.

Trombosis venosa

La trombosis venosa a menudo se conoce como **trombosis venosa profunda**. *Este término es apropiado porque la manifestación más* *común de la enfermedad es la trombosis del sistema venoso profundo de las piernas.*

 FACTORES ETIOLÓGICOS: La trombosis venosa profunda (a excepción de la ateroesclerosis) deriva de los mismos factores que favorecen la trombosis arterial, la lesión endotelial, estasis y un estado hipercoagulable. Los trastornos que favorecen el desarrollo de la trombosis venosa profunda incluyen las siguientes:

- **Estasis** (deficiencia cardiaca, deficiencia venosa crónica, inmovilización posquirúrgica, reposo prolongado en cama, hospitalización y viaje).
- **Lesión e inflamación** (traumatismo, cirugía, parto e infección)
- **Hipercoagulabilidad** (anticonceptivos orales, embarazo tardío y cáncer)
- **Trastornos trombofílicos hereditarios** (incluidos el factor V Leiden y la protrombina G20210A [*v.* cap. 18])
- **Edad avanzada** (varices venosas)
- **Drepanocitosis** (*v.* cap. 18)

 PATOLOGÍA: La mayor parte (>90%) de las trombosis venosas tienen lugar en las venas profundas de las piernas; el resto suele afectar a las venas pélvicas. Casi todos los trombos venosos se originan en las venas de las pantorrillas, con frecuencia en los senos que se ubican por encima de las válvulas venosas. En ese lugar, los trombos venosos tienen varios destinos potenciales:

- **Lisis:** es posible que permanezcan pequeños y se degraden con el tiempo, lo que no implica riesgo adicional alguno para la salud.
- **Organización:** muchos pueden sufrir organización de manera semejante a lo que sucede en los trombos arteriales. Los trombos venosos pequeños organizados pueden incorporarse a la pared del vaso sanguíneo; los de mayor tamaño podrían sufrir canalización, con restauración parcial del drenaje venoso.
- **Propagación:** los trombos venosos muchas veces sirven como base para la trombosis adicional, y de esa manera sufren extensión proximal hasta afectar a las venas iliofemorales de calibre mayor (fig. 8-30).
- **Embolización:** los trombos venosos grandes o los que se extienden en sentido proximal representan un riesgo significativo para la vida: pueden desprenderse y llegar a los pulmones para formar émbolos pulmonares (fig. 8-31).

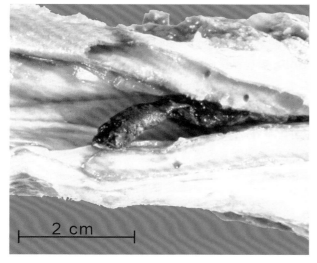

FIGURA 8-30. Trombo venoso. La vena femoral se disecó para mostrar un trombo grande dentro de su luz.

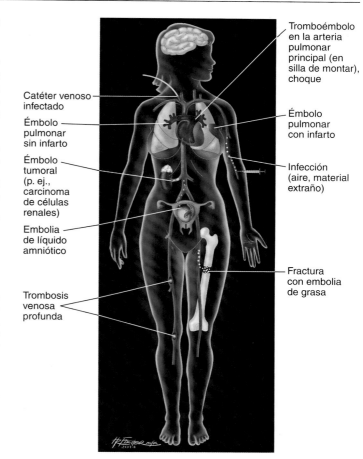

FIGURA 8-31. Lugares de origen y efectos de los émbolos venosos.

VARICOSIDADES DE LAS VENAS

Venas varicosas

Las varicosidades superficiales de las venas de la pierna suelen afectar al sistema safeno, y son muy frecuentes. Varían desde nodulaciones triviales en las venas dilatadas hasta la distensión dolorosa y discapacitante de todo el sistema venoso de la pierna, con alteraciones tróficas secundarias. Se calcula que hasta el 10-20% de la población cuentan con cierto grado de varicosidad en las venas de la pierna, aunque sólo una parte desarrollan síntomas.

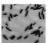 **FACTORES ETIOLÓGICOS:** Existen distintos factores de riesgo para el desarrollo de las venas varicosas:

- **Edad:** las venas varicosas son más frecuentes al avanzar la edad y pueden alcanzar una incidencia del 50% en individuos mayores de 50 años. Este incremento de la incidencia podría corresponder a cambios degenerativos relacionados con el envejecimiento de los tejidos conjuntivos de las paredes venosas, pérdida de la grasa y tejidos conjuntivos de soporte, la disminución del tono por la flacidez muscular y la inactividad.
- **Sexo:** entre individuos de 30-50 años de edad, las varices venosas afectan con más frecuencia a las mujeres que a los hombres, en particular a aquellas que han experimentado un aumento de la presión venosa en las venas ilíacas a causa de un útero grávido.
- **Herencia:** existe una predisposición familiar importante para la formación de venas varicosas, que quizá se deba a configuraciones hereditarias o puntos de debilitamiento estructurales en las paredes o las válvulas de estos vasos.

- **Postura:** la presión en las venas de la pierna es entre 5 y 10 veces mayor cuando la persona se mantiene en posición erecta, en comparación con su valor en el decúbito. La consecuencia es que la incidencia de las venas varicosas y sus complicaciones es más alta en individuos cuyas ocupaciones les obligan a permanecer de pie en un solo sitio durante periodos prolongados.
- **Obesidad:** el peso corporal excesivo aumenta la incidencia de las venas varicosas, quizá debido al incremento de la presión intraabdominal o al soporte deficiente que proporciona la grasa subcutánea a las paredes vasculares.

La incompetencia de las válvulas venosas y la dilatación de las venas se refuerzan uno al otro para producir varicosidades. Al tiempo que aumentan la longitud y el diámetro de la vena, se desarrollan tortuosidades. Una vez que el proceso comienza, la varicosidad se extiende en sentido longitudinal progresivamente hasta abarcar toda la vena afectada. Una vez que una válvula desarrolla deficiencia, se genera una tensión mayor sobre el segmento del vaso y la válvula que se ubican por debajo de ella. El papel de la inflamación no se encuentra bien estudiado, aunque se ha comunicado el aumento de la expresión de moléculas de adhesión endotelial para leucocitos en las venas afectadas.

 CARACTERÍSTICAS CLÍNICAS: Los vasos y venas más afectados tienen poca repercusión clínica y constituyen ante todo un problema estético. El síntoma principal es el dolor local, que se intensifica con la bipedestación y se alivia con la elevación de las piernas. Las varicosidades graves (fig. 8-32) pueden originar cambios tróficos en la piel drenada por las venas afectadas, proceso que se denomina **dermatitis por estasis.**

Venas varicosas en otros lugares

Hemorroides

Se trata de dilataciones de las venas del recto y el canal anal, y pueden desarrollarse por dentro o por fuera del esfínter del ano (*v.* cap. 11). Si bien puede existir una predisposición hereditaria, la

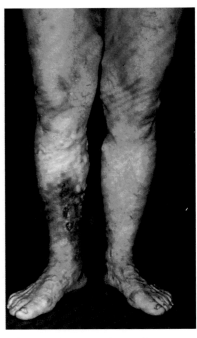

FIGURA 8-32. Venas varicosas en piernas. La presencia de varicosidades avanzadas en las venas superficiales de la pierna condujo al desarrollo de dermatitis por estasis y ulceración secundaria.

enfermedad se agrava por los factores que incrementan la presión intraabdominal, como son el estreñimiento, embarazo y obstrucción venosa generada por tumores del recto. Las hemorroides sangran con frecuencia, lo que podría tomarse por un sangrado proveniente de un cáncer rectal. Las hemorroides trombosadas son en extremo dolorosas.

Varices esofágicas

Esta complicación de la hipertensión portal deriva ante todo de la cirrosis hepática (*v.* cap. 12). La hemorragia que deriva de las varices esofágicas es una causa frecuente de muerte en los pacientes con cirrosis.

Varicocele

Esta masa escrotal palpable corresponde a varices del plexo pampiniforme (*v.* cap. 15).

 CARACTERÍSTICAS CLÍNICAS: La trombosis que ocluye las venas femorales o ilíacas desencadena congestión, edema y cianosis intensos en la extremidad inferior. La trombosis venosa profunda sintomática se trata con anticoagulantes sistémicos, y la terapia trombolítica podría resultar útil en casos específicos. En algunas situaciones, es posible insertar un filtro hasta la vena cava, con el objetivo de prevenir la embolia pulmonar. Los trombos venosos en otras zonas también pueden resultar peligrosos. La trombosis de las venas mesentéricas puede provocar un infarto hemorrágico del intestino delgado; la trombosis de las venas cerebrales puede producir la muerte; la trombosis de las venas hepáticas (síndrome de Budd-Chiari) tiende a provocar una enfermedad hepática en etapa terminal.

EMBOLIA

La embolia consiste en el paso por las circulaciones venosa o arterial de cualquier material que pudiera alojarse en un vaso sanguíneo y obstruir su luz. El tipo de émbolo más común es el tromboémbolo, un trombo que se forma en un punto y se desprende de la pared vascular de origen, para desplazarse hasta un lugar distante. La tromboembolia pulmonar, que a menudo se origina en las venas profundas de las piernas, tiene gran relevancia clínica porque no es infrecuente y puede causar la muerte.

La embolia pulmonar es la causa más frecuente de muerte tras una cirugía ortopédica mayor y es la causa más común de muerte puerperal que no deriva de complicaciones obstétricas. Es también una causa común de muerte en individuos que sufren cardiopatías o neumopatías crónicas, y en aquéllos sujetos a la inmovilización prolongada por cualquier causa, incluida la inactividad asociada con los vuelos en avión.

Embolia arterial pulmonar

La tromboembolia pulmonar ocurre en más de la mitad de autopsias. Esta complicación ocurre en el 1 a 2% de pacientes posoperados de más de 40 años. El riesgo de embolia pulmonar después de una cirugía aumenta con la edad avanzada, obesidad, duración y tipo de procedimiento quirúrgico, infección posoperatoria, cáncer y existencia previa de enfermedad venosa. La mayoría de embolias pulmonares (90%) surgen de las venas profundas de las extremidades inferiores, las más mortales se forman en las venas iliofemorales (fig. 8-34). Tan sólo la mitad de los pacientes con estos tipos de embolias tienen signos de trombosis venosa profunda. Rara vez las tromboembolias se originan en las extremidades superiores.

Las características clínicas de embolia pulmonar están determinadas por el tamaño del émbolo, la salud del paciente y si la embolización se da de forma aguda o crónica. La embolia pulmonar aguda puede ser asintomática, producir síntomas pulmonares de intensidad variable o provocar muerte súbita.

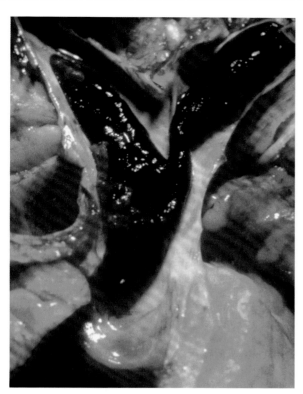

FIGURA 8-33. Embolia pulmonar. La arteria pulmonar principal y su bifurcación se disecaron para exponer un émbolo grande en silla de montar. Cortesía del Dr. Greg J. Davis, Department of Pathology, University of Kentucky College of Medicine.

Embolia pulmonar masiva

Uno de los problemas más dramáticos que complica la hospitalización es el paciente tras una operación que sucumbe una vez que deja la cama por vez primera. La actividad muscular hace que se desprenda un trombo que se había formado como consecuencia de la estasis que sigue al reposo prolongado en cama. Es posible que un émbolo pulmonar grande se aloje en la zona de bifurcación de la arteria pulmonar principal (**émbolo en silla de montar**), de manera que obstruye el flujo sanguíneo hacia ambos pulmones (fig. 8-33). También es posible encontrar émbolos grandes que causan la muerte en las arterias pulmonares principales derecha o izquierda, y en sus primeras ramas. Puede ocurrir que múltiples émbolos pequeños se alojen en las ramas secundarias y provoquen la muerte. Ante la obstrucción aguda de más de la mitad del árbol arterial pulmonar, el paciente suele experimentar de inmediato hipotensión intensa (o shock) y muere en pocos minutos.

Las consecuencias hemodinámicas de una embolia pulmonar masiva de este tipo son la deficiencia aguda del ventrículo derecho por la obstrucción súbita de su flujo de salida, así como una reducción pronunciada del gasto del ventrículo izquierdo, secundaria a la pérdida de la función ventricular derecha. El gasto cardiaco bajo es el causante de la hipotensión intensa de inicio súbito.

Infarto pulmonar

Los émbolos pulmonares pequeños habitualmente no causan la muerte. Tienden a alojarse en las arterias pulmonares periféricas. En ocasiones (del 15 al 20 % de los casos de embolia pulmonar) causan infartos pulmonares. Ya que las arterias bronquiales irrigan el área necrótica, los infartos pulmonares son característicamente hemorrágicos. Tienden a tener configuración piramidal, con la base de la pirámide dirigida hacia la superficie pleural. Los pacientes experimentan tos, dolor pleurítico punzante, disnea y, en ocasiones, hemoptisis. El derrame pleural es frecuente y muchas veces sanguinolento. Al transcurrir el tiempo, la sangre en el infarto se reabsorbe y el centro de la lesión adquiere un aspecto pálido. Se forma tejido de granulación en el borde del infarto, después de lo cual se organiza, para constituir una cicatriz fibrosa.

Embolia paradójica

El concepto de embolia paradójica hace referencia a los émbolos que se forman en la circulación venosa sistémica pero evitan los pulmones al pasar a través de un foramen oval con cierre incompleto, entran a continuación en las cavidades izquierdas del corazón y bloquean el flujo hacia las arterias sistémicas. Puesto que la presión auricular izquierda suele exceder la que existe en la aurícula derecha, la mayor parte de los casos se producen cuando existe un cortocircuito de derecha a izquierda (*v.* cap. 9).

Tromboembolia arterial

El corazón es la fuente más común de tromboémbolos arteriales (fig. 8-34), *que por lo general derivan de trombos parietales* (fig. 8-35) *o de válvulas enfermas.* Estos émbolos tienden a alojarse en puntos en los que la luz vascular se estrecha de manera abrupta (es decir, en las bifurcaciones o cerca de alguna placa ateroesclerótica). La viabilidad del tejido que irriga el vaso afectado depende de la disponibilidad de circulación colateral y del destino del émbolo mismo. El tromboémbolo puede presentar extensión local y causar una obstrucción más grave, o podría fragmentarse y lisarse. Los lugares en que se generan con más frecuencia infartos por émbolos arteriales se resumen en la figura 8-36.

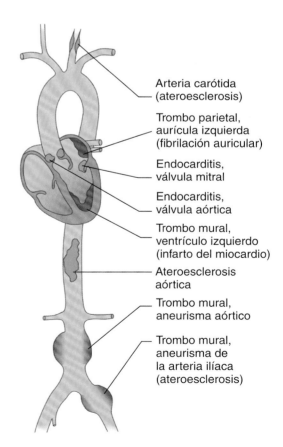

Arteria carótida (ateroesclerosis)

Trombo parietal, aurícula izquierda (fibrilación auricular)

Endocarditis, válvula mitral

Endocarditis, válvula aórtica

Trombo mural, ventrículo izquierdo (infarto del miocardio)

Ateroesclerosis aórtica

Trombo mural, aneurisma aórtico

Trombo mural, aneurisma de la arteria ilíaca (ateroesclerosis)

FIGURA 8-34. Lugares de origen de los émbolos arteriales. Cortesía del Dr. Greg J. Davis, Department of Pathology, University of Kentucky College of Medicine.

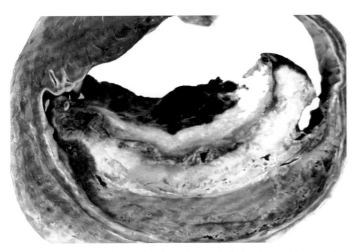

FIGURA 8-35. Trombo parietal en el ventrículo izquierdo. Un trombo laminar se adhiere al endocardio que recubre un infarto de miocardio aneurismático cicatrizado.

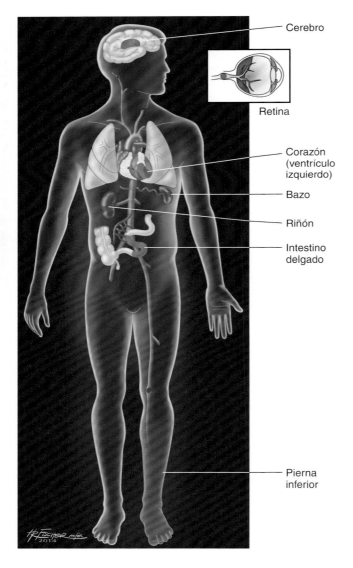

Cerebro

Retina

Corazón (ventrículo izquierdo)

Bazo

Riñón

Intestino delgado

Pierna inferior

FIGURA 8-36. Lugares comunes de infarto por émbolos arteriales.

Orígenes no habituales de embolia

Embolia gaseosa

El aire puede entrar en la circulación venosa a través de heridas en el cuello, toracocentesis o punciones de las venas principales durante los procedimientos invasivos, o intraoperatoriamente. Los volúmenes bajos de aire circulante generan pocas complicaciones, pero los que superan 100 mL pueden provocar la muerte súbita por obstrucción física al flujo de la sangre en el lado derecho del corazón, la circulación pulmonar y el cerebro.

El **síndrome por descompresión** es un riesgo para las personas expuestas a una presión atmosférica alta, como los buzos o quienes trabajan bajo el agua (p. ej., en túneles, construcción de plataformas de extracción, etc.). Bajo presión, se disuelven en los líquidos corporales grandes cantidades de nitrógeno. Cuando la presión se reduce rápidamente, este gas se libera de la solución y se forman burbujas de gas dentro del sistema circulatorio y los tejidos, las cuales obstruyen el flujo sanguíneo al tiempo que causan daño directo a las células. Cuando es agudo, el síndrome por descompresión se caracteriza por el desarrollo de dolor muscular y articular secundario a la obstrucción de los vasos sanguíneos pequeños en esos tejidos. Sin embargo, la afectación intensa de los vasos sanguíneos cerebrales puede provocar coma o incluso la muerte, una afección denominada «enfermedad de los buzos o mal de presión».

Embolia de líquido amniótico

El líquido amniótico, que contiene células y detritos de origen fetal, puede entrar en la circulación materna a través de las venas uterinas y cervicales abiertas. Esta rara complicación materna durante el parto suele presentarse al final del mismo y, de ocurrir, su resultado es catastrófico. Este desorden suele producirse al final del trabajo de parto cuando las embolias pulmonares se componen de elementos epiteliales sólidos (escamas) contenidos en el líquido amniótico. De mayor importancia es el inicio de una potencialmente mortal coagulopatía por consumo causada por la elevada actividad de la tromboplastina del líquido amniótico. Dicha enfermedad embólica produce el desarrollo súbito de cianosis y shock, a los que siguen el coma y la muerte. Si la madre sobrevive al episodio agudo, podría morir por coagulación intravascular diseminada. Alternativamente, se mantiene en riesgo sustancial de desarrollar **síndrome de dificultad respiratoria aguda** y complicaciones neurológicas en curso (*v.* cap. 10)

Embolia de grasa y embolia de médula ósea

La embolia de grasa y la embolia de médula ósea reflejan la liberación de émbolos de médula ósea lipídica hacia el interior de los vasos sanguíneos dañados tras un traumatismo grave, en particular cuando se acompaña de fracturas óseas (fig. 8-37). En la mayoría de los casos, estas embolias no resultan aparentes. Sin embargo, en su variante más grave, que puede ser mortal, este síndrome incluye deficiencia respiratoria, cambios de la función mental, trombocitopenia y petequias diseminadas. Durante la autopsia se observan innumerables glóbulos de grasa dentro de la microvasculatura pulmonar (fig. 8-37 B), el cerebro y en ocasiones en otros órganos.

INFARTO

El infarto es el proceso mediante el cual se desarrolla necrosis coagulativa en una región distal al punto de oclusión de una arteria terminal. La zona necrótica es un **infarto**. Los infartos de los órganos vitales, como el corazón, cerebro e intestino son una causa importante de morbilidad y mortalidad. Si la víctima sobrevive, el infarto se cura dejando una cicatriz. Las consecuencias de los infartos en órganos específicos se analizan en capítulos posteriores.

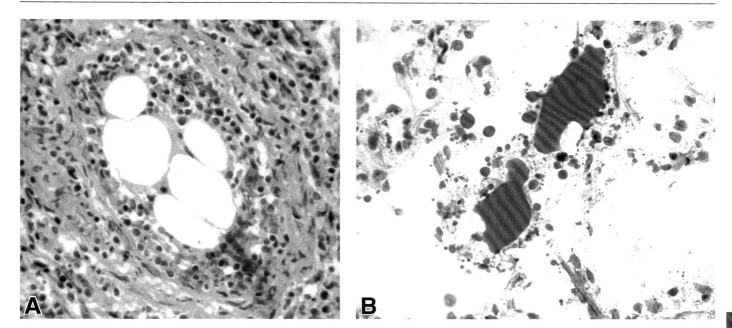

FIGURA 8-37. Embolia de grasa. A. La luz de una arteria pulmonar pequeña se encuentra ocluida por un fragmento de médula ósea formado por adipocitos y elementos hematopoyéticos. **B.** Corte congelado de pulmón tratado con rojo Sudán, que muestra los capilares ocluidos por émbolos de grasa que se tiñen de rojo.

Los **infartos anémicos** son típicos del corazón, riñones y bazo (fig. 8-38), aunque algunos infartos renales pueden tener características quísticas. La **gangrena seca** de la pierna, secundaria a la obstrucción arterial (que muchas veces se observa en la diabetes), es de hecho un infarto anémico extenso. En el estudio macroscópico que se realiza entre uno y dos días después de la hiperemia inicial se observa reblandecimiento de la región del infarto, delimitación fina de sus bordes y desarrollo de coloración amarilla clara (fig. 8-39). Los bordes suelen tener un color rojo oscuro, que deriva de la hemorragia presente en el tejido circundante viable. El análisis microscópico del infarto anémico revela una necrosis coagulativa uniforme.

Los **infartos hemorrágicos** pueden derivar bien de la oclusión arterial o bien de la venosa, y también se caracterizan por necrosis coagulativa. A pesar de esto, se distinguen por la hemorragia que existe hacia el área afectada desde los vasos adyacentes. *Los infartos hemorrágicos se producen sobre todo en órganos que tienen dos fuentes de irrigación sanguínea*, como el pulmón, o aquellos con circulación colateral abundante, como el intestino delgado y el cerebro (fig. 8-40). En el cerebro, el infarto desarrolla característicamente necrosis colicuativa y puede convertirse en un quiste, lesión que se denomina **infarto quístico** (fig. 8-41).

Un **infarto séptico** se desarrolla cuando se establecen bacterias piógenas en el tejido necrótico del infarto, el mismo que se infecta. Los infartos pulmonares se infectan con frecuencia, quizá debido a que el tejido necrótico ofrece poca resistencia a las bacterias inhaladas. En el caso de la endocarditis bacteriana, los émbolos mismos se encuentran infectados, por lo que los infartos a los que dan lugar suelen ser sépticos.

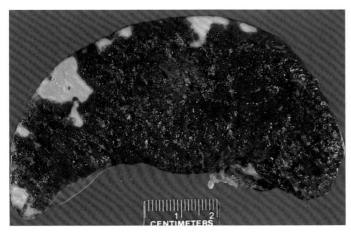

FIGURA 8-38. Infartos esplénicos. Corte del bazo que muestran infartos anémicos múltiples con configuración en cuña bajo la cápsula.

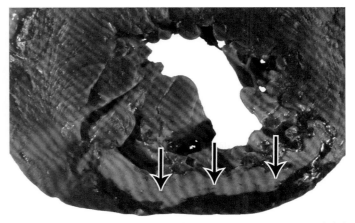

FIGURA 8-39. Infarto de miocardio agudo. Corte transversal del ventrículo derecho que revela un área bien delimitada blanda de necrosis con color amarillo en la cara dorsal de su pared libre (*flechas*).

8: Vasos sanguíneos y trastornos hemodinámicos

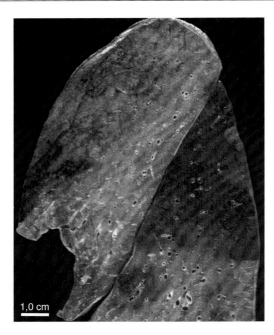

FIGURA 8-40. Infarto hemorrágico. Corte sagital del pulmón, que revela un infarto hemorrágico en el segmento superior del lóbulo inferior.

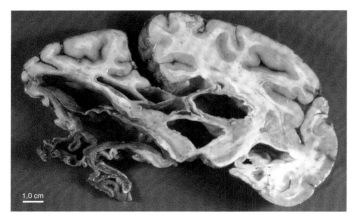

FIGURA 8-41. Infarto quístico. Corte transversal del cerebro en el plano frontal, que muestra un infarto quístico cicatrizado. Cortesía del Dr. Ken Berry, Department of Pathology, St. Paul's Hospital.

OTRAS ENFERMEDADES VASCULARES

Esclerosis medial de Mönckeberg

El trastorno se produce sobre todo en adultos mayores y afecta con más frecuencia a las arterias de las extremidades superiores e inferiores. También es habitual en la nefropatía crónica avanzada.

 PATOLOGÍA: Las arterias afectadas se induran y dilatan. En el análisis microscópico el músculo liso de la media sufre sustitución focal por un tejido fibroso hialinizado acelular con tinción pálida, que muestra calcificación distrófica concéntrica. En la mayor parte de los casos la lámina elástica interna presenta calcificación focal. En ocasiones se aprecia metaplasia ósea en las regiones calcificadas. La esclerosis de Mönckeberg de la media difiere de la ateroesclerosis y normalmente no induce ninguna disfunción clínica relevante.

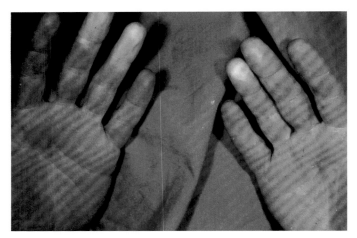

FIGURA 8-42. Fenómeno de Raynaud. Los pulpejos muestran palidez intensa.

Fenómeno de Raynaud

El fenómeno de Raynaud se caracteriza por episodios intermitentes de isquemia bilateral en los dedos de las manos o los pies y en ocasiones en el pabellón auricular o la nariz. Se asocia con la palidez intensa (fig. 8-42) y es frecuente que se acompañe de parestesias y dolor. Estos síntomas están precipitados por el frío y los estímulos emocionales, y aliviados por el calor. La sensibilidad primaria al frío de tipo Raynaud es más frecuente en mujeres, y suele comenzar al final de la adolescencia. Es bilateral y simétrica y, en ocasiones, puede desencadenar la formación de úlceras o gangrena en los pulpejos. Las manos se ven afectadas con más frecuencia que los pies.

El fenómeno de Raynaud puede presentarse como un fenómeno aislado o formar parte de distintas afecciones sistémicas del tejido conjuntivo (enfermedades del colágeno vascular), en particular esclerodermia y lupus eritematoso sistémico. Independientemente de su etiología, el fenómeno de Raynaud deriva del vasoespasmo de las arterias y las arteriolas cutáneas. Las anomalías de la regulación del tono vascular que depende de la actividad de los nervios simpáticos y de factores neurohumorales podrían desempeñar algún papel en su patogenia.

Displasia fibromuscular

La displasia fibromuscular es un engrosamiento no inflamatorio infrecuente de las arterias musculares de grande y mediano calibre, que difiere de la ateroesclerosis y arterioesclerosis. Su causa se desconoce; sin embargo, podría representar una anomalía de desarrollo. La estenosis de la arteria renal secundaria a esta enfermedad es una causa importante de hipertensión renovascular, aunque la displasia fibromuscular puede afectar a casi cualquier otro vaso, como la carótida, y las arterias vertebrales y esplácnicas. De manera característica es una enfermedad de la mujer durante los años reproductivos, aunque puede ocurrir a cualquier edad, incluso en la niñez.

 PATOLOGÍA: En la mayor parte de los casos, los dos tercios distales de la arteria renal y sus ramas principales muestran varios puntos de estenosis segmentaria, que representan puentes fibrosos y musculares con proyección luminal. En el análisis microscópico, estos segmentos muestran disposición y proliferación desordenadas de los elementos celulares de la pared del vaso, sin necrosis o inflamación. El músculo liso queda sustituido por tejido fibroso y miofibroblastos, y la media puede adelgazarse. Además de la hipertensión renovascular, la complicación principal de la displasia fibromuscular es el aneurisma disecante causado por el adelgazamiento de la media.

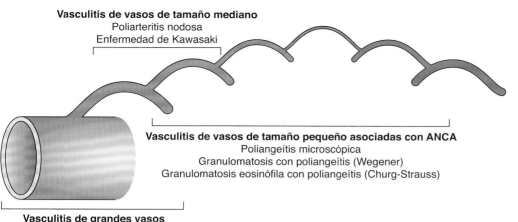

Vasculitis de vasos de tamaño mediano
Poliarteritis nodosa
Enfermedad de Kawasaki

Vasculitis de vasos de tamaño pequeño asociadas con ANCA
Poliangeítis microscópica
Granulomatosis con poliangeítis (Wegener)
Granulomatosis eosinófila con poliangeítis (Churg-Strauss)

Vasculitis de grandes vasos
Arteritis de Takayasu
Arteritis de células gigantes

FIGURA 8-43. Trastornos inflamatorios de los vasos sanguíneos. ANCA, anticuerpos anticitoplasma de neutrófilos. Modificado de Jennette JC, Falk RJ. Pathogenesis of antineutrophil cytoplasmic autoantibody-mediated disease. *Nature Rev Rheumatol.* 2014; 10(8):463-473.

VASCULITIS

La vasculitis es la inflamación y la necrosis de los vasos sanguíneos. Puede afectar arterias, venas y capilares (fig. 8-43). Los vasos sanguíneos pueden dañarse por mecanismos inmunitarios (*v.* cap. 3), agentes infecciosos, traumatismo mecánico, radiación o toxinas. Sin embargo, en muchos casos no se identifica una causa específica.

 FACTORES ETIOLÓGICOS: Se piensa que en los síndromes vasculíticos participan mecanismos inmunitarios, como: **(1) el depósito de complejos inmunitarios; (2) el ataque directo de los anticuerpos circulantes contra los vasos, (3) activación de neutrófilos como resultado de anticuerpos anticitoplasma de neutrófilos (ANCA) circulantes y (4) algunas variantes de inmunidad mediada por células.** Si bien los agentes que desencadenan estas reacciones se desconocen en gran medida, en algunas circunstancias, la vasculitis se asocia con una infección viral.

Los **antígenos virales** pueden causar vasculitis. Por tanto, la infección crónica con el virus de la hepatitis B se relaciona con algunos cuadros de panarteritis nudosa (*v.* más adelante). En este caso, los complejos antígeno viral-anticuerpo circulan y se depositan en las lesiones vasculares. La vasculitis en el humano se asocia con otras infecciones virales, como las producidas por el virus del herpes simple, el citomegalovirus y los parvovirus, así como con ciertos antígenos bacterianos.

Las vasculitis que afectan a los vasos pequeños (p. ej., granulomatosis con poliangitis; *v.* más adelante) se relacionan con la presencia de **ANCA** circulantes. Se desconoce por qué estos autoanticuerpos aparecen, pero la infección desempeña algún papel en su desarrollo. Los ANCA producen daño endotelial al activar los neutrófilos, y los valores de anticuerpos guardan relación con la actividad de la enfermedad en algunos casos. Los ANCA pueden detectarse con un análisis de inmunofluorescencia indirecta en el que se utilizan el suero del paciente y los neutrófilos fijados con etanol. Algunos patrones de reacción habituales incluyen la **P-ANCA**, en su mayoría contra la mieloperoxidasa, y la **C-ANCA**, en particular contra la proteinasa 3. (La «**P**» —perinuclear— y «**C**» —citoplasmática— se refieren a la ubicación de la inmunofluorescencia en la prueba de diagnóstico que se utiliza habitualmente). Cuando los neutrófilos se exponen al TNF, las células se desgranulan y expresan mieloperoxidasa y proteinasa 3 en su superficie. Los ANCA, que pueden estar presentes como parte de la respuesta a la infección, pueden unirse a la proteína expresada en la superficie y activar los neutrófilos, lo que resulta en daño endotelial (fig. 8-44).

Panarteritis nudosa

La panarteritis nudosa afecta a las arterias musculares medianas o pequeñas y, en ocasiones, a arterias mayores. Pueden desarrollarse lesiones similares a las de la panarteritis nudosa en infecciones virales como las hepatitis B y C y la producida por el VIH.

 PATOLOGÍA: Las lesiones características de la panarteritis nudosa se identifican en las arterias musculares de pequeño o mediano calibre. Sin embargo, en ocasiones se extienden a las arterias mayores, como la renal, la esplénica o las coronarias. Cada lesión suele tener menos de 1 mm de longitud, y puede afectar a una fracción o a toda la circunferencia del vaso. La característica morfológica más prominente en una arteria afectada es el área de necrosis fibrinoide. Puede originarse trombosis y pequeños aneurismas en los segmentos

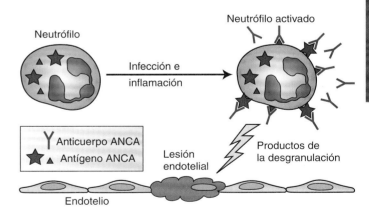

Neutrófilo

Infección e inflamación

Neutrófilo activado

Y Anticuerpo ANCA
★ ▲ Antígeno ANCA

Lesión endotelial

Productos de la desgranulación

Endotelio

FIGURA 8-44. Modelo de la patogenia de la vasculitis por anticuerpos anticitoplasma de neutrófilos (ANCA). Los antígenos ANCA normalmente se encuentran en el citoplasma de los neutrófilos, con una expresión de superficie muy limitada. En la inflamación y la infección en los neutrófilos se induce el incremento de la expresión de antígenos ANCA en la superficie celular. Los ANCA presentes en la circulación, sintetizados antes por mecanismos desconocidos, se unen a estos antígenos ANCA de superficie y conducen a la activación de los neutrófilos y su interacción con células endoteliales. La desgranulación de los neutrófilos libera factores tóxicos entre los que se encuentran especies reactivas de oxígeno, proteinasa 3 y mieloperoxidasa, al tiempo que otras enzimas de los gránulos provocan la apoptosis y la necrosis de las células endoteliales, lo que genera lesión en el endotelio.

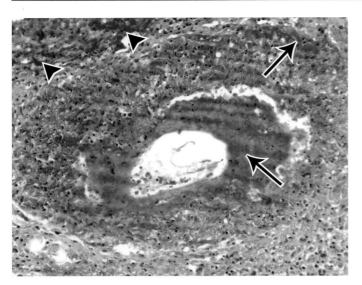

FIGURA 8-45. Panarteritis nudosa. El infiltrado intenso de células inflamatorias en la pared arterial y el tejido conjuntivo circundante se relacionan con necrosis fibrinoide (*flechas*) y destrucción de la pared vascular (*puntas de flecha*).

afectados. El músculo de la media y los tejidos adyacentes se fusionan para constituir una masa eosinófila carente de estructura que capta las tinciones para fibrina. Una respuesta inflamatoria aguda intensa rodea el área de necrosis, incluyendo por lo general, a toda la adventicia (periarteritis), y se extiende a través de otras capas del vaso (fig. 8-45). Se identifican neutrófilos, linfocitos, células plasmáticas y macrófagos en distintas proporciones, y los eosinófilos son con frecuencia prominentes. Los infartos son habituales en los órganos afectados. Un aneurisma puede romperse y, si se ubica en una región crítica, puede provocar una hemorragia mortal. Con el paso del tiempo muchas lesiones vasculares muestran signos de cicatrización, en particular si se administran corticoesteroides. El tejido necrótico y el exudado inflamatorio se reabsorben, mientras que persisten la fibrosis de la media y anomalías evidentes de la lámina elástica.

 CARACTERÍSTICAS CLÍNICAS: Las manifestaciones clínicas de la panarteritis nudosa son muy variables y dependen de los órganos afectados por las lesiones. Riñones, corazón, músculo esquelético, piel y mesenterio son las estructuras que se ven afectadas con más frecuencia, aunque pueden presentarse lesiones en casi cualquier órgano, entre otros intestino, páncreas, pulmones, hígado y cerebro. Son frecuentes los síntomas inespecíficos, como fiebre y pérdida de peso.

Si no recibe tratamiento, la panarteritis nudosa suele ser mortal, aunque la terapia antiinflamatoria inmunodepresora, que se logra con corticoesteroides y ciclofosfamida, conduce a la remisión o a la curación en la mayoría de los pacientes.

Polivasculitis microscópica

La polivasculitis microscópica hace referencia a una categoría amplia de lesiones vasculares inflamatorias que se considera representan una reacción a materiales extraños (p. ej., productos bacterianos o drogas). En el caso de las lesiones vasculares confinadas predominantemente en la piel, se aplica a menudo el término **vasculitis leucocitoclástica** (que hace referencia a los residuos nucleares que derivan de los neutrófilos en desintegración). La **polivasculitis microscópica**, tiene lugar en muchos de los mismos órganos como la panarteritis nudosa, aunque se limita a las arterias más pequeñas y a las arteriolas y *tiene un vínculo estrecho con los P-ANCA.*

 CARACTERÍSTICAS CLÍNICAS: La vasculitis cutánea puede producirse tras la administración de muchos medicamentos, como ácido acetilsalicílico, penicilina y diuréticos tiazídicos. También se relaciona con frecuencia con infecciones diversas, como cuadros producidos por estreptococos o estafilococos, hepatitis viral, tuberculosis y endocarditis bacteriana. Esta enfermedad se manifiesta característicamente por púrpura palpable, en particular en las extremidades inferiores. En el análisis microscópico, las vénulas cutáneas superficiales muestran necrosis fibrinoide con inflamación aguda. La vasculitis cutánea está casi siempre autolimitada (*v.* cap. 20).

La polivasculitis microscópica puede presentarse como una entidad aislada o formar parte de otras afecciones, entre las que se encuentran las enfermedades del colágeno vascular (lupus eritematoso, artritis reumatoide, síndrome de Sjögren), disproteinemias y diversas neoplasias. La afectación renal se caracteriza por glomerulonefritis con progresión rápida y deficiencia renal (*v.* cap. 14).

Arteritis de células gigantes

Si bien en la mayor parte de los casos afecta a la arteria temporal, la arteritis de células gigantes (arteritis temporal) también puede afectar a otras arterias craneales, la aorta (aortitis de células gigantes) y sus ramas, y en ocasiones otras arterias. Genera aneurismas y disección en la aorta. La media de edad al inicio del cuadro es de 70 años; es rara antes de los 50 años. La arteritis de células gigantes es la vasculitis más habitual; su incidencia se incrementa con la edad y puede alcanzar el 1 % en personas de 80 años. Las mujeres están afectadas con una frecuencia un poco más alta que los hombres. La edad al inicio ayuda con frecuencia a diferenciarla de otras vasculitis que pudieran afectar a los mismos vasos en personas más jóvenes, como la enfermedad de Takayasu.

 FISIOPATOLOGÍA: La etiología de la arteritis de células gigantes se desconoce. Su relación con el HLA-DR4 y su presentación en familiares en primer grado respaldan la existencia de un componente genético. Las lesiones contienen la presencia de linfocitos T cooperadores CD4$^+$ activados y macrófagos, pero los linfocitos B no participan. Los macrófagos en el borde de la íntima y la media sintetizan MMP de la matriz, que digieren la matriz hística. En la arteritis de células gigantes los ANCA están ausentes. El dolor muscular generalizado y la distribución amplia de sus manifestaciones son congruentes con su asociación con las enfermedades reumatoides.

 PATOLOGÍA: Los vasos afectados adquieren un aspecto similar al de cordones y muestran engrosamiento nodular. Las luces se encuentran reducidas a pequeñas hendiduras o pueden encontrarse obliteradas por un trombo (fig. 8-46 A). En la exploración microscópica, la media y la íntima muestran inflamación granulomatosa; se aprecian cúmulos de macrófagos, linfocitos y células plasmáticas entremezclados con eosinófilos y neutrófilos en número variable. Las células gigantes tienden a distribuirse en la lámina elástica interna (fig. 8-46 B), aunque su número varía considerablemente. Se identifican tanto células gigantes de cuerpo extraño como células gigantes de Langhans. Los focos de necrosis se caracterizan por cambios en la lámina elástica interna, que se edematiza, pierde regularidad y se fragmenta, y en las lesiones avanzadas podría desaparecer por completo. Los fragmentos de la lámina elástica aparecen en ocasiones dentro de células gigantes. En las fases tardías, la íntima muestra engrosamiento evidente y la media desarrolla fibrosis. Los trombos pueden obliterar la luz, después de lo cual sufren organización y recanalización.

 CARACTERÍSTICAS CLÍNICAS: La arteritis de células gigantes tiende a ser benigna y autolimitada, y los síntomas ceden en 6-12 meses. Los pacientes presentan cefalea y dolor temporal de tipo pulsátil. En algunos

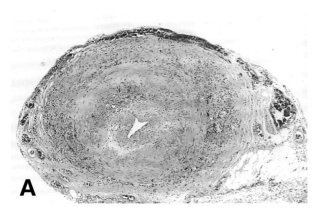
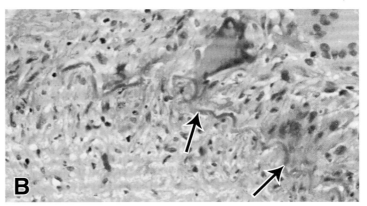

FIGURA 8-46. Arteritis temporal. A. Microfotografía de una arteria temporal que muestra inflamación crónica en toda la pared y estrechamiento intenso de la luz por engrosamiento de la íntima. **B.** Campo de alta resolución en el que se aprecian células gigantes adyacentes a la lámina elástica interna fragmentada (*flechas*).

casos existen síntomas inespecíficos tempranos, como malestar general, fiebre y pérdida de peso, además de dolor muscular generalizado o rigidez en los hombros y las caderas. Las pulsaciones y el dolor referidos a la arteria temporal se acompañan de tumefacción, dolor a la palpación y eritema en la piel suprayacente. Casi la mitad de los pacientes desarrollan síntomas visuales, que pueden evolucionar de la ceguera transitoria a la permanente en uno o ambos ojos, en ocasiones con rapidez. Puesto que el proceso inflamatorio se distribuye en parches, la biopsia de la arteria temporal podría no ser diagnóstica hasta en el 40% de los individuos con manifestaciones clásicas. La respuesta a los corticoesteroides suele ser drástica; los síntomas ceden en pocos días.

Granulomatosis con poliangitis

La granulomatosis con poliangitis (GPA, antes conocida como granulomatosis de Wegener) es una vasculitis sistémica necrosante de etiología desconocida, con lesiones granulomatosas en la nariz, los senos paranasales, los pulmones y enfermedad renal glomerular. Los hombres se ven afectados con más frecuencia que las mujeres, por lo general durante la quinta y la sexta décadas de vida. Más del 90% de los individuos con granulomatosis de Wegener tienen resultados positivos para ANCA, y entre ellos el 75% cuentan con C-ANCA. La respuesta a la terapia inmunodepresora respalda la base inmunitaria de la enfermedad.

PATOLOGÍA: Las lesiones de la granulomatosis de Wegener se caracterizan por necrosis del parénquima, vasculitis e inflamación granulomatosa compuesta por neutrófilos, linfocitos, células plasmáticas, macrófagos y eosinófilos. Cada lesión pulmonar puede tener hasta 5 cm de diámetro y debe distinguirse de la tuberculosis. La vasculitis que afecta a las arterias y a las venas pequeñas puede identificarse en cualquier lugar, aunque se produce con más frecuencia en las vías respiratorias (fig. 8-47), riñón y bazo. La arteritis se caracteriza ante todo por inflamación crónica, aunque es frecuente que existan inflamación aguda, inflamación granulomatosa necrosante y no necrosante y necrosis fibrinoide. El engrosamiento de la media y la proliferación de la íntima a menudo causan estrechamiento u obliteración de la luz.

La característica pulmonar más prominente es la neumonitis bilateral persistente, con infiltrados nodulares que sufren cavitación de manera similar a lo que ocurre con las lesiones tuberculosas (aunque los mecanismos son distintos). La sinusitis crónica y las úlceras de la mucosa nasofaríngea son frecuentes. El riñón muestra al comienzo glomerulonefritis necrosante focal, que evoluciona para convertirse en una glomerulonefritis con semilunas (*v.* cap. 14).

CARACTERÍSTICAS CLÍNICAS: La mayoría de las personas manifiestan síntomas propios del aparato respiratorio, en particular neumonitis y sinusitis, y el pulmón está afectado en más del 90% de los pacientes. La hematuria y la proteinuria son frecuentes y la glomerulopatía puede avanzar y causar deficiencia renal. Se presentan exantema, mialgias, afectación articular y síntomas neurológicos. Casi todos los pacientes (80%) mueren en el transcurso de 1 año si no reciben tratamiento, con una supervivencia media de 5-6 meses. El tratamiento con ciclofosfamida provoca tanto remisiones completas como intervalos libres de enfermedad sustanciales en casi todos los afectados.

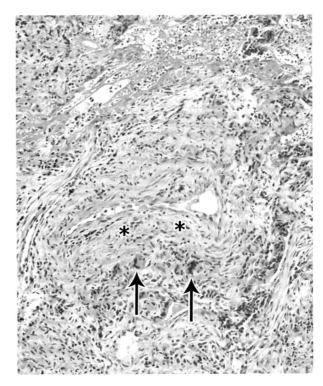

FIGURA 8-47. Granulomatosis con poliangitis. Microfotografía del pulmón que muestra vasculitis en una arteria pulmonar. Existen células de inflamación crónica y células gigantes de Langerhans (*flechas*) en la pared, a la vez que engrosamiento de la íntima (*asteriscos*).

Granulomatosis alérgica y angitis (síndrome de Churg-Strauss)

PATOLOGÍA: Dos tercios de los individuos con síndrome de Churg-Strauss tienen P-ANCA. Se identifican lesiones necrosantes diseminadas en las arterias de pequeño y mediano calibre de pulmones, bazo, riñones, corazón, hígado, SNC y otros órganos. Estas lesiones contienen granulomas y muestran infiltrados eosinófilos intensos característicos en y alrededor de los vasos sanguíneos. La necrosis fibrinoide que resulta, la trombosis y la formación de aneurismas pueden simular una panarteritis nudosa, aunque el síndrome de Churg-Strauss parece ser una entidad diferente. Si no reciben tratamiento, estos pacientes tienen un pronóstico malo; no obstante, la terapia con corticoesteroides casi siempre resulta efectiva.

Arteritis de Takayasu

Esta variante de arteritis se observa en todo el mundo. Afecta en particular a mujeres (90%), la mayoría de las cuales tienen menos de 30 años de edad. La etiología de la arteritis de Takayasu se desconoce, aunque se ha sugerido una base autoinmunitaria.

PATOLOGÍA: La arteritis de Takayasu se clasifica en función de la extensión de la afectación aórtica como: (1) enfermedad limitada al arco aórtico y sus ramas; (2) arteritis que sólo afecta a la aorta descendente torácica y abdominal y sus ramas, y (3) afectación combinada del arco y la aorta descendente. La arteria pulmonar se ve afectada en ocasiones y muchas veces los vasos retinianos están comprometidos.

La pared de la aorta está engrosada, y la capa íntima muestra placas elevadas focales. Las ramas de la aorta suelen mostrar estenosis u oclusión focal, que interfiere en el flujo sanguíneo y da origen al seudónimo **enfermedad sin pulsos**, que deriva de la afectación de las arterias subclavias. La aorta, en particular los segmentos torácicos distales y abdominales, muestra con frecuencia aneurismas de tamaño variable. Las lesiones tempranas de la aorta y sus ramas principales consisten en una panarteritis aguda, con infiltrados de neutrófilos, células mononucleares y células gigantes de Langhans ocasionales. La inflamación de los vasos vasculares en la arteritis de Takayasu hace necesaria su diferenciación de la aortitis sifilítica. Las lesiones tardías muestran fibrosis y proliferación intensa de la íntima. Los cambios ateroescleróticos secundarios pueden ocultar la enfermedad de base.

CARACTERÍSTICAS CLÍNICAS: Los pacientes con enfermedad de Takayasu en fase temprana refieren síntomas inespecíficos, mareo, trastornos visuales disnea y, en ocasiones, síncope. Al tiempo que la enfermedad avanza, los síntomas cardiacos se intensifican, con claudicación intermitente de brazos o piernas. Podrían desarrollarse asimetrías de la presión arterial y desaparecer los pulsos en alguna extremidad. La hipertensión puede derivar de la coartación de la aorta o de la estenosis de la arteria renal. Casi todos los pacientes desarrollan deficiencia cardiaca congestiva al final. La pérdida de la agudeza visual puede variar desde anomalías del campo visual hasta la amaurosis. La arteritis de Takayasu en fase temprana responde a los corticoesteroides, pero las lesiones tardías requieren reconstrucción quirúrgica.

Enfermedad de Kawasaki

La enfermedad de Kawasaki (síndrome de nódulos linfáticos mucocutáneos) es una vasculitis necrosante aguda de la infancia y la niñez temprana, que se caracteriza por fiebre elevada, exantema, lesiones conjuntivales y orales y linfadenitis. En el 70% de los pacientes afecta a las arterias coronarias y conduce a la formación de aneurismas locales (fig. 8-48), que pueden causar la muerte en el 1 a 2% de los casos.

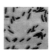

FACTORES ETIOLÓGICOS: La enfermedad de Kawasaki suele ser autolimitada. Existen muchos indicios, basados en datos epidemiológicos, que indican una etiología infecciosa, si bien no se ha determinado ningún agente etiológico con seguridad. La enfermedad tiene una alta frecuencia en las poblaciones japonesas y coreanas, y en individuos de ascendencia asiática.

Enfermedad de Buerger

La enfermedad de Buerger (tromboangitis obliterante) es una enfermedad inflamatoria oclusiva de las arterias medianas y pequeñas en la región distal de brazos y piernas. Anteriormente

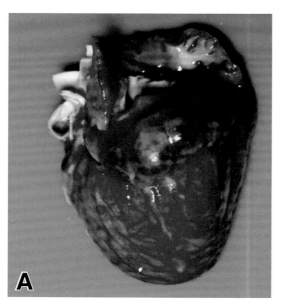

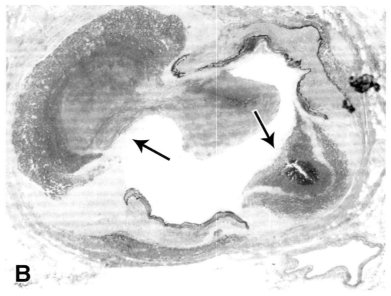

FIGURA 8-48. Enfermedad de Kawasaki. A. Corazón de un niño que murió por enfermedad de Kawasaki, en el que se observan aneurismas arteriales coronarios conspicuos. **B.** Corte microscópico de una arteria coronaria del mismo paciente, que revela las grandes anomalías (*flechas*) de la lámina elástica interna, con dos aneurismas pequeños ocupados por un trombo.

se presentaba casi exclusivamente en hombres de mediana edad que fumaban en exceso, pero en la actualidad también se ha descrito en mujeres. Es más frecuente en la región del Mediterráneo, Oriente Medio y Asia.

FACTORES ETIOLÓGICOS: El hecho de que la suspensión del tabaquismo pueda permitir la remisión y la reincidencia en el hábito, y conduzca a una exacerbación, resalta el papel etiológico del tabaquismo en la enfermedad de Buerger. Sin embargo, aún no se sabe cómo produce el tabaco esta enfermedad.

PATOLOGÍA: El cambio más temprano en la enfermedad de Buerger es la inflamación aguda de las arterias medianas y pequeñas. Los infiltrados de neutrófilos se extienden para afectar a las venas y a los nervios vecinos. La lesión del endotelio en las áreas inflamadas conduce a la trombosis y a la obliteración de la luz. Los microabscesos en la pared vascular, con un área central de neutrófilos rodeada por fibroblastos y células gigantes de Langhans, permiten distinguir este proceso de la trombosis que se relaciona con la ateroesclerosis. Las lesiones tempranas suelen adquirir gravedad suficiente como para provocar gangrena de la extremidad y conducir a la amputación. En una fase tardía de la enfermedad los trombos se organizan en su totalidad y sufren recanalización parcial.

CARACTERÍSTICAS CLÍNICAS: Los síntomas de la enfermedad de Buerger suelen presentarse entre los 25-40 años de edad, con afectación intermitente (dolor tipo calambre en los músculos tras el ejercicio, que se alivia rápidamente con el reposo). Los pacientes muchas veces se presentan con ulceración dolorosa de algún dedo de la mano, que evoluciona hasta destruir el extremo del dedo afectado. Quienes continúan fumando pueden perder lentamente ambas manos y pies.

Enfermedad de Behçet

La enfermedad de Behçet es una vasculitis sistémica que se caracteriza por la formación de úlceras bucales aftosas, úlceras genitales e inflamación ocular. En ocasiones existen lesiones en el SNC, el tubo digestivo y el sistema cardiovascular. Tanto los vasos grandes como los pequeños desarrollan vasculitis. Las lesiones mucocutáneas muestran vasculitis inespecífica en arteriolas, capilares y vénulas, e infiltración de las paredes vasculares y el tejido perivascular por linfocitos y células plasmáticas. Algunas células endoteliales presentan proliferación y edema. Las arterias de mediano y gran calibre muestran arteritis destructiva, caracterizada por necrosis fibrinoide, infiltración mononuclear, trombosis, aneurismas y hemorragia. Su etiología se desconoce, aunque la efectividad del tratamiento con corticoesteroides y una asociación con subtipos específicos de HLA sugieren una base inmunitaria.

TUMORES BENIGNOS DE LOS VASOS SANGUÍNEOS

Los tumores del sistema vascular son frecuentes. Muchos son hamartomas y no neoplasias verdaderas.

Hemangiomas

Los hemangiomas suelen desarrollarse en la piel, pero también pueden encontrarse en órganos internos.

PATOLOGÍA: Hemangioma capilar. *Esta lesión se compone de canales vasculares con el tamaño y la estructura de los capilares normales.* Los hemangiomas capilares pueden desarrollarse en cualquier tejido. Los lugares afectados con más frecuencia son la piel, tejidos subcutáneos, membranas mucosas de labios y boca, y vísceras como el bazo, riñones e hígado. El diámetro de los hemangiomas capilares varía desde algunos milímetros hasta varios centímetros. Tiene coloración roja brillante o azul, lo que depende del grado de oxigenación de la sangre. En la piel, los hemangiomas capilares se conocen como **marcas de nacimiento** o **manchas en rubí.** El único problema que generan es de carácter estético.

- **Hemangioma juvenil.** También denominados **hemangiomas en fresa**, se encuentran en la piel de los neonatos. Crecen con rapidez durante los primeros meses de vida y comienzan a desaparecer en 1 a 3 años de edad, para involucionar en su totalidad en casi todos los casos (80%) hasta los 5 años de edad. Los hemangiomas juveniles contienen masas apretadas de capilares, separadas por un estroma de tejido conjuntivo (fig. 8-49). Los canales recubiertos con endotelio suelen encontrarse llenos de sangre. Las trombosis, en ocasiones organizadas, son frecuentes. Si bien las proyecciones digitales del tejido vascular podrían dar la impresión de invasión, estas lesiones son benignas; no causan invasión ni originan metástasis.
- **Hemangioma cavernoso.** *Esta denominación se reserva para las lesiones constituidas por canales vasculares amplios, que con frecuencia se encuentran con vasos pequeños de tipo capilar.* Cuando los hemangiomas cavernosos se desarrollan en la piel, se denominan **manchas en vino de Oporto.** También aparecen en las superficies mucosas y los órganos viscerales, como el bazo, el hígado y el páncreas. Si se presentan en el cerebro, pueden crecer con lentitud y provocar síntomas neurológicos después de periodos silentes prolongados.

Un hemangioma cavernoso es una masa esponjosa rojo-azulada blanda, con un diámetro que puede alcanzar varios centímetros. A diferencia de los hemangiomas capilares, los hemangiomas cavernosos no muestran involución espontánea. No obstante, la lesión se encuentra limitada por un borde bien definido y carece de cápsula. Contiene espacios grandes recubiertos por endotelio que contienen sangre, separados por tejido conjuntivo escaso. Los hemangiomas cavernosos pueden sufrir cambios diversos, entre los que se encuentran la trombosis y la fibrosis, la cavitación quística y la hemorragia intraquística.

Si bien los hemangiomas son sin duda benignos, su origen es incierto; es probable que sean hamartomas.

TUMORES MALIGNOS DE LOS VASOS SANGUÍNEOS

Las neoplasias vasculares malignas son raras.

Angiosarcoma

Estos tumores afectan a personas de ambos sexos y de cualquier edad. Surgen como nódulos rojos pequeños, indoloros y bien delimitados. Sus ubicaciones más frecuentes son la piel, tejidos blandos, mamas, hueso, hígado y bazo. Finalmente, la mayoría de ellos se convierten en masas carnosas de color gris pálido que carecen de cápsula. Estos tumores suelen sufrir necrosis central, con ablandamiento y hemorragia.

PATOLOGÍA: Los angiosarcomas muestran diversos grados de diferenciación que van desde los que se componen principalmente de elementos vasculares diferenciados hasta los tumores indiferenciados con pocos canales sanguíneos reconocibles (fig. 8-50). Estos últimos muestran mitosis frecuentes, pleomorfismo y células gigantes y tienden a ser más agresivos. Casi la mitad de los pacientes con angiosarcoma mueren por la enfermedad.

El angiosarcoma hepático genera un especial interés; se asocia a carcinógenos ambientales, en particular, arsénico (un componente

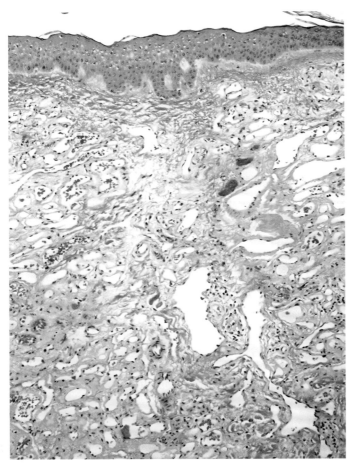

FIGURA 8-49. Hemangioma juvenil. En el tejido subcutáneo se identifica una red de vasos delicados que forman anastomosis.

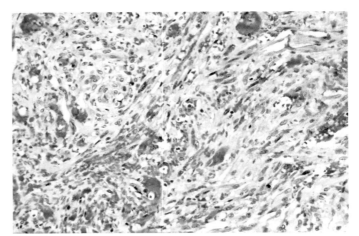

FIGURA 8-50. Angiosarcoma. Células malignas en huso que delinean canales mal definidos. *Recuadro:* inmunotinción para CD31, un marcador endotelial.

No se conocen del todo los factores que influyen en el desarrollo de sarcoma de Kaposi en las personas que están en riesgo.

 PATOLOGÍA: El sarcoma de Kaposi comienza como nódulos cutáneos dolorosos de color violeta o café, de 1 mm a 1 cm de diámetro. Aparecen con más frecuencia en manos o pies, aunque pueden desarrollarse en cualquier sitio. Su apariencia microscópica es muy variable. Una variante se parece al hemangioma simple, con cúmulos apretados de capilares y macrófagos diseminados cargados con hemosiderina. Otras variantes tienen gran celularidad y sus espacios vasculares son menos prominentes (fig. 8-51). El sarcoma de Kaposi se considera una lesión maligna y puede mostrar diseminación amplia en el organismo, y rara vez causa la muerte.

de los pesticidas) y cloruro de vinilo (que se utiliza para la producción de plásticos). Existe un periodo latente prolongado entre la exposición a los químicos y el desarrollo del angiosarcoma hepático. Los cambios detectables más tempranos son la atipia y la hiperplasia difusa de las células del recubrimiento de los sinusoides hepáticos. Los tumores suelen ser multicéntricos y podrían originarse también a partir del bazo. Los angiosarcomas hepáticos tienen gran malignidad y se diseminan tanto por invasión local como por metástasis.

Sarcoma de Kaposi

El sarcoma de Kaposi es un tumor angioproliferativo maligno que deriva de las células endoteliales.

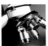 **EPIDEMIOLOGÍA:** El sarcoma de Kaposi fue en su origen un tumor endémico en partes de África central, aunque un hecho curioso era que se producía ante todo en hombres mayores. En la actualidad se desarrolla de forma epidémica en pacientes inmunodeprimidos, en particular aquellos con sida. El virus del herpes humano tipo 8 (VHH-8, virus del herpes asociado al sarcoma de Kaposi) es el responsable del desarrollo de este tumor, que surge en las células endoteliales.

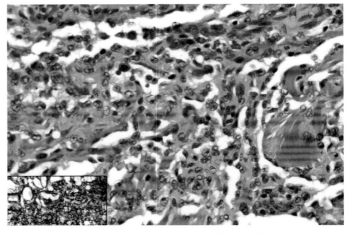

FIGURA 8-51. Sarcoma de Kaposi. Microfotografía de una lesión vascular de un paciente con síndrome de inmunodeficiencia adquirida que revela células neoplásicas numerosas mal diferenciadas y con aspecto en huso, así como una lesión vascular ocupada por eritrocitos.

9

Corazón

Jeffrey E. Saffitz

ANATOMÍA DEL CORAZÓN

El corazón de un hombre adulto normal pesa de 280-340 g (en la mujer pesa de 230-280 g). Es un órgano con funciones de bombeo constituido por dos sistemas. La sangre entra en cada lado a través de la **aurícula**, cuya pared es delgada, y desde allí es impulsada hacia los **ventrículos**, cuya pared muscular es más gruesa. El ventrículo derecho es considerablemente más delgado (< 0.5 cm) que el ventrículo izquierdo (1.3-1.5 cm) debido a la baja presión venosa y la relativamente menor poscarga en el lado derecho del corazón. La sangre entra en los ventrículos a través de las válvulas auriculoventriculares, la válvula mitral en el lado izquierdo y la tricúspide en el derecho. Las valvas de estas válvulas se mantienen en su posición gracias a los cordones tendinosos, estructuras fibrosas muy fuertes, que están unidas a la cara interna de la pared del ventrículo a través de los músculos papilares. Los lugares de entrada de la aorta y la arteria pulmonar están resguardados respectivamente por las válvulas aórtica y pulmonar, cada una de las cuales está constituida por tres cúspides semilunares. La pared cardiaca está formada por tres capas: la más externa, llamada pericardio, una intermedia conocida como miocardio y la interna, denominada endocardio. El corazón está rodeado y encerrado en una capa de pericardio visceral y parietal, los cuales están separados por la cavidad pericárdica.

Cardiomiocitos

El miocardio está formado por una red de miocitos individuales separada de las células adyacentes mediante discos intercalados que contienen uniones eléctricas y de adhesión célula a célula. Los elementos contráctiles del miocito, los **miofilamentos**, están distribuidos en haces conocidos como **miofibrillas**, los cuales se hallan separados por las mitocondrias y el **retículo sarcoplasmático** (RS).

Las miofibrillas están organizadas en unidades que se repiten de manera sistemática denominadas **sarcómeros** (fig. 9-1 A). *El sarcómero es la unidad funcional básica del aparato contráctil.* Está constituido por un disco Z en cada extremo y filamentos gruesos y delgados interdigitados, orientados perpendicularmente al disco Z. Los filamentos gruesos contienen cadenas pesadas de miosina, proteína C unida a miosina y cadenas ligeras de miosina.

Los filamentos gruesos, que están limitados por la banda A, interactúan con la proteína sarcomérica gigante, la titina (27 000 aminoácidos de longitud), que se extiende desde el disco Z hasta la línea M, formando así, un tercer sistema de filamentos dentro del sarcómero. Los filamentos delgados contienen actina y proteínas reguladoras, incluyendo la **tropomiosina α-1** y el **complejo troponina** (troponinas cardiacas I, C y T) y se extienden desde el disco Z hasta la banda I y, posteriormente, hasta la banda A. La interacción de estos miofilamentos genera la fuerza de contracción.

La contracción del músculo cardiaco se inicia por un aumento en la cantidad de calcio libre en el citoplasma. En un miocito normal, un potencial de acción desencadena la entrada de iones de calcio al interior de la célula, a través de los canales del calcio dependientes de voltaje tipo L hacia los túbulos T. Estas invaginaciones del sarcolema llevan la corriente de despolarización y producen la entrada de un voltaje dependiente de Ca^{2+} hacia el interior de los orgánulos intracelulares encargados de la regulación de la homeostasis del calcio (cisternas laterales del RS) y del aparato contráctil mismo (fig. 9-1 B). La entrada de calcio estimula la liberación del Ca^{2+} retenido en el RS (liberación de Ca^{2+} inducida por Ca^{2+}) a través del receptor cardiaco rianodina (RyR2). El aumento del Ca^{2+} citosólico produce un cambio en la configuración de las proteínas reguladoras de los miofilamentos, en particular de la troponina, que permite que los puentes cruzados entre la actina y la miosina se rompan y se formen nuevamente de manera repetida. Como resultado, los filamentos se desplazan unos sobre otros, causando la contracción del miocardio. *El número de áreas contráctiles activadas y la fuerza resultante generada es directamente proporcional a la concentración de Ca^{2+} alrededor de las miofibrillas*.

La relajación del miocardio se produce cuando el Ca^{2+} del citoplasma regresa a su nivel bajo de 10^{-7} M en diástole. Este proceso depende del ATPasa cálcico del RS, que bombea el Ca^{2+} desde el citoplasma hacia el RS (fig. 9-1 B). *Así, la relajación del miocardio es un proceso activo que requiere el uso de energía*.

Los sistemas de conducción

Los miocitos especializados de los sistemas de conducción tienen dos funciones principales: (1) inician el latido cardiaco generando una corriente eléctrica mediante una ritmicidad automática, que es más rápido en el nódulo sinoauricular que en las partes más distales del sistema, y (2) distribuyen esta corriente para activar el miocardio auricular y ventricular siguiendo un adecuado patrón temporal-espacial. Las fibras del sistema de conducción auriculoventricular generalmente conducen los impulsos a una velocidad más rápida (1 a 2 m/s) que las fibras auriculares y

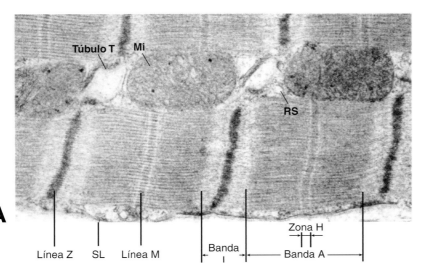

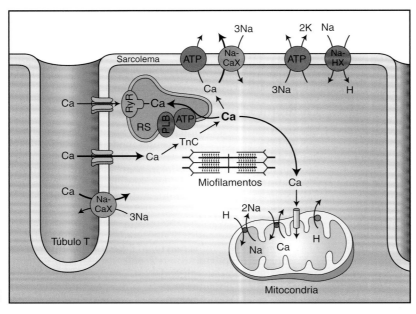

FIGURA 9-1. Ultraestructura del miocardio. A. Microfotografía electrónica del ventrículo izquierdo en plano longitudinal, que muestra el sarcolema (SL); los sarcómeros de las miofibrillas, delimitados por las líneas Z; bandas A; bandas I; zonas H y líneas M. También se observan las mitocondrias (Mi), el retículo sarcoplasmático (RS) y los túbulos T. Las bandas I y zonas H están ausentes cuando las miofibrillas se acortan. El fundamento estructural del bandeo se muestra en la microfotografía electrónica. Los delgados filamentos que se extienden en ángulo recto respecto a los filamentos más gruesos (de miosina) son los puentes que forman los enlaces cruzados que generan la fuerza junto con la actina. La magnitud de la fuerza que puede ser generada es proporcional a la longitud de los miofilamentos involucrados y alcanza su máximo cuando los sarcómeros miden entre 2 μm y 2.2 μm de longitud. Cuando los sarcómeros son menores de 2 μm de longitud, los delgados filamentos se entrecruzan y se superponen y disminuye el potencial de generación de fuerza de los enlaces cruzados; de forma similar, cuando los sarcómeros son estirados más allá de 2.2 μm, hay una disminución de la fuerza que es proporcional al ensanchamiento de la zona H. Este mecanismo es la base de la ley de Starling en el corazón. **B.** Vías de regulación de la homeostasis del Ca^{2+} y del acoplamiento excitación-contracción en los cardiomiocitos. El potencial de acción cardiaco constituye una corriente de despolarización dentro de los túbulos T donde los canales de Ca^{2+} dependientes de voltaje tipo L se encuentran en altas concentraciones (estructuras canaliculares de color verde). La entrada de Ca^{2+} a través de estos canales (ICa) estimula la liberación de Ca^{2+} desde el RS (localizado muy cerca de los túbulos T) a través del RyR2. El aumento transitorio hacia Ca^{2+} en el citoplasma favorece la contracción mediante interacciones con la troponina T cardiaca (TnC). El nivel de Ca^{2+} diastólico en reposo se recupera mediante la recaptación dentro del RS y la salida mediante intercambio de sodio-calcio (Na-CaX) y la bomba de trifosfato de adenosina (ATP). RyR2, receptor-2 de Ryanodine.

ventriculares de trabajo (contráctiles) (0.5 a 1 m/s). Por el contrario, la conducción a través del nódulo auriculoventricular es excepcionalmente lenta (0.1 m/s). La conducción lenta a través de la unión auriculoventricular retrasa la activación del ventrículo y facilita así su llenado.

El latido cardiaco se origina en condiciones normales en el nódulo sinoauricular, localizado cerca de la unión de la vena cava superior y la porción superior o techo de la aurícula derecha. Si el nódulo está enfermo o se evita por algún otro medio que funcione como marcapasos, los componentes más distales del sistema de conducción, e incluso, el mismo músculo ventricular, asumen el papel de marcapasos. *Como norma, cuanto más distal esté el área del nódulo sinoauricular, menor será la frecuencia cardiaca*. Al dejar el nódulo sinoauricular, el impulso eléctrico activa la aurícula. Las ondas auriculares convergen en el nódulo auriculoventricular, el cual conduce el impulso hacia el haz común (haz de His) y de ahí a las ramas derecha e izquierda del sistema de Purkinje. Las fibras de Purkinje discurren por el endocardio a cada lado del tabique interventricular y distribuyen la corriente hacia el músculo ventricular que recubre. En cada ciclo, la contracción ventricular se inicia a lo largo del tabique interventricular y el ápex. Continúa desde el ápex hasta la base, lo que da como resultado una expulsión suave y eficiente de la sangre hacia los grandes vasos.

El haz de His es la única conexión eléctrica en el corazón del adulto normal, entre la aurícula y los ventrículos. Sin embargo, pueden haber otras conexiones anómalas que en ocasiones se originan en pequeños haces o trayectos de cardiomiocitos. Estas «vías de conducción accesorias» pueden activar el músculo ventricular antes de que el impulso normal alcance el sistema de conducción. Se observan en pacientes con el **síndrome de Wolff-Parkinson-White** y son responsables de establecer circuitos que promueven la **taquicardia supraventricular**. Entre las causas adquiridas están los infartos, las enfermedades inflamatorias o infiltrantes, la cirugía cardiaca o el cateterismo.

El corazón como una bomba

En este circuito, la cantidad de sangre que maneja el ventrículo derecho, la cual es bombeada hacia los pulmones (circulación pulmonar), debe equivaler de forma precisa, y en el transcurso del tiempo, al volumen de sangre que pasa por el ventrículo izquierdo que la distribuye hacia el resto del organismo (circulación sistémica). Desde la perspectiva hemodinámica, los parámetros relevantes son el gasto cardiaco, la presión de perfusión y la resistencia vascular periférica.

- El **gasto cardiaco** es el volumen de sangre que bombean los ventrículos en 1 min, y representa el flujo total de sangre que contienen los circuitos pulmonar y sistémico. El gasto cardiaco es el producto de la frecuencia cardiaca y el volumen sistólico y, al igual que el gasto cardiaco, se ajusta con frecuencia a partir del área de superficie corporal (que se expresa en metros cuadrados), como indicador de la función ventricular.
- La **presión de perfusión** (que también se denomina **presión conductora**) es la diferencia de presión dinámica que existe entre dos puntos ubicados a lo largo de un vaso sanguíneo. El flujo sanguíneo hacia cualquier segmento de la circulación depende por último de la presión arterial conductora. Sin embargo, cada órgano puede autorregular el flujo y determinar así la cantidad de sangre que recibe de la circulación. Este tipo de control local de la perfusión depende de la modulación continua de los lechos microvasculares mediante factores hormonales, nerviosos, metabólicos y hemodinámicos.
- La **resistencia vascular periférica** se calcula mediante la adición de los factores que determinan el flujo sanguíneo regional en cada órgano. Dos terceras partes de esta resistencia en la circulación sistémica dependen de las arteriolas.

La suma de todos los flujos regionales equivale al **retorno venoso**, que a su vez determina el gasto cardiaco. La valoración de la respuesta cardiaca al flujo de entrada (precarga) y al flujo de salida (poscarga) se basa en los reflejos cardiacos y también en la integridad del miocardio y la regulación neurohormonal.

Las arterias coronarias

Las arterias coronarias derecha e izquierda se originan en o inmediatamente encima de los senos de Valsalva de la válvula aórtica. La principal arteria coronaria izquierda se bifurca después de 1 cm de su lugar de origen para dar lugar a la arteria descendente anterior izquierda (DAI) y la coronaria circunfleja izquierda. La arteria coronaria circunfleja izquierda descansa en la cavidad auriculoventricular izquierda e irriga la pared lateral del ventrículo del mismo lado (fig. 9-2). La arteria coronaria descendente anterior izquierda se encuentra en la cavidad interventricular anterior y proporciona riego sanguíneo a: (1) la porción anterior del ventrículo izquierdo; (2) la porción adyacente anterior del ventrículo derecho, y (3) la mitad anterior a dos tercios del tabique interventricular. En la región apical, la arteria DAI irriga toda la circunferencia de los ventrículos (fig. 9-2).

La arteria coronaria derecha pasa a lo largo de la cavidad auriculoventricular derecha y nutre a la mayor parte del ventrículo derecho y la región posteroseptal del ventrículo izquierdo (fig. 9-2), lo que incluye la zona entre el tercio posterior y la mitad del tabique interventricular en la base del corazón (también conocido como «inferior» o pared «diafragmática»). Así, se puede predecir la localización de los infartos que resultan de la obstrucción de cualquiera de las tres arterias coronarias epicárdicas principales.

Las arterias coronarias epicárdicas se encuentran por lo general en la llamada zona de distribución predominante de la arteria coronaria derecha. El patrón de dominancia está determinado por la arteria coronaria que aportan la mayoría del riego sanguíneo a la arteria coronaria descendente posterior. El 5-10 % de los corazones humanos presentan un patrón con predominio izquierdo en el que la arteria coronaria circunfleja izquierda irriga a la arteria coronaria descendente posterior.

El flujo sanguíneo del miocardio sigue una trayectoria desde el pericardio hacia el endocardio. De esta manera, como regla general, el endocardio es mucho más vulnerable a la isquemia cuando hay inhibición del flujo a través de la arteria coronaria epicárdica mayor. Algunas de las pequeñas arterias coronarias intramiocárdicas se ramifican al atravesar la pared ventricular; otras conservan un diámetro mayor y pasan hacia la superficie endocárdica sin ramificarse. Debido a que los lechos capilares que surgen de las arterias penetrantes no se interconectan, los límites entre la zona de tejido viable e infartado del miocardio después de la obstrucción de la arteria coronaria se mantienen diferenciados.

La porción epicárdica de cada una de las arterias coronarias se llena y expande durante la sístole, y se vacía y estrecha durante la diástole. Las arterias intramiocárdicas siguen un patrón opuesto, de manera que se comprimen durante la presión muscular sistólica. En consecuencia, el flujo sanguíneo dentro del miocardio, especialmente en las regiones subendocárdicas del ventrículo, está disminuido o ausente durante la sístole. En cualquier caso, el flujo sanguíneo se mantiene constante dentro del miocardio por un proceso de autorregulación.

CARDIOPATÍAS CONGÉNITAS

Las cardiopatías congénitas (CC) son resultado del fallo en el desarrollo embrionario, expresado tanto por estructuras fuera de su lugar (p. ej., transposición de grandes vasos) como por el impedimento del desarrollo de la estructura normal en una etapa temprana hacia una más avanzada (p. ej., comunicación interauricular). Las CC sintomáticas se presentan en casi el 1 % de los nacidos vivos.

Causas de las cardiopatías congénitas

Las causas de CC no suelen poder ser identificadas con precisión. La mayoría de las malformaciones cardiacas congénitas se

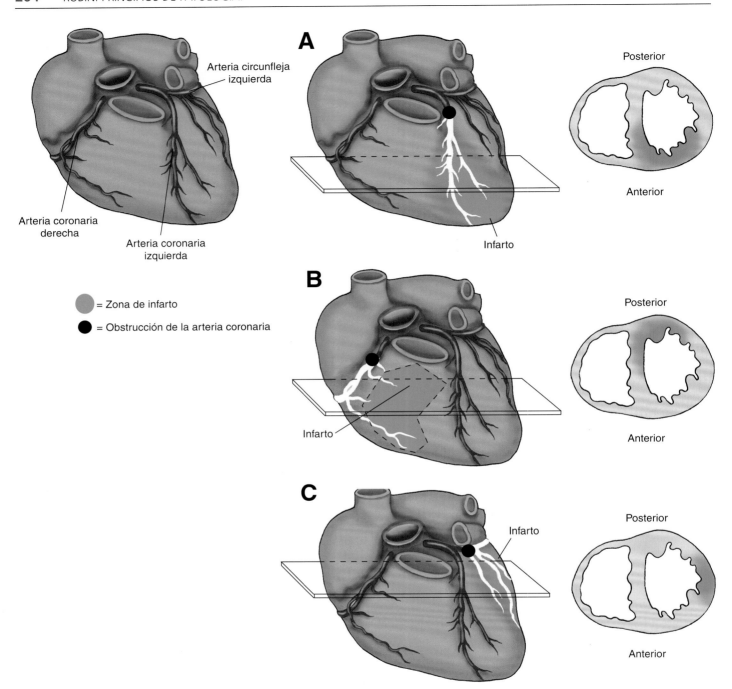

FIGURA 9-2. Posición de los infartos del ventrículo izquierdo resultado de la obstrucción de cada una de las tres arterias coronarias principales A. Infarto anterior, posterior a la obstrucción de la rama descendente anterior (descendente anterior izquierda) de la arteria coronaria izquierda. El infarto se encuentra localizado en la pared anterior y los dos tercios adyacentes del tabique. Afecta a toda la circunferencia de la pared cerca del ápice. **B.** Infarto posterior («inferior» o «diafragmático»), resultado de la obstrucción de la arteria coronaria derecha que afecta a la pared posterior, incluyendo el tercio posterior del tabique interventricular y la cara posterior del músculo papilar en la mitad basal del ventrículo. **C.** Infarto posterolateral, secundario a la obstrucción de la arteria circunfleja izquierda presente en la pared posterolateral.

deben a la combinación de causas genéticas, multifactoriales, epigenéticas y ambientales. Al igual que en otras enfermedades con un patrón de herencia multifactorial, el riesgo de aparición es mayor entre los hermanos de un caso afectado. Mientras que las CC se presentan en el 1% de la población general, esta cifra aumenta hasta del 2 al 15% en un embarazo después del nacimiento de un niño con una malformación congénita cardiaca. El riesgo de tener un tercer niño afectado puede alcanzar el 30%. Además, un recién nacido de una madre con CC también tiene un mayor riesgo de presentar malformación cardiaca de este tipo. Hay alteraciones cromosómicas que pueden provocar CC, entre las cuales destaca el síndrome de Down (trisomía 21), otras trisomías, el síndrome de Turner y el síndrome de DiGeorge (síndrome de deleción 22q11.2). Sin embargo, los defectos cromosómicos no representan más del 5% de los casos de CC.

La infección intrauterina también puede desempeñar un papel en los defectos cardiacos congénitos, por ejemplo, la infección materna por rubéola durante el primer trimestre del embarazo, especialmente durante las primeras 4 semanas de gestación. Existe la sospecha de una asociación con otras infecciones virales, pero esto no ha sido confirmado. El uso materno de ciertos medicamentos al principio del embarazo también se relaciona con un mayor número de casos de anomalías cardiacas al nacer. Por ejemplo, en el síndrome por talidomida (focomelia) hay una incidencia del 10% de malformaciones congénitas cardiacas. Otras sustancias implicadas en la aparición de CC incluyen alcohol, fenitoína, anfetaminas, litio y estrógenos. La diabetes materna también se relaciona con una mayor incidencia de CC.

Tipos de cardiopatías congénitas

Las CC se pueden dividir en grupos según la presencia o ausencia de derivación y la dirección de la derivación.

Derivación de izquierda a derecha

Estos defectos incluyen defectos del tabique ventricular y auricular, conducto arterioso persistente, ventana aortopulmonar, tronco arterioso persistente y síndrome del corazón izquierdo hipoplásico. La derivación temprana de izquierda a derecha refleja una mayor presión en el lado izquierdo del corazón.

Comunicación interventricular (defecto del tabique interventricular)

La comunicación interventricular (CIV) se encuentra entre las malformaciones congénitas más comunes en el corazón (tabla 9-1). Se presentan como lesiones aisladas o en combinación con otras malformaciones.

 FACTORES ETIOLÓGICOS: El corazón fetal está formado por una sola cámara hasta la quinta semana de gestación, después de la cual se divide por el proceso de desarrollo de un tabique de separación en las cavidades interauricular e interventricular y por la formación de válvulas auriculoventriculares a partir de las almohadillas endocárdicas. Se desarrolla un tabique interventricular muscular desde el ápex hacia la base del corazón (fig. 9-3). A esta estructura se le suma la porción membranosa del tabique que crece desde abajo, separando los ventrículos derecho e izquierdo. *El defecto ventricular más común se relaciona con la formación parcial o total de la porción membranosa del tabique.*

 PATOLOGÍA: Los defectos interventriculares se presentan como: (1) un pequeño orificio en la porción membranosa del tabique; (2) un defecto de mayor tamaño que va más allá de la región membranosa (anomalías perimembranosas); (3) anomalías en la porción muscular, que son más comunes en la región anterior, pero que pueden aparecer en cualquier parte de la porción muscular del tabique y en ocasiones son múltiples, o (4) ausencia total de la porción muscular del tabique (dejando de facto un solo ventrículo).

Tabla 9-1
Incidencia relativa de anomalías específicas en pacientes con cardiopatías congénitas
Comunicación interventricular: 25-30%
Comunicación interauricular: 10-15%
Conducto arterioso persistente: 10-20%
Tetralogía de Fallot: 4-9%
Estenosis pulmonar: 5-7%
Coartación de la aorta: 5-7%
Estenosis aórtica: 4-6%
Transposición total de grandes arterias: 4-10%
Tronco arterial: 2%
Atresia tricuspídea: 1%

Las CIV son más frecuentes en la parte superior del tabique por debajo del lugar de salida de la arteria pulmonar (debajo de la cresta supraventricular, infracrestal) y detrás de la orejuela septal de la válvula tricúspide. El haz común (haz de His) está localizado inmediatamente debajo del lugar del defecto (tipo entrada). Con menor frecuencia, el defecto se encuentra por encima de la cresta supraventricular (supracrestal) y justo por debajo de la válvula pulmonar (infraarterial). La variedad supracrestal del defecto del tabique se asocia con frecuencia con otras malformaciones, como la arteria pulmonar cabalgante (del tipo de **Taussig-Bing** con ventrículo derecho de doble salida), la transposición de grandes vasos o el conducto arterioso persistente.

 CARACTERÍSTICAS CLÍNICAS: *La presencia de un defecto pequeño en el tabique interventricular puede tener poca importancia funcional y cerrarse de manera espontánea conforme el niño crece.* El cierre puede lograrse tanto por hipertrofia del músculo adyacente como por la adherencia de las orejuelas de las válvulas tricúspides a los bordes del lugar del orificio. En lactantes con defectos de mayor tamaño, la elevada presión ventricular origina en un principio un cortocircuito de izquierda a derecha. La dilatación ventricular y la deficiencia cardiaca congestiva son complicaciones comunes de este tipo de cortocircuito. Si el defecto es suficientemente pequeño como para permitir una supervivencia prolongada, el aumento del flujo sanguíneo pulmonar ocasionado por el cortocircuito dentro del ventrículo derecho puede producir engrosamiento de las arterias pulmonares y aumento de la resistencia vascular pulmonar. Este aumento de la resistencia vascular puede ser de magnitud suficiente como para revertir la dirección del cortocircuito y que entonces se torne de derecha a izquierda (**complejo de Eisenmenger**). Un paciente en esta situación puede mostrar cianosis de inicio tardío (es decir, cianosis tardía), hipertrofia ventricular derecha y deficiencia cardiaca derecha.

Otras complicaciones que pueden relacionarse con los defectos del tabique interventricular incluyen: (1) endocarditis infecciosa en el área de la lesión; (2) embolia paradójica (de derecha a izquierda), y (3) prolapso de la cúspide de la válvula aórtica (con la consecuente aparición de deficiencia aórtica). Los defectos interventriculares de mayor tamaño pueden ser reparados mediante cirugía, por lo general, en la infancia.

Comunicación interauricular (anomalías en el tabique interauricular)

La comunicación interauricular (CIA) varía en su gravedad desde los casos sin relevancia clínica hasta situaciones crónicas que ponen en riesgo la supervivencia. Se originan embrionariamente como un defecto en la formación del tabique interauricular. El desarrollo embrionario de esta estructura tiene lugar en una

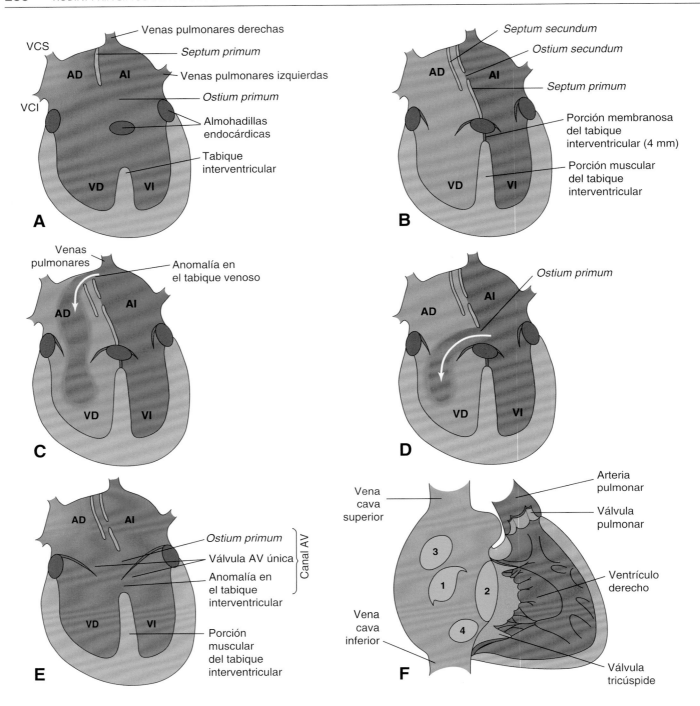

FIGURA 9-3. Patogenia de la comunicación interventricular e interauricular. A. La cámara auricular común está separada en una porción auricular derecha y otra izquierda (AD y AI) por el *septum primum*. Dado que el *septum primum* no ha alcanzado aún las almohadillas endocárdicas, persiste abierto el *ostium primum*. La cavidad ventricular está dividida por el tabique interventricular muscular en dos cámaras, derecha e izquierda (ventrículos derecho e izquierdo, VD y VI). VCI, vena cava inferior; VCS, vena cava superior. **B.** El *septum primum* se une a las almohadillas endocárdicas, pero al mismo tiempo se desarrolla una abertura en su porción media (el *ostium secundum*). Esta abertura se encuentra parcialmente cubierta por el *septum secundum*, que es una estructura que crece desde abajo para cubrir, en parte, el foramen oval. Simultáneamente, la porción membranosa del tabique se une a la porción muscular de esta misma estructura en la base del corazón, separando por completo ambos ventrículos. **C.** El defecto interauricular del tipo seno venoso se localiza en una región más cefálica y está adyacente al lugar de entrada de las venas pulmonares derechas, las cuales tienden a abrirse dentro de las AD. **D.** El *defecto ostium primum* tiene lugar justo encima del anillo valvular auriculoventricular (AV), en ocasiones en presencia de un anillo valvular intacto. También puede presentarse en conjunto con una anomalía del anillo valvular y del tabique ventricular, formando un canal AV, como se muestra en la figura **E.** Esta abertura común permite la comunicación libre entre la aurícula y los ventrículos. **F.** Localización de la comunicación interauricular. En orden decreciente de frecuencia: 1. *Ostium secundum*; 2. *Ostium primum*; 3. Seno venoso, y 4. De tipo seno coronario. VCI, vena cava inferior; VCS, vena cava superior.

secuencia que permite el paso continuo de sangre oxigenada proveniente de la placenta desde la aurícula derecha a la izquierda, a través del orificio permeable entre ambas cavidades, que continúa después del nacimiento. Al inicio de la quinta semana de vida intrauterina, el *septum primum* se extiende hacia abajo desde el ápice de la aurícula común hasta unirse con las almohadillas endocárdicas, y de esta manera cerrar un segmento incompleto, u *ostium primum* (fig. 9-3 A). Antes de que el cierre sea total, la porción media del *septum primum* desarrolla un orificio, u *ostium secundum*, que permite que el cortocircuito de derecha a izquierda continúe. Durante la sexta semana, aparece un segundo tabique (*septum secundum*) a la derecha del *septum primum*, que sigue un trayecto desde el ápice de la aurícula hacia las almohadillas endocárdicas (fig. 9-3 B). Estos procesos dejan un orificio permeable, el **foramen oval**, en la posición del *ostium secundum* original. El defecto persiste hasta que se cierra después del nacimiento mediante la fusión entre el *septum primum* y el *septum secundum*, dando lugar a la denominada **fosa oval**.

 PATOLOGÍA: Las CIA se presentan en diferentes lugares (fig. 9-3).

■ **Foramen oval persistente**: el tejido derivado del *septum primum* situado en el lado izquierdo del foramen oval funciona como una válvula provisional que se suele fusionar con los bordes del foramen oval para finalmente sellar la abertura. A veces dicho sellado del foramen oval es incompleto, hasta el punto de que puede ser atravesado mediante una sonda (**foramen oval permeable a sonda**); esto se presenta en el 25 % de los adultos normales. Puede convertirse en un cortocircuito significativo si hay un incremento de la presión de la aurícula derecha (p. ej., en la tromboembolia pulmonar recurrente). En este caso, se produce un cortocircuito de derecha a izquierda, de manera que hay paso de trombos de la circulación del lado derecho directamente hacia la circulación sistémica. Esta **embolia paradójica** puede provocar infartos en muchas partes de la circulación arterial, con mayor frecuencia en las áreas cerebral y cardiaca, en bazo, intestinos, riñones y extremidades inferiores.

■ **Comunicación interauricular de tipo** *ostium secundum*: este defecto constituye el 90 % de todos los casos de CIA. Es una verdadera deficiencia del tabique interauricular que no debe ser confundida con el foramen oval persistente. El defecto pequeño normalmente no da ningún problema, pero cuando es de mayor tamaño puede permitir la entrada de sangre en una cantidad suficiente para producir un cortocircuito de izquierda a derecha que a su vez ocasione dilatación e hipertrofia de la aurícula y el ventrículo derechos. En este caso, el diámetro de la arteria pulmonar puede superar el de la aorta.

■ **Defecto del seno venoso**: esta malformación, presente en el 5 % de todas las CIA, tiene lugar en la porción superior del tabique interauricular, por encima de la fosa oval, cerca de la entrada de la vena cava superior (fig. 9-3 C). Suele ir acompañada de drenaje de las venas pulmonares derechas hacia la aurícula derecha o la vena cava superior.

■ **Comunicación interauricular de tipo** *ostium primum*: en este caso, se encuentra afectada la región adyacente a las almohadillas endocárdicas (fig. 9-3 D) y constituye el 7 % de todos los casos de defectos interauriculares. Por lo general, hay hendiduras en la valva anterior de la válvula mitral y en la valva septal de la válvula tricúspide, que puede ir acompañada de un defecto en el tabique interventricular adyacente.

■ **Canal auriculoventricular**: el canal auriculoventricular común persistente resulta de la combinación de un defecto en el tabique interventricular e interauricular desarrollados completamente (fig. 9-3 E). Aunque no muy común, es frecuente en pacientes con síndrome de Down. Defectos adicionales incluyen canales auriculoventriculares completos y parciales que dan lugar a defectos del *ostium primum* en el tabique interauricular

combinados con los defectos del tabique interventricular, de la válvula mitral y de la válvula tricúspide en diversos grados.

■ **Defecto en el tabique interauricular de tipo seno coronario**: esta malformación es la más rara entre los defectos del tabique interauricular y se asocia con vena cava superior izquierda persistente, la cual drena en el ápice de la aurícula izquierda.

 CARACTERÍSTICAS CLÍNICAS: Los niños pequeños con CIA no suelen tener síntomas, aunque algunos pueden referir tendencia a la fatiga y disnea con el ejercicio. Con el paso del tiempo, por lo general en la etapa adulta, los cambios en los vasos pulmonares pueden revertir el flujo de sangre a través del defecto y crear un cortocircuito de derecha a izquierda. En estos casos, pueden aparecer cianosis y dedos en palillo de tambor. Entre las complicaciones de la comunicación interauricular se encuentran arritmias auriculares, hipertensión pulmonar, hipertrofia del ventrículo derecho, deficiencia cardiaca, tromboembolia paradójica y endocarditis bacteriana. Los casos sintomáticos pueden tratarse mediante cirugía o nuevos dispositivos para el cierre, que pueden ser colocados por vía percutánea.

Conducto arterioso persistente

Aparentemente en la fase embrionaria temprana, los seis arcos aórticos conectan con las aortas ventral y dorsal como parte del sistema de arcos branquiales (fig. 9-4 A). El sexto arco aórtico izquierdo se conserva en parte como las arterias pulmonares y el **conducto arterioso**, que conduce la mayor parte del flujo pulmonar hacia la aorta. Se estrecha y cierra después del nacimiento en respuesta al aumento del oxígeno arterial, de modo que se produce oclusión por fibrosis (**ligamento arterioso**) (fig. 9-4 B).

 FACTORES ETIOLÓGICOS: El CAP es una de las cardiopatías congénitas más frecuentes y es especialmente común en lactantes cuyas madres desarrollaron infección por virus de rubéola en la etapa temprana del embarazo. También es común en niños prematuros. En estos pacientes, el conducto suele cerrarse de manera espontánea. En lactantes a término con CAP, el conducto tiene un endotelio y una capa media anómalos y sólo rara vez se cierra espontáneamente. El CAP se ha observado en algunos pacientes con síndromes de Down y DiGeorge.

CARACTERÍSTICAS CLÍNICAS: El diámetro de la luz del CAP en estos casos varía mucho. Un pequeño cortocircuito tiene poco efecto en el corazón, pero uno de mayor tamaño puede producir el desvío de una gran cantidad de sangre desde la aorta hacia la arteria pulmonar, de menor presión. En casos graves, hay presencia de hipertrofia del ventrículo izquierdo y deficiencia cardiaca debido al aumento en la demanda del gasto cardiaco. El aumento del volumen y la presión sanguínea en la circulación pulmonar pueden llevar a una hipertensión pulmonar y sus respectivas complicaciones cardiacas. Una complicación frecuente del CAP no tratado, es la presencia de endarteritis infecciosa que afecta a la porción de la arteria pulmonar del conducto.

El CAP puede producirse por la contracción y el cierre posterior mediante la instalación de inhibidores de la síntesis de prostaglandina (p. ej., indometacina) y, si es necesario, puede ser corregido quirúrgicamente o mediante cateterismo cardiaco intervencionista. Por el contrario, puede mantenerse abierta después del nacimiento mediante la administración de prostaglandina (PGE$_2$) si se requiere para la supervivencia de los pacientes nacidos con defectos cardiacos que requieren un cortocircuito de izquierda a derecha o de derecha a izquierda. Algunos ejemplos incluyen a los pacientes con estenosis pulmonar aislada, transposición completa de grandes vasos o síndrome de corazón izquierdo hipoplásico.

ARCOS AÓRTICOS PRIMITIVOS

Derecha   Izquierda

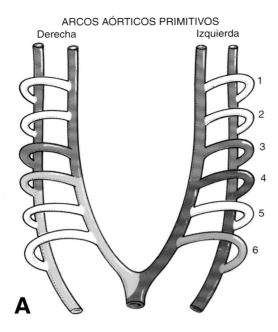

1

2

3

4

5

6

A

ADULTO NORMAL

Arteria
carótida
interna

Arteria
carótida
externa

Arteria
carótida
común

Arteria
subclavia
derecha

Aorta

Ligamento
arterial

Arteria
pulmonar

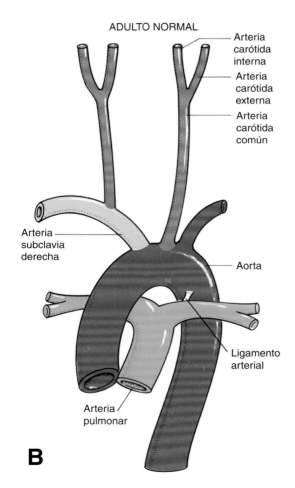

B

FIGURA 9-4. Derivados de los arcos aórticos. A. Sistema de arcos aórticos primitivos. **B.** En el adulto normal, el cuarto arco aórtico izquierdo se conserva dando lugar a la aorta del adulto, en tanto que el sexto arco aórtico izquierdo da lugar a la arteria pulmonar y al ligamento arterial (conducto arterioso cerrado).

Tronco arterioso persistente

Es un tronco arterioso embrionario que se abre inicialmente a partir de ambos ventrículos y que posteriormente se separa en la aorta y el tronco pulmonar mediante el tabique espiral (aortopulmonar). *El tronco arterioso persistente supone la presencia de un tronco común, que se origina en la aorta, las arterias pulmonares y las arterias coronarias, y que da como resultado la ausencia o la división incompleta del tronco arterioso hacia el tabique espiral. El tronco arterioso casi siempre se superpone a la CIV y recibe sangre de ambos ventrículos.* La válvula del tronco normalmente tiene tres o cuatro cúspides semilunares, pero puede tener tan sólo dos o llegar hasta seis. Las arterias coronarias se originan en la base de la válvula.

 PATOLOGÍA: Hay diversas variantes del tronco arterioso que dependen de los detalles anatómicos del defecto. El **tipo 1** es el más común y consiste en un solo tronco que da lugar a la arteria pulmonar común y la aorta ascendente.

 CARACTERÍSTICAS CLÍNICAS: La mayoría de los recién nacidos con tronco arterioso persistente tienen un flujo sanguíneo pulmonar abundante, que provoca deficiencia cardiaca, infecciones respiratorias recurrentes y, con frecuencia, la muerte a una edad temprana. Se desarrolla enfermedad de los vasos pulmonares en los niños que sobreviven, en los cuales aparecen cianosis, policitemia y dedos en palillo de tambor. El tratamiento efectivo es mediante la cirugía a corazón abierto antes de que se establezcan los cambios más importantes en los vasos pulmonares.

Síndrome del corazón izquierdo hipoplásico

 PATOLOGÍA: Esta suele ser una malformación importante caracterizada por hipoplasia del ventrículo izquierdo y la aorta ascendente, así como hipoplasia o atresia de las válvulas del lado izquierdo del corazón. Los defectos principales son la estenosis grave de la válvula aórtica o la atresia aórtica.

 CARACTERÍSTICAS CLÍNICAS: La atresia de la válvula aórtica impide el flujo sanguíneo del ventrículo izquierdo hacia la aorta. Como consecuencia, hay un cortocircuito obligado de izquierda a derecha a través del foramen oval permeable. El gasto cardiaco depende en su totalidad del ventrículo derecho y la arteria pulmonar. El flujo sanguíneo sistémico depende del flujo del tronco pulmonar de la aorta a través del conducto arterioso permeable. Dado que la resistencia vascular pulmonar es alta en el nacimiento y que tanto el foramen oval como el conducto arterioso son permeables, los recién nacidos con síndrome de corazón izquierdo hipoplásico pueden aparentar estabilidad en un principio. Sin embargo, conforme la resistencia vascular pulmonar desciende y el flujo sanguíneo sistémico (especialmente el coronario) disminuye, se inicia la aparición de síntomas en los lactantes. Más del 95% mueren durante el primer mes de vida si no son intervenidos quirúrgicamente.

Derivación de derecha a izquierda

Estos defectos incluyen la tetralogía de Fallot y la atresia tricuspídea.

Tetralogía de Fallot

La tetralogía de Fallot representa el 10% de todos los casos de CC. Tiene tendencia familiar en el 2-3% de los casos, pero se sabe muy poco sobre su potencial y sus causas genéticas y epigenéticas.

 PATOLOGÍA: Las siguientes cuatro alteraciones anatómicas que definen la tetralogía de Fallot son (fig.9-5):

- Estenosis pulmonar.
- Comunicación interventricular.

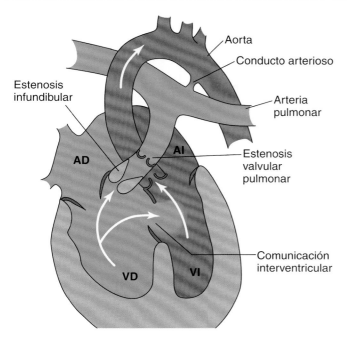

FIGURA 9-5. Tetralogía de Fallot. Obsérvese la estenosis pulmonar, secundaria a hipertrofia infundibular, así como a estenosis valvular pulmonar. La comunicación interventricular incluye la porción membranosa del tabique. Se puede observar también la dextroposición de la aorta y la hipertrofia del ventrículo derecho. Dada la obstrucción pulmonar, el cortocircuito es de derecha a izquierda, por lo que el paciente presenta cianosis. AD, aurícula derecha; AI, aurícula izquierda; VD, ventrículo derecho; VI, ventrículo izquierdo.

- Dextroposición de la aorta de manera que cabalga la comunicación interventricular.
- Hipertrofia del ventrículo derecho.

La CIV, que puede llegar a tener el tamaño de un orificio aórtico, es resultado del cierre incompleto de la porción membranosa del tabique, y afecta tanto a la porción muscular como a las almohadillas endocárdicas. Además, el desarrollo de la porción espiral del tabique, que divide en condiciones normales la región del tronco común entre la aorta y la arteria pulmonar, también es anómalo. Como resultado, la aorta se encuentra desplazada hacia la derecha y se superpone al defecto en el tabique, que se encuentra inmediatamente debajo de la aorta cabalgante. La estenosis pulmonar se debe con mayor frecuencia a hipertrofia o una válvula anormal, que suele tener una forma cónica, con un estrechamiento de su porción más distal.

El corazón se encuentra hipertrofiado y adquiere una forma similar a una bota. Casi la mitad de los pacientes con tetralogía de Fallot presentan otras malformaciones cardiacas, entre las cuales se encuentran comunicación interauricular de tipo *ostium secundum*, conducto arterioso persistente, vena cava superior izquierda y defectos en las almohadillas endocárdicas. El arco aórtico se encuentra del lado derecho en cerca del 25 % de los casos de tetralogía de Fallot. En estos casos, el conducto arterioso persistente juega un papel protector, ya que proporciona una fuente de riego sanguíneo para el lecho vascular pulmonar que de otra manera no podría lograrse.

 CARACTERÍSTICAS CLÍNICAS: Ante una estenosis pulmonar grave, la sangre del ventrículo derecho es desviada a través de la CIV para llegar a la aorta, lo que da como resultado disminución de la saturación arterial y cianosis. La corrección quirúrgica se realiza normalmente en los primeros 2 años de vida. De otro modo, el niño afectado presenta

disnea de esfuerzo, y con frecuencia adopta una posición en cuclillas para aliviar la disnea. También se caracteriza por un retraso en el crecimiento. Otra complicación de la enfermedad es la presencia de trombosis cerebral secundaria a la importante policitemia. Los pacientes también tienen mayor riesgo de endocarditis bacteriana y abscesos cerebrales. El aumento de la cianosis y la disnea puede ser un indicio de que ha producido el cierre espontáneo del conducto arterioso permeable, situación beneficiosa. No es habitual la deficiencia cardiaca izquierda. Sin tratamiento quirúrgico, el pronóstico de la tetralogía de Fallot es sombrío. Sin embargo, es posible su corrección total mediante cirugía a corazón abierto, con una mortalidad inferior al 10 %. Después de un tratamiento quirúrgico exitoso, los pacientes se tornan asintomáticos y tienen un excelente pronóstico a largo plazo.

Atresia tricuspídea

 PATOLOGÍA: *La atresia tricuspídea, es decir, la ausencia congénita de válvula tricúspide, da como resultado el cortocircuito obligado de derecha a izquierda a través del foramen oval permeable.* Este defecto suele ocurrir junto con CIV, a través de la cual la sangre alcanza la arteria pulmonar. El tipo más común de la atresia tricuspídea (el 75 % de los casos) se relaciona con grandes arterias normales. La condición también puede estar asociada con transposiciones de las grandes arterias.

 CARACTERÍSTICAS CLÍNICAS: Los lactantes con atresia tricuspídea presentan cianosis secundaria al cortocircuito auricular de derecha a izquierda. Si la CIV es pequeña, la limitación del flujo sanguíneo pulmonar puede dar como resultado una cianosis aún más significativa. En estos casos, es posible identificar un soplo cardiaco característico y notorio. La intervención quirúrgica tiene como finalidad establecer un flujo que evite la válvula tricúspide atrésica y el ventrículo derecho de tamaño disminuido. En la actualidad, el tratamiento tiene como objetivo el alivio por etapas mediante cirugía.

Cardiopatías congénitas sin derivación

Estos defectos incluyen transposición de las grandes arterias, coartación de la aorta, estenosis pulmonar y la estenosis aórtica congénita, así como otras malformaciones poco habituales.

Transposición de grandes arterias

En la TGA, la aorta se origina en el ventrículo derecho y la arteria pulmonar en el ventrículo izquierdo. Esta malformación es más común en el sexo masculino y en hijos de madres diabéticas. La TGA provoca más de la mitad de las muertes por cardiopatías cianóticas en el primer año de vida.

 FACTORES ETIOLÓGICOS: El desarrollo anómalo del tabique espiral puede producir la posición aberrante de las grandes arterias, de manera que la aorta se localiza anterior a la arteria pulmonar y conectándose al ventrículo derecho. En consecuencia, la arteria pulmonar recibe el flujo de salida del ventrículo izquierdo (fig. 9-6). Dado que el flujo sanguíneo venoso del lado derecho del corazón fluye hacia la aorta, y la sangre oxigenada proveniente de los pulmones regresa a la arteria pulmonar, se da un efecto de dos circuitos sanguíneos paralelos e independientes para la circulación sistémica y pulmonar. La supervivencia es posible sólo si hay una comunicación entre ambos circuitos. Prácticamente, todos estos recién nacidos presentan CIA, la mitad CIV y dos terceras partes CAP.

 PATOLOGÍA: En condiciones normales, la aorta se origina en situación posterior y del lado izquierdo con respecto a la arteria pulmonar. En su porción ascendente, discurre por detrás y a la derecha de la arteria pulmonar. En la TGA, la aorta se localiza anterior a la arteria pulmonar y

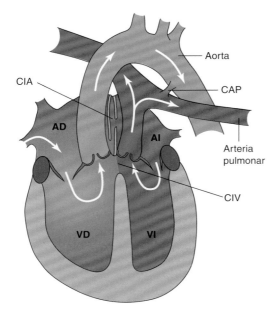

FIGURA 9-6. Transposición total de grandes arterias, tipo normal. La aorta se encuentra anterior, y a la derecha, de la arteria pulmonar (dextroposición) y se origina en el ventrículo derecho. En ausencia de comunicación interauricular o interventricular o conducto arterioso permeable, esta malformación es incompatible con la vida. El volumen y la dirección del flujo sanguíneo a través de los lugares de comunicación intracardiaca y del conducto arterioso permeable, cuando está presente, depende de los gradientes de presión a través de los lugares de comunicación que pueden variar en las etapas más tempranas de la vida extrauterina. AI, aurícula izquierda; AD, aurícula derecha; CAP, conducto arterioro persistente; CIA, comunicación interauricular; CIV, comunicación interventricular; VD, ventrículo derecho; VI, ventrículo izquierdo.

del lado derecho (**«transposición D» o dextroposición**) desde su origen.

 CARACTERÍSTICAS CLÍNICAS: Es posible corregir esta malformación en las primeras 2 semanas de vida practicando una operación de intercambio arterial, con una supervivencia del 90 %.

Coartación de la aorta

La coartación aórtica es el estrechamiento local que casi siempre se produce inmediatamente por debajo del punto de origen de la arteria subclavia izquierda en el lugar de salida del conducto arterioso. Esta enfermedad es de dos a cinco veces más frecuente en el sexo masculino y se relaciona con válvula aórtica bicúspide en dos tercios de los casos. También puede haber malformaciones de la válvula mitral, la CIV y la estenosis subaórtica, y los aneurismas saculares en el cerebro. El síndrome de Turner, en particular, se asocia con la coartación.

 FACTORES ETIOLÓGICOS Y PATOGENIA: La patogenia de la coartación de la aorta se relaciona con el patrón de flujo en el conducto arterioso durante la vida fetal (fig. 9-7). El flujo sanguíneo intrauterino a través del conducto es considerablemente mayor que el que se produce en la válvula aórtica. La sangre que deja el conducto es desviada en dos torrentes por la estructura aórtica posterior opuesta al orificio del conducto arterioso. Después del nacimiento, este orificio se oblitera y el reborde posterior involuciona en condiciones normales dejando de ser un factor de obstrucción. El reborde

puede no involucionar debido a un flujo anterógrado inadecuado en el arco aórtico intrauterino a causa de malformaciones que limitan el flujo de salida del ventrículo izquierdo (p. ej., válvula aórtica bicúspide). Este reborde obstructivo es incapaz de involucionar por razones desconocidas. En cualquier caso, el resultado es el tipo más común de coartación de la aorta, es decir, **estenosis yuxtaductal**.

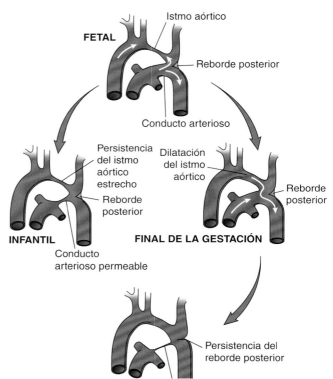 **CARACTERÍSTICAS CLÍNICAS:** *La característica clínica principal de la coartación aórtica es la discrepancia entre la presión sanguínea de las extremidades superiores e inferiores.* El gradiente de presión producido por la coartación provoca hipertensión proximal al segmento con estrechamiento y, ocasionalmente, dilatación de esta porción de la aorta.

La hipertensión en la parte superior del cuerpo produce hipertrofia del ventrículo izquierdo y puede producir mareo, cefalea y epistaxis. La hipotensión por debajo de la zona de la coartación produce debilidad, palidez y disminución de la temperatura de las extremidades inferiores. Como una manera de establecer una comunicación entre el segmento aórtico superior e inferior, hay un desarrollo de vasos colaterales. En la radiografía de tórax, se observa la presencia de muescas en las superficies internas

FIGURA 9-7. Patogenia de la coartación aórtica. En el feto, la sangre del conducto arterioso es desviada en dos torrentes, uno cefálico y el otro descendente, por acción de un reborde aórtico posterior. En la etapa fetal tardía, el istmo se dilata y aumenta el flujo sanguíneo descendente que atraviesa el orificio del conducto. Después del nacimiento, si este reborde no involuciona de manera normal, la obstrucción del orificio del conducto no permite el flujo libre alrededor del reborde posterior persistente, lo que origina una obstrucción yuxtaductal del flujo sanguíneo en la porción distal de la aorta. Si el istmo aórtico no se dilata durante la etapa tardía del desarrollo del feto, se mantiene estrecho, lo que resulta en la coartación de tipo infantil o preductal. En estos casos, el conducto arterioso suele mantenerse permeable.

de las costillas, producidas por el aumento de la presión en las arterias intercostales, que están notablemente dilatadas.

La mayoría de los pacientes con coartación de la aorta mueren antes de los 40 años, a menos que reciban tratamiento. Entre las complicaciones que produce se encuentran: (1) deficiencia cardiaca; (2) rotura de aneurisma disecante (secundaria a necrosis quística de la capa media de la aorta); (3) endarteritis infecciosa en el área de estrechamiento o en el lugar en donde el chorro de salida impacta contra la pared distal al sitio de la coartación; (4) hemorragia cerebral, y (5) estenosis o endocarditis infecciosa de la válvula aórtica bicúspide. La coartación de la aorta se trata de manera exitosa mediante la extirpación quirúrgica del segmento estenótico, preferentemente entre los 1 y 2 años de edad para los pacientes asintomáticos. La dilatación con globo del área estenótica mediante cateterismo cardiaco es otra alternativa.

Estenosis pulmonar

La estenosis pulmonar se produce por: (1) malformaciones en la región de las almohadillas endocárdicas (que afectan las válvulas pulmonares); (2) una anomalía en el músculo infundibular del ventrículo derecho (estenosis subvalvular o infundibular, especialmente como parte de la tetralogía de Fallot), o (3) desarrollo anómalo de las partes distales del árbol arterial pulmonar (estenosis pulmonar periférica). El último es más común en recién nacidos con **síndrome de Williams** y se asocia con microdeleciones cromosómicas que incluyen el gen que codifica la elastina. El síndrome también se asocia con hipercalcemia infantil, retraso mental, trastornos multisistémicos y aspecto característico del rostro, según la extensión de la microdeleción.

La estenosis pulmonar aislada afecta con frecuencia a las cúspides valvulares, las cuales están fusionadas formando un cono invertido o que funciona como una estenosis. La arteria distal a la válvula puede desarrollar dilatación postestenótica después de varios años. En casos graves, los lactantes muestran hipertrofia auricular y del ventrículo derecho. Si el foramen oval está permeable, habrá cortocircuito de derecha a izquierda con cianosis, secundario a policitemia, además de dedos en palillo de tambor. Se han obtenido buenos resultados con la dilatación con globo de la válvula estenótica mediante cateterismo cardiaco.

Estenosis aórtica congénita

Estenosis aórtica valvular

Es la estenosis aórtica congénita más habitual, en la que la válvula bicúspide se origina por un desarrollo anómalo de las almohadillas endocárdicas. La válvula aórtica bicúspide congénita es mucho más frecuente (4:1) en hombres que en mujeres y se relaciona con otras malformaciones cardiacas (p. ej., coartación de la aorta) en el 20 % de los casos. De manera característica, dos de las tres cúspides semilunares (la cúspide coronaria derecha con una de las dos cúspides adyacentes) se encuentran fusionadas.

 CARACTERÍSTICAS CLÍNICAS: Muchos niños con estenosis aórtica bicúspide son asintomáticos. Con el paso de los años, la válvula bicúspide resultante tiende a engrosarse y calcificarse, lo que provoca síntomas en la edad adulta. Las formas más graves de estenosis aórtica congénita producen una válvula con una o ninguna comisura. Esta malformación produce síntomas en una etapa temprana de la vida, por ejemplo disnea de esfuerzo y angina de pecho. La muerte súbita, debido principalmente a arritmias ventriculares, es uno de los riesgos más importantes de los pacientes con obstrucción grave. En algunos pacientes se puede presentar la endocarditis bacteriana como complicación. El tratamiento indicado es la valvuloplastia.

Estenosis aórtica subvalvular

Este defecto se presenta en el 10 % de todos los casos de estenosis aórtica congénita y es causado por un desarrollo anormal de la banda de tejido fibroelástico o del reborde muscular subvalvular.

Muchas personas con estenosis aórtica subvalvular presentan engrosamiento e inmovilidad de las cúspides aórticas, con regurgitación aórtica leve. La endocarditis bacteriana también puede agravar la regurgitación. El tratamiento quirúrgico de la estenosis aórtica subvalvular incluye la extirpación de la membrana o del anillo fibroso.

Estenosis aórtica supravalvular

Este tipo de estenosis es mucho menos común que las otras dos y se relaciona con frecuencia con el síndrome de Williams, como se explicó anteriormente.

HIPERTROFIA DEL MIOCARDIO Y DEFICIENCIA CARDIACA

Respuesta del corazón a la lesión

En el corazón normal, el llenado diastólico tiene lugar con una baja presión auricular. Durante la sístole, los ventrículos se contraen vigorosamente y expulsan alrededor del 60 % de la sangre (**fracción de eyección**). Cuando está el corazón dañado, las consecuencias clínicas son similares, independientemente de la causa de la disfunción cardiaca. La capacidad del corazón para adaptarse a la lesión se basa en los mismos mecanismos que permiten aumentar el gasto cardiaco en respuesta al estrés. *El mecanismo compensatorio es un reflejo de la ley de Frank-Starling: el volumen sistólico está en función de la longitud de las fibras del miocardio durante la diástole; dentro de ciertos límites, el corazón normal será capaz de bombear cualquier volumen que llegue de la circulación venosa* (fig. 9-8). El volumen sistólico es una medición de la función ventricular y aumenta al incrementarse el volumen diastólico final del ventrículo secundario debido al aumento en la presión de llenado auricular. Por tanto, el flujo de

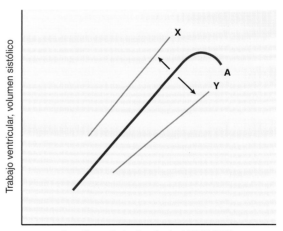

FIGURA 9-8. Relación entre trabajo cardiaco (o volumen sistólico) y magnitud del flujo venoso de entrada, medido como presión auricular, volumen diastólico final del ventrículo (VDFV) o presión diastólica final (PDF). En la *curva A* se muestra cómo, a medida que el VDFV, la PDF o la presión auricular izquierda aumentan, aumenta el trabajo del corazón linealmente hasta alcanzar un punto. Después de ese punto, el trabajo cardiaco disminuye, y el corazón entra en deficiencia. Sin embargo, la porción descendente de esta curva se alcanza sólo cuando la presión auricular izquierda es muy alta. La curva puede tener un desplazamiento ascendente hacia la posición *X* o descendente hacia la posición *Y,* dependiendo del grado de si ha aumentado la contractilidad (p. ej., debido a la acción de la noradrenalina) o ha disminuido (es decir, en deficiencia), respectivamente. El corazón con deficiencia suele funcionar en la porción ascendente de la curva deprimida.

salida ventricular aumenta porque el estiramiento de las fibras miocárdicas se incrementa antes de la contracción (a medida que aumenta la **precarga**).

Cuando hay una necesidad súbita de aumentar el gasto cardiaco en el corazón normal, como sucede durante el ejercicio, la estimulación de las catecolaminas incrementa tanto la frecuencia como la contractilidad cardiacas. Esta última está mediada principalmente por la actividad moduladora de proteínas clave que regulan el desplazamiento de Ca^{2+} durante el acoplamiento excitación-contracción. Como consecuencia, la relación normal entre volumen diastólico final y volumen sistólico sufre un desplazamiento hacia arriba (de la curva A a la curva X en la fig. 9-8). El volumen diastólico final también se incrementa, causando un importante aumento en el gasto cardiaco.

Si el corazón está dañado, su funcionamiento general tiende a estar disminuido en el estado basal. En consecuencia, se requiere una presión de llenado más alta de lo normal para mantener el gasto cardiaco (curva Y en la fig. 9-8). Más aún, en la insuficiencia cardiaca la estimulación por catecolaminas suele estar presente incluso en estado basal. Para aumentar el gasto cardiaco en un corazón con insuficiencia se requeriría un aumento mucho mayor en la presión auricular que el que se requiere en un corazón normal. *La característica más notoria de la insuficiencia cardiaca es una presión de llenado auricular demasiado alta en relación con el volumen sistólico.* Sin embargo, los valores absolutos del volumen sistólico y del gasto cardiaco, por lo general se mantienen.

 FISIOPATOLOGÍA: La hipertrofia del miocardio es una respuesta adaptativa que aumenta la fuerza de contracción del miocito. Hay una diferencia entre la **hipertrofia fisiológica**, que se desarrolla en atletas de alto rendimiento, y la **hipertrofia patológica**, que se presenta como respuesta a una lesión o enfermedad. Aunque hay un considerable grado de superposición entre los mecanismos moleculares que llevan a estas diferentes formas de hipertrofia, también hay importantes diferencias. El atleta presenta un crecimiento del corazón que es altamente eficiente, mientras que un corazón enfermo de masa similar tiene deficiencias estructurales y funcionales. Estas diferencias no están del todo explicadas, pero pueden tener relación con el hecho de que la demanda del ejercicio es intermitente en tanto que la de la enfermedad (p. ej., hipertensión crónica) es continua. Es probable que también tenga relación con diferencias en la angiogenia.

La **hipertrofia patológica** se desarrolla como una respuesta compensatoria a la sobrecarga hemodinámica, la cual tiene lugar en asociación con hipertensión crónica o estenosis valvular (**sobrecarga por presión**), lesión del miocardio, insuficiencia valvular (**sobrecarga por volumen**) y otras fuentes de aumento del esfuerzo que incrementan la carga de trabajo del corazón. También desarrolla una respuesta a la lesión primaria de los cardiomiocitos como en las cardiomiopatías (*v.* más adelante). La hipertrofia patológica presenta un aumento de tamaño de los cardiomiocitos mediante el ensamblaje de nuevos sarcómeros. Hasta hace poco, se consideraba que esto ocurría sin aumento en el número de cardiomiocitos, pero en la actualidad se sabe que las células progenitoras cardiacas están presentes, al menos, con el potencial de contribución al crecimiento mediante hiperplasia (*v.* más adelante).

La hipertrofia patológica inicial es reflejo de mecanismos compensatorios y potencialmente reversibles, pero cuando el esfuerzo o sobrecarga es persistente, el miocardio sufre un ensanchamiento y dilatación irreversibles.

Si la lesión inicial es grave, el gasto cardiaco no puede mantenerse a pesar de los cambios compensatorios y el resultado es un shock cardiógeno, agudo, que pone en peligro la vida. Cuando el compromiso funcional es menor, los mecanismos de compensación (*v.* más adelante) logran mantener el gasto cardiaco aumentando la presión de llenado ventricular diastólica y el volumen final

diastólico. Este efecto da como resultado deficiencia cardiaca congestiva, que puede ser tolerada durante años.

Patogenia de la hipertrofia

 PATOGENIA MOLECULAR: *Los trastornos miocárdicos mediados por receptores que son desencadenados a través de estímulos favorecidos por la respuesta hipertrófica se explican por mecanismos autocrinos y paracrinos.* Las células contráctiles responden al estímulo mecánico, por ejemplo, el estiramiento o la sobrecarga por presión, con la liberación de ligandos que activan las vías de señalización mediadas por receptores que producen hipertrofia (fig. 9-9). Entre los ligandos más importantes se encuentran: (1) angiotensina II (Ang II); (2) endotelina 1 (ET-1); (3) noradrenalina (NA), y (4) diversos factores de crecimiento, incluyendo el factor de crecimiento insulinoide I (IGF-I) y el factor de transformación del crecimiento β (TGF-β). Algunos de estos mediadores también pueden actuar en los fibroblastos intersticiales del corazón, favoreciendo la síntesis y depósito de matriz extracelular. Los procesos mediados por los receptores adrenérgicos β están implicados en la transición de la hipertrofia compensatoria hacia deficiencia cardiaca.

La apoptosis de cardiomiocitos puede ser un factor importante en la deficiencia cardiaca. La hipertrofia patológica está generalmente asociada con un aumento de la apoptosis de cardiomiocitos, que podría acelerar la transición de una hipertrofia compensada hacia una deficiencia cardiaca. Diversas vías de señalización en la hipertrofia cardiaca pueden tener influencia tanto proapoptótica como antiapoptótica y el resultado final dependerá del equilibrio entre ambos.

Regeneración del miocardio

El corazón ha sido tradicionalmente considerado como un órgano estático incapaz de producir nuevos miocitos para regenerar o reparar el daño debido a la ausencia de blastocitos. Sin embargo, es conocida la existencia de poblaciones de células madre o progenitoras cardiacas distribuidas a través del corazón adulto. Dichas células tienen la capacidad de autorrenovarse y son, además, multipotentes, capaces de diferenciarse en cardiomiocitos, así como en músculo liso y células endoteliales. Los miocitos humanos adultos muestran un índice de rotación anual de alrededor del 1%. La evidencia indica que los nuevos cardiomiocitos pueden surgir directamente de miocitos existentes o, en el caso de una lesión cardiaca, a partir de progenitoras cardiacas activadas. Sin embargo, la capacidad de regeneración del corazón es bastante limitada y sigue siendo controvertida. La investigación actual se centra en las estrategias para explorar y expandir esta capacidad con el fin de reemplazar el músculo dañado o necrótico.

Morfología de la deficiencia cardiaca

Fuera de los cambios característicos de ciertas enfermedades (p. ej., cardiopatía isquémica o amiloidosis cardiaca), **la morfología del corazón es inespecífica.** *En prácticamente todos los casos de deficiencia cardiaca hay hipertrofia ventricular.* En un principio, sólo el ventrículo izquierdo está hipertrofiado, como en la cardiopatía hipertensiva compensada. Pero cuando el ventrículo izquierdo falla, se produce también cierto grado de hipertrofia ventricular derecha debido al aumento de la carga del ventrículo derecho por la deficiencia del ventrículo izquierdo. La deficiencia cardiaca sistólica está relacionada con anomalías del vaciamiento ventricular que se deben a la reducción de la contractilidad ventricular izquierda o al aumento de la poscarga (es decir, hipertensión o estenosis aórtica). *En la mayoría de los casos de deficiencia cardiaca sistólica, los ventrículos se encuentran notablemente dilatados.* El tipo de efectos en órganos terminales

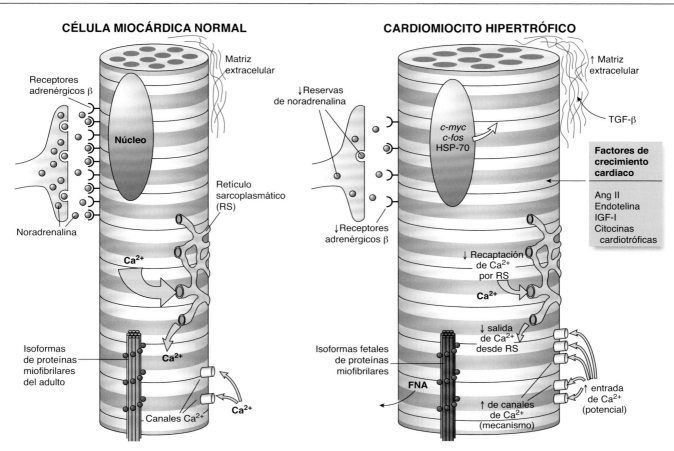

CÉLULA MIOCÁRDICA NORMAL

CARDIOMIOCITO HIPERTRÓFICO

FIGURA 9-9. Características bioquímicas de la hipertrofia del miocardio y la deficiencia cardiaca congestiva. Ang II, angiotensina II; FNA, factor natriurético auricular; HSP-70, proteína de shock térmico 70; IGF-I, factor de crecimiento insulinoide I; TGF-β, factor de crecimiento transformador β.

depende de si la deficiencia es de predominio izquierdo o derecho. También son posibles la deficiencia diastólica relacionada con defectos en la relajación diastólica o el llenado ventricular.

La **deficiencia cardiaca izquierda** es más común porque las causas más frecuentes de daño cardiaco (p. ej., cardiopatía isquémica e hipertensión) afectan principalmente al ventrículo izquierdo. Para compensar la deficiencia del ventrículo izquierdo, hay aumento de la presión de la aurícula izquierda y venosa pulmonar, lo que da como resultado congestión pulmonar pasiva. Los capilares alveolares pulmonares se llenan de sangre y se producen pequeñas roturas por donde hay fuga de eritrocitos. Como resultado, los alvéolos contienen abundantes macrófagos repletos de hemosiderina (llamadas células de deficiencia cardiaca). Si la presión hidrostática excede la presión osmótica del plasma, hay fuga de líquido de los capilares hacia los alvéolos. Esto produce **edema pulmonar** (v. caps. 8 y 10), que ocasione la presencia de líquido fuera de los vasos pulmonares. Dicho líquido acumulado fuera del pulmón es trasudado en los alvéolos. Cuando este proceso perdura, se produce fibrosis pulmonar intersticial.

La **deficiencia cardiaca derecha** es, por lo general, una complicación de la deficiencia cardiaca izquierda, pero puede desarrollarse independientemente, secundaria a enfermedad pulmonar intrínseca o hipertensión pulmonar, que ocasiona resistencia al flujo de sangre a través de los pulmones. Como consecuencia, la presión de la aurícula derecha y la presión venosa sistémica se incrementan, lo que da como resultado la distensión de la vena yugular, un edema de las extremidades inferiores y congestión del hígado y el bazo. La congestión hepática en la deficiencia cardiaca se caracteriza por dilatación de las venas centrales, que se destacan en la superficie de

corte del hígado como focos de color rojo oscuro que contrastan con el color amarillo de las células en la periferia del lobulillo. Esto da un aspecto al hígado que se ha comparado con la superficie de corte de la nuez moscada (por lo cual se denomina «hígado en nuez moscada»; v. cap. 8 y 12).

La **deficiencia cardiaca diastólica**, que se observa con mayor frecuencia en adultos mayores, se ha convertido en un importante problema clínico a medida que ha ido aumentando la esperanza de vida. Los ventrículos se tornan progresivamente más rígidos conforme avanza la edad, y requieren una presión de llenado aún mayor (diastólica). Algunos pacientes muestran signos y síntomas de deficiencia cardiaca aun cuando sus corazones son de tamaño normal y presentan una función contráctil sistólica también normal. Estos pacientes no toleran un aumento en el volumen sanguíneo y son susceptibles de desarrollar edema pulmonar en respuesta al cambio de líquidos. Estos corazones muestran una característica fibrosis intersticial, que puede contribuir a disminuir la distensibilidad del miocardio del ventrículo.

 CARACTERÍSTICAS CLÍNICAS: Los síntomas de la deficiencia cardiaca del lado izquierdo incluyen **disnea de esfuerzo**, **ortopnea** (disnea al acostarse) y **disnea paroxística nocturna** (dificultad respiratoria que despierta al paciente mientras duerme). La disnea durante el ejercicio es reflejo del aumento de la congestión pulmonar que acompaña a la presión diastólica final más alta de la aurícula y el ventrículo izquierdos. La ortopnea y la disnea paroxística nocturna son resultado del aumento del volumen sanguíneo en el pulmón, lo cual es debido a una disminución del volumen de sangre en las extremidades inferiores durante el reposo.

Aunque muchas de las manifestaciones clínicas de deficiencia cardiaca pueden ser explicadas por la congestión venosa (**deficiencia retrógrada**), algunos aspectos importantes se caracterizan por una inadecuada perfusión de órganos vitales (**deficiencia anterógrada**). La mayoría de los pacientes con insuficiencia cardiaca izquierda retienen sodio y agua (edema) debido a una disminución de la perfusión renal, disminución de la velocidad de filtración glomerular y activación del sistema renina-angiotensina-aldosterona. La perfusión cerebral inadecuada puede provocar confusión, pérdida de la memoria y desorientación. La menor perfusión del músculo esquelético provoca fatiga y debilidad.

CARDIOPATÍA ISQUÉMICA

La cardiopatía isquémica es provocada por un desequilibrio entre la demanda de oxígeno del miocardio y el suministro de sangre oxigenada (tabla 9-2). El corazón es un órgano aerobio, que requiere de la fosforilación oxidativa para obtener la energía para la contracción. La glucólisis anaerobia utilizada por el músculo esquelético bajo condiciones de esfuerzo físico extremo es insuficiente para mantener la contracción cardiaca. Las situaciones que disminuyen el suministro de sangre (en particular, ateroesclerosis y trombosis), el nivel de oxígeno en sangre, o las que aumentan la demanda de oxígeno y, por tanto, la carga de trabajo cardiaco, pueden provocar una cardiopatía isquémica.

Hay una gran redundancia integrada en el suministro de oxígeno al corazón. El flujo sanguíneo máximo del miocardio se logra mantener hasta que el diámetro de la luz de la arteria coronaria epicárdica es obstruido en un 75 % por la ateroesclerosis (~ 50 % del diámetro calculado mediante angiografía coronaria). Sin embargo, el flujo sanguíneo en reposo no se ve reducido hasta

Tabla 9-2

Causas de cardiopatía isquémica

Disminución del aporte de oxígeno

Enfermedades que afectan al riego sanguíneo

Ateroesclerosis y trombosis

Tromboembolia

Espasmo de la arteria coronaria

Vasos sanguíneos colaterales

Presión arterial, gasto cardiaco y frecuencia cardiaca

Otras causas: arteritis (p. ej., periarteritis nudosa), aneurisma disecante, aortitis sifilítica, arteria coronaria con origen anómalo, puente muscular de la arteria coronaria

Enfermedades que afectan a la disponibilidad de sangre oxigenada

Anemia

Desviación de la curva de disociación de hemoglobina-oxígeno

Monóxido de carbono

Cianuro

Aumento en la demanda de oxígeno (es decir, aumento del trabajo cardiaco)

Hipertensión

Deficiencia o estenosis valvular

Hipertiroidismo

Fiebre

Insuficiencia de tiamina

Catecolaminas

que más del 90 % de la luz se encuentra obstruida. En pacientes con angina de pecho de larga evolución (dolor subesternal transitorio resultante de isquemia cardiaca), la magnitud y distribución de la circulación colateral tiene un papel muy importante en el riesgo de infarto agudo de miocardio. En algunos casos (p. ej., hipotensión o taquicardia) la demanda de oxígeno y la presión de perfusión pueden mantenerse en equilibrio de manera que se evita el infarto de miocardio aun cuando la arteria coronaria no se encuentre suficientemente disminuida en su calibre como para provocar isquemia sola.

Condiciones que limitan el riego sanguíneo del corazón

Ateroesclerosis y trombosis

Las arterias coronarias son vasos de conducción, pequeñas arterias musculares con una lámina elástica interna prominente. Su principal función es la de llevar la sangre hacia los vasos reguladores (pequeñas arterias y arteriolas intraparietales), que controlan el flujo sanguíneo que nutre al miocardio. En personas sanas, hay una reserva de flujo coronario significativa, de manera que la perfusión del miocardio puede aumentar de cuatro a ocho veces con respecto al valor en reposo. En un corazón normal, las grandes arterias coronarias prácticamente no ofrecen resistencia al flujo sanguíneo y la circulación del miocardio está controlada sobre todo por la vasoconstricción y vasodilatación de las pequeñas ramas intramiocárdicas de 400 μm de diámetro. En la ateroesclerosis avanzada de las principales arterias epicárdicas, la estenosis de la luz disminuye la presión sanguínea distal a la zona de estrechamiento. Para compensar la disminución de la presión de perfusión, hay vasodilatación de capilares, para mantener el flujo sanguíneo normal en reposo. Como resultado, la mayoría de los pacientes con ateroesclerosis coronaria no presentan isquemia o angina en reposo. Sin embargo, al realizar ejercicio, la capacidad de la microcirculación para dilatarse aún más es limitada, de manera que la demanda de oxígeno por el miocardio supera el suministro dando como resultado isquemia y angina.

Aunque el infarto de miocardio se produce con frecuencia durante la práctica de actividad física como correr o esquiar, muchos infartos pueden suceder en reposo o incluso durante el sueño. Así, para muchas personas, la conversión de la ateroesclerosis coronaria silenciosa en un suceso extremadamente grave de infarto de miocardio, incluye una disminución importante y súbita del riego sanguíneo al miocardio con o sin aumento de la demanda de oxígeno de este tejido. *La trombosis de la arteria coronaria es el suceso que, por lo general desencadena un infarto agudo de miocardio. La trombosis es típicamente el resultado de una rotura espontánea de una placa ateroesclerótica, por lo general en la región que contiene numerosas células inflamatorias y una delgada capa fibrosa* (v. cap. 8). El trastorno desencadenante puede ser una hemorragia dentro o debajo de la placa ateroesclerótica.

Tromboembolia

La tromboembolia es una causa rara de infarto de miocardio. Los émbolos coronarios suelen originarse en el corazón mismo, por lo general, a partir de vegetaciones valvulares causadas por endocarditis tanto infecciosa como no bacteriana. Los émbolos coronarios a veces complican la fibrilación auricular y la enfermedad de la válvula mitral porque los trombos de la pared en el apéndice auricular izquierdo se desprenden. La obstrucción tromboembólica de la arteria coronaria también se observa en pacientes con trombos de la pared del ventrículo izquierdo secundarios a infarto, aneurisma o cardiomiopatía dilatada.

Circulación coronaria colateral

Las arterias coronarias normales actúan como arterias terminales. Aunque la mayoría de los corazones normales tienen anastomosis que miden de 20 a 200 μm de diámetro entre los vasos coronarios, estos vasos colaterales no tienen una función en condiciones normales, porque no hay un gradiente de presión entre las arterias a las cuales se conectan. Sin embargo, el gradiente de presión resultado de la obstrucción súbita de la arteria coronaria permite que la sangre fluya de la arteria coronaria permeable hacia la región con isquemia a través de vías coronarias colaterales. Como resultado, en el corazón con obstrucción grave por ateroesclerosis de las arterias coronarias se desarrolla una amplia red de conexiones colaterales. Esta red colateral proporciona el suficiente riego sanguíneo arterial para evitar un infarto o para limitar el tamaño del mismo cuando la arteria coronaria epicárdica principal se obstruye de manera repentina.

Otras enfermedades que disminuyen el riego sanguíneo coronario

- La **arteritis coronaria** es causada por diversas enfermedades caracterizadas por vasculitis como la poliarteritis nudosa o la enfermedad de Kawasaki. Puede provocar estrechamiento de la luz de los vasos por engrosamiento de las paredes. Los aneurismas locales podrían desencadenar en una obstrucción por trombos.
- **Aneurisma disecante de la aorta**, que ocasionalmente puede extenderse y obstruir las arterias coronarias. La necrosis de la media y los aneurismas disecantes rara vez se limitan sólo a la arteria coronaria.
- **Aortitis sifilítica**, que afecta de manera característica a la aorta descendente, la cual puede obstruir el orificio de la arteria coronaria.
- **Malformación congénita del origen de la arteria coronaria** se refiere al origen de una arteria coronaria desde el tronco pulmonar o el paso de una arteria coronaria anómala entre la aorta y la arteria pulmonar. Puede provocar muerte súbita en jóvenes sanos.
- **Arteria coronaria izquierda anterior descendente de trayecto intraparietal**, puede resultar en isquemia del miocardio y muerte súbita. La arteria en condiciones normales se localiza en la grasa epicárdica. Sin embargo, en algunos corazones se sitúa a mayor profundidad dentro del miocardio por un corto espacio. El puente muscular localizado sobre la arteria coronaria izquierda anterior descendente puede comprimir el vaso durante la sístole o predisponer al espasmo coronario.

La anemia o la intoxicación por monóxido de carbono también disminuye el aporte de oxígeno

La **anemia** es una causa común de disminución del aporte de oxígeno al miocardio. Aunque el corazón con circulación normal puede sobrevivir a la anemia grave, el estrechamiento de los vasos como resultado de la ateroesclerosis coronaria puede limitar cualquier aumento compensatorio en el riego sanguíneo coronario, dando como resultado necrosis cardiaca. La anemia también incrementa el trabajo del corazón debido a que aumenta el gasto necesario para oxigenar adecuadamente los órganos vitales.

La intoxicación por **monóxido de carbono** (CO) disminuye el aporte de oxígeno a los tejidos. La elevada afinidad de la hemoglobina por el CO desplaza el oxígeno, de manera que impide que este llegue a los tejidos. Debe hacerse notar que el humo del cigarrillo produce una cantidad significativa de carboxihemoglobina (una medición de CO) en la sangre.

El aumento en la demanda de oxígeno puede provocar isquemia cardiaca

Cualquier aumento en el trabajo del corazón incrementa el requerimiento cardiaco de oxígeno. Las situaciones que aumentan la presión sanguínea o el gasto cardiaco, como el ejercicio o el embarazo, incrementan la demanda de oxígeno por el miocardio, lo cual puede conducir a angina de pecho o infarto de miocardio. Algunos trastornos de este tipo son la valvulopatía (deficiencia mitral o aórtica, estenosis aórtica), una infección y situaciones como hipertensión, coartación de la aorta y cardiomiopatía hipertrófica (CMH) (tabla 9-2). El aumento en el metabolismo y la taquicardia presentes en los pacientes con hipertiroidismo se acompaña de incremento en la demanda de oxígeno, y mayor trabajo cardiaco. La fiebre también aumenta el metabolismo basal, el gasto cardiaco y la frecuencia cardiaca.

Efectos de la cardiopatía isquémica

La cardiopatía isquémica se desarrolla cuando el flujo de sangre es insuficiente para satisfacer la demanda de oxígeno del corazón. Es, por mucho, el tipo de enfermedad cardiaca más común en Estados Unidos y otros países industrializados, donde sigue siendo una de las principales causas de muerte. Es responsable de hasta del 80% de todas las muertes atribuibles a enfermedades cardiacas. Los principales efectos de la cardiopatía isquémica son la angina de pecho, infarto de miocardio, deficiencia cardiaca congestiva crónica y muerte súbita.

Angina de pecho

Este término hace referencia al dolor asociado a la isquemia del miocardio. Típicamente produce una sensación de intenso ardor o sensación de opresión en la región subesternal del tórax que puede irradiarse al brazo izquierdo, mandíbula o epigastrio. Es el síntoma más común de cardiopatía isquémica. La ateroesclerosis coronaria suele volverse sintomática sólo cuando la superficie del corte transversal del vaso afectado ha disminuido más del 75%. Un paciente con angina de pecho típica, muestra episodios recurrentes de dolor torácico, generalmente exacerbado por la actividad física o el estímulo emocional. El dolor suele tener una duración limitada (1-15 min) ,y mejora con el reposo o al iniciar tratamiento con nitroglicerina sublingual (un potente vasodilatador).

Aunque la causa más común de angina de pecho, es la ateroesclerosis coronaria grave, la disminución del flujo sanguíneo coronario puede ser debido a otras enfermedades, entre las que se puede mencionar el vasoespasmo coronario (angina de Prinzmetal) y, estenosis o deficiencia aórticas.

La **angina de Prinzmetal (angina variable)** *es una forma atípica de angina que tiene lugar en reposo y es causada por espasmo de la arteria coronaria.* El mecanismo responsable no es del todo conocido, pero es probable que se deba en parte a una disfunción endotelial. El espasmo en las arterias coronarias estructuralmente sanas puede ser parte del síndrome sistémico de reactividad vasomotora arterial anómala, que incluye cefalea y fenómeno de Raynaud. Sin embargo, suele desarrollarse en arterias coronarias ateroescleróticas, con frecuencia en la porción de los vasos cercana a la placa ateroesclerótica. En este caso, el espasmo de la arteria coronaria puede contribuir al infarto agudo de miocardio o afectar al tamaño del mismo, pero generalmente no es la causa principal del infarto.

La **angina inestable** *es una variedad de dolor torácico que tiene una relación menos predecible con el ejercicio que la que se observa con la agina estable y que puede ocurrir durante el reposo o el sueño; se relaciona con la presencia de trombos no oclusivos sobre las placas ateroescleróticas.* En algunos casos de angina inestable, los episodios de dolor torácico se tornan progresivamente más frecuentes y duraderos en un periodo de 3-4 días. En el electrocardiograma no se observan datos característicos de infarto y la concentración en suero de proteínas intracelulares específicas de corazón, como la isoforma MB de CK (CK-MB) o de las troponinas cardiacas T o I (que son indicio de necrosis del miocardio) se mantiene normal. La angina inestable también se conoce como **angina preinfarto, angina acelerada o angina «in crescendo»**. *Sin una intervención farmacológica o mecánica* *para tratar la disminución del calibre coronario, muchos de estos pacientes evolucionarán hacia el infarto de miocardio.*

Infarto de miocardio

El infarto de miocardio es una zona de necrosis del músculo cardiaco de isquemia localizada. Esta definición excluye la necrosis focal en parches ocasionada por medicamentos, toxinas o virus. La aparición de un infarto se relaciona con la duración de la isquemia y metabolismo del tejido isquémico. En modelos experimentales de ligadura de la arteria coronaria, los focos de necrosis se forman tras 20 min de isquemia y se extienden conforme el periodo total de esta se incrementa.

Deficiencia cardiaca congestiva crónica

Dado que la mortalidad temprana asociada con el infarto agudo de miocardio, es ahora menor del 5%, muchos pacientes con cardiopatía isquémica sobreviven más tiempo, en cuyo caso más del 75% llegan a desarrollar deficiencia cardiaca congestiva crónica. La disminución de la contractilidad en estos pacientes se debe a una pérdida irreversible del miocardio (previa al infarto) e hipoperfusión del músculo superviviente, que conduce a la disfunción crónica del ventrículo (miocardio «hibernante»). Mientras que muchos de estos pacientes mueren súbitamente, otros desarrollan una deficiencia de bombeo progresiva y mueren por deficiencia orgánica múltiple. Debido a que la enfermedad coronaria es en ocasiones tan extensa en estos pacientes y que muchos ya han sido sometidos a cirugía de derivación arterial coronaria, el único tratamiento disponible es el trasplante cardiaco o el uso de sistemas de bombeo artificial (dispositivos de apoyo ventricular).

Muerte súbita

En algunos pacientes, la primera y única manifestación clínica de cardiopatía isquémica es la muerte súbita secundaria a taquicardia ventricular espontánea que evoluciona a fibrilación ventricular. Algunos expertos consideran que la muerte súbita solamente tiene lugar después de 1 h de iniciados los síntomas. Otros consideran que la muerte debe ocurrir dentro de las 24 h posteriores al comienzo de los síntomas para considerarla muerte súbita o que el deceso debe cumplir con el requisito de ser inesperado. *En cualquier caso, la ateroesclerosis coronaria es el mecanismo subyacente a la mayoría de los casos de muerte de origen cardiaco durante la primera hora posterior al inicio de los síntomas.*

Principales factores de riesgo para la enfermedad arterial coronaria

Los principales factores de riesgo que predisponen a enfermedad coronaria son (1) hipertensión sistémica; (2) hipercolesterolemia, (3) tabaquismo, y (4) diabetes mellitus. Cualquiera de estos factores incrementa de manera significativa el riesgo de infarto de miocardio, pero la combinación de varios de ellos aumenta ese riesgo más de siete veces (los factores de riesgo se discuten en detalle en el cap. 8).

Los infartos de miocardio son principalmente subendocárdicos o transparietales

Hay diferencias muy importantes entre los dos tipos de infartos (tabla 9-3).

Un **infarto subendocárdico** afecta al tercio interno de una de las mitades del ventrículo izquierdo. Puede originarse dentro del territorio de una de las arterias coronarias epicárdicas mayores o puede localizarse en la circunferencia, involucrando a las zonas de riego subendocárdico de múltiples arterias coronarias. *El infarto subendocárdico sucede por lo general como consecuencia de hipoperfusión cardiaca.* Puede deberse a ateroesclerosis en una

Tabla 9-3

Diferencias entre los infartos subendocárdico y transparietal

Infarto subendocárdico	Infarto transparietal o de pared
Multifocal	Localización única (unifocal)
En parches	Sólido
Puede ser circunferencial	Sigue la distribución de una arteria coronaria específica
Rara vez hay trombosis coronaria	Es frecuente la trombosis coronaria
A menudo es resultado de hipotensión o shock	A menudo causa shock
Sin epicarditis	Es común la presencia de epicarditis
No forma aneurismas ni produce rotura ventricular	Puede dar lugar a aneurisma o rotura ventricular

arteria coronaria específica, o desarrollarse de manera secundaria a alguna enfermedad que limite el flujo sanguíneo total al miocardio; es el caso de la estenosis aórtica, el shock hemorrágico o la hipoperfusión durante la derivación cardiopulmonar. La mayor parte de los infartos subendocárdicos no se originan como consecuencia de obstrucción por trombos coronarios, aunque pueden observarse algunas partículas de trombos formadas por fibrina proveniente de las plaquetas en la arteria coronaria epicárdica que irriga la región del infarto. En el caso de infarto subendocárdico circunferencial causado por hipoperfusión global del miocardio, no es necesario que haya estenosis de la arteria coronaria. Debido a que la necrosis está limitada a las capas internas del corazón, las complicaciones que caracterizan los infartos transparietales (p. ej., pericarditis y rotura ventricular) no suelen observarse en el caso de infarto subendocárdico.

Los **infartos de pared o transparietales** afectan a todo el grosor de la pared del ventrículo izquierdo, por lo general después de la obstrucción de la arteria coronaria. Como resultado, este tipo de infartos siguen la distribución de alguna de las tres arterias coronarias principales (fig. 9-2).

- **Arteria coronaria derecha**: la obstrucción del segmento proximal de este vaso da como resultado el infarto de la región basal posterior del ventrículo izquierdo y el tercio posterior de la mitad del tabique interventricular (infarto «inferior»).
- **Arteria coronaria izquierda anterior descendente**: el bloqueo de esta arteria produce un infarto apical, y de las paredes anterior y anteroseptal del ventrículo izquierdo.
- **Arteria coronaria circunfleja izquierda**: su obstrucción es la causa menos común de infarto de miocardio y produce infarto de la pared lateral del ventrículo izquierdo.

El infarto de miocardio no tiene lugar de manera instantánea. Más bien, se desarrolla primero en el subendocardio y evoluciona en un patrón de ondas de necrosis desde el subendocardio hasta el subpericardio en el curso de varias horas. La obstrucción coronaria transitoria puede precipitar necrosis subendocárdica, mientras que la obstrucción persistente puede provocar necrosis transparietal. El objetivo de la intervención coronaria aguda (farmacológica o mediante trombólisis mecánica) es interrumpir y limitar la necrosis del miocardio. *El volumen del riego arterial colateral es clave para determinar la evolución del infarto transparietal.* En la hipoperfusión cardiaca crónica, la extensa circulación colateral, que irriga preferentemente las capas externa y subepicárdica, restringe con frecuencia el infarto a la región subendocárdica del miocardio. Sin embargo, en casos mortales de infarto agudo de miocardio, los infartos transparietales son más comunes que aquellos que se limitan sólo al subendocardio.

Los infartos afectan al ventrículo izquierdo con mucha mayor frecuencia que al ventrículo derecho. Esta diferencia puede explicarse en parte por el mayor trabajo al que se enfrenta el ventrículo izquierdo debido a la resistencia vascular sistémica y el mayor grosor de la pared del ventrículo de este lado. La hipertrofia del ventrículo derecho (p. ej., en la hipertensión pulmonar), aumenta la incidencia de infarto del ventrículo derecho. El infarto del ventrículo derecho posterior se presenta en un tercio de los infartos de la pared posterior del ventrículo izquierdo (territorio de la arteria coronaria derecha), pero los infartos que se presentan de manera exclusiva en el ventrículo derecho son raros.

Desarrollo de infartos de miocardio

Las etapas tempranas del infarto de miocardio han sido descritas con mayor precisión en modelos de animales de experimentación. Al cabo de 10 s después de ligar la arteria coronaria, el miocardio afectado se torna cianótico y, en lugar de contraerse, se observa un abultamiento durante la sístole. Si la obstrucción es suspendida de inmediato, el miocardio vuelve a contraerse y no se detecta daño anatómico, aunque la contractilidad puede estar disminuida en el tejido postisquémico durante varias horas (**miocardio aturdido**). Este efecto refleja los efectos nocivos producidos por los radicales de oxígeno que se forman durante el proceso de reperfusión del miocardio sometido a isquemia aguda (*v.* más adelante). Esta etapa reversible continúa durante 20-30 min de isquemia total, después de la cual los miocitos dañados mueren progresivamente.

El infarto agudo de miocardio no es identificable en las primeras 12 h. Después de 24 h, se puede reconocer por la palidez de la superficie de corte del ventrículo afectado. Tras 3 a 5 días, se observa un patrón moteado y mejor delimitado con una zona central pálida, de color amarillento, y una región necrótica rodeada por una zona de hiperemia (fig. 9-10). A las 2 o 3 semanas, la región infartada se observa deprimida y de consistencia más suave, con aspecto gelatinoso y refringente. Los infartos de mayor tiempo de evolución ya resueltos se caracterizan por la presencia de tejido firme y contraído con un aspecto de color gris pálido en el tejido cicatricial (fig. 9-11).

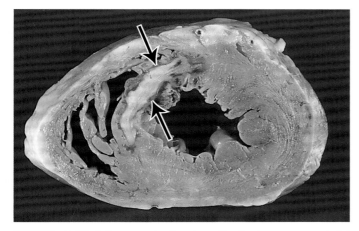

FIGURA 9-10. Infarto agudo de miocardio. Corte transversal del corazón de un paciente que murió pocos días después de iniciado un dolor torácico intenso en el que se observa **infarto** de la pared de la región anteroseptal del ventrículo izquierdo (territorio de la arteria coronaria izquierda anterior descendente). El miocardio necrótico se observa como un tejido de consistencia suave, color amarillento y bien delimitado (*flechas*).

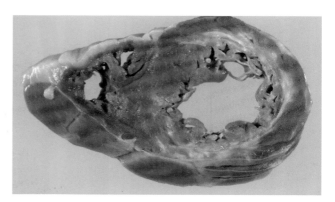

FIGURA 9-11. Infarto de miocardio resuelto. Corte transversal del corazón de un hombre que murió después de presentar angina de pecho de larga evolución y diversos infartos de miocardio, en el cual se observa una cicatriz que abarca casi toda la circunferencia del ventrículo izquierdo.

Características microscópicas de los infartos de miocardio

PRIMERAS 24 h: Se precisa microscopia electrónica para diferenciar las características morfológicas tempranas de la lesión isquémica. Los miocitos con daño reversible muestran cambios sutiles como edema sarcoplasmático, leve edema mitocondrial y pérdida de glucógeno (lo cual tiene una correlación ultraestructural con el miocardio aturdido). Después de 30 a 60 min de isquemia, cuando el daño a los miocitos se ha tornado irreversible, las mitocondrias muestran una importante edematización con desorganización de las crestas y una densidad de la matriz amorfa compuesta de sales de fosfato de calcio formadas por la sobrecarga masiva de Ca^{2+} en las células con daño más grave. El núcleo muestra aglutinación e hipercromatosis marginal, así como desorganización localizada del sarcolema.

La pérdida de la integridad del sarcolema conlleva la liberación de proteínas intracelulares como mioglobina, LDH, CK y troponinas I y T. Los gradientes iónicos también se ven alterados, de manera que el potasio de los tejidos disminuye conforme aumenta el sodio, el cloro y el calcio.

Los miocitos sometidos a isquemia sin capacidad contráctil son elongados durante cada sístole convirtiéndose en «**fibras ondeantes**». A las 24 h, los miocitos muestran intensa eosinofilia (fig. 9-12) y cambios característicos de necrosis coagulativa (*v.* cap. 1). Sin embargo, deben transcurrir varios días antes de que los núcleos de los miocitos desaparezcan totalmente.

2 A 3 DÍAS: Los leucocitos polimorfonucleares son atraídos por los miocitos necróticos, pero sólo pueden acceder a ellos en la periferia de la zona de infarto, donde se mantiene el riego sanguíneo. Por tanto, se acumulan en los bordes de la zona de infarto y alcanzan una concentración máxima tras 2 a 3 días (figs. 9-12 y 9-13). Puede aparecer edema intersticial y regiones de hemorragia microscópica. Después de 2 a 3 días, las células musculares se tornan más claramente necróticas, con desaparición del núcleo y estrías menos evidentes. Algunos neutrófilos que habían sido atraídos hacia la región necrótica comienzan el proceso de cariorrexis.

5 A 7 DÍAS: En este momento, los leucocitos polimorfonucleares son escasos o están ausentes. En la periferia de la región del infarto se observa fagocitosis del músculo necrótico por los macrófagos. Hay proliferación de fibroblastos y aparición de depósitos de colágeno recién formado. Hay una importante presencia de linfocitos y macrófagos. El proceso de sustitución del músculo necrótico por tejido de tejido de cicatrización se inicia alrededor del quinto día en la periferia del infarto para extenderse gradualmente hacia el centro.

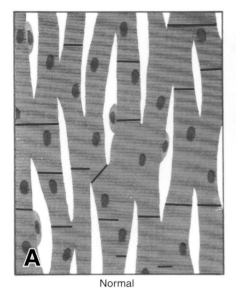

Normal

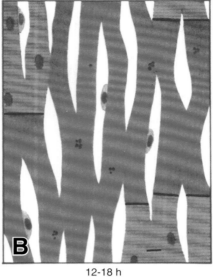

12-18 h

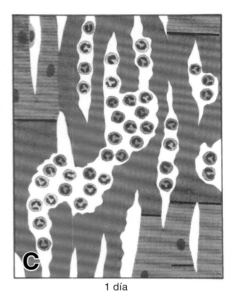

1 día

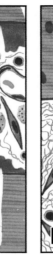

D

3 semanas

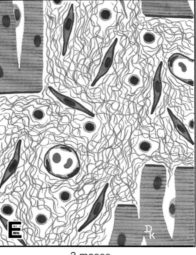

E

3 meses

FIGURA 9-12. Desarrollo del infarto de miocardio. A. Miocardio normal. **B.** Después de alrededor de 12 a 18 h, el miocardio infartado presenta eosinofilia (*tinción roja*) en los cortes del corazón teñidos con hematoxilina y eosina. **C.** Después de 24 h de iniciado el infarto, aparece un infiltrado de neutrófilos polimorfonucleares de los miocitos necróticos y en la periferia del infarto. **D.** Después de unas 3 semanas, las porciones periféricas de la zona del infarto están constituidas por tejido de granulación con abundantes capilares, fibroblastos, células linfoideas y macrófagos. La mayoría de los residuos necróticos se han eliminado de la región y han aparecido pequeñas zonas de formación de colágeno. **E.** Después de 3 meses o más, la región infartada es sustituida por tejido de cicatrización.

1 A 3 SEMANAS: Aparecen depósitos de colágeno, el infiltrado inflamatorio desaparece gradualmente y los capilares de formación reciente presentan obstrucción progresiva.

MÁS DE 4 SEMANAS: Aparece una cantidad importante de tejido fibroso. Los restos necróticos son eliminados paulatinamente y el tejido cicatricial es más sólido con menos celularidad conforme madura (fig. 9-14).

Esta secuencia de procesos inflamatorios y de reparación puede ser alterada por factores locales o sistémicos. Por ejemplo, la extensión inmediata del infarto hacia una región que presentaba necrosis en parches puede no presentar los cambios esperados. Una zona de infarto muy grande tiende a no madurar en su porción central tan rápido como lo hace un infarto más pequeño. Para calcular la edad de un infarto de gran extensión es más preciso tener en cuenta la interpretación de las características del borde externo donde ha comenzado la reparación, en vez de las alteraciones en la zona central. De hecho, en algunos infartos de gran tamaño, en lugar de eliminarse, los miocitos necróticos perduran indefinidamente, «momificados».

Reperfusión del miocardio isquémico

Las primeras descripciones se realizaron en caso de curación de infartos provocados por obstrucción aguda de las arterias coronarias, como es el caso de aquellos originados por la obstrucción trombótica de la arteria coronaria epicárdica. Sin embargo, el riego sanguíneo puede ser recuperado en las regiones de los infartos emergentes, por trombólisis espontánea o como respuesta a intervenciones terapéuticas que logran abrir las arterias coronarias obstruidas. Cuando esto sucede, el aspecto tanto macro como microscópico del infarto se modifica. El infarto reperfundido se caracteriza por lesiones hemorrágicas, por escape del riego sanguíneo a través de los capilares dañados. Así, mientras los infartos posteriores a obstrucción persistente no tienen manifestaciones macroscópicas evidentes sino hasta después de 12 h y estas se caracterizan por palidez, la presencia de hemorragia debe hacer pensar de inmediato en un infarto con reperfusión. La reperfusión también acelera la respuesta inflamatoria aguda. Los neutrófilos pueden tener acceso a todo el infarto y no solamente a la periferia. Se acumulan con mayor rapidez, pero también desaparecen de forma más acelerada. El reemplazo del músculo necrótico por tejido fibroso cicatricial también se produce con mayor velocidad, al menos en las regiones del infarto en las que se mantiene la perfusión.

Una de las principales características de los infartos reperfundidos es la **necrosis de las bandas de contracción**, que presenta bandas eosinófilas agrandadas, irregulares y transversales en los miocitos necróticos (fig. 9-15). Ocurren cuando hay una entrada masiva de Ca^{2+} dentro de los cardiomiocitos. La reperfusión del

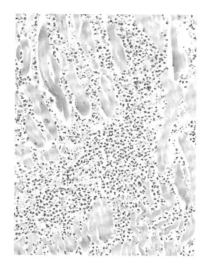

FIGURA 9-13. Infarto agudo de miocardio. Las fibras de miocardio necrótico, que son eosinófilas y carecen de estrías cruzadas y núcleos, se encuentran inmersas en un lecho de células inflamatorias.

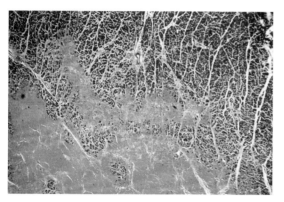

FIGURA 9-14. Infarto de miocardio resuelto. Corte del borde de un infarto resuelto teñido para colágeno, en el que se observa una coloración azul-verdosa, caracterizado por regiones densas, acelulares, de matriz colagenosa, bien delimitadas, adyacentes a tejido miocárdico viable.

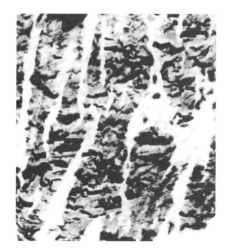

FIGURA 9-15. Necrosis de las bandas de contracción. Corte de miocardio con infarto en el que las bandas transversas dentro de las miofibrillas se observan prominentes, agrandadas y onduladas.

miocardio isquémico provoca daño sarcolémico difuso mediado principalmente por especies reactivas de oxígeno que permiten la entrada descontrolada de Ca^{2+} hacia los miocitos. La entrada masiva de Ca^{2+} conduce a la hipercontracción de las células que aún mantienen esta capacidad. La necrosis de las bandas de contracción es más visible cuando el miocardio isquémico es reperfundido (p. ej., después de tratamiento trombolítico o posterior a una derivación cardiopulmonar prolongada en la que el miocardio sufre un daño irreversible sostenido). En infartos que se originan por obstrucción coronaria persistente, se observan focos microscópicos de necrosis de bandas de contracción en los bordes, mientras que la variación del riego sanguíneo provoca las enfermedades que favorecen la entrada de Ca^{2+}.

Complicaciones del infarto de miocardio

La mortalidad temprana por infarto agudo de miocardio (en los primeros 30 días) ha disminuido del 30 % en los años 50 a menos del 5 % en la actualidad. Sin embargo, la evolución clínica después del infarto agudo puede estar caracterizada por complicaciones funcionales o mecánicas. Estas incluyen arritmias, la posibilidad de deficiencia ventricular izquierda y shock cardiogénico, extensión del infarto y rotura del miocardio.

ARRITMIAS: Casi todos los pacientes que han tenido un infarto de miocardio presentan alteraciones del ritmo cardiaco en algún momento de su evolución. Las arritmias siguen estando en más de la mitad de todas las causas de muerte por cardiopatía isquémica, aunque el advenimiento de las unidades de cuidados coronarios y de los desfibriladores ha disminuido de manera importante la mortalidad temprana por esta causa. El infarto agudo suele estar relacionado con taquicardia auricular paroxística, extrasístoles ventriculares, bradicardia sinusal, taquicardia ventricular, a veces, fibrilación ventricular. También pueden presentar bloqueo cardiaco parcial o completo. Las causas de estas arritmias suelen ser multifactoriales. La isquemia aguda altera la conducción, aumenta el automatismo y favorece la actividad umbral asociada al periodo posterior a la despolarización. El incremento de la actividad simpática por aumento en la concentración de las catecolaminas tanto localmente como en la circulación tiene también un papel importante.

DEFICIENCIA VENTRICULAR IZQUIERDA Y SHOCK CARDIÓGENO: El desarrollo de la deficiencia del ventrículo izquierdo inmediatamente después de un infarto de miocardio es un signo de mal pronóstico que, por lo general, indica destrucción masiva del músculo. Afortunadamente, el shock cardiógeno se presenta en menos del 5 % de los casos, debido al desarrollo de las técnicas que limitan la extensión del infarto (tratamiento trombolítico, angioplastia) o apoyan al miocardio dañado (globo de contrapulsación intraaórtica). El shock cardiógeno tiende a desarrollarse tempranamente tras el infarto cuando el 40 % o más del ventrículo izquierdo ha sido destruido; la mortalidad llega con el 90 %.

EXTENSIÓN DEL INFARTO: La extensión identificable desde el punto de vista clínico del infarto agudo de miocardio tiene lugar en las primeras 1 o 2 semanas en hasta el 10 % de los casos. En estudios ecocardiográficos detallados, la mitad de todos los pacientes con infarto anterior del miocardio muestran algún grado de extensión durante las primeras 2 semanas, indicando que muchos episodios de extensión del infarto no son identificados. La extensión del infarto significativa desde el punto de vista clínico se relaciona con un aumento del doble en la mortalidad.

ROTURA DE LA PORCIÓN LIBRE DE LA PARED DEL MIOCARDIO: La rotura del miocardio (fig. 9-16) puede ocurrir casi en cualquier momento durante las 3 semanas posteriores al infarto agudo de miocardio, pero es más común observarla entre los días 1-4, cuando las paredes infartadas son más débiles. Durante este periodo de mayor vulnerabilidad, el infarto está constituido por tejido necrótico de consistencia suave, en el que la matriz extracelular se encuentra degradada por proteasas liberadas por

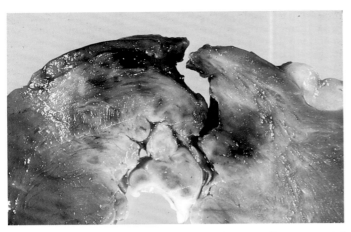

FIGURA 9-16. Rotura de un infarto agudo de miocardio. Imagen del corazón de una anciana con un infarto de miocardio reciente que murió por taponamiento cardiaco. El pericardio estaba lleno de sangre, y al corte del ventrículo izquierdo se observa la línea de rotura del miocardio necrótico.

las células inflamatorias y no se ha formado aún nueva matriz de depósito. Una vez que se empieza a formar el tejido de cicatrización, disminuye la posibilidad de rotura. La rotura de la porción libre de la pared es una complicación de los infartos transparietales; el músculo superviviente suprayacente al subendocardio con infarto evita la rotura. Curiosamente, la rotura suele ocurrir en infartos de pared relativamente pequeños. El miocardio aún viable con capacidad contráctil produce la fuerza mecánica para iniciar y propagar un desgarro a lo largo del borde lateral de la zona de infarto, donde se han acumulado los neutrófilos.

La rotura de la porción libre de la pared del ventrículo izquierdo provoca generalmente hemopericardio y muerte por taponamiento pericárdico. La rotura del miocardio explica hasta el 10% de las muertes posteriores a infarto agudo de miocardio de pacientes hospitalizados. Esta complicación es más común en los adultos mayores que han presentado un primer infarto (más habitual en mujeres). Rara vez un ventrículo roto puede recuperar su integridad y en estos casos el paciente sobrevive con un falso aneurisma.

OTRAS FORMAS DE ROTURA DEL MIOCARDIO: En algunos pacientes, el infarto de miocardio afecta al tabique interventricular, que da lugar a la **perforación septal o del tabique**. La magnitud del cortocircuito de izquierda a derecha resultante y, en consecuencia, el pronóstico, dependen del tamaño de la rotura.

La **rotura de la porción del músculo papilar** produce deficiencia mitral. En algunos casos, puede haber sección total del músculo papilar, en cuyo caso la deficiencia total de la válvula mitral lleva a la muerte.

ANEURISMAS: Los aneurismas del ventrículo izquierdo complican del 10 al 15% de los infartos agudos de miocardio de la pared. La pared ventricular afectada tiende a abultarse durante la sístole en una tercera parte de los casos. Conforme el infarto se resuelve, el nuevo depósito de la matriz de colágeno es capaz de presentar un fenómeno de estiramiento adicional, aunque en algunos casos el tejido de cicatrización no es distensible. La presencia de zonas localizadas de adelgazamiento y elongación de la pared ventricular en la región de cicatrización del infarto de miocardio se ha denominado «expansión del infarto», pero se trata en realidad de un aneurisma en fase inicial. Estos aneurismas están formados por una delgada capa de miocardio necrótico y tejido de colágeno, el cual se expande con cada contracción cardiaca. Conforme el aneurisma se torna más fibrótico, su capacidad de tensión durante el estiramiento aumenta. Sin embargo, el aneurisma continúa dilatándose con cada latido, de manera que «secuestra» alguna porción del gasto del ventrículo izquierdo aumentando

el trabajo cardiaco. Los pacientes con aneurismas de ventrículo izquierdo tienen mayor riesgo de desarrollar taquicardia ventricular debido al aumento de las oportunidades de reentrada a lo largo de la periferia del aneurisma. Los trombos de la pared se presentan con frecuencia dentro de los aneurismas y son una fuente de émbolos sistémicos.

Debe hacerse una distinción entre los **aneurismas «verdaderos»** y los **«falsos»** Los aneurismas verdaderos son mucho más comunes que los falsos, y son provocados por protrusión de la pared ventricular izquierda intacta, pero debilitada (fig. 9-17). Por el contrario, los falsos aneurismas son resultado de la rotura de una parte del ventrículo izquierdo, cuya pared ha sido sustituida por tejido de cicatrización pericárdico. Así, la pared del falso aneurisma está formada por pericardio y tejido de cicatrización y no por miocardio del ventrículo izquierdo.

TROMBOEMBOLIA DE LA PARED: Durante la autopsia, entre un tercio y la mitad de los pacientes que mueren por infarto de miocardio presentan trombos de la pared en la zona de infarto identificado (fig. 9-18). Esto ocurre con mayor frecuencia cuando el infarto afecta al ápice del corazón. De hecho, la mitad

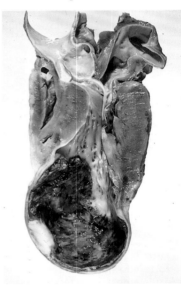

FIGURA 9-17. Aneurisma ventricular. Corazón de un paciente con antecedentes de infarto de miocardio anteroapical que desarrolló aneurisma ventricular masivo. El ápice del corazón muestra un notable adelgazamiento y dilatación aneurismática.

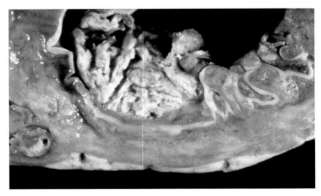

FIGURA 9-18. Trombo de la pared cubriendo un infarto del miocardio en recuperación. En este corte transversal de un tejido cardiaco fijado, se observa un trombo organizado, friable, de color blanco grisáceo que recubre el endocardio engrosado situado sobre el miocardio en cicatrización.

de los pacientes tienen algún signo de embolización sistémica. La inflamación del endocardio que recubre el infarto favorece la adhesión de las plaquetas y el depósito de fibrina. También la disminución de la función contráctil del miocardio subyacente favorece la formación de trombos de fibrina y plaquetas en la pared. Los fragmentos de los trombos pueden desprenderse y alcanzar la circulación sanguínea arterial, donde tienen la posibilidad de provocar un accidente cerebrovascular o infartos de miocardio o de vísceras. La presencia de trombos de pared justifica el tratamiento anticoagulante y la administración de fármacos antiplaquetarios.

PERICARDITIS: El infarto de miocardio de la pared afecta al pericardio y produce inflamación del pericardio en el 10 al 20 % de los casos. La pericarditis se manifiesta desde el punto de vista clínico como dolor torácico y puede provocar frotamiento pericárdico. En una cuarta parte de los pacientes con infarto agudo de miocardio, particularmente aquellos con grandes infartos y deficiencia cardiaca congestiva, se desarrolla derrame pericárdico, con o sin pericarditis. Con menor frecuencia, el tratamiento anticoagulante se relaciona con derrame pericárdico hemorrágico e incluso con taponamiento cardiaco.

El **síndrome postinfarto de miocardio (síndrome de Dressler)** alude a una forma tardía de pericarditis que se desarrolla de 2 a 10 semanas después de un infarto. Un fenómeno similar puede ocurrir después de cirugía cardiaca. En estos pacientes, hay presencia de anticuerpos contra el músculo cardiaco. La enfermedad mejora con el tratamiento con corticoesteroides, lo que hace pensar que el síndrome de Dressler tiene un origen inmunitario.

Intervenciones terapéuticas

Debido a que la cantidad de miocardio que presenta necrosis es importante para el pronóstico de la morbimortalidad, cualquier tratamiento que ayude a limitar el tamaño del infarto será beneficioso. Por definición, este tratamiento debe estar dirigido a prevenir la muerte por una lesión reversible, protegiendo a los miocitos afectados por la isquemia y limitando el tamaño del infarto. Los miocitos dañados pueden ser salvados en un periodo posterior al inicio de la isquemia si el tejido logra ser reperfundido con sangre arterial.

- La **recuperación del riego sanguíneo arterial** sigue siendo la única forma de salvar los miocitos que han sufrido isquemia, aunque hay diversas intervenciones que pueden retrasar la lesión isquémica. La más importante es la hipotermia, la cual puede ser utilizada durante la cirugía cardiaca para disminuir el daño al miocardio durante el procedimiento de derivación cardiopulmonar. Se han desarrollado diversas técnicas para recuperar el riego sanguíneo en la zona del miocardio dañado por una arteria coronaria obstruida.
- Las **enzimas trombolíticas**, como el activador hístico de plasminógeno o la estreptocinasa, pueden ser administradas por vía intravenosa para disolver algún coágulo que esté produciendo obstrucción.
- La **intervención coronaria percutánea (ICP)** es una dilatación de una arteria coronaria estenótica mediante insuflación con un catéter con globo. Esto puede hacerse como el primer procedimiento inmediatamente posterior al inicio de la isquemia o como rescate si los fármacos trombolíticos no logran recuperar el riego sanguíneo arterial. La ICP casi siempre incluye la colocación de una férula o endoprótesis vascular en la arteria coronaria para mantenerla permeable. Tales endoprótesis proporcionan la liberación lenta de fármacos como el everolimús, un inhibidor de la vía mTOR (objetivo de la rapamicina en células de mamíferos) (*v.* caps. 1 y 4), limita la reestenosis posterior al bloquear la respuesta proliferativa de las células del músculo liso al daño local causados por el inflado de balón del catéter y la colocación de la endoprótesis.
- El **injerto para derivación de la arteria coronaria** puede ayudar a recuperar el riego sanguíneo de un segmento de la arteria coronaria más allá de la obstrucción proximal.

Las técnicas encaminadas a recuperar el flujo sanguíneo deben ser realizadas lo más pronto posible, preferentemente en las primeras horas después de iniciados los síntomas. Pasadas 12 h, es poco probable que se logre recuperar el miocardio dañado por la isquemia, aunque la recuperación del infarto puede ser favorecida mediante la reperfusión en esta etapa y limitar un proceso de remodelación anómalo posterior al infarto.

La cardiopatía isquémica crónica puede provocar cardiomiopatía

En una minoría de pacientes con ateroesclerosis coronaria grave, la contractilidad del miocardio está limitada sin la presencia de infartos, similar a la cardiomiopatía dilatada (*v.* más adelante). Esta situación suele ser reflejo de una combinación de factores como la disfunción del miocardio isquémico, la fibrosis difusa y multitud de pequeños infartos resueltos. Sin embargo, hay un grupo de pacientes con deficiencia del ventrículo izquierdo en quienes la disfunción cardiaca se presenta sin muestras de infarto. En estos casos se dice que presentan **cardiomiopatía isquémica**. En algunos pacientes, el miocardio disfuncional puede estar sujeto a episodios repetidos de lesión por isquemia que provoca cambios degenerativos en los miocitos, con pérdida de miofibrillas (miocardio hibernante). La función contráctil del miocardio hibernante se recupera cuando el tejido afectado es revascularizado. Así, en la medida en que la hibernación juega un papel en la cardiomiopatía isquémica, la revascularización quirúrgica puede ser de gran utilidad.

CARDIOPATÍA HIPERTENSIVA

La Organización Mundial de la Salud (OMS) define la hipertensión como el aumento persistente de la presión arterial sistémica por encima de 140 mm Hg para la sistólica o de 90 mm Hg para la diastólica, o ambas y está asociada con daños en múltiples sistemas de órganos (analizados en el cap. 8). *La hipertensión sistémica es una de las causas más prevalentes y graves de enfermedad coronaria y del miocardio en Estados Unidos.* La hipertensión crónica produce sobrecarga por presión que tiene como primer efecto una hipertrofia compensatoria del ventrículo izquierdo y, en algunos casos, deficiencia cardiaca. El término **cardiopatía hipertensiva** se utiliza cuando el corazón se encuentra agrandado en ausencia de alguna otra causa, aparte de la hipertensión.

 PATOLOGÍA: La hipertensión produce hipertrofia compensatoria del ventrículo izquierdo como resultado del aumento del trabajo cardiaco. La pared libre del ventrículo izquierdo y del tabique interventricular presenta engrosamiento uniforme y concéntrico (fig. 9-19), y el peso del órgano aumenta, superando los 375 g en el hombre y los 350 g en la mujer. Desde el punto de vista microscópico, las células miocárdicas hipertróficas tienen su diámetro aumentado, con crecimiento de los núcleos que adquieren un aspecto hipercromático y rectangular («en furgones») (fig. 9-20).

 CARACTERÍSTICAS CLÍNICAS: La hipertrofia del miocardio estimula claramente la capacidad del corazón para manejar el incremento en el trabajo cardiaco. Sin embargo, hay un límite después del cual la hipertrofia no alcanza a compensar esta mayor demanda. El límite superior para el cual la hipertrofia es útil es reflejo del aumento de la distancia de difusión entre la microvasculatura intersticial y el centro de cada miofibrilla; si la distancia se vuelve muy grande, el aporte de oxígeno a la miofibrilla puede verse comprometido.

La disfunción diastólica es la alteración funcional más común causada por la hipertensión y por sí misma puede provocar deficiencia cardiaca congestiva. Es frecuente el desarrollo de cierto grado de fibrosis intersticial como parte de la hipertrofia que puede contribuir al aumento de la rigidez del ventrículo

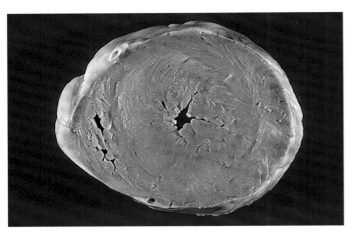

FIGURA 9-19. Cardiopatía hipertensiva. Corte transversal de un corazón con evidente hipertrofia del miocardio del ventrículo izquierdo sin dilatación de la cámara. El ventrículo derecho tiene un tamaño normal.

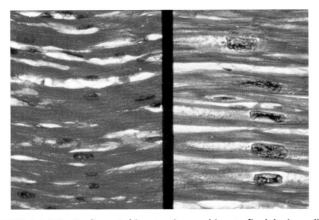

FIGURA 9-20. Cardiopatía hipertensiva con hipertrofia del miocardio. *Izquierda.* Miocardio normal. *Derecha.* El miocardio hipertrófico (mismo aumento al microscopio) muestra fibras engrosadas y agrandadas, hipercromáticas, con núcleos rectangulares.

izquierdo. La hipertensión también se relaciona con un aumento de la gravedad de la ateroesclerosis de la arteria coronaria. *La combinación del aumento de la sobrecarga cardiaca (disfunción sistólica), disfunción diastólica y disminución del calibre de la arteria coronaria produce mayor riesgo de isquemia del miocardio, infarto y deficiencia cardiaca.*

La deficiencia cardiaca congestiva es la principal causa de muerte en pacientes con hipertensión sin tratamiento. La hemorragia intracerebral mortal también es frecuente. En ocasiones, la muerte puede deberse a ateroesclerosis coronaria e infarto de miocardio, aneurisma disecante de la aorta o rotura de aneurismas saculares en la circulación cerebral. Puede aparecer deficiencia renal como consecuencia de nefroesclerosis inducida por hipertensión grave.

CORAZÓN PULMONAR (COR PULMONALE)

El corazón pulmonar es la hipertrofia y dilatación del ventrículo derecho como resultado de la hipertensión pulmonar. El aumento de la presión en la circulación pulmonar puede deberse a un trastorno del parénquima pulmonar o, con menor frecuencia, una enfermedad primaria de los vasos sanguíneos (p. ej., hipertensión pulmonar primaria, pequeños émbolos pulmonares recurrentes). El **corazón pulmonar agudo**, es más comúnmente causado por

una embolización pulmonar masiva de inicio también súbito, más comúnmente por trombosis venosa profunda de las extremidades inferiores. Esta situación precipita la deficiencia cardiaca aguda derecha y es una urgencia médica. En la autopsia, los únicos signos cardiacos son dilatación grave del ventrículo derecho y algunas veces de la aurícula del mismo lado.

El **corazón pulmonar crónico** es una enfermedad cardiaca común, presente en el 10 al 30% de todos los casos de deficiencia cardiaca en Estados Unidos, particularmente la deficiencia cardiaca derecha. *Las causas más comunes de corazón pulmonar crónico son la enfermedad pulmonar obstructiva crónica y la fibrosis pulmonar.* La cifoescoliosis grave puede deformar la pared torácica e interferir en su funcionamiento provocando hipoxemia y vasoconstricción pulmonar. Como se mencionó antes, algunas cardiopatías congénitas asociadas con aumento del riego sanguíneo pulmonar (*v.* anteriormente) se complican con hipertensión pulmonar y corazón pulmonar.

 PATOLOGÍA: El corazón pulmonar crónico se caracteriza por hipertrofia ventricular derecha importante (fig. 9-21), la cual puede exceder 1 cm de grosor (rango normal, 0.3-0.5 cm). Con frecuencia también hay dilatación del ventrículo y la aurícula derechos. En condiciones normales, el tabique ventricular presenta concavidad hacia la izquierda (es decir, es parte del ventrículo izquierdo). Con el desarrollo de hipertrofia grave del ventrículo derecho, el tabique interventricular se remodela rectificándose o adquiriendo incluso una concavidad hacia el lado derecho.

ENFERMEDADES VALVULARES Y ENDOCÁRDICAS ADQUIRIDAS

Las enfermedades genéticas, inflamatorias, infecciosas y degenerativas pueden dañar las válvulas cardiacas e impedir su buen funcionamiento. Estos trastornos incluyen fiebre reumática, lupus eritematoso sistémico, esclerodermia, poliarteritis nudosa y endocarditis bacteriana. Las condiciones valvulares también pueden ser el resultado de depósitos de calcio en las propias válvulas.

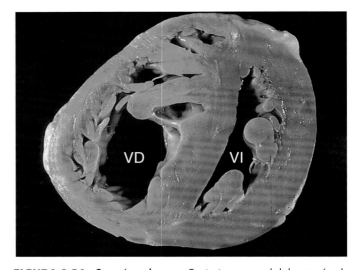

FIGURA 9-21. Corazón pulmonar. Corte transversal del corazón de un paciente con hipertensión pulmonar primaria (idiopática) en el que se observa una importante hipertrofia del ventrículo derecho (lado izquierdo de la imagen). La pared libre del ventrículo derecho está engrosada casi tanto como la pared del ventrículo izquierdo. El ventrículo derecho se encuentra dilatado. El tabique interventricular rectificado ha perdido su curvatura normal hacia el ventrículo izquierdo como parte del proceso de remodelación secundario al corazón pulmonar.

Descripción de la válvula

La sangre entra en los ventrículos a través de las válvulas auriculo-ventriculares, la válvula mitral en el lado izquierdo y la tricúspide en el derecho. Las valvas de estas válvulas se mantienen en su posición gracias a los cordones tendinosos, estructuras fibrosas muy fuertes, que están unidas a la cara interna de la pared del ventrículo a través de los músculos papilares. Los lugares de entrada de la aorta y la arteria pulmonar a través de las cuales la sangre sale del corazón, están resguardados de la regurgitación, respectivamente, por las válvulas aórtica y pulmonar, cada una de las cuales está constituida por tres cúspides semilunares.

Las válvulas semilunares son estructural y funcionalmente simples en comparación con las válvulas auriculoventriculares. Estas últimas constan de valvas, anillos valvulares musculares y un aparato subvalvular (cuerdas tendinosas y músculos papilares). En general, la estenosis valvular comprende cambios patológicos de las propias valvas, mientras que la regurgitación puede ser causada no sólo por anomalías de las valvas, sino también por el anillo o el aparato subvalvular.

Efecto de los defectos de la válvula en el corazón

La **estenosis** (estrechamiento) de una válvula cardiaca presenta engrosamiento o fusión de las válvulas cardiacas que obstruyen el flujo y conducen a **hipertrofia por sobrecarga de presión** del miocardio, proximal a la obstrucción (es decir, corriente atrás o retrógrada, en términos de flujo sanguíneo). La **regurgitación o deficiencia de las válvulas** auriculoventriculares permite el flujo retrógrado de la sangre hacia las aurículas durante la sístole, y la deficiencia de la válvula aórtica permite el retorno de la sangre desde la aorta hacia el ventrículo izquierdo.

Una vez que los mecanismos de compensación se encuentran agotados, tienen lugar dilatación e deficiencia de la cámara proximal a la válvula afectada. De esta manera, la estenosis mitral conduce a hipertrofia y dilatación de la aurícula izquierda. Conforme la aurícula izquierda se descompensa y no es capaz de mantener la fuerza necesaria para garantizar el retorno venoso pulmonar a través de la válvula mitral estenótica, se desarrollan signos de congestión pulmonar, seguidos de hipertrofia del ventrículo derecho y, finalmente, corazón pulmonar. De forma similar, la estenosis aórtica produce hipertrofia del ventrículo izquierdo que puede llegar a deficiencia cardiaca izquierda.

La deficiencia o regurgitación valvular también puede dar lugar a hipertrofia y dilatación de la cámara proximal a la válvula, debido a **sobrecarga de volumen**. En la deficiencia aórtica, el ventrículo izquierdo es el primero en presentar hipertrofia.

A continuación, cuando no es capaz de adaptarse al volumen regurgitado y mantener un adecuado gasto cardiaco, se produce la dilatación. En el caso de una válvula mitral incompetente se produce hipertrofia y dilatación, tanto de la aurícula como del ventrículo izquierdo, debido a que ambos están sometidos a sobrecarga de volumen.

La dilatación pronunciada del ventrículo izquierdo por cualquier situación en la que la contractilidad cardiaca sea inadecuada (p. ej., deficiencia cardiaca congestiva posterior a infarto de miocardio de gran magnitud) también ensancha el anillo valvular mitral y produce elongación de los músculos papilares del ventrículo izquierdo. Estos efectos pueden ser tan graves que las valvas no alcanzan a cerrarse de manera apropiada provocando deficiencia mitral.

Prolapso de la válvula mitral

PVM se refiere al aumento de tamaño y la redundancia de las valvas de la válvula mitral. Las cuerdas tendinosas se adelgazan y alargan, de manera que las válvulas se elevan protruyendo dentro de la aurícula izquierda durante la sístole (fig. 9-22 A). También conocido como «síndrome de válvula mitral flácida», el PVM es la causa más frecuente de deficiencia mitral que requiere reemplazo o reparación quirúrgica valvular. Hasta el 5% de la población adulta muestra pruebas ecocardiográficas de PVM, aunque la mayoría no presentan una deficiencia suficientemente grave como para requerir intervención quirúrgica.

 PATOGENIA MOLECULAR: Los casos de PVM pueden ser esporádicos o aparecer en grupos familiares. Tiene un importante componente hereditario y en muchos casos parece ser transmitido como un rasgo autosómico dominante, sin que se hayan identificado mutaciones genéticas específicas. El PVM también puede aparecer como un componente de un síndrome, y es particularmente prevalente en pacientes con síndrome de Marfan, Ehlers-Danlos, osteogenia imperfecta y otras enfermedades del colágeno.

En las válvulas mitrales prolapsadas hay una notoria acumulación de tejido conjuntivo mixomatoso en el centro de la valva (fig. 9-22 B). Hay aumento de los proteoglucanos presentes en la válvula, y en la microscopia electrónica se observa fragmentación de las fibrillas de colágeno. Se piensa que estos cambios

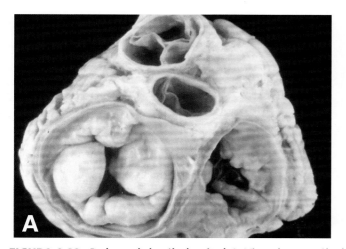
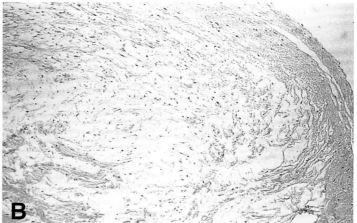

FIGURA 9-22. Prolapso de la válvula mitral. A. Vista de una válvula mitral (*izquierda*) de una aurícula izquierda en la cual se observan las valvas redundantes y deformadas, con elevación hacia la cavidad auricular izquierda. **B.** Corte microscópico de una de las valvas de la válvula mitral en la que se observa tejido conjuntivo mixomatoso en el centro de la valva.

son reflejo de un defecto molecular en la matriz extracelular que propicia que las valvas y las cuerdas tendinosas se encuentren ensanchadas y con mayor tensión en circunstancias de alta presión como las que tienen lugar durante el ciclo cardiaco.

PATOLOGÍA: Las valvas de la válvula mitral se aprecian redundantes y con deformidad (fig. 9-22 A). En el corte tienen un aspecto gelatinoso y una textura resbaladiza, debido a la acumulación de ácidos mucopolisacáridos (proteoglucanos). El proceso degenerativo mixomatoso también afecta el anillo y las cuerdas tendinosas, aumentando el grado de prolapso y deficiencia. El daño de las cuerdas puede ser suficientemente grave como para favorecer su rotura y provocar fallo de la válvula mitral, que pierde completamente su función. Aunque la válvula mitral suele ser la única afectada, la degeneración mixomatosa también puede presentarse en otras válvulas, especialmente en pacientes con síndrome de Marfan, el 90% de los cuales tiene alguna evidencia clínica de PVM.

CARACTERÍSTICAS CLÍNICAS: El riesgo de muerte súbita en pacientes con PVM, quizá debido a taquiarritmias ventriculares, es el doble que en la población general. La mayoría de los pacientes con PVM son asintomáticos. Las manifestaciones clínicas del PVM se basan en la identificación de los signos clásicos de la auscultación como son chasquido a la mitad o el final de la sístole, causado por el cierre de las valvas redundantes al protruir dentro de la aurícula izquierda. En algunos casos, se presenta endocarditis, tanto infecciosa como no bacteriana, como una complicación grave, así como trombos cerebrales. En el 15% de los casos se presenta una importante deficiencia mitral después de 10-15 años de la aparición de la enfermedad, tras los cuales está indicada la reparación o valvuloplastia.

Estenosis aórtica calcificante

La estenosis aórtica calcificante se caracteriza por el estrechamiento del orificio valvular aórtico por depósito de calcio en las cúspides de las valvas y el anillo valvular.

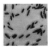

FACTORES ETIOLÓGICOS Y PATOLOGÍA: La estenosis aórtica por calcificación tiene cuatro causas principales.

■ La **valvulopatía aórtica reumática** se ha vuelto poco común en Estados Unidos con la disminución de la fiebre reumática aguda. Por tanto, la estenosis aórtica calcificante suele deberse a otras causas. Los detalles de los efectos de la fiebre reumática aguda y crónica en el corazón se discuten en detalle a continuación.

■ La **estenosis calcificante degenerativa (senil)** se presenta en adultos mayores como un proceso degenerativo que afecta a la válvula aórtica tricúspide. Las cúspides valvulares se tornan rígidas por la calcificación, pero la fusión de comisuras (fig. 9-23), una característica primordial de la valvulopatía aórtica reumática, está ausente. La válvula mitral suele ser normal en los pacientes con estenosis aórtica calcificante senil, aunque el anillo mitral puede presentar calcificación.

■ La **estenosis aórtica calcificante** en válvulas bicúspides con malformación congénita y en condiciones normales está quizá relacionada con el efecto acumulado durante años, debido a un flujo sanguíneo turbulento alrededor de la válvula. Por ejemplo, aunque la válvula bicúspide no muestre estenosis al nacer, su orificio puede ser elíptico en lugar de redondo, lo cual hará que el flujo a través de la misma sea más turbulento que con una válvula aórtica tricúspide normal (fig. 9-24). El aumento de la rigidez de las cúspides puede producir alteraciones funcionales, sobre todo en los pacientes mayores de 60 años.

En cualquiera de las formas de estenosis aórtica calcificante, la calcificación produce nódulos limitados a la base y la mitad inferior de las cúspides y rara vez afecta a los bordes libres. Sin presencia de tejido cicatricial reumático (*v.* más adelante), las comisuras no se fusionan, por lo que se pueden distinguir las tres cúspides.

La calcificación de la válvula aórtica no es un proceso pasivo en el que el tejido desvitalizado se va mineralizando, como parece implicar el término «calcificación distrófica». De hecho, la calcificación valvular es un proceso activo que implica la modulación de las células intersticiales valvulares, que adquieren un fenotipo osteoblástico y expresan nuevos genes que dan como resultado la mineralización mediada por células de la matriz extracelular. Muchos de los mecanismos y factores de riesgo asociados con la calcificación valvular son los mismos que aparecen en la ateroesclerosis, pero el proceso es resistente al tratamiento farmacológico (estatinas).

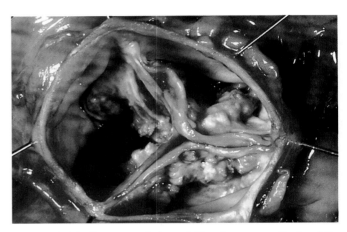

FIGURA 9-23. Estenosis aórtica calcificante en una válvula aórtica tricúspide de un anciano. Las valvas presentan importante calcificación, pero no hay fusión de comisuras.

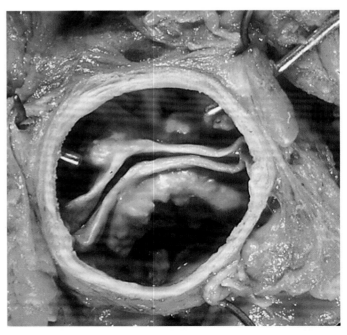

FIGURA 9-24. Estenosis aórtica calcificante en una válvula aórtica bicúspide congénita. Las dos valvas presentan intensa calcificación, pero no hay fusión de comisuras. Las sondas muestran las aperturas de los orificios coronarios.

CARACTERÍSTICAS CLÍNICAS: La estenosis aórtica grave causa una importante hipertrofia concéntrica del ventrículo izquierdo. En algunos casos, el ventrículo presenta dilatación y deficiencia. El reemplazo es un tratamiento muy efectivo (tasa de supervivencia a los 5 años del 85%), siempre y cuando se realice antes de que la disfunción ventricular sea irreversible. En estos casos, el ventrículo izquierdo hipertrófico regresa a su tamaño normal.

Calcificación del anillo valvular mitral

La calcificación del anillo valvular mitral se presenta con mayor frecuencia en los adultos mayores. Es más frecuente en mujeres y, por lo general, no tiene importancia funcional, aunque en ocasiones produce un soplo. Sin embargo, cuando es suficientemente grave para interferir con la movilidad de la valva posterior mitral durante la sístole, aparece deficiencia mitral. A diferencia de la calcificación en las válvulas reumáticas, en la calcificación del anillo valvular mitral en adultos mayores las valvas no se deforman. El depósito de calcio transforma el anillo mitral haciéndolo rígido y lo convierte en una barra curva de más de 2 cm de diámetro, que puede ser visible en las radiografías.

Las enfermedades autoinmunitarias afectan tanto las válvulas cardiacas como el miocardio

Fiebre reumática

Aunque está asociada con un agente infeccioso (estreptococo β-hemolítico del grupo A), la patogenia de la miocarditis aguda y la valvulopatía crónica relacionada con la infección en algunas personas tiene un fuerte componente autoinmunitario, que probablemente esté bajo control genético. La enfermedad se analiza en detalle más adelante.

Lupus eritematoso sistémico

El corazón suele estar afectado en el LES, pero los síntomas cardiacos suelen ser menos evidentes que otras manifestaciones de la enfermedad. La **endocarditis de Libman-Sacks** es la lesión cardiaca más evidente en el LES. Pueden aparecer vegetaciones verrugosas, de hasta 4 mm de diámetro, que se desarrollan en la cara endocárdica, más a menudo en la válvula mitral. También se producen pericarditis fibrinosa y miocarditis.

Esclerodermia (esclerosis sistémica progresiva)

La lesión cardiaca es la segunda causa de muerte en los pacientes con esclerodermia después de la enfermedad renal. El miocardio muestra esclerosis de la íntima de las arterias de pequeño calibre, lo cual conduce a pequeños infartos y fibrosis en parche. Como resultado, es frecuente la presencia de deficiencia cardiaca congestiva y arritmias. De hecho, en la electrocardiografía, se observa ectopia ventricular en dos terceras partes de los pacientes con esclerodermia, y arritmias graves en una cuarta parte. También se puede observar corazón pulmonar secundario a fibrosis intersticial pulmonar y cardiopatía hipertensiva (provocada por la deficiencia renal).

Poliarteritis nudosa

El corazón está afectado en el 75% de los casos de poliarteritis nudosa. Las lesiones necrosantes en las ramas de la arteria coronaria dan lugar a un infarto de miocardio, arritmias y bloqueo cardiaco. Son frecuentes la hipertrofia cardiaca y la deficiencia secundaria a hipertensión renal-vascular.

Endocarditis bacteriana

Las bacterias pueden infectar las válvulas cardiacas. Los hongos, la clamidia y las rickettsias también pueden producir endocarditis infecciosa, pero son causas poco comunes. *El tratamiento*

Tabla 9-4

Factores etiológicos de la endocarditis bacteriana

	Niños (%)		Adultos (%)	
	Recién nacidos	<15 años	15-60 años	>60 años
Enfermedad subyacente				
Cardiopatía congénita	30	80	10	2
Cardiopatía reumática	—	5	25	8
Prolapso de la válvula mitral	—	10	10	10
Calcificación valvular	—	—	5	30
Consumo de fármacos por vía intravenosa	—	—	15	10
Otras	—	—	10	10
Ninguna	70	5	25	30
Microorganismos[a]				
Staphylococcus aureus	45	25	35	30
Estafilococos coagulasa negativo	10	5	5	10
Estreptococos	15	45	45	35
Enterococos	—	5	5	15
Bacterias gramnegativas	10	5	5	5
Hongos	10	Raro	Raro	Raro
Cultivo negativo	5	10	5	5

[a] El 5% de las infecciones en el recién nacido son polimicrobianas.

antimicrobiano ha modificado el patrón clínico de la endocarditis bacteriana (tabla 9-4).

 EPIDEMIOLOGÍA: *La enfermedad predisponente más común para la endocarditis bacteriana en la infancia es en la actualidad la presencia de cardiopatías congénitas. Hoy en día el prolapso de la válvula mitral y las cardiopatías congénitas son la causa básica más frecuente de endocarditis bacteriana en los adultos.*

Otras fuentes de infección

- Los **consumidores de fármacos por vía intravenosa** se inyectan microorganismos patógenos junto con dichas drogas, y la endocarditis bacteriana es una de las complicaciones más importantes. El 80 % de estos pacientes no tienen ninguna lesión cardiaca predisponente y la válvula tricúspide se encuentra infectada hasta en la mitad de los casos. La fuente más común de bacterias en los consumidores de fármacos por vía intravenosa es la piel, siendo *Staphylococcus aureus* el causante de más de la mitad de los casos.
- Las **válvulas protésicas** son zonas de infección en el 15 % de todos los casos de endocarditis en adultos y el 4 % de los pacientes con válvulas protésicas tienen esta complicación. Los estafilococos son nuevamente los responsables en más de la mitad de los casos y la mayoría de los restantes son causados por microorganismos aerobios gramnegativos, estreptococos, enterococos y hongos. Otras formas yatrógenas de endocarditis se originan por la colonización bacteriana de catéteres vasculares intravenosos.
- La **bacteriemia transitoria** de cualquier origen puede dar lugar a endocarditis infecciosa. Algunos ejemplos incluyen procedimientos odontológicos, colocación de sonda urinaria, procedimientos endoscópicos gastrointestinales y procedimientos obstétricos. Se recomienda la profilaxis antibiótica durante la realización de estas maniobras en los pacientes que tienen mayor riesgo de endocarditis bacteriana, por ejemplo, aquellos con antecedentes de fiebre reumática o presencia de soplo cardiaco.
- Los **adultos mayores** también tienen mayor tendencia a desarrollar endocarditis. Diversos cambios degenerativos en las válvulas cardiacas, incluyendo estenosis aórtica por calcificación y del anillo mitral, predisponen al desarrollo de endocarditis.
- La **diabetes y el embarazo** también se relacionan con una mayor incidencia de endocarditis bacteriana.

  FACTORES ETIOLÓGICOS Y PATOGENIA MOLECULAR: Los microorganismos virulentos, como *S. aureus*, pueden infectar al parecer cualquier válvula normal, pero el mecanismo por el cual la colonizan no está del todo comprendido. Por el contrario, la patogenia de la infección de una válvula dañada por microorganismos menos agresivos puede relacionarse con: (1) factores hemodinámicos; (2) la formación de un trombo de plaquetas-fibrina inicialmente estéril, y (3) las propiedades de adherencia de los propios microorganismos. Una característica clave es la alteración del flujo sanguíneo a través de la válvula dañada. Las lesiones se forman en la porción de flujo de entrada de las válvulas, donde se ejerce la mayor fuerza de presión pulsátil. El gradiente de presión formado a través del orificio de diámetro disminuido (sea por un defecto congénito o valvular) produce una turbulencia del flujo en la periferia y un chorro de alta velocidad en el centro, todo lo cual tiende a desgastar la cara endotelial de la válvula. Este efecto lleva al depósito localizado de plaquetas y fibrina, lo que origina pequeñas vegetaciones estériles que son lugares favorables para la colonización y el crecimiento

bacterianos. Los microorganismos que llegan a la circulación como resultado de, por ejemplo, un procedimiento odontológico, pueden depositarse dentro de las vegetaciones. En este medio ambiente protegido, el recuento de colonias puede alcanzar hasta 10^{10} microorganismos por gramo de tejido. Las metaloproteinasas de la matriz producidas por las bacterias comienzan a destruir las válvulas, propiciando la formación de vegetaciones adyacentes.

 PATOLOGÍA: La endocarditis bacteriana afecta con mayor frecuencia a las válvulas cardiacas del lado izquierdo (válvula mitral o aórtica, o ambas). Las lesiones congénitas cardiacas más habituales que provocan endocarditis bacteriana son el conducto arterioso persistente, la tetralogía de Fallot, la comunicación interventricular y la válvula aórtica bicúspide, la cual se identifica cada vez con mayor frecuencia como un factor de riesgo, especialmente en hombres mayores de 60 años. *Como regla general, las vegetaciones de la endocarditis bacteriana se forman en la cara auricular de las válvulas auriculoventriculares y en la cara ventricular de las valvas semilunares, con frecuencia en los puntos en donde se cierran las valvas o cúspides (es decir, las superficies expuestas al flujo de entrada)* (fig. 9-25). Las vegetaciones están formadas por plaquetas, fibrina, restos celulares y cúmulos de microorganismos. El tejido valvular subyacente se ve edematoso e inflamado, y en algunos casos el daño puede ser tan importante que origine perforación de las valvas, lo que ocasiona deficiencia. Las lesiones varían en tamaño desde pequeños depósitos superficiales hasta vegetaciones voluminosas y exuberantes. El proceso infeccioso puede diseminarse localmente afectando al anillo valvular o al endocardio parietal adyacente y las cuerdas tendinosas. *Una complicación importante es el desprendimiento de los émbolos infectados y la posibilidad de atravesar múltiples áreas del organismo, provocando infartos o abscesos en muchos órganos, entre los que se incluyen el cerebro, los riñones, el intestino y el bazo.*

 CARACTERÍSTICAS CLÍNICAS: Muchos pacientes muestran síntomas tempranos de endocarditis bacteriana después de una semana del episodio de bacteriemia, y casi todo el espectro es sintomático al cabo de 2 semanas. La enfermedad comienza con síntomas inespecíficos como fiebre de baja intensidad, fatiga, anorexia y pérdida de peso. En prácticamente todos los casos, se desarrolla soplo cardiaco, y con frecuencia, cambia durante la evolución de la enfermedad. En casos de más de 6 semanas de duración, son frecuentes la esplenomegalia, las petequias y los dedos en palillo de tambor. En una

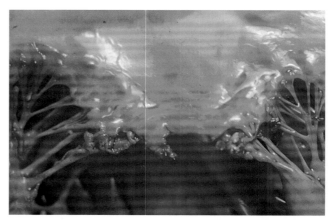

FIGURA 9-25. Endocarditis bacteriana. La válvula mitral muestra vegetaciones destructivas que han erosionado los bordes libres de las valvas.

tercera parte de los casos, los émbolos sistémicos se pueden identificar en algún momento de la evolución. Una tercera parte de los casos de endocarditis bacteriana muestran alguna prueba de disfunción neurológica, provocada con frecuencia por embolización cerebral. Se observan también aneurismas micóticos de los vasos cerebrales, abscesos cerebrales y hemorragia intracerebral. Las embolias pulmonares caracterizan la endocarditis de la válvula tricúspide en drogadictos.

El tratamiento antibacteriano es efectivo para limitar la morbimortalidad de la endocarditis bacteriana. La mayoría de los pacientes se curan después de una semana de iniciado el tratamiento. Sin embargo, el pronóstico depende hasta cierto punto del microorganismo etiológico y de la etapa de la infección en la cual se inicia el tratamiento. *Una tercera parte de los casos de endocarditis por S. aureus siguen siendo mortales. La complicación más común y grave de la endocarditis bacteriana es la deficiencia cardiaca congestiva, por lo general, secundaria a destrucción de la válvula.* El absceso en el miocardio y el infarto secundario a émbolo de la arteria coronaria contribuyen en ocasiones a la deficiencia cardiaca.

Endocarditis trombótica no bacteriana

La endocarditis trombótica no bacteriana (ETNB), también conocida como endocarditis marántica, alude a la presencia de vegetaciones estériles en las válvulas cardiacas en apariencia normales, casi siempre en asociación con cáncer o alguna otra enfermedad consuntiva. La ETNB afecta las válvulas mitral y aórtica con igual frecuencia. El aspecto macroscópico es similar al de la endocarditis infecciosa, pero no hay destrucción de la válvula afectada, y en el estudio microscópico no se observan ni inflamación ni microorganismos. La causa de la ETNB no está bien establecida. Es habitual su presencia junto a enfermedades paraneoplásicas, por lo general, adenocarcinomas complicados (en especial de páncreas y pulmón) y enfermedades sanguíneas.

CARDIOPATÍA REUMÁTICA

La fiebre reumática (FR) es una enfermedad multisistémica de la infancia, que sigue a una infección estreptocócica, caracterizada por una reacción inflamatoria que afecta al miocardio y las válvulas del corazón, las articulaciones y el sistema nervioso central.

EPIDEMIOLOGÍA: La FR es una complicación de la infección estreptocócica aguda, casi siempre una faringitis (es decir, faringoamigdalitis por estreptococos) (*v.* cap. 6). El microorganismo responsable es *Streptococcus pyogenes*, también llamado *estreptococo* β-hemolítico del grupo A. En algunos casos de faringitis estreptocócica epidémica, la incidencia de FR llega a ser de hasta el 3%. La FR es principalmente una enfermedad de la infancia, con una edad mediana de 9-11 años, aunque también puede presentarse en adultos. La tasa de mortalidad por FR ha disminuido drásticamente en los últimos 60 años en los Estados Unidos. *A pesar de su menor frecuencia en los países industrializados, la FR es una de las principales causas de muerte de origen cardiaco en individuos jóvenes en otras zonas del mundo.*

PATOGENIA MOLECULAR: La patogenia de la FR aguda se caracteriza por la siguiente tríada: (1) un huésped con susceptibilidad genética; (2) infección con una cepa reumatógena de *Streptococcus* del grupo A, y (3) una respuesta inmunitaria anómala en el huésped. Aún se desconoce por qué sólo un pequeño número de personas infectadas con el microorganismo responsable desarrolla finalmente FR. Al parecer hay una estrecha relación entre las moléculas del antígeno de leucocitos humanos (HLA) clase II con la susceptibilidad a la enfermedad. Existen similitudes

entre algunos alelos de HLA clase II y antígenos estreptocócicos, que pueden dar como resultado la formación de anticuerpos dirigidos contra las proteinas de las válvulas cardiacas y otros tejidos del huésped. Otra alternativa es que las similitudes estructurales pueden causar que los antígenos estreptocócicos guarden semejanza con las moléculas HLA, lo cual desencadena una respuesta inmunitaria aberrante. En cualquier caso, una etiología autoinmunitaria es probable (fig. 9-26).

PATOLOGÍA: La cardiopatía reumática aguda es una pancarditis; esto es, que afecta las tres capas del corazón como miocarditis, pericarditis y endocarditis.

MIOCARDITIS: En casos graves de FR, algunos pacientes pueden morir durante la etapa temprana de la fase aguda, antes de que se desarrolle la inflamación granulomatosa característica de FR. En esta etapa temprana, el corazón muestra dilatación y miocarditis inespecífica, en la que predominan los linfocitos y macrófagos, aunque pueden observarse algunos neutrófilos y eosinófilos. La presencia de degeneración fibrinoide del colágeno, en la que las fibras se observan edematizadas, fragmentadas y eosinófilas, es característica de esta fase inicial.

Los **cuerpos de Aschoff** son característicos de la lesión granulomatosa por miocarditis reumática (fig. 9-27), que se desarrolla varias semanas después del inicio de los síntomas. En un inicio, esta estructura está formada por un foco perivascular de congestión con colágeno eosinófilo rodeado por linfocitos, células plasmáticas y macrófagos. Con el tiempo, el cuerpo de Aschoff adquiere un aspecto granulomatoso, con un centro fibrinoide acompañado de linfocitos, células plasmáticas, macrófagos y células gigantes a su alrededor. Finalmente, el cuerpo de Aschoff es sustituido por un nódulo de tejido cicatricial.

Las **células de Anitschkow** son células atípicas en el interior de los cuerpos de Aschoff, cuyo núcleo contiene una banda central de cromatina. Estos núcleos tienen una apariencia de «ojo de búho», y se asemejan a orugas cuando son cortadas longitudinalmente (fig. 9-27). Estas células son macrófagos que suelen estar presentes en pequeñas cantidades pero que se acumulan y son prominentes en ciertos tipos de enfermedades inflamatorias del corazón. Las células de Anitschkow pueden llegar a ser multinucleadas, en cuyo caso se denominan **células gigantes de Aschoff**.

PERICARDITIS: En la fase inflamatoria aguda de la FR se observan depósitos de fibrina irregular en las caras visceral y parietal del pericardio. Este exudado se parece a la superficie rugosa de dos rebanadas de pan con mantequilla que han sido separadas la una de la otra («pericarditis de pan con mantequilla»). La pericarditis puede ser identificada desde el punto de vista clínico mediante la auscultación de un frotamiento debido a la fricción, pero tiene poco efecto funcional y por lo general no conduce a pericarditis constrictiva.

ENDOCARDITIS: Durante la fase aguda de la carditis reumática, las valvas cardiacas presentan inflamación y edema. Las cuatro válvulas están afectadas, pero las del lado izquierdo presentan mayor daño debido a que están sometidas a una presión superior a las del lado derecho. El resultado es la lesión y pérdida del endotelio focal alrededor de las líneas de cierre de las valvas valvulares. Esto conduce al depósito de pequeños nódulos de fibrina, los cuales pueden identificarse en la observación microscópica como «estructuras verrugosas» a lo largo de las valvas (de ahí el nombre de endocarditis verrugosa de la FR aguda).

CARACTERÍSTICAS CLÍNICAS: No hay una prueba específica para diagnosticar FR. El diagnóstico clínico se hace mediante la identificación de dos criterios mayores (o uno mayor y dos menores) (**criterios de Jones**). Si hay pruebas de infección estreptocócica reciente, la probabilidad de FR es elevada.

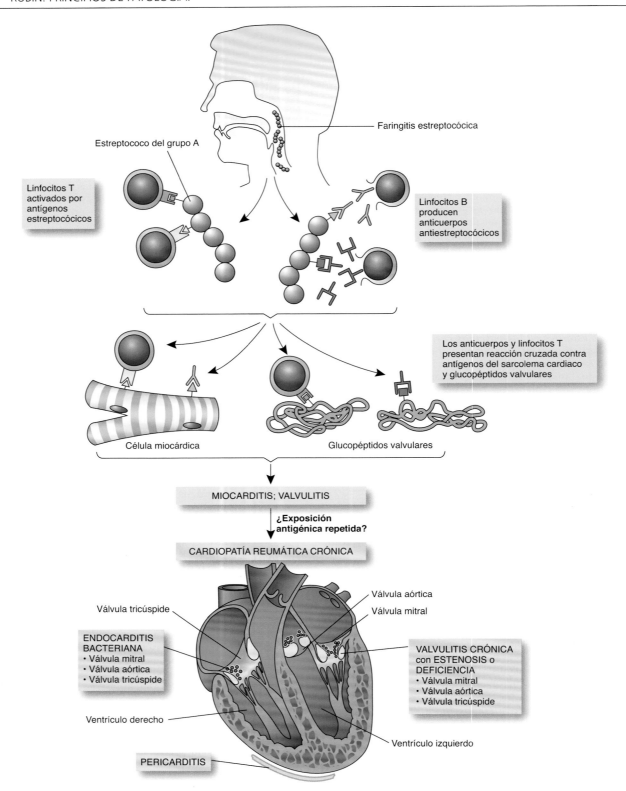

Faringitis estreptocócica

Estreptococo del grupo A

Linfocitos T activados por antígenos estreptocócicos

Linfocitos B producen anticuerpos antiestreptocócicos

Los anticuerpos y linfocitos T presentan reacción cruzada contra antígenos del sarcolema cardiaco y glucopéptidos valvulares

Célula miocárdica

Glucopéptidos valvulares

MIOCARDITIS; VALVULITIS

¿Exposición antigénica repetida?

CARDIOPATÍA REUMÁTICA CRÓNICA

Válvula tricúspide

Válvula aórtica

Válvula mitral

ENDOCARDITIS BACTERIANA
• Válvula mitral
• Válvula aórtica
• Válvula tricúspide

VALVULITIS CRÓNICA con ESTENOSIS o DEFICIENCIA
• Válvula mitral
• Válvula aórtica
• Válvula tricúspide

Ventrículo derecho

Ventrículo izquierdo

PERICARDITIS

FIGURA 9-26. Factores biológicos involucrados en la cardiopatía reumática. En la parte superior de la ilustración se muestra cómo la infección inicial por estreptococo β-hemolítico en la faringe introduce antígenos estreptocócicos dentro del cuerpo y esto puede activar los linfocitos T citotóxicos. Estos antígenos originan la producción de anticuerpos contra diferentes componentes antígenos del *estreptococo*, los cuales pueden tener reacción cruzada con ciertos antígenos cardiacos, incluyendo aquellos presentes en el sarcolema de los miocitos y glucoproteínas de las válvulas cardiacas. Éste podría ser el mecanismo por el cual se produce inflamación del corazón en la fiebre reumática aguda, que afecta a las tres capas del órgano (endocarditis, miocarditis y pericarditis). Esta inflamación se hace evidente después de un periodo de latencia de 2 a 3 semanas. La inflamación aguda de las válvulas puede provocar estenosis o deficiencia valvular crónica. Estas lesiones afectan con mayor frecuencia a las válvulas mitral, aórtica y tricúspide en ese orden.

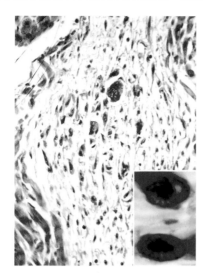

FIGURA 9-27. Cardiopatía reumática aguda. Cuerpo de Aschoff en el intersticio del miocardio. Obsérvese la degeneración del colágeno, y la presencia de linfocitos y células gigantes multinucleadas de Aschoff. *Recuadro.* Aspecto del núcleo de los miocitos de Anitschkow, con «ojo de búho» característico en el corte transversal y la forma de «oruga» en el corte longitudinal.

Los **criterios mayores** para la FR aguda incluyen carditis (soplo a la auscultación, cardiomegalia, pericarditis y deficiencia cardiaca congestiva), poliartritis, corea, eritema marginado y nódulos subcutáneos.

Los **criterios menores** son que haya antecedentes de FR, artralgia, fiebre, ciertas pruebas de laboratorio que indican un proceso inflamatorio activo (p. ej., aumento de la velocidad de sedimentación, resultado positivo en la prueba de proteína C reactiva, leucocitosis) y cambios electrocardiográficos.

Los síntomas de FR se presentan de 2 a 3 semanas después de una infección con *S. pyogenes*. En esa etapa, las pruebas de exudado faríngeo suelen ser negativas. El aumento creciente de los anticuerpos en suero frente a antígenos del estreptococo del grupo A, como antiestreptolisina O, anti-ADNasa B y antihialuronidasa, son una prueba concreta de infección reciente por *estreptococos* del grupo A. Los síntomas agudos de FR suelen ir desapareciendo en un lapso de 3 meses, pero en caso de carditis grave, las manifestaciones clínicas pueden continuar durante 6 meses o más. La mortalidad por carditis reumática aguda es baja. La principal causa de muerte es deficiencia cardiaca secundaria a miocarditis, aunque la disfunción valvular también puede jugar un papel.

 TRATAMIENTO: El tratamiento oportuno de la faringitis estreptocócica con antibióticos evita el ataque inicial de FR y, con menor frecuencia, la recidiva de la enfermedad. No hay un tratamiento específico para FR aguda, pero los corticoesteroides y salicilatos son útiles en el tratamiento de los síntomas.

Cardiopatías reumáticas recurrentes y crónicas

Los **episodios recurrentes de FR** están relacionados con algunos tipos de estreptococo β-hemolítico del grupo A a los que el paciente no haya estado expuesto previamente y, por tanto, para los cuales no ha desarrollado respuesta inmunitaria. La tasa de recidiva de FR está relacionada con el intervalo transcurrido entre el episodio inicial y la infección subsiguiente con el estreptococo. En pacientes con antecedentes de un ataque reciente de FR, la tasa de recidiva puede llegar hasta el 65%, mientras que después de 10 años la infección estreptocócica es seguida por una recidiva aguda sólo en el 5% de los casos.

Cardiopatía reumática crónica

 PATOLOGÍA: *Los componentes del miocardio y el pericardio en la pancarditis reumática se resuelven normalmente sin dejar secuelas permanentes. Por el contrario, la inflamación aguda de las válvulas cardiacas en la FR con frecuencia da como resultado una alteración estructural y funcional a largo plazo.* Durante la fase de cicatrización, las valvas cardiacas desarrollan fibrosis difusa y se engrosan, se contraen y disminuyen en su distensibilidad. Al mismo tiempo, la resolución de las lesiones verrugosas a lo largo de las líneas de cierre con frecuencia produce la formación de «adherencias» fibrosas entre las valvas, especialmente en las comisuras (fusión de comisura). El resultado es la estenosis valvular que no permite la apertura libre debido a que las valvas se tornan rígidas y están parcialmente unidas. El flujo sanguíneo a través de las válvulas cardiacas se vuelve turbulento, lo cual puede provocar aún más daño y deformación de las valvas debido al efecto de «desgaste» de la válvula. La presencia de un importante proceso cicatricial valvular se desarrolla durante meses o años después de un solo episodio de FR aguda.

Válvulas afectadas

La válvula mitral es la más frecuentemente afectada y de manera más importante en la cardiopatía reumática crónica. Se cierra de golpe debido a la presión sistólica y, de esta manera, sostiene la mayor carga mecánica con respecto a todas las demás válvulas cardiacas. La inflamación crónica de la válvula mitral se caracteriza por un engrosamiento irregular e importante y calcificación de las valvas, generalmente con fusión de las comisuras y cuerdas tendinosas (fig. 9-28). En caso de enfermedad de la válvula mitral por cardiopatía reumática crónica grave, el orificio valvular disminuye hasta una abertura estrecha fija que da el aspecto de «boca de pescado» cuando se observa desde el ventrículo (fig. 9-29).

La estenosis mitral es la lesión funcional predominante, pero esta válvula también puede presentar deficiencia. La regurgitación crónica produce un «chorro» sanguíneo dirigido contra la cara posterior de la aurícula izquierda, que daña el endocardio auricular y provoca una pequeña lesión formada por endocardio rugoso y encogido denominada «placa de MacCallum».

La válvula aórtica, que se cierra de golpe con la presión diastólica, es la segunda válvula afectada con mayor frecuencia en la cardiopatía reumática. El engrosamiento por fibrosis difusa de las cúspides y la fusión de las comisuras provocan estenosis aórtica, que en un principio es leve pero que puede agravarse por la persistencia del flujo turbulento de la sangre pasando por la válvula. Con frecuencia, las cúspides se tornan rígidas por calcificación conforme el paciente envejece, lo cual origina estenosis y deficiencia, aunque suele predominar una de las dos. La

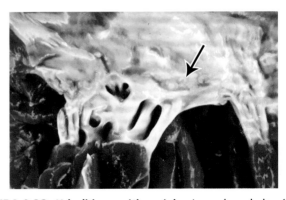

FIGURA 9-28. Valvulitis reumática crónica. Las valvas de la válvula mitral se encuentran engrosadas y con zonas de calcificación (*flecha*), y las comisuras se aprecian parcialmente fusionadas. Las cuerdas tendinosas también se ven acortadas, engrosadas y fusionadas.

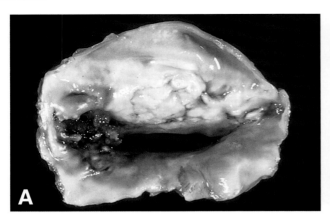
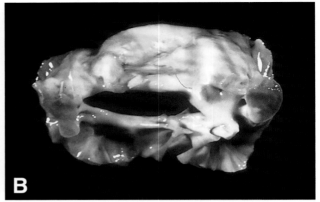

FIGURA 9-29. Valvulitis reumática crónica. Vista de una válvula mitral de un paciente con fiebre reumática extirpada quirúrgicamente a partir de la aurícula izquierda **(A)** y el ventrículo izquierdo **(B)** en la que se observa consistencia rígida, engrosada y fusión de las valvas con estrechamiento del orificio, lo que produce el aspecto característico «en boca de pescado» de la estenosis mitral reumática. Obsérvese que las puntas de los músculos papilares (presentados en B) están unidas directamente a la porción inferior de las valvas, lo que es resultado del importante acortamiento y fusión de las cuerdas tendinosas.

presencia de una menor presión en las válvulas del lado derecho tiene un papel protector. Sin embargo, en caso de FR recurrente, la válvula tricúspide se deforma en prácticamente todos los casos asociada a lesión mitral y aórtica. La válvula pulmonar rara vez está afectada.

Complicaciones de la cardiopatía reumática crónica

- La **endocarditis bacteriana** puede ser consecuencia de los diversos episodios de bacteriemia (p. ej., durante procedimientos odontológicos). Las válvulas cicatrizadas del corazón con cardiopatía reumática son un medio ambiente propicio para el desarrollo de bacterias que pueden superar las válvulas normales.
- Los **trombos de la pared** se forman en las cámaras auricular o ventricular en el 40 % de los pacientes con cardiopatía valvular reumática. Estos dan lugar a tromboembolia, la cual puede originar infartos en diversos órganos. Rara vez, un trombo de gran tamaño en la aurícula izquierda puede provocar una estructura firme que actúa como un mecanismo de válvula de balín que obstruye el orificio de la válvula mitral.
- La **deficiencia cardiaca congestiva** se relaciona con cardiopatía reumática tanto de la válvula mitral como de la aórtica.
- La **pericarditis adhesiva,** por lo general, es consecuencia de un ataque agudo de pericarditis fibrinosa, pero casi nunca da como resultado pericarditis constrictiva.

MIOCARDITIS

La miocarditis es la inflamación del miocardio asociada a necrosis y degeneración de los miocitos. Esta definición descarta específicamente la cardiopatía isquémica. La verdadera incidencia de miocarditis es difícil de establecer debido a que en muchos casos es asintomática. Puede presentarse a cualquier edad, aunque es más común en niños de 1-10 años de edad. Es una de las pocas enfermedades cardiacas que puede causar deficiencia cardiaca aguda en niños adolescentes o adultos jóvenes previamente sanos. La miocarditis precipita arritmias e incluso muerte cardiaca súbita. Las causas de miocarditis incluyen secuelas de la fiebre reumática, como se señaló anteriormente, infecciones virales o no virales, enfermedad granulomatosa, hipersensibilidad a los fármacos o miocarditis de células gigantes. En la mayoría de los casos de miocarditis viral no es posible identificar el agente causal. En general, se atribuye a un origen viral, aunque las pruebas suelen ser circunstanciales a menos que se realicen pruebas de reacción en cadena de la polimerasa (PCR) que permitan identificar el genoma viral en biopsias de corazón. Las causas virales más comunes de miocarditis se clasifican en el tabla 9-5.

PATOGENIA MOLECULAR: La patogenia de la miocarditis viral incluye la citotoxicidad viral directa y la reacción inmunitaria mediada por células frente a los miocitos infectados. Los virus más comunes que infectan el corazón son el virus Coxsackie y adenovirus que entran a los miocitos después de unirse al mismo receptor celular. Una vez dentro del miocito, los virus Coxsackie producen proteasas, que tiene un papel en la replicación viral. Estas proteasas pueden impedir el funcionamiento de los miocitos, y también pueden dividir las proteínas de los miocitos, como la distrofina.

Tabla 9-5
Causas de miocarditis

Idiopáticas

Infecciosas

- Viral: virus Coxsackie, adenovirus, ecovirus, virus de la gripe, virus de la inmunodeficiencia humana y muchos otros
- Rickettsia: tifus, rickettsiosis exantemática del Nuevo Mundo
- Bacteriana: difteria, estafilocócica, estreptocócica, meningocócica, infección por *Borrelia* (enfermedad de Lyme) y leptospirosis
- Hongos y parásitos protozoos: enfermedad de Chagas, toxoplasmosis, aspergilosis, criptocócicas e infección por cándida
- Parásitos metazoarios: *Echinococcus, Trichina*

No infecciosas

- Enfermedades por hipersensibilidad y causa inmunitaria: fiebre reumática, lupus eritematoso sistémico, esclerodermia, reacción medicamentosa (p. ej., por penicilina o sulfonamidas) y artritis reumatoide
- Radiación
- Varias: sarcoidosis, uremia

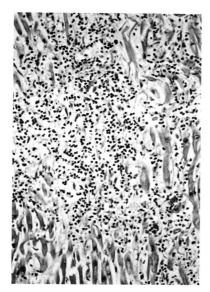

FIGURA 9-30. **Miocarditis viral.** Las fibras del miocardio se aprecian destruidas por un importante infiltrado intersticial constituido por linfocitos y macrófagos.

PATOLOGÍA: Los corazones de los pacientes con miocarditis que presentan deficiencia cardiaca durante la fase inflamatoria activa muestran dilatación biventricular e hipocinesia miocárdica generalizada. En la autopsia, estos órganos se ven flácidos y dilatados. Los cambios histológicos de la miocarditis viral varían con la gravedad clínica de la enfermedad, pero con pocas excepciones, las características microscópicas son inespecíficas e indistinguibles de la miocarditis tóxica. En la mayoría de los casos, se observa un infiltrado intersticial en parches o difuso, con predominio de células mononucleares, principalmente linfocitos T y macrófagos (fig. 9-30). También pueden estar presentes células gigantes multinucleadas. Con frecuencia hay células inflamatorias rodeando a los miocitos individuales y se aprecia necrosis focal de estos. Casi todos los virus que causan miocarditis provocan asimismo pericarditis.

CARACTERÍSTICAS CLÍNICAS: Muchas personas que desarrollan miocarditis viral son asintomáticas. Cuando se presentan síntomas, suelen comenzar pocas semanas después de la infección. La mayoría de los pacientes se recupera de la miocarditis aguda, aunque algunos mueren por deficiencia cardiaca congestiva o arritmias. No hay un tratamiento específico para la miocarditis viral, y el tratamiento paliativo es la regla.

Miocarditis no viral

El corazón puede infectarse por otros microorganismos que también pueden alcanzar el torrente circulatorio. Entre estos se encuentran la brucelosis, la meningococemia y la psitacosis, que, con frecuencia, producen miocarditis infecciosa. Algunas bacterias (p. ej., difteria) producen cardiotoxinas, que pueden producir miocarditis mortal. La causa más habitual de miocarditis en Sudamérica es el protozoo *Trypanosoma cruzi*, responsable de la enfermedad de Chagas (descrito en el cap. 6).

ENFERMEDADES METABÓLICAS DEL CORAZÓN

Enfermedades metabólicas del corazón similares son secundarias a hipertiroidismo o hipotiroidismo, e insuficiencia de tiamina. La hormona tiroidea aumenta la frecuencia cardiaca y la fuerza de contracción. El hipertiroidismo, por tanto, se caracteriza por una taquicardia y aumento de la fuerza de contracción del corazón, por la disminución de la resistencia periférica y el aumento del gasto cardiaco. Esto puede producir angina de pecho, deficiencia cardiaca de gasto elevado o arritmias (más comúnmente, fibrilación auricular). Los pacientes con hipotiroidismo grave (**mixedema**) experimentan una disminución del gasto cardiaco, menor frecuencia cardiaca y reducción de la contractilidad del miocardio. El corazón de los pacientes con mixedema presenta flacidez y dilatación, pero la condición por sí sola no resulta en deficiencia cardiaca congestiva. La cardiopatía por insuficiencia de tiamina (beriberi) produce disminución de la resistencia vascular periférica y aumento del gasto cardiaco, una combinación similar a la producida por el hipertiroidismo. El resultado es una deficiencia cardiaca de gasto elevado.

CARDIOMIOPATÍA

La cardiomiopatía es una enfermedad importante del miocardio. En sentido estricto, descarta el daño causado por cualquier factor extrínseco. Habitualmente, las cardiomiopatías primarias se dividen en los siguientes grupos clinicopatológicos principales: **cardiomiopatía dilatada (CMD), cardiomiopatía hipertrófica (CMH), cardiomiopatía arritmógena del ventrículo derecho (CMAVD)** y **cardiomiopatía restrictiva (CMR)**. La mayoría se puede atribuir a factores genéticos.

La cardiomiopatía dilatada, el tipo más común de cardiomiopatía y la principal indicación de trasplante cardiaco, se caracteriza por dilatación biventricular, disminución de la contractilidad y en ocasiones deficiencia cardiaca congestiva. La CMD puede desarrollarse en respuesta a un gran número de factores que dañan los cardiomiocitos. En este contexto, el consumo excesivo de alcohol, la hipertensión, el embarazo y la miocarditis viral predisponen a CMD secundaria. La diabetes mellitus y el hábito tabáquico también están relacionados con el aumento en la incidencia de **CMD secundaria**. Los factores genéticos desempeñan un papel importante en la **CMD primaria** idiopática**.**

Cardiomiopatía dilatada idiopática

PATOGENIA MOLECULAR: Hay numerosas causas que han sido implicadas en la CMD idiopática y en la mayoría de los casos quizá esté relacionada con una interrelación entre factores genéticos, epigenéticos y ambientales.

Los **factores genéticos** son identificados en la actualidad como uno de los principales factores en la patogenia de la CMD. Entre los pacientes con CMD idiopática, al menos una tercera parte tienen antecedentes familiares. La proporción puede ser aún mayor debido a la penetrancia incompleta, que hace difícil identificar los casos tempranos o latentes en otros miembros de la familia. La mayoría de los casos familiares parecen tener un patrón de herencia autosómico dominante, pero también se han descrito casos con un patrón autosómico recesivo, recesivo ligado al X y herencia mitocondrial.

Se han descrito mutaciones en más de 50 genes que promueven la CMD. Muchas ocurren en los genes que codifican las proteínas del citoesqueleto, como la lamina A/C, la desmina y la metavinculina. Otros se presentan en genes como el δ-*sarcoglucano* y la *distrofina*, los cuales están involucrados en el proceso de anclaje del citoesqueleto y del sarcolema a la matriz extracelular. *Estos datos han llevado a la hipótesis de que los defectos en la fuerza de transmisión provocan el desarrollo de dilatación y dis-*

minución de la contractilidad del corazón. Sin embargo, del 35 al 45% de las causas genéticas de CMD pueden estar relacionadas con mutaciones en genes que codifican proteínas sarcoméricas como la actina, la titina, la troponina T y las cadenas pesadas de miosina α o β. Las mutaciones (principalmente los truncamientos) en la proteína sarcomérica gigante titina pueden representar por sí mismas hasta el 25% de las causas genéticas. De forma interesante, algunas mutaciones en las proteínas sarcoméricas pueden producir fenotipos de CMD o CMH, tal vez en función de si producen un defecto en la generación (CMH) o la transmisión de la fuerza. Sin embargo, el vínculo entre la proteína particular mutada, la ubicación de la mutación dentro de los dominios funcionales de la proteína y la naturaleza del defecto cardiaco siguen siendo inciertos.

PATOLOGÍA: Las características histopatológicas de la CMD son, por lo general, inespecíficas y similares a otras enfermedades idiopáticas o secundarias a algún agente dañino conocido. En la autopsia, el corazón se encuentra invariablemente ensanchado, con evidente hipertrofia ventricular izquierda y derecha. El peso del corazón puede estar triplicado (> 900 g). Por regla general, todas las cámaras cardiacas se encuentran dilatadas, aunque los ventrículos se encuentran más afectados que las aurículas (fig. 9-31). En la fase terminal, la dilatación del ventrículo izquierdo suele ser tan grave que la pared del ventrículo parece tener un grosor normal o incluso más delgado. El miocardio se ve flácido y pálido, y en ocasiones pueden ser evidentes pequeñas cicatrices subendocárdicas. El endocardio del ventrículo izquierdo, especialmente en el ápice, tiende a estar engrosado. Es frecuente la presencia de trombos adheridos a la pared en esta región.

En la observación con microscopia, la CMD se caracteriza por la presencia de fibras miocárdicas hipertróficas y atróficas. Los cardiomiocitos, en especial los que se encuentran en el subendocardio, muestran, por lo general, cambios degenerativos avanzados, caracterizados por pérdida de miofibrilla (miocitólisis), un efecto que da a las células un aspecto árido y vacuolado. La fibrosis intersticial y perivascular del miocardio es evidente, especialmente en las zonas subendocárdicas.

CARACTERÍSTICAS CLÍNICAS: La evolución clínica de la CMD idiopática y la secundaria es equiparable. Ambas se inician de manera gradual con hipertrofia ventricular compensatoria y dilatación asintomática

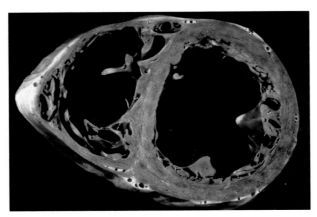

FIGURA 9-31. Cardiomiopatía dilatada idiopática. Corte transversal de un corazón dilatado en el que se observa importante dilatación de ambos ventrículos. Aunque la pared ventricular parece adelgazada, el aumento de la masa del corazón indica una considerable hipertrofia.

del ventrículo izquierdo. La intolerancia al ejercicio suele evolucionar de manera paulatina hasta provocar deficiencia cardiaca congestiva evidente y el 75% de los pacientes muere al cabo de 5 años de iniciados los síntomas. La mitad de todas las muertes por CMD son súbitas y se atribuyen a arritmias ventriculares. El tratamiento de apoyo es útil, pero en ocasiones puede ser necesario el trasplante cardiaco o la colocación de un dispositivo de apoyo ventricular.

Cardiomiopatía tóxica

Numerosas sustancias químicas y fármacos producen daño al miocardio, pero en este apartado sólo se comentarán algunos de los más importantes.

- *ETANOL*: La cardiomiopatía alcohólica es la causa única identificable más común de cardiomiopatía dilatada en Estados Unidos y Europa. El paciente típico se encuentra entre los 30 y 55 años de edad con una historia de consumo intensivo de alcohol de mínimo 10 años.
- *CATECOLAMINAS*: En altas concentraciones, las catecolaminas pueden producir necrosis focal de los miocitos (necrosis de bandas de contracción). La miocarditis tóxica puede presentarse en pacientes con feocromocitoma o en quienes requieren altas dosis de medicamentos inótropos para mantener la presión arterial, así como en víctimas de accidentes que sufren traumatismo craneoencefálico masivo.
- *ANTRACICLINA*: La doxorubicina (Adriamicina) y otros antracíclicos son potentes medicamentos quimioterápicos, cuya utilidad está limitada por su toxicidad cardiaca, que tiene un patrón acumulativo, dependiente de la dosis. El principal efecto clínico es la disminución de la contractilidad de los miocitos causada por la degeneración irreversible de los cardiomiocitos.
- *CICLOFOSFAMIDAS*: Este agente alquilante se utiliza con frecuencia a altas dosis antes de iniciar un trasplante de médula ósea. Aunque no produce el cuadro clásico de CMD, puede provocar pericarditis y ocasionalmente miocarditis hemorrágica masiva. Esta última se considera que es secundaria a lesión endotelial y trombocitopenia.
- *COCAÍNA*: El uso de cocaína está frecuentemente relacionado con dolor torácico y palpitaciones. La verdadera CMD es una complicación poco habitual del uso de cocaína, pero hay datos de miocarditis, necrosis focal y engrosamiento de las arterias coronarias intramiocárdicas.

Hipertrofia de la cardiomiopatía

Aunque la CMH se puede desarrollar sin ninguna razón fisiológica aparente, parece estar determinada genéticamente en la mayoría de los casos y tiene un patrón autosómico dominante en la mitad de las personas afectadas. Muchas personas sin antecedentes familiares pueden presentar mutaciones espontáneas o una forma leve de la enfermedad no detectada previamente. La prevalencia de CMH en Estados Unidos es de aproximadamente 1 por 500.

PATOGENIA MOLECULAR: El cuadro clínico de la CMH está causado característicamente por mutaciones dominantes de los genes que codifican para la síntesis de las proteínas de los sarcómeros. Un 80% de los casos de CMH en los que se puede identificar una base genética, las mutaciones se presentan en uno de dos genes: aquellos que codifican las cadenas pesadas de miosina β y la proteína C fijadora de miosina. Las mutaciones en los genes para la troponina cardiaca T, troponina cardiaca I y tropomiosina α-1 (integrantes del complejo de troponina) explican la mayoría del resto de los casos. Sin embargo, al igual que en la CMD, en la CMH hay una notoria heterogeneidad alélica de manera que casi todas las mutaciones se producen «de manera individual» o en frecuencias menores del 1%. De esta manera, cientos de mutaciones diferentes, la mayoría sin sentido, han sido identificadas, pero a menudo se desconoce su significado funcional. Como se mencionó antes con la CMD, diferentes mutaciones en el mismo gen pueden dar lugar a diversos fenotipos clínicos de CMD o de CMH.

El mecanismo que vincula las mutaciones con la expresión clínica y el fenotipo patológico de la CMH no está del todo esclarecido. En general, se piensa que la proteína mutada se incorpora dentro del sarcómero, donde actúa de una manera dominante-negativa que ocasiona la pérdida de la función sarcomérica. *El mecanismo propuesto ha llevado a la hipótesis de que la CMH está relacionada con defectos en la generación de la fuerza como consecuencia a una alteración de la función sarcomérica.* La hipertrofia cardiaca se producía entonces como una respuesta compensatoria. Otras mutaciones quizá favorezcan la contractilidad y, por tanto, favorezcan la hipertrofia o puede surgir la hipertrofia debido a que la proteína funcional está ausente, en lugar de un efecto dominante-negativo.

Debido al riesgo de muerte súbita en la CMH, se han desarrollado varios intentos de utilizar la genética para ayudar a estratificar el riesgo. En términos generales, el resultado no ha sido satisfactorio, aunque se han podido establecer algunas correlaciones que pueden ser útiles para evaluar el riesgo en algunos árboles genealógicos.

PATOLOGÍA: El corazón en la CMH siempre se encuentra aumentado de volumen, pero el grado de hipertrofia es diferente en las diversas variantes genéticas. La pared del ventrículo izquierdo se encuentra engrosada, pero la cavidad está disminuida y en algunas ocasiones tan reducida que apenas es una hendidura. Los músculos papilares y las estructuras trabeculares son prominentes y ocupan la luz. Más de la mitad de los casos muestran hipertrofia asimétrica del tabique interventricular, con un índice de relación entre el grosor del tabique y la pared libre del ventrículo izquierdo mayor de 1.5 (fig. 9-32 A). Con frecuencia, el tabique interventricular hipertrófico, engrosado protruye dentro del ventrículo afectando al flujo de salida durante la sístole ventricular, lo que provoca obstrucción subvalvular del flujo de salida aórtico. Por lo general, ambas aurículas se encuentran dilatadas.

La característica histológica más notable de la CMH es el desarreglo de las miofibrillas, que es más importante en el tabique interventricular. En lugar del patrón de miocitos distribuidos de manera paralela en los haces musculares, las miofibrillas se encuentran distribuidas de manera desordenada adoptando una posición oblicua y, en ocasiones, perpendicular respecto a los miocitos hipertróficos adyacentes (fig. 9-32 B). Habitualmente, hay hiperplasia de células intersticiales y las arterias coronarias intraparietales presentan engrosamiento y aumento de la celularidad (fig. 9-32 C).

 CARACTERÍSTICAS CLÍNICAS: Muchos pacientes con CMH presentan pocos o ningún síntoma, y el diagnóstico se hace en general durante la revisión de algún familiar afectado. A pesar de la ausencia de síntomas, estas personas tienen riesgo de muerte súbita, particularmente durante la práctica de ejercicio intenso. De hecho, la CMH desapercibida es un hallazgo común en la autopsia de deportistas jóvenes que mueren de manera súbita. La evolución clínica tiende a mantenerse estable durante muchos años, aunque en algunos casos la enfermedad puede evolucionar a deficiencia cardiaca congestiva.

La CMH responde de manera paradójica a la intervención farmacológica. Los glucósidos cardiacos agravan los síntomas de la CMH. Por eso en su lugar la CMH es tratada con bloqueadores adrenérgicos β y bloqueadores del canal del calcio, los cuales

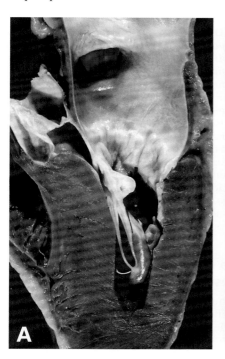
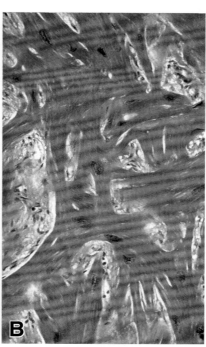
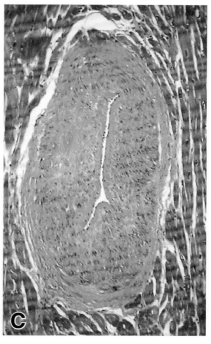

FIGURA 9-32. Cardiomiopatía hipertrófica (CMH). A. El corazón se ha abierto para mostrar la importante hipertrofia asimétrica del ventrículo izquierdo. El tabique interventricular es más grueso que la pared libre del ventrículo izquierdo y afecta al trayecto de salida de la sangre que entra en contacto con el lado inferior de la valva de la válvula mitral anterior. La aurícula izquierda está notoriamente ensanchada. **B.** Corte del miocardio en el que se observa el desarreglo de las miofibrillas e hiperplasia de células intersticiales. **C.** Pequeño vaso coronario intraparietal en el que se observa engrosamiento e hipercelularidad de la capa media. Este tipo de remodelación de los vasos coronarios puede contribuir al desarrollo de síntomas semejantes a la angina en algunos pacientes con CMH.

reducen la contractilidad, disminuyen la obstrucción del flujo de salida y pueden mejorar la relajación del ventrículo izquierdo durante la diástole. Aunque la extirpación quirúrgica de la porción del tabique hipertrofiado o la inyección de etanol dentro de la arteria septal para causar infarto localizado han sido estrategias exitosas para aliviar los síntomas de obstrucción, no parecen tener un impacto en el riesgo de muerte súbita.

Cardiomiopatía arritmógena

La CA es una forma sumamente arritmógena de enfermedad cardiaca humana. Aunque primero se describió como una enfermedad ventricular derecha (cardiomiopatía ventricular derecha arritmógena), ahora se reconoce que la CA incluye la forma biventricular y dominante izquierda, que puede ser diagnosticada erróneamente como cardiomiopatía dilatada o miocarditis. Afecta a cerca de 1 de cada 5000 individuos. Es más común en países del Mediterráneo, donde es la causa principal de muerte súbita en personas jóvenes.

PATOGENIA MOLECULAR Y PATOLOGÍA: La CA se relaciona con arritmias graves y muerte súbita, que puede ocurrir en una fase temprana de la enfermedad, antes de que se desarrolle remodelación estructural significativa y disfunción de la contractilidad. La forma clásica afecta típicamente a la pared libre del ventrículo derecho, aunque hay formas de predominio izquierdo y biventricular identificadas cada vez con más frecuencia. Las características patológicas son degeneración de los cardiomiocitos, y reemplazo por grasa y tejido fibroso, pero la magnitud de este cambio puede ser muy variable y en ocasiones no es notoria en pacientes que mueren de forma súbita.

La CA es una enfermedad familiar, por lo general, con un patrón hereditario autosómico dominante. Su verdadera incidencia quizá está subestimada debido a su muy baja penetrancia, la evolución con la edad y la gran variedad fenotípica. Las mutaciones de los genes que codifican las proteínas en los desmosomas, orgánulos de adhesión célula-célula, pueden ser identificadas en casi la mitad de los individuos que cumplen los criterios.

Cardiomiopatía restrictiva

La cardiomiopatía restrictiva (CMR) es un grupo de enfermedades en las que las anomalías del miocardio o el endocardio limitan el llenado del corazón durante la diástole, mientras que la función contráctil se mantiene normal. Es menos frecuente que la cardiomiopatía en los países occidentales, aunque en algunos países en desarrollo (p. ej., regiones de África ecuatorial, Sudamérica y Asia), la enfermedad endomiocárdica secundaria a infecciones parasitarias es una de las principales causas de CMR.

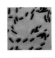

FACTORES ETIOLÓGICOS Y PATOLOGÍA: La CMR es causada por: (1) infiltración intersticial con amiloide, carcinoma metastásico o granuloma sarcoideo; (2) enfermedad endomiocárdica caracterizada por importante engrosamiento fibrótico del endocardio; (3) enfermedades genéticas y de almacenamiento, incluyendo hemocromatosis y cardiomiopatía relacionada con desmina, y (4) aumento notable de tejido fibroso intersticial. La consecuencia fisiopatológica es un estado dependiente de la precarga, distinguido por (1) un defecto en la distensibilidad diastólica, (2) restricción del llenado ventricular, (3) aumento de la presión diastólica final, (4) dilatación auricular y (5) congestión venosa. En muchos aspectos, estos cambios hemodinámicos son similares a la pericarditis constrictiva. Muchos casos de CMR son clasificados como idiopáticos, con la fibrosis intersticial

como la única característica histopatológica identificable. La enfermedad casi siempre evoluciona a deficiencia cardiaca congestiva y sólo el 10% de los pacientes sobreviven después de 10 años.

Amiloidosis

El corazón está afectado en la mayoría de las variantes de **amiloidosis generalizada** (*v.* cap. 7). De hecho, la CMR es la causa más habitual de muerte en la amiloidosis AL (de cadenas ligeras) de la discrasia de células plasmáticas.

En la **amiloidosis cardiaca senil** una proteína muy relacionada con la prealbúmina (transtiretina) se deposita en el corazón de los pacientes adultos mayores. La enfermedad puede presentarse en alguna magnitud en hasta el 25% de los individuos de 80 años o más de edad. No sólo afecta al corazón (aurícula y ventrículo), sino que, en muchos casos, puede alcanzar los pulmones y el recto. La importancia funcional de la amiloidosis cardiaca senil con frecuencia es mínima, por lo general, es un hallazgo accidental en la autopsia.

MUERTE SÚBITA CARDIACA

La mayoría de las 300000 muertes relacionadas con el corazón en Estados Unidos son causadas por taquiarritmias ventriculares mortales espontáneas (taquicardia ventricular y fibrilación ventricular) en pacientes con algún tipo de cardiopatía. Sin embargo, algunas muertes súbitas ocurren en personas aparentemente sanas que presentan cardiopatía coronaria en la autopsia, pero que habían tenido mínimas manifestaciones clínicas durante su vida.

Las causas más comunes de muerte cardiaca difieren en individuos jóvenes y de mayor edad. En edades menores de 35 años, la CMH (hipertrofia ventricular izquierda idiopática) y malformaciones congénitas coronarias representan más del 75% de los casos de muerte súbita. *En adultos de mediana edad y adultos mayores, la cardiopatía coronaria es responsable de la mayoría de los casos de muerte súbita* (fig. 9-33).

PATOLOGÍA: *Las arritmias mortales, por lo general, surgen por cambios patológicos que afectan a las características de conducción del miocardio ventricular en actividad.* El desarrollo espontáneo de una arritmia cardiaca mortal puede ser considerado como un suceso aleatorio que tiene lugar por la interacción compleja entre un sustrato anatómico y factores desencadenantes agudos y transitorios. Estos últimos incluyen isquemia aguda, la activación neurohormonal, cambios en la concentración de electrólitos y otros factores de estrés. La arritmia es más probable cuando hay cambios electrofisiológicos agudos (factores desencadenantes) superpuestos a un sustrato previamente existente de un miocardio con remodelación de conducción anómalas. Incluso, el cuadro clinicopatológico más frecuente en el que se presenta la muerte súbita incluye isquemia aguda (suceso desencadenante transitorio) en una región del corazón que contiene un infarto antiguo (sustrato anatómico común).

Muerte súbita de origen cardiaco en personas con corazón estructuralmente normal

Algunos (quizá muchos) presentan canalopatías, que son enfermedades genéticas que presentan mutaciones en los genes de las proteínas de los canales de Na^+, K^+ y Ca^{2+}. Aunque estos síndromes son raros, han permitido conocer más en profundidad los mecanismos moleculares de las arritmias mortales.

PATOGENIA MOLECULAR: *SÍNDROME DE QT LARGO*: Esta condición se define por alargamiento electrocardiográficos del intervalo QT y alteraciones de la onda T. Estas personas tienen a menudo an-

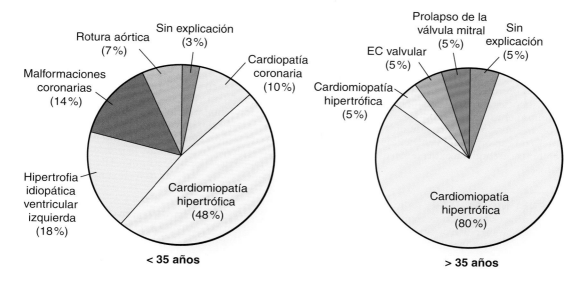

< 35 años

> 35 años

FIGURA 9-33. Distintas causas de muerte súbita cardiaca en deportistas jóvenes y de mayor edad. EC, enfermedad cardiaca.

tecedentes de síncope y arritmias ventriculares, o asociados a muerte súbita. Se han descrito más de 10 tipos diferentes de síndrome de QT largo congénito. La mayoría son causados por pérdida de mutaciones funcionales en los genes que codifican las proteínas que forman diversos canales de K^+. La pérdida de la función alarga la repolarización del potencial de acción cardiaco (con lo que aumenta el intervalo QT) favoreciendo arritmias al aumentar el umbral posterior a la despolarización. Mutaciones por ganancia de función en el *SCN5A*, el gen que codifica la proteína que constituye el canal cardiaco de Na^+, también puede ser el responsable.

SÍNDROME DE BRUGADA: Esta enfermedad autosómica dominante en un corazón anatómicamente sano muestra una elevación característica del segmento ST en las derivaciones precordiales derechas, bloqueo de rama derecha y tendencia a arritmias potencialmente mortales. En el 25% de los casos se identifican mutaciones por pérdida de función en *SCN5A*. La enfermedad es particularmente común en algunas poblaciones asiáticas y representa una proporción apreciable de muerte súbita en hombres jóvenes.

TAQUICARDIA VENTRICULAR POLIMÓRFICA CATECOLAMINÉRGICA: En esta enfermedad, las arritmias y la muerte súbita se presentan en respuesta a la elevación de catecolaminas que acompaña al ejercicio o al estrés emocional. Se relaciona con mutaciones en los genes que codifican las proteínas involucradas en la regulación de la homeostasis intracelular de Ca^{2+} y del acoplamiento de las funciones de excitación-contracción, como RyR2 y calsecuestrina. Estas mutaciones propician la salida de Ca^{2+} desde el RS, lo que da como resultado arritmias desencadenadas por corrientes posdespolarización.

TUMORES CARDIACOS

Los tumores cardiacos primarios son raros, pero pueden provocar problemas graves cuando se presentan. Los tumores primarios más comunes incluyen los mixomas y los rabdomiomas. Los tumores primarios menos frecuentes del corazón incluyen los angiomas, fibromas, linfangiomas, neurofibromas y sus equivalentes sarcomatosos.

Mixomas cardiacos

Estos tumores representan del 30 al 50% de todos los tumores cardiacos primarios.

 PATOLOGÍA: Los mixomas pueden presentarse en cualquier cámara o válvula cardiaca, pero el 75% se presentan en la aurícula izquierda. Los tumores consisten en masas polipoideas de aspecto brillante y gelatinoso, por lo general de 5-6 cm de diámetro, con un pedículo corto (fig. 9-34). Pueden tener una movilidad suficiente como para

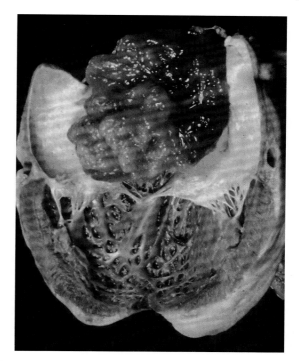

FIGURA 9-34. Mixoma cardiaco. En la aurícula izquierda se observa un tumor polipoide de gran tamaño que protruye hacia el orificio de la válvula mitral.

obstruir el orificio de la válvula mitral. En el microscopio, se observa el estroma mixoide laxo que contiene abundantes proteoglucanos. Dentro de la matriz se pueden observar células estrelladas poligonales, tanto aisladas como en pequeños cúmulos.

 CARACTERÍSTICAS CLÍNICAS: Más de la mitad de los pacientes con mixomas de la aurícula izquierda presentan evidencias clínicas de disfunción de la válvula mitral. Aunque el tumor no produce metástasis en el sentido habitual, con frecuencia produce émbolos. Una tercera parte de los pacientes con mixomas del ventrículo izquierdo fallecen por tromboembolia cerebral. La extirpación quirúrgica del tumor suele ser exitosa.

 PATOGENIA MOLECULAR: La mayoría de los mixomas cardiacos aparecen de manera esporádica, pero hasta el 7 % son parte de un síndrome familiar autosómico dominante, que también incluye lesiones por hiperpigmentación de la piel e hiperplasia corticosuprarrenal. Estos casos han sido relacionados con mutaciones en el gen que codifica la subunidad reguladora de la proteína cinasa dependiente de AMPc (proteína cinasa A), la cual, entre otras acciones, parece actuar como gen supresor tumoral que controla la proliferación celular.

Rabdomioma

Este tumor forma masas nodulares en el miocardio. Casi todos los rabdomiomas son múltiples y afectan a ambos ventrículos y, en un tercio de los casos, también a las aurículas. En la mitad de los pacientes, el tumor se proyecta hacia la cámara del corazón y obstruye la luz o los orificios valvulares.

 PATOGENIA MOLECULAR: Los rabdomiomas se presentan en una tercera parte de los pacientes con esclerosis tuberosa, la forma familiar de la cual es causada por mutaciones en *TSC1* y *TSC2*, que son los genes que codifican para la hamartina y la tuberina, respectivamente. Ambos genes funcionan como supresores tumorales (*v.* cap. 4) y regulan el crecimiento embrionario y neonatal, así como la diferenciación de los cardiomiocitos.

 PATOLOGÍA: En el examen macroscópico, los rabdomiomas cardiacos son masas de color pálido, de 1 mm a varios centímetros de diámetro. Al microscopio, las células tumorales muestran un pequeño núcleo central y citoplasma de color claro con abundante glucógeno, en el cual las estructuras fibrilares que contienen los sarcómeros se irradian hasta los bordes de las células («células araña»). Algunos rabdomiomas cardiacos han podido ser extirpados con éxito.

Los tumores metastásicos en el corazón están asociados con muchas malignidades comunes

De todos los tumores, el que produce metástasis con mayor frecuencia en el corazón es el melanoma maligno. Los tumores metastásicos en el corazón también ocurren en pacientes con las formas más prevalentes de carcinomas, es decir, pulmonar, mamario y digestivo. Una minoría de pacientes con estos tumores presenta metástasis al corazón. Los linfomas y la leucemia también pueden afectar al corazón. El cáncer metastásico que afecta al miocardio puede dar como resultado manifestaciones clínicas de CMR, sobre todo los tumores cardiacos que se relacionan con importante fibrosis. En ocasiones, los tumores metastásicos pueden alterar los componentes del sistema de conducción auriculoventricular, causando bloqueo cardiaco o bloqueo de rama.

ENFERMEDADES DEL PERICARDIO

Derrame pericárdico

El derrame pericárdico es la acumulación de líquido en exceso dentro de la cavidad pericárdica, que puede ser trasudado o exudado. El saco pericárdico contiene, en condiciones normales, no más de 50 mL de líquido lubricante. Si el pericardio sufre una distensión lenta, puede albergar hasta 2 L de líquido sin consecuencias hemodinámicas de importancia. Sin embargo, cuando se acumula rápidamente una cantidad mínima de 150 a 200 mL de líquido pericárdico o sangre, la presión intrapericárdica aumenta de manera importante y limita el llenado diastólico, en especial del ventrículo y aurícula derechos resultando en taponamiento cardiaco.

- El **derrame pericárdico seroso** es con frecuencia una complicación del aumento en el volumen de líquido extracelular, como ocurre en la deficiencia cardiaca congestiva o el síndrome nefrótico. El líquido tiene escaso contenido de proteínas y pocos elementos celulares.
- El **derrame quiloso** (líquido que contiene quilomicrones) es resultado de la comunicación entre el conducto torácico y el espacio pericárdico debido a obstrucción linfática por un tumor o infección.
- El **derrame pericárdico serohemático** puede desarrollarse después de traumatismo torácico, bien por un accidente o bien causado por una maniobra de reanimación cardiopulmonar.
- El **hemopericardio** se refiere a la presencia de sangre directamente en la cavidad pericárdica. La causa más común es la rotura de la pared libre del ventrículo después de infarto de miocardio. Otras causas menos frecuentes son traumatismo penetrante del corazón, rotura de aneurisma disecante de la aorta, infiltración de un vaso por un tumor o diátesis hemorrágica.

*El **taponamiento cardiaco** se refiere a la acumulación rápida de líquido pericárdico, que limita el llenado del corazón.* Las consecuencias hemodinámicas van desde síntomas mínimos hasta una crisis cardiovascular súbita y la muerte. Conforme la presión pericárdica aumenta, alcanza y supera la presión venosa central, limitando el retorno al corazón. El gasto cardiaco y la presión arterial disminuyen y tiene lugar **pulso paradójico** (una disminución anómala de la presión sistólica durante la inspiración) en casi todos los pacientes. El taponamiento cardiaco agudo es casi siempre mortal, a menos que se logre disminuir la presión extrayendo el líquido pericárdico, ya sea mediante pericardiocentesis o con algún procedimiento quirúrgico.

Pericarditis aguda

La pericarditis es la inflamación del pericardio visceral o parietal.

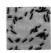 **FACTORES ETIOLÓGICOS:** Las causas de la pericarditis son similares a las de la miocarditis (tabla 9-5). En la mayoría de los casos, la causa de la pericarditis aguda no es evidente y, como en la miocarditis, suele atribuirse a infección viral no diagnosticada. La pericarditis bacteriana es rara desde el advenimiento de los antibióticos. Los tumores metastásicos pueden causar exudado serofibrinoso o hemorrágico y reacción inflamatoria cuando alcanzan el pericardio. La pericarditis relacionada con infarto de miocardio y fiebre reumática fue descrita con anterioridad.

 PATOLOGÍA: La pericarditis aguda puede clasificarse como **fibrinosa**, **purulenta** o **hemorrágica**, dependiendo de las características macro y microscópicas de la superficie pericárdica y el líquido. La forma más común es la pericarditis fibrinosa, en la cual la superficie de pericardio presenta su aspecto liso normal y brillante que es reemplazado por un exudado espeso, granular y rico en fibrina. La textura rugosa de la superficie pericárdica inflamada produce el frotamiento característico en la auscultación. El líquido del derrame en la pericarditis fibrinosa suele ser rico en proteínas, y el pericardio contiene principalmente células inflamatorias mononucleares. La uremia puede causar pericarditis fibrinosa (fig. 9-35), aunque el uso cada vez mayor de la diálisis renal hace que la pericarditis urémica sea rara en la actualidad en Estados Unidos. Las causas más habituales son infecciones virales y la pericarditis posterior a infarto de miocardio.

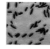 **CARACTERÍSTICAS CLÍNICAS:** La manifestación inicial de la pericarditis aguda es dolor torácico súbito, intenso, subesternal, en ocasiones focalizado en la espalda, hombro o cuello. Estos síntomas se diferencian del dolor por angina de pecho o infarto de miocardio debido a que no se irradian hacia el brazo izquierdo. Es característica la presencia de un frotamiento pericárdico en la auscultación. La pericarditis idiopática o viral es una enfermedad autolimitada, aunque no es raro que produzca pericarditis constrictiva. Los corticoesteroides son el tratamiento de elección. El tratamiento para otras formas específicas de pericarditis aguda varía según la causa.

La pericarditis constrictiva puede simular deficiencia cardiaca derecha

La pericarditis constrictiva es una enfermedad fibrosante crónica del pericardio, que comprime el corazón y limita el flujo sanguíneo de entrada.

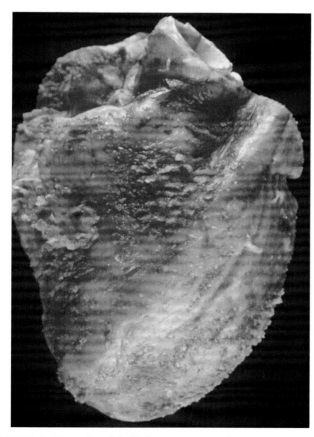

FIGURA 9-35. Pericarditis fibrinosa. Corazón de un paciente que murió por uremia en el que se observa exudado fibrinoso, de aspecto rugoso recubriendo la cara visceral del pericardio.

 FACTORES ETIOLÓGICOS Y PATOLOGÍA: La pericarditis constrictiva no es una enfermedad inflamatoria activa. Más bien es resultado de una respuesta de cicatrización excesiva después de una lesión pericárdica aguda. El espacio pericárdico es obliterado y las capas visceral y parietal se funden en una sola masa de tejido fibroso denso y rígido. El pericardio cicatrizado puede llegar a ser tan grueso (hasta 3 cm) que cierra el orificio de la vena cava. La capa fibrosa puede calcificarse. Aunque la tuberculosis produce menos del 15 % de los casos de pericarditis constrictiva en los países industrializados, sigue siendo una de las principales causas en los países subdesarrollados. Esta situación es rara en la actualidad y, en países desarrollados, es sobre todo idiopática.

 CARACTERÍSTICAS CLÍNICAS: Los pacientes con pericarditis constrictiva tienen un corazón de tamaño pequeño, silencioso, en el que el flujo venoso está limitado, debido a que la rigidez del pericardio determina el volumen diastólico del corazón. Estos pacientes tienen una presión venosa elevada, bajo gasto cardiaco, presión de pulso reducida y retención de líquido con ascitis y edema periférico. El tratamiento de elección es la pericardiectomía total.

PATOLOGÍA RELACIONADA CON INTERVENCIONES TERAPÉUTICAS

Las intervenciones coronarias por vía percutánea incluyen injertos de derivación coronaria y reemplazos valvulares.

Válvulas protésicas

En la mayoría de los pacientes con disfunción grave de las válvulas cardiacas, la valvuloplastia es la mejor alternativa para mejorar los síntomas a largo plazo. La mortalidad operatoria es baja, en especial en pacientes con una adecuada función miocárdica preoperatoria. La mitad de todos los pacientes con válvulas protésicas están libres de complicaciones pasados 10 años.

VÁLVULAS DE TEJIDO: La prótesis valvular de tejido más comúnmente utilizada se realiza mediante una malla mecánica a la cual se fija una válvula aórtica porcina unida con glutaraldehído o fragmentos de pericardio bovino. Estas válvulas tienen características hemodinámicas adecuadas, producen mínima obstrucción y son resistentes a complicaciones tromboembólicas. La causa más común de fallo de las prótesis de válvulas de tejido es la degeneración del mismo con calcificación importante y fragmentación de las cúspides de la válvula protésica. Al haber aumentado el conocimiento sobre las características de calcificación de tejido valvular, se han podido desarrollar tratamientos para mejorar la longevidad y actividad de las válvulas.

VÁLVULAS MECÁNICAS: El modelo de prótesis mecánicas más utilizado es el de disco, de una o dos hojas que no obstruyen el flujo sanguíneo a través de la válvula y tienen una excelente durabilidad. Sin embargo, el riesgo de tromboembolia hace imperativa la administración de tratamiento anticoagulante a largo plazo.

Trasplante cardiaco

El desarrollo de medicamentos inmunodepresores efectivos y de protocolos de biopsia endomiocárdica ha hecho del trasplante cardiaco un tratamiento efectivo para enfermedades terminales de corazón. El rechazo del aloinjerto (v. cap. 3) sigue siendo, sin embargo, la principal complicación de este procedimiento.

El **rechazo hiperagudo** tiene lugar con la presencia de incompatibilidad de grupo sanguíneo o diferencias importantes en la histocompatibilidad. En estos casos, los anticuerpos previamente

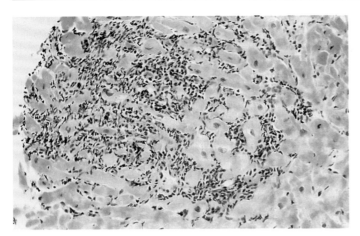

FIGURA 9-36. Rechazo de trasplante cardiaco. Biopsia endomiocárdica en la que se observan linfocitos rodeando miocitos individuales y expansión del intersticio.

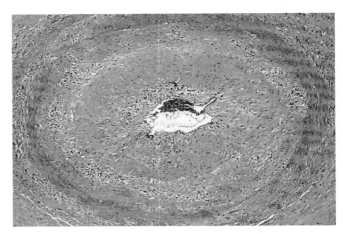

FIGURA 9-37. Rechazo crónico de trasplante cardiaco. Una rama intramiocárdica de la arteria coronaria en la que se observa una importante proliferación de la íntima e inflamación con estrechamiento concéntrico de la luz.

formados provocan daño vascular inmediato al corazón del donante, con hemorragia difusa, edema, coágulos de plaquetas-fibrina intracapilares, necrosis vascular e infiltración con neutrófilos. Los estudios de detección de incompatibilidad por grupos sanguíneos han hecho que esta complicación sea rara.

El **rechazo agudo humoral** se caracteriza por depósito vascular de anticuerpos y complemento, y edema de células endoteliales. Esta forma inusual de rechazo tiene un peor pronóstico que el rechazo celular agudo.

El **rechazo celular agudo**, la forma más común de rechazo a aloinjerto, suele ocurrir a los pocos meses del trasplante. Comienza con infiltración perivascular de linfocitos T, que es focal y no está relacionada con necrosis aguda de los miocitos. Con frecuencia esta reacción se resuelve espontáneamente y, por tanto, no necesita ninguna modificación en el esquema inmunodepresor. El rechazo celular moderado se caracteriza por infiltración de linfocitos T en los espacios intersticiales adyacentes, donde los linfocitos rodean cada uno de los miocitos y se expanden en el intersticio (fig. 9-36). En este caso, también hay presencia de necrosis focal aguda de miocitos. El rechazo celular moderado no produce por lo general alteración funcional detectable y tiende a resolverse al cabo de pocos días o una semana después del tratamiento. Sin embargo, el tratamiento inmunodepresor adicional debe

ser instituido debido a que el rechazo celular moderado puede evolucionar a rechazo grave. Este último se caracteriza por daño vascular, necrosis masiva de miocitos, infiltración de neutrófilos, hemorragia intersticial y daño funcional.

La etapa temprana de rechazo celular a aloinjerto es característicamente asintomática. Una vez que aparecen los síntomas, el rechazo está, por lo general, mucho más avanzado y ha provocado pérdida irrecuperable de los cardiomiocitos. La técnica de detección más fiable es la biopsia endomiocárdica de la parte derecha del tabique interventricular, realizada mediante cateterismo cardiaco.

El **rechazo vascular crónico**, también denominado **enfermedad coronaria acelerada**, es la causa más común de muerte en pacientes con trasplante cardiaco a partir del primer año de haberse realizado el trasplante. El rechazo afecta a las arterias coronarias epicárdica, distal y proximal, a las ramas penetrantes de la arteria coronaria e incluso a las arteriolas. Al microscopio, la enfermedad coronaria acelerada se caracteriza por proliferación concéntrica de la íntima (fig. 9-37), que puede producir obstrucción coronaria e infarto de miocardio. Esta complicación es silenciosa debido a que el corazón trasplantado está desnervado. Así, puede haber un importante daño al miocardio antes de que el paciente trasplantado presente manifestaciones de isquemia.

10

Aparato respiratorio

Mary Beth Beasley ▪ William D. Travis

OBJETIVOS DE APRENDIZAJE

- Distinguir entre los componentes del sistema respiratorio superior e inferior.
- Enumerar los agentes infecciosos oportunistas habituales asociados con el árbol traqueobronquial, los alvéolos y el intersticio pulmonar.
- Describir los componentes de la vasculatura pulmonar.
- Describir las condiciones que conducen a hipoplasia pulmonar.
- Distinguir entre secuestros extralobular e intralobular.
- Enumerar los gases irritantes más importantes y habituales de la atmósfera.
- Distinguir entre los agentes infecciosos más frecuentemente asociados con las vías respiratorias y con la neumonía.
- Comparar neumonía neumocócica y estafilocócica en términos de epidemiología y patología tisular.
- Definir hepatización roja y hepatización gris.
- Enumerar los agentes oportunistas comunes asociados con la neumonía.
- Analizar las fuentes comunes y los resultados de las infecciones pulmonares por anaerobios.
- Describir la etiología y patogenia de la tuberculosis.
- Describir los patógenos probablemente asociados con la inflamación pulmonar granulomatosa.
- Comparar la patogenia de las neumonías virales frente a las bacterianas.
- Distinguir entre tres presentaciones habituales de infección pulmonar por *Aspergillus*.
- Definir dos patrones histopatológicos de respuesta aguda de los bronquios y los bronquíolos a los agentes infecciosos.
- Distinguir entre bronquiectasias obstructivas y no obstructivas.
- Describir la etiología y la patogenia del daño alveolar difuso.
- Describir la relación del síndrome de dificultad respiratoria neonatal y el daño alveolar difuso.
- Enumerar diversos contextos clínicos en los que puede desencadenarse un síndrome de hemorragia pulmonar difusa.
- Distinguir entre neumonía eosinófila idiopática y neumonía eosinófila secundaria en términos de presentación y posibles etiologías.

- Enumerar las causas más frecuentes de neumonía lipídica.
- Comparar y contrastar la bronquitis crónica y el enfisema en términos de etiología e histopatología.
- Distinguir entre enfisema centrolobulillar y panacinar.
- ¿Cuál es la respuesta fisiopatológica más destacada en el asma?
- Enumerar varios desencadenantes habituales que pueden provocar asma.
- Enumerar dos clases de neumopatía restrictiva.
- Comparar y contrastar agentes habituales que provocan neumoconiosis.
- Distinguir entre neumonitis por hipersensibilidad y neumoconiosis.
- Describir la patogenia y patología de la sarcoidosis.
- Analizar la presentación clínica tisular de la neumonía intersticial habitual.
- Comparar y contrastar la neumonía intersticial habitual y el patrón de neumonía organizada.
- Distinguir entre granulomatosis con poliangitis, poliangitis microscópica y granulomatosis eosinófila con poliangitis.
- Analizar los mecanismos fisiopatológicos que desencadenan hipertensión pulmonar y la consiguiente afección pulmonar.
- Describir una neoplasia pulmonar benigna común.
- Distinguir entre las principales formas de carcinoma pulmonar.
- Describir la relación entre fumar y las formas principales de carcinoma pulmonar.
- Comparar las clasificaciones principales de adenocarcinoma pulmonar.
- Describir aspectos con relevancia clínica de la patogenia molecular del carcinoma pulmonar.
- Definir los términos tumor de Pancoast, síndrome de Pancoast y síndrome de Horner.
- Distinguir entre tumores carcinoides típicos y atípicos del pulmón.
- Describir los síndromes paraneoplásicos más comunes asociados con los tumores de pulmón.
- Enumerar las causas más habituales de neumotórax y derrames pleurales.
- Describir la etiología y la patología asociada con el mesotelioma maligno.

APARATO RESPIRATORIO NORMAL

Anatomía

El sistema respiratorio se divide en dos regiones superior e inferior. El sistema respiratorio superior está compuesto por la nariz, con sus vías de paso asociadas y los senos paranasales; la faringe, y la porción superior de la laringe. Todos se analizan en el capítulo 21. El sistema respiratorio inferior abarca la tráquea, los bronquios y el pulmón, y sus componentes asociados; los bronquios lobulares; los alvéolos; la vasculatura y el intersticio de apoyo.

TRÁQUEA Y BRONQUIOS: La tráquea es un tubo hueco de 25 cm de longitud y hasta 2.5 cm de diámetro. El bronquio derecho forma un ángulo menor respecto a la tráquea en comparación con el izquierdo, razón por la cual los cuerpos extraños suelen ser aspirados con mayor frecuencia en el lado derecho. En la entrada al pulmón, el bronquio principal se divide en dos bronquios lobulares, después en unidades individuales, y posteriormente en los bronquios segmentarios que corresponden a los 19 segmentos pulmonares, cada uno con su respectivo suministro broncovascular.

El árbol traqueobronquial contiene cartílago y glándulas mucosas-submucosas en la pared (fig. 10-1). Esta última está compuesta por glándulas tubulares, que contienen **células mucosas** (pálidas) y **células serosas** (granulares, más basófilas). Aunque el epitelio seudoestratificado se encuentra distribuido en capas, todas las células alcanzan la membrana basal. La mayoría de las células son ciliadas, pero también hay células secretoras de moco (**caliciformes**) y células basales. Las **células basales**, que no alcanzan la superficie, son precursoras que se diferencian en células epiteliales traqueobronquiales especializadas. También hay células cilíndricas no ciliadas, o **células de Clara**, que se acumulan y desintoxican muchos de los componentes tóxicos inhalados (p. ej., dióxido de nitrógeno [NO_2]). En la mucosa traqueobronquial hay también **células neuroendocrinas** distribuidas aisladamente que contienen diversos polipéptidos y aminas vasoactivas con actividad hormonal.

BRONQUÍOLOS: Distales respecto a los bronquios se encuentran los bronquíolos, que difieren respecto a los primeros en que carecen de cartílago y glándulas secretoras de moco en su región terminal (fig. 10-1). El epitelio bronquiolar se torna más delgado conforme se va ramificando, hasta que sólo se encuentra una capa de células en su interior. La última porción de la estructura con función conductora antes de llegar a los alvéolos son los **bronquíolos terminales**, que contienen epitelio respiratorio ciliado seudoestratificado y músculo liso en su pared. Las células mucosas desaparecen gradualmente del recubrimiento de los bronquíolos hasta que es completamente reemplazado en los bronquíolos más pequeños por células no ciliadas. Los bronquíolos terminales se dividen en **bronquíolos respiratorios**, los cuales dan lugar a los **conductos alveolares** y los **alvéolos**. Los ácinos son unidades de intercambio gaseoso de los pulmones y constan de bronquíolos respiratorios, conductos alveolares y alvéolos.

ALVÉOLOS: Los alvéolos se encuentran recubiertos por dos tipos de epitelio (fig. 10-1). Las **células tipo I** recubren el 95 % de la superficie alveolar, pero constituyen sólo el 40 % de las células epiteliales alveolares. Son delgadas y tienen una gran superficie que en conjunto facilita el intercambio gaseoso. Las **células tipo II** producen surfactante y constituyen hasta el 60 % de las células que recubren los alvéolos. Su estructura es más cuboidal que las células tipo I y representan sólo el 5 % de la superficie alveolar. Las células tipo I son particularmente vulnerables a la lesión. Cuando son destruidas, los neumocitos tipo II se multiplican y diferencian hasta formar nuevas células tipo I, permitiendo restaurar la integridad de la superficie alveolar.

El epitelio alveolar y las células endoteliales se encuentran distribuidas idealmente para favorecer el intercambio gaseoso. El citoplasma de las células epiteliales y endoteliales se encuentra disperso de manera muy fina a cada lado de la membrana basal

fusionada, permitiendo un intercambio eficiente de oxígeno y dióxido de carbono. La extensa red capilar alcanza el 85-95 % de la superficie alveolar. Lejos del lugar de intercambio gaseoso, el tejido conjuntivo intersticial es más abundante y está constituido por colágeno, elastina y proteoglucanos. Puede haber fibroblastos y miofibroblastos. Estas regiones constituyen el espacio intersticial de la pared alveolar, donde tiene lugar un importante intercambio de líquidos y de moléculas.

VASCULATURA PULMONAR: Los pulmones tienen un **suministro sanguíneo doble**, tanto del sistema pulmonar como del bronquial. Las arterias pulmonares acompañan a las vías respiratorias a través de una capa de tejido conjuntivo, el **haz broncovascular**. Las arterias más proximales son elásticas y se encuentran adosadas a las arterias musculares, arteriolas pulmonares y finalmente en los capilares pulmonares.

Las venas más pequeñas, que tienen semejanza con las arterias más pequeñas se unen a otras venas y drenan hacia los tabiques lobulillares, separaciones de tejido conjuntivo que subdividen el pulmón en pequeñas unidades respiratorias. En estos tabiques, las venas forman una red independiente de haces broncovasculares.

Las arterias bronquiales se originan en la aorta torácica y nutren al árbol bronquial hasta los bronquíolos respiratorios. Estas arterias están acompañadas por sus respectivas venas, las cuales drenan hacia las venas ácigos o hemiácigos.

La mayor parte de las paredes alveolares no poseen vasos linfáticos. Sin embargo, los alvéolos ubicados en la periferia de los ácinos adyacentes a los tabiques lobulillares, los haces broncovasculares, o la pleura sí que poseen estas vasos, que siguen estas estructuras. Los vasos linfáticos pleurales drenan hacia el hilio a través de los vasos linfáticos broncovasculares.

MALFORMACIONES CONGÉNITAS

ATRESIA BRONQUIAL: Es más frecuente que esta anomalía afecte a los bronquios del segmento apical posterior del lóbulo superior izquierdo. En lactantes la lesión puede dar como resultado una porción sobreexpandida del pulmón. En una fase tardía el lóbulo sobreexpandido puede volverse enfisematoso. La acumulación distal de moco en los bronquios en la región atrésica puede observarse en la radiografía como una masa.

HIPOPLASIA PULMONAR: Esta enfermedad es producto del desarrollo incompleto o defectuoso del pulmón. El pulmón es de menor tamaño de lo normal, con ácinos más pequeños o en menor cantidad. Es la malformación congénita más común del pulmón, presente en el 10 % de las autopsias neonatales. En la mayoría de los casos (90 %), se produce junto con otras malformaciones congénitas, la mayoría de las cuales afectan al tórax. La lesión puede estar acompañada de hipoplasia de los bronquios y vástagos pulmonares si la lesión se produce tempranamente durante la gestación, como sucede con la hernia diafragmática congénita. La hipoplasia pulmonar también se presenta en las trisomías 13, 18 y 21.

FACTORES ETIOLÓGICOS: Los dos principales factores que pueden producir hipoplasia pulmonar son:

- **Hernia diafragmática congénita**, que se produce típicamente en el lado izquierdo, debido a un fallo en el cierre del canal pleuroperitoneal. Las vísceras abdominales pueden estar presentes en grado variable en el hemitórax afectado y ocasionar compresión pulmonar. El grado de hipoplasia es por tanto variable, desde tan grave como para ser incompatible con la vida, hasta tan leve como para estar libre de síntomas. Otras causas de hipoplasia incluyen anomalías de la pared torácica, derrames pleurales y ascitis, así como eritroblastosis fetal.

- El **oligohidramnios** (volumen de líquido amniótico inadecuado) suele ser debido a malformaciones genitourinarias y es una causa importante de hipoplasia pulmonar (*v.* cap. 5).

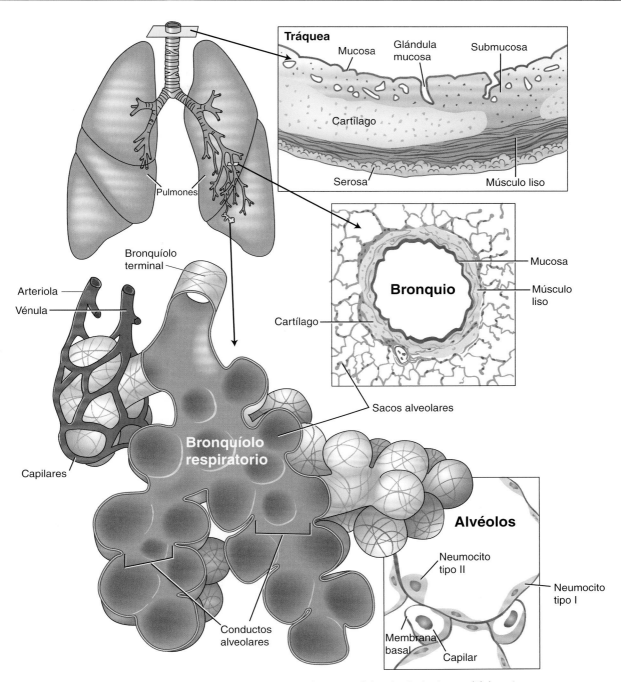

FIGURA 10-1. Anatomía del pulmón. Las estructuras conductoras del pulmón incluyen (*1*) la tráquea, que es una estructura cartilaginosa con forma de herradura; (*2*) los bronquios, que tienen placas de cartílago en sus paredes (tanto la tráquea como los bronquios poseen glándulas secretoras de moco en sus paredes), y (*3*) los bronquíolos, que no poseen cartílago en sus paredes y contienen a los bronquíolos terminales en su extremo. Los componentes responsables del intercambio gaseoso distales a los bronquíolos terminales son denominados ácinos. Los alvéolos se encuentran recubiertos por células tipo I, caracterizadas por ser de gran tamaño, planas y recubrir casi toda la pared alveolar y por otro lado las células tipo II, que secretan surfactante y son progenitoras del epitelio alveolar. El intercambio gaseoso se produce precisamente en la pared alveolar.

MALFORMACIÓN ADENOMATOIDE QUÍSTICA CONGÉNITA: Esta malformación frecuente consiste en la presencia de estructuras bronquiolares anómalas de diferente tamaño o distribución. La mayoría de los casos se observan en los primeros 2 años de vida. La lesión suele afectar a un lóbulo pulmonar y consiste en múltiples espacios de tipo quístico cubiertos por epitelio bronquiolar y separados por tejido fibroso laxo (fig. 10-2).

Algunos pacientes presentan otras malformaciones congénitas. Los síntomas más comunes son dificultad respiratoria y cianosis. La extirpación quirúrgica es el tratamiento de elección.

QUISTE BRONCÓGENO: Esta es una lesión pequeña, extrapulmonar, caracterizada por una masa ocupada por líquido y recubierta por epitelio respiratorio con paredes bien delimitadas que contienen músculo y cartílago. Se encuentra con mayor

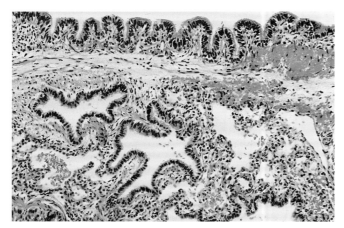

FIGURA 10-2. Malformación adenomatoide quística congénita. Múltiples espacios con características glandulares cubiertas por epitelio bronquiolar.

frecuencia en la porción media del mediastino. En neonatos, el quiste broncógeno puede comprimir las principales vías respiratorias e inhibir esta función. La infección secundaria del quiste en pacientes de mayor edad puede ocasionar hemorragia y perforación. Muchos quistes broncógenos son asintomáticos y sólo se detectan en radiografías de tórax de rutina.

SECUESTRO EXTRALOBULAR: el secuestro extralobular es una masa de tejido pulmonar que no está conectada al árbol bronquial y se encuentra fuera de la pleura visceral. La irrigación es proporcionada por una arteria anómala, por lo general originada en la aorta.

FACTORES ETIOLÓGICOS: Se dice que esta lesión se origina en una eventración del intestino primitivo, distinta a la pulmonar, pero que pierde más tarde su conexión con esta estructura embrionaria. Es tres o cuatro veces más frecuente en hombres que en mujeres y está asociada a otras malformaciones en dos tercios de los casos.

PATOLOGÍA: En la observación macroscópica, los secuestros extralobulares son masas piramidales o redondeadas, de 1 a 15 cm de tamaño, recubiertas por pleura. Al microscopio, se observa dilatación de los bronquíolos, los conductos alveolares y los alvéolos. La presencia de infección o infartos puede alterar el aspecto histopatológico.

CARACTERÍSTICAS CLÍNICAS: En la mitad de los casos, el secuestro extralobular es detectado antes de un mes de edad y es identificado a los 2 años de edad en el 75 % de los pacientes. En muchos casos la enfermedad está asociada con una malformación quística adenomatoide congénita. En el periodo neonatal, el secuestro extralobular puede causar disnea y cianosis, por lo general desde el primer día de vida. En niños de mayor edad, pueden presentarse infecciones broncopulmonares recurrentes, que suelen ser el síntoma que llama la atención del médico. La extirpación quirúrgica es curativa.

SECUESTRO INTRALOBULAR: El secuestro intralobular es una masa de tejido pulmonar localizada dentro de la pleura visceral, aislada del árbol traqueobronquial e irrigada por una arteria sistémica. Se piensa que es una malformación adquirida.

PATOLOGÍA: Los secuestros intralobulares se encuentran casi siempre en el lóbulo inferior y son generalmente unilaterales. En el examen macroscópico, el tejido secuestrado muestra un patrón de neumonía recurrente crónica, con fibrosis en estadio final y cambios quísticos en panal

de abeja. Estos quistes tienen un tamaño aproximado de 5 cm de diámetro y se encuentran dentro de un estroma fibroso tenso. En la observación microscópica, los espacios quísticos se muestran recubiertos casi en su totalidad por epitelio cúbico o cilíndrico y la luz contiene macrófagos espumosos y material eosinófilo. La inflamación crónica intersticial y la hiperplasia linfoide folicular son las características más prominentes. Puede observarse neumonía aguda y organizada.

CARACTERÍSTICAS CLÍNICAS: En la mayoría de los casos es descubierta en adolescentes y adultos jóvenes. Sólo una cuarta parte de los pacientes se encuentran en la primera década de la vida y la lesión rara vez es identificada en lactantes. Los síntomas presentes en casi todos los pacientes son tos, esputo y neumonía recurrente. El tratamiento indicado es la extirpación quirúrgica.

MECANISMOS DE DEFENSA PULMONARES

El sistema respiratorio tiene mecanismos de defensa efectivos que le permiten enfrentarse a las numerosas partículas y agentes infecciosos inhalados durante la inspiración.

La **nariz y la tráquea** mantienen a una temperatura y humedad adecuadas el aire que entra a los pulmones. La nariz atrapa casi todas las partículas de más de 10 µm de diámetro y cerca de la mitad de todas las partículas de 3 µm de diámetro aerodinámico (fig. 10-3). (Por diámetro aerodinámico se entiende la forma en que las partículas se comportan en el aire más que al tamaño que poseen.)

El **tapete mucociliar** del epitelio de las vías respiratorias permite seleccionar las partículas de 2-10 µm de diámetro. El movimiento ciliar desplaza la capa de moco hacia la tráquea. Las partículas que se encuentran en su superficie son eliminadas de los pulmones mediante la deglución o la tos.

Los **macrófagos alveolares** protegen el espacio alveolar. Estas células derivan de la médula ósea, probablemente por división y maduración del intersticio pulmonar, y posteriormente entran en el espacio alveolar. Son particularmente efectivas para eliminar las partículas con diámetro aerodinámico menor de 2 µm. Las partículas muy pequeñas no pueden ser fagocitadas y son exhaladas.

LOS GASES IRRITANTES ESTÁN PRESENTES EN LA CONTAMINACIÓN AMBIENTAL Y EN ACCIDENTES INDUSTRIALES

Los gases irritantes de mayor importancia en la atmósfera son los oxidantes (ozono, óxidos nitrogenados) y el dióxido de sulfuro (SO_2). Los oxidantes se derivan de la acción de la luz solar sobre las emisiones de los automóviles y son de gran importancia en las grandes ciudades. El SO_2 se produce sobre todo por la combustión de fuentes fósiles. Los efectos de bajas concentraciones de estos agentes aisladamente son inciertos, pero pueden ser semejantes a los efectos adversos del humo del tabaco. Incluso, los habitantes de zonas urbanas y regiones altamente contaminadas tienen una función pulmonar más deteriorada (p. ej., menor flujo espiratorio) en comparación con los que residen en lugares menos contaminados. Las infecciones respiratorias también son más comunes en los niños más pequeños que viven en regiones altamente contaminadas. Sin embargo, estos efectos son menores en la población más saludable.

En personas con enfermedad pulmonar crónica, la situación es diferente: en pruebas experimentales, el ozono hace que las vías respiratorias sean más reactivas, un efecto que se relaciona con inflamación de las vías respiratorias. *Así, la contaminación del aire puede exacerbar los síntomas en personas asmáticas y en aquéllos con una enfermedad respiratoria previamente establecida. En altas concentraciones, los gases irritantes producen cambios morfológicos y funcionales importantes.*

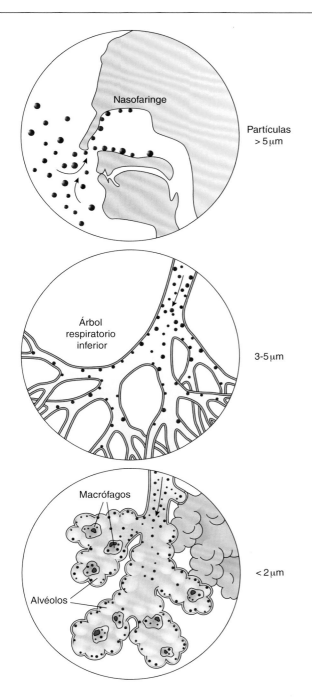

Muchos agentes infecciosos virales que afectan a las vías respiratorias intrapulmonares tienden a afectar a las vías respiratorias más periféricas (produciendo bronquiolitis). Los ejemplos incluyen el virus de la gripe, virus sincicial respiratorio (VSR), adenovirus, y sarampión.

Tanto las bacterias *Bordetella pertussis* como *Mycoplasma pneumoniae* también afectan predominantemente a las vías respiratorias y también se analizan a continuación. Las infecciones con síntomas más intensos son más frecuentes en lactantes y niños, en los cuales es más común la recuperación. Los síntomas incluyen tos, sensación de opresión en el pecho y en casos extremos, disnea e incluso cianosis.

Gripe

La gripe es una infección aguda, por lo general autolimitada, de las vías respiratorias superior e inferior, causada por el virus de la gripe, que resulta en traqueobronquitis. Este virus tiene envoltura y ARN de una sola cadena.

 EPIDEMIOLOGÍA: Existen tres tipos distintos de virus de la GRIPE que causan enfermedades en humanos: gripe A, B y C. La gripe A es, con diferencia, la más común, y causa la enfermedad más grave. La gripe es altamente contagiosa y las epidemias se propagan con frecuencia en todo el mundo. Regularmente aparecen nuevas cepas, a menudo a partir de animales hospedadores en regiones determinadas del mundo, sobre todo el Extremo Oriente, donde humanos y animales, especialmente aves, viven en contacto cercano. Las cepas de la gripe se identifican por su tipo (A, B y C), serotipo de su hemaglutinina (H) y neuraminidasa (subtipo de virus), sitio geográfico de origen, número de cepa y año de aislamiento (fig. 10-4).

 PATOGENIA: La gripe se disemina de persona a persona mediante gotas minúsculas y secreciones respiratorias que contienen el virus. Cuando este alcanza la superficie de la célula del epitelio respiratorio, una glucoproteína viral (hemaglutinina) se une a los residuos del ácido siálico en el epitelio respiratorio humano, después de lo cual el virus entra en la célula. Una vez en su interior, la infección abarca normalmente ambas vías superiores e inferiores. El virus causa necrosis y descamación del epitelio ciliado de las vías respiratorias, y se relaciona con un infiltrado inflamatorio con predominio linfocítico. En casos graves de infección, la afectación de los bronquios puede ser dramática. La superficie de la vía aérea adquiere un color rojo intenso, lo que refleja inflamación aguda y congestión de la mucosa. La extensión de la infección a los pulmones produce necrosis, desprendimiento de las células del revestimiento alveolar y aparición histológica de neumonitis viral. La destrucción del epitelio ciliado inutiliza el aclaramiento mucociliar, situación que predispone a la neumonía bacteriana, especialmente con *Staphylococcus aureus* y *Streptococcus pneumoniae*.

FIGURA 10-3. Depósito de partículas en el aparato respiratorio. Las partículas de mayor tamaño son atrapadas en la nariz. Las partículas de tamaño intermedio se depositan en los bronquios y bronquíolos para ser posteriormente eliminadas a través de la capa mucociliar. Las partículas más pequeñas terminan en los espacios respiratorios y son eliminadas por los macrófagos. Las partículas diminutas se comportan como un gas y pueden ser exhaladas.

INFECCIONES DEL PULMÓN

Infecciones de las vías respiratorias

Los agentes infecciosos que causan enfermedades en el sistema respiratorio afectan predominantemente las vías respiratorias, los alvéolos o el parénquima, aunque existe una superposición considerable.

 CARACTERÍSTICAS CLÍNICAS: Son características la aparición rápida de fiebre, escalofríos, mialgias, cefalea, debilidad y tos no productiva. Los síntomas pueden ser principalmente los que caracterizan a una infección de las vías respiratorias superiores o los de traqueítis, bronquitis y neumonía. La prevención mediante vacunas virales inactivadas específicas para cepas epidémicas tiene una eficacia variable. Dicha neumonía ha sido la principal causa de muerte en algunas epidemias anteriores.

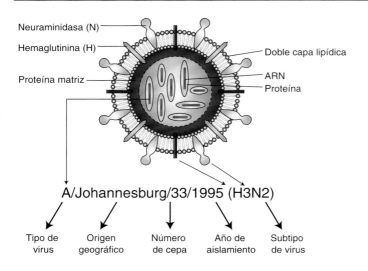

FIGURA 10-4. **Nomenclatura de cepas del virus de la gripe.** El tipo de virus (A, B o C) se basa en las características de las nucleoproteínas codificadas por el gen *NP* del virus. La clasificación H se basa en la hemaglutinina (más comúnmente, H1, H2 o H3, pero también H5) codificada por el gen *HA*. La clasificación N se basa en el tipo de neuraminidasa (N1 o N2) codificada por el gen *NA*.

Virus paragripales

Los virus paragripales causan infecciones agudas de las vías respiratorias superior e inferior, en particular en niños pequeños. Los cuatro serotipos de estos virus de ARN monocatenario con envoltura pertenecen a la familia de los paramixovirus. Son la causa más común de laringotraqueobronquitis aguda (crup), que se caracteriza por estridor en la inspiración y tos perruna.

 EPIDEMIOLOGÍA: La laringotraqueobronquitis aguda es común en niños menores de 3 años. El virus se propaga de persona a persona a través de aerosoles y secreciones respiratorias infecciosos. La infección es altamente contagiosa; la enfermedad está presente en todo el mundo.

 PATOLOGÍA: Los virus paragripales infectan y matan las células ciliadas del epitelio respiratorio, e incitan una respuesta inflamatoria. *En niños muy pequeños este proceso se extiende con frecuencia hacia las vías respiratorias inferiores, para producir bronquiolitis y neumonitis.* En los niños pequeños, cuya tráquea es estrecha y laringe pequeña, el edema local de la laringotraqueítis puede comprimir las vías respiratorias superiores en grado suficiente como para obstaculizar la respiración y desencadenar la laringotraqueobronquitis aguda.

La infección se asocia con fiebre, ronquera y tos. Es característico el ladrido perruno, así como el estridor inspiratorio. En niños mayores y adultos, los síntomas suelen ser leves.

Adenovirus

Los adenovirus son virus de ADN sin envoltura que se aíslan a partir de las vías respiratorias y digestivas de los humanos y los animales. Ciertos serotipos son causas frecuentes de enfermedad respiratoria aguda y de neumonía adenoviral. Además, ciertos adenovirus son agentes etiológicos importantes de neumopatía crónica en lactantes y niños pequeños, que provocan consecuencias graves, con bronquiolitis extensa (fig. 10-5) y luego cicatrización por fibrosis. Los bronquíolos pueden obliterarse u ocluirse por

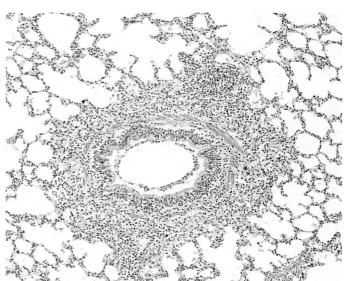

FIGURA 10-5. **Bronquiolitis ocasionada por adenovirus.** En la imagen la pared del bronquíolo muestra un intenso infiltrado inflamatorio crónico con extensión local al tejido peribronquial circundante.

tejido fibroso (**bronquiolitis obliterante**). Los adenovirus se propagan a través del contacto directo, la transmisión fecal-oral y, ocasionalmente, la transmisión por agua.

 PATOLOGÍA: Los cambios patológicos incluyen bronquitis necrosante y bronquiolitis, en las cuales las células epiteliales desechadas y el infiltrado inflamatorio rellenan los bronquíolos. La neumonitis intersticial se caracteriza por áreas de consolidación, con necrosis extensa, hemorragia y un infiltrado inflamatorio mononuclear.

Virus respiratorio sincicial

El virus sincicial respiratorio es la causa más frecuente de bronquiolitis y neumonía en niños menores de 1 año. La infección suele ocurrir en epidemias en salas de recién nacidos. Por lo general, es autolimitado, si bien, aunque raramente, se producen casos mortales.

 EPIDEMIOLOGÍA: El virus sincicial respiratorio pertenece a la misma familia que los virus paragripales, *Paramyxoviridae*. Se propaga rápidamente de un niño a otro en aerosoles y secreciones respiratorias, especialmente en jardines de infancia, hospitales y otros entornos con mucha presencia de niños pequeños.

 PATOLOGÍA: El virus sincicial respiratorio produce necrosis y desprendimiento de epitelio bronquial, bronquiolar y alveolar, asociado con infiltrado inflamatorio predominantemente linfocítico. La inflamación peribronquiolar y la desorganización del epitelio son evidentes. Puede haber una sobredistensión grave sin obstrucción bronquial obvia, posiblemente por el desplazamiento del surfactante de la superficie bronquiolar.

 CARACTERÍSTICAS CLÍNICAS: En los lactantes y los niños pequeños con bronquiolitis o neumonitis por virus sincicial respiratorio se observan sibilancias, tos y dificultad respiratoria, a veces acompañados de fiebre. La enfermedad suele ser autolimitada y resolverse en 1 a 2 semanas. En niños mayores y adultos, el virus sincicial respiratorio produce síntomas mucho más leves.

Virus del sarampión

El virus del sarampión es un virus de ARN de la familia Paramyxoviridae, que causa enfermedad aguda caracterizada por síntomas en las vías respiratorias superiores, fiebre y erupción. Históricamente fue una importante causa de bronquiolitis en niños, pero hoy rara vez la enfermedad es un problema en los países desarrollados con esquemas de vacunación generalizados. Se han producido algunos casos de enfermedad importada en Estados Unidos entre niños cuyos progenitores han rechazado la vacunación infantil.

 PATOLOGÍA: El sitio inicial de la infección por el virus del sarampión son las membranas mucosas de la nasofaringe y los bronquios. Dos glucoproteínas de superficie, «H» y «F», median la unión viral y la fusión con el epitelio respiratorio. A continuación, el virus se propaga a los nódulos linfáticos regionales y al torrente sanguíneo, lo que lleva a una diseminación generalizada y una afectación característica de la piel y los tejidos linfoides. La infección se caracteriza por grandes células gigantes multinucleadas (100 µm) con inclusiones nucleares y grandes inclusiones citoplasmáticas eosinófilas (fig. 10-6). El virus del sarampión produce necrosis del epitelio respiratorio infectado, con infiltrado inflamatorio predominantemente linfocítico y vasculitis de pequeños vasos sanguíneos en la piel.

Bordetella pertussis (tos ferina)

Esta bacteria por lo general infecta las vías respiratorias y es causa de tos ferina. Antes de la vacunación ya común, la enfermedad era una de las causas más comunes de bronquiectasias. Sin embargo, la frecuencia de la enfermedad ha aumentado moderadamente con la resistencia de los progenitores a la vacunación infantil. Desde el punto de vista clínico, la tos ferina se caracteriza por fiebre y periodos de tos en accesos prolongados, seguidos de la característica inspiración profunda.

 PATOLOGÍA: *B. pertussis* inicia la infección al adherirse a los cilios de las células epiteliales respiratorias. El organismo luego elabora una citotoxina que mata las células ciliadas. La destrucción progresiva del epitelio respiratorio ciliado y la respuesta inflamatoria resultante causan síntomas respiratorios locales. La infección provoca una traqueo-bronquitis extensa y una respuesta inflamatoria aguda. La inflamación bronquial y bronquiolar grave se encuentra en casos mortales.

Neumonía por *Mycoplasma* (neumonía atípica)

Con un nombre un tanto engañoso, la mayoría de los casos de neumonía por micoplasma afecta predominantemente las vías respiratorias y produce traqueobronquitis. La neumonía alveolar o intersticial ocurre sólo en casos graves. A diferencia de la neumonía lobular, la neumonía atípica tiene un inicio gradual y a menudo se refiere como «neumonía caminante». La leucocitosis está ausente o es muy leve y la evolución suele ser prolongada. Los síntomas respiratorios pueden ser mínimos o graves, y en la radiografía de tórax se observa un patrón de neumonía intraalveolar en parches o infiltrado intersticial. La infección produce característicamente bronquiolitis con exudado neutrófilo intraluminal y un intenso infiltrado linfoplasmocítico en las paredes bronquiolares (fig. 10-7). El *Mycoplasma* carece de una pared celular rígida, como sucede con la mayoría de las bacterias. Este crecimiento es lento y con frecuencia es difícil de obtener en cultivos con métodos tradicionales. Por tanto, el diagnóstico suele establecerse mediante la detección con pruebas serológicas de anticuerpos contra *M. pneumoniae* o aglutininas en frío. La eritromicina es efectiva y la infección rara vez desemboca en la muerte.

Agentes causales de neumonía

La neumonía se define como una inflamación predominantemente de los alvéolos, aunque el intersticio pulmonar a menudo también se ve afectado. Esto se distingue de la enfermedad infecciosa de las vías respiratorias analizada previamente. Las bacterias son el agente predominante responsable de la neumonía, aunque pueden estar implicados virus y hongos.

La neumonía bacteriana ha sido clasificada históricamente como neumonía lobular o bronconeumonía, pero estos términos, aunque todavía se usan, tienen poca relevancia clínica en la actualidad. En la **neumonía lobular** todo un lóbulo se encuentra consolidado (fig. 10-8), mientras que con **bronconeumonía** se alude a la presencia de focos con cicatrices sólidas en los mismos o diversos lóbulos (fig. 10-9). En contraste con la enfermedad de las vías respiratorias, los agentes responsables de la neumonía son a menudo bacterianos, con especial atención en *Streptococcus pneumoniae* (neumococo), *Klebsiella pneumoniae* y *Staphylococcus*.

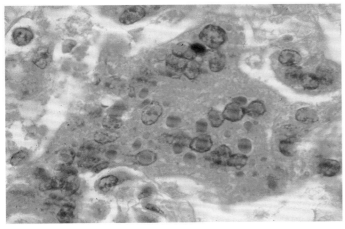

FIGURA 10-6. Neumonitis por sarampión. Células gigantes multinucleadas con una inclusión aislada, eosinófila, refringente dentro de cada núcleo, así como múltiples inclusiones citoplasmáticas eosinófilas irregulares.

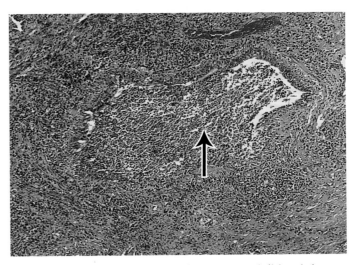

FIGURA 10-7. Neumonía por micoplasma. Bronquiolitis crónica con exudado neutrófilo en su luz (*flecha*)

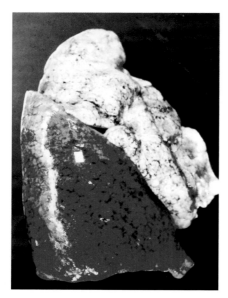

FIGURA 10-8. Neumonía lobular. En la imagen se observa cómo el lóbulo inferior izquierdo se encuentra consolidado en su totalidad y en la etapa de hepatización roja. El lóbulo superior se encuentra expandido en un nivel normal.

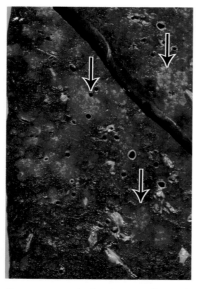

FIGURA 10-9. Bronconeumonía. Se observan focos de consolidación dispersos (*flechas*) predominantemente en bronquios y bronquíolos.

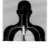**FACTORES ETIOLÓGICOS:** *S. pneumoniae* fue el causante clásico de neumonía lobular, pero con el advenimiento de la terapia con antibióticos, la implicación de los lóbulos tiende a ser incompleta y más de un lóbulo suele estar afectado. En contraste, la bronconeumonía sigue siendo una causa común de muerte y ha sido descrita como «vieja amiga del hombre». Típicamente se desarrolla en los pacientes terminales, generalmente en la parte inferior y posterior de los pulmones. Se observan focos irregulares dispersos de neumonía predominantemente en los bronquíolos terminales y bronquíolos respiratorios. Se puede observar bronquiolitis, con presencia de exudado rico en leucocitos polimorfonucleares en los alvéolos adyacentes. En la bronconeumonía no se observan regiones amplias contiguas que involucran a los alvéolos.

Las neumonías bacterianas se dan en tres escenarios:

- **Neumonía adquirida en la comunidad** se origina fuera del hospital en personas sin ninguna enfermedad primaria del sistema inmunitario. El término puede ser utilizado de manera general para denominar la neumonía lobular.
- **Neumonía nosocomial** es la infección que se desarrolla en el ambiente hospitalario y tiende a ser más común en pacientes inmunodeprimidos.
- **Neumonía por agentes oportunistas** afecta a personas con inmunodeficiencia.

Las neumonías bacterianas pueden clasificarse en función del agente etiológico, de las características clínicas y morfológicas y del tratamiento, que generalmente varía de un microorganismo causante a otro.

Casi todas las bacterias que producen neumonía pertenecen a la flora normal de la bucofaringe y nasofaringe que alcanza los alvéolos por aspiración de secreciones. Otras vías de infección incluyen la inhalación a través del aire ambiental, la diseminación hematógena a partir de un foco infeccioso y (rara vez) la diseminación bacteriana desde una zona adyacente. El cambio en la flora de la bucofaringe del predominio de huéspedes normales a microorganismos virulentos suele ser el antecedente para el desarrollo de neumonías. Los factores predisponentes se deben por lo general a la disminución de las defensas del huésped e incluyen tabaquismo, bronquitis crónica, alcoholismo, desnutrición grave, enfermedades que produzcan deterioro progresivo y diabetes no controlada. Los pacientes débiles o inmunodeprimidos hospitalizados tienen alteración de la flora de la cavidad oral y hasta el 25 % de ellos desarrolla neumonía nosocomial.

Neumonía por neumococos

Aun con el advenimiento de la terapia con antibióticos, *S. pneumoniae* (neumococos) sigue siendo uno de los problemas más significativos como causa de neumonía. Es la enfermedad más importante en adultos o de mediana edad. Es rara en los lactantes, menos común en los adultos mayores y mucho menos frecuente en los hombres que en las mujeres.

El organismo es un diplococo aerobio grampositivo. La mayoría de las cepas que causan enfermedades clínicas tienen una cápsula. Existen más de 80 serotipos antigénicamente distintos de neumococos, de modo que el anticuerpo para uno no protege de la infección con otro. Son organismos comensales en la bucofaringe, y casi todos han sido colonizados en algún momento.

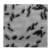**FACTORES ETIOLÓGICOS:** La neumonía por neumococos es generalmente consecuencia de una alteración de los mecanismos de defensa del aparato respiratorio y las infecciones predisponentes. Con frecuencia aparece después de una infección de las vías respiratorias altas de origen viral (p. ej., gripe). La estimulación de las secreciones bronquiales por la infección viral produce un ambiente favorable para el crecimiento de *S. pneumoniae*, que forma parte de la flora normal de la nasofaringe. Las secreciones acuosas y líquidas transportan a los microorganismos hacia los alvéolos, donde inician una respuesta inflamatoria. La inflamación aguda intensa sugiere la presencia de un mecanismo inmunitario. La aspiración del neumococo también puede observarse en casos de inhibición del reflejo epiglótico, como ocurre después de la exposición al frío, la anestesia o una intoxicación alcohólica. La lesión pulmonar causada, a manera de ejemplo, por deficiencia cardiaca congestiva y gases irritantes también aumenta la susceptibilidad a neumonía por neumococos.

FISIOPATOLOGÍA: Las vías respiratorias inferiores están protegidas por la manta mucociliar y la respuesta a la tos, que normalmente expulsa a los organismos que alcanzan dichas vías. Las agresiones que interfieren con las defensas respiratorias, como la gripe, otras enfermedades respiratorias virales, el tabaquismo y el alcoholismo, permiten que *S. pneumoniae* alcance los alvéolos. Una vez allí, los organismos proliferan y provocan una respuesta inflamatoria aguda. A medida que las bacterias se multiplican y llenan los alvéolos, se propagan a otros alvéolos. En una persona inmunocompetente, los anticuerpos antineumococos actúan como opsoninas, pero en un huésped que no ha tenido exposición previa a una cepa infecciosa específica de *S. pneumoniae*, hay que buscar una alternativa complementaria para opsonizar a la bacteria. La cápsula neumocócica protege a las bacterias frente a la fagocitosis mediante macrófagos alveolares mediados por la opsonina C3b. Como consecuencia, el organismo puede proliferar y propagarse sin impedimentos por los fagocitos hasta que se produzca el anticuerpo. En los pulmones, *S. pneumoniae* puede propagarse rápidamente y afectar un lóbulo entero o varios lóbulos (neumonía lobular).

 PATOLOGÍA: En una fase temprana de la neumonía por neumococo se produce líquido de edema rico en proteínas con abundantes microorganismos que ocupan los alvéolos (fig. 10-10). La intensa congestión capilar conlleva la salida masiva de leucocitos polimorfonucleares y una hemorragia intraalveolar (fig. 10-11). Dada la consistencia firme del pulmón afectado, este tiene semejanzas con el hígado, por lo que esta fase ha sido también denominada «**hepatización roja**» (fig. 10-10).

La siguiente fase, que se produce dos días o más después, dependiendo del éxito del tratamiento, incluye la lisis por leucocitos polimorfonucleares y la aparición de macrófagos, que fagocitan los neutrófilos fragmentados y otros restos inflamatorios. En esta etapa, la congestión disminuye, pero el pulmón todavía tiene una consistencia dura («**hepatización gris**») (fig. 10-10). El exudado alveolar es eliminado y el pulmón regresa gradualmente a la normalidad.

Algunas de las complicaciones de la neumonía por neumococos son:

- **Pleuritis (inflamación de la pleura)**, por lo general dolorosa, que es frecuente debido a que el neumococo se extiende con facilidad hacia la pleura.
- **Derrame pleural** (líquido en el espacio pleural), que se produce con frecuencia, pero por lo general se resuelve.
- Empiema/**piotórax (pus en el espacio pleural)** es causado por la infección del derrame pleural y puede sanar, provocando una fibrosis grave.
- **Bacteriemia**, que se presenta en etapas tempranas de la neumonía por neumococo en más del 25 % de los casos y que puede producir endocarditis o meningitis. Los pacientes con asplenia por lo general mueren cuando se produce bacteriemia por este agente.
- **Fibrosis pulmonar**, que es una complicación rara de la neumonía por neumococos. El exudado intraalveolar se organiza formando tapones intraalveolares de tejido de granulación conocidos como **neumonía organizada**. Gradualmente, el aumento de la fibrosis alveolar da lugar a un lóbulo endurecido y contraído, una complicación rara conocida como carnificación.
- **Absceso pulmonar (agrupación localizada de pus)** es una complicación rara de la neumonía por neumococo.

 CARACTERÍSTICAS CLÍNICAS: La neumonía neumocócica comienza súbitamente, acompañada de fiebre y escalofríos. Es normal la presencia de dolor torácico secundario a implicación de la pleura. Es frecuente asimismo la aparición de hemoptisis, que es característicamente «herrumbrosa», debido a que deriva de sangre modificada en el espacio alveolar. En la radiografía se puede observar ocupación alveolar de grandes zonas del pulmón, que producen un aspecto sólido que se extiende en todos los lóbulos o segmentos. Antes del tratamiento antibiótico cerca de un tercio de los casos terminaba en muerte. En la actualidad se cuenta con un tratamiento

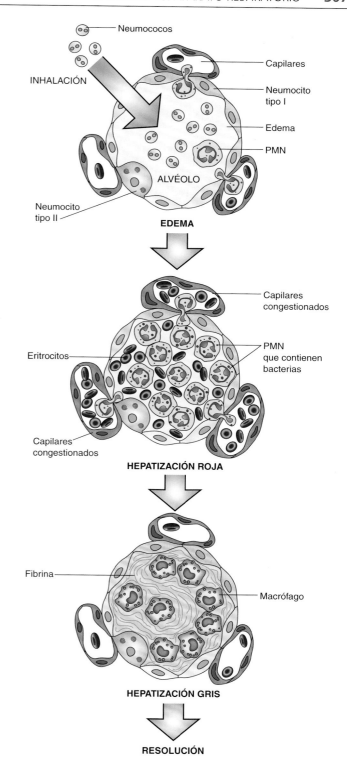

FIGURA 10-10. Patogenia de la neumonía lobular neumocócica. El neumococo, con un patrón característico en pares (diplococos), se multiplica con rapidez en los espacios alveolares, donde produce un importante edema. Desencadena una respuesta inflamatoria aguda en la que destacan los leucocitos polimorfonucleares y la congestión (hepatización roja). Conforme el proceso inflamatorio continúa, los macrófagos reemplazan a los leucocitos polimorfonucleares y comienzan el proceso de digestión de restos (hepatización gris). Este proceso suele resolverse, pero pueden aparecer algunas complicaciones. PMN, neutrófilos polimorfonucleares.

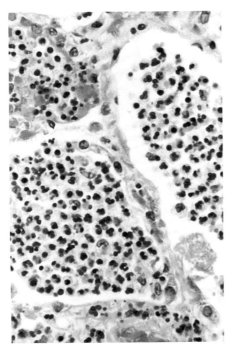

FIGURA 10-11. Neumonía neumocócica. Se observan los alvéolos ocupados por completo con exudado conformado por leucocitos polimorfonucleares y algunos macrófagos.

efectivo para la neumonía neumocócica y algunos síntomas responden rápidamente, aunque la lesión puede persistir en las radiografías varios días antes de desaparecer. Los pacientes con esplenectomías previas tienen un alto riesgo de sufrir shock séptico y muerte fulminante. Es posible la vacunación para la neumonía neumocócica, especialmente en los adultos mayores.

Estreptococos del grupo B

Los estreptococos del grupo B son bacterias grampositivas que crecen en cadenas cortas. Son la causa principal de neumonía neonatal, así como de neumonía y septicemia. Cada año en Estados Unidos se producen miles de infecciones neonatales con estreptococos del grupo B; 30% de los niños infectados mueren. Los estreptococos del grupo B forman parte de la flora vaginal normal en 10% a 30% de las mujeres. La mayoría de los bebés nacidos de mujeres colonizadas adquieren los organismos cuando pasan a través del canal de parto. Los estreptococos del grupo B causan, con muy poca frecuencia, infecciones piógenas en adultos.

FISIOPATOLOGÍA Y PATOLOGÍA: Entre los factores de riesgo específicos que se relacionan con la infección incluyen el parto nacimiento prematuro y las concentraciones bajas de anticuerpos IgG maternos contra el microorganismo. Los recién nacidos tienen poca reserva funcional para la producción de granulocitos, por lo que, una vez que se establece la infección bacteriana, supera rápidamente las defensas del cuerpo. La infección por estreptococos del grupo B puede limitarse a los pulmones o el sistema nervioso central, o bien puede diseminarse. En el análisis histopatológico, el tejido afectado muestra una respuesta piógena, muchas veces con un número muy alto de cocos grampositivos.

Otras neumonías estreptocócicas

Las infecciones pulmonares por *Streptococcus pyogenes* del grupo A se presentan de manera característica después de infecciones de las vías respiratorias de origen viral. Es raro que se presente

en la comunidad, pero se produce ocasionalmente en pacientes inmunodeprimidos o debilitados.

PATOLOGÍA: En el examen macroscópico, los pulmones de los pacientes que mueren por neumonía por estreptococo tienen mayor peso por la presencia de edema y sangre. La consolidación seca (hepatización) no es característica de esta enfermedad. En la observación con microscopio, los alvéolos se encuentran ocupados por líquido rico en fibrina, pero los neutrófilos son escasos. Después de una neumonía prolongada puede aparecer necrosis alveolar. El empiema es una complicación común.

CARACTERÍSTICAS CLÍNICAS: Los pacientes con neumonía por estreptococo presentan fiebre de inicio súbito, disnea, tos, dolor torácico, hemoptisis y con frecuencia cianosis. En la radiografía, se observa un patrón de bronconeumonía; no se aprecia consolidación lobular. Se requiere tratamiento antibiótico intensivo.

La **neumonía por estreptococo en el neonato** suele ser producida por el estreptococo del grupo B (*Streptococcus agalactiae*), un germen habitual en el aparato genital femenino. Los síntomas son similares a los del síndrome de dificultad respiratoria del neonato. Sin embargo, los neonatos a término generalmente presentan un cuadro de toxemia grave y pueden morir al cabo de unas cuantas horas.

Neumonía estafilocócica

Aunque la neumonía estafilocócica produce sólo el 1% de las neumonías bacterianas adquiridas en la comunidad, *S. aureus*, coco grampositivo, implica una sobreinfección pulmonar común después de haber cursado gripe y otras infecciones virales del aparato respiratorio. Los episodios repetidos de neumonía por estafilococos se observan en pacientes con fibrosis quística, debido a colonización de las vías respiratorias con bronquiectasias. La neumonía estafilocócica nosocomial se presenta típicamente en pacientes con enfermedades crónicas con predisposición a la aspiración y en aquellos que se encuentran intubados. Como se ha señalado anteriormente, es un agente causal común de la neumonía en unidades de cuidados intensivos. El organismo también puede ser responsable de infecciones de las vías respiratorias, incluida la neumonía en bebés pequeños, especialmente en los menores de 2 meses de edad.

PATOLOGÍA: Al igual que las infecciones estafilocócicas en otras zonas, la neumonía por este microorganismo se caracteriza por la aparición de absceso. La neumonía estafilocócica de focos múltiples produce muchos pequeños abscesos. En los lactantes y, con menor frecuencia, en los adultos, esto puede conllevar la producción de **neumatoceles**, es decir espacios quísticos de pared delgada cubierto fundamentalmente por tejido respiratorio. Los neumatoceles se pueden expandir rápidamente y comprimir estructuras pulmonares circundantes o romperse en la cavidad pleural causando a su vez neumotórax a tensión. Los neumatoceles se desarrollan cuando los abscesos se rompen dentro de la vía respiratoria, lo que permite la expansión del primero por la tracción ejercida durante la inspiración. Otras complicaciones de la neumonía por estafilococos son la aparición de cavernas y los derrames pleurales, pero el empiema es raro. La neumonía por estafilococo requiere un tratamiento agresivo, sobre todo porque el *S. aureus* es con frecuencia resistente a los antibióticos.

Neumonía por Legionella

En 1976, una enfermedad respiratoria desconocida con una elevada mortalidad produjo un brote en la Legión Americana, en Filadelfia. El microorganismo responsable, *Legionella pneumophila*, es una bacteria de crecimiento difícil, con requerimientos especiales para su desarrollo en cultivo. Los estudios serológicos e histológicos mostraron que diversas epidemias de causa no identificada sucedidas con anterioridad habían sido producidas por el mismo agente. Los microorganismos del género *Legionella* pueden sobrevivir en ambientes acuáticos y ocasionar brotes de neumonía que se originan en el agua contaminada presente en los sistemas de enfriamiento por aire acondicionado, los condensadores por evaporación y lugares en construcción. No se contagia de persona a persona y no hay un reservorio animal ni humano.

 PATOLOGÍA: Los microorganismos de *Legionella* son gramnegativos pero son difíciles de observar mediante las tinciones convencionales. La mejor manera de observarlos es mediante las tinciones argénticas y por inmunofluorescencia. En casos mortales de neumonía por *Legionella*, múltiples lóbulos muestran bronconeumonía, con grandes áreas confluentes. En el análisis microscópico, los alvéolos contienen fibrina y células inflamatorias, que pueden ser tanto neutrófilos como macrófagos. La necrosis de las células inflamatorias (leucocitoclasia) puede ser muy extensa. Si el paciente sobrevive durante varias semanas, el exudado puede mostrar organización fibrosa. Una tercera parte de los casos pueden complicarse con empiema. La *Legionella* suele ser abundante dentro y fuera de las células fagocíticas.

 CARACTERÍSTICAS CLÍNICAS: La neumonía por *Legionella* tiene un inicio súbito, con malestar general, fiebre, mialgia y, algo curioso, dolor abdominal. Es habitual la tos productiva y el dolor torácico, debido a que en ocasiones se produce pleuritis. La mortalidad es del 10 al 20%, especialmente en pacientes inmunodeprimidos.

Neumonía por *Klebsiella* y *Enterobacter*

K. pneumoniae son bacilos gramnegativos, cortos y encapsulados. Junto a *S. pneumoniae*, *Klebsiella* es el único microorganismo que produce neumonía lobular con cierta frecuencia. Sin embargo, *K. pneumoniae* sólo causa el 1% de todos los casos de neumonía adquirida en la comunidad a pesar de que es un organismo común en las infecciones nosocomiales (adquiridas en el hospital). La neumonía por *Klebsiella* se relaciona muy frecuentemente con alcoholismo y es más habitual en individuos hombres de mediana edad, aunque la diabetes y la enfermedad pulmonar crónica también aumentan el riesgo de padecerla. La neumonía secundaria causada por estas bacterias puede complicar la gripe u otras infecciones virales respiratorias. *Enterobacter* son organismos relacionados con un perfil similar de patogenicidad y son responsables del 10% de los casos de neumonía en unidades de cuidados intensivos (ocupa el tercer lugar después de *S. aureus* y *Pseudomonas aeruginosa*).

 PATOLOGÍA: Las etapas de la neumonía por *Klebsiella* no están tan bien descritas como en el caso de la neumonía por neumococo, pero la fase de congestión aguda y hemorragia es menos acentuada. El microorganismo posee una cápsula gruesa, gelatinosa, que da a la superficie de corte del pulmón una apariencia mucosa característica. Otro rasgo de la neumonía por *Klebsiella* es que el lóbulo afectado aumenta de tamaño, de manera que las cisuras se «abultan» y alcanzan regiones no afectadas. Hay una tendencia a la presencia de necrosis y formación de abscesos. Una complicación grave es la **fístula broncopleural** (es decir, una comunicación entre la vía respiratoria bronquial y el espacio pleural).

El inicio de la neumonía por *Klebsiella* es menos dramático que el de la neumonía por neumococo, pero la enfermedad puede ser más peligrosa. Antes del uso de los antibióticos, la mortalidad de neumonía por *Klebsiella* era del 50 al 80%. Incluso con el inicio oportuno de administración de antibióticos, la mortalidad sigue siendo considerable.

Neumonías oportunistas causadas por bacterias gramnegativas

Las neumonías causadas por microorganismos gramnegativos, entre los cuales los más comunes son *Escherichia coli* y *P. aeruginosa*, se han vuelto más frecuentes con el advenimiento de los tratamientos inmunodepresores y citotóxicos, el uso de antibióticos de amplio espectro y el sida.

ESCHERICHIA COLI: La neumonía por *E. coli* puede presentarse después de bacteriemia posterior a una cirugía gastrointestinal y genitourinaria, incluso en pacientes inmunocompetentes. También se observa en pacientes con cáncer que reciben quimioterapia y en personas con enfermedades crónicas en el espacio pulmonar o cardiaco. Se presenta como una bronconeumonía y responde mal al tratamiento.

PSEUDOMONAS AERUGINOSA: La neumonía por *Pseudomonas* se presenta con mayor frecuencia en pacientes inmunodeprimidos o en los que sufren quemaduras o fibrosis quística. Es habitual tener antecedentes de administración de tratamiento antibiótico por alguna otra infección. Con frecuencia se relaciona con vasculitis infecciosa, en la que se pueden apreciar un gran número de microorganismos en las paredes de los vasos sanguíneos, que dan como resultado infartos pulmonares. La respuesta al tratamiento antibiótico de la neumonía por *Pseudomonas* suele ser mala.

 CARACTERÍSTICAS CLÍNICAS: Dado que la neumonía desencadenada por organismos gramnegativos oportunistas afecta a pacientes que a menudo ya están gravemente enfermos, los síntomas de la neumonía pueden ser menos evidentes que en personas sanas. El aumento del malestar, la fiebre y la dificultad para respirar son a menudo los primeros signos de neumonía. Si no se trata, los organismos pueden invadir la sangre y desencadenar una septicemia mortal. El tratamiento requiere antibióticos parenterales, pero, por desgracia, las pseudomonas son resistentes a la mayoría de los que se emplean en la actualidad.

Neumonía por otros microorganismos anaerobios

Muchos microorganismos anaerobios son habituales en la cavidad bucal, en especial en personas con mala higiene dental. Entre estos se encuentran ciertos estreptococos, fusobacterias y especies de *Bacteroides*. Los trastornos de la deglución, como sucede en los alcohólicos, pacientes anestesiados y personas con crisis convulsivas, predisponen a la aspiración de bacterias anaerobias. Las infecciones pulmonares resultantes producen neumonías necrosantes, que con frecuencia desembocan en abscesos pulmonares.

Los abscesos pulmonares son acumulaciones localizadas de pus acompañadas de destrucción del parénquima pulmonar, incluyendo los alvéolos, las vías respiratorias y los vasos sanguíneos; las bacterias anaerobias provocan más del 90% de los casos. Las infecciones son por lo general polimicrobianas, con frecuencia con bacterias fusiformes y especies del género *Bacteroides*. No es sorprendente que el alcoholismo suponga la situación más común que predispone a abscesos pulmonares. También la sobredosis de medicamentos, la epilepsia y otros trastornos neurológicos aumentan el riesgo. Otras causas de abscesos pulmonares incluyen neumonías necrosantes, obstrucción bronquial, trombos pulmonares infectados, traumatismo penetrante y extensión de una infección proveniente de los tejidos adyacentes a los pulmones.

 PATOLOGÍA: Los abscesos pulmonares varían de tamaño de 2 a 6 cm de diámetro; del 10 al 20% tienen múltiples cavidades, por lo general después de neumonía necrosante o diseminación de émbolos sépticos pulmonares. El pulmón del lado derecho está afectado con mayor frecuencia que el izquierdo, debido a que el bronquio principal derecho tiene una dirección en la relación con la tráquea mucho más cercana a su bifurcación. Los abscesos pulmonares agudos no están bien definidos respecto al parénquima pulmonar circundante. Muestran presencia de abundantes leucocitos polimorfonucleares, y dependiendo del tiempo de evolución de la lesión, cantidades variables de macrófagos y restos de tejido necrótico. Los abscesos se encuentran rodeados por hemorragia, fibrina e inflamación. Conforme pasa el tiempo, se forma una pared fibrosa alrededor de los bordes. Los abscesos pulmonares difieren de los abscesos en otras regiones por el hecho de que pueden drenar espontáneamente. La cavidad formada de esta manera contiene aire, restos necróticos y exudado pulmonar (fig. 10-12), lo que crea un nivel de líquido que es fácilmente observable en las radiografías. El recubrimiento de las cavidades se encuentra cubierto por epitelio escamoso regenerativo. Las paredes de los abscesos más antiguos pueden estar cubiertas por epitelio respiratorio ciliado, lo que hace muy difícil distinguirlo de bronquiectasias.

 CARACTERÍSTICAS CLÍNICAS: Casi todos los pacientes con abscesos pulmonares presentan fiebre y tos, que de forma característica produce grandes cantidades de esputo de olor fétido. Muchos pacientes refieren dolor torácico de tipo pleurítico y en el 20% aparece hemoptisis.

Entre las complicaciones del absceso pulmonar se encuentran la rotura del espacio pleural, que da como resultado empiema y hemoptisis grave. El absceso puede drenar hacia el bronquio, con la consecuente diseminación de la infección a otras partes del pulmón. A pesar del tratamiento antimicrobiano vigoroso dirigido principalmente contra bacterias anaerobias, la mortalidad por absceso pulmonar sigue siendo del 5 al 10%.

Psitacosis

La psitacosis es una infección zoonótica pulmonar causada por la inhalación de *Chlamydia psittaci* , presente en polvo contaminado con heces de pájaros, entre las cuales la enfermedad es endémica. Las enfermedades humanas generalmente se derivan de mascotas y, a menudo, de loros. La enfermedad es poco frecuente, con 10 casos por año notificados en Estados Unidos, aunque la incidencia real de enfermedad en humanos puede ser mayor. La psitacosis se caracteriza por síntomas sistémicos graves, como fiebre, malestar general y mialgia, pero de manera sorpresiva con pocos síntomas respiratorios distintos a la presencia de tos. Las radiografías de tórax suelen ser negativas y cuando hay anomalías, se observa consolidación irregular y un patrón intersticial. Las características patológicas en la mayoría de los casos se desconocen, pero la enfermedad se origina muy probablemente por una neumonía intersticial. En caso de muerte, se observan diferentes grados de

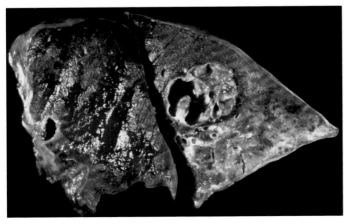

FIGURA 10-12. Abscesos pulmonares. Absceso quístico pulmonar de gran tamaño que contiene exudado purulento y está delimitado por una pared fibrosa. Hay presencia de neumonía en el parénquima pulmonar circundante.

daño alveolar difuso junto con edema, neumonía intraalveolar y necrosis.

Neumonía por ántrax y peste neumónica

Los acontecimientos mundiales más recientes han propiciado que se ponga mayor atención a los agentes infecciosos que pueden ser utilizados como armas biológicas con fines de terrorismo. Entre estos destacan **Bacillus anthracis** y **Yersinia pestis**.

B. anthracis es el agente causal del ántrax y está caracterizado por ser un microorganismo grampositivo de tipo bacilo formador de esporas. El ántrax se produce en muchas especies de animales domésticos, pero la infección en el ser humano es muy poco frecuente. La transmisión se produce por contacto directo con las esporas y el contagio persona a persona es raro. El ántrax cutáneo rara vez es mortal, pero la inhalación tiene una alta mortalidad. Las esporas de ántrax son muy resistentes a la sequedad y cuando son inhaladas se ven transportadas hacia los nódulos linfáticos del mediastino. Desde este lugar, los bacilos se reproducen y diseminan con rapidez a través del torrente sanguíneo para alcanzar otros órganos, incluyendo los pulmones. Posteriormente se produce necrosis hemorrágica de los órganos infectados, entre los cuales destaca la masa mediastínica hemorrágica. En los pulmones, la enfermedad se manifiesta por bronquitis hemorrágica y zonas confluentes de neumonía hemorrágica.

Y. pestis es el agente causal de la **peste**, que produce dos formas de infección, una bubónica y otra neumónica. La enfermedad es una zoonosis de muchos pequeños roedores y se transmite a los humanos mediante un vector artrópodo. En la peste neumónica los microorganismos son inhalados directamente y la enfermedad puede diseminarse también de persona a persona. Los pulmones muestran extensa bronconeumonía hemorrágica, pleuritis y crecimiento de los nódulos linfáticos mediastínicos. Sin tratamiento la enfermedad avanza rápidamente y con una alta mortalidad.

Infecciones pulmonares bacterianas granulomatosas

Las infecciones pulmonares granulomatosas se caracterizan por la formación de la lesión tisular característica, el granuloma. El agente causal clásico y más común es *Mycobacterium tuberculosis*, que se asocia con **granulomas de caseificación** que tienen un característico centro necrótico (caseoso). Otros patógenos bacterianos y fúngicos (*v.* más adelante) también se asocian con un cierto grado de formación de granulomas, pero no son tan característicos ni están «bien formados» como los hallados en la tuberculosis.

Tuberculosis

Si bien en el s. xix la tuberculosis azotó los países industrializados, su prevalencia disminuyó exponencialmente en el s. xx por la mejora de las condiciones de vida y trabajo, así como el advenimiento de los antituberculosos. Sin embargo, la infección ha resurgido en fechas recientes, en particular por cepas farmacorresistentes y entre pacientes con sida. La enfermedad se divide en tuberculosis primaria y secundaria (o reactivación).

TUBERCULOSIS PRIMARIA: La enfermedad es adquirida por la exposición inicial a *M. tuberculosis*, por lo general como resultado de la inhalación de aerosoles infectados generados cuando tose una persona con tuberculosis cavitaria secundaria. Los microorganismos inhalados se multiplican en los alvéolos debido a que los macrófagos alveolares no pueden eliminar con efectividad la bacteria.

 PATOLOGÍA: La **lesión de Ghon** es la primera que aparece con la tuberculosis primaria y presenta un granuloma parenquimatoso periférico, por lo general en los lóbulos superiores. Cuando esta lesión se asocia con crecimiento de nódulos linfáticos mediastínicos, se forma el **complejo de Ghon** (fig. 10-13). En el examen macroscópico, se ob-

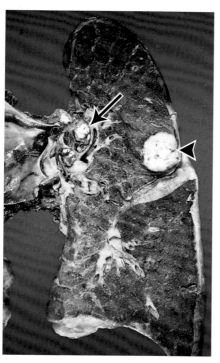

FIGURA 10-13. Tuberculosis primaria. El complejo de Ghon resuelto está representado por un nódulo subpleural (*punta de flecha*) y los *nódulos* linfáticos *hiliares* afectados (*flecha*).

serva una cicatriz, con un nódulo de Ghon subpleural de 1-2 cm de diámetro, bien delimitado y con necrosis central. En fases más avanzadas, se observa fibrosis y calcificación. En el análisis microscópico, hay un granuloma con necrosis caseosa central (fig. 10-14) y grado variable de fibrosis; las características microscópicas del drenaje de los nódulos linfáticos hiliares son similares a las de la lesión parenquimatosa periférica.

La mayoría (el 90% o más) de las infecciones primarias de tuberculosis son asintomáticas; las lesiones se mantienen localizadas y se curan. En algunos casos, hay extensión autolimitada a la pleura, con derrame pleural secundario. Con menos frecuencia, la tuberculosis primaria no se limita y se disemina a otras partes del pulmón (**tuberculosis primaria progresiva**). Esto suele suceder en niños pequeños o adultos inmunodeprimidos. En estos casos, la lesión inicial crece produciendo áreas de necrosis de hasta 6 cm o más en su diámetro mayor. La presencia de licuefacción central produce cavernas, las cuales se expanden hasta ocupar la mayor parte del lóbulo inferior. Al mismo tiempo, el drenaje de los nódulos linfáticos muestra cambios histológicos similares. La erosión de los bronquios por un proceso de necrosis conduce a la diseminación pulmonar de la enfermedad.

TUBERCULOSIS SECUNDARIA: Esta etapa representa la reactivación de la tuberculosis pulmonar primaria o una nueva infección en un huésped previamente expuesto a la tuberculosis primaria.

 PATOLOGÍA: La reacción inicial a *M. tuberculosis* es diferente en la tuberculosis secundaria. La respuesta inmunitaria celular se produce después de un intervalo de latencia y da lugar a la formación de muchos granulomas y diseminación del tejido necrótico. Los segmentos apical y posterior de los lóbulos superiores son los más frecuentemente afectados, pero el segmento superior del lóbulo inferior también puede serlo y no hay parte del pulmón que se excluya. Aparece una lesión difusa, fibrótica, mal delimitada, con áreas localizadas de necrosis caseosa. Por lo general, este foco se resuelve y calcifica,

pero en algunos casos erosiona el bronquio, después de lo cual drena material infeccioso que origina una caverna tuberculosa.

Las cavernas tuberculosas varían de 1 cm de diámetro a regiones quísticas que ocupan casi la totalidad del pulmón. La mayoría miden de 3 a 10 cm de diámetro y tienden a localizarse en los ápices de los lóbulos superiores (fig. 10-15), aunque pueden presentarse en cualquier parte del órgano. La pared de la cavidad está formada por (1) una membrana interna delgada de color gris que contiene nódulos necróticos suaves; (2) una zona intermedia de tejido de granulación, y (3) un reborde externo de colágeno. La luz se encuentra ocupada por material caseoso que contiene bacilos resistentes al ácido-alcohol. Las cavidades con frecuencia se comunican libremente con los bronquios y la liberación de material infeccioso hacia las vías respiratorias se produce con facilidad dentro del pulmón. Las paredes de las cavidades tuberculosas resueltas pueden volverse fibróticas y calcificarse.

La tuberculosis secundaria se relaciona con diversas complicaciones:

- La **tuberculosis miliar** se refiere a la presencia de múltiples granulomas tuberculosos de tamaño muy pequeño (como semillas de mijo) (fig. 10-16) presente en muchos órganos. Los microorganismos se diseminan desde el pulmón hacia otros lugares a través de la circulación, por lo general durante la tuberculosis secundaria, pero ocasionalmente también en la tuberculosis primaria.

- La **hemoptisis** (esputo hemoptoico) es causada por la erosión de una lesión tuberculosa en pequeñas arterias pulmonares en la pared de la cavidad. Pueden ser lo suficientemente graves como para que un paciente pueda sufrir asfixia con su propia sangre.

- La **fístula broncopleural** se presenta cuando una cavidad subpleural se rompe hacia el espacio pleural. De hecho, esto produce empiema y neumotórax.

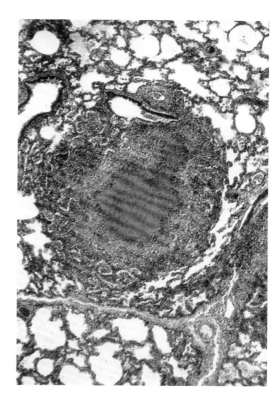

FIGURA 10-14. Granuloma necrosante por *Mycobacterium tuberculosis*. Presencia de pequeño granuloma tuberculoso con necrosis caseosa central presente en el parénquima pulmonar. El centro necrótico está rodeado por histiocitos, células gigantes y tejido fibroso.

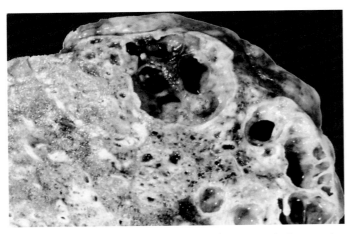

FIGURA 10-15. Caverna tuberculosa. El ápice del lóbulo superior izquierdo muestra cavidades tuberculosas rodeadas de parénquima pulmonar consolidado y fibrótico que contiene pequeños tubérculos.

- La **laringitis tuberculosa** es consecuencia de la salida de material infeccioso durante la tos.
- La **tuberculosis intestinal** es el resultado de la deglución de este mismo material infectado con tuberculosis.
- La **aspergiloma** es una masa micótica que se produce por la sobreinfección de una cavidad permanentemente abierta cuando se expone a *Aspergillus*; el hongo puede llenar toda la cavidad.

MYCOBACTERIUM AVIUM-INTRACELLULARE (MAI): En pacientes con sida, cuya capacidad de superar una reacción granulomatosa está disminuida, la neumonía por MAI se caracteriza por un infiltrado difuso de macrófagos e innumerables microorganismos resistentes a ácido-alcohol. MAI puede colonizar las vías respiratorias de individuos de edad avanzada inmunocompetentes con trastornos pulmonares de base, como bronquiectasias, o puede producir inflamación granulomatosa con o sin cavitación.

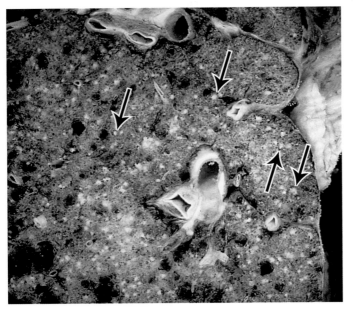

FIGURA 10-16. Tuberculosis miliar. Múltiples nódulos de tamaño milimétrico (*flechas*) distribuidos en todo el parénquima pulmonar.

Actinomicosis

La actinomicosis es causada por la infección con actinomicetos, el microorganismo pulmonar más habitual es *Actinomyces israeli*. Aunque este actinomiceto tiene el aspecto de un hongo, se trata de una bacteria filamentosa anaerobia. Estos microorganismos grampositivos residen en condiciones normales en la cavidad bucal y nasal e infectan los pulmones por aspiración de contenido de la bucofaringe o por extensión a partir de un absceso subdiafragmático o hepático actinomicótico.

 PATOLOGÍA: Las lesiones pulmonares por actinomicosis consisten en múltiples pequeños abscesos pulmonares interconectados. Los bordes de los abscesos son granulomatosos, pero la zona de necrosis central es purulenta y contiene colonias de microorganismos, que son bacterias grampositivas delgadas, ramificadas y filamentosas. En los bordes de las colonias se observan filamentos basófilos con el extremo en forma de palillo de tambor que son observables a simple vista como pequeñas partículas amarillas («**gránulos de azufre**»). Los abscesos pueden invadir la pleura y producir fístulas y empiema broncopulmonar. También pueden extenderse hasta la pared torácica.

Nocardia

Las especies de *Nocardia* son bacterias grampositivas filamentosas que causan neumonía progresiva, aguda o crónica. La causa más común de neumonía de este tipo es *Nocardia asteroides*. La infección es más frecuente en pacientes inmunodeprimidos, especialmente en aquéllos con linfomas, neutropenia, enfermedades granulomatosas de la infancia y proteinosis alveolar pulmonar.

 PATOLOGÍA: En el análisis histopatológico, los pulmones muestran abscesos (fig. 10-17 A), los cuales tienen características granulomatosas propias de las infecciones crónicas. Los microorganismos se caracterizan por ser delgados, característicamente con filamentos finos y ramificados casi siempre en ángulo recto (fig. 10-17 B). En los cortes de tejido, se aprecian mejor con tinción de Gram o de Gomori argéntica con metenamina (fig. 10-17 B). También se tiñe débilmente con la técnica resistente a ácido-alcohol.

Infecciones virales del pulmón

 PATOLOGÍA: Además de producir bronquiolitis en las vías respiratorias más periféricas, las infecciones virales pueden afectar en un principio al epitelio alveolar y posteriormente ocasionan infiltrado mononuclear del intersticio pulmonar (fig. 10-18). La presencia de membranas hialinas y necrosis de células epiteliales tipo I crean un aspecto indistinguible del daño alveolar difuso (DAD) por otras causas, que se discuten más adelante. En algunos pacientes, el daño alveolar puede ser casi indistinguible y la enfermedad se caracteriza por hiperplasia de neumocitos tipo II e inflamación intersticial. A diferencia de la mayoría de las infecciones bacterianas, en las que el exudado intraalveolar predomina y el intersticio se encuentra afectado sólo de manera ocasional (fig. 10-19), la neumonía intersticial predomina.

El **citomegalovirus** produce una neumonía caracterizada por intensa infiltración intersticial con linfocitos. Los alvéolos se encuentran recubiertos por células tipo II que son regeneradas para cubrir el defecto epitelial ocasionado por la necrosis de las células tipo I. Las células alveolares infectadas son de gran tamaño (citomegalia) con una sola inclusión nuclear basófila, un halo periférico y múltiples inclusiones basófilas citoplasmáticas indistintas (fig. 10-20).

La **infección por sarampión** afecta tanto a las vías respiratorias como al parénquima. La neumonía intersticial es una complicación

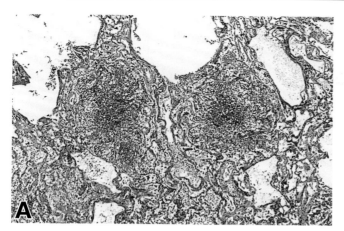
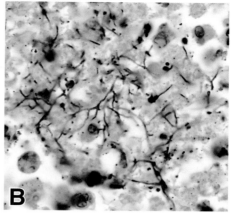

FIGURA 10-17. Nocardiosis. A. Corte de tejido en el que se observan abscesos formados por múltiples acumulaciones localizadas de inflamación aguda. **B.** Los microorganismos son bacterias delgadas, filamentosas y ramificadas (con tinción argéntica con metenamina de Gomori).

bien identificada de sarampión, pero rara vez produce la muerte, excepto en personas inmunodeprimidas que no hayan tenido exposición previa al virus.

La **infección por varicela** (y herpes zóster) produce una neumonía diseminada, con lesiones pulmonares necróticas focales e intersticial. La lesión pulmonar suele ser asintomática, excepto en individuos inmunodeprimidos, en quienes puede llevar a la muerte. Las inclusiones virales pueden estar presentes en el núcleo, y se caracterizan por ser eosinófilas y refringentes además de estar rodeadas de un halo de color más claro. Puede presentarse multinucleación.

El **herpes simple** puede ocasionar traqueobronquitis necrosante, así como DAD. Las inclusiones virales son idénticas a las observadas en la infección por varicela.

El **adenovirus** produce bronquiolitis necrosante y bronconeumonía. Pueden observarse dos tipos de inclusiones nucleares: inclusiones nucleares eosinófilas rodeadas de un halo claro y «células manchadas», así como la presencia indistinta de inclusiones basófilas nucleares que llenan todo el núcleo y se encuentran rodeadas sólo por un delgado anillo de cromatina (fig. 10-21).

El **virus de la gripe** produce típicamente neumonitis intersticial y bronquiolitis similar a la observada en otras neumonías virales. No tiene un patrón de cambios citopáticos virales característico. Las características morfológicas varían desde neumonía intersticial y bronquiolitis hasta DAD. En algunos casos, puede haber presencia de hemorragia masiva. Con la mayoría de las cepas de virus de la gripe es habitual la sobreinfección bacteriana.

Síndrome respiratorio agudo grave (SARS) y síndrome respiratorio de Oriente Medio (MERS)

A principios de 2002, se desencadenó una grave epidemia de neumonía en la provincia china de Guangdong. Debido a los brotes que ocurrieron en Hong Kong, Vietnam y Singapur, la enfermedad se extendió por todo el mundo a través de viajes aéreos internacionales. Esta enfermedad clínica emergente, a la que se denominó síndrome respiratorio agudo grave (SARS, *severe acute respiratory syndrome*), acabó extendiéndose por Estados Unidos, Canadá y Europa. El agente causal es un nuevo coronavirus, denominado coronavirus asociado a SARS (SARS-CoV). Este agente se deriva de un huésped no humano, probablemente murciélagos, con civetas y otros animales como posibles huéspedes intermediarios. El SARS es una enfermedad respiratoria viral potencialmente mortal, con un periodo de incubación de 2 a 7 días y síntomas que duran hasta 10 días. Esta pandemia inicial

se propagó mundialmente en 2003, y hubo más de 8000 casos conocidos y 775 muertes, alcanzando un índice de mortalidad de casi el 10%. Aunque el último caso humano infectado ocurrió a mediados de 2003, el SARS-CoV no se ha erradicado y tiene el potencial de reaparecer.

Más recientemente, un nuevo coronavirus similar es el responsable del síndrome respiratorio de Oriente Medio (MERS), que se ha propagado predominantemente en la Península Arábiga y, como foco secundario, en Corea. La enfermedad se describió por primera vez en 2012 y mostró su actividad máxima en 2014 y 2015; aún hoy se producen casos ocasionales. Es probable que el reservorio de la enfermedad se ubique en camellos; se propaga por contacto personal. Los pulmones de los pacientes que murieron por SARS muestran daño alveolar difuso, como se describe más adelante. También se han observado células sinciciales multinucleadas sin inclusiones virales.

 CARACTERÍSTICAS CLÍNICAS: Clínicamente, el SARS comienza con fiebre y cefalea, seguido poco después de tos y disnea. Con frecuencia no se produce rinitis, y es común la diarrea. La presentación del MERS es similar, con fiebre, tos, dolor de garganta y síntomas gastrointestinales. Los pacientes con cualquiera de las dos enfermedades pueden desarrollar síndrome de dificultad respiratoria en adultos (ARDS; *v.* cap. 10) y tienen un alto riesgo de complicaciones y muerte. Muchos pacientes se recuperan, pero el índice de mortalidad alcanza el 10% en el SARS y el 30% en el MERS. La edad es un factor de riesgo importante para desarrollar enfermedad grave en ambas infecciones. No hay tratamientos específicos disponibles.

Infecciones por hongos

Muchos patógenos fúngicos como *Histoplasma*, *Coccidioides*, *Cryptococcus* y *Blastomyces* producen un patrón granulomatoso de infección en el pulmón, a menudo asociado con necrosis. Los dos primeros agentes producen una enfermedad que se parece mucho a la tuberculosis. *Aspergillus* puede formar granulomas o producir un patrón invasivo de enfermedad.

Histoplasmosis

La histoplasmosis, una enfermedad del medio oeste y del sureste de Estados Unidos, en especial de las riveras del Misisipi y Ohio, es causada por inhalación de *Histoplasma capsulatum*, presente en polvo infectado por lo general de guano de aves.

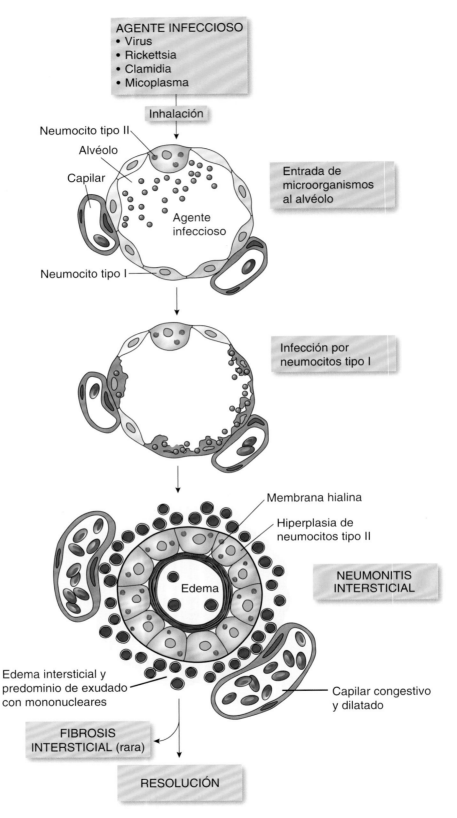

FIGURA 10-18. Patogenia de la neumonía intersticial. Aunque la neumonía intersticial es causada con mayor frecuencia por virus, existen otros microorganismos que también pueden producir importante inflamación intersticial. Las células tipo I son las más sensibles a este tipo de daño, perdiendo su integridad, que a su vez ocasiona edema intraalveolar. El exudado proteináceo y los restos celulares forman membranas hialinas y hay multiplicación de células tipo II en el recubrimiento del alvéolo. La inflamación intersticial se caracteriza principalmente por la presencia de células mononucleares. La enfermedad suele curarse por completo pero en ocasiones evoluciona hacia fibrosis intersticial.

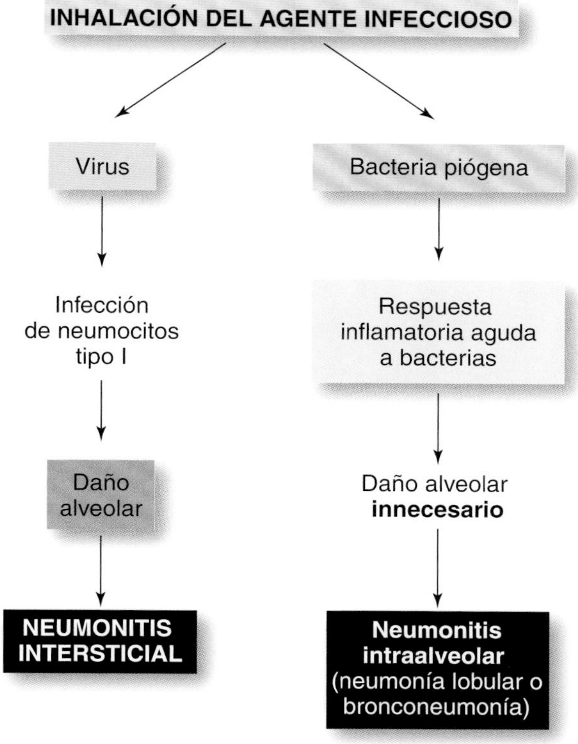

INHALACIÓN DEL AGENTE INFECCIOSO

Virus → Infección de neumocitos tipo I → Daño alveolar → **NEUMONITIS INTERSTICIAL**

Bacteria piógena → Respuesta inflamatoria aguda a bacterias → Daño alveolar **innecesario** → **Neumonitis intraalveolar** (neumonía lobular o bronconeumonía)

FIGURA 10-19. Patogenia de la neumonitis intersticial e intraalveolar.

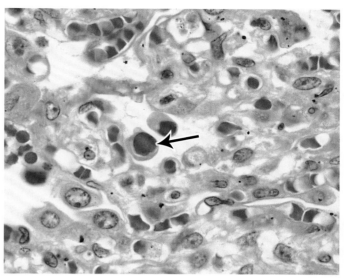

FIGURA 10-21. Neumonía por adenovirus. Célula «manchada» en el centro (*flecha*) formada por una inclusión nuclear basófila de aspecto heterogéneo.

PATOLOGÍA: La histoplasmosis tiene muchas características clínicas y patológicas en común con la tuberculosis. La mayoría de las infecciones son asintomáticas y producen cambios similares al complejo de Ghon, incluyendo el granuloma parenquimatoso y lesiones similares en los nódulos linfáticos de drenaje. Los granulomas son particularmente propensos a calcificarse, con frecuencia siguiendo un patrón concéntrico laminar. En la fase aguda, se observan numerosos microorganismos dentro de los macrófagos. Posteriormente, aparece inflamación granulomatosa, con frecuencia con una región de necrosis central. Los granulomas se resuelven dando lugar a fibrosis y calcificación, pero la zona de necrosis central puede persistir. Los microorganismos de forma esférica se observan con mayor facilidad mediante tinción argéntica como estructuras de diámetro de 2-4 µm y patrón de gemación de base estrecha.

En algunos casos las lesiones pulmonares evolucionan o se reactivan, dando lugar a lesión fibrótica progresiva y lesión necrótica, que se asemejan a la reactivación de la tuberculosis. Sin embargo, las lesiones por histoplasmosis son más fibróticas que las de la tuberculosis y es menos común la presencia de cavitaciones. La razón para la progresión se desconoce, aunque se atribuye a una elevada dosis del agente infeccioso y la mala respuesta del huésped como factores determinantes. Los pacientes inmunodeprimidos tienen un riesgo particularmente elevado de diseminación de *Histoplasma* dentro de los pulmones y hacia otros órganos.

Coccidioidomicosis

La coccidioidomicosis, causada por inhalación de esporas de *Coccidioides immitis*, era conocida originalmente como fiebre del valle de San Joaquín, después de haber sido identificada esta enfermedad como endémica de esta zona durante muchos años. Sin embargo, la infección se ha diseminado por otras zonas del suroeste de Estados Unidos y comparte muchas manifestaciones clínicas y patológicas con la histoplasmosis y la tuberculosis. En los cortes histológicos el microorganismo se observa como pequeñas esferas, de 30-100 µm de diámetro, con una gruesa pared refringente. Las esferas contienen innumerables endosporas, de 2-5 µm de diámetro, también pueden observarse las esférulas vacías o endosporas que han sido liberadas en los tejidos.

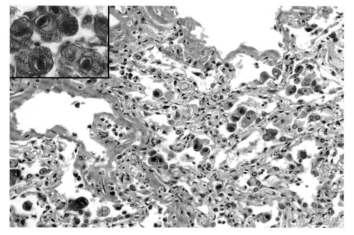

FIGURA 10-20. Neumonitis por citomegalovirus. Las células alveolares infectadas se ven aumentadas de tamaño y muestran inclusiones nucleares de color azul oscuro características. *Recuadro.* Mediante un acercamiento con mayor amplificación se pueden observar las células alveolares infectadas que presentan inclusiones nucleares basófilas aisladas con un halo perinuclear y múltiples inclusiones citoplasmáticas basófilas distribuidas de manera indistinta.

PATOLOGÍA: En la mayoría de los casos las lesiones de coccidioidomicosis se encuentran limitadas por un granuloma parenquimatoso periférico, con o sin granulomas de nódulos linfáticos. En ocasiones, la lesión puede evolucionar lentamente. En personas inmunodeprimidas la enfermedad puede evolucionar con rapidez, con liberación de endosporas en el pulmón, en cuyo caso la reacción hística puede ser purulenta, como en los padecimientos granulomatosos.

Criptococosis

La criptococosis se debe a la inhalación de esporas de *Cryptococcus neoformans*, que se encuentra por lo general en heces de palomas. Las lesiones pulmonares varían desde pequeños granulomas parenquimatosos hasta varios grandes nódulos, neumonía consolidada e incluso formación de cavidades. La mayoría de los casos más graves de criptococosis pulmonar se producen en pacientes con inmunodeficiencia, en los cuales los microorganismos proliferan masivamente dentro del espacio alveolar con poca reacción hística. Los microorganismos tienen un diámetro de 4-6 µm, pero pueden ser aún mayores, con una base en ciernes estrecha y una cápsula mucoide gruesa.

Blastomicosis

La blastomicosis es una enfermedad rara causada por *Blastomyces dermatitidis*. Se concentra más en las cuencas de los ríos Misuri, Misisipi y Ohio en Estados Unidos, así como en la región sur de Manitoba y noroccidental de Ontario en Canadá. Las características clínicas y patológicas se asemejan a las de otras infecciones por hongos ya mencionadas. La infección inicial produce una lesión semejante al complejo de Ghon o neumonitis progresiva. A diferencia de los complejos de Ghon tuberculosos, las lesiones localizadas de blastomicosis presentan necrosis central con reacción purulenta, rodeada de una zona de inflamación granulomatosa; los microorganismos tienen un diámetro de 8-15 µm, con una pared refringente gruesa y patrón de gemación de base ancha.

Aspergilosis

La infección pulmonar por especies de *Aspergillus*, por lo general, por *Aspergillus niger* o *Aspergillus fumigatus*, puede ocurrir bajo diversas circunstancias.

- **Aspergilosis invasiva**: es la forma más grave de infección por *Aspergillus*, presente casi exclusivamente como infección oportunista en personas inmunodeficientes. Los pulmones presentan zonas de consolidación en parches, multifocales y, en ocasiones, cavidades. La importante invasión de vasos sanguíneos, por lo general arterial, da como resultado obstrucción, trombosis e infartos en el tejido pulmonar. La aspergilosis invasiva es una infección pulmonar fulminante que no tiene un tratamiento hasta la actualidad.
- **Aspergiloma («bola micótica» o micetoma)**: el género *Aspergillus* puede crecer en cualquier cavidad previamente existente, como aquellas originadas por tuberculosis o bronquiectasias, donde prolifera originando masas formadas por hongos (fig. 10-22). Lo más común es la hemoptisis, que puede deberse a una enfermedad subyacente o, con menor frecuencia, a la infección micótica de la pared de la cavidad.
- **Aspergilosis broncopulmonar alérgica**: ciertos pacientes asmáticos presentan reacciones inmunitarias inusuales por Aspergillus caracterizadas por: (1) infiltrados pulmonares transitorios en la radiografía de tórax; (2) eosinofilia en sangre y esputo; (3) reacción en las pruebas de sensibilidad cutánea y medición de precipitinas en suero contra *A. fumigatus*, y (4) aumento de IgE.

 PATOLOGÍA: La aspergilosis broncopulmonar alérgica se encuentra invariablemente relacionada con bronquiectasias proximales (centrales), que afectan al bronquio segmentario y las siguientes dos a cuatro ramificaciones de los bronquios. Los pulmones muestran taponamientos de moco en los bronquios y los bronquíolos, infiltrado con eosinófilos y cristales de Charcot-Leyden (fig. 10-23 A y B). También pueden presentarse granulomatosis broncocéntrica y neumonía eosinófila. El moco presente en los bronquios puede contener hifas tabicadas de los hongos, con una ramificación de 45°. Es interesante men-

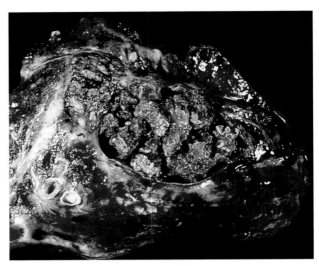

FIGURA 10-22. Bola micótica por *Aspergillus*. La imagen pulmonar muestra una cavidad ocupada por una masa micótica.

cionar que el árbol bronquial periférico se encuentra disminuido.

 CARACTERÍSTICAS CLÍNICAS: Los pacientes con aspergilosis broncopulmonar alérgica presentan sibilancias, dolor torácico y tos, y con frecuencia producen tapones de moco espeso. Los corticoesteroides sistémicos suelen ser útiles para controlar los episodios agudos.

Pneumocystis

La infección pulmonar por *Pneumocystis jiroveci* (previamente conocida como *Pneumocystis carinii*) es causa frecuente de neumonía infecciosa en pacientes con VIH/sida. También se encuentran en riesgo los pacientes bajo tratamiento inmunodepresor tras un trasplante renal o los que reciben quimioterapia contra el cáncer.

 PATOLOGÍA: La lesión clásica de neumonía por *Pneumocystis* es un infiltrado intersticial constituido por células plasmáticas y linfocitos, así como hiperplasia de neumocitos tipo II. Los alvéolos se encuentran ocupados por un exudado espumoso característico, en el que aparecen microorganismos que se presentan como pequeñas burbujas en un fondo de exudado proteináceo (fig. 10-24). En algunos casos, *Pneumocystis* también produce DAD (v. más adelante).

 CARACTERÍSTICAS CLÍNICAS: En un extremo, los síntomas pueden ser mínimos, mientras que por otro lado puede presentarse deficiencia respiratoria de evolución rápida. En pacientes con sida, pueden desarrollarse quistes de pared delgada y predisponer al desarrollo de neumotórax. El tratamiento indicado es con trimetoprima-sulfametoxazol y, en casos graves, corticoesteroides adyuvantes.

ENFERMEDADES NO INFECCIOSAS DE BRONQUIOS Y BRONQUÍOLOS

La mayoría de los trastornos bronquiales y bronquiolares consisten en situaciones agudas. La bronquitis crónica se explica más adelante. Aunque las enfermedades que se analizan a continuación no son, en sí mismas, de origen infeccioso, pueden representar la respuesta de las vías respiratorias a lesiones tanto infecciosas como no infecciosas.

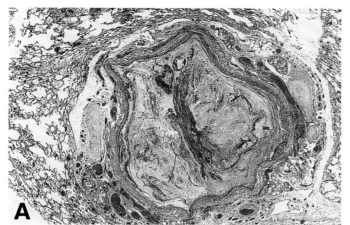
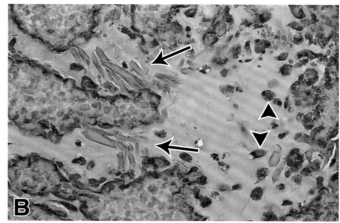

FIGURA 10-23. **Aspergilosis broncopulmonar alérgica. A.** Bronquio dilatado ocupado por un tapón de moco que presenta una densa capa de infiltrado eosinófilo. **B.** A mayor ampliación se observan numerosos eosinófilos (*puntas de flecha*) y cristales Charcot-Leyden (*flechas*).

Granulomatosis broncocéntrica

La granulomatosis broncocéntrica es un tipo de inflamación granulomatosa inespecífica localizada principalmente en los bronquios o bronquíolos (fig. 10-25). *El patrón histológico se presenta en diversas situaciones clínicas y no es característico de ninguna de ellas*.

Los **pacientes asmáticos**, en su mayor parte, presentan aspergilosis broncopulmonar alérgica (*v.* más adelante).

En los **pacientes no asmáticos** con granulomatosis broncocéntrica la causa más probable es una infección, especialmente tuberculosis u hongos tales como *H. capsulatum*. Este trastorno también puede ser una manifestación de problemas inmunitarios, tales como la artritis reumatoide, la espondilitis anquilosante y la granulomatosis con poliangitis. Los pacientes con granulomatosis broncocéntrica tanto de tipo de alérgico como no alérgico por lo general responden adecuadamente a la administración de corticoesteroides.

Bronquiolitis constrictiva

En la bronquiolitis constrictiva, a la bronquiolitis inflamatoria inicial le puede suceder la presencia de cicatrices y fibrosis bronquiolar con estrechamiento progresivo y, finalmente, destrucción por completo de la luz de la vía respiratoria. El término **bronquiolitis obliterante** es sinónimo de esta enfermedad.

 PATOLOGÍA: Los bronquíolos muestran inflamación crónica de la pared y diversos grados de fibrosis entre el epitelio y el músculo liso, con el consecuente estrechamiento de la luz. Estas lesiones son por lo general localizadas y pueden ser difíciles de identificar. El tejido pulmonar circundante suele ser normal. Este patrón de fibrosis se observa en diversas situaciones, incluyendo (1) trasplante de médula ósea (enfermedad de injerto contra el huésped); (2) trasplante pulmonar (rechazo crónico); (3) vasculopatías del colágeno (especialmente artritis reumatoide); (4) trastornos postinfecciosos (en especial infecciones virales); (5) tras inhalación de toxinas (SO_2, amonio, fosgeno), y (6) ingestión de ciertos medicamentos (penicilamina). También puede ser idiopática. Muchos pacientes presentan una evolución clínica progresiva continua. Aunque muchos casos son tratados con esteroides, no tiene un tratamiento efectivo para esta enfermedad.

Obstrucción bronquial

La obstrucción bronquial en el adulto se debe principalmente a extensión endobronquial de tumores pulmonares primarios, aunque también la presencia de tapones de moco y la aspiración de contenido gástrico o de cuerpos extraños pueden ser la causa, sobre todo en niños. Si la obstrucción es parcial, el aire atrapado puede ocasionar sobredistensión de la porción distal del segmento

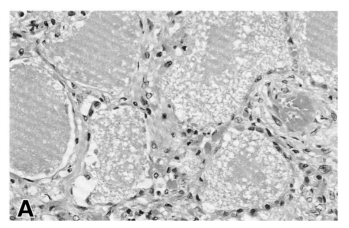
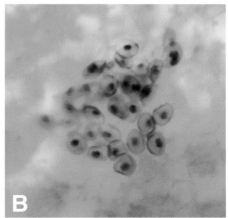

FIGURA 10-24. **Neumonía por *Pneumocystis jiroveci*. A.** Los alvéolos se aprecian ocupados por un exudado espumoso, mientras que el intersticio se encuentra engrosado y contiene infiltrado inflamatorio crónico. **B.** En la muestra de lavado broncoalveolar centrifugado y teñido mediante técnicas argénticas se observa un cúmulo de quistes de *Pneumocystis*.

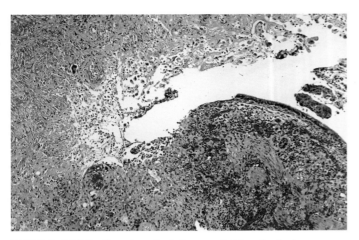

FIGURA 10-25. Granulomatosis broncocéntrica. En la imagen se observa un bronquíolo con úlcera y necrosis de la mucosa y submucosa con inflamación granulomatosa. El paciente tenía granulomatosis con poliangitis (anteriormente conocida como granulomatosis de Wegener) con afección pulmonar en el patrón de granulomatosis broncocéntrica.

afectado; la obstrucción total da lugar a atelectasias. Las regiones distales al área de obstrucción también pueden desarrollar neumonía, abscesos y bronquiectasias (*v.* más adelante).

Las **atelectasias** implican deficiencia del tejido pulmonar expandido. Si la fuente de aire es obstruida, el gas es transferido desde los alvéolos hacia la sangre, provocando que la región afectada entre en crisis. Las atelectasias se presentan como complicación postoperatoria de cirugía abdominal debido a que hay obstrucción por moco de los bronquios, o hay disminución de los movimientos respiratorios como resultado del dolor postoperatorio. Con frecuencia son asintomáticas, pero cuando son graves pueden ocasionar hipoxemia y una desviación del mediastino hacia el lado afectado.

Las atelectasias suelen ser causadas por obstrucción bronquial, pero también pueden deberse a compresión directa del pulmón (p. ej., hidrotórax o neumotórax). Si la compresión es suficientemente intensa, la función del pulmón afectado puede verse comprometida y el mediastino presentar una desviación *hacia el lado contrario* del lado afectado.

Las atelectasias suelen ser causadas por obstrucción bronquial, pero también pueden deberse a compresión directa del pulmón (p. ej., hidrotórax o neumotórax). Si la compresión es suficientemente intensa, la función del pulmón afectado puede verse comprometida y el mediastino presentar una desviación *hacia el lado contrario* del lado afectado.

En las atelectasias de larga duración, la región afectada del pulmón se torna fibrótica y muestra dilatación bronquial, en parte por la presencia de infección en la porción distal al área de obstrucción. El resultado es la dilatación bronquial permanente (bronquiectasias).

Bronquiectasias

Las bronquiectasias pueden ser tanto obstructivas como no obstructivas. Las **bronquiectasias obstructivas** se localizan y están en un área distal al lugar de obstrucción mecánica del bronquio central. Algunos ejemplos son tumores, inhalación de cuerpos extraños, tapones de moco en el asma o inflamación de nódulos linfáticos. Las **bronquiectasias no obstructivas** suelen producirse después de infecciones respiratorias o defectos en las defensas de las vías respiratorias ante una infección. Pueden ser localizadas o generalizadas.

Las bronquiectasias no obstructivas **localizadas** eran muy comunes, por lo general después de infecciones broncopulmonares

secundarias a sarampión, tos ferina u otras bacterias. Los casos siguen siendo debidos a infecciones broncopulmonares, generalmente por adenovirus o VSR.

Las **bronquiectasias generalizadas** son, en su mayor parte, secundarias a la incapacidad hereditaria de los mecanismos de defensa del huésped o a enfermedades adquiridas que permiten la introducción de microorganismos infecciosos en el interior de las vías respiratorias. Los trastornos adquiridos que predisponen a bronquiectasias son (1) trastornos neurológicos que impiden el estado de consciencia, la adecuada deglución, la eliminación de cuerpos extraños a través de los mecanismos respiratorios y el reflejo de la tos; (2) incompetencia del esfínter esofágico inferior; (3) intubación nasogástrica, y (4) bronquitis crónica. Las principales **enfermedades hereditarias** asociadas con bronquiectasias generalizadas son la fibrosis quística, el síndrome de los cilios discinéticos, las hipogammaglobulinemias y deficiencias de subclases específicas de inmunoglobulina (Ig) G.

El **síndrome de Kartagener** es uno de los síndromes de inmovilidad ciliar (discinesia ciliar) y se caracteriza por una tríada formada por dextrocardia (con o sin *situs inversus*), bronquiectasias y sinusitis. Es causado por defectos en los brazos externos o internos de dineína que constituyen los cilios, los cuales, respectivamente, generan o regulan el movimiento ciliar. Otros síndromes de cilios discinéticos incluyen la **deficiencia de cuerpos o láminas radiales** («síndrome de Sturgess») y la ausencia de dobletes de microtúbulos centrales de los cilios. En estos trastornos los cilios son deficientes en su estructura en todo el cuerpo. Tanto el hombre como la mujer son estériles, debido a la imposibilidad del desplazamiento ciliar en los conductos deferentes y en las trompas de Falopio. En el aparato respiratorio, los defectos ciliares están asociados con la presencia de infecciones de las vías respiratorias altas y bajas de repetición y, de la misma manera, a bronquiectasias.

Las bronquiectasias generalizadas suelen ser bilaterales y son más comunes en los lóbulos inferiores, y más del lado izquierdo que del derecho. Las bronquiectasias localizadas pueden presentarse en cualquier lugar en el que haya obstrucción o infección. Los bronquios están dilatados y presentan coloración blanquecina o amarillenta de las paredes engrosadas. La luz bronquial con frecuencia contiene secreción mucopurulenta de consistencia espesa. Al microscopio, se aprecian evidencias de inflamación intensa de los bronquios y bronquíolos, que da como resultado destrucción de todos los componentes de la pared bronquial. Con la consecuente disfunción del parénquima pulmonar distal, los bronquios dañados se dilatan. La inflamación de las vías respiratorias centrales conduce a la hipersecreción de moco y a anomalías de la superficie del epitelio, incluyendo metaplasia escamosa y aumento de las células caliciformes. Los folículos linfoideos se observan con frecuencia en las paredes bronquiales, y en los bronquios y bronquíolos distales pueden aparecer cicatrices, además de que con frecuencia se encuentran obliterados. Las arterias bronquiales aumentan su tamaño para irrigar la pared bronquial inflamada y el tejido fibroso. Se establece un círculo vicioso, porque la cantidad de moco producida es responsable de la producción de mayor infección, lo que lleva a la destrucción de las paredes bronquiales.

 CARACTERÍSTICAS CLÍNICAS: Los pacientes con bronquiectasias presentan tos crónica productiva, por lo general con producción de cientos de mililitros de esputo mucopurulento por día. Es habitual la hemoptisis, ya que la inflamación bronquial erosiona las paredes de las arterias bronquiales adyacentes. Pueden presentarse disnea y sibilancias en grado variable dependiendo de la magnitud de la enfermedad. La neumonía es frecuente y los pacientes de larga evolución tienen mayor riesgo de hipoxia crónica e hipertensión pulmonar. La dilatación bronquial reversible y aguda puede seguir a una infección broncopulmonar bacteriana o viral y pueden pasar meses antes de que los bronquios regresen a su tamaño normal.

ENFERMEDADES DE LOS ALVEOLOS

El daño alveolar difuso (DAD) hace referencia a un patrón de respuesta en una parte de epitelio alveolar y las células endoteliales a diversos factores de daño agudo (tabla 10-1). El homólogo clínico del DAD grave es el **síndrome de dificultad respiratoria aguda (ARDS)**. En el ARDS, los pulmones de aspecto normal presentan un daño que evoluciona con rapidez a deficiencia respiratoria. La distensibilidad pulmonar disminuye (al punto de requerir ventilación mecánica), con presencia de hipoxemia y opacidades radiológicas en ambos pulmones («blanqueamiento»). La mortalidad por ARDS es superior al 50 % y en pacientes mayores de 60 años de edad alcanza el 90 %.

FACTORES ETIOLÓGICOS: El DAD es una patología final común causada por una gran variedad de factores (tabla 10-1), entre los que se incluyen infecciones respiratorias, septicemia, shock, broncoaspiración de contenido gástrico, inhalación de gases tóxicos, casi ahogamiento, neumonitis por radiación y consumo de muchos medicamentos y otras sustancia químicas. Estas situaciones están vinculadas con el hecho de que pueden dañar el epitelio alveolar y las células endoteliales. *Es importante mencionar, que, a menos que se logre identificar los agentes infecciosos específicos, la causa precisa de DAD no puede ser determinada por las características morfológicas del pulmón exclusivamente*. En algunos pacientes no puede encontrarse ninguna causa. Este DAD idiopático es descrito en el análisis clínico como **neumonía intersticial aguda** (NIA).

 PATOGENIA MOLECULAR: La lesión de las células endoteliales favorece la salida del líquido rico en proteínas desde los capilares alveolares hasta el espacio intersticial (fig. 10-26). La pérdida de neumocitos tipo I permite al líquido entrar al espacio alveolar, donde el depósito de proteínas plasmáticas da como resultado la formación de zonas de precipitación de fibrina (membranas hialinas) en las paredes alveolares dañadas (fig. 10-27). Aunque hay pérdida de neumocitos tipo I, la membrana basal alveolar se mantiene intacta y funciona como una base para los neumocitos tipo II, cuya proliferación reemplaza el epitelio que recubre en situación normal los alveolos.

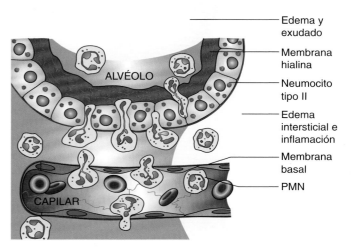

FIGURA 10-26. Daño alveolar difuso (síndrome de dificultad respiratoria aguda, SDRA). En el SDRA, las células tipo I mueren como resultado del daño alveolar difuso. Se produce entonces edema intraalveolar, con posterior formación de membranas hilianas compuestas por exudado proteínico y restos celulares. En la fase aguda, los pulmones presentan una importante congestión y aumentan de peso. Las células tipo II se multiplican recubriendo la superficie del alvéolo. Es característica la inflamación intersticial. La lesión puede resolverse por completo o evolucionar hacia fibrosis intersticial. PMN, neutrófilos polimorfonucleares.

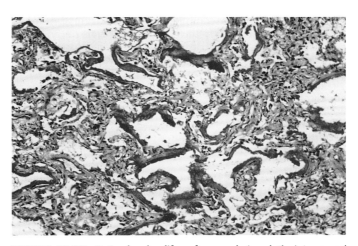

FIGURA 10-27. Daño alveolar difuso, fase aguda (exudativa). La pared alveolar se observa engrosada por efecto del edema y el intenso infiltrado inflamatorio. Los alvéolos se encuentran recubiertos por membranas hialianas eosinófilas.

Tabla 10-1

Principales causas del síndrome de dificultad respiratoria aguda

Trauma no torácico	Infección	Aspiración	Fármacos y otras sustancias
Shock por cualquier causa	Septicemia por gramnegativos	Casi ahogamiento	Heroína
Embolia grasa	Otras infecciones bacterianas	Aspiración de contenido gástrico	Oxígeno
	Infecciones virales		Radiación
			Paraquat
			Fármacos citotóxicos

Si el paciente sobrevive a la fase aguda del ARDS, aparece proliferación de fibroblastos en el espacio intersticial y depósito de colágeno en las paredes alveolares (fig. 10-28). En pacientes que

se recuperan por completo las lesiones se recuperan, el exudado alveolar y las membranas hialinas se reabsorben y el epitelio alveolar normal se regenera. Se interrumpe la proliferación de fibroblastos y el colágeno en exceso es metabolizado. Los pacientes que se recuperan de ARDS recuperan el funcionamiento pulmonar normal. En pacientes que no sanan, el DAD puede evolucionar hacia fibrosis terminal en la que la remodelación de la estructura normal del pulmón produce muchos espacios de tipo quístico dentro del pulmón (**pulmón en panal de abeja**). Estos espacios se encuentran separados por tejido fibroso y están recubiertos por neumocitos tipo II, epitelio bronquiolar o células escamosas.

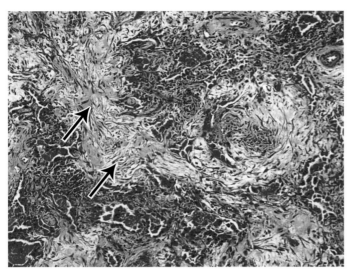

FIGURA 10-28. Daño alveolar difuso, fase aguda y de organización. Las paredes alveolares se aprecian engrosadas por la presencia de fibroblastos y pérdida de tejido conjuntivo (*flechas*).

Los mecanismos responsables del DAD no se conocen del todo. Se piensa que la activación del complemento (p. ej., mediante endotoxinas en el caso de septicemia por gramnegativo) conduce al secuestro de neutrófilos en el lecho marginal. Sólo una pequeña proporción, quizá una tercera parte, de los neutrófilos activos circulantes se mantienen activos en la circulación sanguínea; el resto permanece en el pulmón. En condiciones normales, estos neutrófilos no ocasionan ningún daño, pero después de la activación del sistema de complemento, la liberación de radicales de oxígeno y enzimas hidrolíticas, favorece el daño del endotelio capilar pulmonar. El papel de los neutrófilos en la patogenia del DAD aún está en debate debido a que el ARDS se presenta en pacientes con neutropenia grave.

En el DAD secundario a la inhalación por gases tóxicos o casi ahogamiento, el daño tiene lugar principalmente en la superficie epitelial del alvéolo. Las uniones epiteliales alveolares son por lo general muy estrechas; el daño del epitelio afecta a estas uniones, permitiendo el exudado de líquido y proteínas desde el intersticio hacia los espacios alveolares.

 PATOLOGÍA: El primer paso es la **fase exudativa inicial de DAD**, que se desarrolla en la primera semana después del daño pulmonar, con presencia de edema, formación de membranas hialinas, fuga de proteínas plasmáticas y acumulación de células inflamatorias (fig. 10-27). El daño alveolar se detecta inicialmente mediante microscopia electrónica por cambios degenerativos en las células endoteliales y en los neumocitos tipo I. Esto es seguido por desprendimiento de células tipo I, lo que deja al descubierto las membranas basales. El edema intersticial y alveolar es notorio desde el primer día pero paulatinamente disminuye. Las «**membranas hialinas**» comienzan a aparecer al segundo día y sus características morfológicas son más evidentes en la fase exudativa tras 4 o 5 días. Se caracterizan por un aspecto eosinófilo y vidrioso, compatible con las proteínas plasmáticas precipitadas y los restos provenientes de las células epiteliales desprendidas. La inflamación intersticial, con linfocitos, células plasmáticas y macrófagos, es evidente desde una fase temprana y alcanza su máximo después de alrededor de 1 semana. Al final de la primera semana y durante toda la siguiente **fase organizativa** aparecen neumocitos tipo II cuboidales distribuidos de manera regular a lo largo de la pared alveolar destruida. Los capilares alveolares y las arteriolas pulmonares pueden contener trombos de fibrina. En casos mortales por DAD,

los pulmones aumentan de peso, se tornan edematosos y prácticamente carecen de aire.

La **fase organizativa del DAD** comienza en torno a una semana después de la lesión inicial, y se caracteriza por una notable proliferación de fibroblastos dentro de las paredes alveolares (fig. 10-28). Persisten la inflamación intersticial y la proliferación de neumocitos tipo II, pero ya no se forman más membranas hialinas. Los macrófagos alveolares comienzan a eliminar los restos de las membranas hialinas y otros restos celulares. La pared alveolar se muestra engrosada por fibrosis laxa, que se resuelve en los casos más leves. En casos graves de DAD, la fibrosis evoluciona hasta alterar la estructura del parénquima pulmonar.

 CARACTERÍSTICAS CLÍNICAS: Los pacientes que desarrollan ARDS tienen un periodo libre de síntomas de unas cuantas horas después del daño inicial. Posteriormente, aparecen taquipnea y disnea que marcan el inicio del síndrome. En la gasometría se identifica hipoxemia arterial y disminución de pCO_2. Conforme el ARDS evoluciona, la disnea empeora y el paciente se torna cianótico. En la radiografía se observan infiltrado difuso, bilateral, intersticial y alveolar. El aumento de la concentración de oxígeno en el aire inspirado no es suficiente para mantener una adecuada oxigenación de la sangre, por lo que se hace necesaria la asistencia ventilatoria mecánica.

Los pacientes que sobreviven al ARDS pueden recuperar la función pulmonar normal, pero en casos graves la enfermedad deja cicatrices pulmonares, disfunción respiratoria y, en algunos casos, hipertensión pulmonar.

Causas habituales de daño alveolar difuso

Shock

El ARDS aparece con frecuencia después de un shock por cualquier causa, incluyendo septicemia por gramnegativos, traumatismo o hipovolemia, en cuyo caso el estado del pulmón es descrito coloquialmente como «pulmón de shock». La patogenia del DAD secundario a shock no está del todo explicada, pero quizá es multifactorial. La necrosis de los tejidos en los órganos dañados por el traumatismo o la isquemia puede ocasionar liberación de péptidos vasoactivos en la circulación. Esto favorece el aumento de la permeabilidad vascular en el pulmón. La coagulación intravascular diseminada puede afectar a los capilares alveolares y los émbolos de grasa provenientes de las fracturas óseas pueden obstruir los lechos capilares distales en los pulmones. La patogenia de la lesión de células endoteliales en el shock endotóxico se describe en el capítulo 2.

Aspiración

La aspiración de contenido gástrico provoca que el pH alcance un valor menor de 3.0 en los alvéolos. El importante daño químico de la capa de células que recubren el alvéolo desencadena DAD. En el casi ahogamiento y la aspiración de agua se produce lesión pulmonar y ARDS.

Daño alveolar difuso secundario a medicamentos

Muchos medicamentos producen DAD, especialmente los fármacos quimioterápicos citotóxicos. El más conocido es la bleomicina. La presencia de células tipo II con núcleos hipercromáticos, atípicos y muy deformados es particularmente común en la enfermedad inducida por fármacos. El daño evoluciona aun cuando la sustancia desencadenante es suspendida, aunque puede modificarse con la administración de corticoesteroides. Los medicamentos distintos a los quimioterápicos que pueden causar DAD incluyen la nitrofurantoína, la amiodarona y la penicilamina.

Neumonía intersticial aguda

NIA es el término que define el daño alveolar difuso de etiología desconocida.

Síndrome de dificultad respiratoria del neonato

El síndrome de dificultad respiratoria del neonato es secundario a la inmadurez del sistema de producción de surfactante en el momento del nacimiento, generalmente por importante prematuridad. El advenimiento del tratamiento de reemplazo con surfactante y los avances en las técnicas de asistencia ventilatoria han mejorado la supervivencia y disminuido la frecuencia de complicaciones por síndrome de dificultad respiratoria del neonato en lactantes prematuros de mayor edad. Sin embargo, los neonato con prematuridad extrema aún pueden desarrollar **displasia broncopulmonar**. Esta se debe en principio al daño de los ácinos pulmonares y su posterior reparación, que da lugar a la formación de atelectasias, fibrosis y destrucción de los conglomerados acinosos. Con el advenimiento de la terapia de sustitución con surfactante, la bronquiolitis necrosante y la fibrosis septal alveolar por displasia broncopulmonar prácticamente han desaparecido y el hallazgo de una disminución de los alvéolos se ha hecho más frecuente. El síndrome de dificultad respiratoria del neonato y la displasia broncopulmonar se describen con mayor detalle en el capítulo 5.

Enfermedades alveolares poco frecuentes

Aunque las siguientes enfermedades son poco frecuentes, pueden estar asociadas con una morbilidad grave. Varias de las afecciones (p. ej., los síndromes hemorrágicos difusos y algunas formas de neumonía eosinófila) tienen una etiología autoinmunitaria o alérgica. Otros, como las neumonías lipídicas, se relacionan con la acumulación de lípidos exógenos o endógenos dentro de los alvéolos o el intersticio.

Síndromes de hemorragia pulmonar difusa

La hemorragia alveolar difusa puede presentarse en diversas situaciones clínicas (tabla 10-2). En el análisis histológico, estas enfermedades se caracterizan por hemorragia aguda (presencia de eritrocitos intraalveolares) o hemorragia crónica (hemosiderosis). En prácticamente todas las enfermedades hay infiltrado de neutrófilos en las paredes alveolares (**capilaritis neutrófila**), que se asemeja a la vasculitis leucocitoclásica presente en otros órganos, como la piel. Este tipo de lesión tiende a ser más evidente en síndromes hemorrágicos asociados a granulomatosis con poliangitis o lupus eritematoso sistémico.

Algunos síndromes hemorrágicos difusos pulmonares se relacionan con patrones de inmunofluorescencia característicos. La presencia de *fluorescencia lineal en las paredes alveolares* se presenta en el síndrome de Goodpasture o enfermedad de anticuerpos antimembrana basal El **síndrome de Goodpasture** describe una tríada formada por (1) hemorragia alveolar difusa, (2) glomerulonefritis y (3) presencia de autoanticuerpos citotóxicos circundantes contra un componente de las membranas basales. La reacción cruzada entre las membranas basales y la glomerular explica el ataque simultáneo a pulmón y riñones (para más detalles, véanse capítulos 8 y 14). Hay un *patrón granular* de complejos inmunitarios asociados al lupus eritematoso sistémico. Los *trastornos pauciinmunitarios* no muestran una deposición significativa de inmunoglobulina en el tejido. En los trastornos pauciinmunitarios hay anticuerpos anticitoplasmáticos neutrofílicos (ANCA), como granulomatosis con poliangitis, poliangitis microscópica o síndromes hemorrágicos pulmonares idiopáticos). En estos trastornos no puede determinarse una etiología o esta es de origen inmunitario. La enfermedad idiopática se caracteriza por hemorragia alveolar difusa similar al síndrome de Goodpasture pero sin lesión renal ni anticuerpos antimembrana basal. En el análisis microscópico es indistinguible del síndrome de Goodpasture pulmonar (tabla 10-2).

Neumonía eosinófila

La neumonía eosinófila describe la acumulación de eosinófilos en los espacios alveolares. La enfermedad se clasifica como

Tabla 10-2

Enfermedades que se acompañan de hemorragia pulmonar

Enfermedad	Mecanismo inmunitario	Patrón de inmunofluorescencia
Síndrome de Goodpasture	Anticuerpos antimembrana basal	Lineal
Polivasculitis microscópica	Anticuerpos anti-citoplasmáticos neutrofílicos (ANCA)	Negativo o pauciinmunitario
Lupus eritematoso sistémico	Complejos inmunitarios	Granular
Crioglobulinemia mixta		
Púrpura de Henoch-Schönlein		
Deficiencia de inmunoglobulina A (IgA)		
Granulomatosis con poliangitis (anteriormente conocida como granulomatosis de Wegener)	Anticuerpos anti-citoplasmáticos neutrofílicos (ANCA)	Negativo o pauciinmunitario
Glomerulonefritis idiopática		
Hemorragia pulmonar idiopática	Sin marcadores inmunitarios	

idiopática o bien **secundaria** si hay una enfermedad subyacente (tabla 10-3).

Neumonía eosinófila idiopática

El IEP se produce con diversos grados de gravedad clínica y afectación pulmonar:

■ La **neumonía eosinófila simple** (síndrome de Löffler) es un trastorno leve caracterizado por infiltrados pulmonares fugaces, que por lo general se resuelven al cabo de un mes y se acompañan de eosinofilia en sangre periférica. Los pacientes no suelen presentar síntomas.

■ La **neumonía eosinófila aguda** se caracteriza por síntomas que van aumentando en el transcurso de 7 días y entre los cuales se incluyen fiebre, hipoxemia e infiltrados alveolar e intersticial difuso en la radiografía de tórax. La etiología es probable que sea una reacción de hipersensibilidad. Aunque hay ausencia de eosinofilia en sangre periférica, en el lavado broncoalveolar suelen encontrarse abundantes eosinófilos. En el análisis histológico, el pulmón presenta neumonía eosinófila acompañada por las características del DAD (es decir, membrana hialina). Los pacientes responden excelentemente a los corticoesteroides.

■ Se desconoce la etiología de la **neumonía eosinófila crónica**, pero en casi todos los pacientes se puede identificar una causa alérgica. Los pacientes presentan fiebre, sudación nocturna, pérdida de peso, tos productiva con eosinófilos y disnea. Los espacios alveolares se encuentran ocupados con eosinófilos, macrófagos alveolares y un exudado proteínico (fig. 10-29).

Tabla 10-3

Tipos de neumonía eosinófila

Idiopática

Neumonía eosinófila crónica

Neumonía eosinófila aguda

Neumonía eosinófila simple (síndrome de Löffler)

Neumonía eosinófila secundaria

Infección

Parasitaria

Neumonía eosinófila tropical

Ascaris lumbricoides, Toxocara canis, filarias

Dirofilaria

Micótica

Aspergillus

Medicamentos

Antibióticos

Fármacos citotóxicos

Antiinflamatorios

Antihipertensivos

L-triptófano (fascitis eosinófila)

Enfermedades inmunitarias o sistémicas

Aspergilosis broncopulmonar alérgica

Granulomatosis eosinófila con poliangitis (anteriormente conocida como síndrome de Churg-Strauss)

Síndrome hipereosinófilo

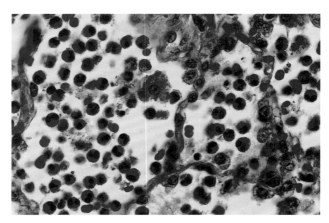

FIGURA 10-29. Neumonía eosinófila. Los espacios alveolares se encuentran ocupados por exudado inflamatorio formado por eosinófilos y macrófagos. La pared de los alvéolos se encuentra engrosada por la presencia de numerosos eosinófilos.

Algunos casos también presentan neumonía intersticial eosinófila. Es notoria la presencia de hiperplasia de neumocitos tipo II. En ocasiones se encuentran abscesos eosinófilos, con una masa central necrótica con eosinófilos rodeada de una barrera de macrófagos. La radiografía de tórax es diagnóstica y se describe como «fotografía negativa de edema pulmonar», caracterizada por infiltrados alveolares periféricos con borrado del hilio. La respuesta a los corticoesteroides es muy buena y ayuda a confirmar el diagnóstico. Sin embargo, la enfermedad puede recurrir.

Neumonía eosinófila secundaria

La neumonía eosinófila puede presentarse en diferentes situaciones clínicas, incluyendo infecciones por parásitos u hongos, intoxicación por medicamentos y enfermedades sistémicas tales como el síndrome de granulomatosis con poliangitis y eosinofilia (síndrome de Churg-Strauss) (tabla 10-3). En países industrializados, la causa más frecuente de neumonía eosinófila es la hipersensibilidad a los medicamentos, incluyendo reacciones a antibióticos, antinflamatorios, medicamentos citotóxicos y antihipertensivos. La enfermedad pulmonar desaparece sin dejar secuelas a largo plazo. Las presentaciones clínicas de hallazgos histológicos son las mismas descritas con anterioridad.

La **neumonía eosinófila infecciosa** se asocia básicamente con la infección por parásitos (**neumonía eosinófila tropical**). La migración de los parásitos a través del pulmón se suele acompañar de manifestaciones respiratorias agudas y autolimitadas caracterizadas por fiebre; tos productiva con esputo con abundantes eosinófilos, e infiltrados pulmonares transitorios.

Neumonía lipídica

Las neumonías caracterizadas por la presencia de lípidos pueden ser de origen endógeno o exógeno. La **neumonía lipídica endógena** también se denomina «neumonía dorada» como resultado de la presencia de acúmulos de color amarillo dorado y de pequeñas gotas de lípidos dentro de los macrófagos alveolares. La enfermedad, localizada, se origina en un área distal a una vía respiratoria obstruida, y con frecuencia está relacionada con una enfermedad neoplásica. La obstrucción bronquial ocasiona retención de secreciones y productos de desecho originados por la respuesta inflamatoria así como células epiteliales. Aunque el componente proteico es rápidamente digerido, los lípidos son fagocitados por los macrófagos, los cuales ocupan la porción alveolar distal al lugar de obstrucción. La **neumonía lipídica exógena** es causada por la inhalación de sustancias que contienen aceite y es más común en personas mayores, que utilizan gotas nasales o laxantes antes de irse a dormir y los aspiran durante el sueño. La neumonía exógena se presenta como una lesión grisácea, de aspecto grasoso y mal delimitada. Se pueden observar macrófagos espumosos en los espacios alveolar e intersticial (fig. 10-30). Las grandes gotas de aceite en ambas localizaciones se encuentran rodeadas por un tejido granulomatoso en respuesta al cuerpo extraño. Los pacientes con neumonía lipídica exógena suelen estar asintomáticos; la enfermedad es motivo de atención médica cuando se identifica una masa que simula una infección o tumor en una radiografía de tórax.

NEUMOPATÍAS OBSTRUCTIVAS

Diversas enfermedades, incluyendo bronquitis crónica, enfisema, asma y algunos tipos de bronquiectasias y fibrosis quística (descritas con mayor detalle en el capítulo 5), se agrupan en conjunto porque tienen en común el mecanismo de obstrucción al flujo de aire en los pulmones.

La **enfermedad pulmonar obstructiva crónica (EPOC)** implica bronquitis crónica y enfisema, en el que el volumen espiratorio forzado, medido mediante espirometría, está disminuido.

El flujo del aire sigue un patrón hidráulico y puede ser reducido aumentando la resistencia al flujo o la presión de flujo de salida. En el pulmón, el estrechamiento de las vías respiratorias ocasiona aumento de la resistencia, mientras que la pérdida de la elasticidad de los conductos da lugar a disminución de la presión. El estrechamiento de las vías respiratorias tiene lugar en la bronquitis crónica o en el asma, mientras que el enfisema ocasiona pérdida de la distensibilidad de los conductos.

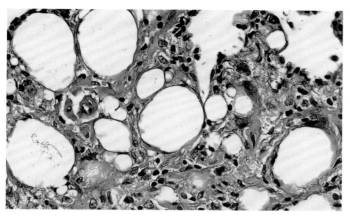

FIGURA 10-30. Neumonía lipoidea exógena (aspiración de aceite mineral). Los espacios quísticos se encuentran vacíos porque los lípidos han sido eliminados durante el proceso de preparación del corte con parafina. Se puede apreciar la reacción de células gigantes.

Bronquitis crónica

La bronquitis crónica se define clínicamente como tos productiva sin una causa discernible durante el 50 % o más días de un periodo de 2 años o más. La definición patológica de la enfermedad es menos satisfactoria porque sus alteraciones morfológicas son un continuo; la bronquitis crónica leve puede mostrar una histología normal.

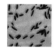 **FACTORES ETIOLÓGICOS:** *Dado que el 90 % de los casos de bronquitis crónica se producen en fumadores, la enfermedad es reflejo principalmente de las consecuencias del tabaquismo.*

La bronquitis crónica se presenta en menos del 5 % de los no fumadores y más del 25 % de los fumadores intensivos. La frecuencia y gravedad de las infecciones agudas del aparato respiratorio aumentan en los pacientes con bronquitis crónica; por el contrario, las infecciones se consideran relacionadas con la etiología y evolución de la enfermedad.

La bronquitis crónica es más común en habitantes de zonas urbanas en las que hay mayor contaminación del aire ambiental, así como en trabajadores expuestos a inhalantes tóxicos industriales, pero los efectos del tabaquismo sobrepasan con mucho a los demás factores desencadenantes.

 PATOLOGÍA: Los principales signos morfológicos en la bronquitis crónica son el aumento de la secreción mucosa bronquial. Hay dos tipos de células que recubren las glándulas mucosas: células mucosas pálidas, que son mucho más comunes y célula serosas, que son más basófilas y contienen gránulos.

En la bronquitis crónica, las células mucosas presentan hiperplasia e hipertrofia, tanto ácinos como glándulas individuales aumentan de tamaño (fig. 10-31).

Otras alteraciones morfológicas presentes en la bronquitis crónica en grado variable son:

- Exceso de moco en las vías respiratorias centrales y periféricas.
- «Fosas» en la superficie del epitelio bronquial, que representan conductos glandulares bronquiales dilatados dentro de los cuales se abren varias glándulas.
- Engrosamiento de la pared bronquial con presencia de aumento de volumen de las glándulas mucosas y edema, que invaden la luz bronquial.
- Aumento en el número de células caliciformes (hiperplasia) en el epitelio bronquial.

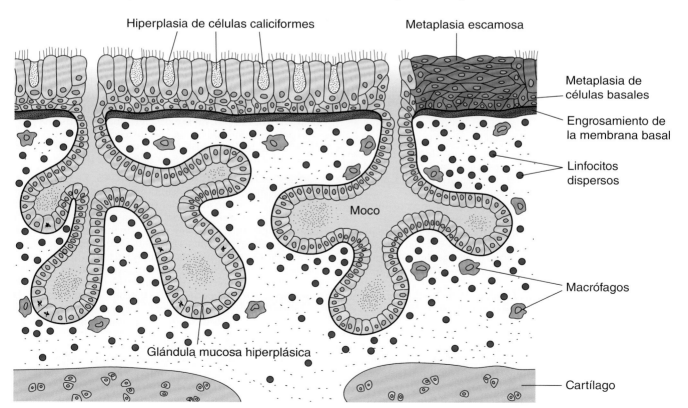

FIGURA 10-31. Bronquitis crónica. Cambios morfológicos en la bronquitis crónica.

- Aumento del músculo liso, lo cual puede ser indicio de hiper-reactividad bronquial.
- Metaplasia escamosa del epitelio bronquial, como resultado del daño epitelial por el humo del tabaco, un efecto que quizá es independiente de otros cambios presentes en la bronquitis crónica.

CARACTERÍSTICAS CLÍNICAS: La bronquitis crónica suele acompañarse de enfisema (*v.* más adelante) y puede resultar difícil establecer hasta qué punto el cuadro clínico de un paciente se debe a una enfermedad u otra. En general, los pacientes con predominio de bronquitis crónica presentan tos productiva a lo largo de muchos años. Aparecen entonces disnea de esfuerzo y cianosis y en algunos casos cor pulmonale. La combinación de cianosis y edema debido a cor pulmonale es la razón por la que algunos de estos pacientes han sido denominados «sopladores azules».

En pacientes con bronquitis crónica avanzada, las infecciones pulmonares (en especial por *Haemophilus influenzae* y *S. pneumoniae*), la tromboembolia, la insuficiencia del ventrículo izquierdo y la exposición al aire muy contaminado pueden desencadenar deficiencia respiratoria aguda que puede evolucionar a hipoxemia e hipercapnia. Los pacientes con bronquitis crónica deben ser advertidos sobre la necesidad de suspender el consumo de tabaco. En caso de infecciones pulmonares se debe iniciar tratamiento antibiótico oportuno, utilizar medicamentos broncodilatadores y en ocasiones drenaje broncopulmonar como pilares del tratamiento.

Enfisema

El enfisema es una enfermedad pulmonar crónica caracterizada por el ensanchamiento de los espacios respiratorios distales a los bronquíolos terminales, con destrucción de las paredes. Aunque se clasifica en términos anatómicos, la gravedad del enfisema es más importante que su tipo. En términos prácticos, conforme el enfisema se hace más grave, resulta más difícil clasificarlo. Incluso pueden estar presentes diversos patrones anatómicos en el mismo pulmón.

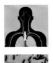

FISIOPATOLOGÍA Y FACTORES ETIOLÓGICOS: *La principal causa de enfisema es el tabaquismo. El enfisema moderado a grave es raro en quienes no fuman.* Se piensa que hay un equilibrio entre la síntesis de elastina y su catabolismo en los pulmones. El enfisema es resultado de un aumento de la actividad elastolítica o disminución de la actividad antielastolítica (fig. 10-32).

En el líquido del lavado broncoalveolar de fumadores se observa un mayor número de neutrófilos, que pueden contener elastasa serina y otras proteasas. El tabaquismo también interfiere con la actividad de la α_1-antitripsina (α_1-AT), al oxidar los residuos de metionina de la proteína.

En esta vía, la actividad elastolítica sin un mecanismo oponente aumenta propiciando la destrucción del tejido elástico de las paredes de los espacios respiratorios distales, lo que implica una falta de capacidad de recuperación normal de las vías respiratorias; al mismo tiempo, otras proteasas celulares pueden estar involucradas en la lesión de las paredes de las vías respiratorias.

DEFICIENCIA DE α_1-ANTITRIPSINA: La deficiencia hereditaria de α_1-AT representa alrededor del 1 % de los casos de EPOC y es mucho más común en personas jóvenes con enfisema grave. La α_1-AT es una glucoproteína circulante producida en el hígado y es un inhibidor clave de muchas proteasas, incluyendo la elastasa, la tripsina, la quimotripsina, la trombina y las proteasas bacterianas. Producida en el hígado, la α_1-AT representa el 90 % de la actividad antiproteinasa de la sangre.

En los pulmones, inhibe la elastasa de los neutrófilos, una enzima que digiere la elastina y otros componentes estructurales de la pared alveolar.

PATOGENIA MOLECULAR: La cantidad y tipo de α_1-AT está determinado por un par de alelos inhibidores de la proteasa codominante (*Pi*) en el *locus serpinA1*. El alelo más común es *PiM*, y *el genotipo más común, PiMM*. Algunas formas mutantes no son capaces de hacer un plegado correcto y, por tanto, son objeto la degradación proteasómica en las células hepáticas. Otras formas mutantes pueden polimerizar y acumularse dentro de los hepatocitos. La anomalía más grave se relaciona con el alelo *PiZ*. Debido a que la proteína anómala es secretada en escasa cantidad por el hígado, la $_1$-AT plasmática en homocigotos para *PiZZ* es de sólo del 15 al 20 % de la normal.

Estas personas tienen riesgo tanto de cirrosis hepática como de enfisema. **De hecho, la mayoría de los pacientes con diagnóstico clínico de enfisemas menores de 40 años de edad presentan deficiencia de $_1$-AT (*PiZZ*).** La edad media de inicio de enfisema en homocigotos *PiZZ* que no fuman es entre 45 y 50 años; aquellos que fuman desarrollan la enfermedad antes de 5 a 10 años. Los heterocigotos para la mutación PiZ muestran poco o ningún riesgo aumentado de neumopatía.

PATOLOGÍA: El enfisema se clasifica desde el punto de vista morfológico de acuerdo a la localización de las lesiones entre los ácinos pulmonares (fig. 10-33). Sólo los ácinos proximales (bronquíolos respiratorios) están afectados en el enfisema centrolobulillar, mientras que todo el ácino está destruido en el enfisema panacinar.

ENFISEMA CENTROLOBULILLAR: Esta forma de enfisema es la más común, y por lo general, está asociada con tabaquismo y manifestaciones clínicas. Se caracteriza por destrucción del grupo de bronquíolos terminales cercanos al extremo del árbol bronquiolar, en la parte central del lobulillo pulmonar. Conforme el enfisema centrolobulillar evoluciona estas estructuras distales también resultan afectadas. Los bronquíolos proximales a los espacios enfisematosos presentan inflamación y estrechamiento. El enfisema centrolobulillar es más grave en los lóbulos superiores y en el segmento superior de los lóbulos inferiores.

ENFISEMA PANACINAR: En el enfisema panacinar, los ácinos están afectados en su totalidad con destrucción de la pared alveolar desde el centro hasta la periferia del ácino. La pérdida de la pared alveolar se muestra en la comparación de los cortes histológicos del pulmón normal y del afectado por deficiencia de α_1-AT (fig. 10-34). En la etapa terminal, el enfisema pulmonar sólo deja una estructura reticular de tejido de sostén («pulmón en algodón de azúcar»). El enfisema panacinar difuso está asociado de manera característica con la deficiencia de α_1-AT.

CARACTERÍSTICAS CLÍNICAS: En la mayoría de los pacientes el enfisema se presenta a la edad de 60 años o más con antecedentes de disnea de esfuerzo de larga duración, pero con mínima tos no productiva. Es frecuente la pérdida de peso y el uso de músculos accesorios para la respiración. Son características la taquipnea y el alargamiento de espiración. En el análisis radiológico los pulmones se aprecian sobredistendidos: con los diafragmas deprimidos y aumento del diámetro posteroanterior (tórax en barril). La trama broncovascular no alcanza la región periférica de los campos pulmonares. Debido a que los pacientes tienen mayor frecuencia respiratoria y volumen respiratorio por minuto, pueden mantener una saturación adecuada de la hemoglobina arterial hasta un nivel casi normal por lo que suelen llamarse «sopladores rosados». A diferencia de los pacientes con predominio de bronquitis crónica, aquellos con enfisema no tienen un aumento en el riesgo de infecciones pulmonares recurrentes y tampoco tendencia a desarrollar cor pulmonale. El enfisema evoluciona de manera inevitable a la disminución de la función respiratoria y disnea progresiva para la cual no se cuenta con un tratamiento adecuado.

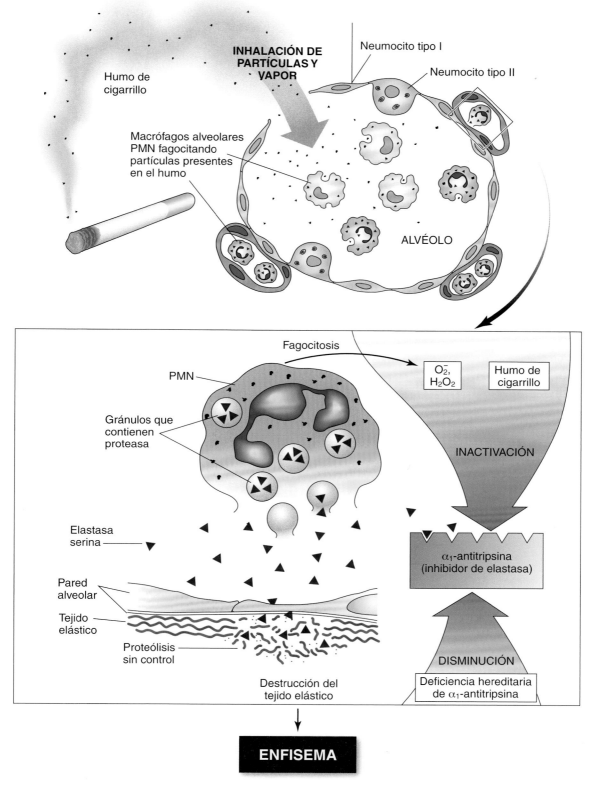

FIGURA 10-32. **Teoría de proteólisis-antiproteólisis de la patogenia del enfisema.** El cigarrillo (tabaquismo) está íntimamente relacionado con el desarrollo de enfisema. Algunos derivados del humo del cigarrillo provocan una reacción inflamatoria. La elastasa serina en los leucocitos polimorfonucleares, que es un agente elastolítico particularmente potente, daña el tejido elástico del pulmón. En condiciones normales, la actividad de esta enzima es inhibida por la α_1-antitripsina, pero el humo del tabaco directamente o mediante la producción de radicales libres, la inactiva (inhibidor de proteasa). H_2O_2, peróxido de hidrógeno; O_2^-, ion superóxido; PMN, neutrofilo polimorfonuclear.

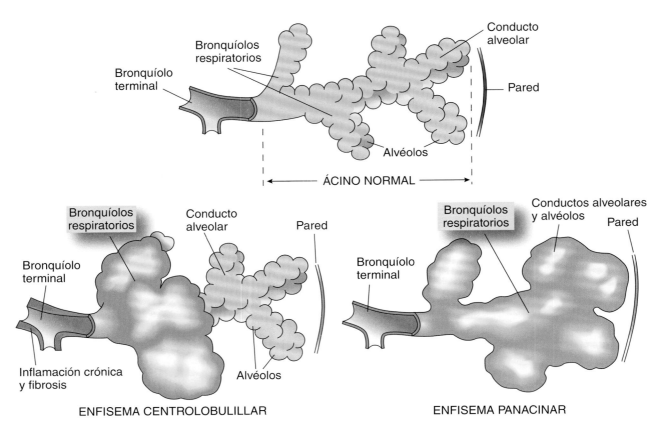

FIGURA 10-33. Tipos de enfisema. El ácino es la unidad de intercambio gaseoso en el pulmón distal al bronquíolo terminal. Está formado por (en orden) bronquíolos respiratorios, conductos alveolares, saco alveolar y alvéolos. En el enfisema centrolobulillar (acinoso proximal), predomina el daño a los bronquíolos respiratorios. En el enfisema paraseptal (distal acinoso), predomina la lesión en los conductos alveolares. En el enfisema panacinar (panlobulillar), el ácino está afectado de manera uniforme.

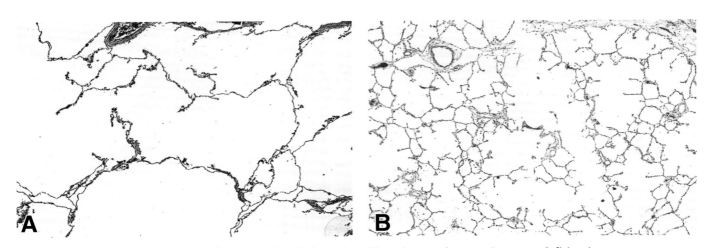

FIGURA 10-34. Enfisema panacinar. A. Corte de tejido pulmonar de un paciente con deficiencia de α_1-antitripsina, en el que se observan los espacios respiratorios ensanchados, con forma irregular e importante disminución en el número de paredes alveolares. **B.** La importante destrucción de las paredes alveolares en **A**, es más notoria al comparar con este corte de pulmón sano con el mismo grado de aumento.

Asma

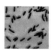 **FACTORES ETIOLÓGICOS:** El asma se solía dividir en **extrínseca (alérgica)** e **intrínseca (idiosincrásica)**, según los factores que la desencadenaron. En la actualidad el asma se describe en función de los diferentes factores que la desencadenan y la vía común que la produce.

La hiperreactividad del asma se atribuye en la actualidad en términos generales a una reacción inflamatoria ante diversos estímulos. Después de la exposición a un factor desencadenante (p. ej., alérgenos, medicamentos, frío, ejercicio), los mediadores inflamatorios liberados por los macrófagos activados, mastocitos, eosinófilos y basófilos causan broncoconstricción, aumento de la permeabilidad vascular y secreción de moco.

Las células inflamatorias residentes pueden ser activadas para liberar factores quimiotácticos, los cuales tienden a favorecer el reclutamiento de más células efectoras y amplificar la respuesta en las vías respiratorias. La inflamación de las paredes bronquiales también puede dañar el epitelio, estimular las terminaciones nerviosas e iniciar un reflejo nervioso que agrava aún más y perpetúa el broncoespasmo.

En una persona sensibilizada, el alérgeno inhalado interactúa con las células T_H2 y el anticuerpo IgE unido a la superficie de mastocitos, las cuales se encuentran intercaladas entre las células del epitelio bronquial (fig. 10-35). Las células T_H2 y los mastocitos liberan mediadores de la respuesta de hipersensibilidad tipo I (inmediatas), incluyendo histamina, bradicinina, leucotrienos, prostaglandinas, tromboxano A_2 y factor activador de plaquetas (FAP), y también citocinas como la interleucina (IL) 4 e IL-5. Estos mediadores inflamatorios producen: (1) **contracción del músculo liso**; (2) **secreción de moco**, y (3) **aumento de la permeabilidad vascular y edema**. Cada uno de estos efectos es un factor causal potente, aunque reversible, de obstrucción de las vías respiratorias.

ASMA ALÉRGICA: Esta es la forma más común de asma y se presenta principalmente en niños. Entre una tercera parte y la mitad de todos los pacientes con asma tienen antecedentes conocidos o sospecha de reacción a diversos alérgenos como pólenes, pelo de animales o lana y polvo contaminados con ácaros. El asma alérgica tiene una fuerte correlación con la respuesta a las pruebas cutáneas. La mitad de la población infantil con asma presenta una mejoría o remisión total de los síntomas a la edad de 20 años, pero en muchos hay recidiva después de los 30 años.

ASMA INFECCIOSA: Un factor desencadenante común en el asma infantil son las infecciones virales del aparato respiratorio más que un estímulo alérgico. En los menores de 2 años de edad, el VSR es el agente habitual; en niños de mayor edad, son comunes el rinovirus, el virus de la gripe y el paragripal. La respuesta inflamatoria a la infección viral en individuos susceptibles puede desencadenar un episodio de broncoconstricción.

ASMA INDUCIDA POR EL EJERCICIO: El ejercicio puede desencadenar cierto broncoespasmo en más de la mitad de todas las personas asmáticas. En algunos pacientes, puede ser el único factor desencadenante. El asma inducida por el ejercicio se relaciona con la magnitud del calor o la pérdida de agua por el epitelio respiratorio. Cuanto más rápida es la ventilación (intensidad del ejercicio) y más frío y seco sea el aire respirado, mayores posibilidades hay de un ataque de asma. El mecanismo subyacente para el asma inducida por el ejercicio es desconocido.

ASMA OCUPACIONAL: Hay más de 80 factores de exposición ocupacional relacionados con el asma descritos hasta el momento. Algunas sustancias pueden provocar asma alérgica mediante respuesta de hipersensibilidad mediada por IgE. Algunos ejemplos son el personal que trabaja con animales, panaderos y trabajadores expuestos a serrín y polvos vegetales, sales metálicas, fármacos y químicos industriales. La liberación directa de mediadores por la contracción del músculo liso después del contacto con una sustancia agresora, como se desprende de la bisinosis («pulmón pardo») en trabajadores del algodón.

ASMA INDUCIDA POR MEDICAMENTOS: El broncoespasmo inducido por medicamentos se presenta principalmente en pacientes con antecedentes de asma. El desencadenante más común de este tipo es el ácido acetilsalicílico, pero otros antiinflamatorios no esteroideos también la pueden provocar.

CONTAMINACIÓN AMBIENTAL: La contaminación masiva del aire, por lo general durante periodos de inversión térmica, puede causar broncoespasmo en pacientes con asma y otros padecimientos pulmonares previos. El SO_2, los óxidos nitrogenados y el ozono suelen estar complicados como contaminantes del medio ambiente.

FACTORES EMOCIONALES: El estrés psicológico puede agravar o desencadenar un ataque de broncoespasmo en casi la mitad de todos los pacientes asmáticos. La estimulación eferente vagal se considera el mecanismo responsable.

 PATOLOGÍA: La patología del asma ha sido estudiada en autopsias de pacientes que murieron por **crisis asmática** (asma aguda grave que no responde al tratamiento), en los cuales se describen las lesiones más graves. En el análisis macroscópico los pulmones se observan muy distendidos con aire y las vías respiratorias se encuentran ocupadas por tapones de moco espeso y adherente. En el análisis microscópico, estos taponamientos (fig. 10-36 A) contienen fragmentos de epitelio y muchos eosinófilos. También pueden observarse cristales de Charcot-Leyden, provenientes de los fosfolípidos de la membrana celular de los eosinófilos. En algunos casos, aparecen cilindros mucoides provenientes de las vías respiratorias (espirales de Curschmann), que son expulsados durante el reflejo de la tos, así como conglomerados compactos de células epiteliales (cuerpos de Creola).

Una de las características más importantes de la crisis asmática es la hiperplasia del músculo liso bronquial. Las glándulas de la submucosa bronquial también pueden estar hiperplásicas (fig. 10-36 A). La submucosa se encuentra edematosa, con un infiltrado inflamatorio mixto que contiene eosinófilos en número variable. El epitelio no muestra el aspecto seudoestratificado normal y puede estar desnudo, con la única presencia de las células basales remanentes (fig. 10-36 B). Las células basales están hiperplásicas y hay metaplasia escamosa e hiperplasia de células caliciformes. La membrana basal del epitelio bronquial se encuentra engrosada, debido al aumento en la profundidad del colágeno de la verdadera lámina basal.

 CARACTERÍSTICAS CLÍNICAS: Los pacientes asmáticos se caracterizan por presentar periodos paroxísticos de sibilancias, disnea y tos. Los ataques pueden alternarse con periodos asintomáticos o sobreponerse a obstrucción crónica de las vías respiratorias. La mayoría de los pacientes asmáticos, aun cuando están al parecer estables, tienen cierta obstrucción persistente al flujo respiratorio. Un ataque típico de asma comienza con sensación de opresión en el pecho y tos no productiva. Aparecen sibilancias tanto inspiratorias como espiratorias, aumento de la frecuencia respiratoria y el paciente presenta disnea. Es destacable el alargamiento de la fase espiratoria. El final del ataque suele caracterizarse por tos intensa y expectoración de moco espeso que contiene espirales de Curschmann, eosinófilos y cristales de Charcot-Leyden.

La crisis asmática se acompaña de una broncoconstricción grave que no responde a la administración de medicamentos que suelen resolver un ataque agudo. Esta situación es de alto riesgo y requiere hospitalización. Los pacientes en crisis asmática presentan hipoxemia y con frecuencia hipercapnia. En episodios muy graves, puede llevar a la muerte. La piedra angular del tratamiento del asma es la administración de agonistas β-adrenérgicos, corticoesteroides inhalados, cromoglicato sódico, metilxantina y medicamentos anticolinérgicos. La inhalación de broncodilatadores a menudo aporta un alivio importante.

A RESPUESTA INMEDIATA

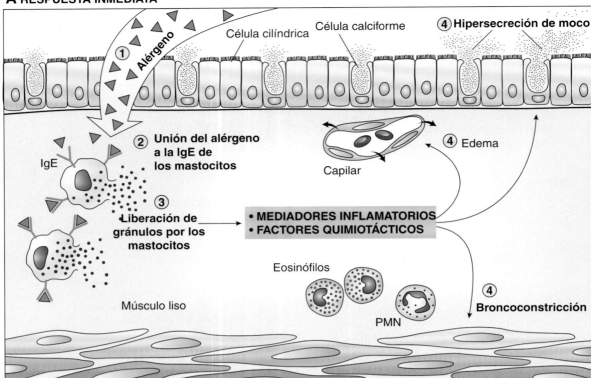

B RESPUESTA TARDÍA

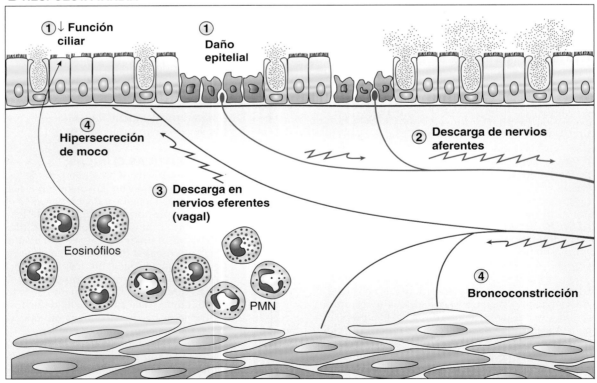

FIGURA 10-35. Patogenia del asma. A. Asma de origen inmunitario. Los alérgenos interactúan con la inmunoglobulina E (IgE) en los mastocitos, presentes tanto en la superficie del epitelio como, cuando hay una alteración de la permeabilidad del mismo, en las submucosas, los mediadores son liberados y pueden reaccionar localmente o mediante reflejo a través del vago. **B.** La liberación de gránulos eosinófilos limita la función mucociliar y daña las células epiteliales. El daño a las células del epitelio estimula las terminaciones nerviosas (*en rojo*) de la mucosa, desencadenando una respuesta autónoma que contribuye a disminuir el calibre de las vías respiratorias y a una mayor secreción de moco. PMN, neutrófilos polimorfonucleares.

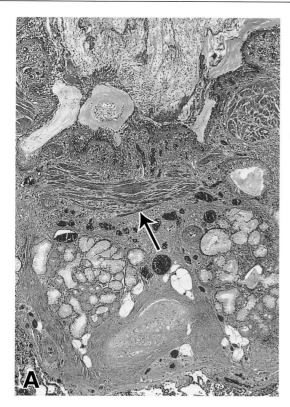

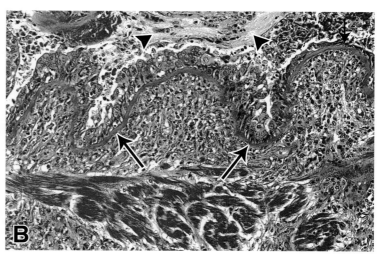

FIGURA 10-36. Asma. A. Corte del pulmón de un paciente que murió por crisis asmática en el que se observan taponamientos mucosos luminales en los bronquios, hiperplasia de glándulas submucosas e hiperplasia del músculo liso (*flecha*). **B.** A mayor aumento se puede observar engrosamiento hialino de la membrana basal subepitelial (*flechas larga*) e importante inflamación de la pared bronquiolar, con numerosos eosinófilos. La mucosa presenta epitelio inflamado y metaplásico (*puntas de flecha*). El epitelio se encuentra destruido focalmente (*flecha corta*).

NEUMOPATÍAS RESTRICTIVAS

Las neumopatías restrictivas se desencadenan por una disminución del volumen funcional del pulmón o una reducción de la elasticidad del pulmón. Las neumoconiosis son enfermedades ocupacionales relacionadas con la fibrosis pulmonar, que resulta en pérdida tanto del volumen funcional como de la elasticidad. Las neumopatías intersticiales son complejas, y aunque principalmente restrictivas también pueden presentar un cierto grado de enfermedad obstructiva.

Las neumoconiosis son de naturaleza ocupacional

Las neumoconiosis son neumopatías por inhalación de polvos minerales. Hay más de 40 minerales que inhalados producen lesiones pulmonares y alteraciones radiográficas. La mayoría, como el estaño, el bario y el hierro, son inocuos y simplemente se acumulan en el pulmón. Sin embargo, algunos provocan a neumopatías incapacitantes, que están relacionadas con la destrucción del tejido parenquimatoso funcional como resultado de las fibrosis. Los tipos específicos de neumoconiosis se denominan de acuerdo a la sustancia inhalada (p. ej., silicosis, asbestosis, talcosis).

 FACTORES ETIOLÓGICOS: *El factor clave en la génesis de las neumoconiosis sintomáticas es la capacidad de los polvos inhalados para desencadenar fibrosis* (fig. 10-37). Así, pequeñas cantidades de sílice o asbesto producen una importante fibrosis, mientras que la inhalación de carbón y hierro es débilmente fibrógena.

Las partículas más peligrosas son aquellas que alcanzan las zonas más periféricas (es decir, los bronquíolos más pequeños y los ácinos). Las partículas de más de 2.5-10 μm de diámetro se depositan en los bronquios y bronquíolos y son eliminadas por el sistema mucociliar. Las partículas más pequeñas (<2.5 μm) llegan hasta los ácinos, y las de menor tamaño (<100 nm) actúan prácticamente como un gas y son exhaladas. Los macrófagos alveolares ingieren las partículas inhaladas y son el principal mecanismo de defensa en el espacio alveolar. La mayoría de las partículas fagocitadas ascienden por el recubrimiento mucociliar hasta ser eliminadas mediante la tos o la deglución. Otras migran hacia el intersticio pulmonar y de ahí hacia el sistema linfático. Muchas partículas ingeridas se acumulan dentro y alrededor de los bronquíolos respiratorios y bronquíolos terminales. Otras no son fagocitadas pero pueden migrar a través de las células epiteliales hasta el intersticio.

Silicosis

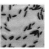 **FACTORES ETIOLÓGICOS:** Los efectos biológicos de las partículas de sílice dependen de diversos factores, algunos de los cuales se relacionan con las partículas mismas y otros con la respuesta del huésped.

Después de su inhalación, las partículas de sílice son ingeridas por los macrófagos alveolares. Los grupos de hidróxido de silicio en la superficie de las partículas forman puentes de hidrógeno con los fosfolípidos y proteínas, una interacción que se estima que produce daños a las membranas celulares y que lleva a la muerte de los macrófagos. Las células muertas liberan las partículas de sílice y factores fibrógenos. La sílice liberada es nuevamente ingerida por otros macrófagos y el proceso se exacerba.

 PATOLOGÍA: La **silicosis nodular simple** es la forma más común de silicosis y es casi inevitable en cualquier trabajador con exposición prolongada a la sílice. Entre 10 y 40 años después del inicio de la exposición a la sílice, los pulmones presentan nódulos silicóticos de menos de 1 cm de diámetro (por lo general de 2-4 mm). En el análisis histológico, tienen un aspecto característico en espiral, de manera que el colágeno se encuentra distribuido de forma concéntrica formando la mayor parte del nódulo (fig. 10-38). En la periferia hay conjuntos de células mononucleares, principalmente linfocitos y fibroblastos. Mediante luz polarizada se pueden observar silicatos con doble refringencia en forma de aguja dentro del nódulo. Puede haber ensanchamiento y calcificación de los ganglios hiliares,

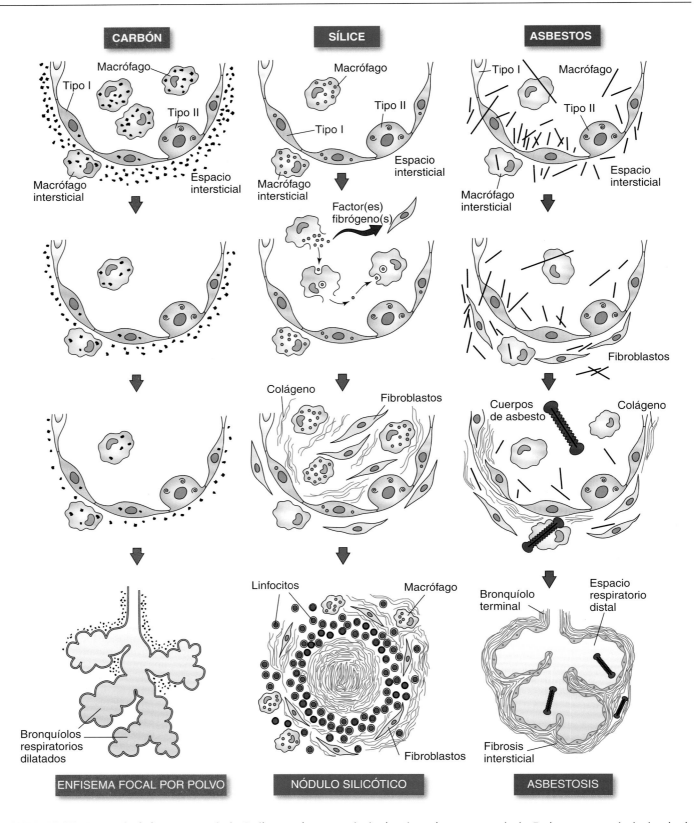

FIGURA 10-37. Patogenia de las neumoconiosis. Se ilustran los tres principales tipos de neumoconiosis. En la neumoconiosis simple de los trabajadores del carbón, hay inhalación de una cantidad masiva de polvo que es fagocitado por los macrófagos. Los macrófagos atraviesan el intersticio pulmonar y se acumulan alrededor de los bronquíolos respiratorios. Posteriormente, los bronquíolos se dilatan. En la silicosis, las partículas de sílice son tóxicas para los macrófagos, los cuales mueren y liberan el factor fibrógeno. De hecho, la sílice liberada es nuevamente fagocitada por otros macrófagos. El resultado es un nódulo fibrótico denso, el nódulo silicótico. La asbestosis se caracteriza por escaso polvo e importante fibrosis intersticial. El aspecto característico es la presencia de cuerpos de asbesto.

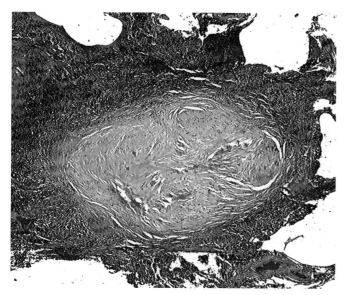

FIGURA 10-38. Silicosis. Nódulo silicótico formado por espirales concéntricas de colágeno denso, con gran cantidad de células.

por lo general en el borde del nódulo («calcificación en cáscara de huevo»). La silicosis simple no suele producir manifestaciones respiratorias significativas. Si la silicosis puede continuar, se produce una **fibrosis masiva progresiva**, que se relaciona con la cantidad de sílice en el pulmón. Las masas nodulares de más de 2 cm de diámetro aparecen en un trasfondo de una silicosis simple. La alteración en la función se debe a la destrucción del tejido pulmonar que es incorporado en los nódulos. La silicosis simple se suele diagnosticar mediante radiografía y no presenta síntomas significativos. La disnea de esfuerzo, y posteriormente en reposo, sugiere fibrosis masiva progresiva u otras complicaciones de la silicosis.

Neumoconiosis de los trabajadores del carbón

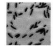 **FACTORES ETIOLÓGICOS:** El polvo del carbón está constituido por carbón amorfo y otros componentes presentes en la tierra, incluyendo diferentes cantidades de sílice. El carbón antracita (duro) contiene una cantidad aún mayor de cuarzo que el carbón bituminoso (suave). Los mineros que inhalan grandes cantidades de partículas de cuarzo, como es el caso de aquellos que trabajan dentro de las minas, tienen mayor riesgo que aquellos que trabajan en la superficie o sólo en el transporte del mineral. En este contexto, el carbón amorfo por sí mismo no es fibrógeno. No destruye los macrófagos alveolares, pero es un polvo molesto que causa antracosis inocua. Por el contrario, la sílice es altamente fibrógena, y la inhalación de partículas antracoides puede ocasionar **antracosilicosis**.

 PATOLOGÍA: El **enfisema focal por polvo** es una enfermedad común en los trabajadores del carbón, que se asemeja al enfisema centrolobulillar pero difiere en que el espacio afectado es de menor tamaño y más regular además de que no hay inflamación de los bronquíolos. Es importante señalar que la lesión es principalmente de tipo expansivo más que destructivo. La neumoconiosis de los trabajadores del carbón (NTC) se suele clasificar en **NTC simple** o **complicada** (fibrosis masiva progresiva). En esta última, se forman máculas de polvo de carbón destructivas, como focos negros de 1 a 4 mm, en múltiples ubicaciones diseminadas por el pulmón. Al microscopio, las máculas de carbón contienen múltiples macrófagos repletos de partículas de carbón, que rodean los bronquíolos respiratorios distales, se extienden hasta ocupar los espacios alveolares adyacentes e infiltran los espacios intersticiales peribronquiolares. Los nódulos consisten en macrófagos que contienen polvo de carbón asociado con un estroma fibrótico. La **NTC complicada** está asociada con lesiones de 2 cm o mayor y que puede causar dificultad respiratoria.

Padecimientos por asbestos

El asbesto incluye un grupo de silicatos minerales fibrosos que adquieren el aspecto de fibras muy delgadas. Debido a su resistencia al calor, se ha utilizado en aislamiento, materiales de construcción y piezas y productos automotrices. Existen varios tipos naturales de asbestos, que se pueden dividir en dos grupos mineralógicos, anfíboles y crisotilo. Los anfíboles están relacionados con neumopatías, mientras que los efectos de las fibras de crisotilo son controvertidos. La exposición a asbesto puede causar asbestosis, derrame pleural benigno, placas pleurales, fibrosis pleural difusa, atelectasias redondeadas y mesotelioma (tabla 10-4).

ASBESTOSIS: La asbestosis es una fibrosis intersticial difusa debida a inhalación de fibras de asbesto. El desarrollo de asbestosis precisa una exposición intensiva a asbestos del tipo de los descritos históricamente por los mineros del asbesto, molineros y aquellos trabajadores dedicados a la instalación de sistemas de aislamiento. La primera lesión en aparecer es una alveolitis que está en relación directa con el asbesto. La liberación de mediadores inflamatorios por los macrófagos activados y el carácter fibrógeno de las fibras de asbesto libre en el intersticio favorece la fibrosis pulmonar intersticial.

 PATOLOGÍA: La asbestosis se caracteriza por fibrosis intersticial difusa bilateral y cuerpos de asbesto en los pulmones (figs. 10-39 y 10-40). En fases tempranas, la fibrosis se presenta dentro y alrededor de los conductos alveolares y bronquíolos respiratorios, así como en la periferia de los ácinos. Cuando las fibras se depositan en los bronquíolos y bronquíolos respiratorios, desencadenan una respuesta fibrógena que causa leve obstrucción crónica del flujo respiratorio. De esta manera, los asbestos pueden producir un patrón tanto obstructivo como restrictivo. Conforme la enfermedad evoluciona, la fibrosis se disemina más allá de la zona peribronquiolar y en algunos casos puede ocasionar una lesión pulmonar terminal o «en panal de abeja». La asbestosis es por lo general más grave en las zonas inferiores del pulmón.

Los cuerpos de asbestos están presentes en las paredes de los bronquíolos o dentro de los espacios alveolares, donde son fagocitados con frecuencia por los macrófagos alveolares. Las partículas tienen una morfología caracterizada por fibras de asbesto delgadas, claras (10-50 µm de longitud) rodeadas de una capa de hierro-proteínas. En la microscopia óptica, se observan estructuras

Tabla 10-4
Enfermedades pulmonares por asbestos
Lesiones de la pleura
Derrame pleural benigno
Placas pleurales parietales
Fibrosis pleural difusa
Atelectasias redondeadas
Enfermedad pulmonar intersticial
Asbestosis
Mesotelioma maligno
Carcinoma pulmonar (en fumadores)

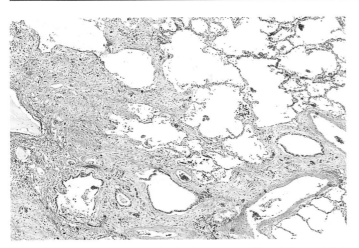

FIGURA 10-39. Asbestosis. El pulmón muestra fibrosis intersticial, densa, en parches. Cortesía de Joint Pathology Center.

color café dorado (fig. 10-40) y reacciona con mucha intensidad con la tinción de azul de Prusia para hierro. El hallazgo incidental de cuerpos de asbesto en la autopsia no es suficiente para hacer el diagnóstico de asbestosis; los pulmones deben mostrar también fibrosis intersticial difusa. Las **placas pleurales** se presentan de manera característica en la porción parietal y diafragmática de la pleura, con frecuencia de 10 a 20 años después de la exposición a asbesto, pero también ocurre en personas que no tienen antecedentes de la exposición. En el análisis macroscópico, aparecen placas pleurales de aspecto blanco perlado y una superficie lisa o nodular. Desde el punto de vista histológico, están constituidas por tejido fibroso hialinizado, denso, acelular, con numerosos espacios en forma de hendidura distribuidos paralelamente («patrón en tejido de canasta»). Las placas pleurales no predicen asbestosis, ni dan lugar a mesoteliomas.

MESOTELIOMA: La relación entre la exposición a asbestos y el mesotelioma maligno está bien establecida. En algunas ocasiones, se ha informado que la exposición es indirecta y leve (p. ej., esposas de trabajadores de asbestos que lavan la ropa de sus maridos). La mayoría de los casos de mesotelioma se observan en trabajadores altamente expuestos a los asbestos. El tumor se describe a continuación, en el apartado dedicado a las enfermedades de la pleura.

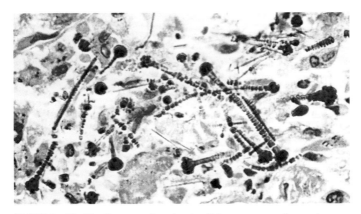

FIGURA 10-40. Cuerpos de asbesto. Estos cuerpos ferruginosos son de color café dorado y tienen un patrón en cuentas, con una fibra en el centro, incolora, no refringente. Los cuerpos de asbesto se encuentran rodeados con proteína y hierro.

Beriliosis

La beriliosis es una enfermedad pulmonar consecuencia de la inhalación de berilio. Hoy en día este metal se usa principalmente en la fabricación de materiales para estructuras utilizadas en ingeniería aeroespacial e industria de la cerámica y nuclear. La exposición al berilio puede tener lugar también en aquellos que trabajan en minas y lugares de los que se extrae el mineral. La beriliosis ocurre como una neumonitis química aguda o una neumoconiosis crónica. En la forma aguda, los síntomas se inician después de algunas horas o días de inhalación de las partículas del metal y se expresa desde el punto de vista patológico como daño alveolar difuso (DAD). Alrededor del 10 % de los pacientes evolucionan a la forma crónica, aunque la beriliosis crónica con frecuencia se observa en trabajadores sin antecedentes de un episodio agudo. La beriliosis crónica difiere de otras neumoconiosis en que la cantidad y duración de la exposición es pequeña. Puede ser el resultado de una reacción de hipersensibilidad. Las lesiones pulmonares no pueden distinguirse de las de la sarcoidosis (*v.* más adelante). Se observan múltiples granulomas no caseosos distribuidos a lo largo de la pleura, el tabique y haces broncovasculares. La enfermedad puede evolucionar a fibrosis en la fase terminal y a pulmón en **panal de abeja** (*v.* más adelante). Los pacientes con beriliosis crónica tienen un inicio gradual con disnea durante 15 años o más después de la primera exposición.

Talcosis

El talco está constituido por silicatos de magnesio utilizados en diversas industrias por sus propiedades lubricantes y en la cosmética y farmacología. El talco cosmético tiene una pureza de más del 90 % y rara vez causa enfermedad pulmonar. Las lesiones por talcosis varían desde pequeños nódulos hasta fibrosis grave. Los consumidores de drogas intravenosas que utilizan el talco como un vehículo para la administración de las sustancias pueden desarrollar granulomas vasculares e intersticiales en el pulmón y grado variable de fibrosis. Son comunes los cambios arteriales compatibles con hipertensión pulmonar y están relacionados con *cor pulmonale.* Aunque se ha afirmado en varias ocasiones la asociación entre el uso de productos de talco en el área genital femenina y el cáncer de ovario, estudios recientes indican que este riesgo, si es que existe, es extremadamente pequeño.

Neumopatías intersticiales asociadas con infiltrados inflamatorios

Muchos trastornos pulmonares que se caracterizan por infiltrados inflamatorios intersticiales tienen características clínicas y radiológicas similares y se agrupan como enfermedades intersticiales, infiltrantes o restrictivas. Pueden ser agudas o crónicas; tener etiología conocida o desconocida, variando desde escasos síntomas hasta fibrosis intersticial mortal o incapacitante. Las neumopatías restrictivas se caracterizan por disminución del volumen pulmonar y de la capacidad disminuida de difusión del oxígeno en las pruebas de función pulmonar.

Neumonitis por hipersensibilidad

La inhalación de diversos antígenos produce neumonitis por hipersensibilidad (también denominada alveolitis alérgica extrínseca) con inflamación aguda o crónica del pulmón. Tales antígenos son numerosos y a menudo se encuentran presentes en el ámbito ocupacional. Dan como resultado enfermedades que se denominan de acuerdo con la actividad laboral (por ejemplo, el **pulmón del granjero** se observa en personas expuestas a *Micropolyspora faeni* presente en el heno enmohecido). La neumonitis por hipersensibilidad también puede ser ocasionada por hongos que crecen en aguas estancadas en los sistemas de aire acondicionado, albercas, tinas de hidromasaje y unidades de calefacción central. Las pruebas cutáneas y la medición de anticuerpos precipitantes en suero suelen ser utilizadas para confirmar el diagnóstico. Sin embargo, en la neumonitis crónica por hipersensibilidad, a menudo no se identifica un antígeno desencadenante.

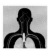

FISIOPATOLOGÍA: La neumonitis aguda por hipersensibilidad se caracteriza por infiltrados neutrófilos en los alvéolos y bronquíolos respiratorios; las lesiones crónicas presentan células mononucleares y granulomas, característicos de la hipersensibilidad tardía. La mayoría de los casos presentan anticuerpos precipitantes en suero de tipo IgG contra la sustancia desencadenante. La neumonitis por hipersensibilidad es una combinación de las respuestas de hipersensibilidad mediada por complejos inmunitarios (tipo III) y mediada por células (tipo IV), aunque aún está en discusión el papel que juega cada una (fig. 10-41). Es importante el hecho de que la mayoría de las personas con anticuerpos precipitantes en suero contra antígenos inhalados no desarrollan neumonitis por hipersensibilidad, lo que hace pensar en un componente genético en el huésped susceptible.

PATOLOGÍA: El aspecto histológico en los casos avanzados de neumonitis crónica por hipersensibilidad es prácticamente equivalente al diagnóstico. Las características microscópicas son neumonía intersticial celular bronquiolocéntrica, granulomas no caseosos y neumonía organizada (fig. 10-42 A y B). El infiltrado intersticial está constituido por linfocitos, células plasmáticas y macrófagos y varía desde una forma grave hasta una más leve; es rara la presencia de eosinófilos. En dos tercios de los casos se observan granulomas no caseosos en formación (fig. 10-42 B), así como neumonía organizada (*v.* más delante) (fig. 10-42 A). En una etapa avanzada, la inflamación intersticial desaparece, dando lugar a fibrosis pulmonar, la cual puede parecerse a una neumonía intersticial habitual.

CARACTERÍSTICAS CLÍNICAS: La neumonitis por hipersensibilidad puede ser aguda, subaguda o crónica, dependiendo de la frecuencia e intensidad de la exposición al antígeno desencadenante. El pulmón del granjero es el prototipo de neumonitis por hipersensibilidad. Después de un periodo de 4 a 6 h después de la exposición, el trabajador desarrolla con rapidez disnea, tos y febrícula. Los síntomas desaparecen de 24 a 48 h después, pero pueden aparecer de nuevo con la exposición repetida; con el tiempo, la enfermedad se vuelve crónica. Los pacientes con neumonitis crónica por hipersensibilidad muestran un inicio gradual de disnea y *cor pulmonale*. Las pruebas de función respiratoria muestran un patrón restrictivo, caracterizado por disminución de la distensibilidad, menor capacidad de difusión e hipoxemia. En la fase crónica, la obstrucción de las vías respiratorias puede ser problemática. La eliminación del antígeno desencadenante es el único tratamiento adecuado para la neumonitis por hipersensibilidad. El tratamiento con esteroides puede ser efectivo en las formas agudas y en algunos pacientes crónicos.

Sarcoidosis

La sarcoidosis es una enfermedad granulomatosa de etiología desconocida. En esta enfermedad el pulmón es el principal órgano afectado, pero también puede tener manifestaciones en nódulos linfáticos, piel, ojos y otros órganos.

EPIDEMIOLOGÍA: La sarcoidosis es una enfermedad que se presenta en todo el mundo, que afecta a todas las etnias y a ambos sexos, pero con cierto predominio racial y étnico. En Estados Unidos, es mucho más común en afroamericanos que en caucásicos, con una relación de 15:1. Sin embargo, es rara en las regiones tropicales de África.

FISIOPATOLOGÍA: La patogenia precisa de la sarcoidosis es desconocida, pero se sabe que es resultado de una respuesta desmesurada de los linfocitos T coopera-

dores/inductores a antígenos exógenos o autólogos. Estas células se acumulan en los órganos afectados, donde secretan linfocina y favorecen el reclutamiento de macrófagos, en los cuales participan en la formación de granulomas no caseosos. La relación de linfocitos T CD4$^+$:CD8$^+$ es de 10:1 en los granulomas sarcoideos, pero de sólo 2:1 en los tejidos sanos. La activación policlonal inespecífica de linfocitos B por los linfocitos T cooperadores conduce a hiperglobulinemia, un aspecto característicos de la sarcoidosis activa.

PATOLOGÍA: La sarcoidosis pulmonar afecta con mayor frecuencia a los pulmones y nódulos linfáticos hiliares. En el análisis histológico, hay múltiples granulomas sarcoideos distribuidos en el intersticio pulmonar (fig. 10-43). El patrón de distribución es característico, a lo largo de la pleura y el tabique interlobulillar, así como alrededor de los haces broncovasculares (fig. 10-43 A). Con frecuencia hay infiltrados bronquiales o en la submucosa bronquiolar por granulomas sarcoideos que son de gran ayuda para el diagnóstico preciso ($\cong$ 90 %) en la biopsia por broncoscopia. Los granulomas en las vías respiratorias son a veces muy evidentes, lo que provoca obstrucción de la vía respiratoria (sarcoidosis endobronquial).

La vasculitis granulomatosa se presenta en dos tercios de las biopsias a pulmón abierto de pacientes con sarcoidosis. Aunque los **cuerpos asteroides** (cristales en forma de estrella) (figura 10-43 B) y los **cuerpos de Schaumann** (pequeñas calcificaciones laminares) son frecuentes, no son específicos de la sarcoidosis y pueden presentarse en otros procesos granulomatosos.

La fibrosis intersticial no es característica de la sarcoidosis pulmonar. Sin embargo, la fibrosis pulmonar progresiva puede dar lugar a pulmón en panal de abeja, deficiencia respiratoria y *cor pulmonale*.

CARACTERÍSTICAS CLÍNICAS: La sarcoidosis es más habitual en adultos jóvenes de ambos sexos. La **sarcoidosis aguda** tiene un inicio súbito, por lo general seguido de una remisión espontánea al cabo de 2 años y una excelente respuesta a los esteroides. La **sarcoidosis crónica** comienza de manera gradual, y los pacientes tienen más posibilidades de presentar la enfermedad persistente o progresiva. La sarcoidosis causa diferentes patrones en la radiografía de tórax, de los cuales el más característico es la adenopatía hiliar bilateral, con o sin infiltrados pulmonares intersticiales. También puede afectar la piel (eritema nudoso), sobre todo en mujeres. Los pacientes afroamericanos tienden a presentar uveítis más grave, enfermedades de la piel y deficiencia de la glándula lagrimal. Los principales síntomas respiratorios son tos y disnea. Sin embargo, la enfermedad puede ser leve y se ha descubierto incidentalmente en la radiografía de tórax.

No hay ninguna prueba de laboratorio específica para el diagnóstico de sarcoidosis. La biopsia pulmonar transbronquial mediante broncoscopio de fibra óptica permite con frecuencia identificar los granulomas. La concentración de la enzima conversiva de angiotensina en suero se encuentra elevada en dos tercios de los pacientes con sarcoidosis activa y el calcio en orina de 24 h con frecuencia también está aumentado. Estos resultados de laboratorio, junto con los signos clínicos y radiológicos, permiten realizar el diagnóstico de sarcoidosis con una alta probabilidad de acierto.

El pronóstico en sarcoidoisis pulmonar es favorable, en la mayoría de los pacientes no desarrollan secuelas clínicamente significativas. En el 60 % de los pacientes la sarcoidosis pulmonar se resuelve, pero esto es menos probable en pacientes mayores y aquellos con enfermedad extratorácica, particularmente en el hueso y la piel. La terapia con corticoesteroides es eficaz para la sarcoidosis activa.

Neumonía intersticial habitual

La neumonía intersticial habitual (NIH) es uno de los tipos más comunes de neumonía intersticial, con una incidencia anual de

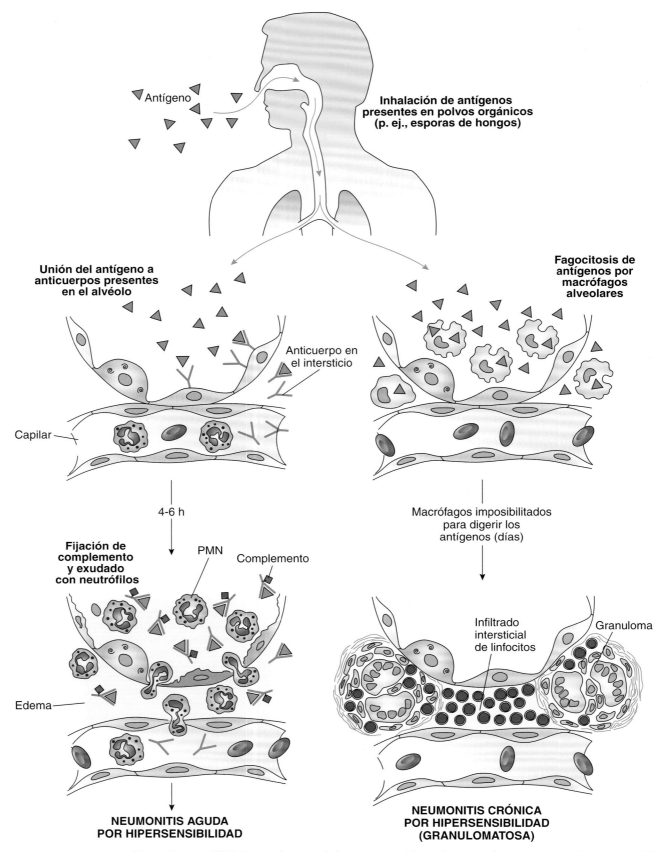

FIGURA 10-41. Neumonitis por hipersensibilidad. En la fase aguda hay una reacción antígeno-anticuerpo que produce neumonitis aguda por hipersensibilidad. Si la exposición al antígeno es continua, se inicia una fase celular o subaguda, con formación de granulomas y neumonitis intersticial crónica. PMN, neutrófilos polimorfonucleares.

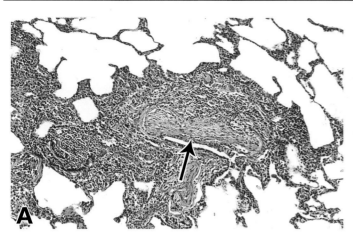

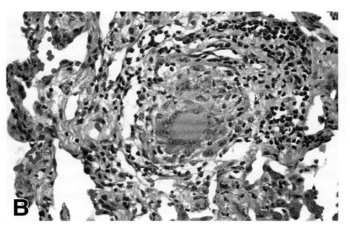

FIGURA 10-42. Neumonitis por hipersensibilidad. A. Muestra de biopsia pulmonar en la que se observa infiltrado intersticial inflamatorio crónico leve peribronquiolar, con un foco de fibrosis organizada intraluminal (*flecha*). **B.** En la muestra de biopsia pulmonar se observan granulomas focales inmaduros dispersos.

6 a 14 casos por 100 000 habitantes. Tiene un ligero predominio en el sexo masculino y la edad media de inicio es de los 50-60 años. La NIH es el patrón histológico presente en la biopsia, y el término clínico **fibrosis pulmonar idiopática** (FPI) se aplica cuando la enfermedad no tiene un origen conocido.

 FACTORES ETIOLÓGICOS: La etiología de la FPI es desconocida, pero se considera que participan en ella factores inmunitarios, virales y genéticos. En algunos pacientes existen antecedentes de una enfermedad similar a la gripe, lo que sugiere una participación viral. En la FPI, son comunes las mutaciones en los genes de la telomerasa, particularmente de la transcriptasa inversa de la telomerasa (TERT), la proteína surfactante C y *MUC5B*, pero afectan a menos de una tercera parte de los casos; la anomalía genética se desconoce en la mayoría de los pacientes.

En el 20 % de los casos, las características histológicas de la NIH acompañan a las enfermedades autoinmunitarias; entre ellas se encuentran la artritis reumatoide, el lupus eritematoso sistémico, la esclerodermia y muchas otras, lo que sugiere una alteración en la inmunidad. Se producen autoanticuerpos (p. ej., anticuerpos antinucleares) pero hasta el momento no se ha identificado ningún antígeno. Los macrófagos alveolares activados pueden liberar citosinas que reclutan neutrófilos, las cuales, a su vez, dañan las

paredes alveolares, desencadenando una serie de sucesos que culminan en la fibrosis intersticial. Los macrófagos alveolares activados pueden liberar citoquinas, que reclutan neutrófilos. Estos, a su vez, dañan las paredes alveolares, estimulando una serie de eventos que culminan en fibrosis intersticial.

PATOLOGÍA: La NIH es un patrón histológico que se presenta en diversas entidades clínicas, incluyendo vasculopatías del colágeno, neumonitis crónica por hipersensibilidad, toxicidad por medicamentos y asbestosis. En muchos casos hay ausencia de una etiología identificable por lo que se considera idiopática (FPI). En la NIH los pulmones son pequeños y la fibrosis tiende a ser más grave en los lóbulos inferiores, en las regiones subpleurales y a lo largo del tabique interlobulillar. La retracción de cicatrices, en especial del tabique lobulillar, confiere a la superficie externa del pulmón un aspecto de cabezas de alfiler, semejante a la cirrosis hepática. Por lo general hay fibrosis distribuida en parches, con regiones de intensa cicatrización y cambios quísticos en panal de abeja (fig. 10-44 A).

La principal característica histológica de la NIH es la fibrosis intersticial en parches, con regiones del pulmón normal adyacentes a zonas fibróticas (fig. 10-44 B). La fibrosis tiene diferentes etapas de evolución, lo cual se denomina «**heterogeneidad temporal**».

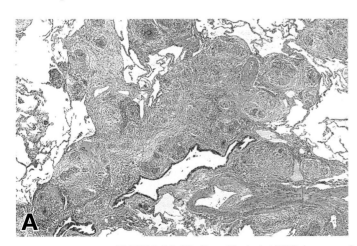

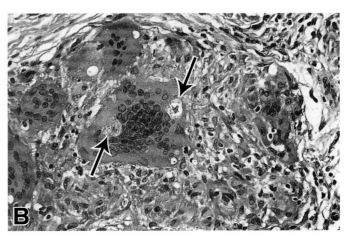

FIGURA 10-43. Sarcoidosis. A. Múltiples granulomas no caseosos presentes a lo largo del intersticio broncovascular. **B.** Granulomas caseosos formados por múltiples cúmulos de macrófagos epitelioides y células gigantes multinucleadas. Se observan varios cuerpos asteroides (*flechas*).

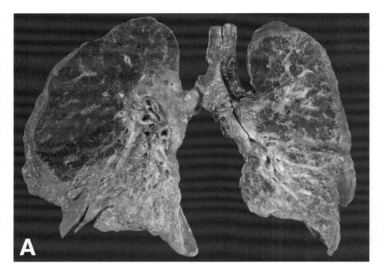

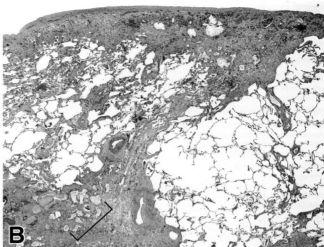

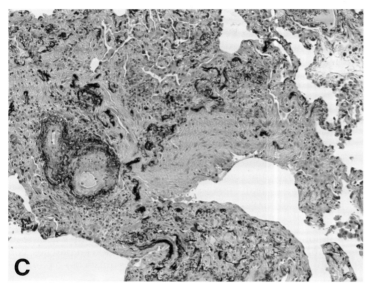

FIGURA 10-44. Neumonitis intersticial habitual. A. Aspecto macroscópico del pulmón con zonas cicatriciales densas en parches y grandes regiones con cambios quísticos en panal de abeja, con predominio en los lóbulos inferiores. Este paciente también presentaba polimiositis. **B.** Al microscopio se observa fibrosis subpleural en parches junto con fibrosis en panal de abeja (*corchetes*). Las zonas de intensa fibrosis presentan remodelación, con pérdida de la arquitectura pulmonar normal. **C.** Mediante la tinción de elastina se destacan los focos fibroblásticos en color verde, que contrastan con las regiones adyacentes de color amarillo por colágeno denso y la tinción de color negro de las fibras elásticas colapsadas.

Las regiones con tejido fibroblástico laxo (**focos de fibroblastos**), pueden estar cerca de zonas de colágeno denso (fig. 10-44 C). La fibrosis es más evidente debajo de la pleura y cerca del tabique interlobulillar (fig. 10-44 B).

El epitelio bronquiolar crece dentro de los espacios respiratorios dilatados, lo cual puede ser resultado del daño a los bronquíolos respiratorios proximales pero que no pueden ser identificados como tales (fig. 10-45). La presencia de zonas de intensa cicatrización con fibrosis causa remodelación de la estructura pulmonar, que da como resultado el hundimiento de las paredes alveolares y la formación de espacios quísticos. Estos espacios tienden a estar recubiertos de manera característica por epitelio bronquiolar o cúbico y contienen moco, macrófagos o neutrófilos (fig. 10-44 A), cambios descritos a menudo como «**pulmón en panal de abeja**». La presencia de importantes cambios vasculares, en especial fibrosis de la íntima y engrosamiento de la media, pueden ocasionar hipertensión pulmonar.

 CARACTERÍSTICAS CLÍNICAS: La UIP comienza lentamente, con inicio gradual de disnea durante el ejercicio y tos seca, por lo general de 1 a 3 años de duración. Los pacientes presentan un patrón pulmonar restrictivo en las pruebas de función respiratoria. Es habitual la presencia de dedos en palillo de tambor, especialmente en la fase tardía de la enfermedad. El signo clásico a la auscultación es la presencia de crepitación al final de la inspiración y estertores finos («velcro») en las bases pulmonares. En algunos casos puede aparecer taquipnea en reposo, cianosis y *cor pulmonale*. El pronóstico es malo, con una supervivencia media de 4 a 6 años. Los pacientes son tratados con corticoesteroides y en ocasiones con ciclofosfamida, pero en general la única esperanza de curación está en el trasplante pulmonar.

Neumonía organizada (neumonía organizada criptógena)

En el patrón de neumonía organizada (neumonía organizada criptógena) hay tapones polipoides de tejido que ocupan los los espacios alveolares, conductos alveolares y luz de los bronquíolos *El patrón de neumonía organizada, anteriormente conocida como bronquiolitis obliterante-neumonía organizada, no es específico para algún agente etiológico en particular, y la causa no puede ser establecida por sus características morfológicas.* Por tanto, se observa en diversas situaciones, incluyendo infecciones del aparato respiratorio (en especial bronquiolitis viral), en caso de inhalación de materiales tóxicos, después de la administración de diversos medicamentos y relacionada con diversos procesos inflamatorios (p. ej., vasculopatías del colágeno). *Un número significativo de casos son idiopáticos.*

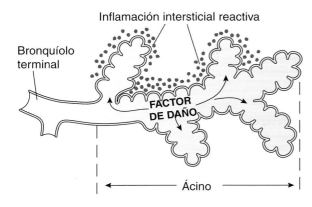

Inflamación intersticial reactiva

Bronquíolo terminal

FACTOR DE DAÑO

Ácino

Inflamación crónica, fibroblastos, fibrosis

«Amputación» de la vía respiratoria distal

Crecimiento del epitelio bronquiolar

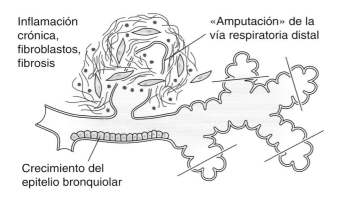

Vía respiratoria distal colapsada («amputada»)

Fibrosis densa

Epitelio bronquiolar

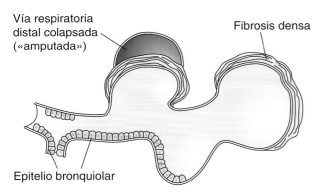

FIGURA 10-45. Patogenia del pulmón en panal de abeja. El pulmón en panal de abeja es resultado de diversas formas de daño. La inflamación intersticial y alveolar destruye («amputa») la porción distal del ácino. Las porciones proximales se dilatan y son recubiertas por epitelio bronquiolar.

 PATOLOGÍA: El patrón de neumonía organizada muestra la presencia de zonas en parche con fibrosis organizada laxa y células inflamatorias crónicas en la porción distal de las vías respiratorias adyacentes a zonas de tejido pulmonar normal. Hay tapones de tejido fibroblástico organizador obstruyendo los bronquíolos (bronquiolitis obliterante), conductos alveolares y alvéolos adyacentes (neumonía organizada; fig. 10-46). La neumonía organizada alveolar tiende a predominar y la arquitectura pulmonar se mantiene.

 CARACTERÍSTICAS CLÍNICAS: La edad habitual de aparición de neumonía organizada criptógena son los 55 años. El inicio agudo incluye fiebre, tos y disnea, por lo general con antecedentes de un episodio de resfriado de 4 a 6 semanas antes. Como se mencionó anteriormente, algunos pacientes pueden tener enfermedades predisponentes. En la prueba de función respiratoria se identifica un patrón ventilatorio restrictivo. El tratamiento con corticoesteroides es efectivo y algunos pacientes se recuperan al cabo de unas semanas o meses sin tratamiento alguno.

Histiocitosis de células de Langerhans

La histiocitosis de células de Langerhans abarca un espectro de proliferación de histiocitos. Diversas presentaciones de la histiocitosis de células de Langerhans (HCL) se han denominado **granuloma eosinófilo**, **enfermedad de Hand-Schüller-Christian** y **enfermedad de Letterer-Siwe** (para más información, *v.* caps. 18 y 22). La HCL puede afectar al pulmón con un patrón intersticial característico. En adultos, la HCL *se observa principalmente en fumadores* y suele presentarse como lesión aislada (antes llamada **granuloma pulmonar eosinófilo**) o como enfermedad pulmonar cística difusa. Incluye manifestaciones extrapulmonares, como lesiones óseas o diabetes insípida, presentes del 10 al 15% de los casos. En niños, la lesión pulmonar puede presentarse en asociación con enfermedad de Letterer-Siwe o Hand-Schüller-Christian.

 PATOLOGÍA: Histológicamente, la HCL pulmonar se caracteriza por la presencia de infiltrados nodulares diseminados con un borde estrellado que se extiende hacia el intersticio circundante (fig. 10-47 A). Estas lesiones se presentan con mayor frecuencia en la región central de los bronquíolos o la subpleural. Las lesiones celulares contienen células de Langerhans en diferente proporción mezcladas con linfocitos, eosinófilos y macrófagos. Las células de Langerhans tienen forma entre redondeada y ovalada, con una cantidad moderada de citoplasma eosinófilo de un núcleo caracterizado por la presencia de estrías evidentes y nucléolo pequeño poco visible (fig. 10-47 B). Conforme la enfermedad evoluciona, pueden aparecer lesiones cavitarias y tejido fibrótico, que a veces terminan en pulmón en panal de abeja. El parénquima adyacente a las lesiones nodulares puede mostrar una importante acumulación de macrófagos intraalveolares debido a que la bronquiolitis respiratoria es causada por el tabaquismo. Se desconoce hasta qué punto la HCL pulmonar es una proliferación neoplásica o una respuesta inmunitaria anómala contra antígenos del humo de cigarrillo.

ENFERMEDADES VASCULARES DEL PULMÓN

La enfermedad pulmonar vascular puede deberse a una vasculitis inflamatoria intrínseca o, mucho más frecuentemente, como evidencia de hipertensión pulmonar.

Vasculinitis y granulomatosis

Muchas neumopatías dan como resultado vasculitis, la mayoría secundarias a procesos inflamatorios tales como infecciones granulomatosas necrosantes. Sólo unos cuantos casos de síndrome de vasculitis idiopática primaria afectan al pulmón, entre los que destacan granulomatosis con poliangitis (GPA, anteriormente conocida como granulomatosis de Wegener), poliangitis microscópica y granulomatosis eosinófila con poliangitis (GEPA, anteriormente llamada granulomatosis de Churg-Strauss). Los detalles de los efectos sistémicos de las vasculinitis se ofrecen en el capítulo 8. Se revisan brevemente las manifestaciones pulmonares de la vasculitis idiopática primaria.

Granulomatosis con poliangitis

 PATOLOGÍA: La GPA en el pulmón se caracteriza por inflamación granulomatosa necrosante, necrosis parenquimatosa y vasculitis. En la mayoría de los casos se observan múltiples nódulos bilaterales con un tamaño

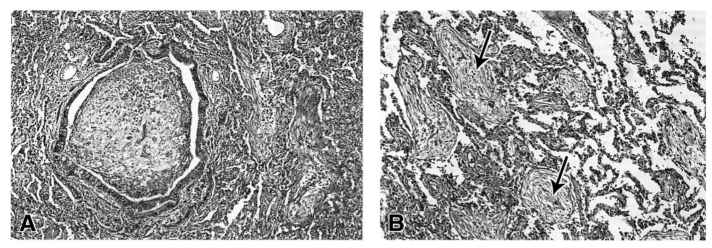

FIGURA 10-46. Patrón de neumonía organizada. A. Taponamientos polipoideos de tejido fibroso laxo presentes en un bronquíolo y conductos alveolares adyacentes y alvéolos. **B.** Los espacios alveolares contienen taponamientos similares formados por tejido conjuntivo organizador laxo (*flechas*).

medio de 2 a 3 cm de diámetro. Los nódulos tienen bordes irregulares de color café oscuro o aspecto hemorrágico al corte, y con frecuencia una cavidad central.

Los nódulos de consolidación parenquimatosa presentan: (1) tejidos de necrosis; (2) inflamación granulomatosa con una mezcla de infiltrado inflamatorio a expensas de linfocitos, células plasmáticas, neutrófilos, eosinófilos, macrófagos y células gigantes, y (3) fibrosis. La necrosis se acompaña de microabscesos neutrófilos o grandes zonas basófilas de necrosis «geográfica» con bordes serpiginosos (fig. 10-48 A). La forma de presentación de los granulomas de la GPA incluye macrófagos en empalizada a lo largo del borde de grandes zonas necróticas, células gigantes multinucleadas en conglomerados laxos y células gigantes dispersas. La vasculitis puede afectar a las arterias (fig. 10-48 B), venas o capilares, y puede existir inflamación granulomatosa aguda o crónica. La neumonía organizada es frecuente en los bordes de los nódulos de consolidación inflamatoria. Con frecuencia los pulmones presentan hemorragia alveolar aguda o crónica. Es habitual la presencia de «capilaritis neutrófila», con neutrófilos en las paredes alveolares. La hemorragia pulmonar difusa, una complicación importante en la GPA, se caracteriza por una crisis fulminante que pone en peligro la vida por deficiencia respiratoria grave. Por lo general, se acompaña de deficiencia renal aguda.

Poliangitis microscópica

La poliangitis microscópica es una vasculitis pauciinmunitaria que afecta las arteriolas, las vénulas y los capilares. Casi todos los pacientes también muestran evidencia de glomerulonefritis, y la poliangitis microscópica ha surgido como una de las causas más comunes de «síndrome pulmón-riñón». Las biopsias pulmonares muestran hemorragia alveolar con capilaritis neutrofílica (fig. 10-49).

Granulomatosis eosinófila con poliangitis

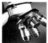 **PATOLOGÍA:** Los pulmones de los pacientes con GEPA muestran cambios compatibles con bronquitis o bronquiolitis asmática (*v.* anteriormente) incluyendo neumonía eosinófila (fig. 10-50 A), necrosis parenquimatosa (fig. 10-50 B) e inflamación granulomatosa. Los infiltrados de eosinófilos pueden estar presentes en cualquier compartimento anatómico del pulmón. El daño a las paredes de los vasos sanguíneos produce vasculitis y afecta las paredes de las vías

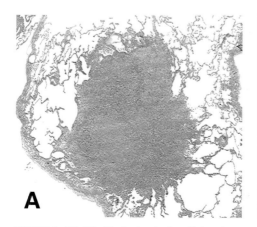
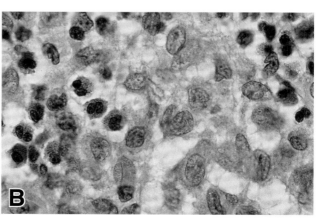

FIGURA 10-47. Histiocitosis de células de Langerhans. A. El infiltrado nodular intersticial tiene un aspecto estrellado con extensión de las células hacia el interior de la pared alveolar adyacente. **B.** En la microscopia de mayor resolución, se observan las células de Langerhans con una cantidad moderada de citoplasma eosinófilo y núcleos con estrías notables. Hay presencia de eosinófilos.

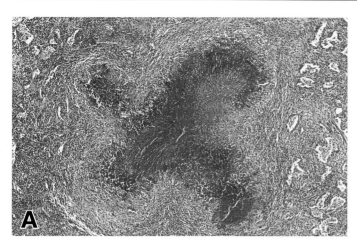
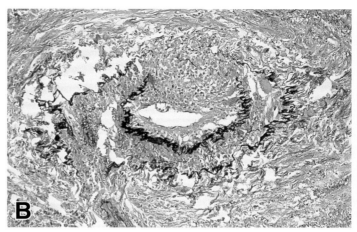

FIGURA 10-48. Granulomatosis con poliangitis (antes granulomatosis de Wegener). A. Amplia zona de necrosis con un patrón «geográfico» con bordes serpiginosos y centro basófilo. **B.** Vasculitis en una arteria caracterizada por infiltrado inflamatorio crónico transparietal, excéntrico, focal, que destruye la lámina elástica interna y externa (tinción para elastina).

respiratorias dando como resultado bronquitis o bronquiolitis. La vasculitis incluye diversas células inflamatorias: eosinófilos, linfocitos, células plasmáticas, macrófagos, células gigantes y neutrófilos (fig. 10-50 A). Los focos de necrosis presentan un centro eosinófilo debido a la acumulación de eosinófilos muertos (fig. 10-50 B). Los pacientes presentan uno o más de los siguientes síntomas pulmonares: rinitis alérgica, asma, eosinofilia periférica y enfermedad eosinófila infiltrante (neumonía eosinófila o enteritis eosinófila).

Hipertensión pulmonar

La presión arterial pulmonar elevada se define por una presión media mayor de 25 mm Hg en reposo. El aumento del flujo sanguíneo pulmonar o de la resistencia vascular conlleva un aumento de la presión arterial pulmonar. Independientemente de la causa, el aumento de la presión arterial pulmonar modifica la histología de la arteria pulmonar (fig. 10-51). El sistema de

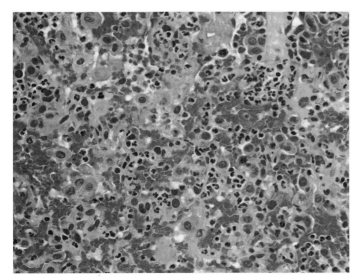

FIGURA 10-49. Poliangitis microscópica. Las paredes alveolares están engrosadas debido a la infiltración severa de neutrófilos.

Heath y Edwards fue diseñado para determinar si los cambios arteriales en la hipertensión pulmonar pueden ser resueltos mediante cirugía cardiaca correctiva. Los grados 1, 2 y 3 son por lo general reversibles; el grado 4 o superior generalmente no lo es.

- **Grado 1**: hipertrofia de la media de arterias pulmonares musculares y aspecto de músculo liso en arteriolas pulmonares.
- **Grado 2**: proliferación de la íntima con hipertrofia medial creciente.
- **Grado 3**: fibrosis de la íntima de arterias pulmonares musculares y arteriolas, que puede obstruirlas (fig. 10-52 A).
- **Grado 4**: lesiones plexiformes, dilatación y adelgazamiento de arterias pulmonares. Estas lesiones nodulares están compuestas por canales sanguíneos irregulares entrelazados y obstrucción del flujo sanguíneo pulmonar (fig. 10-52 B).
- **Grado 5**: lesiones plexiformes, junto con dilatación o lesiones angiomatoides. Rotura de la pared de vasos adelgazada por dilatación con hemorragia parenquimatosa y hemosiderosis.
- **Grado 6**: necrosis fibrinoide de arterias y arteriolas.

Incluso la ateroesclerosis leve de los vasos pulmonares es rara si la presión pulmonar es normal. Sin embargo, con todos los grados de hipertensión pulmonar se observa ateroesclerosis de las grandes arterias pulmonares. El aumento de la presión en la circulación menor conduce a hipertrofia del ventrículo derecho (*cor pulmonale*).

La hipertensión pulmonar puede ser de origen precapilar o poscapilar. La hipertensión precapilar incluye el cortocircuito cardiaco de izquierda a derecha, la hipertensión pulmonar primaria, tromboembolia, fibrosis pulmonar e hipoxia. La hipertensión poscapilar incluye la enfermedad pulmonar venooclusiva y la hipertensión secundaria a enfermedades del corazón izquierdo tales como la estenosis mitral y la coartación aórtica. La hipertensión pulmonar desencadenada por neumopatías se describe a continuación. Las cardiopatías desencadenadas por hipertensión pulmonar se detallan en el capítulo 9.

Hipertensión pulmonar primaria

La hipertensión pulmonar primaria es una enfermedad precapilar rara causada por aumento del tono arterial pulmonar. Este trastorno puede ser idiopático, pero en algunos casos es hereditario y puede estar asociado con mutaciones de receptor de la proteína morfogenética ósea tipo 2 (*BMPR2*), cinasa 1 similar al

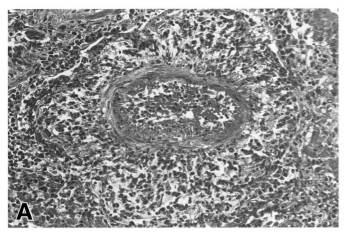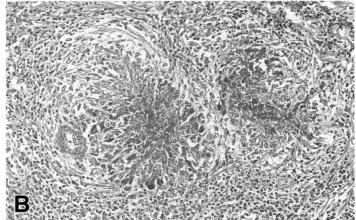

FIGURA 10-50. Síndrome de granulomatosis con poliangitis y eosinofilia. A. Arteria en la que se observa importante vasculitis caracterizada por infiltrado denso de células inflamatorias crónicas y eosinófilos. **B.** Granuloma necrótico («alérgico») con una región central eosinófila de necrosis rodeada de macrófagos en empalizada y células gigantes.

receptor de la activina (*ALK1*) y endogleína. También puede surgir hipertensión arterial pulmonar en asociación con vasculopatías del colágeno subyacentes, o puede ser inducida por fármacos o toxinas (un ejemplo es el fármaco anorexígeno «fen-fen»). Este trastorno se presenta a cualquier edad, pero es más habitual en mujeres jóvenes de 20-30 años, y se caracteriza por el inicio insidioso de disnea. Con el tiempo, eventualmente se desarrolla una hipertensión pulmonar grave, en general asociada con lesiones plexiformes a nivel histológico. Los pacientes fallecen por *cor pulmonale*. Aunque el tratamiento médico es ineficaz la mayoría de las veces, el uso reciente de análogos de prostaciclina, los antagonistas del receptor de endotelina y los inhibidores de la 5-fosfodiesterasa han conducido a una supervivencia a 5 años de aproximadamente el 30 %. A menudo está indicado el trasplante de corazón y pulmón.

Tromboembolia pulmonar recurrente

Es frecuente la aparición de múltiples émbolos trombóticos en los vasos pulmonares de pequeño calibre a consecuencia de la liberación episódica y sintomática de pequeños émbolos de lugares periféricos. Limitan gradualmente la circulación pulmonar y pueden ocasionar hipertensión pulmonar. Además de las lesiones vasculares por hipertensión pulmonar, la tromboembolia organizada es patente por la presencia de bandas fibrosas («telarañas») que se extienden a través de la luz de las arterias pulmonares de pequeño calibre. Si la situación se diagnostica durante la vida, la colocación de un filtro de la vena cava inferior generalmente evita la formación de émbolos adicionales.

Hipoxemia e hipertensión pulmonar

Cualquier enfermedad que produzca hipoxemia puede causar vasoconstricción de las arterias pulmonares de pequeño calibre y producir hipertensión pulmonar. Entre los factores predisponentes se encuentran la obstrucción crónica al flujo de aire (bronquitis crónica), la enfermedad pulmonar intersticial y vivir a gran altitud. La cifoescoliosis grave o la obesidad extrema (**síndrome de Pickwickian**) pueden limitar la ventilación y producir hipoxemia e hipertensión pulmonar.

ARTERIAS PULMONARES DE PEQUEÑO CALIBRE

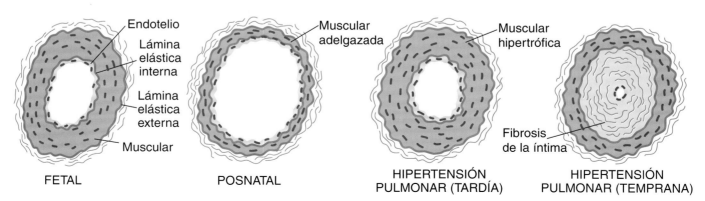

FIGURA 10-51. Histopatología de la hipertensión pulmonar. Al final de la gestación, las arterias pulmonares tienen las paredes engrosadas. Después del nacimiento, los vasos se dilatan y las paredes se adelgazan. La hipertensión pulmonar leve se caracteriza por engrosamiento de la media. Conforme la hipertensión pulmonar se agrava, hay mayor fibrosis de la íntima y engrosamiento muscular.

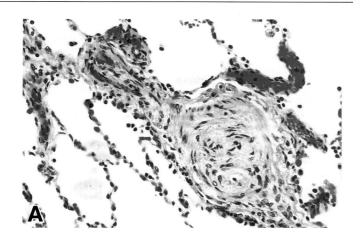

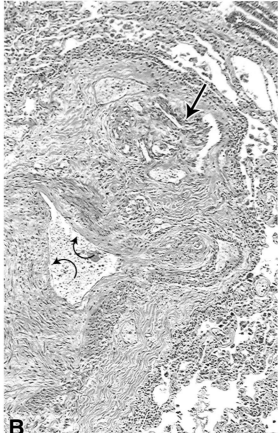

FIGURA 10-52. Hipertensión pulmonar arterial. A. Las arterias pulmonares de pequeño calibre se encuentran prácticamente obstruidas por la fibrosis concéntrica de la íntima y el engrosamiento de la media. **B.** Lesión plexiforme (*flecha*) caracterizada por proliferación glomeruloide de las paredes adelgazadas de los vasos adyacentes a la arteria principal en la que se observan cambios hipertensivos notables como fibrosis de la íntima y engrosamiento de la media (*flechas curvas*).

Enfermedad pulmonar venooclusiva

La enfermedad pulmonar venooclusiva es una enfermedad rara de etiología desconocida caracterizada por la obstrucción de las venas pulmonares de pequeño calibre y vénulas, y en ocasiones de grandes venas y arterias, por fibrosis de la íntima, con algunas células y de consistencia laxa (fig. 10-53). Se ha descrito que la enfermedad aparece después de infecciones virales, exposición a sustancias tóxicas y quimioterapia.

 PATOLOGÍA: La enfermedad pulmonar venooclusiva produce hipertensión pulmonar grave. En el análisis macroscópico, el pulmón presenta zonas de induración de color pardo y ateroesclerosis de las grandes arterias pulmonares. En el análisis microscópico, las pequeñas venas y vénulas se encuentran obstruidas parcial o totalmente y las grandes venas presentan engrosamiento excéntrico de la íntima. Son comunes la fibrosis moderada de la pared alveolar y focos de hemosiderosis. Las arterias pulmonares muestran trombos de formación reciente y lesiones por hipertensión pulmonar grave.

 CARACTERÍSTICAS CLÍNICAS: El cuadro clínico se caracteriza por disnea progresiva similar a la hipertensión pulmonar primaria, pero en la enfermedad venooclusiva puede tener una evolución más fulminante. No hay un tratamiento efectivo y en algunos casos se ha contemplado el trasplante cardiopulmonar.

Edema pulmonar

El edema pulmonar provoca una disminución del intercambio de gases en el pulmón, lo que provoca hipoxia y retención de dióxido de carbono (**hipercapnia**); también se analiza en los capítulos 8 y 9.

 FACTORES ETIOLÓGICOS Y PATOLOGÍA: Las causas más comunes de edema pulmonar se relacionan con alteraciones hemodinámicas en el corazón que aumentan la presión de perfusión en los capilares pulmonares y bloquean la efectividad del drenaje linfático. Estas afecciones incluyen deficiencia ventricular izquierda (la causa más común), estenosis mitral y deficiencia mitral. La interrupción de la permeabilidad capilar es la causa del edema pulmonar en la lesión pulmonar aguda asociada con el síndrome de dificultad respiratoria en adultos.

El edema pulmonar puede ser intersticial o alveolar. El primero constituye la fase más temprana, y se caracteriza por la filtración

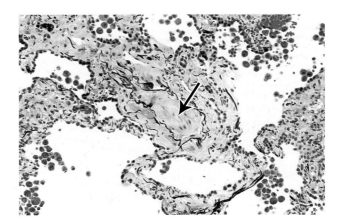

FIGURA 10-53. Enfermedad pulmonar venooclusiva. Vena pulmonar obstruida por fibrosis de la íntima (*flecha*; tinción de Movat).

excesiva de fluidos. Los linfáticos se distienden y el líquido se acumula en el intersticio de los tabiques lobulares y alrededor de las venas y los haces broncovasculares. El edema produce una derivación del flujo sanguíneo desde las bases pulmonares hacia los lóbulos superiores, y se produce un aumento de la resistencia del flujo aéreo debido al edema del árbol broncovascular. Esta fase suele ser asintomática.

Cuando el líquido ya no puede acomodarse en el espacio intersticial, se vierte en los alvéolos (edema alveolar). El paciente tiene dificultad para respirar y se escuchan estertores burbujeantes. En casos extremos, se expulsa líquido espumoso con la tos o éste sale de la tráquea.

Microscópicamente, el pulmón edematoso muestra capilares alveolares gravemente congestionados y alvéolos llenos de un líquido homogéneo, teñido de rosa, permeado por burbujas de aire. Si el edema pulmonar se debe a daño alveolar, los restos celulares, la fibrina y las proteínas forman membranas hialinas, tal como se observa en el DAD.

 CARACTERÍSTICAS CLÍNICAS: La acumulación de líquido puede pasar desapercibida inicialmente, pero con el tiempo, la disnea y la tos aumentan significativamente. Si el edema es grave, se expectoran grandes cantidades de esputo rosado espumoso. La hipoxemia se manifiesta como cianosis. La función pulmonar está restringida en el edema pulmonar intersticial debido a que la acumulación de líquido en el espacio intersticial disminuye la elasticidad pulmonar (p. ej., rigidez del tejido pulmonar). Por tanto, se requiere un mayor trabajo respiratorio para mantener la ventilación. Debido al engrosamiento de las paredes alveolares, existe una mayor barrera para el intercambio de oxígeno y dióxido de carbono. Este último se afecta menos que el anterior, lo que produce hipoxia con niveles de dióxido de carbono casi normales. La falta de coincidencia entre la ventilación (que se reduce) y la perfusión (que persiste) contribuye al desarrollo de hipoxemia.

NEOPLASIAS PULMONARES

Los cánceres de pulmón son, con diferencia, las malignidades pulmonares más comunes y clínicamente importantes. El subtipo histológico de los carcinomas tiene una relevancia clínica creciente.

Hamartoma pulmonar

Los hamartomas pulmonares son tumores benignos que se presentan de manera característica en los adultos, con una frecuencia máxima en la sexta década de vida. Corresponden alrededor del 10% de las lesiones «en moneda» descubiertas de manera incidental en las radiografías de tórax. En la radiografía se observa un patrón de calcificación característico («de palomitas de maíz»).

 PATOLOGÍA: La observación de los hamartomas pulmonares los muestra como lesiones solitarias, bien delimitadas, lobuladas con un diámetro medio de 2 cm con una superficie al corte de aspecto cartilaginoso y color blanco o grisáceo (fig. 10-54 A). El tumor está formado por componentes presentes habitualmente en el pulmón: cartílago, tejido conjuntivo fibromixoide, grasa, hueso y en ocasiones músculo liso (fig. 10-54 B). Estas se encuentran intercaladas con hendiduras recubiertas por epitelio respiratorio. Los hamartomas están bien delimitados y recubiertos por el parénquima pulmonar circundante. La mayoría se encuentran en la periferia, pero hasta el 10% se encuentran en una localización endobronquial central. Esta última puede causar síntomas de obstrucción bronquial.

Carcinoma pulmonar

El carcinoma epidermoide, el adenocarcinoma, el carcinoma no microcítico y el carcinoma microcítico son las formas principales de cáncer de pulmón. Los primeros tres tipos se han agrupado tradicionalmente, desde un punto de vista clínico, como «carcinomas no microcíticos». Sin embargo, actualmente se desaconseja porque la enfermedad molecular y las modalidades terapéuticas difieren entre los tres tipos. Considerado un tumor raro hasta 1945, el cáncer pulmonar es en la actualidad la causa más común de muerte por cáncer en todo el mundo, incluyendo Estados Unidos, donde es la principal causa de muerte por cáncer tanto en hombres como en mujeres. Cerca del 85% al 90% de los cánceres de pulmón se presentan en fumadores. El tabaquismo está asociado con todas las formas de cáncer de pulmón. La mayoría de las personas con carcinoma pulmonar que nunca han fumado desarrollan un adenocarcinoma. Entre los fumadores, el riesgo durante la vida de desarrollar cáncer de pulmón está entre el 12% y 17%. En los no fumadores, el riesgo es del 1%. La edad de mayor frecuencia de cáncer pulmonar es entre los 60 y 70 años de edad, con la mayoría de los pacientes de 50-80 años de edad. El habitual predominio en hombres ha disminuido algo al ir aumentando el tabaquismo entre las mujeres.

El tabaquismo también es un factor importante en el desarrollo de cáncer de pulmón, que está asociado con ciertas exposiciones ocupacionales. Por ejemplo, los mineros de uranio tienen una mayor incidencia de cáncer de pulmón, probablemente debido a la inhalación de las hijas o progenies del radón. El índice de cáncer de pulmón entre mineros que fuman es considerablemente más alto que la de los no mineros con hábitos tabáquicos similares.

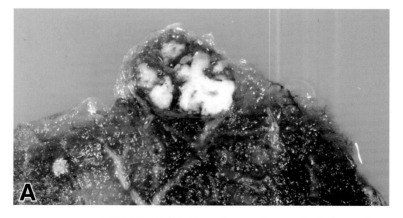 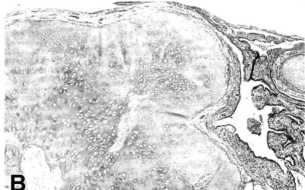

FIGURA 10-54. Hamartoma pulmonar. A. Corte en el que se observa un nódulo pulmonar periférico bien delimitado con una estructura lobulillada. **B.** En la microfotografía de luz se observan nódulos de cartílago hialino separados por tejido conjuntivo recubierto por epitelio respiratorio.

Otro ejemplo es el caso de los trabajadores del asbesto. Mientras que las personas que fuman mucho en la población general tienen un riesgo de cáncer de pulmón unas 10 a 20 veces mayor que los no fumadores, los trabajadores del asbesto con fibrosis pulmonar intersticial y que fuman mucho tienen un riesgo aproximadamente 50 veces mayor que el de los no fumadores.

El cáncer pulmonar se presenta en etapas tempranas en el 30% de los pacientes. El tratamiento primario es la resección quirúrgica, pero el 70% de los casos restantes de cáncer pulmonar se presenta como una enfermedad avanzada e inoperable. El tratamiento principal para estos últimos es la quimioterapia o la radiación. En casos seleccionados, los inhibidores de la tirosina cinasa y otras terapias dirigidas tienen utilidad.

Subtipos histológicos de carcinoma pulmonar

Carcinoma epidermoide

El carcinoma epidermoide es el segundo tipo histológico más común de cáncer pulmonar y representa el 20% de todos los cánceres pulmonares en Estados Unidos; es más frecuente en hombres que en mujeres (tabla 10-5). Después de la lesión del epitelio bronquial, como la que ocurre con el tabaquismo, la regeneración de la capa basal pluripotencial suele dar lugar a metaplasia escamosa. El epitelio metaplásico sigue la misma secuencia de la displasia, el carcinoma *in situ* y el tumor invasivo que se observa en lugares recubiertos, en condiciones normales, por epitelio escamoso, como sucede en el cuello uterino o la piel.

La mayoría de los carcinomas epidermoides se origina en la porción central del pulmón a partir de los bronquios principales o segmentarios, aunque el 10% se origina en la periferia. Se caracterizan por ser lesiones ulceradas, firmes, blanco-grisáceas, de 3 a 5 cm, que se extienden a lo largo de la pared bronquial hasta el parénquima pulmonar adyacente (fig. 10-55 A). Es frecuente la presencia de cavidades centrales. Ocasionalmente, el carcinoma epidermoide central se desarrolla como un tumor endobronquial.

El grado de diferenciación escamosa varía ampliamente en estos tumores. Muchos muestran queratinización evidente o puentes intercelulares. Al microscopio, los carcinomas epidermoides son muy variables. Los tumores bien diferenciados presentan «perlas» de queratina, que son pequeños nidos redondos de aspecto eosinófilo brillante formados por queratina rodeada por capas concéntricas («en capas de cebolla») de células escamosas (fig. 10-55 B). También hay queratinización de células individuales, en las que el citoplasma celular adquiere un aspecto vidriado e

intensamente eosinófilo. Se pueden identificar puentes intercelulares en algunos cánceres epidermoides bien diferenciados como brechas delgadas entre células adyacentes, las cuales están atravesadas por delgadas tiras de citoplasma. Por el contrario, algunos tumores epidermoides están tan mal diferenciados que carecen de queratinización y son muy difíciles de identificar respecto de los carcinomas de células no pequeñas, microcíticos o de células fusiformes.

Adenocarcinoma

En todo el mundo, el adenocarcinoma ha superado al carcinoma epidermoide como el subtipo más común de cáncer pulmonar en la mayoría de los países, y es el tipo más común en los no fumadores. En Estados Unidos representa el 36% de todas las neoplasias pulmonares invasivas (tabla 10-5). Suele surgir en la periferia y a menudo está asociado con fibrosis pleural y cicatrices subpleurales, que pueden causar retracción pleural (fig. 10-56). La clasificación del adenocarcinoma ha sido revisada recientemente.

Hiperplasia adenomatosa atípica
La hiperplasia adenomatosa atípica es identificada en la actualidad como la lesión precursora putativa de los adenocarcinomas. La hiperplasia adenomatosa atípica es una lesión bien delimitada, por lo general menor de 5 mm, con proliferación atípica de células epiteliales a lo largo de la pared alveolar. En la actualidad se desconoce si todos los focos de hiperplasia adenomatosa atípica evolucionan a carcinoma o si todos los adenocarcinomas se originan a través de esta secuencia de acontecimientos.

Adenocarcinoma *in situ*
El adenocarcinoma *in situ* (AIS), en el pasado denominado carcinoma bronquioloalveolar, es una forma preinvasiva de adenocarcinoma localizada (<3 cm) en el que las células tumorales crecen sólo a lo largo de las paredes alveolares preexistentes (crecimiento lepídico) (fig. 10-57). Representa del 1% al 5% de los adenocarcinomas pulmonares. Los pacientes con AIS suelen curarse mediante resección quirúrgica.

Adenocarcinoma mínimamente invasivo
El adenocarcinoma mínimamente invasivo (AMI) muestra un componente invasivo limitado (<0.5 cm) y carece de invasión pleural o linfovascular. El AMI tiene el mismo pronóstico favorable que el adenocarcinoma *in situ*.

El AIS y el AMI suelen ser lesiones marrones mal definidas, lo que puede dificultar su distinción con respecto al tejido subyacente normal. La mayoría de las lesiones no mucinosas, con células club (anteriormente conocidas como células de Clara) o neumocitos tipo II. Sólo rara vez son mucinosos (fig. 10-58). En los tumores no mucinosos, las células cúbicas crecen a lo largo de las paredes alveolares. Los tumores mucinosos contienen células cilíndricas con abundante citoplasma apical lleno de moco, algunas veces con apariencia de células en cáliz. Particularmente en el caso de los tumores mucinosos, debe excluirse la posibilidad de metástasis de otros sitios.

Adenocarcinomas invasivos
La mayoría de los adenocarcinomas pulmonares son más invasivos. Suelen consistir en una mezcla de patrones de crecimiento. Los tumores invasivos se clasifican de acuerdo con el patrón de crecimiento predominante.

 PATOLOGÍA: Los adenocarcinomas pulmonares invasivos tienen el aspecto de masas irregulares de 2 a 5 cm de diámetro, pero pueden alcanzar un tamaño tan grande que sustituyen a todo el lóbulo. En el corte, los tumores tienen un aspecto blanco grisáceo y con frecuencia brillante, dependiendo de la cantidad de moco que contenga. Los adenocarcinomas centrales pueden originarse en la región endobronquial e invadir el cartílago bronquial.

Tabla 10-5			
Frecuencia de los tipos histológicos del carcinoma pulmonar de acuerdo con el género			
Subtipo	Hombres	Mujeres	Hombres y Mujeres
Adenocarcinoma	32.9	40.5	36.4
Carcinoma epidermoide	23.8	15.6	20
Carcinoma microcítico	13.0	14.7	13.8
Carcinoma no microcítico	3.6	2.9	3.3
Otros carcinomas	23.7	21.8	22.8
Carcinoide	2.0	3.5	2.7
Adenocarcinoma escamoso	1.0	1.0	1.0

Datos del estudio SEER del NCI, confirmados histológicamente, 2006-2010. Datos de Surveillance, Epidemiology, and End Results (SEER) Program of the National Cancer Institute.

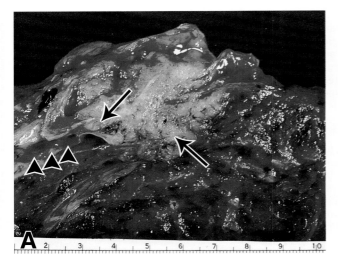

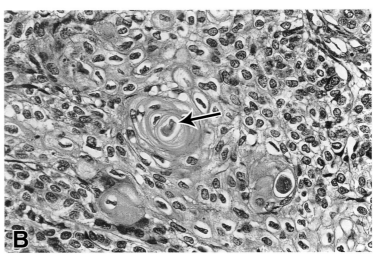

FIGURA 10-55. Carcinoma pulmonar epidermoide. A. El tumor (*flecha grande*) se desarrolla dentro de la luz del bronquio (las *puntas de flecha* destacan el curso de los bronquios) e invade los nódulos linfáticos intrapulmonares adyacentes (*flecha pequeña*). **B.** Microfotografía de luz en la que se observa un carcinoma epidermoide bien diferenciado con un componente de queratina de aspecto perlado (*flecha*) formado por células con citoplasma eosinófilo brillante.

La mayoría de los adenocarcinomas invasivos contienen mezclas de patrones lepídicos, acinares, papilares, micropapilares y sólidos (figs. 10-59 y 10-60). Los adenocarcinomas sólidos con formación mucosa son tumores pobremente diferenciados. Son diferentes de los carcinomas de células no pequeñas porque poseen mucina que puede detectarse con las tinciones de mucicarmina o ácido peryódico de Schiff (con digestión de diastasa) (fig. 10-60 D). Los adenocarcinomas mucinosos invasivos muestran superficies de corte mucoides y sólidas y tienen células cilíndricas altas con mucina citoplasmática apical.

Carcinoma no microcítico

El carcinoma no microcítico es un diagnóstico por exclusión: un tumor escasamente diferenciado que no muestra diferenciación escamosa o glandular. No es un carcinoma microcítico. Este tipo de tumor representa el 30 % de los tumores pulmonares invasivos en Estados Unidos (tabla 10-5). Las células son grandes y muestran abundante citoplasma. Con frecuencia el núcleo presenta un nucléolo prominente y cromatina vesicular. Algunos carcinomas no microcíticos denominados **carcinomas neuroendocrinos no microcíticos** se desarrollan de manera similar a los tumores carcinoides, descritos más adelante (crecimiento organoide, crecimiento trabecular, células en empalizada periféricas, formación de rosetas). Por inmunohistoquímicas o ultraestructurales, presentan muestras de diferenciación neuroendocrina.

Carcinoma microcítico

El carcinoma microcítico (anteriormente conocido como carcinoma de «células de avena») es un tumor epitelial altamente maligno del pulmón que muestra características neuroendocrinas. Constituye el 14 % de todos los cánceres de pulmón en Estados Unidos. (tabla 10-5) y tiene una fuerte correlación con el tabaquismo. Estos tumores se desarrollan y producen metástasis con rapidez y en el 70 % de los casos se diagnostica por vez primera en fase avanzada. Los carcinomas microcíticos son con frecuencia responsables de síndromes paraneoplásicos, incluyendo **diabetes insípida, síndrome de ACTH ectópica (ACTH, corticotropina)** y **síndrome de Eaton-Lambert** (*v.* más adelante).

 PATOLOGÍA: Los carcinomas microcíticos suelen ser masas perihiliares que con frecuencia se extienden con metástasis a los nódulos linfáticos. En el corte tienen una consistencia blanda y color blanquecino, por lo general acompañado de importante hemorragia y necrosis. Es característico que el tumor se disemine a lo largo de los bronquios en la submucosa y con un patrón en circunferencia.

En el análisis histológico, los carcinomas microcíticos están formados por capas de células pequeñas, redondas, ovaladas o en forma de huso con escaso citoplasma. El núcleo es característico,

FIGURA 10-56. Adenocarcinoma pulmonar invasivo. Tumor periférico del lóbulo superior derecho con borde irregular y un color café oscuro o gris en la superficie de corte y que produce fruncido de la pleura que lo cubre.

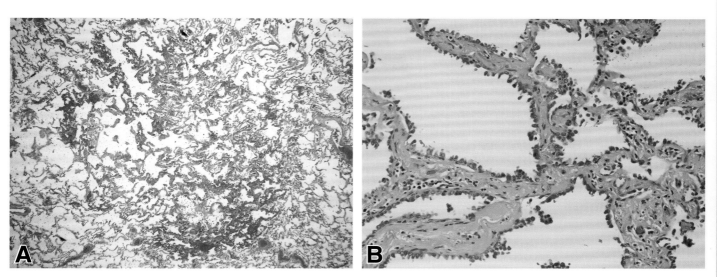

FIGURA 10-57. Adenocarcinoma *in situ*. A. Este tumor no mucinoso circunscrito crece con un patrón lepídico puro. No se observan focos de invasión o cicatrización. **B.** Una capa de neumocitos atípicos recubre las paredes alveolares.

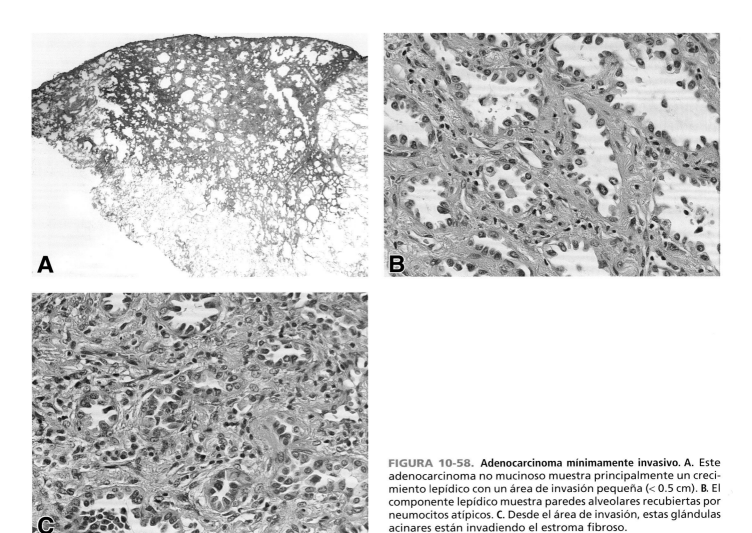

FIGURA 10-58. Adenocarcinoma mínimamente invasivo. A. Este adenocarcinoma no mucinoso muestra principalmente un crecimiento lepídico con un área de invasión pequeña (< 0.5 cm). **B.** El componente lepídico muestra paredes alveolares recubiertas por neumocitos atípicos. **C.** Desde el área de invasión, estas glándulas acinares están invadiendo el estroma fibroso.

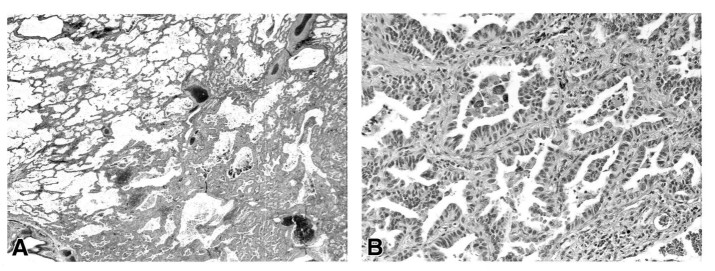

FIGURA 10-59. Adenocarcinoma con un patrón predominantemente lepídico. A. El tumor muestra un crecimiento de predominio lepídico y un área de adenocarcinoma acinar invasivo. **B.** El patrón lepídico consiste en una proliferación de neumocitos tipo II y células de Clara a lo largo de la superficie de las paredes alveolares.

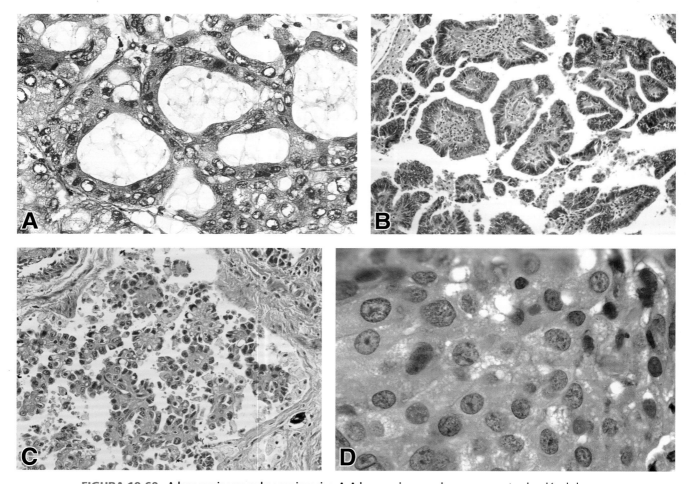

FIGURA 10-60. Adenocarcinoma pulmonar invasivo. A. Adenocarcinoma acinar compuesto de glándulas malignas redondas a ovaladas. **B.** El **adenocarcinoma papilar** consta de células tumorales malignas cúbicas a cilíndricas que crecen la superficie de los núcleos fibrovasculares. **C.** El **adenocarcinoma micropapilar** consta de pequeños acúmulos papilares de células glandulares que crecen dentro de este espacio de aire, la mayoría de las cuales no muestran núcleos fibrovasculares. **D.** El **adenocarcinoma sólido** con formación de mucina consiste en hojas sólidas de células tumorales con varias gotas rojas de mucina intracitoplásmica que se tiñen positivamente con tinción de mucicarmina.

con cromatina nuclear en gránulos finos en ausencia o un nucléolo pálido (fig. 10-61). La mayoría de estos tumores expresan marcadores neuroendocrinos tales como CD56, cromogranina o sinaptofisina. La velocidad de mitosis es muy elevada y es frecuente y extensa. Aunque se denominan microcíticas (pequeñas), el diámetro de las células neoplásicas suele ser el de tres linfocitos pequeños en reposo. A diferencia de otros cánceres pulmonares, los tumores microcíticos, al menos al principio, son muy sensibles a la quimioterapia, que es la piedra angular del tratamiento de este tipo de tumor. Sin embargo, el pronóstico a largo plazo es gris.

PATOGENIA MOLECULAR: No hay una mutación simple responsable del desarrollo de cáncer pulmonar, pero hay varias que son comunes y que podrían representar una oportunidad para la quimioterapia dirigida.

Aunque en general los tumores tienen múltiples mutaciones, el gran interés radica en definir mutaciones «conductoras», que son las que proporcionan a las células una ventaja para su transformación neoplásica. Dichas mutaciones, particularmente cuando provocan un aumento de la función en las tirosina cinasas, son objetivos terapéuticos con medicamentos dirigidos, y ya se utilizan para casos seleccionados de adenocarcinoma.

- **EGFR**: las mutaciones activadoras del dominio de tirosina cinasa de este gen *(receptor del factor de crecimiento epidérmico)* son de particular interés en los adenocarcinomas pulmonares, debido a la capacidad de respuesta de los tumores mutados a los fármacos inhibidores de la tirosina cinasa dirigidos contra este receptor, tales como erlotinib y gefitinib. Estas mutaciones son más comunes en los adenocarcinomas de las personas no fumadoras y asiáticas, así como las mujeres. Estas mutaciones se presentan en del 10% al 15% de los adenocarcinomas pulmonares en Estados Unidos, con porcentajes más altos en no fumadores y mujeres. Del 40% al 60% de la población asiática del este presentan mutaciones de EGFR.
- **Translocaciones EML4-ALK**: la fusión entre la proteína 4 asociada al microtúbulo del equinodermo (EML4) y la cinasa del linfoma anaplásico (ALK) se encuentra en el 5% de los adenocarcinomas pulmonares avanzados, con mayor frecuencia en los no fumadores. Los tumores que albergan esta translocación responden al tratamiento dirigido con crizotinib.

- **K-ras**: las mutaciones en este oncogén, se presenta en el 25% de los adenocarcinomas, el 20% de los carcinomas no microcíticos y el 5% de los carcinomas epidermoides, pero rara vez en los tumores microcíticos. Estas mutaciones tienen correlación con el tabaquismo y con un mal pronóstico. No existe ningún tratamiento molecular dirigido contra las mutaciones de *K-ras* que sea efectivo.
- **Myc**: la sobreexpresión de este oncogén se presenta en el 10% al 40% de los carcinomas microcíticos pero es rara en otros tipos.
- **p53**: las mutaciones del *p53* se identifican en más del 80% de los carcinomas microcíticos y el 50% de los tumores de células no pequeñas.
- **Retinoblastoma Rb**: las mutaciones en el gen del *retinoblastoma (Rb)* se presentan hasta en un 80% de los cánceres microcíticos y en un 25% de los no microcíticos.
- **Cromosoma 3 (3p)**: a supresión del brazo corto de este cromosoma se observa con frecuencia en todos los tipos de cánceres pulmonares.
- **bcl-2**: Este protooncogén, que codifica una proteína que inhibe la apoptosis (*v.* cap. 1), se expresa en el 25% de los carcinomas epidermoides y el 10% de los adenocarcinomas.
- **PTEN**: este antioncogén regula el proceso de señalización de supervivencia de las células y es deficiente por alguno de varios mecanismos (pérdida de la heterocigosidad, mutación, promotor de metilación, etc.) en muchos cánceres no microcíticos de pulmón. La pérdida de PTEN se relaciona con un mal pronóstico y resistencia a los medicamentos.
- **Receptor 1 del factor de crecimiento de fibroblastos (FGFR1)**: se ha documentado la amplificación de FGFR1 en el 20% de los carcinomas de células escamosas, por lo que actualmente los inhibidores de FGFR se están sometiendo a pruebas clínicas.

CARACTERÍSTICAS CLÍNICAS: El cáncer pulmonar puede producir tos, disnea, hemoptisis, dolor torácico, neumonía obstructiva y derrame pleural. La diseminación linfangítica del tumor dentro del pulmón puede interferir con la oxigenación. Un tipo de cáncer pulmonar (por lo general epidermoide) en el ápice del pulmón (tumor de Pancoast) se puede extender afectando a la octava vértebra cervical y al primer y segundo nervio torácico, ocasionando un dolor en el hombro que se irradia hacia el brazo siguiendo la distribución cubital (síndrome de Pancoast). El tumor de Pancoast también puede producir parálisis de los nervios simpáticos cervicales y ocasionar síndrome de Horner en el lado afectado con (1) depresión del globo ocular (enoftalmos); (2) ptosis del párpado superior; (3) constricción pupilar (miosis), y (4) ausencia de sudación (anhidrosis). El crecimiento del tumor dentro del mediastino puede producir síndrome de la vena cava superior (debido a obstrucción tumoral de la vena) y síndrome de compresión nerviosa.

SÍNDROMES PARANEOPLÁSICOS: Entre los trastornos que acompañan al cáncer pulmonar se incluyen la acantosis pigmentaria, dermatomiositis/polimiositis, dedos en palillo de tambor y síndromes miasténicos, tales como el síndrome de Eaton-Lambert y la encefalopatía multifocal progresiva. También se presentan síndromes endocrinos. Por ejemplo, síndrome de Cushing o síndrome de secreción inadecuada de hormona antidiurética en los carcinomas microcíticos e hipercalcemia (secreción de una sustancia similar a la hormona paratiroidea) en los carcinomas epidermoides. Los carcinomas microcíticos también pueden estar asociados con un síndrome paraneoplásico de encefalomielitis y deterioro sensorial.

METÁSTASIS: Los carcinomas de pulmón producen metástasis con mayor frecuencia en los nódulos linfáticos regionales, en particular hiliares y mediastínicos así como en el cerebro, los

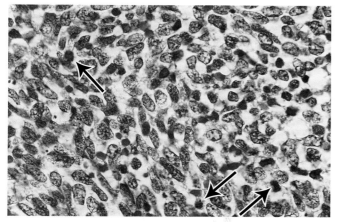

FIGURA 10-61. Carcinoma microcítico de pulmón. Este tumor está constituido por pequeñas células ovales o en forma de huso con escaso citoplasma, cromatina nuclear en gránulos finos y escasas mitosis (*flechas*).

huesos y el hígado. Las metástasis extraganglionares afectan con frecuencia a la glándula suprarrenal, pero es rara la presencia de deficiencia suprarrenal.

La etapa del tumor sigue siendo el factor más importante para el pronóstico por sí mismo. El sistema de clasificación del cáncer de pulmón se basa principalmente en el tamaño del tumor, su extensión y localización, la presencia de diseminación a nódulos linfáticos, la metástasis a distancia y malignización del líquido pleural. Algunos carcinomas no microcíticos pueden tratarse con quimioterapia. Como se menciona anteriormente, los pacientes cuyos tumores expresan ciertas mutaciones de *EGFR* o reordenamientos que afectan al gen *ALK* muestran una mejor supervivencia libre de progresión si son tratados con inhibidores de la tirosina cinasa. Los pacientes con adenocarcinoma en etapas avanzadas, pero no el carcinoma epidermoide, pueden responder a un antimetabolito del folato, el pemetrexed. La supervivencia global de todos los pacientes con carcinoma no microcítico de pulmón fue del 15 % en las últimas décadas. Sin embargo, los pacientes con cáncer pulmonar avanzado con mutaciones del *EGFR* o reordenamientos del gen *ALK* muestran una mejoría en la supervivencia libre de progresión a 2 años, del 20 % al 60 %, con el inhibidor de la tirosina cinasa. Aunque el panorama molecular del cáncer pulmonar está evolucionando rápidamente, los carcinomas microcíticos aún tienen una supervivencia del 5 % o menos a 5 años.

Tumores carcinoides

Hay dos tipos de tumores carcinoides del pulmón, a saber, **carcinoide típico** y una variante **carcinoide atípica** más agresiva. Se considera que estos tumores se originan a partir de células neuroendocrinas residentes en el epitelio bronquial normal. Los tumores carcinoides constituyen del 2 % al 3 % de todos los cánceres primarios de pulmón en Estados Unidos (tabla 10-5), tienen poca predilección por sexo y no tienen relación con el tabaquismo. Aunque se ha demostrado la presencia de neuropéptidos en las células tumorales, la mayor parte son silenciosos desde el punto de vista endocrino. Sin embargo, un pequeño grupo de casos está relacionado con endocrinopatías (*v.* cap. 11).

 PATOLOGÍA: Los tumores carcinoides se encuentran dentro del pulmón. Los tumores carcinoides centrales tienden a presentar un componente endobronquial importante, con masas polipoideas carnosas, lisas, que protruyen dentro de la luz bronquial (fig. 10-62 A).

Estas neoplasias se caracterizan en el análisis histológico por un patrón de crecimiento organoide y características citológicas uniformes: citoplasma granular fino eosinófilo y núcleos con cromatina granular fina (fig. 10-62 B). Los **tumores carcinoides atípicos** difieren del tumor carcinoide típico por (1) mayor número de mitosis, con 2 a 10 mitosis por cada mm²; (2) necrosis tumoral (3) zonas de mayor celularidad y desorganización de la arquitectura, y (4) pleomorfismo nuclear e hipercromatismo con un aumento de la proporción nuclear a citoplasmática Las metástasis en los nódulos linfáticos regionales se presentan en el 15 % de los pacientes con carcinoides típicos y en el 50 % de aquellos con carcinoides atípicos.

 CARACTERÍSTICAS CLÍNICAS: Los tumores carcinoides se desarrollan lentamente, de manera que la mitad de los pacientes están asintomáticos en el momento del diagnóstico. Tales tumores suelen ser descubiertos como una masa en la radiografía de tórax. Si el paciente tiene síntomas, las manifestaciones pulmonares más comunes son hemoptisis, neumonitis posobstructiva y disnea. Los tumores carcinoides pueden presentarse a cualquier edad. Los carcinoides bronquiales son el tumor pulmonar más habitual en la infancia.

Linfomas pulmonares

Todos los linfomas, tanto Hodgkin como no Hodgkin, pueden afectar al pulmón, y la mayoría son metastásicos (*v.* cap. 18). Los linfomas primarios del pulmón son raros, siendo el más común el **linfoma de linfocito B de la zona marginal extraganglionar**. Estos tumores se consideran originados en el tejido linfoideo asociado a la mucosa en el pulmón y en ocasiones se denominan linfomas MALT (*mucosa-associated lymphoid tissue*). Son tumores de bajo grado, generalmente con un pronóstico favorable.

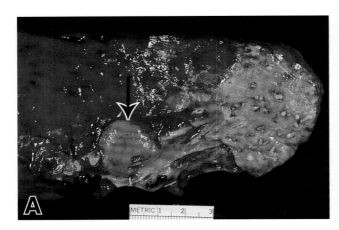

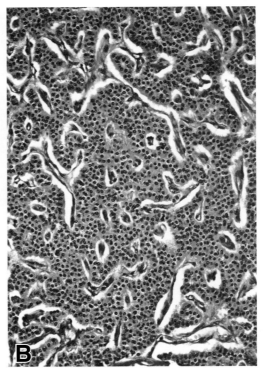

FIGURA 10-62. Tumor carcinoide del pulmón. A. Tumor carcinoide central (*flecha*) bien delimitado que protruye dentro de la luz del bronquio principal. La compresión del bronquio por el tumor causó neumonía postobstructiva en el parénquima pulmonar distal (*derecha*). **B.** Aspecto microscópico en el que se observan listones de células tumorales rodeados de estroma vascular.

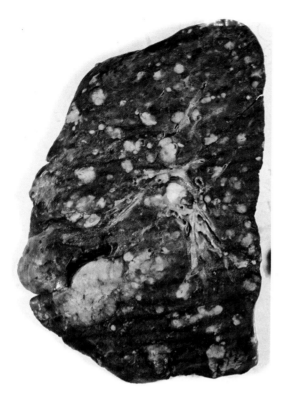

FIGURA 10-63. Carcinoma metastásico de pulmón. Corte de un pulmón en el que se observan numerosos nódulos de carcinoma metastásico que corresponden a las metástasis en «bola de cañón» observadas en la radiografía.

Tumores metastásicos al pulmón

Las metástasis pulmonares se detectan en la autopsia en una tercera parte de todos los cánceres mortales. De hecho, los tumores metastásicos son los tumores pulmonares más habituales. Suelen ser múltiples y circunscritos.

En las radiografías, los grandes nódulos metastásicos se denominan metástasis en «bola de cañón» (fig. 10-63). En el análisis histopatológico, la mayoría de las metástasis es semejante al del tumor principal. Rara vez, los tumores metastásicos semejan carcinoma bronquioloalveolar, en cuyo caso el lugar principal suele ser el páncreas o el estómago.

LA PLEURA

Neumotórax

El neumotórax consiste en la presencia de aire en la cavidad pleural; puede ocurrir por perforación traumática de la pleura o de forma «espontánea». Entre las causas traumáticas se encuentran heridas penetrantes de la pared torácica (p. ej., herida por arma blanca o fractura de costillas), después de aspiración de líquido de la pleura (toracocentesis), biopsias pleural o pulmonar, biopsia transbronquial y ventilación con presión positiva.

El **neumotórax espontáneo** se presenta de manera característica en adultos jóvenes. Por ejemplo, un hombre joven puede desarrollar dolor torácico agudo y dificultad para respirar mientras realiza ejercicio fuerte. En la radiografía de tórax se suele observar deficiencia pulmonar en el lado donde presenta dolor y una zona de acumulación de aire en el espacio pleural. La causa es la rotura, por lo general, de una bola enfisematosa subpleural. En la mayoría de los casos, el neumotórax espontáneo se resuelve por sí mismo, pero algunos pacientes requieren intervención para extraer el aire.

El **neumotórax a tensión** consiste en la presencia de un neumotórax unilateral suficientemente grande como para desviar el mediastino hacia el lado opuesto comprimiendo el pulmón de ese lado. Esta situación puede poner en riesgo la vida y debe ser resuelta mediante un drenaje inmediato.

La **fístula broncopleural** es una complicación grave en la que hay una comunicación libre entre las vías respiratorias y la pleura. Por lo general, es yatrógena, causada por interrupción de la continuidad bronquial por biopsia o cirugía. También puede ser ocasionada por una infección grave con necrosis del tejido pulmonar, en cuyo caso el proceso es más importante que el aire.

Derrame pleural

En la cavidad pleural normal hay una pequeña cantidad de líquido que tiene como función lubricar el espacio entre los pulmones y la pared torácica. El líquido es secretado en el espacio pleural por la pleura parietal y absorbido por la pleura visceral. Estos derrames varían desde unos cuantos mililitros, detectables en la radiografía hasta una acumulación masiva que desvía el mediastino y la tráquea hacia el lado contrario.

HIDROTÓRAX: El hidrotórax es un derrame que tiene el aspecto de agua (es edematosa). Puede deberse a aumento de la presión hidrostática capilar o una disminución de presión osmótica en suero. Causas importantes de hidrotórax son las vasculopatías del colágeno (en particular lupus eritematoso y artritis reumatoide) y la exposición a asbestos.

PIOTÓRAX: La presencia de un derrame de líquido turbio con presencia de leucocitos polimorfonucleares (piotórax) se debe a infecciones de la pleura. Puede ser causado por una herida penetrante que introduce microorganismos piógenos en el espacio pleural, pero con mayor frecuencia es una complicación de la neumonía bacteriana que se extiende hasta la superficie pleural.

EMPIEMA: Esta enfermedad es una variante de piotórax en la que hay acumulación de pus espesa dentro de la cavidad pleural, por lo general con cavitamiento y fibrosis.

HEMOTÓRAX: Presencia de sangre en la cavidad pleural como resultado de traumatismo o rotura de un vaso (p. ej., aneurisma disecante de la aorta). El derrame pleural puede estar teñido de sangre en la tuberculosis, cánceres que afecten a la pleura e infartos pulmonares.

QUILOTÓRAX: El quilotórax es la acumulación de un líquido de aspecto lechoso, rico en lípidos (quilo), en la cavidad pleural tras obstrucción linfática. Es una complicación rara de tumores mediastínicos, como el linfoma.

Pleuritis

La pleuritis o inflamación de la pleura es el resultado de la extensión de cualquier infección pulmonar hacia la pleura visceral, infecciones bacterianas dentro de la cavidad pleural, infecciones virales, vasculopatías del colágeno o infartos pulmonares que afectan a la superficie pulmonar. El síntoma más destacado es un dolor torácico agudo, penetrante durante la inspiración. Con frecuencia se acompaña de derrame pleural.

TUMORES PLEURALES

Mesotelioma maligno

El mesotelioma maligno es una neoplasia de células mesoteliales. Es más habitual en la pleura, pero también se presenta en el peritoneo, el pericardio y la túnica vaginal de los testículos.

Cada año se presentan 3000 nuevos casos de mesotelioma maligno en Estados Unidos. Alrededor del 60% al 80% de los pacientes masculinos manifiestan exposición a asbesto, pero en las mujeres, el tumor es idiopático más a menudo. El mesotelioma suele desarrollarse después de un largo periodo de latencia, de promedio 30-40 años.

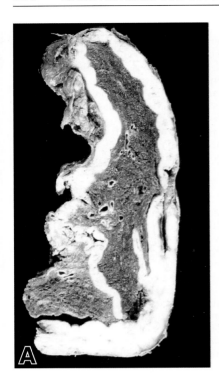

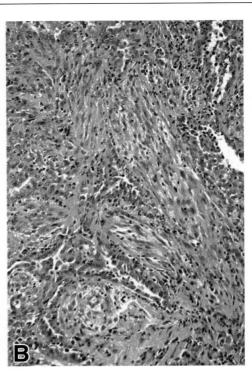

FIGURA 10-64. Mesotelioma maligno pleural. A. El pulmón se encuentra encapsulado por un denso tumor pleural que se extiende a lo largo de las fisuras interlobulares pero no afecta al parénquima pulmonar subyacente. **B.** Este mesotelioma está formado por un patrón bifásico de elementos epiteliales y sarcomatosos.

 PATOLOGÍA: En la exploración macroscópica, los mesoteliomas pleurales frecuentemente encapsulan y comprimen el pulmón, extendiéndose dentro de las fisuras y el tabique interlobular, una distribución que suele ser referida como «corteza pleural» (fig. 10-64 A). La invasión del parénquima pulmonar generalmente está limitada a la periferia adyacente al tumor. Los nódulos linfáticos tienden a ser respetados. En el análisis microscópico, los mesoteliomas clásicos muestran patrones tanto epitelial como sarcomatoso (fig. 10-64 B). Las glándulas y túbulos que se asemejan al adenocarcinoma se encuentran combinados con capas de células fusiformes similares a las del fibrosarcoma. En algunos casos sólo uno u otro componente está presente: si es epitelial, el tumor puede ser difícil de distinguir del adenocarcinoma.

Las pruebas de inmunohistoquímica son esenciales para diferenciar el mesotelioma del adenocarcinoma. Ambos son positivos para citoqueratina; pero los adenocarcinomas pulmonares primarios a menudo, pero no siempre, expresan factor de transcripción tiroideo 1 (TTF-1), pero los mesoteliomas epiteliales tienden a ser negativos para marcadores de adenocarcinomas metastásicos como CEA, Leu-M1, B72.3 y BER-EP4. Por el contrario, los mesoteliomas se caracterizan por ser positivos para calretinina, WT-1 y D2-40 (podoplanina), para los que los adenocarcinomas por lo general son negativos.

 CARACTERÍSTICAS CLÍNICAS: La edad media del paciente con mesotelioma es de 60 años. Los pacientes suelen detectarse primero por derrame pleural o una masa pleural, dolor torácico o síntomas inespecíficos, tales como pérdida de peso y malestar general. Los mesoteliomas pleurales tienden a diseminarse localmente dentro de la cavidad torácica, invadiendo y comprimiendo sus estructuras principales. Pueden presentarse metástasis al parénquima pulmonar y nódulos linfáticos mediastínicos, así como a áreas extratorácicas como el hígado, los huesos, el peritoneo y las glándulas suprarrenales. El tratamiento suele ser ineficaz y el pronóstico malo: algunos pacientes sobreviven hasta 18 meses después del diagnóstico.

11 Aparato digestivo

Leana Guerin ▪ Frank Mitros

OBJETIVOS DE APRENDIZAJE

- Distinguir entre membranas esofágicas, anillos de Schatzki, divertículos de Zenker y síndrome de Plummer-Vinson.
- Definir la acalasia. ¿Qué agente infeccioso se asocia a menudo con la acalasia secundaria?
- ¿Cuáles son las características patológicas y clínicas de la esclerosis sistémica en relación con el esófago?
- Definir y distinguir las anomalías anatómicas y características clínicas de las hernias hiatales «por deslizamiento» y las paraesofágicas.
- Enumerar las características etiológicas, patológicas y clínicas de la enfermedad por reflujo gastroesofágico.
- Definir el esófago de Barrett. ¿Qué características clínicas y patológicas están asociadas con la afección?
- Distinguir la patología y la presentación clínica del esófago de Barrett y la esofagitis eosinófila.
- Enumerar los agentes etiológicos comunes que causan esofagitis infecciosa y analizar la histopatología relacionada con cada uno.
- Describir la etiología y la anomalía anatómica asociadas con los síndromes de Mallory-Weiss y Boerhaave.
- Comparar y contrastar la epidemiología, los factores etiológicos, la histopatología y la presentación clínica del carcinoma esofágico de células escamosas y el adenocarcinoma esofágico.
- Describir el papel de la infección por *Helicobacter pylori* en la gastritis crónica en términos de histopatología y relevancia clínica.
- Describir la etiología y la histopatología de la gastritis autoinmunitaria.
- Enumerar los factores etiológicos importantes en el desarrollo de la úlcera péptica.
- ¿Qué factores fisiopatológicos distinguen las úlceras duodenales y las gástricas? ¿qué diferencias histopatológicas y de presentación clínica tienen?
- ¿Qué enfermedades están relacionadas con el riesgo y el aumento de la gravedad de la enfermedad de la úlcera péptica?
- Distinguir entre adenocarcinoma gastrointestinal y difuso. ¿Cuál de estos está asociado con la linitis plástica?
- Enumerar tres escenarios clínicos asociados con la aparición de tumores neuroendocrinos gástricos.
- Definir divertículo de Meckel, intususcepción y neumatosis cistoide intestinal.

- Distinguir entre la etiología y la fisiopatología de la malabsorción específica (aislada) y generalizada.
- ¿Qué procesos fisiopatológicos, histopatología intestinal y características clínicas se asocian con la enfermedad celíaca?
- Comparar y contrastar la etiología, la histopatología y la presentación clínica de la enfermedad de Whipple y la giardiosis.
- ¿Qué afecciones clínicas pueden estar relacionadas con la isquemia intestinal? ¿Cuáles son las características histopatológicas y clínicas de la enfermedad?
- Comparar y contrastar la ubicación anatómica, la histopatología y la presentación clínica de la enfermedad de Crohn y la colitis ulcerosa.
- ¿Qué organismos son agentes etiológicos comunes de la diarrea toxigénica?
- ¿Qué organismos son agentes etiológicos comunes de la enfermedad intestinal enteroinvasiva?
- Comparar y contrastar la fisiopatología y la histopatología resultantes de las enfermedades bacterianas toxigénicas y enteroinvasivas del intestino.
- ¿Cuáles son los dos agentes virales comunes de la diarrea infecciosa?
- Describir la patología y las características clínicas de los tumores neuroendocrinos intestinales (tumores carcinoides).
- Describir la etiología y la histopatología de la apendicitis. Definir el término mucocele.
- Describir la etiología, la patogenia, la patología y las características clínicas de la enfermedad de Hirschsprung.
- Definir el término colitis seudomembranosa y describir la histopatología asociada con la enfermedad. ¿Cuáles son las causas más frecuentes y las características clínicas asociadas?
- Diferenciar entre diverticulosis y diverticulitis en términos de etiología, patología y presentación clínica.
- Diferenciar entre pólipos hiperplásicos colónicos y rectales y adenomas dentados sésiles en términos de histopatología y potencial maligno.
- Discutir la etiología y la patología molecular de los adenomas «tradicionales» (tubulares y vellosos) del colon.
- Diferenciar la patología de los adenomas tubulares y vellosos del colon en términos de estructura, grado de displasia y frecuencia de aparición.
- Analizar la histopatología molecular y de la poliposis adenomatosa familiar.

- Enumerar los factores de riesgo y la patogenia molecular del adenocarcinoma colorrectal.
- Describir la patología de los cánceres colorrectales correlacionados con la estadificación TNM. ¿Cuáles son las presentaciones clínicas comunes de la enfermedad?

- Analizar la patogenia molecular y la patología del síndrome de Lynch.
- Definir el término hemorroides y analizar la histopatología y la presentación clínica de la enfermedad.

Esófago

ANATOMÍA

El esófago del adulto, un conducto de 23-25 cm por el que pasan los alimentos y líquidos hacia el estómago, contiene músculo liso y estriado en su porción superior y sólo músculo liso en su parte inferior, que sale del tórax a través del diafragma. Los esfínteres musculares en ambos extremos controlan el flujo; a nivel microscópico, al igual que sucede con el resto del aparato digestivo, el esófago está formado por las capas mucosa, submucosa, muscular propia y adventicia. La mucosa se encuentra recubierta por epitelio escamoso estratificado sin queratinización.

La submucosa esofágica contiene glándulas mucosas, un rico plexo linfático y fibras nerviosas. La transición de la mucosa gástrica a la **unión gastroesofágica** se produce de forma súbita a nivel del diafragma.

Los linfáticos del tercio superior del esófago drenan hacia los ganglios mediastínicos, los del tercio medio hacia los ganglios mediastínicos y aquellos del tercio inferior hacia los ganglios celíacos y gástricos. Estas características anatómicas son importantes para comprender la forma en que se extiende el cáncer esofágico.

ENFERMEDADES CONGÉNITAS

Fístula traqueoesofágica

La atresia esofágica se presenta en aproximadamente 1 de cada 3 500 nacimientos, mientras que la estenosis en 1 de cada 50 000. La atresia puede presentarse aislada o, más a menudo, con una fístula traqueoesofágica asociada. Las estenosis congénitas se suelen presentar en el esófago distal y reflejan una arquitectura anómala en sus paredes.

La atresia esofágica con o sin fístula traqueoesofágica es la anomalía congénita esofágica más habitual (fig. 11-1). La atresia sin fístula se presenta sólo en un 8 % de los casos. La mitad de los pacientes tienen otras anomalías congénitas y en el 25 % de los casos hay otras malformaciones gastrointestinales. Una quinta parte presenta también síndrome de VACTERL (defectos vertebrales, atresia anal, defectos cardiacos, fístula traqueoesofágica, displasia renal y anomalías de las extremidades).

 PATOLOGÍA: En un 85 % de las fístulas traqueoesofágicas, la parte superior del esófago termina en una bolsa ciega y el extremo superior del segmento inferior tiene comunicación con la tráquea (fig. 11-1). *En este tipo de atresia, el saco ciego superior es ocupado fácilmente por moco, que el lactante puede aspirar.* Es posible la reconstrucción quirúrgica, pero es difícil.

La más habitual de las otras fístulas es la comunicación entre el esófago proximal y la tráquea; la bolsa esofágica inferior tiene comunicación con el estómago. *Los lactantes en esta situación presentan aspiración justo después de nacer.* En una **fístula tipo H**, hay comunicación entre el esófago y la tráquea intactos. En algunos casos, las lesiones producen síntomas hasta la edad adulta, caracterizados por infecciones pulmonares de repetición.

Anillos y membranas

MEMBRANAS ESOFÁGICAS: En ocasiones, hay presencia de una membrana delgada dentro de la luz del esófago. Las membranas suelen ser únicas y delgadas (2 mm) y pueden presentarse en cualquier parte del esófago. Tienen un centro de tejido fibrovascular cubierto por epitelio esofágico normal. Es más habitual en mujeres adultas maduras; las pacientes explican que tienen dificultad para la deglución (disfagia). Se tratan a menudo con éxito con dilatadores; en ocasiones, pueden extirparse.

SÍNDROME DE PLUMER-VINSON (TAMBIÉN CONOCIDA COMO PATERSON-KELLY): Esta enfermedad rara se caracteriza por (1) presencia de membrana en la porción cervical del esófago, (2) lesiones en la mucosa bucofaríngea, y (3) anemia ferropénica. La manifestación clínica más habitual es la disfagia, relacionada en la mayoría de los casos con la aspiración de alimentos deglutidos. El 90 % de los casos son mujeres. *Una posible complicación es el carcinoma bucofaríngeo y de la porción superior del esófago.*

ANILLO DE SCHATZKI: Es la presencia de estenosis en la porción inferior del esófago, por lo general en la unión gastroesofágica. La cara superior del anillo mucoso posee epitelio escamoso estratificado, mientras que la superficie inferior presenta un epitelio cilíndrico. Aunque son visibles en el 14 % de los estudios con trago de bario, los anillos de Schatzki suelen ser

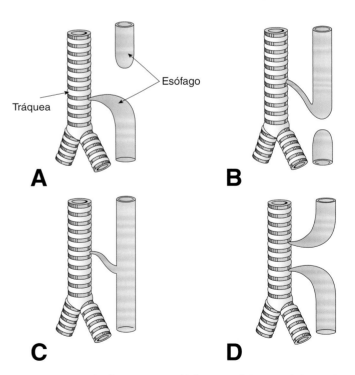

FIGURA 11-1. Fístulas traqueoesofágicas congénitas. A. El tipo más común (85 % de los casos) es una comunicación entre la tráquea y la porción inferior del esófago. El segmento superior del esófago termina en un saco ciego. **B.** En pocos casos, el esófago proximal tiene comunicación con la tráquea. **C.** Fístula tipo H sin atresia esofágica. **D.** Fístulas traqueales tanto en la bolsa esofágica proximal como en el esófago distal.

asintomáticos. No obstante, los casos con importante estenosis por anillo de Schatzki llegan a presentar disfagia intermitente. La dilatación puede ser una opción si es necesario.

Divertículos esofágicos

Un **divertículo esofágico verdadero** es una evaginación de la pared esofágica que contiene todas las capas. Si el saco carece de capa muscular, corresponde a un **falso divertículo** (o seudodivertículo). Los divertículos esofágicos se presentan en la región de la hipofaringe, encima del esfínter esofágico superior, y muy próximos al esfínter esofágico inferior.

DIVERTÍCULO DE ZENKER: Es una lesión rara que se presenta en la parte superior del esófago y es más habitual en hombres que en mujeres. La causa probable de este tipo de divertículo falso se relaciona con una alteración en la función de los músculos cricofaríngeos. Los pacientes más graves que acuden al médico suelen tener más de 60 años de edad, lo que indica que el divertículo de Zenker es una enfermedad adquirida.

Estos divertículos pueden crecer de forma significativa y acumular gran cantidad de alimento. El síntoma característico es la regurgitación de alimentos previamente ingeridos (en ocasiones incluso días antes), en ausencia de disfagia. Una complicación que puede ser grave es la neumonía recurrente por aspiración. Cuando son sintomáticas, estas lesiones se extirpan con cirugía o se tratan con endoscopia.

TRASTORNOS DE LA MOTILIDAD

La coordinación automática de los movimientos musculares durante la deglución se denomina **función motora** o **motilidad**, y permite el paso libre de los alimentos a través del esófago. La característica primordial de los trastornos de la motilidad esofágica es la dificultad para deglutir o **disfagia**. La disfagia es una sensación de alerta debida a que el bolo alimenticio no puede desplazarse hacia abajo, y por sí misma no es dolorosa. La presencia de dolor con la deglución se denomina **odinofagia**. Los trastornos de la motilidad pueden estar causados por:

- **Enfermedades sistémicas del músculo esquelético**, como miastenia grave, dermatomiositis, amiloidosis, hipertiroidismo y mixedema.
- **Enfermedades neurológicas** que afectan a la inervación de los músculos esqueléticos (p. ej., accidentes cerebrovasculares, esclerosis lateral amiotrófica).
- **Neuropatía periférica** relacionada con diabetes o alcoholismo.

Acalasia

La acalasia, antes llamada cardioespasmo, se caracteriza por la incapacidad del esfínter esofágico inferior para relajarse durante la deglución y la ausencia de peristalsis en el resto del esófago. Como resultado de estos defectos, tanto en el flujo de salida como en los mecanismos de propulsión del esófago, el alimento es retenido dentro de este órgano produciendo hipertrofia y dilatación.

La acalasia es una enfermedad inflamatoria caracterizada por pérdida de las neuronas inhibidoras en el plexo mientérico esofágico. La inflamación crónica (principalmente por linfocitos T) en el plexo mientérico causa neuritis y ganglionitis, con eventual pérdida de las células ganglionares y fibrosis. Se desconoce la causa de la inflamación, pero se han propuesto mecanismos genéticos, virales y autoinmunitarios. También se han descrito cambios degenerativos en el núcleo motor dorsal del vago y los nervios vagos extraesofágicos. En Latinoamérica, la acalasia secundaria es una complicación frecuente de la **enfermedad de Chagas**, en la que las células ganglionares son destruidas por el protozoo *Trypanosoma cruzi*. La amiloidosis, sarcoidosis y tumores infiltrantes también pueden originar acalasia.

Entre los síntomas habituales de acalasia se encuentran disfagia (por sólidos y líquidos), en ocasiones odinofagia y regurgitación de material retenido en el esófago. En casos de larga evolución puede aparecer carcinoma escamoso. El tratamiento puede consistir en dilatación endoscópica con balón, inyección de toxina botulínica en el esfínter esofágico inferior, miotomía endoscópica o miotomía quirúrgica del esfínter esofágico inferior. Los pacientes pueden desarrollar reflujo gastroesofágico después del tratamiento.

Esclerosis sistémica

La esclerosis sistémica (escleroderma) produce fibrosis en muchos órganos y afecta al aparato digestivo en el 80 % de los casos (*v.* cap. 3). Puede verse afectado cualquier segmento del intestino. El esófago es el que se afecta con mayor frecuencia y a menudo la función del músculo esofágico es completamente anómala. El esfínter esofágico inferior puede estar tan alterado que el esófago inferior y la porción superior del estómago dejan de ser entidades funcionales distintas para convertirse en una cavidad común. La peristalsis puede estar alterada en todo el esófago.

 PATOLOGÍA: La fibrosis está presente en el músculo liso del esófago (en especial la capa interna de la muscular propia). También son evidentes cambios inflamatorios inespecíficos. Las pequeñas arterias y arteriolas muestran fibrosis de la íntima, la cual puede contribuir a fibrosis de la pared.

 CARACTERÍSTICAS CLÍNICAS: Los pacientes presentan disfagia, regurgitación y pirosis secundaria a la esofagitis péptica, producida a su vez por el reflujo del contenido ácido del estómago. Pueden aparecer cambios por reflujo grave (*v.* más adelante).

HERNIA HIATAL

La hernia hiatal es la herniación del estómago a través de la abertura diafragmática ensanchada. Hay dos tipos principales de hernia hiatal (fig. 11-2).

Hernia hiatal por deslizamiento

El ensanchamiento del hiato diafragmático y la laxitud del tejido conjuntivo que le rodea facilita que una porción de la mucosa gástrica se desplace hacia arriba, por encima del nivel del diafragma. Esta situación, habitual y en general asintomática, representa el 85 % de las hernias hiatales. El síntoma más habitual es el reflujo gastroesofágico, a pesar de que aún se desconoce si las hernias son la causa o el resultado del reflujo.

Hernia hiatal paraesofágica

En esta forma rara de hernia hiatal, una parte del fondo gástrico se hernia por un defecto en el tejido conjuntivo diafragmático que constituye el hiato esofágico y descansa detrás del esófago. La hernia aumenta de tamaño de forma progresiva y el hiato se ensancha en la misma proporción. Esto puede comprimir el esófago y, en consecuencia, reducir el reflujo del contenido gástrico. En casos graves, la mayor parte del estómago se hernia hacia el tórax.

 CARACTERÍSTICAS CLÍNICAS: Los síntomas de hernia hiatal, en general pirosis y regurgitación, se atribuyen al reflujo del contenido gástrico dentro del esófago, debido sobre todo a la incompetencia del esfínter esofágico inferior. Clásicamente, los síntomas empeoran cuando el paciente se acuesta, pues ello facilita el reflujo ácido. En las hernias paraesofágicas se puede presentar disfagia, pesantez después de las comidas, falta de aire, deglución dolorosa y úlceras

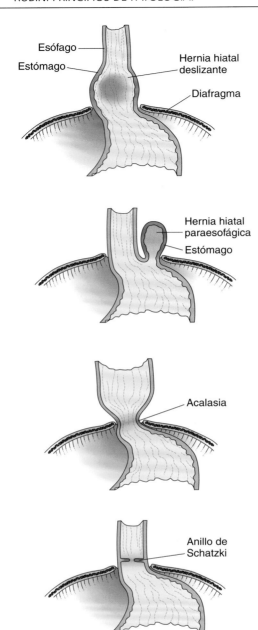

FIGURA 11-2. Trastornos del hiato esofágico.

pépticas que en ocasiones pueden sangrar. Las hernias más grandes conllevan el riesgo de vólvulo gástrico o de dilatación gástrica intratorácica.

A menudo, las hernias por deslizamiento no requieren tratamiento quirúrgico y los síntomas se pueden controlar con tratamiento médico. La hernia paraesofágica de tamaño considerable debe ser corregida con cirugía, aun cuando no produzca síntomas.

ESOFAGITIS

Enfermedad por reflujo gastroesofágico

Esta es el tipo más habitual de esofagitis. Suele coexistir con hernia hiatal por deslizamiento, pero puede presentarse por deficiencia del esfínter esofágico inferior sin lesión anatómica evidente.

 FACTORES ETIOLÓGICOS: La principal barrera para el reflujo del contenido gástrico hacia el esófago es el esfínter esofágico inferior. El reflujo transitorio es normal, sobre todo después de la comida. La mucosa está parcialmente protegida de las secreciones alcalinas por las glándulas submucosas. La esofagitis aparece cuando estos episodios son más frecuentes y prolongados. Las sustancias que disminuyen la presión del esfínter esofágico inferior (p. ej., alcohol, chocolate, alimentos grasos, tabaquismo) también causan reflujo, igual que algunos medicamentos depresores del sistema nervioso central (p. ej., morfina, diazepam), obesidad abdominal, embarazo, estrógenos y el uso de sonda nasogástrica. Aunque el ácido daña la mucosa esofágica, la combinación de ácido y pepsina es particularmente agresiva. Aún más, el jugo gástrico suele contener bilis proveniente del duodeno, que es dañina para la mucosa esofágica. El alcohol, las bebidas calientes y los alimentos muy condimentados también pueden dañar a la mucosa de forma directa.

 PATOLOGÍA: El primer dato evidente a la inspección, ocasionado por el reflujo gastroesofágico, es la hiperemia. Las regiones afectadas son susceptibles a erosiones superficiales y úlceras de la mucosa, que con frecuencia se presentan como estrías lineales verticales. El daño leve del epitelio escamoso se manifiesta como edema celular (cambios hidrópicos; v. cap. 1). Con el daño crónico se desarrolla hiperplasia: el epitelio basal está engrosado y las papilas de la lámina propia se encuentran alargadas, acercándose a la superficie (fig. 11-3). Los vasos capilares de las papilas con frecuencia están dilatados. Los linfocitos, neutrófilos y eosinófilos infiltran el epitelio. En casos graves se desarrollan úlceras de la mucosa. Puede haber presencia de estenosis esofágica si la úlcera persiste y hay daño profundo de la lámina propia de la pared esofágica. En estos casos, la presencia de fibrosis reactiva contribuye a la estenosis de la luz esofágica.

 CARACTERÍSTICAS CLÍNICAS: La enfermedad por reflujo gastroesofágico puede presentarse a cualquier edad y puede ser no erosiva, erosiva o incluir el esófago de Barrett (v. más adelante). Los síntomas más habituales son pirosis y disfagia, que en general están controlados con medicamentos que disminuyen la acidez gástrica, en particular inhibidores de la bomba de protones. En algunos casos se puede presentar enfermedad por reflujo gastroesofágico erosiva, úlceras, hematemesis y estenosis.

Esófago de Barrett

El esófago de Barrett es secundario a la enfermedad por reflujo gastroesofágico crónica. Por razones desconocidas, su incidencia ha ido en aumento en los últimos años, en especial en individuos caucásicos de sexo masculino. Este trastorno es más habitual en el tercio inferior del esófago, pero puede presentarse en la parte superior.

 PATOLOGÍA: El epitelio metaplásico de Barrett afecta al menos en parte a la circunferencia de un segmento corto o recubrir prácticamente todo el esófago inferior (fig. 11-4 A). La característica fundamental del esófago de Barrett es la presencia de «epitelio especializado». En la endoscopia se observa de color rosa asalmonado característico, y es una mezcla de epitelio de tipo intestinal con células caliciformes bien formadas, intercaladas con células foveolares gástricas (fig. 11-4 B). En algunos casos se observa metaplasia intestinal completa con células de Paneth y células de absorción. Los cambios inflamatorios suelen estar sobrepuestos a estas alteraciones. La displasia se presenta en este tipo de epitelios en una minoría de casos (fig. 11-4 C). *El riesgo de transformación del esófago de Barrett hacia adenocarcinoma tiene correlación con la duración*

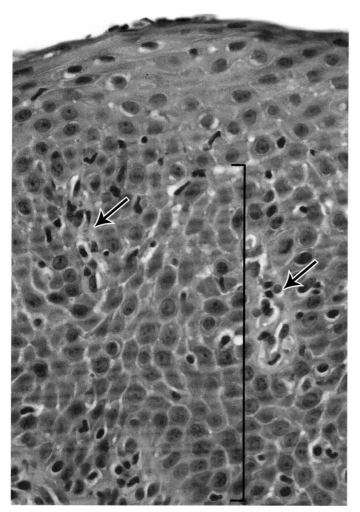

FIGURA 11-3. Esofagitis por reflujo. Biopsia de un paciente con pirosis de larga evolución. Obsérvese la hiperplasia basal (*corchete*) y de las papilas (*flechas*), la hiperplasia escamosa y la inflamación.

de la enfermedad esofágica y el grado de displasia. La displasia del esófago de Barrett se clasifica en la actualidad como negativa, indefinida de bajo o alto grado. Las características citológicas y la arquitectura de la displasia de alto grado se sobreponen con las características del adenocarcinoma intramuscular, aunque este último se identifica de manera definitiva por la invasión a la lámina propia (fig. 11-4 D).

 CARACTERÍSTICAS CLÍNICAS: El diagnóstico de esófago de Barrett se establece por endoscopia con toma de biopsia, en general tras presentar síntomas de enfermedad por reflujo gastroesofágico, aunque muchos no los presentan; predomina en el hombre (3:1). La prevalencia de la lesión aumenta con la edad, casi todos los pacientes son diagnosticados después de los 60 años. El tabaquismo aumenta dos veces el riesgo de esófago de Barrett en comparación con los no fumadores. La obesidad y ser caucásico son otros factores de riesgo.

Los pacientes con esófago de Barrett deben ser vigilados muy de cerca para detectar cualquier evidencia microscópica temprana de displasia de la mucosa. Muchos casos, en especial displasia de bajo grado (o incluso focos microscopios de displasia de alto grado), involucionan después de la reducción farmacológica en el medio ácido gástrico. Sin embargo, la displasia de alto grado

y ciertos carcinomas intramusculares requieren intervención. Las técnicas utilizadas para extirpar estas lesiones (tipo esofagectomía) incluyen la mucosectomía endoscópica, el tratamiento con láser y la terapia fotodinámica.

Esofagitis eosinófila

El diagnóstico de la esofagitis eosinófila requiere de una correlación clínica y patológica. Aunque su patogenia aún no se comprende por completo, es probable que las alergias a los alimentos ingeridos y los alérgenos inhalados tengan un papel importante. Los pacientes se quejan a menudo de disfagia o sensación que los alimentos se «adhieren» al tragarlos, y estos síntomas pueden aparecer con productos alimentarios específicos. Es frecuente que las personas afectadas puedan identificarse inicialmente porque no mejoran después del tratamiento antirreflujo estándar. La incidencia de esofagitis eosinófila está aumentando, probablemente por una combinación del aumento de la prevalencia de la enfermedad y una mayor coincidencia de ésta.

 PATOLOGÍA: En la endoscopia, la esofagitis eosinófila muestra anillos mucosos concéntricos (denominados traquealización o «felinización» porque se parece a la tráquea o el esófago del gato), surcos lineales verticales, esófago estrecho, constricciones y pequeñas placas o exudados blancos (fig. 11-5 A). Algunos pacientes tienen un esófago aparentemente normal en la endoscopia. Debido a que la enfermedad puede ser bastante irregular, deben realizarse múltiples biopsias en varios niveles del esófago. El epitelio muestra hiperplasia (hiperplasia papilar y de la capa basal), edema intercelular, aumento de los eosinófilos intraepiteliales (≥15 por campo de alta potencia), estratificación superficial de los eosinófilos, microabscesos eosinófilos y desgranulación importante de los eosinófilos (fig. 11-5 B). Las muestras más profundas muestran fibrosis subepitelial y eosinófilos en la lámina propia.

 CARACTERÍSTICAS CLÍNICAS: La esofagitis eosinófila puede aparecer a cualquier edad y es más habitual en hombres. Los adultos suelen referir disfagia a los sólidos o retención de los alimentos, mientras que en la infancia suele mostrarse intolerancia a los alimentos, vómito, dificultad para la alimentación y alteraciones del crecimiento. Muchos pacientes tienen antecedentes personales o familiares de atopia (asma, rinitis alérgica, eccema, dermatitis atópica) y algunos pueden tener un incremento leve de los eosinófilos en sangre periférica. En muchos pacientes puede lograrse la remisión al eliminar los alimentos que producen los síntomas. Los corticoesteroides orales, los inhibidores de leucotrienos y otros inmunomoduladores también son utilizados para tratar la esofagitis eosinófila.

Esofagitis infecciosa

Esofagitis por cándida

Esta infección micótica se ha vuelto habitual con el aumento del número de casos de inmunodeficiencia secundaria a quimioterapia para tumores malignos, posterior al trasplante de órganos o al síndrome de inmunodeficiencia adquirida (sida). La candidiasis esofágica también se presenta en pacientes diabéticos que están recibiendo tratamiento con antibióticos. No es raro que se produzca en ausencia de factores predisponentes identificables. Los síntomas más habituales son disfagia y dolor intenso con la deglución.

 PATOLOGÍA: En casos leves se presentan pequeñas placas blanquecinas ligeramente elevadas rodeadas por una zona hiperémica en el tercio medio o inferior del esófago. En casos graves, se observan seudomembranas confluentes encima de la mucosa hiperémica y edematosa. Las estructuras seudomembranosas por cándida contienen micelas

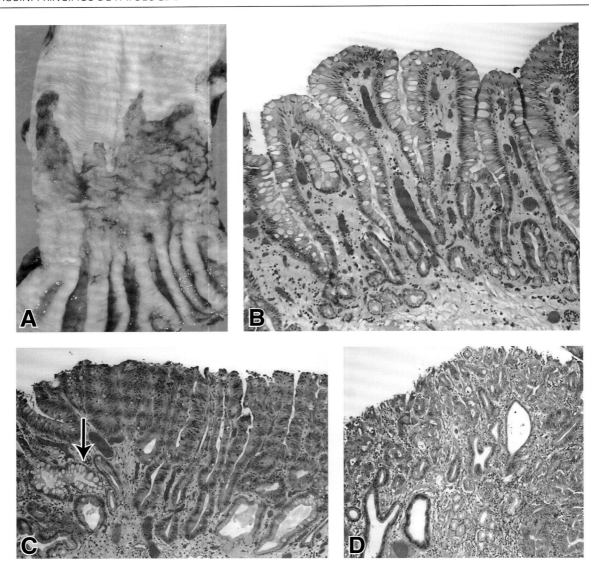

FIGURA 11-4. Esófago de Barrett. A. La presencia de prolongaciones linguales de color oscuro del epitelio intercalado con el epitelio escamoso más proximal es característica del esófago de Barrett. **B.** El epitelio especializado tiene una arquitectura en forma de vellos y está recubierta por células del tipo de las células foveolares gástricas y células caliciformes intestinales. **C. Displasia de alto grado.** Glándulas con importante displasia con núcleos hipercromáticos y alteraciones tempranas en su arquitectura. Persistencia del aspecto intestinal de las glándulas no displásicas (*flecha*). **D. Adenocarcinoma intramucoso.** Las glándulas malignas están limitadas a la mucosa y no hay evidencia de invasión.

fúngicas, restos necróticos y fibrinas. En ocasiones *Candida* afecta sólo al epitelio superficial, pero cuando llega a las capas más profundas de la pared del esófago puede diseminarse, produciendo candidiasis o fibrosis, a veces tan grave que origina estenosis.

Esofagitis herpética

La infección esofágica por el virus del herpes tipo I se produce de forma habitual tras el trasplante de órganos sólidos o de médula ósea. Los pacientes suelen referir odinofagia. Sin embargo, puede presentarse en ocasiones en personas sanas. En ocasiones, la esofagitis herpética puede surgir en pacientes sanos.

 PATOLOGÍA: Las lesiones bien desarrolladas de esofagitis herpéticas a la inspección macroscópica se parecen a la candidiasis. En casos iniciales se observan vesículas, pequeñas úlceras o placas; conforme la infección avanza, estas pueden confluir en lesiones de mayor tamaño. En las lesiones por herpes, las células epiteliales muestran inclusiones herpéticas características en el núcleo y, en ocasiones, son multinucleadas.

La necrosis de las células infectadas produce úlceras y sobreinfección por cándida y bacterias, que puede producir seudomembranas.

Esofagitis por citomegalovirus (CMV)

La presencia de CMV en el esófago, así como en otros segmentos del aparato digestivo es por lo general secundaria a enfermedad viral sistémica en pacientes con inmunodepresión grave (p. ej., individuos con sida, receptores de trasplantes, etc.). Son habituales las úlceras de la mucosa, como sucede en la esofagitis herpética. Se observan cuerpos de inclusión del CMV característicos en las células endoteliales y fibroblastos del tejido de granulación.

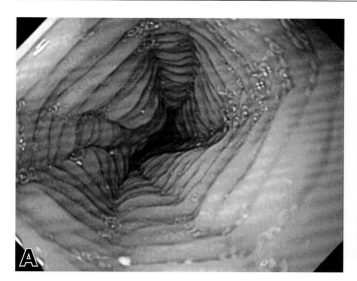
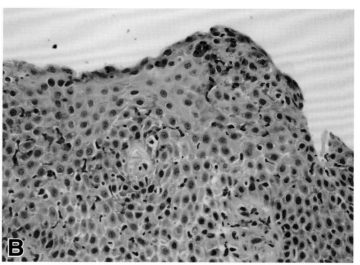

FIGURA 11-5. Esofagitis eosinófila. A. Vista endoscópica del esófago de un paciente con esofagitis eosinófila que muestra anillos mucosos concéntricos (denominados traquealización o felinización porque parece la tráquea o el esófago del gato), surcos lineales verticales, esófago estrecho, constricciones y pequeñas placas/exudados blancos. **B.** Imagen microscópica que muestra hiperplasia epitelial (hiperplasia de la capa papilar y basal), edema intercelular, aumento de los eosinófilos intraepiteliales ($\geq$ 15 por campo seco fuerte), estratificación superficial de los eosinófilos, microabscesos eosinófilos y desgranulación importante de los eosinófilos.

Esofagitis química

La lesión química del esófago es en general debida a intoxicación accidental en niños, intento suicida por adultos o contacto con ciertos medicamentos («esofagitis por píldoras»). La ingestión de sustancias alcalinas fuertes (p. ej., sosa cáustica) o ácidos fuertes (p. ej., ácido sulfúrico o clorhídrico), los cuales se utilizan en diferentes soluciones de limpieza, pueden producir esofagitis química. Los productos químicos alcalinos son particularmente notables porque suelen carecer de olor y sabor, por lo que se deglutidan con facilidad antes de que se desencadene el reflejo protector por el organismo.

VARICES ESOFÁGICAS

Las varices esofágicas son venas dilatadas situadas justo debajo de la mucosa que son propensas a la rotura y la hemorragia (v. cap. 12). Se presentan en el tercio inferior del esófago, en casi todos los pacientes con cirrosis e hipertensión portal. Las venas esofágicas inferiores están relacionadas con el sistema portal a través de anastomosis gastroesofágicas. Si la presión del sistema portal supera un nivel umbral, estas anastomosis se vuelven prominentes en la porción superior del estómago e inferior del esófago. Sin tratamiento, las varices se rompen en aproximadamente un tercio de los pacientes, causando una hemorragia que pone en riesgo la vida. La lesión por reflujo o esofagitis infecciosa puede contribuir al sangrado de las varices. Para impedir que las varices esofágicas se rompan, se utilizan bandas esofágicas y varios medicamentos.

LACERACIONES Y PERFORACIONES

Las laceraciones del esófago se deben a un traumatismo externo, como accidentes automovilísticos, intervenciones con instrumental médico o vómito grave, durante el cual la presión intraesofágica puede alcanzar hasta 300 mm Hg. Las arcadas (esfuerzos por vomitar) enérgicas pueden causar desgarros mucosos, primero del epitelio gástrico y luego extendiéndose hasta el esófago.

El **síndrome de Mallory-Weiss** consiste en náuseas intensas, en general relacionadas con el alcoholismo, que dan lugar a laceraciones de la mucosa de la porción superior del estómago e inferior del esófago. Estos desgarros hacen que el paciente vomite sangre fresca de color rojo brillante. El sangrado puede ser tan intenso que el paciente requiera transfusiones de muchas unidades de sangre. Puede dar lugar a una perforación en el mediastino, denominada **síndrome de Boerhaave**.

La **perforación esofágica**, ya sea por traumatismo, vómitos o por efectos yatrógenos, puede ser catastrófica. Es bien sabida su aparición en neonatos, ocasionada por succión o alimentación a través de sonda nasogástrica, o puede también aparecer de forma espontánea.

Las principales enfermedades no neoplásicas del esófago se mencionan en la figura 11-6.

NEOPLASIAS DEL ESÓFAGO

Carcinoma esofágico de células escamosas

 EPIDEMIOLOGÍA: En el mundo, casi todos los cánceres esofágicos son carcinomas epidermoides. El cáncer de esófago es el octavo cáncer más habitual, pero en Estados Unidos el adenocarcinoma ahora es más común (v. más adelante).

Las variaciones geográficas globales en la incidencia de carcinomas esofágicos escamosos son sorprendentes: las áreas de alta incidencia son a menudo adyacentes a otras de baja incidencia. La mayor frecuencia se da en China, Irán, Sudamérica y Sudáfrica. En Estados Unidos, la población afroamericana tiene una incidencia mucho mayor que la caucásica, y la población urbana tiene mayor riesgo que los que viven en zonas rurales. El carcinoma esofágico de células escamosas es más habitual en hombres de edad avanzada.

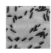 **FACTORES ETIOLÓGICOS:** La distribución variable de los carcinomas esofágicos escamosos, incluso entre poblaciones relativamente homogéneas, sugiere que su desarrollo tiene una fuerte influencia de factores

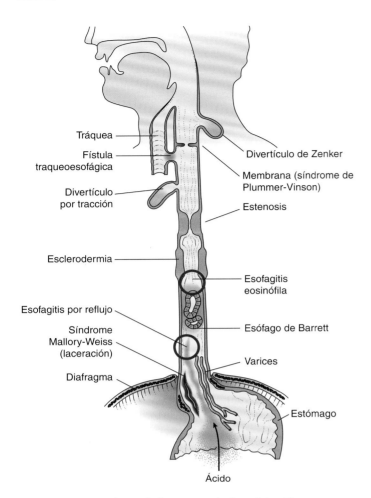

FIGURA 11-6. Enfermedades no neoplásicas del esófago.

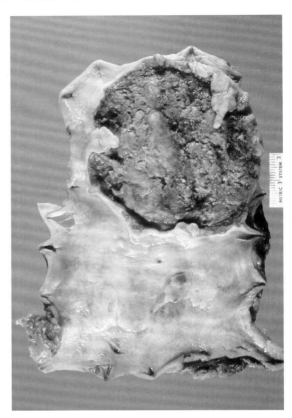

FIGURA 11-7. Carcinoma epidermoide esofágico. Se observa una gran masa ulcerada con una mucosa escamosa adyacente a mucosa escamosa normal entre el carcinoma y el estómago.

ambientales. Los factores más habituales son el hábito tabáquico y el alcohol, que tiene un efecto más sinérgico que aditivo. Otros contribuyentes putativos son la dieta, el consumo de grandes cantidades de bebidas calientes, el VPH, la exposición a radiación, los nitratos y las nitrosaminas en la dieta, las carencias vitamínicas, los factores genéticos, el síndrome de Plummer-Vinson, la acalasia, y antecedentes de lesión cáustica.

 PATOLOGÍA: Alrededor de la mitad de los casos de carcinomas epidermoides en el esófago afecta a la porción media y superior del órgano. Desde el punto de vista macroscópico, el tumor puede ser endofítico o exofítico (fig. 11-7). También puede ser infiltrante, en cuyo caso el plano principal de crecimiento se sitúa en la pared. Los tumores polipoides voluminosos tienden a obstruir de manera temprana, pero los ulcerados es más probable que sangren. Los tumores infiltrantes disminuyen la luz de forma gradual por compresión de la circunferencia. La extensión local del tumor hacia estructuras del mediastino es uno de los problemas más importantes y habituales.

Las células escamosas neoplásicas varían desde bien diferenciadas, entre «perlas» epiteliales, hasta mal diferenciadas, sin evidencia de diferenciación escamosa. Algunos tumores tienen predominio de población de células fusiformes en el tumor.

El abundante drenaje linfático del esófago es una vía por la cual se origina metástasis. En concordancia, los tumores del tercio superior producen metástasis hacia los ganglios cervicales de la yugular interna y supraclaviculares. El cáncer del tercio medio se disemina hacia los nódulos linfáticos paratraqueales e hiliares y los ganglios en las regiones aórtica, cardiaca y paraesofágica. Debido a que el tercio inferior del esófago es irrigado por la arteria gástrica izquierda, los tumores de esta porción del órgano se diseminan a través de los linfáticos que acompañan de localización retroperitoneal, celíacos y gástricos izquierdos. Son habituales las metástasis a pulmones e hígado, pero casi cualquier órgano puede ser afectado.

 CARACTERÍSTICAS CLÍNICAS: El síntoma más habitual es la disfagia, pero cuando los pacientes refieren este síntoma la mayoría de los tumores ya no pueden ser extirpados. Los pacientes con cáncer esofágico en prácticamente todos los casos presentan caquexia debido a la anorexia, dificultad para la deglución y diseminación a distancia del tumor. La odinofagia está presente en la mitad de los pacientes y el dolor persistente indica invasión al mediastino por el tumor o afectación de los nervios espinales. La compresión del nervio laríngeo recurrente ocasiona disfonía (ronquera), y la fístula traqueoesofágica se manifiesta clínicamente por tos crónica. El tratamiento es similar al del adenocarcinoma de esófago (*v.* más adelante).

Adenocarcinoma de esófago

 EPIDEMIOLOGÍA: En Norteamérica, Europa occidental y Australia, el adenocarcinoma de esófago es mucho más habitual que el cáncer escamoso. Su incidencia está aumentando con más rapidez que cualquier otro tumor sólido: ha aumentado siete veces en Estados Unidos los últimos 30 años. Los hombres se ven más afectados que las mujeres.

FACTORES ETIOLÓGICOS: La mayoría de los adenocarcinomas de esófago surgen del esófago de Barret y por lo tanto, tienen factores de riesgo subyacentes similares: procedencia caucásica, género masculino, obesidad, ERGE, dieta, hábito tabáquico y factores genéticos. Otros factores de riesgo que causan el aumento de la producción de ácido gástrico o el reflujo son la dilatación del esfínter esofágico inferior o la miotomía, el escleroderma, el síndrome de Zollinger-Ellison (Z-E) y fármacos que relajan el esfínter esofágico inferior.

 PATOLOGÍA: La mayoría de los adenocarcinomas de esófago afectan el esófago distal o la unión gastrointestinal, y pueden extenderse hacia el estómago proximal. Los tumores pueden ser planos, ulcerados, polipoides o fungiformes. A menudo están rodeados por mucosa de Barret no neoplásica que puede verse a nivel macroscópico o microscópico.

Estos tumores discurren entre los bien diferenciados hasta los tumores poco diferenciados, esencialmente sin diferenciación glandular. Algunos de estos adenocarcinomas poco diferenciados tienen una morfología celular en anillo de sello.

 CARACTERÍSTICAS CLÍNICAS: Los síntomas y el curso clínico del adenocarcinoma de esófago son similares al del carcinoma escamoso. Los síntomas suelen presentarse en hombres obesos caucásicos con antecedentes de ERGE. En general, el diagnóstico y la estatificación requieren endoscopia con ultrasonido. La enfermedad avanzada requiere tratamiento con quimioterapia adyuvante y radiación, para después realizar la resección quirúrgica en pacientes que tienen una buena respuesta clínica.

La vigilancia endoscópica es habitual en Estados Unidos para las personas con esófago de Barrett. El objetivo es identificar y tratar las lesiones precursoras y el adenocarcinoma temprano.

Estómago

ANATOMÍA

El estómago habitualmente se divide en cuatro regiones: cardias, fondo, cuerpo (corpus) y antro (fig. 11-8 A y B). El **cardias** separa el esófago del resto del estómago. El **fondo** y el **cuerpo** son idénticos, excepto que el fondo es la curva del estómago que protruye por encima de la unión gastroesofágica. El ácido y el factor intrínseco se producen en estas regiones. El **antro** es el estómago distal, que tiene su extremo en el duodeno y el esfínter pilórico.

La histología del estómago es muy diferente en el cardias, el fondo/cuerpo y el antro. La capa mucosa en todo el estómago es un característico epitelio foveolar (fig. 11-9 A); y se caracteriza por pozos poco profundos que cubren toda la superficie.

Las glándulas subyacentes a las foveólas son características de las regiones del estómago. Las glándulas del fondo y del cuerpo del estómago (fig. 11-9 B) están laxamente empaquetadas y revestidas por células que contienen moco neutral. Las células parietales productoras de ácido (fig. 11-9 C) se localizan en el fondo gástrico y las glándulas del cuerpo (fig. 11-9 D). Estas células también producen factor intrínseco. Son grandes y poligonales, con un citoplasma rosa ligeramente granular. En la profundidad de estas glándulas predominan las células principales; tienen un citoplasma granular azul derivado de la producción de pepsinógeno. La porción más profunda de estas glándulas también alberga a las células neuroendocrinas, a saber, las células similares a las enterocromafines (ECF).

La mucosa antral (o pilórica) (fig. 11-9 E) también contiene glándulas laxamente empaquetadas y revestidas por células que producen moco neutral. Sin embargo, es por la presencia de estas células neuroendocrinas que el antro se diferencia del cardias. Las células G productoras de gastrina (fig. 11-9 F) son numerosas en este sitio. También hay células ECF que producen serotonina y células D productoras de somatostatina.

GASTRITIS AGUDA

Estos trastornos suelen presentarse en situaciones clínicas específicas, en las que se incluyen el estrés fisiológico severo como traumatismos, quemaduras generalizadas, aumento de la presión intracraneal o septicemia. En ocasiones, la gastritis aguda puede estar relacionada con la difusión retrógrada de iones de hidrógeno relacionados con la ingesta de alcohol, ácido acetilsalicílico u otros fármacos antiinflamatorios no esteroideos (AINE). Las úlceras superficiales relacionadas con las quemaduras se denominan úlceras de Curling; las úlceras relacionadas con el aumento de

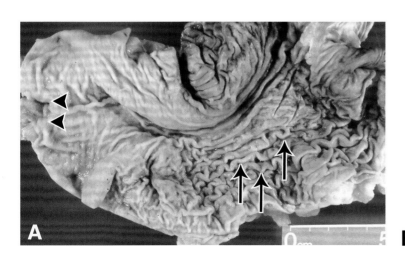
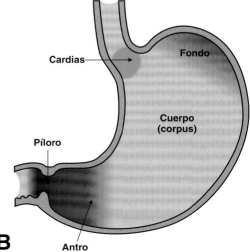

FIGURA 11-8. **Anatomía del estómago. A. Estómago normal** de una autopsia. Los pliegues rugosos se observan fácilmente en el cuerpo (*flechas*). La extensión de la curvatura menor hace que el antro tenga forma de V (*puntas de flecha*). **B.** Regiones anatómicas del estómago.

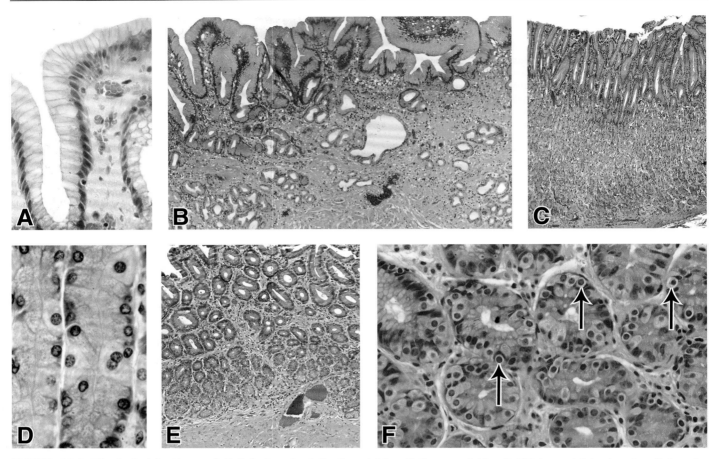

FIGURA 11-9. Histología del estómago. A. Epitelio foveolar. B. Cardias gástrico. **C.** Cuerpo **gástrico. D.** Células **parietales** (*rosa*) y **células principales** (*azul granular*). **E. Antro** gástrico. **F.** Células productoras de **gastrina** en el antro; se parecen a huevos fritos (*flechas*). Consulte el texto para una descripción más amplia.

la presión intracraneal se denominan úlceras de Cushing. A diferencia de las úlceras pépticas crónicas, que suelen localizarse en el antro o en la unión del cuerpo y el antro, las úlceras de la gastritis aguda suelen ser superficiales y múltiples y localizarse en la mucosa productora de ácido en el cuerpo (fig. 11-10 A y B). La propia gastritis aguda es generalmente hemorrágica (gastritis aguda hemorrágica) pero puede mostrar una reacción fibroinflamatoria importante (gastritis erosiva aguda). Estos procesos pueden poner en riesgo la vida, y los pacientes con alteraciones predisponentes pueden ser tratados de manera profiláctica.

GASTRITIS CRÓNICA

La gastritis crónica, muy habitual en todo el mundo, se caracteriza por el aumento de las células inflamatorias en la lámina propia. Puede ser asintomática o caracterizarse por síntomas dispépticos vagos. La exploración endoscópica es menos precisa para evaluar la gastritis que las exploraciones similares que se realizan en el caso de esofagitis y colitis.

Infección por *Helicobacter pylori*

Helicobacter es una bacteria pequeña en forma de bastón con un hábitat único, la superficie de las células foveolares. En algunos países, más del 80 % de la población está afectada, mientras que, en Estados Unidos, la prevalencia varía del 4 % al 30 %. Durante los últimos 30 años, el reconocimiento y el tratamiento siguiente de la gastritis por *H. pylori* ha conducido a una disminución sostenida de esta prevalencia.

 PATOLOGÍA: *Helicobacter* (fig. 11-11 D) es un pequeño bacilo curvilíneo que se localiza en la superficie cubierta por mucina en las células foveolares. La gastritis por *Helicobacter* suele ser localizada. En la mayoría de los casos, el antro es el más afectado, pero con el paso del tiempo o después del tratamiento con inhibidores de la bomba de protones, la porción más proximal del estómago puede verse afectada. La inflamación se inicia en la lámina propia (fig. 11-11 A), debido a que los organismos se localizan sólo en la capa superficial del moco. Las bacterias no aparecen en ausencia de las células foveolares ni asociadas al epitelio de tipo intestinal. Por tanto, las áreas de metaplasia intestinal carecen de organismos. Los agregados linfoides, que a menudo están presentes en la gastritis por *Helicobacter* (fig. 11-11 B), presentan una mezcla de linfocitos y células plasmáticas, aunque a menudo pueden visualizarse algunos neutrófilos. Pueden acumularse en las fovéolas para formar «abscesos en pozos» (fig. 11-11 C). La presencia de dichos neutrófilos no refleja la gastritis aguda, que es un proceso completamente diferente (*v.* más adelante). En su lugar, los neutrófilos indican una gastritis crónica activa, con brotes actuales de inflamación en una gastritis crónica subyacente.

Importancia de las infecciones por *Helicobacter*

El problema más habitual relacionado con la gastritis crónica por *Helicobacter* es la úlcera péptica duodenal. Las úlceras duodenales se presentan en el 10 % al 20 % de los pacientes con gastritis de predominio antral. Este es el patrón principal en los países occidentales, donde la úlcera péptica duodenal ha sido una epidemia durante

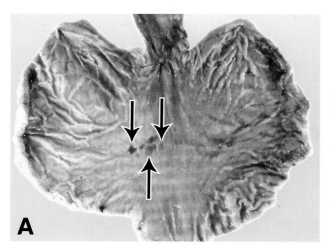
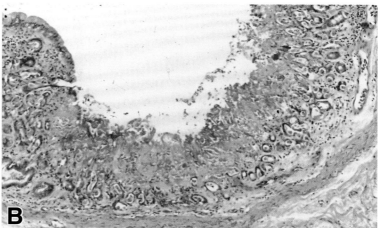

FIGURA 11-10. Gastritis aguda A. Varias erosiones/úlceras superficiales se encuentran dispersas en el cuerpo gástrico (*flechas*). **B.** Existe un área de erosión con hemorragia.

años. El reconocimiento del papel de *Helicobacter* ha disminuido la incidencia de las úlceras duodenales y sus complicaciones de manera importante. El tratamiento actual de la enfermedad es principalmente médico y sólo en raras ocasiones es necesaria la intervención quirúrgica.

La infección por *H. pylori* que afecta al cuerpo gástrico aumenta el riesgo de *cáncer gástrico*. Es difícil evaluar la magnitud de este riesgo, pues el estómago afectado a menudo muestra metaplasia intestinal y es posible que la infección por *H. pylori* no pueda identificarse con facilidad. Todavía se reconoce que la infección por *H. pylori* es la causa conocida más habitual de cáncer gástrico.

Gastritis crónica activa sin la identificación de *Helicobacter*

En muchos casos, es probable que esta condición represente el tratamiento previo con antibióticos y antiácidos, con la erradicación de los organismos. También puede ser causada por otras infecciones (p. ej., CMV) o reacciones adversas a los fármacos. En los pacientes con enfermedad intestinal inflamatoria idiopática, como la enfermedad de Crohn, se presenta inflamación gástrica similar.

Gastritis autoinmunitaria

El objetivo de la reacción inmunitaria en la gastritis autoinmunitaria son las células parietales gástricas, de ahí que se limite al fondo y al cuerpo gástricos. Sin las células parietales, el estómago no produce ácido y se desencadena la aclorhidria clínica. También se pierde el otro producto de las células parietales, el factor intrínseco, que regula la absorción de la vitamina B_{12} en la parte distal del intestino delgado.

La destrucción de las células parietales mediada inmunitariamente se asocia con la producción de células antiparietales y anticuerpos antifactor intrínseco. El diagnóstico puede establecerse con el muestreo cuidadoso de la parte proximal (cuerpo) y distal (antro) del estómago mucho antes que la pérdida de la vitamina B_{12} cause anemia clínica, conocida como **anemia perniciosa** (*v.* cap. 18). A diferencia de otras formas de gastritis crónica, el antro no se ve afectado por la inflamación o la metaplasia. La hiperplasia de las células G antrales ocurre porque no hay una inhibición de la retroalimentación, pues no hay producción de ácido. Como consecuencia, estas células G producen grandes cantidades de gastrina, que ejerce un efecto trófico en las células neuroendocrinas en la parte proximal del estómago. La hiperplasia de estas células predispone al desarrollo de tumores neuroendocrinos (*v.* más adelante).

La apariencia histológica de la gastritis autoinmunitaria (fig. 11-12 A y B) está bien definida. Las células parietales están ausentes, existe inflamación mononuclear importante, y metaplasia intestinal y seudopilórica. Con el tiempo, la hiperplasia neuroendocrina puede volverse prominente. La gastritis autoinmunitaria refleja una predisposición importante a otras enfermedades autoinmunitarias (por ejemplo, diabetes tipo I, hipotiroidismo y enfermedad de Addison) (*v.* cap. 3) tanto en el paciente como en los miembros de la familia.

Gastropatía reactiva (química)

Aunque está claro que la exposición a los AINE puede alterar la mucosa gástrica, no está claro si estos cambios representan una condición clínicamente significativa. Estos fármacos causan hiperplasia de las células foveolares, lo que conduce a la pérdida de la superficie normal casi plana.

El efecto farmacológico más habitual tiene origen en los inhibidores de la bomba de protones. En el cuerpo del estómago, las glándulas revestidas por células parietales muestran dilatación luminal y cierta protrusión del citoplasma de las células parietales hacia estas luces. Muchos pacientes desarrollan pólipos glandulares fúndicos (*v.* más adelante). Ya que la producción de ácido está bloqueada, las células G antrales se multiplican visiblemente y producen demasiada gastrina. Esto causa la proliferación de las células neuroendocrinas del cuerpo del estómago.

ÚLCERA PÉPTICA DUODENAL

La úlcera péptica duodenal se refiere a la destrucción focal de la mucosa del estómago y el intestino delgado, principalmente en el duodeno proximal. La incidencia y prevalencia de úlceras duodenales ha disminuido mucho en los últimos 30 años.

Aunque la enfermedad afecta sobre todo al estómago distal y el duodeno proximal, la ulceración péptica puede ocurrir a nivel proximal en el esófago y a nivel distal hasta el divertículo de Meckel con heterotopia gástrica. Son muchas las características clínicas y epidemiológicas que distinguen las úlceras gástricas de las duodenales; los factores comunes que las agrupan son la secreción gástrica de ácido clorhídrico y la infección por *H. pylori*.

 EPIDEMIOLOGÍA: Las úlceras pépticas pueden presentarse a cualquier edad (incluso en la infancia), pero la mayor incidencia ha cambiado de manera progresiva, por lo que ahora es entre los 30 y 60 años de edad. Las

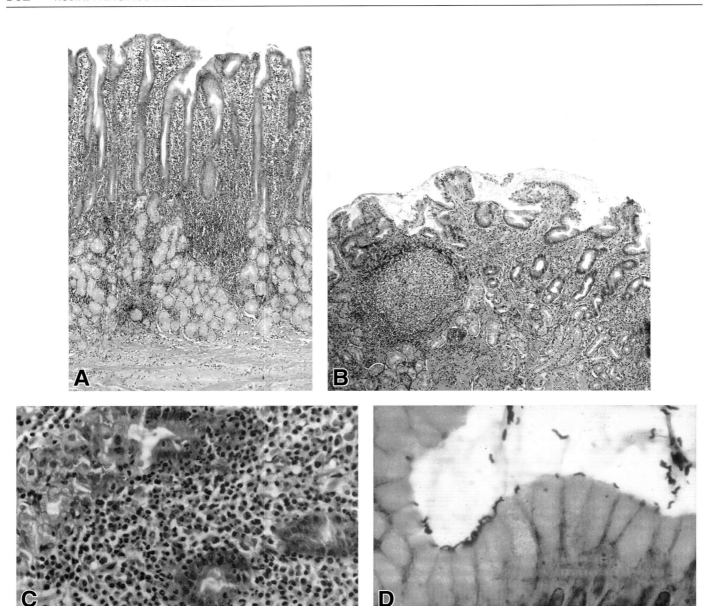

FIGURA 11-11. Gastritis por *Helicobacter*. A. Hay un infiltrado linfoplasmocítico denso superficial en la lámina propia. **B.** Agregado linfoide; cuando está presente, es altamente sugestivo de *Helicobacter*. **C.** Los neutrófilos se encuentran dispersos en el infiltrado de la lámina propia y pueden penetrar el epitelio glandular. **D.** La tinción de Warthin-Starry resalta los pequeños organismos curvilíneos en la superficie foveolar.

úlceras gástricas habitualmente afectan a las personas de mediana edad y a los adultos mayores, sin distinción de género. Las úlceras duodenales son más comunes en hombres.

FACTORES ETIOLÓGICOS: No existe un solo agente que parezca ser responsable, aunque se han considerado muchas etiologías.

H. PYLORI: Puede ser aislado en la región del antro gástrico de casi todos los pacientes con úlcera duodenal. Sin embargo, sólo una pequeña minoría de todos los portadores de la bacteria desarrolla úlcera duodenal. Por tanto, la infección por *H. pylori* parece ser necesaria, pero no suficiente para el desarrollo de úlceras pépticas duodenales. Estas úlceras sanan con más rapidez después de un tratamiento para la infección por *H. pylori* y recurren con menos frecuencia.

No se sabe exactamente cómo la infección por *H. pylori* predispone a úlceras duodenales, pero se han propuesto varios mecanismos. Las citocinas producidas por células inflamatorias responden a la infección, estimulan la liberación de gastrina y suprimen la secreción de somatostatina. La interleucina (IL)-1β, un inhibidor de ácido, también ha surgido como un importante mediador de inflamación en la mucosa gástrica infectada por *H. pylori*. Estos efectos, junto con la liberación de metabolitos de histamina del propio organismo, pueden estimular la secreción basal de ácido gástrico. Además, citocinas luminales del estómago pueden entrar y lesionar el epitelio duodenal.

La infección por *H. pylori* también puede bloquear señales inhibidoras del antro hacia las células G y de la región parietal, aumentando así la liberación de gastrina e impidiendo la inhibición de la secreción de ácido gástrico. Este efecto puede aumentar la

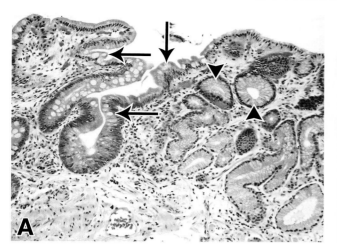

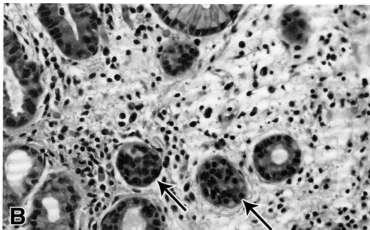

FIGURA 11-12. Gastritis autoinmunitaria. **A.** El cuerpo gástrico es atrófico y carente de células parietales. Hay metaplasia intestinal (células caliciformes, *flechas*) y metaplasia seudopilórica (*puntas de flecha*). **B.** En otras partes del cuerpo hay micronódulos compuestos de células similares a las enterocromafines (ECF) (*flechas*). Nota: estas biopsias se tomaron del estómago de uno de los autores.

carga ácida del duodeno y contribuir a ulceración duodenal. La acidificación del bulbo duodenal provoca la aparición de islotes de mucosa gástrica metaplásica en el duodeno en muchos pacientes con úlceras pépticas. A veces este epitelio gástrico en el duodeno es colonizado por *H. pylori*, similar a la mucosa gástrica, y la infección del epitelio metaplásico por *H. pylori* puede dejar la mucosa más susceptible a una lesión péptica (fig. 11-13).

La infección por *H. pylori* también es importante en la patogenia de las úlceras gástricas, puesto que este microorganismo es causa de la mayor parte de los casos de gastritis crónica subyacente a esta enfermedad. Alrededor del 75 % de los pacientes con úlcera gástrica albergan *H. pylori*. El 25 % de los casos restantes tal vez representa una relación con otros tipos de gastritis crónica. Los varios factores gástrico y duodenal implicados como posibles mecanismos en la patogenia de las úlceras duodenales se resumen en la figura 11-14.

SECRECIÓN DE ÁCIDO CLORHÍDRICO: Es necesaria una hiperacidez causada por el incremento de la secreción de ácido clorhídrico para la formación y persistencia de úlceras pépticas en el estómago y duodeno. Esto se pone de manifiesto principalmente porque: (1) todos los pacientes con úlceras duodenales y casi todos aquellos con úlceras gástricas secretan ácido gástrico; (2) la producción de úlcera experimental en animales requiere ácido; (3) la hipersecreción de ácido está presente en muchos, pero no en todos, los pacientes con úlceras duodenales, y (4) el tratamiento quirúrgico o médico que reduce la producción de ácido resulta en la cicatrización de úlceras pépticas. La secreción gástrica de pepsina, la cual también puede desempeñar un papel en la ulceración péptica, es paralela a la de ácido clorhídrico.

DIETA: Aunque la sabiduría popular afirma que alimentos muy condimentados y cafeína son ulcerógenos, es poca la evidencia de que alimentos o bebidas, incluyendo el café y alcohol, contribuyan al desarrollo o la persistencia de úlceras pépticas.

FÁRMACOS: El ácido acetilsalicílico es un factor importante que contribuye a las úlceras duodenales, y especialmente gástricas. Se ha incriminado a otros agentes antiinflamatorios no esteroideos y analgésicos en la producción de úlceras pépticas. El tratamiento prolongado con dosis altas de corticoesteroides también puede incrementar levemente el riesgo de ulceración péptica.

TABAQUISMO: Fumar es un factor de riesgo definido para úlceras duodenales y gástricas, en particular úlceras gástricas.

FACTORES GENÉTICOS: Parientes consanguíneos en primer grado de personas con úlcera duodenal o gástrica tienen un riesgo tres veces mayor de desarrollar una úlcera, pero sólo en el mismo sitio. Gemelos monocigotos muestran mucha mayor concordancia para estas úlceras que gemelos dicigotos, pero aun este 50 % de concordancia indica que los factores ambientales también deben participar.

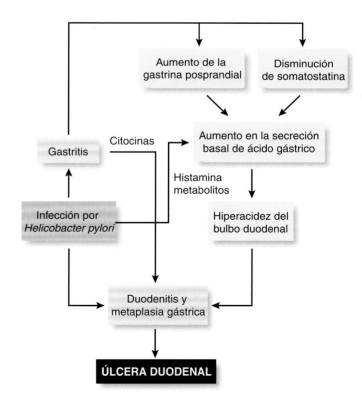

FIGURA 11-13. Posibles mecanismos en la patogenia de la úlcera duodenal relacionada con la infección por *Helicobacter pylori*.

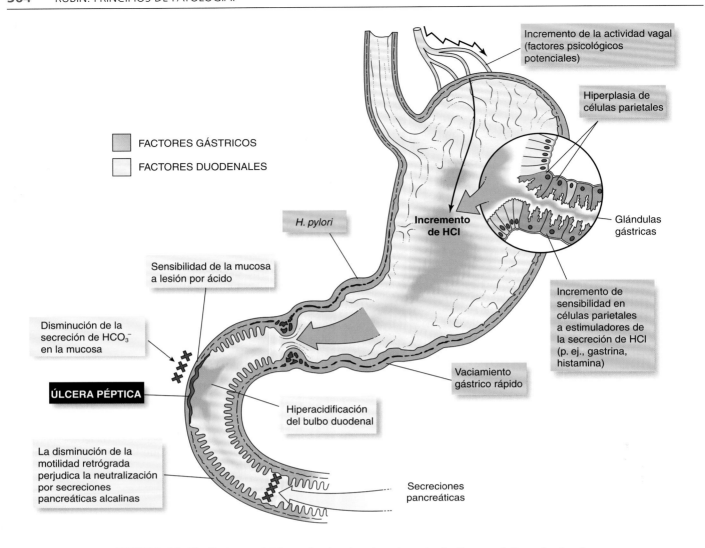

FIGURA 11-14. Factores gástrico y duodenal en la patogenia de úlceras pépticas duodenales. *H. pylori, Helicobacter pylori;* HCl, ácido clorhídrico; HCO₃⁻, bicarbonato.

Los antígenos del grupo sanguíneo se correlacionan con la presencia de úlcera péptica. Las úlceras duodenales (pero no las úlceras gástricas) son un 30 % más probables en personas con sangre tipo O que en aquellos con otros serotipos.

Los no secretores (aquellas personas que no secretan antígenos del grupo sanguíneo en la saliva o el jugo gástrico) tienen un riesgo mayor del 50 % de úlceras duodenales. Aquellos del grupo O y no secretores (el 10 % de personas caucásicas) tienen un incremento de 2.5 veces en úlceras duodenales.

Pepsinógeno I: los pacientes con alta concentración de pepsinógeno I en sangre tienen hasta cinco veces más riesgo de desarrollar úlcera duodenal. A la hiperpepsinogenemia se le atribuye un patrón de herencia autosómico dominante y puede reflejar una mayor tendencia hereditaria a tener un incremento en la masa de células parietales.

 FISIOPATOLOGÍA: Las úlceras gástrica y duodenal se presentan juntas en el mismo paciente con mucha mayor frecuencia de la que pueda explicarse sólo por una probabilidad. Además, los pacientes con cualquiera de estas úlceras tienen mucho mayor riesgo de desarrollar la otra más tarde.

Úlceras duodenales: varios otros factores se han relacionado con la formación de úlceras duodenales:

- Exceso de formación de ácido como resultado de (1) incremento en la masa de células parietales, (2) exceso de secreción de ácido gástrico como resultado de la alteración de la respuesta de células G, (3) aceleración del vaciado gástrico, (4) mayor sensibilidad a secretagogos gástricos, y (5) reducción del pH duodenal posprandial.
- Alteración de las defensas de la mucosa.

Úlceras gástricas: se originan casi de modo invariable en el cuadro de lesión epitelial por *H. pylori* o gastritis química. La mayoría de los pacientes con úlceras gástricas secretan menos ácido que aquellos con úlceras duodenales e incluso menos que las personas normales. La hipersecreción gástrica intensa, como se produce en el Z-E (*v.* más adelante), se asocia con úlcera grave del duodeno, pero raras veces del estómago. La concurrencia de úlceras gástricas e hiposecreción gástrica sugiere lo siguiente:

- La mucosa gástrica puede ser particularmente sensible a concentraciones bajas de ácido.
- Algo distinto de ácido (p. ej. AINE) puede dañar la mucosa (o estar presente durante un periodo prolongado).
- El reflujo de la bilis (en particular el ácido desoxicólico y la lisolecitina) y secreciones pancreáticas pueden contribuir al desarrollo de úlceras gástricas.

Enfermedades relacionadas con úlceras pépticas

El riesgo y la gravedad de la enfermedad de úlcera péptica aumentan en pacientes con (1) cirrosis, (2) deficiencia renal en etapa terminal con hemodiálisis, (3) trasplante renal y (4) neoplasia endocrina múltiple tipo 1 (*v.* cap. 19).

Como se señaló anteriormente, el Z-E causa ulceración péptica grave. Se caracteriza por hipersecreción gástrica causada por un adenoma de células de un islote del páncreas, produciendo gastrina. Las úlceras pépticas también son más frecuentes en personas heterocigotas para el mutante α1-antitripsina con disfunción pulmonar de larga evolución.

PATOLOGÍA: La mayor parte de las úlceras pépticas se origina en la (1) curvatura menor del estómago, (2) en las regiones antral y prepilórica y (3) en la primera porción del duodeno.

En general, las úlceras gástricas son únicas y de diámetro menor a 2 cm. Las úlceras en la curvatura menor a menudo están relacionadas con la gastritis crónica; aquellas sobre la curvatura mayor comúnmente se relacionan con AINE. Los bordes tienden a ser como hechos con sacabocados, con márgenes sobresalientes. Las úlceras profundamente penetrantes producen un exudado seroso que puede causar que el estómago se adhiera a estructuras cercanas. Cicatrices de úlceras en la región prepilórica pueden ser lo bastante graves para producir estenosis pilórica. Las úlceras pépticas crónicas a veces recuerdan burdamente a carcinomas gástricos ulcerados. Se distinguen del cáncer por su tendencia a producir pliegues radiados en la mucosa circundante, por carecer de un borde elevado y por una base de apariencia «limpia» (cubierta por fibrina) (fig. 11-15).

Las úlceras duodenales normalmente se localizan en la pared anterior o posterior de la primera porción del duodeno, próximas al píloro. En general las lesiones son solitarias, pero no es raro encontrar dos úlceras, una en cada pared, las denominadas úlceras besándose.

Las úlceras gástrica y duodenal son histológicamente similares (fig. 11-16 A y B). Hacia fuera de la luz, existe (1) una zona superficial de exudado fibrinopurulento, (2) tejido necrosado, (3) tejido de granulación y (4) tejido fibrótico con grados variables de inflamación crónica en la base de la úlcera. La ulceración puede penetrar capas musculares, interrumpiéndolas con tejido

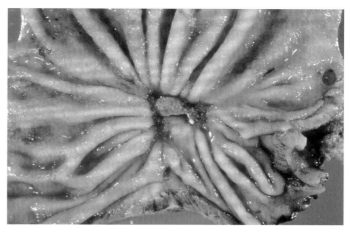

FIGURA 11-15. Úlcera gástrica. Existe una característica demarcación nítida de la mucosa circunvecina, con pliegues gástricos irradiados. La base de la úlcera es de color gris debido al depósito de fibrina.

cicatricial después de la cicatrización. Los vasos sanguíneos en los márgenes de la úlcera están con frecuencia trombosados. La mucosa en los márgenes tiende a ser hiperplásica. La cicatriz crece sobre el área ulcerada como una sola capa epitelial. Las úlceras duodenales usualmente se acompañan con duodenitis péptica, con hiperplasia de la glándula Brunner y metaplasia de células gástricas de mucina.

CARACTERÍSTICAS CLÍNICAS: Los síntomas de las úlceras gástricas y duodenales tienden a no ser distinguibles por historia o examen físico. La úlcera duodenal clásica se caracteriza por dolor epigástrico 1 a 3 horas después de una comida, o que despierta al paciente por la noche. Alcalinos y alimento alivian estos síntomas. En la mitad de los pacientes con úlceras pépticas se producen síntomas dispépticos a menudo relacionados con una enfermedad en vesícula biliar, incluyendo intolerancia a alimentos grasos, distensión y eructos.

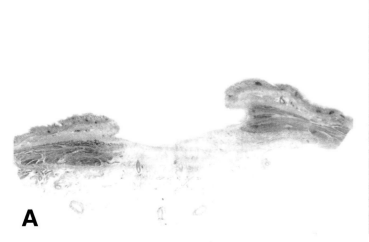

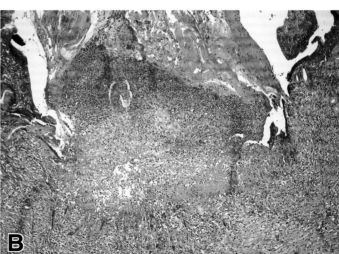

FIGURE 11-16. Úlcera gástrica A. Puede verse la naturaleza descriptiva de esta lesión por la pérdida del músculo subyacente en la capa muscular propia, que es reemplazada por tejido fibroso. **B.** Apariencia clásica de la úlcera péptica con un exudado superficial de fibrina sobre la necrosis, seguido por tejido de granulación con fibrosis en la cara más profunda.

11: Aparato digestivo

Las mayores complicaciones de la úlcera péptica son (1) hemorragia, (2) obstrucción y (3) perforación con peritonitis. De estas, la más habitual es el sangrado, que se produce hasta en el 20 % de los pacientes. Con frecuencia es oculto y puede manifestarse como anemia ferropénica o sangre oculta en las heces. El sangrado masivo que pone en riesgo la vida es una complicación de la úlcera péptica activa bien conocida.

La perforación es una complicación grave que se produce en el 5 % de los pacientes. En una tercera parte de los casos, no hay antecedentes de los síntomas de una úlcera péptica. Las úlceras duodenales se perforan con más frecuencia que las úlceras gástricas, mayormente en la pared anterior del duodeno. Puesto que las paredes anteriores gástrica y duodenal no son defendidas por tejido contiguo, es más probable que las perforaciones conduzcan a peritonitis generalizada y acumulación de aire en la cavidad abdominal (**neumoperitoneo**). La perforación entraña una elevada tasa de mortalidad, que es del 10 % al 40 % para úlceras gástricas, dos a cuatro veces más que las úlceras duodenales (10 %).

CRECIMIENTO DE LOS PLIEGUES RUGOSOS

El crecimiento de los pliegues rugosos se debe a la proliferación de las células parietales (Z-E). La causa es la producción de gastrina por un tumor neuroendocrino (gastrinoma). La mayoría de los casos son esporádicos y en estos casos es más frecuente que los gastrinomas sean pancreáticos. Una minoría de los casos se relaciona con síndrome de neoplasia endocrina múltiple tipo 1 (MEN1). Los gastrinomas en los pacientes con Z-E pueden aparecer en el duodeno, el páncreas o el antro gástrico, y pueden ser múltiples y extremadamente pequeños. Los pliegues rugosos se agrandan debido al mayor número de células parietales hipertrofiadas; en consecuencia, las rugosas tienen la característica apariencia irregular. Los pacientes con síndrome Z-E tienen una úlcera péptica duodenal intratable, y es frecuente que las úlceras sean múltiples y se ubiquen en localizaciones inusuales.

NEOPLASIAS BENIGNAS

Los pólipos son elevaciones de la mucosa que pueden identificarse macroscópicamente o por vía endoscópica. En el estómago, a diferencia del colon, la gran mayoría no son neoplasias verdaderas.

Los pólipos glandulares fúndicos

Son elevaciones de la mucosa compuestas por glándulas con dilatación cística revestidas por una mezcla de células parietales, células principales y células mucosas neutrales (fig. 11-17 A y B). Fueron descritos por primera vez en pacientes con poliposis adenomatosa familiar (PAF; *v.* más adelante). En los pacientes afectados, una innumerable cantidad de estos pólipos recubren la mucosa gástrica proximal. Rara vez, los pólipos glandulares fúndicos en estos pacientes muestran displasia focal. Mucho más comunes son pólipos fúndicos, aislados o en pequeñas cantidades, en el número cada vez mayor de pacientes que toman inhibidores de la bomba de protones. No se conoce el mecanismo de su formación, pero parecen ser inocuos.

Pólipos hiperplásicos

Este término es algo equivocado, puesto que estos pólipos no tienen nada en común con los pólipos del colon (*v.* más adelante). Se producen en el contexto de gastritis crónica o gastropatía reactiva, puede ser único o múltiple y son respuestas focales exageradas a la lesión mucosa. Los pólipos gástricos hiperplásicos están formados por células foveolares hiperplásicas que algunas veces forman quistes pequeños y una lámina propia inflamada. Puede presentarse atipia reactiva, en particular si hay erosiones superficiales. Algunas veces se denominan pólipos «hiperplásicos/ inflamatorios», reflejando así la forma en que se originaron. Estas lesiones no son inherentemente premalignas. Sin embargo, su potencial maligno depende del fondo mucoso de origen.

Adenomas gástricos

Los adenomas verdaderos del estómago se presentan con menos frecuencia que los adenomas del colon. Aunque los adenomas gástricos pueden estar relacionados con el carcinoma gástrico, la relación tan estrecha que guarda el adenoma con el carcinoma en el colon no está presente. Por lo general, los adenomas gástricos son únicos con excepción de la PAF y varios otros síndromes poco comunes, y pueden ser foveolares o con mucosa de tipo intestinal. Por definición, están presentes los cambios displásicos (fig. 11-18).

Los adenomas de tipo intestinal son mucho más comunes y generalmente surgen en los estómagos con metaplasia intestinal. Los núcleos suelen ser grandes, elongados e hipercromáticos, al

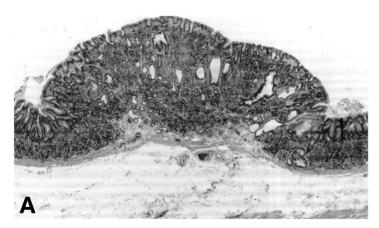
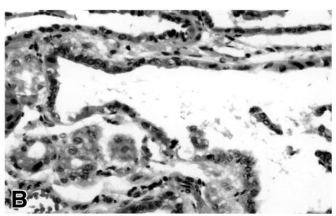

FIGURA 11-17. Pólipos glandulares fúndicos. A. Proyección de baja potencia que muestra al pólipo como una ligera elevación por encima de la mucosa circundante característica del cuerpo. **B.** Las glándulas con dilatación cística contienen células parietales y principales.

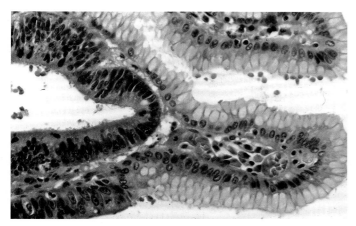

FIGURA 11-18. Adenoma gástrico. Puede delimitarse claramente la diferencia entre el epitelio glandular con núcleos en forma de lápiz, alargados e hipercromáticos (*izquierda*) y el epitelio foveolar normal adyacente (*derecha*).

igual que sus homólogos intestinales. En cambio, los adenomas de tipo foveolar no tienen relación con la metaplasia intestinal; no parece haber una relación con poliposis adenomatosa familiar (PAF).

NEOPLASIAS MALIGNAS

Adenocarcinoma

EPIDEMIOLOGÍA: Aunque en el último siglo, las cifras de adenocarcinoma gástrico se han reducido de forma significativa en los países occidentales, muchos países orientales tienen una incidencia mucho mayor. El factor más importante parece ser las diferencias en la prevalencia de *Helicobacter* y gastritis crónica.

Con el mejor reconocimiento y tratamiento de las infecciones por *Helicobacter*, la brecha entre occidente y oriente finalmente se ha reducido. Las dietas con alto contenido de alimentos ahumados o en vinagre se asocian con una mayor tasa de cáncer, mientras que el consumo de vegetales frescos y de hoja verde tiene el efecto opuesto. Los factores genéticos también tienen una función importante, en particular en algunos tipos de cáncer gástrico.

PATOLOGÍA: La apariencia macroscópica de cáncer gástrico es variable. La mayoría de los carcinomas forman masas polipoides grandes o crecimientos con una ulceración importante (fig. 11-19 A y B). Estos tumores se diferencian de las úlceras pépticas benignas por su gran tamaño, sus bordes elevados firmes e irregulares y las superficies ulcerosas irregulares.

La menor parte de los cánceres infiltran la profundidad de la pared gástrica, por debajo de una superficie que aparentemente puede estar intacta. Las células infiltrantes activan una respuesta desmoplásica prominente, lo que causa un estómago rígido con una pared engrosada, apariencia que clásicamente se ha descrito como **linitis plástica** (fig. 11-20 A-C).

Tradicionalmente el carcinoma gástrico se ha clasificado en dos categorías: intestinal y difuso, aunque algunos casos pueden solaparse. El término intestinal en este contexto describe principalmente su arquitectura, no el tipo celular. Estos tumores forman glándulas o papilas, así como algunas áreas sólidas; puede presentarse la producción de mucina. Este es el patrón más habitual, y el asociado con la gastritis crónica. Su incidencia ha disminuido por su relación con el *Helicobacter*.

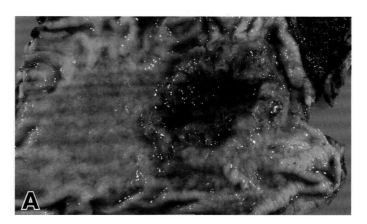

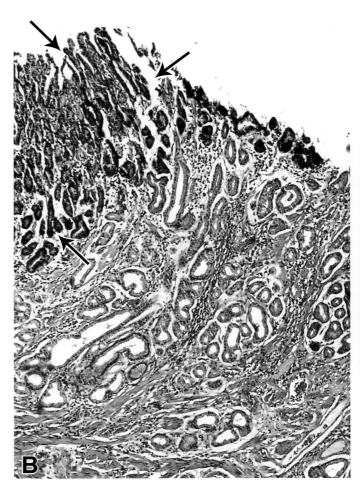

FIGURA 11-19. Carcinoma gástrico. A. Esta gran lesión antral puede distinguirse claramente de una úlcera benigna por sus bordes firmes y elevados y su base necrótica. **B.** A nivel microscópico, hay innumerables glándulas deformes (*flechas*) que reemplazan la mucosa en este carcinoma de tipo intestinal.

El carcinoma gástrico difuso contiene células con poca cohesión, que infiltran la pared gástrica y a menudo presentan desmoplasia severa. Aunque las células infiltrantes difusas pueden tener una apariencia en anillo de sello, otras células pueden parecerse más a los histiocitos o incluso a los linfocitos. La incidencia de este tumor ha sido más estable en todos los países. Tiene un componente genético más claro y está asociado con un trastorno autosómico dominante que es muy poco frecuente, debido a la

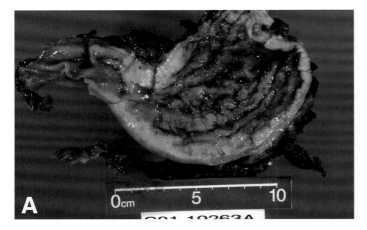

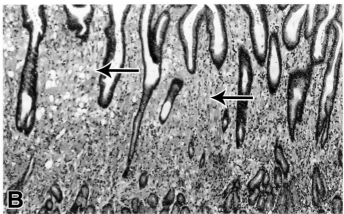

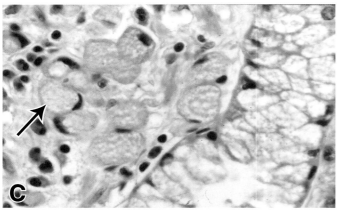

FIGURA 11-20. Carcinoma gástrico. A. La pared es blanca y engrosada debido al infiltrado difuso de células tumorales. La superficie mucosa aparentemente está libre de lesiones de masa. **B.** El infiltrado llena y expande la lámina propia (*flechas*), pero respeta glándulas y el epitelio superficial, dejándolos intactos. **C.** Las células tumorales en esta neoplasia difusa se localizan al lado de una glándula intacta. Observe la apariencia en anillo de sello (*flecha*).

inactivación de las mutaciones en la línea germinal en *CDH1*, el gen que codifica la cadherina E.

Existen sistemas complejos que describen el carácter y la profundidad de los carcinomas gástricos, pero una sola característica es de vital importancia: *es muy probable que los pacientes con carcinoma gástrico temprano (es decir, tumores confinados a la mucosa y a la submucosa) sobrevivan. El pronóstico para los pacientes con cánceres tardíos (es decir, lesiones que se extienden más allá de la submucosa hacia la muscular propia u otras capas más profundas) es mortal. En este contexto, la distinción entre «temprano» y «tardío» se refiere a la ubicación anatómica del tumor, no a consideraciones temporales.*

Linfomas extraganglionares

El aparato digestivo es la localización más habitual de los linfomas extraganglionares y el estómago es la porción de dicho aparato que se ve afectada con mayor frecuencia. La mayoría de los linfomas gástricos son linfomas de la zona marginal extraganglionar del tejido linfoide asociado a mucosas (linfoma MALT; *v.* cap. 18) o linfomas difusos de linfocitos B grandes. Ambos están asociados con la infección por *Helicobacter*; la erradicación de los organismos causa la remisión en la inmensa mayoría de los casos.

Tumores del estroma gastrointestinal

Los tumores del estroma gastrointestinal (TEGI) son particularmente comunes en el estómago. Estos tumores no derivan del músculo liso sino de las células intersticiales de Cajal, que normalmente residen en la muscular propia y funcionan como marcapasos.

En general, los tumores son grandes y voluminosos, y surgen de la muscular propia (fig. 11-21 A y B). Pueden mostrar una ulceración central en la mucosa que los cubre, por lo que sangran.

No es posible distinguir claramente entre los tumores benignos y malignos, siendo el sitio de origen el indicador más importante. Por fortuna, la mayoría de los TEGI son menos propensos a desarrollar un comportamiento agresivo. El imatinib, un fármaco que inhibe la actividad tirosina cinasa de c-kit (CD 117), muestra impresionantes efectos antitumorales en casos de TEGI gástrico.

Tumores neuroendocrinos

En su momento estos tumores fueron denominados carcinoides, pero este término ha sido reemplazado por el término TNE. Como en los TEGI, el sitio de origen es el principal determinante del probable comportamiento. Las mejores características predictivas en un sitio dado son el tamaño y el índice mitótico (puede evaluarse la actividad proliferativa mediante inmunohistoquímica con Ki67).

Esto es especialmente en el caso de los TNE gástricos. Existen tres escenarios clínicos principales en los que se encuentran estos tumores.

- Gastritis autoinmunitaria como resultado de la proliferación de las células ECF en el cuerpo y el fondo. Favorecido por la hipergastrinemia grave, se forma una neoplasia clínicamente evidente. Los pacientes con TNE y gastritis autoinmunitaria a menudo presentan múltiples tumores visibles (fig. 11-22).
- Los tumores neuroendocrinos gástricos pueden surgir en un estado de hipergastrinemia asociado con el síndrome Z-E (*v.* anteriormente).
- Los TNE gástricos a veces se presentan de forma esporádica y con frecuencia son agresivos

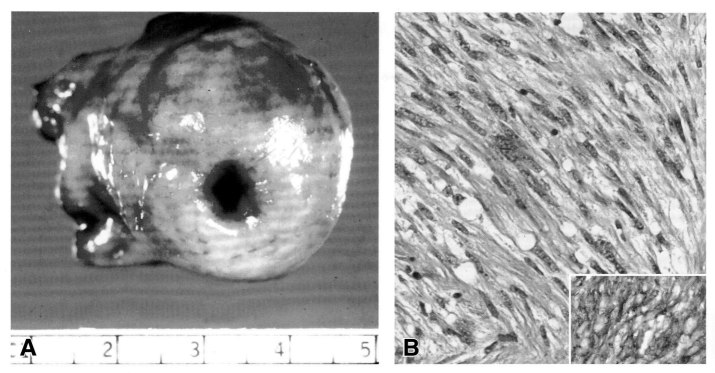

FIGURA 11-21. **Tumor del estroma gastrointestinal (GIST). A.** El tumor extirpado es submucoso y está cubierto con mucosa con una úlcera central profunda. **B.** Apariencia microscópica de las células tumorales que son fusiformes y tienen vacuolas citoplasmáticas. (*Recuadro*) tinción inmunohistoquímica positiva para c-kit.

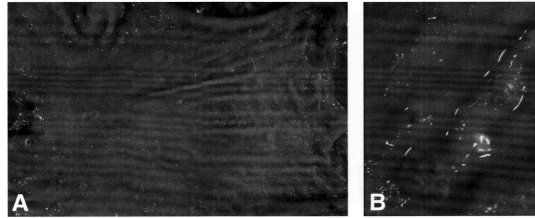

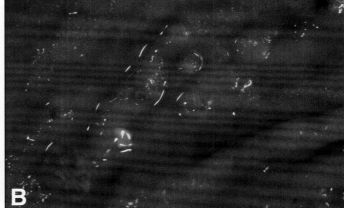

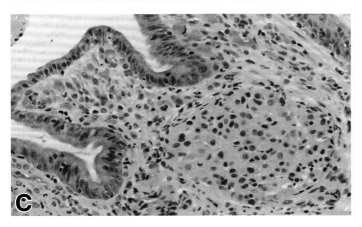

FIGURA 11-22. **Tumor neuroendocrino (TNE) del estómago. A** y **B.** Varios nódulos pequeños elevados recubren la mucosa gravemente atrófica en este paciente con gastritis autoinmunitaria y anemia perniciosa. **C.** A nivel microscópico, las TNE aparentemente benignas empujan la mucosa atrófica.

Intestino delgado

ANATOMÍA

El intestino delgado se extiende desde el píloro hasta la válvula ileocecal y, dependiendo de su tono muscular, es de 3.5 a 6.5 m de longitud. Se divide en tres regiones:

1. **El duodeno** se extiende al ligamento de Treitz.
2. **El yeyuno** es el 40 % proximal del resto del intestino delgado.
3. **El íleon** es el 60 % distal.

El duodeno es casi totalmente retroperitoneal y por tanto fijo. El resto del intestino delgado, dispuesto en asas redundantes, es movible. El duodeno en forma de C rodea la cabeza del páncreas. Recibe drenaje biliar del hígado y secreciones pancreáticas a través del conducto biliar común.

La pared del intestino delgado consta de cuatro capas: mucosa, submucosa, muscularis y serosa. En el duodeno retroperitoneal, sin embargo, sólo la pared anterior está cubierta por una serosa. La submucosa duodenal consta de tejido conjuntivo vascularizado y linfocitos, células plasmáticas y macrófagos, en ocasiones mastocitos y eosinófilos. En el duodeno proximal, la submucosa está ocupada por glándulas de Brunner, estructuras ramificadas que contienen células mucosas y serosas. Estas secretan moco y bicarbonato, que protegen la mucosa duodenal de la ulceración péptica. Los linfáticos mucosos y los capilares venosos drenan en un sistema altamente desarrollado de plexos linfáticos y venosos en la submucosa.

La característica distintiva de la mucosa intestinal son sus prolongaciones vellosas (fig. 11-23), semejantes a dedos de 0.5 a 1 mm de longitud. En el duodeno proximal, las vellosidades tienden a ser anchas y romas, pero en el duodeno distal y el yeyuno proximal, son más delgadas y en forma de hoja. En el yeyuno distal y el íleon las vellosidades más cortas, digitoformes, son la regla. El epitelio cilíndrico de las vellosidades se asienta sobre una membrana basal, una lámina propia y una muscularis mucosa, que separa la mucosa de la submucosa. El tejido conjuntivo de la lámina propia forma el núcleo de la vellosidad y rodea las criptas de Lieberkühn en la base de las vellosidades. La lámina propia normal contiene linfocitos, células plasmáticas y macrófagos. Aquí las células plasmáticas secretan principalmente immunoglobulinas A (IgA) en la luz del intestino o la lámina propia misma. Están presentes eosinófilos dispersos y mastocitos y unas pocas células de músculo liso y fibroblastos. Ésta composición celular refleja la

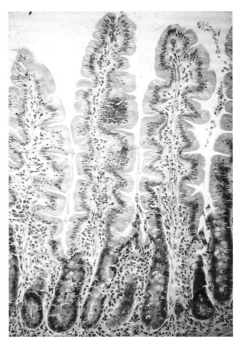

FIGURA 11-23. Las vellosidades intestinales del yeyuno proximal. Las vellosidades son más largas que las criptas de donde se originaron. La lámina propia normalmente contiene una mezcla de linfocitos y células plasmáticas con algunos eosinófilos dispersos.

función de la lámina propia de evitar que las bacterias penetren a la mucosa y de separar material extraño que rompe la mucosa. Nódulos linfoides se encuentran dispersos por toda la mucosa y se agregan en placas de Peyer visibles (fig. 11-24 A y B). Las células epiteliales cilíndricas de las vellosidades son principalmente absortivas, en tanto que las de revestimiento en las criptas son la fuente de renovación celular y de la secreción. Normalmente existe un moderado número de linfocitos T intraepiteliales.

Las células absorptivas, o enterocitos (fig. 11-25), son las principales células de revestimiento de las vellosidades intestinales. Las vellosidades también contienen unas pocas células caliciformes y endocrinas. Los enterocitos son altos, con núcleos basales y microvellosidades que se extienden desde su superficie al interior de la luz, incrementando enormemente la superficie de absorción.

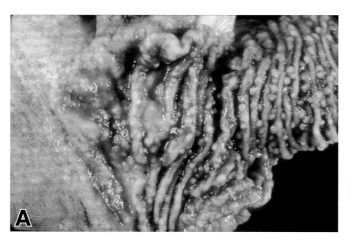

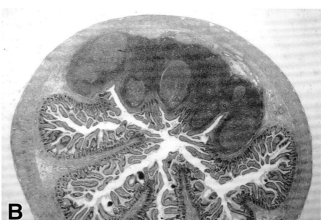

FIGURA 11-24. A. Las **placas de Peyer** son particularmente prominentes en el íleon terminal; son pequeños montículos mucosos en forma de cúpula. **B.** La placa de Peyer está compuesta de tejido linfoide, a menudo con centros germinales prominentes que desplazan a las estructuras epiteliales.

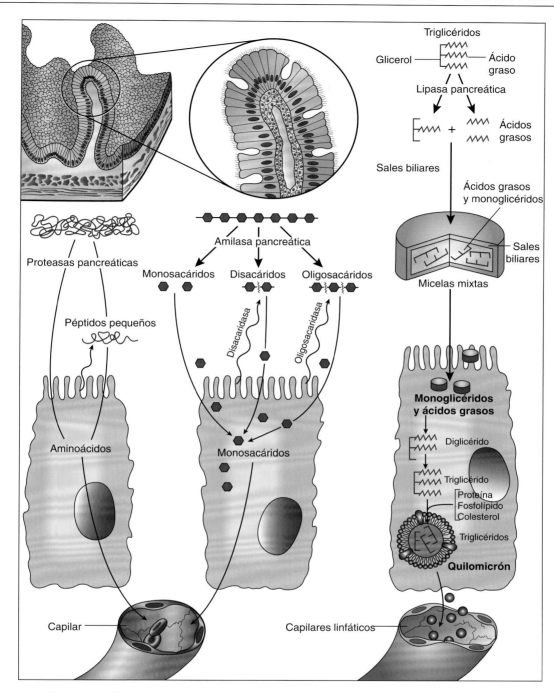

FIGURA 11-25. Mecanismos de absorción de nutrientes en el intestino delgado.

ENFERMEDADES CONGÉNITAS Y NEONATALES

Divertículo de Meckel

Esta anomalía es el trastorno congénito clínicamente significativo más frecuente del intestino delgado. Es solitario y un divertículo verdadero, puesto que está formado por todas las capas de la pared intestinal. Es un remanente del conducto vitelino que se extiende del lado antimesentérico del íleon distal. Afecta más en hombres que en mujeres. Casi todos cursan asintomáticos, pero puede presentarse sangrado, perforación u obstrucción por intususcepción. El sangrado y la perforación se deben a la ulceración péptica debido a la presencia de tejido gástrico heterotópico con células parietales. También puede haber tejido pancreático heterotópico. Rara vez se desarrollan neoplasias, habitualmente tumores neuroendocrinos.

Enterocolitis necrosante

Por fortuna, la ECN no es usual y es más habitual y grave en niños prematuros con bajo peso al nacer. Se presentan signos de obstrucción y puede haber perforación. La región ileocecal es la más habitualmente afectada; en los casos mortales, el área de compromiso puede ser mucho más extensa. El inicio de la ECN en general comienza después de iniciar la alimentación enteral. No se comprende bien su patogenia pero parece ser multifactorial

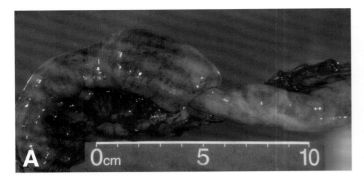

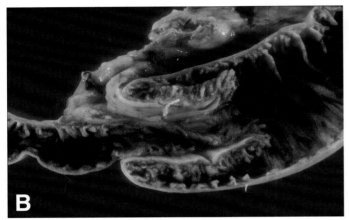

FIGURA 11-26. Intususcepción. A y B. El íleon proximal se ha metido en el íleon distal en este caso de **intususcepción**; la anatomía se observa bien en la sección de corte.

e involucrar factores como la carga de solutos y la proliferación bacteriana, así como el desvío del flujo sanguíneo lejos de los órganos abdominales. El intestino se parece al que se observa en el daño isquémico. La neumatosis cistoide intestinal (*v.* más adelante) es frecuente. La curación puede causar estenosis.

Intususcepción

En este contexto, la peristalsis empuja una parte de intestino distalmente, lo que provoca su traslado en el segmento adyacente (fig. 11-26 A y B). El mesenterio y los vasos sanguíneos acompañan al intestino y pueden comprimirse, causando edema, lesión isquémica y atrapamiento. La intususcepción puede remitir de forma espontánea y en algunas ocasiones puede reducirse con un enema de bario. Puede ser necesaria la resección quirúrgica. Cuando aparece en la infancia, no suele existir ningún defecto anatómico causal más allá de la hiperplasia linfoide. Esta puede ser fisiológica para la edad, pero en algunos casos, la hiperplasia puede tener origen en el rotavirus o el adenovirus. En adultos, a menudo hay un proceso neoplásico luminal y la masa sirve como punto de tracción.

Neumatosis cistoide intestinal

El intestino delgado y el colon son los más frecuentemente afectados (fig. 11-27). La neumatosis casi siempre complica a otro trastorno, como la ECN. En los adultos, puede observarse en la enfermedad pulmonar como en el enfisema, o complicando procesos como la polipectomía endoscópica, la isquemia, la colitis por *Clostridium difficile* o el sida. El gas atrapado puede causar un efecto de masa que puede confundirse con un proceso neoplásico.

El gas puede entrar al intestino por varias vías. En la enfermedad pulmonar, el aire proveniente de las ampollas rotas puede viajar por el retroperitoneo y seguir la capa adventicia vascular hacia la pared intestinal. El aumento de la presión intraabdominal puede

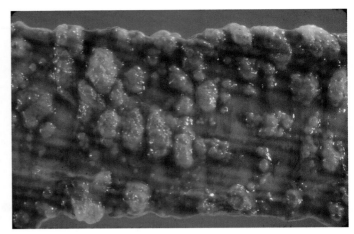

FIGURA 11-27. En este caso de neumatosis cistoide intestinal se observan múltiples ámpulas llenas de gas que protruyen hacia el lumen.

forzar el gas a través de defectos mucosos diminutos. Finalmente, algunos casos se deben al gas formado por organismos anaerobios luminales. El pronóstico se relaciona con el trastorno subyacente.

MALABSORCIÓN

La malabsorción es el término que cubre diversos trastornos clínicos en los que el intestino realiza una absorción inadecuada de nutrientes importantes. Una parte de la absorción de nutrientes se lleva a cabo en el estómago y el colon, pero sólo la absorción de la luz del intestino delgado, principalmente de la porción proximal, es clínicamente importante. Dos sustancias se absorben de manera preferencial en la parte distal del intestino delgado, conocidas como sales biliares y la vitamina B_{12}.

La absorción intestinal normal se caracteriza por una fase luminal y una fase intestinal. En la fase luminal (es decir, los procesos que ocurren dentro de la luz del intestino delgado), se altera el estado físico-químico de los nutrientes para que las células de absorción puedan captarlos. **La fase intestinal** incluye procesos que se llevan a cabo en las células y en los conductos de transporte de la pared intestinal. Cada fase tiene varios componentes importantes y el desajuste de uno o más de estos puede alterar la absorción.

En la fase luminal, se secretan cantidades adecuadas de enzimas pancreáticas y ácidos biliares en el duodeno en condiciones físico-químicas normales. Además, se requiere de un flujo regulado de contenido gástrico en el duodeno y un pH duodenal alto. La excreción normal de enzimas pancreáticas hacia el duodeno requiere de una función pancreática exocrina normal y un flujo libre de líquido pancreático.

El suministro de bilis en adecuada calidad y cantidad hacia el duodeno requiere de: (1) una función hepática adecuada, (2) el flujo biliar libre y (3) una circulación enterohepática de sales biliares intacta. La circulación enterohepática de bilis comienza con la absorción de la mayoría de las sales biliares intestinales en el duodeno distal y termina con su excreción en el duodeno a través de los conductos biliares. Normalmente, el 95 % de las sales biliares intestinales es reciclado mediante este circuito, mientras que el 5 % se excreta en las heces. El funcionamiento normal de la circulación enterohepática requiere de (1) una microflora intestinal normal, (2) una función de absorción normal en el íleon y (3) un sistema biliar sin obstrucciones.

Malabsorción de la fase intestinal

Las anomalías en cualquiera de las cuatro partes de la fase intestinal pueden causar malabsorción, aunque algunas enfermedades afectan más de uno de estos componentes.

FACTORES ETIOLÓGICOS: *Microvellosidades*: las disacaridasas intestinales y las oligopeptidasas están totalmente unidas a las membranas microvellosas. Las disacaridasas son esenciales para la absorción de azúcar porque los monosacáridos sólo pueden absorberse en las células epiteliales intestinales. Los oligopéptidos y dipéptidos pueden ser absorbidos por vías alternativas que no necesitan peptidasas. La función anómala de las microvellosidades puede ser primaria, como en las insuficiencias primarias de disacaridasas, o secundaria, cuando las vellosidades están dañadas, como en la enfermedad celíaca (*v.* más adelante). Las insuficiencias enzimáticas (p. ej., de lactasa) causan intolerancia a las disacaridasas respectivas.

Área absorbente: la longitud considerable del intestino delgado y la amplificación de su superficie mediante los pliegues intestinales (válvulas de Kerckring) constituyen una gran superficie de absorción. La disminución grave de esta área puede causar malabsorción. El área superficial puede estar disminuida por (1) la resección del intestino delgado (síndrome de intestino corto), (2) la fístula gastrocólica (derivación del intestino delgado) o (3) una lesión mucosa por varias enfermedades del intestino delgado (enfermedad celíaca, esprúe tropical, enfermedad de Whipple).

Función metabólica de las células absorbentes: para su transporte subsecuente a la circulación, los nutrientes de las células absorbentes están metabolizados dentro de estas células. Los monoglicéridos y los ácidos grasos libres vuelven a formar triglicéridos y se recubren con proteínas (apoproteínas) para formar quilomicrones y partículas de lipoproteínas. En la abetalipoproteinemia se presenta una disfunción metabólica específica asociada con acantocitosis eritrocitaria (*v.* cap. 18), en la que las células absorbentes no pueden sintetizar la apoproteína requerida para ensamblar las lipoproteínas y los quilomicrones. En la enfermedad celíaca, el esprúe tropical, la enfermedad de Whipple y la hiperacidez por gastrinoma, hay una lesión inespecífica en las células epiteliales del intestino delgado (síndrome Z-E).

Transporte: los nutrientes son transportados del epitelio intestinal hasta la pared intestinal a través de los capilares sanguíneos y los vasos linfáticos. La alteración del transporte de nutrientes a través de estos conductos es probablemente un mecanismo importante de malabsorción en la enfermedad de Whipple, el linfoma intestinal y la linfangiectasia congénita.

CARACTERÍSTICAS CLÍNICAS: La malabsorción puede ser específica o generalizada:

- La **malabsorción específica o aislada** se refiere a un defecto molecular identificable que provoca malabsorción de un nutriente. Los ejemplos son las insuficiencias de disacaridasa (p. ej., la insuficiencia de lactasa) y la insuficiencia de vitamina B_{12} (anemia perniciosa) por la falta de factor intrínseco. Las anemias pueden ser causadas por insuficiencias de hierro, ácido fólico, vitamina B_{12} o una combinación de estas. La diátesis hemorrágica puede ser causada por la insuficiencia de vitamina K; la malabsorción de vitamina D y calcio puede causar tetania, osteomalacia (en adultos) o raquitismo (en niños).
- **Malabsorción generalizada,** que ocurre cuando se produce una alteración de la absorción de varias o todas las clases de nutrientes principales, da lugar a desnutrición generalizada. En los adultos se presenta con pérdida de peso y algunas veces caquexia; en la infancia se caracteriza por retraso en el desarrollo, con crecimiento y ganancia de peso menores a lo esperado. La **esteatorrea** (grasa en las heces) es característica de la malabsorción generalizada.

Insuficiencia de lactasa

El borde en cepillo intestinal contiene disacaridasas que son importantes para la absorción de carbohidratos. La lactosa está presente en la leche y en otros productos lácteos y es una de las disacaridasas más frecuentes en la dieta. La disponibilidad de leche de origen animal favoreció históricamente la producción de lactasa, lo que llevó a las sociedades con crianza de ganado (p. ej., las europeas) a desarrollar tolerancia a la lactosa, mientras que las sociedades no ganaderas (p. ej., Nativos Americanos) se mantuvieron intolerantes a la misma.

La insuficiencia adquirida de lactasa es extensa. Generalmente, los síntomas inician en la adolescencia, con distensión abdominal, flatulencia y diarrea después de consumir productos lácteos. La suspensión del consumo de leche y productos lácteos alivia dichos síntomas. Las enfermedades que lesionan la mucosa intestinal (p. ej., enfermedad celíaca) también pueden causar insuficiencia adquirida de lactasa. La insuficiencia congénita de lactasa es rara, pero puede ser mortal si no se detecta.

Enfermedad celíaca (enteropatía sensible al gluten)

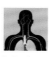

FISIOPATOLOGÍA: El gluten se encuentra en el trigo, centeno y cebada; el principal culpable parece ser una fracción peptídica del gluten conocida como **gliadina**. Pueden verse involucrados otros factores ambientales. Muchos pacientes presentan evidencia de infección previa por adenovirus 12; un componente proteico del virus es homólogo con la gliadina α. La ESG es un trastorno inmunitario que se presenta en personas genéticamente susceptibles. El hecho que un porcentaje significativo de personas con diabetes tipo 1, otro trastorno inmunitario (*v.* cap. 19), tengan también ESG, es una afirmación más de la autoinmunidad. Casi todos los pacientes poseen genes separados del complejo principal de histocompatibilidad, es decir, *HLA-B8* clase I y las moléculas de clase II *DR3* y *DQW2* (fig. 11-28). Aunque muchos pacientes con estos genes no desarrollan ESG, se cree que la ausencia de estos genes casi excluye el diagnóstico.

Tanto la inmunidad celular como los anticuerpos están involucrados en esta afección de la ESG. Los linfocitos T activados de la mucosa causan una lesión mucosa mediante la liberación de citosinas; el depósito de complejos antígeno-anticuerpo con la activación del complemento también puede causar lesiones. Son útiles varias pruebas serológicas para diagnosticar la ESG, siendo la más importante de estas la **transglutaminasa hística**.

CARACTERÍSTICAS CLÍNICAS: Los síntomas clásicos de ESG son molestias intestinales y diarrea. En la enfermedad más avanzada, y con el consiguiente aumento de la dificultad para absorber grasa, se desarrolla la esteatorrea. Eventualmente, la desnutrición severa se puede presentar con pérdida de peso, pérdida de la masa muscular e hipoalbuminemia con edema. Otros hallazgos documentados son osteoporosis y estatura baja en comparación con los hermanos.

En las últimas décadas se ha visto un movimiento del péndulo particularmente amplio. Al inicio, la ESG no solía diagnosticarse de manera habitual, puesto que el proceso no era considerado a menos que el paciente tuviera varios de los hallazgos clásicos. Con el conocimiento actual de que la ESG puede manifestarse de forma mucho más sutil de lo que anteriormente se pensaba, muchos síntomas o trastornos se atribuyen a la ESG sin evidencia contundente. Hay que tener cuidado, pues el diagnóstico requiere evidencia clínica, serológica o histológica sólidas.

El tratamiento de ESG consiste en eliminar el gluten de la dieta, y en general es muy efectivo. Sin embargo, el gluten está presente en casi todos los alimentos y puede ser difícil apegarse a la dieta. Además, se sabe que el cambio de la dieta tiene un efecto placebo, lo que subraya la necesidad de evidencia concreta antes de diagnosticar la enfermedad.

PATOLOGÍA: La característica histológica de la ESG es el aumento de la inflamación y la alteración de la arquitectura en las vellosidades del intestino delgado. La histología clásica de la enfermedad que anteriormente

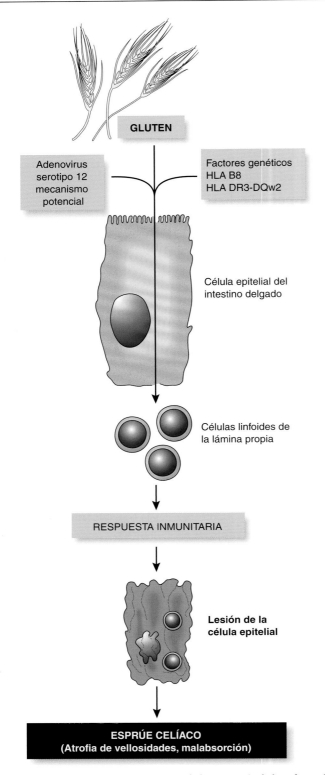

FIGURA 11-28. Mecanismo propuesto de la patogenia de la enfermedad celíaca. HLA, antígeno leucocitario humano.

era aceptada incluía la pérdida total o casi total de las vellosidades, lo que resulta en una mucosa plana, además de un aumento de la inflamación en la lámina propia, compuesta por linfocitos, células plasmáticas y algunos eosinófilos.

En años recientes se le ha dado más importancia al carácter de la inflamación, en particular, el aumento de los linfocitos

intraepiteliales. Los linfocitos T normalmente están presentes en el epitelio superficial (fig. 11-29 A y B), pero en la ESG, estos linfocitos T pueden elevarse hasta el punto de superar las células epiteliales superficiales.

Las células epiteliales superficiales están dañadas y pierden su borde en cepillo. Este trastorno acorta su vida útil, de modo que la actividad mitótica aumenta en las criptas para compensar el aumento de la pérdida celular. En consecuencia, la hiperplasia de las criptas da lugar a criptas más profundas, así como disminución de la altura de las vellosidades (fig. 11-30). Eventualmente puede dar lugar a una mucosa plana, pero hay una serie de grados entre la pérdida total de las vellosidades y aquellas con una altura normal. Estos cambios son más prominentes en el intestino delgado proximal, donde ocurre la exposición más intensa al gluten; sólo en raras ocasiones se afecta el íleon distal. En los casos graves, el área superficial del intestino delgado capaz de absorber nutrientes está sumamente reducida.

Existe evidencia que los pacientes con ESG crónica tienen un riesgo elevado de linfoma intestinal primario de linfocitos T y de adenocarcinoma del intestino delgado, pero la magnitud de este riesgo no está clara.

Esprúe tropical

Las áreas afectadas son el subcontinente indio, partes del sudeste de Asia, Centroamérica y el Caribe. El esprúe tropical puede desarrollarse en los residentes y visitantes de estas áreas. La evidencia sugiere una compleja etiología bacteriana, puesto que los antibióticos de amplio espectro son efectivos para aliviar el trastorno. La naturaleza exacta del agente causal es incierta.

Todo el intestino delgado está afectado, incluyendo el íleon. La apariencia histológica es muy similar a la ESG; sin embargo, los linfocitos intraepiteliales son más prominentes en las criptas que en las puntas de las vellosidades. La mucosa completamente plana es mucho menor que en la ESG.

Pueden presentarse insuficiencia grave de folato y de vitamina B_{12}. Esta última refleja la afección del íleon, que puede causar cambio megaloblástico.

Enfermedad de Whipple

Aunque esta enfermedad es rara, es importante reconocer este proceso, que también se manifiesta con malabsorción. La actinobacteria causal se identificó muchos años después de describir la enfermedad por primera vez. Las vellosidades están agrandadas y son bulbosas debido al número masivo de bacterias dentro de los macrófagos, que son incapaces de degradar a los organismos. Estos macrófagos adoptan una apariencia espumosa (fig. 11-31A-D) cuando se emplea la tinción PAS. Este método de larga tradición para establecer el diagnóstico de la enfermedad está siendo reemplazado por la prueba específica de reacción en cadena de la polimerasa (PCR) para el organismo causal. Las manifestaciones extraintestinales son comunes y afectan al corazón, las articulaciones, los nódulos linfáticos y el cerebro. Debido a la afección del CNS, estos pacientes pueden manifestar, primero, síntomas neuropsiquiátricos. La afección responde radicalmente al tratamiento con antibióticos.

Giardiosis

El agente causal es *Giardia lamblia*. Los síntomas de la infección de *G. lamblia* (giardiosis) pueden comprender diarrea muy acuosa, así como malestar abdominal con náusea y vómito. Puede haber malabsorción. La infección suele ocurrir después de tomar agua de fuentes contaminadas. Las esporas de *Giardia* son extremadamente duras; puede ocurrir la transmisión de persona a persona, en particular entre los niños y niñas de guarderías. Pueden identificarse trofozoítos en el líquido duodenal o las heces, pero es frecuente que se identifiquen por primera vez en la biopsia duodenal. Aunque los organismos tienen una característica forma de pera cuando

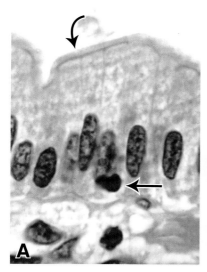
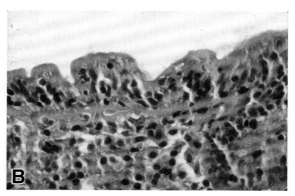

FIGURA 11-29. **El intestino delgado en la enfermedad celíaca. A.** Proyección de alta potencia del epitelio superficial del intestino delgado; véase el borde en cepillo (*flecha curva*) y los linfocitos intraepiteliales (*flecha*). **B.** Epitelio superficial en la enfermedad celíaca: la altura epitelial está reducida, el borde en cepillo está destruido y los linfocitos intraepiteliales son numerosos.

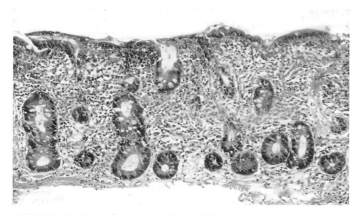

FIGURA 11-30. **Enfermedad celíaca clásica avanzada: ya no se pueden visualizar las vellosidades, las criptas son más altas de lo normal y el infiltrado linfoplasmocítico expande la lámina propia.** Incluso con baja potencia, la lesión en el epitelio superficial es evidente.

se observan en los líquidos, suelen ser vistos de perfil con forma de hoz o triangulares en las biopsias (fig. 11-32 A y B). Suelen ser muy numerosos, se adhieren a la superficie epitelial y no la invaden. La mucosa subyacente a menudo es del todo normal o puede mostrar cambios inflamatorios inespecíficos leves que incluyen un leve aumento de los linfocitos.

Sobrecrecimiento bacteriano del intestino delgado

En este trastorno, existe sobrecrecimiento de bacterias anaerobias de tipo colónico en el intestino delgado. Los trastornos que interfieren con la motilidad intestinal global como la diabetes, el esclerodermia y la seudoobstrucción, pueden causar este síndrome. El término síndrome de asa ciega puede ser utilizado si la estasis se debe al defecto anatómico como un divertículo de intestino delgado o el antecedente de una cirugía. La mucosa puede parecer normal o mostrar grados variables de inflamación inespecífica en parches. Se cree que la desconjugación bacteriana

de las sales biliares o su uso de los micronutrientes es el principal factor patógeno. Esta y otras causas múltiples de malabsorción se representan en la figura 11-33.

ISQUEMIA INTESTINAL

La alteración del flujo sanguíneo intestinal sin importar la razón puede causar isquemia del intestino delgado. El tipo más habitual de enfermedad intestinal isquémica es la isquemia intestinal aguda, relacionada a menudo con la oclusión de la arteria mesentérica superior, que causa una lesión que va desde la necrosis intestinal hasta el infarto transparietal del intestino. Un menor número de casos se debe a vasculitis. El vólvulo, la intususcepción y la encarcelación del intestino en un saco herniario pueden causar una oclusión arterial y venosa. Los síndromes de isquemia intestinal crónica son menos comunes y generalmente implican el compromiso grave de dos o más arterias principales, generalmente por ateroesclerosis.

La necrosis isquémica intestinal también puede ocurrir en ausencia de oclusión vascular, y es más común que la causada por la enfermedad oclusiva. Se observa en pacientes con hipoxia con shock debido a varias causas que incluyen hemorragia, septicemia e infarto agudo al miocardio. En el shock, el flujo sanguíneo se redistribuye para favorecer al cerebro y a otros órganos vitales, y los pacientes a menudo reciben fármacos α-adrenérgicos, lo que desvía la sangre lejos del intestino. La presión de perfusión radicalmente disminuida causa colapso arteriolar, lo que agrava la isquemia.

 PATOLOGÍA: El intestino infartado es edematoso y de un tono púrpura difuso (fig. 11-34). La diferencia entre el intestino infartado y el tejido normal suele ser clara, aunque la oclusión venosa puede causar una apariencia más difusa. La hemorragia es prominente en la mucosa y la submucosa, especialmente en la oclusión venosa (p. ej., trombosis de la vena mesentérica). La superficie mucosa muestra amplias áreas irregulares de desprendimiento, y la pared se vuelve más fina y distendida. Puede haber presencia de burbujas de gas (neumatosis) en la pared intestinal y las venas mesentéricas. La superficie serosa se ve opaca y está cubierta por un exudado inflamatorio.

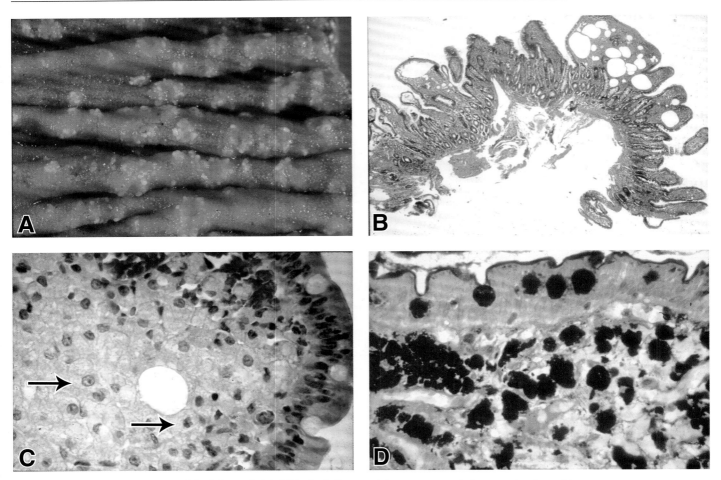

FIGURA 11-31. Enfermedad de Whipple. A. Este espécimen macroscópico muestra áreas blancas elevadas; estas se deben al acúmulo de lípidos en la mucosa dañada. **B.** Con una potencia baja, las vellosidades son cortas y en forma de bastones; las áreas grandes de apariencia quística se deben a la grasa atrapada por la compresión de los linfocitos mucosos. **C.** La lámina propia contiene abundantes macrófagos espumosos (*flechas*). **D.** Las bacterias parcialmente digeridas en estos macrófagos confieren una fuerte positividad al ácido peryódico de Schiff (PAS).

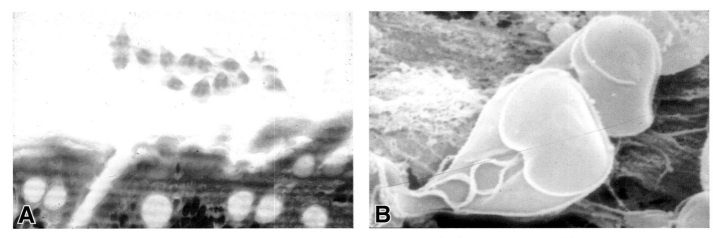

FIGURA 11-32. Giardiosis. A. Se puede observar un grupo de *Giardia* justo por arriba del epitelio superficial en la biopsia yeyunal. **B.** Se observa un solo trofozoíto en esta área mediante microscopia electrónica de barrido.

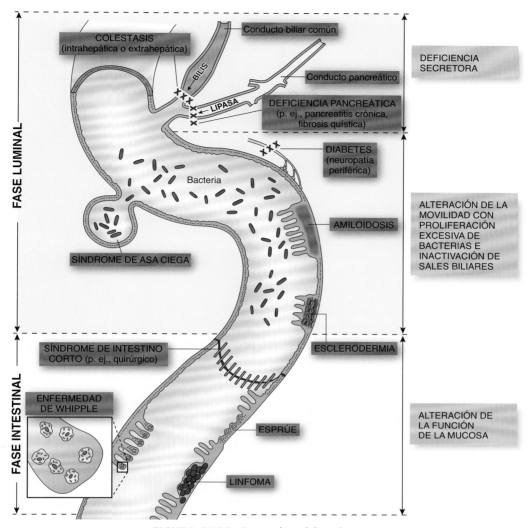

FASE LUMINAL

COLESTASIS
(intrahepática o extrahepática)

Conducto biliar común

BILIS

DEFICIENCIA
SECRETORA

Conducto pancreático

LIPASA

DEFICIENCIA PANCREÁTICA
(p. ej., pancreatitis crónica,
fibrosis quística)

DIABETES
(neuropatía
periférica)

Bacteria

AMILOIDOSIS

SÍNDROME DE ASA CIEGA

ALTERACIÓN DE LA
MOVILIDAD CON
PROLIFERACIÓN
EXCESIVA DE
BACTERIAS E
INACTIVACIÓN DE
SALES BILIARES

FASE INTESTINAL

SÍNDROME DE INTESTINO
CORTO (p. ej., quirúrgico)

ESCLERODERMIA

ENFERMEDAD
DE WHIPPLE

ESPRÚE

LINFOMA

ALTERACIÓN DE
LA FUNCIÓN
DE LA MUCOSA

FIGURA 11-33. Causas de malabsorción.

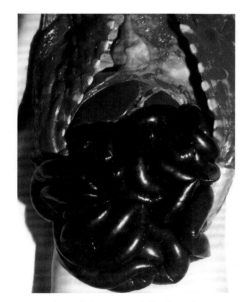

FIGURA 11-34. Infarto del intestino delgado en la autopsia de un niño que murió después de que un vólvulo había ocluido la arteria mesentérica superior. Todo el intestino delgado está dilatado, hemorrágico y necrótico.

 CARACTERÍSTICAS CLÍNICAS: Los síntomas de isquemia aguda son dolor abdominal, que inicia de manera abrupta, a menudo con diarrea sanguinolenta, hematemesis y shock. Si no se trata, la perforación es frecuente. Conforme el infarto progresa, los síntomas sistémicos se vuelven muy graves. El estrechamiento ateroesclerótico de las arterias esplácnicas principales causa isquemia intestinal crónica. Como en el corazón, causa dolor abdominal intermitente, denominado angina intestinal (abdominal). El dolor suele iniciarse media hora después de comer y dura unas cuantas horas. El infarto intestinal franco puede ser anunciado por la angina abdominal. El dolor abdominal recurrente también puede reflejar presión sobre el eje celíaco proveniente de estructuras circundantes, denominado **síndrome de compresión celíaca**.

ENFERMEDAD DE CROHN

La enfermedad de Crohn puede afectar cualquier parte del aparato digestivo, pero el intestino delgado, en particular el íleon terminal, es el área más afectada. Este trastorno es transparietal e irregular, y está marcado por una inflamación crónica, agregados linfoides y, con frecuencia, por granulomas (fig. 11-35). Su etiología aún se desconoce, pero la información relativa a sus asociaciones genéticas se ha ido acumulando rápidamente. Cabe destacar que la «envoltura de grasa» (fig. 11-36 A), que es el signo favorito de la enfermedad para los cirujanos, se ve mejor en el intestino

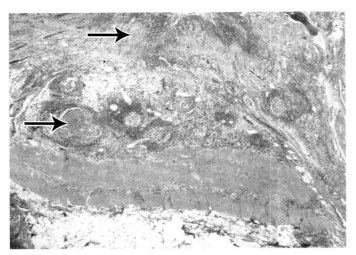

FIGURA 11-35. Enfermedad de Crohn. Este corte histológico de espesor total muestra la afección transparietal por agregados linfoides y granulomas. La mucosa y la submucosa (*flechas*) son los más afectados, pero el infiltrado también afecta al músculo y al mesenterio. Considere su tendencia a ser más graves en las áreas perivasculares. Véase también la figura 11-48.

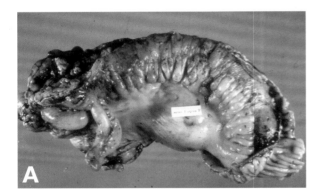

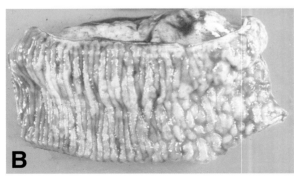

FIGURA 11-36. El intestino delgado en la enfermedad de Crohn A. La envoltura grasa es una manifestación de la afección transparietal, pero no siempre es evidente. **B.** El empedrado es causado por la naturaleza irregular (en parches) de la enfermedad de **Crohn**. (Véase también la figura 11-47 para ver una úlcera lineal).

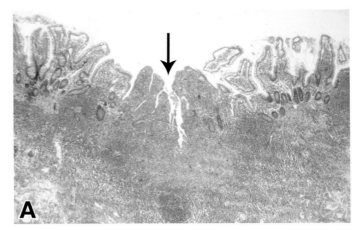

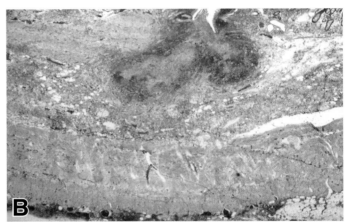

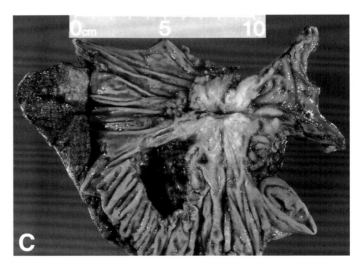

FIGURA 11-37. Fisura intestinal en la enfermedad de Crohn. A. Una pequeña **fisura ulcerosa**, que aquí es similar a un cuchillo (*flecha*), inicia a menudo sobre un agregado linfoide. **B.** Este proceso continúa, causando que la fisura se extienda hacia la submucosa y más allá, penetrando finalmente hacia la pared intestinal. **C.** La fístula puede ser causada por una afección transparietal. Aquí se presenta una fístula ileocolónica.

delgado y es un resultado de la enfermedad transparietal. Del mismo modo, el fenómeno de «empedrado» (fig. 11-36 B) y las úlceras lineales que son tan características también se observan mejor en el intestino delgado. El compromiso transparietal con el estrechamiento luminal siguiente suele producir síntomas

obstructivos relacionados con el intestino delgado, uno de los principales síntomas debilitantes de la enfermedad de Crohn. Del mismo modo, las fístulas intestinales (fig. 11-37 A-C) entre las asas son a menudo un problema clínico importante. Véase la sección sobre el colon (más adelante) para detalles adicionales.

INFECCIONES Y TOXINAS

La diarrea infecciosa es particularmente mortal en los países subdesarrollados y en la infancia. En los países con falta de higiene, el número de muertes por diarrea infantil es asombrosa: 750 000 lactantes menores de 5 años mueren cada año por diarrea, más del 80 % de ellos en África y Asia meridional.

El intestino delgado suele tener pocas bacterias (habitualmente $<10^4$/mL), en su mayoría bacilos como los lactobacilos. Estos organismos viajan en el flujo de la alimentación y normalmente no colonizan el intestino delgado. La diarrea infecciosa es causada por la colonización bacteriana (p. ej., con cepas toxigénicas de *Escherichia coli* y *Vibrio cholerae*).

El problema más importante en la diarrea infecciosa es el aumento de la secreción intestinal, estimulado por toxinas bacterianas y hormonas entéricas. La disminución de la absorción y el aumento de la actividad peristáltica contribuyen en menor grado a la diarrea.

El colon alberga abundantes bacterias, en concentraciones siete veces mayores que en el intestino delgado. Las bacterias anaerobias del colon (p. ej., especies de *Bacteroides* y *Clostridium*) superan a los organismos aerobios en 1 000 veces. Con el tránsito más rápido del contenido intestinal durante la diarrea, la flora cambia a poblaciones más aerobias, incluyendo a *E. coli*, *Klebsiella* y *Proteus*. Por otra parte, los organismos dañinos se vuelven conspicuos por sí solos y los patógenos del intestino delgado como *V. cholerae* son los que se aíslan en las heces con mayor frecuencia.

Los agentes de la diarrea infecciosa se clasifican en bacterias **toxigénicas** (porque producen diarrea al elaborar toxinas) y adherentes o invasivas (la tabla 11-1 enumera los patrones de reacción).

Tabla 11-1

Patrones histológicos de las infecciones bacterianas del tubo digestivo	
Mínimos cambios inflamatorios	*Vibrio cholerae*
	Escherichia coli toxinógena
	Neisseria sp.
Colitis autolimitada aguda	Especies de *Shigella*
	Campylobacter jejuni
	Especies de *Aeromonas*
	Especies de *Salmonella*
	Clostridium difficile
Patrón seudomembranoso	*C. difficile*
	Especies de *Shigella*
	E. coli enterohemorrágica
Granulomas	Especies de *Yersinia*
	Mycobacterium bovis
	Mycobacterium avium-intracellulare
	Actinomycosis
Macrófagos	Enfermedad de Whipple (*Tropheryma whippelii*)
	M. avium-intracellulare
Linfocitos, macrófagos	*Lymphogranuloma venereum*
Distorsión de la arquitectura	*Salmonella typhimurium*
	Especies de *Shigella*

Diarrea toxigénica

Los organismos prototípicos que causan diarrea al secretar toxinas son *V. cholerae* y cepas toxigénicas de *E. coli*.

Las características de la diarrea toxigénica son:

- El daño a la mucosa intestinal es mínimo o ausente.
- El organismo permanece en la superficie mucosa, donde secreta su toxina.
- El líquido secretado en el intestino delgado causa diarrea acuosa, que puede causar deshidratación, particularmente en el caso del cólera.

E. coli enterotoxígena

***E. coli* enterotoxígena produce diarrea en áreas tropicales subdesarrolladas y, probablemente, causa la mayor parte de la «diarrea del viajero» entre los visitantes de esas regiones.** La infección se adquiere a través del agua y alimentos contaminados. Muchas personas en América Latina, África y Asia son portadoras asintomáticas de la infección. Las personas no inmunes (niños locales o viajeros del extranjero) desarrollan diarrea cuando se infectan con el organismo. Las cepas enterotoxígenas originan diarrea al adherirse a la mucosa intestinal y producir una de varias enterotoxinas que desencadenan disfunción secretora en el intestino delgado. Una de las enterotoxinas guarda similitud con la toxina del cólera, y otra actúa sobre la guanilato ciclasa. *E. coli* enterotoxígena no produce alteraciones intestinales discernibles en el análisis macroscópico o con microscopia óptica, pero provoca una enfermedad diarreica aguda y autolimitada, con heces acuosas que carecen de neutrófilos y eritrocitos. En casos graves, la pérdida de líquidos y electrolitos puede provocar una deshidratación extrema e incluso la muerte.

Cólera

El cólera es una enfermedad diarreica grave causada por la enterotoxina de *V. cholerae*, un bacilo aerobio, curvo y gramnegativo. El organismo prolifera en la luz del intestino delgado y causa diarrea acuosa profusa, deshidratación rápida y (si no se restauran los líquidos) shock y muerte dentro de las 24 h del inicio de los síntomas.

El cólera es un problema de salud pública mundial, que afecta entre 3 y 5 millones de personas por año. Se adquiere al ingerir *V. cholerae*, principalmente en alimentos o agua contaminados. Las epidemias se propagan fácilmente en áreas donde las heces humanas contaminan el suministro de agua. Los mariscos y el plancton pueden servir como un reservorio natural para el organismo, y la ingestión de mariscos representa la mayoría de los casos esporádicos en Estados Unidos.

Las bacterias causan diarrea mediante la elaboración de una potente exotoxina, la **toxina del cólera**, compuesta de dos subunidades, A y B. La última se une al gangliósido tipo GM_1 en la membrana celular de los enterocitos.

A continuación, la subunidad A entra en la célula, donde activa la adenilil ciclasa. El consiguiente aumento del monofosfato de adenosina cíclico (AMPc) celular provoca la secreción masiva de sodio y agua por parte del enterocito hacia la luz intestinal (fig. 11-38). La mayor parte de la secreción de líquidos se produce en el intestino delgado, donde hay una pérdida neta de agua y electrolitos. *V. cholerae* causa una pequeña alteración visible en el intestino afectado, que parece muy normal o sólo ligeramente hiperémica.

El cólera no tratado tiene un índice de mortalidad del 50 %. Reemplazar las sales y el agua perdidas es un tratamiento simple y efectivo, que a menudo puede lograrse mediante la rehidratación oral con preparaciones de sal, glucosa y agua. La enfermedad desaparece espontáneamente en 3 a 6 días, periodo que puede ser menor si se realiza tratamiento antibiótico. La infección por

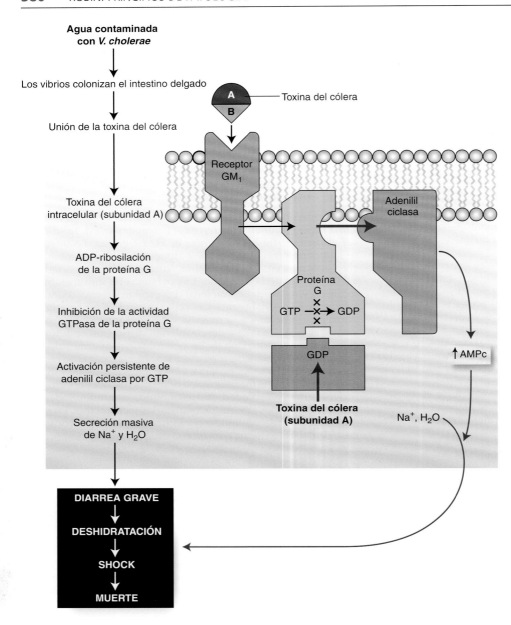

Agua contaminada con *V. cholerae*

Los vibrios colonizan el intestino delgado

Unión de la toxina del cólera

Toxina del cólera intracelular (subunidad A)

ADP-ribosilación de la proteína G

Inhibición de la actividad GTPasa de la proteína G

Activación persistente de adenilil ciclasa por GTP

Secreción masiva de Na^+ y H_2O

DIARREA GRAVE
DESHIDRATACIÓN
SHOCK
MUERTE

A
B
Toxina del cólera

Receptor GM_1

Adenilil ciclasa

Proteína G
$GTP \longrightarrow GDP$

GDP

Toxina del cólera (subunidad A)

↑AMPc

Na^+, H_2O

FIGURA 11-38. Cólera. La infección proviene de agua contaminada con *Vibrio cholerae* o alimentos preparados con agua contaminada. Los *vibrios* atraviesan el estómago, entran en el intestino delgado y se diseminan. Aunque no invaden la mucosa intestinal, *Vibrio* elabora una potente toxina que induce una descarga masiva de agua y electrolitos. La diarrea grave («heces de agua de arroz») conduce a deshidratación y a shock hipovolémico. ADP, difosfato de adenosina; AMPc, monofosfato de adenosina cíclico; GDP, difosfato de guanosina; GTP, trifosfato de guanosina; Na^+, ion de sodio.

V. cholerae confiere una protección a largo plazo frente a enfermedades recurrentes, pero las vacunas disponibles tienen una eficacia limitada.

Bacterias enteroinvasivas

Entre esos microorganismos, las especies de *Shigella*, *Salmonella* y ciertas cepas de *E. coli*, especies de *Yersinia* y *Campylobacter* son las más ampliamente identificadas. Los microorganismos invasores tienden a infectar el íleon distal y el colon, en tanto las bacterias toxígenas afectan principalmente a la parte alta del tubo intestinal. El mecanismo por el que las bacterias invasoras producen diarrea es incierto. Se han identificado enterotoxinas, pero no se ha establecido su participación como causa de diarrea. La invasión de la mucosa por las bacterias aumenta la síntesis de prostaglandinas en el tejido infectado y los inhibidores de

la síntesis de prostaglandinas parecen impedir la secreción de líquido. Posiblemente, la mucosa dañada no absorba el líquido de la luz intestinal.

Shigella

La shigelosis es causada por una de cuatro especies del género *Shigella*. La infección afecta principalmente al colon, aunque en ocasiones el íleon terminal también se ve afectado. Una mucosa granular y hemorrágica presenta muchas úlceras serpiginosas. La inflamación es especialmente grave en el colon sigmoides y el recto, pero en general es superficial. En la etapa temprana, los neutrófilos se acumulan en las criptas dañadas (abscesos de las criptas), al igual que aquellas que se observan en la colitis ulcerativa (*v.* más adelante); los folículos linfoides de la mucosa se rompen para formar úlceras. A diferencia de la colitis ulcerativa, no hay signos de cronicidad. A medida que la inflamación cede, las úlceras se curan y la mucosa regresa a la normalidad.

Fiebre tifoidea

La fiebre tifoidea (enteritis por *Salmonella typhi*) es rara hoy en los países industrializados, pero aún constituye un problema en aquellos en proceso de desarrollo. La necrosis del tejido linfoide, principalmente en el íleon terminal, lleva a la aparición de úlceras dispersas. Las infecciones de las placas de Peyer dan como resultado úlceras ovales donde la dimensión mayor se corresponde con el eje longitudinal del intestino. En ocasiones, los folículos linfoides del intestino grueso o el apéndice se ulceran. La base de la úlcera contiene tejido necrótico negro, mezclado con fibrina.

Las lesiones tempranas de la fiebre tifoidea muestran grandes macrófagos basófilos llenos de bacilos tifoideos, eritrocitos y detritos necróticos. La necrosis de los folículos linfoides se vuelve confluente y es seguida por la ulceración de la mucosa. De manera similar, se observan hiperplasia linfoide y necrosis en los nódulos linfáticos regionales. A la semana de la aparición de los síntomas agudos, las úlceras cicatrizan por completo y dejan poca fibrosis y otras secuelas. La hemorragia y la perforación intestinal, principalmente en el íleon, son las complicaciones más temidas de la fiebre tifoidea y tienden a presentarse en la tercera semana del proceso y durante la convalecencia.

Salmonelosis no tifoidea

Antes conocida como **fiebre paratifoidea**, esta enteritis es causada por cepas de *Salmonella* diferentes de *S. typhi* y, en general, es bastante menos grave que la fiebre tifoidea. Su objetivo principal es el íleon, pero puede producirse también una afección menor del colon. Los microorganismos invaden la mucosa, que muestra leve ulceración, edema e infiltración por neutrófilos. La diseminación hematógena desde el intestino puede llevar a la infección a los huesos, las articulaciones y las meninges. Es interesante que las personas con drepanocitemia tiendan a desarrollar osteomielitis por especies de *Salmonella*, supuestamente porque la fagocitosis de los productos de la hemólisis impide una mayor ingestión celular de los microorganismos y permite su diseminación en la corriente sanguínea.

Escherichia coli

Las cepas enteroinvasiva, enteroadherente y enterohemorrágica de *E. coli* pueden causar diarrea sanguinolenta similar a la de la shigelosis, y son una causa notable de diarrea del viajero. Ciertas cepas de *E. coli*, en particular el serotipo O157:H7, producen toxinas como las especies de *Shigella*, pero no se ha aclarado la participación de esas proteínas en la patogenia de la enterocolitis. También se ha señalado al serotipo O157:H7 de *Escherichia coli* como partícipe del síndrome urémico hemolítico en los niños.

Yersinia

Yersinia enterocolitica y *Yersinia pseudotuberculosis* se transmiten a través de mascotas o alimentos contaminados y la infección es más frecuente en los niños pequeños. La infección por especies de *Yersinia* causa diarrea, cólicos y fiebre, y dura de 1 a 3 semanas. Las placas de Peyer se muestran hiperplásicas, con ulceración aguda de la mucosa suprayacente. Un exudado fibrinopurulento cubre las úlceras y a menudo contiene muchos microorganismos.

Además de causar enterocolitis, las especies de *Yersinia* producen una adenitis mesentérica aguda y dolor del cuadrante inferior derecho abdominal. Los niños infectados han sido objeto de laparotomía como resultado de la confusión del padecimiento con una apendicitis. Al microscopio, los nódulos linfáticos muestran granulomas epitelioides con necrosis central en el caso de *Y. pseudotuberculosis*. El íleon y el apéndice pueden contener granulomas similares, que causan un aspecto que se ha confundido con la enfermedad de Crohn.

Los adultos, que son menos susceptibles a la infección por especies de *Yersinia* que los niños, presentan diarrea aguda, a menudo seguida en unas cuantas semanas por eritema nodoso, eritema multiforme o poliartritis. Los pacientes con enfermedades debilitantes crónicas pueden sufrir bacteriemia mortal por especies de *Yersinia*, que son más resistentes al tratamiento con antibióticos. Es interesante que las personas con talasemia tengan una propensión a la infección por *Y. enterocolitica*. La identificación en el cultivo puede ser difícil; el análisis por PCR es efectivo.

Campylobacter jejuni

Es una de las causas más frecuentes de diarrea bacteriana, con una incidencia mayor que la de *Salmonella* y *Shigella* no tifoideas, en algunos estudios de Estados Unidos y un informe de Gran Bretaña, las especies de *Campylobacter* causaron la mitad de las diarreas bacterianas. Los humanos contraen la enfermedad sobre todo por contacto con animales domésticos infectados, o al comer alimentos mal cocinados o contaminados. Su histología es similar a la de infección por *Shigella*. Los adultos suelen recuperarse en menos de una semana.

Intoxicación alimentaria

STAPHYLOCOCCUS AUREUS: Es una causa frecuente de intoxicación alimentaria. Los síntomas son resultado de la ingestión de alimentos contaminados por cepas de *Staphylococcus* que producen una exotoxina que daña al epitelio gastrointestinal. Se producen vómito grave y cólicos en las 6 h siguientes a la ingesta de toxinas y a menudo son seguidos por diarrea. La mayoría de los pacientes se recupera en 1 a 2 días.

CLOSTRIDIUM PERFRINGENS: Esta bacteria elabora una enterotoxina que causa vómito y diarrea. El microorganismo es anaerobio, pero tolera la exposición al aire durante hasta 3 días. La actividad de la enterotoxina es máxima en el íleon. En la mayor parte de los casos, la diarrea acuosa y el dolor abdominal intenso se inician de 8 a 24 h después de la ingestión de alimentos contaminados y duran casi 1 día.

Rotavirus y virus Norwalk

ROTAVIRUS: La infección por rotavirus es una causa frecuente de diarrea infantil, contribuyendo con casi la mitad de las diarreas agudas en los niños hospitalizados menores de 2 años. Se han demostrado rotavirus en especímenes de biopsia duodenal y se vincula con la lesión del epitelio superficial y la alteración de la absorción intestinal por periodos de hasta 2 meses.

VIRUS NORWALK: Estos agentes contribuyen con un 33% de las epidemias de gastroenteritis viral en Estados Unidos. Ha habido una serie de brotes notorios en los cruceros en los últimos tiempos. El virus se dirige a la porción alta del intestino delgado y causa lesiones en parche de la mucosa y absorción deficiente. Son frecuentes el vómito y la diarrea, pero los síntomas se resuelven en 2 días.

Otros virus involucrados como agentes etiológicos de la diarrea infecciosa incluyen echovirus, virus coxsackie, CMV, adenovirus y coronavirus.

NEOPLASIAS

A pesar de la longitud y la gran superficie del intestino delgado, las neoplasias primarias del intestino delgado son menos frecuentes que aquellas en esófago, estómago o colon.

Neoplasias benignas

Adenomas del intestino delgado

Los adenomas del intestino delgado son similares a los del colon. Sin embargo, son mucho menos comunes. A diferencia de las lesiones colónicas, estos adenomas no son precursores frecuentes del adenocarcinoma. Se producen de forma esporádica y se observan con mayor frecuencia en la PAF.

Pólipos de la enfermedad de Peutz-Jeghers

Los pólipos de este síndrome pueden aparecer en cualquier parte del aparato digestivo pero son más comunes en el intestino delgado. Tiene una apariencia característica a nivel macro y microscópico (fig. 11-39 A y B). El epitelio del intestino delgado tiene una apariencia inocua, a menudo con una disposición arquitectónica inusual, entremezclado con ramas arboriformes grandes de músculo liso. Este trastorno autosómico dominante se caracteriza por pigmentación bucal y lesiones maculares en labios, manos, pies y genitales. La mayoría de los pacientes tienen mutaciones en el gen supresor de tumor *LKB1* (en el cromosoma 19p13.3 hay un mayor riesgo de cáncer, principalmente fuera del aparato digestivo, que afecta los testículos, ovarios, útero o páncreas.

Tumores malignos

Adenocarcinoma

Estos tumores son similares a sus homólogos del colon pero son mucho menos frecuentes. Aparecen con mayor frecuencia a nivel proximal, en particular, en el duodeno. Pueden ser polipoides o ulcerados o manifestar una apariencia constreñida en servilleter. Existe un riesgo mucho mayor (80 veces) de adenocarcinoma del intestino delgado en los pacientes con enfermedad de Crohn o enfermedad celíaca. En la primera, los tumores surgen a nivel distal, en el intestino inflamado. Estos tumores también son más frecuentes en la PAF y el síndrome de Peutz-Jeghers.

Metástasis

Los carcinomas secundarios del intestino delgado son casi tan comunes como los adenocarcinomas primarios. Las metástasis de melanomas y tumores de pulmón, mama, colon y riñón son los más frecuentes.

Tumores del estroma gastrointestinal

Después del estómago, el intestino delgado ocupa el segundo lugar en la incidencia de estos tumores. Sin embargo, es más probable que aquellos que surgen en el intestino delgado tengan un comportamiento agresivo. Con frecuencia presentan ulceración central profunda, que puede causar hemorragia grave. Estos tumores suelen estar compuestos más por células fusiformes que los gástricos, que a menudo tienen áreas de apariencia epitelioide.

Tumores neuroendocrinos (tumores carcinoides)

Como se ha mencionado anteriormente, el término **tumores neuroendocrinos (TNE)** ha reemplazado en gran medida a «carcinoide» para nombrar a estos tumores. Todos los TNE se consideran malignos, pero su potencial metastásico varía mucho. El aparato digestivo es el sitio más habitual donde aparecen los TNE (los bronquios son el segundo sitio más frecuente). Además del sitio del que se originan, el tamaño, la profundidad de la invasión, la respuesta hormonal y la presencia o ausencia de función son los indicadores principales de su probable agresividad. El apéndice es el sitio gastrointestinal donde se originan con mayor frecuencia, seguido del recto; estos tumores son, en general, inocuos. Los TNE del íleon suelen ser pequeños, pero a menudo son muy agresivos.

 PATOLOGÍA: Los TNE pequeños se presentan, en general, como nódulos submucosos cubiertos por una mucosa intacta. Los tumores más grandes crecen con un patrón polipoide, intraparietal o anular y a menudo sufren ulceración secundaria. Las superficies de corte son firmes, blancas a amarillentas. Conforme crecen, los TNE invaden la capa muscular y penetran la serosa, causando a menudo desmoplasia visible, que puede provocar adherencias peritoneales, así como retorciendo el intestino y generando una posible obstrucción intestinal. Los TNE del íleon son múltiples en un 40 % de los casos (fig. 11-40 A y B).

Las pequeñas células redondas en los TNE forman nidos, cordones y rosetas. En ocasiones también pueden visualizarse estructuras parecidas a glándulas (de ahí el término «carcinoide»). Los núcleos son sumamente regulares y las mitosis son infrecuentes.

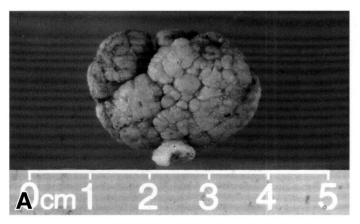

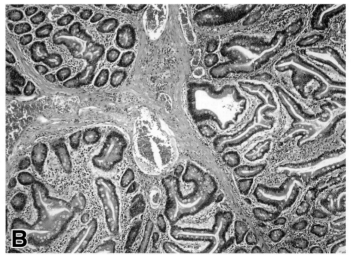

FIGURA 11-39. Pólipos de Peutz-Jeghars. A. Este pólipo tiene una apariencia característica biselada. **B.** La histología se caracteriza por haces arboriformes de músculo liso. El espacio entre el epitelio y las glándulas se asemeja mucho a la apariencia de sus homólogos normales, pero forma una configuración arquitectónica inusual.

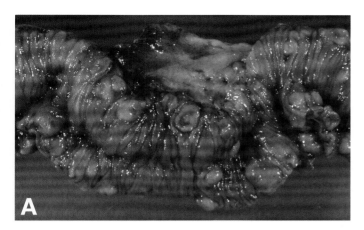

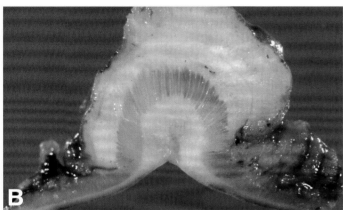

FIGURA 11-40. Los TNE ileales. A. Los tumores neuroendocrinos ileales frecuentemente son múltiples y aquí producen varios tumores pálidos amarillentos cubiertos de mucosa. **B.** Los frecuentes y característicos «nudillos» de la pared intestinal se deben a la respuesta fibrosa enérgica al tumor invasivo.

En la microscopia electrónica, el abundante citoplasma eosinófilo se observa con gránulos de tipo neurosecretor. A pesar de su apariencia inocua, los tumores del yeyuno e íleon son más agresivos que los TNE de apariencia similar que se originan en otros sitios.

Cuando estos tumores metastatizan a los nódulos linfáticos regionales, pueden producir una masa voluminosa mucho más grande que el tumor primario. La diseminación hematógena siguiente causa metástasis en sitios distantes, en particular, en el hígado. En ocasiones los pacientes se presentan con una gran cantidad de TNE metastásicos en el hígado, todos ellos causados por un tumor primario pequeño clínicamente silente en el íleon.

 CARACTERÍSTICAS CLÍNICAS: El **síndrome carcinoide** ocurre en un pequeño porcentaje de pacientes con TNE. Es un trastorno clínico único pero infrecuente, causado por la liberación de productos activos del tumor, en particular la serotonina. *Los síntomas clásicos son diarrea (a menudo, el síntoma más molesto), rubor episódico, broncoespasmo, cianosis, telangiectasia y lesiones dermatológicas.* El producto metabólico de la serotonina, conocido como ácido 5-hidroxindolacético (5-HIAA), es la base para una prueba de orina para el carcinoide. En la mitad de los pacientes, los altos niveles de serotonina en el corazón dan como resultado la formación de placas fibrosas que se forman en las válvulas tricúspide y pulmonar, en el endocardio de las cámaras cardiacas derechas, en la vena cava, el seno coronario y la arteria pulmonar. La distorsión valvular causa estenosis pulmonar y regurgitación tricúspide.

Linfoma

En el intestino delgado pueden presentarse diferentes tipos de linfoma (*v.* cap. 18): linfoma de Burkitt, linfoma de linfocitos B grandes (linfoma «occidental») y linfoma intestinal de linfocitos T asociado a enteropatía.

El **linfoma de Burkitt** se desarrolla principalmente en el íleon terminal de los niños, con predominio en los hombres. Los tumores forman masas voluminosas. En muchos casos, puede ser detectado el virus de Epstein-Barr. El trastorno puede verse en adultos jóvenes con alguna inmunodeficiencia; algunos son positivos al VIH. El **linfoma difuso de linfocitos B grandes** a menudo se presenta como una masa luminal grande en un adulto mayor y suele ser muy agresivo. El **linfoma intestinal de linfocitos T asociado a enteropatía** complica la enfermedad celíaca. La desnutrición grave que se presenta a pesar de seguir una dieta libre de gluten a menudo anuncia su aparición. El linfoma intestinal de linfocitos T asociado a enteropatía tiene el peor pronóstico de todos los linfomas intestinales.

Apéndice

El apéndice es un divertículo verdadero en el ciego. Su estructura microscópica es la misma que la del colon, que es de donde surge, aunque el tejido linfoide submucoso es particularmente abundante, sobre todo en la infancia.

APENDICITIS

La enfermedad más importante del apéndice es la apendicitis aguda (fig. 11-41). Puede presentarse a cualquier edad, pero en la niñez y en personas mayores de 60 años es cuando hay más probabilidades de que se desarrolle. El signo inicial más conocido es el dolor en el cuadrante inferior derecho, y si no recibe tratamiento, aparecen los signos de inflamación peritoneal. El tratamiento es la extirpación quirúrgica o la terapia con antibióticos. La etiología de la apendicitis sigue siendo en gran medida un misterio. En muchos pacientes parece haber obstrucción luminal por grumos de material fecal conocidos como fecalitos. Sin embargo, a menudo no están presentes. En ocasiones puede identificarse un agente infeccioso específico, como *Yersinia, Actinomyces* o *Campylobacter*. En algunos niños, un nudo/enredo de oxiuros (*Enterobius vermicularis*) puede contribuir a la obstrucción luminal.

Sin embargo, en la mayoría de los casos no hay, aparentemente, un agente infeccioso específico. Es frecuente la erosión o ulceración mucosa, seguida por el infiltrado transparietal de neutrófilos.

La **apendicitis granulomatosa** puede representar afección por la enfermedad de Crohn (*v.* anteriormente) o un agente infeccioso. Sin embargo, en la mayoría de los granulomas que afectan al apéndice no están involucradas estas entidades y son de causa y significado desconocido.

El **mucocele** se define por un apéndice distendido lleno de material mucinoso. Rara vez se debe a la inflamación que causa obstrucción luminal focal. Con mayor frecuencia, un apéndice dilatado y lleno de mucina se debe a un proceso neoplásico (*v.* más adelante).

NEOPLASIAS DEL APÉNDICE

Tumores neuroendocrinos del apéndice

Los **TNE** en el apéndice son comunes. La mayoría de estos tumores son pequeños y benignos y se localizan de forma incidental en el momento de la apendicectomía. Los TNE pequeños (< 1.5 cm) del apéndice no tienen significado clínico. Los tumores de 1-2 cm

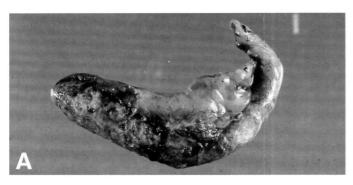

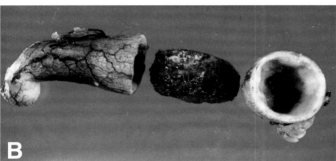

FIGURA 11-41. Apendicitis aguda. A. El apéndice distal está dilatado, congestionado y parcialmente cubierto por fibrina en este caso de **apendicitis. B.** En este caso de apendicitis el lumen está dilatado debido a un gran **fecalito.** 61B De Mitros FA. *Atlas of Gastrointestinal Pathology.* New York, NY: Gower Medical Publishing, 1988. Copyright Lippincott Williams & Wilkins.

de diámetro muestran una tasa baja de metástasis (en torno al 1 %). A medida que las lesiones se agrandan, se vuelven más agresivas.

Tumores epiteliales

Los tumores epiteliales son las neoplasias del apéndice clínicamente más importantes. Dilatan la luz y expanden su longitud, dando lugar a mucoceles. Sin embargo, un término descriptivo más adecuado es **cistadenoma** o **tumor mucinoso.** El revestimiento epitelial neoplásico de estas lesiones suele estar di-

ferenciado (fig. 11-42 A y B); puede invadir y penetrar la pared del apéndice. Cuando esto ocurre, una gran cantidad de mucina puede llenar la cavidad peritoneal, causando una lesión conocida como **seudomixoma peritoneal.** En casos aislados, se han descrito adenocarcinomas francos.

Intestino grueso

ANATOMÍA

El intestino grueso es la porción del tubo digestivo que va de la válvula ileocecal al ano. Tiene de 90-125 cm de longitud en los adultos e incluye al colon y recto. Su función principal es conservar el agua y la sal, y almacenar y disponer del material de desecho en forma de heces.

El intestino grueso tiene seis regiones, en dirección distal desde la válvula ileocecal: (1) ciego, (2) colon ascendente, (3) colon transverso, (4) colon descendente, (5) colon sigmoides y (6) recto. La flexión entre el colon ascendente y el transverso en el cuadrante superior derecho abdominal corresponde al ángulo hepático, y aquella entre la sección transversa y descendente en el cuadrante superior izquierdo corresponde al ángulo esplénico. El calibre de la luz disminuye progresivamente desde el ciego hasta el colon sigmoides. Como el intestino delgado, el colon tiene capas musculares longitudinal externa y circular interna. Sin embargo, en el colon la capa muscular longitudinal tiene tres haces separados, las **tenias del colon.** Las evaginaciones de la pared del colon entre las tenias, denominadas **haustros,** se observan como saculaciones externas. La válvula ileocecal es un esfínter que regula el flujo de contenido intestinal hacia el ciego. Sin embargo, se trata de un esfínter incompetente y es habitual el reflujo del contenido cecal hacia el íleon. El esfínter anal externo constituye el principal mecanismo por el que se mantiene la continencia intestinal.

La mucosa del colon es plana y marcada por numerosas fóveas, las **criptas de Lieberkühn.** Ambas estructuras están revestidas por epitelio cilíndrico alto. El epitelio superficial es principalmente de células cilíndricas simples, con células caliciformes ocasionales. Las criptas contienen sobre todo células caliciformes, excepto en sus bases, donde se ubican unos cuantos blastocitos y una diversidad de células endocrinas. La lámina propia contiene linfocitos, células plasmáticas, macrófagos y fibroblastos, más eosinófilos

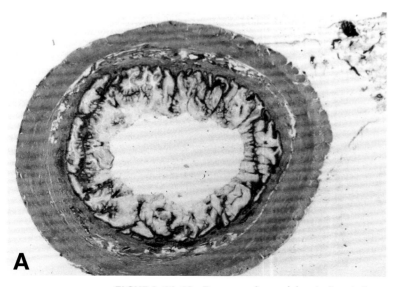

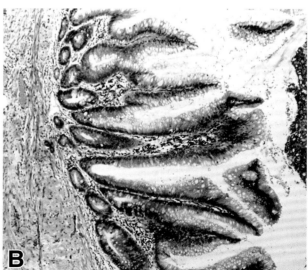

FIGURA 11-42. Tumor mucinoso del apéndice. A. La neoplasia rodea toda la luz. **B.** Se aprecia su configuración vellosa peculiar con una gran potencia.

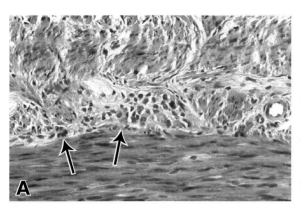
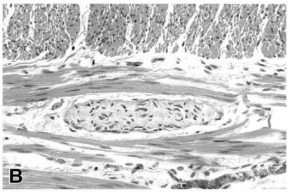

FIGURA 11-43. Enfermedad de Hirschsprung. A. Microfotografía de células ganglionares en la pared del recto (*flechas*). **B.** Un espécimen de biopsia rectal de un paciente con enfermedad de Hirschsprung muestra un nervio no mielinizado en el plexo mesentérico, y ausencia de células ganglionares.

ocasionales. Los agregados linfoides atraviesan la muscular de la mucosa y se extienden hasta la submucosa. La submucosa es similar a la del intestino delgado, pero los conductos linfáticos son bastante menos prominentes. Esos linfáticos drenan hacia los ganglios paracólicos en la grasa de la serosa, los ganglios intermedios paralelos a los vasos sanguíneos cólicos, y los ganglios centrales cerca de la aorta. La inervación parasimpática y simpática termina en los plexos de Meissner submucosos y de Auerbach, mientéricos.

ENFERMEDADES CONGÉNITAS

Enfermedad de Hirschsprung

La dilatación del colon en la enfermedad de Hirschsprung es causada por una inervación colorrectal defectuosa: hay ausencia de células ganglionares en una parte del colon, con inicio en la pared del recto y una extensión proximal variable (fig. 11-43). En el 10 % de los casos, todo el colon es aganglionar; en pocas ocasiones, el intestino delgado también está afectado. La enfermedad de Hirschsprung afecta a 1 de cada 5 000 nacidos vivos; el 80 % de los pacientes son hombres, excepto en la enfermedad de segmentos amplios, en que la relación entre hombre y mujer es igual.

 FISIOPATOLOGÍA: La secuencia de desarrollo que conduce a la inervación del colon se ve interrumpida en la enfermedad de Hirschsprung. La migración caudal normal de las células de la cresta neural hacia las células ganglionares intraparietales se interrumpe. Debido a que el esfínter anal interno se encuentra en el extremo más alejado de esta migración, el segmento aganglónico siempre empieza en este sitio. Puede extenderse de manera variable a nivel proximal, según donde se haya detenido la migración de los neuroblastos primitivos. El recto es aganglionar y en ocasiones también el colon adyacente, ambos están permanentemente contraídos; por tanto, impidiendo la entrada del contenido fecal hacia el área estenótica. El intestino proximal se dilata por la obstrucción funcional distal.

 PATOGENIA MOLECULAR: Casi todos los casos de enfermedad de Hirschsprung son esporádicos, pero el 10 % se corresponde con los familiares. La mitad de los casos familiares y el 15 % de los esporádicos reflejan mutaciones de inactivación del gen de tirosina cinasa del receptor de *RET* en el cromosoma 10q (*v.* síndrome de neoplasia endocrina múltiple 2, cap. 19).

 PATOLOGÍA: El intestino grueso en la enfermedad de Hirschsprung presenta un segmento aganglionar constreñido y espástico. En ubicación proximal a él, el intestino está muy dilatado. El diagnóstico definitivo depende de la ausencia de células ganglionares en el espécimen de biopsia rectal (fig. 11-43 B). También hay un aumento notable en las fibras nerviosas colinérgicas no mielinizadas de la submucosa y entre las capas musculares (hiperplasia neural).

 MANIFESTACIONES CLÍNICAS: *La enfermedad de Hirschsprung es la causa más frecuente de obstrucción intestinal congénita.* Los signos clínicos son de retardo en la expulsión de meconio y vómito en un neonato en los primeros días de vida. En algunos casos la obstrucción intestinal completa requiere alivio quirúrgico inmediato. En niños cuyos segmentos rectales que carecen de células ganglionares son cortos y la obstrucción parcial, el estreñimiento, la distensión abdominal o la impactación fecal recurrente son manifestaciones características. La enfermedad de Hirschsprung se trata por escisión del segmento aganglionar y reconstrucción intestinal.

Colitis seudomembranosa

La colitis seudomembranosa corresponde a una denominación genérica para una enfermedad inflamatoria del colon que se caracteriza por la presencia de **placas exudativas en la mucosa**. La mayoría de las veces se debe a *C. difficile* como resultado del tratamiento antibiótico. Se han visto implicados casi todos los antibióticos, aunque algunos confieren mayor riesgo. La hospitalización es otro factor de riesgo importante.

C. difficile se transmite mediante la vía fecal-oral y se ingiere en la forma vegetativa o mediante esporas. Cuando la flora intestinal protectora normal es eliminada por los antibióticos, un *C. difficile* más resistente puede ganar terreno y comenzar a producir toxinas, conocidas como las toxinas A y B. La primera activa y recluta mediadores de la inflamación, mientras que la segunda es directamente citotóxica. *C. difficile* no es invasivo y el daño es mediado únicamente a través de la producción de toxinas.

 PATOLOGÍA: La colitis seudomembranosa presenta placas amarillentas elevadas de hasta 2 cm que se adhieren a la mucosa subyacente (fig. 11-44). La mucosa afectada está congestionada y edematosa, pero no ulcerada. En los casos graves, las placas confluyen formando seudomembranas extensas. Se cree que la necrosis epitelial superficial es el acontecimiento patológico inicial. Posteriormente se alteran las criptas del colon y se expanden por la presencia de mucina y neutrófilos. La seudomembrana consta de detritos de células

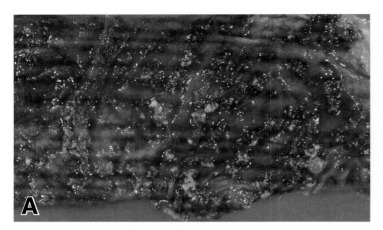
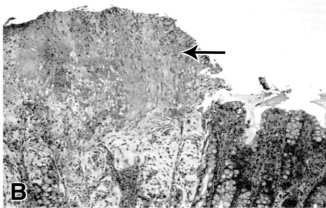

FIGURA 11-44. Colitis seudomembranosa. A. El colon muestra afección variable, que va desde eritema hasta zonas con seudomembranas amarillo-verdosas. **B.** Al microscopio, la seudomembrana (*flecha*) está constituida por fibrina, mucina y células inflamatorias (principalmente neutrófilos).

epiteliales necróticas, moco, fibrina y neutrófilos. En los casos más leves, puede no haber seudomembranas bien formadas y la imagen patológica es más sutil, con daño focal en el epitelio superficial.

 MANIFESTACIONES CLÍNICAS: Las infecciones por *C. difficile* relacionadas con antibióticos virtualmente siempre se acompañan de diarrea, pero en la mayor parte de los casos el trastorno no avanza hasta la colitis. En pacientes con colitis seudomembranosa, cólicos, fiebre, leucocitosis y calambres abdominales se agregan a una diarrea grave que puede ser sanguinolenta. En algunos casos, la enfermedad puede progresar a la colitis fulminante, que puede causar complicaciones graves como perforación del colon, megacolon tóxico y muerte.

En general el diagnóstico se hace al identificar toxinas en las heces mediante un ensayo de citotoxinas, un inmunoanálisis u otros métodos moleculares. Las infecciones por *C. difficile* se tratan con antibióticos (metronidazol o vancomicina), además de soporte hídrico y tratamiento electrolítico. El tratamiento de los pacientes con múltiples recurrencias es reponer la flora intestinal normal con un «**trasplante fecal**».

Enterocolitis necrosante neonatal

La enterocolitis necrosante es una de las urgencias quirúrgicas adquiridas más frecuentes en los neonatos. Es particularmente frecuente en lactantes prematuros después de la alimentación oral y posiblemente se relacione sobre todo con un acontecimiento isquémico, que involucra a la mucosa intestinal y es seguido por colonización bacteriana, por lo general por *C. difficile* hasta en el 50 % de los neonatos. Las lesiones varían desde aquellas de la enterocolitis seudomembranosa usual hasta la gangrena y la perforación intestinales.

ENFERMEDAD DIVERTICULAR

Se refiere a dos entidades clínicas: **diverticulosis** y una complicación inflamatoria llamada **diverticulitis**.

Diverticulosis

La diverticulosis se caracteriza por la herniación adquirida de la mucosa y la submucosa a través de la capa muscular propia. Es habitual en sociedades occidentales, donde aumenta en frecuencia con la edad. En Asia, África y los países subdesarrollados su incidencia es poco frecuente. Las dietas occidentales, que son ricas en carne y carbohidratos refinados, carecen de residuo, lo que lleva a contracciones intestinales sostenidas y, en consecuencia, a un aumento de la presión intraluminal. Se cree que tal presión puede llevar a la herniación de las cubiertas a través de las capas musculares hacia la serosa. Además de la presión, se requieren defectos en la pared del colon. El músculo circular del colon se ve interrumpido por la presencia de pliegues de tejido conjuntivo en los sitios de penetración de los vasos nutricios que irrigan la submucosa y la mucosa. En personas de edad avanzada, este tejido conjuntivo pierde elasticidad y, por tanto, su resistencia a los efectos de una mayor presión intraluminal.

 PATOLOGÍA: Los divertículos reales afectan a todas las capas de la pared intestinal. En la diverticulosis, las estructuras son en realidad seudodivertículos, donde se hernian sólo la mucosa y la submucosa a través de las capas musculares. El colon sigmoides se afecta en el 95 % de los casos, pero la diverticulosis puede afectar a cualquier segmento del colon, incluido el ciego. Los divertículos varían en número, desde unos cuantos hasta cientos. Miden hasta 1 cm y están conectados con la luz intestinal por cuellos de longitud y calibre variables. Los divertículos se observan característicamente como estructuras a manera de frascos, que se extienden desde la luz a través de las capas musculares (fig. 11-45). Sus paredes se continúan con la mucosa superficial y, por tanto, contienen epitelio y una submucosa. La base externa está formada por tejido conjuntivo de la serosa.

 CARACTERÍSTICAS CLÍNICAS: *Al menos el 80 % de las personas con diverticulosis no presentan síntomas.* Muchos pacientes se quejan de dolor cólico abdominal episódico. Se pueden presentar tanto estreñimiento como diarrea, a veces alternantes, y la flatulencia es frecuente. La pérdida sanguínea crónica puede llevar a la anemia.

Diverticulitis

De los pacientes con diverticulosis, del 10 % al 20 % desarrollarán diverticulitis en algún momento. Se cree que la diverticulitis aguda es precipitada por la irritación causada por material fecal retenido. La inflamación del divertículo eventualmente puede romperse. Después de este episodio agudo, puede desarrollarse

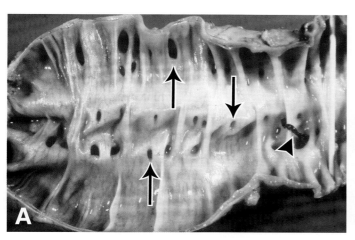
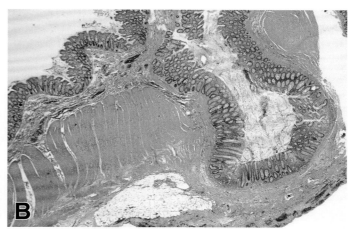

FIGURA 11-45. Diverticulosis del colon. A. Entre las tenias se observan los orificios de numerosos divertículos (*flechas*). Se observa un coágulo saliendo del orificio de uno de los divertículos (*punta de flecha*). Esta fue la fuente de hemorragia gastrointestinal masiva. **B.** Los cortes muestran mucosa que incluye la capa muscular de la mucosa y la submucosa, que se ha herniado a través de un defecto en la pared intestinal, produciendo un divertículo.

una enfermedad diverticular crónica causada por la combinación de la motilidad anómala del colon, la hipersensibilidad visceral, el desequilibrio de la flora intestinal (denominada disbiosis) y la inflamación crónica, que causan un síndrome similar al intestino irritable.

 PATOLOGÍA: La inflamación de la pared del divertículo lleva a la perforación y la liberación de bacterias fecales hacia los tejidos circundantes. El absceso resultante suele ser contenido por los apéndices epiploicos y el tejido que rodea al colon. Infrecuentemente, una perforación libre origina una peritonitis generalizada. En respuesta a crisis repetidas de diverticulitis, la fibrosis puede constreñir la luz intestinal y causa obstrucción. Pueden formarse fístulas entre el colon y los órganos adyacentes, incluidos la vejiga, vagina, intestino delgado y piel del abdomen.

 MANIFESTACIONES CLÍNICAS: Los síntomas más frecuentes de la diverticulitis, por lo general, después de una perforación microscópica o macroscópica del divertículo, son dolor abdominal bajo persistente y fiebre. Los cambios en los hábitos intestinales, de diarrea a estreñimiento, son frecuentes, y la disuria indica irritación vesical. La mayoría de los pacientes presenta hipersensibilidad en el cuadrante inferior izquierdo abdominal y, a menudo, una tumoración palpable en esa región. La leucocitosis es la regla. Los antibióticos y las medidas de sostén por lo general alivian la diverticulitis aguda, pero un 20% de los pacientes en un momento dado requerirá intervención quirúrgica. El tratamiento médico para evitar los ataques posteriores y la enfermedad diverticular crónica incluyen una dieta alta en fibra; tratamiento antibiótico cíclico a largo plazo; tratamiento antiinflamatorio (mesalamina); y, posiblemente, probióticos.

ENFERMEDAD INFLAMATORIA INTESTINAL

La denominación de EII incluye la **enfermedad de Crohn** y la **colitis ulcerativa**. Aunque estos dos trastornos suelen diferir lo suficiente para ser claramente distinguibles, presentan ciertas características comunes. Los casos que no pueden ser diferenciados son etiquetados como **colitis indeterminada**.

Tanto la enfermedad de Crohn como la colitis ulcerativa muestran características histológicas de cronicidad que incluyen distorsión de la arquitectura glandular, aumento de la inflamación crónica con o sin inflamación neutrófila activa, y metaplasia. Las complicaciones extraintestinales de la EII son comunes en la enfermedad de Crohn, pero también pueden presentarse en la colitis ulcerativa (fig. 11-46). Aunque sus causas precisas se desconocen, los estudios epidemiológicos, clínicos y animales sugieren que la lesión de la mucosa ocurre por respuestas inmunitarias alteradas e interacciones anómalas entre las bacterias y el epitelio intestinal.

ENFERMEDAD DE CROHN

La enfermedad de Crohn se produce principalmente en la porción distal del intestino delgado, pero puede afectar cualquier parte del tubo digestivo, incluso a tejidos extraintestinales. Puede afectarse el colon, particularmente el derecho.

 EPIDEMIOLOGÍA: La enfermedad de Crohn tiene una incidencia anual de 0.7-14.6 por 100 000, pero es más habitual en los países desarrollados. Su incidencia ha aumentado de forma radical en los últimos 30 años, probablemente debido a una combinación de factores relacionados con la adopción de un estilo de vida occidental. La distribución por edad es bimodal, con un pico en la adolescencia o en los adultos jóvenes y un segundo pico más pequeño entre los 50 y los 60 años. Es más habitual en las personas de origen europeo, con una frecuencia considerablemente más alta entre los judíos ashkenazíes. En la infancia la afección predomina en los hombres, pero en los adultos hay un ligero predominio entre las mujeres. Los fumadores tienen un mayor riesgo de desarrollar enfermedad de Crohn y de tener una enfermedad más grave, en comparación con los no fumadores.

 PATOGENIA MOLECULAR: La causa de la enfermedad de Crohn se desconoce. Las teorías actuales principales implican la combinación de un huésped genéticamente susceptible, una barrera mucosa defectuosa, disbiosis intestinal (flora intestinal alterada) y una respuesta inmunitaria inadecuada/inapropiada. Los estudios

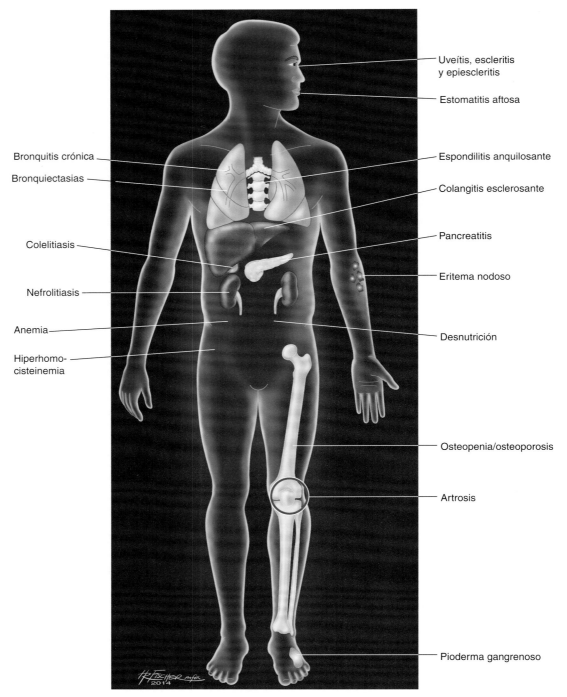

Uveítis, escleritis y epiescleritis

Estomatitis aftosa

Espondilitis anquilosante

Colangitis esclerosante

Pancreatitis

Eritema nodoso

Desnutrición

Osteopenia/osteoporosis

Artrosis

Pioderma gangrenoso

Bronquitis crónica

Bronquiectasias

Colelitiasis

Nefrolitiasis

Anemia

Hiperhomocisteinemia

FIGURA 11-46. Complicaciones sistémicas de la enfermedad intestinal inflamatoria. Estos trastornos son más comunes en la enfermedad de Crohn, pero también pueden verse en la colitis ulcerativa.

de asociación del genoma completo sugieren que las alteraciones en la inmunidad innata y adaptativa y la autofagia desempeñan un papel en la susceptibilidad a la enfermedad. Estos defectos suponen problemas en el reconocimiento y manejo de las bacterias intracelulares. La respuesta de los linfocitos T (sistema inmunitario adaptativo) en la enfermedad de Crohn involucra a TH1, que es mediada por la IL12, IFN-γ y TNF.

PATOLOGÍA: Dos características clave de la enfermedad de Crohn la diferencian de otras enfermedades inflamatorias gastrointestinales: (1) la inflamación suele afectar a todas las capas de la pared intestinal y, por tanto, se designa como enfermedad inflamatoria **transparietal**. (2) La afección del intestino es discontinua: los segmentos de tejido inflamado están separados por otros aparentemente normales.

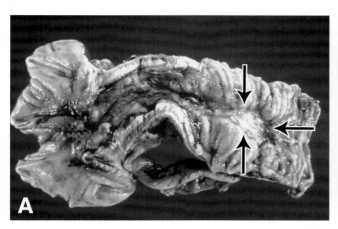
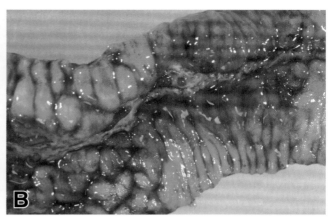

FIGURA 11-47. Enfermedad de Crohn. A. El íleon terminal muestra un notable engrosamiento de la pared de su porción distal, con distorsión de la válvula ileocecal. Se encuentra una úlcera longitudinal (*flechas*). **B.** Se observa otra úlcera longitudinal en este segmento del íleon. Las zonas grandes redondeadas de la mucosa edematosa dañada le dan un aspecto de «empedrado» a la mucosa afectada. Una porción de la mucosa, a la derecha, no está afectada.

La enfermedad de Crohn puede afectar a diferentes partes del intestino por separado o en combinación. Afecta al íleon y ciego en la mitad de los casos, sólo el intestino delgado en el 30 %, y sólo el colon en el 20 % de los casos. Menos frecuente, la enfermedad afecta el duodeno, el estómago y el esófago como inflamación focal aguda con o sin granulomas. En las mujeres con enfermedad anorrectal, la inflamación puede extenderse a los genitales externos.

La patología de la enfermedad de Crohn es muy variable. El intestino y el mesenterio adyacente se tornan más gruesos y edematosos. La grasa mesentérica a menudo rodea al intestino (**«grasa crepitante»**). Los nódulos linfáticos mesentéricos a menudo aumentan de volumen, son firmes y se unen entre sí. La luz intestinal se estenosa por la presencia de edema en casos tempranos y por una combinación de edema y fibrosis en la afección de larga duración. El edema nodular, la fibrosis y la ulceración de la mucosa llevan a un aspecto de «**empedrado**» (fig. 11-47). En etapas tempranas las úlceras tienen un aspecto aftoso o serpiginoso; posteriormente se hacen más profundas y se observan como hendiduras lineales o fisuras (fig. 11-47 B).

Hay engrosamiento, edema y fibrosis de todas las capas. Las asas intestinales afectadas a menudo son adherentes, y son frecuentes las fístulas entre tales segmentos. Casi todas las fístulas terminan de forma ciega, formando oquedades de abscesos en la cavidad peritoneal, el mesenterio o las estructuras retroperitoneales. Las lesiones en el recto distal y el ano pueden crear fístulas perianales, una característica de presentación bien conocida.

La enfermedad de Crohn es histológicamente un proceso inflamatorio crónico. En etapas tempranas de la enfermedad, la inflamación se puede confinar a la mucosa y la submucosa. Se observan pequeñas úlceras mucosas superficiales (úlceras aftosas), así como edema de mucosa y submucosa, y cifras aumentadas de linfocitos, células plasmáticas y macrófagos. Es frecuente la destrucción de la arquitectura de la mucosa, con cambios degenerativos en las criptas y distorsión de las vellosidades. Son comunes la metaplasia del píloro y la hiperplasia de células de Paneth en los intestinos delgado y grueso. Más tarde, se observan úlceras largas profundas a manera de fisuras, así como hialinización y fibrosis vasculares.

Son característicos los agregados linfoides nodulares transparietales, con cambios proliferativos de la muscular de la mucosa y de los nervios de los plexos mientéricos y de la submucosa (fig. 11-48). Puede haber granulomas bien definidos sin caseificación, sobre todo en la submucosa (fig. 11-48 B), que simulan a los de la sarcoidosis, con agregados focales de células epitelioides, vagamente limitados por un borde de linfocitos. Puede haber células gigantes multinucleadas presentes. Los centros de los granulomas suelen mostrar material hialino y sólo muy raramente, necrosis.

La presencia de granulomas bien definidos sugiere fuertemente la enfermedad de Crohn, pero su ausencia no descarta el diagnóstico porque están presentes en menos de la mitad de los casos.

Las características patológicas de la enfermedad de Crohn se resumen en la figura 11-49.

 MANIFESTACIONES CLÍNICAS: Las manifestaciones clínicas y la historia natural de la enfermedad de Crohn son sumamente variables y reflejan la diversidad de los sitios anatómicos afectados. Los síntomas más comunes son el dolor abdominal y la diarrea, con el paso de sangre y/o moco. La fiebre recurrente es frecuente. Afecta principalmente íleon y ciego, y su inicio súbito puede simular una apendicitis, con dolor en el cuadrante inferior derecho, diarrea intermitente, fiebre y una masa blanda en el cuadrante inferior derecho. Cuando el intestino delgado está afectado de forma difusa, la malabsorción y la desnutrición tienden a ser las características principales. La afección del colon causa **diarrea** y algunas veces **sangrado del colon**.

En algunos pacientes, el principal sitio de afección puede ser la región anorrectal y las fístulas anorrectales recurrentes pueden ser el signo de presentación.

Existen muchas manifestaciones extraintestinales y trastornos asociados en la enfermedad de Crohn (fig. 11-46). El cáncer del intestino delgado es al menos tres veces más habitual en pacientes con la enfermedad. El riesgo de cáncer colorrectal es también más alto, más en los pacientes con una afección más extensa del colon, un antecedente familiar de cáncer colorrectal o colangitis esclerosante.

No hay cura conocida para la enfermedad de Crohn. Los corticoesteroides, la sulfasalazina, el metronidazol, la azatioprina, la 6-mercaptopurina, el metotrexato y los anticuerpos anti-TNF-α como el infliximab pueden suprimir la reacción inflamatoria. Sin embargo, estos medicamentos ponen a los pacientes en mayor riesgo de infecciones oportunistas.

En ocasiones es necesaria la resección quirúrgica de las porciones obstruidas o sumamente afectadas del intestino y el drenaje de los abscesos causados por las fístulas. La recurrencia y la necesidad de resecciones repetidas provocan la aparición, en ocasiones, del síndrome de intestino corto.

Colitis ulcerativa

La colitis ulcerativa es una inflamación superficial crónica del colon y el recto.

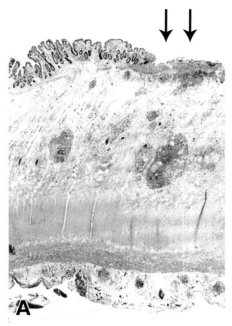

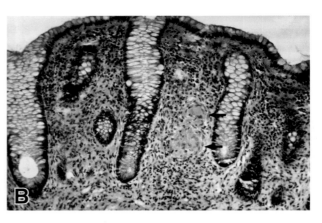

FIGURA 11-48. Enfermedad de Crohn. A. El colon afectado por la enfermedad de Crohn muestra una zona de ulceración de la mucosa (*flechas*), una submucosa expandida con agregados linfoides y numerosos de esos agregados en tejidos subserosos inmediatamente adyacentes a la muscular externa. **B.** Esta biopsia de mucosa de un paciente con enfermedad de Crohn muestra un granuloma epitelioide pequeño (*flechas*) entre dos criptas intactas.

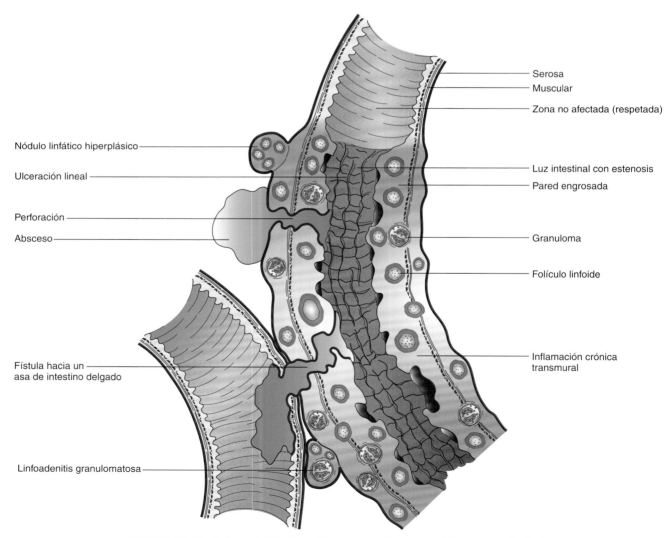

FIGURA 11-49. Enfermedad de Crohn. Representación esquemática de las principales características de la enfermedad de Crohn en el intestino delgado.

Se caracteriza por la presencia de diarrea crónica y hemorragia rectal, con un patrón de exacerbaciones y remisiones.

EPIDEMIOLOGÍA: En todo el mundo, la incidencia de la colitis ulcerativa varía de 1.5-24.5 por cada 100 000 y se presenta con mayor frecuencia en países desarrollados. Al igual que en la enfermedad de Crohn, su incidencia está aumentando en los países que adoptan estilos de vida occidentales, lo que sugiere que los factores ambientales contribuyen a la patogenia de la enfermedad. También tiene una distribución bimodal en la edad, con un pico de 15-30 años y otro entre los 50-70 años. En Estados Unidos, la población caucásica está más afectada que la afroamericana. El hábito tabáquico parece inhibir el desarrollo de la colitis ulcerativa, pero los ex fumadores tienen mayor riesgo. Las personas con antecedente familiar de EII tienen mayor riesgo de desarrollar colitis ulcerativa, aunque esta relación no es tan fuerte como en la enfermedad de Crohn.

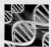

PATOGENIA MOLECULAR: *Se desconoce la causa de la colitis ulcerativa.* Las teorías principales sugieren que las personas genéticamente predispuestas muestran una respuesta inmunitaria mucosa alteradas hacia la flora intestinal, lo que causa inflamación intestinal. Se han asociado más de 40 locus de susceptibilidad con la colitis ulcerativa y la mitad de estos se superponen con la enfermedad de Crohn. Algunos codifican para proteínas implicadas en la adhesión celular epitelial, por lo que quizá contribuyen con la disfunción de la barrera mucosa. La respuesta de los linfocitos T en la colitis ulcerativa es T_H2 dominante y está mediada por linfocitos T citolíticos naturales. Esta combinación de factores produce hipersensibilidad mucosa a las bacterias comensales y una respuesta inmunitaria exagerada que causa inflamación crónica y lesiones.

PATOLOGÍA: Tres características patológicas mayores identifican a la colitis ulcerativa y ayudan a diferenciarla de otros trastornos inflamatorios, en particular de la enfermedad de Crohn.

- La **colitis ulcerativa es difusa**. Comienza en la parte distal del recto y se extiende proximalmente a una distancia variable (fig. 11-50). La afectación rectal aislada es la conocida como **proctitis ulcerativa**, mientras que la extensión a la flexura esplénica se denomina **proctosigmoiditis** o **colitis del lado**

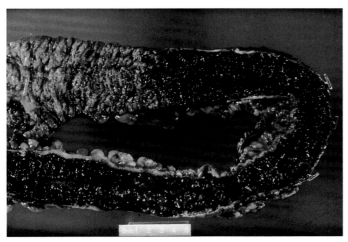

FIGURA 11-50. Colitis ulcerativa. Se inician un eritema notable y la ulceración del colon en la porción ascendente y son más intensos en el recto sigmoides.

izquierdo. Si todo el colon está afectado, se denomina **pancolitis**. La enfermedad es confluente sin lesiones salteadas. Es posible que el recto no esté afectado, pero esto debe despertar la sospecha de enfermedad de Crohn.

- En general, **la inflamación en la colitis ulcerativa se limita al colon y al recto**. Si se afecta el ciego, la enfermedad termina en la válvula ileocecal, si bien a veces se observa una inflamación menor en el íleon adyacente (**ileítis de lavado retrógrado**).
- La **colitis ulcerativa es esencialmente una enfermedad de la mucosa**. Rara vez se afectan las capas más profundas, sobre todo en casos fulminantes, por lo general en relación con un megacolon tóxico.

La siguiente secuencia morfológica de la colitis ulcerativa se puede desarrollar rápidamente o durante el curso de los años.

COLITIS TEMPRANA: En etapas tempranas de la enfermedad, la superficie mucosa es cruenta, roja y granular. A menudo está cubierta por un exudado amarillento y sangra con facilidad. Pueden aparecer después pequeñas úlceras o erosiones superficiales, que en ocasiones confluyen y forman zonas irregulares ulceradas de poca profundidad, que parecen rodear a islotes de mucosa íntegra.

La histología de la colitis ulcerativa temprana se correlaciona con el aspecto por colonoscopia e incluye: (1) congestión, edema y hemorragias pequeñas de la mucosa; (2) inflamación crónica difusa en la lámina propia (fig. 11-51), y (3) daño y distorsión de las criptas colorrectales, que a menudo se rodean y son infiltradas por neutrófilos. La necrosis supurativa del epitelio de las criptas da origen a abscesos de las criptas característicos, que corresponden a criptas dilatadas llenas de neutrófilos (fig. 11-51 B).

COLITIS PROGRESIVA: Conforme la enfermedad progresa, se pierden los pliegues de mucosa (atrofia). La extensión lateral y la confluencia de los abscesos de las criptas pueden socavar la mucosa y dejar áreas de ulceración adyacentes a fragmentos colgantes de mucosa. Tales excrecencias de mucosa se denominan pólipos inflamatorios. La destrucción hística se acompaña de manifestaciones de reparación. Aparece tejido de granulación en las áreas denudadas. Es importante que las estenosis características de la enfermedad de Crohn estén ausentes. Las criptas colorrectales pueden parecer tortuosas, ramificadas y acortadas en las etapas tardías de la enfermedad (fig. 11-51 C) y la mucosa quizá esté difusamente atrófica.

COLITIS AVANZADA: En los casos de larga duración, el intestino grueso a menudo se acorta, en especial en el lado izquierdo. Los pliegues de la mucosa son indistintos y son sustituidos por un patrón granular o liso. La colitis ulcerativa avanzada muestra atrofia de la mucosa y un infiltrado inflamatorio crónico en esta y la submucosa superficial. Es frecuente la metaplasia de Paneth. Las características patológicas de la colitis ulcerativa se resumen en la figura 11-52.

MANIFESTACIONES CLÍNICAS: El curso y las manifestaciones clínicas son muy variables. La mayoría de los pacientes tiene ataques intermitentes, con remisión parcial o completa intermedia. Unos cuantos (<10%) presentan una remisión muy prolongada (varios años) después de su primera crisis. El 20% restante presenta síntomas continuos sin remisión.

COLITIS LEVE: La mitad de los pacientes con colitis ulcerativa presenta la forma leve de la enfermedad. Su principal síntoma es la hemorragia rectal, a veces con tenesmo (sensación de compresión y malestar rectales). En estos pacientes, la enfermedad suele limitarse al recto, pero puede extenderse al colon sigmoides distal. Las complicaciones extraintestinales son raras, y la mayor parte de los pacientes de esta categoría se mantiene con enfermedad leve durante toda su vida.

COLITIS MODERADA: Casi el 40% de los pacientes sufre colitis ulcerativa moderada. Por lo general, presentan heces sanguinolentas sueltas de forma episódica, dolor cólico y, a menudo,

11: Aparato digestivo

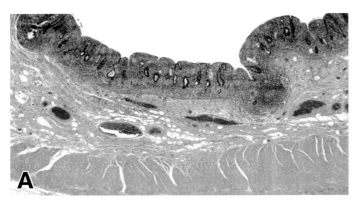

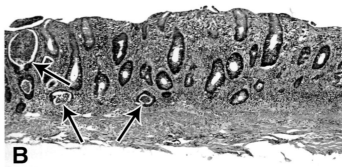

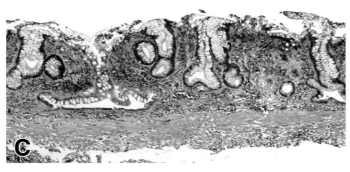

FIGURA 11-51. Colitis ulcerativa. A. Un corte de grosor total del colon resecado por colitis ulcerativa muestra afección inflamatoria de la mucosa con respeto de la submucosa y la muscular de la mucosa. **B.** Cortes de una biopsia de mucosa de un paciente con colitis ulcerativa activa que muestran expansión de la lámina propia y varios abscesos de las criptas (*flechas*). **C.** Colitis ulcerativa crónica que muestra distorsión significativa y atrofia de las criptas.

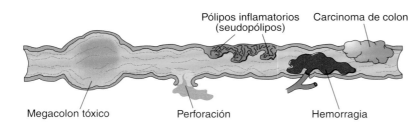

Pólipos inflamatorios (seudopólipos) Carcinoma de colon

Megacolon tóxico   Perforación   Hemorragia

FIGURA 11-52. Colitis ulcerativa. Representación esquemática de las características principales de la colitis ulcerativa en el colon.

fiebre de poca relevancia, con duración de días a semanas. La anemia moderada se debe por lo general a la pérdida sanguínea fecal crónica.

COLITIS GRAVE: Casi el 10 % de los pacientes presenta la forma grave o fulminante de la enfermedad, a veces desde su inicio, pero con frecuencia durante una crisis de actividad. Los pacientes tienen a veces más de 20 evacuaciones intestinales sanguinolentas al día, a menudo con fiebre y otras manifestaciones sistémicas. La pérdida de sangre y líquidos rápidamente lleva a la anemia, la deshidratación y el consumo de electrólitos. La hemorragia masiva puede poner en riesgo la vida. Una complicación particularmente peligrosa es el megacolon tóxico, una dilatación extrema del colon que conlleva un elevado riesgo de perforación.

El tratamiento médico de la colitis ulcerativa depende de los sitios afectados y la gravedad de la inflamación. Los compuestos a base del 5-aminosalicilato son la terapéutica ideal para los pacientes con colitis ulcerativa leve a moderada. Se usan corticoesteroides y agentes inmunodepresores e inmunorreguladores (azatioprina o mercaptopurina) en los pacientes con enfermedad grave y resistente al tratamiento. Puede haber cierto beneficio con el trasplante fecal en pacientes con enfermedad resistente al tratamiento.

La tabla 11-2 *compara las características patológicas de la enfermedad de Crohn y la colitis ulcerativa.*

Colitis ulcerativa y cáncer colorrectal

Los pacientes con colitis ulcerativa de larga duración tienen un riesgo considerablemente mayor de padecer cáncer colorrectal que la población general. La displasia epitelial colorrectal es precursora del carcinoma colorrectal, en particular cuando el grado es elevado. La magnitud de este aumento del riesgo es mayor si afecta todo el colon. En casos donde la enfermedad inflamatoria se limita al recto, el riesgo de cáncer colorrectal es como el de la población general. Tras 10 años con colitis ulcerativa, se estima que la posibilidad de cáncer colorrectal es del 2 %, del 8 % después de 20 años y del 18 % después de 30 años. Los pacientes con colitis ulcerativa que desarrollan colangitis esclerosante primaria tienen un mayor riesgo de displasia y cáncer colorrectal.

PÓLIPOS DE COLON Y RECTO

Un pólipo gastrointestinal es una masa que protruye hacia la luz del intestino. Los pólipos se clasifican por su inserción a la pared intestinal (p. ej., sésiles o pedunculados, con un tallo bien definido); su histología (p. ej., hiperplásica o adenomatosa) y su potencial neoplásico (p. ej., benignos o malignos). Por sí mismos, los pólipos rara vez son sintomáticos y su relevancia clínica yace en el potencial de transformación maligna.

Tabla 11-2

Comparación de las características patológicas del colon en la enfermedad de Crohn y la colitis

Lesión	Enfermedad de Crohn	Colitis ulcerativa
Macroscópica		
Engrosamiento de la pared intestinal	Comunes	Poco común
Estenosis luminal	Comunes	Poco común
Lesiones «salteadas»	Comunes	Ausentes
Predominio en el colon derecho	Comunes	Ausentes
Fisuras y fístulas	Comunes	Ausentes
Úlceras circunscritas	Comunes	Ausentes
Úlceras lineales confluentes	Comunes	Ausentes
Pólipos inflamatorios	Ausentes	Comunes
Microscópica		
Inflamación transmural	Comunes	Raras
Fibrosis submucosa	Comunes	Ausentes
Fisuras	Comunes	Raras
Granulomas	Comunes	Ausentes
Abscesos de las criptas	Comunes	Comunes

Pólipos hiperplásicos

Los pólipos hiperplásicos son pequeñas protrusiones mucosas sésiles con criptas de arquitectura exagerada. Son los pólipos más comunes del colon, especialmente en el recto. Los pólipos hiperplásicos están presentes en el 40 % de los especímenes del recto en personas menores de 40 años y en un 75 % de los adultos mayores. Son más comunes en un colon con pólipos adenomatosos y en las poblaciones con tasas elevadas de cáncer colorrectal. Se cree que los pólipos hiperplásicos se deben a la proliferación defectuosa y a la maduración del epitelio normal. Por tanto, la proliferación celular se lleva a cabo en la base de la cripta, y la migración ascendente de las células se vuelve más lenta. Las células epiteliales se diferencian, adquieren características absorbentes en la parte inferior de las criptas y permanecen en la superficie durante más tiempo que las células normales.

 PATOLOGÍA: Los pólipos hiperplásicos son nódulos pequeños y sésiles de mucosa elevada, hasta de 0.5 cm, pero ocasionalmente más grandes (fig. 11-53 A). Casi siempre son múltiples. Las criptas de los pólipos hiperplásicos son alongadas y la base de sus criptas es relativamente normal. El epitelio del tercio superior de las criptas contiene células caliciformes y mucinosas hiperplásicas y células absorbentes. No hay displasia, y los pólipos muestran un contorno serrado y una superficie con asas (fig. 11-53 B).

Adenomas dentados sésiles

Estas lesiones de pólipos surgen generalmente en el colon derecho y muestran hipermetilación del promotor en la enzima de reparación por mal emparejamiento de bases, *MLH1*; mutaciones en *BRAF*, y una incidencia elevada de inestabilidad de microsatélites. **Los carcinomas que surgen de los adenomas sésiles dentados suelen ser voluminosos, mucinosos y aparecen del lado derecho. Debido a su potencial maligno, estos pólipos deben ser extirpados por completo**.

 PATOLOGÍA: Los adenomas dentados son sésiles o planos. Pueden parecer pliegues de mucosa anómalos y deformes; y a menudo tienen abundante mucina adherente (fig. 11-54 A). Las lesiones generalmente son mayores de 1 cm. Muestran una proliferación celular irregular y asimétrica en la que las células pueden dividirse en cualquier lugar a lo largo de la cripta. Las células caliciformes y mucinosas entremezcladas se extienden hasta la base. Algunas bases de las criptas se dilatan y tienen abundante mucina, mientras que otras muestran criptas en forma de bota en «L» o en «T» invertida (fig. 11-54 B). Estos adenomas pueden desarrollar displasias de bajo a alto grado (fig. 11-54 C) y, eventualmente, carcinoma invasivo.

Adenomas dentados tradicionales

Estos pólipos son mucho menos comunes que los pólipos hiperplásicos o los adenomas dentados sésiles. Diversas anomalías moleculares incluyen mutaciones de *BRAF*, otras mutaciones de *KRAS* y otros muestran un fenotipo con islas de metilación CpG del promotor de *MGMT* (*v.* cap. 4). Al igual que los pólipos sésiles dentados, estos pólipos deben ser totalmente extirpados debido a su potencial maligno.

 PATOLOGÍA: Los adenomas dentados tradicionales suelen mostrar una arquitectura túbulo-vellosa o vellosa. Las células de revestimiento epitelial tienen abundante citoplasma eosinófilo con un núcleo alongado y croma-

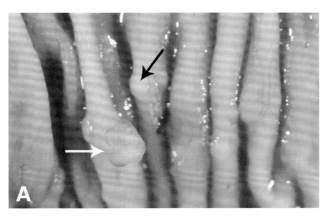
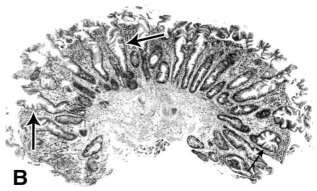

FIGURA 11-53. Pólipo hiperplásico. A. Este pólipo hiperplásico es pequeño, sésil y pálido (*flecha negra*). El pólipo adyacente más grande (*flecha blanca*) es un adenoma. **B.** A nivel microscópico, hay un aspecto en «diente de sierra» en la superficie (*flechas*), mientras que las bases de las criptas tienen una apariencia relativamente normal.

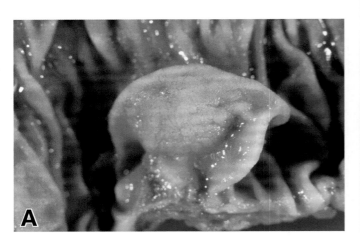

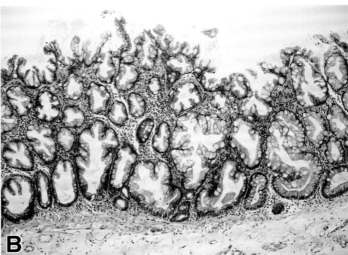

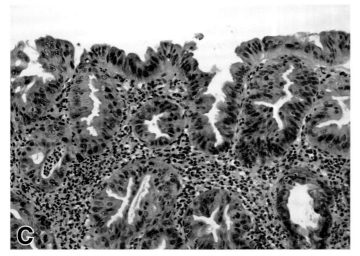

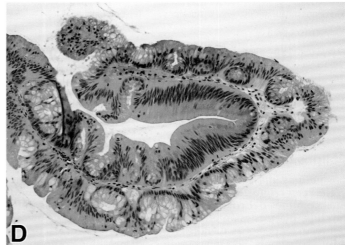

FIGURA 11-54. Pólipos premalignos dentados. A. Adenoma dentado sésil. El aspecto macroscópico a menudo es el de un gran pliegue mucoso aplanado. **B. Adenoma dentado sésil.** Microscópicamente, la proliferación anómala de las células caliciformes da a las criptas una apariencia dentada hasta las bases, haciendo que las bases sean dilatadas con abundante mucina y la característica formación de las criptas en bota en «L» o en forma de «T» invertida. **C. Adenoma dentado sésil** con displasia citológica de alto grado. **D. Adenoma dentado tradicional.** El rasgo más característico de este tipo de pólipo es la formación de criptas ectópicas, a menudo con una arquitectura vellosa y un revestimiento de células epiteliales con abundante citoplasma eosinófilo.

tina abierta o hipercromática. El hallazgo más característico de estos pólipos es la formación de criptas ectópicas (fig. 11-54 D).

Pólipos adenomatosos

Los pólipos adenomatosos (adenomas tubulares) son neoplasias que surgen del epitelio del colon. Están constituidos por células epiteliales neoplásicas que migraron a la superficie y se acumularon una vez cubierta la necesidad de reposición de las células descamadas hacia la luz.

 EPIDEMIOLOGÍA: Los pólipos adenomatosos aparecen con mayor frecuencia en países industrializados. Al igual que en la enfermedad diverticular, la única diferencia ambiental consistente entre las poblaciones de alto y bajo riesgo es la dieta occidental. Después de los 50 años de edad, la incidencia de los adenomas se ha elevado rápidamente; en Estados Unidos al menos la mitad de la población adulta tiene al menos un pólipo adenomatoso. Esta proporción se aproxima

a más del 66 % entre los mayores de 65 años. El hábito tabáquico, la obesidad y antecedentes familiares de adenomas del colon o de carcinoma aumentan el riesgo de desarrollar adenomas.

 PATOLOGÍA: Casi la mitad de los pólipos adenomatosos en Estados Unidos se localiza en la región del colon rectosigmoideo. La mitad restante se distribuye de manera equivalente en el resto del colon. Los adenomas varían, de forma escasa, entre nódulos visibles o adenomas pequeños y pedunculados, o lesiones grandes y sésiles. Se clasifican, por su arquitectura, en tubulares, vellosos y tubulovellosos. Son los precursores usuales del cáncer de colon y su epitelio a menudo presenta displasia.

ADENOMAS TUBULARES: Estas lesiones representan dos terceras partes de los adenomas del intestino grueso. La superficie de estas lesiones suele mostrar bolsas o protuberancias. Asimismo, suelen ser menores de 2 cm y con frecuencia presentan un tallo (pedunculado, fig. 11-55). Algunos adenomas tubulares, en particular los más pequeños, son sésiles (planos).

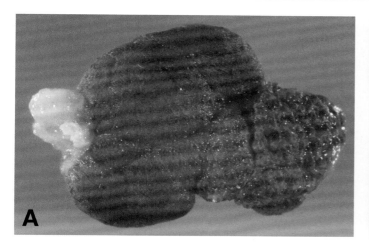

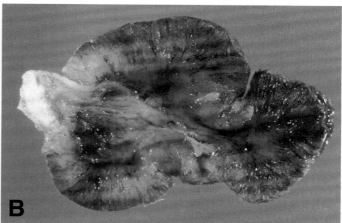

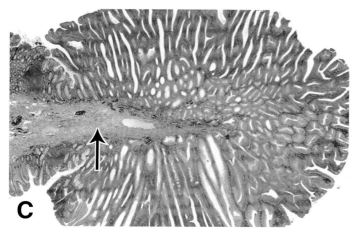

FIGURA 11-55. Adenoma tubular del colon. A. El adenoma muestra un tallo característico y una superficie biselada. **B.** El adenoma cortado a la mitad muestra el tallo, cubierto por el epitelio adenomatoso. El color blanco cenizo es producto de la cauterización en el borde de resección de la polipectomía. **C.** Al microscopio, el adenoma muestra un patrón repetitivo que es principalmente tubular. El tallo (*flecha*) está en continuidad con la submucosa del colon, no está afectado y sí revestido por epitelio normal del colon.

Los adenomas tubulares muestran túbulos epiteliales apretadamente empacados, que pueden ser uniformes o irregulares y excesivamente ramificados (fig. 11-55 C). Los adenomas tubulares muestran al menos una displasia epitelial de bajo grado y, en ocasiones, una displasia de alto grado con aumento del pleomorfismo nuclear y una arquitectura compleja. La displasia de alto grado puede progresar a adenocarcinoma invasivo, cuyo diagnóstico requiere glándulas neoplásicas debajo de la mucosa muscular (fig. 11-56). Mientras la displasia esté limitada a la mucosa, la lesión puede curarse por polipectomía completa.

El riesgo de carcinoma invasor se relaciona con el tamaño del adenoma tubular. Sólo el 1 % de los adenomas tubulares menores de 1 cm presenta cáncer invasor en el momento de su resección; de aquellos de 1 a 2 cm, el 10 % porta cáncer y de los mayores de 2 cm, el 35 % corresponde a cáncer. Los adenomas planos pequeños pueden pasarse por alto durante la endoscopia convencional y conllevan un elevado potencial maligno.

ADENOMAS VELLOSOS: Estos pólipos constituyen un décimo de los adenomas de colon y se encuentran predominantemente en la región rectosigmoidea. Suelen ser lesiones grandes, de base ancha, elevadas, con superficies afelpadas semejantes a una coliflor (fig. 11-57 A). Sin embargo, también pueden ser pequeños y pedunculados. Casi todos rebasan los 2 cm de diámetro y algunos pueden alcanzar hasta 10 a 15 centímetros. Los adenomas vellosos están constituidos por prolongaciones delgadas largas digitiformes que superficialmente simulan las vellosidades del intestino delgado. Están cubiertos externamente por células epiteliales neoplásicas y los sostiene un núcleo de tejido conjuntivo fibrovascular, como la lámina propia normal (fig. 11-57 B).

Las características de la displasia en los adenomas vellosos son similares a las de los adenomas tubulares. Sin embargo, los adenomas vellosos contienen focos de carcinoma más a menudo que los adenomas tubulares. En pólipos menores de 1 cm de diámetro, el riesgo es 10 veces mayor que en aquellos adenomas tubulares de tamaño comparable. Más del 33 % de los resecados porta un carcinoma invasor.

ADENOMAS TUBULOVELLOSOS: Muchos pólipos adenomatosos tienen características tanto tubulares como vellosas. Los pólipos con arquitectura vellosa del 25 % al 75 % se denominan **tubulovellosos**. Tienden a ser de distribución y tamaño intermedios entre las formas tubular y vellosa, y una tercera parte de estos son mayores de 2 cm de diámetro. Los pólipos tubulovellosos también son intermedios entre los adenomas tubulares y vellosos en cuanto al riesgo de carcinoma invasor.

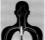

FISIOPATOLOGÍA: El precursor del carcinoma colorrectal es la displasia, por lo general en forma de un adenoma. La patogenia de los adenomas de colon y recto implica una alteración neoplásica de la homeostasia epitelial de las criptas, con (1) disminución de la apoptosis, (2) replicación celular persistente y (3) fracaso de la maduración y diferenciación de las células epiteliales mientras migran hacia la superficie de las criptas. Normalmente, la síntesis de ADN cesa cuando todas las células alcanzan el tercio superior de las criptas, después de lo cual maduran, migran hacia la superficie y posteriormente presentan apoptosis y se descaman hacia la luz intestinal. Los adenomas representan una pérdida de continuidad focal de esa secuencia ordenada, porque las células epiteliales pueden proliferar en todo el grosor de la cripta. Hay figuras mitóticas en toda la longitud de la cripta y en la superficie mucosa de los adenomas. Conforme la lesión evoluciona, la velocidad de proliferación rebasa a la de

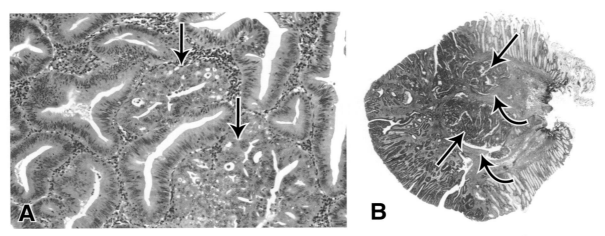

FIGURA 11-56. Adenocarcinoma que surge de un pólipo adenomatoso pedunculado. A. Hay ambas, displasia de bajo grado y de alto grado. La última se caracteriza por un patrón cribiforme y un aumento del pleomorfismo nuclear (*flechas*). **B.** La tinción tricrómica muestra invasión del tallo (*flechas curvas*) por el tumor (*flechas rectas*). Puesto que había un borde de resección de más de 1 mm, la polipectomía fue suficiente tratamiento.

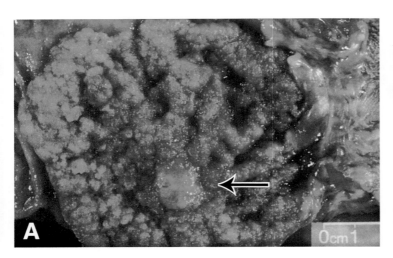

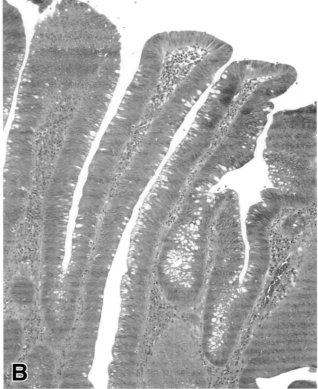

FIGURA 11-57. Adenoma velloso del colon. A. El colon contiene una gran lesión elevada de base amplia con superficie similar a una coliflor. Cerca del centro hay una superficie firme de la lesión (*flecha*), que al estudio histológico mostró ser un adenocarcinoma. **B.** El estudio al microscopio muestra prolongaciones digitiformes con centros fibrovasculares y núcleos hipercromáticos en hilera paralela.

apoptosis y descamación, y las células se acumulan en la porción superior de las criptas y la superficie de la mucosa.

Poliposis adenomatosa familiar

También denominada poliposis adenomatosa coli, la PAF es responsable de menos del 1% de cánceres colorrectales. Es causada por una mutación del gen APC en el brazo largo del cromosoma 5 (5q21-22) (*v.* más adelante). La mayoría de casos es familiar, pero del 30% al 50% refleja nuevas mutaciones. La

PAF se caracteriza por cientos a miles de adenomas que recubren la mucosa colorrectal, algunas veces en toda su longitud, pero en particular en el rectosigmoides (fig. 11-58): estos son en su mayoría adenomas tubulovellosos y vellosos. Los adenomas microscópicos, que implican algunas veces una sola cripta, son numerosos. Por lo general, algunos pólipos están presentes a los 10 años, pero la edad promedio de aparición de síntomas es de 36 años, edad a la cual con frecuencia el cáncer ya está presente. El carcinoma de colon y recto es inevitable en pacientes con PAF,

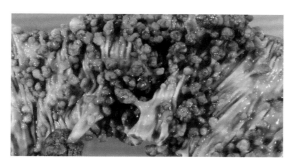

FIGURA 11-58. Poliposis familiar. El colon contiene miles de pólipos adenomatosos con sólo algunos que exceden 1 cm de diámetro.

y la edad promedio de inicio es de 40 años. La colectomía total antes del inicio del cáncer es curativa, pero algunos pacientes también tienen adenomas tubulares en el intestino delgado y el estómago con el mismo potencial maligno que aquellos en el colon.

Las mutaciones en la PAF se hallan sólo en el 25% de los casos familiares. Algunos pacientes que no tienen la mutación PAF muestran mutaciones en *MYH* (un síndrome de poliposis distinto, raro, autosómico recesivo, que clínicamente se superpone con la PAF).

Adenocarcinomas colorrectales

En las sociedades occidentales, el cáncer colorrectal es la tercera causa más habitual de cáncer y la segunda causa de muerte por cáncer. Existe una gran diferencia geográfica en la incidencia de este cáncer, con tasas que difieren 10 veces en los países en desarrollo y los desarrollados. Esta diferencia se debe en gran parte a los factores ambientales, pues en los países que más recientemente han adoptado dietas y estilos de vida «occidentales» se ha detectado un gran incremento en las tasas de cáncer colorrectal. Por otro lado, las personas que migraron de regiones con baja incidencia a regiones con gran incidencia desarrollaron estos cánceres con tasas similares a las regiones de alta incidencia. Se utiliza el término colorrectal porque los cánceres del colon y recto comparten ciertas características biológicas, pero también existen diferencias entre ellos. Por ejemplo, las tasas de cáncer de colon son más o menos iguales entre hombres y mujeres, mientras que el cáncer rectal muestra un ligero predominio en los hombres. El tratamiento de ambos tumores también es diferente.

 FACTORES ETIOLÓGICOS: Los factores que conducen al desarrollo de pólipos adenomatosos favorecen también el cáncer colorrectal. Hay varios factores de riesgo modificables y no modificables (*v.* más adelante). Aunque no se ha identificado una sola característica del estilo de vida occidental como factor causal, existen múltiples factores que contribuyen a una mayor incidencia de cáncer de colon. La dieta parece tener el mayor impacto, ya sea mediante un efecto directo o por su efecto en la alteración de la flora intestinal.

Factores de riesgo del cáncer colorrectal

EDAD: El aumento de la edad es probablemente el factor de riesgo más importante para el cáncer colorrectal en la población general. El riesgo es bajo (pero no cero) antes de los 40 años de edad. Luego, aumenta de manera consistente hasta los 50 años, después de lo cual se duplica cada década.

ANTECEDENTE DE CÁNCER COLORRECTAL: Los pacientes con cáncer colorrectal tienen mayor riesgo de tener un tumor subsecuente. De hecho, del 5% al 10% de los pacientes tratados por cáncer colorrectal desarrollan un segundo tumor maligno. Por otra parte, del 2% al 5% de aquellos con un nuevo cáncer colorrectal tienen un cáncer colorrectal primario simultáneo (sincrónico).

COLITIS ULCERATIVA Y ENFERMEDAD DE CROHN: Estas enfermedades inflamatorias crónicas aumentan el riesgo

de cáncer colorrectal en proporción a la duración y el grado de afección al intestino grueso.

FACTORES GENÉTICOS: El riesgo de cáncer colorrectal es mayor en los familiares de pacientes con la enfermedad, lo que sugiere una contribución genética a la tumorogénesis. Las personas con dos o más familiares de primer o segundo grado con cáncer colorrectal constituyen el 20% de todos los pacientes con este tumor. Aproximadamente del 5% al 10% de los cánceres colorrectales se heredan de forma autosómica dominante, y el síndrome más habitual es el carcinoma colorrectal hereditario sin poliposis (HNPCC, síndrome de Lynch [*v.* más adelante]).

DIETA: El consumo de productos de origen animal, incluyendo la grasa, el colesterol y las proteínas se corresponde con la incidencia del cáncer colorrectal. Las dietas bajas en frutas, vegetales y granos enteros (fibra) también han sido relacionadas con el cáncer colorrectal. Las razones de este hallazgo no son del todo claras, pero pueden estar relacionadas con un efecto sobre la flora intestinal y el tiempo de tránsito de heces.

ACTIVIDAD FÍSICA Y OBESIDAD: Se cree que estos factores combinados representan una tercera parte de los cánceres colorrectales. Aunque no se comprende totalmente, la actividad física disminuye la motilidad intestinal. La obesidad aumenta los niveles de estrógenos circulantes y disminuye la resistencia a la insulina, factores que se cree que influyen en el riesgo de cáncer.

TABAQUISMO Y ALCOHOL: Fumar cigarrillos es un factor de riesgo independiente para cáncer de colon. También se ha documentado que el alcoholismo crónico aumenta el riesgo de cáncer colorrectal, aunque la asociación putativa merece un estudio más a fondo.

 PATOGENIA MOLECULAR: En el 85% de los casos de carcinoma colorrectal, se estima que al menos de 8 a 10 eventos de mutaciones deben acumularse antes que se presente el cáncer invasivo con potencial metastásico. Este proceso inicia en la mucosa histológicamente normal, avanza a una etapa precursora adenomatosa y termina como un carcinoma invasivo (*v.* cap. 4).

Los eventos de mutación más importantes comprenden (fig. 11-59 A):

- *Gen APC*: como se ha mencionado anteriormente, las mutaciones en la línea germinal en el gen supresor de tumor poliposis adenomatosa coli (APC) causan poliposis adenomatosa familiar. *APC también tiene una mutación somática en el 70% al 80% de los cánceres colorrectales esporádicos*. El gen APC normal es un regulador negativo de la β-catenina. Se une a la β-catenina y causa su fosforilación, seguido por la ubiquitinización y la degradación del proteasoma. El APC mutante permite que la β-catenina se acumule en el núcleo, donde es un activador de la transcripción de genes importantes para la proliferación (p. ej., *ciclina D1* y *MYC*). Algunos tumores con *APC* normal tienen mutaciones en el propio gen de la β-**catenina**. Las mutaciones en APC en la mucosa normal del colon preceden al desarrollo de adenomas esporádicos. Por tanto, *APC* es clave en el desarrollo temprano de la mayoría de las neoplasias colorrectales.
- *KRAS*: las mutaciones activadoras del protooncogén *KRAS* aparecen de forma temprana en los adenomas tubulares del colon.
- *Gen DCC*: un gen supresor de tumor putativo, el ausente en el cáncer de colon (*DCC*), se localiza en el cromosoma 18 y a menudo está ausente en los cánceres colorrectales.
- *TP53*: las mutaciones en p53 facilitan la transición de un adenoma al tipo más habitual de adenocarcinoma y son los eventos finales en la carcinogenia del colon.

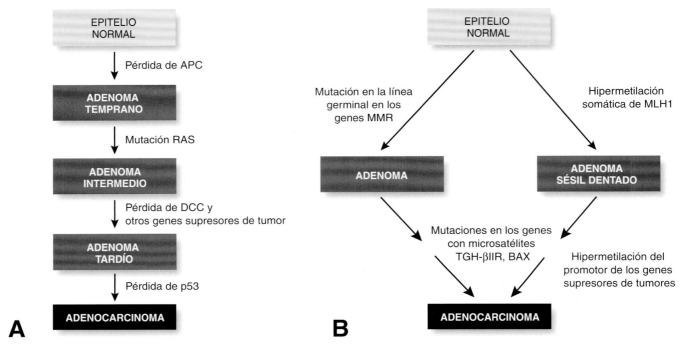

FIGURA 11-59. Modelo de algunas de las alteraciones genéticas involucradas en la carcinogenia del colon. A. Vía de la supresión tumoral. **B.** Defecto en la vía de reparación por mal emparejamiento de bases (MMR). APC, poliposis adenomatosa *coli;* BAX, proteína X asociada a BCL2; DCC, eliminado en el cáncer de colon; MLH1, MutL homolog-1; TGF-βIIR, receptor del factor de crecimiento transformante β₂.

En el 15 % de los cánceres colorrectales, el proceso de **reparación del ADN por mal emparejamiento de bases** (*MMR; v.* cap. 4) está dañado, causando la reparación deficiente de los errores espontáneos de la replicación, particularmente en las regiones con secuencias repetitivas simples (microsatélites).

 PATOLOGÍA: *La gran mayoría de los cánceres colorrectales son adenocarcinomas que se parecen a sus homólogos en otros sitios del tubo digestivo.* Suelen ser pólipos ulcerados o infiltrativos, y pueden ser anulares o constrictivos (fig. 11-60).

Los cánceres polipoides son mucho más comunes en el colon derecho, particularmente en el ciego, donde el lumen grande permite el crecimiento intraluminal sin obstáculos. Los tumores anulares constrictivos aparecen con mayor frecuencia en el colon distal. Los tumores a menudo se ulceran, sin importar su patrón de crecimiento.

En torno al 15 % de los cánceres de colon secretan abundante mucina, por lo que se les llama adenocarcinomas **mucinosos.** El grado de diferenciación influye sobre el pronóstico; los tumores más diferenciados suelen tener un panorama más favorable.

Los cánceres de colon se diseminan por extensión directa o invasión vascular. El tejido conjuntivo seroso ofrece poca resistencia a la diseminación del tumor, y a menudo se observan células cancerosas en la grasa pericolorrectal lejos del sitio primario. Ocasionalmente está afectado el peritoneo, en cuyo caso puede haber múltiples depósitos en todo el abdomen.

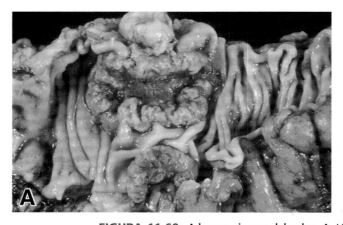
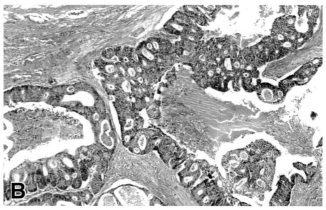

FIGURA 11-60. Adenocarcinoma del colon. A. Un colon resecado muestra una masa ulcerada con bordes laminados, firmes, ampliados. **B.** Al microscopio, este adenocarcinoma de colon consiste de glándulas moderadamente diferenciadas con un patrón cribiforme prominente y frecuentes necrosis centrales.

El cáncer colorrectal invade los conductos linfáticos e inicialmente afecta a los nódulos linfáticos justo por debajo del tumor. El hígado es el órgano más común donde hay metástasis, pero el tumor puede diseminarse ampliamente. El pronóstico del cáncer colorrectal está más estrechamente relacionado con la extensión del tumor a través de la pared del intestino grueso que con su tamaño o histopatología.

La estadificación de estos tumores utiliza el sistema tumor, nodos o nódulos linfáticos, metástasis (TNM) (*v.* cap. 4). Los tumores T1 invaden la submucosa; los tumores T2 infiltran en, pero no a través de la capa muscular propia; los tumores T3 invaden el tejido blando pericolorrectal; y los tumores T4 penetran la serosa (T4a) o afectan órganos adyacentes (T4b). N se refiere a la presencia o ausencia de metástasis en los nódulos linfáticos y M a la presencia o ausencia de metástasis a distancia.

 CARACTERÍSTICAS CLÍNICAS: Inicialmente, el cáncer colorrectal es clínicamente silente. A medida que el tumor crece, el signo más habitual es la **sangre oculta en heces**, en particular cuando el tumor está en la parte proximal del colon. Si la lesión está en el colon o el recto distal, pueden presentarse sangre oculta o **sangre roja brillante**.

Las neoplasias del lado izquierdo del colon, donde la luz es estrecha y las heces son más sólidas, a menudo estenosan el lumen y producen **síntomas obstructivos**. Estos incluyen cambios en los hábitos intestinales y dolor abdominal. A veces las neoplasias colorrectales **perforan** tempranamente y causar peritonitis. En cambio, las neoplasias del lado derecho pueden alcanzar un gran tamaño sin causar obstrucción, especialmente en el ciego donde la luz es grande y el contenido fecal es líquido. Como resultado, los tumores del lado derecho pueden causar hemorragia crónica asintomática. La **anemia por insuficiencia de hierro** es a menudo el primer signo de cáncer colorrectal.

Una prueba positiva de sangre oculta en heces predice la presencia de una neoplasia o un adenoma en el 50 % de los casos. La colonoscopia con fibra óptica periódica y las pruebas de detección precoz de sangre oculta en heces pueden detectar los tumores en etapas tempranas y han mejorado la supervivencia en el cáncer colorrectal.

La resección es el único tratamiento curativo para el cáncer colorrectal. Los pólipos pequeños pueden ser extirpados con facilidad por vía endoscópica; las lesiones grandes requieren la resección segmentaria.

Cáncer colorrectal hereditario sin poliposis (síndrome de Lynch)

El HNPCC es una enfermedad hereditaria autosómica dominante que representa del 3 % al 5 % de los cánceres colorrectales.

 PATOGENIA MOLECULAR: El síndrome de Lynch es causado por mutaciones en la línea germinal en el gen del mal emparejamiento de bases (*MMR*) de ADN. Habitualmente están afectados los genes human MutS homolog 2 (*hMSH2*) en el cromosoma 2p y human MutL homolog 1 (*hMLH1*) en el cromosoma 3p (fig. 11-59 B). El HNPCC presenta una mutación en la línea germinal en un alelo de un gen *MMR*. El hecho que un alelo esté mutado impide la reparación de una segunda mutación esporádica en el otro alelo (un «segundo golpe» somático; *v.* cap. 4). A partir de entonces, la reparación de los errores espontáneos en la replicación es ineficaz, causando inestabilidad genómica generalizada, particularmente en las secuencias repetitivas simples (microsatélites), que son especialmente propensas a los errores en la replicación. Por tanto, los genes que regulan el crecimiento y la diferenciación, y otros genes de reparación por mal emparejamiento de bases, están desactivados por mutaciones que no han sido reparadas.

 PATOLOGÍA Y CARACTERÍSTICAS CLÍNICAS: Es más frecuente que los tumores del síndrome de Lynch tengan una histología mucinosa, con un tipo de células en anillo de sello y variedad sólida (medular) que los tumores esporádicos, con muchos linfocitos intratumorales y reacciones linfocíticas similares al síndrome de Crohn. Los pacientes con HNPCC suelen (1) tener cáncer a una edad temprana; (2) tener pocos adenomas (de ahí «sin poliposis»); (3) desarrollar tumores proximales a la flexura esplénica (70 %); (4) tener múltiples neoplasias sincrónicas o metacrónicas, y (5) desarrollar neoplasias extracolónicas, especialmente en endometrio, ovario, estómago, intestino delgado, vías urinarias, páncreas, tracto hepatobiliar, piel y en el sistema nervioso central (SNC).

OTROS TUMORES DEL INTESTINO GRUESO

Tumores mesenquimatosos del colon

Los tumores mesenquimatosos derivados de tejidos en el colon incluyen lipoma, liposarcoma, neurofibroma, ganglioneuroma, tumores de la vaina nerviosa periférica, leiomioma, leiomiosarcoma, tumores vasculares y TEGI (*v.* anteriormente). De estos, los más habituales son los lipomas submucosos y leiomiomas.

Tumores neuroendocrinos del colon

Estos tumores también fueron llamados en su momento tumores carcinoides (*v.* anteriormente). La mitad de los TNE colorrectales ya han hecho metástasis en el momento en que se descubren.

Linfomas del intestino grueso

Los linfomas primarios del colon y el recto son poco frecuentes. Pueden presentarse con (1) afección mucosa segmentaria, (2) lesiones polipoides difusas o (3) una masa que se extiende más allá del colon y el recto. Los síntomas son similares a los de otras neoplasias intestinales, pero la forma polipoide difusa puede parecerse a los pólipos inflamatorios o adenomatosos. Muchos linfomas del colon son tumores de linfocitos B.

Ano

El conducto anal se extiende desde el nivel del suelo de la pelvis hasta el margen proximal del borde anal. Mide cerca de 4 cm de largo y se divide en tres partes, en función de su epitelio de revestimiento: la zona colorrectal (revestida por mucosa glandular), la zona de transición (que varía, por la mucosa de transición) y la zona distal (revestida por mucosa escamosa). La línea dentada (pectínea) (formada por válvulas anales, aproximadamente a medio camino del canal anal) se identifica fácilmente y el borde superior del canal anal se localiza a 2 cm por encima de esta línea.

LESIONES BENIGNAS DEL CONDUCTO ANAL

Hemorroides

Son causadas por el desplazamiento descendente de los cojines anales. Las hemorroides internas surgen del plexo superior hemorroidal por encima de la línea dentada (pectínea). Están cubiertas por mucosa rectal o de transición. Las hemorroides externas se originan del plexo hemorroidal superior, por debajo de esta línea, y están cubiertas por mucosa escamosa. *Las hemorroides afectan al menos al 5 % de las personas que viven en países occidentales (probablemente sea una subestimación, ya que la mayoría de la gente trata este trastorno por sí misma).* Son más habituales en personas caucásicas entre los 45 y 65 años. El embarazo es otro

11: Aparato digestivo

factor de riesgo, posiblemente relacionado con el aumento de la presión abdominal.

PATOLOGÍA: Las hemorroides son espacios vasculares dilatados con músculo liso excesivo en sus paredes. La hemorragia y la trombosis son comunes.

CARACTERÍSTICAS CLÍNICAS: Las hemorroides causan sangrado rectal indoloro asociado con las deposiciones. Aunque la pérdida crónica de sangre puede causar **anemia por insuficiencia de hierro**, deben descartarse otras causas antes de atribuirla a la hemorragia por hemorroides. El **prolapso rectal** es habitual y causa irritación perineal o prurito anal. El prolapso de las hemorroides puede ser irreductible y causar hemorroides dolorosas y estranguladas. Las hemorroides externas **trombosadas** son sumamente dolorosas y requieren la evacuación de los coágulos dañinos. Las hemorroides se tratan con modificaciones dietéticas y en el estilo de vida, dirigidas a mejorar la calidad de las heces y reducir el esfuerzo en el inodoro. También hay disponibles intervenciones médicas y quirúrgicas.

Condilomas acuminados anales (verrugas anales)

Estas lesiones habitualmente son benignas pero potencialmente pueden convertirse en cánceres escamosos.

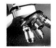

PATOLOGÍA: Los condilomas tienen un patrón de crecimiento en forma de coliflor con excrecencias papilares revestidas por epitelio escamoso que a menudo es hiperqueratósico. Las células escamosas muestran un cambio coilocítico característico, que tiene núcleos grandes de bordes irregulares, a menudo binucleadas, con citoplasma perinuclear claro. Estas pueden desarrollar displasia, que se clasifica en leve, moderada o grave, similar al esquema de clasificación del cuello uterino (*v.* cap. 16).

TUMORES MALIGNOS DEL CONDUCTO ANAL

Carcinomas de células escamosas del conducto anal

Estas neoplasias son relativamente infrecuentes, aunque su frecuencia está aumentando. Son más comunes en mujeres que en hombres, y su incidencia es de 1.4 por cada 100 000. En el grupo de mayor riesgo, homosexuales que practican el sexo anal, su incidencia se aproxima a 35 por cada 100 000.

PATOLOGÍA: Las neoplasias anales tienen varios patrones histológicos aunque simplemente son clasificados como **carcinomas de células escamosas**. La **enfermedad de Bowen en el ano** es el carcinoma escamoso *in situ*. Los cánceres anales se diseminan directamente hacia los tejidos circundantes, incluyendo esfínter interno y externo, tejidos blandos perianales, próstata y vagina.

CARACTERÍSTICAS CLÍNICAS: El factor de riesgo principal para el carcinoma anal de células escamosas es la infección por VPH. Otros factores de riesgo son la infección por VIH, la inmunosupresión en el trasplante

de órganos, la presencia de un trastorno inmunológico y el hábito tabáquico.

PERITONITIS

Peritonitis bacteriana

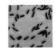

FACTORES ETIOLÓGICOS

PERFORACIÓN: **La causa más habitual de peritonitis bacteriana es la perforación de una víscera** (p. ej., un apéndice inflamado, una úlcera péptica o un divertículo colónico). La peritonitis resulta en abdomen agudo, con dolor abdominal importante y dolor a la palpación. Son usuales la náusea, el vómito y la fiebre elevada y, en casos graves, sobrevienen peritonitis generalizada, íleo paralítico y shock séptico. Con frecuencia la perforación se vuelve amurallada, en cuyo caso resulta un absceso peritoneal.

PERITONITIS BACTERIANA ESPONTÁNEA: **A veces, la infección peritoneal carece de una causa clara. El marco más habitual para la peritonitis bacteriana espontánea en adultos es la cirrosis complicada por hipertensión portal y ascitis** (*v.* cap. 12). La patogenia parece implicar el movimiento de organismos entéricos, en especial bacilos gramnegativos, desde el intestino hasta los nódulos linfáticos mesentéricos. Resulta entonces la diseminación del líquido ascítico, con actividad fagocítica deprimida y baja actividad antibacteriana en el líquido ascítico.

PATOLOGÍA: De manera exagerada, la peritonitis bacteriana parece una infección purulenta en cualquier lado. Un exudado fibrinopurulento cubre la superficie de los intestinos. Cuando se organiza, se forman adherencias fibrinosas y fibrosas entre las asas del intestino, que se unen una a la otra. Tales adherencias pueden a la larga lisar, o pueden causar **vólvulos** y **obstrucción intestinal**. La salpingitis bacteriana, por lo general gonocócica, puede ocasionar peritonitis pélvica y adherencias, lo que define a la **enfermedad pélvica inflamatoria** (*v.* cap. 16).

NEOPLASIAS PERITONEALES

Mesoteliomas peritoneales malignos

El 25% de todos los mesoteliomas se origina en el peritoneo. *Como los mesoteliomas pleurales, algunos de estos tumores malignos se asocian con la exposición a los asbestos, mientras que muchos son idiopáticos.* Las características patológicas de los mesoteliomas peritoneales son idénticas a las de sus homólogos pleurales (*v.* cap. 10).

Carcinoma peritoneal primario

El carcinoma peritoneal primario se presenta como masas tumorales que abarcan el omento y el peritoneo. Es morfológicamente idéntico al carcinoma seroso ovárico, excepto en que los ovarios son normales.

Carcinoma metastásico

Los carcinomas ováricos, gástricos y pancreáticos tienen, particularmente, la posibilidad de diseminarse al peritoneo, pero cualquier carcinoma intraabdominal se puede diseminar al peritoneo.

12 Hígado y Sistema de vías biliares

Arief A. Suriawinata ▪ Swan N. Thung

ESTRUCTURA DEL HÍGADO Y DEL SISTEMA BILIAR

El hígado, localizado en el cuadrante superior derecho del abdomen, inmediatamente debajo del diafragma, tiene dos lóbulos, uno mayor, el **lóbulo derecho**, y otro más pequeño, el **lóbulo izquierdo**, que se unen en el lecho de la vesícula biliar. La **vesícula biliar** yace inferiormente en la fosa del lóbulo hepático derecho; se extiende ligeramente por debajo del borde inferior del hígado.

El hígado tiene una doble irrigación sanguínea a (1) la **arteria hepática**, una rama del tronco celíaco, y (2) la **vena porta**, formada por la convergencia de las venas esplénica y mesentérica superior. Las venas hepáticas drenan hacia la vena cava inferior, que se encuentra rodeada en parte por la cara posterior del hígado. Los vasos linfáticos del hígado drenan principalmente hacia la porta hepática y los nódulos linfáticos celíacos.

Los conductos hepáticos derecho e izquierdo se unen para formar el **conducto hepático**, que se une con el conducto cístico de la vesícula biliar para formar el **conducto biliar común**. Este último se une al conducto pancreático justo antes de desembocar en el duodeno. Finalmente, alcanza la ampolla de Vater, cuya luz está regulada por el esfínter de Oddi.

Los lobulillos hepáticos son estructuras poliédricas (figs. 12-1 y 12-2), distribuidas de manera característica como hexágonos. Las **tríadas portales** (o espacios portales) son periféricos, están localizados en los ángulos del polígono y contienen las ramas intrahepáticas de: (1) **conductos biliares;** (2) **arteria hepática**, y (3) **vena porta.** Los espacios portales colagenosos están rodeados

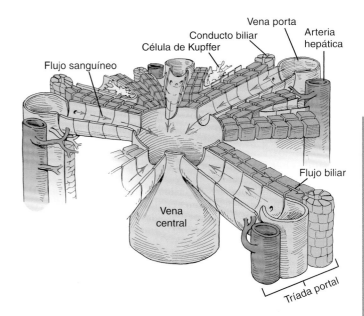

FIGURA 12-1. Microanatomía del hígado. El modelo del lobulillo clásico está constituido por tríadas portales, senos hepáticos; una vénula hepática terminal (vena central) y se relaciona con placas de hepatocitos. Las *flechas rojas* indican la dirección del flujo sanguíneo sinusoidal. Las *flechas verdes* muestran la dirección del flujo biliar. (De Ross MH, Pawlina W. *Histology: A Text and Atlas*, 6th ed. Philadelphia: Lippincott Williams & Wilkins, 2011: 636.)

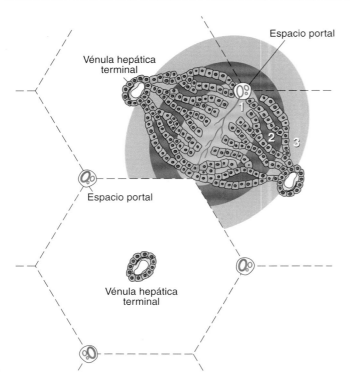

FIGURA 12-2. Modelos conceptuales morfológico y funcional del lobulillo hepático. En el modelo del lobulillo hepático clásico *morfológico*, la periferia del lobulillo hexagonal se encuentra anclada a los espacios portales y la vénula hepática terminal en el centro. El modelo del lobulillo hepático *funcional* se fundamenta en el ácino derivado de los gradientes de oxígeno y nutrientes en la sangre sinusoidal. En este esquema del espacio portal, la cantidad de oxígeno y nutrientes es elevada en el centro (zona 1). La región más distante del espacio portal (zona 3) tiene poco oxígeno y nutrientes, y rodea a la vénula hepática terminal. La zona 2 es intermedia en la ubicación entre las zonas 1 y 3.

por una capa adyacente de hepatocitos que los rodea, la **membrana limitante**. La **vena central** (también conocida como **vénula hepática terminal**) se localiza en el centro del lobulillo. Distribuidas radialmente con respecto a este se encuentran varias **placas de hepatocitos con el grosor de una sola célula**, que se extienden hasta el borde del lobulillo, donde son continuas con las placas de otros lobulillos. Entre estas capas de hepatocito se encuentran los **sinusoides hepáticos**, que se encuentran recubiertos por células endoteliales, células de Kupffer y células estrelladas.

La estructura lobulillar descrita anteriormente se encuentra distribuida alrededor de la vena central y confiere al hígado su aspecto histológico. *Sin embargo, desde el punto de vista funcional, un lobulillo puede concebirse como un espacio portal **en el centro** (fig. 12-2). Este concepto es resultado de considerar los **gradientes funcionales** que tienen lugar dentro de los lobulillos, y se denomina **ácino hepático**. Es decir, el oxígeno, los nutrientes, etc., suministrados por la sangre tienen más concentración cerca de espacios portales, y luego, disminuyen progresivamente a medida que los hepatocitos extraen estos materiales de la sangre que va a través de los sinusoides hacia la vena central. Este modelo permite considerar zonas funcionales concéntricas. La **zona 1** es la más oxigenada y rodea los espacios portales. La **zona 3**, que rodea las venas centrales, es la que posee menos oxígeno. La zona intermedia o mediolobulillar es la **zona 2**. El daño isquémico suele afectar a la zona 3 antes que a las demás. Las diferencias entre los hepatocitos no se limitan al flujo sanguíneo. Los ácinos son también heterogéneos con respecto a su metabolismo, independientemente

del grado de oxigenación. En particular, el daño tóxico es con frecuencia más evidente en la zona 3, debido a que es rica en enzimas hepáticas relacionadas con la desintoxicación y biotransformación de sustancias. Por conveniencia, los cambios patológicos en el hígado suelen denominarse con relación al referente histológico del lobulillo clásico. Por ejemplo, la necrosis centrolobulillar alude a una lesión que tiene lugar alrededor de las venas centrales, en tanto que la fibrosis periportal se presenta en la periferia del lobulillo clásico. Sin embargo, funcionalmente, estos cambios ocurren en las zonas 3 y 1, respectivamente.

FUNCIONES DEL HÍGADO

El hígado, a través de sus hepatocitos, lleva a cabo funciones metabólicas, sintéticas, de almacenamiento, catabólicas y extretoras.

FUNCIONES METABÓLICAS: El hígado es el órgano central encargado de la **homeostasis de la glucosa** y responde con rapidez a las variaciones en la concentración de glucosa en sangre. Los ácidos grasos libres se incorporan al hígado, donde son oxidados para producir energía. Otra alternativa es su transformación a triglicéridos, que son secretados como **lipoproteínas** para ser utilizadas en otros lugares del organismo.

FUNCIONES SINTÉTICAS: La mayoría de las proteínas en el suero se sintetizan en el hígado. La **albúmina** es la principal fuente de presión oncótica del plasma, y su disminución en la deficiencia hepática crónica produce edema y ascitis. Los **factores de coagulación**, la mayoría de los cuales, incluyendo la protrombina y fibrinógeno, son producidos por los hepatocitos. Las hemorragias graves, y que pueden poner en riesgo la vida, pueden complicar la deficiencia hepática. Las células endoteliales del hígado producen **factor V** y **VIII**; como resultado, la hemofilia mejora con el trasplante de hígado. La proteína del **complemento** y otros «reactantes de fase aguda» (p. ej., ferritina, proteína C reactiva, amiloide sérico A) también son secretados por el hígado, así como numerosas **proteínas de unión** específicas (p. ej., del hierro, cobre y vitamina A).

FUNCIONES DE ALMACENAMIENTO: El hígado almacena glucógeno, triglicéridos, hierro, cobre y vitaminas liposolubles. La acumulación excesiva de estas sustancias en el hígado puede provocar graves hepatopatías; es el caso de una cantidad de glucógeno anómala en la glucogenosis tipo IV y del hierro en exceso en la hemocromatosis y el cobre en la enfermedad de Wilson (EW).

FUNCIONES CATABÓLICAS: El hígado cataboliza muchas sustancias endógenas, incluyendo hormonas y proteínas del suero. Como resultado, en la deficiencia hepática crónica, la interrupción del catabolismo de los estrógenos da lugar a la feminización en los pacientes de sexo masculino. El hígado es también el principal lugar de **desintoxicación de sustancias extrañas**, como medicamentos, químicos industriales, contaminantes del medio ambiente y quizá algunos productos del metabolismo de las bacterias provenientes del intestino.

El amonio, un producto del metabolismo de los aminoácidos, es eliminado principalmente por el hígado. El amonio en suero aumenta en la deficiencia hepática y se utiliza como un marcador de la enfermedad.

FUNCIONES EXCRETORAS: El principal producto de excreción del hígado es la **bilis**, una mezcla acuosa de bilirrubina conjugada, ácidos biliares, fosfolípidos, colesterol y electrolitos. La bilis contiene también derivados del catabolismo del hemo y es vital para la absorción de grasas a través del intestino delgado. La producción normal de la bilis es fundamental para la eliminación de toxinas, carcinógenos y, medicamentos y sus metabolitos.

CAUSAS Y EFECTOS DE LESIONES HEPÁTICAS: INTRODUCCIÓN

Las lesiones hepáticas pueden deberse a la destrucción de los hepatocitos por infección viral o efectos autoinmunitarios (hepatitis), agentes ambientales como el alcohol (hígado graso o cirrosis), o fármacos u otros tóxicos. Los defectos del almacenamiento hepático de hierro y cobre también pueden conducir a una lesión de los hepatocitos, ya sea directa o indirectamente. Las neoplasias del hígado pueden ser primarias, a menudo originadas como resultado final de una infección viral crónica o, mucho más frecuentemente, ser tumores metastásicos depositados en el hígado. El resultado de dicho daño hepático puede ser una deficiencia hepática aguda o una lesión crónica, lo que puede causar cirrosis. Esta afección se caracteriza por la destrucción de la arquitectura hepática normal y el deterioro del flujo vascular, lo cual produce hipertensión en la circulación portal (hipertensión portal). Los defectos en el flujo y el metabolismo de la bilis pueden causar hiperbilirrubinemia (aumento de la concentración de bilirrubina en la sangre), expresada clínicamente como ictericia; se manifiesta con piel y esclerótica amarillas y una gran cantidad de efectos sistémicos, así como lesiones hepáticas locales.

HEPATITIS

La hepatitis (es decir, la inflamación del hígado) es el resultado de una infección viral o de procesos autoinmunitarios. *La infección de los hepatocitos causa necrosis hepática e inflamación, y puede ser aguda o crónica.*

Hepatitis viral aguda

La característica fundamental de la hepatitis viral aguda es la muerte de hepatocitos (fig. 12-3). Dentro del lóbulo hepático, se observan zonas de necrosis de células únicas o pequeños cúmulos de hepatocitos. Pueden observarse algunas células hepáticas apoptóticas como cuerpos pequeños, con eosinofilia intensa (**cuerpos de Councilman o acidófilos**) y en algunas ocasiones núcleos picnóticos (células apoptóticas). Aunque los cuerpos acidófilos son característicos de la hepatitis viral, también se observan en muchas otras enfermedades hepáticas. En la hepatitis viral aguda, muchas células hepáticas muestran diversos grados de edema hidrópico y diferencias en tamaño, forma y características de tinción. De manera concurrente, también se ven células hepáticas en regeneración que muestran grandes núcleos y abundante citoplasma basófilo. Las placas resultantes de células hepáticas irregulares adoptan un patrón descrito como **desorganización lobulillar.**

Las células mononucleares, en su mayoría linfocitos, infiltran los lóbulos difusamente, rodeando los hepatocitos necróticos individuales, y se acumulan en regiones de necrosis localizada. Los macrófagos pueden ser muy evidentes, y los eosinófilos y los leucocitos polimorfonucleares no son raros. Es un rasgo característico que los linfocitos infiltren el espacio situado entre la pared de la vena central y las placas de hepatocitos. Las células inflamatorias mononucleares también se acumulan dentro de los espacios portales. Las células linfoideas dentro de los espacios portales pueden formar folículos, en especial con la hepatitis C. La placa limitante de hepatocitos alrededor de los espacios portales se mantiene, por lo general, intacta. Es frecuente la colestasis (bilis visible en los canalículos). Clínicamente puede expresarse como ictericia. Cuando es grave, se denomina **hepatitis colestásica.** En estos casos, muchos hepatocitos se encuentran distribuidos alrededor de la luz, proporcionando al conjunto un aspecto acinoso o glandular. La luz de estos ácinos puede contener grandes tapones de bilis (fig. 12-4). Los cambios histopatológicos desaparecen gradualmente durante la recuperación, se recupera por completo la arquitectura hepática normal.

La **necrosis hepática confluente** alude a una forma particularmente grave de hepatitis viral aguda que se caracteriza por la muerte de numerosos hepatocitos en una distribución geográfica, y en casos extremos, por la muerte de prácticamente todas las células del hígado (**necrosis hepática masiva**). La causa viral más habitual es la hepatitis B aguda; rara vez la necrosis hepática confluente es resultado de la infección por otros virus hepatótropos. Cabe destacar que las lesiones no se limitan a la hepatitis viral porque también pueden ser encontradas después de la exposición a diversos agentes hepatotóxicos y en la hepatitis autoinmunitaria (*v.* más adelante). A diferencia de las formas comunes de hepatitis viral aguda, en las que la necrosis de células hepáticas se presenta aleatoriamente y en parches, en la necrosis hepática confluente se ven afectadas característicamente todas las lesiones del lobulillo. Las lesiones por necrosis hepática confluente, en orden de gravedad creciente, son la necrosis en puentes, la necrosis submasiva y la necrosis masiva (fig. 12-5).

En el caso de necrosis submasiva, se produce la muerte de la totalidad de los lóbulos, efecto que puede desencadenar rápidamente deficiencia hepática, definida clínicamente como **hepatitis fulminante.** La necrosis hepática masiva es rara pero casi siempre lleva a la muerte. El hígado se reduce a un tamaño de 500 g (una tercera parte de su peso normal). La cápsula se arruga y el parénquima adquiere un aspecto moteado, con manchas rojas, así como consistencia suave y flácida. Prácticamente todos los

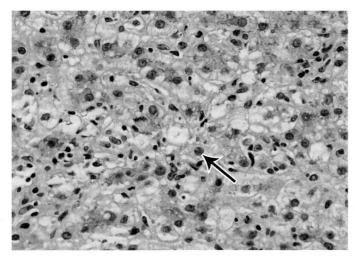

FIGURA 12-3. Hepatitis viral aguda. Desarreglo en las placas de células hepáticas, hepatocitos edematosos (en forma de balón) e infiltrado de linfocitos y células inflamatorias mononucleares. Los hepatocitos necróticos restantes se encuentran ocupando los sinusoides, donde aparecen como cuerpos acidófilos (*flecha*).

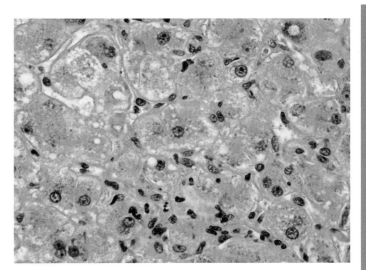

FIGURA 12-4. Colestasis. Los hepatocitos se observan edematosos y teñidos con bilis (degeneración plumosa).

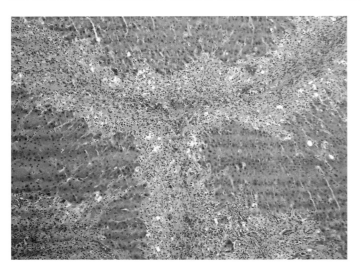

FIGURA 12-5. Necrosis hepática confluente. Zonas hemorrágicas de puentes de necrosis adyacentes a las venas centrales y espacios portales (necrosis en puentes).

hepatocitos mueren (fig. 12-6). El trasplante hepático es la piedra angular del tratamiento.

Morfología de la hepatitis crónica

El espectro morfológico de la hepatitis crónica varía desde un estadio leve, inflamación portal con pocas o ninguna prueba de necrosis de hepatocitos, hasta inflamación generalizada, con necrosis y fibrosis que con frecuencia desembocan en cirrosis (fig. 12-7).

LESIONES DEL ESPACIO PORTAL: En la hepatitis crónica los espacios portales tienen un grado variable de infiltración por linfocitos, células plasmáticas y macrófagos (figs. 12-7). Estos espacios portales expandidos presentan con frecuencia proliferación de leve a intensa de conductillos biliares, los cuales son una respuesta inespecífica ante el daño hepático crónico. En caso de hepatitis C crónica, aparecen grupos de conglomerados linfoides o folículos con centro reactivo.

NECROSIS FRAGMENTARIA: Este término indica la destrucción inflamatoria localizada de las placas limitantes de los

hepatocitos. El infiltrado inflamatorio crónico periportal produce un borde irregular entre los espacios portales y el parénquima lobulillar (fig. 12-7 A).

LESIONES INTRALOBULILLARES: La necrosis localizada y la inflamación dentro del parénquima, son características de la hepatitis crónica. Es frecuente la presencia de cuerpos acidófilos dispersos y células de Kupffer aumentadas de tamaño dentro de los sinusoides (fig. 12-3). En la hepatitis crónica B, los hepatocitos pueden presentar citoplasma granular abundante con HBsAg (**hepatocitos en vidrio esmerilado**).

FIBROSIS PERIPORTAL: Pérdida progresiva de los hepatocitos periportales por necrosis fragmentaria que produce un depósito de colágeno, que da a los espacios portales un aspecto en forma de estrella. Con el tiempo, la fibrosis puede unirse a los espacios portales adyacentes o aproximarse a la vena central, lo cual desencadena, finalmente, cirrosis (fig. 12-7 B).

HEPATITIS VIRAL: AGENTES CAUSALES

En el mundo hay más de 500 millones de personas infectadas por virus hepatótropos y constituyen un riesgo considerable de carcinoma hepatocelular. Muchos virus y otros agentes infecciosos pueden producir hepatitis e ictericia (tabla 12-1), pero en países industrializados, más del 95 % de los casos de hepatitis viral se debe a los virus de las hepatitis A, B, C, D y E (VHA, VHB, etc.).

Virus de la hepatitis A

El virus de la hepatitis A (VHA) es un pequeño enterovirus que contiene ARN del grupo del picornavirus (que incluye al virus de la polio). Este virus se replica principalmente en los hepatocitos, aunque también puede infectar otras células epiteliales gastrointestinales. La descendencia del virus infeccioso se establece en la bilis y puede encontrarse en las heces. El VHA no tiene un efecto citopático directo y el daño hepático se atribuye a la reacción inmunitaria a los hepatocitos infectados por los virus.

 EPIDEMIOLOGÍA: El único reservorio del VHA es la persona infectada de forma aguda, así que la transmisión es principalmente en serie, de persona a persona por vía fecal-oral. Las epidemias de hepatitis A se presentan en situaciones de hacinamiento y poca higiene como la que existe en orfanatos o por la contaminación fecal de agua y alimentos. Los mariscos provenientes de aguas contaminadas

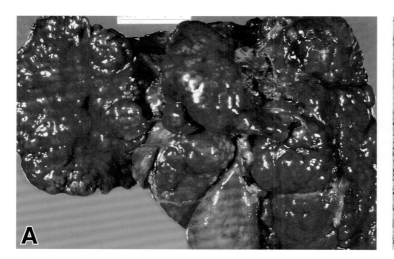

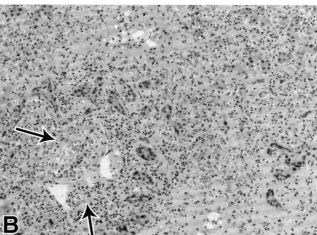

FIGURA 12-6. Necrosis hepática masiva. A. El hígado tiene una consistencia suave y un tamaño reducido además de un aspecto moteado, amarillento en la superficie («atrofia aguda amarilla»). **B.** Microfotografía en la que se observa ausencia total de hepatocitos. La estructura reticular del lobulillo está rota. Los espacios portales (*flechas*) están expandidos y contienen reacción ductular.

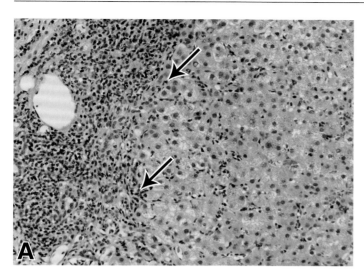 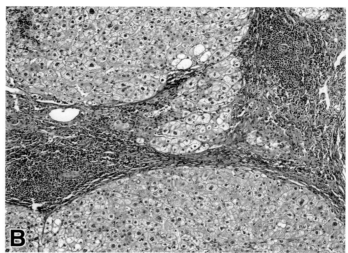

FIGURA 12-7. Hepatitis crónica grave. A. Microfotografía en la que se observa infiltrado inflamatorio mononuclear en un espacio portal dilatado (*izquierda*). La inflamación afecta a la placa limitante y a grupos que rodean a los hepatocitos en el borde del espacio portal (*flechas*). **B. Hepatitis crónica con cirrosis.** Microfotografía de una biopsia hepática de un paciente con hepatitis C crónica de larga evolución en la que se observa fibrosis en puentes y transformación nodular.

concentran el virus y pueden trasmitir la infección si no son adecuadamente cocinados.

En los países industrializados, con baja frecuencia de infección, la mayoría de los casos de hepatitis A se presentan en niños mayores y adultos. Por el contrario, en países subdesarrollados, donde la enfermedad es endémica, la mayor parte de la población se infecta antes de los 10 años.

En Estados Unidos, cerca del 10 % de la población menor de 20 años presenta pruebas serológicas de infección previa por VHA. Esta observación indica que *la mayoría de las infecciones por VHA son anictéricas.* La hepatitis A es habitual en guarderías, viajes internacionales y hombres que tienen sexo con otros hombres. Sin embargo, no hay una fuente identificada en cerca de la mitad de los casos. La vacunación contra la hepatitis A confiere protección a largo plazo contra la enfermedad. Los programas de vacunación universal han disminuido de manera significativa los casos de infección aguda por hepatitis A en Estados Unidos.

 CARACTERÍSTICAS CLÍNICAS: Después de un periodo de incubación de 3-6 semanas (media de alrededor de 4 semanas), el paciente infectado por VHA desarrolla síntomas inespecíficos entre los que se encuentran fiebre,

malestar general y anorexia. El daño hepático simultáneo se manifiesta con el aumento de las aminotransferasas séricas (fig. 12-8). Las aminotransferasas comienzan a disminuir, por lo general, entre 5 y 10 días después. El periodo de viremia es también corto, y se produce al inicio de la enfermedad, momento en

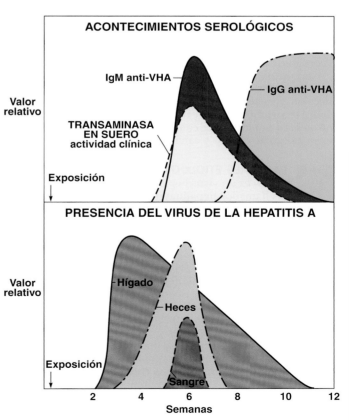

FIGURA 12-8. Acontecimientos serológicos típicos relacionados con la infección por el virus de la hepatitis A (VHA). Ig, inmunoglobulina.

Tabla 12-1
Agentes infecciosos que causan hepatitis

Virus de la hepatitis A	Virus del herpes simple
Virus de la hepatitis B ± Hepatitis D virus	Citomegalovirus
Virus de la hepatitis C	Enterovirus y otros VHA
Virus de la hepatitis E	
Virus de la fiebre amarilla	Leptospiras (leptospirosis)
Virus de Epstein-Barr (mononucleosis infecciosa)	*Entamoeba histolytica* (hepatitis amebiana)
Virus de Lassa, Marburg y Ébola	

el cual puede aparecer icticia. Esta se mantiene durante una media de 10 días, pero puede alargarse 1 mes. Las concentraciones de aminotransferasa suelen volver a la normalidad cuando la ictericia desaparece. *La hepatitis A nunca se vuelve crónica. No hay estado de portador y la infección confiere inmunidad de por vida.* Rara vez produce hepatitis fulminante y prácticamente todos los pacientes se recuperan sin secuelas.

Virus de la hepatitis B

A diferencia de la hepatitis A, la infección por hepatitis B es una causa importante de hepatopatía aguda y, lo que es más importante, crónica. Se calcula que hay más de 350 millones de portadores crónicos de VHB en el mundo, lo que constituye un enorme reservorio de la infección. Según la incidencia de la infección primaria por VHB, la tasa de portadores de infección crónica varía desde el 0.3 % (en Estados y Europa Occidental) hasta el 20 % (en el Sureste asiático, África subsahariana, Oceanía y regiones del Pacífico y el Amazonas). En regiones endémicas, la alta tasa de portadores se mantiene por transmisión vertical del virus de la madre al neonato. **La disponibilidad de una vacuna protectora ha disminuido la incidencia del VHB en Estados Unidos, donde la vacunación es habitual.** En los países industrializados, los portadores crónicos de VHB son más frecuentes entre hombres homosexuales y consumidores de drogas intravenosas. *El virus infeccioso sólo está presente en la sangre, la saliva y el semen.* La mayoría de los casos de transmisión de la hepatitis B se deben a contacto sexual, por medio del cual el virus se transfiere a través de pequeñas heridas de la piel o de las mucosas. El contacto sexual anal es una fuente importante de transmisión.

Rara vez, la hepatitis B aguda puede dar lugar a una enfermedad fulminante, con necrosis masiva de hepatocitos. Sin embargo, la mayoría de los pacientes adultos presentan hepatitis aguda autolimitada similar a la producida por el VHA que, por lo general, se sigue de una recuperación completa e inmunidad de por vida. Los síntomas de la hepatitis B son en la mayoría de los casos similares a los de la hepatitis A, aunque la hepatitis B aguda tiende a ser un poco más grave y el periodo de incubación es considerablemente más largo.

Aunque no más del 10 % de los adultos infectados por VHB se vuelven portadores, la hepatitis neonatal B puede llevar a infección persistente en la mayoría de los casos. *La hepatitis crónica se sigue de necrosis e inflamación del hígado durante más de 6 meses.* Los individuos con infección crónica por VHB tienen mayor riesgo de cirrosis y carcinoma hepatocelular.

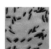 **FACTORES ETIOLÓGICOS:** El virus de la hepatitis B (VHB) es un virus hepatótropo de ADN del grupo de los llamados **hepadnavirus,** cuyo genoma se encuentra entre los más pequeños de todos los virus conocidos. La partícula viral es una esfera de 42 nm (*partícula de Dane*) que contiene ADN viral. El genoma del VHB contiene cuatro genes:

- **Gen central (*C*):** el núcleo del virus contiene el **antígeno central (HBcAg)** y el **antígeno e (HBeAg),** ambos productos del gen *C*.
- **Gen de superficie:** la capa externa del VHB contiene el **antígeno de superficie de la hepatitis B (HBsAg).** El HBsAg es sintetizado por los hepatocitos infectados independientemente del núcleo viral, y es secretado en gran cantidad hacia el torrente sanguíneo. Estas partículas son inmunógenas pero no infecciosas. Las vacunas sintéticas contra la hepatitis B, compuestas por HBsAg recombinante o sus epítopos inmunógenos, son altamente efectivas y confieren inmunidad de por vida.
- **Gen polimerasa:** el gen *P* codifica para la polimerasa del ADN viral.
- **Gen *X*:** la pequeña proteína X activa la transcripción viral y quizá juegue un papel en la patogenia del carcinoma hepatocelular asociado a infección por VHB crónica.

Los antígenos producidos por el virus y la respuesta de los anticuerpos a los mismos son de importancia diagnóstica y pronóstica (fig. 12-9).

El **HBsAg** es el primer marcador que aparece en el suero de pacientes con hepatitis B aguda. Se detecta de 1 a 8 semanas después de la exposición y desaparece de la sangre durante la fase de convalecencia en los pacientes que se recuperan con rapidez. Al mismo tiempo, o poco después, de la desaparición del HBsAg, aparece el anticuerpo en suero HBsAg (anti-HBs), cuya aparición confirma la completa recuperación y cuya presencia confiere inmunidad de por vida.

El **HBcAg** (antígeno del núcleo) no circula en el suero de las personas con hepatitis B aguda, pero el anticuerpo contra HBcAg (anti-HBc) aparece poco después del HBsAg. Los anticuerpos contra HBcAg sólo constituyen un marcador de infección previa de VHB.

El **HBeAg,** se observa antes del inicio de las manifestaciones clínicas y después de la aparición del HBsAg. Por lo general desaparece al cabo de 2 semanas, en tanto que el HBsAg está todavía presente. La presencia de HBeAg en el suero se relaciona con un periodo de intensa replicación viral y, por tanto, de máxima capacidad de infecciosidad por el paciente. El anti-HBe aparece poco después de la desaparición del antígeno y es detectable durante hasta 2 años o más después de que se ha resuelto la hepatitis. La mayoría de los pacientes con infección crónica siguen siendo positivos para el HBeAg sérico, pero pueden presentar seroconversión durante la fase sintomática de la infección crónica.

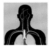 **FISIOPATOLOGÍA:** El VHB no es directamente citopático. Los portadores crónicos asintomáticos, que tienen una gran carga viral en el hígado, no presentan síntomas durante años, y permanecen en un estado de tolerancia inmunitaria, sin pruebas funcionales o bioquímicas de daño a los hepatocitos. Los linfocitos T citotóxicos CD8$^+$ tienen como objetivo múltiples epítopos de VHB que causan la mayor parte de la destrucción de los hepatocitos y las manifestaciones clínicas de deficiencia hepática. En esta localización, son reconocidos por los linfocitos T CD8$^+$, los cuales de hecho destruyen los hepatocitos infectados.

Las tres fases del VHB más aceptadas son:

1. **Fase de tolerancia inmunitaria:** los pacientes en esta fase presentan niveles muy elevados del ADN de VHB, pero poca inflamación o necrosis hepatocelular significativa. Los niveles séricos de aminotransferasa son normales. Esta fase puede durar décadas, y es común entre quienes se infectaron con el VHB por transmisión vertical, como los neonatos. El ADN del VHB se integra en el ADN celular. En esta fase, los pacientes presentan un mayor riesgo de carcinoma hepatocelular.
2. **Fase inmunitaria activa:** esta fase se caracteriza por viremia de VHB, necrosis de células hepáticas y un aumento de aminotransferasas séricas). Se observan infiltrados inflamatorios en los espacios portales y necrosis de hepatocitos. En esta fase tienden a desarrollarse daño hepático, cirrosis y carcinoma hepatocelular; también, suele iniciarse el tratamiento antiviral.
3. **Fase inactiva:** en la fase inactiva, las aminotransferasas séricas son normales, y los niveles en sangre de ADN del VHB son bajos. Estas personas son «portadores asintomáticos» y tienen un riesgo muy bajo de progresión a cirrosis o carcinoma hepatocelular. Sin embargo, pueden regresar a la fase inmunitaria activa, por lo que es necesario el seguimiento a largo plazo. No suele producirse una fase de recuperación.

En algunos portadores crónicos de VHB, hay complejos circulantes de HBsAg-anti-HBs en sangre. Aunque estos pacientes producen anticuerpos, no son capaces de eliminar el virus de la circulación. Estos complejos inmunitarios pueden producir diferentes expresiones **extrahepáticas,** incluyendo síndrome de

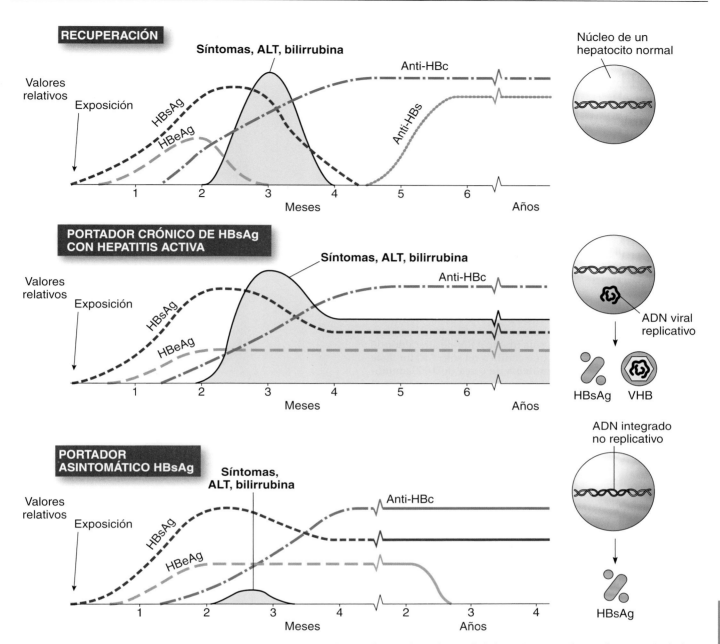

FIGURA 12-9. Acontecimientos serológicos característicos de las tres formas de evolución de la hepatitis B. *Arriba.* En la mayoría de los casos, la aparición del anticuerpo para el antígeno de superficie de la hepatitis B (HBsAg; anti-HBs) es la confirmación de la completa recuperación. El ADN viral desaparece del núcleo de los hepatocitos. *En medio.* En cerca del 10 % de los casos de hepatitis B, la presencia de antígenos HBs se mantiene durante un periodo de hasta 6 meses debido a la ausencia de HBs. Los pacientes en los que la replicación viral se mantiene activa, evidenciada por la presencia de concentraciones constantemente elevadas de HBeAg en sangre, desarrollan hepatitis aguda. En estos casos el genoma viral persiste en el núcleo, pero no se integra al ADN del huésped. *Abajo.* Los pacientes en los que la replicación viral activa es concluida o atenuada, lo cual se refleja en la desaparición del HBeAg de la sangre, se vuelven portadores asintomáticos. En estos individuos, los fragmentos del virus de la hepatitis B (VHB) se integran en el ADN del huésped, pero el ADN episomal, está ausente. ALT, alanina aminotransferasa; anti-HBc, anticuerpo contra el antígeno central de la hepatitis B; HBeAg, antigeno e de la hepatitis B.

enfermedad del suero (fiebre, eritema, urticaria, artritis aguda), panarteritis, glomerulonefritis y crioglobulinemia. De hecho, entre un tercio y la mitad de los pacientes con panarteritis nodosa son portadores de VHB. Como se explica con detalle en el apartado sobre carcinoma hepatocelular, la hepatitis B crónica se relaciona con un riesgo significativo de cáncer hepático. *En las* figs. 12-9 y 12-10 *se describen las posibles formas de evolución de la infección con VHB.*

Hepatitis C

Las consecuencias más importantes de la infección con el VHC se relacionan con la enfermedad crónica. A pesar de la recuperación por completo de la enfermedad hepática aguda en términos clínicos y bioquímicos, un 85 % de los pacientes desarrollan la enfermedad crónica (fig. 12-11). La cirrosis se presenta en el 20 % de los pacientes con infección crónica por VHC después de 10-30 años. *De los pacientes con cirrosis, hasta el 5% desarrolla carcinoma hepatocelular cada año.* La incidencia de casos nuevos de infección aguda por VHC en Estados Unidos ha disminuido de 230 000 casos anuales en los años 80 a 16 000 en la actualidad, una disminución del 93 % probablemente debido a la detección precoz mediante el análisis de sangre para anticuerpos frente al VHC. Sin embargo, la mortalidad por hepatitis C está aumentando por el envejecimiento de personas que se infectaron hace muchos años. El reciente desarrollo de medicamentos que curan la hepatitis C en cuestión de semanas debería reducir drásticamente la prevalencia de la enfermedad.

La infección por VHC se transmite por contacto con sangre infectada a través de la exposición percutánea directa a una cantidad significativa de sangre, o a prácticas poco seguras con el uso de inyecciones. Otras formas menos eficientes de transmisión a través de las mucosas, como en las transmisiones vertical y sexual. El uso de drogas intravenosas, las conductas sexuales de alto riesgo (en especial en hombres homosexuales) y el alcoholismo, colocan al individuo en una situación vulnerable a la infección por VHC.

La transmisión de una madre infectada a su hijo recién nacido es rara (2.7-8.4%) pero de cuatro a cinco veces más común en mujeres con infección simultánea con el VIH.

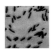 **FACTORES ETIOLÓGICOS:** El virus de la hepatitis C (VHC) es un flavivirus con envoltura. Se trata de un virus cuyo genoma es una sola tira de ARN de alrededor de 9 600 pares de bases que codifica un solo ARNm. Este ARNm es traducido a la poliproteína de cerca de 3 000 aminoácidos, que es dividida en tres proteínas estructurales (una central y dos proteínas de envoltura) y seis proteínas no estructurales. Las regiones cortas no traducidas en el extremo del genoma son necesarias para la replicación.

El virus es genéticamente inestable, lo cual produce múltiples genotipos y subtipos. Se han identificado seis genotipos diferentes pero relacionados de VHC. Los tipos 1, 2 y 3 son los más comunes (presentes en alrededor del 75 % de los casos de Estados Unidos y Europa Occidental). Los genotipos 2 y 3 responden mejor al tratamiento antiviral que el tipo 1. En un solo paciente pueden aparecer muchas cepas mutadas de VHC, lo que quizá se deba a varias características de la infección, incluyendo (1) la incapacidad

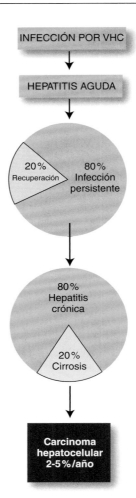

FIGURA 12-11. Posibles formas de evolución de la infección con el virus de la hepatitis C (VHC).

de los anticuerpos anti-VHC de tipo IgG para eliminar la infección; (2) la persistencia y recidivas de la infección en la fase crónica de la hepatitis, y (3) la falta de avances en el desarrollo de una vacuna.

 FISIOPATOLOGÍA: El VHC no tiene efecto citopático directo, y muchos portadores crónicos de VHC no presentan pruebas de daño a los hepatocitos. A pesar de la respuesta inmunitaria humoral y celular activa contra todas las proteínas virales, la mayoría de los pacientes muestran viremia persistente. *El daño a los hepatocitos se atribuye a una respuesta citotóxica de linfocitos T contra los hepatocitos infectados por el virus.* La persistencia del VHC no se comprende bien. El gran número de mutaciones del genoma del virus (*v.* anteriormente) y defectos específicos en la inmunidad celular del VHC contribuyen probablemente a ello.

 CARACTERÍSTICAS CLÍNICAS: El periodo de incubación de la hepatitis C es similar al de la hepatitis B y las aminotransferasas en suero (fig. 12-12) por lo general, aumentan entre 4-12 semanas después de la exposición (intervalo de 2 a 26 semanas). Puede detectarse ARN del VHC circulante de 1-3 semanas después de la infección. Los anticuerpos de anti-VHC aparecen, por lo general, de 7 a 8 semanas después de la infección por VHC y persisten durante la fase crónica de la infección. La hepatitis C aguda es sorprendentemente leve o asintomática en la gran mayoría de los individuos infectados, y sólo del 10-20 % desarrollan ictericia. Alrededor del 20 %

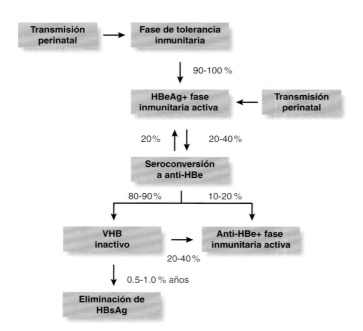

FIGURA 12-10. Posibles formas de evolución de la infección con el virus de la hepatitis B (VHB). HBeAg, antígeno e de la hepatitis B.

de estos casos eliminan el virus espontáneamente. La hepatitis fulminante, si es que llega a producirse, es rara. Incluso en ausencia de aumento de aminotransferasas o factores de riesgo significativos para el avance de la enfermedad, los pacientes pueden presentar una importante fibrosis e incluso cirrosis. La biopsia hepática es vital para estimar el riesgo de progresión clínica.

Las **manifestaciones extrahepáticas** de la hepatitis C son bien conocidas, e incluyen crioglobulinemia mixta, una vasculitis sistémica ocasionada por el depósito de complejos inmunitarios circulantes en los capilares. Los órganos que pueden afectarse por la crioglobulinemia incluyen la piel (vasculitis leucocitoclásica), las glándulas salivales (síndrome seco), el sistema nervioso (mononeuritis múltiple) y el riñón (glomerulonefritis membranoproliferativa). Los linfomas no hodgkinianos de linfocitos B son más frecuentes en pacientes con hepatitis C crónica.

En la tabla 12-2 *se comparan las principales características de las formas más habituales de hepatitis viral.*

Hepatitis D

El ensamblaje del virus de la hepatitis D (VHD) en el hígado requiere de la presencia del HBsAg. Por tanto, la infección por VHD está restringida a las personas que también están infectadas por el VHB. Los dos tipos de infección pueden presentarse simultáneamente (coinfección) o bien la infección por VHD aparece después de la infección por VHB (sobreinfección). El VHD y el HBsAg se eliminan conjuntamente y la evolución clínica es en

Tabla 12-2
Comparación de las características de las formas comunes de hepatitis viral

	Hepatitis A	Hepatitis B	Hepatitis C
Genoma	ARN	ADN	ARN
Periodo de incubación	3-6 semanas	6 semanas-6 meses	7-8 semanas
Transmisión	Oral	Parenteral	Parenteral
Sangre	No	Sí	Sí
Heces	Sí	No	No
Vertical	No	Sí	5 %
Fulminante	Muy rara vez	Sí	Rara vez necrosis hepática
Hepatitis crónica	No	10 %	80 %
Estado de portador	No	Sí	Sí
Cáncer hepático	No	Sí	Sí

general similar a la de la hepatitis B aguda común. Sin embargo, en algunos pacientes, la coinfección con el VHD conduce a hepatitis grave, fulminante y en ocasiones mortal, en especial en consumidores de drogas intravenosas. *La sobreinfección en un portador de VHB con VHD generalmente aumenta la probabilidad de desarrollarse o la gravedad de la hepatitis crónica existente.*

Hepatitis E

La hepatitis E acostumbra a ser una variante autolimitada, aguda y acompañada de ictericia similar a la hepatitis A. Se conocen cuatro genotipos, que difieren en características clínicas y epidemiológicas. Los genotipos 1 y 2 representan más de la mitad de los casos de hepatitis viral aguda en personas jóvenes y de mediana edad en las regiones más pobres del mundo. Las grandes epidemias se asocian con fuertes lluvias en áreas con drenaje inadecuado. La infección por VHE puede transmitirse a través de varias vías: por agua, por zoonosis asociada con el consumo de carne cruda o poco cocida de animales salvajes infectados, como cerdos, jabalíes o ciervos; y por transmisión parenteral y vertical. El genotipo 3 es predominantemente una infección zoonótica de cerdos transmitida a humanos por el consumo de productos crudos, predominantemente de cerdo y salchichas de hígado de cerdo. El virus es común en rebaños de cerdos europeos, y más del 15 % de los europeos tienen anticuerpos frente al virus, la mayoría de las veces como resultado de infecciones silenciosas. Sin embargo, los pacientes debilitados, adultos mayores o que han sido sometidos a un trasplante pueden desarrollar hepatitis crónica. Los productos sanguíneos también pueden transmitir el virus y suponer un riesgo particular para estos pacientes.

 CARACTERÍSTICAS CLÍNICAS: El periodo medio de incubación para VHE es de 35 a 40 días. En los genotipos 1 y 2 son frecuentes la ictericia, la hepatomegalia, la fiebre y las artralgias y, por lo general, se resuelve al cabo de 6 semanas. La mortalidad varía del 1-12 %. Al igual que en la hepatitis A, las manifestaciones clínicas de hepatitis E son mucho más comunes en los adultos que en los niños, lo que indica que la infección tardía es, por lo general subclínica. La enfermedad es especialmente peligrosa en embarazadas, en las que se ha comunicado una mortalidad que alcanza del 20-40 %. No se han

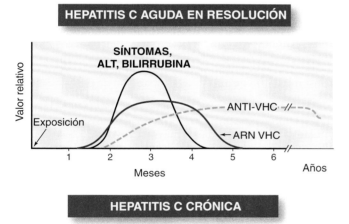

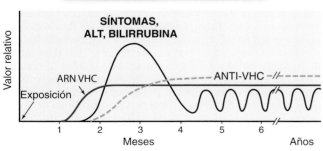

FIGURA 12-12. Evolución clínica de la hepatitis C (VHC). Los acontecimientos serológicos característicos se producen en dos modalidades. *Arriba.* Alrededor del 20 % de los pacientes con hepatitis C aguda tienen una infección autolimitada que se resuelve en pocos meses. Los anti-VHC aparecen al final del episodio clínico y persisten. *Abajo.* El resto de los pacientes con hepatitis C desarrollan la enfermedad crónica, con exacerbaciones y remisiones de los síntomas clínicos. La aparición de anti-VHC no afecta a la evolución clínica. La hepatitis crónica con frecuencia evoluciona a cirrosis. ALT, alanina aminotransferasa.

identificado casos de infección crónica o de estado de portador en pacientes inmunocompetentes, pero se ha observado hepatitis crónica en receptores de trasplantes de órganos sólidos. Aunque, como se ha señalado, la mayoría de las infecciones con el virus del genotipo 3 son asintomáticas en personas inmunocompetentes, existe una creciente preocupación de que todos los genotipos del VHE estén asociados con enfermedades neurológicas extrahepáticas, en particular el síndrome de Guillain-Barré. Se ha desarrollado una vacuna eficaz contra la infección por VHE y se ha probado en ensayos de fase II, pero aún no ha sido autorizada para su uso en Estados Unidos.

Otras hepatitis virales humanas continúan siendo una suposición

El virus de hepatitis G (VHG), actualmente mejor conocido como virus GB (VGB-C), es un flavovirus linfotrófico descubierto en 1995 en relación con la infección por VHC. Por sí misma, la infección por VGB no causa ninguna enfermedad conocida.

HEPATITIS AUTOINMUNITARIA

La hepatitis autoinmunitaria es una forma grave de hepatitis crónica que se relaciona con autoanticuerpos en la circulación y elevada concentración de inmunoglobulinas en suero. El trastorno puede aparecer a cualquier edad; el 70 % de los casos se da en mujeres. En Estados Unidos, la hepatitis autoinmunitaria se manifiesta hasta en 200 000 personas y constituye el 6 % de todas las indicaciones de trasplante de hígado.

FISIOPATOLOGÍA: Se han identificado dos tipos de hepatitis autoinmunitaria:

■ La hepatitis autoinmunitaria **tipo I** es la forma más habitual (el 80 % de los casos) y se caracteriza por la presencia de anticuerpos antinucleares y antimúsculo liso. Cerca del 70 % de los casos se presentan en mujeres jóvenes menores de 40 años de edad, de entre las cuales un tercio presentan otras enfermedades autoinmunitarias, incluyendo tiroiditis, artritis reumatoide y colitis ulcerativa. Cabe destacar que una cuarta parte de los pacientes con hepatitis autoinmunitaria tipo I presentan cirrosis, lo que indica que la enfermedad ha tenido por lo general una etapa asintomática prolongada. Se han identificado múltiples anticuerpos contra enzimas citosólicas, pero el receptor de asialoglucoproteína de la membrana de los hepatocitos es el objetivo más probable de la citotoxicidad mediada por células dependiente de anticuerpos. La susceptibilidad a la hepatitis autoinmunitaria tipo I se ubica principalmente dentro del gen *HLA-DRB1*. Una pequeña parte de los pacientes presentan un «síndrome de superposición» mal caracterizado que consiste en una mezcla de rasgos clínicos e histológicos de hepatitis autoinmunitaria y, cirrosis biliar primaria o colangitis esclerosante primaria (*v.* más adelante).

■ La hepatitis autoinmunitaria **tipo II** se presenta principalmente en niños de 2 a 14 años de edad y se caracteriza por la presencia de anticuerpos contra los microsomas hepáticos y renales (anti-LKM). Sin embargo, el blanco de los autoantígenos es la enzima metabolizadora de fármacos tipo P450 (CYP 2D6). Los pacientes presentan con frecuencia otras enfermedades autoinmunitarias (p. ej., diabetes tipo I y tiroiditis). Los determinantes genéticos del tipo II no se han definido.

PATOLOGÍA: La hepatitis autoinmunitaria se asemeja esencialmente al aspecto histológico de la hepatitis aguda y crónica viral, aunque la inflamación lobulillar y la necrosis tienden a ser más acentuadas. El infiltrado inflamatorio es rico en células plasmáticas, una importante característica diagnóstica. En casos agudos graves puede observarse necrosis hepática confluente.

CARACTERÍSTICAS CLÍNICAS: La hepatitis autoinmunitaria puede surgir de manera insidiosa, con fatiga y dolor leve en el cuadrante superior derecho. A menudo, hay antecedentes personales o familiares de autoinmunidad. Con el tiempo, los niveles de aminotransferasas se elevan de forma considerable y pueden superar las 1 000 UI/mL. Es común una hiperglobulinemia pronunciada. En casos graves, puede haber icteria, alteración en la función de síntesis del hígado e incluso deficiencia hepática. En algunas ocasiones puede presentarse una variante fulminante. Si el síndrome no recibe tratamiento, la hepatitis autoinmunitaria con frecuencia evoluciona a cirrosis, y esta suele responder al tratamiento con corticoesteroides, en especial cuando se combina con medicamentos inmunodepresores, por lo general, azatioprina. El trasplante hepático es una opción en los pacientes en los que la enfermedad evoluciona a cirrosis terminal. La enfermedad recidiva hasta en el 20 % de los casos después de trasplante hepático.

HEPATOPATÍA ALCOHÓLICA

Los efectos dañinos del consumo excesivo de alcohol (etanol, alcohol etílico) han sido identificados desde los primeros días de la historia. El etanol ahora es visto como una hepatotoxina que actúa tanto de forma directa como indirecta.

EPIDEMIOLOGÍA: *La cirrosis es más prevalente en los países con mayor consumo per cápita de alcohol, con independencia de la bebida de elección (p. ej., vino en Francia, cerveza en Australia, destilados en Escandinavia).* Aunque sólo una minoría de los alcohólicos crónicos desarrollan cirrosis, la relación dosis-respuesta entre la dosis consumida de alcohol durante la vida (duración de la exposición y consumo diario de alcohol) y la aparición de cirrosis está bien establecida.

Alrededor del 10 % de los hombres y el 5 % de las mujeres en Estados Unidos consume alcohol en exceso. En otros países, esta cantidad es considerablemente mayor. *Cerca del 15 % de los alcohólicos desarrollan cirrosis, y muchos de estos pacientes mueren por deficiencia hepática o por complicaciones extrahepáticas de la cirrosis.* De hecho, en muchas zonas urbanas de Estados Unidos con alta prevalencia de alcoholismo, la cirrosis hepática es la tercera o cuarta causa de muerte en hombres menores de 45 años de edad.

La cantidad de alcohol necesaria para producir daño hepático crónico depende del volumen corporal, la edad, el género y el origen étnico, pero el rango más bajo parece ser de alrededor de 20 g/día (unos 60 mL de un whisky de 40 % de alcohol, dos vasos de vino o dos botellas de cerveza de 350 mL/día) para mujeres y 40 g/día en hombres. En general, más de 10 años de consumo de alcohol con esta concentración es suficiente para producir cirrosis, aunque algunos pocos pacientes cirróticos refieren periodos más cortos de consumo intensivo de alcohol. Por razones desconocidas, las mujeres tienen una mayor predisposición a los efectos dañinos del alcohol, quizá por la diferente velocidad de metabolización del etanol en relación con los hombres y porque presentan un menor índice de masa corporal.

La epidemiología de la hepatopatía alcohólica se ha complicado en fecha reciente por el descubrimiento de su asociación con los virus hepatótropos. La prevalencia de marcadores de VHB en suero es de dos a cuatro veces mayor en los alcohólicos que en la población de control. La prevalencia de anticuerpos del VHC es de hasta el 10 % entre los alcohólicos y es considerablemente mayor entre los alcohólicos con hepatopatía crónica. Como se ha señalado anteriormente, los pacientes que consumen alcohol y padecen hepatitis C, tienen mayor probabilidad de desarrollar enfermedad hepática que sus homólogos no infectados.

Metabolismo del etanol

El etanol es absorbido con rapidez en el estómago y se distribuye a todo el compartimento hídrico del cuerpo. Entre el 5-10 % se excreta sin cambios, principalmente por la orina y el aire espirado. El resto, casi el 90 % de lo que se ha consumido, es metabolizado por el hígado a acetaldehído y acetato, principalmente por acción de la enzima citoplasmática **alcohol deshidrogenasa (ADH)**. El **sistema de oxidación del etanol en los microsomas,** presente en el retículo endoplasmático (RE) liso, que es una oxidasa de función mixta, supone una vía metabólica menor para el alcohol. A diferencia de la mayoría de los medicamentos, la eliminación del alcohol del cuerpo tiene un patrón lineal, es decir, una cantidad fija es metabolizada por unidad de tiempo. En términos generales, para un individuo medio del sexo masculino, se eliminan de 7-10 g de alcohol por hora. Sin embargo, conforme la vía de metabolismo microsómico del etanol alcanza la sobrerregulación en alcohólicos crónico (*v.* anteriormente), estos individuos metabolizan el etanol con mayor rapidez, siempre y cuando no tengan deficiencia hepática activa.

Hepatopatía alcohólica

La hepatopatía alcohólica se manifiesta con tres patrones morfológicos y clínicos: **esteatosis hepática, hepatitis alcohólica aguda** y **cirrosis.** Aunque estas lesiones por lo general se presentan secuencialmente, pueden coexistir en cualquier combinación, y en la actualidad se las considera entidades independientes.

Esteatosis hepática

 PATOGENIA MOLECULAR: Prácticamente todos los alcohólicos crónicos, independientemente de su hábito de consumo de alcohol, acumulan grasa en los hepatocitos (**esteatosis**). La contribución relativa para las diferentes vías metabólicas que conducen a esteatosis puede depender de la cantidad de alcohol ingerido, la cantidad de grasas en la dieta, las reservas corporales de grasas, el estado hormonal y otras variables. *De cualquier manera, la acumulación de grasa depende con toda claridad de la ingesta de alcohol, ya que desaparece por completo y rápidamente al suspender el consumo de alcohol.*

La grasa de la dieta, en forma de quilomicrones y ácidos grasos libres, es transportada al hígado, donde es absorbida por los hepatocitos. Los triglicéridos son entonces hidrolizados hacia ácidos grasos libres. Estos, de hecho, favorecen la β-oxidación en las mitocondrias o se convierten en triglicéridos en el retículo endoplasmático. Los triglicéridos recién sintetizados son secretados como lipoproteínas o son conservados para su almacenamiento.

La mayoría de la grasa depositada en el hígado después del consumo crónico de alcohol se deriva de la dieta. El etanol aumenta la lipólisis y por tanto, la liberación de los ácidos grasos libres hacia el hígado. Dentro de los hepatocitos, el etanol (1) aumenta la síntesis de ácidos grasos; (2) disminuye la oxidación mitocondrial de ácidos grasos; (3) aumenta la producción de triglicéridos, y (4) impide la liberación de lipoproteínas. En conjunto, estos efectos metabólicos favorecen la presencia de un hígado graso.

 PATOLOGÍA: En el caso de un consumo elevado de alcohol, el hígado adquiere un color amarillento y aumenta de volumen, en algunas ocasiones de forma masiva, hasta tres veces su peso normal. El aumento en el peso no es reflejo de la acumulación de grasa solamente ya que también hay aumento de proteínas y agua. En el análisis microscópico, la magnitud de la acumulación de grasa visible varía desde diminutas gotas dispersas en el citoplasma de unos cuantos hepatocitos hasta la presencia de células con el citoplasma

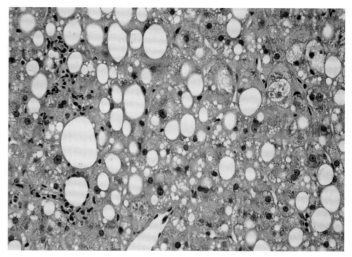

FIGURA 12-13. Hígado graso alcohólico. Microfotografía en la que se observa el citoplasma de casi todos los hepatocitos distendido por la presencia de grasa que desplaza el núcleo hacia la periferia.

distendido por la confluencia de gotas de grasa (fig. 12-13). En este último caso, los hepatocitos son difíciles de identificar y adquieren el aspecto de adipocitos con su citoplasma ocupado por un área de color más claro y, su núcleo aplanado y desplazado hacia la periferia de la célula.

La ingestión crónica de etanol provoca alteraciones funcionales hepáticas pronunciadas. Las mitocondrias hepáticas muestran disminución en la velocidad de oxidación de sustratos (p. ej., de ácidos grasos) e imposibilidad de formación de trifosfato de adenosina (ATP). La actividad de las oxidasas mixtas dependientes del citocromo P450 aumenta, lo que resulta en la mejora del metabolismo de una variedad de sustancias. *El aumento de la función microsómica también incrementa el metabolismo de toxinas hepáticas, con lo cual exagera el daño que estas sustancias pueden producir como es el caso del paracetamol, en cuyo caso, los productos metabólicos del fármaco son los más tóxicos.* En contraste con el consumo crónico de alcohol, que favorece la función microsómica, la presencia de etanol después de la ingestión aguda de alcohol inhibe las oxidasas de función mixta y disminuye agudamente la velocidad de eliminación de sustancias del organismo.

 CARACTERÍSTICAS CLÍNICAS: Los pacientes con esteatosis hepática no complicada tienen de manera sorprendente escasos síntomas de hepatopatía. A pesar de los importantes cambios morfológicos en el hígado, el hígado graso por alcohol es completamente reversible y no conlleva por sí mismo el riesgo de otras enfermedades más graves. El mejor tratamiento para la esteatosis hepática por alcohol es la abstinencia. *El hígado graso es característico del alcoholismo, pero no se restringe a él. También existe el hígado graso no alcohólico (v. más adelante), debido a hepatitis C, después de la administración de ciertos medicamentos y en muchas otras enfermedades.*

Hepatitis alcohólica

La hepatitis alcohólica se caracteriza por (1) necrosis de hepatocitos, sobre todo de la zona central; (2) inclusiones citoplasmáticas hialinas dentro de los hepatocitos (cuerpos de Mallory); (3) un infiltrado inflamatorio de neutrófilos en los lobulillos, y (4) fibrosis perivenular (fig. 12-14). **La patogenia de la hepatitis alcohólica es desconocida.** Los alcohólicos pueden tener hígado graso leve durante muchos años y, sin que haya ningún cambio en los hábitos de consumo de alcohol, se desarrolla súbitamente hepatitis

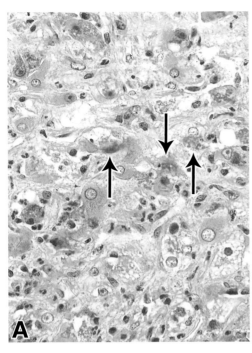

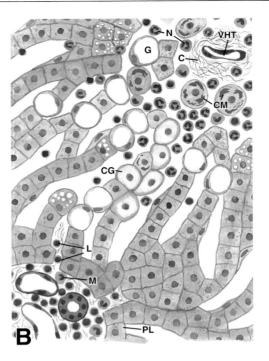

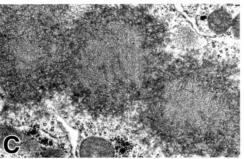

FIGURA 12-14. Hepatitis alcohólica. A. Microfotografía en la que se observan necrosis y degeneración de hepatocitos, cuerpos de Mallory (inclusiones eosinófilas) en el citoplasma de los hepatocitos dañados (*flechas*) e infiltración por neutrófilos. **B. Representación esquemática de las principales características patológicas de la hepatitis alcohólica.** Predominan las lesiones centrolobulillares e incluyen necrosis y pérdida de hepatocitos, células en forma de globo (CG) y cuerpos de Mallory (CM) en el citoplasma de los hepatocitos dañados. El infiltrado inflamatorio está constituido principalmente por neutrófilos (N), aunque pueden estar presentes algunos linfocitos (L) y macrófagos (M). La vena central, o la vénula hepática terminal (VHT), se encuentra rodeada de tejido con-juntivo (C) (esclerosis central). Los hepatocitos repletos de grasa (G) son evidentes en el lobulillo. El espacio portal muestra inflamación crónica moderada y la placa limitante (PL) presenta rotura local. **C. Ultraestructura de los cuerpos de Mallory-Denk.** En el citoplasma de los hepatocitos se observan haces densos de filamentos de citoqueratina.

alcohólica aguda. Puede tener larga duración, y la hepatitis alcohólica subclínica puede anteceder a la aparición de manifestaciones clínicas de hepatitis propiamente dicha. De cualquier manera, el inicio por lo general súbito de la hepatitis alcohólica indica que podría estar involucrado algún cofactor ambiental o fisiológico, aunque ninguno ha sido identificado hasta el momento.

 PATOLOGÍA: De manera característica, la arquitectura hepática está intacta. Los hepatocitos muestran edema hidrópico variable, lo cual les da un aspecto heterogéneo. Pueden observarse hepatocitos necróticos aislados o cúmulos que tienen el núcleo picnótico y cariorrexis. Algunos hepatocitos dispersos contienen **cuerpos de Mallory (alcohólico hialino)** (fig. 12-14). Estas inclusiones citoplasmáticas son más comunes en los hepatocitos con daño evidente e inflamados y se presentan como espículas irregulares de material eosinófilo o como masas eosinófilas sólidas, por lo general de distribución perinuclear. Son conglomerados de filamentos intermedios (citoqueratina) (fig. 12-14 C). Los hepatocitos dilatados con daño, particularmente aquéllos con cuerpos de Mallory, están rodeados por neutrófilos y presentan un infiltrado inflamatorio intralobulillar más difuso. Los cuerpos de Mallory son característicos de la enfermedad hepática alcohólica, pero no son específicos, puesto que también pueden estar presentes en la esteatohepatitis no alcohólica, síndromes de colestasis crónica, EW y CHC. Hay presencia de colestasis leve a grave en hasta una tercera parte de los casos. La hepatitis alcohólica suele superponerse a la esteatosis hepática previa, aunque la acumulación de grasa predisponga o contribuya a la aparición de hepatitis alcohólica.

El **depósito de colágeno** está siempre presente en la hepatitis alcohólica, en especial alrededor de las venas centrales (vénulas hepáticas terminales). La exposición crónica al alcohol activa a las células estrelladas en el hígado que depositan colágeno intrasinusoidal. En casos graves, los sinusoides perivenulares y venulares están obstruidos y rodeados por tejido fibroso denso que ocasiona la llamada **esclerosis hialina central** (figs. 12-14), que con frecuencia se relaciona con hipertensión portal no cirrótica.

Los espacios portales en la hepatitis alcohólica son altamente variables. Algunos son prácticamente normales, mientras que otros se encuentran aumentados de tamaño y contienen infiltrado mononuclear y proliferación de conductillos biliares. Los espacios portales deformados muestran con frecuencia brotes de tejido fibroso dentro de los lobulillos.

 CARACTERÍSTICAS CLÍNICAS: Los pacientes con hepatitis alcohólica presentan malestar general y anorexia, fiebre, dolor abdominal en el cuadrante superior derecho e ictericia. Es habitual la leucocitosis. Hay un aumento moderado en la concentración de aminotransferasas en suero, en particular AST, pero no en el grado observado en la hepatitis viral. En concordancia, la AST por lo general se mantiene por debajo de 400; la relación AST:ALT es por lo general 2:1. Es habitual el aumento en la fosfatasa alcalina en suero. En casos graves, hay alargamiento del tiempo de protrombina, lo cual se relaciona con un mal pronóstico.

El pronóstico en los pacientes con hepatitis alcohólica es reflejo de la gravedad del daño a los hepatocitos. En algunos pacientes, la enfermedad evoluciona con rapidez hacia una deficiencia hepática y la muerte. La mortalidad en la etapa aguda de la hepatitis alcohólica es de alrededor del 10%. La mayor parte de los que dejan de consumir alcohol después de recuperarse de hepatitis alcohólica aguda sanan. Sin embargo, hasta el 70% de aquellos que continúan bebiendo desarrollan finalmente cirrosis. No hay un tratamiento específico para la hepatitis alcohólica aguda. A menudo se administran corticoesteroides, siempre y cuando no haya infección o deficiencia renal. El tratamiento nutricional puede ser beneficioso.

Cirrosis alcohólica

En cerca del 15% de los alcohólicos se presenta necrosis hepatocelular, fibrosis y regeneración que lleva a la formación de tabiques fibrosos que rodean a los nódulos hepatocelulares (fig. 12-15). Las otras lesiones por hepatopatía alcohólica (hígado graso, hepatitis alcohólica persistente) se observan con frecuencia conjuntamente con cirrosis (*v.* más adelante). La activación de las células estrelladas hepáticas como productoras de colágeno intrasinusoidal puede contribuir a la patogenia de la cirrosis. El pronóstico en caso de cirrosis alcohólica establecida es mucho mejor en aquellos que dejan de consumir alcohol. Independientemente de ello, muchos pacientes evolucionan a enfermedad hepática terminal y la hepatopatía alcohólica es una indicación habitual para el trasplante hepático.

ESTEATOSIS HEPÁTICA NO ALCOHÓLICA

La esteatosis hepática es muy similar a la hepatopatía alcohólica e incluye diversas formas de daño hepático, desde esteatosis simple, con o sin hepatitis asociada (esteatohepatitis no alcohólica), hasta fibrosis en puentes y cirrosis. Los factores de riesgo para esteatosis hepática no alcohólica incluyen obesidad, diabetes mellitus tipo 2, hiperlipidemia y síndrome metabólico. Cerca de la mitad de los pacientes con obesidad grave y diabetes presentan esteatohepatitis no alcohólica y hasta en una quinta parte de esta población se desarrolla cirrosis.

Las características histológicas de la esteatosis hepática no alcohólica se superponen a las de la hepatopatía alcohólica e incluyen esteatosis, inflamación portal y lobulillar, necrosis hepáticas, cuerpos de Mallory y fibrosis. Igual que en la enfermedad hepática por alcoholismo, la fibrosis centrolobulillar es habitual. Con la aparición de cirrosis, la esteatosis a menudo desaparece. *Por tanto, la esteatosis hepática no alcohólica quizá sea la causa de muchos casos de la llamada cirrosis criptógena.*

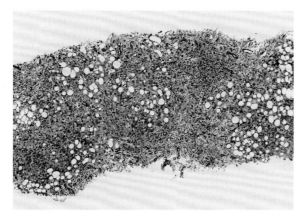

FIGURA 12-15. **Cirrosis micronodular.** Hígado cirrótico de un paciente alcohólico crónico. Obsérvese los nódulos regenerativos, de tamaño pequeño, formados por parénquima y con esteatosis.

 FISIOPATOLOGÍA: La patogenia de la esteatosis hepática no alcohólica y de la esteatohepatitis no alcohólica puede superponerse a la hepatitis alcohólica. La resistencia a la insulina suele relacionarse con aumento de la oxidación mitocondrial hepática de ácidos grasos libres, aumento del estrés oxidativo y peroxidación lipídica. La evolución a cirrosis en el hígado alcohólico es, por lo general, lenta, y muchos pacientes permanecen asintomáticos y presentan sólo un aumento moderado en las enzimas hepáticas en suero.

La esteatosis hepática no alcohólica se considera la manifestación hepática del síndrome metabólico, que consiste en obesidad abdominal, dislipidemia, resistencia a la insulina e hipertensión (*v.* cap. 19). La disminución del peso, incluyendo cirugía bariátrica, tiende a mejorar la esteatosis hepática no alcohólica y la esteatohepatitis no alcohólica, pero aún no se cuenta con un tratamiento definitivo.

CIRROSIS

La cirrosis es la destrucción de la arquitectura normal del hígado, que es sustituida por tabiques fibrosos alrededor de nódulos regenerativos en los hepatocitos. Es la 8.ª causa de muerte en Estados Unidos y la 13.ª en todo el mundo. El patrón morfológico es siempre atribuible a una necrosis persistente de hepatocitos. Los casos avanzados de cirrosis tienen siempre un aspecto similar y con frecuencia la causa no puede ser definida basándose exclusivamente en los signos morfológicos. Por otro lado, en etapas tempranas pueden encontrarse características que indican el mecanismo patógeno. Por ejemplo, la presencia de grasa y cuerpos de Mallory es característica de la hepatopatía alcohólica, mientras que la inflamación crónica y la necrosis periportal son características de la hepatitis crónica.

La patogenia de la cirrosis implica la muerte y regeneración de los hepatocitos, el depósito de matriz extracelular por las células hepáticas estrelladas activadas y las alteraciones resultantes en la arquitectura hepática vascular.

En una etapa temprana de la evolución de la cirrosis, el tipo **micronodular** (fig. 12-15) se caracteriza por la presencia de nódulos pequeños, uniformes y separados por una delgada capa fibrosa. Por otro lado, por lo general, en la etapa tardía de la enfermedad, se encuentra la **cirrosis macronodular** (fig. 12-16). con nódulos gravemente visibles, gruesos e irregulares, que en análisis histológico se ven como nódulos grandes que varían en tamaño y forma y, están rodeados por bandas de tejido conectivo. *Entre estos extremos se encuentran muchos casos con características de ambos tipos. En la práctica, los diferentes aspectos de la cirrosis son menos importantes que sus etiologías.*

Si se elimina la causa subyacente de la cirrosis, puede producirse una mejora funcional y estructural, aunque es poco probable que se produzca una regresión completa.

CIRROSIS MICRONODULAR (cirrosis de Laennec): Los nódulos están distribuidos ampliamente dentro de los lobulillos, que en general, son menores de 3 mm de diámetro (fig. 12-15). Los micronódulos no tienen las características propias de la arquitectura lobulillar en la forma de los espacios portales o vénulas centrales. El tabique de tejido conjuntivo que separa a los nódulos suele ser delgado, pero la crisis localizada irregular del parénquima puede producir tabiques más anchos. En etapas activas de la cirrosis hay presencia de células inflamatorias mononucleares y proliferación de conductillos biliares dentro de estos tabiques. *La causa típica de cirrosis micronodular es el daño por alcohol, pero hay otras posibles etiologías.*

CIRROSIS MACRONODULAR: Está asociada clásicamente con hepatitis crónica. La capa de tejido conjuntivo en la cirrosis macronodular es amplia (fig. 12-16) y muestra elementos previamente existentes en los espacios portales, células inflamatorias mononucleares y proliferación de conductillos biliares. Con el paso del tiempo, la cirrosis micronodular puede transformarse

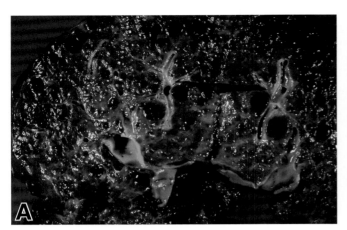
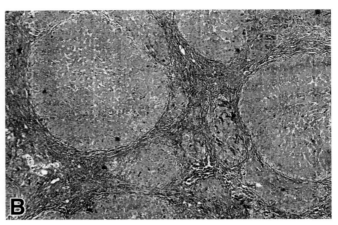

FIGURA 12-16. Cirrosis macronodular. A. El hígado se observa deformado y al corte se aprecian nódulos irregulares y tabiques de tejido conjuntivo de diferente grosor. **B.** Nódulos de diferente tamaño y tabique fibroso irregular.

a un patrón macronodular por regeneración continua y expansión de los nódulos existentes, en especial en alcohólicos que dejan de beber.

Las enfermedades relacionadas con la cirrosis son mencionadas en la tabla 12-3. Tienen poco en común excepto que todas ellas producen daño persistente por necrosis de hepatocitos. Muchos casos de cirrosis son atribuibles a alcoholismo y hepatitis viral crónica. A pesar de los avances en las técnicas de diagnóstico, el 15 % son de origen desconocido por lo que se clasifican como **cirrosis criptógenas.** Como se ha mencionado, la esteatosis hepática no alcohólica constituye una parte significativa de las cirrosis criptógenas.

Tabla 12-3
Principales causas de cirrosis
Hepatopatía alcohólica
Esteatosis hepática no alcohólica
Hepatitis crónica
Hepatitis crónica viral
Hepatitis autoinmunitaria
Inducida por medicamentos
Enfermedad biliar
Obstrucción biliar extrahepática
Cirrosis biliar primaria
Colangitis esclerosante
Enfermedad metabólica
Hemocromatosis
Enfermedad de Wilson
Deficiencia de α_1-antitripsina
Tirosinemia
Enfermedad por acumulación de glucógeno
Intolerancia hereditaria a la fructosa
Enfermedades hereditarias por almacenamiento
Galactosemia
Criptógena

 CARACTERÍSTICAS CLÍNICAS: La cirrosis se asocia siempre con complicaciones secundarias a deficiencia hepática parenquimatosa, anomalías endocrinas e hipertensión portal. Las personas con cirrosis descompensada tienen una esperanza de vida tan sólo de 2 años, mientras que la de los que padecen cirrosis compensada es de 10 a 13 años. La hipertensión portal produce sangrado, varices gastroesofágicas, ascitis, esplenomegalia y síndrome hepatorrenal. Se producen alteraciones endocrinas que se reflejan con ginecomastia, atrofia testicular y «arañas». La deficiencia hepática se caracteriza por ictericia, coagulopatía, encefalopatía hepática y concentraciones elevadas de amonio en sangre.

TRASTORNOS HEREDITARIOS RELACIONADOS CON LA CIRROSIS

Existen una serie de trastornos hereditarios que desembocan en daño hepático y cirrosis. Las enfermedades que resultan de un exceso de depósito de proteínas α_1-AT con anomalías en el plegamiento o de metales (cobre y hierro), acaban originando cirrosis.

Deficiencia de α_1-antitripsina

La deficiencia de α_1-antitripsina (α_1-AT) es una enfermedad autosómica recesiva que fue descrita en un principio como causa de enfisema (*v.* cap. 10). Posteriormente, se comunicaron casos de deficiencia hepática sin daño pulmonar, lo que permitió que se identificara la existencia de la enfermedad en ambos órganos. *Es la causa genética más común de deficiencia hepática y la enfermedad genética más frecuente tratada con trasplante hepático.* Aunque la deficiencia de α_1-AT se presenta en 1 de cada 2000 nacidos vivos, sólo del 10-15 % de los que la presentan desarrollan deficiencia hepática.

 PATOGENIA MOLECULAR: La α_1-AT es una proteasa de serina inhibidora (serpina) producida principalmente por el hígado que desactiva la elastasa de los neutrófilos. Tanto la variedad pulmonar como la hepática son resultado de una anomalía en la secreción de una variante mutada por el hígado. PiZ es la mutación más común de la proteína α_1-AT (95% de los casos), que se retiene dentro de la luz del retículo endoplasmático, donde se pliega de forma anómala. Los agregados insolubles de la proteína mutante no pueden exportarse o degradarse y se acumulan, lo que daña la célula.

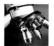 **PATOLOGÍA:** Los hepatocitos de los pacientes con deficiencia de α_1-AT contienen gotas citoplasmáticas ligeramente eosinófilas positivas para la tinción de ácido peryódico de Schiff (PAS), que muestran la presencia de material amorfo dentro de cisternas de RE dilatadas. Con frecuencia, la enfermedad se presenta con hepatitis crónica, la cual evoluciona finalmente a cirrosis. La deficiencia de α_1-AT es causa de hepatitis en el neonato (*v.* más adelante). En estos niños se desarrolla cirrosis micronodular a la edad de 2 o 3 años, que evoluciona hacia la variedad macronodular.

 CARACTERÍSTICAS CLÍNICAS: La enfermedad hepática en la deficiencia de α_1-AT es muy variable. Varía desde una hepatitis neonatal mortal de evolución rápida hasta la ausencia de cualquier manifestación de disfunción hepática. *Entre los neonatos con genotipo ZZ (esto es, aquellos que son susceptibles a desarrollar manifestaciones clínicas), el 10% desarrollan ictericia colestásica neonatal (hiperbilirrubinemia conjugada).* La mayoría de los neonatos se recuperan a los 6 meses, pero del 10-20% desarrollan daño hepático permanente. Los niños con cirrosis mueren, por lo general, antes de la edad de 10 años por deficiencia hepática u otras complicaciones de la enfermedad. Sin embargo, el trasplante hepático permite la curación. Algunos pacientes son asintomáticos hasta la edad adulta temprana, momento en el cual presentan síntomas de cirrosis como primera manifestación. *La cirrosis secundaria a deficiencia de α_1-AT se complica por una elevada incidencia de carcinoma hepatocelular.*

La enfermedad de Wilson es una enfermedad rara del metabolismo del cobre

La enfermedad de Wilson es un trastorno autosómico recesivo en el que hay un exceso de cobre que se deposita en el hígado y cerebro (fig. 12-17). Una de cada 150-180 personas es portadora y las manifestaciones clínicas se presentan en 1 de cada 30 000 niños.

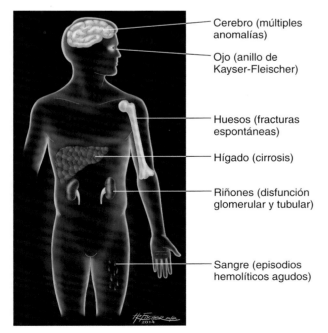

FIGURA 12-17. Enfermedad de Wilson. Órganos principalmente afectados en la enfermedad de Wilson.

 PATOGENIA MOLECULAR: El cobre ingerido en la dieta por lo general, excede los requerimientos del organismo, de manera que los excedentes son excretados por el hígado a través de la bilis. Normalmente, el cobre se encuentra unido a la ceruloplasmina de los hepatocitos, y el complejo es secretado hacia la sangre. El gen para la enfermedad de Wilson, denominado *ATP7B* y situado en el cromosoma 13, codifica para un canal catiónico transmembrana dependiente de ATP que transporta el cobre hacia el interior de los hepatocitos antes de ser excretado. *Las mutaciones ATP7B impiden el transporte de cobre y tanto la excreción biliar como la incorporación hacia la ceruloplasmina son deficientes.* En la enfermedad de Wilson la concentración de ceruloplasmina en suero es muy baja, pero esta deficiencia se considera debida a una sobrecarga de cobre en el hígado. El exceso de cobre causa la muerte de los hepatocitos, lo cual origina que el oligoelemento sea liberado hacia el torrente sanguíneo para depositarse posteriormente en los tejidos extrahepáticos. El papel central del hígado como origen de la enfermedad de Wilson queda corroborado por la curación que se consigue con el trasplante hepático.

No se sabe por qué el exceso de cobre daña a las células. El cobre puede reemplazar al hierro en la reacción de Fenton, por la cual el peróxido de hidrógeno se convierte en radical hidroxilo (*v.* cap. 1).

 PATOLOGÍA: *En la enfermedad de Wilson, el hígado evoluciona de una hepatitis leve a una crónica grave. La cirrosis puede desarrollarse rápidamente aún en la niñez.* Pueden observarse características de daño grave a los hepatocitos. Los hepatocitos periportales con frecuencia contienen cuerpos de Mallory y es frecuente la colestasis. En un principio, la cirrosis es micronodular, pero con el tiempo, se torna macronodular.

 CARACTERÍSTICAS CLÍNICAS: Cerca de la mitad de los pacientes con enfermedad de Wilson presentan algunos síntomas en la adolescencia. El resto presentan la enfermedad hasta el inicio de la edad adulta, pero puede aparecer incluso en una etapa más tardía. Los síntomas iniciales son resultado del daño hepático crónico presente en alrededor de la mitad de los casos; una tercera parte presentan en un principio síntomas neurológicos; en un 10% se observan manifestaciones psiquiátricas.

HÍGADO: Los síntomas relacionados con daño hepático son inespecíficos en un principio y evolucionan hacia deficiencia hepática crónica indistinguible de otras formas de hepatitis crónica. En algunos casos, la hepatitis crónica y la cirrosis pueden producir ictericia, hipertensión portal y deficiencia hepática.

CEREBRO Y OJO: Las manifestaciones neurológicas comienzan con incoordinación leve y temblor. En pacientes sin tratamiento, pueden aparecer disartria y disfagia, y posteriormente, distonía incapacitante y espasticidad. Las manifestaciones de tipo neurológico siempre se acompañan de alteraciones oculares. Los **anillos de Kayser-Fleischer** son zonas de color café-dorado bilaterales en la córnea, que rodean la periferia del iris y oscurecen su patrón muscular (fig. 12-18). Son resultado del depósito de cobre en la membrana de Descemet.

El tratamiento de la enfermedad de Wilson no sólo previene la acumulación de cobre en los tejidos, sino que también extrae el oligoelemento ya depositado. La trientina y la D-penicilamina, agentes quelantes de cobre, aumentan la excreción de cobre a través de la orina. Tanto los síntomas del SNC como los de deficiencia hepática desaparecen con frecuencia con el tratamiento. En pacientes que aún no presentan síntomas, el tratamiento de mantenimiento con zinc es útil porque impide la absorción intestinal de cobre. El trasplante hepático cura la enfermedad de Wilson.

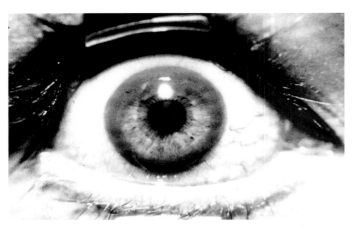

FIGURA 12-18. Anillo de Kayser-Fleischer. El depósito de cobre en la membrana de Descemet produce un anillo de color pardo alrededor del iris, que obstruye la visión a través del mismo.

REGULACIÓN DEL METABOLISMO DEL HIERRO: INTRODUCCIÓN

Una de las funciones del hígado es la regulación del hierro en el cuerpo, tanto el hemo en los eritrocitos como el almacenamiento general de hierro. Las alteraciones en la síntesis de hemo conducen a un grupo de enfermedades denominadas porfiria; las alteraciones en la degradación del hemo están relacionadas con la bilirrubinemia y la ictericia, como se explica más adelante. El almacenamiento excesivo de hierro provoca hemocromatosis.

PORFIRIAS

Las porfirias, adquiridas o hereditarias, se originan a partir de alteraciones en la biosíntesis del hemo; se caracterizan por la acumulación de intermediarios de la porfiria. Las porfirias se dividen en dos tipos: porfirias hepáticas y eritropoyéticas, con base en el lugar donde se localiza la anomalía en el metabolismo del hemo y la acumulación de porfirinas y sus precursores. Las porfirias genéticas son heterogéneas, y se deben en general a mutaciones únicas en familias específicas.

Las porfirias hepáticas se heredan de forma autosómica dominante y por lo general, son desencadenadas por la administración de medicamentos, hormonas sexuales, ayuno, hepatitis C, infección por VIH y consumo de alcohol. El hígado presenta diversos grados de esteatosis, hemosiderosis, fibrosis y cirrosis. Puede haber inclusiones citoplasmáticas en forma de aguja.

PORFIRIA AGUDA INTERMITENTE: Es la porfiria genética más común y es resultado de una alteración de la actividad del porfobilinógeno desaminasa en el hígado. Sólo el 10 % de los portadores del gen presentan síntomas, que afectan, por lo general, a adultos jóvenes. Predominan el dolor abdominal de tipo cólico y síntomas neuropsiquiátricos.

PORFIRIA CUTÁNEA TARDÍA: Este trastorno es la porfiria más frecuente, y puede ser adquirido o heredarse como un rasgo autosómico dominante. Se origina por una alteración de la actividad de la enzima uroporfirinógeno descarboxilasa. Los pacientes suelen ser adultos de mediana edad o adultos mayores, y, presentan fotosensibilidad cutánea y hepatopatía con sobrecarga de hierro hepático.

Otras porfirias hereditarias, denominadas **porfirias eritropoyéticas** y **porfirias eritropoyéticas congénitas**, se deben a deficiencias enzimáticas en los eritrocitos. Se caracterizan por fotosensibilidad cutánea y en ocasiones deficiencia hepática.

SÍNDROMES POR SOBRECARGA DE HIERRO

Hay diferentes enfermedades caracterizadas por acumulación excesiva de hierro en el cuerpo (siderosis). Los síndromes por sobrecarga de hierro se dividen en dos tipos principales de acuerdo a su causa. La **hemocromatosis hereditaria (HH)** es causada por una alteración genética habitual en el control de la absorción intestinal de hierro. *La sobrecarga secundaria de hierro complica ciertos trastornos hematológicos, como eritropoyesis ineficaz causada por anemia de células falciformes, talasemia mayor y otras anemias.* El exceso de hierro se deriva de hemólisis o sangre transfundida. La sobrecarga secundaria de hierro rara vez causa enfermedad hepática.

Reservas corporales de hierro

El contenido total normal de hierro en el organismo es de 3-4 g. La mayoría de este (cerca de 2.5 g) se une a la hemoglobina. El hierro suele entrar en el organismo al ser absorbido por la mucosa duodenal. **No hay ningún mecanismo para excretarlo, y mantener el hierro corporal dentro de los límites aceptables requiere un control estricto de la absorción intestinal de hierro.** Los mecanismos para el control del metabolismo normal del hierro se revisan en la figura 12-19.

Diversas proteínas importantes controlan este proceso:

- **Hepcidina:** el nivel de hepcidina es fundamental para la homeostasis del hierro. Este péptido es fabricado y exportado por el hígado. La hepcidina bloquea el transporte de hierro de los enterocitos a la sangre e inhibe su secreción a partir de las reservas de los hepatocitos y los macrófagos. Esto lo hace al unirse al canal principal de exportación de hierro en estas células, la **ferroportina**, además de promover su degradación. La síntesis de hepcidina se estimula cuando las reservas del hierro corporal son suficientes y tiene una regulación negativa cuando el cuerpo necesita más hierro. La regulación positiva de la hepcidina requiere varias proteínas importantes, como el receptor 2 de transferrina [TfR2], la hemojuvelina y HFE, el producto del gen *HFE*. En la deficiencia renal, la eliminación de hepcidina no es eficiente y sus niveles generalmente están elevados.
- **Ferroportina:** esta proteína es el canal de hierro obligado en las células. Las células (principalmente los enterocitos, hepatocitos y macrófagos) necesitan exportar o transportar hierro a través de la célula. La hepcidina inhibe la producción de ferroportina desplazando el hierro de esta, lo que después hace que el complejo hepcidina-ferroportina sea incorporado y degradado.
- **Transferrina (Tf):** existe más de una forma de esta molécula. Sin embargo, la forma principal de la molécula Tf es el principal transportador de hierro en la sangre. Una molécula Tf se une a dos iones de Fe^{3+}. La Tf también regula la recaptación de hierro por las células a través de su receptor principal (TfR1). El hierro plasmático normal es de 80-100 mg/dL, y Tf normalmente tiene una saturación del 33 %. Normalmente también circula una pequeña cantidad de hierro libre, es decir, no unido a Tf. En los momentos donde hay grandes cantidades de hierro, el hierro libre puede ser la forma predominante de hierro en la sangre.
- **Ferritina:** esta proteína multimérica es responsable de almacenar hierro dentro de las células y está presente en todos los tipos celulares. Se une a la forma férrica del hierro (Fe^{3+}) para formar un complejo llamado **hemosiderina**, y de este modo impide que el hierro almacenado genere especies de radicales libres mediante la reacción de Fenton (*v.* cap. 1). Los niveles séricos de ferritina generalmente reflejan el estado de las reservas corporales de hierro: la ferritina sérica baja, por lo general, refleja una insuficiencia de hierro. Los niveles elevados de ferritina se presentan cuando el organismo tiene grandes cantidades de hierro almacenado. En general, el hierro es almacenado en los macrófagos y los hepatocitos unidos a la **ferritina**.

Entrada de hierro a las células

Bajo circunstancias normales, el principal portal para la entrada de hierro en los enterocitos es un canal de membrana celular conocido como transportador metal divalente 1 (DMT-1). Otras células generalmente admiten el hierro a través de una vía diferente mediada por receptor: el hierro unido a Tf es reconocido por TfR1 y es incorporado. El hierro libre (no unido a Tf) entra a la célula por un mecanismo diferente, por mecanismos poco conocidos. *En esta vía, mediante la cual entra el hierro libre a las células, permite la acumulación intracelular de hierro cuando los mecanismos reguladores no funcionan* (v. más adelante).

Hemocromatosis hereditaria

La acumulación tóxica de hierro en la HH es dañina para las células parenquimatosas, en particular, las del hígado, el corazón y el páncreas. *Las características clínicas de la HH avanzada son la cirrosis, la diabetes, la pigmentación dérmica y la deficiencia cardiaca.* La HH es el trastorno metabólico hereditario más habitual en personas caucásicas. Se manifiesta con mayor frecuencia en pacientes de 40 a 60 años de edad. Los hombres son afecta-

dos 10 veces más que las mujeres, probablemente porque las mujeres pierden hierro durante la menstruación. Sin embargo, las mujeres posmenopáusicas también pueden desarrollar HH. Ya que la absorción diaria máxima de hierro es de aproximadamente 4 mg, la hemocromatosis se desarrolla durante años.

Metabolismo de hierro en la hemocromatosis hereditaria

 PATOGENIA MOLECULAR: Existen muchas formas diferentes de HH, todas relacionadas con un fallo en la síntesis de hepcidina. En la mayoría hay una mutación en el gen *HFE*. Una mutación particular (C282Y), cuando está presente en ambos alelos del gen *HFE*, es responsable de la HH en el 90% de los pacientes. Otras formas más raras de hemocromatosis son causadas por mutaciones en otros genes que controlan la expresión de hepcidina, como TfR2 y la hemojuvelina. Rara vez se produce una mutación del propio gen de la hepcidina *(HAMP).*

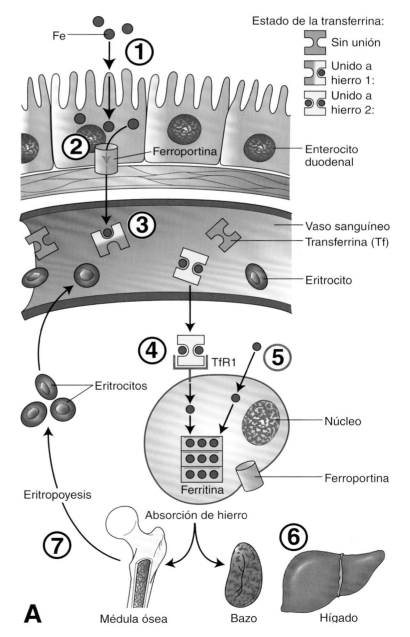

FIGURA 12-19. Metabolismo normal del hierro y papel de la hepcidina en su regulación. A. Absorción y uso del hierro. (*1*) El hierro entra a los enterocitos duodenales. Estas células tienen un transportador específico que regula la entrada de hierro. (*2*) El hierro atraviesa los enterocitos en su paso a la circulación. Una vez en el citoplasma del enterocito, el hierro es exportado por un conducto específico, la ferroportina, que regula la exportación de hierro en los enterocitos y otras células. (*3*) Después de haber atravesado los enterocitos, el Fe^{3+} se une a transferrina (Tf), el medio principal por el cual circula el hierro. (Un poco de hierro libre, es decir, el hierro no unido a Tf, circula en circunstancias normales.) (*4*) El Tf es reconocido por el receptor (TfR1) en las células que participan en la absorción de hierro. Se almacena unido a la ferritina. (*5*) Una pequeña cantidad de hierro entra en las células como hierro libre, no unido a Tf. También se almacena en forma de ferritina. (*6*) Los suministros excesivos de hierro son almacenados en los macrófagos y los hepatocitos. (*7*) Las células de la médula ósea incorporan el hierro en la hemoglobina para usarlo en los eritrocitos. **B.** Regulación de la absorción de hierro por la hepcidina. (*1*) La hepcidina es producida por los hepatocitos y se exporta en la circulación. (*2*) El duodeno, el principal puerto de entrada de hierro en el organismo, es un sitio clave donde actúa la hepcidina. (*3*) Si la hepcidina está presente, se une con la ferroportina. Esto tiene dos consecuencias. Primero, el hierro no tiene acceso a la ferroportina y, por tanto, no puede ser exportado. En segundo lugar, la unión a la hepcidina hace que el complejo hepcidina-ferroportina sea internalizado y degradado. (*4*) Aquí se ilustra la secuencia para los enterocitos pero se aplica de forma comparable a otras células que almacenan y exportan hierro, como los macrófagos y los hepatocitos. Tf, transferrina.

Estado de la transferrina:

Sin unión

Unido a hierro 1:

Unido a hierro 2:

Fe

Ferroportina

Enterocito duodenal

Vaso sanguíneo

Transferrina (Tf)

Eritrocito

TfR1

Eritrocitos

Núcleo

Ferroportina

Ferritina

Eritropoyesis

Absorción de hierro

Médula ósea

Bazo

Hígado

A

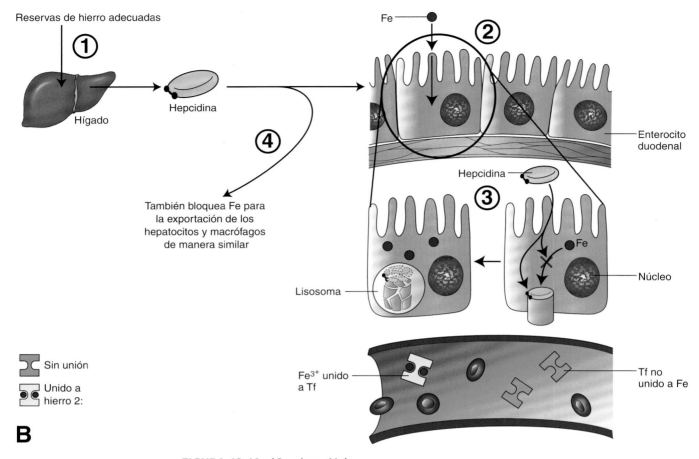

FIGURA 12-19. (*Continuación*)

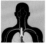 **FISIOPATOLOGÍA:** En el centro de la HH se encuentra la hepcidina. Las mutaciones que disminuyen la producción de hepcidina pueden imitar una situación en la que hay insuficiencia de hierro. Por tanto, aumenta la absorción de hierro en los enterocitos. Además, aumenta el transporte de hierro a través de los enterocitos y la exportación de hierro de los macrófagos y los hepatocitos hacia la circulación, debido a que la hepcidina no está presente para regular negativamente el exportador de ferroportina. En consecuencia, el exportador actúa sin control. La combinación de una mayor absorción de hierro intestinal y el aumento de la exportación de los sitios de almacenamiento sobrepasa el sistema Tf, causando niveles demasiado elevados de hierro libre circulante. Se produce la afluencia masiva de hierro en muchas células. En los hepatocitos, este flujo de hierro libre excede incluso la exportación acelerada de hierro (*v.* anteriormente) que ocurre por la ausencia de la inhibición de ferroportina mediada por hepcidina. Es así que los hepatocitos acumulan hierro. Como se mencionó en el capítulo 1, el hierro es un factor importante en el daño celular mediado por las especies reactivas de oxígeno (ROS). Las causas de sobrecarga de hierro se enumeran en la tabla 12-4.

PATOLOGÍA: En la HH se acumula gran cantidad de hierro en las células parenquimatosas de diferentes órganos y tejidos.

HÍGADO: En la HH el hígado está siempre afectado. Su tamaño aumenta y presenta color café rojizo, con cirrosis micronodular. Los hepatocitos y el epitelio de los conductos biliares se encuentran ocupados por gránulos de hierro (fig. 12-20). El exceso de hierro en las células se almacena principalmente en lisosomas como hierro de forma férrica. En una etapa tardía de

la enfermedad, los depósitos de hierro son notables en las células de Kupffer, como resultado de la fagocitosis de hepatocitos necróticos. Dentro de la pared fibrosa, el hierro es prominente en los conductillos biliares proliferados y macrófagos. En algunas ocasiones, como sucede con otras formas de cirrosis micronodular, puede aparecer cirrosis macronodular.

Tabla 12-4
Causas de sobrecarga de hierro
Aumento en la absorción de hierro
Hemocromatosis hereditaria
Asociada a *HFE:* homocigotos para C282Y y H63D así como heterocigotos para C282/H63D
Hemocromatosis asociada con mutaciones en el receptor 2 de transferrina (TfR2) y la ferroportina
Hemocromatosis juvenil: mutaciones en la hemojuvelina y la hepcidina
Hepatopatía crónica (p. ej., hepatopatía alcohólica)
Anemias por sobrecarga de hierro
Porfiria cutánea tardía
Exceso de hierro en la dieta; exceso de hierro medicinal
Sobrecarga parenteral de hierro
Múltiples transfusiones sanguíneas
Hierro medicinal inyectable

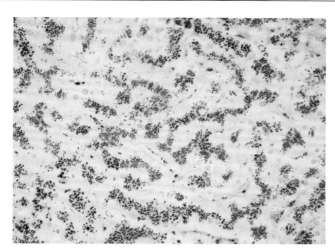

FIGURA 12-20. Hemocromatosis. La tinción del hierro de Perl muestra hierro excesivo (*azul*) en los hepatocitos a lo largo de los canalículos biliares.

PIEL: La piel de los pacientes con HH está pigmentada de forma característica, pero los depósitos de hierro de la piel sólo están presentes en la mitad de los pacientes. En la mayoría se presenta aumento de melanina en los melanocitos basales.

PÁNCREAS: La diabetes es una complicación común de la HH y es resultado del depósito de hierro en el páncreas. El órgano tiene un color semejante al óxido y se aprecia fibrótico. Las células exocrinas y endocrinas contienen hierro en exceso, y hay pérdida tanto de células acinosas como de islotes de Langerhans. La combinación de pigmentación cutánea e intolerancia a la glucosa en pacientes con HH se denomina **diabetes bronceada.**

CORAZÓN: La deficiencia cardiaca congestiva es una causa común de muerte en pacientes con HH. Las fibras del miocardio contienen pigmento férrico, que en ocasiones es más abundante en los ventrículos que en las aurículas. Son frecuentes la necrosis de cardiomiocitos y la fibrosis intersticial que la acompaña.

SISTEMA ENDOCRINO: Numerosas glándulas endocrinas están afectadas en la HH, incluyendo la hipofisaria, la suprarrenal, la tiroides y la paratiroides. Sin embargo, el tejido dañado no es una característica habitual en estos órganos, excepto por la hipófisis, en la cual hay una alteración de la liberación de gonadotropina.

ARTICULACIONES: Cerca de la mitad de los pacientes con HH presentan artropatía, más grave en los dedos y en las manos. La artritis por HH afecta a las grandes articulaciones, como la rodilla, hasta el punto de que puede resultar incapacitante.

 CARACTERÍSTICAS CLÍNICAS: La HH, por lo general, produce síntomas en la edad madura. La enfermedad hepática generalmente es de evolución lenta y prolongada, pero sin tratamiento; una cuarta parte de los pacientes pueden llegar a morir por coma hepático o hemorragia gastrointestinal. La cirrosis en el CHC puede ocasionar carcinoma hepatocelular y en estos casos la probabilidad acumulada a 10 años de presentar cáncer hepático alcanza el 30%. El tratamiento de la HH consiste en eliminar el hierro del organismo, lo cual se hace de manera más efectiva mediante múltiples flebotomías. Sin tratamiento, la supervivencia a 10 años con HH es del 6%.

DAÑO HEPÁTICO POR MEDICAMENTOS

El daño hepático inducido por medicamentos puede asemejarse a prácticamente cualquier tipo de enfermedad del hígado y su gravedad varía desde una elevación asintomática de transaminasas hasta una deficiencia hepática aguda. *De hecho, los medicamentos son la principal causa de deficiencia hepática aguda en Estados*

Unidos. Los medicamentos pueden ocasionar un daño que puede ser **predecible** o **no predecible.** El primer caso se incluye en los medicamentos que ocasionan daño hepático siguiendo un patrón dependiente de la dosis (p. ej., tetracloruro de carbono; faloidina, la toxina de los hongos *Amanita phalloides*; y el analgésico paracetamol), mientras que entre los segundos se puede mencionar el daño que se presenta con mayor frecuencia, independientemente de la dosis y sin ningún factor predisponente previo (**reacción idiosincrásica**).

Casi todas las reacciones medicamentosas son impredecibles y se deben en su mayor parte a una reacción idiosincrásica. Este tipo de hepatotoxicidad se presenta en personas con predisposición metabólica o genética. En ellas, suele deberse a un exceso de sensibilidad a un efecto adverso relacionado con la dosis. Por el contrario, algunos medicamentos o sus metabolitos pueden desencadenar una reacción inmunitaria en el hígado (hepatitis autoinmunitaria). *No hay una prueba diagnóstica específica para predecir o diagnosticar hepatotoxicidad secundaria a medicamentos.*

Patrones histológicos de la hepatopatía inducida por medicamentos

Los medicamentos pueden ocasionar un amplio rango de patrones histopatológicos presentes en enfermedades hepáticas distintas a las ocasionadas por medicamentos. Sin embargo, algunos medicamentos pueden dar lugar a patrones característicos de hepatotoxicidad. Tales patrones incluyen necrosis hepatocelular zonal, colestasis, hepatitis aguda o crónica e hígado graso.

Necrosis zonal hepatocelular

La dosis tóxica de paracetamol causa necrosis centrolobulillar *predecible,* si bien a muy altas dosis puede ocasionar necrosis panlobulillar. La naturaleza zonal de este tipo de lesión quizá se debe a la mayor actividad de las enzimas que metabolizan el medicamento en la zona central. Otros medicamentos clásicos que producen este tipo de lesión son el tetracloruro de carbono y la faloidina. En zonas dañadas, los hepatocitos presentan necrosis coagulativa, inflamación edematosa y cantidades variables de grasas. La inflamación tiende a estar dispersa. Los pacientes pueden morir por deficiencia hepática aguda o recuperarse sin complicaciones. *La hepatotoxicidad inducida por paracetamol es la causa más común de deficiencia hepática en Estados Unidos y se utiliza con frecuencia con fines suicidas. Los pacientes suelen solicitar atención inmediatamente después de la ingestión.*

Colestasis

El daño a los conductos biliares intra e interlobulillares se debe con frecuencia a una reacción medicamentosa impredecible. Cuando esto se produce, la bilis se acumula en los hepatocitos y conductillos. Cuando no hay inflamación lobulillar, esto se denomina «colestasis pura» (fig. 12-21). Los medicamentos que producen colestasis pura incluyen los estrógenos y diferentes antibióticos (p. ej., sulfametoxazol). Si la colestasis se acompaña de inflamación, se denomina entonces **hepatitis colestásica.**

Hepatitis aguda y crónica

Las reacciones inflamatorias son comunes en muchos tipos de hepatotoxicidad medicamentosa impredecible. Todas las características de la hepatitis viral aguda pueden presentarse después de la exposición a una amplia variedad de medicamentos (p. ej., isoniazida, antibióticos). La inflamación constituye una respuesta general al daño celular y necrosis, similar a la que se produce con otras etiologías (p. ej., hepatitis viral y hepatitis autoinmunitaria). *Puede encontrarse todo el rango de lesiones por daño hepático agudo, desde una hepatitis anictérica leve hasta una necrosis hepática masiva que produce rápidamente la muerte.* Es característico que la hepatitis inducida por medicamentos y el aumento en las enzimas hepáticas asociado a ella desaparezcan cuando la

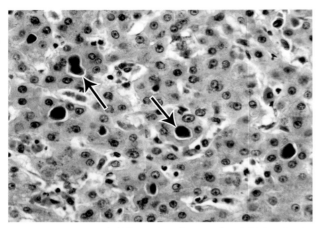

FIGURA 12-21. Estasis biliar. Microfotografía del hígado de un paciente con colestasis inducida por medicamentos en la que se observan importantes tapones biliares en los conductillos biliares dilatados (*flechas*). En ausencia de inflamación, esta lesión podría denominarse «colestasis pura».

administración del medicamento desencadenante se suspende. Si la exposición al mismo continúa, puede desarrollarse hepatitis crónica e incluso cirrosis. Algunas veces, la inflamación puede ser resultado de una **hepatitis autoinmunitaria por medicamentos** (p. ej., nitrofurantoína) así como una respuesta inmunitaria al medicamento o un mecanismo de hepatitis autoinmunitaria clásica. La presencia de eosinófilos en el infiltrado inflamatorio indica la posibilidad de reacción farmacológica. *La presencia de un infiltrado inflamatorio, sin importar su composición, no es un signo específico de hepatotoxicidad por medicamentos.*

Hígado graso

La acumulación de triglicéridos dentro de los hepatocitos (es decir, la esteatosis hepática o hígado graso) se produce por lo general de una manera predecible. Aunque hay una importante superposición, los dos patrones morfológicos son identificables (es decir, esteatosis macrovesicular y microvesicular).

La esteatosis macrovesicular es en sí misma, clínicamente intrascendente, y es muy similar a la observada en la esteatosis alcohólica. Además de su asociación con la ingesta crónica de etanol, la esteatosis macrovesicular es secundaria a la administración experimental, o accidental, de hepatotoxinas directas como el tetracloruro de carbono. Los corticoesteroides y algunos antimetabolitos, tales como el metotrexato, también pueden causar esteatosis macrovesicular. A diferencia de la esteatosis macrovesicular, que por sí misma no tiene consecuencias clínicas, la esteatosis hepática microvesicular se relaciona generalmente con hepatopatía grave y, en ocasiones, mortal. Se observan pequeñas vacuolas de grasa dispersas en el citoplasma de los hepatocitos y el núcleo mantiene su posición central

SÍNDROME DE REYE: Esta enfermedad aguda rara de los niños se caracteriza por esteatosis microvesicular, deficiencia hepática y encefalopatía. Por lo general, los síntomas comienzan después de un episodio de fiebre, normalmente secundario a gripe o varicela, y suele correlacionarse con la administración de ácido acetilsalicílico. Dado que el uso de ácido acetilsalicílico y la incidencia de gripe han disminuido en la niñez, el síndrome de Reye es en la actualidad raro.

Lesiones vasculares

La obstrucción de las venas hepáticas (**síndrome de Budd-Chiari**; *v.* más adelante) puede aparecer después del uso de anticonceptivos orales, quizá porque inducen hipercoagulabilidad en algunos individuos. La **peliosis hepática** es una lesión hepática peculiar,

caracterizada por cavidades quísticas ocupadas por sangre que no están recubiertas por células endoteliales. En algunas ocasiones, este tipo de lesión es producida por esteroides anabolizantes, anticonceptivos esteroideos y el antiestrógeno tamoxifeno.

Masas y alteraciones de la morfología hepática

Los **adenomas hepáticos**, inducidos por esteroides exógenos, y el **angiosarcoma hepático**, causado por la administración intravenosa de dióxido de torio, se encuentran en los pocos ejemplos de masa ocasionada por medicamentos. La exposición crónica al arsénico inorgánico, por lo general en insecticidas, y la inhalación ocupacional de cloruro de vinilo también se han relacionado con angiosarcomas hepáticos.

DEFICIENCIA HEPÁTICA

La deficiencia hepática es el síndrome clínico que se presenta cuando la masa de hepatocitos o su función no pueden mantener las actividades vitales propias del hígado. Puede desarrollarse de forma aguda, sobre todo después de hepatitis viral o daño hepático tóxico, o aparecer como enfermedades hepáticas crónicas, como la hepatitis viral crónica o la cirrosis. A pesar de los avances en el tratamiento de mantenimiento, que han mejorado la supervivencia de la deficiencia hepática aguda, la mortalidad por esta condición supera el 50 %. Las consecuencias de la deficiencia hepática se describen en la figura 12-22. Los síntomas incluyen ictericia, encefalopatía hepática, defectos de la coagulación, desequilibrio de hormonas esteroides e hipertensión portal.

La hiperbilirrubinemia se debe a una eliminación inadecuada de la bilirrubina por el hígado

La hiperbilirrubinemia que acompaña a la deficiencia hepática es en su mayor parte conjugada aunque la bilirrubina no conjugada también tiende a aumentar (como se describe más adelante). En ocasiones, el aumento en la eliminación de eritrocitos puede incrementar la bilirrubina no conjugada agravando la ictericia.

Encefalopatía hepática

Las alteraciones en el estado mental son comunes en los pacientes con deficiencia hepática e hipertensión portal (*v.* más adelante).

 FISIOPATOLOGÍA: No hay un factor único que explique el síndrome clínico de encefalopatía hepática. Debido a la disfunción de los hepatocitos o la existencia de cortocircuitos vasculares estructurales o funcionales, estos compuestos escapan de los mecanismos de desintoxicación hepáticos. La **encefalopatía portosistémica** es particularmente evidente después de una cirugía para una anastomosis portosistémica (vena porta con vena cava inferior o su equivalente).

Entre los varios compuestos tóxicos implicados en la encefalopatía hepática se encuentran el amonio, el ácido γ-aminobutírico y una variedad de mercaptanos. El fallo en la desintoxicación hepática de tales sustancias conduce a alteraciones en la neurotransmisión cerebral y la osmolalidad.

 PATOLOGÍA: En la mayoría de los pacientes con encefalopatía hepática, el **edema cerebral** es la principal causa de muerte. Con frecuencia se acompaña de hernia cerebral y de uncus. Este edema es una lesión específica asociada con el coma hepático, aunque el mecanismo preciso aún se desconoce.

Anomalías de la coagulación

La disminución de la síntesis hepática de los factores de la coagulación y trombocitopenia son las principales causas de inhibición de la hemostasis en la deficiencia hepática. La disminución de la

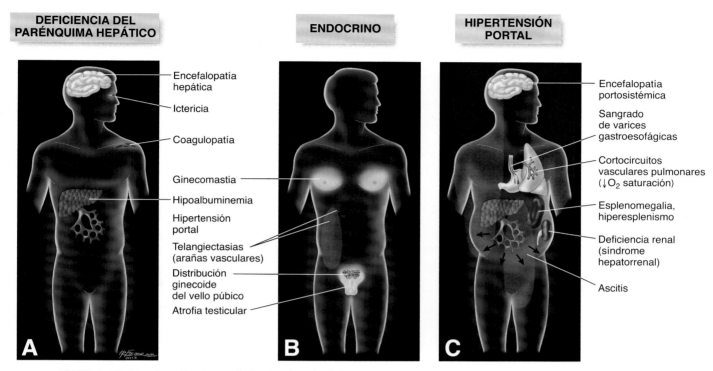

FIGURA 12-22. Complicaciones de la cirrosis y la deficiencia hepática. Características clínicas relacionadas con **A) deficiencia hepática parenquimatosa, B) trastornos endocrinos,** y **C) hipertensión portal.** Hay una importante superposición entre las características clínicas en relación con su patogenia.

síntesis de los factores de coagulación (fibrinógeno; protrombina; factores VII, IX y X) se deben a la deficiencia generalizada en la síntesis de proteínas por el hígado.

La **trombocitopenia** ($<80\,000/\mu L$) es habitual en la deficiencia hepática y se acompaña de anomalías cualitativas en la función de las plaquetas. El hiperesplenismo, la depresión de la médula ósea y la pérdida de plaquetas debidos a la coagulación intravascular diseminada (CID) provocan una disminución de las plaquetas circulantes. Los productos de la necrosis de los hepatocitos y la liberación del factor tisular pueden conducir a la activación de la cascada de la coagulación y dar lugar a un estado similar a la CID.

Hipoalbuminemia

La disminución de la albúmina circulante se debe a la incapacidad de síntesis por parte del hígado y es un factor importante en la patogenia del edema que complica con frecuencia la hepatopatía crónica.

Desequilibrio de la hormona esteroidea

En la deficiencia hepática crónica, el **hiperestrogenismo** en los hombres se debe a la reducción del catabolismo de los estrógenos y la conversión de andrógenos (débiles) en estrógenos. Este efecto conduce a **ginecomastia**, es decir, apariencia femenina del cuerpo y una distribución ginecoide del vello púbico (vello púbico femenino). Las manifestaciones vasculares por hiperestrogenismo son también comunes e incluyen **telangiectasias** en el territorio donde drena la vena cava superior (porción superior del tronco y cara) y **eritema palmar**. Además, se produce una acción tóxica directa del alcohol sobre la función gonadal que es independiente de la deficiencia hepática crónica, tanto en hombres como mujeres con alcoholismo.

LA HIPERTENSIÓN PORTAL ES A MENUDO EL RESULTADO DE DEFICIENCIA HEPÁTICA

La vena porta hepática transporta el drenaje venoso principal del aparato digestivo, el páncreas y el bazo hacia el hígado. Desplaza dos tercios del flujo sanguíneo hepático, pero le corresponde menos de la mitad del suministro total de oxígeno, dado que el restante es proporcionado por la arteria hepática. *La hipertensión portal se define tanto por un aumento absoluto en la fracción venosa portal como por un aumento en el gradiente de presión entre la vena porta y la vena hepática.* Se debe a la obstrucción del flujo sanguíneo en alguno de los puntos del circuito portal. El aumento de la presión portal causa la abertura de los **canales colaterales portosistémicos**, hemorragia de varices gastroesofágicas, ascitis, esplenomegalia y deficiencia renal y pulmonar (fig. 12-22). El aumento en la resistencia al flujo de salida de la sangre de la circulación portal es la base para el diagnóstico de hipertensión portal (fig. 12-23). El aumento en la resistencia puede originarse en una de las tres áreas siguientes:

1. **Sinusoidal o intrahepática:** el daño de los sinusoides produce hipertensión portal sinusoidal o intrahepática. En los países occidentales la cirrosis es la causa más habitual de todas las formas de hipertensión portal. En la cirrosis, la fibrosis produce obstrucción de los sinusoides intrahepáticos, lo cual, impide el flujo de entrada de la sangre hacia el sistema portal. El resultado es un aumento de la presión dentro de la vena porta. La cirrosis suele ser la responsable del desarrollo de hipertensión portal intrahepática.

2. **Presinusoidal:** si la resistencia al flujo sanguíneo sucede en la vena porta extrahepática, o en las venas o vénulas portales

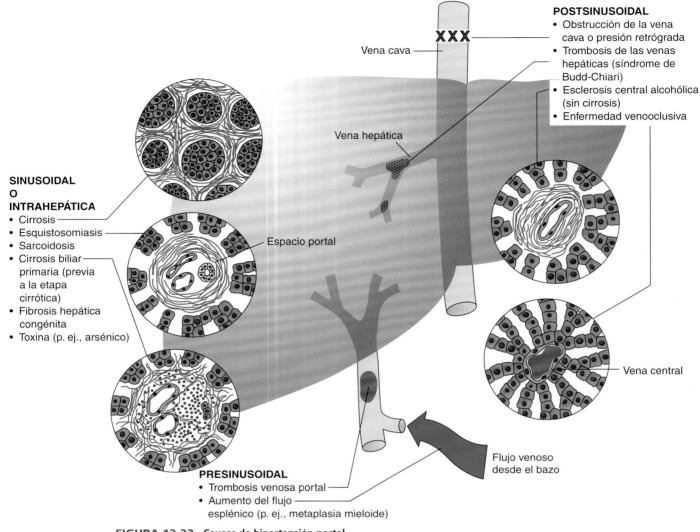

POSTSINUSOIDAL
- Obstrucción de la vena cava o presión retrógrada
- Trombosis de las venas hepáticas (síndrome de Budd-Chiari)
- Esclerosis central alcohólica (sin cirrosis)
- Enfermedad venooclusiva

Vena cava

Vena hepática

SINUSOIDAL O INTRAHEPÁTICA
- Cirrosis
- Esquistosomiasis
- Sarcoidosis
- Cirrosis biliar primaria (previa a la etapa cirrótica)
- Fibrosis hepática congénita
- Toxina (p. ej., arsénico)

Espacio portal

Vena central

Flujo venoso desde el bazo

PRESINUSOIDAL
- Trombosis venosa portal
- Aumento del flujo esplénico (p. ej., metaplasia mieloide)

FIGURA 12-23. Causas de hipertensión portal.

intrahepáticas (p. ej., obstrucción por trombos) se trata de una **hipertensión portal presinusoidal.**

3. **Postsinusoidal:** si el lugar de resistencia se encuentra en venas, vénulas hepáticas o en la circulación cardiaca, se trata entonces de **hipertensión portal postsinusoidal.** Estos casos se pueden originar por obstrucción de las venas hepáticas, como en el **síndrome de** *Budd-Chiari,* o por deficiencia cardiaca congestiva.

 FISIOPATOLOGÍA: La hipertensión portal intrahepática como la que tiene lugar en la cirrosis es un buen ejemplo para comprender la patogenia de la hipertensión portal. Conforme se desarrolla la fibrosis, los sinusoides presentan cada vez mayor deformación. Los nódulos regenerativos en el hígado cirrótico afectan a las venas hepáticas, de manera que obstruyen el flujo de sangre distal a los lobulillos. Las pequeñas venas y vénulas portales quedan atrapadas, estenosadas y con frecuencia obstruidas por los procesos de cicatrización de los espacios portales. El flujo de sangre a través de la arteria hepática aumenta y la comunicación arteriovenosa se vuelve funcional. De esta manera, la hipertensión portal secundaria a obstrucción del flujo sanguíneo distal a los sinusoides es aumentada por incremento en el flujo sanguíneo arterial. El aumento en la presión

portal también favorece la apertura de los cortocircuitos vasculares que descomprimen el circuito portal. Aunque esto es útil, dichos cortocircuitos pueden conducir a complicaciones clínicas, en particular varices sangrantes y encefalopatía.

En todo el mundo, la esquistosomiasis hepática es la principal causa de hipertensión portal intrahepática. La reacción inflamatoria granulomatosa a los huevos parásitos en las vénulas portal intrahepáticas interfiere con el flujo sanguíneo sinusoidal. La **hipertensión portal idiopática**, también denominada **hipertensión portal no cirrótica, esclerosis hepatoportal** o **venopatía obliterativa**, alude a los casos ocasionales de hipertensión portal intrahepática con esplenomegalia que se presenta en ausencia de cualquier enfermedad intra o extrahepática demostrable. Las causas conocidas de hipertensión portal idiopática son la exposición crónica al cobre, arsénico y cloruro de vinil.

Trombosis venosa portal

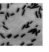 **FACTORES ETIOLÓGICOS:** La trombosis venosa portal se presenta con mayor frecuencia en pacientes con cirrosis. Otras causas incluyen tumores, infecciones, hipercoagulabilidad, pancreatitis y traumatismo quirúrgico.

Hipertensión portal postsinusoidal

Síndrome de Budd-Chiari

El **síndrome de Budd-Chiari** es una enfermedad congestiva del hígado causada por obstrucción de las venas hepáticas y sus afluentes.

 FACTORES ETIOLÓGICOS: La principal causa del síndrome de Budd-Chiari es la trombosis de las venas hepáticas; puede presentarse en diferentes enfermedades, como neoplasias mieloproliferativas (especialmente la policitemia verdadera), estados de hipercoagulabilidad asociados con tumores malignos, uso de anticonceptivos orales, embarazo, infecciones bacterianas, hemoglobinuria paroxística nocturna, tumores metastásicos y primarios del hígado y traumatismo quirúrgico. En el 20 % de los casos no hay una causa evidente. Los trombos se forman con mayor frecuencia en las grandes venas hepáticas, cerca del lugar de salida del hígado y en la porción intrahepática de la vena cava inferior. El aumento de la presión venosa retrógrada debido a deficiencia cardiaca congestiva grave, estenosis tricuspídea o, deficiencia o pericarditis constrictiva pueden ser similares al síndrome de Budd-Chiari.

La **enfermedad venooclusiva hepática** es una variante del síndrome de Budd-Chiari provocada por una obstrucción de las vénulas centrales y pequeñas ramas de las venas hepáticas. Esta enfermedad se debe con mayor frecuencia a la ingestión de alcaloides de pirrazol, tóxicos provenientes de plantas de los géneros *Crotalaria* y *Senecio,* que se utilizan como «tes medicinales».

También se presentan en pacientes tratados con algunos medicamentos quimioterápicos antineoplásicos, después de radioterapia hepática y asociado con trasplante de médula ósea, posiblemente como manifestación de una enfermedad de injerto contra huésped.

 PATOLOGÍA: En la fase aguda de la **trombosis venosa hepática**, el hígado está inflamado y en tensión. Su sección se observa moteada y con zonas de sangrado activo (fig. 12-24 A). En la fase crónica, la superficie de su sección se muestra pálida y el hígado se encuentra duro, debido al aumento del tejido conjuntivo. Las venas hepáticas presentan trombos en diferentes etapas de evolución, desde coágulos de reciente formación hasta trombos bien reorganizados que han sido canalizados.

En la fase aguda tanto del síndrome de Budd-Chiari como en la enfermedad venooclusiva, los sinusoides de la zona central están dilatados y ocupados por eritrocitos (fig. 12-24 B). Las placas de hepatocitos están comprimidas, con necrosis de los hepatocitos centrolobulillares y hemorragias. En la congestión venosa de larga evolución, la fibrosis de la zona central se irradia notablemente hacia porciones más periféricas de los lobulillos (fig. 12-24 C). Los sinusoides están dilatados y, las regiones central y media de los hepatocitos presentan atrofia por presión. En algunos casos, el tabique de tejido conjuntivo une las zonas centrales adyacentes para formar nódulos con un solo espacio portal central, un proceso conocido como **lobulación inversa.** Esta fibrosis no es lo suficientemente grave como para justificar el diagnóstico de cirrosis.

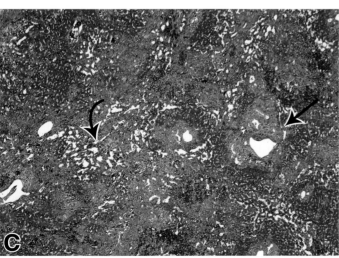

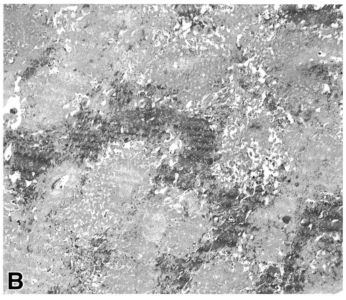

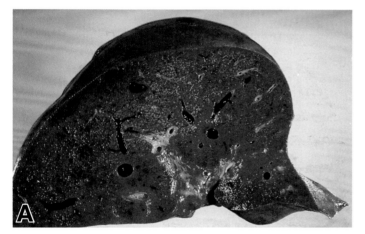

FIGURA 12-24. Síndrome de Budd-Chiari. **A.** En el corte del hígado, de un paciente que murió por síndrome de Budd-Chiari, se observan trombosis de las venas hepáticas y congestión difusa del parénquima. **B.** El parénquima hepático de un paciente con **síndrome de Budd-Chiari agudo** revela necrosis centrolobulillar y hemorragia.**C. Síndrome de Budd-Chiari crónico.** Se observa cirrosis con presencia de puentes de fibrosis que parten de las venas centrales más que de los espacios portales. Obsérvense los sinusoides dilatados (*flecha curva*) y los espacios portales intactos (*flecha*).

CARACTERÍSTICAS CLÍNICAS: La trombosis total de las venas hepáticas se presenta como una enfermedad aguda con dolor abdominal, hepatomegalia, ascitis e ictericia leve. Pueden presentarse deficiencia hepática aguda y la muerte de manera rápida. Con frecuencia, la obstrucción de la circulación venosa hepática es incompleta y ciertos síntomas similares pueden persistir durante meses o algunos años. Más del 90 % de los pacientes con síndrome de Budd-Chiari desarrollan ascitis, por lo general grave, y la esplenomegalia es habitual. De manera característica, la bilirrubina en suero y la actividad de la aminotransferasa se encuentran moderadamente elevadas. La mayoría de los pacientes pueden morir por deficiencia hepática o por complicaciones de hipertensión portal. El trasplante hepático es efectivo para curar la enfermedad.

Efectos de la hipertensión portal

Varices

Las varices esofágicas son la complicación más importante de la hipertensión portal, y se originan por la apertura del sistema de conductos vasculares colaterales del sistema portal para aliviar la presión del sistema venoso portal. Una de las causas más comunes de muerte en pacientes con cirrosis y otras enfermedades que se acompañan de hipertensión portal es la hemorragia masiva del aparato digestivo superior por **varices esofágicas sangrantes** (*v.* cap. 11). No hay una correlación simple entre la presión venosa portal y el riesgo de sangrado de las varices, aunque este aumenta cuando es mayor el tamaño de las mismas. La presión retrógrada en la vena porta también es transmitida a sus afluentes, incluyendo las venas hemorroidales inferiores, las cuales se dilatan y se vuelven tortuosas (**varices anorrectales**). Las venas colaterales que se irradian hacia el ombligo producen un patrón conocido como **cabeza de medusa**. El pronóstico en pacientes con hemorragia de varices esofágicas es malo y la mortalidad por reacción aguda puede alcanzar el 40 %. En pacientes con cirrosis que sobreviven a un episodio inicial de hemorragia de varices, la supervivencia a largo plazo es poco probable debido al alto riesgo de recidiva del sangrado o de agravamiento de la deficiencia hepática.

Esplenomegalia

El bazo en la hipertensión portal aumenta de tamaño progresivamente y en ocasiones da lugar al síndrome conocido como **hiperesplenismo**, que reduce la semivida de todos los componentes de la circulación sanguínea y por tanto, disminuye el número de células circulantes (pancitopenia). El hiperesplenismo se atribuye a un incremento del tiempo de tránsito a través del hígado hiperplásico.

Ascitis

La ascitis es la acumulación de líquido en la cavidad peritoneal. Con frecuencia acompaña a la hipertensión portal, y la cantidad de líquido puede ser tan elevada (con frecuencia muchos litros) que puede no sólo distender el abdomen, sino también interferir con la respiración. El inicio de la ascitis en la cirrosis se relaciona con un mal pronóstico. La patogenia de la ascitis se ilustra en la figura 12-25.

METABOLISMO DE LA BILIRRUBINA Y MECANISMOS DE LA ICTERICIA

Bilirrubina y catabolismo del hemo

El hígado es vital para la excreción de los productos del catabolismo del hemo, a través de su principal producto excretor, es decir, la bilis. Cerca del 80 % de la bilirrubina se produce a partir

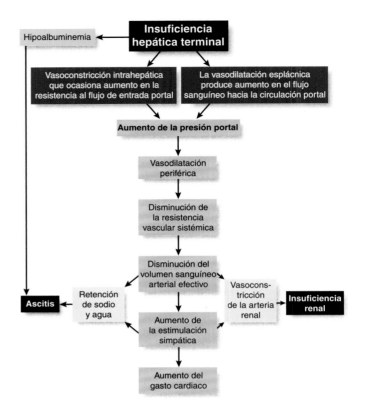

FIGURA 12-25. Patogenia de la ascitis.

de eritrocitos terminales, que son eliminados de la circulación por los fagocitos mononucleares del bazo, médula ósea e hígado. El resto proviene de la degradación del hemo producido por otras fuentes, incluyendo las isoenzimas del citocromo P450, la mioglobina y la destrucción prematura de hemoglobina por precursores eritroides en la médula ósea. El hemo se convierte en bilirrubina, el principal pigmento biliar, a través de un proceso enzimático dentro de los macrófagos.

La bilirrubina es poco hidrosoluble, y se transporta unida a la albúmina hacia el hígado. La albúmina en la sangre y el espacio extracelular es una importante fuente de unión de bilirrubina, y garantiza una baja concentración extracelular de bilirrubina libre (no unida). La bilirrubina libre, a diferencia de la unida a albúmina o conjugada con ácido glucurónico, es tóxica para el cerebro de los neonatos y en altas concentraciones causa un daño cerebral irreversible conocido como **quernícter o**.

El paso de bilirrubina desde la sangre hacia la bilis se realiza en cuatro etapas:

1. **Captación:** el complejo albúmina-bilirrubina se disocia cuando llega a los hepatocitos, y la bilirrubina es transportada a través de la membrana plasmática. Las proteínas transportadoras facilitan la absorción de los hepatocitos, en su mayoría pasiva.
2. **Unión:** dentro de los hepatocitos, la bilirrubina se une a diversas proteínas del citoplasma conocidas en conjunto como **glutatión S-transferasas** (también denominadas *ligandinas*).
3. **Conjugación:** la bilirrubina se convierte a un conjugado soluble en agua para su excreción. Esto ocurre en el RE, donde el sistema uridina difosfato-glucuronil transferasa (UGT) une el ácido glucurónico con la bilirrubina. El proceso produce principalmente diglucurónido de bilirrubina soluble en agua y una pequeña cantidad de monoglucurónido (<10 %).

4. **Excreción:** la bilirrubina conjugada se difunde a través del citoplasma hacia los conductillos biliares, y es excretada a través de la bilis contra un gradiente de concentración, mediante un proceso de transportadores dependiente de energía; este constituye el mecanismo de regulación de la velocidad en el transporte transhepático de la bilirrubina. Los ácidos biliares, el principal producto final del colesterol que se sintetiza predominantemente por los hepatocitos centrilobulillares, también se excretan en la bilis.

La bilirrubina conjugada entra al intestino delgado como parte de micelas mixtas, pero no se absorbe ahí. Se mantiene intacta hasta llegar a la porción distal del intestino delgado y el colon, donde es hidrolizada por la flora bacteriana produciendo bilirrubina libre (ahora sin conjugar), que es reducida a una mezcla de pirroles, conocida en conjunto como **urobilinógeno.** La mayor parte del urobilinógeno se excreta en las heces, pero una pequeña cantidad se absorbe en el íleon terminal y el colon, de manera que regresa hacia el hígado y es excretada nuevamente hacia la bilis. Los ácidos biliares también son reabsorbidos en el íleon terminal y recuperadas por el hígado. El reciclado de los componentes de la bilis se conoce como **circulación enterohepática de la bilis.** Ciertas cantidades de urobilinógeno escapan al proceso de reabsorción por el hígado, alcanzan la circulación sistémica y se excretan por la orina.

La producción excesiva de bilirrubina en la sangre (la **hiperbilirrubinemia** se produce con concentraciones en sangre >1.0 mg/dL) interfiere con su captación hepática o metabolismo intracelular. Este proceso resulta en **ictericia** (p. ej., coloración amarilla de la piel y escleróticas evidentes cuando la concentración de bilirrubina en la circulación supera los 2.5-3.0 mg/dL). La **ictericia colestásica** se caracteriza por datos histológicos hiperbilirrubinemia por **colestasis,** caracterizada por la presencia de tapones de bilis espesa en el conductillo biliar dilatado, así como la presencia de pigmento biliar visible en los hepatocitos. Muchas enfermedades están relacionadas con hiperbilirrubinemia (fig. 12-26).

Hiperbilirrubinemia no conjugada

El aumento de la producción de bilirrubina es resultado del aumento de la destrucción de eritrocitos (p. ej., en la anemia hemolítica) o deficiencia en la eritropoyesis. La hiperbilirrubinemia secundaria a enfermedad hemolítica no complicada es reflejo de presencia de bilirrubina no conjugada, mientras que la deficiencia del parénquima hepático produce aumento de bilirrubina conjugada (aunque también puede haber algún grado de aumento en la bilirrubina no conjugada). Aunque la hiperbilirrubinemia no conjugada por enfermedad hemolítica tiene poca relevancia clínica en el adulto, puede causar querníctero con daño cerebral importante en los neonatos (v. cap. 5). La lesión hepática generalizada (como la causada por la hepatitis viral o ciertos medicamentos) puede interferir con la captación neta de bilirrubina por parte de los hepatocitos, lo que también ocasiona hiperbilirrubinemia no conjugada.

Disminución de la conjugación de bilirrubina

Diversos síndromes hereditarios que afectan los niveles de actividad de UGT en sangre disminuyen la conjugacion de bilirrubina.

- El **síndrome de Crigler-Najjar tipo I** es una enfermedad rara de herencia recesiva que se debe a la ausencia total de actividad del UGT hepática.
- El **síndrome de Crigler-Najjar tipo II** es similar , pero con una deficiencia parcial de la enzima. El síndrome de Crigler-Najjar tipo I fue invariablemente mortal antes del advenimiento de la fototerapia y el trasplante hepático, en pacientes que padecían

hiperbilirrubinemia grave no conjugada crónica en la primera infancia. Casi todos los pacientes con el tipo II del síndrome evolucionan con normalidad, pero algunos pueden presentar alteraciones neurológicas que se asemejan al querníctero.

- El **síndrome de Gilbert** es una enfermedad hereditaria común debida a la inactivación del gen promotor de *UGT*. El nivel reducido de UGT no suele tener relevancia clínica en individuos sanos por hiperbilirrubinemia no conjugada crónica. La hemólisis leve, que también tiende a aumentar la concentración de bilirrubina, ocurre en más de la mitad de personas con síndrome de Gilbert, pero el mecanismo se desconoce.

Las mutaciones en proteínas de resistencia a múltiples fármacos

Las proteínas de resistencia a múltiples fármacos se encargan del transporte a través de la membrana de iones orgánicos, incluyendo la bilirrubina conjugada, ácidos biliares y fosfolípidos. Las mutaciones en los genes que codifican para estas proteínas, así como la distribución de otros transportadores canaliculares, impiden la secreción hepatocelular de los glucurónidos de bilirrubina y otros aniones orgánicos en los conductillos. Estas enfermedades son heterogéneas y varían desde ser inocuas hasta mortales. El **síndrome de Dubin-Johnson** se debe a mutaciones en el gen *ABCC2/MRP2*. Es una enfermedad autosómica recesiva benigna caracterizada por hiperbilirrubinemia conjugada crónica y depósito importante de pigmento oscuro en el hígado. Los síntomas clínicos suelen ser leves, con ligera ictericia intermitente y diversas molestias inespecíficas. La mitad de los afectados presentan orina oscura. El **síndrome de Rotor** es una condición autosómica recesiva extremadamente rara, similar al síndrome de Dubin-Johnson, pero sin pigmentación hepática.

Ictericia, septicemia e hiperbilirrubinemia neonatal

La hiperbilirrubinemia conjugada grave puede estar relacionada por septicemia tanto por organismos grampositivos como gramnegativos. En estos casos, la actividad de la fosfatasa alcalina en suero y la concentración de colesterol son, por lo general, bajas, lo que indica una anomalía aislada en la excreción de bilirrubina conjugada. La patología del hígado es inespecífica e incluye colestasis canalicular leve y ligera acumulación de grasa. Los espacios portales pueden contener exceso de células inflamatorias y grado variable de proliferación de conductillos biliares. En ocasiones, los conductillos dilatados se encuentran obstruidos con bilis espesa.

La **hiperbilirrubinemia neonatal** se presenta en ausencia de enfermedades específicas. La eliminación de la bilirrubina a través del hígado fetal es mínima; la recaptación hepática, conjugación y excreción biliar son mucho más bajas que en los niños y adultos. La actividad de la UGT hepática es menor al 1% de la presente en los adultos y las concentraciones de ligandina son bajas. La concentración de bilirrubina fetal es baja debido a que la bilirrubina atraviesa la placenta y, es conjugada y excretada por el hígado materno.

El hígado del neonato asume la responsabilidad de la eliminación de la bilirrubina antes de que se desarrollen por completo la capacidad de conjugación y excreción. Aún más, la demanda hepática en el neonato está aumentada debido al incremento de la destrucción de eritrocitos en la circulación durante este periodo. *En consecuencia, el 70% de los neonatos normales presentan hiperbilirrubinemia no conjugada transitoria.* Esta ictericia fisiológica es más notoria en neonatos prematuros, tanto porque la eliminación hepática de bilirrubina está menos desarrollada como porque la destrucción de eritrocitos es mayor que en los neonatos a término. Cuando la capacidad de conjugación de la bilirrubina hepática alcanza los niveles adultos, aproximadamente 2 semanas después del nacimiento, los niveles séricos de

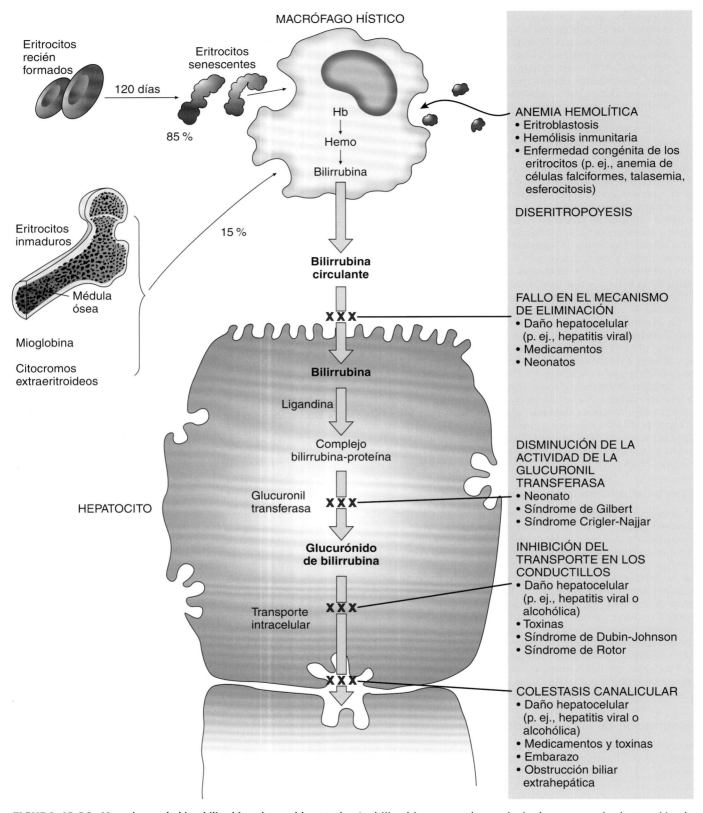

FIGURA 12-26. Mecanismos de hiperbilirrubinemia en el hepatocito. La bilirrubina se produce principalmente por la destrucción de los eritrocitos de la circulación, con una menor contribución a partir de la degradación de elementos eritropoyéticos provenientes de la médula ósea, mioglobina y citocromos extraeritroides. La hiperbilirrubinemia y la ictericia se deben a sobreproducción de bilirrubina (anemia hemolítica), diseritropoyesis, falta de eliminación de bilirrubina o anomalías en su metabolismo hepático. En la figura se muestra la localización de bloqueos específicos al metabolismo de la bilirrubina en el hepatocito. Hb, hemoglobina.

bilirrubina disminuyen rápidamente a los valores adultos. La absorción de la luz por la bilirrubina no conjugada da lugar a la formación de isómeros hidrosolubles de bilirrubina. *Por tanto, la fototerapia es utilizada en la actualidad rutinariamente para tratar la ictericia neonatal.*

Colestasis

La **colestasis** consiste en la presencia de tapones de bilis espesa en el conductillo biliar dilatado, así como la presencia de pigmento biliar visible en los hepatocitos. Desde el punto de vista funcional, la colestasis se debe a una disminución del flujo de bilis a través de los conductillos y de la secreción de agua, bilirrubina y ácidos biliares por los hepatocitos. La incapacidad de excretar los ácidos biliares dentro de los conductillos provoca un aumento de la concentración en suero y del ácido biliar hepatocelular. Los ácidos biliares dañan las células por su acción detergente y por activación directa de la apoptosis. Estas moléculas hidrófobas son potentes hepatotoxinas, y su acumulación dentro de los hepatocitos causa un daño importante al hígado que puede evolucionar a cirrosis acompañada de colestasis. El aumento de los ácidos biliares en suero es una causa probable del **prurito intenso**.

El diagnóstico clínico se hace con relación a la acumulación de sustancias presentes en la sangre que son transferidas en condiciones normales a la bilis, incluyendo bilirrubina, colesterol y ácidos biliares, así como la presencia de un aumento de la actividad de ciertas enzimas, característicamente la fosfatasa alcalina. La colestasis secundaria a enfermedad hepática intrínseca se denomina **colestasis intrahepática**, mientras que la ocasionada por obstrucción de los grandes conductos biliares se denomina **colestasis extrahepática**.

El sistema biliar extrahepático puede estar obstruido por cálculos que obstruyen el conducto biliar común, cánceres del conducto biliar o de los tejidos circundantes (páncreas o ampolla de Vater), compresión externa por un nódulo linfático aumentado de tamaño por una neoplasia que afecta al espacio portal hepático (como sucede en el linfoma), estructuras benignas (cicatrices postoperatorias o colangitis esclerosante primaria) y atresia biliar congénita (fig. 12-27).

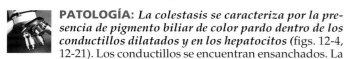 **FISIOPATOLOGÍA:** Se han propuesto diversos mecanismos de la colestasis.

DAÑO A LA MEMBRANA PLASMÁTICA CANALICULAR: La membrana plasmática canalicular es el lugar de secreción de sodio (y por tanto de líquido) hacia la bilis. Las alteraciones en la membrana canalicular por diversos medicamentos y otros agentes capaces de alterar su estructura inhiben la ATPasa-Na$^+$/K$^+$, disminuyendo el flujo de bilis o produciendo alteraciones morfológicas.

ALTERACIÓN EN LAS PROPIEDADES CONTRÁCTILES DEL CONDUCTILLO: La bilis se desplaza a lo largo de los conductillos por la actividad contráctil de tipo peristáltico de los hepatocitos. Los agentes que interfieren con los microfilamentos de actina pericanalicular (p. ej., citocalasina, faloidina) inhiben este proceso peristáltico y pueden ocasionar colestasis.

ALTERACIONES EN LA PERMEABILIDAD DE LA MEMBRANA CANALICULAR: Ciertos agentes que producen colestasis, incluyendo los estrógenos y el taurolitocolato (TLC), permiten la difusión retrógrada de los componentes biliares al hacer las membranas canaliculares más permeables o «con goteras».

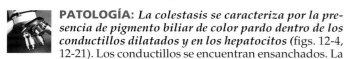 **PATOLOGÍA:** *La colestasis se caracteriza por la presencia de pigmento biliar de color pardo dentro de los conductillos dilatados y en los hepatocitos* (figs. 12-4, 12-21). Los conductillos se encuentran ensanchados. La bilis se acumula en los hepatocitos en lisosomas de gran tamaño. Tanto la colestasis intrahepática como la extrahepática se caracterizan en un principio por una localización centrolobulillar. Cuando la colestasis persiste, aparecen alteraciones morfológicas secundarias. La presencia de hepatocitos necróticos es quizá reflejo

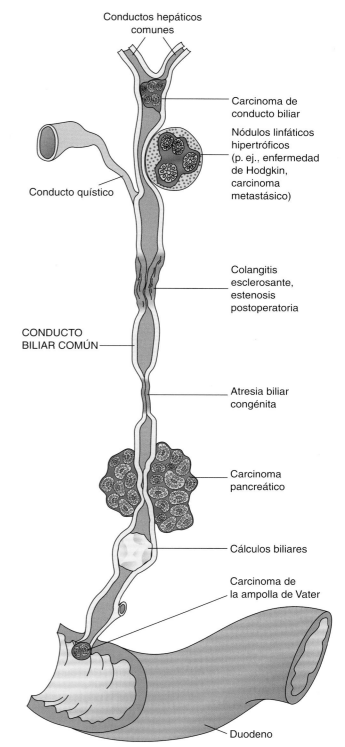

FIGURA 12-27. Principales causas de obstrucción biliar extrahepática.

de la toxicidad de la bilis intracelular excesiva. Los macrófagos intrasinusoidales y las células de Kupffer contienen pigmento biliar y restos celulares. Mientras que en la colestasis temprana está limitada casi exclusivamente a la zona central, en la colestasis crónica también es notable por la presencia de taponamientos biliares en la periferia del lobulillo.

En la **obstrucción biliar extrahepática**, el hígado se encuentra inflamado y teñido de bilis. Con la obstrucción prolongada, la bilis se torna prácticamente incolora («bilis blanca») debido a la inhibición de la secreción de bilirrubina. El hígado sigue manteniendo una coloración verde. Inicialmente, la colestasis centrolobulillar se acompaña de edema del espacio portal. Conforme la obstrucción persiste, aparecen células inflamatorias mononucleares en los espacios portales. Hay proliferación de conductillos biliares que se tornan tortuosos y distendidos. Los hepatocitos dañados con gran cantidad de bilis presentan: (1) edema hidrópico; (2) impregnación difusa con pigmento biliar, y (3) aspecto reticulado. Esta tríada se denomina **degeneración plumosa** (fig. 12-4). La colestasis puede extenderse hacia la periferia del lobulillo. Los conductos biliares dilatados pueden presentar rotura, lo cual conduce a **lagunas biliares**, las cuales se presentan como depósitos localizados de color amarillo dorado rodeados de degeneración de hepatocitos. La infección de los conductos biliares obstruidos con frecuencia lleva a la superposición de colangitis supurativa, pus intraluminal e incluso absceso intrahepático. Dentro de los conductos biliares y conductillos, la concentración biliar puede ser muy abundante. Si la obstrucción biliar extrahepática no se trata, aparecen tabiques que se extienden dentro de los espacios portales de lobulillos contiguos para formar la **cirrosis micronodular** (*v.* anteriormente).

CARACTERÍSTICAS CLÍNICAS: La colestasis, por lo general, se presenta con ictericia, independientemente de la causa que la produzca. El **prurito** (comezón es habitual y puede ser grave e intratable. Puede deberse al depósito de ácidos biliares en la piel, pero es probable que haya otros componentes de la bilis que también están implicados. El colesterol se acumula en la piel en forma de **xantomas**. La **malabsorción** puede desarrollarse en casos de colestasis de larga evolución.

COLANGITIS PRIMARIA

Los dos tipos de enfermedad inflamatoria primaria de los conductos biliares (colangitis biliar y colangitis esclerosante) están asociadas con la autoinmunidad.

Colangitis biliar primaria

La colangitis biliar primaria (CBP) es una enfermedad hepática colestásica progresiva crónica de origen inmunitario caracterizada por la destrucción de los conductos biliares intrahepáticos (**colangitis destructiva no supurativa**). La pérdida de los conductos biliares conduce a incapacidad para la secreción de bilis, colestasis y daño hepático. La CBP se presenta principalmente en mujeres adultas (predominio en mujeres respecto a hombres de 10:1). El término *cirrosis* en este contexto puede resultar en algunas ocasiones confuso: la cirrosis es en la actualidad una complicación tardía de la enfermedad.

La CBP constituye hasta el 2 % de todas las muertes por cirrosis. Los casos son esporádicos, aunque hay agrupación familiar de la enfermedad en algunos. La prevalencia en familias de pacientes con CBP es considerablemente mayor que en la población general, lo cual indica una predisposición hereditaria.

PATOGENIA MOLECULAR: La CBP se relaciona con diversas alteraciones inmunitarias y, por tanto, se considera una enfermedad autoinmunitaria. La mayoría de los pacientes (85 %) tienen al menos una enfermedad inmunitaria (tiroiditis crónica, la artritis reumatoide, la esclerodermia, el síndrome de Sjögren y el lupus eritematoso sistémico), y casi la mitad (40 %) tienen dos o más de estas enfermedades. La familia *DRB1*008* de los genes que codifican para el complejo principal de histocompatibilidad se relaciona con CBP.

FISIOPATOLOGÍA: Tanto la inmunidad humoral como la celular parecen estar alteradas. La concentración de inmunoglobulinas en suero está aumentada, en especial la IgM. *Aproximadamente el 95 % de los pacientes presentan anticuerpos antimitocondriales circulantes, un signo comúnmente utilizado para el diagnóstico de CBP.* Los autoanticuerpos se fijan a los epítopos relacionados con el complejo de piruvato deshidrogenasa mitocondrial. A pesar de su especificidad, los anticuerpos antimitocondriales no afectan a la función mitocondrial y, al parecer, no tienen ningún papel en la patogenia o la evolución de la enfermedad. Otros autoanticuerpos circulantes son los antinucleares, antitiroideos, antiplaquetarios, contra el receptor de acetilcolina y antirribonucleoproteínas. El sistema de complemento está activado de forma crónica. Las células que rodean e infiltran las áreas de lesión de los conductos biliares son predominantemente linfocitos inhibidores/citotóxicos (CD8$^+$), lo cual indica que podrían estar involucrados en la destrucción del epitelio de los conductos.

PATOLOGÍA: Las etapas patológicas de la CBP incluyen (1) etapa portal, (2) etapa periportal, (3) etapa septal y (4) cirrosis biliar (fig. 12-28). La CBP temprana se caracteriza por una lesión única, una **colangitis crónica destructiva** que afecta a los conductos biliares intrahepáticos de tamaño menor y medio, e inflamación marcada en las áreas portales. Los granulomas epitelioides con frecuencia ocurren en los espacios portales y pueden incidir en los conductos biliares. Con la progresión de la enfermedad, se reduce la cantidad de conductos biliares, y se evidencia proliferación ductal en las áreas periportales. Finalmente, la inflamación destructiva provoca la pérdida de los conductos biliares de pequeño tamaño. Las paredes de colágeno se extienden hacia los espacios portales dentro del parénquima lobulillar y comienzan a rodear algunos lóbulos. La etapa final de la CBP es la cirrosis, caracterizada por un color verde oscuro de tipo biliar en el hígado que muestra un aspecto nodular fino, con puentes de tabiques fibrosos que unen los espacios portales.

CARACTERÍSTICAS CLÍNICAS: *El 90-95 % de los pacientes con CBP son mujeres, por lo general de 30 a 65 años de edad.* Los síntomas iniciales más comunes son fatiga y prurito, pero muchos pacientes no tienen síntoma alguno en la primera etapa de la CBP. Algunos continúan asintomáticos y al parecer tienen un excelente pronóstico; otros

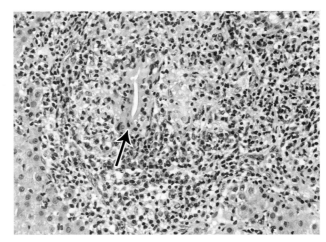

FIGURA 12-28. Lesión ductal florida en la colangitis biliar primaria (CBP), etapa I. Conducto portal expandido por un infiltrado inflamatorio formado por linfocitos, células plasmáticas, eosinófilos y macrófagos. La lesión ductal florida representa un conducto biliar dañado (*flecha*) por la inflamación.

acaban desarrollando cirrosis avanzada con todas sus complicaciones. El diagnóstico de CBP se confirma cuando un paciente cumple con dos o tres de los criterios aceptados internacionalmente: (1) concentración de anticuerpos antimitocondriales mayor o igual a 1:40; (2) pruebas bioquímicas de colestasis, como el aumento de la fosfatasa alcalina en suero al menos durante 6 meses, y (3) patrón histopatológico característico en el hígado. La concentración de colesterol en sangre aumenta de manera importante y hay presencia de una lipoproteína anómala (lipoproteína X) en muchas formas de colestasis crónica. Los macrófagos repletos de colesterol se acumulan en los tejidos subcutáneos, donde forman lesiones localizadas denominadas **xantomas**. La interrupción de la excreción de bilis dentro del intestino con frecuencia produce **esteatorrea** grave, debido a malabsorción de grasas. Como resultado de la malabsorción asociada de vitamina D y calcio, se pueden presentar como complicaciones importantes de CBP: **osteomalacia** y **osteoporosis**. Alrededor de una tercera parte de los pacientes presentan cálculos biliares. Los sujetos que desarrollan cirrosis pueden morir por deficiencia hepática o complicaciones de la hipertensión portal. La CBP suele evolucionar lentamente y puede durar hasta 20 y 30 años. El trasplante de hígado es muy efectivo en la CBP en etapa terminal.

Colangitis esclerosante primaria

La colangitis esclerosante primaria (CEP) es una enfermedad hepática colestásica de causa desconocida en la que la inflamación y la fibrosis estrechan y, en algunos casos, obstruyen los conductos biliares intra y extrahepáticos. Hasta el 70 % de los pacientes son hombres con una edad media de 40 años y una prevalencia de 14 casos por cada 100 000 habitantes. La obstrucción biliar progresiva se caracteriza por producir icteria obstructiva persistente y en algunos casos cirrosis biliar secundaria.

FISIOPATOLOGÍA: *La causa de la CEP es desconocida, pero dos terceras partes de los pacientes presentan también colitis ulcerativa.* Pocos casos han sido descritos en pacientes con enfermedad de Crohn en el colon. En una cuarta parte de los casos no hay ninguna otra enfermedad asociada. Hay factores genéticos e inmunitarios que quizá contribuyan a la patogenia de la CEP. La enfermedad se puede presentar en el ámbito familiar y se relaciona con ciertos haplotipos HLA, incluyendo el HLA B8. Es habitual la hipergammaglobulinemia, así como los complejos inmunitarios circulantes y los anticuerpos citoplasmáticos antineutrófilos (perinucleares o P-ANCA; *v.* cap. 8), y la activación de la vía clásica del complemento. Los espacios portales muestran aumento en el número de linfocitos T.

PATOLOGÍA: En la CEP, la hepatopatía progresa desde una etapa portal, con inflamación periductal y fibrosis «concéntrica de piel de cebolla» en los espacios portales (fig. 12-29 A) hasta unir la fibrosis y la cirrosis biliar en etapa terminal, una progresión similar a la vista en la CBP.

CARACTERÍSTICAS CLÍNICAS: La supervivencia media en pacientes con síntomas de CEP es de 8 a 9 años. Los pacientes asintomáticos tienen un mejor pronóstico. El cuadro clínico de la CEP varía desde el hallazgo de una elevación asintomática de enzimas hepáticas relacionadas con colestasis hasta síntomas de obstrucción biliar y pruebas de enfermedad hepática terminal. La infección puede culminar en la formación de un absceso. *Hasta en un 20 % de los casos de CEP se desarrolla colangiocarcinoma.* El trasplante hepático es curativo, pero la recidiva de la CEP no es rara.

TUMORES BENIGNOS DEL HÍGADO

Los tumores benignos del hígado son un hallazgo incidental frecuente, pero suelen tener pocas consecuencias clínicas. Sin embargo, estos tumores a veces pueden ocasionar un sangrado peritoneal catastrófico.

Adenomas hepáticos

Aunque raros, estos tumores se han vuelto más comunes con el advenimiento de los anticonceptivos orales. El uso de nuevas combinaciones de estrógenos y progesterona han disminuido la incidencia de adenomas hepáticos.

PATOLOGÍA: Los adenomas hepatocelulares suelen ser solitarios, bien delimitados, con aspecto de masa de hasta 40 cm de diámetro y 3 kg de peso. En una cuarta parte de los casos, puede haber múltiples adenomas de menor tamaño. Si un hígado tiene más de 10 adenomas, se diagnostica como adenomatosis hepatocelular. Estos tumores están encapsulados y se aprecian de color más pálido que el parénquima hepático circundante. *Los hepatocitos neoplásicos se asemejan a sus homólogos sanos, excepto porque no siguen la distribución normal de los lobulillos*. Los espacios portales y las venas centrales están ausentes. Las células del adenoma pueden ser de gran tamaño, ser eosinófilas o estar repletas de glucógeno, lo cual hace que el citoplasma sea pálido o vacuolado. La presencia de arteriolas dentro del parénquima puede ser una clave para diferenciar el adenoma del hígado normal.

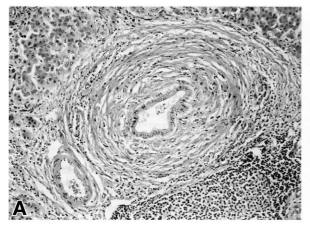
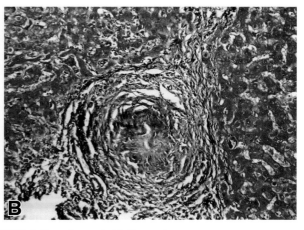

FIGURA 12-29. Colangitis esclerosante primaria (CEP). A. Espacio portal inflamado con un conducto biliar dilatado y fibrosis periconductal en «piel de cebolla». **B.** Cicatriz del conducto biliar que representa un conducto biliar destruido en la CEP (tinte tricrómico).

CARACTERÍSTICAS CLÍNICAS: En cerca de una tercera parte de los pacientes con adenomas hepáticos (en particular mujeres embarazadas que han utilizado anticonceptivos orales), los tumores sangran en la cavidad peritoneal y requieren tratamiento quirúrgico inmediato. Incluso grandes pueden desaparecer si se suspende la administración de anticonceptivos orales. Se han comunicado casos ocasionales de adenomas en hombres que consumían esteroides anabolizantes.

Hemangiomas

Los hemangiomas benignos del hígado se presentan en todas las edades y ambos sexos. Son comunes, y presentes en hasta el 7% de muestras de autopsias. Por lo general, son pequeños y asintomáticos, aunque los tumores de mayor tamaño pueden ocasionar síntomas abdominales e incluso hemorragia dentro de la cavidad peritoneal. En el análisis macroscópico, el tumor es, por lo general, solitario y menor de 5 cm de diámetro, pero se han constatado hemangiomas múltiples y formas gigantes (>15 cm). Son similares a los hemangiomas cavernosos que se localizan en otros sitios.

Hamartoma mesenquimatoso

El hamartoma mesenquimatoso es un tumor hepático benigno formado como una malformación del desarrollo del mesénquima hepático. Posee quistes grandes llenos de líquido seroso rodeados por un mesénquima laxo que contiene una mezcla de conductos biliares, cordones de hepatocitos y acúmulos de vasos. El tejido mesenquimatoso consiste en células dispersas en forma de estrella en una matriz laxa. La extirpación quirúrgica completa es curativa.

TUMORES MALIGNOS DEL HÍGADO

Hace algunos años, los tumores hepáticos malignos, específicamente el carcinoma hepatocelular (CHC), no eran frecuentes, pero ahora son un problema cada vez mayor debido a su relación con la hepatitis viral crónica. Sin embargo, los tumores hepáticos metastásicos, a menudo derivados de una enfermedad primaria en el tubo digestivo, son los cánceres hepáticos más habituales.

Carcinoma hepatocelular

EPIDEMIOLOGÍA: El carcinoma hepatocelular (CHC) es quizá el cáncer humano más común en todo el mundo, lo cual constata una importante variabilidad geográfica. En los países industrializados occidentales, el CHC es raro, pero su incidencia se ha duplicado en los últimos 20 años. En el África subsahariana, el Sureste asiático y Japón, la incidencia de CHC es hasta 50 veces mayor. Más del 85% de los casos de CHC se presentan en países con una alta prevalencia de infección crónica con VHB. La mayoría de los pacientes presentan hepatitis B crónica durante años y la enfermedad es con frecuencia transmitida de la madre que presenta la infección al neonato. La infección persistente por VHB es muy peligrosa y conlleva un riesgo hasta 200 veces mayor de desarrollar CHC. *El VHC es menos frecuente que el VHB en el mundo, pero la mayoría de los casos de CHC en Europa y Norteamérica se relacionan con hepatitis C.* En Estados Unidos, la infección por VHC está presente en alrededor del 50% de los casos de CHC. Como sucede en el CHC relacionado con hepatitis B, la mayoría de los pacientes con VHC que desarrollan CHC presentan cirrosis, y la frecuencia acumulada de CHC en cirrosis inducida por VHC alcanza el 70% después de 15 años. Otras causas de CHC que muestran un riesgo sustancial son la hemocromatosis y la deficiencia de α_1-AT. La aflatoxina B_1, un contaminante fúngico de los alimentos que se encuentra con mayor frecuencia en los países menos desarrollados, es un factor de riesgo potencial que habitualmente hallado en granos contaminados y productos con nueces. La incidencia de cáncer hepático en los seres humanos tiene una cierta correlación con el contenido dietético de las aflatoxinas, pero la relación sigue siendo controvertida.

PATOLOGÍA: El CHC puede presentarse como una masa solitaria o múltiple de color café, de aspecto hemorrágico y de consistencia suave (fig. 12-30 A). En ocasiones, la presencia de un color verde indica la existencia de bilis. El CHC tiende a crecer en las venas portal y hepática. Los tumores pueden extenderse desde esta última hasta la vena cava e incluso hasta la aurícula derecha. El tumor puede diseminarse con amplitud, pero las metástasis se dan principal-

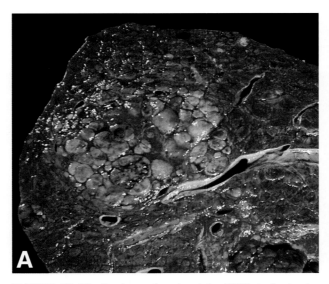
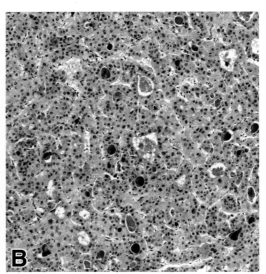

FIGURA 12-30. Carcinoma hepatocelular (CHC). A. Corte de un hígado cirrótico en el que se observan lesiones nodulares mal delimitadas de color amarillento y carcinoma hepatocelular parcialmente hemorrágico. **B.** En este tumor moderadamente diferenciado, las células del carcinoma hepatocelular están distribuidas siguiendo un patrón acinoso y están rodeadas de cúmulos de bilis espesa.

mente en los pulmones y los nódulos linfáticos portales. El CHC varía desde tumores bien diferenciados, difíciles de distinguir del hígado normal, hasta variedades anaplásicas o no diferenciadas. En la mayoría de los CHC las células tumorales se encuentran distribuidas en trabéculas o placas similares al hígado normal («patrón trabecular»). Las placas están separadas por sinusoides recubiertos de endotelio. En el patrón «seudoglandular (adenoide, acinoso)», los hepatocitos malignos se encuentran distribuidos alrededor de la luz, que puede contener bilis (fig. 12-30 B). A pesar de su parecido a las glándulas, en realidad no lo son y la lesión no debe ser confundida con un adenocarcinoma. Ningún patrón histológico implica un riesgo particular de importancia para el pronóstico.

 CARACTERÍSTICAS CLÍNICAS: El CHC se caracteriza por la presencia de una masa dolorosa y de tamaño creciente. Si se identifica en una etapa avanzada, el pronóstico es malo y los pacientes mueren por caquexia, rotura del tumor por hemorragia masiva en la cavidad peritoneal o complicaciones de cirrosis. El CHC puede causar diferentes manifestaciones paraneoplásicas (p. ej., policitemia, hipoglucemia, hipercalcemia) debido a la producción de hormonas por el tumor. La concentración de α-fetoproteína (AFP) está con frecuencia elevada (al igual que en otros tumores malignos y benignos, y algunas enfermedades extrahepáticas).

Si un tumor pequeño se encuentra en un lóbulo hepático, la extirpación del segmento permite lograr una adecuada supervivencia libre de tumor. Los tratamientos ablativos (p. ej., inyección de alcohol absoluto, ablación por radiofrecuencia, crioterapia y embolización transarterial) pueden retrasar la evolución del tumor. En pacientes con cirrosis y escasa carga tumoral, el trasplante hepático es el que da la mejor tasa de supervivencia libre de tumor.

Colangiocarcinoma

El colangiocarcinoma se origina en cualquier parte del árbol biliar, desde los grandes conductos biliares intrahepáticos dentro de la portal hepática hasta los conductillos biliares más pequeños en la periferia de los lóbulos hepáticos. Se presenta principalmente en personas mayores de ambos sexos, con una edad media de 60 años. Este cáncer es particularmente común en ciertas partes de Asia donde la fasciolosis hepática es endémica, pero el tumor se puede presentar en cualquier lugar del mundo. El pronóstico suele ser malo.

 PATOLOGÍA: Los tumores periféricos colangiocarcinomas intrahepáticos contienen células cúbicas pequeñas que siguen un patrón en conductos ductulares o glandulares (fig. 12-31). Con frecuencia presentan una

importante fibrosis y, pueden ser confundidas con metástasis de carcinomas de mama o páncreas en la biopsia hepática.

Cáncer metastásico

Una tercera parte de todos los cánceres metastásicos afectan el hígado, incluyendo la mitad de los cánceres gastrointestinales, de mama y de pulmón. La enfermedad metastásica es la neoplasia hepática maligna más frecuente. El carcinoma pancreático, el melanoma maligno y los tumores hematológicos malignos a menudo metastatizan hacia el hígado, pero cualquier tumor puede hacerlo.

 PATOLOGÍA: El hígado puede presentar un solo nódulo metastásico o estar prácticamente sustituido por metástasis (fig. 12-32) y pesar 5 kg o más. *Las metástasis hepáticas son la causa más común de hepatomegalia masiva.* Los carcinomas metastásicos pueden presentarse en la superficie del hígado como masas umbilicadas. Las metástasis hepáticas tienden a tener la misma histología que el tumor primario, pero pueden estar poco diferenciadas en comparación con este, de manera que no puede ser identificado con facilidad.

 CARACTERÍSTICAS CLÍNICAS: Es frecuente la pérdida de peso en caso de metástasis al hígado. Si el paciente vive lo suficiente, puede desarrollar deficiencia hepática. Por lo general, la primera indicación de un tumor metastásico es un aumento sin explicación en la fosfatasa alcalina en suero. La mayoría de los pacientes mueren 1 año después del diagnóstico, pero la extirpación quirúrgica de una metástasis solitaria es suficiente para la curación.

ENFERMEDADES DE LA VESÍCULA BILIAR

Anatomía

La vesícula biliar es un delgado saco alargado de aproximadamente 8 cm de longitud y con un volumen de 50 mL, que ocupa la fosa de la cara inferior entre los lóbulos derecho y cuadrado. Se origina a partir del mismo divertículo del intestino anterior embrionario que da lugar al hígado. Su principal función es el almacenamiento, la concentración y la liberación de la bilis. El conducto mide aproximadamente 3 cm de longitud y drena la vesícula dentro del conducto hepático. Transporta la bilis diluida desde el conducto hepático hacia la vesícula biliar, donde se concentra y posteriormente es liberada hacia el conducto biliar común.

La pared de la vesícula biliar está formada por una membrana mucosa, una muscular y la adventicia. Está cubierta por una

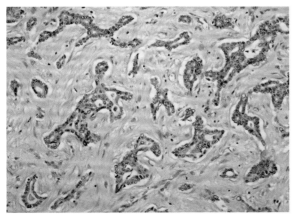

FIGURA 12-31. Colangiocarcinoma. Glándulas neoplásicas bien diferenciadas rodeadas de estroma fibroso denso.

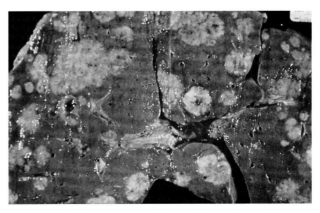

FIGURA 12-32. Carcinoma metastásico del hígado. Superficie de corte del hígado en la que se muestran masas firmes de color pálido que corresponden a cáncer metastásico de colon.

reflexión de peritoneo visceral. La mucosa se encuentra plegada y está constituida por epitelio cilíndrico y lámina propia de tejido conjuntivo laxo. Los **senos de Rokitansky-Aschoff** son divertículos mucosos dentro de la pared de la vesícula biliar.

COLELITIASIS

La colelitiasis se caracteriza por la presencia de cálculos dentro de la luz de la vesícula biliar o en los conductos biliares extrahepáticos. Tres cuartas partes de los cálculos biliares en países industrializados están constituidos por colesterol; el resto están formados por **bilirrubinato de calcio** y **otras sales de calcio** (**cálculos de pigmento biliar**). Los cálculos de pigmento biliar predominan en las regiones tropicales y Asia. La mayoría de los cálculos biliares no son radioopacos pero pueden ser fácilmente detectados por ecografía. Los cálculos biliares con frecuencia son asintomáticos, pero pueden causar dolor de leve a intenso (**cólico biliar**) cuando se forman dentro del conducto quístico o biliar.

Cálculos de colesterol

Los cálculos de colesterol miden hasta 4 cm y pueden tener una forma redondeada o con carillas; son de color amarillento a café oscuro y, ser únicas o múltiples (fig. 12-33). Están constituidos en su mayoría por colesterol y el resto por sales de calcio y mucina.

 EPIDEMIOLOGÍA: Alrededor del 20 % de los hombres y el 35 % de las mujeres mayores de 75 años presentan cálculos biliares. *Sin embargo, las mujeres en edad productiva desarrollan cálculos de colesterol con tres veces más frecuencia que los hombres, una incidencia que es mayor en consumidoras de anticonceptivos orales y en multíparas.*

 FISIOPATOLOGÍA: La formación de cálculos de colesterol es resultado de las características fisicoquímicas de la bilis y factores locales en la vesícula biliar:

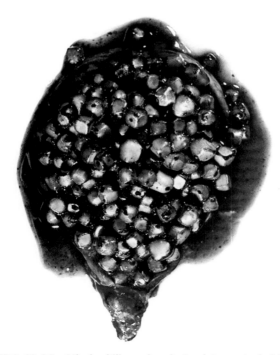

FIGURA 12-33. Cálculos biliares de colesterol. La vesícula biliar se encuentra abierta para mostrar numerosos cálculos de colesterol de color amarillento.

- **Formación de bilis en el hígado:** si la bilis contiene mucho colesterol o pocos ácidos biliares, se sobresatura de colesterol. El colesterol sobresaturado se precipita en forma de cristales sólidos que forman los cálculos (**bilis litógena**). La obesidad aumenta la secreción de colesterol por el hígado, lo que aumenta la sobresaturación de la bilis con colesterol.
- **Factores locales para la formación de cálculos biliares:** las proteínas biliares pueden funcionar como núcleos de cristalización, y la hipersecreción de moco por la vesícula biliar acelera la precipitación de colesterol a partir de la bilis de la vesícula biliar.
- **Motilidad de la vesícula biliar:** las alteraciones en la función de motilidad de la vesícula biliar conducen a estasis biliar, lo cual produce el denominado lodo biliar, que evoluciona hasta cálculos macroscópicos.

Los estrógenos aumentan la secreción hepática de colesterol y disminuyen la de los ácidos biliares, lo cual probablemente explique la mayor susceptibilidad de las mujeres a la formación de cálculos biliares de colesterol. El embarazo amplifica estos efectos. La progesterona, la principal hormona presente en el embarazo, inhibe la liberación de bilis por la vesícula biliar. De esta manera, la vesícula biliar se vacía más lentamente, lo cual ocasiona estancamiento y aumento del riesgo de precipitación de cristales de colesterol. Este mecanismo también puede explicar el aumento de los cálculos biliares secundarios a anticonceptivos orales.

Otros factores de riesgo importantes para cálculos biliares de colesterol son el aumento en la secreción de colesterol biliar, la disminución en la secreción de sales biliares y lecitina o una combinación de ambos.

Los factores relacionados con el **aumento en la secreción biliar** de colesterol incluyen:

- Envejecimiento.
- Obesidad.
- Origen étnico (p. ej., nativos americanos, mujeres chilenas, algunos grupos del norte de Europa).
- Predisposición familiar.
- Dieta alta en calorías y colesterol.
- Ciertas enfermedades metabólicas asociadas con alta concentración de colesterol en sangre. *La disminución de la secreción de sales biliares y lecitina se presenta en personas caucásicas sin obesidad que desarrollan cálculos biliares.* Las enfermedades que interfieren con la circulación enterohepática de ácidos biliares (p. ej., deficiencia pancreática en la fibrosis quística o enfermedad de Crohn) también disminuyen la secreción de ácidos biliares y favorecen la formación de cálculos biliares.

Cálculos de pigmento biliar

Aunque menos comunes que los cálculos de colesterol, también existen los denominados cálculos de pigmento, que se clasifican por su color y patogenia distintos.

Cálculos negros de pigmento biliar

Los cálculos negros de pigmento biliar miden menos de 1 cm, y son irregulares y de aspecto vidrioso. Contienen bilirrubinato de calcio, polímeros de bilirrubina, sales de calcio y mucina.

 PATOGENIA: Los cálculos negros se presentan con mayor frecuencia en adultos mayores o individuos desnutridos. La hemólisis crónica, como en las hemoglobinopatías, predispone al desarrollo de cálculos pigmentarios de color negro. La cirrosis, tanto la debida al aumento de hemólisis como la debida a disminución de los hepatocitos, se relaciona con una alta incidencia de cálculos de color negro. Sin embargo, por lo general no hay una causa evidente para la formación de cálculos de este tipo.

Cálculos de pigmento café

Los cálculos de pigmento café son esponjosos, laminados y contienen principalmente bilirrubinato de calcio mezclado con colesterol y derivados jabonosos de calcio con ácidos grasos. A diferencia de otros tipos de cálculos biliares, estos son más comunes en los conductos tanto intra como extrahepáticos que en la vesícula biliar. *Los cálculos biliares de color café están casi siempre relacionados con colangitis bacteriana, de entre las que destaca* E. coli *como principal causa*. Son raros en países occidentales pero habituales en Asia, donde casi toda la población se encuentra infestada con *A. lumbricoides* o *C. sinensis,* helmintos que invaden los conductos biliares.

 CARACTERÍSTICAS CLÍNICAS: Los cálculos de la vesícula biliar pueden mantenerse «silenciosos» durante varios años y pocos pacientes mueren exclusivamente por colelitiasis. La probabilidad acumulada a 15 años de que los cálculos asintomáticos den lugar a dolor u otras complicaciones es menor del 20%. La colecistectomía colestásica es el tratamiento de elección.

La mayoría de las complicaciones de la colelitiasis se relacionan con obstrucción de los conductos biliares cístico o común por los cálculos. El paso de un cálculo dentro del conducto cístico ocasiona con frecuencia, aunque no siempre, un intenso cólico biliar y puede provocar colecistitis aguda. Los episodios repetidos de colecistitis aguda dan lugar a colecistitis crónica, lo cual también puede ser el resultado de la presencia de un solo cálculo. Los cálculos pueden entrar en el conducto biliar común (**coledocolitiasis**) y ocasionar ictericia obstructiva, colangitis y pancreatitis. Los cálculos biliares son la causa más común de pancreatitis aguda en individuos que no ingieran alcohol. En la obstrucción del conducto cístico, con o sin colecistitis aguda, la bilis de la vesícula biliar es reabsorbida y reemplazada por un líquido mucinoso de color claro secretado por el epitelio de la vesícula. La **hidropesía de la vesícula biliar** (**mucocele**) resultante consiste en una distensión de la vesícula biliar palpable, que se infecta de forma secundaria.

COLECISTITIS AGUDA

La colecistitis aguda es una inflamación difusa de la vesícula biliar, por lo general secundaria a obstrucción del flujo de salida de la vesícula biliar.

 FISIOPATOLOGÍA: *Casi el 90% de los casos de colecistitis aguda se presentan en personas con cálculos biliares.* El resto de los casos (**colecistitis acalculosa**) se relacionan con septicemia, traumatismo grave, infección de la vesícula biliar con *Salmonella typhosa* y panarteritis nodosa. La infección bacteriana es por lo general secundaria a obstrucción biliar, más que un episodio primario.

 PATOLOGÍA: En la colecistitis aguda, la cara externa de la vesícula biliar está congestionada y cubierta por un exudado fibrinoso. La pared está engrosada con la presencia de edema y la mucosa adquiere un color rojo brillante o púrpura. Los cálculos biliares suelen encontrarse en la luz, y al menos uno con frecuencia se observa obstruyendo el conducto cístico. Rara vez se obstruye por completo el conducto cístico en el **empiema de la vesícula biliar**, lo que permite a las bacterias invadir la vesícula biliar y la cavidad distendida por la presencia de un líquido purulento espumoso.

En la pared de la vesícula biliar, el edema y la hemorragia son muy evidentes y acompañan a la inflamación aguda y crónica (fig. 12-34). La pared de la vesícula biliar puede supurar después de la invasión por bacterias. La mucosa muestra úlceras localizadas o, en casos graves, necrosis diseminada (**colecistitis gangrenosa**).

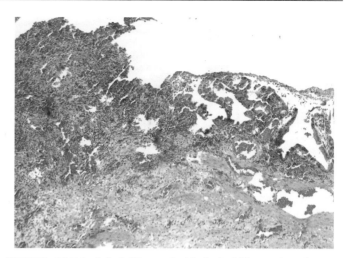

FIGURA 12-34. Colecistitis aguda. Vesícula biliar extirpada a un paciente con colecistitis aguda en el que se observa úlcera de la mucosa (*izquierda*) e inflamación aguda y crónica.

La perforación de la vesícula biliar es una complicación grave después de una infección bacteriana. La bilis liberada en la cavidad abdominal produce **peritonitis biliar**. Más a menudo, las adherencias inflamatorias forman un **absceso pericolecístico** y limitan la diseminación del contenido de la vesícula biliar después de la perforación. La ulceración de la vesícula biliar liberando su contenido sobre las vísceras puede ocasionar una **fístula colecistoentérica**.

 CARACTERÍSTICAS CLÍNICAS: El síntoma inicial más común es dolor abdominal en el cuadrante superior derecho. Casi todos los pacientes refieren episodios de cólico biliar. En el 20% de los casos se presenta ictericia leve, ocasionada por los cálculos o por edema del conducto biliar común. El cuadro agudo suele presentarse al cabo de 1 semana, pero la presencia de dolor persistente, fiebre, leucocitosis y escalofríos puede acompañar la evolución de la colecistitis aguda y anticipar la necesidad de colecistectomía. Conforme la inflamación desaparece, la pared de la vesícula biliar se torna fibrótica y hay reparación de la mucosa. Sin embargo, la función de la vesícula biliar suele permanecer alterada.

COLECISTISIS CRÓNICA

La colecistitis crónica (es decir, inflamación crónica persistente) es la enfermedad más común de la vesícula biliar. Casi siempre se relaciona con cálculos biliares, pero también puede ser resultado de episodios repetidos de colecistitis aguda. En este último caso, la patogenia probablemente se relaciona con irritación crónica y daño químico del epitelio de la vesícula biliar.

 PATOLOGÍA: La pared vesicular con inflamación crónica se aprecia engrosada y dura (fig. 12-35 A), y la cara serosa puede presentar adherencias fibrosas que rodean las estructuras como resultado de episodios previos de colecistitis aguda. Los cálculos biliares suelen encontrarse dentro de la luz. Con frecuencia, la bilis contiene piedrecillas o lodo (es decir, un precipitado fino de material calculoso) y presencia de microorganismos coliformes en cerca de la mitad de los casos. La mucosa puede presentar úlceras localizadas y atrofia o estar intacta. La pared fibrótica está inflamada de forma crónica y con frecuencia presenta senos de Rokitansky-Aschoff (fig. 12-35 B). La inflamación prolongada puede ocasionar calcificación (**vesícula biliar de porcelana**).

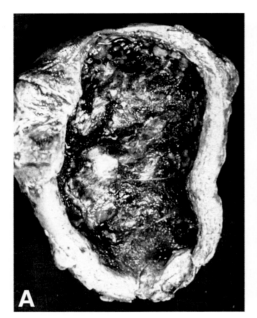 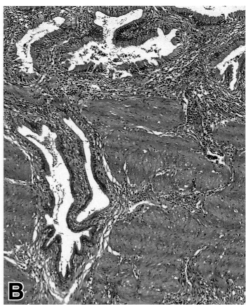

FIGURA 12-35. Colecistitis crónica. A. La vesícula biliar se encuentra engrosada y fibrótica. La luz contiene varios cálculos biliares. **B.** Microfotografía de **A** en la que se observa inflamación crónica de la vesícula biliar y un seno de Rokitansky-Aschoff dentro de la capa muscular.

 CARACTERÍSTICAS CLÍNICAS: Muchos pacientes con colecistitis crónica refieren síntomas abdominales inespecíficos, aunque se desconoce si estos están necesariamente relacionados con enfermedad de la vesícula biliar. Por otro lado, en el hipocondrio derecho el dolor es característico y con frecuencia episódico. El diagnóstico se hace mediante ecografía, en la cual se observan cálculos biliares en una vesícula biliar engrosada y contraída. La colecistectomía es el tratamiento definitivo.

TUMORES DE LA VESÍCULA BILIAR

Los tumores de la vesícula biliar y los conductos biliares incluyen lesiones benignas y malignas. Las afecciones de mayor relevancia clínica son los adenocarcinomas malignos de la vesícula biliar y los conductos biliares.

Tumores benignos

Los **papilomas** son los tumores benignos más comunes de la vesícula biliar y, pueden ser aislados o múltiples. Se acompañan con cálculos biliares en el 75 % de los casos. El adenomioma está formado por una proliferación combinada de músculo liso y senos de Rokitansky-Aschoff. **Cuando causa una afección difusa en la vesícula biliar se denomina hiperplasia adenomiomatosa.** Pueden presentarse tumores benignos similares en los conductos biliares, que obstruyen el paso de bilis y, por tanto, ocasionar ictericia.

Adenocarcinoma

El adenocarcinoma de la vesícula biliar no es raro. Se encuentra accidentalmente en el 2 % de los pacientes sometidos a cirugía vesicular. Debido a que este cáncer suele estar relacionado con colelitiasis y colecistitis crónica, es mucho más común en mujeres y en poblaciones con elevada incidencia de colelitiasis, tales como los indígenas norteamericanos. La calcificación de la vesícula biliar (porcelana) (*v.* anteriormente) predispone al desarrollo de cáncer vesicular.

 PATOLOGÍA: El carcinoma de la vesícula biliar puede presentarse en cualquier parte del órgano, pero, al parecer, es más frecuente en el fondo. El tumor se caracteriza por ser un adenocarcinoma infiltrante. Por lo general es desmoplásico, de modo que la pared de la vesícula biliar se engrosa y aumenta su dureza. Las metástasis se presentan tanto por diseminación linfática como por extensión directa hacia el hígado, las estructuras contiguas y el peritoneo.

 CARACTERÍSTICAS CLÍNICAS: Los síntomas del carcinoma de vesícula biliar son similares a los de los cálculos. Sin embargo, en el momento en que estos tumores producen síntomas, casi siempre son incurables: la supervivencia a 5 años es menor del 3 %. A efectos prácticos, sólo aquellos pacientes en los que el tumor es descubierto de manera incidental durante una colecistectomía tienen la posibilidad de curación.

Carcinomas del conducto biliar y la ampolla de Vater

El cáncer de los conductos biliares extrahepático es casi siempre el adenocarcinoma. Puede presentarse en cualquier parte del conducto biliar, incluyendo la localización donde los conductos hepáticos derecho e izquierdo se unen para formar el conducto hepático común (colangiocarcinoma hiliar).

Estos tumores son menos habituales que el cáncer de vesícula biliar y afectan a ambos sexos con una frecuencia similar. Suelen observarse cálculos biliares, y hay una asociación con la enfermedad inflamatoria del colon. Como en el carcinoma de vesícula biliar, suele crecer con un patrón endofítico (hacia la luz) o infiltrativo difuso. El pronóstico es malo, pero dado que los síntomas aparecen en una etapa temprana de la enfermedad el pronóstico es un poco mejor que el del carcinoma de vesícula biliar. El **adenocarcinoma de la ampolla de Vater** también puede obstruir el flujo biliar. Por lo general, produce ictericia obstructiva, pero en ocasiones provoca pancreatitis. El tratamiento quirúrgico del cáncer de la ampolla de Vater tiene una tasa de supervivencia a 5 años de aproximadamente el 35 %.

13 Páncreas exocrino

David S. Klimstra ▪ Edward B. Stelow

OBJETIVOS DE APRENDIZAJE

- Describir la estructura anatómica del páncreas y sus conductos secretores.
- Describir los mecanismos bioquímicos y fisiológicos que protegen a las células acinosas del daño causado por las enzimas pancreáticas.
- ¿Cuáles son los marcadores séricos de daño pancreático más utilizados?
- Describir las etiologías comunes y los mecanismos fisiopatológicos asociados con la pancreatitis aguda y crónica.
- Describir la estructura y la formación de los seudoquistes pancreáticos.
- Describir la relación entre los niveles elevados de IgG4 sérica y un subtipo de pancreatitis crónica.
- Describir la patogenia molecular de la pancreatitis hereditaria.

- ¿Cuáles son las características histopatológicas de la pancreatitis crónica calcificante y la pancreatitis de surco (o paraduodenal)?
- ¿Cuáles son los signos y síntomas clínicos de las pancreatitis aguda y crónica?
- ¿Qué etiologías se han asociado con el adenocarcinoma ductal pancreático infiltrante?
- Nombrar y describir la lesión preneoplásica asociada con el carcinoma ductal pancreático.
- ¿Cuáles son las características moleculares observadas en la progresión de neoplasia intraductal pancreática a enfermedad invasiva?
- Describir la patología y las características clínicas del adenocarcinoma ductal.
- Definir el signo de Courvoisier y la tromboflebitis migratoria (síndrome de Trousseau) en relación con el pancreático.

ANATOMÍA Y FISIOLOGÍA

El páncreas es una glándula mixta exocrina/endocrina, de 10 a 15 cm de longitud y peso de 60 a 150 g. Se localiza transversalmente en el abdomen superior, situado entre el asa del duodeno y el íleo esplénico (para un análisis de las enfermedades de la glándula endocrina, v. cap. 19). Se divide en tres regiones anatómicas:

- La **cabeza** es la concavidad del duodeno y se extiende hacia los vasos mesentéricos superiores, pasando a través de la cavidad inmediatamente por debajo del órgano.
- El **cuello**, que conecta la cabeza con la porción distal de la glándula.
- La **cola**, que constituye los dos tercios distales del páncreas y se extiende hasta el íleo esplénico.

Las secreciones exocrinas del páncreas drenan en los conductos principales de Wirsung y Santorini, los cuales se unen en el conducto biliar común y drenan dentro del duodeno a través de la ampolla de Vater. En una minoría importante de individuos, estos conductos se mantienen separados por un tabique y entran en el duodeno de manera independiente. La ampolla está rodeada por un complejo circular de fibras de músculo liso, el esfínter de Oddi, que controla el paso del jugo pancreático y la bilis hacia el duodeno.

El tejido exocrino constituye del 80% al 85% del páncreas y consiste en ácinos revestidos con una sola capa de células piramidales. El citoplasma basal de estas células es basófilo debido a la presencia de abundante retículo endoplasmático rugoso. El citoplasma apical contiene gránulos de cimógeno eosinófilo. Las células acinosas sintetizan más de 20 enzimas digestivas diferentes, la mayoría de las cuales se encuentran en forma de proenzimas inactivas. Tras la estimulación neural y hormonal, estas enzimas, incluyendo la tripsina, quimotripsina, amilasa, lipasa y elastasa, son secretadas y posteriormente activadas en el duodeno. La amilasa y la lipasa se secretan en su forma activa. La secreción diaria de 1.5 a 3 L de jugo pancreático es una muestra de la gran capacidad de síntesis y secreción del páncreas exocrino.

Las principales enfermedades endocrinas del páncreas se discuten en el capítulo 19.

MALFORMACIONES CONGÉNITAS

Hay muchas variaciones anatómicas en la configuración de los conductos pancreáticos principales y su relación con el conducto biliar común. Muchas de estas variantes son consideradas normales y rara vez tienen relevancia clínica. Otras variantes tienen consecuencias clínicas y son consideradas defectos del desarrollo.

PÁNCREAS DIVIDIDO: El páncreas dividido, la malformación congénita más habitual, es resultado de la incapacidad de los dos conductos pancreáticos embrionarios para fusionarse, lo que produce la retención de dos sistemas de conductos separados. En general, los dos lóbulos del órgano se fusionan, por lo que la anomalía no es evidente a menos que la dirección de los conductos pancreáticos esté especialmente definida. Hasta el 25% de las personas con páncreas dividido desarrollan pancreatitis crónica.

PÁNCREAS HETEROTÓPICO: El coristoma (tejido heterotópico) que se desarrolla fuera de su localización normal, principalmente en las paredes del duodeno, estómago y yeyuno es un signo incidental en hasta el 15% de las autopsias. Con poca frecuencia, pueden surgir tumores pancreáticos en el tejido heterotópico, de los cuales el más frecuente es el adenocarcinoma ductal infiltrante.

435

PANCREATITIS AGUDA

La pancreatitis aguda no es únicamente una enfermedad inflamatoria, sino que refleja manifestaciones tanto regionales como sistémicas a consecuencia de la liberación de estas enzimas. Por razones desconocidas, la incidencia de pancreatitis aguda se ha multiplicado por 10 en las últimas décadas.

La gravedad de la pancreatitis aguda varía mucho. En un extremo del espectro se presenta como un cuadro leve y autolimitado con inflamación aguda y edema del estroma y con ausencia o presencia de mínima necrosis de células acinosas. Por lo general, no está relacionada con manifestaciones sistémicas. En el otro extremo, produce un cuadro grave, en ocasiones mortal, de pancreatitis hemorrágica aguda con necrosis masiva, en el que se presentan manifestaciones sistémicas como shock, dificultad respiratoria aguda, deficiencia renal aguda y coagulación intravascular diseminada. La causa es la pérdida enzimática masiva de la glándula, reflejada en los niveles séricos extremadamente elevados de amilasa y lipasa.

Los episodios repetidos de pancreatitis pueden ocasionar pancreatitis crónica, que se caracteriza por ataques recurrentes de dolor abdominal intenso acompañado de fibrosis progresiva y finalmente deficiencia pancreática. Sin embargo, en la mitad de los casos de pancreatitis crónica no hay episodios de manifestaciones clínicas agudas evidentes.

 FACTORES ETIOLÓGICOS: La pancreatitis aguda tiene como su principal causa la **lesión de células acinosas** y la **obstrucción de conductos**. Estos procesos conllevan la liberación extracelular anómala de enzimas digestivas activadas y en consecuencia la autodigestión pancreática de los tejidos circundantes. Puede haber cierta predisposición genética para la aparición de pancreatitis aguda (véase sección en «Pancreatitis crónica»).

ENZIMAS PANCREÁTICAS ACTIVADAS: La activación anómala de las proenzimas pancreáticas se presenta en todas las formas de pancreatitis. Las células acinosas se encuentran protegidas de la acción destructiva de estas enzimas digestivas (proteasas, nucleasas, amilasa, lipasa y fosfolipasa A) mediante tres mecanismos:

- Enzimas que están físicamente aisladas del citoplasma mediante un intrincado sistema de trabéculas intracelulares constituido por el retículo endoplasmático, el complejo de Golgi y membranas de los gránulos de cimógeno.
- Muchas enzimas digestivas son sintetizadas de forma inactiva (p. ej., quimotripsinógeno, proelastasa, profosfolipasa y tripsinógeno).
- Mediante inhibidores enzimáticos específicos que protegen al páncreas.

Los inhibidores de las enzimas proteolíticas están presentes en muchos líquidos y tejidos corporales. Los inhibidores de la proteasa plasmática son la α1-antitripsina, α2-macroglobulina, el inhibidor de C_1 esterasa y el inhibidor de la tripsina secretora pancreática. La tripsina no ocasiona necrosis celular. Sin embargo, puede activar otras proenzimas pancreáticas como la profosfolipasa A_2 y la proelastasa, y de esta manera resulta central para la patogenia de la pancreatitis aguda.

SECRECIÓN EN COMPARACIÓN CON OBSTRUCCIÓN Y DEFICIENCIA DE LOS CONDUCTOS: Las enzimas secretadas por las células acinosas son liberadas hacia el sistema de conductos y entran en el duodeno. Una pequeña cantidad se difunde de manera retrógrada hacia el líquido extracelular periductal y finalmente hacia el plasma. Cuando el lumen de los conductos pancreáticos se reduce o se impide el libre flujo de salida de la secreción exocrina, aumenta la presión intraductal y la difusión retrógrada a través de los conductos. Se cree que esto ocasiona la activación inadecuada de las proenzimas digestivas. Una comida abundante favorece la liberación de secretagogos pancreáticos y de esta manera aumenta la producción de enzimas pancreáticas.

Los cálculos biliares obstruyen en ocasiones los conductos pancreáticos y el 45% de los pacientes con pancreatitis aguda presentan también colelitiasis. Por el contrario, el riesgo de pancreatitis aguda en pacientes con cálculos biliares es 25 veces mayor que en la población general, y cerca del 5% de los pacientes con cálculos biliares desarrollan pancreatitis aguda. La razón por la cual se asocian la pancreatitis y la colelitiasis aún no está bien definida. Las **anomalías anatómicas** (p. ej., páncreas dividido) y las **neoplasias** (tumores ampollosos y pancreáticos) también pueden ocasionar pancreatitis aguda por deficiencia u obstrucción del conducto, respectivamente.

ETANOL: *El consumo crónico de alcohol explica hasta una tercera parte de los casos de pancreatitis aguda, aunque sólo del 5% al 10% de los alcohólicos crónicos desarrollen esta complicación.* La patogenia de la pancreatitis inducida por alcohol (aguda y crónica) no está del todo explicada (*v.* más adelante). El etanol en sí mismo no causa daño significativo a las células acinosas o de los conductos.

El consumo de alcohol puede ocasionar un espasmo o edema agudo del esfínter de Oddi, especialmente después de un consumo exagerado de alcohol. También estimula la secreción por el intestino delgado, lo cual desencadena la actividad exocrina del páncreas produciendo jugo pancreático.

La **pancreatitis idiopática** es la tercera causa más habitual de la enfermedad, y representa del 10% al 20% del total de casos.

Los factores implicados en la pancreatitis hemorrágica aguda se muestran en la figura 13-1.

 PATOLOGÍA: En la pancreatitis hemorrágica aguda, el páncreas se encuentra inicialmente edematoso e hiperémico. Después de un día, aparece un foco grisáceo pálido que rápidamente se transforma en tejido hemorrágico frágil (fig. 13-2 A). En casos graves, casi la totalidad del páncreas se convierte en un gran hematoma retroperitoneal, en el que el tejido pancreático es difícilmente reconocible. Pueden aparecer zonas amarillo-blanquecinas de esteatonecrosis alrededor del páncreas, incluyendo el mesenterio adyacente (fig. 13-2 B). Estos nódulos de grasa necrótica tienen una consistencia pastosa que se torna cada vez más dura y con aspecto calcáreo a medida que se producen derivados jabonosos con calcio y magnesio. Este proceso de saponificación refleja la interacción de los cationes con los ácidos grasos libres producidos por la acción de la lipasa activada sobre los triglicéridos de los adipocitos. Como resultado, hay una disminución del calcio en sangre hasta el punto de provocar irritabilidad neuromuscular.

El signo microscópico más importante de la pancreatitis aguda son la necrosis de células acinosas y la necrosis grasa, con frecuencia asociada con cierto grado de inflamación aguda (fig. 13-3). La necrosis tiene por lo general un patrón en parches y rara vez afecta a toda la glándula. Puede haber fibrosis irregular del páncreas y en ocasiones calcificación (es decir, pancreatitis crónica) como resultado de un episodio previo resuelto de pancreatitis aguda.

SEUDOQUISTE PANCREÁTICO: Cerca de la mitad de los pacientes que sobreviven a la pancreatitis aguda pueden desarrollar seudoquistes pancreáticos. Estos se encuentran delimitados por tejido conjuntivo y contienen sangre degradada, células inflamatorias, restos celulares y líquido rico en enzimas pancreáticas. Los seudoquistes pueden crecer hasta comprimir e incluso obstruir el duodeno u otras estructuras. Pueden infectarse secundariamente y formar abscesos. La rotura es una complicación rara que ocasiona peritonitis química, séptica, o ambas.

 CARACTERÍSTICAS CLÍNICAS: Los pacientes con pancreatitis aguda presentan dolor epigástrico intenso, localizado en la porción superior de la espalda, náusea y vómito. Al cabo de unas horas, se observa deficiencia

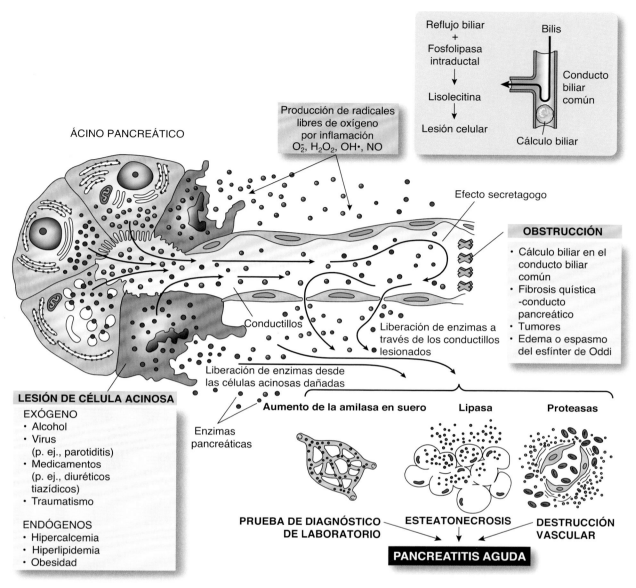

FIGURA 13-1. Patogenia de la pancreatitis aguda. La lesión de los conductillos o de las células acinosas favorecen la liberación de enzimas pancreáticas. Las lipasas y proteasas destruyen los tejidos, desencadenando la pancreatitis aguda. La liberación de amilasa es la base para realizar el diagnóstico de laboratorio de pancreatitis aguda. H_2O_2 = peróxido de hidrógeno; NO, ácido nítrico; O_2^-, ion superóxido; OH•, radical hidroxilo.

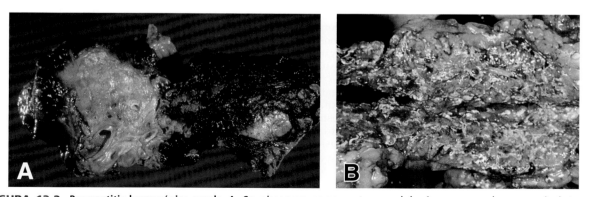

FIGURA 13-2. Pancreatitis hemorrágica aguda. A. Se observan zonas extensas del páncreas con hemorragia intensa. **B.** Al corte de la superficie del páncreas se observa un caso con pancreatitis aguda menos grave y en una etapa más tardía respecto a (A), en la que se aprecian numerosos focos amarillo-blanquecinos que corresponden a esteatonecrosis.

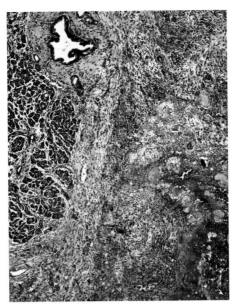

FIGURA 13-3. Pancreatitis hemorrágica aguda. Microfotografía del páncreas en la que se observan zonas de necrosis de células acinosas, hemorragia y esteatonecrosis (*abajo, a la derecha*). En la parte izquierda se observa un lobulillo intacto.

vascular periférica catastrófica y finalmente shock. A medida que evoluciona puede presentarse un shock, **síndrome de dificultad respiratoria aguda** y **deficiencia renal aguda** durante la primera semana. En el inicio de la enfermedad, las enzimas digestivas pancreáticas producidas por las células acinosas dañadas entran en el torrente sanguíneo y en la región retroperitoneal. *El aumento de la amilasa y lipasa en suero entre las 24 y 72 h es un criterio diagnóstico de pancreatitis aguda.* La infección del páncreas por bacterias gramnegativas provenientes del aparato digestivo aumenta considerablemente la mortalidad.

PANCREATITIS CRÓNICA

La pancreatitis crónica muestra la destrucción progresiva del parénquima pancreático y su reemplazo con fibrosis. Entre los síntomas de la pancreatitis crónica se encuentran el dolor abdominal recurrente o persistente o la simple evidencia de actividad insuficiente del páncreas exocrino o endocrino.

 FACTORES ETIOLÓGICOS: Casi todos los factores que causan pancreatitis aguda también producen la forma crónica. El hecho de que la pancreatitis crónica se caracterice con frecuencia por ataques intermitentes «agudos» con periodos de latencia indica que puede ser ocasionada por episodios repetidos de pancreatitis aguda. Sin embargo, la mitad de los pacientes no tienen antecedentes de pancreatitis aguda.

El **alcoholismo crónico** es la principal causa de pancreatitis crónica, pues explica cerca del 80% de los casos en adultos. Alrededor de la mitad de alcohólicos asintomáticos muestran resultados anómalos en las pruebas de funcionamiento pancreático exocrino. La participación del alcohol está fuera de discusión, pero el mecanismo por el cual ocasiona pancreatitis crónica está aún en proceso de debate (*v.* más adelante).

 FISIOPATOLOGÍA: La relación entre alcohol y pancreatitis se sustenta en el hecho de que el alcohol es un secretagogo pancreático. La hipersecreción de enzimas por las células acinosas sin aumento en la cantidad de

líquido conlleva la precipitación de «tapones de proteína» en los pequeños conductos pancreáticos. Dichos depósitos obstruyen los pequeños conductos, propiciando en un principio una pancreatitis aguda leve. La resolución mediante fibrosis facilita el desarrollo de mayores taponamientos, que crecen e implican la formación de cálculos de carbonato de calcio. Esta secuencia propicia un círculo vicioso que aumenta el riesgo de desarrollo de cuadros cada vez más intensos y frecuentes de pancreatitis aguda. Sin embargo, sólo una minoría de alcohólicos graves desarrolla pancreatitis crónica con manifestaciones clínicas. Los factores adicionales asociados con la pancreatitis crónica incluyen los siguientes:

- **Obstrucción o deficiencia del conducto pancreático.**
- La **lesión crónica de las células acinosas** (p. ej., en la hemocromatosis) se relaciona con fibrosis y atrofia pancreáticas.
- La **deficiencia renal crónica** aumenta la incidencia de pancreatitis aguda y crónica.
- La **pancreatitis crónica autoinmunitaria (pancreatitis esclerosante linfoplasmacítica, pancreatitis crónica con destrucción del conducto, etc.)** se relaciona con frecuencia con otras enfermedades esclerosantes o autoinmunitarias. En la forma mejor entendida de la enfermedad, se produce un aumento de las concentraciones de IgG4 sérica y un aumento del número de células plasmáticas productoras de IgG4 en el parénquima. También hay descripción de depósitos de inmunoglobulina en la membrana basal. La presencia de hipergammaglobulinemia y autoanticuerpos, incluyendo anticuerpos antinucleares, factor reumatoide, antilactoferrina y anhidrasa anticarbónica, indican una posible etiología autoinmunitaria.
- La **fibrosis quística** (FQ; *v.* cap. 5) puede tener por manifestación una pancreatitis crónica. En pacientes con FQ, las secreciones en el interior del conducto tienen una viscosidad anormal. Los taponamientos de moco espeso obstruyen los conductos pancreáticos quísticamente distendidos, lo que produce pancreatitis crónica y en algunos casos deficiencia pancreática exocrina. En etapas avanzadas de la FQ, todo el órgano es reemplazado por tejido adiposo. Algunos individuos heterocigotos para la FQ también tienen un mayor riesgo de pancreatitis crónica.
- La **pancreatitis hereditaria** es una enfermedad autosómica dominante rara con una penetrancia del 80%. Se caracteriza por dolor abdominal intenso recurrente que se suele manifestar desde la infancia.

PATOGENIA MOLECULAR: Más comúnmente, la enfermedad hereditaria se desarrolla por mutaciones puntuales que aumentan la concentración de tripsina en el páncreas, debido principalmente a la autoactivación de tripsinógeno. La mayoría de las formas hereditarias de la pancreatitis son ocasionadas por una de las tres posibles mutaciones puntuales en el gen **tripsinógeno catiónico (proteasa de serina 1,** *PRSS1;* cromosona 7q). Las mutaciones del **gen inhibidor de la proteasa de serina** (*SPINK* 1) también están relacionadas con la enfermedad. *Cerca del 40% de los pacientes con pancreatitis hereditaria desarrollan más adelante carcinoma del conducto pancreático.*

 PATOLOGÍA: Con el tiempo la pancreatitis crónica se torna evidente desde el punto de vista clínico, por lo general cuando se encuentra ya en una fase avanzada. La pancreatitis crónica calcificante es el tipo más habitual de la enfermedad y se relaciona con el alcoholismo crónico en más del 90% de los casos. El páncreas puede verse afectado de manera localizada, segmentaria o difusa. El parénquima es firme y la superficie de corte carece del aspecto lobulillar habitual (fig. 13-4 A). El principal conducto pancreático y sus ramas se encuentran por lo general dilatados, debido a la obstrucción por gruesos tapones de material proteínico, cálculos intraductales o estenosis de los mismos. Es habitual la formación de seudoquistes o abscesos.

Al microscopio, grandes regiones de la glándula presentan zonas irregulares de fibrosis con pérdida del parénquima acinoso y en ocasiones del endocrino (fig. 13-4 B). El resto de los islotes pancreáticos se encuentran inmersos en tejido esclerótico y pueden aparentar estar fusionados y dilatados hasta el punto de desaparecer. Algunos casos muestran infiltración importante de tejido adiposo en la glándula, y los islotes restantes pueden quedar suspendidos en la grasa. Las áreas fibróticas muestran miofibroblastos y cantidades variables de linfocitos, células plasmáticas y macrófagos. Los conductos pancreáticos de todos los tamaños contienen cantidades variables de material proteínico calcificado, un signo más habitualmente asociado con el alcoholismo. El epitelio del conducto puede estar atrofiado o ser hiperplásico y puede presentar metaplasia escamosa.

La **pancreatitis del surco** o **paraduodenal** es una forma particular de pancreatitis crónica que se desarrolla dentro del «surco» entre la cabeza del páncreas, el conducto biliar común y el duodeno; suele presentarse en alcohólicos. Dada su localización, los pacientes suelen desarrollar ictericia (secundaria a obstrucción del conducto biliar) u obstrucción duodenal. Son también habituales los cambios quísticos. Así, los pacientes suelen ser candidatos a que se les practique cirugía por la posibilidad de adenocarcinoma u otra neoplasia del conducto pancreático.

 CARACTERÍSTICAS CLÍNICAS: En la mitad de los pacientes con pancreatitis crónica se pueden observar episodios de pancreatitis aguda de repetición. En una tercera parte de los casos se observa un inicio gradual o continuo o dolor intermitente sin evidencia de episodios de agudización (fig. 13-5). En algunos casos, la pancreatitis crónica es indolora en un principio, pero se presenta junto con diabetes

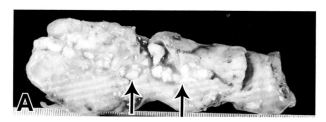

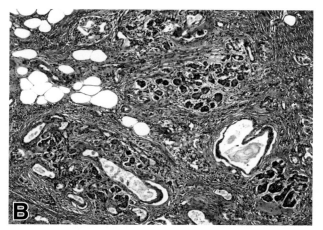

FIGURA 13-4. Pancreatitis crónica calcificante. A. El páncreas se encuentra encogido y fibrótico, y el conducto dilatado contiene numerosos cálculos (*flechas*). **B.** Los lobulillos atróficos de las células acinosas están rodeados de tejido fibroso denso infiltrado por linfocitos. Los conductos pancreáticos se encuentran dilatados y contienen material proteínico de consistencia espesa.

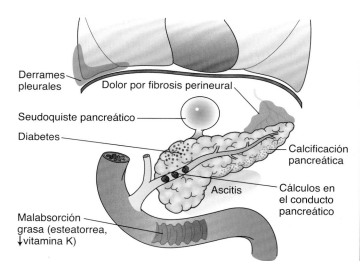

FIGURA 13-5. Complicaciones de la pancreatitis crónica.

o malabsorción. Una vez que se observan calcificaciones pancreáticas en los estudios radiológicos, la mayoría de los pacientes ya presentan diabetes, malabsorción o ambas. La pérdida de peso sin una causa aparente es habitual, así como el dolor epigástrico, con irradiación hacia la espalda y que causa incapacitación. La mortalidad es del 3% al 4% por año y se acerca al 50% al cabo de 20 a 25 años. Una quinta parte de los pacientes mueren por complicaciones relacionas con los episodios de pancreatitis aguda. Las muertes asociadas a otras causas se relacionan en especial con el alcohol. La pancreatitis autoinmunitaria a menudo responde favorablemente al tratamiento con esteroides.

NEOPLASIAS PANCREÁTICAS EXOCRINAS

Adenocarcinoma ductal

El adenocarcinoma es la neoplasia pancreática más habitual y a menudo es sinónimo de «cáncer pancreático». En Estados Unidos es la cuarta causa de muerte por cáncer. El pronóstico es sombrío: la supervivencia a 5 años es menor del 10% e incluso el 20% de los pacientes que pueden ser sometidos a la extirpación quirúrgica rara vez se curan. La incidencia del cáncer pancreático está aumentando su frecuencia en muchos países y prácticamente se ha triplicado en Estados Unidos en los últimos 50 años.

Alrededor de 54 000 nuevos casos se presentan cada año en Estados Unidos, y es un 50% más habitual entre los indígenas norteamericanos y afroamericanos que en los caucásicos. El cáncer pancreático es una enfermedad de la etapa tardía de la vida, con una incidencia máxima en personas mayores de 60 años de edad, aunque puede presentarse en edades tan tempranas como la tercera década de la vida. Muestra una clara preponderancia por el sexo masculino (hasta 3:1) en grupos de edad más jóvenes pero tiene prácticamente la misma distribución por sexo en edades más tardías.

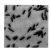 **FACTORES ETIOLÓGICOS:** La patogenia del cáncer pancreático se desconoce. Los estudios epidemiológicos parecen implicar factores relacionados con el huésped y el medio ambiente.

TABAQUISMO: Un 25% de los cánceres pancreáticos se atribuyen al tabaquismo; el consumo de cigarrillos aumenta de dos a tres veces el riesgo de cáncer pancreático, y se establece una correlación con el número de cigarrillos consumidos por día y la duración.

ÍNDICE DE MASA CORPORAL Y FACTORES DE LA DIETA: La obesidad y el incremento del IMC son factores de riesgo. Las dietas ricas en carnes (en particular, a la parrilla), grasas y nitrosaminas pueden aumentar el riesgo de cáncer pancreático. El consumo elevado de alcohol (pero no moderado) aumenta el riesgo.

DIABETES MELLITUS: Los diabéticos tienen mayor riesgo de presentar carcinoma del páncreas. Hasta el 80 % de los pacientes con cáncer pancreático presentan signos de diabetes mellitus en el momento del diagnóstico del cáncer. Los pacientes con diabetes mellitus desde hace cinco o más años tienen el doble de riesgo de desarrollar cáncer pancreático.

PANCREATITIS CRÓNICA: La pancreatitis crónica es un factor de riesgo para el cáncer pancreático aunque los tipos convencionales (tales como pancreatitis alcohólica) se relacionan sólo en muy pocos casos. La pancreatitis hereditaria y la pancreatitis tropical calcificante están relacionadas más claramente con el cáncer.

CÁNCER PANCREÁTICO FAMILIAR: Los factores hereditarios juegan su papel en el mayor riesgo de cáncer pancreático y algunas enfermedades hereditarias (tabla 13-1; *v.* cap. 5). El aumento del riesgo está relacionado con grupos sanguíneos no tipo O.

PATOGENIA MOLECULAR: Los adenocarcinomas infiltrantes de los conductos muestran diversas alteraciones genéticas, algunas de las cuales se presentan en la mayoría de los casos y otras son poco frecuentes. La presencia de un modelo de progresión genética tumoral se sustenta en los signos morfológicos de lesiones proliferativas preneoplásicas de los conductos, denominadas **neoplasia pancreática intraepitelial (NPIn)**. La NPIn se caracteriza por la presencia de epitelio mucinoso que reemplaza el recubrimiento normal de los conductos. En los episodios más tempranos, la NPIn, incluye acortamiento del telómero y activación de mutaciones para oncogén *KRAS*, el cual está mutado en hasta el 95 % de los adenocarcinomas ductales. En una fase más tardía de la secuencia de evolución neoplásica, hay inactivación mutacional o deleción de los genes inhibidores tumorales. El momento en que estas anomalías de los genes más frecuentemente involucrados participan en la evolución del NPIn hacia carcinoma invasivo se muestra en la figura 13-6. Se ha descrito la actividad desmesurada o la expresión inadecuada de diversos factores de crecimiento o sus receptores, incluyendo el factor de crecimiento epidérmico y su receptor, TGF-β, el factor de crecimiento de fibroblastos y su receptor, así como HER2/neu. El BRCA2 está inactivado en hasta el 7 % de los carcinomas pancreáticos, y una proporción similar tienen ausencia de genes reparadores de alteraciones del acoplamiento del ADN.

PATOLOGÍA: El adenocarcinoma ductal puede originarse en cualquier parte del páncreas, pero es más habitual en la cabeza (del 60 % al 70 %), después en el cuerpo (10 %) y por último en la cola (del 10 % al 15 %).

Tabla 13-1			
Síndromes de cáncer familiar y riesgo relativo de cáncer pancreático			
Síndrome	Cromosoma	Mutación genética	Riesgo relativo de cáncer pancreático
Síndrome de Peutz-Jeghers	19p13	*STK11/ LKB1*	132 veces
Pancreatitis hereditaria	7q35	*PRSS1*	50 a 80 veces
Síndrome mola y melanoma múltiple familiar atípico	9p21	*P16 (CDKN2A)*	9 a 38 veces
Síndrome de cáncer mamario-ovárico hereditario	13q12-13	*BRCA2*	3.5 a 10 veces
Síndrome de cáncer no polipósico hereditario	3p21, 2p22	*hMLH1, hMSH2*	Desconocido

En algunos casos, el páncreas se encuentra afectado de manera difusa. Los tumores de la cabeza del páncreas pueden causar obstrucción biliar por compresión del conducto biliar común en su porción o de la ampolla de Vater. Normalmente, tanto el conducto biliar como el conducto pancreático se encuentran dilatados («signo del conducto doble»). El adenocarcinoma ductal se caracteriza por la presencia de una masa mal delimitada, de consistencia dura y color grisáceo (fig. 13-7 A) que puede resultar difícil de distinguir de las regiones circundantes formadas por tejido fibroso secundario a la pancreatitis crónica. Es habitual la invasión del tejido peripancreático y otras estructuras locales. Los tumores de la cabeza del páncreas pueden invadir el conducto biliar común y la pared duodenal, y en los casos inoperables a menudo se encuentra el atrapamiento de los vasos mesentéricos superiores.

También pueden obstruir el conducto pancreático principal y ocasionar atrofia del cuerpo y la cola del mismo. Los carcinomas de la cola de la glándula pueden extenderse hasta el bazo, el colon transverso o el estómago. Son habituales las metástasis a nódulos linfáticos regionales e hígado. Otros lugares de metástasis frecuentes son el peritoneo, los pulmones, las glándulas suprarrenales y los

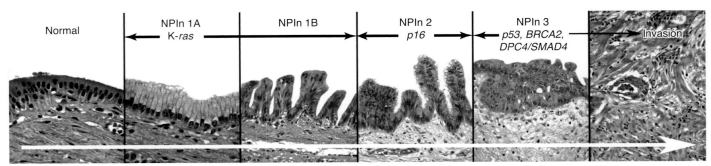

FIGURA 13-6. Neoplasia pancreática intraepitelial (NPIn). De izquierda a derecha, presentación histopatológica del epitelio del conducto normal hasta el carcinoma invasivo. Los genes mutados con mayor frecuencia se presentan cuando la mutación está asociada de forma característica al espectro de NPIn.

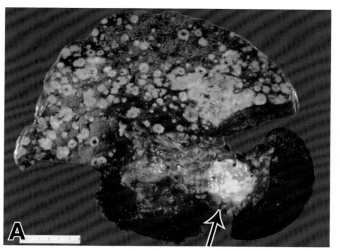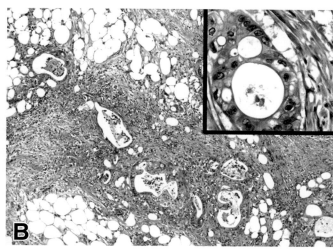

FIGURA 13-7. **Adenocarcinoma infiltrante ductal del páncreas. A.** Muestra de autopsia en la que se observa un tumor de gran tamaño en la cola del páncreas (*flecha*) y metástasis en hígado. **B.** En el corte del tumor se observan glándulas malignas infiltradas dentro del tejido adiposo rodeadas del estroma fibroso. Recuadro: imagen de alta resolución de la glándula maligna.

huesos; la presencia de metástasis a distancia y la diseminación local hace que la mayoría de los casos no sean extirpables.

Más del 75% de los adenocarcinomas ductales infiltrantes son entre bien y moderadamente diferenciados (fig. 13-7 B), y se caracterizan por la presencia de glándulas tubulares individuales adecuadamente formadas que contienen células epiteliales productoras de moco.

Puede haber una importante presencia de atipia nuclear, pero las glándulas malignas pueden ser tan blandas que resulte difícil distinguirlas de los conductos no neoplásicos. La presencia de una patente desmoplasia alrededor de las glándulas neoplásicas es la regla general. Los tumores son altamente infiltrantes y están poco circunscritos. La invasión perineural es otra característica de estos tumores y explica la presencia temprana y persistente de dolor.

 CARACTERÍSTICAS CLÍNICAS: Los pacientes con cáncer de páncreas presentan anorexia, pérdida de peso sin causa evidente y dolor epigástrico intenso que en ocasiones se irradia hacia la espalda. La presencia de ictericia indolora se observa en cerca de la mitad de todos los pacientes con cáncer de la cabeza del páncreas. El diagnóstico temprano del cáncer de páncreas es raro debido a que el tumor no da síntomas sino hasta cuando ya se encuentra en una fase avanzada. La regla general es el deterioro progresivo con dolor incontrolable, caquexia y muerte. La mitad de los pacientes mueren al año de ser diagnosticado y la supervivencia total a 5 años es inferior al 10%.

El **signo de Courvoisier** consiste en dilatación aguda e indolora de la vesícula biliar acompañada de ictericia, debida a obstrucción del conducto biliar común por el tumor. En cerca de una tercera parte de los pacientes puede ser el primer signo de cáncer pancreático, pero no es útil para identificar los tumores que son tratables.

La **tromboflebitis migratoria (síndrome de Trousseau**, trombosis venosa profunda) se desarrolla en el 10% de los casos con cáncer pancreático, especialmente en aquellos tumores que afectan al cuerpo y la cola del páncreas. No se conocen del todo los mecanismos subyacentes al estado de hipercoagulabilidad que ocasiona la tromboflebitis migratoria. Sin embargo, (1) puede estar relacionado con una proteasa de serina sintetizada y liberada por las células tumorales malignas que activan directamente el factor X del plasma, y (2) las células tumorales liberan vesículas de membrana plasmática, factores hísticos y mucinas, que tienen actividad procoagulante.

En la figura 13-8 se mencionan las complicaciones del carcinoma ductal pancreático.

Carcinoma de células acinosas

Los carcinomas de células acinosas son raros (del 1% al 2% de los carcinomas pancreáticos) y se caracterizan por la presencia de ácinos pancreáticos normales, incluyendo la producción de enzimas exocrinas por las células tumorales. Aunque estos tumores suelen desarrollarse en la sexta década de vida, también pueden presentarse raramente en la infancia. Algunos pacientes muestran un síndrome paraneoplásico característico que incluye la presencia de necrosis grasa subcutánea, poliartralgia y eosinofilia periférica debida a la hipersecreción de cantidades masivas de lipasa en suero. El pronóstico del carcinoma de células acinosas es malo, pero evoluciona hacia la muerte con menor

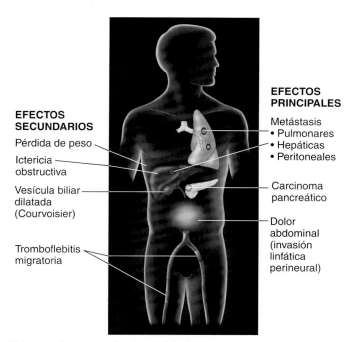

FIGURA 13-8. Complicaciones del adenocarcinoma ductal pancreático.

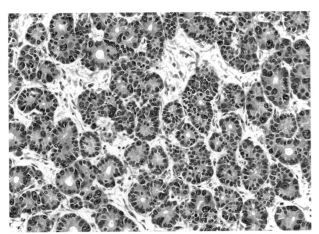

FIGURA 13-9. Carcinoma de células acinosas. Este tumor maligno se caracteriza por formaciones acinosas que se asemejan al parénquima pancreático normal.

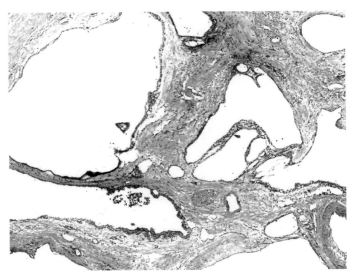

FIGURA 13-11. Cistoadenoma seroso. Los quistes se encuentran rodeados de estroma fibroso, denso. La capa epitelial está formada por una sola capa de células claras ricas en glucógeno.

rapidez que el adenocarcinoma ductal. Los carcinomas de células acinosas suelen ser grandes, bien delimitados y carecen del estroma desmoplásico de los cánceres ductales. En la observación microscópica se aprecia que están compuestos por células uniformes distribuidas en pequeños ácinos y nidos (fig. 13-9).

Pancreatoblastoma

Estos tumores poco frecuentes suelen observarse en la primera década de vida y pueden presentarse como parte del síndrome de Beckwith-Wiedemann. Cursan con aumento en la concentración de α-fetoproteína en suero. En el análisis histopatológico, los tumores presentan células poligonales en islotes sólidos y estructuras acinosas con nidos epidermoides entre ellos (fig. 13-10). La diferenciación acinosa con producción de enzimas exocrinas es una característica constante y en algunos casos también hay diferenciación ductal o endocrina. En un tercio de los casos hay presencia de metástasis a nódulos linfáticos o hepáticas, lo que suele estar relacionado con un mal pronóstico. La cirugía y la quimioterapia pueden ser curativas en pacientes que no tengan metástasis.

Neoplasias quísticas serosas

Las neoplasias quísticas serosas están formadas por estructuras quísticas recubiertas de manera uniforme por epitelio cúbico rico en glucógeno con evidente aclaramiento citoplasmático (fig. 13-11). Suele observarse en adultos, en el cuerpo o la cola del páncreas. Hay una relación predominante 3:1 en mujeres, y los pacientes con síndrome de von Hippel-Lindau (VHL) tienen mayor riesgo de presentarlos, y los tumores estén frecuentemente

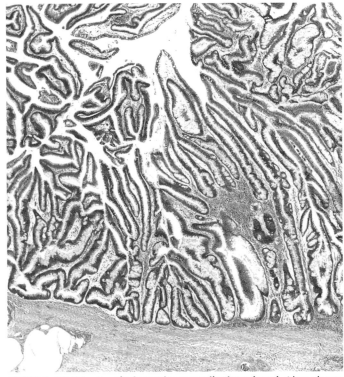

FIGURA 13-12. Neoplasia mucinosa papilar intraductal. Abundante proliferación papilar del epitelio de células altas secretoras de mucina que ocupan los conductos pancreáticos.

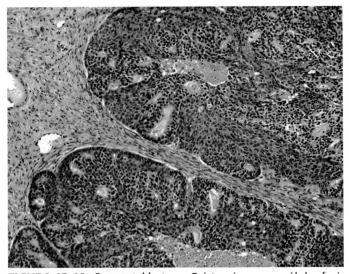

FIGURA 13-10. Pancreatoblastoma. Existen áreas con células fusiformes con escasas estructuras acinares.

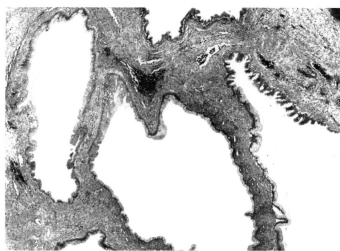

FIGURA 13-13. **Neoplasia mucinosa quística.** El epitelio rico en mucina de esta lesión quística recubre el estroma hipercelular y de tipo ovárico.

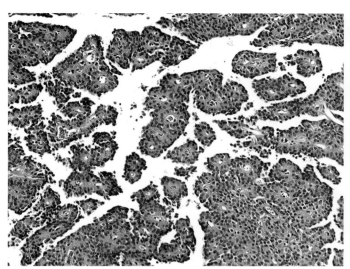

FIGURA 13-14. **Neoplasia seudopapilar sólida.** El tumor está formado por estructuras centrales vasculares seudopapilares.

relacionados con inactivación del gen *VHL*. La mayoría de estos tumores son benignos.

Tumores papilares intraductales productores de mucina

Los tumores papilares intraductales productores de mucina (TPIPM) están formados por conductos pancreáticos dilatados (> 5 mm) recubiertos por epitelio mucinoso neoplásico y moco en su interior. Numerosas proliferaciones papilares se extienden hacia la luz del conducto (fig. 13-12). Los TPIPM se originan con mayor frecuencia en la cabeza del páncreas y por lo general son diagnosticados en la edad adulta tardía, después de haber sido encontrados de forma incidental o en pacientes con síntomas de pancreatitis crónica. Se ha encontrado adenocarcinoma invasivo hasta en un tercio de los casos. Debido a que pueden ser el preámbulo de carcinomas invasivos, los tumores de gran tamaño suelen ser extirpados. La patogenia molecular de muchos de estos tumores involucra a muchos de los mismos genes que están alterados en el TPIPM y al adenocarcinoma ductal pancreático.

Neoplasias quísticas mucinosas

La neoplasia quística mucinosa es un tipo de tumor quístico unilocular o multilocular recubierto por epitelio secretor de mucina con una capa subyacente de estroma celular (estroma de tipo ovárico) (fig. 13-13). Se presentan casi exclusivamente en mujeres de mediana edad. Los tumores pueden alcanzar los 10 cm y no tienen comunicación con el sistema de conductos pancreáticos. Estas neoplasias tienen predilección por el cuerpo y la cola del páncreas. Al igual que los TPIPM, estos tumores presentan diferentes grados de displasia epitelial y en algunas ocasiones se asocian con carcinomas invasivos. El pronóstico de la neoplasia quística mucinosa (no invasiva) es excelente si es completamente extirpado. Los cambios moleculares en la misma son similares a los del NPIn y el adenocarcinoma ductal pancreático invasivo.

Neoplasias seudopapilares sólidas

Las neoplasias seudopapilares sólidas son tumores sólidos bien delimitados que con frecuencia presentan zonas degenerativas quísticas de gran tamaño ocupadas con sangre y restos de tejido necrótico. Los tumores están compuestos por células monomórficas que forman una capa sólida pero débil y estructuras seudopapilares (fig. 13-14). El linaje celular de las neoplasias no está claro y la mayoría de los casos no expresan ninguno de los marcadores inmunohistoquímicos de diferenciación ductal, acinar o neuroendocrina. La mayoría de las neoplasias seudopapilares sólidas son de evolución muy lenta y curables mediante resección quirúrgica completa. Las metástasis, generalmente en el hígado, se presentan en cerca del 10 % de los casos e incluso pueden permanecer en estos pacientes durante muchos años, destacando la naturaleza del lento crecimiento de esta neoplasia.

14 Riñón

J. Charles Jennette

OBJETIVOS DE APRENDIZAJE

- Definir el término nefrona y listar los componentes que la constituyen.
- Analizar la función de podocitos, células mesangiales y membrana basal glomerular.
- Analizar el papel de la membrana basal glomerular, las prolongaciones podálicas y el diafragma de hendidura en la filtración renal selectiva.
- Definir anomalías congénitas renales, incluyendo hipoplasia, ectopia, displasia y riñón en herradura.
- Diferenciar entre enfermedad renal poliquística autosómica dominante y recesiva en términos de patogenia y características clínicas.
- Diferenciar los síndromes nefrótico y nefrítico en términos de patogenia, síntomas y características clínicas.
- Diferenciar entre glomerulonefritis mediada por complejos inmunitarios y mediada por ANCA.
- Definir los términos glomerulonefritis proliferativa y medias lunas glomerulares en referencia al aspecto histológico de los glomérulos afectados.
- ¿Cuál es la forma más común de síndrome nefrótico primario en adultos y niños?
- ¿Cuál es la causa más común de síndrome nefrótico secundario en adultos y niños?
- ¿Qué enfermedad renal se asocia comúnmente con glomerulonefritis de progresión rápida?
- Describir histopatología microscópica (óptica y electrónica) de la enfermedad de cambios mínimos.
- ¿Cuáles son las etiologías principales y las secundarias habituales de la glomeruloesclerosis esclerosante focal? ¿Qué cambios histopatológicos se asocian con las variaciones de la enfermedad?
- Describir la patofisiología y la histopatología de la glomerulonefritis membranoproliferativa.
- ¿Cuáles son las características de las lesiones glomerulares detectadas en la nefropatía diabética?
- ¿Cuáles son las causas más comunes de amiloidosis renal?
- ¿Cuáles son las principales categorías de glomerulonefritis membranoproliferativa (GNMP)? Discutir los procesos responsables de la GNMP asociados con las enfermedades nefróticas y nefríticas.
- Analizar la fisiopatología, la histopatología y las características clínicas de la glomerulonefritis postinfecciosa aguda.
- Analizar la patología y las manifestaciones clínicas de la nefritis lúpica. ¿Cuál es la especificidad de la enfermedad de clase V?

- Analizar la etiología, la fisiopatología, la histopatología y la presentación clínica de la nefropatía por IgA.
- ¿Cuál es la presentación clínica más frecuente de la nefropatía por IgA?
- Analizar la etiología y la patología del síndrome de Alport y de la nefropatía de membrana basal glomerular delgada.
- Describir la característica patológica de la glomerulonefritis anti-MBG detectada por microscopia de inmunofluorescencia. ¿Cómo difiere de la que se observa en enfermedades renales por deposición de complejos inmunitarios?
- Analizar la glomerulonefritis por anticuerpos contra la MBG y el síndrome de Goodpasture.
- Discutir la fisiopatología de la glomerulonefritis por ANCA.
- Definir formas sistémicas de vasculitis por ANCA.
- ¿Por qué la púrpura de Henoch-Schönlein está íntimamente relacionada con el síndrome nefrítico?
- Diferenciar entre nefroesclerosis hipertensiva usual y nefropatía hipertensiva maligna.
- Por qué mecanismo el síndrome urémico-hemolítico típico y el atípico dan lugar a anemia hemolítica microangiopática?
- Describir la histopatología asociada con el síndrome urémico hemolítico.
- ¿Cuáles son los factores etiológicos habituales del origen del infarto renal?
- Diferenciar entre infarto renal y necrosis cortical. ¿Cuáles son las causas más habituales de este último?
- Diferenciar entre las causas de deficiencia renal aguda prerrenal, intrarrenal y posrenal.
- Diferenciar entre las etiologías e histologías asociadas con las lesiones tubulares aguda isquémica y nefrotóxica aguda.
- Describir las etiologías características y los cambios histopatológicos asociados con las pielonefritis aguda y crónica.
- ¿Qué patrón característico de lesión se asocia con nefritis tubulointersticial crónica?
- ¿Cuáles son los medicamentos asociados habitualmente con la nefritis tubulointersticial aguda?
- Describir la histopatología y la presentación clínica de la nefropatía por urato.
- Enumerar los distintos cálculos renales y describir su etiología y fisiopatología.

- Describir las alteraciones moleculares asociadas con el tumor de Wilms.
- Describir la histopatología y la presentación clínica del tumor de Wilms.

- Describir las alteraciones moleculares asociadas con el carcinoma de células renales.
- Describir la histopatología y la presentación clínica del carcinoma renal de células claras.

ANATOMÍA

Cada riñón consta de corteza externa y médula interna. Cuando se diseca un riñón, la médula tiene casi 12 pirámides, con sus bases en la unión corticomedular. Una pirámide medular y su corteza suprayacente constituyen un **lóbulo renal**. Cada pirámide tiene una zona interna y una externa. La interna, o **papila**, se vacía en una estructura en forma de embudo o **cáliz**, que conduce la orina al interior de la pelvis renal, la cual se vacía en el uréter.

La anatomía macroscópica y microscópica del riñón se revisa en la figura 14-1.

La **nefrona** es la unidad funcional del riñón e incluye al glomérulo y su túbulo, el cual termina en un sistema colector común (fig. 14-1). El glomérulo es una red de capilares especializados cubierta por células epiteliales llamadas **podocitos** y sostenida por células de músculo liso modificadas que se denominan **células mesangiales** (figs. 14-1, 14-2, 14-3 y 14-4). A su entrada al glomérulo, la arteriola aferente se ramifica en capilares que forman

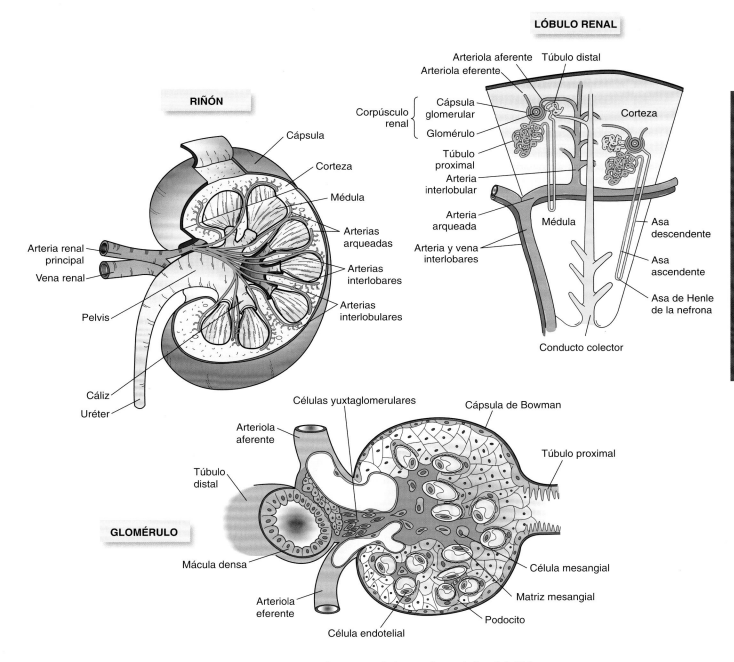

FIGURA 14-1. Anatomía macroscópica y microscópica del riñón.

un penacho glomerular circunvalado, cuyas ramas comienzan a coalescer en un determinado punto para originar la arteriola eferente, que abandona el glomérulo. Los capilares glomerulares están revestidos por células endoteliales fenestradas que yacen sobre una membrana basal. La cara externa de esta membrana

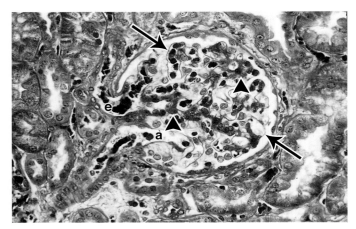

FIGURA 14-2. Glomérulo normal por microscopia óptica. La tinción tricrómica de Masson muestra un penacho glomerular con membranas basales delgadas de la pared capilar de color azul (*flechas*), pequeñas cantidades de matriz azul (*puntas de flecha*) que rodean a las células del mesangio, y el hilio a la izquierda. La arteriola aferente (a) entra por abajo y la arteriola eferente (e) desemboca arriba.

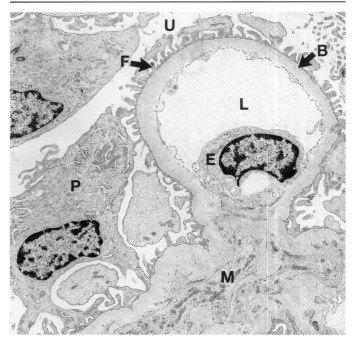

FIGURA 14-3. Capilar glomerular normal. En esta micrografía electrónica de un asa capilar aislada y el mesangio adyacente, la cara luminal (L) de la pared capilar está revestida por una capa delgada de citoplasma endotelial fenestrado (se muestra a mayor aumento en la fig. 14-5), que se extiende desde el cuerpo de la célula endotelial (E). El cuerpo de la célula endotelial está en contacto directo con el mesangio, que incluye la célula mesangial (M) y la matriz adyacente. La cara externa de la membrana basal (B) está cubierta por prolongaciones podálicas (F) del podocito (P) que reviste el espacio urinario (U). Compárese esta figura con las figs. 14-4 y 14-5.

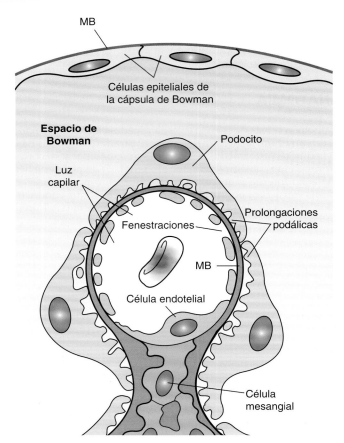

FIGURA 14-4. Glomérulo normal. Se ilustra la relación de los diferentes tipos de células glomerulares con la membrana basal y la matriz del mesangio utilizando una sola asa glomerular. La cara externa completa de la membrana basal glomerular (MB) (asa y tallo periféricos) está cubierta por las prolongaciones podálicas de una célula epitelial visceral (podocito). Las porciones externas de la célula endotelial fenestrada están en contacto con la cara interna de la membrana basal, en tanto que la porción central está en contacto con una célula del mesangio y la matriz mesangial adyacente. Compárese esta figura con la 14-3.

basal está cubierta por podocitos. El espacio de Bowman yace entre los podocitos y las células epiteliales que revisten la cápsula de Bowman.

La **membrana basal glomerular** (MBG) (figs. 14-3, 14-4 y 14-5) separa a las células endoteliales de los podocitos en las paredes capilares periféricas y también a los podocitos del mesangio. Aunque desde el punto de vista morfológico es similar a muchas otras membranas basales, la MBG presenta diferencias funcionales y químicas. El principal constituyente de la MBG es el colágeno de tipo IV, que le provee su estructura fundamental. Otros constituyentes son glucosaminoglucanos, laminina, entactina y fibronectina. Los glucosaminoglucanos polianiónicos, ricos en sulfato de heparán, transmiten una fuerte carga negativa a la MBG. Esta propiedad permite (1) la filtración selectiva de moléculas electrónicamente neutras y catiónicas, y (2) la exclusión relativa de las moléculas de carga negativa, como la albúmina. La MBG también discrimina entre las moléculas según su tamaño. Las células endoteliales glomerulares contienen numerosos poros o fenestraciones de 60-100 nm (fig. 14-5), que permiten el paso de líquido, iones y proteínas (fig. 14-4). Las proteínas de la membrana endotelial (p. ej., moléculas de adhesión) y sus productos de secreción (p. ej., prostaglandinas y óxido nítrico) tienen una participación importante en la patogenia de las enfermedades glomerulares inflamatorias y trombóticas.

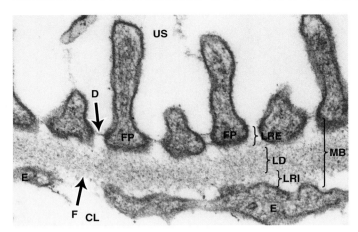

FIGURA 14-5. El filtro glomerular. En esta micrografía electrónica se ilustran las estructuras del filtro glomerular. Las moléculas que pasan de la luz capilar (CL) al espacio urinario (US) atraviesan las fenestraciones (F) de la célula endotelial (E), la membrana basal trilaminar (MB), (lámina rara interna [LRI], lámina densa [LD] y lámina rara externa [LRE]), y el diafragma de los poros en hendidura (D) que conecta las prolongaciones podálicas de los podocitos (FP).

Los podocitos yacen sobre la cara externa de la MBG y envían unas proyecciones citoplasmáticas, las **prolongaciones podálicas**, hacia la lámina rara externa de la MBG (fig. 14-5). Entre las prolongaciones podálicas adyacentes se encuentra una delgada membrana llamada **diafragma de hendidura**, que es una unión adherente modificada. Los podocitos constituyen la principal barrera glomerular contra la pérdida de proteínas en la orina. El mesangio es una red celular y matricial que sostiene al glomérulo. Las células mesangiales son células de músculo liso modificadas situadas en el centro del penacho glomerular, entre asas de capilares.

Los principales segmentos del túbulo que surgen de cada glomérulo son el túbulo proximal, el asa de Henle y el túbulo contorneado distal, que se vacía en el túbulo colector.

El **aparato yuxtaglomerular** se encuentra en el hilio del glomérulo y consta de:

- **Mácula densa**, una región de la rama gruesa ascendente del asa de Henle que contiene núcleos dispuestos de forma muy estrecha.
- **Células mesangiales extraglomerulares**, entre la mácula densa y las arteriolas hiliares.
- **Arteriolas aferente terminal y eferente proximal**. La pared de la arteriola aferente contiene células granulosas características que intervienen en la secreción de renina y angiotensina.

ENFERMEDADES RENALES CONGÉNITAS Y HEREDITARIAS

Anomalías congénitas

Agenesia renal

La mayoría de los neonatos con agenesia renal bilateral nace sin vida y presenta la secuencia de Potter (*v.* cap. 5). A menudo, la agenesia renal bilateral se vincula con otras anomalías, en especial en otros sitios del aparato urinario o en las extremidades inferiores. A diferencia de la agenesia renal bilateral, la agenesia renal unilateral no es grave si no conlleva anomalías vinculadas, ya que el riñón contralateral se hipertrofia lo suficiente para mantener una función renal normal.

Hipoplasia renal

Los riñones hipoplásicos congénitos están constituidos por seis o menos lóbulos (pirámides medulares con la corteza que las cubre). La hipoplasia renal debe diferenciarse de la presencia de riñones pequeños secundarios a atrofia o cicatrización. Una variante frecuente de la hipoplasia se caracteriza por el crecimiento insuficiente de glomérulos y, por tanto, se denomina **oligomeganefronia**. Este crecimiento refleja el trabajo forzado de las nefronas existentes.

Ectopia renal

El riñón ubicado en un sitio erróneo suele localizarse en la pelvis, debido a su falta de migración fetal de la pelvis al flanco. Uno o ambos riñones pueden estar afectados. En la **ectopia simple**, los uréteres drenan hacia el sitio apropiado de la vejiga. En la **ectopia cruzada**, el riñón fuera de sitio está en el mismo lado que su homólogo sano; el uréter ectópico cruza la línea media y se vierte en el lado contralateral de la vejiga.

Riñón en herradura

En esta anomalía, los riñones se funden en los polos inferiores (fig. 14-6). Esta anormalidad aumenta el riesgo de obstrucción e infecciones renales (**pielonefritis**) porque los uréteres deben cruzar sobre la unión entre los dos riñones cuando los órganos se funden en el polo inferior.

Displasia renal

La displasia renal es resultado de la diferenciación anormal del metanefros y tiene múltiples causas genéticas y somáticas. Muchas formas de displasia se acompañan de otras anomalías del aparato urinario, en especial aquellas que causan obstrucción

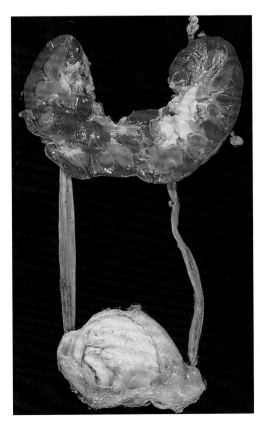

FIGURA 14-6. Riñón en herradura. Los riñones se fusionaron por su polo inferior.

del flujo urinario. Esta relación sugiere que la obstrucción al flujo de orina dentro del útero puede causar una displasia. El sello histopatológico de la displasia renal corresponde a los túbulos indiferenciados y los conductos revestidos por epitelio cúbico o cilíndrico. Mantos de mesénquima indiferenciado que pueden contener músculo liso e islas de cartílago (fig. 14-7) rodean a estas estructuras. Se pueden observar glomérulos rudimentarios y tal vez túbulos y conductos quísticos dilatados. La displasia renal puede ser unilateral o bilateral y el riñón afectado puede ser bastante grande o muy pequeño.

La displasia renal multiquística unilateral es la causa más frecuente de un tumor abdominal en los neonatos, y se trata de manera adecuada con la exéresis del riñón afectado. Las displasias renales aplásica bilateral y quística difusa causan oligohidramnios y la secuencia de Potter resultante, con hipoplasia pulmonar que pone en riesgo la vida (*v.* cap. 5).

Enfermedades renales hereditarias

Enfermedad renal poliquística autosómica dominante

La ERPAD es la más frecuente de un grupo de enfermedades congénitas que se caracteriza por la presencia de numerosos quistes en el parénquima renal (fig. 14-8). Afecta de 1 de 400 a 1 de 1 000 personas en Estados Unidos; en un momento determinado, la mitad de esos pacientes presenta deficiencia renal terminal. La ERPAD es causa del 5 % de los casos de ERET que requiere diálisis o trasplante. Sólo la diabetes y la hipertensión causan más ERET que la ERPAD.

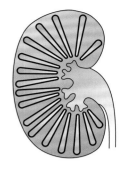
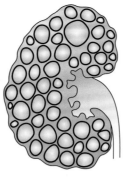

Enfermedad poliquística autosómica dominante
Enfermedad poliquística autosómica recesiva

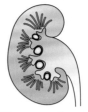
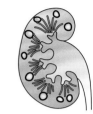

Riñón espongiforme medular
Enfermedad quística medular

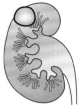

Quiste simple

FIGURA 14-8. Enfermedades quísticas del riñón.

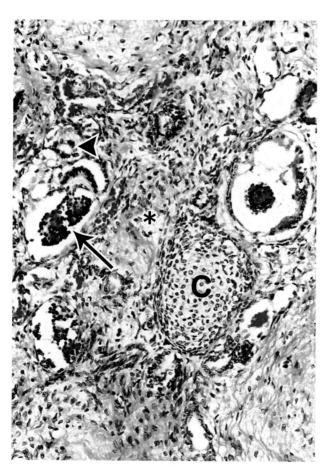

FIGURA 14-7. Displasia renal. Los glomérulos (*flecha*), túbulos (*punta de flecha*) y cartílagos *(C)* inmaduros están rodeados por tejido mesenquimatoso laxo indiferenciado (***).

PATOGENIA MOLECULAR: Casi el 85 % de los casos de ERPAD es producto de mutaciones en el gen 1 del riñón poliquístico (*PKD1*), y el 15 % de mutaciones en el *PKD2*. Los productos de esos genes, poliquistina 1 y poliquistina 2, se encuentran en los cilios primarios de las células epiteliales tubulares y en complejos de adherencia intercelular. Estas estructuras detectan el ambiente extracelular, incluido el flujo de orina, y su consecuencia es la regulación del calcio intracelular y de la proliferación del epitelio tubular y la apoptosis. Los defectos en estas proteínas causan disfunción de los cilios primarios (ciliopatía), que alteran la señalización de calcio, modifican la polaridad celular e inducen la proliferación de las células epiteliales tubulares. Se cree que los quistes surgen de unas pocas células tubulares que proliferan de forma anómala. Debido a que los quistes en el ERPAD se originan en menos del 2 % de las nefronas, es probable que existan otros factores que expandan los quistes, además de la aglomeración del tejido normal, que deterioran el tejido renal funcional. Se ha atribuido la destrucción de la masa renal normal a la pérdida apoptótica de túbulos renales y a la acumulación de mediadores de la inflamación.

PATOLOGÍA: En la ERPAD, los riñones muestran un notable crecimiento a ambos lados, con un peso de hasta 4 500 g (fig. 14-9). La presencia de numerosos quistes, tan grandes como de 5 cm de diámetro, llenos con un líquido de color pardo, distorsiona el contorno de los riñones. Al microscopio, estos quistes están revestidos por epitelio cúbico y cilíndrico. Los quistes surgen de cualquier punto de la nefrona, como pueden ser los glomérulos, los túbulos proximales, los túbulos distales y los conductos colectores. Las zonas de parénquima renal normal situadas entre los quistes sufren atrofia y fibrosis progresiva conforme la enfermedad avanza con la edad.

Una tercera parte de los pacientes con ERPAD también presenta **quistes hepáticos**, cuyo revestimiento simula al epitelio de los conductos biliares. Se presentan quistes en el bazo (10% de los pacientes) y el páncreas (5%). Un 20% de los pacientes presenta **aneurismas cerebrales**, y la hemorragia intracraneal es la causa de la muerte en el 15% de los pacientes con ERPAD.

 CARACTERÍSTICAS CLÍNICAS: La mayoría de los pacientes con ERPAD no tiene manifestaciones clínicas hasta el cuarto decenio de la vida, por lo que el trastorno alguna vez se llamó enfermedad renal poliquística del adulto. Los síntomas incluyen una sensación de pesadez en la región lumbar, dolor abdominal de flancos bilateral, así como la presencia de tumores. La hipertensión es una de las manifestaciones más tempranas y comunes. En cierto momento, aparecen hematuria, proteinuria leve y deficiencia renal progresiva.

Enfermedad renal poliquística autosómica recesiva

La ERPAR es rara puesto que se presenta casi en 1 de cada 10 000 a 40 000 nacidos vivos. El 25% de esos lactantes muere en el periodo neonatal, a menudo por hipoplasia pulmonar secundaria al oligohidramnios (secuencia de Potter) y porque el gran tamaño de los riñones altera el desarrollo y las funciones pulmonares. Los niños que sobreviven al periodo neonatal tienen un inicio y una tasa variables de avance hacia la deficiencia renal así como a la fibrosis hepática con hipertensión portal.

 PATOGENIA MOLECULAR: Diversas mutaciones en el gen *PKHD1* causan la ERPAR. El producto del gen, la **fibroquistina**, se encuentra en los cilios primarios de los conductos colectores del riñón, los conductos biliares del hígado y los conductos del páncreas exocrino. Parece participar en la regulación de la diferenciación, proliferación y adherencia celulares. Las mutaciones del *PKHD1* también causan quistes pancreáticos, disgenesia y fibrosis biliar hepáticas.

 PATOLOGÍA: A diferencia de la ERPAD, la cara externa del riñón en la ERPAR es lisa. La enfermedad es siempre bilateral. A menudo, los riñones son tan grandes que impiden el parto. Los quistes son dilataciones fusiformes de los conductos colectores corticales y medulares, y tienen una disposición radial llamativa, perpendicular a la cápsula renal (fig. 14-10). Son frecuentes la fibrosis intersticial y la atrofia tubular, en particular en los niños en quienes la enfermedad se presenta más tarde. Como en la ERPAD, el sistema calicial es normal. El hígado suele afectarse por una **fibrosis hepática congénita**, con expansión fibrosa de las vías portales y proliferación de los conductos biliares.

Nefronoptisis y enfermedad quística medular

La nefronoptisis es la causa genética más común de la enfermedad renal en etapa terminal (ERET) en niños y adultos jóvenes.

 PATOGENIA MOLECULAR: La nefronoptisis y la enfermedad quística medular dan lugar a una enfermedad tubulointersticial medular progresiva, similar desde el punto de vista histopatológico, pero tienen causas genéticas y hereditarias diferentes. La nefronoptisis es autosómica recesiva, con inicio durante la lactancia, infancia o adolescencia. Es causada por mutaciones en uno de los varios genes *NPHP*, siendo *NHP1* el más común. La enfermedad quística medular es autosómica dominante, con inicio en la adolescencia y deficiencia renal en la edad adulta, causada por defectos en los genes *MCKD1* (mucina 1) o *MCKD2* (que codifica para la uromodulina).

14: Riñón

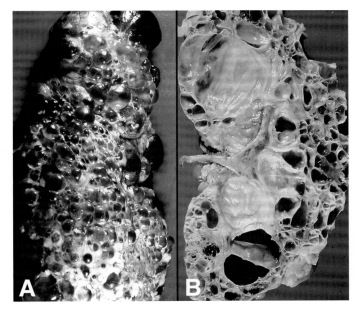

FIGURA 14-9. Enfermedad renal poliquística autosómica dominante. A. Los riñones se agrandan y están plagados de múltiples estructuras llenas de líquido. **B.** El parénquima es sustituido casi en su totalidad por quistes de tamaño variable.

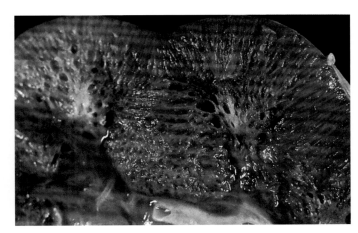

FIGURA 14-10. Enfermedad renal poliquística autosómica recesiva. Los conductos colectores corticales y medulares dilatados tienen una disposición radial y la superficie externa es lisa.

PATOLOGÍA: Los riñones son pequeños y, al corte, a menudo muestran quistes múltiples de tamaño variable (hasta de 1 cm) en la unión corticomedular (fig. 14-8). Estos quistes surgen de las porciones distales de la nefrona. A medida que los quistes corticomedulares aumentan de tamaño, el resto del parénquima presenta cada vez más atrofia. La esclerosis glomerular secundaria, la fibrosis intersticial y los infiltrados inflamatorios inespecíficos predominan en la imagen histológica tardía.

CARACTERÍSTICAS CLÍNICAS: De manera inicial, los pacientes acuden al médico con la función tubular en proceso de deterioro, como la alteración en la capacidad de concentración y eliminación de sodio, que se manifiesta como poliuria, polidipsia y enuresis. La azoemia progresiva y la deficiencia renal aparecen en la segunda década. La enfermedad quística medular se caracteriza por el inicio de la deficiencia renal después del cuarto decenio de la vida y suele manifestarse con poliuria. La hiperuricemia y la gota pueden ser alteraciones acompañantes.

ENFERMEDAD RENAL QUÍSTICA ADQUIRIDA

Los **quistes simples** suelen ser signos incidentales de necropsia y rara vez producen síntomas clínicos, a menos que sean muy grandes. Pueden ser solitarios o múltiples y suelen encontrarse en la corteza externa, donde protruyen en la cápsula. Se pueden formar múltiples quistes corticales y medulares en los riñones de pacientes con ERET que se mantienen con diálisis. Después de 5 años de diálisis, más del 75 % de los pacientes muestra riñones quísticos bilaterales. De manera inicial, los quistes están revestidos por epitelio plano o cúbico, pero puede aparecer una proliferación epitelial hiperplásica y neoplásica en los 10 años que siguen al inicio de las diálisis. El **carcinoma de células renales (CCR)** se produce en casi el 5 % de los pacientes con enfermedad renal quística adquirida (*v.* más adelante).

ENFERMEDADES GLOMERULARES

Muchos trastornos renales son causados por daño a los glomérulos. Los signos y síntomas de la enfermedad glomerular pertenecen a una de las siguientes categorías.

- Proteinuria asintomática
- Síndrome nefrótico
- Hematuria asintomática
- Síndrome nefrítico agudo
- Síndrome nefrítico de progresión rápida
- Lesión renal crónica
- Enfermedad renal en etapa terminal (ERET)

Síndrome nefrótico

El síndrome nefrótico se caracteriza por la presencia de hipoalbuminemia, edema, hiperlipidemia y lipiduria (lípidos en orina). La mayor permeabilidad capilar glomerular permite el escape de las proteínas plasmáticas (sobre todo, albúmina) hacia la orina (proteinuria).

Varias enfermedades glomerulares diferentes y numerosos mecanismos causan la proteinuria. La proteinuria grave origina el síndrome nefrótico (fig. 14-11), pero cifras menores de proteinuria pueden ser asintomáticas. El síndrome nefrótico es producto de enfermedades glomerulares **primarias** sin relación con una enfermedad sistémica, o puede ser **secundario** a una enfermedad sistémica que afecta a otros órganos, así como a los riñones. La glomeruloesclerosis diabética es la causa más frecuente del síndrome nefrótico secundario en los adultos. En la tabla 14-1 se listan las principales causas y la frecuencia aproximada del síndrome nefrótico primario en adultos y niños. En la tabla 14-2

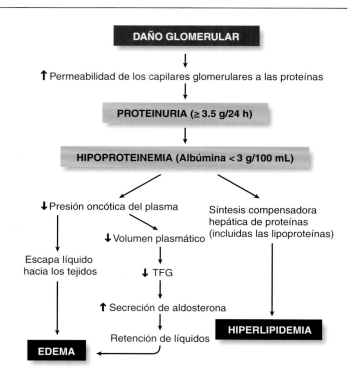

FIGURA 14-11. Fisiopatología del síndrome nefrótico. TFG, tasa de filtración glomerular.

Tabla 14-1		
Frecuencia de las causas del síndrome nefrótico inducido por enfermedades glomerulares primarias en niños y adultos		
Causa	**Niños (%)**	**Adultos (%)**
Enfermedad de cambio mínimo	75	10
Glomerulopatía membranosa	5	30
Glomeruloesclerosis segmentaria focal	10	35
Glomerulonefritis membranoproliferativa de tipo I	5	5
Otras enfermedades glomerulares*	5	20

*Incluye muchas formas de glomerulonefritis mesangioproliferativa y proliferativa, como la nefropatía por inmunoglobulina A, que a menudo también causa manifestaciones nefríticas.

se detallan características patológicas seleccionadas de algunas de estas enfermedades (*v.* más adelante).

Hay diferencias importantes en las tasas de las enfermedades glomerulares específicas que causan el síndrome nefrótico en los adultos en relación con las de niños. Por ejemplo, la glomerulopatía con cambio mínimo es causa de la mayor parte (70 %) de los casos del síndrome nefrótico primario en niños, pero sólo del 15 % en los adultos. Las enfermedades glomerulares primarias que con máxima frecuencia causan el síndrome nefrótico primario en los adultos son la glomerulopatía membranosa (en individuos caucásicos y asiáticos) y la glomeruloesclerosis segmentaria focal en los afroamericanos. La incidencia de GESF ha aumentado durante el último decenio y las enfermedades sistémicas que afectan al

Tabla 14-2

Características patológicas de las causas importantes del síndrome nefrótico

	Enfermedad de cambio mínimo	Glomeruloesclerosis segmentaria focal	Glomerulopatía membranosa	Glomerulonefritis membranoproliferativa
Microscopia óptica	Sin lesión	Consolidación glomerular focal y segmentaria	Engrosamiento global difuso de la pared capilar	Engrosamiento de la pared capilar e hipercelularidad endocapilar
Microscopia de inmunofluorescencia	Sin depósitos inmunitarios	Sin depósitos inmunitarios	Inmunoglobulina difusa en la pared capilar	Complemento difuso en la pared capilar con o sin inmunoglobulina
Microscopia electrónica	Sin depósitos inmunitarios	Sin depósitos inmunitarios	Depósitos densos subepiteliales difusos	Depósitos densos subendoteliales; depósitos densos intramembranosos enfermedad de depósito denso

riñón, como la diabetes (más comúnmente) y también amiloidosis y lupus eritematoso sistémico, contribuyen con muchos de los casos del síndrome nefrótico en los Estados Unidos. Sin embargo, donde son comunes las enfermedades infecciosas crónicas, la glomerulonefritis membranoproliferativa por complejos inmunitarios es un motivo mucho más frecuente de síndrome nefrótico.

Glomerulonefritis (síndrome nefrítico)

La glomerulonefritis se caracteriza por una disminución de la tasa de filtración glomerular (TFG), que causa concentraciones elevadas de nitrógeno ureico y la creatinina sérica, oliguria, retención de sal y agua, hipertensión y edema. La hematuria puede ser microscópica o macroscópica, mientras que la proteinuria varía. Cambios inflamatorios en los glomérulos, incluyendo infiltración por leucocitos, hiperplasia de las células glomerulares y en las lesiones graves, necrosis, son la causa de las enfermedades glomerulares vinculadas con el síndrome nefrítico. Una lesión suficiente en los capilares glomerulares produce pérdida de proteínas y de células sanguíneas hacia la orina (proteinuria y hematuria, respectivamente).

El daño inflamatorio también puede alterar el flujo y la filtración glomerulares, con la consecuente deficiencia renal, retención de líquidos e hipertensión. Las manifestaciones nefríticas pueden (1) desarrollarse con rapidez y dar como resultado una deficiencia renal reversible (glomerulonefritis aguda); (2) avanzar con rapidez y producir una deficiencia renal que se resuelve sólo con el tratamiento intensivo (glomerulonefritis de progresión rápida), o (3) persistir durante años de forma continua o intermitente y avanzar de forma lenta hasta la deficiencia renal (glomerulonefritis crónica).

Algunas enfermedades glomerulares tienden a causar el síndrome nefrótico, en tanto que otras llevan al síndrome nefrítico (tabla 14-3). No obstante, excepto por la glomerulopatía con cambios mínimos (que casi siempre produce síndrome nefrótico), todas las enfermedades glomerulares pueden en ocasiones causar manifestaciones mixtas, nefríticas y nefróticas. *La valoración por biopsia renal es el único medio de diagnóstico definitivo para la mayor parte de las enfermedades glomerulares, aunque los datos clínicos y de laboratorio pueden ser útiles como presuntas pruebas de una enfermedad específica.*

 FISIOPATOLOGÍA: A menudo la glomerulonefritis es causada por mecanismos inmunitarios. La inmunidad mediada por anticuerpos y células puede llevar a una inflamación glomerular, pero se han señalado tres tipos de inflamaciones por anticuerpos como los principales procesos patógenos en la mayor parte de las formas de glomerulonefritis (fig. 14-12). Una causa menos frecuente de glomerulonefritis es la regulación anómala y la activación descontrolada de la vía

Tabla 14-3

Tendencias de las enfermedades glomerulares a manifestar rasgos nefróticos y nefríticos

Enfermedad	Nefróticos	Nefríticos
Enfermedad de cambio mínimo	++++	–
Glomerulopatía membranosa	+++	++
Glomeruloesclerosis segmentaria focal	+++	++
Glomerulonefritis mesangioproliferativa[a]	++	++
Glomerulonefritis membranoproliferativa	++	++
Glomerulonefritis proliferativa[a]	+	+++
Glomerulonefritis en media luna[a]	+	++++

[a] Estos fenotipos histológicos pueden ser causados por muchas categorías de enfermedad glomerular, como la nefropatía por inmunoglobulina A, la glomerulonefritis postinfecciosa, la glomerulonefritis lúpica, la glomerulonefritis por anticuerpos anticitoplasmáticos neutrofílicos, la glomerulonefritis contra la membrana basal glomerular y glomerulopatía C3.

alternativa del complemento. Los principales mecanismos patógenos responsables de la glomerulonefritis son los siguientes:

- Formación de complejos inmunitarios *in situ*.
- Depósito de complejos inmunitarios circulantes.
- Presencia de anticuerpos anticitoplasmáticos neutrofílicos (ANCA).
- Regulación anómala de la vía alternativa del complemento.

La **formación de complejos inmunitarios *in situ*** implica la presencia de anticuerpos circulantes que se unen a antígenos intrínsecos o extraños dentro de los glomérulos. Por ejemplo, los autoanticuerpos contra la MBG se unen a un epítopo muy específico en la cadena α-4 del colágeno tipo IV en la MBG. Los complejos inmunitarios resultantes en las paredes capilares glomerulares atraen a los leucocitos y activan el complemento y otros mediadores inflamatorios humorales, con resultado de una lesión inflamatoria.

Los **complejos inmunitarios circulantes** pueden depositarse en los glomérulos y causar una inflamación similar a la producida por la formación de complejos inmunitarios *in situ*. Por ejemplo, los anticuerpos circulantes se pueden unir a los antígenos liberados a la circulación por una infección bacteriana o viral para producir complejos inmunitarios. Si tales complejos escapan a la fagocitosis, pueden depositarse en los glomérulos y provocar una inflamación.

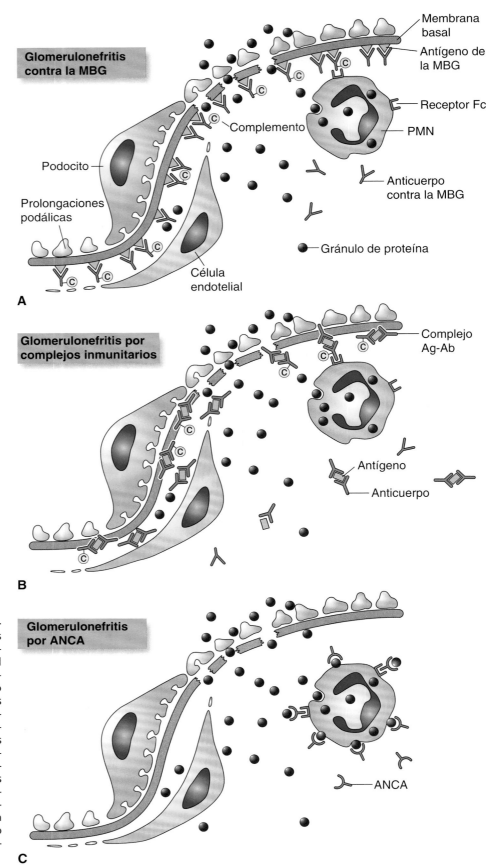

FIGURA 14-12. Glomerulonefritis medida por anticuerpos. A. Los anticuerpos contra la membrana basal glomerular (MBG) causan glomerulonefritis al unirse a antígenos de la membrana basal *in situ*. Esto activa el complemento y recluta células inflamatorias. **B.** Los complejos inmunitarios que se depositan desde la circulación también activan el complemento y reclutan células inflamatorias. **C.** Los anticuerpos anticitoplasmáticos neutrofílicos (ANCA) causan inflamación por activación de los leucocitos, por unión directa de los anticuerpos a los leucocitos y por la participación del receptor Fc del ANCA en la unión del antígeno. PMN, neutrófilo polimorfonuclear. Ag-Ab, complejo antígeno-anticuerpo.

Tabla 14-4

Características diagnósticas de las enfermedades glomerulares

I. Por microscopia óptica
   A. Aumento de la celularidad
     Infiltración por leucocitos (p. ej., neutrófilos, monocitos, macrófagos)
     Proliferación de células «endocapilares» (p. ej., células endoteliales y mesangiales)
     Proliferación de células extracapilares (p. ej., células epiteliales) (formación de medias lunas)
   B. Aumento del material extracelular
     Localización de los complejos inmunitarios
     Engrosamiento o replicación de la MBG
     Aumento de la matriz colagenosa (esclerosis)
     Insudación de proteínas plasmáticas (hialinosis)
     Necrosis fibrinoide
     Depósito de amiloide
II. Por inmunofluorescencia
   A. Tinción lineal de la MBG
     Anticuerpos contra la MBG
     Proteínas plasmáticas múltiples (p. ej., en la glomeruloesclerosis diabética)
     Cadenas ligeras monoclonales
   B. Tinción de los complejos inmunitarios granulosos
     Mesangio (p. ej., nefropatía por IgA)
     Pared capilar (p. ej., glomerulopatía membranosa)
     Mesangio y pared capilar (p. ej., glomerulonefritis lúpica, glomerulopatía C3)
   C. Tinción irregular (esponjosa)
     Cadenas ligeras monoclonales (amiloidosis AL)
     Proteína AA (amiloidosis AA)
III. Por microscopia electrónica
   A. Depósitos de complejos inmunitarios electrodensos
     Mesangiales (p. ej., nefropatía por IgA)
     Subendoteliales (p. ej., glomerulonefritis lúpica)
     Subepiteliales (p. ej., glomerulopatía membranosa)
   B. Engrosamiento de la MBG (p. ej., glomeruloesclerosis diabética)
   C. Replicación de la MBG (p. ej., glomerulonefritis membranoproliferativa)
   D. Expansión de la matriz colagenosa (p. ej., glomeruloesclerosis segmentaria focal)
   E. Depósitos fibrilares (p. ej., amiloidosis)

IgA, inmunoglobulina A; MBG, membrana basal glomerular.

La microscopia de inmunofluorescencia detecta complejos inmunitarios en los glomérulos. Los anticuerpos anti-MBG producen una tinción lineal de la MBG (*v.* anteriormente), mientras que otros complejos inmunitarios producen una tinción granulosa en las paredes capilares, el mesangio, o ambos.

Los **anticuerpos anticitoplasmáticos neutrofílicos (ANCA)** causan una glomerulonefritis grave con poca o ninguna tinción inmunofluorescente glomerular por inmunoglobulinas. A menudo, tales pacientes exhiben autoanticuerpos circulantes específicos contra antígenos del citoplasma de los neutrófilos que pueden mediar la inflamación glomerular por activación de los neutrófilos. La mayor parte de los ANCA se dirige contra la mieloperoxidasa (MPO-ANCA) o la proteinasa 3 (PR-3-ANCA). Incluso la menor estimulación de neutrófilos y monocitos, como puede resultar del aumento en las cifras circulantes de citosinas durante una infección viral, hace que estas células inflamatorias expresen MPO y PR-3 de superficie, que después pueden interactuar con el ANCA. Esta unión lleva a la activación de los neutrófilos y da como resultado su adherencia a las células endoteliales en la microvasculatura, en especial los capilares glomerulares. En dicha localización, liberan productos dañinos que promueven la inflamación vascular, y terminan por producir glomerulonefritis, arteritis y venulitis. Esta inflamación se ve amplificada por la liberación de factores por parte de los neutrófilos activados por ANCA que activan la vía alternativa del complemento.

La formación de complejos inmunitarios glomerulares *in situ*, el depósito de complejos inmunitarios y la interacción del ANCA con leucocitos inician una lesión por inflamación glomerular que implica la atracción y activación de leucocitos (fig. 14-12).

Una cuarta categoría de glomerulonefritis mediada por el sistema inmunitario (**glomerulopatía C3**) presenta una regulación anómala de la vía alternativa del complemento. Este efecto es causado por (1) la ausencia genética o por la disfunción de proteínas reguladoras del complemento (p. ej., factores H e I del complemento), (2) autoanticuerpos que inhiben las proteínas reguladoras del complemento, o (3) autoanticuerpos que estabilizan la vía alternativa de la convertasa C3 (factor de nefritis C3).

 PATOLOGÍA: *El diagnóstico histopatológico preciso de las enfermedades glomerulares requiere tejido renal para estudios de microscopia óptica, de inmunofluorescencia y electrónica y la integración de los signos con la información clínica.* En la tabla 14-4 se listan las manifestaciones patológicas útiles para el diagnóstico de las enfermedades glomerulares.

En general, las características patológicas de la inflamación aguda, como hipercelularidad endocapilar y extracapilar (glomerulonefritis proliferativa), infiltración por leucocitos y necrosis, son más frecuentes en las enfermedades cuyas características principales son nefríticas más que nefróticas. La **formación de medias lunas glomerulares** (proliferación extracapilar) se correlaciona con una evolución de progresión más rápida. Las medias lunas no son específicas de una causa particular de inflamación glomerular sino, más bien, son un índice de una lesión grave que causa una rotura extensa de las paredes capilares, lo que permite que los mediadores de la inflamación entren al espacio de Bowman, donde estimulan la infiltración por macrófagos y la proliferación epitelial.

ENFERMEDADES QUE SE PRESENTAN COMO SÍNDROME NEFRÓTICO

Enfermedad de cambio mínimo

Patológicamente, la enfermedad de cambio mínimo se caracteriza por la desaparición de las prolongaciones podálicas de los podocitos.

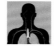 **FISIOPATOLOGÍA:** Se desconoce la patogenia de la enfermedad de cambio mínimo. Se postula la participación del sistema inmunitario porque con frecuencia la enfermedad entra en remisión cuando se trata con corticoesteroides y debido a que puede tener lugar en relación con una enfermedad alérgica o una neoplasia linfoide. La proteinuria intensa de la enfermedad de cambio mínimo se acompaña de una pérdida de sitios polianiónicos en la MBG y los podocitos. Esto permite que las proteínas aniónicas, en particular la albúmina, pasen con mayor facilidad a través de las paredes capilares.

 PATOLOGÍA: *Por microscopia óptica, los glomérulos son esencialmente normales en la enfermedad de cambio mínimo*. La microscopia electrónica revela **alteración de las prolongaciones podálicas de los podocitos** (figs. 14-13 y 14-14). Este cambio se produce en casi todos los casos de proteinuria en el rango nefrótico; es inespecífico de la enfermedad de cambio mínimo. Por lo regular, los estudios de inmunofluorescencia para inmunoglobulinas y complemento son

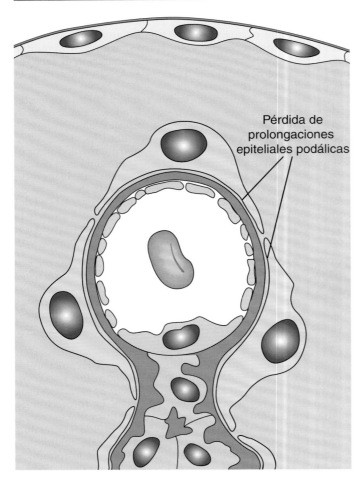

Pérdida de
prolongaciones
epiteliales podálicas

FIGURA 14-13. Enfermedad de cambio mínimo. Este trastorno se caracteriza predominantemente por cambios en las células epiteliales, en particular el borramiento de las prolongaciones podálicas. Todas las demás estructuras glomerulares se hallan íntegras.

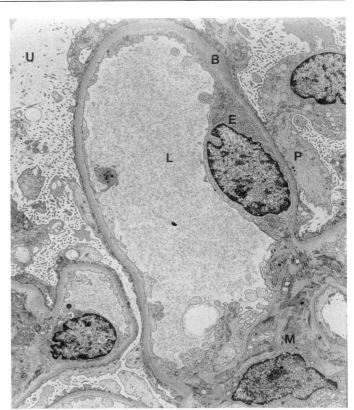

FIGURA 14-14. Enfermedad de cambio mínimo. En esta micrografía electrónica, el podocito (P) muestra borramiento extenso de las prolongaciones podálicas y numerosas microvellosidades que se proyectan hacia el espacio urinario (U). Compárese con la figura 14-3. B, membrana basal; E, célula endotelial; L, luz; M, célula mesangial.

negativos. La proteinuria causa hipoalbuminemia y un aumento compensador en la secreción hepática de lipoproteínas que provoca hiperlipidemia. La pérdida de lipoproteínas por los glomérulos determina la acumulación de lípidos en las células tubulares proximales, lo que se refleja en la imagen histopatológica por la presencia de gotas cristalinas (hialinas) dentro del citoplasma del epitelio tubular. Tales gotas no son específicas de la enfermedad de cambio mínimo, sino que se observan en cualquier enfermedad glomerular que cause el síndrome nefrótico.

 CARACTERÍSTICAS CLÍNICAS: *La enfermedad de cambio mínimo produce el 90% de los casos del síndrome nefrótico primario en niños pequeños, el 50% en los niños mayores y el 15% en los adultos.* En más del 90% de los niños y en menos adultos, la proteinuria remite por completo durante las 8 semanas que siguen al inicio del tratamiento con corticoesteroides. Si se suspenden, la mayoría de los pacientes presenta recaídas intermitentes durante hasta 10 años. Una minoría de pacientes muestra sólo remisión parcial con el tratamiento basado en corticoesteroides, y un grupo todavía más pequeño es resistente y puede desarrollar azoemia. En estos casos, el diagnóstico de enfermedad de cambio mínimo puede estar equivocado y la GESF puede estar presente. En ausencia de complicaciones, la evolución a largo plazo de los pacientes con enfermedad de cambio mínimo no es diferente a la de la población general.

Glomeruloesclerosis segmentaria focal

En la GESF, la consolidación glomerular afecta sólo a algunos glomérulos (focal), y de manera inicial compromete sólo una parte del penacho glomerular afectado (segmentaria). A menudo, los segmentos consolidados muestran una matriz colagenosa (esclerosis; fig. 14-15).

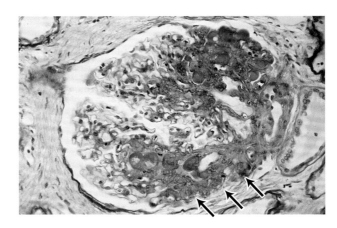

FIGURA 14-15. Glomeruloesclerosis segmentaria focal. La tinción con ácido peryódico de Schiff (PAS) muestra zonas perihiliares de esclerosis segmentaria y adherencias adyacentes a la cápsula de Bowman (*flechas*).

PATOGENIA MOLECULAR Y FACTORES ETIO-LÓGICOS: La GESF puede ser idiopática (primaria) o secundaria a varios trastornos (tabla 14-5). Las características patológicas y las pruebas genéticas sugieren que la lesión de los podocitos puede ser común a todos los tipos de GESF.

Varias formas hereditarias de GESF reflejan anomalías genéticas en las proteínas de los podocitos (p. ej., podocina, nefrina, actinina α4 y el canal 6 del receptor transitorio de cationes potenciales [TRPC 6]).

Las disminuciones de la masa renal congénita y adquirida y la masa corporal excesiva (obesidad) causan tensión adaptativa en las nefronas supervivientes. Esta tensión parece causar GESF por trabajo excesivo, con aumento de la presión y la filtración capilar glomerulares y el crecimiento de los glomérulos. La disminución del oxígeno sanguíneo (p. ej., como en la drepanocitemia o la cardiopatía congénita cianógena) también causa un patrón similar de lesión glomerular. En todos estos contextos el crecimiento glomerular refleja un trabajo funcional excesivo, que produce una sobrecarga indebida sobre los podocitos dada su limitada capacidad proliferativa.

También se señala a virus, fármacos y factores séricos como causas de la GESF. La infección por el VIH, en especial en individuos afroamericanos, se vincula con una variante de la GESF que muestra un patrón de colapso de la esclerosis (fig. 14-16). El pamidronato, un fármaco que se usa para tratar la enfermedad osteolítica, produce GESF con colapso en algunos pacientes probablemente por lesión de los podocitos. Se ha detectado un factor sérico de permeabilidad en algunos pacientes con GESF, y la recurrencia de la enfermedad tras trasplante renal sugiere una causa sistémica de la lesión glomerular. Las secuencias variables en los genes que codifican la apolipoproteína 1 (*APOL1*), que proporciona protección contra la enfermedad africana del sueño (tripanosomiasis), han sido vinculadas con la GESF en la población afroamericana; un grupo étnico que se sabe que tienen una alta incidencia de GESF y ERET.

PATOLOGÍA: A través de la microscopia óptica se observan cifras variables de glomérulos que muestran obliteración segmentaria de las asas capilares por aumento de la matriz, acumulación de células, o ambos. La insudación de proteínas plasmáticas y lípidos otorga a las lesiones un aspecto cristalino llamado **hialinosis**. Se producen adherencias a la cápsula de Bowman, adyacentes a las lesiones escleróticas. Los glomérulos ilesos pueden parecer por completo normales, si bien en ocasiones exhiben una leve hipercelularidad mesangial.

Tabla 14-5

Categorías de la glomeruloesclerosis segmentaria focal

Glomeruloesclerosis segmentaria focal primaria (idiopática)

Glomeruloesclerosis segmentaria focal secundaria

Hereditaria/genética (p. ej. mutaciones en genes podocitos)

Obesidad (variante perihiliar)

Disminución de la masa renal (variante perihiliar)

Cardiopatía congénita cianótica (por lo general, la variante perihiliar)

Nefropatía por drepanocitemia (por lo general, la variante perihiliar)

Por infección inducida (VIH; la variante del colapso)

Por abuso de fármacos intravenosos (pamidronato; la variante del colapso)

Nota: las GESF primaria y secundaria pueden tener varios patrones histológicos de lesión: perihiliar, lesión puntiforme, celular, colapso, sin otra especificación.

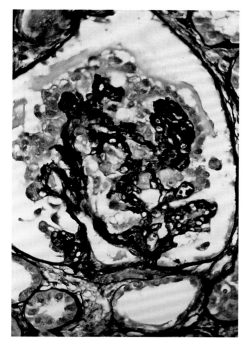

FIGURA 14-16. Nefropatía vinculada con el virus de inmunodeficiencia humana (VIH). La tinción argéntica muestra el patrón de colapso de la glomeruloesclerosis segmentaria focal, con colapso de los capilares glomerulares, aumento de material de la matriz (esclerosis) e hipertrofia de los podocitos.

A través de microscopia electrónica se observa cómo las prolongaciones podálicas de las células epiteliales muestran alteración difusa en la GESF, con desprendimiento focal ocasional o pérdida de podocitos de la MBG. Los segmentos escleróticos muestran aumento del material de la matriz, arrugas y engrosamiento de las membranas basales y colapso capilar. La acumulación de material electrodenso en los segmentos escleróticos representa un atrapamiento insudativo de proteínas plasmáticas, y corresponde a la hialinosis que se observa por microscopia óptica. *No hay complejos inmunitarios*. Sin embargo, se produce un atrapamiento irregular de IgM y C3 en las áreas segmentarias de esclerosis y hialinosis.

Se detectan diversas variantes histológicas de la GESF.

- La **esclerosis perihiliar** en segmentos dentro de los glomérulos corticales y profundos (yuxtamedulares) (fig. 14-15) se localiza en pacientes con disminución de la masa renal u obesidad.
- Un **patrón de colapso** de la esclerosis, con podocitos hipertróficos e hiperplásicos adyacentes a los segmentos escleróticos, es común en la nefropatía vinculada al VIH, el abuso de fármacos intravenosos, la terapia con pamidronato y como un proceso idiopático. Esta variante colapsante tiene un mal pronóstico y la mitad de los pacientes llega a la etapa terminal en 2 años.
- Las **lesiones puntiforme** se caracterizan por esclerosis limitada a los segmentos glomerulares situados en el origen del túbulo proximal. La variante es más probable que responda al tratamiento con esteroides que otras formas de GESF.
- Unas **variantes celulares** de la GESF incluyen células con carga notable de lípidos dentro de los sitios de consolidación glomerular.

CARACTERÍSTICAS CLÍNICAS: La GESF causa una tercera parte de los síndromes nefróticos primarios en los adultos y el 10% en los niños. Es más frecuente en individuos afroamericanos que en los caucásicos, y constituye la principal causa del síndrome nefrótico primario en los afroamericanos. Por motivos que se desconocen, su frecuencia ha ido en aumento durante los últimos decenios. Los cuadros clínicos y la evolución pueden variar entre diferentes patrones de lesión. Con mayor frecuencia, la proteinuria asintomática empieza de manera insidiosa y avanza hasta el síndrome nefrótico. Muchos pacientes son hipertensos y es frecuente la hematuria microscópica. Es frecuente el avance hasta la ERET después de 5 a 20 años. Algunos pacientes, no todos, mejoran con el tratamiento basado en corticoesteroides. Aunque el trasplante renal es el tratamiento preferido para la ERET, la GESF recurre en la mitad de los riñones trasplantados. Los pacientes con GESF por obesidad o disminución de la masa renal suelen tener una evolución más indolora. Esta variante se beneficia del tratamiento con inhibidores de la enzima convertidora de angiotensina (ECA) o bloqueadores del receptor de angiotensina.

Glomerulopatía membranosa

La glomerulopatía membranosa es una causa frecuente de síndrome nefrótico en adultos. Es causada por acumulación de complejos in situ inmunitarios en la zona subepitelial de los capilares glomerulares.

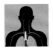 **FISIOPATOLOGÍA:** Los complejos inmunitarios se localizan en la **zona subepitelial** (entre el podocito y la MBG) como resultado de su formación *in situ* o su depósito desde la circulación. La mayoría de los pacientes con glomerulopatía membranosa primaria presenta autoanticuerpos circulantes contra PLA$_2$R, un receptor transmembrana de los podocitos. Se pueden aislar el PLA$_2$R y su anticuerpo de los complejos inmunitarios, lo que sugiere la formación *in situ* de complejos inmunitarios. A veces, los antígenos libres y los anticuerpos atraviesan la MBG independiente y forman complejos inmunológicos subepiteliales. La glomerulopatía membranosa secundaria se asocia con la enfermedad autoinmunitaria (LES, enfermedad tiroidea autoinmunitaria), ciertas enfermedades infecciosas (hepatitis B, paludismo y otros), tratamiento con penicilamina y enfermedades neoplásicas.

 PATOLOGÍA: En la glomerulopatía membranosa, los glomérulos suelen ser normocelulares. De acuerdo con la duración de la enfermedad, las paredes capilares son normales o están engrosadas (fig. 14-17). En etapas intermedias de la enfermedad, las tinciones de las membranas

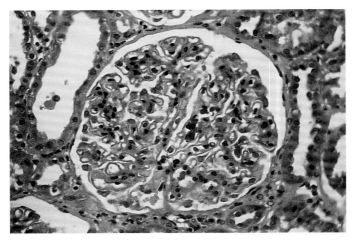

FIGURA 14-17. Glomerulopatía membranosa. El glomérulo está ligeramente crecido y muestra engrosamiento difuso de las paredes capilares. No hay hipercelularidad. Compárense las paredes capilares con las que se muestran en la figura 14-15.

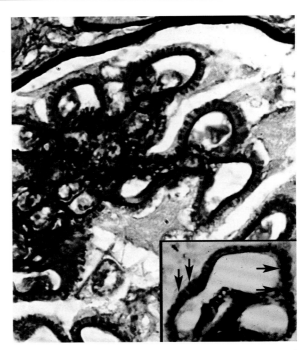

FIGURA 14-18. Glomerulopatía membranosa. La tinción argéntica muestra múltiples «espigas» distribuidas de forma difusa en las membranas basales capilares glomerulares (*flechas*). Este patrón corresponde a la lesión de etapa II que se muestra en las figuras 14-23 y 14-24. Este aspecto depende del depósito de material positivo a la tinción argéntica alrededor de depósitos de complejos inmunitarios negativos a dicha tinción.

basales revelan múltiples proyecciones o «espigas», que son proyecciones de material de la membrana basal depositado alrededor de los complejos inmunitarios subepiteliales (fig. 14-18). La glomerulopatía membranosa avanzada no puede distinguirse de otras formas de enfermedad glomerular crónica. La atrofia de los túbulos y la fibrosis intersticial se corresponden con el grado de esclerosis glomerular. Los depósitos mesangiales electrodensos en la glomerulopatía membranosa primaria son poco habituales, pero son frecuentes en la enfermedad secundaria (p. ej., en la nefropatía lúpica).

Por microscopia electrónica, en las paredes capilares se observan complejos inmunitarios como depósitos electrodensos (fig. 14-19). Las alteraciones ultraestructurales progresivas que inducen los complejos inmunitarios subepiteliales se dividen por etapas, como se ilustra en la figura 14-19.

La inmunofluorescencia revela tinción granular difusa de las paredes capilares por IgG y C3 (fig. 14-20). Hay una tinción intensa de componentes terminales del complemento, entre los que se incluye el complejo de ataque a la membrana, el cual participa en la inducción de la lesión glomerular, en especial en los podocitos.

 CARACTERÍSTICAS CLÍNICAS: La glomerulopatía membranosa es la causa glomerular primaria más frecuente del síndrome nefrótico en los adultos caucásicos y asiáticos en Estados Unidos. La causa glomerular secundaria más frecuente es la glomeruloesclerosis diabética. La evolución de la glomerulopatía membranosa presenta una gran variabilidad. Casi el 25 % de los pacientes tienen remisión espontánea a los 20 años y la tasa de supervivencia renal a los 10 años es mayor del 65 %. Los pacientes con deficiencia renal progresiva reciben corticoesteroides o fármacos inmunodepresores. El pronóstico es mejor en los niños por una mayor tasa de remisión espontánea permanente.

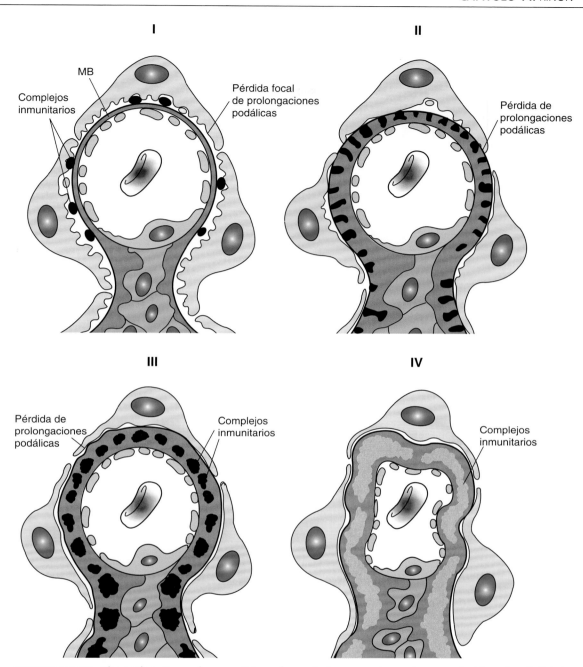

FIGURA 14-19. Glomerulopatía membranosa. Esta enfermedad es causada por la acumulación subepitelial de complejos inmunitarios y los cambios que lo acompañan en la membrana basal (MB). La etapa I muestra depósitos subepiteliales dispersos. El contorno de la MB se mantiene liso. La enfermedad de etapa II presenta proyecciones (espigas) del material de la MB adyacente a los depósitos. En la etapa III de la enfermedad, la MB de reciente formación rodea los depósitos. En la enfermedad de etapa IV, los depósitos de complejos inmunitarios pierden su electrodensidad, lo que resulta en un engrosamiento irregular de la MB con zonas electrotransparentes irregulares.

Glomerulonefritis membranosa lúpica

Para un análisis general sobre la enfermedad glomerular asociada con el lupus, véase el apartado sobre glomerulonefritis lúpica más adelante. De forma característica, este trastorno (glomerulonefritis lúpica clase V) se asocia con complejos inmunitarios localizados en la zona subepitelial, similar a la aparición de glomerulonefritis membranosa (v. anteriormente). Esta ubicación de los complejos inmunitarios predispone a una presentación nefrótica frente a una presentación nefrítica (inflamatoria). Por tanto, este subtipo de enfermedad glomerular asociada con el lupus puede considerarse de mejor manera entre los síndromes nefróticos.

Glomeruloesclerosis diabética

La glomeruloesclerosis diabética supone un 40% de todas las enfermedades renales en etapa terminal, de modo que es la principal causa de ERET en Estados Unidos.

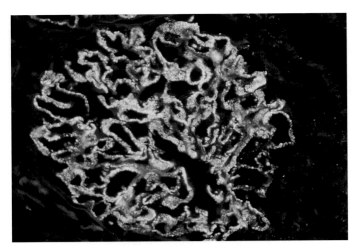

FIGURA 14-20. Glomerulopatía membranosa. La microscopia de inmunofluorescencia muestra depósitos granulares de inmunoglobulina G (IgG) que hacen resaltar las asas capilares glomerulares.

FISIOPATOLOGÍA: La glomeruloesclerosis refleja la vasculopatía que deteriora los pequeños vasos del cuerpo en los pacientes afectados por diabetes mellitus (v. caps. 8 y 19). La diabetes se complica por el aumento generalizado en la síntesis de material de la membrana basal en la microvasculatura.

PATOLOGÍA: Las lesiones iniciales de la glomeruloesclerosis del paciente con diabetes son crecimiento glomerular, engrosamiento de la MBG y expansión de la matriz mesangial (fig. 14-21). El número de podocitos disminuye. Puede haber hipercelularidad mesangial leve junto con un aumento de la matriz mesangial. El engrosamiento de la MBG y la expansión de la matriz mesangial se acompañan de **nódulos de Kimmelstiel-Wilson** escleróticos (fig. 14-22). Las proteínas insudadas forman nódulos redondeados entre (1) la cápsula de Bowman y el epitelio parietal («gotas capsulares») o (2) acumulaciones subendoteliales en las asas capilares («capuchones hialinos»). Las membranas basales tubulares están engrosadas. La esclerosis y los cambios insudativos en las arteriolas aferente y eferente causan arterioloesclerosis hialina. También suele encontrarse arterioesclerosis renal generalizada. La estenosis vascular y la disminución del flujo sanguíneo a la médula predisponen a la necrosis papilar y la pielonefritis.

Por microscopia electrónica se demuestra un incremento de 5 a 10 veces en el engrosamiento de la lámina densa de la membrana basal. La matriz mesangial aumenta, en particular en las lesiones nodulares. Las lesiones insudativas hialinas se observan como masas electrodensas que contienen restos de lípidos. La microscopia por inmunofluorescencia muestra atrapamiento lineal difuso de IgG, albúmina, fibrinógeno y otras proteínas plasmáticas en la MBG. Este signo refleja la adsorción inmunitaria de estas proteínas a la MBG engrosada, quizá como resultado de la glucosilación no enzimática de la MBG y las proteínas plasmáticas.

CARACTERÍSTICAS CLÍNICAS: La glomeruloesclerosis se presenta en la diabetes de tipos 1 y 2. Un 25 % de los pacientes con diabetes desarrollan glomeruloesclerosis diabética. La manifestación más temprana es la microalbuminuria (proteinuria ligera). Se produce proteinuria manifiesta en 10-15 años después del inicio de la diabetes y a menudo se vuelve lo suficientemente grave como para provocar un síndrome nefrótico. Con el paso del tiempo, la glomeruloesclerosis diabética avanza hasta la deficiencia renal.

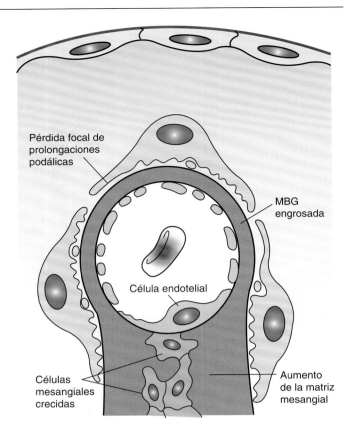

FIGURA 14-21. Glomeruloesclerosis diabética. La lámina densa de la membrana basal glomerular (MBG) está engrosada y hay aumento del material de la matriz mesangial.

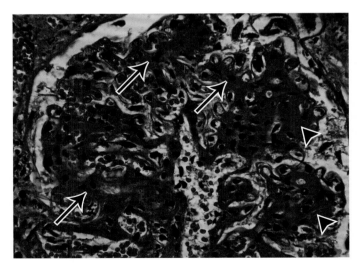

FIGURA 14-22. Glomeruloesclerosis diabética. Hay un incremento destacado en la matriz mesangial (*flechas*), formando varias lesiones nodulares (*puntas de flecha*). Es evidente la dilatación de los capilares glomerulares y algunas membranas basales capilares están engrosadas.

Amiloidosis

La enfermedad renal es una complicación frecuente de la amiloidosis de cadena ligera de amiloide A y AL Ig en suero de AA (v. cap. 7).

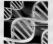 **PATOGENIA MOLECULAR:** En Norteamérica, la amiloidosis AL representa el 80% de la amiloidosis renal, el 10% de la amiloidosis AA y el 10% de otros tipos de amiloidosis. Todas las formas de amiloidosis son similares a nivel histológico y ultraestructural. Las pruebas inmunohistoquímicas son necesarias para diferenciar entre los tipos diferentes.

 PATOLOGÍA: De manera inicial, los depósitos acidófilos son aparentes en el mesangio, pero después se extienden a las paredes de los capilares y pueden obliterar su luz (figs. 14-23 y 14-24). En la amiloidosis avanzada, la estructura glomerular se destruye por completo y los glomérulos se observan como grandes esferas eosinófilas.

Por microscopia electrónica, la sustancia amiloide está constituida por fibrillas sin ramificaciones de casi 10 nm de diámetro. De manera inicial, son más prominentes en el mesangio, pero a menudo se extienden a la pared de los capilares, en especial en los casos avanzados (fig. 14-24). Las prolongaciones podálicas de los podocitos que cubren la MBG desaparecen.

 CARACTERÍSTICAS CLÍNICAS: La afección renal es notable en la mayor parte de los casos de amiloidosis sistémicas. La proteinuria suele ser la manifestación inicial y no es selectiva (es decir, hay albúmina y globulinas en la orina). El síndrome nefrótico se presenta en el 60% de los pacientes.

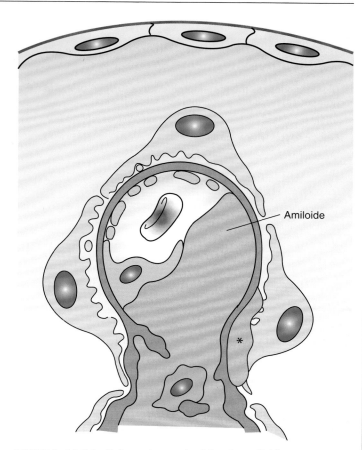

FIGURA 14-24. Nefropatía por depósito de amiloide. De manera inicial, este trastorno se vincula con la acumulación de depósitos similares característicos en el mesangio. Estas masas inertes, que son fibrilares por microscopia electrónica, se extienden sobre la superficie interna de la membrana basal (*asterisco*) y con frecuencia obstruyen la luz capilar. La extensión focal de material amiloide a través de la membrana basal puede levantar la célula epitelial.

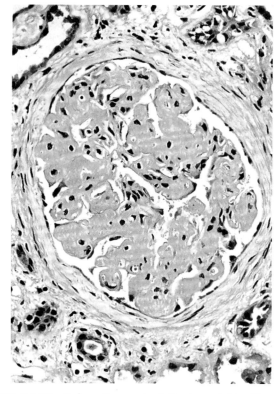
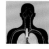

FIGURA 14-23. Nefropatía por depósito de amiloide. El material amorfo acelular expande las zonas mesangiales y obstruye los capilares glomerulares. Los depósitos de amiloide pueden tomar un aspecto nodular, que simula de alguna manera a la glomeruloesclerosis diabética (fig. 14-27). Sin embargo, los depósitos de amiloide no son positivos para el ácido peryódico de Schiff y se identifican por tinción con el rojo Congo.

ENFERMEDADES QUE SE PRESENTAN COMO SÍNDROMES NEFRÓTICO Y NEFRÍTICO

Glomerulonefritis membranoproliferativa

La GNMP es un patrón de inflamación glomerular que se caracteriza por el engrosamiento de la pared capilar e hipercelularidad y refleja múltiples etiologías. Puede manifestarse como síndrome nefrótico o nefrítico, o una combinación de ambos.

FISIOPATOLOGÍA: La GNMP se caracteriza por depósitos en el mesangio y la zona subendotelial de las paredes capilares, que contienen inmunocomplejos o complemento activado sin inmunoglobulina. También pueden presentarse depósitos subendoteliales. Las dos categorías principales son la GNMP por complejos inmunitarios y la C3 (tabla 14-6). Generalmente no se conocen los antígenos nefritógenos en la GNMP mediada por complejos inmunitarios, pero pueden estar relacionados con trastornos infecciosos o autoinmunitarios (tabla 14-6). La glomerulopatía C3 se comenta en la siguiente sección.

A diferencia de los microorganismos patógenos de la glomerulonefritis infecciosa aguda (*v.* más adelante), aquellos vinculados con la GNMP de tipo I son causados por infecciones persistentes

Amiloide

Tabla 14-6

Clasificación de la glomerulonefritis membranoproliferativa

Glomerulonefritis membranoproliferativa (GNMP) primaria (idiopática) mediada por complejos inmunitarios
GNMP secundaria mediada por complejos inmunitarios causada por:
Endocarditis bacteriana subaguda
Un cortocircuito ventriculoauricular infectado
Osteomielitis
Infección por el virus de la hepatitis C
Crioglobulinemia
Inmunoglobulinas monoclonales
Neoplasia
Glomerulopatía C3
Enfermedad por depósitos densos
Glomerulonefritis C3

que provocan antigenemia crónica. Esta situación conduce a la localización crónica de complejos inmunitarios en los glomérulos y a la hipercelularidad y el remodelado de la matriz resultantes. La eliminación de la infección puede ir seguida de la resolución de la enfermedad.

PATOLOGÍA: Los glomérulos en la GNMP tienen un crecimiento difuso, con proliferación abundante de células mesangiales e infiltración por macrófagos. La distorsión lobulillar glomerular subsiguiente («hiper-segmentación»; fig. 14-25) en su momento se denominó **glomerulonefritis lobulillar**. De estos pacientes, el 20% presenta medias lunas, que por lo general afectan sólo a una mínima parte de los glomérulos. Las paredes capilares están engrosadas y las tinciones argénticas muestran duplicación o replicación compleja de la MBG.

La microscopia electrónica revela engrosamiento y replicación de las MBG. Este hallazgo probablemente sigue la activación de las células endoteliales así como por la extensión del citoplasma mesangial hacia la zona subendotelial. Se nota el depósito de nuevo material en la membrana basal, entre el citoplasma del mesangio y la célula endotelial (figs. 14-26 y 14-27). Los depósitos

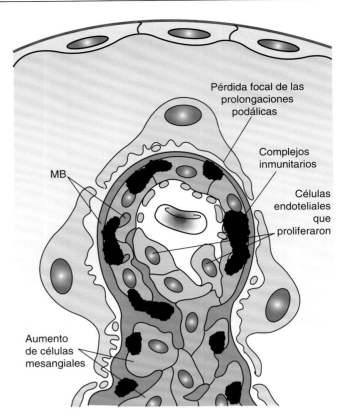

FIGURA 14-26. Glomerulonefritis membranoproliferativa de tipo I. En esta enfermedad, los glomérulos están crecidos. Se observan penachos hipercelulares y estenosis u obstrucción de la luz capilar. Grandes depósitos subendoteliales de complejos inmunitarios se extienden por el borde interno de la membrana basal. Las células mesangiales proliferan y emigran hacia la periferia en el capilar. El material de la membrana basal (MB) se acumula de forma lineal paralelo a la MB en posición subendotelial. La interposición de células mesangiales y MB entre las células endoteliales y la MB crea un efecto de doble contorno. La acumulación de células y estroma mesangiales en los penachos disminuye la luz capilar. La proliferación de células mesangiales y la acumulación de material de la MB también dilatan el mesangio. Todo el proceso lleva de manera progresiva a la lobulación del glomérulo. Obsérvese la proliferación de células endoteliales y el borramiento focal de las prolongaciones podálicas.

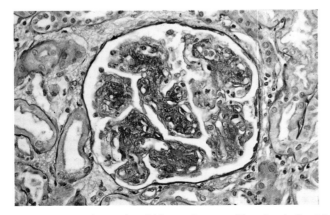

FIGURA 14-25. Glomerulonefritis membranoproliferativa de tipo I. La lobulación glomerular está acentuada. Se observa un aumento de las células y la matriz en el mesangio y el engrosamiento de las paredes capilares.

electrodensos subendoteliales y mesangiales que corresponden a los complejos inmunitarios constituyen el posible estímulo para estos eventos. La microscopia de inmunofluorescencia muestra el depósito granular de inmunoglobulinas y complemento en las asas capilares glomerulares y el mesangio en la GNMP mediada por complejos inmunitarios, y sólo el complemento en la glomerulopatía C3.

CARACTERÍSTICAS CLÍNICAS: La GNMP mediada por complejos inmunitarios puede surgir a cualquier edad, pero es más frecuente en niños mayores y adultos jóvenes. La GNMP mediada por complejos inmunitarios puede aparecer a cualquier edad. La GNMP representa el 5% del síndrome nefrótico primario en los niños y los adultos en Estados Unidos La GNMP mediada por complejos inmunitarios ocurre de forma más habitual en los países donde las infecciones crónicas son más prevalentes. La GNMP es, en general, una enfermedad persistente y lenta. Después de 10 años, la mitad de los pacientes desarrolla enfermedad renal en etapa terminal.

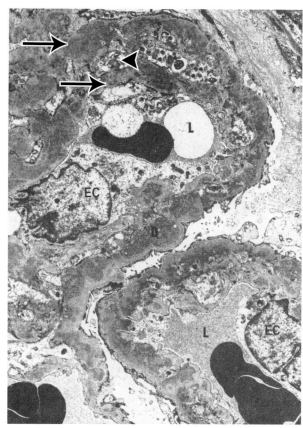

FIGURA 14-27. Glomerulonefritis membranoproliferativa de tipo I. Una micrografía electrónica muestra el doble contorno de la membrana basal (*flechas*) con interposición del mesangio (*punta de flecha*) y depósitos subendoteliales importantes. CE, célula endotelial; D, depósito de complejo inmunitario; L, luz capilar.

Glomerulopatía C3

La glomerulopatía C3 es una glomerulonefritis rara causada por la regulación anómala del complemento. Incluyen **enfermedad de depósito denso** (formalmente denominada *GNMP tipo II*) y **glomerulonefritis C3** (incluyendo una variante con un patrón GNMP).

 FISIOPATOLOGÍA: La localización glomerular extensa del complemento *sin* inmunoglobulina indica que la activación del complemento es el mediador principal de las anomalías estructurales y funcionales de la glomerulopatía C3. La alteración o ineficacia de los factores reguladores de la vía alternativa del complemento (p. ej., el factor H del complemento, factor I del complemento) que resulta de mutaciones genéticas o anticuerpos, causan glomerulopatía C3. Algunos pacientes tienen el autoanticuerpo IgG, el **factor nefrítico C3**, que estabiliza la convertasa C3 activada (C3bBb) y, de este modo, prolonga la activación de C3.

 PATOLOGÍA: Los dos tipos patológicos de glomerulopatía C3 son la **enfermedad por depósitos densos** y la **glomerulonefritis C3**. La histología de la glomerulopatía C3 se parece a la GNMP mediada por complejos inmunitarios, con engrosamiento de la pared capilar y el aumento de la celularidad. La característica patológica distintiva de la enfermedad por depósitos densos es una zona en forma de cinta de mayor densidad en el centro de una MBG engrosada y en la matriz mesangial (fig. 14-28). Además, existen áreas de densidad

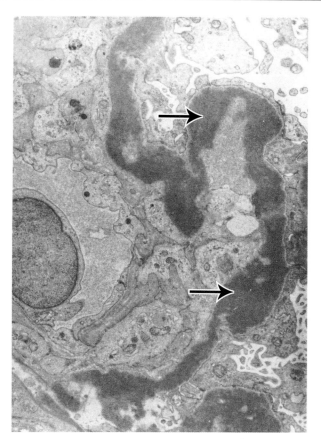

FIGURA 14-28. Glomerulopatía C3 (enfermedad de depósitos densos). Una micrografía electrónica muestra engrosamiento de la membrana basal y depósitos densos intramembranosos (*flechas*).

en las membranas capilares peritubulares y la lámina elástica arteriolar.

 CARACTERÍSTICAS CLÍNICAS: La glomerulopatía C3 es poco frecuente ($<5/10^6$), y el 80 % de los pacientes son niños. Por lo general, los pacientes presentan proteinuria (a menudo en rango nefrótico), hematuria, hipertensión y alteración de la función renal. Es habitual la hipocomplementemia con C3 bajo y C4 normal. El pronóstico es preocupante, pues el 40 % llegan a la enfermedad renal en etapa terminal dentro de los 10 años después de la aparición de la enfermedad.

Depósito de inmunoglobulinas monoclonales no fibrilares

Puede producirse depósito de inmunoglobulinas en la MBG, la matriz mesangial glomerular, paredes capilares y membranas basales tubulares. La neoplasia del linfocito B subyacente puede ser oculta o tal vez haya un mieloma múltiple o linfoma manifiestos. A diferencia de los depósitos de amiloide AL, los de inmunoglobulinas no forman fibrillas ni se tiñen con rojo Congo. Los dos fenotipos principales son (1) la enfermedad glomerular nodular esclerosante con depósitos granulares detectados en el microscopio electrónico y (2) la glomerulonefritis proliferativa (o membranoproliferativa) con depósitos homogéneos densos. La enfermedad por depósito de inmunoglobulina monoclonal generalmente se manifiesta clínicamente como síndrome nefrótico, mientras que la glomerulonefritis proliferativa con inmunoglobulina monoclonal a menudo se manifiesta como síndrome nefrítico y nefrótico mixto.

ENFERMEDADES QUE SE PRESENTAN COMO SÍNDROME NEFRÍTICO

Glomerulonefritis postinfecciosa aguda

Esta enfermedad presenta depósitos de complejos inmunitarios ricos en glomérulos.

 FISIOPATOLOGÍA: Las cepas nefritógenas de estreptococo del grupo A o estafilococo a menudo son la causa de glomerulonefritis postinfecciosa aguda. Esta condición refleja el depósito de inmunocomplejos formados por anticuerpos y antígenos bacterianos en los glomérulos. La glomerulonefritis postestreptocócica ocurre en periodos de latencia de 9 a 14 días entre la exposición al antígeno y la glomerulonefritis. Pueden formarse complejos inmunitarios en la circulación y depositarse en los glomérulos, o pueden formarse *in situ* cuando los antígenos bacterianos atrapados en los glomérulos se unen a los anticuerpos circulantes. Entre los antígenos estreptocócicos potencialmente instigantes se incluyen gliceraldehído fosfato deshidrogenasa y exotoxina B, una proteinasa catiónica. Ambas enzimas pueden localizarse en las paredes de los capilares glomerulares y activar el complemento, incluso sin anticuerpos. De manera alternativa, las bacterias nefritógenas pueden liberar factores que activan el complemento sin requerir la formación de inmunocomplejos. Esto podría explicar la ausencia de la inmunoglobulina en algunos depósitos glomerulares.

La activación extensiva del complemento, casi siempre acompañada de hipocomplementemia, además de la activación de otros mediadores inflamatorios humorales y celulares, produce inflamación glomerular. Los mediadores de la inflamación atraen y activan a los neutrófilos y los macrófagos, y estimulan la proliferación de células del mesangio y endoteliales. *Estos efectos causan una hipercelularidad glomerular notable, que define a la glomerulonefritis proliferativa difusa aguda.*

 PATOLOGÍA: La fase aguda se inicia de 1 a 2 semanas después del principio de la infección nefritógena y en más del 90% de los pacientes se resuelve después de varias semanas. En la fase aguda los glomérulos están crecidos de forma difusa y son hipercelulares (fig. 14-29), con proliferación de células endoteliales y del mesangio (fig. 14-30) y la infiltración por neutrófilos y macrófagos. Las medias lunas son raras.

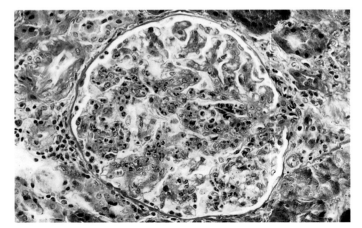

FIGURA 14-29. Glomerulonefritis postestreptocócica aguda. El glomérulo de un paciente que presentó glomerulonefritis después de una infección estreptocócica contiene numerosos neutrófilos (tinción tricrómica de Masson).

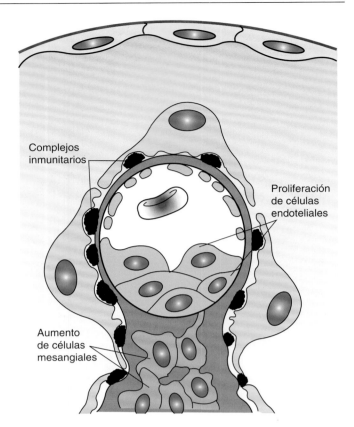

FIGURA 14-30. Glomerulonefritis postinfecciosa. La acumulación de numerosos complejos inmunitarios subepiteliales como estructuras a manera de gibas es una característica distintiva. Los complejos inmunitarios subendoteliales menos notables se vinculan con proliferación de las células endoteliales y tienen relación con el aumento de la permeabilidad capilar y la estenosis de la luz. Con frecuencia, la proliferación de las células del mesangio y el engrosamiento de la matriz mesangial (MB) producen ensanchamiento del tallo y atrapamiento notable de los complejos inmunitarios. MB, membrana basal.

Durante la resolución, desaparecen los neutrófilos y la hipercelularidad endotelial en primer término. La hipercelularidad del mesangio y la expansión de la matriz persisten, pero todos los cambios histopatológicos se resuelven por completo en la mayoría de los pacientes después de varios meses.

Desde el punto de vista ultraestructural, la glomerulonefritis postinfecciosa aguda muestra **depósitos subepiteliales densos** que de manera característica se parecen a «**gibas**», los cuales se localizan en el lado epitelial de la MBG (figs. 14-30 y 14-31). Estos se acompañan invariablemente de depósitos mesangiales y subendoteliales que son más importantes en la patogenia, por su proximidad con los sistemas mediadores inflamatorios sanguíneos. Mediante microscopia inmunofluorescente se observan depósitos granulares de C3 con o sin inmunoglobulina en las paredes capilares, que corresponden a las mencionadas gibas (fig. 14-32).

 CARACTERÍSTICAS CLÍNICAS: Aunque disminuye la frecuencia, la glomerulonefritis postinfecciosa aguda sigue siendo una de las enfermedades renales más frecuentes en la niñez. La infección primaria afecta a la faringe (faringitis) o, en ambientes húmedos y calientes, a la piel (piodermia). El síndrome nefrítico se inicia de manera abrupta con oliguria, hematuria, edema facial e hipertensión. Las cifras séricas de C3 son menores durante el síndrome agudo, pero

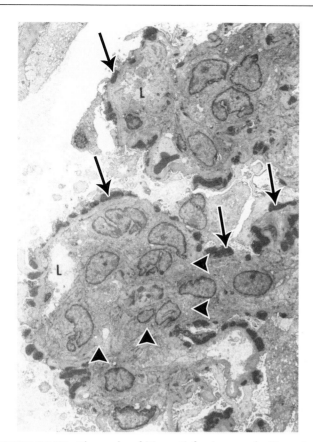

FIGURA 14-31. Glomerulonefritis postinfecciosa aguda. Una micrografía electrónica muestra numerosas gibas subepiteliales (*flechas*) e hipercelularidad mesangial (*puntas de flecha*). Las luces capilares (L) presentan una estenosis notable.

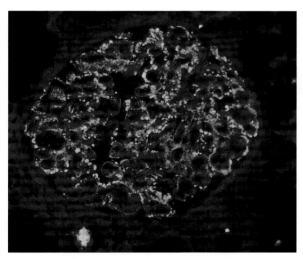

FIGURA 14-32. Glomerulonefritis postinfecciosa aguda. Una micrografía de inmunofluorescencia muestra tinción granular de C3 en las paredes capilares y el mesangio.

retornan a lo normal en 1-2 semanas. La nefritis manifiesta se resuelve después de varias semanas, aunque la hematuria y, en especial, la proteinuria, pueden persistir varios meses. Unos cuantos pacientes presentan sedimento urinario anormal durante años, después de la crisis aguda, y algunos pocos (en particular adultos) presentan deficiencia renal progresiva.

Glomerulonefritis lúpica

La nefritis es una de las complicaciones más frecuentes del lupus eritematoso sistémico (LES) (*v.* cap. 3). Los complejos inmunitarios mesangiales causan menos inflamación que los complejos inmunitarios subendoteliales. Estos últimos se hallan más expuestos a los sistemas celulares y humorales mediadores de la inflamación en la sangre y, por tanto, tienen más probabilidad de iniciar la inflamación. La localización subepitelial de los complejos inmunitarios causa proteinuria, pero no se confunde con la inflamación glomerular manifiesta.

 FISIOPATOLOGÍA: Los complejos inmunitarios nefritógenos pueden localizarse en los glomérulos por su depósito desde la circulación, por formación *in situ* o por ambos procesos. Los complejos inmunitarios circulantes que contienen anticuerpos de gran avidez se depositan en las zonas subendotelial y mesangial; los anticuerpos de gran afinidad forman complejos inmunitarios *in situ* en la zona subepitelial. Los complejos inmunitarios formados *in situ* pueden comprometer a antígenos como la doble cadena del ADN y nucleosomas. Estos antígenos se han plantado en la MBG o la matriz mesangial por interacciones de carga. Los complejos inmunitarios glomerulares activan el complemento e inician la lesión inflamatoria. La activación del complemento en los riñones y en otras partes causa a menudo hipocomplementemia. Los complejos inmunitarios también se localizan en el intersticio renal, las paredes de los vasos intersticiales y las membranas basales tubulares, donde puede producir inflamación tubulointersticial.

 PATOLOGÍA: Las manifestaciones histopatológicas y clínicas de la nefritis lúpica son muy variables por los diversos patrones de acumulación de los complejos inmunitarios en los pacientes (resumido en la tabla 14-7) y en uno mismo con el transcurso del tiempo (fig. 14-33).

Por inmunofluorescencia, los complejos subepiteliales son granulosos y los subendoteliales pueden ser granulosos o en banda. Los complejos inmunitarios suelen teñirse con más intensidad si los integra la IgG, pero casi siempre están presentes también la IgA y la IgM, al igual que C3, C1q y otros componentes del complemento. Se observa tinción granular a lo largo de las membranas basales tubulares y los vasos intersticiales en más de la mitad de los pacientes.

 CARACTERÍSTICAS CLÍNICAS: Existe enfermedad renal en el 70 % de los pacientes con LES y a menudo constituye la principal causa de morbilidad y mortalidad.

Como se señaló en la tabla 14-7, las manifestaciones clínicas y el pronóstico de la disfunción renal son variados, y dependen de la naturaleza histopatológica de la nefropatía subyacente. *Los especímenes de biopsia renal de los pacientes con lupus se usan para valorar la categoría de la enfermedad, su actividad y cronicidad.* La nefritis lúpica de clase III y IV (tabla 14-7) conlleva el peor pronóstico y se trata de la manera más intensiva, por lo general con dosis altas de corticoesteroides y fármacos inmunodepresores. Menos del 20 % de los pacientes con enfermedad de clase IV evoluciona hasta la enfermedad renal en etapa terminal en 5 años.

Nefropatía por inmunoglobulina A

 FISIOPATOLOGÍA: Si bien el depósito de complejos inmunitarios con predominio de IgA es la causa de la nefropatía por IgA, pero no de IgA2, tiene una región bisagra que contiene carbohidratos unidos a O. Los pacientes con nefropatía por IgA tienen niveles elevados de moléculas de IgA1, que tienen menos residuos de galactosa terminales. La IgA1 pobremente galactosilada provoca la producción de autoanticuerpos IgG e IgM, que reaccionan con la región bisagra

Tabla 14-7		
Características patológicas y clínicas de la nefritis lúpica		
Localización de la nefritis lúpica de clase inmunitaria	**Localización de los complejos inmunitarios**	**Características clínicas**
I: sin lesión por microscopia	Mesangial	Hematuria y proteinuria leves
II: proliferativa mesangial	Mesangial	Hematuria y proteinuria leves
III: proliferativa focal	Mesangial y subepitelial	Nefritis moderada
IV: proliferativa difusa	Mesangial y subepitelial	Nefritis grave
V: membranosa	Subepitelial y mesangial	Síndrome nefrótico
VI: crónica esclerosante	Variable	Deficiencia renal crónica

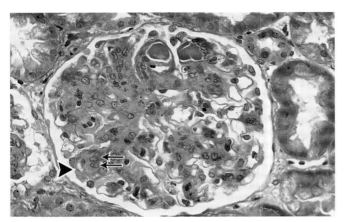

FIGURA 14-33. Glomerulonefritis lúpica mesangial proliferativa. Hipercelularidad endocapilar segmentaria (*flechas*) y presencia de engrosamiento de la pared capilar (*punta de flecha*).

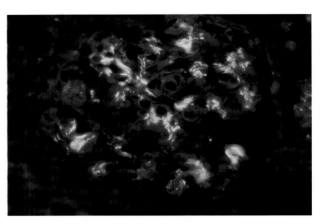

FIGURA 14-34. Nefropatía por inmunoglobulina A (IgA). Una micrografía bajo inmunofluorescencia muestra depósitos de IgA en las regiones mesangiales.

de IgA1. La reacción de los dos resulta en complejos inmunitarios con IgA1 circulantes. La acumulación mesangial puede implicar varios mecanismos. La IgA1 pobremente galactosilada puede eliminarse ineficientemente de la circulación y tender a acumularse, lo que conduce al atrapamiento mesangial de los acúmulos y de los complejos inmunitarios. Los complejos inmunitarios que contienen IgA en el mesangio activan el complemento por la vía alternativa, como lo constata la presencia de C3 y properdina, pero no de C1q y C4. La exposición de la mucosa a los antígenos virales, bacterianos o dietéticos estimula las respuestas inmunitarias principalmente por IgA. Esta circunstancia puede explicar la propensión a *las infecciones respiratorias o gastrointestinales para desencadenar exacerbaciones de la nefropatía por IgA.*

PATOLOGÍA: La microscopia de inmunofluorescencia es indispensable para el diagnóstico de la nefropatía por IgA. La inmunotinción mesangial de la IgA es más intensa que la tinción de la IgG o la IgM (fig. 14-34). Esto casi siempre se acompaña de la tinción de C3. En los casos más graves puede estar presente la IgA, que se deposita en la pared del capilar glomerular (además del mesangio) y sugiere un pronóstico menos favorable.

De acuerdo con la gravedad y duración de la enfermedad, en la nefropatía por IgA se observa una serie de cuadros histológicos que van de (1) ningún cambio discernible por microscopia óptica; a (2) hipercelularidad focal o difusa del mesangio; (3) glomerulonefritis proliferativa focal o difusa (fig. 14-35), o hasta (4) glomerulonefritis esclerosante crónica. En el momento del diagnóstico inicial de la nefropatía por IgA, la glomerulonefritis

proliferativa focal es la manifestación más frecuente. No son frecuentes las medias lunas, excepto en casos inusualmente graves.

CARACTERÍSTICAS CLÍNICAS: La nefropatía por IgA es la forma más frecuente de glomerulonefritis en los países desarrollados. Supone el 10 % de los casos en Estados Unidos, el 20 % en Europa y el 40 % en Asia. La nefropatía por IgA es común en la población nativa estadunidense

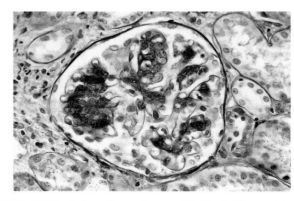

FIGURA 14-35. Nefropatía por inmunoglobulina A. Hipercelularidad mesangial segmentaria y expansión de la matriz causadas por depósitos inmunitarios mesangiales (tinción de ácido peryódico de Schiff).

y rara en la afroamericana. Se presenta más a menudo en hombres jóvenes, con una edad máxima de 15 a 30 años en el momento del diagnóstico. El cuadro clínico es variable: el 40% de los pacientes presenta hematuria microscópica asintomática; el 40%, hematuria macroscópica intermitente; el 10%, síndrome nefrótico, y el 10%, deficiencia renal. La enfermedad rara vez se resuelve por completo, pero puede seguir una evolución episódica, con exacerbaciones que a menudo coinciden con infecciones de las vías respiratorias altas. La nefropatía por IgA progresa con lentitud, con un 20% de los pacientes que llega a la deficiencia renal terminal después de 10 años.

Nefritis hereditaria (síndrome de Alport)

La nefritis hereditaria es una enfermedad glomerular proliferativa y esclerosante, a menudo acompañada por defectos en los oídos o en los ojos. La producen mutaciones en el colágeno tipo IV. La nefritis hereditaria del síndrome de Alport se acompaña de un defecto en la audición.

 PATOGENIA MOLECULAR: Varias mutaciones genéticas son responsables de defectos moleculares en la MBG que llevan a las lesiones renales de la nefritis hereditaria. La más frecuente, que supone el 85% de las nefritis hereditarias, está ligada al cromosoma X y es producto de una mutación en el gen de la cadena α-5 del colágeno tipo IV (gen *COL4A5*). Las mutaciones en *COL4A3* y *COL4A4* causan una forma autosómica recesiva de la nefritis hereditaria. Los pacientes con nefritis hereditaria que se someten a trasplante renal están en riesgo de presentar anticuerpos contra la MBG del aloinjerto.

 PATOLOGÍA: Las lesiones glomerulares tempranas de la nefritis hereditaria muestran ligera hipercelularidad mesangial y expansión de la matriz. El avance de la nefropatía se vincula con una esclerosis focal media luna y, más adelante, una esclerosis glomerular difusa. Las lesiones glomerulares avanzadas se acompañan de atrofia tubular, fibrosis intersticial y células espumosas en los túbulos y el intersticio. Se hace el diagnóstico por microscopia electrónica al demostrar una MBG irregularmente engrosada, con división de la lámina densa en láminas entrelazadas que rodean zonas electrotransparentes (fig. 14-36).

 CARACTERÍSTICAS CLÍNICAS: En los niños con nefritis hereditaria ligada al cromosoma X se produce hematuria temprana. Suele ir seguida por proteinuria y deficiencia renal progresiva en el segundo al cuarto decenios de la vida. En las mujeres, la enfermedad ligada al cromosoma X es en general más leve, con una tasa de avance que varía de manera sustancial.

Nefropatía de membrana basal glomerular delgada

Esta condición hereditaria, también llamada **hematuria familiar benigna**, es un trastorno hereditario frecuente de la MBG que suele manifestarse con hematuria microscópica asintomática y en ocasiones hematuria macroscópica intermitente. Esta enfermedad y la nefropatía por IgA son consideraciones diagnósticas comunes en pacientes con hematuria glomerular asintomática. Por lo general, los pacientes con nefropatía de membrana basal delgada no presentan deficiencia renal o proteinuria sustancial. Por microscopia óptica, los glomérulos no presentan alteraciones. La microscopia electrónica muestra una disminución del grosor de la MBG (de 150 a 300 nm; lo normal es de 350 a 450 nm). La forma más frecuente de herencia es la autosómica dominante. Las

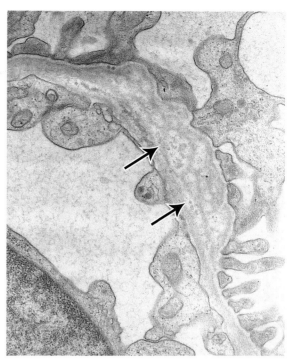

FIGURA 14-36. Nefritis hereditaria (síndrome de Alport). La lámina densa de la membrana basal glomerular presenta láminas (*flechas*) en lugar de formar una sola banda densa (compárese esta micrografía electrónica con la fig. 14-5).

mutaciones heterocigotas en los genes *COL4A3* y *COL4A4* causan la enfermedad de membrana basal delgada, y las homocigotas, el síndrome de Alport.

GLOMERULONEFRITIS AGRESIVA

Glomerulonefritis por anticuerpos contra la membrana basal glomerular

La enfermedad por anticuerpos contra la MBG es una glomerulonefritis rara pero agresiva que puede afectar sólo a los riñones. Puede combinarse con una hemorragia pulmonar, en cuyo caso se trata del **síndrome de Goodpasture**.

 PATOGENIA MOLECULAR: *La glomerulonefritis por anticuerpos contra la MBG es mediada por una respuesta autoinmunitaria contra el colágeno de tipo IV de la MBG.* El epítopo específico se encuentra en el dominio globular no colagenoso de la cadena α-3 del colágeno de tipo IV. Debido a que el antígeno objetivo también se expresa en las membranas basales de los capilares alveolares pulmonares, la mitad de los pacientes presenta además hemorragias pulmonares y hemoptisis, a veces de suficiente gravedad para poner en peligro la vida (fig. 14-37). Los anticuerpos contra la MBG, los linfocitos T contra la MBG o ambos pueden mediar la lesión. Los anticuerpos se unen a los autoantígenos *in situ*, inician una inflamación aguda por la activación de sistemas mediadores, como el complemento. La susceptibilidad genética a la enfermedad contra la MBG tiene un fuerte vínculo con el HLA DRB1. El inicio de la enfermedad suele ser consecutivo a una infección viral de las vías respiratorias altas y la afección pulmonar parece requerir agentes lesivos sinérgicos como el humo del cigarrillo.

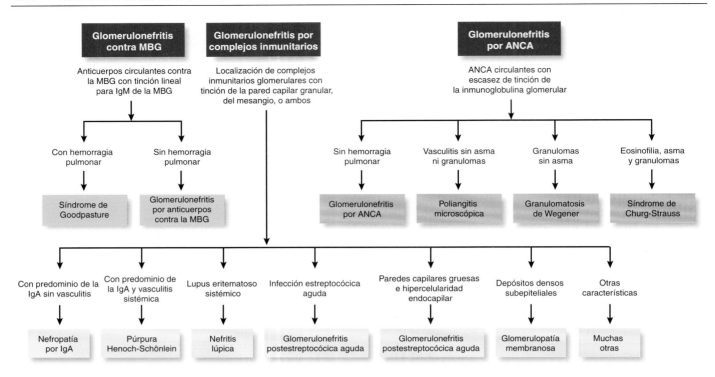

FIGURA 14-37. Algoritmo que muestra la integración de los signos patológicos con los datos clínicos para hacer el diagnóstico de una forma específica de glomerulonefritis primaria o secundaria. Obsérvese que una clasificación inicial importante es la de glomerulonefritis por anticuerpos contra la membrana basal glomerular (MBG), o por complejos inmunitarios o por anticuerpos anticitoplasmáticos neutrofílicos (ANCA). Una vez que se hace esa determinación, los diagnósticos más específicos dependen de las observaciones clínicas o patológicas adicionales.

 PATOLOGÍA: *El punto de referencia histopatológico de la glomerulonefritis por anticuerpos contra la MBG es la inmunotinción lineal difusa de la MBG por la IgG, que indica la unión de autoanticuerpos a la membrana basal* (fig. 14-38). Este dato no es, sin embargo, por completo específico. Más del 90% de los pacientes con glomerulonefritis por anticuerpos contra la MBG presenta medias lunas glomerulares (**glomerulonefritis con medias lunas**) (figs. 14-39 y 14-40), que por lo general afecta a más de 50% de los glomérulos. Es frecuente la necrosis fibrinoide glomerular focal. Los pulmones afectados presentan hemorragia intraalveolar notable. Por microscopia electrónica, las MBG muestran roturas focales, pero no depósitos de complejos inmunitarios de tipo electrodenso.

 CARACTERÍSTICAS CLÍNICAS: La glomerulonefritis por anticuerpos contra la MBG se presenta por lo general con deficiencia renal de rápida progresión, signos y síntomas nefríticos. *Contribuye con 10% al 20% de las glomerulonefritis de progresión rápida (con medias lunas)* (figura 14-37; tabla 14-8). Los anticuerpos contra la MBG son detectables en el suero de casi el 90% de los pacientes. El tratamiento consta de inmunodepresión en dosis altas y plasmaféresis, que son de máxima eficacia en una etapa temprana de la enfermedad. Si la ERET sobreviene, el trasplante renal tiene éxito, con poco riesgo de perder el aloinjerto por glomerulonefritis recurrente si el procedimiento se hace después de que desaparezcan los anticuerpos contra la MBG.

Glomerulonefritis por anticuerpos anticitoplasmáticos neutrofílicos

La glomerulonefritis por ANCA se caracteriza por la presencia de necrosis glomerular y medias lunas.

 FISIOPATOLOGÍA: Los pacientes con glomerulonefritis por ANCA no muestran pruebas de depósitos glomerulares de anticuerpos contra la MBG ni complejos inmunitarios. El descubrimiento de que el 90% de los pacientes con este patrón de lesión glomerular presenta ANCA circulantes llevó a la demostración de que tales autoanticuerpos

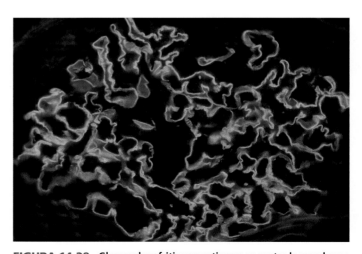

FIGURA 14-38. Glomerulonefritis por anticuerpos contra la membrana basal glomerular (MBG). Se observa inmunofluorescencia lineal de la inmunoglobulina G a lo largo de la MBG. Compárese este patrón lineal de tinción con el patrón granular de la inmunofluorescencia usual de casi todos los tipos de depósito de complejos inmunitarios dentro de las paredes capilares (fig. 14-32).

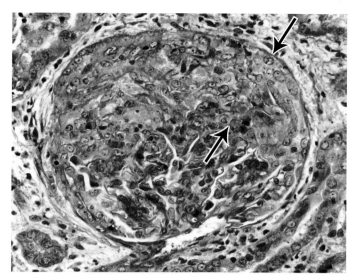

FIGURA 14-39. Glomerulonefritis en media luna por anticuerpos contra la membrana basal glomerular. El espacio de Bowman se llena con una media luna celular (*entre las flechas*). El penacho glomerular lesionado se encuentra en la parte baja (tinción tricrómica de Masson).

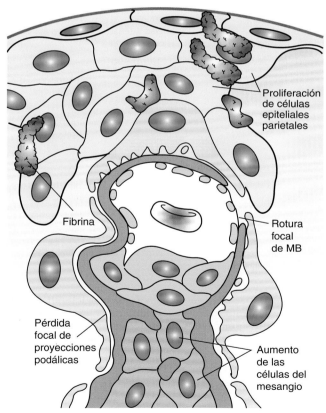

FIGURA 14-40. Glomerulonefritis en media luna (de rápida progresión). Una variedad de mecanismos patógenos diferentes causa la formación de una media luna al fragmentar las paredes capilares glomerulares. Esto permite que los constituyentes del plasma entren al espacio de Bowman. Incluidos los factores de la coagulación y mediadores de la inflamación. Se forma fibrina y hay proliferación de células epiteliales parietales y entrada de macrófagos, con la consecuente formación de una media luna. MB, membrana basal.

Tabla 14-8

Frecuencia (%) de las categorías inmunopatológicas de la glomerulonefritis con medias lunas en diferentes grupos de edad

Categoría	Edad (años)		
	< 20	20-64	> 65
Contra la membrana basal glomerular	10	10	10
De complejos inmunitarios	55	40	10
De anticuerpos anticitoplasmáticos neutrofílicos	30	45	75
Sin pruebas de las tres categorías previas	5	5	5

Glomerulonefritis con medias lunas en > 50 % de los glomérulos.

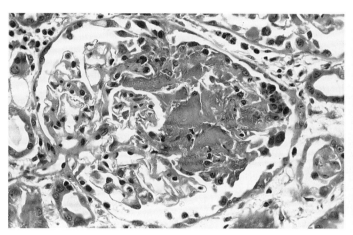

FIGURA 14-41. Glomerulonefritis por anticuerpos anticitoplasmáticos neutrofílicos. Se observa necrosis fibrinoide segmentaria. Con el tiempo, esta lesión estimula la formación de una media luna.

causaban la enfermedad. *Los ANCA son específicos contra proteínas del citoplasma de los neutrófilos y monocitos, por lo general la mieloperoxidasa (MPO-ANCA) o la proteinasa 3 (PR-3-ANCA).* Los autoanticuerpos activan los neutrófilos para adherirse a las células endoteliales, liberar metabolitos tóxicos de oxígeno, desgranularse y eliminar las células endoteliales. Los neutrófilos activados por los ANCA también activan la vía alternativa del complemento, lo que amplifica aún más la inflamación.

 PATOLOGÍA: Más del 90 % de los pacientes con glomerulonefritis por ANCA presenta necrosis glomerular (fig. 14-41) y formación de medias lunas (fig. 14-42), y en muchos casos, más del 50 % de los glomérulos muestra medias lunas. La microscopia de inmunofluorescencia muestra poca o ninguna tinción para las inmunoglobulinas y el complemento, lo que distingue la glomerulonefritis por ANCA de la glomerulonefritis por anticuerpos contra la MBG y de la glomerulonefritis por complejos inmunitarios.

 CARACTERÍSTICAS CLÍNICAS: Con más frecuencia, la glomerulonefritis por ANCA se presenta con una deficiencia renal de rápida progresión y signos y síntomas de nefritis. La enfermedad supone el 75 % de las

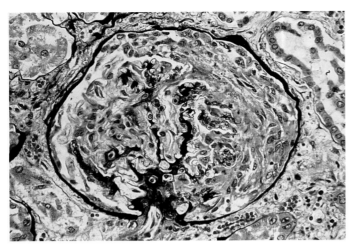

FIGURA 14-42. Glomerulonefritis por anticuerpos anticitoplasmáticos neutrofílicos. La tinción argéntica muestra rotura focal de la membrana basal glomerular y formación de una media luna dentro del espacio de Bowman.

glomerulonefritis de rápida progresión (con medias lunas) en pacientes mayores de 60 años de edad, el 45 % en adultos de edad madura y el 30 % en adultos jóvenes y niños (tabla 14-8). *El 75 % de los pacientes con glomerulonefritis por ANCA presenta vasculitis sistémica de pequeños vasos (v. más adelante), la cual tiene muchas manifestaciones sistémicas, entre las que se incluye la hemorragia pulmonar.* La glomerulonefritis por ANCA con vasculitis pulmonar causa el **síndrome vasculítico pulmonar renal** con mucha mayor frecuencia que el síndrome de Goodpasture. Más del 80 % de los pacientes con glomerulonefritis por ANCA presenta enfermedad renal en etapa terminal después de 5 años sin tratamiento. El tratamiento inmunodepresor disminuye esa cifra a menos del 20 %. Una vez que se induce la remisión de la enfermedad con dosis altas de tratamiento inmunodepresor, los pacientes tienen riesgo de recurrencias. La glomerulonefritis por ANCA recurre en el 15 % de los pacientes que son objeto de trasplante renal.

ENFERMEDADES VASCULARES

Vasculitis renal

Muchos tipos de vasculitis sistémicas afectan el riñón (tabla 14-9). *En un sentido, la glomerulonefritis es una forma local de vasculitis que afecta a los capilares del glomérulo.* Los glomérulos pueden ser el único sitio de inflamación vascular, o tal vez la enfermedad renal sea componente de una vasculitis sistémica (para más detalles, véase el capítulo 8).

Vasculitis de vasos pequeños

La vasculitis de vasos pequeños afecta pequeñas arterias, arteriolas, capilares y vénulas, y cualquiera de ellas puede causar glomerulonefritis. Otras manifestaciones frecuentes incluyen púrpura, artralgias, mialgias, neuropatía periférica y hemorragia pulmonar. Los anticuerpos contra la membrana basal, los complejos inmunitarios o los ANCA (tabla 14-9) pueden causar vasculitis de pequeños vasos.

La **púrpura de Henoch-Schönlein** es la vasculitis más frecuente de la infancia. Es causada por la localización vascular de complejos inmunitarios que contienen sobre todo IgA. La lesión glomerular es idéntica a la de la nefropatía por IgA.

La **vasculitis crioglobulinémica** produce glomerulonefritis proliferativa, por lo general una GNMP de tipo I. Por microscopio

<table>
<thead>
<tr><th colspan="3">Tabla 14-9</th></tr>
<tr><th colspan="3">Tipos de vasculitis que afectan a los riñones</th></tr>
<tr><th>Tipos de vasculitis</th><th>Principales vasos objetivo en el riñón</th><th>Principales manifestaciones renales</th></tr>
</thead>
<tbody>
<tr><td colspan="3">**Vasculitis de vasos pequeños**</td></tr>
<tr><td>Vasculitis de complejos inmunitarios</td><td></td><td></td></tr>
<tr><td>Púrpura de Henoch-Schönlein</td><td>Glomerulares</td><td>Nefritis</td></tr>
<tr><td>Vasculitis crioglobulinémica</td><td>Glomerulares</td><td>Nefritis</td></tr>
<tr><td>Vasculitis contra la MBG</td><td></td><td></td></tr>
<tr><td>Síndrome de Goodpasture</td><td>Glomerulares</td><td>Nefritis</td></tr>
<tr><td>Vasculitis por ANCA</td><td></td><td></td></tr>
<tr><td>Granulomatosis con poliangitis (granulomatosis de Wegener)</td><td>Glomerulares, arteriolas, arterias interlobulillares</td><td>Nefritis</td></tr>
<tr><td>Poliangitis microscópica</td><td>Glomerulares, arteriolas, arterias interlobulillares</td><td>Nefritis</td></tr>
<tr><td>Granulomatosis eosinófila con poliangitis (síndrome de Churg-Strauss)</td><td>Glomerulares, arteriolas, arterias interlobulillares</td><td>Nefritis</td></tr>
<tr><td colspan="3">**Vasculitis de vasos de tamaño intermedio**</td></tr>
<tr><td>Poliarteritis nodosa</td><td>Arterias arqueadas e interlobulares</td><td>Infartos y hemorragia</td></tr>
<tr><td>Enfermedad de Kawasaki</td><td>Arterias arqueadas e interlobulares</td><td>Infartos y hemorragia</td></tr>
<tr><td colspan="3">**Vasculitis de vasos grandes**</td></tr>
<tr><td>Arteritis de células gigantes</td><td>Arteria renal principal</td><td>Hipertensión renovascular</td></tr>
<tr><td>Arteritis de Takayasu</td><td>Arteria renal principal</td><td>Hipertensión renovascular</td></tr>
</tbody>
</table>

ANCA, anticuerpos anticitoplasmáticos neutrofílicos; MBG, membrana basal glomerular; IgA, Inmunoglobulina A.

óptico a menudo se observan agregados de crioglobulinas («trombos hialinos») dentro de las luces capilares (v. cap. 18).

La **vasculitis por ANCA** afecta a los vasos fuera de los riñones en el 75 % de los pacientes con glomerulonefritis por ANCA. Según las características clínicas y patológicas, los pacientes con vasculitis sistémica por ANCA se clasifican como sigue:

- **Poliangitis microscópica**, si hay una vasculitis pauciinmunitaria sin asma o inflamación granulomatosa.
- **Granulomatosis con poliangitis (anteriormente conocida como granulomatosis de Wegener)**, si no hay inflamación granulomatosa necrosante, habitualmente en las vías respiratorias.
- **Granulomatosis eosinófila con poliangitis (síndrome de Churg-Strauss)**, cuando hay eosinofilia y asma.

Además de causar glomerulonefritis necrosante con media luna, las vasculitis por ANCA muestran a menudo inflamación necrosante en otros vasos renales, como las arterias, las arteriolas y los capilares peritubulares medulares.

Vasculitis de vasos de tamaño intermedio

La vasculitis de vasos de tamaño intermedio afecta a las arterias, pero no a arteriolas, capilares o vénulas (*v.* cap. 8). Las arteritis necrosantes, como la **poliarteritis nodosa**, que se da sobre todo en los adultos, y la **enfermedad de Kawasaki**, que principalmente afecta a los niños pequeños, rara vez causan disfunción renal. No obstante, pueden afectar a las arterias renales y causar la formación de un seudoaneurisma y trombosis, infarto y hemorragia renales.

Vasculitis de grandes vasos

Las vasculitis de grandes vasos, como la **arteritis de células gigantes** y la **arteritis de Takayasu**, afectan a la aorta y sus principales ramas. Esos trastornos pueden producir hipertensión renovascular por afectación de las arterias renales principales o la aorta en el origen de las arterias renales. La estenosis u obstrucción de esos vasos causa isquemia renal, que estimula la mayor producción de renina y la hipertensión subsiguiente (tabla 14-9).

Nefroesclerosis hipertensiva

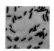 **FACTORES ETIOLÓGICOS:** En general, se considera que las presiones sistólicas mayores de 140 mm Hg y las diastólicas mayores de 90 mm Hg representan hipertensión (*v.* cap. 8). La hipertensión leve a moderada causa una nefroesclerosis hipertensiva usual. De hecho, se identifica la nefroesclerosis hipertensiva en casi el 15 % de los pacientes con «hipertensión benigna».

 PATOLOGÍA: Los riñones son atróficos y suelen afectarse a ambos lados. Las superficies corticales renales muestran una granulación fina (fig. 14-43), pero en ocasiones hay cicatrices más gruesas. En el corte transversal, la corteza está adelgazada. Al microscopio, muchos glomérulos tienen aspecto normal; otros muestran grados variables de cambio isquémico. Las células del penacho glomerular se pierden de forma progresiva y se deposita colágeno y material de la matriz dentro del espacio de Bowman. Al final, los penachos glomerulares se obliteran por una cicatriz globular eosinófila densa, todo dentro de la cápsula de Bowman. La atrofia tubular por obsolescencia glomerular se vincula con fibrosis intersticial e inflamación crónica. En conjunto, los glomérulos escleróticos y los túbulos atróficos circundantes a menudo se agrupan en zonas subcapsulares focales, con otras adyacentes de conservación de glomérulos y túbulos (fig. 14-44), lo que contribuye al aspecto granular de la superficie de los riñones con nefroesclerosis.

El patrón de cambio en los vasos sanguíneos renales depende del tamaño de los vasos. Las íntimas de las arterias hasta el tamaño de las arqueadas presentan engrosamiento fibrótico, replicación de la lámina similar a la elástica y sustitución parcial de la muscular por tejido fibroso. Las arterias y arteriolas interlobulillares pueden presentar hiperplasia de la media. Las arteriolas muestran engrosamiento hialino concéntrico de su pared, a menudo con pérdida de células de músculo liso o su desplazamiento a la periferia. Este cambio arteriolar se denomina **arterioloesclerosis hialina**.

 CARACTERÍSTICAS CLÍNICAS: Aunque la nefroesclerosis hipertensiva no suele alterar la función renal, algunas personas con hipertensión «benigna» presentan deficiencia renal progresiva que puede acabar en una enfermedad renal en etapa terminal. Puesto que esta hipertensión es tan frecuente, el pequeño porcentaje de pacientes que desarrollan deficiencia renal es un tercio del total con ERET. *La nefroesclerosis benigna tiene máxima prevalencia y agresividad entre los individuos afroamericanos. De hecho, en ellos la hipertensión sin fase maligna es la causa principal de la ERET.*

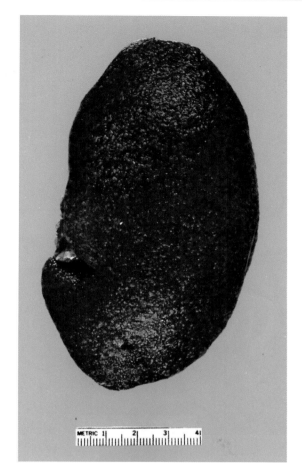

FIGURA 14-43. Nefroesclerosis hipertensiva. El riñón está disminuido en tamaño y la superficie cortical muestra granularidad fina.

Nefropatía hipertensiva maligna

 FACTORES ETIOLÓGICOS: Ninguna presión arterial específica define a la hipertensión maligna, pero las cifras diastólicas mayores de 130 mm Hg, los cambios vasculares de la retina, el edema de la papila (*v.* cap. 8) y la alteración de la función renal son los criterios usuales. Casi la mitad de los pacientes tiene antecedentes de hipertensión benigna y muchos otros de lesión renal crónica causada por múltiples enfermedades diferentes. En ocasiones, la hipertensión maligna surge como proceso nuevo en personas en apariencia sanas, en particular hombres jóvenes afroamericanos. La patogenia de la lesión vascular en la hipertensión maligna puede explicarse por las presiones sanguíneas muy altas en combinación con la vasoconstricción microvascular, causando daño endotelial conforme la sangre irrumpe en los vasos pequeños con estenosis. En tales sitios, los constituyentes del plasma se extravasan hacia las paredes arteriolares lesionadas (causando necrosis fibrinoide), las íntimas arteriales (engrosamiento edematoso de la íntima) y la zona subendotelial de los capilares glomerulares (con consolidación de los glomérulos). En esos sitios de lesión vascular, la trombosis puede dar lugar a una necrosis cortical renal focal (infartos).

 PATOLOGÍA: En la nefropatía hipertensiva maligna, el tamaño de los riñones varía de pequeño a grande, según la duración de la hipertensión benigna previa. La superficie de corte es roja moteada con amarillo, con ocasionales infartos corticales pequeños. Al microscopio, la ne-

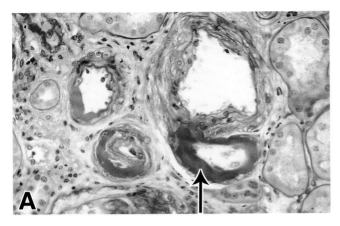

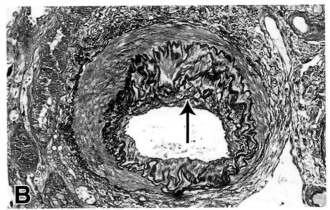

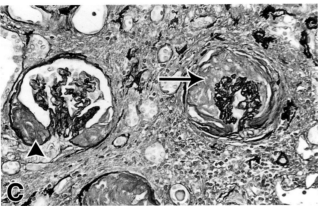

FIGURA 14-44. Nefroesclerosis hipertensiva. A. Tres arteriolas con esclerosis hialina (*flecha*) (tinción de ácido peryódico de Schiff). **B.** Arteria arqueada con engrosamiento fibrótico de la íntima que determina la estenosis de la luz (tinción argéntica). **C.** Un glomérulo con esclerosis (*flecha*) global y uno con esclerosis segmentaria (*punta de flecha*). Obsérvese también la atrofia tubular, la fibrosis intersticial y la inflamación crónica (tinción argéntica).

fropatía hipertensiva maligna se agrega a menudo a la nefroesclerosis hipertensiva, con expansión edematosa (mixoide, mucoide) de la íntima arterial y necrosis fibrinoide de las arteriolas. Los cambios glomerulares van de congestión capilar a consolidación y necrosis (fig. 14-45). En los casos graves, se observa trombosis y necrosis cortical isquémica focal (infarto). Estos cambios son idénticos a los que se observan en otras formas de microangiopatía trombótica (*v.* más adelante).

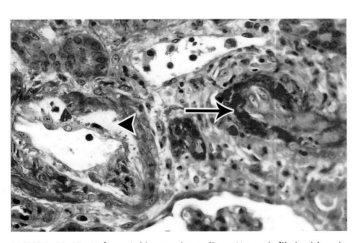

FIGURA 14-45. Nefropatía hipertensiva maligna. Necrosis fibrinoide roja (*flecha*) en la pared de la arteriola, a la derecha, y expansión edematosa clara (*punta de flecha*) en la íntima de la arteria interlobulillar, a la izquierda, en un paciente con hipertensión maligna (tinción tricrómica de Masson).

 CARACTERÍSTICAS CLÍNICAS: La hipertensión maligna es más frecuente en hombres que en mujeres, por lo general alrededor de los 40 años de edad. Los pacientes presentan cefalea, mareo y trastornos visuales, y pueden sufrir encefalopatía manifiesta. Son frecuentes la hematuria y la proteinuria. Si el trastorno persiste, se produce deterioro renal progresivo. Por lo regular, el tratamiento antihipertensivo intenso controla la enfermedad.

Hipertensión renovascular

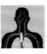 **FISIOPATOLOGÍA:** La estenosis u oclusión total de la arteria renal principal produce hipertensión, aunque es potencialmente curable si se restablece la luz arterial. En pacientes con estenosis de la arteria renal, la hipertensión refleja un aumento de la producción de renina, angiotensina II y aldosterona. En el riñón isquémico, la renina de la vena renal está elevada, pero es normal en el riñón contralateral. En la mayor parte de los casos (95%), la causa es una ateroesclerosis, lo que explica por qué este trastorno es dos veces más frecuente en hombres que en mujeres y se observa sobre todo en edades avanzadas (media, 55 años). La displasia fibromuscular y la vasculitis son causas totales menos frecuentes, pero son las más comunes en los niños.

La **displasia fibromuscular** se caracteriza por la estenosis fibrosa y muscular de la arteria renal. Hay varios patrones de afección de la arteria renal. Las principales categorías de fibroplasia son la de la íntima, medial, perimedial y periarterial. Como implican sus nombres, estos trastornos afectan las diferentes capas arteriales, de la íntima a la adventicia. La medial es la más frecuente y supone el 66% de las displasias fibromusculares. Este proceso origina zonas de engrosamiento de la media que alternan con zonas de atrofia, lo que produce un patrón en «cadena de cuentas» en las angiografías.

Síndrome urémico-hemolítico

FISIOPATOLOGÍA: El síndrome urémico-hemolítico es una microangiopatía trombótica. El daño endotelial permite a los constituyentes del plasma entrar en la íntima de las arterias, las paredes de las arteriolas y la zona subendotelial de los capilares glomerulares. Como resultado, se produce estenosis de las luces vasculares e isquemia. El paso de la sangre a través de los vasos lesionados por síndrome urémico-hemolítico produce **anemia hemolítica microangiopática** (**AHMA**) (*v.* cap. 18). Las microangiopatías trombóticas que simulan síndrome urémico-hemolítico y púrpura trombocitopénica trombótica (PTT) también pueden ocurrir de forma secundaria a fármacos, enfermedades autoinmunitarias e hipertensión maligna (tabla 14-10).

El síndrome urémico-hemolítico típico que sigue a una diarrea se manifiesta por anemia hemolítica microangiopática y deficiencia renal aguda, con poco o ningún padecimiento vascular significativo fuera de los riñones. *El síndrome urémico-hemolítico típico es una de las causas más frecuentes de deficiencia renal aguda en los niños.* Es menos frecuente en los adultos. El síndrome urémico-hemolítico ocurre en casos aislados o en epidemias producidas por alimentos contaminados con *Escherichia coli* enterohemorrágica (por lo general la cepa O157:H7).

El **síndrome urémico-hemolítico atípico** no guarda relación con la diarrea y se produce por diferentes mecanismos, como el de las anomalías genéticas en las proteínas reguladoras del complemento (sobre todo el factor H, pero también el factor I, y el cofactor de la proteína de membrana), los autoanticuerpos

contra proteínas reguladoras del complemento (contra el factor H), o ambos. El síndrome urémico-hemolítico atípico es más frecuente en adultos.

PATOLOGÍA: La patología renal del síndrome urémico-hemolítico es comparable con la de la nefropatía hipertensiva maligna, que es una forma de microangiopatía trombótica. Las lesiones renales básicas son:

- Necrosis fibrinoide arteriolar.
- Expansión edematosa de la íntima arterial.
- Consolidación, necrosis o congestión glomerulares.
- Trombosis vascular rica en plaquetas.

La microscopia electrónica de los glomérulos muestra expansión electrotransparente de la zona subendotelial (figs. 14-46 y 14-47), por insudación de proteínas plasmáticas bajo las células endoteliales lesionadas. Por microscopia de fluorescencia, se observan fibrina y proteínas plasmáticas insudadas en las paredes vasculares lesionadas.

CARACTERÍSTICAS CLÍNICAS: Los pacientes con el síndrome urémico-hemolítico típico presentan diarrea hemorrágica y deficiencia renal de progresión rápida. Incluso cuando se requiere diálisis, la función renal normal se recupera de manera habitual, por lo general tras varias semanas. Sin embargo, al cabo del tiempo la alteración de la función renal puede resurgir de 15 a 25 años después en más de la mitad de los pacientes. El síndrome urémico-hemolítico atípico es más frecuente en los adultos y no es precedido por diarrea. Su pronóstico es peor que el del síndrome urémico-hemolítico típico, a menudo con múltiples recurrencias y mayor probabilidad de avance a ERET.

Tabla 14-10

Causas de microangiopatía trombótica

Púrpura trombocitopénica trombótica

Autoanticuerpos contra ADAMTS13

Deficiencia hereditaria de ADAMTS13

Síndrome urémico-hemolítico típico

Por *Escherichia coli*

Por *Shigella spp.*

Por *Pseudomonas spp.*

Síndrome urémico-hemolítico atípico

Mutación genética (factor H, factor I, proteína cofactor de membrana)

Autoanticuerpos para complementar las proteínas reguladoras (contra el factor H)

Microangiopatías trombóticas inducidas por fármacos

Por mitomicina

Por cisplatino

Por ciclosporina

Por tacrolimús

Por tratamiento contra VEGF

Enfermedades autoinmunitarias

Esclerosis sistémica (esclerodermia)

Lupus eritematoso sistémico

Síndrome de anticuerpos antifosfolípidos

Hipertensión maligna

Factores gestacionales y posparto

VEGF, factor de crecimiento endotelial vascular.

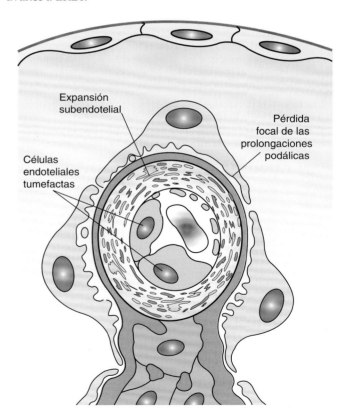

FIGURA 14-46. Síndrome urémico-hemolítico. Una banda ancha de material electrotransparente subendotelial causa estenosis de la luz capilar. El edema de la célula endotelial también contribuye a la estenosis luminal.

Expansión subendotelial

Pérdida focal de las prolongaciones podálicas

Células endoteliales tumefactas

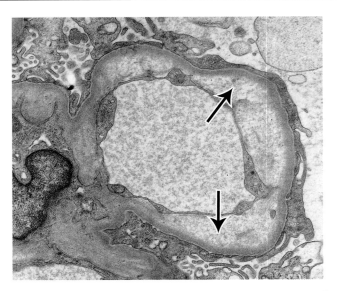

FIGURA 14-47. Microangiopatía trombótica. Una micrografía electrónica muestra una banda ancha de material electrotransparente en la región subendotelial (*flechas*) que corresponde con la expansión subendotelial mostrada en la fig. 14-62, lo que causa una estenosis importante de la luz.

Infartos renales

 FACTORES ETIOLÓGICOS: Los émbolos a menudo afectan a las arterias interlobares renales o arqueadas. El tamaño del infarto varía en relación al tamaño del vaso ocluido. El infarto de riñón completo por oclusión de la arteria renal principal es raro, debido a que, en general, la circulación colateral mantiene la viabilidad del órgano.

Son fuentes frecuentes de embolias:

- Los **trombos parietales** con infartos miocárdicos subyacentes o secundarios a la fibrilación auricular.
- Las **válvulas infectadas** en la endocarditis bacteriana.
- Las **placas ateroescleróticas complicadas** en la aorta.

 PATOLOGÍA: Los infartos renales son comunes en las zonas cuneiformes de necrosis isquémica pálida y de tamaño variable, con la base en la superficie capsular (fig. 14-48). Todas las estructuras de la zona afectada muestran necrosis coagulativa y una zona hemorrágica rodea a los infartos agudos. Como en otros tejidos, la respuesta histológica a un infarto avanza por las fases de inflamación aguda, formación de tejido de granulación y fibrosis. Los infartos cicatrizados están bien circunscritos y las cicatrices corticales deprimidas contienen sombras de glomérulos obliterados, túbulos atróficos, fibrosis intersticial y un infiltrado crónico leve.

Necrosis cortical

La necrosis cortical afecta a parte de la corteza renal o su totalidad. Se utiliza el término infarto para referirse a una zona (o unas cuantas) de necrosis causada por oclusión de las arterias, donde la **necrosis cortical** anuncia una necrosis isquémica más amplia.

 FACTORES ETIOLÓGICOS: La necrosis cortical renal puede complicar cualquier trastorno vinculado con un shock hipovolémico o endotóxico, donde el cuadro usual es el desprendimiento prematuro de la placenta en etapas avanzadas del embarazo (*v.* cap. 16).

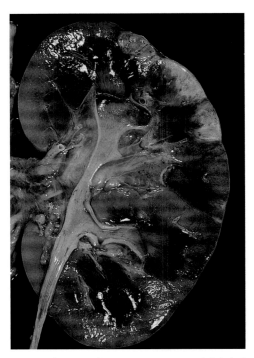

FIGURA 14-48. Infarto renal. Un corte transversal del riñón muestra zonas de múltiples infartos que se caracterizan por una palidez importante que se extiende hasta la superficie subcapsular.

La sangre arterial a la médula surge cerca de los vasos que riegan la corteza externa. Así, la oclusión de los vasos corticales externos (p. ej., por vasoespasmo, trombos o microangiopatía trombótica) lleva a la necrosis cortical y respeta la médula.

 PATOLOGÍA: La necrosis cortical varía en su presentación desde parches aislados hasta su confluencia (fig. 14-49). En las zonas con afectación más grave, todos los elementos del parénquima muestran necrosis coagulativa. De manera invariable, los túbulos contorneados proximales presentan necrosis, al igual que la mayor parte de los distales. En porciones viables adyacentes de la corteza, por lo general los glomérulos y los túbulos contorneados distales no se afectan, pero muchos túbulos contorneados proximales muestran lesión isquémica, como aplanamiento o necrosis epiteliales.

Con una necrosis extensa, la corteza se observa pálida y difusamente necrótica, excepto por bordes delgados de tejido viable situados apenas debajo de la cápsula y en la unión corticomedular, irrigados por vasos sanguíneos capsulares y medulares colaterales, respectivamente.

 CARACTERÍSTICAS CLÍNICAS: La necrosis cortical grave se manifiesta como deficiencia renal aguda, que al inicio puede ser indistinguible de la que causa la necrosis tubular aguda (NTA). La recuperación está determinada por el grado de la afección, pero la hipertensión es frecuente en quienes sobreviven.

ENFERMEDADES DE TÚBULOS E INTERSTICIO

La deficiencia renal aguda produce un incremento rápido de la creatinina sérica. Se clasifica como (1) **prerrenal**, cuando la causa es la disminución del flujo sanguíneo a los riñones, (2) **intrarrenal**, cuando se origina en una lesión del parénquima renal,

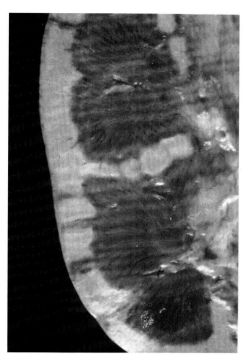

FIGURA 14-49. Necrosis cortical renal. La corteza del riñón es blanda y de un color amarillo pálido debido a una necrosis cortical difusa.

Tabla 14-11

Causas de lesión tubular aguda

Deficiencia renal aguda prerrenal isquémica o lesión tubular aguda isquémica
Hemorragia masiva
Shock séptico
Quemadura grave
Deshidratación
Diarrea prolongada
Deficiencia cardiaca congestiva
Redistribución de volumen (p. ej., pancreatitis, peritonitis)
Lesión tubular aguda por nefrotoxinas
Por antibióticos (p. ej., aminoglucósidos, anfotericina B)
Por agentes de contraste radiográfico
Por metales pesados (p. ej., mercurio, plomo, cisplatino)
Por solventes orgánicos (p. ej., etilenglicol, tetracloruro de carbono)
Por venenos (p. ej., dipiridilo)
Nefropatías con cilindros proteínicos del grupo hemo
Mioglobina (por rabdomiólisis, p. ej., en una lesión por aplastamiento)
Hemoglobina (por hemólisis, p. ej., reacción a una transfusión)

y (3) **posrenal**, si se produce por obstrucción de las vías urinarias. La deficiencia renal aguda se clasifica de acuerdo con el segmento renal que sufre la afección principal. Se incluyen **glomerular, vasos sanguíneos, tubular** (p. ej., lesión tubular aguda por isquemia) o **intersticial** (nefritis intersticial aguda). *La causa más frecuente de deficiencia renal aguda intrarrenal es la lesión tubular isquémica aguda.*

Lesión tubular aguda

La deficiencia renal aguda isquémica es grave pero puede ser reversible al alterarse la función epitelial tubular a causa de una isquemia o lesión tóxica. *Si la isquemia alcanza suficiente gravedad para causar una lesión epitelial tubular histológica, se considera una deficiencia renal aguda isquémica intrarrenal.* La isquemia extensa puede resultar en necrosis manifiesta de las células epiteliales tubulares y se ha llamado **necrosis tubular aguda** (NTA).

 FISIOPATOLOGÍA Y FACTORES ETIOLÓGICOS: Algunas causas de deficiencia renal aguda dependen de la lesión tubular aguda y se listan en la tabla 14-11. La fisiopatología de la deficiencia renal aguda isquémica implica disminución de la filtración glomerular y un mal funcionamiento tubular.

La **lesión tubular isquémica aguda** es resultado de una menor perfusión renal, por lo general vinculada con hipotensión. Las células epiteliales tubulares poseen una elevada actividad metabólica, lo que las hace particularmente sensibles a privación de oxígeno, lo cual provoca el agotamiento rápido del trifosfato de adenosina (ATP) intracelular. Los riñones están edematizados con una corteza pálida y la médula congestiva. Los glomérulos y los vasos sanguíneos son normales. La lesión tubular es focal y más notable en los túbulos proximales y los segmentos gruesos del asa de Henle, que se localiza en la médula externa. La anomalía histológica más frecuente es un aplanamiento (simplificación) de las células epiteliales tubulares que resulta del desprendimiento del citoplasma apical en la orina. Este proceso

genera la formación de cilindros pigmentados granulosos pardos que se pueden detectar por análisis de orina. Por lo general, no se observa necrosis amplia de las células epiteliales tubulares, pero puede ser evidente la simplificación. Por el contrario, la «necrosis» es sutil, y se observa en células individuales dentro de algunos túbulos proximales o distales. Estas células necróticas aisladas, más unas cuantas viables, se descaman hacia la luz

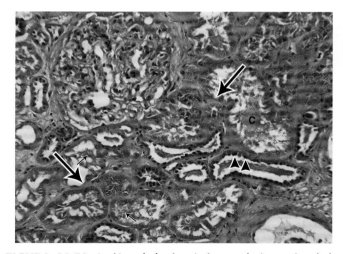

FIGURA 14-50. Lesión tubular isquémica aguda (necrosis tubular isquémica aguda). Es evidente la necrosis de las células epiteliales tubulares tanto por desintegración focal de la membrana basal tubular (*flechas gruesas*) como por las células epiteliales necróticas (*flechas finas*) individuales presentes en algunas luces tubulares. Los moldes, los detritos de epitelio tubular muerto, llenan muchos túbulos (C). También hay algunas células epiteliales de mayor tamaño con signos de regeneración (*puntas de flecha*). Obsérvese la ausencia de inflamación intersticial significativa.

tubular, lo que provoca el denudamiento focal de la membrana basal tubular (fig. 14-50).

La **lesión tubular nefrotóxica aguda** es el término usado para una lesión química de las células epiteliales. Además de su sensibilidad a la isquemia, las necesidades metabólicas de las células epiteliales tubulares las hace susceptibles a lesionarse por toxinas que alteran las vías oxidativas u otras de producción de energía. Al mismo tiempo, estas células absorben y concentran toxinas. Se puede considerar a hemoglobina y mioglobina como toxinas endógenas capaces de inducir una lesión tubular aguda (**nefropatía pigmentaria**) cuando están presentes en la orina en altas concentraciones. La necrosis generalizada de células epiteliales tubulares es poco frecuente y se muestra como células necróticas individuales en varios túbulos proximales o distales. Estas células necróticas únicas, junto con una pequeña cantidad de células viables, se desprenden de la luz tubular, lo que desnuda focalmente la membrana basal tubular (fig. 14-51).

La **lesión tubular aguda tóxica** muestra una necrosis más amplia del epitelio tubular que la que suele observarse en la lesión isquémica (comparar figs. 14-50 y 14-51). Sin embargo, la necrosis tóxica está limitada en gran parte a los segmentos tubulares que son más sensibles a una toxina particular, más a menudo el túbulo proximal. La lesión tubular aguda secundaria a hemoglobinuria o mioglobinuria también conlleva muchos cilindros tubulares rojos pardos, que adquieren dicha tonalidad por la presencia de pigmentos del grupo hemo.

Durante la fase de recuperación de la lesión tubular aguda, el epitelio tubular se regenera por mitosis, aumento del tamaño de las células y sus núcleos y acumulación celular. Al final, los sobrevivientes acaban por mostrar un restablecimiento completo de la arquitectura renal normal.

 CARACTERÍSTICAS CLÍNICAS: *Por isquemia es la principal causa de deficiencia renal aguda.* Es característico un valor de la creatinina sérica que se eleva con celeridad, por lo general con disminución del volumen urinario (**oliguria**). El análisis de orina muestra degeneración de las células epiteliales y «**cilindros granulosos**» **pardos y sucios** (cilindros de la deficiencia renal aguda), con restos celulares ricos en pigmentos citocrómicos.

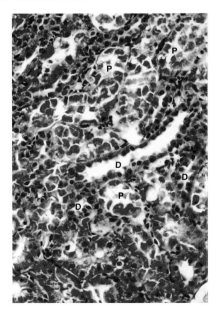

FIGURA 14-51. Necrosis tubular aguda tóxica por mercurio. Hay una amplia necrosis de las células epiteliales tubulares proximales (P), que respeta los túbulos distales y colectores (D). La inflamación intersticial es mínima.

La duración de la deficiencia renal en los pacientes con lesión tubular isquémica aguda depende de muchos factores, en especial de la naturaleza y reversibilidad de la causa. Muchos pacientes presentan uremia (azoemia, retención de líquidos, acidosis metabólica, hiperpotasemia), al menos de forma transitoria, y pueden requerir diálisis. Si la lesión se resuelve de inmediato después de su inicio, la función renal a menudo se recupera en 1 o 2 semanas, si bien puede retrasarse durante meses.

Pielonefritis

Pielonefritis aguda

 FISIOPATOLOGÍA Y FACTORES ETIOLÓGICOS: Las bacterias gramnegativas fecales, en especial *E. coli*, causan el 80 % de las pielonefritis agudas. *E. coli* **uropatógena** (*v.* cap. 6) tiene factores de virulencia que refuerzan su capacidad de causar no sólo infecciones de las vías urinarias sino también pielonefritis. La infección alcanza el riñón al ascender a través de las vías urinarias, un proceso que depende de varios factores.

■ Infección urinaria bacteriana.
■ Reflujo ascendente de orina infectada a los uréteres en dirección a la pelvis y los cálices renales.
■ Entrada de bacterias a través de las papilas hacia el parénquima renal.

Estas infecciones son más frecuentes en las mujeres por su uretra corta, ausencia de secreciones prostáticas antibacterianas y facilitación de la migración bacteriana por el coito. El embarazo predispone a la pielonefritis aguda por varios motivos, entre los cuales destaca una alta frecuencia de bacteriuria asintomática (10 %), de la que un 25 % avanza hasta la pielonefritis aguda. Otras causas incluyen el aumento del volumen de orina residual debido a las cifras altas de progesterona que hacen flácida la musculatura de la vejiga y menos capaz de expulsar la orina.

De manera habitual, la vejiga se vacía por completo, y sólo permanecen en su interior menos 2 a 3 mL de orina residual. El aumento del volumen de orina residual puede aumentar la acumulación de bacterias, por ejemplo, con la obstrucción prostática o la atonía vesical por trastornos neurógenos, como la paraplejía o la neuropatía diabética. La glucosuria de la diabetes también facilita la infección al proveer un rico medio de cultivo bacteriano.

Las bacterias de la orina vesical no suelen ascender a los riñones. Por lo regular, el uréter se inserta en la pared de la vejiga en un ángulo agudo (fig. 14-52). El aumento de la presión intravesical durante la micción ocluye la luz distal del uréter e impide el reflujo de orina. Una anomalía anatómica, un trayecto corto del uréter dentro de la pared vesical, lleva a su inserción más perpendicular respecto de la superficie de la mucosa vesical. Como consecuencia, más que ocluir la luz bajo las fuerzas de la presión intravesical de la micción, se impulsa orina hacia el uréter permeable. Este reflujo proyecta la orina hacia la pelvis y los cálices renales.

La convexidad de las papilas simples de los cálices centrales tiende a bloquear el reflujo de orina al riñón (fig. 14-52), pero la concavidad de las papilas compuestas periféricas permite un acceso más fácil. *Sin embargo, cuando la presión es prolongada, como en la uropatía obstructiva, todas las papilas terminan por ser vulnerables a la entrada retrógrada de orina, permitiendo a las bacterias el acceso al intersticio y los túbulos renales.*

Además de ascender por la orina, las bacterias y otros microorganismos patógenos pueden tener acceso al parénquima renal a través de la sangre, lo que causa **pielonefritis hematógena**. Por ejemplo, en la endocarditis bacteriana, los microorganismos grampositivos como los estafilococos pueden diseminarse desde una válvula infectada y establecer una infección renal. Las infecciones hematógenas renales afectan de manera preferencial la corteza.

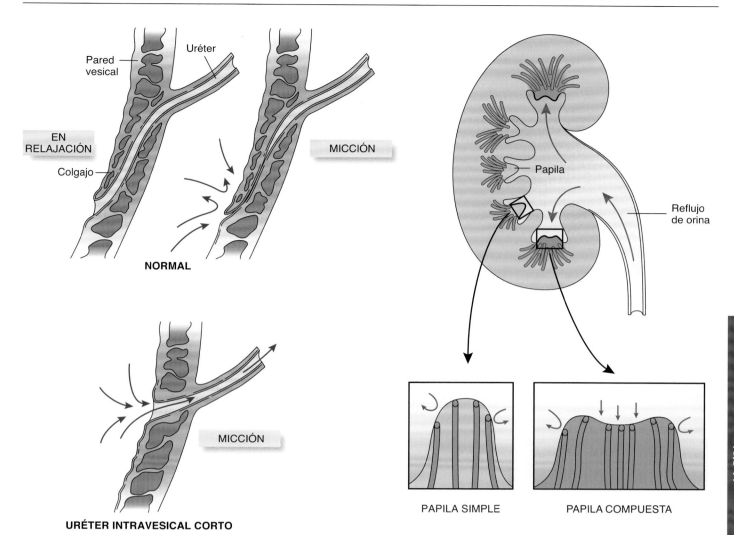

FIGURA 14-52. Características anatómicas de la vejiga y el riñón en la pielonefritis por reflujo ureterovesical. En la vejiga normal, la porción distal del uréter intravesical transcurre entre la mucosa y la muscular, donde forma una especie de colgajo mucoso. Durante la micción, el aumento de la presión intravesical comprime el colgajo contra la pared vesical y así ocluye la luz. Las personas con un uréter intravesical corto congénito carecen de tal colgajo de mucosa debido a que el ángulo de entrada del uréter a la vejiga se aproxima a los 90°. Así, la micción impulsa orina hacia el uréter. En la pelvis renal, las papilas simples de los cálices centrales son convexas y no permiten el reflujo fácil de orina. Por el contrario, el componente de las papilas periféricas es cóncavo y permite la entrada de orina por reflujo.

 PATOLOGÍA: En la pielonefritis aguda, los riñones presentan pequeños abscesos blancos en las superficies subcapsulares y las de corte. El urotelio de cálices y pelvis puede estar hiperémico y cubierto por un exudado purulento. La enfermedad suele ser focal y gran parte del riñón presenta aspecto normal.

Casi todas las infecciones afectan sólo unos cuantos sistemas papilares. Al microscopio, el parénquima, en particular la corteza, suele mostrar destrucción focal extensa por el proceso inflamatorio, si bien vasos y glomérulos a menudo se conservan de manera preferencial. Los infiltrados inflamatorios contienen de manera predominante neutrófilos, que a menudo llenan los túbulos y, en especial, los conductos colectores (fig. 14-53). En casos graves de pielonefritis aguda puede producirse necrosis de las puntas papilares (fig. 14-54) o la infección tal vez se extienda más allá de la cápsula renal y cause un absceso perinéfrico.

 CARACTERÍSTICAS CLÍNICAS: Los síntomas de la pielonefritis aguda incluyen dolor de flanco, hipersensibilidad del ángulo costovertebral, fiebre y malestar general. Es frecuente la leucocitosis con neutrofilia. A menudo es difícil diferenciar entre una infección de vías urinarias altas y bajas, pero el signo de **cilindros leucocitarios** en la orina respalda el diagnóstico de pielonefritis.

Pielonefritis crónica

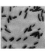 **FACTORES ETIOLÓGICOS:** La pielonefritis crónica es causada por una infección bacteriana recurrente y persistente debido a obstrucción de las vías urinarias, reflujo de orina, o ambos.

En la pielonefritis crónica, se afectan de preferencia el tejido medular y la corteza suprayacente por una inflamación aguda

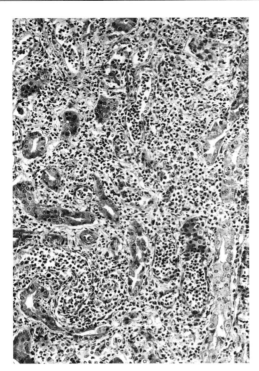

FIGURA 14-53. Pielonefritis aguda. En los túbulos colectores y el tejido intersticial, está presente un infiltrado extenso por neutrófilos.

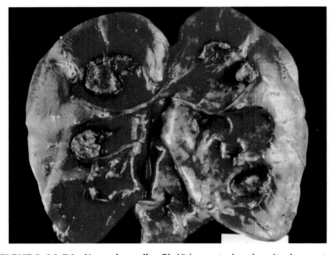

FIGURA 14-54. Necrosis papilar. El riñón cortado a la mitad muestra dilatación de la pelvis renal y de los cálices como consecuencia de la obstrucción de las vías urinarias. Todas las papilas están necróticas y se observan como zonas amarillentas bien demarcadas, desgarradas.

y crónica recurrente. Más adelante, se presentan la atrofia y cicatrización progresivas con contracción resultante de la punta papilar afectada y adelgazamiento de la corteza suprayacente. Este proceso da lugar al aspecto macroscópico distintivo de una amplia zona deprimida de fibrosis y atrofia cortical que cubre a un cáliz dilatado (**caliectasia**) (fig. 14-55).

 PATOLOGÍA: La aparición histológica de la pielonefritis crónica es inespecífica. Muchas enfermedades causan lesión crónica del compartimento tubulointersticial e inducen una inflamación intersticial crónica, fibrosis

intersticial y atrofia tubular. Así, la pielonefritis crónica es una de muchas etiologías, que resultan de un patrón distintivo de lesión denominado **nefritis tubulointersticial crónica**. El aspecto macroscópico de la pielonefritis crónica es más peculiar. Sólo la pielonefritis crónica y la nefropatía por analgésicos producen caliectasia y cicatrización corticomedular suprayacente. En la uropatía obstructiva, todos los cálices y la pelvis renal están dilatados y el parénquima muestra un adelgazamiento uniforme (fig. 14-55). En casos relacionados con reflujo vesicoureteral, los cálices de los polos del riñón se expanden de manera preferencial y están relacionados con una cicatriz suprayacente, que indenta la superficie renal. El cambio tubular más característico (pero no específico) es una atrofia epitelial grave con cilindros difusos, eosinófilos, hialinos. Tales túbulos corresponden a segmentos esféricos «pellizcados» que simulan folículos tiroideos que contienen coloide. Este patrón, llamado de **tiroidización**, es resultado de la rotura de los túbulos, donde los segmentos residuales forman esférulas (fig. 14-56). Tal vez los glomérulos no se afecten, muestren fibrosis periglomerular o esclerosis. La pérdida de la mayor parte de las nefronas funcionales a veces lleva a una glomeruloesclerosis segmentaria focal secundaria. Es frecuente la fibrosis de las paredes arterial y arteriolar. Hay cicatrización notable e inflamación crónica de la mucosa de los cálices.

 CARACTERÍSTICAS CLÍNICAS: La mayoría de los pacientes con pielonefritis crónica tiene síntomas episódicos de infección de las vías urinarias o pielonefritis aguda, como fiebre y dolor de flanco recurrentes. Algunos presentan una evolución silente hasta que aparece la enfermedad renal en etapa terminal. El análisis de orina muestra leucocitos y los estudios de imagen revelan caliectasia y cicatrización cortical.

Nefropatía por analgésicos

La nefropatía por analgésicos es una causa común de enfermedad tubulointersticial crónica. Los pacientes con esta nefropatía han tomado más de 2 kg de estos, a menudo en combinación, como ácido acetilsalicílico y paracetamol. La patogenia de la nefropatía por analgésicos no está clara. Las posibilidades incluyen nefrotoxicidad directa, lesión isquémica por cambios vasculares inducida por fármacos o ambas.

 PATOLOGÍA: La lesión medular y la necrosis papilar parecen ser los hechos iniciales en la nefropatía por analgésicos, seguidas por atrofia, inflamación crónica y cicatrización de la corteza suprayacente. La anomalía histopatológica más temprana es un engrosamiento homogéneo distintivo de las paredes capilares, apenas debajo del epitelio de transición del aparato urinario. Los cambios parenquimatosos tempranos, que se confinan a las papilas y la médula interna, constan de engrosamiento focal de la membrana basal de los túbulos y capilares, fibrosis intersticial y necrosis coagulativa focal. Las áreas necróticas acaban por confluir y se extienden a la unión corticomedular, después de lo cual se afectan los túbulos colectores. Se encuentran pocas células inflamatorias alrededor de los focos de necrosis. Al final, toda la papila se necrosa (**necrosis papilar**), pero suele permanecer como una masa sin estructura en su sitio.

 CARACTERÍSTICAS CLÍNICAS: Los signos y síntomas se presentan sólo en las fases avanzadas de la nefropatía por analgésicos e incluyen incapacidad para concentrar la orina, acidosis tubular distal, hematuria, hipertensión y anemia. La descamación de las puntas papilares necróticas hacia la pelvis renal puede causar cólico a su paso por los uréteres. A menudo se produce deficiencia renal progresiva y lleva hasta la enfermedad renal en etapa terminal.

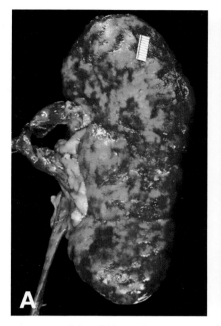
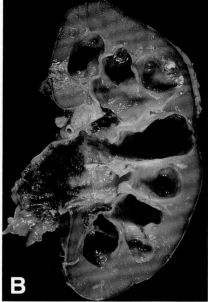

FIGURA 14-55. **Pielonefritis crónica. A.** La superficie cortical contiene muchas cicatrices irregulares deprimidas (zonas rojas). **B.** Hay dilatación notable de los cálices (caliectasia) causada por la destrucción inflamatoria de las papilas, con atrofia y cicatrización de la corteza suprayacente.

Nefritis tubulointersticial aguda (hipersensibilidad) inducida por fármacos

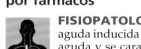 **FISIOPATOLOGÍA:** La nefritis tubulointersticial aguda inducida por fármacos provoca deficiencia renal aguda y se caracteriza por la presencia de infiltrados de linfocitos T activados y eosinófilos, un patrón que indica una reacción inmunitaria de tipo IV mediada por células. El inmunógeno puede ser (1) el fármaco mismo, (2) el fármaco unido a ciertos componentes hísticos, (3) un metabolito del fármaco o (4) un componente hístico alterado por su presencia. Los fármacos que participan con más frecuencia son los AINE, los diuréticos y ciertos antibióticos, en especial los β-lactámicos, así como las penicilinas sintéticas y las cefalosporinas.

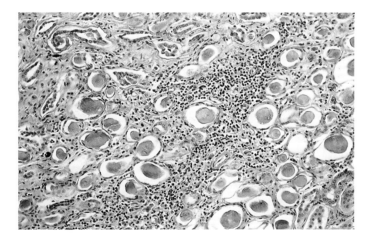

FIGURA 14-56. **Una fotografía bajo microscopia óptica muestra dilatación y atrofia tubulares.** Muchos túbulos contienen cilindros hialinos y eosinófilos que simulan el coloide de los folículos tiroideos (la llamada tiroidización). El intersticio está cicatrizado y contiene un infiltrado crónico de células inflamatorias.

 PATOLOGÍA: Es común una infiltración cortical linfocitaria en parches y algunos eosinófilos. Habitualmente la médula está menos afectada. Los eosinófilos tienden a concentrarse en pequeños focos y pueden observarse dentro de la luz tubular y en la orina. Los neutrófilos son raros; su presencia debería dar lugar a la sospecha de pielonefritis o infección bacteriana hematógena. Pueden observarse focos granulomatosos, en especial en etapas posteriores de la enfermedad. Los túbulos proximales y distales presentan invasión focal por leucocitos («tubulitis»).

 CARACTERÍSTICAS CLÍNICAS: La nefritis tubulointersticial aguda suele presentarse como deficiencia renal aguda, por lo general casi 2 semanas después que se inicia un fármaco. El análisis de orina muestra eritrocitos, leucocitos (incluidos los eosinófilos) y a veces cilindros de leucocitos. Los defectos tubulares son frecuentes e incluyen pérdida de sodio, glucosuria, aminoaciduria y acidosis tubular renal. También pueden presentarse manifestaciones alérgicas sistémicas como fiebre y exantema. La mayoría de los pacientes se recupera por completo en varias semanas o meses si se retira el fármaco causal.

Nefropatía con cilindros de cadenas ligeras

La nefropatía con cilindros de cadenas ligeras es una lesión renal causada por la presencia de cadenas ligeras de inmunoglobulinas monoclonales en la orina que producen lesión epitelial tubular y numerosos cilindros tubulares.

 FISIOPATOLOGÍA: Como se explicó antes, el mieloma múltiple puede producir amiloidosis AL, enfermedad por depósito de cadenas ligeras y nefropatía por cilindros de cadenas ligeras. Esta última es la enfermedad renal que con más frecuencia se vincula con el mieloma múltiple y es causada por la filtración glomerular de cadenas ligeras circulantes. Sin embargo, al pH ácido usual de la orina, las cadenas ligeras se unen a glucoproteínas de Tamm- Horsfall, que secretan las células epiteliales tubulares distales, y forman cilindros. Se produce disfunción renal por la toxicidad de las cadenas ligeras libres sobre el epitelio tubular y la obstrucción por cilindros. La estructura de las cadenas ligeras determina si han de producir nefropatía por cilindros de cadenas ligeras, amiloidosis AL o enfermedad por depósito de cadenas ligeras. Algunos pacientes ocasionales muestran varias de estas enfermedades renales.

 PATOLOGÍA: Las lesiones tubulares muestran muchos cilindros densos, muy brillantes, eosinófilos y cristalinos (hialinos) en los túbulos distales y los colectores (fig. 14-57). Los cilindros que parecen cristalinos y exhiben fracturas y bordes angulares pueden inducir reacciones de cuerpo extraño. La inflamación crónica intersticial y el edema acompañan por lo general a las lesiones tubulares. Las lesiones más crónicas muestran fibrosis intersticial y atrofia tubular. A menudo, se observan depósitos de calcio focales (**nefrocalcinosis**) en el intersticio fibrótico de los túbulos.

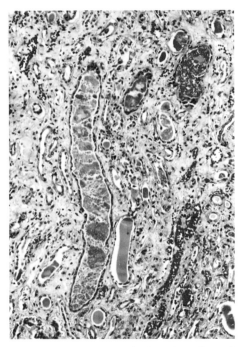

FIGURA 14-57. Nefropatía con cilindros de cadenas ligeras. Una fotografía bajo microscopia óptica muestra numerosos cilindros dentro de las luces tubulares.

 CARACTERÍSTICAS CLÍNICAS: La nefropatía por cilindros de cadenas ligeras puede manifestarse como deficiencia renal aguda o crónica. Suele haber proteinuria, pero no por necesidad en el rango nefrótico, y con más frecuencia consta sobre todo de cadenas ligeras de inmunoglobulinas. En el mieloma múltiple, la proteinuria en grado nefrótico sugiere amiloidosis AL o enfermedad por depósito de cadenas ligeras, más que nefropatía por cilindros de cadenas ligeras.

Nefropatía por uratos

Cualquier trastorno con aumento de las cifras sanguíneas de ácido úrico puede causar nefropatía por urato. En esta categoría, la enfermedad crónica clásica es la gota primaria (*v.* cap. 22).

 FISIOPATOLOGÍA: En la **nefropatía crónica por urato** secundaria a la gota, se deposita urato monosódico cristalino en los túbulos y el intersticio. En el **síndrome de lisis tumoral**, el ácido úrico sanguíneo aumenta súbitamente por la necrosis masiva de las células cancerosas. El catabolismo hepático de grandes cantidades de purinas liberadas del ADN de las células necróticas lleva a la hiperuricemia. La precipitación de los cristales de ácido úrico a raíz del pH ácido de los túbulos colectores causa obstrucción y deficiencia renal aguda. La interferencia en la excreción del ácido úrico (p. ej., ingestión crónica de ciertos diuréticos) también puede causar hiperuricemia. La intoxicación crónica por plomo interfiere con la secreción de ácido úrico por los túbulos proximales y lleva a la **gota saturnina**.

 PATOLOGÍA: En la nefropatía aguda por urato, el ácido úrico que se precipita en los túbulos colectores se observa a simple vista como tiras amarillas en las papilas (fig. 14-58 A). Los depósitos tubulares parecen amorfos, pero en los cortes por congelación se hacen evidentes cristales birrefringentes (fig. 14-58 B). En localización proximal a la obstrucción los túbulos están dilatados. En los túbulos colectores, los cristales de ácido úrico también pueden inducir reacciones de cuerpo extraño.

La patogenia de la nefropatía crónica por urato es similar a la de la forma aguda, pero la evolución prolongada produce mayor depósito de cristales de urato en el intersticio, fibrosis intersticial y atrofia cortical. El **tofo gotoso** es un cúmulo focal de cristales de urato rodeado por células inflamatorias que puede parecer granulomatoso e incluye células gigantes multinucleadas. Los cálculos de ácido úrico suponen el 10 % de los casos de **urolitiasis** y se presentan en el 20 % de los pacientes con gota crónica y el 40 % de aquellos con hiperuricemia aguda.

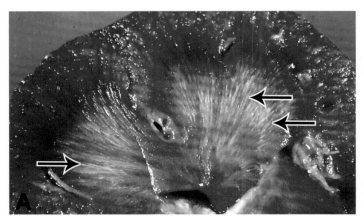
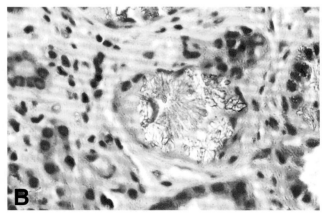

FIGURA 14-58. Nefropatía por urato. A. Los depósitos de urato se muestran como vetas de oro en la médula (*flechas*). **B.** Un corte por congelación muestra depósitos tubulares de cristales de ácido úrico.

CARACTERÍSTICAS CLÍNICAS: La nefropatía aguda por urato se manifiesta como deficiencia renal aguda; la nefropatía crónica por urato causa defectos tubulares renales crónicos. Aunque se observan lesiones renales histológicas en la mayoría de los pacientes con gota crónica, menos de la mitad presenta alteración renal funcional significativa.

CÁLCULOS RENALES (NEFROLITIASIS Y UROLITIASIS)

La **nefrolitiasis** se refiere a cálculos dentro del sistema colector renal, mientras que la **urolitiasis** describe cálculos en otros sitios de la vejiga o las vías urinarias. A menudo se forman y acumulan cálculos en la pelvis y los cálices renales. Varían en su composición, lo que depende de factores individuales, la región geográfica, alteraciones metabólicas y la presencia de infección.

Los cálculos renales son más frecuentes en los hombres que en las mujeres y varían en tamaño desde el de la grava (< 1 mm de diámetro) hasta los grandes que dilatan toda la pelvis renal. A pesar de que pueden tolerarse bien, en algunos casos llevan a la hidronefrosis y la pielonefritis grave. También pueden erosionar la mucosa y causar hematuria. El paso de un cálculo al uréter produce un dolor de flanco muy intenso, el **cólico renal**. Hasta fecha reciente, la mayor parte de los cálculos renales requería exéresis quirúrgica, pero hoy son eficaces la desintegración ultraecográfica (litotripsia) y la extracción por endoscopia.

Un cálculo urinario suele relacionarse con cifras sanguíneas y de excreción urinaria más altas de su componente principal. Esto ocurre con los cálculos de ácido úrico y cistina. Sin embargo, muchos pacientes con cálculos de calcio tienen hipercalciuria sin hipercalcemia. Los cálculos mixtos de urato y calcio son frecuentes en presencia de hiperuricemia, porque los cristales de urato actúan como un nido para la precipitación de las sales de calcio.

- **Cálculos de calcio:** la mayor parte (75 %) de los cálculos renales corresponde a calcio en combinación con oxalato o fosfato. Puede ocurrir una mezcla de esos aniones, siendo el primero el más frecuente en Estados Unidos Los cálculos de oxalato de calcio son duros y en ocasiones oscuros porque están cubiertos por sangre procedente del sangrado de la mucosa de la pelvis renal lesionada por los cortantes cristales de oxalato de calcio. Los cálculos de fosfato de calcio tienden a ser más blandos y pálidos.
- **Cálculos por infección:** la infección, a menudo por bacterias que degradan la urea, como especies de *Proteus* y *Providencia*, causa casi el 15 % de los cálculos. La orina alcalina resultante favorece la precipitación del fosfato de amonio (**estruvita**) y el fosfato de calcio (**apatita**). Tales cálculos pueden ser duros o blandos y friables. En ocasiones, los cálculos secundarios a una infección llenan la pelvis o los cálices para formar un molde de esos espacios, un **cálculo coraliforme** (fig. 14-59). Los cálculos por infección causan complicaciones frecuentes, como infección urinaria incoercible, dolor, hemorragia, absceso perinéfrico y urosepticemia.
- **Cálculos de ácido úrico:** estos cálculos se presentan en el 25 % de los pacientes con hiperuricemia y gota, pero la mayoría de aquellos con cálculos de ácido úrico no presenta ninguno de esos trastornos (**litiasis idiopática por urato**). Los cálculos de urato son lisos, duros y amarillos, y por lo general de menos de 2 cm de diámetro. Es importante que, a diferencia de los cálculos que contienen calcio, los de ácido úrico puro son radiotransparentes.
- **Cálculos de cistina:** estos cálculos suponen sólo un 1 % del total de los cálculos, pero forman un porcentaje significativo en niños, que ocurren exclusivamente por cistinuria hereditaria. Aunque los cálculos están constituidos por completo por cistina, pueden estar rodeados por una capa de fosfato de calcio.

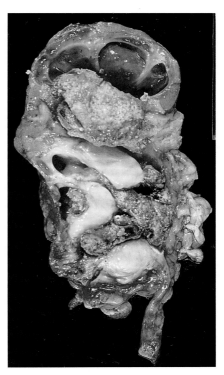

FIGURA 14-59. Cálculos coraliformes. El riñón muestra hidronefrosis y cálculos que corresponden a moldes de los cálices dilatados.

UROPATÍA OBSTRUCTIVA E HIDRONEFROSIS

La uropatía obstructiva es causada por anomalías estructurales o funcionales del aparato urinario que impiden el flujo de orina. Puede causar disfunción renal (nefropatía obstructiva) y dilatación del sistema colector (hidronefrosis). La obstrucción urinaria se detalla en el capítulo 15.

 PATOLOGÍA: El dato microscópico más importante de la hidronefrosis temprana es la dilatación de los conductos colectores, seguida por la dilatación de los túbulos contorneados proximales y distales. Con el tiempo, los túbulos proximales se dilatan con amplitud y es frecuente su pérdida. Por lo general, los glomérulos se respetan. Se produce la dilatación macroscópica progresiva de la pelvis y los cálices renales y es seguida por la atrofia del parénquima renal (fig. 14-60). Un riñón con hidronefrosis es más susceptible a la pielonefritis, que añade una lesión al proceso.

CARACTERÍSTICAS CLÍNICAS: La obstrucción urinaria bilateral produce deficiencia renal aguda (**deficiencia renal aguda posrenal**), mientras que la obstrucción unilateral renal suele ser asintomática. Como muchos casos de obstrucción aguda son reversibles, es importante su reconocimiento rápido. Sin tratamiento, un riñón obstruido presenta atrofia. Si la obstrucción es bilateral, aparece deficiencia renal crónica.

TRASPLANTE RENAL

El trasplante de riñón es el tratamiento de elección de la mayoría de los pacientes con enfermedad renal en etapa terminal. El principal obstáculo es el rechazo inmunitario (*v.* cap. 3). Sin embargo, la enfermedad que destruyó al riñón original y la nefrotoxicidad

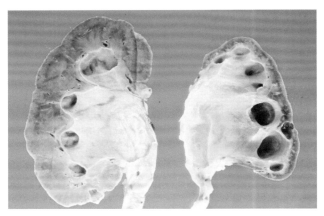

FIGURA 14-60. Hidronefrosis. La obstrucción bilateral de las vías urinarias produjo una dilatación notable de los uréteres, las pelvis y los cálices. El riñón de la derecha muestra una atrofia grave del parénquima.

por fármacos inmunodepresores pueden dañar el aloinjerto renal. En la tabla 14-12 se listan los patrones distintivos, y a menudo concurrentes, de rechazo del aloinjerto renal.

Tabla 14-12

Categorías de rechazo del aloinjerto renal

Categoría	Lesión más característica
Rechazo hiperagudo mediado por anticuerpos	Neutrófilos en los capilares peritubulares, hemorragia y necrosis
Rechazo agudo mediado por anticuerpos	
Rechazo capilar agudo mediado por anticuerpos	Leucocitos y C4d en los capilares peritubulares
Arteritis aguda necrosante del trasplante	Necrosis fibrinoide en las arterias
Rechazo agudo mediado por linfocitos T	
Rechazo tubulointersticial agudo	Tubulitis (leucocitos mononucleares entre las células epiteliales de los túbulos) y linfocitos intersticiales activados
Endarteritis aguda	Leucocitos mononucleares en íntima arterial
Glomerulitis aguda del trasplante	Leucocitos mononucleares en los capilares glomerulares
Arteritis aguda del trasplante	Inflamación o necrosis transparietal aguda
Rechazo crónico	
Fibrosis intersticial y atrofia tubular	Atrofia tubular, fibrosis intersticial, células inflamatorias crónicas intersticiales y engrosamiento de las membranas basales de los capilares peritubulares
Arteriopatía crónica del trasplante	Engrosamiento fibrótico de la capa íntima arterial
Glomerulopatía crónica del trasplante	Engrosamiento de la pared capilar glomerular y remodelación de la membrana basal glomerular

TUMORES BENIGNOS DEL RIÑÓN

ADENOMA PAPILAR RENAL: Hay controversia en cuanto a si cualquier tumor de células renales epiteliales debería considerarse benigno. Sin embargo, actualmente las neoplasias menores de 5 mm con patrones de crecimiento papilar o tubulopapilar se pueden considerar adenomas. Los adenomas papilares renales se producen más a menudo conforme avanza la edad y son signos incidentales de necropsia en el 40 % de los pacientes mayores de 70 años de edad.

ONCOCITOMA RENAL: Esta neoplasia benigna representa del 5 % al 10 % de las neoplasias renales primarias que se extirpan por medios quirúrgicos. Las células neoplásicas derivan de las intercaladas de los túbulos colectores. Son voluminosas, con citoplasma acidófilo abundante con granulaciones finas y núcleos redondos que carecen de atipias. El aspecto distintivo del tumor se debe a la abundancia de mitocondrias en el citoplasma. Al examen macroscópico, los oncocitomas exhiben un color café caoba característico debido a los pigmentos lipocrómicos de las mitocondrias. Los oncocitomas renales rara vez envían metástasis.

FIBROMA MEDULAR: Los fibromas medulares (tumores de células intersticiales renomedulares) por lo general son pequeños (< 0.5 cm de diámetro), de color gris pálido, bien circunscritos, y suelen localizarse en la porción media de las pirámides medulares. Están constituidos por pequeñas células entre estelares y poligonales en un estroma laxo. Los fibromas medulares renales constituyen signos incidentales en la mitad de las necropsias de adultos (fig. 14-61).

ANGIOMIOLIPOMA: *Estos tumores tienen un fuerte vínculo con la esclerosis tuberosa*. De los pacientes con esclerosis tuberosa, el 80 % presenta angiomiolipomas, pero la mayoría de pacientes con angiomiolipomas no presenta esclerosis tuberosa. Estas lesiones son mezclas de tejido adiposo bien diferenciado, músculo liso y vasos de paredes gruesas. A simple vista son amarillos y tachonados, y pueden confundirse con el CCR. Sin embargo, siempre están bien encapsulados y no presentan necrosis.

NEFROMA MESOBLÁSTICO: Los nefromas mesoblásticos son neoplasias congénitas o hamartomas benignos que suelen encontrarse en los primeros tres meses de vida. Las lesiones son

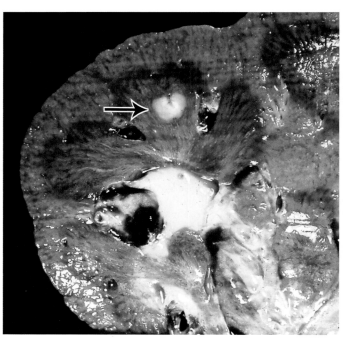

FIGURA 14-61. Fibroma medular (flecha).

de menos de 1 cm a más de 15 cm de diámetro y están compuestas por células fusiformes de linaje fibroblástico o miofibroblástico. De manera típica, los márgenes del tumor son irregulares, con bandas de células que se interdigitan con el parénquima adyacente. Si se deja tejido tumoral después de la resección quirúrgica, es posible una recurrencia local.

TUMORES MALIGNOS DEL RIÑÓN

Tumor de Wilms (Nefroblastoma)

El tumor de Wilms es un tumor maligno de elementos renales embrionarios, incluyendo mezclas de tejidos del blastema, el estroma y epitelial. Con una prevalencia de 1 en 10 000, es el tumor sólido abdominal más frecuente en niños.

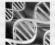 **PATOGENIA MOLECULAR:** En la mayor parte (90 %) de los casos, el tumor de Wilms es esporádico y unilateral. En el 5 % de los casos, no obstante, surge como parte de tres síndromes congénitos diferentes, todos los cuales aumentan el riesgo de aparición de este cáncer a una edad temprana y a menudo de forma bilateral:

- El **síndrome WAGR** (tumor de Wilms, aniridia, anomalías genitourinarias, retraso mental) se debe a una deleción en el brazo corto del cromosoma 11 (11p13). Los genes afectados incluyen al de la aniridia (*PAX6*) y al gen 1 del **tumor de Wilms (*WT1*)**. La pérdida de un alelo de *WT1* lleva a la aparición de anomalías genitourinarias. Un tercio de los niños con síndrome WAGR desarrolla un tumor de Wilms después de la pérdida de heterocigosidad en el locus *WT1* I.
- El **síndrome de Denys-Drash** se asocia al tumor de Wilms, trastornos intersexuales, esclerosis mesangial glomerular. Se cree que las mutaciones del gen *WT1* en el síndrome de Denys-Drash son dominantes negativas, lo que tal vez se demuestra por el hecho de que el fenotipo de síndrome de Denys-Drash es bastante más grave que el del síndrome de WAGR.
- El **síndrome de Beckwith-Wiedemann** presenta tumor de Wilms, crecimiento excesivo que varía desde el gigantismo hasta la hemihipertrofia, visceromegalia y macroglosia.

La WT1 es una proteína supresora de tumor que regula la transcripción de varios genes. Sólo del 10 % al 20 % de los tumores de Wilms esporádicos presentan mutaciones de *WT1*. Así, otros genes tal vez sean más críticos que *WT1* en la génesis de los tumores de Wilms esporádicos.

Los **restos nefrógenos** (pequeños focos de células blastémicas primitivas persistentes) se encuentran en los riñones de todos los niños con tumores de Wilms sindrómicos y el 30 % de los casos esporádicos. Dado que tales restos en el riñón sin tumor contienen las mismas mutaciones somáticas de WT1 que están presentes en los tumores, estos restos pueden representar uno o más pasos de lesiones precursoras clonales a lo largo de la vía de la formación del tumor.

 PATOLOGÍA: Los tumores de Wilms tienden a ser grandes cuando se detectan, con superficies de corte protruyentes, pálidas, de color canela claro, rodeadas por un borde delgado de corteza y cápsula renales (fig. 14-62). Desde el punto de vista histológico, el tumor se parece al tejido renal fetal normal (fig. 14-63), que incluye blastema metanéfrico, estroma inmaduro (tejido mesenquimatoso) y elementos epiteliales inmaduros. La mayor parte de los tumores de Wilms contiene los tres elementos en porcentajes variables. El

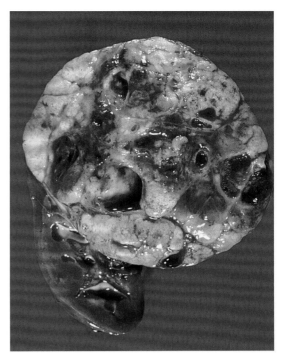

FIGURA 14-62. Tumor de Wilms. Corte transversal de una neoplasia de color caoba pálido unida a una porción residual del riñón.

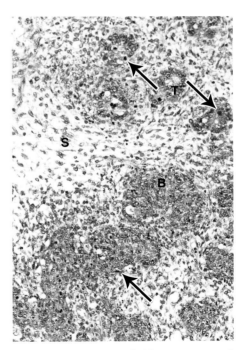

FIGURA 14-63. Tumor de Wilms (nefroblastoma). Esta microfotografía del tumor muestra zonas altamente celulares compuestas por blastema (*B*) indiferenciado, estroma laxo (*S*) con células mesenquimatosas indiferenciadas y túbulos inmaduros (*T*). Observe las diferentes figuras mitóticas (*flechas*).

componente similar al blastema contiene células ovoides pequeñas con citoplasma escaso que proliferan en nidos y trabéculas. El componente epitelial aparece como estructuras tubulares pequeñas. A veces se observan estructuras similares a glomérulos inmaduros. El estroma del tumor contiene células fusiformes, que en su mayor parte son indiferenciadas, pero pueden mostrar músculo liso o diferenciación en fibroblastos. El músculo esquelético es el elemento heterotópico más frecuente del estroma, aunque alguna vez también se encuentran hueso, cartílago, grasa o tejido neural.

 CARACTERÍSTICAS CLÍNICAS: Los tumores de Wilms constituyen el 85 % de las neoplasias renales pediátricas. Se presentan en 1 de cada 10 000 niños, por lo general de entre 1 y 3 años de edad, con un 98 % antes de los 10 años. Los pocos casos familiares suelen mostrar herencia autosómica dominante. Con más frecuencia, el diagnóstico se hace después de detectar un tumor abdominal. Las manifestaciones adicionales incluyen dolor abdominal, obstrucción intestinal, hipertensión, hematuria y síntomas de rotura traumática de un tumor. La quimioterapia y la radioterapia, además de la resección quirúrgica, brindan tasas de supervivencia a largo plazo del 90 %.

Carcinoma de células renales

El CCR es una neoplasia maligna de las células epiteliales tubulares o ductales renales. Supone de un 80-90 % de los cánceres renales primarios y se presentan más de 30 000 casos al año en Estados Unidos.

 PATOGENIA MOLECULAR: Casi todos los CCR son esporádicos, pero cerca del 5 % se hereda. El CCR hereditario se produce en el contexto de síndromes distintos, entre los que se encuentran los siguientes:

- El **síndrome de Von Hippel-Lindau (VHL)** es un síndrome de carácter autosómico dominante (*v.* cap. 5) con CCR de células claras (40 % de todos los casos de enfermedad de VHL), feocromocitoma y quistes de varios órganos.
- El **CCR autosómico dominante** se asocia con defectos en los genes que codifican para las enzimas del ciclo de Krebs, incluida la fumarasa. Las mutaciones también están asociadas con la formación frecuente de fibromas uterinos (leiomiomas).
- El **CCR papilar hereditario**, un cáncer hereditario autosómico dominante que se caracteriza por tumores papilares múltiples bilaterales.

El CCR hereditario tiende a ser multifocal y bilateral, y aparece a una edad más joven que el CCR esporádico. Un antecedente familiar de CCR aumenta el riesgo del padecimiento de cuatro a cinco veces. *Se produce pérdida de un alelo de VHL en casi todos los CCR de células claras esporádicos (98 %) y se observan mutaciones en este gen en más de la mitad de tales tumores.* Así, las pruebas sugieren con firmeza que la pérdida de la función supresora tumoral del *VHL* es un evento importante en la tumorogénesis del CCR de células claras. La función anómala del gen VHL determina que la molécula de regulación transcripcional, el factor α inducible por hipoxia (HIF-α), se acumule y regule las proteínas que activan vías de señalización dependientes de cinasa. Los componentes de estas vías son objetivos de los inhibidores de cinasa y mTOR, que han mostrado utilidad para tratar el CCR. A diferencia del CCR de células claras, el CCR papilar hereditario y el CCR cromófobo no se vinculan con el gen *VHL*.

El tabaco, ya sea fumado o masticado, aumenta el riesgo de CCR: una tercera parte de estos tumores se relaciona con el uso del tabaco. Las enfermedades quísticas renales heredadas y adquiridas pueden acabar en un CCR, en especial su forma papilar. También se ha asociado al cáncer con la nefropatía por analgésicos.

Tabla 14-13

Categorías del carcinoma de células renales

Categoría	Frecuencia (%)
Células claras	70-80
Papilar	10-15
Cromófobo	5
Conductos colectores	1

 PATOLOGÍA: Las variantes patológicas del CCR reflejan diferencias en la histogénesis y predicen evoluciones diversas. Las categorías histopatológicas del CCR se muestran en la tabla 14-13.

- El **CCR de células claras** es el tipo más frecuente y surge de las células epiteliales tubulares proximales. Por lo general es

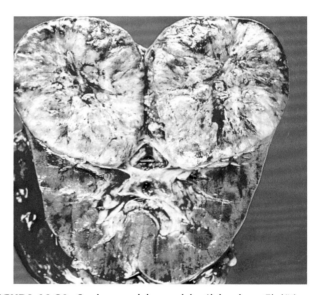

FIGURA 14-64. Carcinoma celular renal de células claras. El riñón contiene una gran neoplasia irregular con superficie de corte jaspeada. Las zonas amarillas corresponden a células que contienen lípidos.

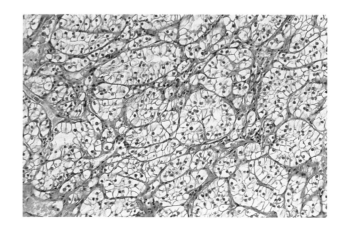

FIGURA 14-65. Carcinoma celular renal de células claras. La microfotografía muestra islotes de células neoplásicas con abundante citoplasma claro.

un tumor amarillo anaranjado, sólido o con quistes focales, hemorragia focal y necrosis (fig. 14-64) son frecuentes. La eliminación de abundantes lípidos y glucógeno citoplasmáticos durante la preparación hística contribuye al aspecto claro del citoplasma (fig. 14-65). Por lo regular, las células se disponen en conjuntos redondeados o elongados y están demarcados por una red de vasos delicados. Hay poco pleomorfismo celular o nuclear.

- El **CCR papilar** contiene células tumorales sobre tallos fibrovasculares. El citoplasma puede ser eosinófilo o basófilo. Ambos tumores surgen de las células epiteliales tubulares proximales.

- El **CCR cromófobo** presenta una mezcla de células granulares acidófilas y células transparentes pálidas con bordes notables que le imparten un aspecto similar al de las células vegetales. El CCR cromófobo parece surgir de las células intercaladas de los conductos colectores renales.

CARACTERÍSTICAS CLÍNICAS: La incidencia de CCR alcanza el máximo en el sexto decenio de la vida, y se presenta dos veces más a menudo en los hombres que en las mujeres. *La hematuria es el signo de presentación aislado más frecuente, aunque muchos diagnósticos se hacen de manera incidental durante estudios de imagen del abdomen por otros motivos. La triada clínica clásica de hematuria, dolor de flanco y un tumor abdominal palpable se presenta en menos del 10% de los pacientes.* El CCR se conoce como «el gran simulador», y las hormonas ectópicas que produce con frecuencia se vinculan con fiebre y síndromes paraneoplásicos. Por ejemplo, la secreción por parte del CCR de una sustancia similar produce síntomas de hiperparatiroidismo; su producción de eritropoyetina causa eritrocitosis, y la secreción de renina causa hipertensión. Es usual que los pacientes con CCR busquen atención médica por los síntomas de las metástasis.

En el pronóstico del CCR tienen influencia el tamaño del tumor, la extensión de la invasión y las metástasis, el tipo histológico y el grado nuclear. *La etapa del tumor constituye el factor más importante para el pronóstico.* Si el CCR no rebasa la cápsula renal, la supervivencia a 5 años es del 90%; esa cifra cae hasta un 30% en presencia de metástasis distales. El tumor se disemina más a menudo a los pulmones y huesos.

Los carcinomas medulares renales son neoplasias de crecimiento rápido que casi siempre están asociadas con la enfermedad de células falciformes.

Carcinoma de células transicionales

Entre el 5% y el 10% de los cánceres renales primarios son carcinomas de células de transición en la pelvis o los cálices renales (*v.* cap. 15). En términos morfológicos, son idénticos a los más frecuentes, los carcinomas de células transicionales de la vejiga urinaria, y se relacionan con estos en la mitad de los casos. Menos del 5% de los carcinomas de células transicionales se presenta en el sistema colector proximal a la vejiga.

15 Vías urinarias inferiores y sistema reproductor masculino

Ivan Damjanov ▪ Peter A. McCue

VÍAS URINARIAS INFERIORES

Los uréteres, la vejiga urinaria y la uretra, conocidos también como vías urinarias inferiores, conforman la salida del sistema urinario (fig. 15-1). En los hombres, las vías urinarias inferiores se relacionan de manera cercana con el sistema reproductor.

Uréteres

Los uréteres son órganos pares que unen cada pelvis renal con la vejiga. La parte más inferior de los uréteres está incluida en la pared de la vejiga urinaria, que forma las **válvulas uretero-vesicales**. Estas válvulas permiten que la orina descienda desde los uréteres hacia la vejiga urinaria, pero no en sentido opuesto (*v.* también el cap. 14).

Uretra

La uretra masculina, de aproximadamente 20 cm de largo, se divide en: (1) **uretra prostática**, que se extiende a través de la próstata; (2) **uretra membranosa**, que penetra a través del suelo pélvico, y (3) **uretra esponjosa** o **peneana**, que ocupa la porción central del pene. La uretra prostática contiene las aberturas de los conductos eyaculadores y prostático. La parte posterior de la uretra peneana, también llamada **uretra bulbosa**, recibe secreciones de las glándulas mucosas bulbouretrales (glándulas de Cowper). La parte anterior de la uretra peneana presenta glándulas secretoras de moco dispersas (de Littré). La uretra peneana termina en la fosa navicular, inmediatamente proximal al orificio externo, o meato, ubicado en la punta del pene.

La uretra femenina es más corta y mide sólo 3-4 cm de largo. Se extiende desde su orificio interno en la vejiga urinaria hasta el orificio externo en la vulva, justo por debajo del clítoris. La pared de la uretra femenina también contiene glándulas mucosas.

Epitelio de transición (urotelio)

El urotelio consta de tres zonas epiteliales. La **capa basal** se encuentra sobre una membrana basal y contiene células que pueden dividirse y reemplazar a las células superficiales dañadas. Por encima de la capa basal se ubica la **zona intermedia**, compuesta por tres o cuatro capas de células poligonales. Tanto las células basales como las poligonales se aplanan cuando la vejiga se dilata. La **capa superficial** del urotelio consta de «células en sombrilla», resistentes a la orina, que las cubre de forma permanente.

Por debajo del urotelio se localiza la lámina propia, compuesta sobre todo de tejido conjuntivo laxo y vasos sanguíneos. La muscularis mucosa está levemente desarrollada, y está formada por finas bandas discontinuas de músculo liso. Por fuera, la lámina propia está rodeada por una capa de músculo grueso recubierto por una túnica adventicia. Igual que la vejiga, los uréteres y la uretra son extraperitoneales y carecen de cubierta serosa externa. Sólo parte de la cúpula vesical tiene cubierta serosa.

SISTEMA REPRODUCTOR MASCULINO

El sistema reproductor masculino incluye los testículos, el epidídimo, el conducto deferente, las vesículas seminales, la próstata y el pene (fig. 15-1).

Testículos

Los testículos son órganos ovales pares que miden como máximo 4 cm. Cada uno está recubierto de una **túnica vaginal**, una capa de células mesoteliales que cubre la cápsula fibrosa externa de los testículos y que se denomina **túnica albugínea**. Esta cápsula tiene ramificaciones septales internas que dividen los testículos en alrededor de 250 **lobulillos**. Cada lobulillo consta de túbulos seminíferos enrollados y tejido intersticial laxo, que contiene vasos sanguíneos y células intersticiales de Leydig.

Las arterias testiculares, que se originan de la aorta abdominal, son las encargadas de irrigar los testículos. La vena espermática interna derecha se vacía en la vena cava inferior, mientras que la izquierda drena hacia la vena renal izquierda. Esta diferencia anatómica tiene implicaciones clínicas, que se comentan a continuación.

Espermatogenia

Los túbulos seminíferos son la unidad funcional principal de los testículos. Contienen epitelio seminífero y **células de Sertoli**, que suministran apoyo a la espermatogenia. Las células de Sertoli también secretan **inhibina**, la cual suministra información retroalimentadora a la hipófisis, lo que contribuye a regular la secreción de **gonadotropinas** (es decir, folitropina [FSH] y lutropina [LH]). (*v.* cap. 19). Los espacios intersticiales de los testículos contienen **células de Leydig**, que son la fuente principal de testosterona.

Los estímulos hormonales conducen a un aumento del número de células germinales, en particular de **espermatogonias**, las cuales también comienzan a diferenciarse en **espermatocitos primarios**. La división meiótica de los espermatocitos primarios produce **espermatocitos secundarios**; que contienen un número haploide (23) de cromosomas. Los espermatocitos secundarios maduran hasta **espermátidas**, y estas últimas hasta **espermatozoides**, los cuales se descargan a través de los conductos de la red testicular hacia los conductos epididimarios.

El **epidídimo** descansa a lo largo de la cara lateral posterior del testículo y se extiende hacia el conducto deferente. En este, los espermatozoides se mezclan con el líquido secretado por las células del revestimiento epididimario y son arrastrados hacia el **conducto deferente**, que vacía su contenido en la uretra. El semen final que se eyacula a través de la uretra peneana es una mezcla de espermatozoides en secreciones epididimarias y líquidos producidos por las **glándulas accesorias**, es decir, las vesículas seminales, la próstata, las glándulas bulbouretrales de Cowper y las glándulas uretrales.

Próstata

La próstata está en contacto con las capas posterior e inferoexterna de la vejiga urinaria, cerca del recto. Posteriormente, está unida con las **vesículas seminales**. En el examen microscópico, es una glándula tubuloalveolar con abundante estroma fibromuscular. Se desarrolla por influencia de la testosterona, la cual es esencial para mantener la producción del líquido seminal.

Funcionalmente, la próstata se organiza en tres zonas distintas. La **zona de transición** se ubica en torno a la uretra prostática. La **zona central** se encuentra algo por detrás y se extiende hacia las vesículas seminales. La **zona periférica** cubre las otras zonas y define los límites de la glándula prostática. En la práctica, es difícil reconocer las demarcaciones precisas de las zonas con el microscopio simple. Sin embargo, el significado biológico de las zonas es fácil de comprender, ya que la mayoría de los carcinomas surge en la zona periférica, mientras que las hiperplasias surgen por lo general en la zona de transición.

La glándula carece de una **cápsula** verdadera. En algunas áreas existe una banda concéntrica de tejido fibromuscular que se mezcla con el estroma glandular adyacente. Por tanto, la invasión capsular por un tumor es un tanto arbitraria. La ausencia de una cápsula bien definida tiene implicaciones en la estadificación del cáncer.

PELVIS RENAL Y URÉTER

Trastornos congénitos

Las anomalías del desarrollo de la pelvis renal y los uréteres se encuentran en el 2-3% de todas las personas. Habitualmente, no provocan trastornos clínicos, pero en ocasiones pueden predisponer a una obstrucción e infección de las vías urinarias. Las

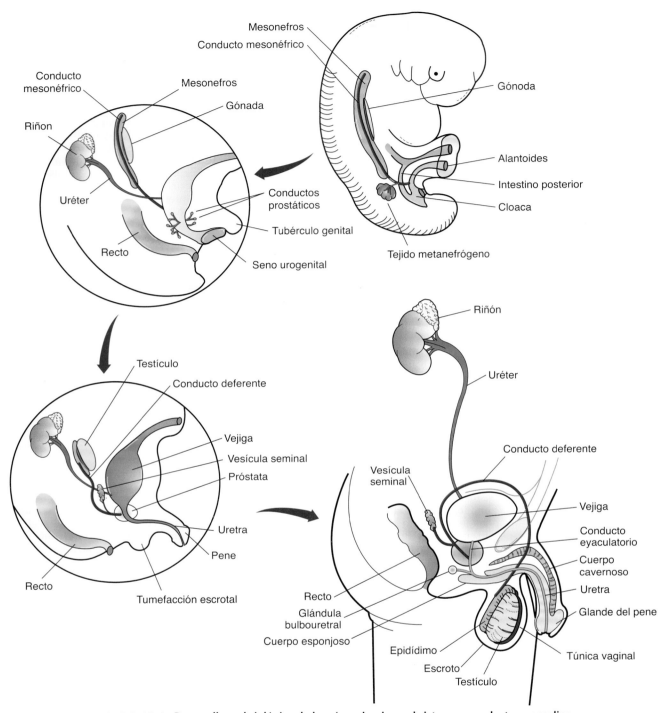

FIGURA 15-1. Desarrollo embriológico de las vías urinarias y el sistema reproductor masculino.

anomalías de desarrollo más importantes incluyen agenesia, ectopia, duplicaciones, obstrucciones y dilataciones.

AGENESIA DE PELVIS RENAL Y URÉTERES: Esta anomalía, poco frecuente, siempre se asocia con una agenesia del riñón correspondiente. La agenesia unilateral suele ser asintomática. La agenesia bilateral de uréteres y riñones, característica del **síndrome de Potter**, es incompatible con la vida extrauterina (*v.* caps. 5 y 14).

URÉTERES ECTÓPICOS: Los esbozos ureterales pueden desarrollarse en un sitio anatómico incorrecto durante la embriogenia. Los orificios inferiores de los uréteres ectópicos pueden encontrarse en muchos sitios anormales, como la porción media de la vejiga urinaria, las vesículas seminales, la uretra o el conducto deferente.

DUPLICACIONES: La duplicación ureteral es la anomalía congénita más habitual del sistema urinario. Estas duplicaciones pueden ser unilaterales o bilaterales, completas o parciales. Por lo general, hay dos uréteres paralelos, cada uno con su propia pelvis renal y orificio vesical. Puede haber muchas variaciones de esta anomalía, como **uréteres bífidos** (subdivididos por un tabique), **uréteres bifurcados** y otras más, pero la mayoría carece de relevancia clínica.

OBSTRUCCIÓN URETERAL: El origen de las obstrucciones puede rastrearse hasta llegar a una **atresia** congénita o **válvulas ureterales** anómalas. Sin embargo, la **obstrucción congénita de la unión ureteropélvica**, forma más común de hidronefrosis en lactantes y niños, se cree que se relaciona con la formación anormal de capas de células de músculo liso o tejido fibroso que reemplazan a las células de músculo liso en la unión ureteropélvica. La obstrucción urinaria en estos niños suele ser unilateral, pero es bilateral en el 20 % de los casos. La obstrucción es más habitual en niños que en niñas y generalmente se diagnostica durante los primeros 6 meses de vida.

A menudo, esta forma de obstrucción congénita se acompaña de otras anomalías de las vías urinarias y, en ciertos casos, de agenesia del riñón contralateral.

DILATACIÓN DE PELVIS RENAL O URÉTERES: La dilatación de la pelvis renal o los uréteres puede localizarse en forma de **divertículos**. La dilatación generalizada de todo el uréter, o **megauréter congénito**, puede ser unilateral o bilateral. Los uréteres son tortuosos y carecen de peristaltismo. El estancamiento resultante de orina (**hidrouréter**) va seguido de manera típica de hidronefrosis progresiva, que en último término conduce a una deficiencia renal.

Ureteritis y obstrucción ureteral

La ureteritis es la inflamación de los uréteres. Es una complicación de infecciones descendentes de los riñones o de infecciones ascendentes cuando hay reflujo vesicoureteral. La ureteritis acompaña a menudo a la obstrucción ureteral, que puede ser intrínseca o extrínseca (fig. 15-2).

La obstrucción ureteral intrínseca puede deberse a cálculos, coágulos sanguíneos intraluminales, pólipos fibroepiteliales, constricciones inflamatorias, amiloidosis y tumores de los uréteres.

Las causas extrínsecas de la obstrucción ureteral comprenden engrandecimiento del útero durante el embarazo, vasos renales aberrantes en el polo inferior del riñón que cruzan el uréter, o endometriosis. Los tumores que comprimen los uréteres suelen originarse del aparato digestivo y genital femenino, y pueden comprimir los uréteres por extensión directa o a través de metástasis de los nódulos linfáticos retroperitoneales.

La obstrucción ureteral también puede deberse a enfermedades que afectan la vejiga urinaria, la próstata y la uretra (p. ej., cáncer vesical cerca de un orificio ureteral o el cuello de la vejiga, vejiga neurógena e hiperplasia o cáncer prostáticos). Las causas proximales de obstrucción ureteral tienden a ser unilaterales, mientras que las más distales, como la hiperplasia prostática, conducen a una hidronefrosis bilateral, con posibilidad de que se produzca una deficiencia renal en los casos no tratados.

La **fibrosis retroperitoneal idiopática** es una causa rara de obstrucción ureteral que se caracteriza por una fibrosis densa del tejido blando retroperitoneal y una leve reacción inflamatoria crónica e inespecífica. A veces, la fibrosis retroperitoneal idiopática se acompaña de fibrosis inflamatoria en otras áreas. Algunos de estos casos multisistémicos están asociados con el aumento sérico de la inmunoglobulina G4 (IgG4) y, por tanto, pertenecen al grupo de las **enfermedades relacionadas con IgG4**. Las lesiones fibróticas están infiltradas con células plasmáticas IgG4 positivas, que cumplen un papel patógeno indefinido en la génesis de la fibrosis.

La enfermedad puede responder al tratamiento con corticoesteroides e inmunodepresores. La **fibrosis retroperitoneal secundaria** se parece a la forma idiopática de la enfermedad en términos clínicos y patológicos. Puede surgir como una complicación de la cirugía y la radioterapia, o como una reacción adversa a ciertos fármacos, como metisergida o los bloqueadores β-adrenérgicos.

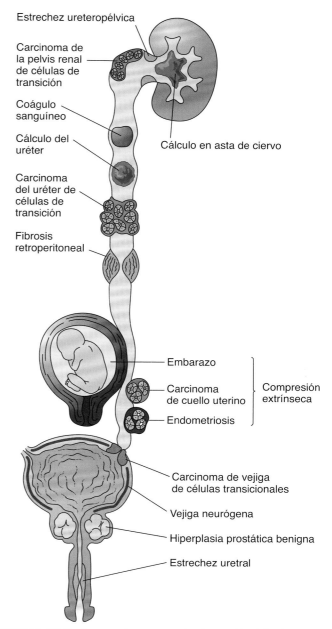

FIGURA 15-2. Causas más comunes de obstrucción del uréter.

Tumores de la pelvis renal y el uréter

Los tumores de la pelvis renal y el uréter son similares a los de la vejiga urinaria (*v.* más adelante), con la excepción de que son mucho menos habituales. La mayoría (> 90 %) son **carcinomas de células uroteliales (transicionales)**. Las etiologías asociadas con los tumores epiteliales de la pelvis renal y el uréter son similares a las que se observan en el cáncer de vejiga, lo que sugiere un «efecto de campo» en el cual toda la mucosa urotelial constituye un «órgano objetivo» continuo. Un 2-4 % de los tumores son bilaterales, y casi la mitad de los pacientes tratados desarrollan posteriormente tumores uroteliales de vejiga.

 CARACTERÍSTICAS CLÍNICAS: Los pacientes suelen presentar, en la sexta y séptima décadas, hematuria (80 %) y dolor lumbar (25 %). El carcinoma de células uroteliales del uréter o la pelvis renal requiere nefroureterectomía radical. Debe extirparse todo el uréter debido a la alta frecuencia de carcinomas de células uroteliales concurrentes y posteriores. El pronóstico se relaciona con el estadio tumoral en el momento del diagnóstico.

VEJIGA URINARIA

Trastornos congénitos

Las malformaciones congénitas de la vejiga urinaria incluyen: (1) extrofia de la vejiga; (2) divertículos; (3) residuos uracales, y (4) incompetencia congénita de la válvula vesicoureteral.

EXTROFIA DE LA VEJIGA: Esta malformación se caracteriza por la ausencia de la pared anterior de la vejiga y parte de la pared anterior del abdomen. La frecuencia estimada es 1 por 50 000 nacimientos. En algunos lactantes de sexo masculino se asocia con **epispadias** (es decir, la formación incompleta de la uretra peneana). Este defecto expone la pared posterior de la vejiga hacia el exterior, y transforma la vejiga en un órgano similar a una copa que no puede retener la orina. La pared posterior de la vejiga extrófica está expuesta a lesiones mecánicas e infecciones frecuentes, causando metaplasia escamosa o glandular. La extrofia puede repararse quirúrgicamente, pero la mucosa metaplásica tiene un mayor riesgo de cáncer de vejiga, incluso de 50 a 60 años después de la reparación quirúrgica.

DIVERTÍCULOS: Estas bolsas exteriores similares a sacos en la pared de la vejiga se relacionan con la formación incompleta de las capas musculares. Pueden ser solitarias o múltiples. La orina retenida dentro de dichos divertículos suele infectarse, complicación que conduce a la formación de cálculos urinarios.

Los divertículos congénitos deben diferenciarse de los **divertículos vesicales adquiridos**, que típicamente se producen ante la obstrucción de las vías urinarias de larga duración, como resultado de la hiperplasia prostática.

RESIDUOS URACALES: El uraco es el tallo de la alantoides fetal que conecta la vejiga urinaria con el ombligo. Si permanece abierto en toda su extensión, forma una **fístula vesicoumbilical.** La regresión incompleta del extremo urinario, la porción media o el extremo umbilical del uraco da lugar a un **divertículo uracal,** un **seno umbilicouracal** o a un **quiste uracal,** respectivamente. El epitelio cilíndrico de los residuos uracales puede dar lugar a un **adenocarcinoma.**

INCOMPETENCIA CONGÉNITA DE LA VÁLVULA VESICOURETERAL: Esta anomalía se debe a la unión anómala entre los uréteres y la vejiga urinaria. En general, los uréteres entran en la pared de la vejiga en sentido oblicuo y tienen una porción intravesical larga. La afección se asocia con reflujo vesicoureteral (para más detalles, v. cap. 14). El **reflujo vesicoureteral** es más común en mujeres que en hombres y a menudo es familiar. En el 75 % de los casos, el reflujo vesicoureteral es asintomático, pero puede conducir a pielonefritis por reflujo. El reflujo vesicoureteral congénito se diferencia de la forma adquirida que se produce durante el embarazo o en afecciones que se relacionan con hipertrofia de la vejiga.

Cistitis

La cistitis es la inflamación de la vejiga. Puede ser aguda o crónica, y es la infección más habitual de las vías urinarias. A menudo se presenta en pacientes hospitalizados, especialmente en aquellos que tienen catéteres urinarios permanentes.

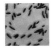

FACTORES ETIOLÓGICOS: *En la mayoría de los casos, la cistitis es secundaria a una infección de las vías urinarias inferiores.* Los factores relacionados con la infección de la vejiga incluyen la edad y el sexo del paciente, la presencia de cálculos en la vejiga, la obstrucción de la salida vesical, la diabetes mellitus, la inmunodeficiencia, la instrumentación o el cateterismo previos, la radioterapia y la quimioterapia. *El riesgo de cistitis aumenta en las mujeres, en especial durante el embarazo, debido a que la uretra es corta.*

Las **bacterias coliformes** son la causa más habitual de cistitis, en especial *Escherichia coli, Proteus vulgaris, Pseudomonas aeruginosa* y género *Enterobacter*. La esquistosomiasis es una causa habitual de cistitis en África del Norte y Oriente Medio, donde *Schistosoma haematobium* es endémica.

La **cistitis yatrógena** es habitual después de la radioterapia y la quimioterapia. La **cistitis por radiación** generalmente se presenta de 4-6 semanas tras la radioterapia de los tumores pélvicos y se observa con mayor frecuencia en pacientes con cáncer uterino, rectal o vesical. Las consecuencias tardías de la cistitis por radiación incluyen fibrosis extensa, que puede ser transparietal e incapacitante.

La **cistitis inducida por fármacos** es más habitual después del tratamiento con ciclofosfamida, que puede causar cistitis hemorrágica. Otros fármacos citotóxicos también causan cistitis, pero la lesión es menos prominente.

PATOLOGÍA: El edema estrómico, la hemorragia y el infiltrado neutrófilo de intensidad variable son típicos de la cistitis aguda (fig. 15-3). Con frecuencia se observan hemorragias mucosas petequiales focales **(cistitis hemorrágica)** en la cistitis bacteriana aguda.

La falta de resolución de la reacción inflamatoria de la cistitis aguda va seguida del inicio de una cistitis crónica, que incluye el predominio de linfocitos, células plasmáticas y fibrosis de la lámina propia. En ocasiones, la mucosa de una vejiga inflamada puede contener folículos linfocitarios numerosos **(cistitis folicular)** o infiltrados densos de eosinófilos **(cistitis eosinófila).**

CARACTERÍSTICAS CLÍNICAS: Casi todos los pacientes con cistitis aguda o crónica se quejan de frecuencia urinaria excesiva, micción dolorosa **(disuria)** y malestar pélvico o en el abdomen inferior. El examen de la orina suele revelar células inflamatorias, y el agente causal puede identificarse por un cultivo de orina. En la mayoría de los casos, la cistitis responde bien al tratamiento con antimicrobianos. La cistitis recurrente y crónica puede representar un problema terapéutico.

Cistitis intersticial crónica

La cistitis intersticial crónica es una inflamación persistente y dolorosa de la vejiga que afecta a las mujeres de mediana edad. No se conoce la causa, y se caracteriza por dolor suprapúbico, la urgencia de orinar con frecuencia, hematuria y disuria. Durante la dilatación cistoscópica de la vejiga, la mucosa habitualmente muestra grietas hemorrágicas y hemorragias petequiales. Los cultivos urinarios casi siempre son negativos. En las fases crónicas de la enfermedad, la inflamación transparietal de la pared vesical ocasionalmente se asocia con ulceración de la mucosa (úlcera de Hunner). La inflamación crónica, que incluye el aumento del número de mastocitos y fibrosis, se observan en la mucosa y la capa muscular. Una úlcera de Hunner presenta reacción inflamatoria aguda intensa. La enfermedad suele ser persistente y resistente al tratamiento.

Malacoplaquia

La malacoplaquia es un trastorno inflamatorio poco frecuente y de etiología desconocida. El trastorno, originalmente descrito en la vejiga, se ha descubierto en muchos otros sitios más. La malacoplaquia se encuentra en todos los grupos de edad, y su frecuencia máxima es de la quinta a la séptima décadas. Hay una prevalencia notable en el sexo femenino.

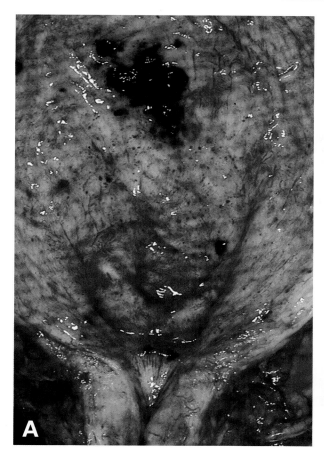

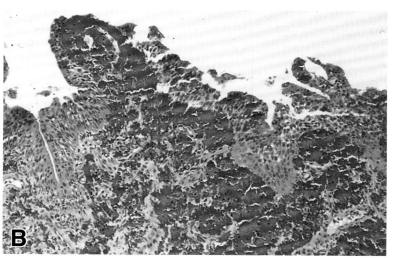

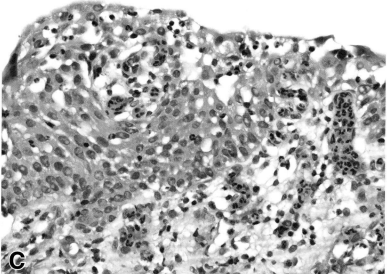

FIGURA 15-3. Cistitis aguda. El paciente murió 2 días después de la operación y se probó que la cistitis fue debida a la sonda fija. **A.** Se observan varios focos hemorrágicos en esta mucosa hiperémica de la vejiga. **B.** Focos de hemorragia mucosa. **C.** Cistitis aguda. Los leucocitos polimorfonucleares infiltran la mucosa.

La malacoplaquia suele relacionarse con una infección de las vías urinarias por *E. coli*, aunque la relación causal directa es dudosa. Son habituales los antecedentes clínicos de inmunodepresión, infecciones crónicas o cáncer.

 PATOLOGÍA: La malacoplaquia se caracteriza por placas blandas, amarillentas sobre la superficie mucosa de la vejiga. La característica más notable es un infiltrado crónico de células inflamatorias, compuesto predominantemente por macrófagos grandes con citoplasma eosinófilo abundante que contiene gránulos positivos con la prueba del ácido peryódico de Schiff (PAS) (fig. 15-4). Ultraestructuralmente, estos gránulos son lisosomas hinchados que contienen fragmentos de bacterias, lo que sugiere que la malacoplaquia puede reflejar un defecto adquirido en la degradación lisosómica. Algunos de estos macrófagos muestran cuerpos calcáreos, laminados, basófilos, llamadas **cuerpos de Michaelis-Gutmann**, que se deben a depósitos de sales de calcio en estos lisosomas de mayor tamaño.

La sintomatología clínica de la malacoplaquia vesical no se diferencia de la de otras formas de cistitis crónica. El tratamiento es ineficaz.

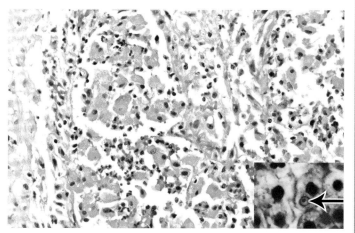

FIGURA 15-4. Malacoplaquia. Las células inflamatorias están compuestas sobre todo de macrófagos, con menos linfocitos. *Recuadro:* un cuerpo de Michaelis-Gutmann (*flecha*) observado con gran aumento.

Lesiones uroteliales proliferativas y metaplásicas benignas

Las lesiones benignas del urotelio de tipo proliferativo y metaplásico se producen en particular en la vejiga, pero pueden encontrarse en toda la vía urinaria (fig. 15-5).

Estas lesiones no neoplásicas se caracterizan por hiperplasia (fig. 15-5 B) o por combinación de hiperplasia y metaplasia, sobre todo relacionadas con la inflamación crónica que provocan las infecciones de las vías urinarias, los cálculos, la vejiga neurógena y (rara vez) la extrofia de vejiga. En ocasiones, también se observan en ausencia de cualquier afección inflamatoria preexistente.

■ Los **esbozos de Brunn** son invaginaciones bulbosas de la superficie del urotelio hacia la lámina propia. Se encuentran en más del 85% de las vejigas y se consideran variantes normales del urotelio (fig. 15-5 C). Los **nidos de Brunn** son similares a los brotes de Brunn, pero las células uroteliales se han desprendido de la superficie y se observan dentro de la lámina propia.

■ Las **lesiones quísticas de vejiga urinaria** (**cistitis quística**) tienen aspecto de quistes agrupados llenos de líquido. Pueden observarse quistes similares en la uretra o el uréter (**uretritis quística**, **ureteritis quística**) (fig. 15-5 C). La cistitis quística es habitual, y se demuestra histológicamente en el 60% de vejigas que son normales en otros aspectos.

■ Desde el punto de vista histológico, todas estas lesiones corresponden a nidos quísticos de Brunn que están recubiertos de epitelio de transición normal. El epitelio de transición puede experimentar metaplasia y convertirse en un epitelio secretor de moco, cuyo diagnóstico entonces es **cistitis glandular** (fig. 15-5 D).

■ La **metaplasia escamosa** (fig. 15-5 E) es una reacción a una lesión o una inflamación crónica, en especial cuando se acompaña

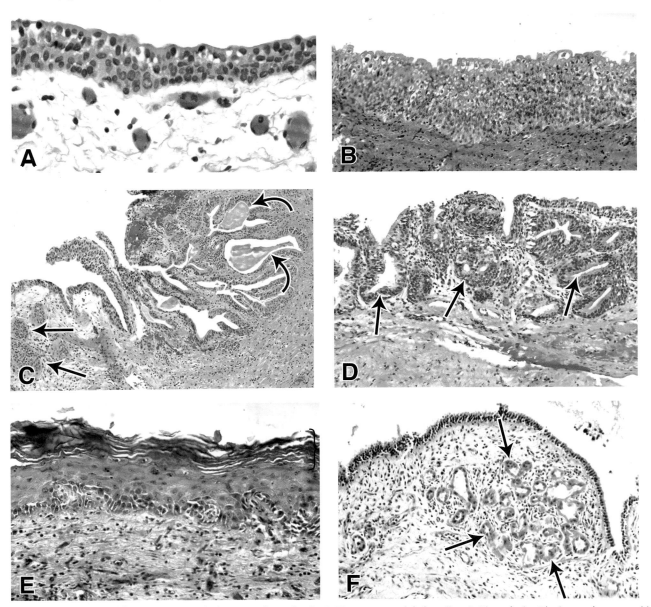

FIGURA 15-5. Cambios proliferativos y metaplásicos en vejiga urinaria. A. Mucosa normal de la vejiga. B. Hiperplasia. Obsérvese la expansión de las seis a siete capas normales de células uroteliales. **C. Cistitis quística.** Nidos de Brunn (*flechas rectas*) y quistes (*flechas curvas*) protruyen hacia la lámina propia. **D. Cistitis glandular.** Mucosa glandular metaplásica señalada con flechas. **E. Metaplasia escamosa.** Obsérvese la capa queratinizante sobre el epitelio superficial. **F. Metaplasia nefrógena** (*flechas*).

de cálculos. Está presente en hasta un 50% de las mujeres adultas normales y en un 10% de los hombres.

- La **metaplasia nefrógena** es una lesión provocada por la transformación del epitelio de transición en un epitelio, que pasa a ser similar al de los túbulos renales (fig. 15-5 F). Es más común en la vejiga urinaria, pero también se observa a veces en la uretra y el uréter. Numerosos pequeños túbulos agrupados en la lámina propia producen un nódulo exofítico papilar. La histogenia es inestable, pero en algunos casos parecen deberse a implantes de células desprendidas de los túbulos renales transportadas corriente abajo por la orina. La lesión puede causar protrusiones similares a tumores en la vejiga urinaria y obstruir los uréteres, en cuyo caso se requiere tratamiento quirúrgico.

 CARACTERÍSTICAS CLÍNICAS: Las lesiones uroteliales proliferativas y metaplásicas son de relevancia clínica limitada, con excepción de que dichas lesiones no deben confundirse con cáncer. Sin embargo, los pacientes con estos cambios corren mayor riesgo de desarrollar un carcinoma urotelial de la vejiga y, en el caso de cistitis glandular, un **adenocarcinoma**. No obstante, no hay indicios científicos que sugieran que estas lesiones en sí mismas sean preneoplásicas.

Tumores de la vejiga urinaria

Los aspectos más importantes relacionados con el cáncer de la vejiga son los siguientes:

- La vejiga urinaria es el sitio más común de los tumores de las vías urinarias.
- La mayoría de los tumores de vejiga se produce en pacientes de edad avanzada (edad media 65 años) y son raros en personas menores de 50 años.
- Los tumores son más frecuentes en hombres que en mujeres.
- Casi todos los tumores (90%) se clasifican como neoplasias uroteliales malignas (llamadas anteriormente neoplasias de «células de transición»). Los carcinomas de células escamosas, los adenocarcinomas, los carcinomas neuroendocrinos y los sarcomas son raros.
- Los tumores suelen ser multifocales y pueden surgir en cualquier parte de las vías urinarias revestidas por epitelio de transición, desde la pelvis renal hasta la uretra posterior.
- A menudo, el tratamiento local se sigue de la recurrencia del tumor.
- La invasión tumoral de la muscularis propia reduce de forma significativa la tasa de supervivencia a 5 años.

 EPIDEMIOLOGÍA: El cáncer de vejiga representa alrededor del 7% de todos los cánceres de nuevo diagnóstico en hombres y el 2% de los cánceres en mujeres. El cáncer de vejiga muestra diferencias significativas de tipo geográfico y por sexo en todo el mundo. La mayor frecuencia se observa en la población caucásica urbana en Estados Unidos y Europa occidental, mientras que su frecuencia es menor en Japón y entre individuos afroamericanos.

La alta incidencia de cáncer de vejiga en Egipto, Sudán y otros países de África se debe a la esquistosomiasis endémica. La mayoría de los casos relacionados con la esquistosomiasis son carcinomas de células escamosas.

No existe una predisposición genética para el cáncer vesical, y no se han identificado factores hereditarios en la gran mayoría de los casos.

Los factores de riesgo más importantes son:

- Tabaquismo (incremento de cuatro veces el riesgo).
- Exposición industrial a tinturas azólicas.
- Infección por *S. haematobium* (en regiones endémicas).
- Fármacos, como ciclofosfamida y analgésicos.
- Radioterapia (para cánceres cervical, de próstata rectal).

 PATOGENIA MOLECULAR: *Se observan anomalías citogenéticas específicas en un 50% de los cánceres de vejiga.* Estas incluyen con mayor frecuencia la deleción cromosómica 9, 9p, 9q 11p, 13p, 14q o 17p, así como aneuploidía de los cromosomas 3, 7 y 17. Las deleciones cromosómicas en 9p, que contiene el **gen supresor tumoral *p16***, son hallazgos consistentes en tumores papilares de grado bajo y carcinomas planos *in situ*. Las deleciones de 17p, el sitio del gen supresor de tumor ***TP53***, se observan con frecuencia en cánceres de vejiga invasivos.

Estas anomalías genéticas sugieren que la regulación anómala del ciclo celular debido a la mutación de *p53* permite la propagación de las células del urotelio genéticamente anormales. La proliferación no regulada refleja las mutaciones acumuladas en los inhibidores de cinasas dependientes de ciclinas (p. ej., p16/INK4a) o la deleción del gen supresor de tumores *RB1* (fig. 15-6).

 PATOLOGÍA: Los tumores epiteliales, la mayoría de los cuales son carcinomas uroteliales, constituyen más del 90% de todos los tumores primarios de la vejiga (tabla 15-1). Las lesiones uroteliales neoplásicas que

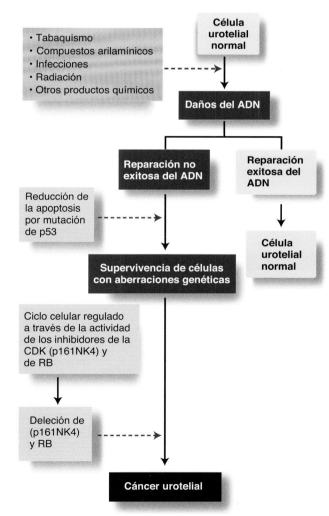

FIGURA 15-6. Modelo molecular hipotético de neoplasias uroteliales. La transición de urotelio normal a carcinoma se produce de manera gradual, en varios pasos.

surgen de la mucosa de la vejiga abarcan un espectro que incluye papilomas benignos y carcinomas papilares exofíticos de grado bajo en un extremo, y en el otro, carcinomas invasivos de células transicionales y tumores de alta malignidad (fig. 15-7). Otros tumores son bastante menos comunes.

Papiloma urotelial

Estos papilomas suelen descubrirse de manera incidental en hombres mayores de 50 años durante una cistoscopia por una afección no relacionada o una hematuria indolora. Representan menos del 1 % de todos los tumores vesicales y tienen dos formas: papiloma exofítico clásico y papiloma invertido.

El **papiloma exofítico** presenta frondas papilares recubiertas de epitelio de transición difíciles de diferenciar del urotelio normal. En la cistoscopia, la mayoría de los pacientes presenta lesiones únicas de 2-5 cm de diámetro, pero algunos tumores pueden ser múltiples. Aunque se consideran benignos, algunos papilomas pueden reaparecer o progresar hasta carcinoma, que hace obligatorio el seguimiento regular en la mayoría de los casos. Las recurrencias «representan» nuevos tumores que se desarrollan en otros sitios de la vejiga urinaria.

El **papiloma invertido** es poco común, y típicamente se presenta como una lesión nodular mucosa en la vejiga urinaria, en general en el área del trígono. Se ha observado también en la pelvis renal, el uréter y la uretra. El papiloma invertido está revestido por urotelio normal, del cual descienden cordones de epitelio de transición hacia la lámina propia. Es una lesión más frecuente en hombres, con una incidencia máxima en la sexta y séptima décadas. La hematuria de inicio reciente suele ser la presentación clínica usual. El papiloma invertido es un tumor benigno y suele curarse por escisión simple.

Carcinoma urotelial *in situ*

Este término se reserva para cambios malignos confinados a la mucosa de la vejiga. La lesión se caracteriza por un urotelio de espesor variable que muestra atipia celular desde la capa basal hasta la superficie (fig. 15-8). La atipia consiste en una pérdida de la polaridad nuclear y las características usuales de las enfermedades malignas, como irregularidad, aumento de tamaño e

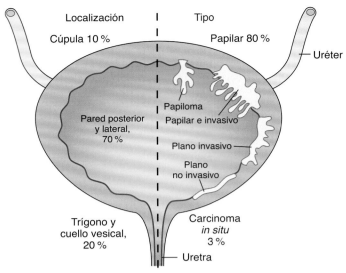

FIGURA 15-7. Neoplasias uroteliales. La mayoría de los tumores se ubica sobre las paredes posterior y laterales; el trígono y el cuello de la vejiga suelen afectarse con menor frecuencia y en la cúpula son aún menos frecuentes. Los tumores malignos pueden ser papilares o planos. Los tumores planos y papilares pueden ser invasivos o no invasivos. Los papilomas benignos de células transicionales son raros.

hipercromatismo nuclear y nucléolos prominentes. *La membrana basal epitelial se encuentra intacta y no hay invasión hacia el estroma subyacente.*

En una tercera parte de los casos, el carcinoma *in situ* de la vejiga se asocia con un carcinoma invasor posterior. A su vez, la mayoría de los carcinomas invasivos de células transicionales surgen de carcinomas *in situ* más que de cánceres papilares de células transicionales. Confinadas a la superficie de la mucosa, las lesiones *in situ* tienen con mayor frecuencia aspecto de parches planos, aterciopelados, rojos, múltiples, topográficamente cercanos al carcinoma exofítico de células papilares transicionales (*v.* más adelante). La afectación concurrente por cáncer *in situ* en otros sitios de la vejiga o en los uréteres, la uretra y los conductos prostáticos es común. El carcinoma *in situ* suele ser multifocal en el momento de descubrirlo o poco después se desarrollan lesiones similares. Las lesiones que afectan al cuello de la vejiga o la uretra pueden extenderse hacia los conductos prostáticos periuretrales.

Tabla 15-1

Tumores de la vejiga urinaria

Tumores uroteliales

Papilomas de células uroteliales

Papiloma exofítico

Papiloma invertido

Carcinoma urotelial *in situ*

Neoplasia papilar urotelial de potencial maligno bajo

Carcinoma papilar urotelial, de bajo grado[a]

Carcinoma papilar urotelial, de alto grado[a]

Carcinoma urotelial invasivo

Otros tumores malignos

Carcinoma de células escamosas

Adenocarcinoma

Carcinoma neuroendocrino (de células pequeñas)

Carcinosarcoma

Sarcomas

[a] Los carcinomas papilares pueden ser invasivos o no invasivos.

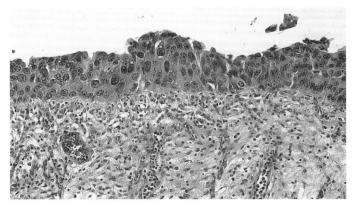

FIGURA 15-8. Carcinoma urotelial *in situ*. La mucosa urotelial presenta pleomorfismo nuclear y falta de polaridad desde la capa basal hasta la superficie, sin pruebas de maduración.

Carcinoma urotelial

 PATOLOGÍA: El cáncer papilar surge con mayor frecuencia en las paredes lateral o posterior de la vejiga. Durante la cistoscopia, los tumores pueden observarse como lesiones papilares pequeñas, delicadas y de grado bajo limitadas a la superficie mucosa o masas sólidas más grandes, de grado alto, invasivas y ulceradas (fig. 15-9).

Los cánceres papilares se clasifican como neoplasias papilares uroteliales de potencial maligno bajo y carcinomas papilares uroteliales de bajo y alto grado. Estos carcinomas papilares uroteliales pueden ser invasivos.

- **Neoplasias papilares uroteliales de potencial maligno bajo:** son tumores papilares que se parecen a los papilomas uroteliales, pero presentan mayor celularidad. Se consideran intermedios entre el papiloma benigno y el carcinoma papilar urotelial de grado bajo. Estas lesiones suelen ser de mayor tamaño que los papilomas, pero no muestran la atipia arquitectónica y citológica característica de los carcinomas de grado bajo. En ocasiones, las neoplasias papilares uroteliales de potencial maligno bajo pueden reaparecer después de la extirpación o progresar hasta tumores de grado más elevado.
- **Carcinoma papilar urotelial de grado bajo:** los tumores de grado bajo tienen forma de hojas de helecho recubiertas de epitelio urotelial neoplásico con atipia arquitectónica y citológica mínimas (fig. 15-10 A y B). Las células son moderadamente hipercromáticas, con poco pleomorfismo nuclear y actividad mitótica baja. Las papilas son largas y delicadas. En un 10 % de los casos hay invasión de la lámina propia o del músculo profundo de la vejiga.
- **Carcinoma papilar urotelial de grado alto:** estos tumores presentan hipercromasia nuclear significativa y pleomorfismo. El epitelio está desorganizado (fig. 15-10 C y D) y hay mitosis en todas las capas. Cerca del 80 % de todos los tumores de grado alto presentan invasión de la lámina propia y, con menor frecuencia, de la muscularis propia o a través de todo el espesor de la pared de la vejiga. Los nódulos linfáticos regionales contienen tumor metastásico en casi la mitad de todos los pacientes con estos tumores invasivos.

Carcinoma urotelial invasivo: estos tumores de alta malignidad pueden evolucionar a partir de lesiones papilares preexistentes o de un carcinoma plano *in situ*. En muchos casos, la naturaleza del tumor inicial es desconocida. La mayoría, si no todos los carcinomas invasivos, corresponde a tumores de grado alto desde el punto de vista histológico. La profundidad de la invasión hacia la pared de la vejiga o más allá de sus confines determina el pronóstico.

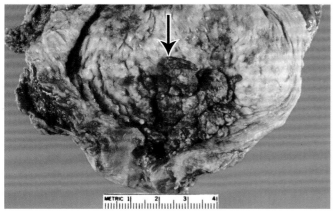

FIGURA 15-9. Carcinoma urotelial de vejiga urinaria. Hay un tumor exofítico de gran tamaño ubicado por encima del cuello de la vejiga (*flecha*).

El estadio de los cánceres de vejiga se determina de acuerdo con el sistema de clasificación de tumor-nódulos-metástasis (TNM) de la Organización Mundial de la Salud (OMS) (tabla 15-2). Por orden de frecuencia descendente, las metástasis del cáncer de vejiga se verifican en los nódulos linfáticos regionales y periaórticos, el hígado, el pulmón y el hueso.

 CARACTERÍSTICAS CLÍNICAS: El carcinoma urotelial de vejiga se manifiesta por **hematuria** repentina y, con menor frecuencia, por **disuria**. La cistoscopia revela tumores únicos o múltiples. En el momento de la presentación inicial, el 85 % de los tumores se encuentra confinado a la vejiga urinaria, y sólo el 15 % tiene metástasis regional o distante. Las lesiones papilares limitadas a la mucosa o la lámina propia (estadio T1) se tratan de manera común de forma conservadora por resección transuretral. Se realiza una cistectomía radical en pacientes cuyos tumores presentan la invasión del músculo y, en ocasiones, en tumores de estadio avanzado. En pacientes con cáncer de vejiga, las causas más comunes de muerte son la uremia (por obstrucción del flujo urinario de salida), la extensión hacia órganos adyacentes y los efectos de las metástasis distantes.

La probabilidad de extensión tumoral y recaídas subsecuentes se correlaciona con diversos factores:

- Aumento del tamaño tumoral.
- Estadio elevado.
- Grado elevado.
- Presencia de tumores múltiples.
- Invasión vascular o linfática.
- Displasia urotelial (incluido el carcinoma *in situ*) en otros sitios de la vejiga.

El índice total de supervivencia a 10 años con tumores uroteliales de grado bajo no invasivos o sólo invasivos de modo superficial es superior al 95 %, sin importar el número de recaídas. Sólo el 10 % de los tumores de grado bajo progresa hasta tumores de grado alto y, en consecuencia, encierra un peor pronóstico. El tratamiento conservador incluye la fulguración del tumor, la inmunoterapia intravesical con bacilo de Calmette-Guérin o la instilación de agentes quimioterápicos convencionales.

Los tumores invasores o los tumores resistentes al tratamiento conservador se tratan por cistectomía, y puede ofrecerse al paciente la quimioterapia sistémica adyuvante. Los tumores que invaden la capa muscular de la vejiga tienen una mortalidad total del 25-30 %.

La recaída de la enfermedad o su progresión pueden detectarse por diversos métodos, entre los que se incluyen la repetición de la cistoscopia y la biopsia. Técnicas menos invasivas incluyen un análisis de orina para marcadores tumorales, la citología urinaria y el análisis citogenético de células descamadas. Actualmente pueden detectarse aneuploidías para los cromosomas 3, 7 y 17 y pérdida del locus 9p21.

Cánceres no uroteliales de la vejiga

El **carcinoma de células escamosas** de la vejiga se desarrolla en focos de metaplasia escamosa que en general se deben a la esquistosomiasis. La invasión de la pared de la vejiga en el momento de la presentación inicial es habitual y, por tanto, el pronóstico es malo.

El **adenocarcinoma** constituye sólo el 1 % de todos los tumores malignos de vejiga. Deriva de vestigios de epitelio uracal, focos de cistitis glandular o metaplasia intestinal. Casi todos los adenocarcinomas de vejiga son muy invasivos en el momento de la presentación inicial y no son curables.

El **carcinoma neuroendocrino**, similar al carcinoma microcítico de pulmón, aparece en ocasiones en la vejiga urinaria. El tumor es de gran malignidad y tiene mal pronóstico.

Los **sarcomas vesicales** son raros. Estos tumores son altamente malignos, y forman masas voluminosas y a menudo son

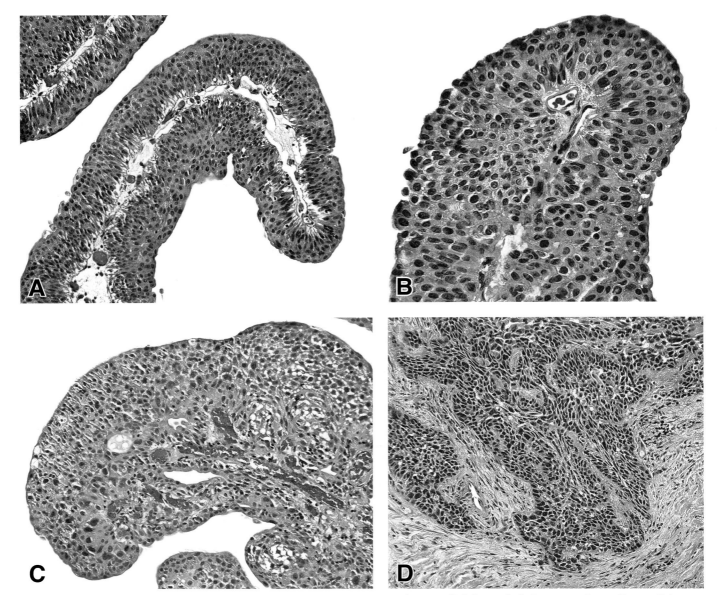

FIGURA 15-10. Tumores uroteliales de la vejiga urinaria. A. Un carcinoma papilar urotelial de grado bajo consta de papilas exofíticas que presentan un núcleo de tejido conjuntivo central y están recubiertas por epitelio de transición levemente desorganizado. **B.** El carcinoma papilar urotelial de grado bajo a gran aumento presenta leve atipia arquitectónica y citológica. **C.** El carcinoma papilar urotelial de grado alto presenta desorganización acentuada de la arquitectura del epitelio, que contiene células con núcleos hipercromáticos y pleomórficos. **D.** El carcinoma papilar urotelial invasivo de grado alto consta de nidos irregulares de células hipercromáticas que invaden la muscular.

inoperables. El **leiomiosarcoma** es la forma histológica más habitual en adultos.

El **rabdomiosarcoma**, que típicamente es de tipo embrionario, se manifiesta más frecuentemente en niños como **sarcomas botrioides** (es decir, masas polipoides, mucosas, edematosas, que se parecen a un racimo de uvas). El tratamiento combinado con radioterapia y quimioterapia ha mejorado en gran medida los índices de supervivencia.

PENE, URETRA Y ESCROTO

Trastornos congénitos del pene

Las anomalías de desarrollo del pene incluyen anomalías que afectan la uretra peneana y el prepucio.

HIPOSPADIAS: Esta anomalía congénita se caracteriza por una uretra que se abre por el lado inferior (ventral) del pene, de modo que el meato es proximal a su ubicación glandular normal en la punta del pene. Se debe al cierre incompleto de los pliegues uretrales del seno urogenital.

La hipospadia se produce en uno de 350 neonatos de sexo masculino. La mayoría de los casos son esporádicos, pero también se informa de concurrencia familiar. Asimismo, puede asociarse con otras anomalías urogenitales y síndromes complejos, multisistémicos, del desarrollo.

En el 90 % de los casos, el meato está ubicado en el lado inferior del glande o la corona. Con menor frecuencia se encuentra a lo largo del eje medio del pene, en el escroto, e incluso en el perineo. La reparación quirúrgica no suele presentar complicaciones.

Tabla 15-2

Estadificación TNM del carcinoma urotelial de vejiga urinaria

T—Tumor primario
T0 No hay tumor visible a simple vista
Ta Carcinoma papilar no invasivo
Tis Carcinoma *in situ*
T1 Invasión de la lámina propia
T2 Invasión de la muscular propia
T2a Invasión superficial de la muscular (mitad interna)
T2b Invasión profunda del músculo (mitad externa)
T3 Invasión del tejido perivesical
T4 Diseminación extravesical hacia órganos adyacentes o metástasis distantes
N— Nódulos linfáticos regionales
N0 No hay afectación de nódulo linfático
N1 Metástasis a sólo un nódulo linfático
N2, N3 Hay más nódulos linfáticos invadidos
M— Metástasis distante
M0 Sin metástasis
M1 Metástasis distante

EPISPADIAS: En esta anomalía congénita rara, la uretra se abre en el lado superior (dorsal) del pene. En la forma más común de epispadias, la uretra peniana completa se encuentra abierta a lo largo de todo el eje. Una epispadia grave puede acompañar a la extrofia de la vejiga (fig. 15-11). En su forma más leve, el defecto se limita a la uretra glandular. El tratamiento quirúrgico de una epispadia es más complicado que el de una hipospadia.

FIMOSIS: El orificio del prepucio puede ser demasiado estrecho como para permitir su retracción sobre el glande del pene. La fimosis es congénita o adquirida. Esta última generalmente es una consecuencia de infecciones recurrentes o traumatismo en el prepucio en hombres no circuncidados. La circuncisión es curativa.

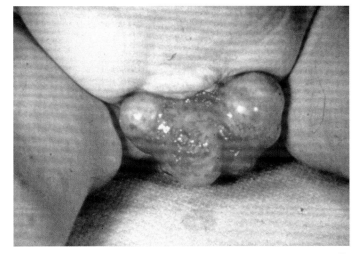

FIGURA 15-11. Extrofia de la vejiga urinaria. De Weiss MA, Mills SE. Atlas of Genitourinary Tract Diseases. New York, NY: Gower Medical Publishers, 1988.

Masas escrotales

Las masas escrotales no neoplásicas son afecciones que conducen a la inflamación del escroto o su aumento de tamaño, y a menudo reflejan anomalías del desarrollo testicular, del epidídimo y del escroto. Los problemas clínicos relacionados con estas afecciones se encuentran con mayor frecuencia en niños, pero pueden encontrarse en adultos (fig. 15-12 A-D).

HIDROCELE: Este término se refiere a una acumulación de líquido seroso en el saco escrotal entre las dos capas de la túnica vaginal. El hidrocele puede ser congénito o adquirido.

El **hidrocele congénito** es la causa más común de inflamación escrotal en lactantes, y a menudo se asocia con una hernia inguinal.

El **hidrocele adquirido** en adultos es secundario a alguna otra enfermedad que afecta al escroto, como una infección, un tumor o un traumatismo. El diagnóstico se realiza por ultrasonido o por transiluminación del líquido en la cavidad.

El hidrocele es una afección benigna que desaparece una vez que se elimina la enfermedad causal. Sin embargo, el hidrocele de larga duración puede provocar atrofia testicular o compresión del epidídimo, o el líquido puede infectarse y conducir a una **periorquitis**.

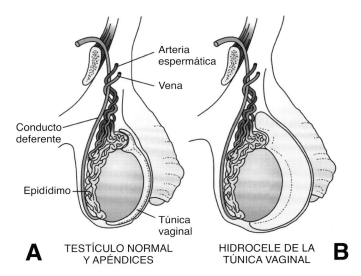

A **TESTÍCULO NORMAL Y APÉNDICES**   **HIDROCELE DE LA TÚNICA VAGINAL** B

Arteria espermática
Vena
Conducto deferente
Epidídimo
Túnica vaginal

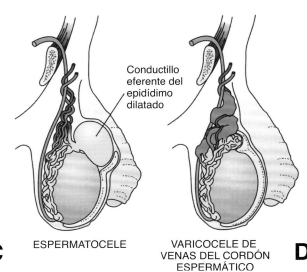

C **ESPERMATOCELE**   **VARICOCELE DE VENAS DEL CORDÓN ESPERMÁTICO** D

Conductillo eferente del epidídimo dilatado

FIGURA 15-12. Masas escrotales. A. Testículo normal. **B.** Hidrocele. **C.** Espermatocele. **D.** Varicocele.

HEMATOCELE: La sangre puede acumularse entre las capas de la túnica vaginal tras un traumatismo o una hemorragia para formar un hidrocele. Los tumores e infecciones testiculares también pueden conducir a un hematocele.

ESPERMATOCELE: Esta masa es un quiste formado por protrusiones de conductos eferentes ensanchados de la red testicular (rete testis) o el epidídimo. Se manifiesta como un nódulo paratesticular hiliar o una masa fluctuante rellena de un líquido lechoso. El quiste está revestido por epitelio cúbico y contiene espermatozoides en diversas etapas de degeneración.

VARICOCELE: Esta dilatación de las venas testiculares muestra un aspecto nodular en el lado externo del escroto. La mayor parte de los pacientes son asintomáticos, y la afección se considera una causa común de esterilidad y oligospermia. Rara vez se observa atrofia testicular, y únicamente en la enfermedad de larga duración. La ligadura quirúrgica de la vena espermática interna a menudo mejora el funcionamiento reproductivo.

HERNIA INGUINAL ESCROTAL: Protrusión de los intestinos hacia el escroto a través del canal inguinal. Las asas intestinales pueden ser reposicionadas, pero si la afección no se trata, la hernia puede originar adherencias y atrofia testicular. La hernia sólo puede repararse mediante cirugía.

Perturbaciones circulatorias

EDEMA ESCROTAL: Puede acumularse líquido linfático o seroso en el escroto debido a la obstrucción del drenaje linfático o venoso. El linfedema por obstrucción linfática puede ser provocado por tumores pélvicos o abdominales, cicatrices quirúrgicas o infecciones como la filariosis. La **trasudación** plasmática es común en pacientes que tienen deficiencia cardiaca, anasarca secundaria a cirrosis o síndrome nefrótico.

DISFUNCIÓN ERÉCTIL: También conocida como impotencia, esta afección se define como *la incapacidad para lograr mantener una erección suficiente para un comportamiento sexual satisfactorio.* Su prevalencia aumenta con la edad, desde el 20 % a los 40 años hasta el 50 % a la edad de 70 años.

La erección requiere que el cuerpo cavernoso y cuerpo esponjoso del pene se llenen con el volumen de sangre adecuado. La tumescencia del pene es el resultado final de una interacción compleja de factores mentales, neurales, hormonales y vasculares. El llenado de estos espacios vasculares depende de la relajación mediada por el óxido nítrico (NO•) en las células de músculo liso vascular de los cilindros eréctiles.

Dado que la liberación de NO• se relaciona con monofosfato de guanosina cíclico (GMPc), los fármacos que inhiben la fosfodiesterasa que degrada al GMPc (p. ej., sildenafilo, clorhidrato de vardenafilo, tadalafilo) se usan para tratar la disfunción eréctil. Los trastornos asociados con la disfunción eréctil se enumeran en la tabla 15-3.

PRIAPISMO: Este término se usa para describir una *erección peneana continua sin relación con la excitación sexual.* Puede ser primario o secundario. El tratamiento de esta erección dolorosa suele ser ineficaz.

El priapismo secundario puede ocurrir en: (1) enfermedades pélvicas que impiden el flujo de salida de la sangre que se encuentra en el pene (p. ej., tumores pélvicos o hematomas, trombosis de venas pélvicas e infecciones); (2) trastornos hematológicos (p. ej., anemia de células falciformes, policitemia verdadera y leucemia), y (3) afecciones cerebrales y de la médula espinal (p. ej., tumores y neurosífilis).

Trastornos inflamatorios

Las afecciones inflamatorias más importantes que afectan al pene son: (1) enfermedades de transmisión sexual; (2) infecciones inespecíficas; (3) enfermedades de etiología desconocida, como balanitis xerótica obliterante; (4) dermatosis, y (5) dermatitis que afectan al cuerpo del pene y el escroto (tabla 15-4).

Tabla 15-3

Disfunciones eréctiles

Neuropsiquiátricas
Trastornos psiquiátricos (p. ej., depresión)
Lesión de la médula espinal
Lesión nerviosa durante una intervención quirúrgica (p. ej., cirugía pélvica o perineal)
Endocrinas
Hipogonadismo
Afecciones hipofisarias (p. ej., hiperprolactinemia)
Hipotiroidismo, síndrome de Cushing, enfermedad de Addison
Vasculares
Microangiopatía diabética
Hipertensión
Ateroesclerosis
Fármacos
Antihipertensivos
Psicotrópicos
Estrógenos, anticancerígenos, etc.
Idiopáticas
«Ansiedad de desempeño»
«Impotencia» relacionada con la edad

Tabla 15-4

Lesiones inflamatorias del pene

Enfermedades de transmisión sexual
Herpes genital
Sífilis
Chancroide
Granuloma inguinal
Linfogranuloma venéreo
Infecciones por virus del papiloma humano
Balanitis infecciosa inespecífica
Bacteriana, micótica, viral
Enfermedades de etiología desconocida
Balanitis xerótica obliterante
Balanitis circinada
Balanitis de células plasmáticas (balanitis de Zoon)
Enfermedad de Peyronie
Dermatitis que afecta al cuerpo del pene y al escroto
Infecciosa (bacteriana, viral, micótica)
No infecciosa (p. ej., liquen plano, enfermedades cutáneas ampollosas)

Enfermedades de transmisión sexual

A continuación, se revisan las enfermedades de transmisión sexual (*v.* caps. 6 y 16) en el contexto de infecciones de las vías urinarias inferiores (fig. 15-13):

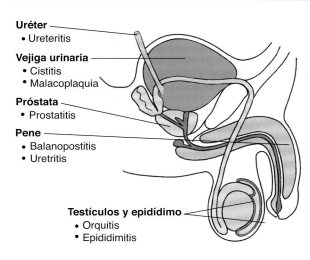

Uréter
- Ureteritis

Vejiga urinaria
- Cistitis
- Malacoplaquia

Próstata
- Prostatitis

Pene
- Balanopostitis
- Uretritis

Testículos y epidídimo
- Orquitis
- Epididimitis

Infecciones de transmisión sexual
- Virus de herpes simple
- *Chlamydia*
- *Mycoplasma*
- *Treponema pallidum*
- *Neisseria gonorrhoeae*
- VIH

Infecciones de las vías urinarias ascendentes
- *Escherichia coli*
- *Klebsiella*
- *Proteus*

Infecciones de transmisión sanguínea
- Virus de las paperas
- *Streptococcus*
- *Staphylococcus*

FIGURA 15-13. Infecciones de las vías urinarias inferiores y el sistema reproductor masculino.

- El **herpes genital** está provocado con mayor frecuencia por el virus de herpes simple tipo 2 (VHS-2), pero también lo puede originar el VHS-1, pero es menos habitual. El VHS es la enfermedad de transmisión sexual más común de las que afectan el glande y su manifestación característica la constituye un grupo de vesículas que se ulceran y transforman en costras.

- La **sífilis primaria**, causada por la espiroqueta *Treponema pallidum*, se manifiesta como una úlcera solitaria de tipo blando **(chancro)**, acompañada por una linfoadenopatía inguinal palpable.

- El **chancroide** está provocado por *Haemophilus ducreyi*, y se manifiesta como una pápula que se transforma en una pústula y acaba por ulcerarse. Las úlceras poco profundas del glande o la piel del cuerpo del pene a menudo se asocian con linfoadenitis inguinal supurativa dolorosa.

- El **granuloma inguinal** es una enfermedad tropical provocada por *Calymmatobacterium granulomatis,* y aparece como úlcera elevada con exudado inflamatorio crónico copioso y tejido de granulación. Este tipo de úlceras tiende a aumentar de tamaño y a cicatrizar muy lentamente.

- El **linfogranuloma venéreo** está provocado por *Chlamydia trachomatis* y se presenta como una vesícula pequeña a menudo inocua que se ulcera. Típicamente, va acompañado de un aumento de tamaño doloroso de los nódulos linfáticos inguinales, que se adhieren a la piel y forman senos que drenan pus y líquido seroso sanguinolento.

- El **condiloma acuminado** está provocado por el virus del papiloma humano tipo 6 y, con menor frecuencia, el tipo 11. Aparece en forma de verrugas de la parte superior aplanada sobre el cuerpo del pene (fig. 15-14), pequeños pólipos del glande y el meato uretral o tumores más grandes similares a coliflores que pueden confundirse con un carcinoma verrugoso.

Balanitis

En hombres no circuncidados, la balanitis suele extenderse desde el glande hasta el prepucio y se denomina **balanopostitis**. Con mayor frecuencia, es provocada por bacterias, pero en personas con inmunodepresión y diabéticas también puede ser provocada por un hongo. De manera habitual, la balanitis es resultado de la mala higiene. Complicaciones significativas de la balanopostitis crónica son la constricción del meato, la fimosis y la parafimosis.

BALANITIS XERÓTICA OBLITERANTE: Este trastorno de inflamación crónica idiopática es equivalente al liquen escleroso de la vulva (*v.* cap. 16) y se caracteriza por fibrosis y esclerosis del tejido conjuntivo epitelial. La porción afectada del glande es de color blanco e indurada. La fibrosis puede provocar la constricción del meato de la uretra o causar fimosis.

Enfermedad de Peyronie

Esta enfermedad se caracteriza por una fibrosis focal y asimétrica del cuerpo del pene. La curvatura del pene suele acompañarse de dolor durante la erección. Típicamente, presenta una induración

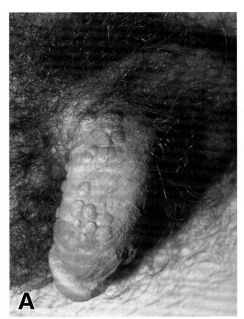

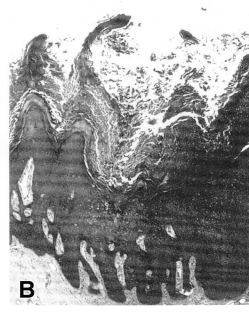

FIGURA 15-14. Condiloma acuminado del pene. A. Se observan lesiones elevadas y circunscritas sobre el cuerpo del pene. **B.** Corte de una lesión que muestra hiperqueratosis epidérmica, paraqueratosis, acantosis y papilomatosis.

imprecisa del cuerpo del pene en un hombre joven o adulto, sin cambio en la piel suprayacente. En el examen microscópico, la fibrosis densa se asocia con una infiltración inflamatoria crónica, inespecífica y escasa. El colágeno reemplaza en focos al músculo en el tabique del cuerpo cavernoso.

La enfermedad de Peyronie afecta al 1 % de hombres mayores de 40 años. En la mayoría de los casos es leve y no interfiere con la función sexual. La curvatura acentuada del pene puede ser tan incapacitante como para requerir cirugía, aunque el resultado no siempre es satisfactorio.

Uretritis

La uretritis es una inflamación de la uretra. Puede ser aguda o crónica.

URETRITIS DE TRANSMISIÓN SEXUAL: La uretritis es la manifestación más común de las enfermedades de transmisión sexual en hombres. Las mujeres rara vez notan una secreción uretral diferenciada y suelen quejarse de secreción vaginal.

Las uretritis **gonocócica** y **no gonocócica** tienen un inicio agudo y se relacionan con alguna relación sexual reciente. La infección se manifiesta por un exudado uretral que suele ser purulento y amarillo verdoso. Los síntomas incluyen dolor u hormigueo en el meato uretral y dolor durante la micción **(disuria)** (*v.* caps. 6 y 16).

URETRITIS INFECCIOSA INESPECÍFICA: Los uropatógenos como E. coli *y* Pseudomonas *pueden provocar uretritis.* Típicamente, la infección se asocia con una cistitis, pero puede estar relacionada con otras enfermedades (p. ej., hiperplasia prostática o cálculos urinarios).

La uretritis infecciosa inespecífica se manifiesta por una sensación de micción urgente que al efectuarla produce quemazón. En general no se observa ningún exudado, aunque en el hombre se expulsa cierto líquido lechoso al «ordeñar» la uretra.

CARÚNCULAS URETRALES: Lesiones inflamatorias polipoides cercanas al meato uretral femenino que producen dolor y hemorragia. Son idiopáticas y exclusivas de la mujer, en particular tras la menopausia. El prolapso de la mucosa uretral y la inflamación crónica asociada se han sugerido como causas.

La carúncula uretral se presenta como una masa polipoide exofítica, a menudo ulcerada, de 1-2 cm de diámetro, en el meato de la uretra o cerca de él. Presenta tejido granular inflamado de manera crónica y aguda, así como ulceración e hiperplasia de células de transición o de epitelio escamoso.

ARTRITIS REACTIVA (ANTES CONOCIDA COMO SÍNDROME DE REITER): Esta afección es una tríada de uretritis, conjuntivitis y artritis en articulaciones que soportan peso (p. ej., rodilla y articulaciones sacroilíacas y vertebrales). Otras características clínicas pueden incluir balanitis circinada, cervicitis y erupciones cutáneas. Tiende a afectar a adultos jóvenes con el haplotipo del antígeno leucocitario humano (HLA)-B-27. Los síntomas suelen aparecer pocas semanas después de una uretritis por clamidias o una infección entérica por agentes patógenos como *Shigella, Salmonella* o *Campylobacter*. Por tanto, se cree que representa una reacción inmunitaria inadecuada ante uno o varios antígenos microbianos desconocidos. Los síntomas suelen desaparecer de manera espontánea en un lapso de 3-6 meses, pero la artritis es recurrente en la mitad de los pacientes (*v.* cap. 22).

Tumores

Cáncer de pene

El cáncer de pene se origina en la mucosa escamosa del glande y el meato uretral contiguo o en el prepucio y la piel que cubre el cuerpo peneano. Es un tumor poco común en Estados Unidos, pero más común en países no desarrollados. El tumor es prácticamente desconocido entre los hombres circuncidados al nacer. Los tipos 16 y 18 de virus del papiloma humano (VPH) tienen un papel en algunos tipos de cáncer de pene. La fimosis y el tabaquismo son factores de riesgo.

 PATOLOGÍA: Existe una forma preinvasiva (carcinoma *in situ*) y una variedad invasiva de carcinoma peneano.

CARCINOMA DE CÉLULAS ESCAMOSAS **IN SITU**: El carcinoma *in situ* del pene es similar al de otros sitios (*v.* cap. 28). En general, se puede presentar como enfermedad de Bowen y eritroplasia de Queyrat. La **enfermedad de Bowen** aparece como una placa blanca o grisácea con una demarcación clara y eritematosa sobre el cuerpo del pene. La **eritroplasia de Queyrat** se manifiesta como placas eritematosas solitarias o múltiples, brillante y blandas, en el glande y el prepucio. La mayoría de estas afecciones tiene apariencia de **carcinoma de células escamosas** *in situ* similar al de otros sitios. La evolución a carcinoma invasivo de células escamosas aún no se ha determinado, pero se estima que es inferior al 10 % de los casos.

La **papulosis bowenoide** del pene está causada por el VPH y afecta a hombres jóvenes y sexualmente activos. En contraste con la lesión solitaria de la enfermedad de Bowen, la papulosis bowenoide tiene aspecto de pápulas múltiples de color marrón o violáceo. Las lesiones muestran un claro límite con respecto a epidermis sana y, por tanto, se asemeja a las verrugas inducidas por el VPH. La epidermis alterada presenta alguna estratificación superficial y maduración que pueden contener queratinocitos gigantes con núcleos atípicos multinucleados. El VPH tipo 16 se demuestra en el 80 % de los pacientes. Casi todas las lesiones de papulosis bowenoide experimentan reducción espontánea y no progresan hasta carcinoma invasivo.

CARCINOMA INVASIVO DE CÉLULAS ESCAMOSAS: El tumor se presenta como (1) una úlcera; (2) una úlcera indurada; (3) una masa hemorrágica friable, o (4) un tumor papilar exofítico tipo micótico. El carcinoma de células escamosas suele afectar al glande o al prepucio y, de manera menos común, al cuerpo peneano. Se observa la destrucción extensa de tejido peneano, que incluye el meato uretral en los casos en que el tumor no se trata. Microscópicamente, es un carcinoma de células escamosas con focos de queratinización y bien diferenciado. Los tumores invasores suelen tener un infiltrado de células inflamatorias crónico y denso en la dermis. El tumor puede invadir capas profundas a lo largo del cuerpo peneano y diseminarse a nódulos linfáticos inguinales, después a nódulos ilíacos y, en último término, a órganos distantes.

CARCINOMA VERRUGOSO: Aunque es un tumor citológicamente benigno, desde el punto de vista clínico es un carcinoma maligno exofítico de células escamosas y carcinoma verrugoso. Macroscópicamente y en términos citológicos, es similar al **condiloma acuminado**, pero, a diferencia de este último, muestra invasión local (*v.* cap. 16). Raramente experimenta metástasis. La cirugía es curativa.

 CARACTERÍSTICAS CLÍNICAS: La mayoría de los cánceres de células escamosas se encuentran confinados en el pene en la presentación inicial, pero con frecuencia hay metástasis oculta en nódulos linfáticos inguinales. Por otra parte, la mitad de los pacientes con aumento de tamaño de nódulos linfáticos regionales no presenta metástasis nodulares, sino sólo cambios reactivos debido a la inflamación asociada con el tumor. La supervivencia de pacientes con cáncer de pene se relaciona con el estadio clínico y, en menor grado, el grado histológico del tumor. Suele ser necesaria la amputación del pene. Se observa infección por VPH al menos en la mitad de los casos.

Cáncer de escroto

El carcinoma de células escamosas del escroto afecta a hombres en sus quinta y sexta décadas. En su presentación inicial, muchos pacientes ya muestran invasión del contenido del escroto y metástasis a nódulos regionales. El tratamiento es la extirpación quirúrgica. Al igual que en el cáncer del pene, a menudo se ha implicado al VPH.

TÉSTICULOS, EPIDÍDIMO Y CONDUCTO DEFERENTE

Criptorquidia

La criptorquidia, conocida clínicamente como testículos sin descender, es una anomalía congénita en la cual uno o ambos testículos no se encuentran en su posición normal en el escroto. Es la afección urológica más común que requiere tratamiento quirúrgico en lactantes. En el 5% de los lactantes de sexo masculino nacidos a término y en el 30% de los nacidos de forma prematura los testículos no se encuentran en el escroto, o se retraen con facilidad hacia el abdomen. En la gran mayoría de estos lactantes, los testículos descienden hacia el escroto durante el primer año de vida. En consecuencia, la prevalencia de criptorquidia desde finales del primer año de vida hasta la etapa adulta es de alrededor del 1%. Es bilateral en el 30% de los hombres afectados.

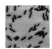 **FACTORES ETIOLÓGICOS:** El descenso anómalo de los testículos suele ser un trastorno idiopático aislado del desarrollo. Rara vez puede asociarse con otras anomalías congénitas.

 PATOLOGÍA: El descenso testicular puede detenerse en cualquier punto desde la cavidad abdominal hasta la parte superior del escroto (fig. 15-15). Los testículos de la criptorquidia se clasifican por su ubicación como **abdominales**, **inguinales** o **escrotales superiores**. Rara vez los testículos están ubicados en sitios inusuales, como el periné o la pantorrilla.

Los testículos de la criptorquidia son más pequeños de lo normal, incluso en una etapa temprana, y la diferencia entre el testículo afectado y el normal se hace más pronunciada con la edad. Los testículos tienen apariencia firme y muestran fibrosis.

La histología de los testículos criptorquídicos varía con la edad. En la lactancia y la niñez temprana, los túbulos seminíferos de los testículos afectados son más pequeños y tienen menos células germinales de lo normal. Los testículos pospuberales también contienen menos células germinales de lo normal y la espermatogenia está limitada a una minoría de túbulos. Se observa un engrosamiento hialino de las membranas basales tubulares y fibrosis estrómica marcada (fig. 15-16). Tarde o temprano, los túbulos se vacían de células espermatógenas y quedan totalmente hialinizados. La **orquiopexia** (colocación quirúrgica de un testículo en el escroto) realizada en la niñez o tras la pubertad no impide la pérdida de epitelio y túbulos seminíferos; tanto los testículos sin tratamiento como los recolocados no muestran signos de espermatogenia en la mitad de los casos.

Algunos testículos criptorquídicos adultos (2%) contienen células germinales atípicas que corresponden a un carcinoma *in situ*.

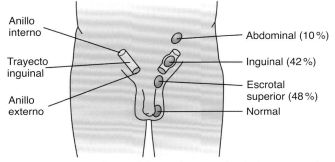

FIGURA 15-15. Criptorquidia. En la mayoría de los casos, el testículo tiene una ubicación escrotal superior. Puede quedar retenido también en el trayecto inguinal y, rara vez, en la cavidad abdominal.

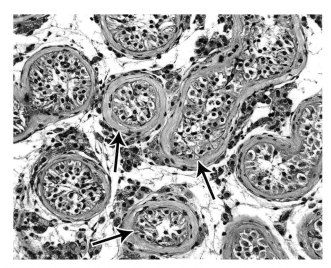

FIGURA 15-16. Criptorquidia. Este testículo retirado de un hombre pospuberal muestra una membrana basal hialinizada y muy engrosada de túbulos seminíferos, que no presentan señales de espermatogenia.

 CARACTERÍSTICAS CLÍNICAS: El significado clínico de los testículos no descendidos se relaciona con un aumento de la incidencia de **esterilidad** y **neoplasia de células germinales**. Todos los hombres con testículos criptorquídicos bilaterales presentan **azoospermia** y son estériles. La criptorquidia unilateral se relaciona con la **oligospermia**, que se define como un recuento espermático inferior a 20 millones/mL en el 40% de los casos. Aunque la oligospermia es causa de reducción de la fertilidad, la mayoría de los hombres con un testículo normal tiene probabilidades razonables de ser padre. La **orquiopexia** (colocación quirúrgica de un testículo en el escroto), a menos que se realice antes de 1 año de edad, no evita una reducción de la espermatogenia en la edad adulta. Por ello, la mayoría de los urólogos recomienda la orquiopexia entre las edades de 6 meses y 1 año. *La criptorquidia se asocia con un riesgo de 20 a 40 veces mayor de lo normal de cáncer testicular.* Por otra parte, el 10% de los pacientes con neoplasia de células germinales tiene testículos criptorquídicos. Los testículos intraabdominales se encuentran en mayor riesgo que los retenidos en el canal inguinal; a su vez, los testículos inguinales corren mayor riesgo que los que ocupan una posición elevada en el escroto. El testículo contralateral, que de manera habitual está descendido, también corre riesgo, de cuatro veces la de hombres normales. Por desgracia, la orquiopexia no reduce el riesgo de cáncer. Sin embargo, si se realiza antes de la pubertad, el riesgo se reduce sustancialmente.

Anomalías de la diferenciación sexual

Los trastornos de gonadogenia y la formación de órganos genitales externos, y también el desarrollo de características sexuales secundarias, pueden relacionarse con:

- Sexo genético (presencia o ausencia de los cromosomas X y Y).
- Sexo gonadal (presencia o ausencia de testículos u ovarios).
- Sexo genital (apariencia de órganos genitales externos).
- Orientación sexual psicosocial.

Varias afecciones se enumeran en la tabla 15-5. Algunas de ellas, como los síndromes de Klinefelter y Turner, se analizan en el capítulo 5.

HERMAFRODITISMO: Este raro trastorno del desarrollo se caracteriza por genitales ambiguos en una persona que tiene gónadas tanto masculinas como femeninas. Las gónadas pueden

Tabla 15-5
Trastornos de diferenciación sexual
Anomalías de los cromosomas sexuales
Síndrome de Klinefelter y sus variantes
Síndrome de Turner, varones 46,XX
Defectos de gen único
Síndromes suprarrenogenitales
Síndromes de insensibilidad a los andrógenos
Deficiencia de sustancia inhibidora mülleriana
Efectos hormonales prenatales
Hormonas exógenas durante el embarazo
Tumores maternos no productores de hormona
Afecciones idiopáticas
Hermafroditismo
Disgenesia gonadal

Tabla 15-6
Causas de esterilidad masculina
Causas supratesticulares
Trastornos del eje hipotalámico-hipófiso-gonadal
Enfermedad endocrina de la suprarrenal, la tiroides; diabetes
Trastornos metabólicos
Enfermedades de órgano mayor (p. ej., enfermedades renales, hepáticas y cardiopulmonares)
Infecciones crónicas y enfermedades debilitantes (p. ej., tuberculosis, síndrome de inmunodeficiencia adquirida)
Abuso de drogas y sustancias
Causas testiculares
Idiopáticas: hipoespermatogenia o azoospermia
Del desarrollo (criptorquidia, disgenesia gonadal)
Afecciones genéticas (p. ej., síndrome de Klinefelter)
Orquitis (inmunitaria e infecciosa)
Lesión testicular yatrógena (radiaciones, fármacos citotóxicos)
Traumatismo de los testículos y lesión quirúrgica
Ambientales (¿fitoestrógenos?)
Causas postesticulares
Anomalías congénitas de conductos excretores
Inflamación y tejido cicatricial en conductos excretores
Lesiones yatrógenas o postraumáticas de conductos excretores

transformarse en ovotestículos (combinación de ovarios y testículos) o una gónada puede ser un testículo y la otra un ovario. La mitad de estos pacientes tiene un cariotipo femenino (46,XX). Los otros son hombres genéticos (46,XY) o mosaicos, o les falta un cromosoma sexual (45,X).

SEUDOHERMAFRODITISMO FEMENINO: Puede producirse la virilización de genitales externos en hembras genéticas (46,XX) que tienen ovarios normales y órganos genitales femeninos internos. La vulva puede presentar fusión en forma de pliegues escrotales. Suele acompañarse de clitoromegalia. Este fenotipo se observa con mayor frecuencia en el síndrome suprarrenogenital (*v.* cap. 19).

SEUDOHERMAFRODITISMO MASCULINO: Un espectro de trastornos congénitos afecta a personas genéticamente masculinas que presentan el cariotipo normal 46,XY. Las gónadas son testículos criptorquídicos, pero los genitales externos tienen apariencia femenina o femenina ambigua con signos de virilización. Se produce seudohermafroditismo masculino con mayor frecuencia en **síndromes de insensibilidad a los andrógenos** debido a una deficiencia congénita del receptor de andrógenos, que también se conoce como **síndrome de feminización testicular**.

Esterilidad masculina

De manera empírica, la esterilidad se define como la incapacidad para concebir tras 1 año de actividad coital con el mismo compañero sexual sin anticonceptivos. Alrededor del 15 % de las parejas en Estados Unidos no tiene hijos, pero es difícil evaluar la verdadera prevalencia de la esterilidad porque impera la confusión debido a diversos aspectos culturales y sociales. Las causas de esterilidad pueden encontrarse en el hombre en el 20 % de los casos, en la mujer en el 40 % y en ambos en el 20 %. En el otro 20 % restante de parejas estériles resulta imposible identificar la causa. Las causas de esterilidad masculina se enumeran en la tabla 15-6 y se ilustran en la figura 15-17.

PATOLOGÍA: La biopsia testicular permite identificar la causa de la esterilidad:

- **Inmadurez de los túbulos seminíferos**, que se observa de manera típica en el hipogonadismo hipogonadotrópico provocado por enfermedades de la hipófisis o el hipotálamo. Los túbulos seminíferos no muestran signos de diferenciación espermatógena y se parecen a los de los testículos prepuberales.
- **Reducción de espermatogenia (hipoespermatogenia)**, que se produce en diversas enfermedades sistémicas y endo-

crinas, como la desnutrición y el síndrome de inmunodeficiencia adquirida (sida). La hipoespermatogenia también se observa en testículos criptorquídicos y tras una vasectomía.

- La **detención de la maduración de las células germinales** suele ser idiopática. Puede producirse a nivel de espermatogonia, espermatocitos o espermátidas.
- La **aplasia de células germinales** (síndrome de «células de Sertoli exclusivas») es sobre todo idiopática (fig. 15-18).
- La **orquitis** es provocada por virus (p. ej., paperas) o enfermedades autoinmunitarias.
- La **fibrosis peritubular** y **tubular** puede relacionarse con afecciones congénitas como la criptorquidia o con infecciones, con isquemia o radiación previas.

Epididimitis

- *La epididimitis es la inflamación aguda o crónica del epidídimo, en general provocada por bacterias.*

La **epididimitis bacteriana** en hombres jóvenes se produce con mayor frecuencia de forma aguda como complicación de una gonorrea o como una infección por *Chlamydia* adquirida por vía sexual. Se caracteriza por una inflamación supurativa. En hombres mayores, el agente causal más común es *E. coli,* que se adquiere a través de infecciones asociadas de las vías urinarias. Los pacientes presentan dolor y sensibilidad intraescrotales, con o sin fiebre recurrente. La epididimitis de origen reciente muestra los datos característicos usuales de la inflamación aguda. La epididimitis crónica persistente evoluciona con acumulación de células plasmáticas, macrófagos y linfocitos y, en último término, obstrucción fibrótica de los conductos infectados. La epididimitis gonorreica es causa común de esterilidad masculina.

Los **granulomas espermáticos** se deben a intensas respuestas inflamatorias frente a la localización de los espermas fuera de sus canales habituales. La rotura traumática de los conductos

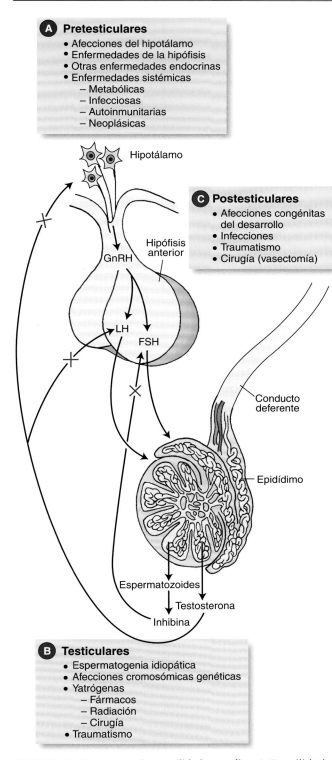

A **Pretesticulares**
- Afecciones del hipotálamo
- Enfermedades de la hipófisis
- Otras enfermedades endocrinas
- Enfermedades sistémicas
  - Metabólicas
  - Infecciosas
  - Autoinmunitarias
  - Neoplásicas

Hipotálamo

C **Postesticulares**
- Afecciones congénitas del desarrollo
- Infecciones
- Traumatismo
- Cirugía (vasectomía)

GnRH

Hipófisis anterior

LH

FSH

Conducto deferente

Epidídimo

Espermatozoides

Testosterona

Inhibina

B **Testiculares**
- Espermatogenia idiopática
- Afecciones cromosómicas genéticas
- Yatrógenas
  - Fármacos
  - Radiación
  - Cirugía
- Traumatismo

FIGURA 15-17. Causas de esterilidad masculina. A. Esterilidad pretesticular. **B.** Esterilidad testicular. **C.** Esterilidad postesticular (obstructiva). FSH, folitropina; GnRH, hormona liberadora de gonadotropina; LH, lutropina.

epididimarios puede desempeñar cierto papel. Los pacientes presentan dolor e inflamación del escroto que con frecuencia dura semanas o meses. El epidídimo presenta un infiltrado mixto de células inflamatorias con numerosos fragmentos de espermatozoides extravasados y fagocitosis de espermatozoides

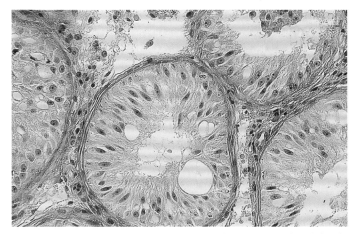

FIGURA 15-18. Aplasia de células germinales (síndrome de células de Sertoli únicamente). Los túbulos seminíferos están recubiertos de células de Sertoli y no contienen células germinales.

por macrófagos. Finalmente, la inflamación da lugar a fibrosis intersticial, obstrucción de los conductos y esterilidad.

Orquitis

La orquitis es una inflamación aguda o crónica de los testículos. Puede formar parte de una epididimoorquitis, en general por una infección ascendente o bien puede producirse como una inflamación testicular aislada. La orquitis suele ser provocada por la diseminación hematógena de agentes patógenos, pero en algunos casos puede ser de origen autoinmunitario.

■ La **orquitis por paperas** se produce en el 20 % de los hombres adultos que desarrollan paperas, pero es poco común debido a la vacunación generalizada contra el virus. La infección se caracteriza por dolor testicular e inflamación gonadal, en general unilateral. La inflamación intersticial conduce a la destrucción y la pérdida del epitelio seminífero (fig. 15-19).

■ La **orquitis granulomatosa**, de causa desconocida, es una afección poco frecuente en hombres de edad intermedia, y se presenta de forma aguda con aumento de tamaño doloroso de los testículos o de forma gradual como una induración testicular. Se caracteriza por granulomas no caseosos que no revelan microorganismos ni residuos de espermatozoides que

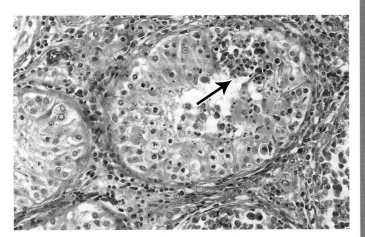

FIGURA 15-19. Orquitis viral. Los espacios intersticiales están infiltrados por células mononucleares que se derraman en focos hacia la luz de los túbulos seminíferos (*flecha*). Obsérvese que la inflamación tiene una espermatogenia normal interrumpida y que los túbulos seminíferos no contienen espermatozoides.

pudieran actuar como agentes provocadores. Se destruye una cantidad variable de túbulos seminíferos a causa del proceso inflamatorio, que se considera como una reacción de hipersensibilidad de tipo IV (mediada por células).

■ La **malacoplaquia** de los testículos tiene las mismas características microscópicas y quizá la misma histogenia que la malacoplaquia de otros sitios. Generalmente se relaciona con la infección por *E. coli*.

Tumores testiculares

Los tumores testiculares constituyen menos del 1 % de todas las afecciones malignas en hombres adultos. Más del 90 % de estos tumores se caracteriza por:

■ Diagnóstico entre 25 y 45 años de edad.
■ Origen en células germinales.
■ Afección maligna.
■ Curable por combinación de cirugía y quimioterapia.
■ Marcador citogenético, es decir, isocromosoma p12.
■ En primer lugar, metástasis a nódulos linfáticos abdominales periaórticos.

 PATOGENIA MOLECULAR: La etiología de los tumores testiculares se desconoce. Hay una considerable variación geográfica y étnica en la incidencia de este tipo de cáncer. Por ejemplo, los tumores son cinco veces más comunes entre estadunidenses de ascendencia europea que entre los de herencia africana. La única anomalía citogenética constante es un fragmento adicional del cromosoma 12 (isocromosoma p12), se encuentra en el 80 % de los tumores de células germinales. Como se ha comentado anteriormente, los únicos factores de riesgo documentados de tumores testiculares son la **criptorquidia y la disgenesia gonadal**.

La transformación maligna de las células germinales puede verificarse durante el desarrollo fetal o en el periodo prepuberal. Está relacionada con la estimulación hormonal de espermatogonias para que proliferen y se diferencien en espermatocitos. Los tumores de células germinales progresan a través de dos vías (fig. 15-20). La etapa de carcinoma *in situ,* conocida como **neoplasia intratubular de células germinales testiculares** (NITCG), consiste en la presencia de células germinales malignas localizadas en los túbulos seminíferos. Este carcinoma progresa hasta carcinoma invasivo, vía que explica la mayor parte de los tumores de células germinales en adultos. No obstante, los teratomas de testículos prepuberales o tumores de saco vitelino durante la lactancia, que se desarrollan de forma directa a partir de células germinales sin ninguna fase *in situ*. Es posible que algunas células germinales primordiales migratorias no encuentren el camino hacia los túbulos seminíferos durante la organogenia testicular fetal y que estas células «mal colocadas» sean progenitoras de tumores de saco vitelino y teratomas. Este tipo de células germinales también pueden dar lugar a tumores extragonadales de células germinales en el retroperitoneo, la región sacra, el mediastino anterior y el área próxima a la glándula pineal. Los tumores testiculares se clasifican histogenéticamente, según su célula de origen, en varios grupos (tabla 15-7).

Neoplasia de células germinales intratubulares

La NITCG representa una forma preinvasiva de tumores de células germinales.

 EPIDEMIOLOGÍA: La NITCG puede observarse como (1) un cambio histológico focal aislado en el 2 % de los testículos criptorquídicos o en biopsias testiculares realizadas por esterilidad; (2) un carcinoma *in situ* diseminado adyacente a casi todos los tumores invasivos de células

Tabla 15-7
Tumores testiculares
Tumores de células germinales (90 %)
Seminoma (40 %)
Tumores no seminomatosos de células germinales
Carcinoma embrionario (5 %)
Teratocarcinoma (35 %)
Coriocarcinoma (<1 %)
Tumores mixtos de células germinales (15 %)
Teratoma (1 %)
Seminoma espermatocítico (1 %)
Tumor de saco vitelino en la lactancia (2 %)
Tumores de células del cordón sexual (5 %)
Tumores de células de Leydig (60 %)
Tumores de células de Sertoli (40 %)
Metástasis (2 %)
Otros tumores poco frecuentes (3 %)

germinales, y 3) lesiones en el 5 % de los testículos contralaterales en pacientes que se sometieron a una orquiectomía por un tumor testicular de células germinales.

 PATOLOGÍA: La NITCG afecta a los testículos como parches, y en general afecta a menos del 10-30 % de los túbulos. Los túbulos seminíferos que albergan una NITCG tienen una membrana basal gruesa y carecen de espermatozoides. Células germinales neoplásicas que se anexan de manera amplia a la lámina basal reemplazan a las células germinales normales (fig. 15-21). Las células neoplásicas tienen un aspecto más grande que las espermatogonias normales. Sus núcleos son grandes, presentan una cromatina dispersa fina y muestran nucléolos prominentes. Su citoplasma es abundante y transparente, con grandes cantidades de glucógeno.

 CARACTERÍSTICAS CLÍNICAS: La NITCG es precursora de un carcinoma invasivo que se desarrolla con velocidad impredecible. La mitad de los hombres con NITCG desarrolla un cáncer invasivo en un lapso de 5 años y el 70 % en un lapso de 7 años. El diagnóstico de NITCG en la biopsia testicular es indicador de una orquiectomía profiláctica.

Seminomas

 EPIDEMIOLOGÍA: Las células malignas que retienen el fenotipo de la espermatogonia dan lugar a seminomas. Son el cáncer testicular más habitual y representan el 40 % de todos los tumores de células germinales. Su incidencia máxima se produce a los 30-40 años de edad. Los seminomas nunca se han encontrado en niños prepuberales, excepto en aquellos con gónadas disgenéticas.

 PATOLOGÍA: Los seminomas son masas sólidas, turgentes y firmes como el caucho que habitualmente están bien delimitadas del tejido normal, que puede estar comprimido, atrófico o fibrótico. Al corte transversal, los tumores son lobulados y tienen un color amarillento bronceado o grisáceo (fig. 15-22). Las áreas de necrosis o hemorragias

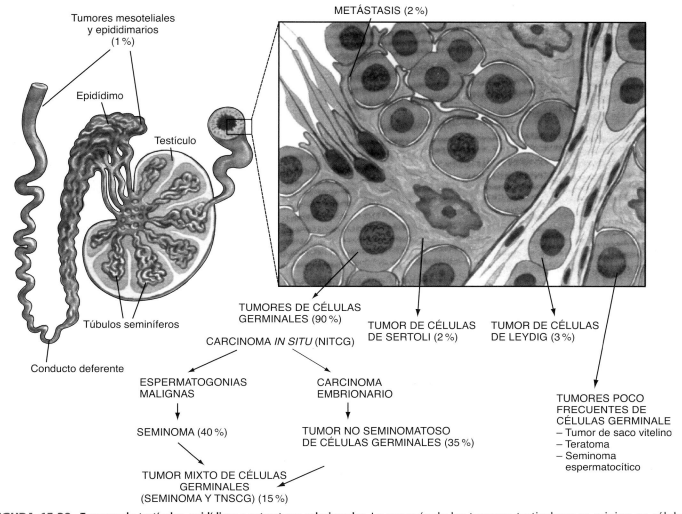

FIGURA 15-20. Tumores de testículos, epidídimo y estructuras relacionadas. La mayoría de los tumores testiculares se origina en células germinales y es precedida por una etapa de carcinoma in situ conocida como neoplasia intratubular de células germinales (NITCG). Los tumores de células germinales de testículos adultos pueden clasificarse como seminomas (40 %) o tumores no seminomatosos de células germinales (TNSCG) (35 %). En el 15 % de los casos, los elementos seminomatosos están entremezclados con TNSCG formando tumores mixtos de células germinales. Algunos tumores de células germinales (tumor de saco vitelino en la niñez, teratomas infantiles y seminomas espermatocíticos) se desarrollan sin pasar por una etapa invasiva de NITCG. Los tumores que se originan en células del estroma del cordón sexual (tumores de células de Leydig y Sertoli) constituyen el 5 % de los tumores testiculares. Los tumores del epidídimo, tumores del revestimiento mesotelial de la túnica vaginal (tumores adenomatoides) y las metástasis son poco frecuentes.

son infrecuentes, sin embargo pueden presentarse en los tumores grandes.

Al microscopio, un seminoma equivale a un **disgerminoma ovárico** (*v.* cap. 16). El tumor presenta una sola población de células poligonales uniformes con núcleos vesiculares de ubicación central. El amplio citoplasma puede tener aspecto pálido y eosinófilo o ser transparente en cortes histológicos estándar porque contiene grandes cantidades de glucógeno y algo de lípidos. Las células tumorales están ordenadas como nidos o capas separadas por tabiques fibrosos infiltrados con linfocitos, células plasmáticas y macrófagos. En ocasiones, los tabiques contienen granulomas con células gigantes. Las células tumorales invaden el parénquima testicular, pero también se diseminan a través de los túbulos seminíferos hacia el área testicular. La invasión del epidídimo se presenta en etapas posteriores de la enfermedad, a menudo antes de la diseminación a los nódulos linfáticos abdominales.

Las células del seminoma expresan fosfatasa alcalina placentaria en la membrana plasmática. También reaccionan con anticuerpos a c-*KIT* (CD117) y a los factores de transcripción OCT3/4, los cuales son marcadores fiables de este tumor.

 CARACTERÍSTICAS CLÍNICAS: Los seminomas se manifiestan como una masa escrotal que crece de manera progresiva y suelen diagnosticarse cuando aún pueden curarse por orquiectomía, con o sin disección de nódulos linfáticos abdominales. Son muy radiosensibles, y la radioterapia desempeña un papel importante en el tratamiento de tumores que no pueden curarse sólo mediante una intervención quirúrgica. Incluso en los que se hallan en un estadio avanzado de diseminación, la quimioterapia puede ser curativa. *El índice de curación de todos los subtipos histológicos de seminoma es superior al 90 %.*

Tumores no seminomatosos de células germinales

Las células germinales neoplásicas en los tumores no seminomatosos de células germinales (TNSCG) pueden proliferar de forma

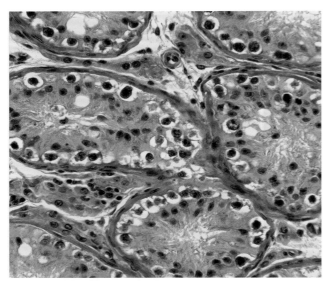

FIGURA 15-21. Neoplasia intratubular de células germinales. Los túbulos seminíferos no demuestran signos de espermatogenia y en vez de ello contienen células atípicas de gran tamaño que corresponden a un carcinoma intratubular *in situ*.

indiferenciada, similar a las células embrionarias malignas, y se denomina **carcinoma embrionario puro**.

En otros casos, las células se diferencian en las tres capas germinales embrionarias o tejidos extraembrionarios, que dan lugar al epitelio coriónico (citotrofoblasto y sincitiotrofoblasto) y al epitelio similar al saco vitelino. Estos complejos tumores formados por células malignas indiferenciadas de carcinoma embrionario y sus derivados somáticos y extraembrionarios se llaman **teratocarcinomas** o **teratomas malignos**. En casos poco

frecuentes, los componentes extraembrionarios de los teratocarcinomas crecen en exceso y destruyen a todos los demás componentes. Este tipo de tumores se clasifica como **carcinoma de saco vitelino** o **coriocarcinoma**. *Sin embargo, para fines clínicos, todos los tumores de células germinales con carcinoma embrionario como sus blastocitos malignos reciben el nombre de TNSCG para diferenciarlos de los seminomas.* En el 15% de los casos, los tumores de células germinales contienen elementos tanto de seminoma como no seminomatosos. Este tipo de **tumores mixtos de células germinales** se trata clínicamente como neoplasia no seminomatosa.

 EPIDEMIOLOGÍA: Los TNSCG constituyen el 55% de todos los tumores testiculares de células germinales. Los teratocarcinomas representan dos tercios de todos los TNSCG, seguidos por los tumores mixtos de células germinales y carcinomas embrionarios puros. Todos los demás tumores de este grupo son extremadamente raros. Igual que los seminomas, los TNSCG tienen una incidencia máxima en el grupo de 30-40 años de edad.

 PATOLOGÍA: Los tumores no seminomatosos varían en tamaño y forma y pueden ser sólidos o parcialmente quísticos. Las áreas sólidas varían de blanco a amarillo con rojo, lo cual indica que están compuestos de células tumorales viables, focos de necrosis y hemorragia, respectivamente (fig. 15-23).

La histología de los TNSCG es de gran variabilidad (fig. 15-24). Los carcinomas embrionarios puros están compuestos de manera exclusiva de células de carcinoma embrionario indiferenciadas similares a células de embriones en el estadio previo al implante. Dado que estas células tumorales tienen poco citoplasma, sus núcleos desproporcionadamente grandes e hipercromáticos parecen superponerse. Las células del carcinoma embrionario pueden estar ordenadas como capas sólidas amplias, cordones, túbulos similares a glándulas y ácinos, y en ocasiones llegan a recubrir

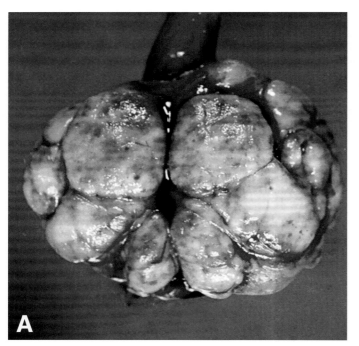

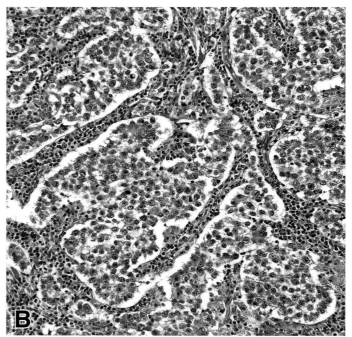

FIGURA 15-22. Seminoma. A. La superficie de corte de este tumor nodular es bronceada y abultada, lo cual sugiere que el tumor es firme e impermeable. **B.** Grupos de células tumorales rodeados por tabiques fibrosos infiltrados por linfocitos. Las células tumorales tienen núcleos vesiculares, que son de tamaño mucho mayor que los pequeños núcleos redondos de los linfocitos.

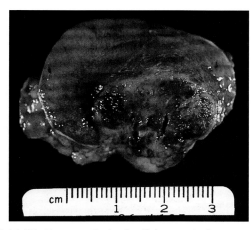

FIGURA 15-23. Tumor testicular de células germinales no seminomatoso. La superficie de corte de este pequeño tumor testicular muestra una considerable heterogeneidad, y varía de blanco a rojo oscuro.

estructuras papilares. Numerosas células en mitosis y apoptóticas son características. El carcinoma embrionario invade testículos, epidídimo y vasos sanguíneos, y experimenta metástasis a nódulos linfáticos abdominales, pulmones y otros órganos. Como en los seminomas, estos tumores reaccionan con los anticuerpos a la fosfatasa alcalina placentaria y OCT3/OCT4. Sin embargo, a diferencia de los seminomas y muchos otros tumores, expresan citoqueratinas y CD30, pero no c-KIT (CD117).

Los teratocarcinomas (teratomas malignos) presentan tejido somático diferenciado. Así, este tipo de tumores no seminomatosos revela focos de carcinoma embrionario y otros tejidos diversos (fig. 15-25). En la mayoría de los tumores, la enfermedad maligna reside en las células del carcinoma embrionario. Como hecho de interés, cuando estas células producen metástasis, pueden diferenciarse en tejidos somáticos o extraembrionarios, en cuyo caso el tumor metastásico se parecerá al del tipo original. En algunos casos, los tejidos del teratoma se asemejan a órganos embrionarios o tumores embrionarios como el neuroblastoma. Estos **teratomas inmaduros** también son tumores potencialmente malignos.

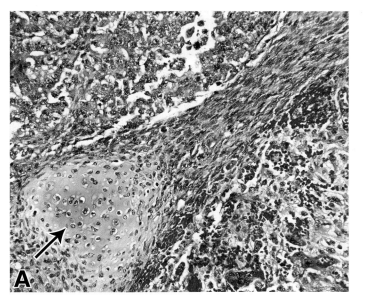

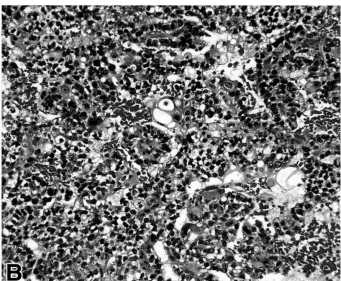

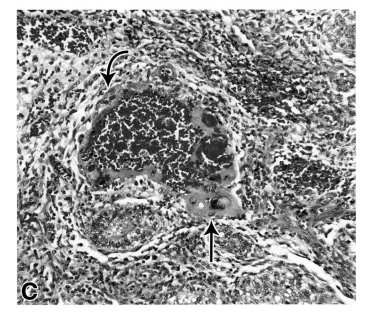

FIGURA 15-24. Tumor no seminomatoso de células germinales (TNS CG). A. El tejido somático de este tumor incluye cartílago bien diferenciado (*flecha*) y tejido conjuntivo indefinido que separa el carcinoma embrionario (*extremo superior izquierdo*) del coriocarcinoma hemorrágico (*extremo inferior derecho*). **B.** El componente del saco vitelino consta de un cordón entrelazado de células epiteliales rodeado por estroma laxo que se parece al saco vitelino temprano. **C.** El componente del coriocarcinoma del TNSCG consta de células gigantes sincitiotrofoblásticas multinucleadas (*flecha recta*) y células citotrofoblásticas mononucleadas (*flecha curvada*). El crecimiento invasivo del trofoblasto suele acompañarse de hemorragia.

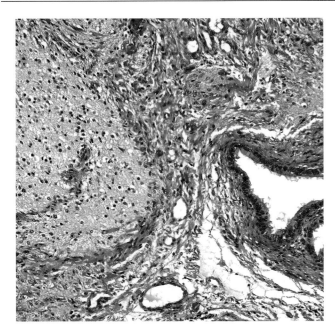

FIGURA 15-25. Teratoma. El tumor consta de tejido neural (*izquierda*), tejido conjuntivo y células de músculo liso (*porción media*) y glándulas recubiertas por epitelio cilíndrico (*lado derecho*).

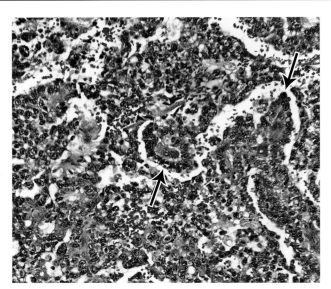

FIGURA 15-26. Tumor de saco vitelino. Este tumor infantil está compuesto de tiras entrelazadas de células epiteliales rodeadas por estroma conjuntivo laxo. Las estructuras glomeruloides (cuerpos de Schiller-Duval) están marcadas por *flechas.*

 CARACTERÍSTICAS CLÍNICAS: La mayoría de los TNSCG se manifiesta como masas testiculares.

Tienden a crecer más rápido que los seminomas y experimentan metástasis con mayor facilidad y amplitud. Por lo tanto, en algunos TNSCG, la metástasis puede constituir el primer signo de la neoplasia.

En contraste con los seminomas, a menudo los TNSCG contienen componentes de saco vitelino y células sincitiotrofoblásticas. Las células de saco vitelino secretan α-fetoproteína (AFP), una proteína plasmática fetal que de manera habitual no está en la sangre. Las células sincitiotrofoblásticas liberan hCG, una hormona del embarazo que tampoco está en los hombres. *El aumento del AFP o hCG en suero del 70% de los pacientes que presentan TNSCG constituye un marcador tumoral fiable.*

El tratamiento del TNSCG incluye la orquiectomía para retirar el tumor primario, después quimioterapia a base de platino y, en caso de que esté indicado, disección quirúrgica de los nódulos linfáticos abdominales. En general, la quimioterapia elimina las células metastásicas del carcinoma embrionario, pero los tejidos diferenciados que se originan de ellas son resistentes. *La curación completa se da en más del 90% de los casos.*

Tumores testiculares en niños prepuberales

Durante los primeros 4 años de vida casi todas las neoplasias testiculares son tumores del saco vitelino. Los teratomas benignos son el tumor del saco vitelino más común en el grupo de edad de 4-12 años.

TUMORES DEL SACO VITELINO: Estas neoplasias están compuestas de células dispuestas en estructuras que recuerdan partes del saco vitelino fetal. El diagnóstico se basa en el reconocimiento de patrones tumorales microscópicos múltiples y de los **cuerpos de Schiller-Duval**, llamados glomeruloides (fig. 15-26). El aspecto de los tumores neonatales es parecido al de los elementos del saco vitelino en los TNSCG. Todos estos tumores secretan AFP en el suero. Los tumores del saco vitelino de la niñez y principios de la infancia se consideran malignos, pero la orquiectomía oportuna y la eliminación del tumor curan a más del 95% de los pacientes.

TERATOMAS: En testículos prepuberales, estos tumores son benignos y están compuestos por tejido somático maduro. La orquiectomía e incluso la operación que preserva los testículos son curativas.

Tumores gonadales estromales y del cordón sexual

Los tumores del estroma gonadal y del cordón sexual constituyen el 5% de todos los tumores testiculares.

TUMORES DE CÉLULAS DE LEYDIG: Son neoplasias poco frecuentes que están formadas por células que se parecen a las células intersticiales (de Leydig) del testículo. Pueden ser tumores con actividad hormonal y secretar andrógenos, estrógenos o ambos. Los tumores de células de Leydig pueden presentarse a cualquier edad, con dos picos distintivos: uno durante la niñez y otro en la tercera a sexta décadas de la etapa adulta.

 PATOLOGÍA: Los tumores de células de Leydig están bien circunscritos varían de 1-10 cm de diámetro. Algunos hasta tienen apariencia encapsulada. La superficie de corte es de color amarillento a marrón, y los tumores de mayor tamaño tienen trabéculas fibrosas que les proporcionan una apariencia lobulillar. Los tumores de células de Leydig están compuestos por células uniformes con núcleos redondos y citoplasma eosinófilo o vacuolado bien desarrollado (fig. 15-27). Los **cristales de Reinke**, inclusiones citoplasmáticas, eosinófilas, rectangulares, se observan de manera típica en las células de Leydig normales y están presentes en el 30% de los tumores. Aunque la mayoría (90%) de los tumores de células de Leydig es benigna, es difícil predecir el comportamiento biológico sobre bases histológicas.

 CARACTERÍSTICAS CLÍNICAS: Los efectos androgénicos de los tumores testiculares de células de Leydig en niños prepuberales conducen al desarrollo físico y sexual precoz. En contraste, se observa feminización y ginecomastia en algunos adultos con este tumor. Los niveles de estrógeno o de testosterona pueden estar altos, pero no existe un patrón característico. Todos los tumores de células de Leydig en niños y casi todos los tumores en adultos se curan por orquiectomía.

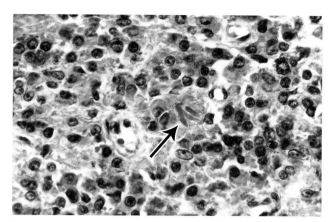

FIGURA 15-27. Tumor de células de Leydig. Las células tumorales tienen núcleos redondos uniformes y citoplasma eosinófilo bien desarrollado. Se observan tres cristales citoplasmáticos de Reinke en el centro del campo (*flecha*).

TUMORES DE CÉLULAS DE SERTOLI: Algunos tumores testiculares del cordón sexual están compuestos por células neoplásicas de Sertoli. La mayoría (90%) de los tumores es benigna y produce pocos o ningún síntoma hormonal (fig. 15-28).

PRÓSTATA

Prostatitis

La prostatitis es la inflamación de la próstata, que sucede de forma crónica y aguda. Suele estar provocada por uropatógenos coliformes, pero a menudo la causa es imposible de determinar.

PROSTATITIS AGUDA: Complicación típica de otras infecciones de las vías urinarias, la prostatitis aguda se debe al reflujo de orina infectada hacia la próstata. Se observa un infiltrado inflamatorio agudo en los ácinos prostáticos y el estroma. El trastorno provoca malestar intenso durante la micción y a menudo cursa con fiebre, escalofrío y dolor en el periné. La mayor parte de los pacientes responde bien al tratamiento estándar con antibióticos.

PROSTATITIS BACTERIANA CRÓNICA: Esta infección es de duración más prolongada y puede ir o no precedida por un episodio de prostatitis aguda. La mayoría de los pacientes con prostatitis crónica se queja de disuria y sensación urente en el meato uretral. También puede estar presente un dolor suprapúbico, perineal y

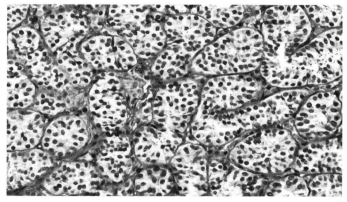

FIGURA 15-28. Tumor de células de Sertoli. Las células neoplásicas están ordenadas en túbulos rodeados por membrana basal. Estas estructuras recuerdan túbulos seminíferos que no contienen células germinales.

en la espalda baja o malestar y nocturia. La orina suele contener bacterias. Además del reflujo de orina, otros factores como cálculos de la próstata y obstrucción local del conducto prostático pueden contribuir al desarrollo de una prostatitis bacteriana crónica. Los infiltrados de linfocitos, células plasmáticas y macrófagos constituyen la norma. La terapia prolongada con antibióticos es a menudo, pero no de manera forzosa, curativa.

PROSTATITIS NO BACTERIANA: Existe una forma de prostatitis crónica en la cual no se identifica el microorganismo causal. Constituye la forma más común de inflamación en especímenes de biopsia prostática o en muestras de prostatectomía o en la autopsia. De manera típica, la prostatitis no bacteriana afecta a hombres mayores de 50 años, pero puede observarse a cualquier edad. En la práctica, es un diagnóstico por exclusión. Microscópicamente, se observan glándulas dilatadas rellenas de neutrófilos y macrófagos espumosos, y rodeadas de células inflamatorias. La afección puede ser asintomática o provocar síntomas similares a los de la prostatitis bacteriana crónica. De manera usual, se carece de un tratamiento específico disponible.

PROSTATITIS GRANULOMATOSA: En la mayoría de los casos, la causa de una prostatitis granulomatosa no puede establecerse. Rara vez, la prostatitis granulomatosa puede deberse a agentes causales específicos, como *M. tuberculosis* y bacilo de Calmette-Guérin, o a hongos patógenos, como *Histoplasma capsulatum*. Los granulomas caseificantes o no caseificantes se relacionan con la destrucción localizada de conductos y ácinos prostáticos y, en etapas posteriores, con fibrosis.

 CARACTERÍSTICAS CLÍNICAS: Como se ha indicado anteriormente, los síntomas de prostatitis crónica son demasiado variables y el tratamiento puede ser bastante frustrante. Lo más importante es que la prostatitis crónica puede provocar el aumento sérico del antígeno prostático específico (PSA), y así aumentar el espectro de una afección maligna prostática (*v.* más adelante). Con frecuencia, el diagnóstico se realiza por biopsia para excluir un carcinoma.

Hiperplasia nodular de la próstata

La hiperplasia nodular prostática, también llamada hiperplasia prostática benigna (HPB), es un trastorno común que se caracteriza clínicamente por un aumento de tamaño de la próstata y la obstrucción del flujo urinario de salida, y patológicamente por la proliferación de las glándulas y el estroma.

 EPIDEMIOLOGÍA: La HPB es más frecuente en Europa occidental y en Estados Unidos y menos común en Asia. La prevalencia de este trastorno en Estados Unidos es mayor entre afroamericanos que entre caucásicos. El prostatismo clínico (es decir, una HPB de suficiente gravedad como para interferir con la micción) alcanza su pico en la séptima década. Sin embargo, la prevalencia de HPB es mucho mayor en la autopsia que lo que sugiere el prostatismo clínicamente aparente. De hecho, el 75% de los hombres de 80 años de edad o mayores tiene algún grado de hiperplasia prostática. El trastorno es poco frecuente en hombres menores de 40 años.

 PATOGENIA MOLECULAR: Los episodios histogenéticos iniciales de la HPB no se comprenden del todo. La testosterona es necesaria para el desarrollo prostático y para preservar la función secretora. La forma androgénica activa es la dihidrotestosterona (DHT), un producto de la enzima 5α-reductasa. La DHT se enlaza con receptores nucleares en células tanto glandulares como estrómicas. En hombres, la testosterona exógena no induce cambios hiperplásicos, e incluso no estimula glándulas atróficas. La edad avanzada se acompaña de una reducción comparable de testosterona en circulación en los hombres con y sin HPB.

Además, no se observa ningún cambio de la DHT sérica en hombres con HPB, aunque la proporción de testosterona circulante con respecto a la DHT pueda ser baja. Por otra parte, los fármacos que bloquean la 5α-reductasa, por ejemplo, finasterida o dutasterida, por ejemplo, reducen el tamaño de la próstata en hombres con HPB. La castración prepuberal impide el desarrollo de la HPB relacionada con la edad y ofrece una protección total contra el cáncer de próstata.

 PATOLOGÍA: La hiperplasia nodular temprana se inicia en la submucosa de la uretra proximal (**zona de transición**). El aumento de tamaño de los nódulos comprime la luz uretral de ubicación central y la próstata normal ubicada en la parte más periférica (fig. 15-29). En la HPB bien desarrollada, la glándula normal suele limitarse a un borde fino de tejido por debajo de la cápsula. Los nódulos individuales están demarcados por una seudocápsula fibrosa que los recubren (fig. 15-30 B). Pueden presentarse hemorragia e infarto focales en los nódulos más grandes.

En la HPB, la proliferación de células epiteliales de ácinos y conductillos, células de músculo liso y fibroblastos estrómicos aparecen todos en proporción variable. Los nódulos fibroadenomatosos típicos contienen ácinos prostáticos hiperplásicos de tamaño variable dispersos de forma aleatoria en todo el estroma del nódulo. El componente epitelial (adenomatoso) está formado por una doble capa de células, con células cilíndricas altas que recubren la capa basal (fig. 15-30 C) y, a menudo, muestran hiperplasia papilar. En los ácinos, suele observarse inflamación crónica y cuerpos amiláceos (concreciones eosinófilas laminadas). Las glándulas de la región periférica indemne de la próstata suelen observarse atróficas y comprimidas por los nódulos en expansión. En la hiperplasia nodular, es común una prostatitis inespecífica. Hay un infiltrado intraglandular y periglandular denso de linfocitos, células plasmáticas y macrófagos, a menudo con células inflamatorias agudas y destrucción glandular focal. La metaplasia escamosa del epitelio ductal en la periferia del infarto es típica.

 CARACTERÍSTICAS CLÍNICAS: Los síntomas clínicos de la hiperplasia nodular se deben a la compresión de la uretra prostática y la consecuente obstrucción del flujo de salida de la vejiga (fig. 15-31). El antecedente de reducción del vigor del chorro urinario y del aumento de la frecuencia urinaria es típico. El examen rectal revela una próstata nodular firme y de mayor tamaño. Si la duración de la obstrucción grave se prolonga, la presión contraria produce hidrouréter, hidronefrosis y, por último, deficiencia renal y muerte.

El tratamiento de la HPB es quirúrgico o farmacológico, con fármacos que bloquean la acción de la 5α-reductasa. Además, algunos pacientes reciben un bloqueador α₁-adrenérgico para aumentar el flujo de orina. En el candidato quirúrgico, la ablación por radiofrecuencia transuretral y la crioterapia son los métodos de elección.

Adenocarcinoma prostático

 EPIDEMIOLOGÍA: *En 1990, el adenocarcinoma prostático se convirtió en el cáncer que se diagnostica con mayor frecuencia en hombres estadunidenses.* Se diagnostican alrededor de 160 000 nuevos casos anuales en Estados Unidos. Alrededor de 27 000 estadunidenses mueren al año por esta causa, cifra que equivale a la del carcinoma colorrectal. El cáncer de próstata suele aparecer en hombres de edad avanzada: el 75 % de los pacientes tiene de 60-80 años de edad. Los estudios en la autopsia confirman la correlación del aumento de la frecuencia del tumor con una mayor edad del paciente. El carcinoma de próstata se identifica en la autopsia en el 20 % de los hombres que se encuentran en la década de los

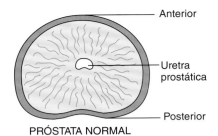

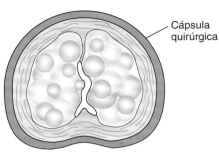

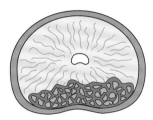

FIGURA 15-29. Próstata normal, hiperplasia nodular y adenocarcinoma. En la hiperplasia prostática, que afecta de forma predominante la región periuretral de la glándula, los nódulos comprimen y distorsionan la uretra. La expansión de las glándulas prostáticas centrales conduce a la compresión de las partes periféricas y a fibrosis, que da lugar a la formación de la llamada cápsula quirúrgica. El carcinoma prostático suele derivarse de las glándulas periféricas y la compresión de la uretra es un hecho clínico tardío.

40 años y en el 70 % en la década de los 70 años. Los afroamericanos, que presentan un índice dos veces más elevado que los caucásicos estadunidenses, sufren los índices de mortalidad relacionadas con el carcinoma de próstata más elevadas del mundo. El riesgo aumenta significativamente en personas con familiares de primer grado con cáncer de próstata. Muchos tipos de cánceres de próstata son tan asintomáticos (o latentes) que es posible que no lleguen a adquirir relevancia clínica durante toda la vida del paciente. Por ello, la utilidad de las pruebas de detección precoz del cáncer de próstata utilizando los niveles séricos de PSA es controvertida.

 PATOGENIA MOLECULAR: El control androgénico del desarrollo prostático normal y el hecho de que el cáncer de próstata responda a la castración y los estrógenos exógenos apoyan un papel de las hormonas masculinas. Sin embargo, los pacientes con cáncer de

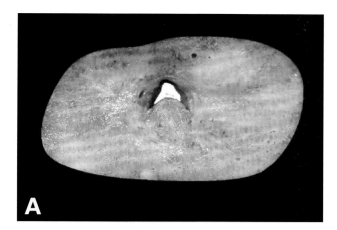

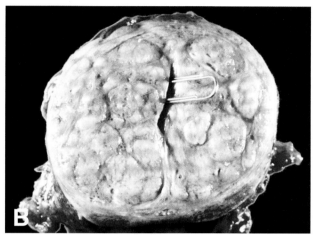

próstata no suelen presentar valores elevados de andrógenos en suero. El gen de andrógeno humano ha mostrado una considerable variación de repeticiones CAG en el exón 1. Los hombres con menor número de repeticiones CAG en el andrógeno corren mayor riesgo de desarrollar cáncer de próstata. Algunos tumores presentan mutaciones somáticas que colocan al gen del factor de transcripción *ETV1* bajo el control del promotor TMPRSS2 regulado por andrógenos. Otros casos muestran mutaciones o amplificación en el gen del receptor de andrógenos, mutaciones o pérdida del gen supresor tumoral *PTEN* y defectos en varios locus adicionales. También se producen mutaciones somáticas y de la línea germinal en los genes de reparación de ADN *BRCA2* y *ATM*.

Existe consenso de que la proliferación epitelial displásica intraductal, denominada **neoplasia prostática intraepitelial**, es una lesión precursora del adenocarcinoma prostático. La *neoplasia prostática intraepitelial se caracteriza por conductos prostáticos revestidos por células luminales citológicamente atípicas y una reducción concurente de las células basales.* Los núcleos de la neoplasia prostática intraepitelial de alto grado son de mayor tamaño, contienen nucléolos y muestran un hacinamiento notable (fig. 15-32). La neoplasia prostática intraepitelial de alto grado podría preceder al cáncer invasivo hasta dos décadas, y su gravedad aumenta a mayor edad.

 PATOLOGÍA: Los adenocarcinomas constituyen la gran mayoría de todos los tumores prostáticos primarios. Normalmente son multicéntricos, y se ubican en las zonas periféricas en más del 70% de los casos. La superficie de corte de la próstata carcinomatosa muestra nódulos subcapsulares indurados, amarillo-blanquecinos e irregulares.
CARACTERÍSTICAS HISTOLÓGICAS DEL CARCINOMA INVASIVO: La mayoría de los adenocarcinomas es de origen

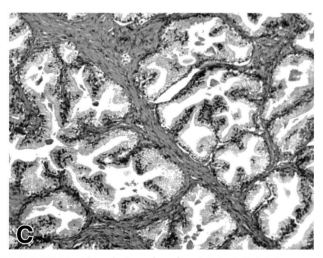

FIGURA 15-30. Hiperplasia nuclear de próstata. A. Próstata normal. **B.** El corte de la superficie de una próstata que aumentó de tamaño debido a una hiperplasia nodular muestra numerosos nódulos bien circunscritos de tejido prostático rodeados por seudocápsulas. La uretra prostática (*clip de papel*) ha quedado comprimida hasta convertirse en un conducto estrecho. **C.** Glándulas de próstata hiperplásica en la hiperplasia nodular. El epitelio cilíndrico que recubre los ácinos está formado por dos capas de células: células coloidales transparentes polarizadas que recubren la luz del ácino y células basales aplanadas dispersas entre las células acinares cuboidales y el estroma. Las células hiperplásicas recubren las proyecciones papilares sobresaliendo hacia la luz de los ácinos.

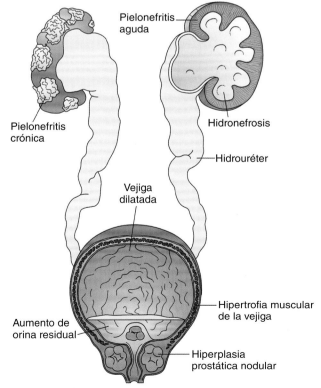

FIGURA 15-31. Complicaciones de la hiperplasia nodular prostática.

Pielonefritis aguda

Pielonefritis crónica

Hidronefrosis

Hidrouréter

Vejiga dilatada

Hipertrofia muscular de la vejiga

Aumento de orina residual

Hiperplasia prostática nodular

acinoso y presenta glándulas de tamaño pequeño a mediano que carecen de organización e infiltran el estroma. Los tumores bien diferenciados presentan glándulas uniformes de tamaño intermedio o pequeño (fig. 15-33) recubiertas por una sola capa

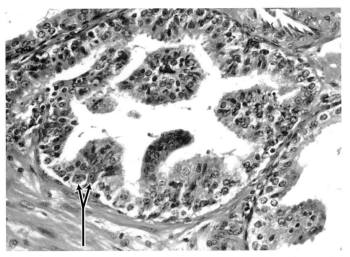

FIGURA 15-32. Neoplasia intraepitelial prostática de alto grado. El conducto grande del centro está revestido por células atípicas con núcleos de mayor tamaño y nucléolos prominentes (*flechas*).

de células de epitelio neoplásico. Los ácinos malignos han perdido sus células basales y ya no crecen de manera lobulillar. La pérdida de diferenciación progresiva de los adenocarcinomas prostáticos se caracteriza por:

- Aumento de la variabilidad del tamaño y la configuración de la glándula.
- Patrones papilares y cribiformes.
- Formación (o ausencia) de una glándula rudimentaria, sólo con cordones sólidos de células tumorales infiltrantes.
- De manera poco común, el cáncer de próstata está compuesto por células pequeñas indiferenciadas que crecen de manera individual o en capas, sin pruebas de ninguna organización estructural.

CARACTERÍSTICAS CITOLÓGICAS: La prominencia de los núcleos pleomórficos e hipercromáticos es muy variable. Uno o dos nucléolos sobresalientes en un fondo de cromatina agrupada cerca de la membrana nuclear suele ser la característica nuclear más frecuente. El citoplasma se tiñe de manera levemente eosinófila o puede estar tan vacuolado que se parezca a las células transparentes del carcinoma de células renales. Los bordes de las células se distinguen con facilidad en tumores mejor diferenciados, pero no están bien demarcados en los que presentan escasa diferenciación.

ESTADIO: En general, el adenocarcinoma prostático se clasifica mediante el **sistema de gradación de Gleason** (figs. 15-33 y 15-34), el cual se basa en cinco patrones histológicos de formación de glándulas tumorales e infiltración.

CALIFICACIÓN DE GLEASON

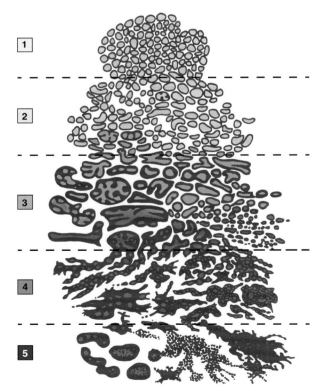

GRUPOS DE GRADACIÓN DE GLEASON

Grupo 1 (Puntuación de Gleason 3 + 3 = 6): Sólo glándulas individuales bien diferenciadas

Grupo 2 (Puntuación Gleason 3 + 4 = 7): Predominantemente glándulas bien diferenciadas, con un componente menor de glándulas mal diferenciadas/fusionadas/cribriformes

Grupo 3 (Puntuación Gleason 4 + 3 = 7): Predominantemente glándulas mal diferenciadas/fusionadas/cribriformes, con un menor componente de glándulas bien diferenciadas[a]

Grupo 4 (Puntuación Gleason 8):
- Sólo glándulas mal diferenciadas/fusionadas/cribriformes o
- Predominantemente glándulas bien diferenciadas y componentes menores que carecen de glándulas[b]
- Predominantemente ausencia de glándulas y componente menor de glándulas bien diferenciadas[b]

Grupo 5 (Puntuación Gleason 9-10): falta de formación de glándulas (o con necrosis) con o sin glándulas mal diferenciadas/fusionadas/cribriformes[a]

FIGURA 15-33. Adenocarcinoma de próstata. Sistema de gradación de Gleason. [a]Para los casos con >95 % de glándulas mal diferenciadas/fusionadas/cribriformes o ausencia de glándulas en un núcleo o en una prostatectomía radical, el componente de < 5 % de glándulas bien diferenciadas no se incluye en el grado. [b]Las glándulas mal diferenciadas/fusionadas/cribriformes pueden ser un componente más secundario. Tabla de Epstein JI, Zelefsky MJ, Sjoberg DD, et al. A contemporary prostate cancer grading system: a validated alternative to the Gleason score. *Eur Urol.* 2016;69(3):428-435.

Con base en la alta frecuencia de patrones tumorales mixtos, la calificación de Gleason es la suma de los estadios atribuidos al patrón más destacado y al patrón minoritario. Los tumores mejor diferenciados constituyen el grupo 1 (puntuación de Gleason de $3 + 3 = 6$; las sumas de 2-5 no se usan en la práctica clínica). Los tumores peor diferenciados constituyen el grupo 4 (puntuación de Gleason de $4 + 4 = 8$). El grupo 2 (Gleason $3 + 4 = 7$) y el grupo 3 (Gleason $4 + 3 = 7$) son intermedios. Combinado con el estadio del tumor, los grupos de Gleason tienen valor pronóstico. Las puntuaciones más bajas se correlacionan con un mejor pronóstico.

INVASIÓN Y METÁSTASIS: La alta frecuencia de invasión de la cápsula prostática por un adenocarcinoma se relaciona con la ubicación subcapsular del tumor. Es habitual la invasión perineural del tumor dentro de la próstata y los tejidos adyacentes. Dado que los nervios periféricos carecen de conductos linfáticos perineurales, este modo de invasión representa la diseminación contigua del tumor a lo largo de un espacio hístico que ofrece un plano de menor resistencia.

Las vesículas seminales casi siempre están afectadas por la extensión directa del cáncer de próstata. La invasión de la vejiga urinaria es menos común hasta que el curso clínico está más avanzado. Las primeras metástasis se producen en el nódulo linfático obturador, con diseminación subsecuente a los nódulos linfáticos ilíacos y periaórticos. Las metástasis pulmonares reflejan una diseminación linfática más amplia a través del conducto torácico y una diseminación a través del plexo venoso prostático a la vena cava inferior. Las metástasis óseas, en especial a la columna vertebral, las costillas y los huesos pélvicos, son dolorosas y difíciles de tratar.

CARACTERÍSTICAS CLÍNICAS: Los programas actuales de detección de cáncer de próstata que utilizan la exploración rectal digital combinada con los valores séricos de PSA, una glucoproteína producida por la próstata, es controvertida. Es una proteasa de serina implicada en la licuefacción del eyaculado seminal. Mantiene un nivel basal en el suero de los hombres. Los niveles séricos pueden aumentar en la inflamación prostática, la hipertrofia y la neoplasia. Debido a que la mayoría de los cánceres de próstata son asintomáticos, el método de detección más habitual es la prueba de PSA en combinación con una biopsia transrectal con aguja bajo guía ecográfica. De manera poco habitual, los pacientes con cáncer de próstata presentan obstrucción de la salida vesical o síntomas relacionados con un tumor metastásico.

Aunque poco frecuentemente, los pacientes con cáncer de próstata presentan obstrucción de la salida de la vejiga o síntomas atribuibles a un tumor metastásico. La resonancia magnética de alta resolución de la próstata es prometedora para la detección del cáncer.

En la actualidad, las pautas para la detección del cáncer prostático están cambiando. Aunque la generalización de las pruebas de detección precoz ha permitido un mayor número de diagnósticos y tratamientos, ello conlleva también efectos secundarios y problemas sobre la calidad de vida. Teniendo en cuenta que varios estudios epidemiológicos han encontrado resultados contradictorios en relación con el beneficio del tratamiento activo contra el cáncer de próstata, la frecuencia elevada de efectos secundarios que se presentan con las pruebas de detección y el tratamiento agresivos (p. ej., incontinencia, impotencia) no pueden ser ignorados. Con este fin, el U.S. Preventive Service Task Force (USPSTF) se reunió para examinar la literatura publicada recientemente. Se llegó a la conclusión de que no existen pruebas suficientes para recomendar la generalización de pruebas de cáncer prostático (y, por defecto, el tratamiento). Esta posición sigue siendo controvertida. Otras organizaciones de Estados Unidos, como el American College of Physicians y la American Urological Association, han adoptado otras pautas menos extremas, y recomiendan la evaluación individualizada del paciente y las pruebas de detección selectivas.

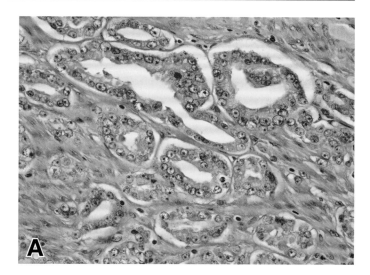

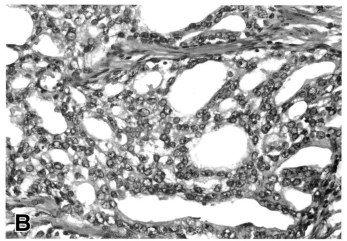

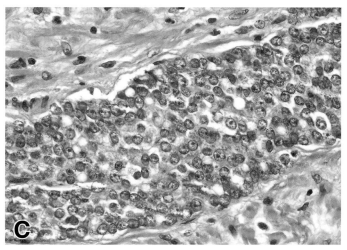

FIGURA 15-34. Sistema de gradación de Gleason. A. Grado 1 de Gleason. **B.** Grado 3 de Gleason. **C.** Grado 5 de Gleason.

Los principios para determinar el estadio clínico (TNM) del cáncer de próstata se muestran en la figura 15-35. Se observan metástasis a nódulos linfáticos, huesos, pulmón e hígado, por orden de reducción de frecuencia. La diseminación amplia del tumor (carcinomatosis) con neumonía o septicemia es la causa más común de muerte.

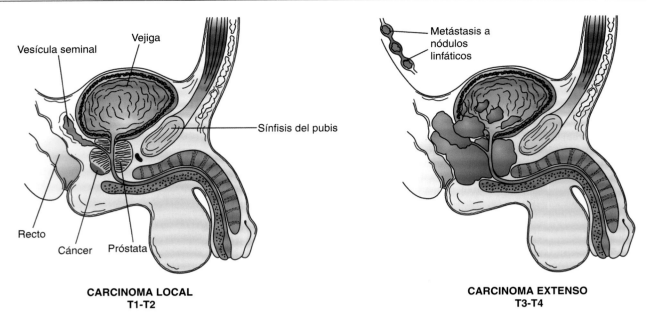

CARCINOMA LOCAL
T1-T2

CARCINOMA EXTENSO
T3-T4

FIGURA 15-35. Estadio del carcinoma de próstata. El sistema de tumor-ganglio-metástasis (TNM) se usa de forma extensa para determinar el estadio del carcinoma de próstata. Los tumores en estadio T1 y T2 se localizan en la próstata, mientras que los tumores en estadio T3 y T4 se han diseminado fuera de ella.

Los niveles de **PSA** aumentan en pacientes con metástasis óseas osteoblásticas porque esta enzima es liberada de los osteoblastos que forman nuevo hueso en el sitio de la metástasis.

El tratamiento del cáncer de próstata ha provocado muchas controversias debido a estudios recientes en los que se sugiere que lo mejor quizá sea no tratar a la mayoría de los tumores y a la considerable dificultad para diferenciar entre tumores que tal vez se beneficien con el tratamiento de aquellos que no. Sin embargo, en general, los tratamientos que se aplican dependen del estadio del tumor.

Los pacientes con cáncer en estadio T1 y T2 se tratan mediante prostatectomía radical, ablación con radiofrecuencia, procedimientos criogénicos o radioterapia. La radioterapia puede ser con haz externo o por implantación de semillas radiactivas (braquiterapia). En tumores en estadio T3, la radioterapia combinada con la terapia de anulación de andrógenos es el tratamiento

de elección, sin dejar de reconocer que la mitad de estos pacientes tiene metástasis ocultas en nódulos linfáticos periféricos (y posiblemente una diseminación sistémica más amplia), que no pueden curarse por métodos quirúrgicos.

Los pacientes con tumores de bajo volumen y bajo grado pueden optar por un tratamiento que se limita a una vigilancia activa.

En pacientes con enfermedad metastásica o cuyos tumores muestran progresión clínica, la quimioterapia tradicional combinada con la anulación de andrógenos constituye la estrategia principal. Las metástasis óseas pueden tratarse con radiación local, bisfosfonatos y suplementos de calcio y vitamina D.

Los índices de supervivencia a 5 años dependen del estadio y de la calificación de Gleason (fig. 15-33). Mediante datos del estadio, la supervivencia es como sigue: estadios T1 y T2, 90 %; estadio T3, 40 % y estadio T4, 10 %.

16 Sistema reproductor femenino y peritoneo

George L. Mutter[1] ▪ Jaime Prat[1] ▪ David A. Schwartz[2]

OBJETIVOS DE APRENDIZAJE

- Describir los sistemas de órganos que componen el sistema reproductor femenino.
- Diferenciar los cambios histológicos de las fases menstrual, proliferativa y secretora del ciclo menstrual.
- Definir el término «sangrado anovulatorio» y describir el factor etiológico más común responsable de la enfermedad.
- Describir el origen más habitual de las infecciones genitales ascendentes y los órganos más afectados por éstas.
- Enumerar las infecciones de transmisión sexual más frecuentes y describir sus características patológicas.
- Distinguir la cervicitis, la salpingitis y enfermedad inflamatoria pélvica en términos de etiología y patogenia.
- Analizar el papel de la infección por el VPH y sus lesiones asociadas en las vías genitales femeninas.
- Distinguir el NIV clásico y el NIV diferenciado en términos de etiología y patogenia.
- Comparar la enfermedad de Paget de la mama y la enfermedad de Paget de la vulva.
- Comparar y contrastar la histopatología de las cervicitis aguda y crónica.
- Distinguir la lesión intraepitelial escamosa de bajo grado (LSIL), la lesión intraepitelial escamosa de alto grado (HSIL), el carcinoma escamoso superficial invasivo y el carcinoma escamoso invasivo cervical.
- Describir la importancia de la zona de transición del cuello uterino.
- Distinguir el adenocarcinoma endocervical y el carcinoma escamoso cervical.
- Analizar la patología y las características clínicas de la salpingitis. ¿Por qué se relaciona con el embarazo ectópico?
- Analizar la relación entre el carcinoma intraepitelial tubárico seroso, el cáncer de ovario y las mutaciones *BRCA*.

- Resumir la etiología y la patogenia del síndrome de ovario poliquístico.
- Describir los tumores epiteliales benignos comunes y limítrofes de ovario.
- Distinguir entre los principales tipos de tumores epiteliales malignos de ovario.
- Enumerar y describir los tumores ováricos de células germinales.
- Listar y describir seis tumores del cordón sexual/estromales del ovario.
- Describir las endometritis aguda y crónica, el piometro y la adenomiosis.
- Diferenciar entre los tipos I y II de adenocarcinoma endometrial.
- Definir el término «endometriosis» y listar las teorías con respecto a su etiología.
- Comparar y contrastar los tumores de músculo liso benignos y malignos del útero.
- Comparar el endometrio del embarazo con el endometrio no grávido.
- Revisar la anatomía y la histología de la placenta.
- Definir el término «placenta previa» y «placenta acreta».
- Comparar y contrastar los gemelos monocigóticos y dicigóticos en términos de estructura de la placenta.
- Listar las anomalías más frecuentes de la inserción del cordón umbilical.
- Analizar las respuestas materna y fetal a las infecciones de la placenta.
- Distinguir entre vasculopatía trombótica fetal y endovasculopatía hemorrágica.
- Definir el término «desprendimiento placentario» y comentar de sus características clínicas.
- Listar las causas de la mala perfusión uteroplacentaria crónica.
- Distinguir la preeclampsia y la eclampsia y analizar su fisiopatología.
- Listar los factores relacionados con los abortos espontáneos.

ANATOMÍA

Vulva

La vulva se compone del monte del pubis, los labios mayores y menores, el clítoris y el vestíbulo. En la pubertad, el monte del pubis y los bordes laterales de los labios mayores adquieren abundante grasa subcutánea, así como pelo abundante y grueso. Las glándulas sebáceas y apocrinas de estas regiones se desarrollan de manera paralela. Las aberturas externas pares de las glándulas parauretrales (**glándulas de Skene**) flanquean el meato uretral. Las **glándulas de Bartholino**, posterolaterales con respecto al introito, son glándulas tubuloalveolares ramificadas secretoras de moco que drenan mediante un corto conducto revestido por epitelio de transición. Además, hay glándulas mucosas microscópicas

---

[1] Sistema reproductor femenino y peritoneo.
[2] Patología del embarazo.

diseminadas a través del área limitada por los labios menores. Los nódulos linfáticos inguinales y femorales proporcionan las rutas de drenaje linfático principales, excepto para el clítoris (el homólogo del pene), el cual comparte su drenaje linfático con la uretra.

Vagina

La vagina se extiende desde el útero al vestíbulo de la vulva y está revestida por un epitelio escamoso dependiente de hormonas. Los estrógenos estimulan, y los progestágenos inhiben, la proliferación y maduración de las células epiteliales de la vagina. Por consiguiente, durante la fase secretora del ciclo menstrual o durante el embarazo, cuando los niveles de progesterona son elevados, las células intermedias, más que las células superficiales, predominan en los frotis vaginales. Las células epiteliales en maduración acumulan glucógeno, lo que suministra a su citoplasma un aspecto claro. Los conductos linfáticos drenan a través del plexo perivaginal lateral. Los linfáticos de la cúpula vaginal y de la vagina superior se comunican con ramas del cuello uterino, para drenar en los nódulos pélvicos y luego en los paraaórticos. La porción inferior de la vagina también drena en los nódulos linfáticos inguinales y femorales.

Cuello uterino

El cuello uterino (o cuello del útero) es la porción inferior del útero que conecta al cuerpo de este con la vagina (fig. 16-1). Su porción expuesta (también denominada **exocérvix**, **ectocérvix** o **porción vaginal**) protruye en la porción superior de la vagina y está recubierta de epitelio escamoso rico en glucógeno.

El **endocérvix** es el conducto que conduce hacia la cavidad endometrial. Está revestido por rebordes mucosos longitudinales integrados por centros fibrovasculares revestidos por una capa única de células cilíndricas mucinosas. En ocasiones, la salida de una glándula endocervical se bloquea y la mucina se retiene, lo que produce dilataciones quísticas de estas glándulas, denominadas **quistes de Naboth**. El orificio externo es la unión *macroscópica* entre el exocérvix y el endocérvix. La **unión escamosa-cilíndrica** es la unión *microscópica* del epitelio escamoso con el epitelio cilíndrico mucinoso. El área situada entre el endocérvix y la cavidad endometrial se denomina **istmo** o **segmento uterino inferior**.

El **exocérvix** se remodela de manera continua a lo largo de la vida. Durante el desarrollo embrionario, la migración superior de las células escamosas se encuentra con el epitelio cilíndrico del endocérvix para formar la unión escamosa-cilíndrica inicial (fig. 16-2). En algunas mujeres jóvenes, esta unión escamosa-cilíndrica «original» se localiza a nivel del orificio interno.

El área entre la porción distal de la unión escamosa-cilíndrica y el orificio externo se denomina **zona de transformación**. El epitelio escamoso inmaduro de esta zona muestra maduración nuclear progresiva e incremento de citoplasma sin glucógeno hacia la superficie. La colposcopia revela el desarrollo de una delgada membrana blanca, la cual termina por volverse más gruesa y más blanca a medida que el epitelio escamoso madura (figs. 16-2 y 16-3). De manera subsecuente, las células acumulan glucógeno y son indistinguibles del epitelio escamoso normal que reviste el exocérvix. La zona de transformación es el sitio del carcinoma escamoso cervical (v. más adelante).

El examen de la zona de transformación mediante tinciones con yodo es la base de la **prueba del yodo de Schiller**. Si las células escamosas que revisten el exocérvix están maduras (ricas en glucógeno), como es normal, se tiñen con el yodo y el exocérvix se ve marrón caoba. Si son inmaduras (deficientes en glucógeno), no se produce la tinción con el yodo y el exocérvix es pálido.

Ovarios

Los ovarios son órganos pares que flanquean el útero. Están unidos a la superficie posterior del ligamento ancho por un pliegue peritoneal, el mesoovario.

Cada ovario está recubierto de una única capa de células epiteliales, erróneamente denominado «epitelio germinal», que se continúa con el peritoneo. Por debajo, la capa más superficial de la corteza ovárica consiste en tejido conectivo denso, la túnica albugínea. El cuerpo del ovario (la corteza y la médula) está compuesto por un estroma mesenquimatoso que contiene células similares a fibroblastos en forma de huso y haces dispersos de

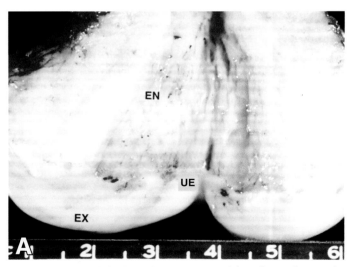
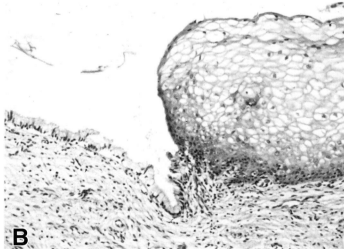

FIGURA 16-1. Anatomía del cuello uterino. A. El cuello uterino ha sido abierto para mostrar el endocérvix (EN), la unión escamocilíndrica (UE) y el exocérvix (EX). La capa gruesa de células escamosas que cubre el exocérvix le otorga su color blanco. **B.** Vista microscópica de la unión escamocilíndrica. El endocérvix está revestido por una capa de células cilíndricas productoras de moco que de manera abrupta se encuentra con el exocérvix revestido por células escamosas maduras. *Nota:* en los especímenes en los cuales la unión escamocilíndrica está sobre el ectocérvix o en el conducto endocervical, la región entre este y el orificio externo se denomina *zona de transformación* (fig. 16-2).

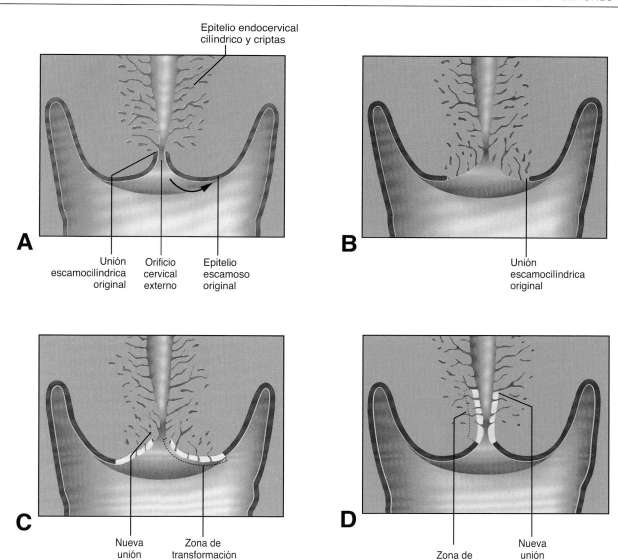

FIGURA 16-2. Zona de transformación del cuello uterino. A. Cuello uterino prepuberal. La unión escamocilíndrica está situada en el orificio cervical externo. La flecha muestra la dirección del movimiento que tiene lugar como consecuencia del incremento en el tamaño del cuello uterino durante la adolescencia. **B. Proceso de eversión.** Al completarse, el tejido cilíndrico endocervical se halla sobre la superficie vaginal del cérvix y se expone al ambiente vaginal. **C. Cuello uterino postadolescente.** La acidez del ambiente vaginal es uno de los factores que estimula el cambio metaplásico escamoso, lo que reemplaza al epitelio cilíndrico expuesto por epitelio de tipo escamoso. **D. Cuello uterino posmenopáusico.** En este momento, se produce la inversión cervical. Este fenómeno es lo contrario de la eversión, la cual es muy importante en la adolescencia. La zona de transformación se establece ahora dentro del conducto cervical, lo que la vuelve inaccesible al examen colposcópico. Datos de Robboy SJ, Anderson MC, Russell P, eds. Pathology of the Female Reproductive Tract. London: Churchill-Livingstone, 2002:111-112, 140, 147, 167, 203, 248, 322, 354.

células de músculo liso. La región cortical contiene las células germinales primarias y los folículos en desarrollo. La médula interna de la corteza está muy vascularizada y contiene células del hilio, que son similares a las células testiculares de Leydig.

Los ovarios aparecen en una etapa temprana de la vida fetal como tumefacciones de la cresta genital. En el día gestacional 19, las células germinales migran desde el saco amniótico primitivo hacia las gónadas y se multiplican por división mitótica. Para el día 40, los ovarios y los testículos ya muestran diferencias histológicas. Hacia el tercer trimestre de la vida fetal, las células germinales detienen su multiplicación y en su lugar continúan

su desarrollo a través de la meiosis. De 1 millón de folículos primordiales presentes al momento de nacer, sólo el 70 % permanece para la época de la pubertad y apenas un 15 % persisten para la edad de 25 años. Sólo unos 450 huevos se liberan en realidad durante la vida reproductiva promedio de 35 años de la mujer.

Las células similares a fibroblastos del estroma cortical del ovario dan lugar a células de la granulosa y la teca, que forman una unidad funcional alrededor de cada óvulo (teca interna y teca externa). El complejo de una célula germinal y las células granulosas de apoyo se conoce primero como un **folículo primordial**. Durante el periodo reproductivo, cada mes se desarrolla un

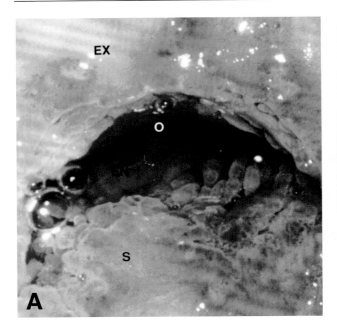

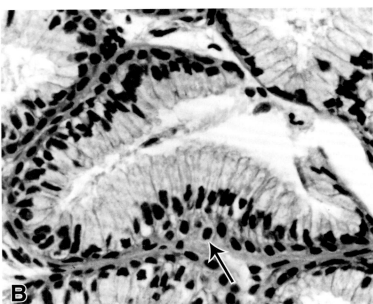

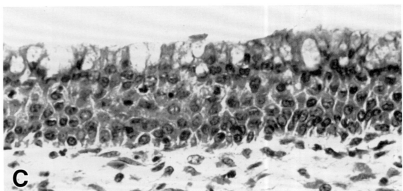

FIGURA 16-3. Metaplasia escamosa en la zona de transformación. A. En esta vista colposcópica del cuello uterino, un área blanca de epitelio escamoso metaplásico (S) se sitúa entre el exocérvix (EX) y el endocérvix mucinoso (EN), el cual termina a nivel del orificio interno (O). **B.** En las etapas iniciales de la metaplasia escamosa de la zona de transformación, las células de reserva, que de manera habitual constituyen una sola capa, comienzan a proliferar (*flecha*). **C.** En una etapa posterior, las células de reserva proliferantes desplazan el epitelio glandular. En un paso final, las células metaplásicas maduran para convertirse en células escamosas ricas en glucógeno, semejantes a las que se observan en la figura 16-1 B.

folículo dominante para convertirse en un **folículo de De Graaf**, el cual se rompe durante la ovulación. La ovulación en sí misma se relaciona con frecuencia con un dolor de tipo calambre leve, el cual, si es más acentuado, se llama *mittelschmerz* (es decir, dolor en la parte media del ciclo). Después de la ovulación, las células de la granulosa folicular se luteinizan, con hipertrofia y acumulación de lípidos. Entonces secretan progesterona además de estrógenos. El folículo colapsado se vuelve de color amarillo brillante y se convierte en **cuerpo lúteo** (cuerpo amarillo).

Las células ováricas de origen estromales incluyen a las células del hilio y a aquellas que recuerdan a las células luteinizadas de la teca interna, que son células que responden a las hormonas hipofisarias. Estas células especializadas producen y secretan andrógenos y estrógenos, los cuales estimulan la proliferación en los órganos finales (p. ej., útero). También inhiben la función hipotalámica por asas de retroalimentación negativas.

Tubas uterinas (trompas de Falopio)

Las tubas uterinas (trompas de Falopio) se extienden desde el fondo uterino a los ovarios. Una porción intersticial, el **istmo**, se localiza dentro del cuerno del útero y conecta la cavidad uterina con la porción recta de la trompa. A medida que la trompa se extiende hacia el ovario, se incrementa su diámetro para formar la **ampolla**, la cual se fusiona con el **infundíbulo**. El extremo fimbriado se abre como la campana de una trompeta y tiene muchas extensiones similares a dedos que envuelven el ovario.

Las células de revestimiento son ciliadas, y son importantes para el transporte del huevo.

Útero

El cuerpo uterino es más pequeño que el cuello uterino al nacer y durante la infancia, pero incrementa con rapidez su tamaño después de la pubertad. El endometrio está compuesto de glándulas y estroma. Es delgado al nacer, cuando consiste en una superficie continua de epitelio cúbico que se sumerge para alinear algunas escasas glándulas tubulares diseminadas. Después de la pubertad, se engruesa. Los dos tercios superficiales, la «zona funcional», responden a las hormonas y se descaman con cada fase menstrual. El tercio más profundo, la capa basal, es la porción germinativa y con cada ciclo regenera una nueva zona funcional.

El endometrio es irrigado por arterias que dan origen a dos grupos de vasos. Las arterias basales riegan el endometrio basal y las arterias espirales nutren los dos tercios superficiales.

EL CICLO MENSTRUAL

El endometrio normal sufre una serie de cambios secuenciales que dan sostén al crecimiento del huevo fertilizado implantado (fig. 16-4). Si la concepción no sucede, el endometrio se descama y luego se regenera para apoyar a un huevo fertilizado en el siguiente ciclo.

Día del ciclo		3-15	15-16	17	18	19-22	23	24-25	26-27	1-2
Día postovulatorio			1-2	3	4	5-8	9	10-11	12-13	14+
Fases del ciclo		Proliferativa	Intervalo	Secretoria inicial		Secretoria media			Secretoria tardía	Menstrual
Característica clave		Mitosis	Mitosis y vacuolas subnucleares	Vacuolas subnucleares máximas	Vacuolas subnucleares presentes	Edema estromal	Predecidua focal alrededor de las arterias espirales	Predecidua irregular	Predecidua extensa	Desmoronamiento del estroma
Características microscópicas de la zona funcional	Estroma	Estroma suelto. Mitosis	Igual a la proliferativa	Estroma suelto. Mitosis escasas	Estroma suelto	Edema estromal	Focal predecidua alrededor de las arterias espirales. Edema prominente	Predecidua en todo el estroma. Algo de edema	Predecidua extensa. Numerosos linfocitos granulados	Desmoronamiento del estroma. Hemorragias
	Glándulas	Túbulos rectos a muy enrollados. Mitosis	Algunas vacuolas subnucleares, y lo demás como la proliferativa	Numerosas vacuolas subnucleares	Glándulas dilatadas. Algunas vacuolas subnucleares	Glándulas dilatadas, con límites irregulares. Secreción luminal		Glándulas en «dientes de sierra» simples	Glándulas en «dientes de sierra» prominentes	Glándulas destruidas. Secreción máxima. Regeneración del epitelio
Aspectos		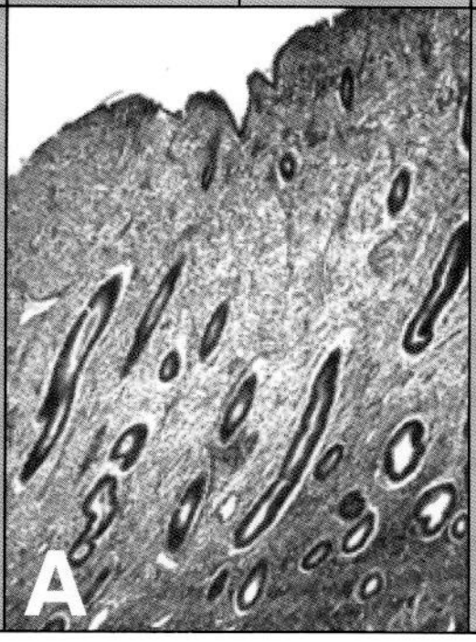				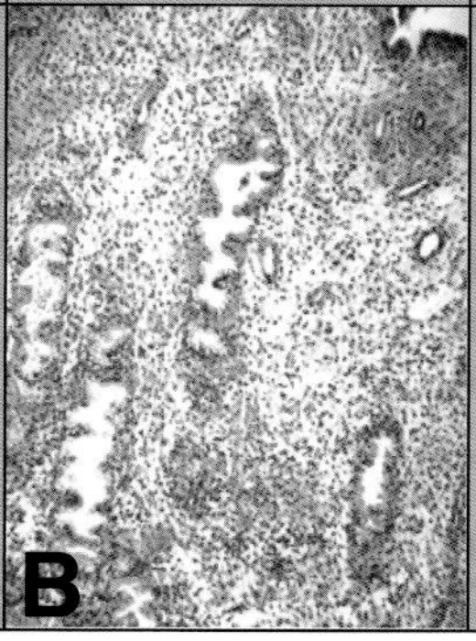			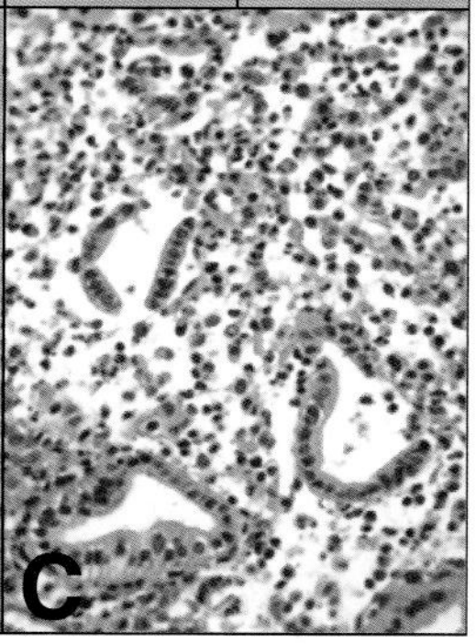	

FIGURA 16-4. Principales características histológicas de las fases endometriales del ciclo menstrual normal. A. Fase proliferativa. Las glándulas tubulares rectas están embebidas en un estroma celular monomórfico. **B.** Fase secretoria, día 24. Glándulas tortuosas, dilatadas con bordes aserrados están situadas en un estroma predecidual. **C.** Endometrio menstrual. Son evidentes las glándulas fragmentadas, la disolución del estroma y numerosos neutrófilos.

FASE MENSTRUAL: Sin embarazo (es decir, la falta de un blastocisto que secrete gonadotropina coriónica humana [hCG]), la granulosa ovárica y las células tecales degeneran y los niveles de progesterona caen. El endometrio se deseca, las arterias espirales colapsan y el estroma se desintegra. La menstruación comienza en el día 28, dura 3-7 días y produce un flujo de alrededor de 35 mL de sangre. Acto seguido, el epitelio glandular residual se extiende para reepitelizar la superficie denudada (fig. 16-4 C)

FASE PROLIFERATIVA: En los días 3-15 del ciclo menstrual, el endometrio se encuentra bajo estimulación estrogénica. En la zona funcional, las glándulas tubulares a helicoidales se distribuyen de manera uniforme y se apoyan en un estroma celular monomórfico (fig. 16-4 A). Al principio de la fase proliferativa, las glándulas son estrechas, pero se vuelven helicoidales e incrementan ligeramente de calibre a medida que transcurre el tiempo. Las células cilíndricas que revisten los túbulos se incrementan desde un grosor de una capa a un epitelio seudoestratificado activo en el terreno mitótico.

Las glándulas producen una secreción acuosa alcalina que facilita el paso de los espermatozoides a través de la cavidad endometrial hacia las tubas uterinas. El estroma también muestra actividad mitótica. Las arterias espirales son estrechas y sobre todo discretas.

FASE SECRETORIA: La ovulación se produce alrededor de 14 días después del último periodo menstrual. Entonces, el folículo de De Graaf que descargó el huevo se convierte en un cuerpo lúteo. Las células granulosas del cuerpo lúteo comienzan a secretar progesterona, la cual transforma el endometrio de un estado proliferativo a uno secretor.

- **Días 17-19 (días 3-5 postovulatorios):** las glándulas endometriales se agrandan, dilatan y vuelven más helicoidales, las células de revestimiento desarrollan abundantes y prominentes vacuolas subnucleares ricas en glucógeno (día 17). Durante los siguientes días, estas células producen secreciones copiosas que pueden dar sostén a un cigoto mientras se desarrollan las vellosidades coriónicas iniciales capaces de invadir el endometrio.
- **Días 20-22 (días 6-8 postovulatorios):** el endometrio muestra edema estromal marcado y las glándulas tienen unas pocas vacuolas discretas, pero predomina un citoplasma homogéneo. Las glándulas se dilatan y son más tortuosas.
- **Día 23 (día 9 postovulatorio):** las células estromales se agrandan y muestran grandes núcleos redondeados, vesiculares y citoplasma eosinófilo abundante en una distribución específica: circundan a las arteriolas espirales (forman «manguitos vasculares»). Con el tiempo, estas células se distribuyen de forma más extensa hasta que cubren la capa funcional. Estas son las precursoras de las células deciduas del embarazo y se refieren como «predeciduas».

■ **Día 27 (día 13 postovulatorio):** ahora, el estroma completo se predecidualiza y prepara para la menstruación. Las glándulas tubulares continúan su dilatación y desarrollan bordes aserrados (dientes tipo sierra).

ENDOMETRIO ATRÓFICO: Después de la menopausia, el número de glándulas y la cantidad de estroma se reducen de manera progresiva. Las glándulas restantes se orientan de manera paralela a la superficie y el estroma contiene colágeno abundante. Las glándulas del endometrio atrófico están por lo general dilatadas de manera notoria, un aspecto que se denomina **atrofia quística senil del endometrio**.

Sangrado uterino anómalo

El sangrado anómalo (disfuncional) es uno de los trastornos ginecológicos más comunes en las mujeres en edad reproductiva, pero aún no se conoce bien. Es importante destacar que las causas generalmente se encuentran fuera del útero, y la mayoría de los casos están relacionados con una alteración del eje hipotálamo-hipófisis-ovario (tabla 16-1).

El sangrado anovulatorio, la forma más común de sangrado disfuncional, es un síndrome complejo de muchas causas que se manifiesta por falta de ovulación durante los años reproductivos. Con más frecuencia, se nota al inicio o en la parte final de la vida reproductiva (es decir, menopausia).

 FACTORES ETIOLÓGICOS Y PATOLOGÍA: En un ciclo anovulatorio, el fallo en ovular conduce a una estimulación excesiva y prolongada de estrógenos, sin un aumento postovulatorio de la progesterona. En consecuencia, el endometrio permanece en un estado prolife-

Tabla 16-1

Causas de sangrado uterino anormal (incluidas las causas uterinas y extrauterinas)

Recién nacido	Estrógeno materno
Infancia	Yatrógena (traumatismo, cuerpo extraño, infección de la vagina)
	Neoplasias vaginales (sarcoma botrioides)
	Tumores ováricos (funcional)
Adolescencia	Inmadurez hipotalámica
	Problemas psíquicos y nutricionales
	Función lútea inadecuada
Edad reproductiva	Anovulatoria
	Central: psicógena, estrés
	Sistémica: nutricional y enfermedad endocrina
	Gonadal: tumores funcionales
	Órgano final: hiperplasia endometrial benigna
	Embarazo: ectópico, placenta retenida, aborto, mola
	Ovulatoria
	Orgánica: neoplasia, infecciones (EIP), leiomiomas
	Polimenorrea: fases folicular o lútea cortas
	Yatrógena: anticoagulantes, DIU
Menopausia	Desprendimiento irregular
Posmenopausia	Carcinoma, NIE, hiperplasias benignas, pólipos, leiomioma

DIU, dispositivo intrauterino; EIP, enfermedad inflamatoria pélvica, NIE, neoplasia intraepitelial endometrial.

 rativo en el que domina un aspecto desordenado, glandular quístico y de crecimiento excesivo. Al faltar la progesterona, las arterias espirales del endometrio no se desarrollan de manera normal. El «sangrado intermenstrual» puede suscitarse a causa del daño de estas frágiles arteriolas espirales. Las trombosis resultantes determinan que la rotura del tejido local recuerde a la del endometrio menstrual, pero con la adición de trombos intravasculares, los cuales experimenta la paciente como sangrado sintomático carente de sincronía con otras áreas del endometrio. Los niveles elevados de estrógenos acaban por reducirse, a través de una ovulación retrasada o de la involución del folículo estimulante. Si la disminución del estrógeno es rápida, el endometrio sufre un flujo menstrual abundante y sincronizado.

Algunas causas de la irregularidad menstrual son intrínsecas del útero y no se consideran disfuncionales. Entre estas se incluyen (1) crecimientos (p. ej., carcinoma, neoplasia intraepitelial endometrial [NIE], leiomiomas y pólipos submucosos); (2) inflamación (p. ej., endometritis), y (3) embarazo (p. ej., complicaciones de un embarazo intrauterino o ectópico) y (4) los efectos de los dispositivos intrauterinos (DIU).

Defectos de la fase lútea

El defecto de la fase lútea produce un ciclo menstrual anormalmente corto: las menstruaciones tienen lugar 6-9 días después del pico de la lutropina (LH) relacionado con la ovulación. Un defecto de la fase lútea se produce cuando el cuerpo lúteo se desarrolla de manera inadecuada o desaparece de forma prematura. Los defectos de la fase lútea son la causa del 3% de los casos de esterilidad, por lo que deben tenerse en mente en la valoración de la esterilidad o en el análisis del sangrado uterino anómalo. El diagnóstico se confirma mediante una biopsia que muestra un endometrio con una falta de sincronía de 2 días con respecto al día cronológico del ciclo menstrual.

INFECCIONES GENITALES

Las enfermedades infecciosas del sistema genital femenino son comunes y causadas por numerosos microorganismos (tabla 16-2).

Infecciones bacterianas

La gonorrea es causada por *Neisseria gonorrhoeae* (también denominado gonococo), un delicado diplococo gramnegativo. Excepto por la transmisión perinatal, la diseminación es casi siempre a través de relaciones sexuales. Las personas infectadas que son asintomáticas son un reservorio importante de infección. En Estados Unidos se producen un millón de casos cada año. La infección es una causa frecuente de salpingitis aguda y de enfermedad inflamatoria pélvica (fig. 16-5).

 PATOLOGÍA: La gonorrea comienza en las membranas mucosas de las vías urogenitales. Las bacterias se adhieren a las células de superficie, después de lo cual invaden superficialmente y provocan una inflamación aguda. La enfermedad es una infección supurativa, que provoca una intensa respuesta inflamatoria aguda, con pus abundante y frecuentes abscesos submucosos. Los frotis de pus revelan numerosos neutrófilos, que a menudo contienen bacterias fagocitadas. Si no se trata, la inflamación se vuelve crónica, con predominio de macrófagos y linfocitos.

 CARACTERÍSTICAS CLÍNICAS: En la mitad de las mujeres infectadas, la gonorrea permanece asintomática. Cuando aparecen los síntomas, inicialmente las mujeres infectadas presentan endocervicitis, con flujo vaginal o sangrado. La uretritis se presenta como disuria en lugar de una

Tabla 16-2

Enfermedades infecciosas del aparato genital femenino

Microorganismos	Enfermedad	Característica
Enfermedades transmitidas por vía sexual		
Bastones y cocos gramnegativos		
Calymmatobacterium granulomatis	*Granuloma inguinal*	Cuerpo de Donovan
Gardnerella vaginalis	*Infección por Gardnerella*	Célula pista
Haemophilus ducreyi	Chancroide (chancro blando)	
Neisseria gonorrhoeae	Gonorrea	Diplococo gramnegativo
Espiroquetas		
Treponema pallidum	Sífilis	Espiroqueta
Micoplasmas		
Mycoplasma hominis	Vaginitis inespecífica	
Ureaplasma urealyticum	Vaginitis inespecífica	
Rickettsias		
Chlamydia trachomatis tipos D-K	Formas diversas de enfermedad inflamatoria pélvica	
Chlamydia trachomatis tipo L_{1-3}	Linfogranuloma venéreo	
Virus		
Virus del papiloma humano (VPH)	Condiloma acuminado/plano	Coilocitos
	Neoplásica potencial	
Tipos 6, 11, 40, 42, 43, 44, 57	Bajo riesgo	Lesión intraepitelial escamosa de grado bajo
Tipos 16, 18, 31, 33, 35, 39, 45, 51, 52, 56, 58, 66	Alto riesgo	Lesión intraepitelial escamosa de grado alto
Herpes simple tipo 2	Herpes genital	Células gigantes multinucleadas con homogeneización intranuclear y cuerpos de inclusión
Citomegalovirus (CMV)	Enfermedad de inclusión citomegálica	Cuerpo de inclusión intranuclear bulboso
Molluscum contagiosum	Infección por Molluscum	Cuerpo de Molluscum
Protozoos		
Trichomonas vaginalis	Tricomonosis	Tricomonas
Enfermedades seleccionadas que no se transmiten por vía sexual		
Actinomyces y microorganismos relacionados		
Actinomyces israelii	Enfermedad inflamatoria pélvica	Gránulos de azufre
Mycobacterium tuberculosis	Tuberculosis	Necrotizing granulomas
Hongos		
Candida albicans	Candidiasis	*Candida* sp.

secreción uretral. Los microorganismos ascienden a través del cuello uterino hacia la cavidad endometrial, donde causan **endometritis aguda**. Después, atacan a las células mucosas de la tuba uterina y provocan una inflamación aguda, la cual queda confinada a la superficie mucosa y provoca salpingitis tanto crónica como aguda. La infección puede diseminarse hacia los ovarios y, en ocasiones, causar un **absceso tuboovárico**. Las cavidades pélvica y abdominal pueden afectarse y originar abscesos supradiafragmáticos y pélvicos. Las complicaciones sistémicas de la gonorrea incluyen septicemia y artritis séptica. En todos los sitios de infección, los microorganismos inducen reacciones inflamatorias purulentas que rara vez se resuelven por completo. Por lo regular, permanecen adherencias fibrosas densas, lo que distorsiona y destruye las capas de las tubas uterinas, y suele convertirse en una causa de esterilidad. Las adherencias aumentan el riesgo de embarazo tubárico. Las infecciones neonatales, derivadas del canal de parto de una madre con gonorrea, generalmente se manifiestan como conjuntivitis, aunque ocasionalmente puede haber infecciones diseminadas. La conjuntivitis gonocócica neonatal se ha erradicado en gran medida en los países desarrollados mediante la instilación rutinaria de antibióticos en la conjuntiva al nacer.

Sífilis

La sífilis es una infección crónica, de transmisión sexual y sistémica causada por la espiroqueta *Treponema pallidum*. La diseminación es a través del contacto sexual con una persona infectada o mediante diseminación transplacentaria (sífilis congénita).

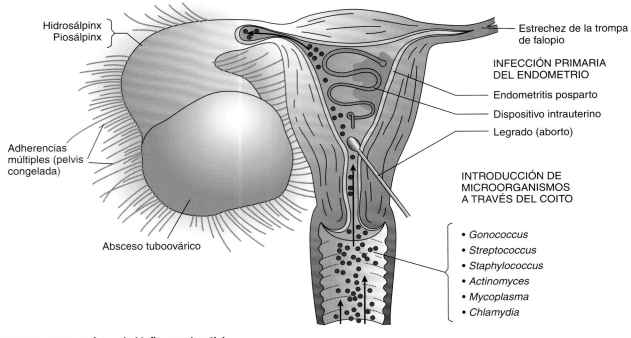

Hidrosálpinx
Piosálpinx

Estrechez de la trompa de falopio

INFECCIÓN PRIMARIA DEL ENDOMETRIO

Endometritis posparto

Dispositivo intrauterino

Legrado (aborto)

Adherencias múltiples (pelvis congelada)

INTRODUCCIÓN DE MICROORGANISMOS A TRAVÉS DEL COITO

Absceso tuboovárico

- *Gonococcus*
- *Streptococcus*
- *Staphylococcus*
- *Actinomyces*
- *Mycoplasma*
- *Chlamydia*

FIGURA 16-5. Enfermedad inflamatoria pélvica.

FACTORES ETIOLÓGICOS Y PATOLOGIA: *T. pallidum* es muy frágil y se elimina con jabón, antisépticos, secado y frío. La transmisión persona a persona requiere un contacto directo entre una fuente rica de espiroquetas, por ejemplo, una lesión abierta o abrasiones de la piel de los órganos genitales, el recto, la boca, los dedos o los pezones. Los organismos se reproducen en el sitio de la inoculación, pasan a los nódulos linfáticos regionales, acceden a la circulación sistémica y se diseminan por todo el cuerpo. Aunque *T. pallidum* induce una respuesta inflamatoria y es captada por células fagocitarias, persiste y prolifera. La infección crónica y la inflamación causan la destrucción del tejido, a veces durante décadas. Si no se trata, la sífilis persiste, con frecuencia con ascensos y descensos, a través de tres etapas (fig. 16-6).

- La **etapa primaria** se caracteriza por la presencia de un **chancro** suele aparecer después de alrededor de 3 semanas en la puerta de entrada bacteriana. Los chancros, así como las lesiones de las otras etapas de la sífilis, muestran una característica «**vasculitis luética**», caracterizada por la proliferación y la inflamación de las células endoteliales, con engrosamiento de las paredes de los vasos por linfocitos y fibrosis. Clínicamente, es una pápula indolora, indurada, de 1 a varios centímetros de diámetro, rodeada por un manguito inflamatorio que rompe para formar una úlcera. La lesión puede persistir durante 2-6 semanas. Luego cicatriza de manera espontánea.
- La **sífilis secundaria** aparece después de un periodo latente de varias semanas a meses, y se caracteriza por fiebre de grado bajo, cefalea, malestar, linfadenopatía, erupción cutánea y lesiones altamente infecciosas denominadas **condiloma** *latum* (verrugas sifilíticas) en el perineo y la vulva (fig. 16-7). Estas lesiones infecciosas secundarias cicatrizan después de 2-6 semanas y los síntomas desaparecen de **manera** espontánea.
- La **etapa terciaria** se desarrolla en cualquier momento de ahí en adelante y puede incluir daño grave a los sistemas cardiovascular y nervioso. *El daño y la cicatrización de la aorta ascendente (aortitis sifilítica) comúnmente conduce a*

la dilatación del anillo aórtico, la separación de las cúspides de las válvulas y la regurgitación de la sangre a través de la válvula aórtica (deficiencia aórtica). La **neurosífilis** es el resultado de una infección lenta y progresiva de las meninges, la corteza cerebral, la médula espinal, los nervios craneales o los ojos.
- La **sífilis congénita** ocurre cuando el organismo se disemina en el tejido fetal; se analiza en las secciones «Embarazo y placenta» (*v.* más adelante).

PATOLOGÍA: En los especímenes de biopsia, el hecho distintivo característico de la sífilis es un infiltrado inflamatorio denso con linfocitos y células plasmáticas, en particular adyacente a los vasos sanguíneos. Las etapas más avanzadas de la enfermedad muestran endarteritis obliterante notable y destrucción hística subsecuente.

Granuloma inguinal

El granuloma inguinal es causado por *Calymmatobacterium granulomatis*, un bastón de transmisión sexual, gramnegativo, encapsulado. La enfermedad se produce con frecuencia similar en la mujer y el hombre. Ocurre principalmente en países tropicales y no es común en Estados Unidos.

PATOLOGÍA: La lesión primaria comienza como un nódulo indoloro, ulcerado que incluye genitales, piel inguinal o perianal. Los microorganismos penetran a través de las abrasiones cutáneas y se diseminan inicialmente por extensión directa, durante la cual destruyen la piel y los tejidos subyacentes. La diseminación local extensa y la permeación linfática se producen más tarde. Abundan los macrófagos vacuolados con bacterias intracelulares características (*cuerpos de Donovan*). El microorganismo, que se observa mejor con la tinción de Wright, recuerda a los alfileres de seguridad cerrados. La hiperplasia del epitelio escamoso suprayacente puede ser tan exuberante como para que se confunda con un carcinoma

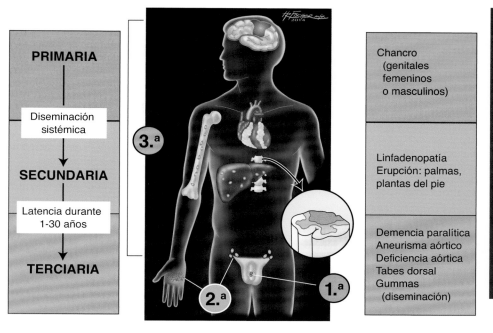

PRIMARIA

Diseminación
sistémica

SECUNDARIA

Latencia durante
1-30 años

TERCIARIA

3.ª

2.ª

1.ª

Chancro
(genitales
femeninos
o masculinos)

Linfadenopatía
Erupción: palmas,
plantas del pie

Demencia paralítica
Aneurisma aórtico
Deficiencia aórtica
Tabes dorsal
Gummas
(diseminación)

FIGURA 16-6. Características clínicas de diversas etapas de la sífilis.

de células escamosas. Las recaídas después del tratamiento antibiótico son comunes.

Chancroide

El chancroide, también denominado **chancro blando**, está causado por *Haemophilus ducreyi*, un bacilo gramnegativo. Esta enfermedad es rara en Estados Unidos, pero es común en los países no desarrollados.

 PATOLOGÍA: Las pequeñas lesiones únicas o, en ocasiones múltiples, vesicopustulosas aparecen en el cuello uterino, la vagina, la vulva y la región perianal 3-5 días después del contacto sexual con un compañero infectado. En esta etapa, los exámenes muestran una inflamación granulomatosa. La lesión puede romperse para formar una úlcera dolorosa, purulenta que sangra con facilidad. También puede aparecer linfadenopatía inguinal, fiebre, escalofríos y malestar general.

Una complicación importante es la formación de una cicatriz durante la fase de curación, que puede causar estenosis uretral.

Gardnerella

La transmisión sexual de *Gardnerella vaginalis,* un cocobacilo gramnegativo, causa muchos casos de «vaginitis inespecífica». Como el microorganismo no penetra la mucosa, no causa inflamación y las biopsias se aprecian normales. Una preparación en fresco de la secreción vaginal o un extendido teñido de Papanicolaou (frotis de Papanicolaou) pueden identificar las bacterias. Las **células pista**, células escamosas cubiertas por cocobacilos, son patognomónicas.

Infecciones por micoplasma y Chlamydia

Micoplasma

Los micoplasmas son microorganismos pleomórficos diminutos que recuerdan a las formas bacterianas L, de las que difieren por

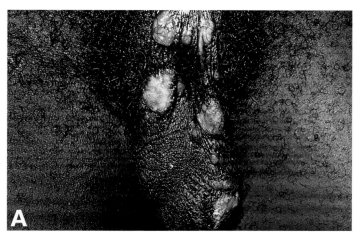

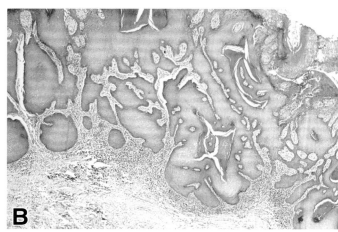

FIGUR4 16-7. Condilomas latum en la sífilis secundaria. A. Se observan placas blanquecinas en la vulva y el perineo. **B.** Microfotografía que muestra hiperplasia papilomatosa de la epidermis con inflamación crónica subyacente.

carecer de pared celular. Son comensales comunes bucofaríngeos y de las vías urogenitales, y colonizan las vías genitales inferiores a través del contacto sexual. *Ureaplasma urealyticum* puede ser aislado del sistema genital bajo en el 40% de las mujeres sanas y puede causar esterilidad, efectos adversos del embarazo y también infecciones perinatales. *Mycoplasma hominis* se encuentra en el sistema genital inferior del 5% de las mujeres sanas, y causa una pequeña proporción de los casos de cervicitis y vaginitis sintomática. *M. hominis* se aísla con frecuencia junto con *G. vaginalis* o en la infección por *Trichomonas vaginalis*. Aunque el papel del micoplasma en las infecciones del sistema genital no se comprende del todo, este microorganismo se encuentra en la enfermedad inflamatoria pélvica, la salpingitis aguda, el aborto espontáneo y la fiebre puerperal. El tejido afectado no suele mostrar complicaciones histológicas.

Chlamydia

Chlamydia trachomatis es una rickettsia intracelular gramnegativa, común, transmitida por vía venérea. Se conocen aproximadamente 50 serotipos. *C. trachomatis* causa una diversidad de trastornos en la mujer, hombre y niños. Se ha encontrado en el sistema genital de alrededor del 8% de las mujeres asintomáticas y el 20% de las mujeres con síntomas del sistema genital inferior. La clamidia se confunde con facilidad con la gonorrea, debido a que los síntomas de ambas infecciones son similares.

 PATOLOGÍA: La mucosa cervical se encuentra muy inflamada y las células escamosas metaplásicas contienen pequeños cuerpos de inclusión. Al examen citológico, se observan inclusiones intracitoplasmáticas perinucleares con bordes definidos y **cuerpos cocoides** intracitoplasmáticos. Las complicaciones incluyen infección ascendente del endometrio, la tuba uterina y el ovario, la cual puede producir oclusión tubárica y esterilidad. La clamidia también puede infectar las glándulas de Bartholino y causar uretritis aguda. Los lactantes que nacen por un parto vaginal de madres infectadas pueden desarrollar conjuntivitis, otitis media y neumonía.

Linfogranuloma venéreo

El linfogranuloma venéreo es una infección venérea del hombre y la mujer que es endémica en países tropicales. Es causada por la forma de *C. trachomatis*, perteneciente a los serotipos L1 a L3.

 PATOLOGÍA: Después de unos pocos días a 1 mes, se forma una vesícula pequeña e indolora en el sitio de inoculación. Cicatriza con rapidez y con frecuencia ni siquiera se advierte. En la segunda etapa, los nódulos linfáticos inguinales se agrandan y pueden romperse para formar fístulas supurativas. Los nódulos linfáticos perirrectales de la mujer se enmarañan y se vuelven dolorosos. En las pacientes que no reciben tratamiento, puede aparecer una tercera etapa después de un periodo de latencia de varios años. En esta fase, la cicatrización causa obstrucción linfática, lo que determina la aparición de elefantiasis genital y estrecheces rectales. Los tejidos infectados en las etapas segunda y tercera muestran granulomas necrosantes e infiltrados neutrófilos. Pueden observarse cuerpos de inclusión dentro de los macrófagos.

Tricomoniasis

T. vaginalis es un protozoo grande, en forma de pera, flagelado, que de manera habitual causa vaginitis. Se transmite por vía sexual, y el 25% de las mujeres infectadas son portadoras asintomáticas. La infección se manifiesta como un exudado espeso, de color gris amarillento, con prurito acentuado, dispareunia (coito doloroso) y disuria (micción dolorosa). Las tricomonas mótiles se identifican en preparaciones en fresco y también pueden mostrarse en frotis de Papanicolaou.

Síndrome de shock tóxico

El síndrome de shock tóxico en un trastorno agudo, a veces mortal, que se caracteriza por fiebre, shock y exantema eritematoso descamativo. De manera adicional, son comunes vómito, diarrea, mialgia, signos neurológicos y trombocitopenia. Las alteraciones patológicas características del shock y las lesiones de la coagulación intravascular diseminada suelen ser acentuadas. Ciertas cepas de *Staphylococcus aureus* liberan una exotoxina denominada **toxina 1 del síndrome de shock tóxico**, la cual altera la función de los fagocitos mononucleares, lo que les impide realizar la depuración de otras sustancias con potencial tóxico como las endotoxinas.

El síndrome de shock tóxico se reconoció por primera vez cuando se introdujeron los tampones de larga duración, lo que otorgó el tiempo suficiente para que los estafilococos proliferasen. Su aparición también se relacionó con las «esponjas» anticonceptivas. La incidencia del síndrome de shock tóxico ha disminuido de manera marcada desde el reconocimiento del papel de los tampones como promotores de la colonización de la vagina por *S. aureus*.

Infecciones polimicrobianas

Cervicitis

La inflamación del cuello uterino es común y se relaciona con la exposición constante a la flora bacteriana de la vagina. La cervicitis aguda y la crónica son causadas por muchos microorganismos, en particular aerobios y anaerobios vaginales endógenos, *Streptococcus*, *Staphylococcus* y *Enterococcus*. Otros microorganismos específicos son *Chlamydia trachomatis*, *Neisseria gonorrhoeae* y, en ocasiones, el herpes simple tipo 2. Algunos agentes se transmiten por vía sexual; otros pueden ser introducidos por cuerpos extraños, como fragmentos residuales de tampones y pesarios.

Salpingitis

La salpingitis es la inflamación de las tubas uterinas, típicamente como resultado de infecciones ascendentes desde la parte inferior del sistema genital. Los microorganismos causales más comunes son *N. gonorrhoeae*, *Escherichia coli*, *Chlamydia* y *Mycoplasmas*, y la mayoría de las infecciones es polimicrobiana. Los episodios agudos de salpingitis (en particular si se relacionan con clamidia) pueden ser asintomáticos. Una tuba uterina dañada por una infección previa es particularmente susceptible de reinfección en la mayoría de los casos.

 PATOLOGÍA Y CARACTERÍSTICAS CLÍNICAS: La salpingitis aguda se caracteriza por la presencia de infiltrado de neutrófilos, edema y congestión de los pliegues mucosos (plicas). En la salpingitis crónica, el infiltrado inflamatorio predominante es de linfocitos y células plasmáticas; el edema y la congestión suelen ser mínimos. En etapas tardías, las tubas uterinas pueden cerrarse y distenderse con pus (**piosálpinx**) o trasudado (**hidrosálpinx**).

En la salpingitis crónica grave, las adherencias son densas y determinan la formación de un extremo romo, en palillo de tambor, en la trompa. La consecuencia de una luz bloqueada puede ser un hidrosálpinx o un piosálpinx. El daño causado por la salpingitis crónica puede alterar la motilidad general y el pasaje de los espermatozoides, en cuyo caso resulta un cuadro de **esterilidad**. La salpingitis crónica es una causa común de **embarazo ectópico**, ya que los pliegues mucosos adherentes crean bolsas en las cuales el huevo queda atrapado. Las tubas uterinas permiten que las infecciones del sistema genital inferior asciendan hacia la cavidad peritoneal y produzcan peritonitis y enfermedad inflamatoria pélvica. El ovario adyacente también puede quedar incluido, y a veces dar origen a un **absceso tuboovárico**.

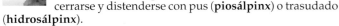

Enfermedad inflamatoria pélvica

La enfermedad inflamatoria pélvica (EIP) es una infección de los órganos pélvicos debido a la extensión de cualquiera de una gran variedad de microorganismos más allá del cuerpo uterino (fig. 16-5). El ascenso de la infección da como resultado una salpingitis aguda bilateral, piosálpinx y abscesos tuboováricos. **N. gonorrhoeae *y* Chlamydia *son los principales microorganismos causales de la enfermedad inflamatoria pélvica, pero la mayoría de las infecciones es polimicrobiana.***

 CARACTERÍSTICAS CLÍNICAS: Las pacientes con enfermedad inflamatoria pélvica presentan típicamente dolor abdominal bajo. La exploración revela sensibilidad bilateral en los anexos y malestar marcado cuando se manipula el cuello uterino (signo de la candela). Las complicaciones de la enfermedad inflamatoria pélvica incluyen: (1) rotura de un absceso tuboovárico, que puede producir una peritonitis que pone en riesgo la vida; (2) esterilidad a causa de la cicatrización de las placas tubáricas; (3) aumento de los índices de embarazo ectópico, y (4) obstrucción intestinal a causa de bandas fibrosas y adherencias.

Infecciones genitales no de transmisión sexual

Tuberculosis

Mycobacterium tuberculosis puede afectar cualquier parte del sistema genital femenino. La salpingitis resultante de la diseminación hematógena desde las vías respiratorias es la lesión inicial habitual. La tuberculosis genital se encuentra en el 1 % de las mujeres estériles de Estados Unidos y en más del 10 % de tales mujeres en los países menos desarrollados. La identificación de bacilos resistentes al ácido (BAAR) confirma el diagnóstico.

Candidiasis

El 10 % de las mujeres es portador asintomático de hongos en la vulva y la vagina, y *Candida albicans* es el agente agresor más común. Sólo un 2 % de las mujeres se presenta con vulvovaginitis candidiásica aparente en el terreno clínico. Sin embargo, el riesgo aumenta significativamente con la diabetes mellitus, el uso de anticonceptivos orales y el embarazo. Las infecciones que no se tratan cursan con altibajos, y con frecuencia desaparecen después del parto.

Infecciones virales

Virus del papiloma humano

El virus del papiloma humano (VPH) es un virus de ADN que infecta la piel de los genitales y las superficies mucosas para producir lesiones verrugosas conocidas como **condilomas acuminados** o lesiones planas denominadas **lesiones intraepiteliales escamosas** (SIL, *squamous intraepithelial lesions*). El VPH está asociado con muchos tipos diferentes de cáncer en el tracto reproductivo femenino. Se conocen más de 100 serotipos de VPH, un tercio de los cuales causan lesiones del sistema genital. El tiempo promedio desde la infección a la primera detección del VPH es de 3 meses. Actualmente hay 20 millones de personas con la infección.

En Estados Unidos, los genotipos 6 y 11 representan más del 80% de los condilomas visibles. Los genotipos de VPH 16, 18 y 31 y varios tipos adicionales están asociados con un alto riesgo de desarrollo de carcinoma escamoso en las vías genitales inferiores femeninas, así como cánceres anales y bucofaríngeos en ambos sexos.

La mayoría de los casos de VPH se diagnostican con una citología cervical de Papanicolaou. Sin embargo, se producen falsos positivos y resultados indeterminados (ASCUS, células escamosas atípicas de importancia no determinada). Además, muchas mujeres están expuestas a infecciones por VPH que desencadenan resultados anómalos en la prueba de Papanicolaou, pero serán eliminadas por la respuesta inmunitaria del huésped y no progresarán a cáncer. Las pruebas más recientes detectan directamente el ADN del VPH y pueden determinar la presencia o no de genotipos de alto riesgo. El tratamiento se basa en la histología de las lesiones (grado bajo frente a grado alto), que predice las personas con mayor riesgo de progresión a cáncer y, si está disponible, el genotipo del VPH.

 PATOLOGÍA: Las lesiones en la vulva, región perianal, periné, vaginal y cuello uterino causadas por la infección del VPH están separadas en bajo y alto grado de acuerdo con la apariencia del epitelio afectado, que puede ser plano o exofítico. **Los términos bajo grado o alto grado se basan en el subtipo viral infectante correspondiente y en el riesgo de progresión a carcinoma escamoso invasivo.** La forma verrugosa de la lesión intraepitelial escamosa de bajo grado (LSIL, low-grade squamous intraepitelial lesion) se conoce como condiloma acuminado.

Las verrugas acuminadas generalmente se deben a subtipos virales con bajo riesgo de cáncer y pueden presentarse como pápulas, placas o nódulos, que eventualmente se convierten en excrecencias espigadas o similares a una coliflor (fig. 16-8 A). La LSIL se caracteriza por coilocitos (del griego *koilos*, «hueco»), que son células epiteliales con un halo perinuclear y núcleo arrugado que producen partículas de VPH (fig. 16-8 B). El ADN viral generalmente es un episoma. La replicación extensa del virus causa la lesión citoplasmática, creando coilocitos (fig. 16-8 C). Las lesiones intraepiteliales escamosas de alto grado (HSIL, high-grade squamous intraepithelial lesions) se discuten a continuación, con las enfermedades de la vulva y el cuello uterino.

Virus del herpes

El *virus del herpes de tipo 2* simple es un virus ADN de doble cadena muy grande que de manera habitual causa infecciones genitales transmitidas por vía sexual.

Después de un periodo de incubación de 1-3 semanas, se desarrollan pequeñas vesículas en la vulva que evolucionan hasta convertirse en úlceras dolorosas. Se producen lesiones similares en la vagina y el cuello uterino. Las células epiteliales adyacentes a las vesículas intraepiteliales muestran degeneración en balón y muchas contienen grandes núcleos con inclusiones virales eosinófilas.

Típicamente, las infecciones con el virus herpes siguen un curso de recaídas y remisiones. Mientras están latentes, los virus residen en los ganglios locales (en este caso, sacros). Se reactivan durante el embarazo, y al pasar a través del canal del parto pueden contagiar al recién nacido, lo que con frecuencia tiene consecuencias mortales. Las lesiones herpéticas activas de la vagina en el momento del parto son indicación para una cesárea.

Citomegalovirus

El citomegalovirus (CMV) es un virus ADN de doble cadena, ubicuo de la familia Herpesvirus. Más del 80 % de las personas mayores de 35 años tiene anticuerpos contra el CMV. Muchas líneas de evidencias sugieren que numerosos casos son de transmisión sexual: (1) la seroprevalencia del CMV se eleva en los adultos jóvenes; (2) el virus se recupera con más frecuencia de secreciones cervicales y del semen que de cualquier otro lugar del cuerpo, y (3) las cantidades virales en el semen son 100 000 veces más altos que en la orina.

Aunque el CMV rara vez causa infecciones genitales en la mujer, la infección del endometrio puede producir aborto espontáneo o infección del neonato. Las células infectadas muestran grandes inclusiones eosinófilas, intranucleares características y, en ocasiones, inclusiones citoplasmáticas.

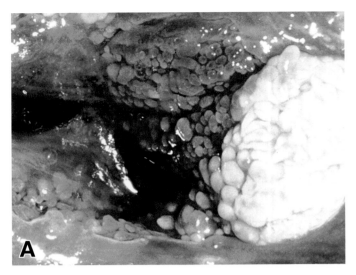

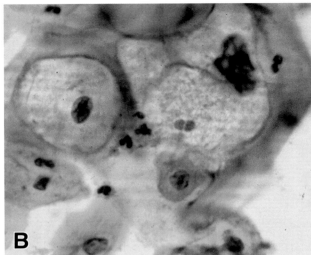

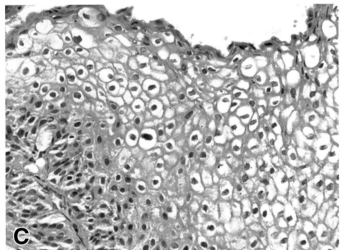

FIGURA 16-8. Infecciones condilomatosas inducidas por el virus del papiloma humano. A. Condiloma acuminado del cérvix, visible a simple vista como excrecencias similares a una coliflor. **B.** Un extendido cervical contiene coilocitos característicos con un halo perinuclear y un núcleo arrugado con partículas virales en su interior. **C.** La biopsia de los condilomas muestra coilocitos con halos perinucleares y pleomorfismo nuclear significativo con densidad alterada de la cromatina.

Vulva

LESIONES QUÍSTICAS

QUISTES DE LAS GLÁNDULAS DE BARTHOLINO: Las glándulas PARES de Bartholino producen una secreción mucoide clara que lubrica de manera continua la superficie vestibular. Los conductos tienden a obstruirse y en consecuencia a formar quistes. La infección del quiste puede conducir a la formación de un absceso. El absceso de la glándula de Bartholino se relacionó de manera formal con la gonorrea, pero estafilococos, clamidias y anaerobios son ahora la causa más frecuente. El tratamiento consiste en la incisión, drenaje, marsupialización y administración de antibióticos apropiados.

QUISTES FOLICULARES: Los quistes foliculares se parecen a la porción más distal del folículo piloso. También se denominan **quistes de inclusión epitelial** o **quistes queratínicos**, y son quistes foliculares que aparecen con frecuencia en la vulva, en especial sobre los labios mayores. Contienen un material caseoso blanquecino y de manera típica están revestidos por epitelio escamoso estratificado.

QUISTES MUCINOSOS: Las glándulas mucinosas de la vulva, un dato normal que por lo regular permanece sin reconocerse, en ocasiones se obstruyen y de manera subsecuente forman quistes.

Las células cilíndricas mucinosas que revisten el quiste pueden infectarse.

DERMATOSIS

Dermatitis vulvar aguda

Los tipos más comunes de dermatitis aguda endógena son la **dermatitis atópica** (**hipersensibilidad**) y la **dermatitis seborreica**, las cuales se observan como erosiones maculares escamosas. Las dermatitis con causas exógenas incluyen la dermatitis irritante (orina sobre la piel vulvar) y la dermatitis alérgica por contacto, que se manifiesta como dermatitis aguda o crónica.

Dermatitis vulvar crónica

La dermatitis vulvar crónica sigue a muchas enfermedades que desde el punto de vista clínico son pruriginosas y, por tanto, sujetas a rascado repetido en su fase activa. Puede producirse en otros trastornos como el liquen plano, la psoriasis y el liquen escleroso (*v.* cap. 20). La piel está engrosada con marcas cutáneas exageradas («liquenificación») y blancas como consecuencia de la hiperqueratosis marcada. Suele haber descamación y excoriaciones como resultado de un rascado reciente.

LIQUEN ESCLEROSO: El liquen escleroso es una enfermedad inflamatoria que se relaciona con trastornos autoinmunitarios como el vitíligo, la anemia perniciosa y la tiroiditis. La etiología autoinmunitaria del liquen escleroso sugiere de manera adicional la presencia de linfocitos T activados en la dermis.

 PATOLOGÍA Y CARACTERÍSTICAS CLÍNICAS: Esta afección está representada por placas blancas, piel atrófica, un aspecto apergaminado o arrugado y, en ocasiones, contractura marcada de los tejidos vulvares (fig. 16-9 A).

 Se observa hiperqueratosis, pérdida de crestas interpapilares, adelgazamiento epitelial con aplanamiento de las clavijas interpapilares, vacuolización citoplasmática de la capa basal y una zona homogénea, acelular en la dermis superior (fig. 16-9 B). Por lo regular, por debajo de esta capa se encuentra una banda de linfocitos con unas pocas células plasmáticas.

La enfermedad se desarrolla de manera gradual y es progresiva, a menudo causando prurito y dispareunia. *Las mujeres con liquen escleroso sintomático tienen un 15% de probabilidad de desarrollar carcinoma escamoso.*

TUMORES MALIGNOS Y AFECCIONES PREMALIGNAS

Neoplasia intraepitelial vulvar

El carcinoma vulvar, principalmente el carcinoma escamoso, representa el 3% de todos los cánceres del sistema genital femenino y ocurre sobre todo en mujeres mayores de 60 años. Estos tumores se dividen en carcinomas de células escamosas queratinizantes no relacionados con el VPH, denominados **neoplasias intraepiteliales vulvares (NIV) diferenciadas o NIV simples** (> 70% de los casos), y en carcinomas basaloides verrugosos asociados con el VPH de alto riesgo (< 25% de los casos). Las LSIL incluyen a las verrugas acuminadas y las lesiones planas blandas que sólo en raras ocasiones pueden tener coilocitos diagnósticos. Las HSIL (anteriormente conocidas como NIV usual o «NIV clásica») incluye lesiones de tipo basaloide y verrugoso.

 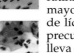 **FACTORES ETIOLÓGICOS Y CARACTERÍSTICAS CLÍNICAS:** Los carcinomas de células escamosas queratinizantes se desarrollan con frecuencia en mujeres mayores (edad media, 76 años), a veces en el contexto de líquenes esclerosos de larga duración. La lesión precursora es una **NIV diferenciada** (fig. 16-10 A), que lleva consigo un elevado riesgo de desarrollo de cáncer. Estos carcinomas se desarrollan como nódulos o masas en una lesión antecesora de «**leucoplaquia**» (*placas blancas*, un término descriptivo inespecífico).

En contraste, la verruga menos común relacionada con el VPH y los carcinomas basaloides se desarrollan a partir de una **NIV clásica** (fig. 16-10 B), típicamente relacionada con la infección por el **VPH-16**. Desde 1980, ha habido un incremento de 5 a 10 veces en la frecuencia de NIV clásica en la mujer menor de 40 años. Las lesiones NIV relacionadas con el VPH tienen un riesgo bajo de progresión a carcinoma invasivo (alrededor del 6%), excepto en la mujer mayor o inmunodeprimida.

 PATOLOGÍA: La NIV refleja un espectro de cambios neoplásicos desde la atipia celular mínima a la grave. Estas lesiones pueden ser únicas o múltiples, y también maculares, papulares o tipo placa. Los grados histológicos que califican a la NIV son I, II y III, que corresponden a displasia leve, moderada y grave, respectivamente. Sin embargo, el grado III (que incluye al carcinoma *in situ* de células escamosas [CIS]) es de lejos el más común. Como sucede con las lesiones comparables del cuello uterino (*v.* más adelante), los criterios utilizados para establecer el grado de NIV clásico incluyen: (1) tamaño y atipia nuclear; (2) número y grado de mitosis atípicas y (3) falta de diferenciación citoplasmática hacia la superficie epitelial.

Por lo general, los carcinomas queratinizantes de células escamosas siguen a la NIV diferenciada (NIV simple). Dos terceras partes de los tumores más grandes son exofíticos; el resto muestra un comportamiento ulcerativo y endofítico. El tumor está compuesto de nidos invasivos de epitelio escamoso maligno con perlas de queratina centrales. Los tumores crecen de forma lenta mientras se extienden a la piel, vagina y recto contiguos. De manera inicial, hacen metástasis en los nódulos linfáticos inguinales superficiales, y luego en los nódulos linfáticos inguinales profundos, femorales

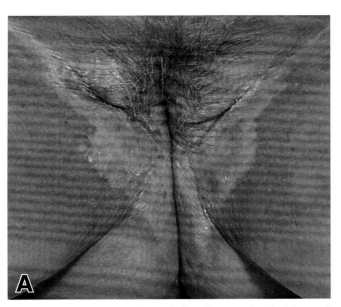 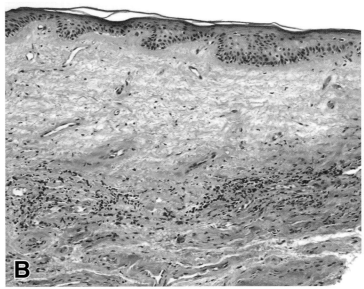

FIGURA 16-9. **Liquen escleroso de la vulva. A.** La lesión blanca demarcada con claridad afecta la vulva y el periné. **B.** La epidermis es delgada y muestra hiperqueratosis y carencia del patrón normal con invaginaciones. La dermis muestra una zona acelular, homogénea superpuesta a un infiltrado inflamatorio crónico.

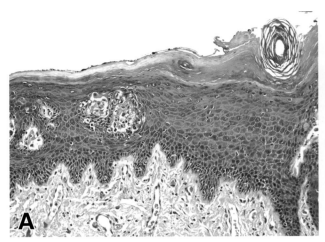
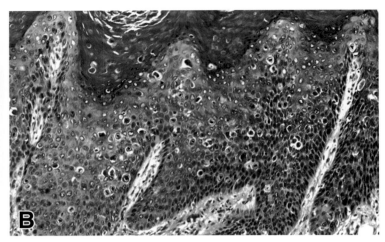

FIGURA 16-10. Neoplasia intraepitelial vulvar (NIV). A. Tipo bien diferenciado (simple) no relacionado con el virus del papiloma humano (VPH), que muestra atipia que se acentúa en las capas basal y parabasal. Se observa maduración epitelial llamativa en las capas superficiales. **B.** NIV indiferenciada (clásica) relacionada con el virus del papiloma humano (VPH). Debajo de la superficie hiperqueratósica, las células epiteliales son displásicas. Se aprecian numerosas mitosis.

y pélvicos. La NIV diferenciada muestra atipia nuclear grave de la capa basal, con una notable maduración epitelial en las capas superficiales (fig. 16-10 A). Los queratinocitos superficiales contienen núcleos redondeados con nucléolos agrandados, amplio citoplasma eosinófilo y puentes intercelulares prominentes. Las crestas interpapilares a menudo contienen perlas de queratina.

PATOLOGÍA: La mayoría de las pacientes con NIV presenta prurito vulvar, sensación urente y lesiones en la piel elevadas y bien definidas, de tamaños variables, que pueden ser rosadas, rojas, café o blancas. El pronóstico de los pacientes con cáncer vulvar generalmente es bueno, con una supervivencia global a 5 años del 70 %. El grado del tumor, el tamaño, la localización y, de forma más importante, el número de metástasis a los nódulos linfáticos, predicen la supervivencia. Los tumores mejor diferenciados tienen una mejor supervivencia promedio, que se acerca al 90 % si no hay afectación nodular.

Melanoma maligno

Aunque es excepcional, el melanoma maligno es el segundo cáncer más frecuente de la vulva (5 %). Se presenta en la sexta y séptima décadas de la vida, pero en ocasiones se encuentra en mujeres más jóvenes. El tumor tiene las características biológicas y microscópicas del melanoma que surge en cualquier sitio del cuerpo. Es muy agresivo y el pronóstico, malo.

Enfermedad de Paget extramamaria

El trastorno suele presentarse en los labios mayores de mujeres ancianas. La mujer con enfermedad de Paget de la vulva se queja de prurito o de una sensación urente durante muchos años.

PATOLOGÍA: La lesión de la enfermedad de Paget es grande, roja, húmeda y demarcada de manera precisa. Las células diagnósticas (células de Paget) pueden originarse en la epidermis o derivar de estructuras epidérmicas anexas. Tienen un citoplasma pálido y vacuolado (fig. 16-11) con abundantes glucosaminoglucanos; se tiñen ácido peryódico de Schiff (PAS) y con mucicarmín, y expresan el antígeno carcinoembrionario (ACE). Aparecen como células únicas grandes o, con menor frecuencia, como agrupamientos de células que pierden los puentes intercelulares y en general están confinadas a la epidermis. A diferencia de la enfermedad de Paget de la mama, la cual casi siempre se relaciona con un carcinoma subyacente de un conducto, la enfermedad de Paget extramamaria rara vez se relaciona con un carcinoma de los anexos de la piel. Las metástasis se producen con poca frecuencia, de manera que el tratamiento requiere tan sólo la escisión local amplia o una vulvectomía simple.

Vagina

AFECCIONES NO NEOPLÁSICAS

Anomalías congénitas

Por lo general, **la ausencia congénita de la vagina** se relaciona con anomalías del útero y de la vía urinaria. Si hay un útero funcional, la ausencia de vagina puede condicionar que la sangre menstrual se acumule en el útero.

La **vagina tabicada** es resultado de que los conductos embrionarios de Müller no se fusionen de manera apropiada, con lo que la pared mediana resultante no se reabsorbe.

La **atresia vaginal** y el **himen imperforado** evitan la transformación del revestimiento embrionario vaginal de los conductos de Müller en epitelio escamoso, un efecto que es causa de adenosis vaginal (*v.* más adelante).

Disminución de la estimulación de estrógenos

La vaginitis atrófica es un adelgazamiento con atrofia del epitelio vaginal. El epitelio adelgazado es una barrera deficiente a las infecciones o las abrasiones. Esto se produce con más frecuencia en la mujer posmenopáusica con niveles de estrógeno bajos. La dispareunia y las manchas vaginales son síntomas habituales.

Adenosis vaginal

En la adenosis vaginal, durante la vida embrionaria se produce un fallo en el reemplazo del epitelio glandular que normalmente reviste la vagina embrionaria por epitelio escamoso. Aunque ya no se utiliza, el uso de dietilestilbestrol (DES) para prevenir el aborto en mujeres durante la década de los años 70 condujo a un incremento sustancial en las cifras de este trastorno en las hijas de estas mujeres.

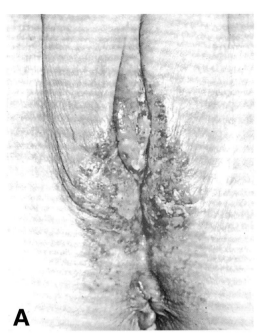
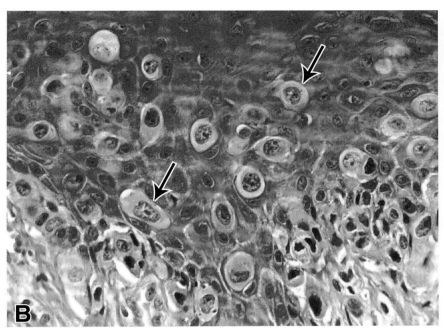

FIGURA 16-11. Enfermedad de Paget de la vulva. A. La lesión es roja, húmeda y claramente demarcada. **B.** Las células de Paget (flechas), que se caracterizan por un citoplasma abundante y pálido, infiltran el epitelio y están intercaladas entre los queratinocitos normales.

También se han dado casos raros de **adenocarcinoma de células claras** de la vagina en las hijas de las mujeres tratadas con DES; actualmente, todos los casos de este tumor raro ocurren en mujeres posmenopáusicas y no están asociados con el uso de DES. Los adenocarcinomas de células claras son casi siempre curables cuando son pequeños y asintomáticos, pero en etapas más avanzadas pueden diseminarse por vía hematógena o linfática.

TUMORES MALIGNOS DE LA VAGINA

Los tumores malignos primarios de la vagina son raros, constituyen alrededor del 2 % de todos los tumores genitales. **La mayoría (80 %) de las enfermedades malignas vaginales representan diseminación metastásica**. Los síntomas más comunes son exudados vaginales y sangrado durante el coito, pero los tumores avanzados pueden causar dolor pélvico o abdominal y edema de las piernas. Los tumores confinados a la vagina suelen tratarse mediante histerectomía radical y vaginectomía.

Carcinoma escamoso

Este tumor afecta generalmente a mujeres mayores, con una incidencia pico entre las edades de 60 y 70 años. Es más común en la pared anterior del tercio superior de la vagina, donde suele manifestarse como una masa exofítica. La **neoplasia intraepitelial vaginal de alto grado**, un término que reemplaza a «displasia vaginal» y a «carcinoma *in situ*», precede con frecuencia al carcinoma invasivo. El carcinoma escamoso vaginal puede desarrollarse algunos años después de un carcinoma cervical o vulvar, lo que sugiere que puede ser un efecto de campo carcinógeno en las vías genitales inferiores relacionado con una infección por el VPH. El pronóstico se relaciona con la extensión de la diseminación tumoral en el momento de su descubrimiento. El índice de supervivencia a 5 años es del 80 % para los tumores confinados a la vagina (estadio I), mientras que es sólo del 20 % para aquellos que presentan diseminación extensa (estadios III/IV).

Rabdomiosarcoma

Típicamente, este tumor consiste en masas polipoides confluentes que recuerdan a un racimo de uvas; por tanto, es justificado llamarlo sarcoma botrioides (de la palabra griega *botrys*, «uvas») (fig. 16-12). Se produce casi de manera exclusiva en niñas menores de 4 años de edad. Se origina en la lámina propia de la vagina y consiste en rabdomioblastos fusiformes primitivos (fig. 16-12 C), algunos de los cuales muestran estriaciones transversales. En general, el tumor se detecta debido al manchado observado en los pañales. Los tumores menores de 3 cm en su dimensión mayor tienden a ser localizados y pueden curarse mediante escisión amplia y quimioterapia.

Cuello uterino

CERVICITIS

La inflamación del cuello uterino es común y se relaciona con la exposición constante a la flora bacteriana de la vagina. La cervicitis aguda y la crónica son causadas por muchos microorganismos, en particular aerobios y anaerobios vaginales endógenos (*v.* más adelante).

 PATOLOGÍA: En la *cervicitis aguda*, el cuello uterino está ostensiblemente rojo, hinchado y edematoso a simple vista, con «goteo» de pus copioso por el orificio externo. Al microscopio, los tejidos muestran un infiltrado extenso de leucocitos polimorfonucleares y edema estromal.

La **cervicitis crónica** es más común. La mucosa cervical se encuentra hiperémica y puede mostrar erosiones epiteliales verdaderas. El estroma está infiltrado, sobre todo por linfocitos y células plasmáticas. El epitelio escamoso metaplásico de la zona de transformación puede extenderse hacia las glándulas

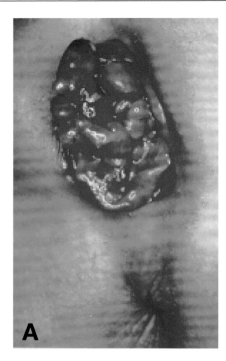

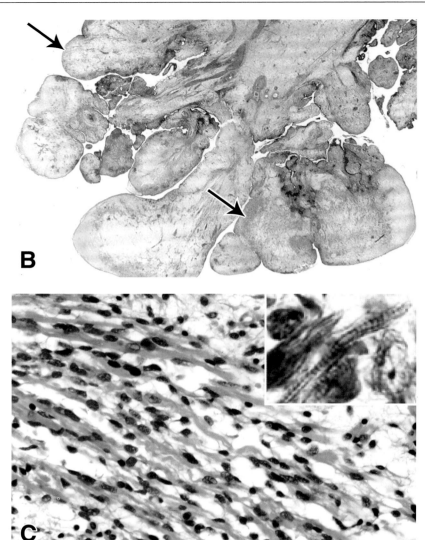

FIGURA 16-12. Rabdomiosarcoma embrionario (sarcoma botrioides) de la vagina. A. El tumor con aspecto de uvas protruye a través del introito. **B.** Un corte del tumor muestra una capa densa de estroma neoplásico denominada la capa del cambio (*flechas*) por debajo del epitelio superficial de la vagina. Un estroma neoplásico laxo está presente por debajo de la capa de cambio. **C.** Las células tumorales están compuestas de mioblastos primitivos, elongados, con estriaciones transversales en el *recuadro*.

endocervicales, donde forma agrupamientos de epitelio escamoso, que deben diferenciarse del carcinoma.

TUMORES BENIGNOS Y AFECCIONES SIMILARES A TUMORES DEL CUELLO UTERINO

Pólipos endocervicales

Los pólipos endocervicales son los crecimientos cervicales más comunes (fig. 16-13). Aparecen como masas únicas blandas o lobuladas, por lo general menores de 3 cm en su diámetro mayor. Típicamente, se manifiestan por sangrado o exudado vaginal. El epitelio de revestimiento es mucinoso, con metaplasia escamosa variable, pero puede mostrar erosiones y tejido de granulación si la mujer es sintomática. La escisión simple o el legrado son curativos. Muy rara vez se desarrollan cánceres en los pólipos endocervicales (0.2 % de los casos).

Hiperplasia microglandular

Esta afección benigna muestra glándulas vacuoladas empaquetadas que carecen de estroma y que están mezcladas con un infiltrado neutrófilo. No debe confundirse con un adenocarcinoma bien diferenciado (*v.* más adelante). La hiperplasia microglandular suele ser asintomática y, dado que típicamente se relaciona con estimulación de progestina, suele presentarse durante el embarazo, en el periodo posparto y en mujeres que toman anticonceptivos orales.

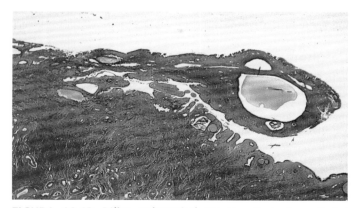

FIGURA 16-13. Pólipo endocervical. Un revestimiento epitelial cubre un centro fibrovascular. Reimpreso con permiso de Stanley J, Robboy MD; Gynecologic Pathology Associates. Durham y Chapel Hill, NC.

Leiomiomas

Los tumores benignos del músculo liso del cuello uterino pueden sangrar o prolapsarse en el conducto endocervical, lo que produce contracciones uterinas y dolor que recuerdan a las fases iniciales del parto.

El aspecto microscópico es similar al de los leiomiomas uterinos (*v.* más adelante).

NEOPLASIAS ESCAMOSAS

Hace 50 años, el cáncer cervical era la principal causa de muerte por cáncer en las mujeres estadunidenses.

La introducción y la generalización de las pruebas citológicas redujeron el carcinoma cervical en un 50-85 % en los países occidentales. Actualmente es el sexto cáncer femenino más común

en Estados Unidos, y el índice de mortalidad se ha reducido en un 70 %. Sin embargo, alrededor del mundo, el cáncer cervical se mantiene como el segundo cáncer más común en la mujer.

Lesiones intraepiteliales escamosas

Las SIL del cuello uterino son consecuencia del VPH, y pueden ser de bajo grado (LSIL) o alto grado (HSIL) según el subtipo viral infectante correspondiente y el riesgo de progresión a carcinoma escamoso invasivo (figs. 16-14 y 16-15).

El espectro de la enfermedad es impulsado principalmente por la naturaleza del virus infectante, con cada clase que demuestra su propio espectro de la enfermedad. Los grados de SIL son los siguientes:

- LSIL: NIC-1: displasia leve.
- HSIL: NIC-2: displasia moderada; NIC 3; displasia grave, carcinoma *in situ*.

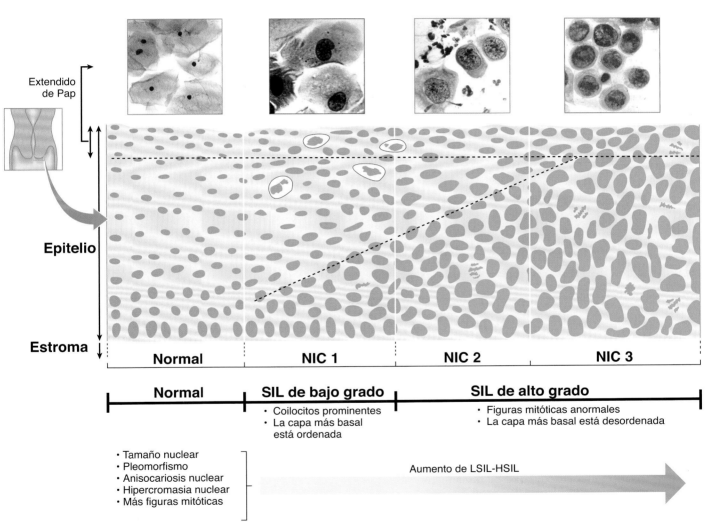

Extendido de Pap

Epitelio

Estroma

| Normal | NIC 1 | NIC 2 | NIC 3 |

Normal | **SIL de bajo grado** | **SIL de alto grado**

- Coilocitos prominentes
- La capa más basal está ordenada

- Figuras mitóticas anormales
- La capa más basal está desordenada

- Tamaño nuclear
- Pleomorfismo
- Anisocariosis nuclear
- Hipercromasia nuclear
- Más figuras mitóticas

Aumento de LSIL-HSIL

FIGURA 16-14. Interrelaciones de sistemas de nomenclatura en las lesiones intraepiteliales escamosas (SIL). Este gráfico integra múltiples aspectos de las interfaces normal-LSIL (lesión intraepitelial escamosa de bajo grado) y LSIL-HSIL (lesión intraepitelial escamosa de alto grado), que corresponden a los umbrales terapéuticos. Lista las características cualitativas y cuantitativas que distinguen el cáncer de bajo riesgo (LSIL) a partir de lesiones de cáncer de alto riesgo (HSIL), que generalmente son causadas por diferentes subtipos de virus del papiloma humano. También ilustra las equivalentes aproximadas del sistema de neoplasia intraepitelial cervical (NIC), que se basa en un modelo de progresión continua en lugar de subtipos virales dicotómicos. Para finalizar, el esquema ilustra el extendido citológico correspondiente resultado de la exfoliación de las células más superficiales, lo que indica que incluso en el estado de enfermedad más leve, las células anormales alcanzan la superficie y se descaman.

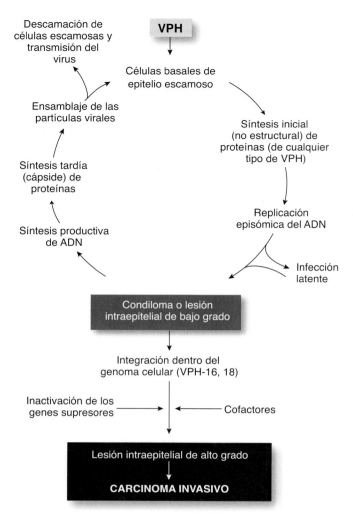

FIGURA 16-15. Papel del virus del papiloma humano (VPH) en la patogenia de la neoplasia cervical.

Las LSIL rara vez progresan en gravedad y habitualmente desaparecen. Las HSIL tienden a progresar y requieren tratamiento.

EPIDEMIOLOGÍA Y PATOGENIA MOLECULAR: El cáncer cervical suele manifestarse entre los 40 y los 60 años de edad (media, 54), pero por lo general la SIL aparece antes de los 40 años. *El factor crítico es la infección por el VPH, la cual está relacionada con múltiples compañeros sexuales y edad de iniciación sexual joven.* Por consiguiente, la SIL es en esencia una **enfermedad de transmisión sexual**. Fumar incrementa la incidencia de cáncer de cuello uterino, pero el mecanismo que subyace a ello no se comprende.

En la LSIL, el VPH es episómico y se replica libremente para causar la muerte celular. Deben acumularse cantidades enormes de virus en el citoplasma para que se hagan visibles como un coilocito. En la mayoría de los casos de HSIL, el ADN viral se integra en el genoma de las células.

Los genes *E6* y *E7* del VPH-16 codifican proteínas que se unen e inactivan respectivamente a las proteínas p53 y Rb, lo que anula sus funciones supresoras tumorales (*v.* cap. 4). Una vez que el VPH se integra en el ADN del huésped, las copias del virus completo no se acumulan y los coilocitos

están ausentes en muchos casos de displasia de alto grado y en todos los cánceres invasivos (fig. 16-15).

Como se ha comentado anteriormente, cerca del 85 % de las lesiones LSIL tienen VPH de riesgo bajo. Muchas verrugas genitales (condiloma acuminado) del cuello uterino contienen VPH-6 o VPH-11, los cuales se consideran como tipos de VPH de riesgo bajo. En contraste, las HSIL suelen contener los tipos de VPH-16, 18, 31, 33, 35, 39, 45, 51, 52, 56, 58, 59 y 68. Los **tipos 16 y 18 del VPH** se encuentran en el 70 % de los cánceres invasivos; los otros tipos de alto riesgo representan el restante 25 %.

La eversión del cuello uterino inducida por medios hormonales y un ambiente vaginal ácido incentivan el desarrollo de la zona de transformación. Sin VPH, la metaplasia escamosa benigna es el resultado final. En la presencia de VPH u otros agentes carcinógenos, los blastocitos de la zona de transformación se convierten en SIL y pueden progresar a carcinoma invasivo.

PATOLOGÍA: El tipo celular susceptible al VPH ha sido identificado como el blastocito que expresa citoqueratina 7, localizada en la región de la zona de transformación cervical entre el endocérvix cilíndrico y el exocérvix escamoso. Esta es la ubicación de la zona de transformación y los tipos celulares que componen la porción expuesta del cuello uterino que determinan la distribución de la SIL y, por tanto, del cáncer del cuello uterino.

El proceso normal mediante por el que madura el epitelio escamoso cervical es alterado en todo el espesor completo de la SIL, como se evidencia por los cambios en la celularidad, diferenciación, polaridad, características nucleares y actividad mitótica. Mientras que la altura a la que las células basaloides se extienden hacia arriba en el epitelio generalmente difiere entre la LSIL y la HSIL, esto es una simplificación excesiva. Por ejemplo, los cambios más dramáticos en la **LSIL (NIC-1)** no ocurren en la base, sino en los coilocitos del epitelio superficial, que muestran un citoplasma globoso y núcleos grandes e irregulares originados por la propagación episomal del virus en las células escamosas diferenciadas que están ausentes en la base. Las características en la región basal relacionadas con la integración genómica del virus en las células basales en propagación son prominentes en la **HSIL (NIC-2/3)**.

Estas incluyen la desorganización de la alineación basal a lo largo de la membrana basal y los cambios nucleares que persisten conforme las células son empujadas hacia la parte superior del epitelio. En las HSIL también pueden estar presentes las figuras mitóticas anómalas, patognomónicas de la aneuploidía cromosómica. Los cambios histológicos que distinguen la LSIL y la HSIL se muestran en la figura 16-16.

Dada la presencia de células anómalas en todo el epitelio de las mujeres con SIL, se desprenden en la citología de Papanicolaou. Las anomalías nucleares y el grado de diferenciación citoplasmática en las células anómalas exfoliadas se utilizan para identificar la SIL y subclasificarla como LSIL o HSIL. Es mejor realizar la clasificación definitiva en el espécimen histológico donde puede evaluarse el epitelio completo. El mosaicismo (la superficie irregular se parece a la madera con incrustaciones) y el punteado vascular son los dos patrones que se observan con mayor frecuencia en la HSIL.

CARACTERÍSTICAS CLÍNICAS: La edad promedio a la que las mujeres desarrollan SIL ha disminuido en las últimas décadas y ahora es de 25-30 años. En general, el 70 % de los casos de LSIL retrocede, el 6 % progresa a HSIL y menos del 1 % se vuelve cáncer invasivo. *El 10-20 % de los casos de HSIL progresan a carcinoma escamoso invasivo si no son tratados.*

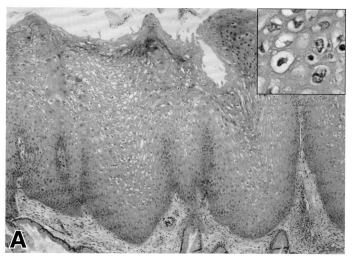

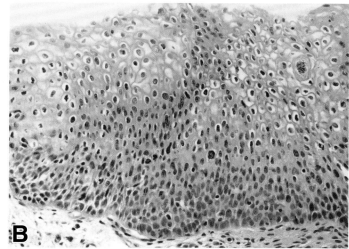

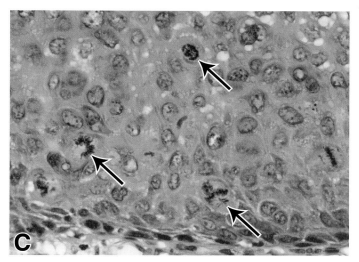

FIGURA 16-16. **Lesiones intraepiteliales escamosas (SIL). A.** SIL de bajo grado (LSIL/NIC-1): el epitelio cervical muestra coilocitos vacuolados pronunciados (*recuadro*) en el epitelio superior y una zona basal delgada que mantiene la polaridad en contra de la membrana basal. **B.** SIL de alto grado (HSIL/NIC-2-3): las células basales con VPH integrado proliferan como clones neoplásicos a través de todo el epitelio. Las células basales son desorganizadas y se extienden hacia arriba a un nivel más alto sin diferenciación. Pueden tener coilocitos, pero son poco frecuentes. **C.** Las mitosis atípicas (*flechas*) en este HSIL indican un genotipo aneuploide, visto con los virus de alto riesgo. Herradura, se ven metafases multipolares y desiguales.

Cuando se descubre SIL en una citología de Papanicolaou, se recomienda realizar una biopsia. Las biopsias dirigidas pueden orientarse visualmente mediante colposcopia, o bien puede extirparse toda la zona de transformación mediante un procedimiento de escisión electroquirúrgica en asa de alambre (LEEP). A las mujeres con LSIL a menudo se les ofrece el tratamiento conservador (p. ej., repetir la citología de Papanicolaou junto con seguimiento estrecho), aunque algunos ginecólogos abogan por el tratamiento con ablación local. Las lesiones de alto grado son tratadas con métodos de ablación de acuerdo con su distribución anatómica. La LEEP puede ser suficiente si los márgenes son negativos. También se puede hacer la conización cervical (extracción de un cono de tejido alrededor del orificio externo), la criocirugía y (rara vez) la histerectomía. La citología de seguimiento y la exploración clínica debe continuar de por vida, pues más tarde pueden desarrollarse cáncer escamoso vaginal o vulvar.

Carcinoma escamoso superficial invasivo

En este contexto, la invasión del estroma generalmente surge de una HSIL superpuesta.

Los cambios invasivos más tempranos que pueden reconocerse son diminutas papilas epiteliales irregulares que emanan de la base de las HSIL, antes conocido como «microinvasivo» (fig. 16-17). Estas pequeñas lengüetas (< 1 mm) de células epiteliales neoplásicas no afectan al pronóstico de las HSIL; por tanto, ambas pueden ser tratadas del mismo modo con cirugía conservadora.

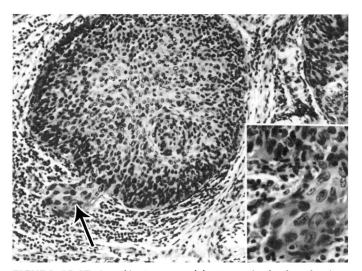

FIGURA 16-17. **Invasión temprana del estroma («microinvasiva») en un carcinoma de células escamosas superficialmente invasivo.** El corte del cuello uterino muestra que una lesión intraepitelial escamosa de alto grado (HSIL) en una glándula endocervical ha atravesado la membrana basal (*flecha*) para invadir el estroma. **Recuadro:** imagen de alta resolución del foco invasivo temprano.

Carcinoma escamoso invasivo

 EPIDEMIOLOGÍA: El carcinoma escamoso es el tipo más habitual de cáncer cervical. Incluso en Estados Unidos se producen unos 12 000 nuevos casos todos los años, una cifra menor que la del cáncer endometrial ovárico. Sin embargo, en áreas de bajo desarrollo, donde la detección citológica está menos disponible, el cáncer escamoso cervical es todavía una causa principal de muerte por cáncer. La vacuna frente al VPH reduce el riesgo individual de cáncer cervical en un 97 %

 PATOLOGÍA: A menudo, las etapas iniciales del cáncer cervical se corresponden con lesiones con escasa definición, granulares, erosionadas o a masas nodulares y exofíticas. Si el tumor predomina dentro del conducto endocervical, puede ser una masa endofítica, infiltrar el estroma y causar agrandamiento y endurecimiento difuso del cuello. La mayoría de los tumores pertenece al tipo no queratinizante, con nidos sólidos de grandes células escamosas malignas y no más que la queratinización de cada célula. Una pequeña cantidad de cánceres restantes muestra nidos de células queratinizadas en espirales concéntricos, llamados perlas de queratina. El tumor menos común y más agresivo es el carcinoma de células pequeñas. Consiste en masas infiltrantes de pequeñas células malignas, cohesivas, no queratinizadas; tiene el peor pronóstico.

El cáncer cervical se disemina directamente a través de los vasos linfáticos (fig. 16-18) y sólo rara vez por vía hematógena. La extensión local a los tejidos circundantes (parametrios) (etapa IIIB) produce una **compresión ureteral;** las complicaciones clínicas correspondientes son hidrouréter, hidronefrosis y deficiencia renal, que es la causa más común de muerte (50 % de las pacientes). El compromiso vesical y rectal (etapa IVA) puede conducir a la formación de fístulas. Las metástasis a los nódulos linfáticos regionales incluyen a los nódulos linfáticos paracervicales, hipogástricos e ilíacos externos.

 CARACTERÍSTICAS CLÍNICAS: En los estadios iniciales del cáncer cervical, normalmente las pacientes se quejan de sangrado vaginal después del coito y de las duchas vaginales. En estadios más avanzados, los síntomas se relacionan con la vía y el grado de diseminación. El frotis de Papanicolaou permanece como la prueba de detección más fiable para descubrir un cáncer cervical.

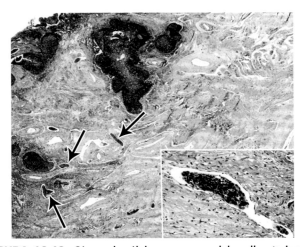

FIGURA 16-18. Cáncer de células escamosas del cuello uterino con invasión linfática. La imagen con poco aumento muestra un carcinoma de células escamosas que ha invadido el estroma y permeado los linfáticos (*flechas*). **Recuadro:** vista con gran aumento de la invasión linfática.

El estadio anatómico del cáncer del cuello uterino es el mejor predictor de supervivencia. La histerectomía radical está favorecida por un tumor localizado, en especial en las mujeres más jóvenes. La radioterapia o las combinaciones de las dos se usan en los casos de tumores más avanzados.

Adenocarcinoma endocervical

En tiempos recientes ha aumentado la incidencia de adenocarcinoma cervical, con una edad media de 56 años en el momento de la presentación. La mayoría de los tumores es de células endocervicales (mucinosas), pero los diferentes subtipos tienen poca importancia en la supervivencia total. El adenocarcinoma comparte factores epidemiológicos con el carcinoma escamoso del cuello uterino, y se disemina de manera similar. Estos tumores se relacionan con frecuencia con adenocarcinomas *in situ*, y contienen infección con los tipos 16 y 18 del VPH.

 PATOLOGÍA: *ADENOCARCINOMA IN SITU*: También llamado **neoplasia intraepitelial glandular** cervical, esta lesión se origina por lo general en la unión escamosa-cilíndrica y se extiende dentro del conducto endocervical. Muestra células cilíndricas altas con citoplasma eosinófilo o mucinoso, que a veces recuerdan a las células caliciformes. El patrón de diseminación y compromiso de las glándulas endocervicales recuerda a las de la SIL cervical. El adenocarcinoma in situ es intraepitelial de manera típica, con mantenimiento de la arquitectura glandular endocervical normal. Las células muestran agrandamiento leve, núcleos hipercromáticos atípicos, relación entre núcleo y citoplasma aumentada y mitosis variables. La HSIL escamosa se produce en el 40 % de los casos de adenocarcinoma *in situ*.

ADENOCARCINOMA INVASIVO: Este tumor suele presentarse como un pólipo fungoide (fig. 16-19 A) o una masa papilar. Con frecuencia, los tumores exofíticos tienen un patrón papilar (fig. 16-19 B), mientras que los endofíticos muestran patrones tubular o glandular. Los tumores con escasa diferenciación están compuestos de manera predominante por láminas sólidas de células.

El adenocarcinoma del endocérvix se disemina por invasión local y metástasis linfática, pero la supervivencia total es a veces peor que la del carcinoma escamoso. El tumor se trata de forma similar al carcinoma escamoso.

Tuba uterina

SALPINGITIS

Consulte las infecciones genitales polimicrobianas comentadas anteriormente.

TUMORES DE LA TUBA UTERINA

La evaluación completa de la tuba uterina en las mujeres con mayor riesgo de cáncer hereditario para cáncer «ovárico» (mutación de *BRCA*) ha encontrado que muchos cánceres resultantes surgen en las fimbrias tubáricas, como el **carcinoma intraepitelial tubárico seroso** (CITS). Las fimbrias tubáricas también han demostrado ser un sitio temprano de afección en algunos adenocarcinomas serosos esporádicos (no hereditarios). Las lesiones del CITS son físicamente pequeñas, a menudo imperceptibles a nivel macroscópico, y están compuestas de regiones mitóticamente activas de un epitelio atípico que expresa *TP53* mutante.

También puede producirse la afección de la tuba uterina por metástasis o implantes del ovario adyacente o neoplasias uterinas. La mayoría de las enfermedades malignas primarias corresponde al adenocarcinoma, con una incidencia máxima entre los 50-60 años de edad.

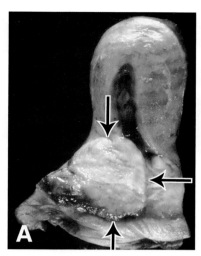
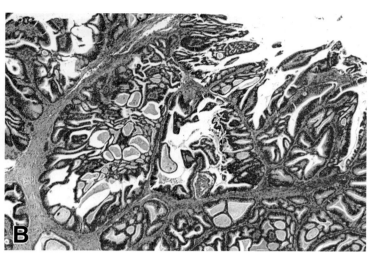

FIGURA 16-19. Adenocarcinoma endocervical. A. El tumor endocervical aparece como una masa polipoide (*flechas*). **B.** Vista microscópica de un adenocarcinoma endocervical en el que se muestra un patrón papilar de crecimiento.

Ovario

LESIONES QUÍSTICAS DE LOS OVARIOS

Los quistes ováricos suelen originarse en epitelio superficial invaginado (**quistes serosos**) y son la causa más habitual de agrandamiento ovárico. Casi todos los demás derivan de los folículos ováricos.

Quistes foliculares

Los quistes foliculares son estructuras de pared delgada llenas de líquido, revestidas por células de la granulosa y recubiertas por células de la teca interna.

Aparecen a cualquier edad hasta la menopausia, son uniloculares y pueden ser únicos o múltiples, unilaterales o bilaterales. Estos quistes se originan en los folículos ováricos y guardan una relación probable con anomalías en la liberación hipofisaria de gonadotropinas.

 PATOLOGÍA: Es muy raro que los quistes foliculares excedan los 5 cm de diámetro. Sin estímulos, las células de la granulosa de los quistes tienen núcleos uniformes, redondos y escaso citoplasma. Las células de la teca son pequeñas y en forma de huso. En ocasiones, las capas pueden luteinizarse y la pared de la luz contener grandes cantidades líquidas de estrógeno o progesterona. Si el quiste persiste, la producción hormonal puede causar pubertad precoz en una niña e irregularidad menstrual en una adulta. La única complicación significativa es el sangrado intraperitoneal leve.

Quistes del cuerpo lúteo

Un quiste del cuerpo lúteo es resultado de la resolución retardada de la cavidad central de un cuerpo lúteo. La síntesis continua de progesterona por el quiste lúteo provoca irregularidades menstruales. La rotura de un quiste puede causar hemorragia leve en la cavidad abdominal. De manera habitual, un quiste del cuerpo lúteo es unilocular, de 3-5 cm de tamaño y cuenta con una pared amarilla. El contenido del quiste varía desde un líquido serosanguinolento a sangre coagulada. El examen microscópico muestra numerosas células de la granulosa grandes y luteinizadas. Es una afección autolimitada.

Quistes luteínicos de la teca

Los quistes luteínicos de la teca también se conocen como *hiperreacción luteínica* y, por lo regular, son múltiples y bilaterales. Se relacionan con niveles altos de gonadotropina circulante (como en el embarazo, en la mola hidatidiforme, el coriocarcinoma y el tratamiento con gonadotropina exógena) o con impedimentos físicos (adherencias densas, fibrosis cortical) para la ovulación. Los niveles excesivos de gonadotropina conducen a una estimulación exagerada de la teca interna y a la formación quística extensa.

 PATOLOGÍA: Múltiples quistes de pared delgada llenos con un líquido claro y una capa marcadamente luteinizada de la teca interna reemplazan ambos ovarios. El parénquima ovárico muestra edema y focos de células estromales luteinizados. La hemorragia intraabdominal debida a la torsión o rotura del quiste puede requerir una intervención quirúrgica.

SÍNDROME DE OVARIOS POLIQUÍSTICOS

El síndrome de ovario poliquístico, o síndrome de Stein-Leventhal, se caracteriza por (1) secreción excesiva de hormonas androgénicas; (2) anovulación persistente y (3) ovarios con abundantes y pequeños quistes subcapsulares. Inicialmente, fue descrito como un síndrome de **amenorrea secundaria**, **hirsutismo** y **obesidad**. Sin embargo, ahora se sabe que la presentación clínica es muy variable e incluye a mujeres amenorreicas por lo demás sanas e, incluso más raro, carecen de características de ovarios poliquísticos. *Esta afección es una causa común de esterilidad: hasta el 7% de las mujeres experimenta el síndrome de ovarios poliquísticos.*

 FISIOPATOLOGÍA: El síndrome de ovario poliquístico es un estado de hiperandrogenismo ovárico funcional con niveles altos de LH, aunque este último incremento tal vez sea una consecuencia más que una causa de la disfunción ovárica (fig. 16-20).

1. Se piensa que la anomalía central es la producción ovárica aumentada de andrógenos, aunque la hipersecreción suprarrenal de andrógenos también puede estar presente. Hay una alteración de la regulación de la enzima limitante de la velocidad biosintética de andrógenos, el citocromo $P450_{c17}\alpha$ (17α-hidroxilasa).

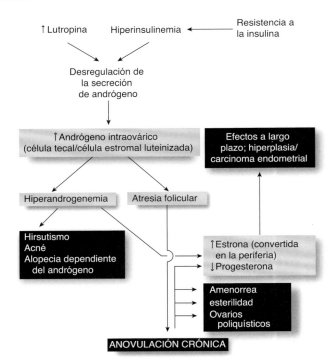

FIGURA 16-20. Patogenia del síndrome de ovarios poliquísticos.

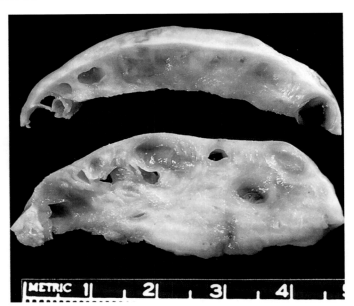

FIGURA 16-21. **Enfermedad poliquística del ovario.** Secciones de corte de un ovario muestran numerosos quistes embebidos en un estroma esclerótico.

2. El exceso de andrógenos ováricos actúa de manera local para causar (1) atresia folicular prematura, (2) quistes foliculares múltiples y (3) un estado anovulatorio persistente. La maduración folicular afectada causa secreción disminuida de progesterona. En la periferia, el hiperandrogenismo condiciona hirsutismo, acné y un patrón alopécico masculino (dependiente de andrógeno). Estas pacientes pueden presentar niveles altos de andrógenos séricos, como testosterona, androstenediona y sulfato de dehidroepiandrosterona. Pero, hay variaciones individuales y algunas pacientes tienen niveles de andrógeno normales.
3. El exceso de andrógenos se convierte en estrógenos en el tejido adiposo periférico, un efecto que aumenta de forma considerable en la obesidad. La producción acíclica de estrógeno y la deficiencia de progesterona incrementan la secreción hipofisaria de LH.
4. Las mujeres con el síndrome de ovario poliquístico muestran marcada resistencia periférica a la insulina, desproporcionada con respecto al grado de obesidad. El mecanismo parece incluir un defecto posterior al receptor de la insulina, quizá relacionado con la expresión disminuida de un transportador de la glucosa. En cualquier caso, se ve que la hiperinsulinemia resultante contribuye a incrementar la hipersecreción ovárica de andrógenos y a la estimulación directa de la producción hipofisaria de LH.

 PATOLOGÍA: Ambos ovarios están agrandados. La superficie es lisa debido a la falta de ovulación. En un corte, la corteza está engrosada y muestra numerosos quistes luteínicos de la teca, que de manera característica miden 2-8 mm de diámetro, dispuestos en la periferia, alrededor de un centro denso de estroma, o dispersos a través de una cantidad mayor de estroma (fig. 16-21). Las características microscópicas incluyen (1) numerosos folículos en etapas iniciales del desarrollo; (2) atresia folicular; (3) estroma incrementado, en ocasiones con células luteinizadas (hipertecosis), y (4) signos de falta de ovulación (cápsula gruesa, lisa, y ausencia de cuerpo lúteo y cuerpo albicans). Muchos quistes subcapsulares muestran

zonas engrosadas de la teca interna, en las cuales algunas células pueden estar luteinizadas.

 CARACTERÍSTICAS CLÍNICAS: *Unas tres cuartas partes de las mujeres con esterilidad anovulatoria tienen síndrome de ovario poliquístico.* Las pacientes se encuentran en sus 20 años de edad y manifiestan obesidad temprana, problemas menstruales e hirsutismo. La mitad de las mujeres con el síndrome de ovario poliquístico es amenorreica y muchas otras tienen menstruaciones irregulares. En realidad, sólo el 75 % de las mujeres afectadas es esteril, lo que indica que algunas ovulan de manera ocasional. La actividad estrogénica acíclica sin oposición aumenta la incidencia de hiperplasia endometrial y adenocarcinoma.

El tratamiento del síndrome de ovario poliquístico abarca dos problemas comunes de la endocrinología reproductiva: hirsutismo y anovulación. El tratamiento predominante es hormonal y busca interrumpir el exceso constante de andrógenos.

HIPERTECOSIS ESTROMAL

La hipertecosis estromal es la luteinización focal de las células del estroma ovárico. Estas células estromales son funcionales con frecuencia y causan **virilización**. Esta afección es más común en la mujer posmenopáusica y, en una forma microscópica, se encuentra en una tercera parte de los ovarios posmenopáusicos.

 PATOLOGÍA: Si se detecta hipertecosis estromal clínica, por lo general debido a signos de masculinización, ambos ovarios están agrandados, a veces hasta una dimensión mayor de 8 cm. La serosa es lisa, y la superficie de corte es homogénea, firme y café a amarilla. En la corteza o la médula se observan nidos solitarios o nódulos de células estromales hialinizadas con eosinofilia profunda, y con frecuencia, con citoplasma vacuolado.

Las células luteinizadas tienen un gran núcleo central con un nucléolo prominente, una característica que comparten con todas las células estromales con actividad hormonal del ovario.

TUMORES OVÁRICOS

Hay muchos tipos de tumores ováricos, entre los que se incluyen benignos, limítrofes y malignos. Alrededor de dos terceras partes surgen en mujeres en edad reproductiva; menos del 5 % se desarrolla en niñas. Alrededor del 80 % de los tumores ováricos es benigno. Casi el 90 % de los tumores malignos y limítrofes se diagnostica después de los 40 años de edad. El cáncer ovárico es la segunda enfermedad maligna ginecológica más frecuente (por detrás del cáncer de endometrio) y representa un índice de mortalidad más elevado que la de todos los otros cánceres genitales femeninos combinados. Dado la dificultad para detectarlo en estadios tempranos, cuando todavía es curable, más de tres cuartas partes de las pacientes tienen tumores extraováricos diseminados en la pelvis o en el abdomen en el momento del diagnóstico. Cada año hay 22 000 nuevos casos de cáncer ovárico diagnosticados en Estados Unidos, y más de 14 000 mueren a causa de la enfermedad. El riesgo de desarrollar cáncer ovárico a lo largo de la vida es del 2 %. Estos tumores predominan en mujeres mayores de 60 años de edad, pero pueden presentarse en mujeres más jóvenes con antecedentes familiares de la enfermedad.

Los tumores ováricos se clasifican por el tipo de célula ovárica de origen (fig. 16-22). La mayoría son **tumores epiteliales comunes** (un 75 %) que se originan en el epitelio seroso. Otros grupos importante son tumores de células germinales (15 %), del cordón sexual/estromales (5 %) y tumores metastásicos del ovario (5 %). En el mundo occidental, los tumores epiteliales comunes representan alrededor del 90 % de las enfermedades malignas del ovario, con el adenocarcinoma seroso como el más común de todos.

Tumores epiteliales

Los tumores de origen epitelial común pueden clasificarse generalmente de acuerdo con la proliferación celular, grado de atipia nuclear y presencia o ausencia de invasión estromal: (1) **benigno**; (2) de **malignidad limítrofe** (también llamado de **potencial maligno bajo**) y (3) **maligno** (fig. 16-22).

PATOGENIA MOLECULAR Y FACTORES ETIOLÓGICOS: Los estudios epidemiológicos sugieren que las neoplasias epiteliales comunes se relacionan con la rotura y reparación repetida de la superficie epitelial que proviene la ovulación cíclica o «incesante». Por consiguiente, los tumores afectan en mayor medida a la mujer nulípara y, al contrario, se producen con menos frecuencia en mujeres en quienes la ovulación está suprimida (p. ej., por el embarazo o por el uso de anticonceptivos orales). Después de la menopausia, la persistencia de concentraciones elevadas de gonadotropinas hipofisarias puede estimular a las células de la superficie epitelial y promover la acumulación de cambios genéticos y carcinogenia posterior.

Aproximadamente el 10 % de pacientes con carcinoma seroso de alto grado (CSAG) tienen antecedentes familiares de cáncer ovárico. Si un familiar en primer grado tiene cáncer ovárico, el riesgo de cualquier mujer de desarrollar este cáncer se incrementa 3.5 veces. Las mujeres con un antecedente de carcinoma ovárico están también en un riesgo mayor de

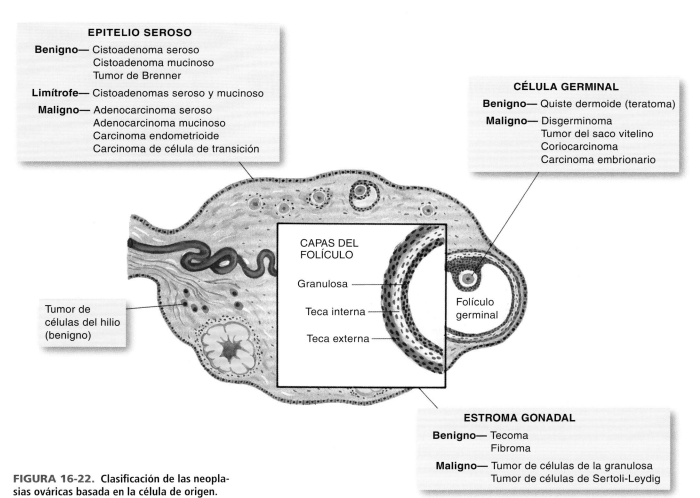

EPITELIO SEROSO

Benigno— Cistoadenoma seroso
Cistoadenoma mucinoso
Tumor de Brenner

Limítrofe— Cistoadenomas seroso y mucinoso

Maligno— Adenocarcinoma seroso
Adenocarcinoma mucinoso
Carcinoma endometrioide
Carcinoma de célula de transición

CÉLULA GERMINAL

Benigno— Quiste dermoide (teratoma)

Maligno— Disgerminoma
Tumor del saco vitelino
Coriocarcinoma
Carcinoma embrionario

Tumor de células del hilio (benigno)

CAPAS DEL FOLÍCULO

Granulosa

Teca interna

Teca externa

Folículo germinal

ESTROMA GONADAL

Benigno— Tecoma
Fibroma

Maligno— Tumor de células de la granulosa
Tumor de células de Sertoli-Leydig

FIGURA 16-22. Clasificación de las neoplasias ováricas basada en la célula de origen.

cáncer mamario y viceversa. Los defectos en la reparación de los genes implicados en los cánceres de mama hereditarios, *BRCA1* y *BRCA2*, se incriminan asimismo en los cánceres de ovario familiares. Los carcinomas ováricos que surgen en pacientes con mutaciones en la línea germinal *BRCA1* o *BRCA2* casi siempre son serosos de alto grado. Las mujeres con mutaciones de *BRCA1* suelen desarrollar cáncer ovárico a edades más tempranas que aquellas que desarrollan tumores ováricos esporádicos, aunque los tumores relacionados con *BRCA1* tienen mejor pronóstico. Como en el caso del carcinoma de endometrio, las mujeres con cáncer de colon hereditario sin poliposis (síndrome de Lynch) también tienen un mayor riesgo de cáncer de ovario.

PATOLOGÍA: Se cree que los tumores epiteliales comunes, particularmente los carcinomas serosos, surgen del epitelio de la superficie ovárica (mesotelio) o serosa derivada de los conductos de Müller, el origen de las tubas uterinas, el útero y la vagina. A medida que el ovario se desarrolla, el epitelio de la superficie puede extenderse hacia el estroma ovárico para formar glándulas y quistes, y, en algunos casos, estos quistes de inclusión se vuelven neoplásicos.

Por orden de frecuencia decreciente, los **tumores epiteliales** son:

- **Tumores serosos** que se parecen al epitelio de las tubas uterinas.
- **Tumores mucinosos** que se parecen a la mucosa del endocérvix.
- **Tumores endometrioides** similares a los de las glándulas del endometrio.
- **Tumores de células** claras con células ricas en glucógeno similares a las de las glándulas endometriales del embarazo.
- **Tumores de células de transición similares** a la mucosa de la vejiga.
- **Tumores mixtos.**

Tumores benignos

Cistoadenomas

Los tumores epiteliales benignos comunes son casi siempre adenomas serosos o mucinosos y, por lo general, se originan en mujeres de 20-60 años de edad. Estos tumores suelen ser grandes, con frecuencia de 15-30 cm de diámetro. Algunos, en particular los mucinosos, alcanzan proporciones masivas, que exceden los 50 cm de diámetro, y pueden presentar un aspecto similar al de

un embarazo a término. Los cistoadenomas serosos tienden a ser uniloculares (fig. 16-23). En contraste, los **tumores mucinosos** suelen mostrar cientos de quistes pequeños (lóculos) (fig. 16-24). En oposición a su homólogo maligno, los tumores epiteliales benignos del ovario tienden a presentar paredes delgadas y carecen de áreas sólidas. Una sola capa de epitelio cilíndrico alto reviste los quistes. Las papilas, si están presentes, tienen un centro fibrovascular cubierto por una capa de epitelio cilíndrico alto idéntico al que reviste el quiste.

Tumor de células de transición (tumor de Brenner)

El tumor de Brenner típico es benigno y se produce a todas las edades. La mitad de los casos se presenta en mujeres mayores de 50 años. El tamaño varía desde focos microscópicos a masas de 8 cm o más de diámetro. Los tumores de Brenner son adenofibromas, que típicamente muestran nidos sólidos de células similares a las de transición (parecidas a las del urotelio) encerradas en un estroma denso y fibroso (fig. 16-25). Los nidos epiteliales suelen estar cavitados, y la mayoría de las células epiteliales superficiales puede mostrar diferenciación mucinosa. Pueden presentarse tumores limítrofes y proliferantes, pero no son frecuentes.

Tumores limítrofes (tumores de bajo potencial maligno)

«Los tumores limítrofes» son un grupo de tumores ováricos bien definido que se caracteriza por proliferación de células epiteliales y atipia nuclear, pero no invasión estromal destructiva. Pese a sus características histológicas de agresividad, presentan un pronóstico excelente. En general, los tumores limítrofes serosos se producen en mujeres de 20-50 años de edad, pero también se observan en mujeres mayores. La cura quirúrgica es casi siempre posible si el tumor está confinado a los ovarios. Incluso si se ha diseminado a la pelvis o el abdomen, un 80 % de las pacientes está viva después de 5 años. Aunque existe una tasa significativa de recurrencia tardía, los tumores rara vez recurren después de los 10 años. La progresión tardía a carcinoma seroso de grado bajo ha sido reportada en casi el 7 % de los casos.

Los tumores serosos de malignidad limítrofe suelen ser más bilaterales (34 %) que los mucinosos (6 %) o los de otros tipos. Los tumores varían de tamaño, aunque los mucinosos pueden ser gigantes. En los tumores serosos de malignidad limítrofe, las proyecciones papilares, que varían desde finas y exuberantes a conjuntos parecidos a uvas que se originan en la pared del quiste, son comunes (fig. 16-26). Estas estructuras se parecen a las frondas papilares de los cistoadenomas benignos, pero muestran

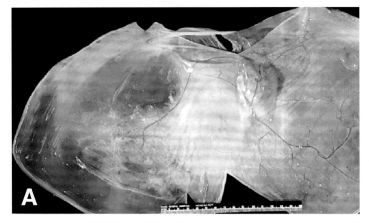
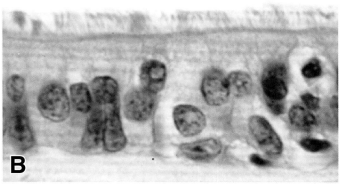

FIGURA 16-23. Cistoadenoma seroso del ovario. A. Aspecto macroscópico del cistoadenoma seroso del ovario. El líquido se eliminó de este enorme cistoadenoma seroso unilocular. La pared es delgada y translúcida. **B.** Al examen microscópico, el quiste está revestido por una capa simple de epitelio ciliado de tipo tubario.

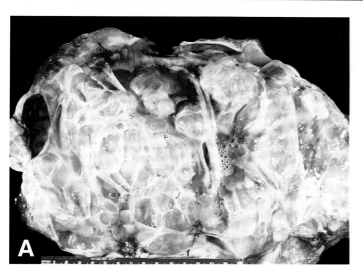

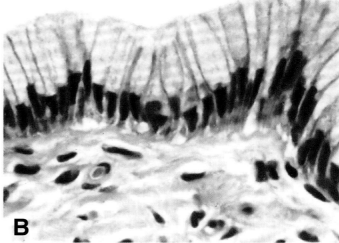

FIGURA 16-24. Cistoadenoma mucinoso del ovario. A. El tumor se caracteriza por numerosos quistes llenos de un líquido espeso, viscoso. **B.** Una capa de células epiteliales mucinosas reviste el quiste.

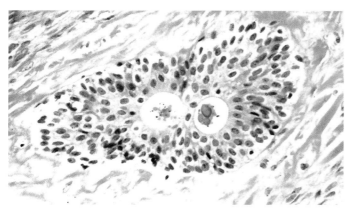

FIGURA 16-25. Tumor de Brenner. Un nido de células similares a las de transición está incrustado en un estroma denso, fibroso.

(1) estratificación epitelial; (2) atipia nuclear moderada y (3) actividad mitótica. El mismo criterio se aplica a los tumores mucinosos limítrofes, aunque las proyecciones papilares son menos obvias. *Por definición, la presencia de otros datos además de la microinvasión focal (es decir, nidos discretos de células epiteliales <5 mm dentro del estroma ovárico) identifica a un tumor como carcinoma seroso invasivo de bajo grado más que como un tumor limítrofe.*

Tumores epiteliales malignos

Los carcinomas del ovario son más comunes en mujeres de 40-60 años de edad y son raros en menores de 35 años. Basados en el microscopio de luz y en la genética molecular, los carcinomas ováricos se clasifican en cinco subtipos principales (tabla 16-3) que, en orden descendente de frecuencia, se corresponden con carcinomas serosos de alto grado (>70%), carcinomas endometrioides (10%), carcinomas de células claras (10%), carcinomas mucinosos (3-4%) y carcinomas serosos de grado bajo (<5%).

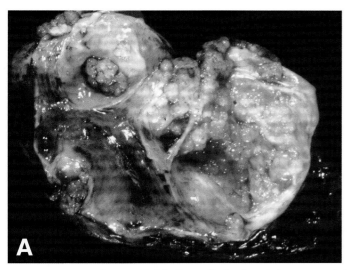

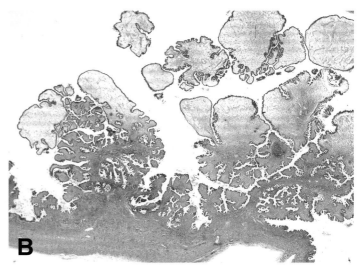

FIGURA 16-26. Tumor limítrofe quístico seroso. A. La superficie interna del quiste está cubierta de manera parcial por papilas agrupadas de forma estrecha (crecimiento endofítico). **B.** Vista microscópica del tumor papilar. La papila muestra ramificaciones jerárquicas y complejas sin invasión estromal. Algunas papilas tienen tallos fibroedematosos.

Tabla 16-3

Principales subtipos de carcinoma ovárico

	Seroso de grado bajo	Seroso de grado alto	Células claras	Endometrioide	Mucinoso
Etapa usual en el momento del diagnóstico	Inicial o avanzado	Avanzada	Inicial	Inicial	Inicial
Presunto tejido de origen/lesión precursora	Tumor limítrofe seroso	Trompa de Falopio o metaplasia tubaria en inclusiones del epitelio	Endometriosis, adenofibroma	Endometriosis, adenofibroma	Secuencia adenoma-limítrofe-carcinoma; teratoma
Riesgo genético	?	BRCA1/2	?	HNPCC	?
Anomalías moleculares significativas	BRAF o K-ras	Vías p53 y pRb	HNF-1β	PTEN, β-catenina, K-ras MI	K-ras
Proliferación	Baja	Alta	Baja	Baja	Intermedio
Respuesta a la quimioterapia primaria	26-28%	80%	15%	?	15%
Pronóstico	Favorable	Escaso	Intermedio	Favorable	Favorable

HNF-1β, factor nuclear de hepatocitos; HNPCC (hereditary nonpolyposis colon cancer), cáncer de colon hereditario no polipoide.

Adenocarcinomas serosos

PATOGENIA MOLECULAR: Los carcinomas serosos de grado alto y bajo son ante todo tumores diferentes. Mientras los tumores de grado bajo se relacionan con frecuencia con tumores limítrofes serosos y tienen mutaciones de los oncogenes KRAS o BRAF, los carcinomas serosos de alto grado parecen originarse de novo sin lesiones precursoras identificables y tienen una alta frecuencia de mutaciones en el p53, pero no en KRAS o BRAF. Los carcinomas que se originan en pacientes con mutaciones BRCA o BRCA2 de la línea germinal (cánceres hereditarios del ovario) son casi de manera invariable del tipo seroso de alto grado y por lo regular tienen mutaciones del p53. Un número significativo de tumores relacionados con BRCA1 o BRCA2 se originan en el epitelio del extremo fimbriado de la tuba uterina, lo que sugiere que al menos algunos carcinomas ováricos de alto grado esporádicos y carcinomas serosos peritoneales «primarios» pueden en realidad desarrollarse de la parte distal de la tuba uterina y «extenderse» sobre los tejidos adyacentes.

PATOLOGÍA: Los carcinomas serosos de grado bajo se caracterizan por la invasión irregular del ovario por nidos pequeños y estrechos de células tumorales dentro de una desmoplasia variable (fig. 16-27). La uniformidad de los núcleos es el principal criterio para distinguir a los carcinomas serosos de grado bajo de los de grado alto. Los carcinomas serosos de grado bajo rara vez progresan a tumores de alto grado. Suele haber presencia de cuerpos de psamoma.

Los **carcinomas serosos de alto grado** (a menudo denominados «cistoadenocarcinomas») son principalmente masas sólidas, multinodulares, que por lo regular presentan necrosis y hemorragia (fig. 16-28 A). En el momento en que el tumor alcanza 10 a 15 cm, con frecuencia se ha diseminado más allá del ovario y ha sembrado el peritoneo. Los cánceres serosos de alto grado muestran típicamente invasión estromal evidente. La mayoría de los tumores tiene un grado nuclear alto con ramificaciones irregulares, papilas celulares abundantes, con estroma de apoyo escaso o sin él y luces glandulares parecidas a hendiduras dentro de áreas más sólidas (fig. 16-28 B). El índice mitótico es muy elevado.

Adenocarcinoma mucinoso

PATOGENIA MOLECULAR: Con frecuencia, los tumores ováricos mucinosos son heterogéneos. Dentro del mismo tumor pueden coexistir componentes de un tumor benigno, uno limítrofe, uno no invasivo y de un carcinoma invasivo.

PATOLOGÍA: Los carcinomas mucinosos suelen ser masas quísticas multiloculares y uniloculares que contienen líquido mucinoso. A menudo contienen áreas papilares y sólidas que pueden ser blandas y mucoides o firmes, hemorrágicas y necróticas. Dado que estos tumores son bilaterales en sólo el 5% de los casos, el hallazgo de tumores mucinosos bilaterales o unilaterales menores de 10 cm deben hacer sospechar de metástasis de un carcinoma mucinoso situado en el tubo digestivo u otras regiones del cuerpo.

Adenocarcinoma endometrioide

Por su aspecto histológico, el adenocarcinoma endometrioide recuerda a su homólogo endometrial (fig. 16-29 A). Puede presentar áreas de diferenciación escamosa y, en términos de frecuencia, sólo tiene por delante al adenocarcinoma seroso. Representa al 10% de todos los cánceres ováricos. Estos tumores se producen más a menudo después de la menopausia. Hasta una mitad de estos cánceres es bilateral y, en el momento del diagnóstico, la mayoría de los tumores están confinados a los ovarios o dentro de la pelvis.

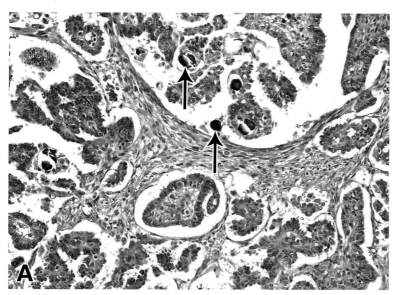

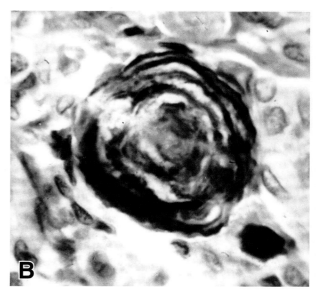

FIGURA 16-27. Carcinoma seroso de grado bajo. A. Los nidos de células tumorales están distribuidos de manera desordenada y aparecen rodeados por hendiduras. En contraste con el carcinoma seroso de grado alto, los núcleos son de grado bajo. También se ven cuerpos de psamoma (*flechas*). **B.** Una vista con gran aumento muestra la estructura laminada de un cuerpo de psamoma.

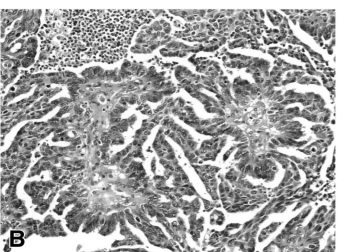

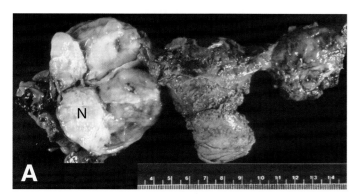

FIGURA 16-28. Cistoadenocarcinoma seroso de grado alto. A. Además de los quistes (*izquierda*), el ovario está agrandado a raíz de un tumor sólido que exhibe necrosis extensa (N). **B.** El examen microscópico muestra papilas complejas, revestidas por núcleos atípicos, todo lo cual forma estructuras glomeruloides.

 PATOGENIA MOLECULAR: Se cree que los carcinomas endometrioides se originan por la transformación maligna de la endometriosis y no del epitelio superficial del ovario (fig. 16-29 B). Se han propuesto mutaciones en el gen del dominio de interacción rico en AT de la proteína 1A (*ARID1A*) no sólo en los carcinomas endometrioides y de células claras, sino en la endometriosis adyacente. Otras anomalías genéticas habituales en el carcinoma endometrioide esporádico del ovario son las mutaciones somáticas de los genes de la β-catenina (*CTNNB1*) y de *PTEN* y la inestabilidad del microsatélite. Los tumores limítrofes endometrioides también presentan mutaciones en el gen de la β-catenina.

 PATOLOGÍA: Los carcinomas endometrioides varían de 2 cm a más de 30 cm. La mayoría son en gran medida sólidos con áreas de necrosis, aunque pueden ser quísticos. Los tumores endometrioides se clasifican como sus homólogos endometriales. En torno al 20 % de las pacientes con carcinoma endometrioide del ovario también albergan un cáncer endometrial. Como en el caso de todos los tumores epiteliales malignos del ovario, el pronóstico depende del estadio en el cual se presentan.

Adenocarcinoma de células claras

Este enigmático cáncer de ovario se relaciona de forma cercana con el adenocarcinoma endometrioide, y con frecuencia aparece en relación con la endometriosis (fig. 16-30 A). Constituye el 5-10 % de todos los cánceres de ovario, y de forma habitual se presenta después de la menopausia. Casi la mitad de los carcinomas de células claras tienen mutaciones de *ARID1A* y carecen de la proteína BAF250. Aunque las pacientes se presentan de manera típica con la enfermedad en estadio I o II, los carcinomas de células claras tienen un peor pronóstico si se los compara con otros carcinomas de ovario de estadio inicial. Los tamaños varían desde 2-30 cm, y el 40 % son bilaterales. La mayoría de estos tumores muestra una parte quística, así como necrosis y hemorragia en las áreas sólidas.

Los adenocarcinomas ováricos de células claras se parecen a sus homólogos vaginales, y tienen láminas o túbulos de células

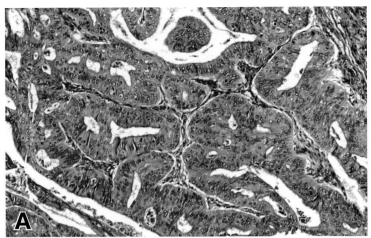

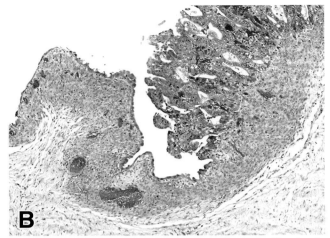

FIGURA 16-29. Adenocarcinoma endometrioide. A. Las glándulas neoplásicas apiñadas están revestidas por epitelio estratificado sin mucina. La atipia nuclear es moderada a grave. **B.** Adenocarcinoma endometrioide (*derecha*) que se origina en una endometriosis. Nótense las células estromales de la endometriosis.

malignas con citoplasma claro (fig. 16-30 B). El curso clínico es paralelo al del carcinoma endometrioide.

 CARACTERÍSTICAS CLÍNICAS: La mayoría de los tumores ováricos no secreta hormonas; sin embargo, el antígeno canceroso CA-125 es detectable en el suero de casi la mitad de los tumores epiteliales que están confinados en el ovario y en alrededor del 90 % de los que ya se diseminaron. La especificidad de esta prueba es muy alta cuando se la combina con la ultraecografía transvaginal. Las masas ováricas rara vez causan síntomas hasta que son grandes. Cuando distienden el abdomen, causan dolor, presión pélvica o compresión de los órganos regionales. Para el tiempo en que los cánceres ováricos se diagnostican, muchos han metastatizado a (es decir, implantado en) las superficies de la pelvis, en los órganos abdominales o en la vejiga. Los tumores ováricos tienen tendencia a implantarse en la cavidad peritoneal sobre el diafragma, en los canales paracólicos y en el omento. La diseminación linfática es preferencialmente hacia los nódulos linfáticos paraaórticos, cerca del origen de las arterias renales, y en menor extensión a los nódulos linfáticos ilíacos externos (pélvicos) o inguinales. Además de los síntomas locales, los cánceres metastásicos pueden causar ascitis, debilidad, pérdida de peso y caquexia.

La supervivencia de las pacientes con tumores ováricos malignos es más corta en general. El índice pronóstico más importante es la etapa quirúrgica del tumor en el momento en que se detecta (tabla 16-4).

Tumores de células germinales

Los tumores derivados de las células germinales representan una cuarta parte de los tumores ováricos. En la mujer adulta, los tumores de células germinales del ovario son casi todos benignos (teratoma quístico maduro, quiste dermoide), pero en las niñas y en las adultas jóvenes pueden ser en gran medida cancerosos. *En las niñas, los tumores de células germinales son el cáncer ovárico más común (60 %); son raros después de la menopausia.*

Las células germinales neoplásicas pueden diferenciarse a lo largo de diversas líneas (fig. 16-31):

- **Disgerminomas**, que están compuestos de células germinales neoplásicas similares a las ovogonias de los ovarios fetales.
- **Teratomas**, que se diferencian hacia los tejidos somáticos (embrionarios o del adulto).
- **Los tumores del saco vitelino** forman tejido endodérmico y mesenquimatoso extraembrionario

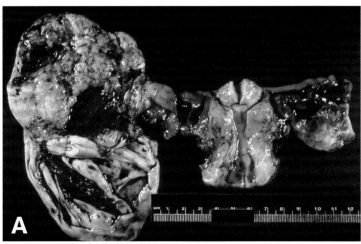

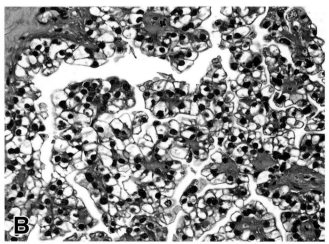

FIGURA 16-30. Adenocarcinoma de células claras. A. El adenocarcinoma de células claras se origina como una masa ovárica en un quiste endometriósico grande y hemorrágico. **B.** Las células claras son poliédricas y tienen núcleos excéntricos, hipercromáticos sin nucléolos prominentes.

Tabla 16-4

Estadificación de la FIGO del cáncer de ovario, trompa de falopio y peritoneo (2012)

Etapa	Distribución anatómica
Etapa I	Tumor confinado a los ovarios o trompa(s) de Falopio
IA	Tumor limitado a un ovario (cápsula intacta) o trompa de Falopio
	Superficie libre de tumor y lavados negativos
IB	Tumor limitado a ambos ovarios (cápsula intacta) o trompas de Falopio
	Superficie libre de tumor y lavados negativos
IC	Tumor limitado a uno o ambos ovarios o trompas de Falopio, con cualquiera de los siguientes:
IC1	Diseminación durante la cirugía
IC2	Cápsula rota antes de la cirugía o tumor en la superficie del ovario o la trompa de Falopio
IC3	Células malignas en la ascitis o los lavados peritoneales
Etapa II	El tumor afecta a uno o ambos ovarios o trompas de Falopio con extensión pélvica (debajo del reborde pélvico) o cáncer peritoneal primario
IIA	Extensión y/o implantes en el útero y/o trompas de Falopio y/u ovarios
IIB	Extensión a otros tejidos pélvicos intraperitoneales
Etapa III	Confirmación citológica o histológica al peritoneo fuera de la pelvis y/o metástasis a los nódulos linfáticos retroperitoneales
IIIA	Metástasis a los nódulos linfáticos retroperitoneales con o sin invasión peritoneal microscópica más allá de la pelvis
IIIA1	Sólo nódulos linfáticos retroperitoneales positivos (con confirmación citológica o histológica)
IIIA1 (i)	Metástasis ganglionar con una dimensión máxima ≤ 10 mm
IIIA1 (ii)	Metástasis ganglionar con una dimensión máxima > 10 mm
IIIA2	Invasión peritoneal microscópica extrapélvica (arriba del reborde pélvico) con o sin nódulos linfáticos retroperitoneales positivos
IIIB	Metástasis peritoneales macroscópicas más allá del reborde pélvico con una dimensión máxima ≤ 2 cm con o sin ganglios retroperitoneales positivos
IIIC	Metástasis peritoneales macroscópicas más allá del reborde pélvico con una dimensión máxima > 2 cm con o sin ganglios retroperitoneales positivos
Etapa IV	Metástasis a distancia excluyendo las metástasis peritoneales
IVA	Derrame pleural con citología positiva
IVB	Metástasis a órganos extraabdominales (incluyendo los nódulos linfáticos inguinales y nódulos linfáticos fuera de la cavidad abdominal)

FIGO, Federación Internacional de Ginecología y Obstetricia.

■ Células con características de **coriocarcinomas** similares a las que cubren las vellosidades placentarias.

Los tumores de células germinales de los lactantes tienden a ser sólidos e inmaduros (p. ej., tumor del saco vitelino y teratoma inmaduro). Los tumores de los adultos jóvenes muestran mayor diferenciación, como en el teratoma quístico maduro. Los tumores de células germinales malignos de la mujer mayor de

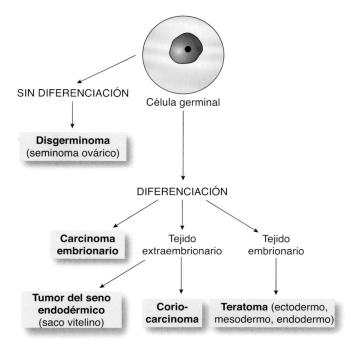

FIGURA 16-31. Clasificación de los tumores de células germinales del ovario.

40 años suelen ser resultado de la transformación de uno de los componentes de un teratoma quístico benigno.

Los tumores malignos de células germinales son muy agresivos. Mientras que los tumores sólidos de células germinales del ovario eran casi siempre mortales, con la quimioterapia actual los índices de supervivencia para la mayoría exceden del 80 %.

Tumores benignos

Teratoma maduro (teratoma quístico maduro y quiste dermoide)

Los teratomas maduros representan una cuarta parte de todos los tumores de ovario, con una incidencia pico en la tercera década. Se desarrollan por **partenogénesis**. Las células germinales haploides (posmeióticas) se endorreduplican para dar origen a células tumorales diploides genéticamente femeninas (46,XX).

 PATOLOGÍA: Los teratomas maduros son quísticos y casi todos contienen piel, glándulas sebáceas y folículos pilosos (fig. 16-32). La mitad tiene músculo liso, glándulas sudoríparas, cartílago, hueso, dientes y epitelio tiroides y el cerebro, se observan con menos frecuencia. Si están presentes, los focos nodulares en la pared del quiste («tubérculos mamarios» o «nódulos de Rokitansky»), contienen elementos hísticos de las tres capas de células germinales: (1) ectodermo (p. ej., piel, glía); (2) mesodermo (p. ej., músculo liso, cartílago) y (3) endodermo (p. ej., epitelio respiratorio).

Muy pocos (1 %) quistes dermoides se vuelven malignos. Estos cánceres suelen presentarse en las mujeres mayores y corresponden a tumores que se originan en otros tejidos diferenciados del cuerpo. Tres cuartas partes de los cánceres que se originan en quistes dermoides son carcinomas de células escamosas. El resto son tumores carcinoides, carcinomas de células basales, cánceres tiroideos y otros.

Rara vez, derivados funcionales del intestino pueden causar síndrome carcinoide. El pronóstico de las pacientes con enfermedades malignas en un teratoma quístico maduro se relaciona en gran medida con el estadio del cáncer.

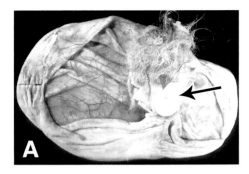

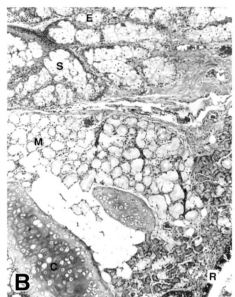

FIGURA 16-32. Teratoma quístico maduro del ovario. A. Un teratoma quístico maduro fue abierto para revelar un nodo sólido (*flecha*) a partir del cual se proyecta un mechón de pelos. **B.** Esta microfotografía de un nodo sólido muestra componentes epidérmicos y respiratorios. El tejido se parece a la piel y exhibe una epidermis (E) con glándulas sebáceas subyacentes (S). El tejido respiratorio consiste en glándulas mucosas (M), cartílago (C) y epitelio respiratorio (R).

El **estruma ovárico** es una lesión quística compuesta de manera predominante por tejido tiroideo (5-20 % de los teratomas quísticos maduros). Raros casos de hipertiroidismo pueden relacionarse con un estruma ovárico.

Tumores malignos

Disgerminomas

El disgerminoma, el homólogo ovárico del seminoma testicular, está compuesto de células germinales primordiales. Representa menos del 2 % de los cánceres ováricos en todas las mujeres, pero constituye el 10 % en las mujeres menores de 20 años. La mayoría de las pacientes tiene 10-30 años de edad. Los tumores son bilaterales en casi el 15 % de los casos.

 PATOLOGÍA: Con frecuencia, los disgerminomas son grandes y firmes y muestran una superficie externa prominente. La superficie de corte es blanda y carnosa. Contienen nidos grandes de células tumorales uniformes que muestran un citoplasma lleno de glucógeno claro y núcleos centrales irregularmente aplanados (fig. 16-33). Tabiques fibrosos contienen linfocitos que atraviesan el tumor.

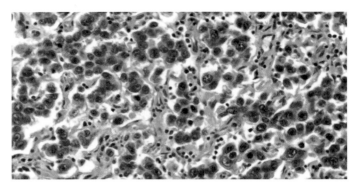

FIGURA 16-33. Disgerminomas. Las células germinales neoplásicas están distribuidas en nidos separados por delicados tabiques fibrosos. El estroma contiene linfocitos.

Los disgerminomas se tratan de forma quirúrgica; la supervivencia a 5 años de las pacientes con tumores en etapa I se acerca al 100 %. Debido a que el tumor es muy radiosensible y también responde a la quimioterapia, incluso en los tumores en la etapa más alta, las tasas de supervivencia a los 5 años superan el 80 %.

Teratoma inmaduro

Los teratomas inmaduros del ovario contienen elementos derivados de las tres capas germinales. Sin embargo, a diferencia de los teratomas quísticos maduros, los teratomas inmaduros contienen tejidos embrionarios. Estos tumores representan el 20 % de los tumores malignos de cualquier zona en la mujer menor de 20 años, pero se vuelven menos comunes de manera progresiva en la mujer mayor.

 PATOLOGÍA: La estructura predominante de los teratomas inmaduros es sólida y lobulada, con numerosos quistes pequeños. Las áreas sólidas pueden contener hueso y cartílago inmaduro reconocible a simple vista. Suelen verse los múltiples componentes tumorales, como aquellos que se diferencian en nervios (rosetas neuroepiteliales y glía inmadura), glándulas y otras estructuras que se encuentran en los teratomas quísticos maduros. La gradación se basa en la cantidad de tejido inmaduro presente. Las metástasis de los teratomas inmaduros están compuestas de tejidos embrionarios, por lo general estromales. En contraste, las raras metástasis de los teratomas quísticos maduros se parecen a las enfermedades malignas epiteliales del adulto.

La supervivencia se correlaciona con el grado tumoral. Los teratomas inmaduros bien diferenciados tienen por lo general un buen pronóstico, pero los tumores de alto grado (en primer lugar, de tejido embrionario) son frecuentemente mortales.

Tumor del saco vitelino (tumor endodérmico primitivo)

Los tumores del saco vitelino son lesiones muy malignas de la mujer menor de 30 años que por su aspecto histológico recuerdan al mesénquima del saco vitelino primitivo. Son el segundo tumor de células germinales maligno más común y casi siempre son unilaterales.

 PATOLOGÍA: Los tumores del saco vitelino son grandes, con necrosis extensa y hemorragia. Se observan patrones múltiples, de los cuales el más común es una estructura reticular, con aspecto de panal de abejas, de espacios comunicantes revestidos por células primitivas con un citoplasma rico en glucógeno y núcleos grandes e hipercromáticos (endodermo primitivo). Los cuerpos glomerulares o de **Schiller Duval** (fig. 16-34 A) se encuentran de manera dispersa en unos pocos tumores, pero son característicos. Consisten en papilas que protruyen en un espacio revestido por células tumorales,

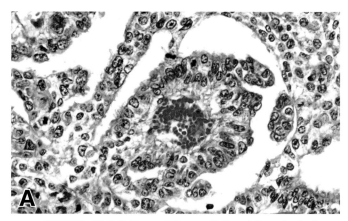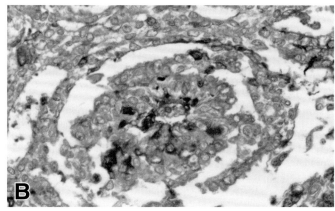

FIGURA 16-34. Tumor del saco vitelino del ovario. A. Cuerpo glomeruloide de Schiller-Duval que se parece a los senos endodérmicos de la placenta de los roedores y consta de una papila que protruye en un espacio revestido por células tumorales. **B.** Fuerte inmunorreacción de la α-fetoproteína.

y su aspecto recuerda al espacio glomerular de Bowman. Las papilas están cubiertas por un manto de células embrionarias y contienen un centro fibrovascular de vasos sanguíneos.

La detección de la α-fetoproteína en la sangre es útil para el diagnóstico y la vigilancia de la efectividad del tratamiento. Aunque alguna vez fue mortal, la supervivencia a 5 años con la quimioterapia para los tumores de saco vitelino en estadio I supera el 80 %.

Coriocarcinoma

El coriocarcinoma del ovario es un tumor raro que se parece a la cobertura epitelial de las vellosidades placentarias, es decir, al citotrofoblasto y al sincitiotrofoblasto. Si se origina antes de la pubertad o con otro tumor de células germinales, lo más probable es que se haya originado en una célula germinal. Las niñas pequeñas pueden mostrar desarrollo sexual precoz, irregularidades menstruales o agrandamiento mamario rápido. Por otra parte, en la mujer en edad reproductiva, también puede ser una metástasis de un tumor gestacional intrauterino.

 PATOLOGÍA: El coriocarcinoma es unilateral, sólido y muy hemorrágico. Al examen microscópico, muestra una mezcla de citotrofoblasto y sincitiotrofoblasto malignos (*v.* más adelante placenta, coriocarcinoma). Las células sincitiales secretan hCG, lo que explica el hallazgo frecuente de un resultado positivo en la prueba de embarazo. Los quistes luteínicos bilaterales de la teca, resultado de la estimulación de la hCG, también pueden encontrarse. Las determinaciones de la hCG sérica seriada son útiles para el diagnóstico y el seguimiento. El tumor es muy agresivo, pero responde a la quimioterapia.

Tumores del cordón sexual/estromales del ovario

Los tumores del estroma y del cordón sexual se originan de cordones sexuales primitivos o del estroma mesenquimatoso de las gónadas en desarrollo. Representan el 10 % de los tumores ováricos, varían de benignos a malignos de grado bajo y pueden diferenciarse en estructuras femeninas (células de la granulosa y de la teca) o masculinas (células de Sertoli y de Leydig).

Tumores benignos

Fibroma

Los fibromas representan el 75 % de todos los tumores estromales y el 7 % de todos los tumores ováricos. Ocurren en todas las edades, como un máximo en el periodo perimenopáusico; casi siempre son benignos.

 PATOLOGÍA: Los tumores son sólidos, firmes y blancos. Al examen microscópico, las células se parecen a las del estroma de la corteza ovárica normal, que son células fusiformes bien diferenciadas, con cantidades variables de colágeno. La mitad de los tumores más grandes evoluciona con ascitis y, rara vez, con ascitis y derrames pleurales (**síndrome de Meigs**).

Tecomas

Los tecomas son tumores ováricos funcionales de la mujer posmenopáusica y casi siempre son benignos. Se relacionan de forma cercana con los fibromas, pero de manera adicional contienen cantidades variables de células esteroidógenas que en muchos casos producen estrógenos o andrógenos.

 PATOLOGÍA: Los tecomas son sólidos, en su mayor parte de 5-10 cm de diámetro. Al corte son amarillos, debido a las numerosas células tecales cargadas de lípidos, las cuales son grandes y de oblongas a redondeadas, con citoplasma vacuolado rico en lípidos (fig. 16-35). Las bandas de colágeno hialinizado separan los nidos de células tecales.

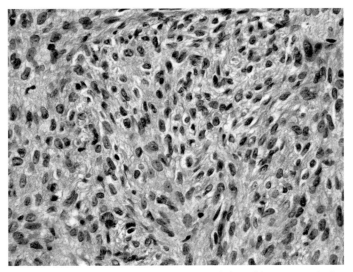

FIGURA 16-35. Tecoma del ovario. Las células oblongas están incluidas en colágeno. El citoplasma contiene lípidos.

Debido a que producen estrógeno, en la mujer premenopáusica, los tecomas pueden causar ciclos menstruales irregulares y agrandamiento mamario. La hiperplasia endometrial y el cáncer son complicaciones bien reconocidas.

Tumores malignos

Tumor de células de la granulosa

Los tumores de células de la granulosa son neoplasias funcionales características del ovario que se acompañan de la secreción de estrógeno. Debe considerarse maligno debido a su potencial de diseminación local y a pesar de la rara ocurrencia de metástasis distales.

 FACTORES ETIOLÓGICOS: La mayoría de los tumores de células de la granulosa se produce después de la menopausia (forma adulta), y son inusuales antes de la pubertad. Una forma juvenil aparece en la niñez, y en las mujeres jóvenes y tiene características clínicas y patológicas distintas (hiperestrinismo y pubertad precoz). El desarrollo de tumores de células de la granulosa está ligado a la pérdida de ovocitos. Los ovocitos parecen regular las células de la granulosa, y la tumorogénesis se produce cuando los folículos están desorganizados o atrésicos.

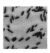 **PATOLOGÍA:** Los tumores de células de la granulosa de tipo adulto, como la mayoría de los tumores del ovario, son grandes y muestran focos de quísticos a sólidos. La superficie de corte muestra áreas amarillas debidas a células de la granulosa luteinizadas ricas en lípidos, zonas estromales blancas y hemorragias focales (fig. 16-36). Los tumores de células de la granulosa muestran diversos patrones de crecimiento. El ordenamiento nuclear aleatorio alrededor de un espacio degenerativo central (**cuerpos de Call-Exner**) ofrece un patrón folicular característico (fig. 16-36 B). Típicamente, las células tumorales son fusiformes y tienen un núcleo hendido, elongado (aspecto en grano de café). Secretan inhibina, una proteína que suprime la liberación hipofisaria de folitropina (FSH). Estos tumores también pueden expresar **calretinina**, una proteína predominantemente neuronal, lo que sugiere una posible diferenciación o derivación neural de estas neoplasias.

 CARACTERÍSTICAS CLÍNICAS: *Tres cuartas partes de los tumores de células de la granulosa secretan estrógenos.* Por tanto, la hiperplasia endometrial es un signo de presentación usual. Si un tumor funcional de células de la granulosa permanece oculto, puede desarrollarse un adenocarcinoma endometrial. En el diagnóstico, el 90 % de los tumores de células de la granulosa está dentro del ovario (estadio I). Más del 90 % de estas pacientes sobrevive 10 años. Los tumores que se han extendido a la pelvis y el abdomen inferior tienen un peor pronóstico. La recurrencia tardía después de la extirpación quirúrgica no es rara después de 5-10 años y suele ser mortal.

Tumores de las células de Sertoli-Leydig

Los tumores ováricos de células de Sertoli-Leydig (**arrenoblastoma** o **androblastoma**) son neoplasias mesenquimatosas raras que secretan andrógenos además de ser de potencial maligno bajo y parecerse a los testículos embrionarios. Las células tumorales secretan de manera característica andrógenos débiles (deshidroepiandrosterona), de manera que los tumores suelen ser bastante grandes antes de que las pacientes se quejen de signos y síntomas de masculinización. Los tumores de células de Sertoli-Leydig aparecen en todas las edades, pero son más habituales en la mujer joven en edad reproductiva.

 PATOLOGÍA: Los tumores de células de Sertoli-Leydig son unilaterales, en general de 5-15 cm, y tienden a ser lobulados, sólidos y de color café amarillento. Varían en su diferenciación de bien diferenciados a poco diferenciados y algunos tienen elementos heterólogos (es decir, glándulas mucinosas y, rara vez, incluso cartílago). Las células grandes de Leydig tienen abundante citoplasma eosinófilo y un núcleo de redondo a oval central con un nucléolo prominente. Las células tumorales están incrustadas en un estroma sarcomatoide. (El estroma de algunas áreas se diferencia con frecuencia en túbulos sólidos inmaduros de células embrionarias de Sertoli.)

 CARACTERÍSTICAS CLÍNICAS: Casi la mitad de todas las pacientes con tumores de células de Sertoli-Leydig muestra signos de virilización: hirsutismo, actitud masculina, clítoris agrandado y voz grave. Los

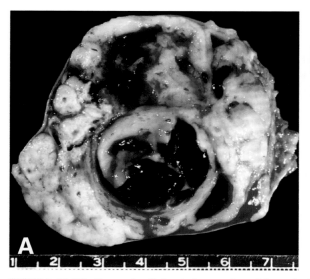
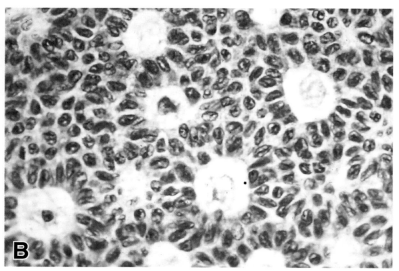

FIGURA 16-36. Tumor de células de la granulosa del ovario. A. Una sección transversal de un ovario agrandado muestra un tumor sólido abigarrado con hemorragias focales. Las áreas amarillas representan colecciones de células de la granulosa luteinizadas y cargadas de lípidos. **B.** La orientación de las células tumorales alrededor de los espacios centrales resulta en el característico patrón folicular (cuerpos de Call-Exner).

signos iniciales son con frecuencia de desfeminización, que se manifiesta como atrofia mamaria, amenorrea y pérdida de la grasa de la cadera. Cuando el tumor se reseca, estos signos desaparecen o al menos disminuyen. Los tumores bien diferenciados se curan en casi todos los casos mediante resección quirúrgica, pero los que muestran diferenciación escasa pueden ser metastásicos.

Tumor de células esteroides

Los tumores de células esteroides del ovario, también denominados **tumor de célula lipídica** y **tumor de célula lipoidea**, están compuestos de células que se parecen a las células luteínicas, a las células de Leydig y a las células de la corteza suprarrenal. La mayoría de los tumores de células esteroideas presenta actividad hormonal, en general con manifestaciones androgénicas.

Algunos secretan testosterona; otros sintetizan andrógenos más débiles. El **tumor de células del hilio** es una forma especializada de tumor de la célula esteroidea que de manera típica es una neoplasia benigna de las células de Leydig. Se origina en el hilio del ovario, por lo general después de la menopausia. Como secreta testosterona, el más potente de los andrógenos comunes, los signos de masculinización son frecuentes (75%), incluso con tumores pequeños. La mayoría de los tumores de células del hilio contiene «cristaloides de Reinke» (estructuras citoplasmáticas similares a bastones).

Tumores metastásicos en el ovario

Alrededor del 3% de los cánceres que se encuentran en los ovarios se origina en otros sitios, la mayoría en la mama, el intestino grueso, el endometrio y el estómago, en orden descendente. Estos tumores varían desde lesiones microscópicas a grandes masas tumorales. Los que se originan en la mama suelen ser diminutos, y se observan en el 10% de los ovarios que se resecan con fines profilácticos en el caso de un cáncer de mama avanzado. Los tumores metastásicos lo suficientemente grandes para causar síntomas se originan con más frecuencia en el colon. De manera habitual, las células tumorales estimulan el estroma ovárico para que se diferencie en células con actividad hormonal (células estromales luteinizadas), lo que induce síntomas androgénicos y a veces estrogénicos.

Los **tumores de Krukenberg** son metástasis al ovario compuestas de nidos de células «en anillo de sello» llenas de mucina en un estroma celular derivado del ovario. El estómago es el sitio primario en el 75% de los casos y la mayor parte de los restantes es del colon.

El compromiso ovárico bilateral y la multinodularidad sugieren un carcinoma metastásico, y ambos ovarios están afectados de manera evidente en un 75% de los casos. Incluso un ovario que se observa indemne puede contener implantes superficiales o focos diminutos de tumor dentro del parénquima. En consecuencia, cuando se documenta la metástasis a uno de los ovarios, el otro también debe resecarse.

Peritoneo

El peritoneo es una membrana casi continua que reviste la cavidad peritoneal y separa a las vísceras de la pared abdominal. En el hombre, el peritoneo es un sistema cerrado. En la mujer, es un «sistema abierto» interrumpido en la pelvis por las trompas de Falopio, las cuales proporcionan un conducto final a la transmisión de agentes patógenos y químicos desde el sistema genital a la cavidad peritoneal.

Las células que revisten la cavidad peritoneal y aquellas que forman la serosa de los ovarios son de origen epitelial celómico. *Por tanto, no está claro si los tumores y las lesiones similares a tumores del peritoneo y los ovarios (es decir, lesiones epiteliales de Müller) son la misma entidad en ambas localizaciones.*

Muchas lesiones inflamatorias incluyen al peritoneo. La peritonitis granulomatosa se desarrolla en respuesta a materiales externos, como el material de sutura, el polvo de los guantes quirúrgicos y los medios de contraste. La exposición del contenido intestinal que sigue a la perforación (p. ej., en la enfermedad de Crohn o la diverticulitis), la rotura de un teratoma quístico maduro (quiste dermoide) del ovario, y, por supuesto, la tuberculosis, también pueden inflamar el peritoneo. Es también un sitio de proliferación mesotelial reactiva, la cual se produce ante la menor irritación. La peritonitis se revisa en el capítulo 11.

TUMORES MESOTELIALES

Los tumores mesoteliales varían de neoplasias benignas a enfermedades malignas multicéntricas y agresivas.

Mesoteliomas papilares bien diferenciados

Los mesoteliomas papilares bien diferenciados son tumores raros de la mujer mayor en edad reproductiva. Suelen ser asintomáticos y, por lo regular, se detectan de manera incidental durante intervenciones quirúrgicas. Por lo común, estos tumores son solitarios, pequeños, de base ancha, parecidos a verrugas polipoides o excrecencias nodulares con una sola capa de células cúbicas blandas pequeñas que cubren la papila gruesa. Con frecuencia, estas lesiones se parecen a los tumores epiteliales serosos del ovario, pero los dos se tratan de forma diferente.

Mesoteliomas peritoneales malignos difusos

Estos tumores se originan en el mesotelio peritoneal. Son raros en las mujeres y constituyen sólo una pequeña proporción de todos los mesoteliomas malignos, la mayoría de los cuales son pleurales.

Estos tumores deben distinguirse de los adenocarcinomas serosos, entre los que se incluyen los originados en la superficie peritoneal propiamente dicha y aquellos que producen metástasis desde el ovario, ya que los tumores se tratan de manera diferente y tienen índices de supervivencia muy distintos. La mayoría de las pacientes se encuentran en edad reproductiva o son posmenopáusicas. Los síntomas son inespecíficos e incluyen ascitis, malestar abdominal, trastornos digestivos y pérdida de peso. La exposición a asbestos es rara en mujeres con un mesotelioma peritoneal, a diferencia de los tumores cerebrales, pero en algunos tumores se han informado de hasta 2 millones de fibras por gramo de peso húmedo.

 PATOLOGÍA: El mesotelioma maligno difuso incluye de manera extensa y engrosa el peritoneo y la serosa de diversos órganos abdominales y pélvicos. Tiene un patrón tubulopapilar sólido. A diferencia del mesotelioma pleural, el tipo sarcomatoide es raro. La variante epitelial muestra células neoplásicas poligonales o cuboidales con abundante citoplasma. La trombomodulina, calretinina, citoqueratina 5/6 y HBME-1 son marcadores del mesotelioma maligno, mientras que CA-125, CEA y los receptores de estrógenos y progesterona (ER y PR) son marcadores de tumores epiteliales ováricos. No se dispone de un tratamiento efectivo.

TUMORES SEROSOS (PRIMARIO Y METASTÁSICO)

A diferencia del ovario, el cual caracteriza a un amplio espectro de tumores, los tumores serosos son prácticamente el único tipo que se encuentra en el peritoneo. Los tumores mucinosos del peritoneo son metástasis de un cáncer primario del apéndice o el ovario.

Tumores serosos de malignidad limítrofe

La mayoría de los tumores limítrofes del peritoneo corresponde a metástasis del ovario, pero algunas pueden ser primarias del peritoneo. En este último caso, los tumores peritoneales serosos sin evidencia de invasión suelen ser benignos; aquellos que son invasivos tienen un peor pronóstico. La patología es similar a la de los tumores ováricos.

Adenocarcinoma seroso

La frecuencia del adenocarcinoma seroso que se origina *de novo* en el peritoneo se estima en el 10 % de su homólogo del ovario. La edad media de la mujer con este tumor es de 50-65 años. El diagnóstico de un tumor peritoneal primario requiere la demostración de ovarios normales. El dolor abdominal y la ascitis son presentaciones frecuentes. Como el cáncer ovárico, el adenocarcinoma seroso primario del peritoneo puede tener una base familiar y puede producir metástasis a localizaciones distantes.

SEUDOMIXOMA PERITONEAL

El seudomixoma peritoneal es la acumulación de moco tipo jalea en la pelvis o el peritoneo. Aunque antes se interpretó como diseminación de tumores ováricos mucinosos, el seudomixoma peritoneal ahora se entiende como derivado en gran medida de adenocarcinomas productores de moco del apéndice.

Útero

ANOMALÍAS CONGÉNITAS DEL ÚTERO

Las anomalías congénitas del útero son raras.

- La **ausencia congénita del útero (agenesia)** refleja la falta de desarrollo de los conductos de Müller. Dado que la elongación de estos conductos durante la vida embrionaria requiere los conductos de Wolff como guías, la agenesia uterina casi siempre se acompaña de otras anomalías del tracto urogenital, así como agenesia de vagina o de las tubas uterinas.
- El **útero didelfo** se refiere a un útero doble, y se debe a un fallo en la fusión de los dos conductos de Müller en la vida embrionaria temprana. Por lo regular, esta anomalía se acompaña de una vagina doble.
- El **útero doble bicorne** es un útero con una pared fusionada común entre dos cavidades endometriales diferentes. La pared común entre los conductos de Müller no pueden desintegrarse para formar una sola cavidad uterina.
- El **tabique uterino** es un útero único con un tabique parcial debido a la reabsorción incompleta de la pared de los conductos de Müller fusionados. Estas pacientes tienen un riesgo mayor de sufrir aborto habitual.
- El **útero bicorne** se refiere a un útero con dos cuernos (astas) y un cuello uterino común. Los defectos de fusión uterinos didelfo y bicorne incrementan ligeramente el riesgo de parto prematuro.

Afecciones del endometrio

Endometritis

La endometritis se caracteriza por la presencia de un infiltrado inflamatorio anómalo en el endometrio. Esto debe distinguirse de la presencia normal de leucocitos polimorfonucleares durante la menstruación y un infiltrado linfocitario leve en cualquier otro momento. En la mayoría de los casos de endometritis los hallazgos son inespecíficos y rara vez apuntan a una causa determinada.

ENDOMETRITIS AGUDA: Esta afección se define como la presencia anómala de leucocitos polimorfonucleares en el endometrio. La mayoría de los casos es resultado de una infección ascendente desde el cuello uterino (p. ej., después que la barrera cervical normalmente impermeable sea interrumpida por un aborto, parto o instrumentación médica).

ENDOMETRITIS CRÓNICA: Aunque en ocasiones los linfocitos y los folículos linfoideos están dispersos en un endometrio normal, las células plasmáticas en el endometrio son diagnósticas de endometritis crónica. Este trastorno se relaciona con el DIU, la enfermedad inflamatoria pélvica y productos retenidos de la concepción después de un aborto o parto. Las pacientes suelen quejarse de sangrado, dolor pélvico o ambos. Esta afección es por lo regular autolimitada.

PIOMETRIO: Definido como pus en la cavidad endometrial, el piometrio se relaciona con defectos anatómicos importantes, como trayectos fistulosos entre el intestino y la cavidad uterina, enfermedades malignas voluminosas o perforadas, o estenosis cervical. El piometrio de larga duración puede asociarse muy rara vez con el desarrollo de carcinoma endometrial de células escamosas.

ADENOMIOSIS

La adenomiosis es la presencia de glándulas endometriales y estroma dentro del endometrio. El dolor, la dismenorrea o la menorragia se correlacionan con adenomiosis si las glándulas se ubican al menos a 1 mm o más de la unión entre endometrio y miometrio. Se producen síntomas más pronunciados cuanto más profundamente penetren las glándulas en el miometrio. El dolor se produce en la medida que los focos de adenomiosis se agrandan cuando la sangre queda atrapada durante la menstruación. Una quinta parte de todos los úteros extirpados por vía quirúrgica muestran algún grado de adenomiosis.

 PATOLOGÍA: Puede haber agrandamiento del útero. El miometrio muestra áreas pequeñas, blandas, pronunciadas, algunas de las cuales son quísticas. El examen microscópico revela glándulas revestidas por endometrio proliferativo o inactivo y rodeadas por estroma endometrial con grados variables de fibrosis.

 CARACTERÍSTICAS CLÍNICAS: Muchas pacientes con adenomiosis son asintomáticas, pero son comunes los grados variables de dolor pélvico, sangrado uterino disfuncional, dismenorrea y dispareunia. Estos síntomas aparecen en mujeres en edad reproductiva que tuvieron hijos y desaparecen después de la menopausia.

TUMORES ENDOMETRIALES

Pólipos endometriales

Los pólipos se producen sobre todo en el periodo perimenopáusico y no antes de la menarquia. Son sobrecrecimientos monoclonales de células estromales endometriales alteradas por translocaciones cromosómicas, con inducción secundaria de elementos glandulares policlonales. El estroma y las glándulas de los pólipos endometriales responden de manera deficiente a la estimulación hormonal y no se desprenden con la menstruación.

 PATOLOGÍA: La mayor parte de los pólipos endometriales se origina en el fondo, pero pueden encontrarse en cualquier otro sitio del endometrio. Varían desde varios milímetros a crecimientos que llenan toda la cavidad endometrial. Casi todos son solitarios, pero el 20 % son múltiples. El centro del pólipo está compuesto de (1) glándulas endometriales, con frecuencia con dilataciones quísticas e hiperplásicas; (2) estroma endometrial fibroso, y (3) vasos sanguíneos engrosados, helicoidales, dilatados, derivados de una arteria recta que de manera normal debería irrigar la zona basal del endometrio. Están recubiertos de un epitelio endometrial normalmente se encuentra en una etapa del ciclo diferente del que muestra el endometrio normal adyacente.

 CARACTERÍSTICAS CLÍNICAS: Típicamente, los pólipos endometriales se presentan con sangrado intermenstrual debido a ulceraciones superficiales o infartos hemorrágicos. Dado que el sangrado en una mujer mayor puede deberse a un cáncer endometrial, este signo debe valorarse cuidadosamente. Los pólipos endometriales no suelen ser precancerosos, pero hasta un 0.5% de estos puede albergar un adenocarcinoma.

Hiperplasia endometrial

La clasificación de las hiperplasias endometriales según la OMS en el 2014 divide a las lesiones en subgrupos etiológicos de acuerdo con el riesgo de cáncer y las opciones de tratamiento. La **hiperplasia endometrial no atípica** es un endometrio funcionalmente normal que responde a un estado hormonal anómalo con estrógeno excesivo; la **neoplasia endometrial intraepitelial** (también conocida como **hiperplasia endometrial atípica**) está compuesta de células precancerosas mutadas que crecen como un clon neoplásico.

Hiperplasia no atípica

La hiperplasia endometrial no atípica es un espectro de cambios que dependen de la duración y la dosis de exposición a los estrógenos. **Se caracteriza por una arquitectura difusa y un cambio citológico de distribución aleatoria.** Los primeros cambios consisten en la expansión quística aislada de glándulas proliferativas dispersas sin un cambio sustancial en la densidad de las glándulas, a menudo designado como **endometrio proliferativo persistente** o **desordenado**. La transición morfológica a hiperplasia endometrial no atípica ocurre cuando la densidad de las glándulas se vuelve irregular, y algunas regiones poseen más glándulas que el estroma. Las glándulas se distribuyen de forma irregular y poseen quistes, lo que crea una proporción variable de glándulas y estroma. El cambio citológico, cuando ocurre, es más probable

que sea metaplásico y que se distribuya de modo aleatorio. La pérdida repentina de estrógeno conduce a un desprendimiento masivo, con menstruaciones pesadas concurrentes. El adenocarcinoma se desarrolla en el 1% al 3% de los casos.

Neoplasia intraepitelial endometrial

La NIE, o hiperplasia endometrial atípica, es un crecimiento neoplásico monoclonal de células genéticamente alteradas, el cual se relaciona con un aumento del riesgo de transformarse en un adenocarcinoma endometrial de tipo endometrioide (fig. 16-37). La NIE se compone de acumulaciones llenas de glándulas tubulares, o ligeramente ramificadas, citológicamente alteradas. Dentro de los límites geográficos de la lesión, el área de las glándulas excede la del estroma. Las glándulas sanas pueden ser adyacentes y/o estar entremezcladas con la lesión. El 37% de los pacientes con NIE desarrollarán adenocarcinoma, casi siempre de tipo endometrioide. Las lesiones de la NIE comienzan en un solo punto y luego se expanden de forma centrípeta porque las glándulas neoplásicas proliferan, desplazando y separando a las glándulas normales. Las características diagnósticas de la NIE incluyen alteraciones del tamaño nuclear, la forma y la textura, además de una alteración de la diferenciación citoplasmática. La transformación maligna es evidente cuando las glándulas desarrollan los patrones sólidos, cribiforme o laberínticos característicos del adenocarcinoma. La histerectomía es el tratamiento de elección en mujeres que no desean embarazos futuros.

Adenocarcinoma endometrial

 EPIDEMIOLOGÍA: El carcinoma endometrial es el cuarto cáncer más frecuente en mujeres estadunidenses y el cáncer ginecológico más habitual (tabla 16-5). En 2017, causó 11 000 muertes en Estados Unidos (2% de todos los cánceres en la mujer). La incidencia de este cáncer se mantuvo estable de 1950 a 1970, pero en 1975 aumentó un 40%, posiblemente en relación con el uso de estrógenos para aliviar los síntomas de la menopausia. En 1985, los índices se redujeron casi a los niveles de 1950, que se relacionó con el uso de dosis más bajas de estrógeno, la incorporación de las progestinas (antagonistas de estrógenos) a las pautas de reemplazo estrogénico y el aumento en la vigilancia de las mujeres tratadas con estrógenos.

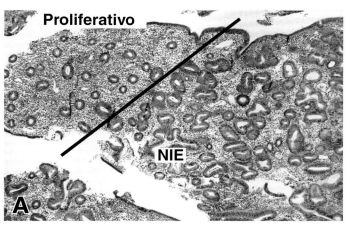
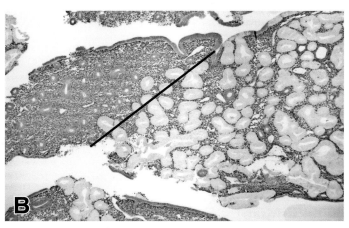

FIGURA 16-37. Neoplasia intraepitelial endometrial (NIE; hiperplasia atípica). A. Conjuntos apiñados de glándulas endometriales neoplásicas, en las que se aprecian alteraciones citológicas que consisten en citoplasma abundante y núcleos redondeados (*derecha*), están desplazadas del plano del endometrio (*izquierda*) en este foco geográfico de NIE. Las mediciones a través del perímetro de este agregado de glándulas tubulares individuales excede de 1 mm, y faltan las características arquitectónicas cribiforme, laberíntica y sólida del adenocarcinoma. **B.** Las glándulas afectadas por la NIE muestran pérdida de expresión de PTEN cuando se recurre a técnicas inmunohistoquímicas (pérdida de tinción café).

Tabla 16-5

Características clinicopatológicas del carcinoma endometrial

	Tipo I: carcinoma endometrioide	Tipo II: carcinoma seroso
Edad	Premenopausia y perimenopausia	Posmenopausia
Estrógeno sin oposición	Presente	Ausente
Precursor de hiperplasia	Presente	Ausente
Grado	Bajo	Alto
Invasión del miometrio	Superficial	Profunda
Comportamiento del crecimiento	Estable	Progresivo
Alteraciones genéticas	Inestabilidad del microsatélite, PTEN, PIK3CA, β-catenina	Mutaciones de *p53*, pérdida de la heterocigosidad

La incidencia de cáncer endometrial varía con la edad, de 12 casos por cada 100 000 mujeres a los 40 años hasta 7 veces más en mujeres de 60 años. Tres cuartas partes de las mujeres con cáncer endometrial están en la posmenopausia, con una media de edad de 63 años. El carcinoma endometrial se agrupa ampliamente en dos tipos histológicos (fig. 16-38 y tabla 16-5). Los **tumores de tipo I** (más o menos un 80 %) son carcinomas endometrioides, los cuales surgen a menudo a partir de precursores de NIE y están asociados con la estimulación estrogénica. Se presentan principalmente en mujeres posmenopáusicas, y están asociados con obesidad, hiperlipidemia, anovulación, esterilidad y menopausia tardía. La mayoría de los carcinomas endometrioides están confinados al útero y siguen un curso favorable. En contraste, los **tumores tipo II** (un 10 %) no son endometrioides, sino grandes carcinomas serosos papilares, que surgen ocasionalmente en los pólipos endometriales. Una forma preinvasiva de la enfermedad, el carcinoma intraepitelial endometrial seroso (CIE seroso, que no debe confundirse con la NIE) puede metastatizar al peritoneo por exfoliación y propagación superficial. Aunque el CIE seroso puede mostrar un comportamiento maligno, generalmente no se considera una lesión precancerosa. Los tumores tipo II no están asociados con la estimulación estrogénica o la hiperplasia, invaden con facilidad el miometrio y los espacios vasculares y son altamente mortales. Las alteraciones moleculares de los carcinomas endometrioides (tipo I) son diferentes de las que ocurren en los carcinomas no endometrioides (tipo II).

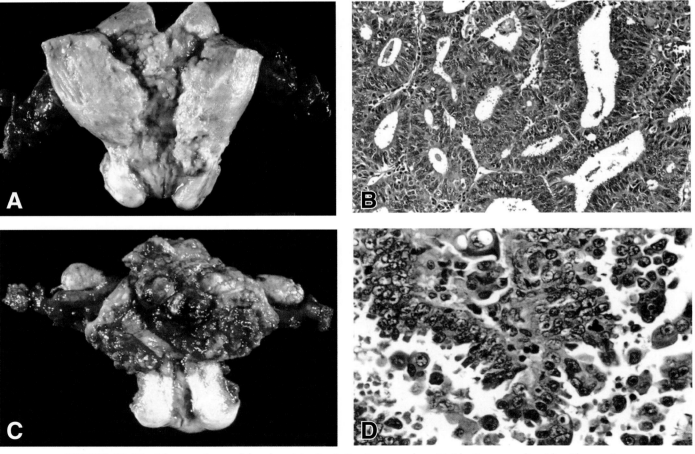

FIGURA 16-38. Adenocarcinoma del endometrio. A y B. Carcinoma endometrioide. Tumor polipoide sólo con invasión superficial del miometrio. Adenocarcinoma bien diferenciado (grado 1). Las glándulas neoplásicas se parecen a las glándulas endometriales normales. **C y D. Carcinoma no endometrioide.** Gran tumor hemorrágico y necrótico con invasión profunda del miometrio. Carcinoma seroso (atipia citológica grave) que exhibe estratificación de células tumorales aplásicas y mitosis anormales.

PATOGENIA MOLECULAR: El cáncer endometrial se asocia con una mayor incidencia tanto de cáncer mamario como de cáncer ovárico en las mujeres estrechamente relacionadas, lo que sugiere una predisposición genética. Más del 90% de los carcinomas no endometrioides de tipo II tienen mutaciones en p53, y el 80% pierden los receptores de estrógeno y progesterona. Los tumores tipo I muestran una acumulación gradual de mutaciones, la más habitual de las cuales es la inactivación del supresor tumoral PTEN, que se inactiva hasta en dos terceras partes de los casos.

PATOLOGÍA: El cáncer endometrial crece con un patrón difuso o exofítico (fig. 16-38). Sin relación con su sitio de origen, el tumor tiende con frecuencia a comprometer múltiples áreas. Los tumores grandes suelen ser hemorrágicos y necróticos.

ADENOCARCINOMA ENDOMETRIOIDE DEL ENDOMETRIO: El sistema FIGO divide este tumor en tres grados según la relación entre elementos glandulares con respecto a los sólidos, donde esto último implica poca diferenciación.

- **Grado 1:** bien diferenciado; casi sólo glándulas neoplásicas, con áreas sólidas mínimas ($< 5\%$).
- **Grado 2:** diferenciación moderada; 5-50% de epitelio maligno forma glándulas.
- **Grado 3:** escasa diferenciación; áreas grandes (más del 50%) de tumor sólido.

Los núcleos de los adenocarcinomas endometriales tienen un espectro que va de pleomorfismo escaso a marcado, de manera habitual con nucléolos prominentes. Las figuras mitóticas son abundantes y pueden ser anormales en los tumores menos diferenciados. Las células tumorales que crecen en láminas sólidas tienen en general escasa diferenciación.

Variantes adicionales del carcinoma endometrial muestran células escamosas y glándulas (**adenocarcinoma endometrioide bien y poco diferenciados con diferenciación escamosa**). También se produce un adenoma endometrioide de **tipo secretor** con vacuolas subnucleares que contienen glucógeno.

OTROS TIPOS (NO ENDOMETRIOIDES) DE CARCINOMA ENDOMETRIAL: Los tipos no endometrioides de carcinoma endometrial son menos habituales y no se relacionan con la exposición a estrógenos. Son agresivos como grupo y la gradación histológica no es de utilidad clínica ni se diagnostica de manera independiente. Todos los casos se consideran de alto grado. El más habitual es el **adenocarcinoma seroso**, que se parece al adenocarcinoma seroso del ovario por su aspecto histológico y comportamiento (fig. 16-38 D). Con frecuencia, muestra diseminación transtubárica hacia superficies peritoneales.

Aunque la mayoría de los carcinomas endometriales se origina en el cuerpo del útero, una pequeña proporción se origina en el segmento uterino inferior (istmo). Con frecuencia, estos tumores aparecen en mujeres menores de 50 años y suelen ser de alto grado y muy invasivos.

CARACTERÍSTICAS CLÍNICAS: Habitualmente, los cánceres endometriales se desarrollan en mujeres perimenopáusicas y posmenopáusicas. La queja principal es sangrado uterino anómalo, en especial si el tumor se encuentra en sus estadios iniciales de crecimiento (es decir, confinado al endometrio). Por desgracia, la detección citológica cervicovaginal no muestra el cáncer endometrial temprano. La ultraecografía transvaginal es una modalidad diagnóstica valiosa; un endometrio mayor de 5 mm de grosor se considera sospechoso. A diferencia del cáncer cervical, el cáncer endometrial puede saltar los nódulos linfáticos pélvicos y diseminarse directamente hacia los nódulos linfáticos paraaórticos, lo que implica que se salta a los ganglios pélvicos. Las pacientes con cánceres avanzados también pueden desarrollar metástasis pulmonares (40% de los casos con metástasis). Las mujeres con cánceres bien diferenciados confinados al endometrio suelen tratarse mediante histerectomía simple. La supervivencia del carcinoma endometrial depende del estadio y el tipo histológico.

La supervivencia actual de todas las pacientes con cáncer endometrial que siguen tratamiento es de 80% después de 2 años, para reducirse a 65% después de 10 años. Es más probable que los tumores que han penetrado el miometrio o invadido los nódulos linfáticos se hayan diseminado más allá del útero.

ENDOMETRIOSIS

La endometriosis es la presencia de glándulas endometriales benignas y estroma fuera del útero. Afecta del 5-10% de las mujeres en edad reproductiva e involuciona después de la menopausia natural o artificial. La edad promedio en el momento del diagnóstico es a fines de los 20 y a principio de los 30 años, aunque puede aparecer en cualquier momento después de la menarquia. Los sitios que se afectan con mayor frecuencia son los ovarios ($> 60\%$), otros anexos uterinos (ligamentos uterinos, tabique rectovaginal, fondo de saco de Douglas) y el peritoneo pélvico. La endometriosis puede incluso estar ampliamente dispersa y en ocasiones afectar el cuello uterino, la vagina, el periné, la vejiga y el ombligo. Incluso los nódulos linfáticos pélvicos pueden contener focos de endometriosis. Rara vez, regiones más distantes como los pulmones, pleura, intestino delgado, riñones y huesos contienen lesiones.

FISIOPATOLOGÍA: La patogenia de la endometriosis es incierta. Se han propuesto varias teorías no necesariamente excluyentes:

- **Trasplante** de fragmentos endometriales a sitios ectópicos.
- **Metaplasia** de peritoneo celómico multipotencial.
- **Inducción** de sitios ectópicos mesenquimatosos indiferenciados para formar lesiones después de exponerse a sustancias liberadas por el endometrio desprendido.

PATOLOGÍA: Las lesiones iniciales de la endometriosis pueden ser manchas de color amarillo rojizo, lo que refleja la rotura de productos sanguíneos. Las lesiones rojas, que también se producen al principio de la enfermedad, son focos de crecimiento activo de endometriosis (fig. 16-39). Los especímenes quirúrgicos suelen contener lesiones negras, las cuales muestran un cierto grado de resolución. Estos focos de 1-5 mm en las superficies de los ovarios y peritoneal se denominan nódulos «en mora». Tras ciclos repetidos, de hemorragias y del inicio de la fibrosis, las superficies afectadas pueden cicatrizarse y volverse de color café («polvo de las quemaduras»). Con el transcurso del tiempo, las adherencias fibrosas pueden volverse más pronunciadas y pueden condicionar complicaciones como la obstrucción intestinal. En los ovarios, las hemorragias repetidas pueden convertir los focos endometriósicos en quistes de hasta 15 cm de diámetro que contienen material espeso, de color chocolate («quistes de chocolate»). La endometriosis se caracteriza por glándulas y estroma endometrial normales ectópicos (fig. 16-39). En ocasiones, los focos más densos pueden contener sólo tejido fibroso y macrófagos cargados de hemosiderina, características que por sí mismas no son diagnósticas. La demostración inmunohistoquímica de CD-10 puede ser diagnóstica.

CARACTERÍSTICAS CLÍNICAS: Los síntomas de endometriosis dependen del sitio donde se localizan los implantes. Es común la dismenorrea, causada por implantes en los ligamentos uterosacros. Las lesiones se inician justo antes o durante la menstruación, y producen dolor

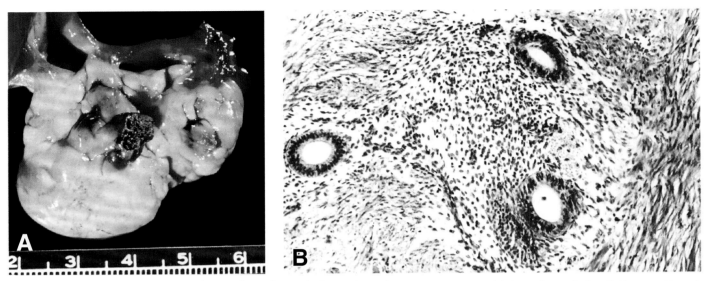

FIGURA 16-39. Endometriosis. A. Implantes de endometriosis en el ovario aparecen como nódulos rojo azulados. **B.** Una sección microscópica muestra glándulas y estroma endometrial en el ovario.

pélvico. La mitad de todas las mujeres con dismenorrea tiene endometriosis. Otros síntomas incluyen dispareunia y dolor abdominal cíclico.

La esterilidad es la queja primaria en una tercera parte de las mujeres con endometriosis (fig. 16-40). El medio hormonal en una mujer que no logra quedarse embarazada favorece el desarrollo de endometriosis. Una una vez que la endometriosis se desarrolla, contribuye al estado infértil y a que se establezca un círculo vicioso. Por el contrario, el embarazo puede aliviar la enfermedad. La cirugía conservadora para restaurar la anatomía pélvica ayuda a muchas mujeres con endometriosis a continuar con el embarazo.

Las enfermedades malignas se presentan en alrededor del 1-2 % de los casos de endometriosis. El tumor de células claras y los tumores endometrioides son las formas más frecuentes. El adenosarcoma, aunque raro, es el sarcoma más común.

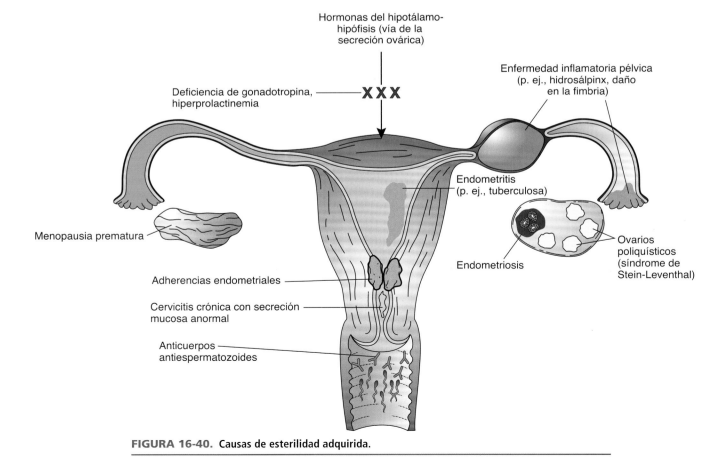

FIGURA 16-40. Causas de esterilidad adquirida.

OTROS TUMORES DEL ÚTERO

Tumores estromales endometriales

Algunos tumores estromales endometriales son sarcomas puros; en otros, los elementos sarcomatosos (estromales) y epiteliales están entremezclados. La nomenclatura de estos tipos tumorales, el espectro de sus componentes histológicos y la correlación de cada tipo tumoral con su potencial para mostrar un comportamiento maligno se presentan en la tabla 16-6.

Leiomiomas

Los leiomiomas son tumores benignos que se originan en el músculo liso; se conocen coloquialmente como «miomas» o «fibroides». Si se incluyen los tumores diminutos, los leiomiomas aparecen en el 75% de las mujeres mayores de 30 años de edad. Son raros antes de los 20 años, y la mayoría se retrae o involuciona después de la menopausia. Aunque con frecuencia son múltiples, cada tumor es monoclonal. Los estrógenos promueven su crecimiento, pero no lo inician.

 PATOLOGÍA: A simple vista, los leiomiomas son firmes, de color gris pálido, verticilados y carentes de cápsula (figs. 16-41 y 16-42). Pueden variar desde 1 mm a más de 30 cm de diámetro. Su superficie de corte es abultada y los bordes son blandos y se diferencian del miometrio cercano. La mayoría de los leiomiomas es intraparietal, pero algunos son submucosos, subserosos o pediculados. Los leiomiomas muestran poca actividad mitótica (menos de cuatro mitosis por un aumento de 10 campos de alto poder, pérdida o falta de atipia nuclear y necrosis geográfica y tienen escaso potencial maligno o ninguno. «El leiomioma activo desde el punto de vista mitótico» es uno que muestra actividad mitótica vigorosa pero es relativamente pequeño, muestra una demarcación clara del miometrio normal adyacente y carece de necrosis geográfica y atipia celular significativa. Suele ser benigno. Se producen mutaciones de MED12,

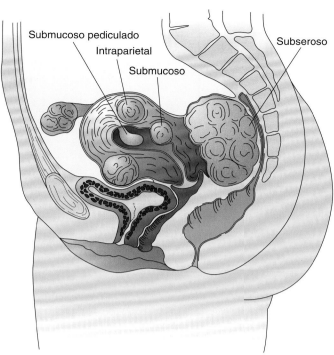

FIGURA 16-41. Leiomiomas en el útero. Los leiomiomas son intraparietales, submucosos (uno pediculado aparece en la forma de un pólipo endometrial) y subserosos (uno comprime la vejiga y otro, el recto).

subunidad de un regulador transcripcional, en el 70% de los leiomiomas.

Al examen microscópico, los leiomiomas muestran fascículos entrelazados de células en forma de huso uniformes, en las cuales

Tabla 16-6

Nomenclatura de los tumores uterinos

Tumor	Epitelio	Estroma	Conducta clínica
Epitelio y estroma			
Pólipo endometrial	Policlonal benigno	Neoplásico	Benigna
Hiperplasia endometrial benigna	Policlonal benigno	Policlonal benigno	Benigna
Neoplasia intraepitelial endometrial	Neoplásico	—	Premaligna
Adenocarcinoma endometrial	Neoplásico	—	Maligna
Nódulo estromal endometrial	—	Neoplásico	Benigna
Sarcoma estromal endometrial	—	Neoplásico	Maligna de bajo grado
Sarcoma indiferenciado	—	Neoplásico	Maligna
Adenosarcoma	Desconocido	Neoplásico	Maligna de bajo grado
Carcinosarcoma	Neoplásico	Neoplásico, células epiteliales transformadas	Maligna
Músculo liso			
Leiomioma	—	Neoplásico	Benigna
Leiomioma celular	—	Neoplásico	Benigna
Leiomiomatosis intravenosa	—	Neoplásico	Agresiva localmente
Leiomiosarcoma	—	Neoplásico	Maligna

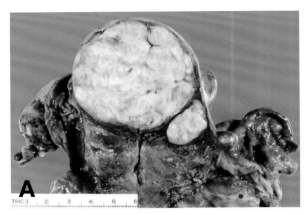
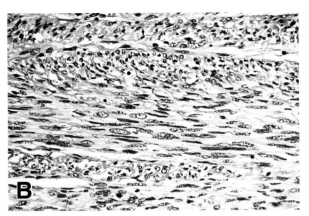

FIGURA 16-42. Leiomioma del útero. A. Un útero seccionado en dos partes muestra un tumor prominente, claramente delimitado, voluminoso. **B.** Al examen microscópico, las células de músculo liso se organizan en fascículos, algunos de los cuales se cortaron de manera longitudinal (núcleos elongados) y otros de forma transversal.

se observan núcleos alargados y extremos romos (fig. 16-42 B). El citoplasma es abundante, eosinófilo y fibrilar. Las células de los leiomiomas y del miometrio adyacente son idénticas desde el punto de vista citológico, pero los leiomiomas son fáciles de distinguir por su circunscripción, nodularidad y celularidad más densa.

CARACTERÍSTICAS CLÍNICAS: Los leiomiomas submucosos pueden causar hemorragias debido a ulceración o adelgazamiento, superposición al endometrio o a que se vuelven pediculados y protruyen a través del orificio cervical, lo que provoca dolores tipo calambre. Muchos leiomiomas intraparietales son sintomáticos debido a su propia masa, y los grandes pueden interferir con la función intestinal o vesical o causar distocia durante el parto. Los leiomiomas pediculados que se extienden sobre la serosa uterina pueden interferir con la función de las vísceras cercanas. Los leiomiomas también pueden sufrir necrosis y volverse dolorosos si sufren torsión.

Los leiomiomas suelen mostrar un crecimiento lento, pero en ocasiones crecen con rapidez durante el embarazo. Los grandes leiomiomas sintomáticos se resecan mediante miomectomía o histerectomía. También se ha utilizado la ablación mediante trombosis arterial.

Leiomiosarcomas

El leiomiosarcoma es una enfermedad maligna del músculo liso cuya incidencia es sólo una milésima parte de su homóloga benigna. Representa el 2 % de las enfermedades malignas uterinas. Su patogenia es incierta, pero al menos algunos parecen originarse dentro de los leiomiomas. Las mujeres con leiomiosarcomas tienen en promedio 10 años más (edad por encima de 50 años) que aquellas con leiomiomas, y los tumores malignos son más grandes (10-15 cm comparados con 3-5 cm) (fig. 16-43 A).

PATOLOGÍA: El leiomiosarcoma debe sospecharse si un aparente leiomioma es blando, muestra áreas de necrosis durante el examen directo, tiene bordes irregulares (invasión del miometrio adyacente) o no protruye por arriba de la superficie cuando se corta. La evidencia de que un tumor de músculo liso uterino es un leiomiosarcoma incluye: (1) presencia de necrosis geográfica con una transición brusca de tumor viable (fig. 16-43 B); (2) 10 o más mitosis con un aumento de 10 campos de alto poder (fig. 16-43 C), si el tumor es mayor de 5 cm de diámetro; (3) cinco o más mitosis con un aumento de 10 campos de alto poder, con necrosis geográfica y atipia citoplasmática/nuclear difusa, y (4) tumores de músculo liso mixoide y epitelioide con cinco o más mitosis con un aumento de 10 campos de alto poder.

Cerca de la mitad de las recurrencias se presenta primero en el pulmón y la supervivencia a 5 años es de alrededor del 20 %.

Embarazo

Los embarazos pueden verse afectados por anomalías placentarias, como un tamaño placentario anómalo, así como la forma y las masas de las membranas, y también infartos y hematomas. Las anomalías en el cordón, incluyendo la longitud y el punto de inserción placentaria, también son indicadores importantes de posible enfermedad. Las enfermedades infecciosas y vasculares de la placenta son de particular importancia, al igual que la enfermedad hipertensiva de la madre como resultado de anomalías en la vasculatura placentaria.

ENDOMETRIO DEL EMBARAZO

El cuerpo lúteo del embarazo requiere estimulación continua por la hCG secretada por el trofoblasto placentario del embrión en desarrollo. El trofoblasto comienza a desarrollarse alrededor del día 23. Bajo estimulación de la hCG, el cuerpo lúteo incrementa su producción de progesterona, lo que estimula la secreción de líquidos por las glándulas endometriales. En el endometrio hipersecretor del embarazo, las glándulas muy dilatadas están revestidas por células con abundante glucógeno. Estas características pueden persistir hasta por 8 semanas después del parto.

La respuesta hipersecretora puede volverse exagerada con el embarazo intrauterino, el embarazo ectópico o la enfermedad trofoblástica. Los núcleos de las células glandulares pueden agrandarse y aparecer bulbosos y poliploides, debido a que su ADN se replica, pero las células no se dividen. Sus núcleos se proyectan más allá de los límites citoplasmáticos celulares aparentes dentro de la luz glandular, un aspecto referido como **fenómeno de Arias-Stella** (fig. 16-44). Los núcleos agrandados son poliploides, y no deben confundirse con aneuploidía, una complicación que a veces surge en el adenocarcinoma.

ANATOMÍA DE LA PLACENTA

La placenta está compuesta del **disco placentario**, el **cordón umbilical** y las **membranas extraplacentarias** (fig. 16-45). Es un órgano discoide plano con dos superficies. El feto está en contacto con una cara (**superficie fetal** o **coriónica**), que está cubierta por membranas, el **amnios** y el **corion**. Estas contienen el **líquido amniótico** que rodea al feto. La cara opuesta es la **superficie**

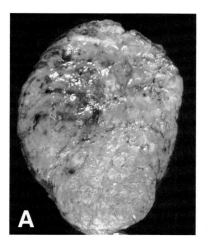

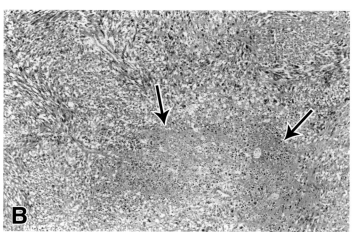

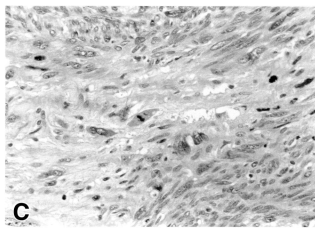

FIGURA 16-43. Leiomiosarcoma del útero. A. Al abrir el útero, se puso de manifiesto un gran leiomiosarcoma blando con necrosis extensa que sustituye a todo el miometrio. **B.** Una zona de necrosis tumoral coagulativa (*flechas*) aparece demarcada en la zona viable del tumor. **C.** El tumor muestra considerable atipia nuclear y abundante actividad mitótica.

fetal (o la **superficie decidua**, ya que el endometrio se encuentra decidualizado durante el embarazo).

La sangre fetal entra en la placenta a través de dos arterias umbilicales que forman un espiral alrededor de la vena umbilical. Cada arteria irriga a la mitad de la placenta. El cordón umbilical se inserta en la superficie coriónica de la placenta. Las ramas principales de las arterias y la vena umbilicales posteriormente se ramifican a lo largo de la superficie del disco y penetran dentro del mismo para formar el árbol de vellosidades coriónicas. Estos troncos vellosos se subdividen progresivamente en ramas más pequeñas y finalizan en las vellosidades terminales (o terciarias), donde se lleva a cabo el transporte de oxígeno y nutrientes. Al término del embarazo, las vellosidades terminales constituyen un 40 % del volumen velloso y el 60 % de los cortes transversales de las vellosidades.

La **decidua** forma la frontera entre los árboles vellosos y el útero subyacente. La decidua contiene de 80-100 arterias uterinas pequeñas (**arteriolas espirales**, ramas de las arterias miometriales), que irrigan la placenta con sangre materna (fig. 16-46). Estas arterias sufren una serie de cambios de **remodelación** que disminuyen la resistencia vascular al flujo sanguíneo uterino y apoyan el desarrollo de la placenta y el feto. Cada arteriola espiral suministra sangre materna al centro de una subunidad anatómica de la placenta, el **cotiledón**. La sangre materna que entra en el disco placentario ya no está confinada a un vaso, sino que ocupa una cavidad, el **espacio intervelloso**, donde intercambia oxígeno y nutrientes. Las circulaciones materna y fetal en la placenta son sistemas completamente separados.

La vellosidad terminal es la unidad funcional de intercambio de la placenta. El árbol de las vellosidades coriales está cubierto por la capa trofoblástica. Consiste en una capa interna de **citotrofoblasto** (**células de Langhans**), una capa intermedia de **trofoblasto intermedio** y una capa externa de **sincitiotrofoblasto**. El estroma de las vellosidades es el mesénquima suelto que contiene macrófagos embrionarios, denominados **células de Hofbauer**. En el tercer trimestre, los núcleos de sincitiotrofoblasto se unen para formar protrusiones multinucleadas (**nudos sincitiales**). En otras áreas a lo largo de la superficie vellosa, el sincitio entre los nudos se adelgaza notablemente. En estos puntos, el citoplasma trofoblástico entra en contacto directo con el endotelio de los capilares fetales para formar la **membrana vasculosincitial**. Estas

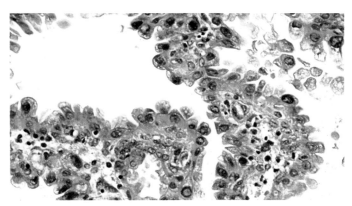

FIGURA 16-44. Reacción de Arias-Stella del embarazo debida a la estimulación con gonadotropina coriónica humana. Una sección del endometrio muestra núcleos agrandados, bulbosos que protruyen en la luz glandular.

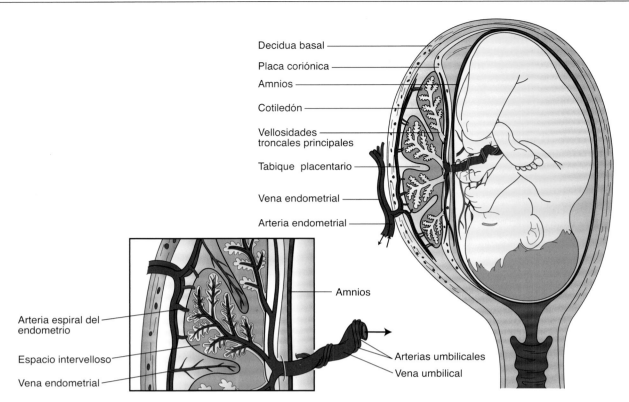

FIGURA 16-45. Diagrama actual del útero con embarazo que incluye al feto, la placenta y la circulación.

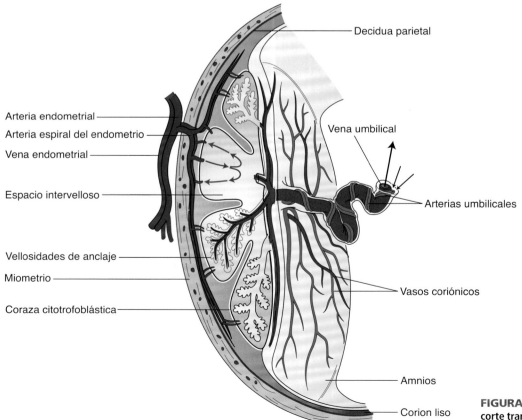

FIGURA 16-46. Diagrama que muestra un corte transversal de la placenta y su circulación.

zonas especializadas facilitan el intercambio de gases y nutrientes a través de la placenta.

Además de liberar desechos y absorber nutrientes y oxígeno, las vellosidades son hormonalmente activas. El sincitiotrofoblasto secreta **gonadotropina coriónica humana** (hCG), que impide la degeneración del cuerpo lúteo. También secreta **progesterona** para mantener la integridad de la decidua y **lactógeno placentario humano** (hPL, *human placental lactogen*), que eleva los niveles de glucosa maternos y de este modo promueve la nutrición fetal adecuada.

IMPLANTACIÓN PLACENTARIA

La placenta normalmente se implanta en la pared uterina por encima del orificio cervical interno. Puede implantarse en la porción inferior del útero y cubrir parcial o totalmente el orificio cervical interno, un trastorno que se denomina **placenta previa** (0.3-1 % de los embarazos). Los factores de riesgo incluyen tabaquismo, edad avanzada, múltiples embarazos previos, cesáreas y abortos anteriores.

La placenta previa debe detectarse antes del nacimiento para evitar que el feto nazca a través de su propia placenta, provocando una hemorragia que pone en peligro la vida. La placenta previa es una de las causas más frecuentes de hemorragia del tercer trimestre y supone un riesgo alto de desprendimiento, hemorragia puerperal, prolapso de cordón umbilical, presentación fetal anómala, retraso del crecimiento intrauterino y mortalidad fetal y perinatal. La placenta previa se asocia a menudo con otra anomalía, la **placenta acreta** (ausencia parcial o completa de la capa decidua, *v.* más adelante), en cuyo caso se conoce como **placenta previa acreta**.

GESTACIONES MÚLTIPLES

Un poco menos del 1 % de los embarazos normales producen gemelos dicigóticos o monocigóticos.

GEMELOS DICIGÓTICOS: La fecundación de dos óvulos separados produce gemelos genéticamente diferentes, del mismo o de diferente sexo. La gemelaridad dicigótica tiene un fuerte componente hereditario, que está limitado al lado materno. La gemelaridad dicigótica y las gestaciones múltiples ocurren con mayor frecuencia en mujeres que han utilizado hormonas para inducir artificialmente la ovulación o en las que se han quedado embarazadas después de la fecundación *in vitro*.

Cuando dos óvulos fecundados se implantan separados el uno del otro se desarrollan placentas separadas. Si se implantan cercanos entre sí, las dos placentas pueden mostrar diferentes grados de fusión y puede parecer que sólo hay una placenta. Si los cigotos se implantan separados entre sí, hay dos productos de la concepción diferenciados, y cada placenta tiene su propio saco amniótico. En los casos en que se fusiona la placenta, las membranas entre los dos fetos muestran dos amnios y dos coriones (gestación dicoriónica diamniótica).

GEMELOS MONOCIGÓTICOS: La división temprana de un solo cigoto fertilizado produce gemelos genéticamente idénticos del mismo sexo. Si un óvulo fertilizado se divide a los 2 días de la fecundación, antes de que el trofoblasto se haya diferenciado, se desarrollan dos embriones, cada uno con su propia placenta y saco amniótico (gemelos dicoriales diamnióticos). Por tanto, las placentas dicoriales pueden ser tanto mono como dicigóticas, mientras que las placentas monocoriónicas siempre son monocigóticas. Si la división se produce del tercer al octavo día después de la concepción, el trofoblasto ya se ha diferenciado (pero no la cavidad amniótica).

Se desarrolla una sola placenta con dos sacos amnióticos (gemelaridad monocoriónica diamniótica). Una placenta monocoriónica monoamniótica se forma por la división entre el octavo y el treceavo día después de la concepción. La separación incompleta de los gemelos monocigóticos causa los **gemelos unidos** (anteriormente conocidos como **siameses**) con una placenta monocoriónica monoamniótica (fig. 16-47).

EMBARAZO ECTÓPICO

El embarazo ectópico implica la implantación de un huevo fertilizado fuera del endometrio. La frecuencia del embarazo ectópico en Estados Unidos se ha incrementado tres veces, al 1.5 % de los nacidos vivos, en las pasadas dos décadas, aunque la mortalidad ha disminuido de manera acentuada. **Más del 95 % de los embarazos ectópicos tiene lugar en la tuba uterina, la mayoría de estos en los tercios distal y medio.**

 PATOLOGÍA: Se produce un embarazo ectópico cuando se impide el paso del producto de la concepción a lo largo de la tuba, por ejemplo, por adherencias mucosas o por una motilidad tubárica anómala debida a una enfermedad inflamatoria o endometriosis. El trofoblasto penetra con facilidad en la mucosa tubárica y en la musculatura. La sangre que se origina a causa de la implantación tubárica entra en la cavidad peritoneal y causa dolor abdominal. El embarazo ectópico también se relaciona con sangrado uterino anómalo después de

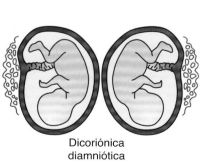
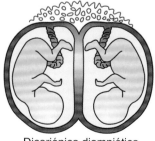
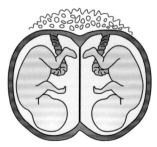
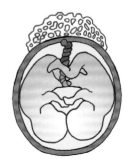

Dicoriónica
diamniótica

Dicoriónica diamniótica
(placentas fusionadas)

Monocoriónica
diamniótica

Gemelos unidos
monocoriónica
monoamniótica

Monocigóticos 13 %
Dicigóticos 56 %

Monocigóticos 30 %

Monocigóticos <<1 %

FIGURA 16-47. Estructura de la placenta en los embarazos gemelares. Los porcentajes en la figura se refieren a la proporción de los embarazos gemelares totales (100 %) contabilizando cada variante.

un periodo de amenorrea y con las células de Arias-Stella en el endometrio. La delgada pared tubárica suele romperse alrededor de la semana 12 de gestación. *La rotura tubárica pone en riesgo la vida, dado que puede causar una rápida exsanguinación.*

La rotura de la porción intersticial de la trompa produce una hemorragia intraabdominal mayor que la rotura en otras localizaciones debido a que la vasculatura en ese sitio es mayor y la rotura se produce en una etapa de la gestación más avanzada. En el istmo, la trompa se rompe pronto (dentro de las primeras 6 semanas) debido a que su gruesa pared muscular no permite mucha distensión. Los embarazos tubáricos en la ampolla tienden a ser de duración más prolongada debido a que la pared tubárica distensible puede acomodar a un embarazo en crecimiento por un periodo de tiempo mayor.

El embarazo ectópico debe tratarse con celeridad mediante una intervención quirúrgica o quimioterapia. La administración de metotrexato acaba con el embarazo ectópico y se usa cuando el producto de la concepción es menor de 4 cm.

ANOMALÍAS DEL CORDÓN UMBILICAL

Al término del embarazo, el cordón umbilical normalmente mide 35-100 cm de largo. Una longitud excesiva del cordón umbilical se asocia con una mayor morbilidad perinatal, sufrimiento fetal intrauterino y retraso del crecimiento intrauterino. El sitio de inserción del cordón generalmente es en el centro del disco placentario o cerca de este, pero un 7% muestra una **inserción marginal** en el borde placentario. Aproximadamente el 1% de los cordones umbilicales se insertan dentro de las membranas, lo que se conoce como **cordón velamentoso** o **inserción membranosa**. La inserción velamentosa o marginal del cordón se observa a menudo en abortos espontáneos y en fetos con anomalías congénitas. Una posible complicación grave de los vasos velamentosos son los **vasos previos**, afección en la cual los vasos fetales se cruzan o están cerca del orificio interno del útero.

INFECCIONES EN EL EMBARAZO

Corioamnionitis

Los organismos infecciosos, casi exclusivamente las bacterias, pueden ascender desde el canal de parto materno, atravesar el orificio cervical e infectar la decidua y los tejidos placentarios, el líquido amniótico y, potencialmente, al feto.

 FACTORES ETIOLÓGICOS: La corioamnionitis aguda suele deberse a bacterias que normalmente están presentes en el canal cervicovaginal materno. Las causas bacterianas más habituales de corioamnionitis son *Streptococcus* sp. del grupo B, *Escherichia coli, Enterococcus,* otras especies de estreptococos, *Staphylococcus* sp., bacilos gramnegativos, *Bacteroides, Mycoplasma hominis* y *Ureaplasma.*

 PATOLOGÍA: Cuando alcanzan la cavidad uterina, las bacterias activan la respuesta inflamatoria materna. Los neutrófilos circulantes en el espacio intervelloso migran hacia la superficie fetal, o la placa coriónica, causando subcorionitis aguda. Posteriormente, los neutrófilos migran hacia arriba hacia la superficie fetal, o lámina coriónica, lo cual resulta en corioamnionitis aguda. A continuación, los neutrófilos migran desde el subcorión hacia el corion.

Los neutrófilos maternos son reclutados desde los vasos sanguíneos deciduales y entran en el corion de las membranas extraplacentarias (fig. 16-48 A). La infiltración de neutrófilos maternos, ya sea del corion placentario o de las membranas, se denomina **corioamnionitis aguda**. Las células inflamatorias maternas también pueden migrar de las arterias deciduales y espirales hacia la decidua subyacente a las membranas extraplacentarias o al disco placentario, lo que causa **deciduitis aguda**. La deciduitis puede ser tan grave como para causar necrosis de la decidua (**deciduitis necrosante**) (fig. 16-48 B) o bien puede for-

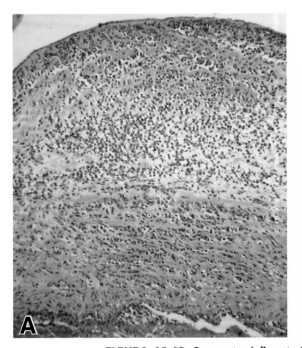

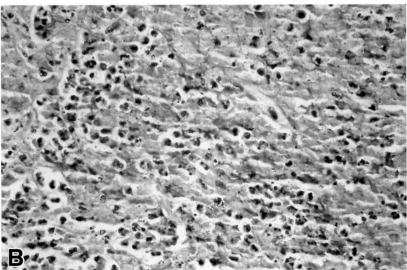

FIGURA 16-48. Respuestas inflamatorias maternas a la infección ascendente. A. Corioamnionitis aguda (respuesta inflamatoria materna [RIM]). El corion contiene muchas células inflamatorias agudas, reclutadas del espacio intervelloso materno. **B. Deciduitis necrosante aguda.** La decidua contiene muchas células inflamatorias de origen materno y es necrótica.

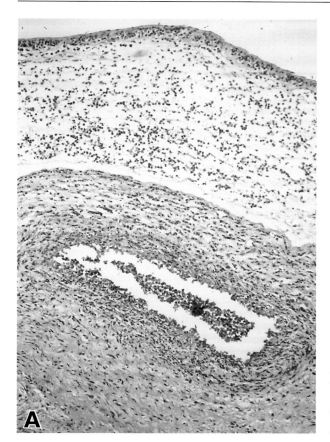

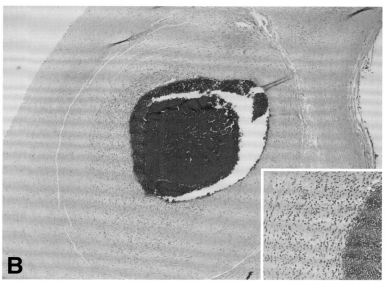

FIGURA 16-49. Respuesta inflamatoria fetal a la infección ascendente. A. Vasculitis coriónica aguda (respuesta inflamatoria fetal). La pared de este gran vaso sanguíneo de la placa coriónica está infiltrada por neutrófilos fetales. El corion subyacente muestra una corioamnionitis aguda. **B. Funisitis aguda.** La pared muscular de este vaso umbilical contiene numerosas células inflamatorias fetales (*recuadro:* mayor aumento).

mar pequeñas colecciones de neutrófilos, lo que se conoce como microabscesos deciduales. Dado que las arterias espirales maternas que irrigan la placenta con sangre materna oxigenada están en la decidua, la infección decidual puede poner en riesgo el embarazo.

También puede producirse una **respuesta inflamatoria fetal (RIF)**. La **vasculitis coriónica aguda**, un componente de la RIF, se produce cuando los neutrófilos fetales migran del torrente sanguíneo fetal hacia las paredes de los grandes vasos de la placa coriónica (ramas de los vasos del cordón umbilical) en la superficie del disco placentario (fig. 16-49 A).

Los neutrófilos fetales también migran de la luz de los vasos sanguíneos del cordón umbilical hacia las paredes musculares de los vasos, causando vasculitis de los vasos del cordón, lo que se conoce como **funisitis aguda** (fig. 16-49 B). Los neutrófilos fetales pueden migrar completamente a través de los vasos sanguíneos umbilicales e infiltrar el mesénquima (gelatina de Wharton). La parálisis cerebral tiene una asociación estadística con la RIF grave, pero no con la respuesta inflamatoria materna leve a moderada (*v.* más adelante).

 CARACTERÍSTICAS CLÍNICAS: La corioamnionitis aguda (10% de las placentas) puede causar parto prematuro, rotura prematura de membranas e infecciones fetales y neonatales, causando RIF e hipoxia intrauterina. La madre puede tener fiebre, hipersensibilidad uterina y líquido amniótico turbio y maloliente. Los riesgos principales son la endometritis puerperal y la septicemia pélvica con trombosis venosa.

En los niños prematuros con bajo peso al nacer (< 2 500 g), especialmente en los que tienen un peso muy bajo (< 1 500 g), la corioamnionitis aguda a menudo causa una enfermedad neurológica grave, septicemia neonatal y muerte. Sin embargo, también puede causar morbilidad en los recién nacidos a término.

Los riesgos de la corioamnionitis para el feto son: (1) neumonía después de la inhalación de líquido amniótico infectado; (2) infecciones de la piel o los ojos por contacto directo con los microorganismos en el líquido, y (3) la gastritis neonatal, la enteritis o la peritonitis por la ingesta del líquido infectado.

Infección amniótica

Líquido amniótico

El líquido amniótico inicialmente está formado por un trasudado de líquidos maternos y posteriormente por la combinación del amnios, los pulmones fetales y los riñones contribuyen a su formación. El feto también inhala y exhala el líquido amniótico durante los movimientos respiratorios antes del nacimiento.

Infección intraamniótica

El líquido amniótico normalmente es estéril, pero en algunos casos puede estar sembrado con bacterias. La infección de líquido amniótico proporciona a los microorganismos una puerta de entrada al feto, con mayor frecuencia hacia las vías respiratorias y, desde aquí, la infección intrauterina puede entrar en el torrente sanguíneo y extenderse a otros órganos fetales. Estos niños pueden nacer con infecciones «congénitas» o infecciones neonatales de inicio temprano, incluyendo neumonía, septicemia y meningitis. Las placentas de estos niños generalmente muestran corioamnionitis aguda, que a menudo es un componente de la RIF. Las infecciones amnióticas pueden presagiar un resultado grave o mortal para el neonato.

Infección de las vellosidades coriónicas

La villitis es un infiltrado inflamatorio que afecta a las vellosidades coriónicas. Los microorganismos en la sangre materna, generalmente virus u otras bacterias menos habituales, pueden tener acceso a la placenta. La villitis también puede ser de etiología desconocida. Los posibles agentes incluyen: (1) bacterias (*Listeria, Treponema pallidum, Mycobacterium tuberculosis, Mycoplasma* sp., *Chlamydia* sp.), (2) virus (rubéola, citomegalovirus, herpes), (3) parásitos y protozoos (*Toxoplasma* sp., *Trypanosoma cruzi*) y (4) hongos (*Candida* sp.). La villitis puede interferir con el transporte de oxígeno al feto y la transmisión del agente etiológico a través de las vellosidades puede infectar al feto.

Infecciones del feto

Citomegalovirus

El **citomegalovirus** (CMV) es uno de los agentes del STORCH (*v.* cap. 5) que puede causar infección congénita en el neonato. La infección intrauterina puede ocurrir cuando la madre adquiere una infección primaria (por primera vez) mientras está embarazada (esta forma de infección transplacentaria es posiblemente la más grave para el feto). La reactivación de la infección materna latente por CMV durante el embarazo es menos dañina para el feto. En los países occidentales, el 8% de las mujeres desarrollan infección primaria durante el embarazo, y la mitad de ellas trasmitirán el virus al feto. En los países desarrollados y en los grupos socioeconómicos más pobres, las infecciones congénitas por CMV son menos habituales, porque estas mujeres con gran probabilidad estuvieron expuestas previamente a CMV.

 CARACTERÍSTICAS CLÍNICAS: Entre los fetos infectados por CMV, el 25% nace con síntomas clínicos. Alrededor del 5-10% de los neonatos no tendrá síntomas al nacer, pero posteriormente desarrollará pérdida auditiva, deterioro visual y retraso mental. En los casos más graves, pueden presentarse infecciones generalizadas en el niño, incluyendo el peso bajo al nacer, microcefalia, convulsiones y manifestaciones en la piel. La diseminación multiorgánica se caracteriza por anomalías cerebrales, esplenomegalia y hepatitis. Ocasionalmente, la infección congénita por CMV puede ser mortal para el niño.

 PATOLOGÍA: El CMV entra en la placenta desde la sangre materna y causa villitis crónica. La infección endotelial causa edema celular, oclusión luminal, necrosis endotelial y destrucción vascular final. Estos efectos causan trombosis, necrosis vellosa isquémica y, con el tiempo, vellosidades avasculares con cicatrización vellosa (fibrosis). Los macrófagos del estroma velloso (células de Hofbauer) pueden ser numerosos. La infección remota por CMV puede reflejarse en microcalcificaciones vellosas. Cuando la infección por CMV se produce al acercarse el momento del nacimiento, pueden identificarse las inclusiones intranucleares e intracitoplasmáticas características (fig. 16-50), pero son raras o están ausentes en los casos de infección intrauterina a distancia.

Sífilis congénita

Durante el embarazo, el treponema sifilítico se disemina en los tejidos fetales, que son lesionados por los organismos proliferantes y la respuesta inflamatoria acompañante. La infección fetal produce muerte fetal, enfermedad neonatal o muerte o enfermedad postnatal progresiva.

 PATOLOGÍA: Las lesiones de la sífilis congénita son idénticas a las de la enfermedad en adultos. Los tejidos infectados muestran un infiltrado inflamatorio crónico de linfocitos y células plasmáticas, así como endarteritis obliterante. Prácticamente cualquier tejido puede verse afectado, pero piel, huesos, dientes, articulaciones, hígado y sistema nervioso central (SNC) involucrados de forma característica (*v.* cap. 5).

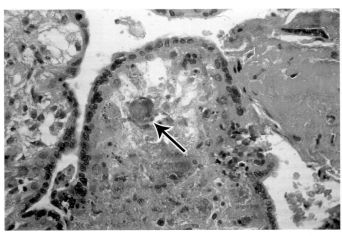

FIGURA 16-50. Villitis crónica causada por citomegalovirus (CMV). Las vellosidades están infiltradas por células inflamatorias crónicas. Está presente una célula agrandada con una inclusión por CMV (*flecha*).

Listeria

La listeriosis es una infección potencialmente grave que se adquiere con mayor frecuencia al ingerir comida contaminada con el bacilo grampositivo *Listeria monocytogenes*. Las fuentes comunes de infección son los productos lácteos no pasteurizados, como algunos quesos blandos y las carnes frías sin cocinar. Las mujeres embarazadas y sus hijos están en mayor riesgo de sufrir *listeriosis*.La bacteria puede circular en la sangre materna e infectar la placenta y el feto, provocando aborto espontáneo, muerte y parto prematuro.

En los niños, la infección por *Listeria* se caracteriza por una erupción granulomatosa y granulomas piógenos en todo el cuerpo. También es responsable del 5% de los casos de meningitis neonatal.

 PATOLOGÍA: Las placentas infectadas con Listeria contienen gran cantidad de microabscesos que destruyen las vellosidades y producen intervellositis aguda. La corioamnionitis necrosante y la funisitis grave son frecuentes.

Toxoplasma

Toxoplasma gondii, un parásito de los gatos, es un protozoo que puede ser un problema de salud durante el embarazo. Es más probable que las infecciones adquiridas por el feto al inicio del embarazo sean más graves que las que se adquieren posteriormente.

 CARACTERÍSTICAS CLÍNICAS: La tríada clásica de toxoplasmosis congénita, integrada por hidrocefalia, calcificaciones intracraneales y coriorretinitis, es bien conocida, pero no se presenta en la mayoría de los niños infectados in utero. Las manifestaciones graves de la toxoplasmosis congénita incluyen la encefalitis, la infección orgánica múltiple, la epilepsia, el retraso mental, la ceguera y la muerte.

 PATOLOGÍA: Los quistes característicos de Toxoplasma pueden estar presentes en el tejido conjuntivo subamniótico, las vellosidades coriónicas, el trofoblasto y el cordón umbilical. Al igual que en la sífilis y el CMV, también puede presentarse la hiperplasia de las células de Hofbauer en la toxoplasmosis. En algunos casos se presenta la trombosis de los vasos placentarios, con o sin calcificaciones.

Eritrovirus (parvovirus B19)

El eritrovirus, antes denominado parvovirus B19, es un virus de ADN que causa el eritema infeccioso, una enfermedad benigna con fiebre y erupción cutánea en niños. Cuando una mujer embarazada se infecta, el riesgo de muerte intrauterina aumenta, especialmente si la infección se produce en el primer o segundo trimestre. Las madres transmiten el agente al feto en un 30 % de los casos de infección materna aguda. El virus produce las características inclusiones intranucleares en vidrio esmerilado, denominadas «células en linterna», que son más evidentes en los eritrocitos nucleados fetales. Las placentas generalmente son más grandes y las vellosidades son edematosas. Los recién nacidos tienden a ser hidrópicos y anémicos, y además pueden tener afectación cardiaca.

Virus de la inmunodeficiencia humana

Cuando una mujer infectada por VIH se queda embarazada, su hijo puede infectarse por tres vías principales: el virus puede atravesar la placenta; puede infectar al recién nacido en el momento del nacimiento, o la infección puede transmitirse mediante la lactancia. Los factores de riesgo para la transmisión del VIH de la madre al feto se muestran en la tabla 16-7.

TRASTORNOS VASCULARES DE LA PLACENTA

Vasculopatía trombótica fetal

La trombosis que ocurre en cualquier parte de la circulación de la placenta se llama *vasculopatía trombótica fetal* (VTF) e indica un ambiente intrauterino desfavorable para el feto. Los coágulos pueden aparecer en la circulación arterial o venosa de la placenta y el cordón umbilical, aunque a menudo la circulación venosa es la más afectada. Los factores de riesgo para desarrollar VTF son la villitis y los trastornos de la coagulación, particularmente los síndromes de hipercoagulabilidad (*v.* cap. 18). La VTF se asocia con una gran variedad de resultados adversos, incluyendo muerte intrauterina, muerte neonatal, retraso del crecimiento uterino y,

en los niños supervivientes, daño neurológico. La VTF puede presentarse con coágulos similares en los órganos fetales.

 PATOLOGÍA: A menudo se observan trombos de diferente antigüedad en los vasos sanguíneos de las vellosidades coriónicas. En los casos de VTF aguda, pueden estar presentes grandes trombos en los vasos del cordón umbilical o en los vasos de gran tamaño de la placa coriónica. A nivel microscópico, los trombos agudos pueden afectar a vasos fetales pequeños, incluyendo los de las vellosidades secundarias y terciarias. En la VTF crónica, las vellosidades coriónicas posteriores a los vasos trombosados cursan con fibrosis progresiva, lo que da una apariencia distintiva de acúmulos de vellosidades avasculares con cicatrices (fig. 16-51). Puede incorporarse un trombo a la pared del vaso para formar un trombo parietal o un defecto de encojinado. Las microcalcificaciones, la fibrosis del estroma y el depósito de hemosiderina son el resultado de la degeneración de los eritrocitos.

La VTF en los vasos del cordón umbilical puede ser catastrófica y puede complicar los cordones demasiado largos o retorcidos, la inserción del cordón velamentoso, el entrelazamiento del cordón y los nudos de los cordones.

Endovasculopatía hemorrágica

La endovasculopatía hemorrágica (EVH) resulta de una lesión irreversible en las células endoteliales que recubren los vasos sanguíneos fetales en las vellosidades coriónicas. Se asocia con un aumento de la morbimortalidad perinatal, deterioro mental y anomalías del crecimiento y el desarrollo fetal. La EVH a menudo se presenta junto con otras anomalías placentarias, incluyendo vasculopatía trombótica fetal, villitis de origen desconocido, infartos, eritroblastosis y tinción por meconio. La enfermedad hipertensiva del embarazo es el único factor de riesgo conocido.

 PATOLOGÍA: La EVH puede afectar a cualquier vaso en el árbol velloso coriónico. Los eritrocitos fetales extravasados se extienden desde la luz a través del revestimiento de la íntima y en la pared o el estroma de los vasos sanguíneos adyacentes. La pared del vaso puede ser necrótica. Los eritrocitos fetales pueden estar fragmentados y la cariorrexis de los eritrocitos fetales endoteliales y nucleados es habitual. La EVH puede acompañar a los infiltrados inflamatorios en las vellosidades, en cuyo caso se denomina villitis hemorrágica.

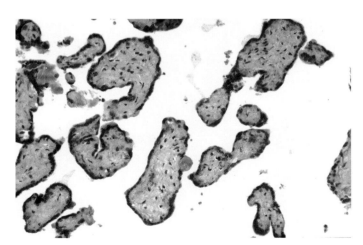

FIGURA 16-51. Vellosidades avasculares. Los capilares vellosos han sido rápidamente reemplazados por tejido fibroso a causa de un trombo crónico en las vellosidades troncales superiores más grandes.

Tabla 16-7
Factores de riesgo para la transmisión perinatal del VIH
Factores maternos
Recuento bajo de linfocitos CD4+ (linfocitos T)
Niveles elevados de ARN de VIH-1 (carga viral)
Síndrome retroviral agudo durante el embarazo
Presencia de otras infecciones (hepatitis C, vaginosis bacteriana, CMV)
Consumo de fármacos por vía intravenosa
Falta de tratamiento o profilaxis antirretroviral
Falta de atención prenatal
Factores obstétricos
Duración de la rotura de membranas placentarias y/o corioamnionitis
Procedimientos invasivos
Parto vaginal
Factores del neonato
Nacimiento prematuro
Lactancia

CD, grupo de diferenciación; CMV, citomegalovirus.

Desprendimiento placentario

El hematoma retroplacentario se presenta entre la placa basal de la placenta y la pared uterina y representa el 8 % de las muertes perinatales. La hemorragia deriva de una arteria materna rota (espiral) o de la separación prematura de la placenta. La hemorragia retroplacentaria puede deberse a desprendimiento placentario *(abruptio placentae)*, sin embargo en una tercera parte de los casos ocurre sin desprendimiento clínico, y lo contrario también es cierto.

Aunque el desprendimiento de placenta a menudo es la consecuencia dramática final de un trastorno placentario crónico, la mayoría de los casos se deben a una vasculopatía materna. Los factores de riesgo más importantes para el hematoma retroplacentario son tabaquismo materno, enfermedad hipertensiva del embarazo, edad materna avanzada, corioamnionitis aguda, malformación uterina, placenta previa, antecedentes de desprendimiento, cordón umbilical corto, trombofilia, multiparidad y consumo de cocaína.

 CARACTERÍSTICAS CLÍNICAS: El desprendimiento placentario complica el 1 % de los embarazos en todo el mundo. Los síntomas dependen del grado de desprendimiento e incluyen sangrado vaginal, hipersensibilidad uterina, dolor abdominal o lumbar, contracciones uterinas tetánicas, sufrimiento fetal, shock materno, hipofibrinogenemia, coagulopatía y muerte fetal o materna.

 PATOLOGÍA: El desprendimiento prematuro de la placenta o la rotura de los vasos sanguíneos uterinos produce la acumulación de sangre entre la placenta y la decidua basal, formando un hematoma (fig. 16-52). Cuando un hematoma retroplacentario está presente durante algún tiempo, el tejido velloso que lo recubre puede mostrar un infarto isquémico.

En la mitad de los desprendimientos leves, ni el feto ni la madre sufren consecuencias patológicas. Sin embargo, muchos desprendimientos causan resultados perinatales adversos, incluyendo shock neonatal por hipoxia y anemia, daño neurológico irreversible y muerte perinatal.

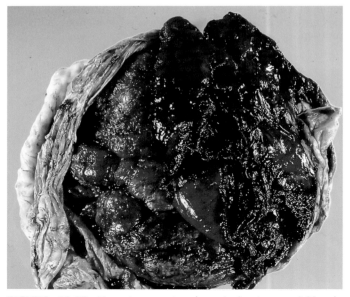

FIGURA 16-52. Hematoma retroplacentario. La aparición de una hemorragia retroplacentaria como este gran hematoma puede correlacionarse con la presencia de un desprendimiento clínico.

En algunos casos, la sangre fuerza su camino hacia el miometrio subyacente, causando un «**útero de Couvelaire**». En dichos casos, las madres pueden desarrollar anemia, coagulopatía, coagulación intravascular diseminada, síndrome de dificultad respiratoria del adulto (ARDS), shock y muerte. La muerte materna por desprendimiento de placenta es rara en países desarrollados (0.4 por cada 1 000 casos de desprendimiento), pero continúa siendo una causa importante de muerte en las regiones con bajos recursos a nivel mundial.

Trombos intervellosos

La rotura de los vasos sanguíneos vellosos coriónicos hace que la sangre se acumule en la placenta y forme un trombo intervelloso o un hematoma. Dado que la presión de la circulación fetal en la placenta es mayor que la de la circulación materna, esto representa una **hemorragia fetomaterna**. La entrada de sangre fetal hacia la circulación materna puede tener consecuencias clínicas si hay incompatibilidad de los grupos sanguíneos entre la madre y el feto. Los trombos intervellosos pequeños se presentan en más del 20 % de las placentas en una gestación a término y suelen ser clínicamente irrelevantes. Un trombo más grande o múltiples trombos causan la pérdida sanguínea fetal o la hipoxia. Los trombos intervellosos pueden desarrollarse debido a la preeclampsia o a las trombofilias maternas, y cuando se presenta trombosis en la circulación materna.

 PATOLOGÍA: Los trombos intervellosos son áreas rojas firmes bien demarcadas, muy diferentes del parénquima placentario esponjoso que las rodea. La hemorragia comprime las vellosidades adyacentes. Cuando los trombos intervellosos se producen mucho antes del momento del nacimiento, el borde de las vellosidades adyacentes comprimidas muestra infartos o cicatrización avascular.

Placenta acreta

La placenta acreta está causada por la incapacidad para formar decidua. Normalmente, la decidua endometrial separa la base de la placenta del músculo uterino subyacente. Se presenta cuando la capa decidua está parcial o totalmente ausente y, en consecuencia, las vellosidades están en contacto directo con la decidua subyacente o el músculo uterino. En este caso, la placenta no se separa normalmente de la pared uterina en el momento del nacimiento, lo que puede causar una hemorragia que pone en peligro la vida. Los factores de riesgo para la placenta acreta son placenta previa, cesáreas anteriores, edad materna avanzada, varios partos y defectos del endometrio.

 PATOLOGÍA: La placenta acreta se clasifica según la profundidad de la invasión miometrial por las vellosidades:

- La **placenta acreta** se refiere a la fijación de las vellosidades a la superficie de la pared uterina sin una mayor invasión (fig. 16-53 A).
- La **placenta increta** ocurre cuando las vellosidades invaden el miometrio subyacente, penetrando superficial o profundamente dentro del miometrio (fig. 16-53 B).
- La **placenta percreta** describe las vellosidades que penetran en toda la profundidad de la pared uterina. En algunos casos, la placenta percreta penetra a través de la serosa uterina e invade los órganos adyacentes como el colon o la vejiga urinaria; también puede causar rotura uterina.

 CARACTERÍSTICAS CLÍNICAS: Las pacientes con placenta acreta pueden tener un embarazo y nacimiento normales. Pero, pueden ocurrir complicaciones durante el embarazo, durante el nacimiento o

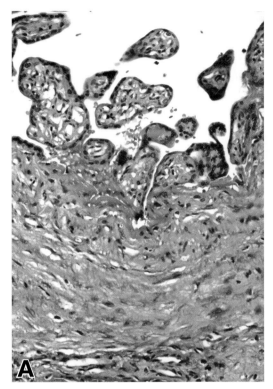

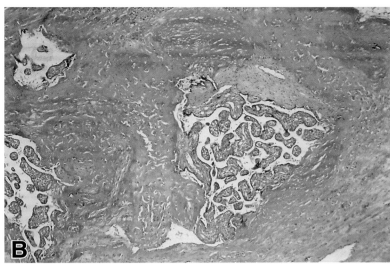

FIGURA 16-53. A. Placenta acreta. Algunas de las vellosidades coriónicas (*arriba*) están en contacto con el músculo subyacente. La decidua está ausente. **B. Placenta increta.** Las vellosidades coriónicas han invadido profundamente la pared uterina.

especialmente en el periodo puerperal inmediato. La hemorragia del tercer trimestre es el signo de presentación más frecuente; muchos fragmentos de placenta pueden continuar adheridos después del nacimiento y causar hemorragia, endometritis y coagulación intravascular diseminada. La hemorragia puede poner en peligro las vidas de la madre y el bebé, y puede ser necesaria una histerectomía de urgencia.

Mala perfusión uteroplacentaria crónica

La oxigenación adecuada del feto durante el embarazo requiere que las circulaciones fetal y materna entre las estructuras uteroplacentarias y fetales funcionen correctamente. La mala perfusión uteroplacentaria crónica y la deficiencia son causas importantes de morbimortalidad perinatal. Pueden provocar muerte intrauterina, muerte neonatal, parto prematuro, retraso del crecimiento intrauterino y, si el neonato vive, daño neurológico. Algunas de las causas más frecuentes incluyen hipoplasia vellosa, infarto del lecho materno, depósito perivelloso masivo de fibrina, diabetes, enfermedades autoinmunitarias, villitis, infartos placentarios, desprendimiento crónico, vasculopatía trombótica fetal, placentas demasiado pequeñas o delgadas, corioangiomas, trombos intervellosos grandes y distantes, y anomalías crónicas del cordón umbilical.

En casos de mala perfusión uteroplacentaria crónica, las vellosidades coriónicas terminales sufren un marcado incremento del número de vasos, lo cual se denomina corangiosis. Esta proliferación endotelial aumenta el área de superficie capilar de las vellosidades frente a la hipoxia intrauterina crónica.

Adicionalmente, puede producirse **hiperplasia del sincitiotrofoblasto**, en la cual el sincitiotrofoblasto forma nudos o pliegues bulbosos prominentes que a menudo se comunican con el espacio intervelloso y tocan el trofoblasto de las vellosidades adyacentes (Cambios de Tenney-Parker; fig. 16-54).

Infartos

Los infartos placentarios son un área de tejido placentario que ha sufrido una lesión isquémica irreversible y muerte debido a la interrupción completa de la irrigación vascular materna en el área infartada. Las causas más frecuentes de infarto placentario son la hemorragia entre la base de la placenta y la pared uterina (hemorragia retroplacentaria y desprendimiento placentario) y la oclusión o trombosis de las arterias espirales uterinas.

Los infartos placentarios a menudo acompañan a enfermedades hipertensivas del embarazo, incluyendo preeclampsia, trombofilia materna y tabaquismo.

Los infartos múltiples, especialmente si son grandes o están en la parte central de la placenta, pueden causar deficiencia placentaria y retraso del crecimiento intrauterino, daño neurológico y muerte perinatal.

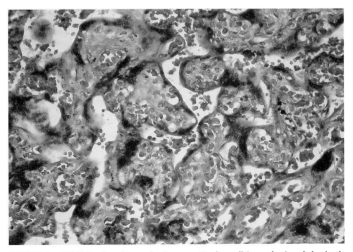

FIGURA 16-54. Cambios de Tenney-Parker (hiperplasia del sincitiotrofoblasto). El sincitiotrofoblasto presenta nudos, es hiperbasófilo y se une al espacio intervelloso para conectarse a las vellosidades adyacentes. Esto está causado por una mala perfusión uteroplacentaria crónica de origen materno o fetal.

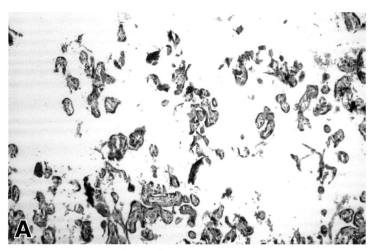
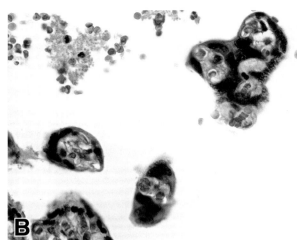

FIGURA 16-55. Hipoplasia vellosa. A. El diámetro de las vellosidades es menor, lo que causa un aumento aparente del espacio intervelloso entre las vellosidades. **B. Mayor ampliación de la hipoplasia vellosa.** Los hallazgos característicos de la isquemia crónica están presentes, incluyendo las vellosidades pequeñas y encogidas con fibrosis del estroma y trofoblasto agrupado.

 PATOLOGÍA: Los infartos son áreas rojo oscuro más firmes que el tejido placentario que las rodea. Con el envejecimiento se vuelven más firmes, pasan de rojo oscuro a amarillo, y posteriormente a dorado, y finalmente se vuelven blancos y más claramente delimitados del tejido adyacente.

Hipoplasia vellosa

La hipoplasia vellosa (también denominada maduración acelerada irregular) se debe a una enfermedad crónica subyacente de las arteriolas espirales, que incluye estenosis, vasoconstricción fluctuante o, como ocurre con la preeclampsia, remodelación defectuosa (*v.* más adelante).

La disminución de la perfusión materna del espacio intervelloso de la placenta da lugar a la degeneración isquémica de las vellosidades coriónicas (fig. 16-55 A y B). La hipoxia fetal resultante puede producir muerte fetal, muerte neonatal, retraso del crecimiento intrauterino, parto prematuro y lesión neurológica en los bebés que sobreviven.

Deposición anómala de fibrina

En circunstancias normales, pequeñas cantidades de fibrina procedentes de la circulación materna se depositan en la placenta.

La **fibrina de Rohr** es un componente necesario de la placa basal de la placenta, donde está en contacto con la placa intervellosa. La **fibrina de Nitabuch** se deposita en la parte profunda de la placa basal. La deficiencia de esta fibrina causa la placenta acreta.

Aumento de la fibrina perivellosa

El exceso en el depósito de fibrina alrededor de la vellosidad puede causar deficiencia placentaria al interferir con la perfusión de las vellosidades. Puede producirse necrosis isquémica de las vellosidades (fig. 16-56) y causar deficiencia placentaria.

El depósito perivelloso masivo de fibrina (DPMF) puede causar la muerte perinatal. La causa del DPMF se desconoce. La fibrina se extiende sobre la parte basal (decidua) de la placenta hasta la superficie fetal (coriónica). La fibrina densa llena el espacio intervelloso y causa necrosis isquémica de las vellosidades (fig. 16-57). El DPMF a menudo provoca resultados adversos en el embarazo.

El *infarto del lecho materno* (ILM) no es un infarto verdadero, pero comparte algunas características morfológicas con el DPMF. El exceso de fibrina se extiende de forma confluente por todo el

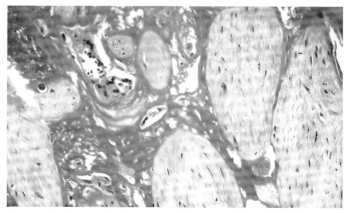

FIGURA 16-56. Aumento de la fibrina en las vellosidades. La fibrina ha cubierto las vellosidades coriónicas, obstruyendo el espacio intervelloso y causando necrosis vellosa.

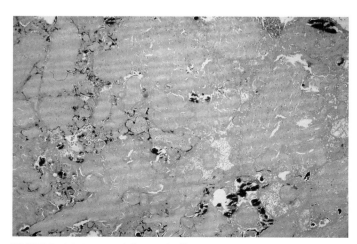

FIGURA 16-57. Depósito perivelloso masivo de fibrina. Con una menor ampliación se observa la necrosis confluente de las vellosidades y el depósito de fibrina en el espacio intervelloso. Las microcalcificaciones pequeñas de color púrpura oscuro acreditan la cronicidad de este proceso.

ancho de la placenta. Afecta sobre todo a la superficie basal y la decidua y se extiende hacia arriba hasta afectar a las vellosidades. El suelo de la placenta es firme, grueso y de un amarillo dorado descolorido. Al igual que el DPMF, las vellosidades afectadas por el ILM están embebidas en fibrina densa y son necróticas. El ILM tiene los mismos resultados perinatales que el DPMF.

TRASTORNOS MATERNOS DEL EMBARAZO

La preeclampsia y la eclampsia definen un síndrome integrado por hipertensión, proteinuria y edema y, en los casos más graves, convulsiones. La preeclampsia se presenta en el 6 % de las mujeres embarazadas en su último trimestre, especialmente con el primer hijo. Si aparecen convulsiones, el síndrome se denomina *eclampsia*. La preeclampsia causa unas 50 000 muertes maternas en el mundo cada año.

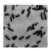

FACTORES ETIOLÓGICOS: La preeclampsia probablemente surge por la remodelación defectuosa de las arterias espirales uterinas que suministran la sangre materna a la placenta. Los factores inmunitarios y genéticos, así como la reactividad vascular alterada, el daño endotelial y las anomalías de la coagulación, también pueden contribuir. Las características de la preeclampsia son (fig. 16-58 A):

- Reducción significativa del flujo de sangre materna a la placenta debido a la remodelación ineficaz de las arterias espirales maternas en la decidua.
- La afección renal contribuye a la hipertensión y a la proteinuria.
- Posible coagulación intravascular diseminada.
- El riesgo de preeclampsia en un primer embarazo es mucho más elevado que en los embarazos siguientes.
- En raras ocasiones, puede ser que la preeclampsia no aparezca hasta el momento del parto y del nacimiento, o poco después (preeclampsia puerperal).
- La eclampsia es un trastorno cerebrovascular caracterizado por convulsiones, hipertensión progresiva y edema cerebral. Puede preceder a otros síntomas y no necesariamente evoluciona a partir de la preeclampsia.

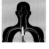

FISIOPATOLOGÍA: La preeclampsia refleja una reducción del flujo sanguíneo materno a la unidad uteroplacentaria, puesto que las arterias espirales del lecho uteroplacentario nunca se dilatan por completo.

Al inicio del embarazo normal, las células del citotrofoblasto fetal se extienden hacia dentro de la decidua y el útero, para invadir las arterias uterinas espirales y reemplazar progresivamente el endotelio derivado de la madre, el tejido elástico medial, la capa muscular y el tejido nervioso. Al final del segundo trimestre, las arterias espirales normalmente estrechas son tubos dilatados revestidos por el citotrofoblasto derivado del feto. Este circuito arterial de baja resistencia satisface la creciente demanda de oxígeno y nutrientes del feto en desarrollo. Se cree que la remodelación defectuosa de las arterias uterinas maternas (espirales) por el citotrofoblasto en el embarazo temprano (fig. 16-58 B) está causada por la expresión anómala de integrinas por el citotrofoblasto derivado del feto, así como la apoptosis generalizada del citotrofoblasto. Esta situación limita la invasión de la decidua y las arterias espirales, en cuyo caso las arterias espirales no pueden irrigar adecuadamente al feto en crecimiento. La isquemia placentaria resultante promueve la liberación de citocinas como el factor de necrosis tumoral α (TNF-α) y la interleucina 6 (IL-6). La regulación positiva y la producción de factores angiogénicos placentarios como el factor de crecimiento del endotelio vascular (VEGF, *vascular endothelial growth factor*) y la endoglina soluble pueden tener un papel en el inicio de las características clínicas de la preeclampsia, incluyendo la hipertensión y la proteinuria.

En la preeclampsia, muchas arterias espirales escapan de la invasión del tejido trofoblástico, por lo que nunca se dilatan. La combinación de la vasoconstricción y los cambios estructurales en las arterias espirales contribuye al flujo sanguíneo inadecuado, la isquemia placentaria, la hipoplasia vellosa y la hipoxia fetal. La efectividad de los vasodilatadores para tratar la preeclampsia, incluyendo el óxido nítrico, la prostaciclina (PGI$_2$) y el factor hiperpolarizante derivado del endotelio, es una evidencia más de la disfunción endotelial en la preeclampsia (fg.16-58 B).

PATOLOGÍA: *La patología placentaria generalmente precede al inicio clínico de la hipertensión materna.* El infarto extenso de la placenta se observa en un tercio de las mujeres con preeclampsia grave, aunque a menudo es insignificante en la preeclampsia leve. La hemorragia retroplacentaria o el desprendimiento placentario se produce en el 15 % de los casos, y las placentas anormalmente pequeñas (< percentil 10) en el 10 % (fig. 16-52). Las vellosidades coriónicas muestran signos de hipoperfusión materna crónica, que consiste en la degeneración isquémica de las vellosidades coriónicas (hipoplasia vellosa; fig. 16-55), fibrina (fig. 16-56), una mayor cantidad de células gigantes en el lecho placentario, hiperplasia sincitiotrofoblástica (cambios de Tenney-Parker) (fig. 16-54) e hipertrofia parietal de las arteriolas de la membrana.

Las arterias espirales generalmente muestran necrosis fibrinoide, acúmulos de macrófagos ricos en lípidos y un infiltrado perivascular de células mononucleares; esta constelación de hallazgos se denomina aterosis aguda (fig. 16-59). Estos vasos a menudo están trombosados, lo que causa infartos placentarios focales.

Los riñones maternos siempre muestran cambios glomerulares. Los glomérulos están agrandados y las células endoteliales están hinchadas, formando los glomérulos «sin sangre», clásicos de la preeclampsia (endoteliosis glomerular). Hay depósitos de fibrina entre las células endoteliales y la membrana basal de los capilares glomerulares. La hiperplasia de las células mesangiales es la norma. Estos cambios renales maternos pueden revertirse con el tratamiento o después del parto.

Los casos mortales de eclampsia a menudo muestran hemorragias cerebrales, que van desde petequias hasta grandes hematomas. *Las anomalías hepáticas están presentes en el 60 % de las mujeres que mueren por preeclampsia,* incluyendo depósitos periportales de fibrina y la necrosis, hemorragia lobular e infarto hepático.

CARACTERÍSTICAS CLÍNICAS: La preeclampsia generalmente inicia de manera insidiosa después de la semana 20 de gestación, con una ganancia de peso excesiva debido a retención hídrica, aumento de la presión arterial materna y proteinuria. Conforme la preeclampsia progresa de leve a grave, la presión diastólica excede constantemente los 110 mm Hg, la proteinuria es superior a 3 g/día y la función renal disminuye. A menudo se produce coagulación intravascular diseminada (CID). La preeclampsia se trata con fármacos antihipertensivos y antiplaquetarios, pero el tratamiento definitivo requiere la extracción de la placenta. La eclampsia se trata con sulfato de magnesio, que reduce el tono cerebrovascular.

SÍNDROME DE HELLP

El síndrome de HELLP es un trastorno potencialmente mortal que se presenta en mujeres embarazadas y sus bebés, y que frecuentemente sigue al diagnóstico de preeclampsia en el tercer trimestre. Su nombre es un acrónimo de sus hallazgos principales: anemia hemolítica, enzimas hepáticas elevadas y recuento plaquetario bajo *(Hemolytic anemia, Elevated Liver enzymes and Low Platelet count)*. Ocurre en el 0.2-0.6 % de todos los embarazos y en el 4-12 % de las mujeres con preeclampsia o eclampsia. Un 70 % de los casos suceden antes del parto y el 30 % se desarrollan en el periodo puerperal.

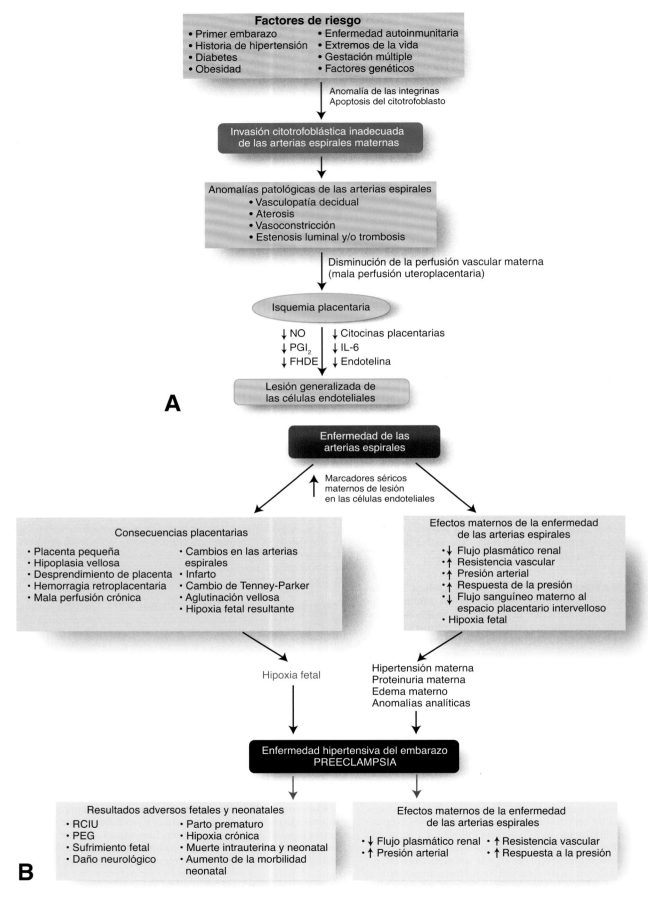

FIGURA 16-58. Patogenia de la preeclampsia. A. Etiología de preeclampsia. **B.** Fisiopatología de preeclampsia. FHDE, factor hiperpolarizante derivado del endotelio; PEG, pequeños para la edad gestacional; RCIU, retraso del crecimiento intrauterino.

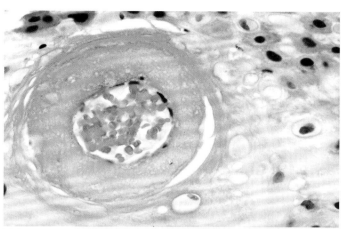

FIGURA 16-59. Aterosis decidual en la preeclampsia. Una pequeña arteria decidual muestra el engrosamiento fibrinoide de la pared del vaso.

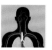

FISIOPATOLOGÍA: Se desconoce el factor desencadenante del desarrollo del síndrome de HELLP, pero se cree que el problema principal es la activación generalizada de la cascada de coagulación. El síndrome es la manifestación final de un episodio que causa daño endotelial microvascular y activación intravascular de las plaquetas. Esta última, causa vasoespasmo, aglutinación y agregación plaquetaria, lo que produce un mayor daño endotelial. El gasto excesivo de plaquetas provoca CID y anemia microangiopática en el 20% de las mujeres con síndrome de HELLP. La obstrucción del flujo sanguíneo hepático por depósitos de fibrina en los sinusoides provoca isquemia hepática, causando necrosis periportal, aumento de los niveles de enzimas hepáticas y, en los casos graves, hemorragia intrahepática, formación de un hematoma subcapsular o rotura hepática. Entre las complicaciones adicionales se incluyen hemorragia por CID, edema pulmonar, desprendimiento de placenta, ARDS, deficiencia hepatorrenal aguda y muerte fetal. La mortalidad materna es del 1%. Las tasas de morbimortalidad del feto varían de 10-60%, dependiendo de la gravedad de la enfermedad materna.

PÉRDIDA DEL EMBARAZO

Aborto espontáneo

Un embarazo que termina con la expulsión de los productos de la concepción antes de las 20 semanas de gestación se denomina aborto espontáneo. Alrededor del 15% de los embarazos reconocidos se abortan de forma espontánea. Además, un 30% de las mujeres abortan sin haberse percatado de que estaban embarazadas. Por tanto, cerca de la mitad de los embarazos se abortan, convirtiéndose en la complicación más habitual del embarazo temprano. El síntoma más habitual del aborto espontáneo es el sangrado.

FACTORES ETIOLÓGICOS: La mayoría de los abortos espontáneos ocurren antes de las 12 semanas de gestación. Se producen anomalías del cariotipo en el 50% de los abortos espontáneos, y hasta en el 70% de los que se producen antes de la séptima semana de gestación. Los principales factores responsables del aborto espontáneo son:

- Infección temprana del embarazo (p. ej., *Listeria,* CMV, *Toxoplasma,* coxsackievirus).

- Factores mecánicos (p. ej., leiomiomas uterinos, útero tabicado, incompetencia del cuello uterino).
- Factores endocrinos (p. ej., diabetes materna, ovario poliquístico, defectos de la fase lútea, deficiencia de progesterona, hipotiroidismo).
- Factores inmunitarios.
- Tabaquismo.
- Consumo de cocaína.
- Malformaciones congénitas fetales (p. ej., defectos del tubo neural).
- Anomalías cromosómicas.
- Edad materna avanzada.
- Gestación múltiple (p. ej., gemelos, trillizos, etc.).

PATOLOGÍA: Un saco gestacional vacío con hinchazón hidrópica de las vellosidades coriónicas (óvulo deteriorado) sugiere una pérdida fetal temprana. El embrión puede estar desorganizado en exceso o tener defectos como espina bífida, anencefalia o labio hendido. Las vellosidades coriónicas pueden ser histológicamente normales o mostrar fibrosis intravellosa o cambios hidrópicos. Si la infección precedió al aborto, a menudo existe evidencia microscópica de un agente infeccioso.

Pérdida gestacional recurrente

La pérdida del embarazo es la complicación más habitual del embarazo humano y afecta al 10-15% de todas las concepciones humanas. Para la mayoría de las parejas fértiles el aborto es un evento esporádico, pero el 1-5% de las parejas fértiles sufren **pérdida gestacional recurrente** (PGR; también llamada **aborto habitual**).

FACTORES ETIOLÓGICOS: El **síndrome antifosfolípido** representa el 3-15% de las pérdidas gestacionales recurrentes. Otra causa importante de PGR es la **trombofilia,** en su mayoría debida a las mutaciones del **factor V de Leiden** y de la **protrombina G20210A** (factor II). En el 4% de las parejas con PGR existen aberraciones cromosómicas en uno o ambos padres. Diversos factores endocrinos pueden causar PGR, incluyendo el hipotiroidismo, el ovario poliquístico, la diabetes y la producción inadecuada de progesterona. Factores anatómicos, como la incompetencia del cuello uterino y las malformaciones uterinas, o los factores inmunitarios que involucran a los anticuerpos antitiroideos y a la inmunización materna frente a los antígenos menores de histocompatibilidad específicos del varón (H-Y), también están involucrados en algunos casos. Ciertos factores ováricos son factores de riesgo para PGR. Estos comprenden los defectos en la fase lútea y la edad materna avanzada, con disminución de la reserva ovárica y la menor calidad del ovocito.

EMBOLIA DE LÍQUIDO AMNIÓTICO

La embolia de líquido amniótico (ELA), también llamada síndrome anafilactoide del embarazo, es una urgencia obstétrica rara que pone en peligro la vida y causa un síndrome similar a la anafilaxia. Se presenta cuando el líquido amniótico, las células escamosas fetales, el cabello, el *vernix* y otros materiales amnióticos entran en la circulación materna a través de las venas uterinas en el lecho decidual en la base de la placenta.

La mortalidad materna ha disminuido al 25%, pero representa el 5-10% de las muertes maternas en Estados Unidos. Un 20% de los neonatos mueren después de que sus madres desarrollen embolia de líquido amniótico.

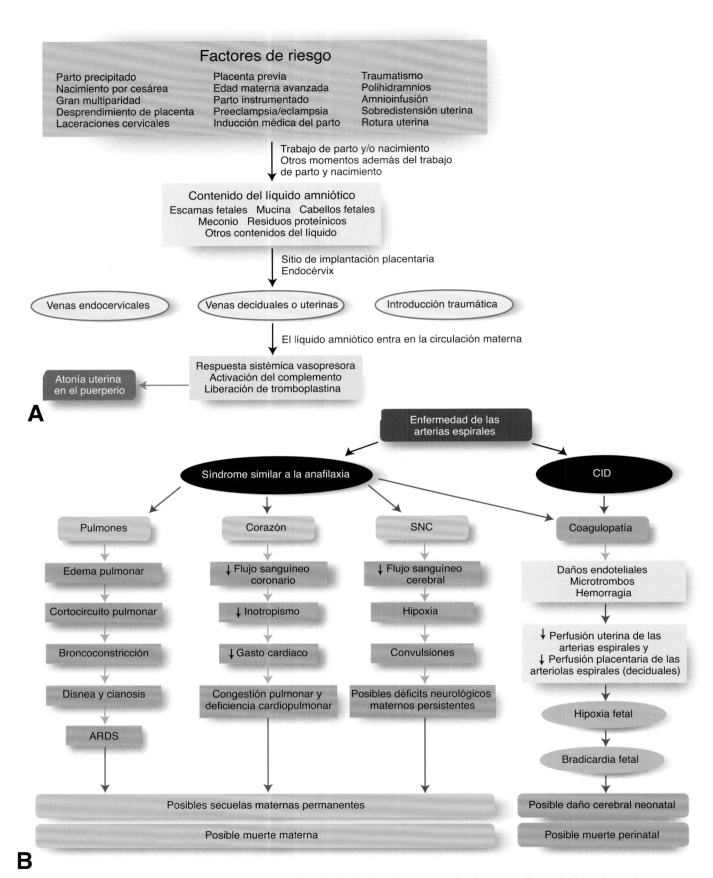

FIGURA 16-60. Conceptos actuales de la fisiopatología de la embolia de líquido amniótico (síndrome anafilactoide del embarazo). **A.** Factores etiológicos en la embolia de líquido amniótico. **B.** Efectos sistémicos maternos y fetales de la embolia de líquido amniótico. CID, coagulación intravascular diseminada; SNC, sistema nervioso central; ARDS, síndrome de dificultad respiratoria del adulto.

FACTORES ETIOLÓGICOS: Se cree que la entrada de los elementos del líquido amniótico en el torrente sanguíneo materno activa el inicio agudo de los síntomas de la ELA. Sin embargo, los elementos celulares del líquido amniótico no siempre se identifican en las mujeres con ELA, y pueden estar presentes en mujeres que no desarrollan el trastorno.

Los materiales del líquido amniótico que entran en el torrente sanguíneo materno en el momento del parto y nacimiento activan una reacción anafiláctica, la activación del complemento o ambas. La fisiopatología de la embolia de líquido amniótico se resume en la figura 16-60.

 PATOLOGÍA: En los casos mortales de ELA, los pulmones muestran una lesión alveolar difusa (*v.* cap. 10). Los agregados de plaquetas y fibrina están presentes en los vasos pulmonares, y con frecuencia se observa una mayor cantidad de megacariocitos en los alvéolos, lo que indica el inicio de la CID. A menudo están presentes las células distintivas del epitelio escamoso fetal en los capilares alveolares y en los vasos sanguíneos de mayor tamaño. En raras ocasiones, otros elementos fetales están presentes, incluido el cabello fetal.

 CARACTERÍSTICAS CLÍNICAS: Inicialmente, el vasoespasmo arterial pulmonar, la hipertensión pulmonar y la elevación de la presión del ventrículo derecho causan hipoxia. Se produce el daño capilar miocárdico y pulmonar. Se desarrolla deficiencia cardiaca izquierda y ARDS, lo que pone a la paciente en mayor riesgo. Las mujeres que sobreviven a la primera fase de la ELA pueden desarrollar una segunda fase, que incluye la atonía uterina, la hemorragia y la CID. La presentación inicial puede ser a veces una coagulopatía mortal por consumo.

COLESTASIS INTRAHEPÁTICA DEL EMBARAZO

La colestasis intrahepática del embarazo (CIE) es la segunda causa más importante de ictericia durante el embarazo y puede poner en riesgo la salud del feto. La CIE se presenta sólo en 1 o 2 mujeres de cada 1 000 embarazos. En general, se presenta en el tercer trimestre, pero puede ocurrir en cualquier momento del embarazo. Puede causar sufrimiento fetal, parto prematuro espontáneo, síndrome de aspiración de meconio, muerte fetal intrauterina y muerte neonatal.

 FACTORES ETIOLÓGICOS: La etiología de la CIE se desconoce, pero probablemente esté relacionado con las hormonas del embarazo y factores genéticos. La CIE ocurre con mayor frecuencia en el tercer trimestre, cuando los niveles de hormonas maternas están más elevados y se presenta con mayor frecuencia en los embarazos múltiples, que se asocian con mayores niveles de hormonas. Los estrógenos y los glucurónidos pueden causar colestasis, y los anticonceptivos orales en dosis elevadas pueden dar lugar a las características de la CIE en mujeres no embarazadas.

 CARACTERÍSTICAS CLÍNICAS: La molestia materna más habitual es el prurito intenso sin erupción, que con mayor frecuencia afecta a las palmas y a las plantas. Los niveles de enzimas hepáticas y ácidos biliares en el suero pueden estar elevados. Los síntomas más habituales son la ictericia, la orina oscura (coluria), el dolor en el cuadrante superior derecho y las heces más claras (acolia). El riesgo de recurrencia puede ser hasta del 90 % en los embarazos siguientes.

17 Mama

Anna Marie Mulligan ▪ Frances P. O'Malley

- Describir los componentes de la unidad lobulillar ductal terminal (ULDT).
- Correlacionar los cambios hormonales durante el ciclo menstrual con los cambios histológicos en la ULDT.
- Describir los cambios que se producen en la mama durante el embarazo y el periodo posparto.
- Diferenciar entre mastitis aguda, periductal y granulomatosa.
- Resumir el esquema de clasificación actual de las lesiones epiteliales benignas de mama, señalando el riesgo asociado de desarrollar cáncer de mama.
- Describir la histopatología y las consecuencias clínicas del cambio fibroquístico.
- Diferenciar entre hiperplasia epitelial usual, hiperplasia ductal atípica y carcinoma ductal de bajo grado *in situ* (CDIS).
- Diferenciar entre fibroadenomas y tumores filoideos.
- ¿Qué características histopatológicas diferencian los tumores benignos de los tumores filoideos malignos?
- Enumerar diversos factores de riesgo modificables de cáncer de mama esporádico.
- Resumir los factores de riesgo más comunes de cáncer de mama familiar, incluido patrones hereditarios, poblaciones afectadas y relaciones con enfermedades en ambos sexos.

- Diferenciar entre CDIS de grado alto, intermedio y bajo y carcinoma microinvasivo en términos de histopatología.
- Describir las características generales e histológicas de la enfermedad de Paget del pezón.
- Diferenciar entre las características clínicas e histopatológicas de la hiperplasia lobulillar atípica y el carcinoma lobulillar *in situ*.
- ¿Cuál es el estado del receptor más común de los carcinomas de mama negativos a BRCA1?
- Diferenciar entre carcinoma ductal invasivo (de ningún tipo en especial) y carcinoma lobulillar invasivo en términos de histopatología y presentación clínica.
- Enumerar los factores pronósticos importantes en la estadificación del cáncer de mama.
- ¿Cuál es la importancia de los receptores de estrógeno y progesterona y del estado de HER2 en términos de pronóstico y tratamiento del cáncer de mama?
- Enumerar los subtipos moleculares del cáncer de mama y el pronóstico probable para cada uno.
- ¿Cómo se definen los subtipos moleculares del cáncer de mama?
- Diferenciar entre ginecomastia fisiológica, la no fisiológica y la seudoginecomastía.
- Enumerar los factores de riesgo conocidos de cáncer de mama masculino.

ANATOMÍA Y CAMBIOS FISIOLÓGICOS

El pecho femenino está constituido por piel, tejido adiposo subcutáneo y su componente funcional, formado por conductos, lobulillos y estroma. Los conductos colectores, a través de los cuales se secreta la leche, se abren en el pezón. El complejo pezón tiene localización central y contiene abundantes nervios sensoriales y glándulas sebáceas y apocrinas. El pezón consta de manera predominante de tejido fibroso denso mezclado con fibras de músculo liso, lo que le otorga su capacidad eréctil y contribuye a la expulsión de la leche. La pigmentación aumenta en el pezón y la aréola en la pubertad, y un poco más durante el embarazo. El epitelio plano estratificado que cubre la piel del pezón se extiende de manera superficial hacia los conductos colectores, antes de presentar una transición abrupta hacia epitelio glandular, constituido por una capa interna de células epiteliales secretoras luminales y una capa externa de células mioepiteliales.

Justo debajo del pezón, los túbulos colectores se dilatan para formar los senos galactóforos, que se subdividen en 15 a 25 lóbulos,

con conductos segmentarios y subsegmentarios, y terminan en la **unidad lobulillar ductal terminal (ULDT)**, donde se sintetiza la leche. La ULDT consta de (1) conductillos terminales o ácinos, cuyo epitelio se diferencia en ácinos secretores en las glándulas del embarazo o la lactancia; (2) conductos colectores intralobulillares, y (3) estroma intralobulillar especializado (figs. 17-1 B y 17-2 B).

La ULDT es una estructura dinámica que presenta modificaciones celulares durante el ciclo menstrual. Tales cambios cíclicos incluyen proliferación y apoptosis epiteliales, así como cambios en los componentes del estroma intralobulillar. Durante la fase folicular del ciclo menstrual, los conductos terminales son pocos y están revestidos por dos capas de células epiteliales, con mioepitelio circundante. Después de la ovulación, se presenta un incremento notable de las mitosis en el epitelio luminal, con un aumento de los ácinos y edema del estroma intralobulillar. Las células mioepiteliales se tornan más prominentes debido a la acumulación citoplasmática de glucógeno. Estos cambios se pueden percibir como plenitud e hipersensibilidad progresivas de la mama. Las ULDT retornan a su estado de fase folicular durante la menstruación, cuando se suscita la apoptosis al disminuir las concentraciones de estrógenos y progesterona. En dicho momento, hay un incremento progresivo de la infiltración linfocitaria del estroma intralobulillar.

El desarrollo mamario funcional completo se alcanza sólo con los cambios hormonales del embarazo y la lactancia, durante los cuales el tejido glandular aumenta de manera notable (fig. 17-1). En etapas tempranas de la gestación, la ULDT prolifera con rapidez y la vascularidad del estroma aumenta, al igual que la cifra de células inflamatorias crónicas. En etapas posteriores del embarazo, las células del epitelio lobulillar empiezan a tornarse vacuoladas, debido a un aumento de la secreción hacia las unidades lobulillares distendidas. Esta vacuolación es más pronunciada durante la lactancia (fig. 17-1 C). Al final de la lactancia, se produce una fase importante de involución glandular, con muerte celular pronunciada y remodelado del tejido, y la mama acaba por recuperar su estado pregestacional.

Con la edad, la grasa aumenta como porcentaje total de la masa mamaria. En la menopausia, la ULDT se atrofia, pero persisten conductos de dimensiones grandes e intermedias (fig. 17-1 D). La grasa predomina sobre el tejido fibroso, aunque este último, por lo general, rodea a los conductos restantes.

Fuera de la ULDT, el tejido conjuntivo y la grasa constituyen la mayor parte del tejido mamario. Los mucopolisacáridos también son más abundantes en la matriz extracelular, y están presentes pequeñas cantidades de linfocitos, células plasmáticas, mastocitos y macrófagos.

La mama está muy vascularizada y contiene una compleja red linfática que drena en primer lugar hacia los nódulos linfáticos axilares, con una parte mínima que drena hacia los ganglios mamarios internos.

ANOMALÍAS DEL DESARROLLO

La anomalía más frecuente y común del desarrollo mamario es la presencia de **pezones supernumerarios** o **politelia**. Esto ocurre con o sin tejido mamario vinculado (**polimastia**), que es producto de la persistencia de los engrosamientos epidérmicos que se producen con frecuencia máxima en la línea láctea, la cual se extiende desde la axila hasta la ingle, y rara vez están afectados otros sitios.

El **pezón invertido** congénito se debe a un fracaso en la eversión del pezón durante el desarrollo, y por lo general es unilateral.

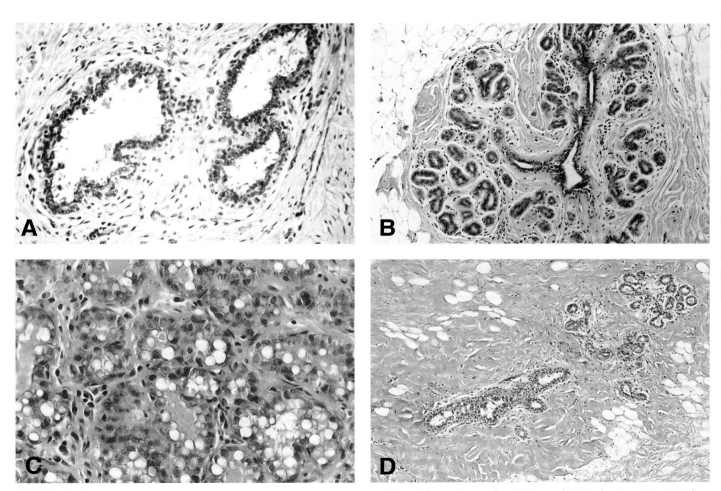

FIGURA 17-1. Arquitectura mamaria normal a diversas edades. A. Mama de la adolescente. Se observan conductos de tamaños grande e intermedio dentro de un estroma fibroso denso. No hay unidades lobulillares. **B. Mama pospuberal.** La unidad lobulillar ductal terminal (ULDT) consta de pequeños conductillos dispuestos alrededor de un conducto intralobulillar. El epitelio en dos capas de células no muestra actividad secretora o mitótica. El estroma intralobulillar es denso y confluye con el estroma interlobulillar. **C. Mama lactante.** Las ULDT están notablemente crecidas, con estroma interlobulillar e intralobulillar inaparente. Los conductos terminales individuales, ahora denominados ácinos, muestran actividad secretora epitelial importante (vacuolización citoplasmática). Las luces de los ácinos contienen material de secreción. **D. Mama en la posmenopausia.** No hay ULDT. Los conductos intermedios restantes y los de mayor tamaño, por lo general, están dilatados.

ENFERMEDADES INFLAMATORIAS

Mastitis aguda

La mastitis aguda es una complicación frecuente del amamantamiento, especialmente al inicio del periodo posparto. La condición refleja una infección bacteriana, por lo general por especies de estafilococos o estreptococos. Las pacientes presentan dolor, edema o eritema, a menudo con fiebre y malestar general. Las grietas en la piel o la interrupción de la secreción de leche predispone a los pacientes a infecciones bacterianas.

Mastitis periductal

La mastitis periductal no tiene relación con la lactancia, la edad ni los antecedentes obstétricos. Se presenta como una masa subareolar dolorosa con eritema suprayacente. La gran mayoría de las pacientes son fumadoras. Los conductos del pezón muestran metaplasia escamosa queratinizante.

Un tapón de queratina puede quedar atrapado y causar la rotura del conducto. Los residuos de queratina se derraman en el estroma y activan una respuesta inflamatoria crónica contra un cuerpo extraño, que puede infectarse de forma secundaria. Las recurrencias son habituales y pueden causar fístulas. La escisión quirúrgica es curativa.

Mastitis granulomatosa

La inflamación crónica granulomatosa (fig. 17-3) de la mama puede ser causada por micobacterias, parásitos, hongos o material extraño, como el escape de gel de silicona de los implantes mamarios.

Ectasia ductal

La ectasia ductal es frecuente y se caracteriza por dilatación ductal e inflamación periductal. Se acompaña de fibrosis de los conductos mamarios grandes e intermedios, que contienen material espeso. Las mujeres en la perimenopausia o la posmenopausia son quienes presentan con mayor frecuencia manifestaciones de secreción serosa o sanguinolenta, una tumoración o dolor. Conforme la enfermedad avanza, la fibrosis de la pared ductal puede causar la retracción del pezón. En ocasiones, las crisis de inflamación aguda se complican por la formación de abscesos o fístulas. Los conductos dilatados contienen restos amorfos y macrófagos espumosos (fig. 17-4).

El epitelio de revestimiento y el estroma periductal contienen células inflamatorias y macrófagos espumosos. La rotura de los conductos puede inducir una respuesta inflamatoria y crónica, a menudo con granulomas de cuerpo extraño. Con el transcurso del tiempo, la fibrosis aumenta, con o sin obliteración de los conductos.

Necrosis grasa

Por lo general la necrosis grasa en la mama se presenta como una masa dura, a menudo con elevación cutánea a manera de tienda de campaña, que en algunas pacientes pueden simular un carcinoma. Algunas pacientes reportan antecedente de un traumatismo.

En las etapas tempranas de la evolución de la necrosis grasa se observan adipocitos necróticos, un infiltrado agudo de c élulas inflamatorias, hendiduras de colesterol y hemorragia. Los macrófagos espumosos y las células gigantes multinucleadas que engullen gotas de lípidos se acumulan de forma progresiva (fig. 17-5). Con el tiempo aparecen fibrosis y calcificación distrófica.

LESIONES EPITELIALES BENIGNAS

Las lesiones epiteliales benignas se clasifican en función de su riesgo de evolución hacia un cáncer.

- **Cambios mamarios no proliferativos** (p. ej., cambio fibroquístico) no se asocian con un aumento del riesgo.
- La **enfermedad proliferativa sin atipias** (a menudo clasificada simplemente como **enfermedad mamaria inflamatoria proliferativa**) se vincula con un aumento de 1.5 a 2 veces del riesgo relativo de aparición de un carcinoma en 5 a 15 años.
- Las **lesiones proliferativas con atipias** conllevan un riesgo relativo todavía mayor (cuádruple a quíntuple). Las pacientes afectadas requieren monitorización clínica estrecha y se pueden considerar opciones terapéuticas (p. ej., antagonistas de estrógenos).

Cambio fibroquístico

El cambio fibroquístico es una lesión no proliferativa que incluye quistes macroscópicos y microscópicos, metaplasia apocrina, hiperplasia epitelial leve y un incremento del estroma fibroso. La condición afecta a más de una tercera parte de las mujeres de 20 a 50 años de edad, y disminuye después de la menopausia. La mayoría de las mujeres con cambio fibroquístico es asintomática, pero algunas acuden con aumento de la nodularidad, en ocasiones acompañado de dolor. Por lo regular, el cambio fibroquístico es multifocal y bilateral.

A simple vista, el tejido mamario consta de tejido fibroso y graso firme, dentro del cual hay múltiples quistes claros o «con cúpula azul» que contienen un líquido oscuro y bastante fluido (fig. 17-2 A). Estos pueden variar desde 1-2 mm hasta varios centímetros de diámetro, y pueden carecer de un revestimiento epitelial o estar revestidos por un epitelio adelgazado y mioepitelio (fig. 17-2 C). En general, el epitelio está revestido de células de tipo apocrino grandes con abundante citoplasma eosinófilo granular y núcleos de localización basal (fig. 17-2 D). El estroma circundante suele ser esclerótico y contiene un infiltrado de células inflamatorias causado por la rotura de los quistes. Es frecuente la hiperplasia epitelial leve «usual» (*v.* más adelante), con no más de 3 a 4 capas de células por encima de la membrana basal (fig. 17-2 C). Aumenta el número y el tamaño de los ácinos, revestidos por células cilíndricas; con frecuencia contienen calcificaciones.

Enfermedad mamaria proliferativa

Hiperplasia epitelial usual

La hiperplasia epitelial usual dentro de los conductos o lobulillos se tipifica por el número creciente de células por encima de la membrana basal (fig. 17-2 F). Comúnmente, más de cuatro capas de células, que a menudo forman puentes entre las luces de los conductos, abarcan las células epiteliales luminales y basales. La hiperplasia epitelial usual no muestra las alteraciones características que se observan en la hiperplasia ductal atípica y el carcinoma ductal de bajo grado *in situ* (*v.* más adelante).

Adenosis esclerosante

Las lesiones de la adenosis esclerosante varían desde focos microscópicos hasta estructuras masivas que pueden ser palpables y confundirse con un carcinoma en el examen clínico y radiológico. La adenosis esclerosante suele calcificarse y a veces es el objetivo de biopsias con aguja gruesa. La ULDT muestra alteración de los componentes epiteliales, mioepiteliales y estromales, lo cual resulta en la distorsión y la expansión de los lobulillos, así como obliteración de los espacios ductales (fig. 17-6). Sin embargo, se conserva una arquitectura lobulocéntrica. Cuando hay adenosis esclerosante, una prueba inmunohistoquímica puede hacer resaltar la permanencia de células mioepiteliales alrededor de los conductos alterados; de este modo, se distingue del carcinoma invasivo.

Lesión de cicatriz radial/esclerosante compleja

La cicatriz radial es una lesión esclerosante benigna, con una escara fibroelástica central y conductos y lobulillos irradiados

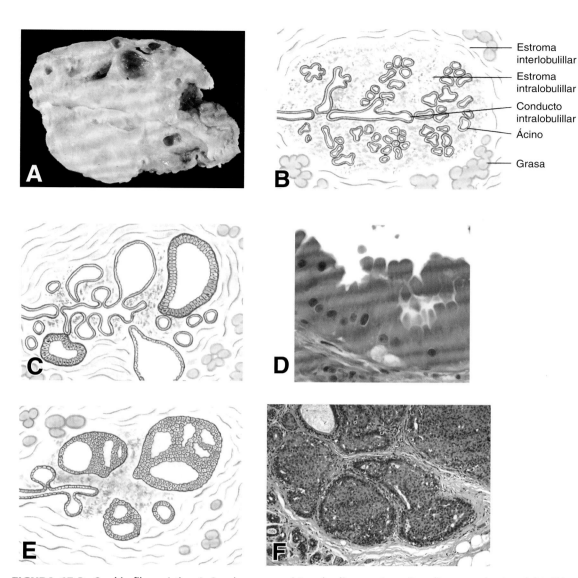

FIGURA 17-2. Cambio fibroquístico. A. Se observan quistes de diversos tamaños dispersos dentro del tejido conjuntivo fibroso denso. Algunos de los quistes son grandes y contienen restos proteináceos teñidos de sangre. **B. Unidad lobulillar terminal normal. C. Cambio fibroquístico no proliferativo.** Se combina la dilatación quística de los conductos terminales con grados variables de metaplasia apocrina del epitelio y aumento del estroma fibroso. **D.** Metaplasia apocrina. Las células epiteliales tienen características apocrinas con citoplasma eosinófilo. **E. Enfermedad mamaria proliferativa.** Hay dilatación de conductos terminales e hiperplasia epitelial intraductal. **F. Hiperplasia epitelial florida de tipo usual.** El epitelio del interior de los conductos prolifera y casi llena la luz del conducto, con espacios «secundarios» restantes a manera de hendidura. Los bordes citoplasmáticos son poco definidos y los núcleos tienen aspecto de redondo a oval, con superposición frecuente, lo que da como resultado un patrón en corriente.

hacia la periferia. Las lesiones más grandes a veces se observan por mamografía como estelares o espiculadas, con zonas radiotransparentes centrales, las cuales pueden resultar difíciles de diferenciar de lesiones cancerosas. Los conductos pequeños atrapados y distorsionados se encuentran dentro del núcleo central (fig. 17-7). En los bordes, los conductos radiados y los lobulillos muestran una diversidad de alteraciones benignas. En ocasiones, se puede encontrar una hiperplasia atípica o un carcinoma.

La lesión se asocia con una duplicación del riesgo de cáncer mamario, y este es mayor en mujeres con enfermedad proliferativa concurrente, con o sin atipias. Este mayor riesgo abarca las

mamas homolateral y contralateral, lo que indica que las cicatrices radiales son índice de un mayor riesgo global de cáncer mamario. Se recomienda su escisión quirúrgica.

Papiloma intraductal

Los papilomas se dividen en el tipo central y periférico. Los papilomas centrales surgen en los conductos galactóforos y suelen ser solitarios. Los papilomas periféricos se originan en las unidades de los conductos lobulillares terminales y generalmente son múltiples. Las pacientes pueden acudir con secreción del pezón, a menudo sanguinolenta, o con una lesión tumoral. En la

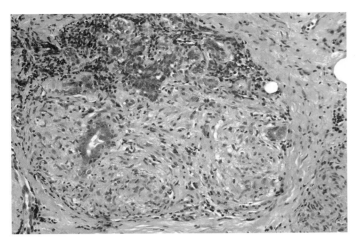

FIGURA 17-3. Lóbulo mamario que muestra una inflamación crónica granulomatosa florida caracterizada por conjuntos de histiocitos epitelioides.

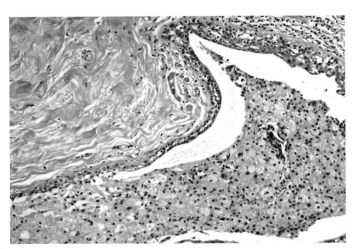

FIGURA 17-4. Ectasia ductal. Conducto dilatado lleno de histiocitos espumosos. El epitelio ductal presenta un infiltrado focal de histiocitos y se observa la inflamación crónica del estroma periductal.

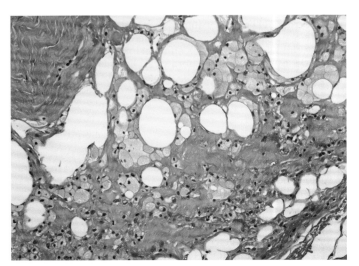

FIGURA 17-5. Necrosis grasa. Adipocitos necróticos con abundantes histiocitos espumosos.

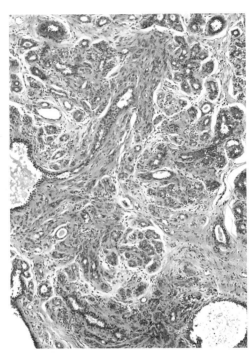

FIGURA 17-6. Adenosis esclerosante. Esta lesión se caracteriza por la proliferación de pequeñas estructuras abortivas similares a conductos, y células mioepiteliales que se expanden y distorsionan el lobulillo donde surge. La lesión está bien circunscrita, a diferencia de una lesión cancerosa.

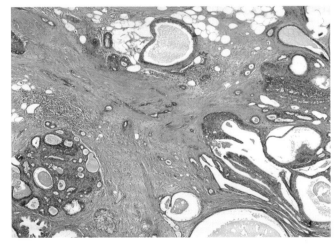

FIGURA 17-7. Cicatriz radial. Glándulas anguladas en un centro fibroelastósico, rodeadas por conductos benignos y quistes apocrinos en una distribución radial.

mamografía, los papilomas centrales son tumores bien circunscritos. Los papilomas periféricos son calcificaciones en racimo o pequeñas masas nodulares.

Los papilomas varían de focos microscópicos a lesiones de varios centímetros de diámetro (fig. 17-8 A). Las lesiones más grandes, por lo general, muestran focos de hemorragia o necrosis. Al microscopio, los espacios de los conductos dilatados contienen múltiples papilas dilatadas con centros fibrovasculares (fig. 17-8 B), y están revestidos por una capa de mioepitelio sobre la cual yacen una o más capas de epitelio. Puede observarse la

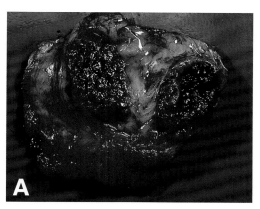
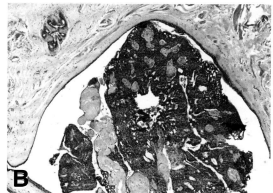

FIGURA 17-8. Papiloma intraductal. A. Se observa una gran masa papilar dentro de los conductos dilatados. **B.** Una microfotografía muestra un tumor papilar benigno dentro de un conducto subareolar.

hiperplasia epitelial florida de tipo usual o una hiperplasia ductal atípica. A menudo los papilomas contienen áreas de cambio apocrino y, con menos frecuencia, puede presentarse metaplasia escamosa. La esclerosis de las papilas o los conductos es variable, pero puede ser notable y causar atrapamiento y distorsión del epitelio benigno en la periferia, lo que simula un proceso invasivo.

El riesgo relativo de la aparición concurrente o subsiguiente de cáncer mamario es del doble en pacientes con papilomas centrales y del triple cuando los papilomas son periféricos. Sin embargo, las atipias dentro de tales lesiones aumentan los riesgos cinco y siete veces mayores, respectivamente. Si se detecta un papiloma en una biopsia con aguja gruesa, suele recomendarse su escisión por la posibilidad de que existan atipias o carcinoma concurrente en zonas excluidas en la biopsia.

Enfermedad proliferativa con atipia

Hiperplasia atípica ductal

La HDA es una proliferación epitelial intraductal constituida por un grupo doble de células epiteliales neoplásicas de bajo grado aunado a células benignas. El revestimiento benigno puede incluir células normales o hiperplasia epitelial de tipo usual. La población neoplásica consiste en células pequeñas monomorfas que están espaciadas de manera uniforme, con bordes citoplasmáticos bien definidos y núcleos redondos, hipercromáticos y uniformes. Estas forman estructuras con una arquitectura compleja, tales como las micropapilas, puentes rígidos, barras, hojas sólidas o estructuras cribiformes (fig. 17-9). En casos en los que el conducto está repleto de células neoplásicas y están afectados dos espacios ductales que se extienden al menos 2 mm, la lesión se considera un carcinoma ductal *in situ* (CDIS, comentado más adelante) de bajo grado. La mitad a dos tercios de las lesiones de HDA muestran alteraciones que se solapan con el CDIS de bajo grado. Los patrones comunes de alteraciones genéticas en las lesiones mamarias proliferativas se resumen en la tabla 17-1.

En los pacientes con HDA, el riesgo relativo de cáncer mamario subsiguiente aumenta de 4 a 5 veces. Puede aplicarse terapia hormonal para reducir el riesgo de presentación de cáncer mamario.

LESIONES FIBROEPITELIALES

Estas masas surgen del estroma intralobulillar y contienen elementos tanto del estroma como epiteliales.

Fibroadenomas

Los fibroadenomas son tumores frecuentes, móviles, indoloros, bien definidos de la mama. Se diagnostican más a menudo en mujeres

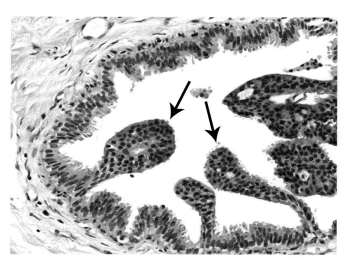

FIGURA 17-9. Hiperplasia ductal atípica. En la luz del conducto se proyectan micropapilas (*flechas*) constituidas por células con un cociente núcleo-citoplasma aumentado e hipercromía nuclear. Se observan células cilíndricas benignas residuales revistiendo el conducto.

de 20-35 años de edad. Silentes en el terreno clínico, las lesiones son bastante comunes y suelen identificarse por mamografía. Se trata de masas bien definidas que pueden calcificarse. Por lo general, son lesiones solitarias, aunque pueden ser múltiples y bilaterales, con frecuencia máxima en las mujeres de ascendencia africana o caribeña.

Los fibroadenomas son redondos u ovoides, de consistencia gomosa (fig. 17-10 A), y bien demarcados del tejido mamario circundante. En su mayor parte tienen menos de 3 cm de diámetro, aunque en las mujeres jóvenes o adolescentes a veces pueden ser mucho mayores (hasta de 20 cm). Los fibroadenomas tienen dos componentes: estroma y epitelio (fig. 17-10 B). El estroma habitualmente contiene células en huso y muestra celularidad variable que suele ser baja. Con la edad, el estroma puede ser más denso y puede calcificarse. El componente epitelial está formado por constituyentes normales del ULDT; las capas epitelial y mioepitelial están preservadas. La relación entre el estroma y el epitelio generalmente es uniforme de manera completa.

Los fibroadenomas se extirpan quirúrgicamente si son de preocupación clínica o radiológica o si la paciente así lo prefiere. Pueden recurrir, aunque no sucede con frecuencia. En la gran mayoría de los casos, no hay riesgo subsiguiente de cáncer mamario.

Tabla 17-1

Alteraciones genéticas comunes asociadas con las lesiones mamarias

Tipo de lesión	Otros	Alteración
HDA	Pérdida	16q
	Ganancia	17p
Tumores filoides	Ganancia	1q
	Pérdida	13
Poliposis adenomatosa familiar	Mutación	*APC,* β-catenina
	Pérdida	5q
Cáncer mamario familiar con alta penetrancia		*BRCA1, BRCA2*
	Li-Fraumeni	*TP53*
	Cowden	*PTEN*
	Cáncer gástrico difuso hereditario	*CDH1*
	Peutz-Jeghers	*STK11*
Cáncer mamario familiar con baja penetrancia	Ataxia telangiectasia	*ATM*
	Variante de Li-Fraumeni	*CHEK2*
CDIS de bajo grado	Ganancia	1q
	Pérdida	16q
CDIS de alto grado	Ganancia	17q, 8q, 5p
	Pérdida	11q, 14q, 8p, 13q
	Amplificaciones	17, 6, 8, 11
Carcinoma papilar encapsulado		PHC, 16q, 1q
Neoplasia lobulillar	Ganancia	1q, 6q
	Pérdida	16p, 16q (especialmente 16q22.1), 17p, 22q
CLIS pleomórfico	Ganancias y pérdidas	Las mismas que la neoplasia lobulillar
	Amplificación	8q24, 17q12
	PHC	16q22.1, p53, *HER2, BRCA1*
Ductal invasivo inespecífico de bajo grado	Pérdida	16q
	Ganancia	1q, 16p
Ductal invasivo inespecífico de alto grado		Heterogénea y aneuploide
Carcinoma lobulillar invasivo	Pérdida	16q
	Ganancia	1q, 16p
Carcinoma lobulillar invasivo de alto grado		Las mismas que el carcinoma lobulillar invasivo
	Amplificación	8q24, 17q12, 20q13
Carcinoma tubular	Pérdida	16q (8p, 3p, 11q)
	Ganancia	1q, 16p
Carcinoma medular	Mutaciones (adquiridas)	*TP53, BRCA1*
	Inactivación epigenética	*BRCA1*
Micropapilar	Ganancia	8q, 17q, 20q
	Pérdida	6q, 13q
Carcinoma metaplásico	Mutaciones	*TP53*
Cáncer mamario en el hombre	Mutaciones hereditarias	*BRCA2*
	Mutaciones adquiridas	*TP53, PTEN, CHEK2*

CDIS, carcinoma ductal *in situ*; CLIS, carcinoma lobulillar *in situ*; HDA, hiperplasia ductal atípica; PHC, pérdida de heterocigosidad.

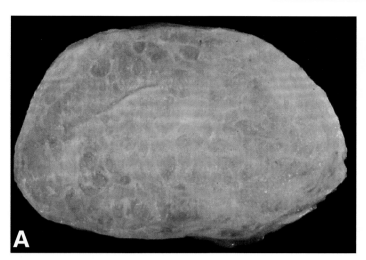
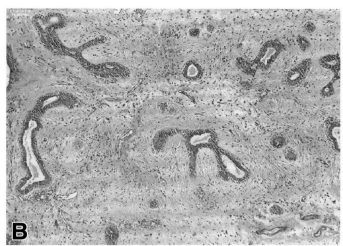

FIGURA 17-10. **Fibroadenoma. A.** Espécimen quirúrgico. Este tumor bien circunscrito fue enucleado con facilidad del tejido circundante. La superficie de corte tiene la característica de ser de color blanco-pardo brillante y de aspecto tabicado. **B.** Corte al microscopio. Hay estructuras ductales epiteliales elongadas dentro de un estroma laxo mixoide.

Tumor filoideo

Estas lesiones representan menos del 1 % de los tumores mamarios. Tienen componentes epiteliales y del estroma, este último neoplásico. Pueden presentarse en cualquier grupo de edad, pero son de máxima frecuencia en el sexto decenio de la vida. Se producen como tumores mamarios de rápido crecimiento, bien circunscritos o lobulillados en la mamografía.

Las lesiones varían en tamaño desde unos cuantos centímetros hasta 20 cm. A simple vista, los tumores filoideos **benignos** están bien circunscritos y su superficie de corte es firme, brillante y de color blanco grisáceo. Los espacios hendidos pueden ser prominentes. Las lesiones malignas muestran márgenes infiltrantes. Al microscopio, se puede observar que las frondas de estroma hipercelular forman estructuras similares a hojas, que se proyectan hacia espacios quísticos (fig. 17-11). A su vez, estos espacios quísticos están revestidos de una capa doble de epitelio benigno y mioepitelio. El estroma va desde benigno e hipercelular hasta francamente sarcomatoso. La mayor parte de los tumores filoideos es de origen benigno, con estroma leve o moderadamente hipercelular, que muestra atipias citológicas leves y pocas mitosis. El estroma de los tumores filoideos **malignos** es muy hipercelular, con considerable pleomorfismo, abundantes mitosis (< 10 por 10 campos de gran aumento) y sobrecrecimiento del estroma. Pueden observarse elementos heterólogos malignos, como hueso, cartílago o grasa. Los tumores filoideos cuyas características no permiten clasificarlos como benignos o malignos se consideran **limítrofes**.

El epitelio de los tumores filoideos parece afectar el crecimiento del estroma. Los tumores regulan la β-catenina activa a nivel de la transcripción y los efectores corriente abajo como la ciclina D1 a través de la vía Wnt. Se pueden presentar cariotipos alterados con la progresión hacia la malignidad (tabla 17-1).

El riesgo principal de los tumores filoideos benignos es la recurrencia local, que se presenta en el 20 % de las ocasiones, más que de metástasis. En general, las metástasis son raras, pero cerca del 25 % de los tumores filoideos malignos de alto grado pueden diseminarse. En las metástasis, sólo se observan los componentes del estroma. Las metástasis a nódulos linfáticos axilares son excepcionales.

LESIONES DEL ESTROMA

Las lesiones del estroma surgen de un estroma interlobulillar no especializado. Pueden originarse lesiones mesenquimatosas que se presentan fuera de la mama, como los lipomas o los tumores vasculares. También se encuentran lesiones del estroma específicas de la mama poco frecuentes.

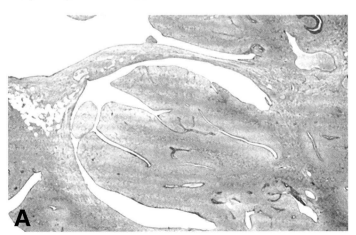
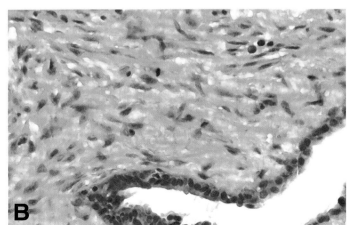

FIGURA 17-11. **Tumor filoideo. A.** Un tumor polipoide con patrón en hojas se expande dentro de un conducto. **B.** El componente del estroma adyacente al epitelio ductal es similar al del fibroadenoma, pero más celular. La estructura ductal residual es benigna.

CARCINOMA MAMARIO

El cáncer mamario es el más frecuente en las mujeres de Estados Unidos y la mortalidad que conlleva en las mujeres es segunda tan sólo por detrás de la del cáncer de pulmón. La incidencia del cáncer mamario aumentó lentamente durante los últimos 50 años, pero se ha mantenido estable en la última década. Las mujeres en Estados Unidos tienen un riesgo de por vida de uno sobre ocho de presentar cáncer mamario. Alrededor de un 20 % de las mujeres con cáncer mamario morirá por la enfermedad. Las tasas de incidencia específicas de la edad aumentan de manera notable después de los 40 años y se estabilizan entre los 75 y 80 años. El cáncer mamario es raro antes de los 35 años en todas las poblaciones.

El cáncer mamario se produce de cuatro a cinco veces con más frecuencia en los países industrializados occidentales que en los países en vía de desarrollo. El riesgo en hijas y nietas de mujeres que emigraron desde países de baja incidencia a los occidentales aumenta con las generaciones sucesivas.

El amplio uso de la mamografía de detección en la década de 1980 llevó a un incremento acentuado del porcentaje de cánceres mamarios no invasivos (p. ej., CDIS). La frecuencia de cánceres invasivos pequeños también ha aumentado. Sin embargo, aunque las pruebas de detección generalizadas con la mamografía han aumentado mucho la detección del cáncer mamario temprano, no ha disminuido considerablemente la incidencia del cáncer mamario en etapas avanzadas. La mortalidad global ha disminuido del 30-20 % y la específica de la etapa también ha mejorado, principalmente debido a la mejora de la terapia.

Se han identificado múltiples factores de riesgo de cáncer mamario, algunos que no pueden modificarse y otros que sí (tabla 17-2).

CÁNCER DE MAMA ESPORÁDICO: Sólo alrededor del 25 % de las pacientes con cáncer de mama esporádico presenta factores de riesgo identificables, y los que afectan al medio hormonal modifican la probabilidad de padecerlo.

- Los **estrógenos** estimulan el cáncer mamario en la mayoría de las pacientes. La exposición acumulativa durante toda la vida a los estrógenos determina el grado de riesgo. La menarquia temprana (antes de los 11 años), la menopausia tardía y la edad avanzada en el primer embarazo a término aumentan el riesgo. Los antiestrógenos, incluidos el tamoxifeno y los inhibidores de la aromatasa, disminuyen el cáncer mamario positivo para receptor de estrógeno. Los anticonceptivos

orales no aumentan el riesgo de cáncer mamario, aunque el tratamiento de reposición hormonal sí lo hace en algún grado, de 1.2 a 1.7 veces.

- La **radiación** aumenta el riesgo de cáncer mamario, según se documenta en supervivientes de la bomba atómica y en mujeres que recibieron radiación por linfoma de Hodgkin. La radiación a una edad más temprana (p. ej., en la niñez o la adolescencia) conlleva el máximo riesgo; no se ha demostrado que la exposición después de los 40 años de edad aumente la incidencia de cáncer mamario.

- La **grasa alimentaria** total puede aumentar el riesgo de cáncer mamario después de la menopausia. Sin embargo, el riesgo, si existe, es probable que sea pequeño.

- El **consumo de alcohol** a altos niveles está asociado con mayores tasas de cáncer mamario.

- En la posmenopausia, las mujeres que presentan **sobrepeso** u **obesidad** tienen un mayor riesgo de cáncer mamario. Como hecho interesante, es de destacar que las mujeres de mayor peso en la premenopausia enfrentan un menor riesgo de cáncer mamario.

- **Tabaquismo**. El tabaquismo activo, particularmente si comenzó a una edad temprana y continuó durante mucho tiempo, incrementa, en aproximadamente un 20 %, el riesgo de desarrollar cáncer mamario. La magnitud de este incremento del riesgo es aproximadamente un 20 %. Este riesgo está fuertemente asociado con un polimorfismo en el gen NAT2 (N-acetiltransferasa 2).

- Las pacientes con **mamas más densas** (p. ej., $\geq$ 75 % de densidad) tienen un riesgo de cuatro a cinco veces mayor de padecer cáncer mamario. La densidad mamaria por mamografía refleja los porcentajes de estroma y epitelio, más que de grasa, en las mamas.

- Las biopsias mamarias previas que muestran **hiperplasia atípica** o **enfermedad mamaria proliferativa no atípica** aumentan el riesgo relativo de cuatro a cinco veces y de una vez y media al doble, respectivamente. Las mujeres con un carcinoma mamario previo tienen una posibilidad 10 veces mayor de presentar un segundo cáncer primario en la mama homolateral o contralateral. El tratamiento hormonal con fármacos antiestrógenos reduce ese riesgo.

CÁNCER DE MAMA FAMILIAR: El vínculo más sólido con el mayor riesgo de cáncer mamario es el antecedente en familiares de primer grado a una edad temprana. El riesgo es mayor en el cáncer mamario bilateral. La enfermedad mamaria supone el 10 % de los cánceres mamarios. Dos genes de susceptibilidad al cáncer mamario de alto riesgo, *BRCA1* y *BRCA2*, son responsables del 20 % al 50 % de los casos. Cierta susceptibilidad al cáncer de mama hereditario forma parte de síndromes de susceptibilidad familiar al cáncer más generalizados (tabla 17-1).

Los genes *BRCA1* y *BRCA2* son supresores de tumor y muestran un patrón de herencia autosómico dominante con penetración variable. El gen *BRCA1* localizado en el cromosoma 17q21, participa en la reparación del ADN, la regulación de la transcripción, la remodelación de la cromatina y la ubiquitinación de las proteínas. Las mutaciones en la línea germinal de *BRCA1* confieren un riesgo de cáncer mamario de por vida de un 37-85 % a los 70 años de edad, más de la mitad de los cuales se presenta antes de los 50 años de edad. Las portadoras también tienen un riesgo significativamente mayor de otros cánceres, el más notable el ovárico, con un riesgo de por vida del 15 % al 40 %, así como cánceres de cuello uterino, endometrio, trompa de Falopio, estómago y, en portadores de sexo masculino, de próstata. Alrededor del 0.1 % de la población presenta mutaciones en la línea germinal de *BRCA1*, pero las tasas son mayores en judíos askenazíes y francocanadienses. Los cánceres mamarios que aparecen en pacientes con mutaciones en la línea germinal por lo general son carcinomas ductales de alto grado, sin ningún tipo especial (fig. 17-12). En los portadores de *BRCA1* la mayoría de los cánceres

Tabla 17-2	
Factores de riesgo de cáncer mamario	
No modificables	**Modificables**
Edad	Índice de masa corporal
Mutaciones de la línea germinal *BRCA*	Alimentación
Antecedentes familiares	Alcohol
Radiación del tórax	Estrógenos exógenos
Raza/grupo étnico	Ejercicio
Talla	Tabaquismo
Edad en la menarquia	Antecedentes reproductivos
Edad en la menopausia	Edad en el primer parto a término
Densidad mamaria	Lactancia
Atipia en biopsia mamaria previa	

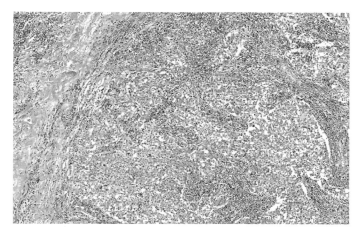

FIGURA 17-12. Cáncer mamario asociado a BRCA1. Carcinoma ductal invasivo de alto grado, de tipo no específico, caracterizado por bordes que protruyen y un infiltrado linfocitario notable.

son negativos al receptor de estrógeno (RE), el receptor de progesterona (RP) y el receptor del factor de crecimiento epidérmico humano 2 (HER2); además, con mutaciones más frecuentes de p53. Es común la edad juvenil al inicio.

Las mutaciones en la línea germinal del gen *BRA2*, localizadas en el cromosoma 13q12, se vinculan con el 30% al 40% del riesgo de por vida de presentar cáncer mamario y un mayor riesgo de cáncer ovárico, así como del tracto uveal y de melanoma cutáneo, además de los carcinomas pancreático y biliar. Los portadores de mutaciones en el gen *BRCA2* de género masculino también presentan riesgo de desarrollar un cáncer mamario y de próstata. La mayor parte de las mujeres desarrollan tumores ductales invasivos de alto grado de ningún tipo en especial. Los cánceres relacionados con *BRCA2* son más comúnmente ER y PR en comparación con los cánceres *BRCA1*, pero la amplificación del gen HER2 es rara.

Carcinoma ductal *in situ*

El carcinoma mamario puede ser *in situ* (sin exceder la membrana basal de la glándula) o **invasivo**, donde las células malignas se han infiltrado a través de la membrana basal hacia el estroma adyacente. La subclasificación adicional se basa en la morfología, inmunohistoquímica y las características moleculares. De las mujeres con CDIS demostrado por biopsia que no recibieron tratamiento adicional, el 20-30% evolucionaron al cáncer invasivo.

El CDIS identifica a un grupo heterogéneo de lesiones que varían en sus características arquitectónicas y citológicas, así como en su historia natural. Estas lesiones se consideran precursoras no obligadas de carcinoma invasivo, donde la posibilidad de avance a la invasividad varía de acuerdo con el subtipo histopatológico, el grado y la extensión. La incidencia de CDIS ha aumentado con el advenimiento de la mamografía de detección a mediados de la década de 1980. Representó casi el 5% de los cánceres mamarios antes, y ahora representa el 25% en las poblaciones donde se practica la detección. Desafortunadamente, este aumento en la detección de CDIS no se ha asociado con una menor incidencia de cáncer de mama avanzado.

En algunos casos, el CDIS es un precursor del carcinoma mamario invasivo. (1) el CDIS se observa junto con los carcinomas invasivos. (2) En estos casos, las enfermedades no invasivas e invasivas pueden mostrar un aspecto citológico y un grado nuclear similares. (3) el CDIS y el carcinoma invasivo comparten alteraciones moleculares y citogenéticas distintivas. Sin embargo, se sabe poco de los mecanismos que determinan el avance de CDIS a carcinoma invasivo.

Los análisis moleculares muestran diferencias en el número y el tipo de cambios cromosómicos en el CDIS de grados bajo y alto (tabla 17-1). El CDIS de grado alto demuestra alteraciones moleculares similares al carcinoma invasivo concurrente. Por tanto, los CDIS de bajo y alto grado son entidades fundamentalmente distintas, y parece que uno no evoluciona hacia el otro. Lo mismo parece ocurrir para el cáncer invasivo de bajo y alto grado.

El CDIS afecta de forma predominante los conductos, pero se puede extender a los lobulillos. Se caracteriza por una proliferación de células epiteliales malignas que muestran un espectro de manifestaciones histopatológicas (fig. 17-13). Los patrones de

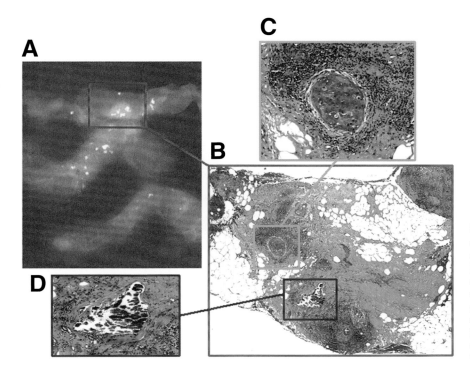

FIGURA 17-13. Carcinoma ductal *in situ*. A. Radiografía del espécimen de una biopsia con aguja gruesa que muestra calcificaciones lineales y puntiformes atípicas, muy sospechosas de cáncer. **B.** Microfotografía con poco aumento que muestra un carcinoma ductal *in situ* de alto grado. **C.** Imagen con gran aumento de un conducto expandido por un carcinoma ductal *in situ*. **D.** Microfotografía con gran aumento de una calcificación hística.

crecimiento pueden ser cribiformes, micropapilares, papilares, sólidos y de tipo comedónico, y múltiples patrones de arquitectura pueden coexistir en una sola lesión. Desde el punto de vista del pronóstico es más importante el grado nuclear.

- **CDIS de alto grado:** está constituido por grandes células pleomórficas con una variación importante de tamaño y forma. Estas células tienen abundante citoplasma, núcleos irregulares con nucléolos prominentes y cromatina gruesa. Proliferan con suma rapidez. Es frecuente la necrosis intraductal (fig. 17-14) y en el examen directo se observan como conductos distendidos con material necrótico blanco que simula comedones: de allí el nombre de **necrosis comedógena.** Los detritos necróticos celulares sufren a menudo calcificación distrófica, que puede observarse en la mamografía como calcificaciones lineales ramificadas. Puede haber inflamación crónica periductal con formación de nuevos vasos. El CDIS se disemina a través del sistema de conductos y a menudo se extiende más allá de los bordes detectados por exploración clínica, lo que hace difícil realizar una resección con bordes indemnes.
- **CDIS de bajo grado:** está constituido por células uniformes, pequeñas y con espacios semejantes, núcleos hipercromáticos redondos y regulares (fig. 17-15). Son raras las mitosis. Predomina la proliferación micropapilar o cribiforme y los patrones de crecimiento sólido son menos comunes. Aunque la necrosis es infrecuente, pueden observarse focos de necrosis puntiforme o comedógena.
- **CDIS de grado intermedio:** el CDIS de grado intermedio se encuentra entre las formas de alto y bajo grado. Las células muestran pleomorfismo moderado, pero conservan algún grado de polarización (fig. 17-16). Es común la proliferación sólida o cribiforme.
- **Carcinoma microinvasivo:** este patrón se define como uno o más focos de carcinoma invasivo, ninguno de los cuales rebasa 1 mm de diámetro (fig. 17-17). *Esta lesión suele producirse en el contexto del CDIS de alto grado*.

El CDIS se distingue de la hiperplasia epitelial de tipo usual (anteriormente mencionado) porque en general no presenta tinción de la citoqueratina «basal» de alto peso molecular. La tinción positiva para marcadores celulares mioepiteliales (p. ej., cadena pesada de la miosina de músculo liso, calponina y p63) confirma que la lesión es *in situ* y ayuda en casos con focos sospechosos de microinvasión.

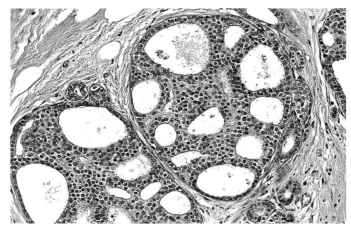

FIGURA 17-15. Carcinoma ductal *in situ* de tipo no comedónico. Es evidente una distribución cribiforme de las células tumorales.

En la mamografía, el CDIS se detecta con máxima frecuencia como calcificaciones. Un pequeño porcentaje de mujeres, sin embargo, acudirá con síntomas de una lesión tumoral o con enfermedad de Paget del pezón (*v.* más adelante).

El CDIS se trata por escisión quirúrgica. En muchos casos, resulta posible efectuar operaciones de conservación mamaria y la radiación adyuvante disminuye el riesgo de recurrencias. Cuando los tumores recurren, lo hacen en el sitio de la operación previa y corresponden a un carcinoma invasivo en el 50% de los casos. Se presentan metástasis de nódulos linfáticos en menos del 1% de las pacientes con CDIS. En términos generales, los factores pronósticos importantes para los pacientes con CDIS incluyen tamaño de la lesión, el grado nuclear, presencia de necrosis comedógena y compromiso de los bordes. La mortalidad específica del cáncer es extremadamente baja, con el 1% al 2.6% de muertes por cáncer invasivo de 8 a 10 años después del diagnóstico de CDIS.

Enfermedad de Paget del pezón

Por enfermedad de Paget del pezón se hace referencia a la presencia de células epiteliales glandulares malignas dentro de la epidermis del pezón y la aréola. De manera invariable, se relaciona con un

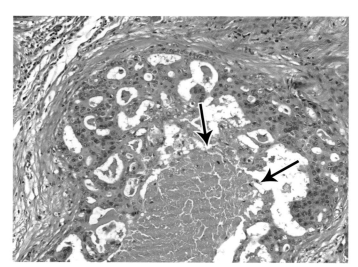

FIGURA 17-14. Carcinoma ductal *in situ* con necrosis comedógena. Carcinoma intraductal con arquitectura cribiforme y necrosis comedógena central (*flechas*).

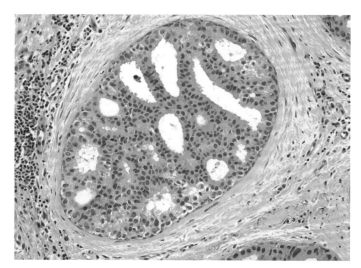

FIGURA 17-16. Carcinoma ductal *in situ* de grado intermedio con pleomorfismo nuclear moderado y cierta polarización de las células alrededor de los espacios secundarios.

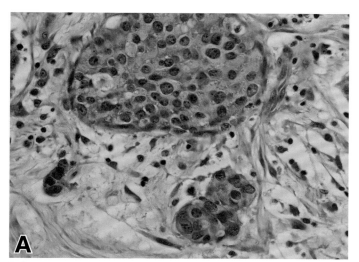
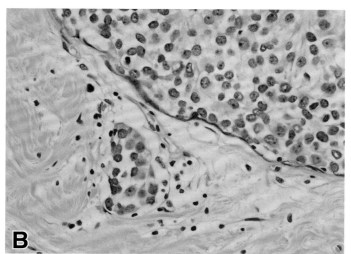

FIGURA 17-17. Carcinoma ductal *in situ* **A.** con focos de carcinoma microinvasivo. **B.** Tinción inmunohistoquímica con cadenas pesadas de miosina del músculo liso que confirma la ausencia de una capa de células mioepiteliales alrededor de los pequeños acúmulos del estroma.

CDIS subyacente, con o sin carcinoma ductal invasivo asociado. La enfermedad de Paget es rara y se le reconoce en el 1 % al 4 % de los cánceres mamarios.

La enfermedad de Paget se presenta como eritema o cambio eccematoso del pezón y la aréola (fig. 17-18A). Puede haber retracción del pezón. Apenas algo más de la mitad de las pacientes tiene masas tumorales palpables vinculadas.

Al microscopio, se observan células epiteliales glandulares malignas dentro de la epidermis de forma aislada o en pequeños grupos (fig. 17-18 B). Son células grandes con abundante citoplasma que contiene vacuolas de mucina y núcleos pleomórficos con nucléolos prominentes. Genéticamente, las células de Paget se parecen a las células tumorales subyacentes en la mayoría de

los casos. El pronóstico está en función de la etapa del cáncer mamario subyacente y no en la presencia de células de Paget.

Neoplasia lobulillar

Tanto la hiperplasia lobulillar atípica (HLA) como el carcinoma lobulillar *in situ* (CLIS) reflejan las mismas proliferaciones atípicas de células epiteliales con poca cohesión, pero difieren en cuanto al riesgo de desarrollar cáncer mamario (comparar fig. 17-19 y fig. 17-20). El CLIS es en general asintomático, por lo que se desconoce su incidencia real, pero la incidencia calculada es del 1 % al 4 %. Es bilateral en hasta el 30 % de las pacientes y multicéntrico en el 85 % de éstos. Tanto la HLA como el CLIS son factores de riesgo para el desarrollo posterior del cáncer. Sin embargo, los

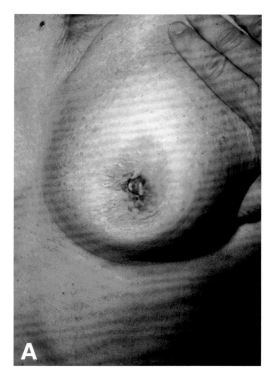
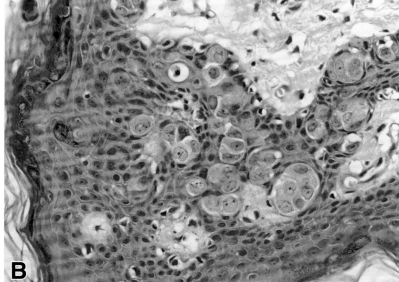

FIGURA 17-18. Enfermedad de Paget del pezón. A. Un «eccema» eritematoso, escamoso y secretante afecta al pezón. **B.** La epidermis contiene grupos de células de carcinoma de tipo ductal que son más grandes y tienen un citoplasma pálido más abundante que los queratinocitos circundantes.

17: Mama

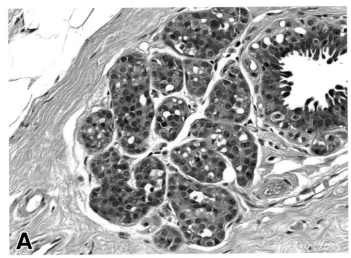

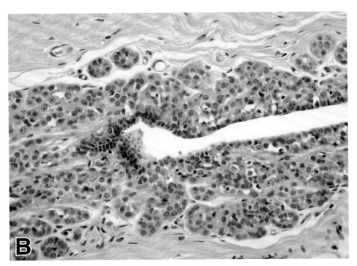

FIGURA 17-19. Neoplasia lobulillar. A. Hiperplasia lobulillar atípica. Hay distensión mínima de los ácinos lobulillares por un grupo uniforme de células con huecos intracitoplasmáticos y núcleos redondos que contienen pequeños nucléolos. **B. Diseminación pagetoide** de células neoplásicas lobulillares hacia el conducto terminal. Aquí las células atípicas yacen bajo una capa superficial atenuada de células epiteliales luminales.

cánceres que se desarrollan por lo general no se producen en el mismo sitio que las lesiones iniciales y pueden presentarse en la mama contralateral. El riesgo de cáncer subsiguiente es de 3 a 5.5 veces para HLA y de 7 a 10 veces para CLIS. Al menos algunos de los casos de CLIS son probablemente precursores de carcinoma invasivo debido a (1) un número desproporcionadamente alto de los tumores que se desarrollan son el carcinoma lobulillar invasivo, (2) dos terceras partes de estos tumores se presentan en la mama homolateral, y (3) el CLIS y los carcinomas lobulillares invasivos concurrentes muestran los mismos cambios genéticos.

Estos estudios han identificado la pérdida recurrente de 16q22.1 en el CLIS, HLA y el carcinoma lobulillar invasivo, para el cual el gen objetivo codifica cadherina E (tabla 17-1). Esta proteína juega un papel esencial en la adhesión celular y la regulación del ciclo celular a través de la vía de β-catenina/Wnt. Los pacientes con mutaciones de la línea germinal en este gen tienen un alto riesgo de desarrollar carcinoma mamario lobulillar y carcinoma de células en anillo de sello gástrico.

En raras ocasiones el carcinoma lobulillar *in situ* es observable macroscópicamente o en la mamografía. Las células del CLIS son simples y pequeñas, con núcleos redondos y regulares, y nucléolos diminutos, aunque ocasionalmente pueden dominar las células más grandes con nucléolos diminutos (fig. 17-20). Las vacuolas citoplasmáticas de mucina pueden estar rodeadas por un halo distintivo. A diferencia del CDIS, las células del CLIS no forman patrones complejos, sino que comprenden agrupaciones sólidas que rellenan y distienden los ácinos lobulillares. El patrón de crecimiento muestra poca o nula cohesión. Los espacios entre las células individuales reflejan la pérdida de la adherencia intercelular (*v.* anteriormente). La diseminación pagetoide de las células neoplásicas lobulillares es común en el CLIS, donde las células recorren por debajo a las células ductales epiteliales luminales.

La hiperplasia lobulillar atípica y el CLIS se diagnostican por el grado de llenado y distensión de los ácinos. En el CLIS, al menos la mitad de los ácinos en una unidad lobulillar están totalmente afectados y distendidos por la población de células atípicas, en contraste con la HLA, donde es menos del 50 %.

Puede ser difícil distinguir el CLIS del CDIS sólido de bajo grado. La ausencia de la tinción inmunológica para la cadherina E en el CLIS y la HLA puede ayudar a diferenciarlos (fig. 17-21),

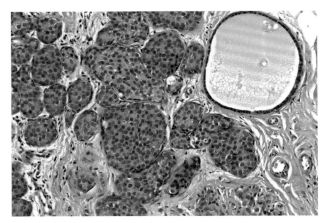

FIGURA 17-20. Carcinoma lobulillar *in situ*. Las luces de las unidades lobulillares de los conductos terminales están distendidas por células tumorales que muestran núcleos redondos y nucléolos pequeños. Se observan vacuolas citoplasmáticas de mucina.

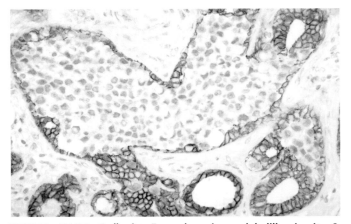

FIGURA 17-21. Cadherina E en el carcinoma lobulillar *in situ*. Se observa la expresión de cadherina E membranosa en las células epiteliales luminales residuales, pero las células neoplásicas lobulillares deberían mostrar pérdida de la tinción.

pues las células del CDIS continúan tiñéndose para la cadherina E en la membrana celular.

El tratamiento de una paciente con CLIS es controvertido. Si hay CLIS clásico, en general se opta por no realizar tratamiento quirúrgico. Sin embargo, puede considerarse el tratamiento hormonal adyuvante y se requiere seguimiento de por vida.

Carcinoma mamario invasivo

El carcinoma de mama puede aparecer en cualquier lugar de la mama pero es más común en el cuadrante superior externo. Con mayor frecuencia, las pacientes tienen una masa mamaria mal definida, que puede adherirse a la piel o al músculo subyacente. Los tumores asintomáticos no palpables habitualmente se detectan con la mamografía. En su mayoría aparecen como una masa espiculada o como una distorsión en su arquitectura, con o sin microcalcificaciones asociadas.

La mayoría de los carcinomas mamarios se clasifican como carcinomas de tipo inespecífico. El resto son tipos específicos de carcinomas o tienen características morfológicas mixtas.

Carcinoma ductal

De los carcinomas mamarios invasivos, del 50 % al 70 % corresponden a esta categoría. Estos tumores son un grupo heterogéneo que no muestra las características de un tipo histológico específico.

Los carcinomas ductales de tipo inespecífico se presentan como masas densas e irregulares en la mamografía o en el ultrasonido (fig. 17-22 A). Suelen estar moderadamente o mal definidos, son nodulares o estrellados y tienen una superficie firme o dura al corte (fig. 17-22 B). Las células tumorales forman trabéculas, hojas, nidos y glándulas (fig. 17-22 C). Los núcleos pleomórficos y los recuentos mitóticos varían. Las lesiones de alto grado pueden mostrar necrosis tumoral. El CDIS está presente en hasta el 80 % de los casos y generalmente tiene el mismo grado nuclear que el componente invasivo.

La mayoría de los carcinomas ductales de tipo inespecífico (75 %) son positivos al RE y RP, y un 15 % son positivos a HER2. Las lesiones genéticas específicas o las alteraciones se asocian con un tipo histológico particular o cierto grado en algunos casos (tabla 17-1). En general, del 35 % al 50 % de los pacientes con carcinoma ductal inespecífico sobreviven 10 años, pero varía de acuerdo al grado, la etapa del tumor y los nódulos linfáticos, y la presencia de invasión linfovascular.

Carcinoma lobulillar

El carcinoma lobulillar invasivo es la segunda forma más frecuente de cáncer mamario invasivo, y representa del 5 % al 15 % de todos los cánceres invasivos. La desmoplasia del estroma y la fibrosis pueden ser mínimas, por lo que con frecuencia las pacientes tienen una enfermedad clínica silente macroscópicamente y por mamografía. Los carcinomas lobulillares habitualmente muestran células epiteliales malignas sin adhesión que infiltran el estroma de forma difusa (fig. 17-23). Con frecuencia se alinean en una fila y pueden mostrar una disposición periductal «tiro al blanco». No forman ductos sino placas sólidas, trabéculas o nidos. Las células neoplásicas generalmente contienen luz intracitoplasmática y núcleos excéntricos, y se parecen a las células del CLIS.

Los carcinomas lobulillares invasivos son positivos a ER con mayor frecuencia que los carcinomas ductales inespecíficos, aunque los carcinomas lobulillares de alto grado pueden carecer de RE y sobreexpresar HER2. La expresión de cadherina E generalmente es baja o ausente, lo que refleja la pérdida bialélica del gen supresor de tumor que codifica para esta proteína. Los patrones de cambios genéticos en el carcinoma lobulillar invasivo difieren de los observados en los carcinomas ductales (tabla 17-1).

Estos cánceres tienden a diseminarse hacia el peritoneo, retroperitoneo, ovario y útero, leptomeninges y tubo digestivo. Su pronóstico es similar al de los carcinomas ductales inespecíficos si se comparan según el grado y la etapa.

Carcinomas invasivos poco frecuentes

- El **carcinoma tubular** es una masa estelar, bien definida. El tumor está constituido casi por completo por túbulos abiertos y angulados revestidos de una capa única de células epiteliales ligeramente atípicas (fig. 17-24 A). Más del 95 % de los carcinomas tubulares son positivos al RE y negativos al HER2. Las metástasis de los nódulos linfáticos son raras y las pacientes con carcinomas tubulares tienen un pronóstico excelente.
- El **carcinoma mucinoso** ocurre por lo general en mujeres mayores. Estos cánceres están bien circunscritos y tienen una textura gelatinosa. Las células epiteliales malignas de bajo grado forman ácinos, nidos o trabéculas, que parecen flotar en cúmulos de mucina extracelular (fig. 17-24 B). Las células epiteliales malignas no invaden directamente al estroma. La mayoría son positivos al RE y negativos a HER2. Los pacientes con carcinoma mucinoso puro tienen un pronóstico excelente.
- Los **carcinomas con características medulares** están bien circunscritos y son blandos, e incluyen todo lo siguiente: (1) núcleos de grado dos a tres; (2) márgenes circunscritos y apretados; (3) patrón de crecimiento sincitial en más del 75 % del tumor; (4) infiltrado linfoplasmático moderado a marcado, y (5) ausencia de formación de túbulos (fig. 17-24 C). Los cánceres medulares representan del 2 % al 3 % de todos los cánceres de mama; generalmente son negativos al RE, RP y HER2 («triple negativo») y tienen patrones característicos de cambios genéticos (tabla 17-1).

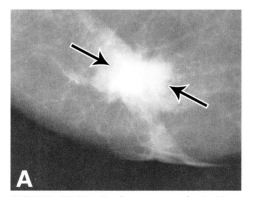 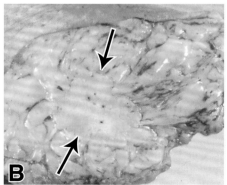 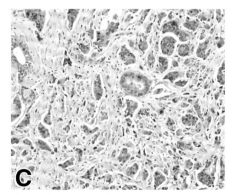

FIGURA 17-22. Carcinoma mamario. A. Mamografía. Se observa una masa densa de forma irregular (*flechas*) en una mama grasa. **B.** Espécimen de mastectomía. La masa blanca firme e irregular del centro (*flechas*) está rodeada por tejido graso. **C.** Microfotografía en la que se muestran cordones irregulares y nidos de células de carcinoma ductal invasivo que penetran en el estroma.

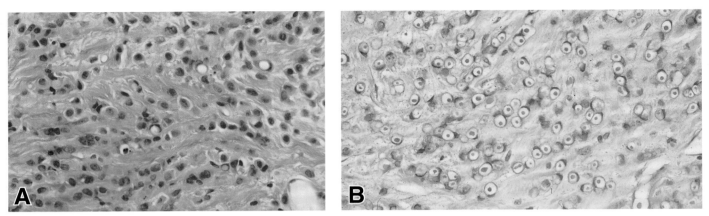

FIGURA 17-23. Carcinoma lobulillar. A. Carcinoma lobulillar invasivo. A diferencia del carcinoma ductal invasivo, las células del carcinoma lobulillar tienden a formar tiras únicas que invaden con un patrón difuso entre las fibras de colágeno. Las células tumorales son similares a las que se observan en el carcinoma lobulillar *in situ*. **B. Carcinoma en anillo de sello.** Las células tumorales contienen grandes cantidades de mucina clara.

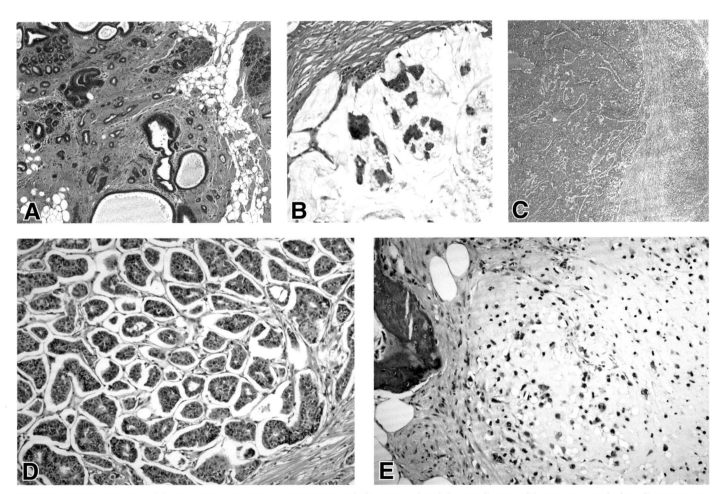

FIGURA 17-24. Patrones del carcinoma mamario. A. Carcinoma tubular. Hay glándulas malignas abiertas y anguladas dispersas entre lobulillos normales y muestran extensión hacia el tejido adiposo. Una sola capa de epitelio reviste los túbulos y hay ausencia de células mioepiteliales. **B. Carcinoma coloide (mucinoso).** Grupos de células malignas flotan entre grandes cúmulos de mucina extracelular. **C. Carcinoma medular.** Las células malignas son pleomórficas y proliferan en hojas sólidas, que forman un borde romo. No hay formación de glándulas. Se observan numerosas mitosis. El tumor está rodeado por un infiltrado linfocitario denso. **D. Carcinoma micropapilar.** Patrón a manera de esponja de los espacios vacíos que contienen glándulas y pequeños cúmulos de epitelio maligno. Se observa el aserrado focal de los bordes exteriores de las glándulas. **E. Carcinoma metaplásico.** Matriz cartilaginosa y ósea en un carcinoma metaplásico con elementos heterólogos. En otros sitios se observan focos de un adenocarcinoma mal diferenciado.

■ El **carcinoma micropapilar puro** ocurre con poca frecuencia, pero las áreas micropapilares a menudo se mezclan con el carcinoma ductal indiferenciado. Los nidos epiteliales malignos o los ácinos están rodeados por un espacio claro (fig. 17-24 D). Dado que los tumores micropapilares invaden los vasos linfáticos y metastatizan fácilmente hacia los nódulos linfáticos, es importante reconocer incluso un componente menor del carcinoma micropapilar. A pesar de la frecuencia elevada de metástasis de los nódulos linfáticos, se desconoce si los tumores micropapilares tienen un pronóstico adverso inherente. La gran mayoría de los carcinomas micropapilares son positivos al RE y RP, y hasta una tercera parte son positivos a HER2.

■ Los **carcinomas metaplásicos** constituyen un grupo heterogéneo de tumores con células fusiformes malignas, elementos de carcinoma de células escamosas, o heterólogos como los de hueso o cartílago (fig. 17-24 E). Puede no haber adenocarcinoma, pero hay al menos inmunotinción focal de la citoqueratina. Por lo general, estos tumores se congregan con el subgrupo basal molecular respecto de las características de expresión genética (*v.* más adelante). Los subtipos de este tumor tienen diferentes pronósticos.

FACTORES PRONÓSTICOS

Estadificación del cáncer mamario

La supervivencia con cáncer mamario tiene fuerte influencia de la etapa tumoral, expresada en la clasificación TNM (tumor [T], nódulos linfáticos regionales [N] y metástasis distantes [M]) (tabla 17-3). El cáncer mamario se disemina (1) por extensión directa (p. ej., a la pared del tórax); (2) a través de los vasos linfáticos, a los ganglios axilares, mamarios internos, infraclaviculares y supraclaviculares, y (3) por vía hematógena a sitios distantes.

En especial, el «cáncer mamario inflamatorio» conlleva un pronóstico malo, y características como el edema cutáneo, el eritema, la induración, el aumento de la temperatura local y la hipersensibilidad de la piel suprayacente le otorgan un aspecto en piel de naranja. También pueden producirse edema y dolor del brazo, tal vez por obstrucción linfática tumoral. Los hallazgos histopatológicos correspondientes son de invasión linfática dérmica por el tumor.

Tamaño del tumor

El pronóstico del cáncer de mama varía con el tamaño del tumor (T en el protocolo de clasificación, TNM): los pacientes con tumores más grandes muestran una menor supervivencia. En la valoración del tamaño tumoral sólo se considera la parte invasiva. Algunos tumores localmente avanzados se clasifican como pT4, en función de la invasión de la piel o de la pared torácica, más allá de su tamaño.

Estado de los nódulos linfáticos

La presencia o ausencia de metástasis de nódulos linfáticos axilares es un índice pronóstico clave para las pacientes con cáncer mamario. La disección axilar conlleva una morbilidad postoperatoria significativa (p. ej., linfoedema y daño neurológico), pero la biopsia de ganglio (nódulo) linfático centinela (GLC) reduce este riesgo. Este procedimiento requiere la inyección de un tinte y un isótopo radiactivo y comprende el cartografiado linfático intraoperatorio del drenaje o del ganglio linfático «centinela», el ganglio con más probabilidades de contener metástasis del cáncer mamario. Si el resultado es negativo, la disección axilar puede evitarse con seguridad. El impacto real de las pequeñas metástasis en el pronóstico es pequeño.

Metástasis distantes

Las metástasis distantes implican un mal pronóstico. El hueso es el que se afecta con más frecuencia y es el sitio de presentación de las metástasis en el 25 % de los casos. De las mujeres que mueren por cáncer mamario, el 70 % acaba por presentar afección ósea. Porcentajes menores presentan otras metástasis, por lo general a los pulmones, el hígado, el sistema nervioso central, la piel y las glándulas suprarrenales.

Grado del tumor

La gradación histopatológica de los tumores mamarios es uno de los componentes críticos de la toma de decisiones terapéuticas. El sistema de gradación de Nottingham, también llamado método de Bloom y Richardson modificado, es el de uso más amplio. Combina calificaciones a la formación de túbulos, el pleomorfismo nuclear y el recuento de mitosis, con un grado final de 1, 2 o 3 para los carcinomas de grado bajo, intermedio y alto, respectivamente (fig. 17-25). La supervivencia global es significativamente mejor en pacientes con tumores de grado 1 que en aquellas con tumores de grados 2 o 3.

Otras características pronósticas

■ **Índice de proliferación y ploidía:** los tumores con un índice de proliferación elevado tienen peor pronóstico que aquellos con poca división celular. Varios parámetros se usan para valorar la proliferación de los cánceres mamarios, e incluyen: (1) el índice mitótico, que se valora por histología; (2) el porcentaje de células en la fase S del ciclo celular por flujocitometría; (3) la tinción inmunohistoquímica de las proteínas (Ki-67) que expresan las células en proliferación activa, y (4) el índice de marcación de timidina. En el análisis del ciclo celular también se puede detectar la aneuploidía, que se produce en dos terceras partes de los cánceres mamarios y se acompaña de un peor pronóstico. Cabe destacar que gran parte del impacto pronóstico del perfil de predicción multigénica (comentadas más adelante) proviene de los genes de proliferación.

■ **Receptores de estrógenos y progesterona:** las proteínas de los receptores de esteroides se expresan en el epitelio mamario benigno y en el 70 % al 80 % de los cánceres mamarios (RE > RP). El estado de RE y RP se determina por inmunohistoquímica, que detecta la tinción nuclear por los anticuerpos respectivos. El estado del receptor hormonal se define como positivo cuando se tiñe al menos el 1 % de las células tumorales

Tabla 17-3	
Estadificación patológica del tumor	
pTis	Carcinoma *in situ* (ductal o lobular) o enfermedad de Paget, sin carcinoma invasivo
pT1mic	Microinvasión (≤1 mm)
pT1a	Invasión tumoral >1 mm pero ≤5 mm
pT1b	Invasión tumoral >5 mm pero ≤1 cm
pT1c	Invasión tumoral >1 cm pero ≤2 cm
pT2	Invasión tumoral >2 cm pero ≤5 cm
pT3	Invasión tumoral >5 cm
pT4	Edema o ulceración del tumor a través de la piel o ganglios cutáneos satélites y/o invasión de la pared del tórax[a]; o carcinoma mamario inflamatorio

[a] No incluye la invasión del músculo pectoral mayor.
De: Edge SB, Byrd DR, Compton CC, et al., eds. *AJCC Cancer Staging Manual,* 7th ed. New York: Springer, 2009.

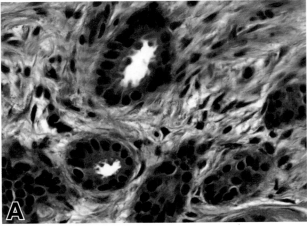

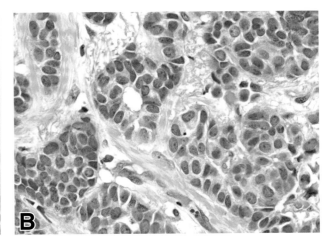

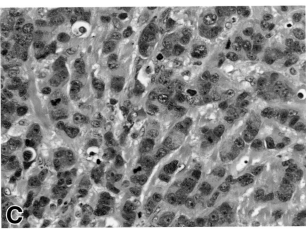

FIGURA 17-25. Grado tumoral histopatológico. A. Carcinoma invasivo de **bajo grado** que muestra buena formación de túbulos, pleomorfismo nuclear leve y mitosis poco notables. **B.** Carcinoma **moderadamente diferenciado**, con menor formación de túbulos, pleomorfismo nuclear moderado y mitosis variablemente notables. **C.** Carcinoma **mal diferenciado** que muestra ausencia de formación de túbulos, importante pleomorfismo nuclear y mitosis frecuentes.

(es decir, son inmunopositivas). El valor más importante de la determinación de los receptores hormonales en el cáncer de mama es su capacidad de predicción. Las pacientes con tumores negativos al RE/RP tienen poca probabilidad de responder a tratamientos hormonales con antiestrógenos. Por otro lado, los tumores positivos al RE/RP muestran una mayor probabilidad de respuesta.

- **HER2:** se observa sobreexpresión o amplificación genética (*v.* cap. 5) de HER2 en el 15% al 20% de los cánceres mamarios de reciente diagnóstico. La positividad a HER2 es un factor de pronóstico adverso, prescindiendo del estado de los nódulos linfáticos. Sin embargo, estas pacientes pueden tratarse con anticuerpos monoclonales o inhibidores de la tirosina cinasa, que actúan sobre HER2. Al igual que con el estado de los receptores hormonales, muchas pacientes con positividad a HER2 muestran resistencia nueva o eventual a los fármacos que actúan sobre ellos. La inmunohistoquímica puede detectar la expresión de la proteína en la membrana, y la hibridación *in situ* identifica la amplificación genética (fig. 17-26).

Subtipos moleculares

Los perfiles de expresión genética de micromatrices y otras técnicas han indentificado un conjunto de genes, una «lista de genes intrínsecos», de los cuales varios subgrupos moleculares (tabla 17-4) parecen predecir el resultado clínico y la respuesta al tratamiento.

- **Luminal A:** los grupos luminales (A y B) se caracterizan por patrones de expresión genética similares a los de las células epiteliales luminales mamarias normales, como las citoqueratinas 8/18 de bajo peso molecular, los RE y los genes vinculados con los RE. Por lo regular, los tumores luminales A son de bajo grado, con un pronóstico excelente.

- Los tumores **luminales B** también expresan genes del RE y vinculados con los RE pero suelen ser de mayor grado que los luminales A. Presentan mayores índices de proliferación y tienen un pronóstico ligeramente peor que los tumores luminales A.

- **HER2:** los tumores que sobre expresan HER2 se asocian a veces con la negatividad de ER. Estos tumores se comportan de manera agresiva, pero apuntando a HER2 con un anticuerpo, trastuzumab, ha aumentado significativamente la longevidad del paciente.

- **Cánceres similares a los basales:** estos tumores altamente agresivos constituyen 10% al 20% de los carcinomas mamarios invasivos. En particular son negativos el RE y el HER2. Sus nombres derivan de la expresión consistente de genes en las células basales o mioepiteliales de la mama, incluidas las citoqueratinas de alto peso molecular 5/6, 14 y 17; caveolinas 1 y 2; nestina; p63, y el receptor del factor de crecimiento epidérmico (EGFR). Estos tumores son distintivos, con un grado nuclear alto y tienen muchas mitosis, bordes que protruyen, áreas centrales de necrosis y fibrosis y un infiltrado linfocitario. Los cánceres con características medulares y los carcinomas metaplásicos son por lo general semejantes a los basales. Aproximadamente todos los cánceres que surgen en pacientes con mutaciones en la línea germinal son similares a los basales.

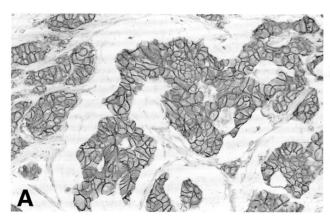
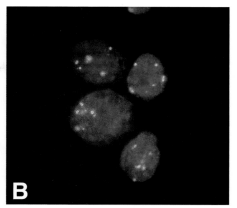

FIGURA 17-26. Anomalías de HER-2/neu en un cáncer mamario. A. Tinción por inmunoperóxido de un carcinoma ductal invasivo que muestra sobreexpresión de la proteína codificada por *HER2* (erbB-2). **B.** La metodología de hibridación *in situ* por fluorescencia permite identificar copias del gen *HER2* (erbB-2) en las células cancerosas. La sonda *HER2* es roja y una célula normal debería contar con dos copias. La presencia de más de dos copias indica amplificación del gen *HER2*. La sonda verde identifica la región centromérica del cromosoma 17.

Ensayos de pronóstico

Aunque una gran proporción de pacientes con cáncer mamario son tratados con quimioterapia adyuvante, no todos se benefician de este tratamiento. En años recientes, se han desarrollado ensayos pronósticos de expresión génica. Los métodos comerciales disponibles cuantifican los niveles de ARN mensajero (ARNm) para un conjunto de genes. El análisis de los respectivos niveles de expresión génica conduce a una puntuación pronóstica de uso potencial en la terapia de guía. Sin embargo, todavía existen interrogantes relacionados con la utilidad y el grado de solidez de estos diferentes productos comerciales. *Es importante mencionar que estas herramientas complementan pero no reemplazan a los análisis clínicos y de histopatología para guiar las decisiones sobre el tratamiento y evaluación del pronóstico*.

El análisis genético ha constatado que los carcinomas mamarios son sumamente heterogéneos y en realidad solamente unas cuantas mutaciones génicas están presentes en un alto porcentaje de tumores. Estas incluyen a *PTEN*, *PIK3CA* y *TP53*. El análisis de los tumores primarios y metastásicos emparejados muestra que los tumores son principalmente mosaicos de subclones de células cancerosas, y las metástasis pueden derivar de subpoblaciones genéticamente distintas en el tumor primario (*v. cap. 5*).

MAMA MASCULINA

Ginecomastia

La **ginecomastia** (fig. 17-27) es el crecimiento benigno de la mama masculina con proliferación de los elementos ductales y del estroma. Se debe a la disminución de los niveles de los efectos de los andrógenos o un incremento de los estrógenos. El crecimiento mamario por tejido adiposo se llama **seudoginecomastia**.

Se produce **ginecomastia fisiológica** en casi todos los recién nacidos como expresión del efecto secundario de los estrógenos y la progesterona maternos circulantes y placentarios; la ginecomastia transitoria también afecta a más de la mitad de los niños durante la pubertad, porque la producción de estrógenos alcanza su máximo en una etapa previa a la correspondiente de la testosterona. Conforme aumenta la edad, disminuye la testosterona libre y aumenta el tejido adiposo, lo que conlleva un incremento en la prevalencia del crecimiento mamario.

Se produce una **ginecomastia no fisiológica** por el uso de fármacos o trastornos vinculados con valores bajos de testosterona, elevada conversión de testosterona en estrógenos, concentraciones altas de estrógenos y cifras altas de la globulina fijadora de

Tabla 17-4

Subtipos moleculares de cáncer mamario

Subgrupo molecular	RE	RP	HER2	Índice de proliferación	Otros	Prognosis	Tratamiento
Luminal A	+	+	−	Bajo	CK8/18	Excelente	Hormonal
Luminal B	+	+	−/+	Moderado	CK8/18	Intermedio	Hormonal y quimioterapia
HER2+	−	−	+	Alto	RA	Malo	Trastuzumab Antraciclinas
Basal	−	−	−	Muy alto	CK5/6, CK14, vimentina, EGFR, c-kit	Malo	Quimioterapia a base de platino y antraciclinas Inhibidores de PARP

+, positivo; −, negativo; −/+, a veces positivo; EGFR, receptor del factor de crecimiento epidérmico; PARP, polimerasa de poli (adenosina difosfato ribosa); RA, receptor de andrógenos, RE, receptor de estrógenos; RP, receptor de progesterona.

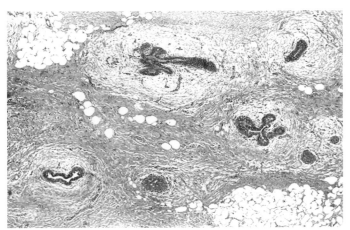

FIGURA 17-27. Ginecomastia. Hay proliferación de conductos ramificados de tamaño intermedio. El epitelio ductal es hiperplásico y se observan mitosis. Un incremento concurrente en el tejido fibroso circundante causa una tumoración palpable.

hormonas sexuales, que dan como resultado una disminución de la testosterona libre. Puede presentarse en pacientes con hipertiroidismo, cirrosis, deficiencia renal, neumopatía crónica. También pueden presentarse en ciertos tumores que producen hormonas, como los de Leydig y de células de Sertoli, los tumores de células germinales testiculares y los de hígado y pulmón. Los fármacos implicados en la ginecomastia incluyen a la digital, la cimetidina, la espironolactona, cannabis (marihuana) y antidepresivos tricíclicos.

A simple vista, se observa una masa gomosa bien definida, o una zona de induración mal definida que podría mostrar una fase florida o una fibrosa (fig. 17-27). La fase florida por lo general se presenta en los 6 meses posteriores al inicio, y se caracteriza por una hiperplasia epitelial con arquitectura plana o micropapilar.

El estroma periductal es hipercelular con edema y muestra un aumento de la vascularidad e inflamación crónica.

La fase fibrosa se observa después de 1 año o más. Ahí, la proliferación epitelial suele estar ausente y el estroma es más colagenoso. Pueden observarse combinaciones de ambas fases. En cualquier fase puede producirse hiperplasia seudoangiomatosa del estroma.

Carcinomas en la mama masculina

Los cánceres de mama masculinos constituyen el 1 % de los cánceres mamarios en Estados Unidos con una edad promedio de presentación de 65 años. El riesgo de cáncer mamario es mayor ante estados de estrogenismo alto. Los hombres con el síndrome de Klinefelter tienen un riesgo que resulta sorprendente, ya que es 58 veces mayor que el normal, con una cifra absoluta de hasta un 3 % de riesgo. Las mujeres transexuales después de la castración y de la dosis alta de estrógenos y los hombres tratados con estrógenos por cáncer de próstata también tienen un riesgo mayor.

Algunos hombres con cáncer mamario heredan mutaciones en la línea germinal en *BRCA2* y muestran otros patrones de mutación génica que son similares a los observados en los cánceres mamarios en las mujeres (tabla 17-1). La radiación ionizante también interviene: se ha observado en hombres japoneses después de la radiación residual de la explosión nuclear y en pacientes tratados con radiación terapéutica del tórax a edad temprana.

Casi todos los cánceres mamarios masculinos son carcinomas invasivos, de tipo inespecífico; sin embargo, el carcinoma papilar se presenta de manera desproporcionada en los hombres. El carcinoma lobulillar es raro. El 90 % de los cánceres son positivos al RE y RP. Se observa a menudo positividad para el receptor de andrógenos.

La mayoría de los pacientes refieren un nódulo indoloro. La afección del pezón, incluyendo retracción, descarga o ulceración, es un acontecimiento temprano. La enfermedad de Paget es una característica de presentación en el 1 % de los hombres afectados. El tratamiento clínico del cáncer mamario en pacientes masculinos refleja sobre todo los resultados de los estudios clínicos realizados en mujeres.

18 Hematopatología

Riccardo Valdez ▪ Mary M. Zutter ▪ Shauying Li ▪ Alina Dulau Florea ▪ Bruce M. McManus ▪ Michael F. Allard ▪ Robert Yanagawa

- Describir las anomalías cariotípicas y moleculares características asociadas con la leucemia mielógena crónica y explicar cómo están involucradas con la etiología de la enfermedad.
- Delinear las fases clínicas y las anomalías hematológicas asociadas de la leucemia mielógena crónica.
- Describir las anomalías genéticas características y las características clínicas asociadas con la policitemia verdadera y la mielofibrosis primaria.
- Diferenciar entre mastocitosis cutánea y sistémica en términos de anomalías moleculares y características clínicas.
- Definir las características generales de los síndromes mielodisplásicos.
- ¿Cuál es el inmunofenotipo característico y las características clínicas en la leucemia mieloide aguda?
- Definir las variantes clínicas de la histiocitosis de células de Langerhans y describir la histopatología y las características clínicas asociadas con ellas.
- Describir de forma general los componentes celulares y humorales necesarios para la hemostasia normal.
- Describir de forma general la hemostasia primaria, con énfasis en el papel de las plaquetas.
- Describir de forma general la hemostasia secundaria, con énfasis en su interacción con la hemostasia primaria.
- ¿Cuáles son los factores críticos que promueven la adhesión y agregación de las plaquetas?

- Describir los componentes y la función de los complejos protrombinasa, X-asa 1 y X-asa 2.
- Describir los componentes y la función del complejo anticoagulante.
- Describir los componentes críticos de la vía trombolítica.
- Describir las principales causas de trombocitopenia.
- Describir la etiología, la patogenia y las consecuencias clínicas de la púrpura trombocitopénica idiopática (inmunitaria) (PTI).
- Describir la etiología, la patogenia y las consecuencias clínicas de la púrpura trombocitopénica trombótica (PTT).
- Describir enfermedades hereditarias importantes de las plaquetas.
- Diferenciar entre hemofilia A, hemofilia B y la enfermedad de von Willebrand en términos de genética, anomalías hematológicas y presentación clínica.
- Diferenciar los subtipos de vWD en términos de presentación molecular, bioquímica y funcional.
- ¿Cuál es el efecto de la insuficiencia de vitamina K en los factores de coagulación humoral?
- ¿Cuál es la etiología y la patogenia asociadas con la coagulación intravascular diseminada (CID)?
- ¿Cuáles son las causas frecuentes de la trombofilia?
- Describir la etiología, la patogenia y las características clínicas asociadas con el síndrome antifosfolípido. ¿Qué son los anticoagulantes lúpicos?

BLASTOCITOS HEMATOPOYÉTICOS

La médula ósea consiste en una compleja red de cordones sólidos compuestos por células estromales y hematopoyéticas, relacionadas íntimamente a través de la matriz extracelular. Existe una barrera semipermeable entre los sinusoides y los cordones que consiste en una capa de células endoteliales, una delgada membrana basal y una capa externa con interrupciones de células adventicias reticulares. Estas células reticulares se ramifican ampliamente a través de los cordones, y proporcionan un andamiaje a las células estromales y hematopoyéticas. Las células estromales de la médula ósea incluyen macrófagos, células endoteliales, linfocitos y fibroblastos. Los blastocitos hematopoyéticos pluripotenciales representan una acumulación autoperpetuante en la médula ósea; la diferenciación y la salida se equilibran con la autorrenovación (fig. 18-1). Los blastocitos representan sólo una pequeña proporción de la masa total de células hematopoyéticas.

Son pequeños, mononucleares y difíciles de identificar mediante observación microscópica. Los blastocitos hematopoyéticos son células semidormidas (no realizan el ciclo celular normal) que sufren diferenciación en células progenitoras de la línea celular específica según sea necesario.

Como los blastocitos, las células progenitoras son de tamaño pequeño a mediano, mononucleares, y se parecen a los linfocitos maduros. En un cultivo, dan origen a colonias de una progenie diferenciada. La célula progenitora, dedicada a la producción de eritrocitos («unidad de formación eritroide en estallido» [BFU-E]), se diferencia en una célula progenitora final («unidad formadora de colonias eritroides» [CFU-E]), la cual produce sólo un clon pequeño de eritroblastos maduros.

Las líneas celulares granulocitaria y monocitaria derivan de una célula progenitora única. Esta célula, denominada «unidad formadora de colonias de granulocitos-monocitos» (CFU-GM), produce una colonia de células granulocitarias y monocitarias. A medida que las células maduran, sus progenies sufren un compromiso mayor hacia los leucocitos polimorfonucleares (CFU-G) o monocitos/macrófagos (CFU-M). Los eosinófilos y basófilos

también tienen células progenitoras específicas (CFU-Eo y CFU-Ba, respectivamente). «Las células progenitoras megacariocitarias» (CFU-Meg) producen colonias *in vitro* que consisten en cuatro a ocho megacariocitos. La hematopoyesis en la médula ósea responde a las necesidades fluctuantes de las células sanguíneas y mantiene el tamaño de la masa de células sanguíneas circulantes. Los factores de crecimiento median este proceso mediante la regulación del índice de proliferación celular, principalmente en el compartimento de la célula progenitora (fig. 18-1).

Las alteraciones en una o más poblaciones de células sanguíneas (p. ej., pancitopenia posterior a quimioterapia, especialmente neutropenia, condicionamiento ablativo previo al trasplante de médula ósea e insuficiencia renal; v. más adelante) responden al tratamiento con varios factores de crecimiento, incluyendo el factor estimulante de colonias de granulocitos-macrófagos (GM-CSF), el factor estimulante de colonias de granulocitos (G-CSF) y la eritropoyetina (EPO). Cuando la EPO es liberada por las células peritubulares intersticiales renales en respuesta a la hipoxia, ésta activa a las células progenitoras eritroides.

Las células progenitoras maduran y se convierten en células precursoras o **blastos.** Iniciando en la etapa precursora, y continuando más allá, las células son morfológicamente reconocibles en términos de su linaje.

La maduración de las células precursoras hacia células maduras conlleva cambios nucleares progresivos y maduración citoplásmica para reflejar las funciones celulares (p. ej., el transporte de oxígeno en los eritrocitos, enzimas citotóxicas en los neutrófilos). Al mismo tiempo, aparecen proteínas/antígenos de superficie celular relacionados con el linaje. Tales antígenos específicos ayudan a identificar tanto los tipos de células como las etapas de maduración.

Después de su maduración, las células hematopoyéticas abandonan el ambiente de la médula ósea a través de los sinusoides y acceden a la circulación sanguínea. El mecanismo de liberación celular en la médula ósea responde a las necesidades de la circulación periférica y puede proporcionar rápidamente un aumento de células maduras en una urgencia (p. ej., eritrocitos

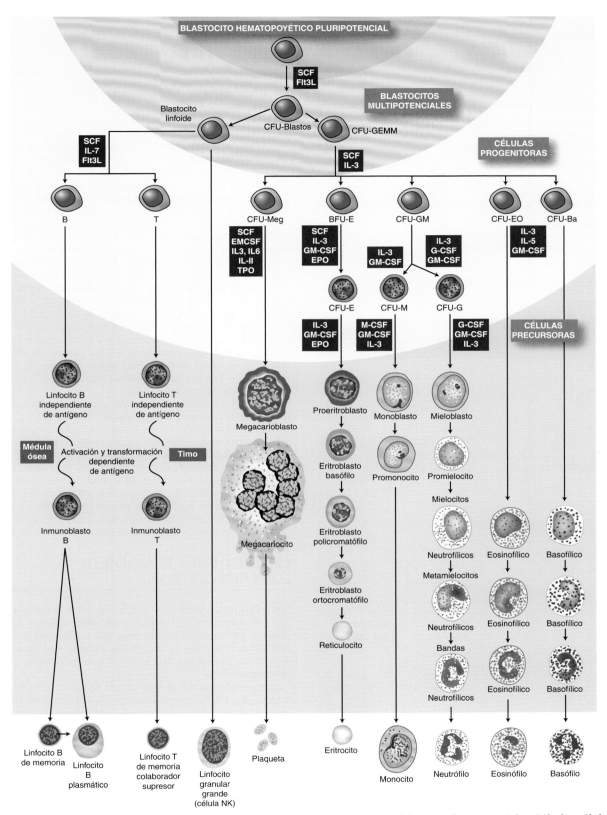

FIGURA 18-1. Diferenciación y maduración celular de los componentes linfoide y mieloide del sistema hematopoyético. Sólo las células precursoras (blastos y células en maduración) son identificables mediante la evaluación de la médula ósea con el microscopio de luz. BFU, unidad formadora de brotes; CFU, unidad formadora de colonias (Ba, basófilos; E, eritroide; Eo, eosinófilos; G, leucocitos polimorfonucleares; GM, granulocitos-monocitos; M, monocito/macrófagos; Meg, megacariocítico); CSF, factor estimulante de calorías; EPO, eritropoyetina; GM-CSF, factor estimulante de colonias de granulocitos-macrófagos; IL, interleucina; NK, *linfocito natural* (natural killer); SCF, factor del blastocito; TPO, trombopoyetina.

Tabla 18-1

Médula ósea normal del adulto (edad de 18 a 70 años)

Relación entre grasa y células: 50:50 ± 15 %

Relación entre mieloide y eritroide: 2:1-5:1

Distribución celular (% del área superficial)

Células grasas: 35-65 %

Serie eritroide: 10-20 %

Serie granulocitaria (mieloide): 40-65 %

Megacariocitos: 2-5/por campo de gran aumento

Células plasmáticas: < 3 % de las células nucleadas

Linfocitos: < 20 % de las células nucleadas

No hay fibrosis

Tabla 18-2

Recuento completo de sangre: valores normales del adulto

Eritrocitos

Hemoglobina	Hombres, 14-18 g/dL	
	Mujeres, 12-16 g/dL	
Hematócrito	Hombres, 40-54 %	
	Mujeres, 35-47 %	
Recuento de eritrocitos	Hombres, 4.5-6 × 10^6/μL	
	Mujeres, 4-5.5 × 10^6/μL	
Reticulocitos	0.5-2.5 %	
Índices		
Volumen corpuscular medio	82-100 μm^3	
Hemoglobina corpuscular media	27-34 pg	
Concentración de hemoglobina corpuscular media	32-36 %	

Leucocitos	Recuento absoluto/μL	Recuento diferencial (%)
Leucocitos	4 000-11 000	
Granulocitos neutrófilos	1 800-7 000	50-60
Neutrófilos en banda	0-700	2-4
Linfocitos	1 500-4 000	30-40
Monocitos	0-800	1-9
Basófilos	0-200	0-1
Eosinófilos	0-450	0-3

Plaquetas

Valor normal cuantitativo: 150 000-400 000/μL

Estimación cualitativa en el frotis: número de plaquetas/campo de inmersión en aceite × 10 000 = recuento plaquetario estimado

Relación normal de los eritrocitos con respecto a las plaquetas: 15:1 a 20:1

y/o reticulocitos durante una hemorragia aguda o neutrófilos en una infección aguda). En las tablas 18-1 y 18-2 se ofrecen los valores de la médula ósea normal del adulto y un recuento completo de sangre.

EVALUACIÓN DE LA MÉDULA ÓSEA

Las biopsias de la médula ósea permiten determinar la cantidad de elementos hematopoyéticos y la arquitectura de la médula (fig. 18-2 A). Los distintos linajes de la médula ósea se identifican y evalúan en los frotis teñidos tomados del líquido aspirado de la médula ósea (fig. 18-2 B). El cociente de las células hematopoyéticas contra la grasa es la **celularidad**, que varía con la edad. En un adulto normal de mediana edad, aproximadamente la mitad de la biopsia de médula ósea en sacabocados consiste en adipocitos; la otra mitad son células hematopoyéticas que se dividen y se diferencian de forma activa. La celularidad de la médula es mayor en niños y menor en los adultos mayores.

La celularidad de la médula ósea consiste principalmente en precursores de granulocitos en maduración, precursores eritroides y megacariocitos, lo que se conoce como hematopoyesis **de tres linajes.** La relación entre las células mieloides y eritroides (es decir, el **cociente M:E**) normalmente es de 2:1 a 5:1 (tabla 18-1). En general hay 2-5 megacariocitos por campo de alto poder. Las cantidades de monocitos, linfocitos y células plasmáticas suelen ser bajas. La médula ósea normal tiene menos del 3 % de células plasmáticas, hasta 20 % de linfocitos y muy pocos mastocitos y macrófagos. Los blastos suelen ser menos del 3 % de las células de la médula en adultos sanos.

Los incrementos en el número de células inmaduras se denominan **desviaciones a la izquierda**.

El número de blastos en la médula ósea ayuda a distinguir estas dos categorías generales, pues en los estados reactivos no se incrementa significativamente el número de blastos en la médula. Además de evaluar la celularidad y las proporciones de los diversos tipos celulares, el examen de la médula ósea también permite evaluar las pruebas de maduración normal de los precursores hematopoyéticos. Finalmente, puede identificarse la infiltración medular de células anómalas, como células tumorales metastásicas, células hematopoyéticas malignas o granulomas infecciosos.

ESTRUCTURA Y FUNCIÓN DE LOS ERITROCITOS

Los eritrocitos, o glóbulos rojos, transportan oxígeno a los tejidos. Son liberados desde la médula como reticulocitos, que son más grandes y tienen un citoplasma gris basófilo más difuso que los eritrocitos maduros. Estas células todavía sintetizan hemoglobina, y los ribosomas necesarios para este proceso confieren la **policromatofilia**.

La membrana del eritrocito está fija a su red citoesquelética interna (fig. 18-3), cuyo defecto conduce a una forma anómala de los eritrocitos y a una vida más corta. Las proteínas transmembrana, que actúan como receptores, canales y fijadoras de otros componentes de la membrana, se insertan en la bicapa de lípidos, así como lo hace el citoesqueleto subyacente. La vida media de los eritrocitos es de 120 días. En los eritrocitos envejecidos se producen cambios en las proteínas de la membrana y los fosfolípidos, los cuales constituyen señales probables de su eliminación por parte de los fagocitos mononucleares.

ESTRUCTURA Y FUNCIÓN DE LAS PLAQUETAS

Las plaquetas derivan de los megacariocitos a través del proceso de formación proplaquetario y de fragmentación. La trombopoyesis

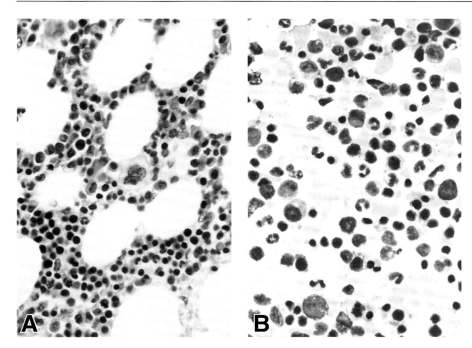

FIGURA 18-2. Médula ósea normal. A. Corte de tejido en el que se muestra la interrelación normal de los elementos celulares hematopoyéticos con respecto a las células grasas, una relación normal entre mieloide y eritroide (2:1) y un megacariocito en el centro del campo (tinción con hematoxilina y eosina). **B.** Frotis de un aspirado de médula ósea del mismo paciente en el que se demuestran elementos hematopoyéticos normales en diferentes etapas de diferenciación (tinción de Wright-Giemsa).

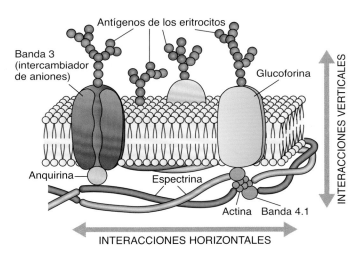

FIGURA 18-3. Estructura de la membrana plasmática eritrocitaria. Numerosas interacciones estabilizan la membrana. Las dos interacciones verticales son la de la espectrina-anquirina-banda 3 y espectrina-proteína 4.1-glucoforina. Las dos conexiones horizontales son de heterodímeros de espectrina y de espectrina-actina-proteína 4.1.

requiere el microambiente medular y la estimulación de la trombopoyetina. La trombopoyetina, que es producida por el hígado, se une al receptor de trombopoyetina, c-Mpl, para estimular la proliferación y diferenciación del megacariocito. Los megacariocitos maduros sufren formación proplaquetaria y fragmentación para liberar de 1 000-4 000 plaquetas anucleadas (*v.* también la sección «Hemostasia y Trombosis», más adelante).

ESTRUCTURA Y FUNCIÓN DE LOS NÓDULOS LINFÁTICOS Y LOS LINFOCITOS

El sistema linfoide consiste en linfocitos T y B circulantes, linfocitos citolíticos naturales (NK, *natural killer*) y órganos linfoides

secundarios, que incluyen principalmente los nódulos linfáticos, el bazo y el timo. Además de las amígdalas de la bucofaringe y la nasofaringe (anillo de Waldeyer), también están presentes agregados de tejido linfoide organizado, conocidos como tejido linfoide asociado a las mucosas (MALT, *mucosa-associated lymphoid tissue*), en sitios extranodulares como el tubo digestivo, los pulmones y la piel. Las placas de Peyer del íleon terminal representan un ejemplo prototipo de MALT.

Los tres tipos principales de linfocitos (T, B y linfocitos NK) derivan de blastocitos linfoides de la médula ósea (fig. 18-1). Los linfocitos T maduran y se diferencian en el timo, mientras que los linfocitos B se someten a activación, transformación y selección en los nódulos linfáticos y el bazo. Los linfocitos NK no atraviesan una fase de «educación tímica o nodular», y en lugar de ello se liberan a la circulación general, donde son reconocidos como grandes linfocitos granulares. El desarrollo de los linfocitos se relaciona con una secuencia sometida a un control muy estrecho en la expresión y el silenciamiento génicos. Este proceso resulta en una ganancia secuencial y pérdida de expresión de antígenos nucleares, citoplasmáticos y/o superficiales en tales células. El patrón de la expresión antigénica identifica al linaje y la etapa de maduración de las células linfoides sanas y neoplásicas.

Los linfocitos de la circulación entran en la corteza nodular por migración a través de las células endoteliales altas de las vénulas poscapilares de la **paracorteza**. Los linfocitos T tienden a permanecer en la **paracorteza**, mientras que los linfocitos B se alojan en los **centros germinales foliculares**.

La corteza rica en linfocitos B contiene dos tipos de folículos: (1) folículos con inactividad inmunitaria, que se denominan **folículos primarios,** y (2) folículos con actividad inmunitaria, denominados **folículos secundarios.** Los primeros consisten en agregados cohesivos de pequeños linfocitos sin centros germinales bien definidos o zonas del manto. Los folículos secundarios contienen centros germinales, en los cuales grandes linfocitos sin dividir (**centroblastos**) se mezclan con linfocitos pequeños y más grandes con núcleos escindidos (**centrocitos**). Las células dendríticas interdigitantes procesan y presentan antígenos a los linfocitos T (fig. 18-4).

Las **células progenitoras de los linfocitos B** se originan en la médula ósea (fig. 18-5), donde están presentes en pequeñas cantidades. Expresan los antígenos superficiales del linfocito

B temprano **CD10** (antígeno común de la leucemia aguda y del linfoma) y **CD19**, así como el **antígeno nuclear desoxinucleotidiltransferasa terminal**. Estas células carecen o expresan de forma mínima el CD20, un marcador que se encuentra en niveles altos en las poblaciones de linfocitos B más maduros, y también pueden carecer de la expresión de las cadenas ligeras de inmunoglobulinas superficiales. Pueden observarse números incrementados de hematogonias durante las infecciones virales y en la recuperación de la médula ósea después de quimioterapia o de un trasplante de blastocitos.

Una fracción de los linfocitos B derivados de la médula ósea se aloja de manera subsecuente en los centros germinales de los nódulos linfáticos, donde se desarrollan de manera adicional y se produce la selección. De modo específico, los linfocitos B con suficiente afinidad por los antígenos sobreviven a la reacción del centro germinal y terminan por abandonar el compartimento folicular.

A medida que los linfocitos B maduran, los genes de las cadenas pesadas de inmunoglobulina se redistribuyen en preparación para la síntesis de moléculas de IgM. En los linfocitos B precursores (progenitores), la IgM se expresa en el citoplasma. Los linfocitos B maduros expresan los antígenos de todos los linfocitos B, CD19, CD20 y CD22, y las cadenas liviana y pesada de las inmunoglobulinas de superficie. Después de la activación y la expansión clonal en los centros germinales, los linfocitos B migran a los cordones medulares dependientes del linfocito B de los nódulos linfáticos y se convierten en **células plasmáticas** se-

cretoras de inmunoglobulina o salen de los nódulos linfáticos como **linfocitos B de memoria**.

Las células plasmáticas tienen núcleos excéntricos con la cromatina en grumos marginada en la membrana nuclear, lo que de manera tradicional se describe como «cromatina en carátula de reloj».

El abundante citoplasma de color azul púrpura de las células plasmáticas muestra con frecuencia una zona clara paranuclear, que representa al complejo de Golgi. Las células plasmáticas no expresan más CD20 o inmunoglobulina superficial.

Los blastocitos linfoides que migran desde la médula ósea al timo se exponen a numerosas hormonas tímicas que inducen la expresión secuencial de todos los antígenos de superficie del linfocito T como CD2, CD3, CD5 y CD7, y CD4 o CD8 (fig. 18-6). La recombinación de los genes del receptor del linfocito T genera diversas poblaciones de linfocitos T, cada uno de los cuales tiene la capacidad de reconocer un antígeno. Los linfocitos T sin la capacidad de reconocer antígenos extraños con una alta afinidad y los linfocitos T que reconocen autoantígenos se seleccionan de forma negativa y se someten a apoptosis. Cuando están maduros y «educados», los linfocitos T migran desde el timo a los nódulos linfáticos, el bazo y la sangre periférica para convertirse en **linfocitos T postímicos.**

Los linfocitos NK, un pequeño subgrupo del fondo total linfocitario con ausencia de los antígenos usuales de los linfocitos T o B, son efectores citotóxicos que no requieren reconocimiento antigénico para iniciar su función destructora. Son grandes

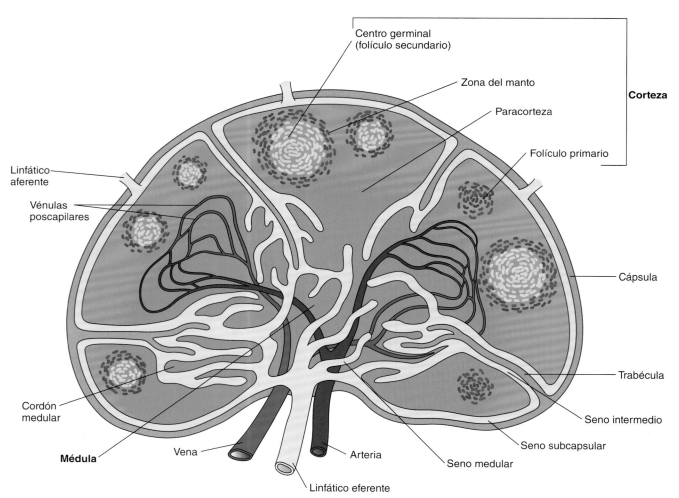

FIGURA 18-4. Estructura del nódulo linfático normal.

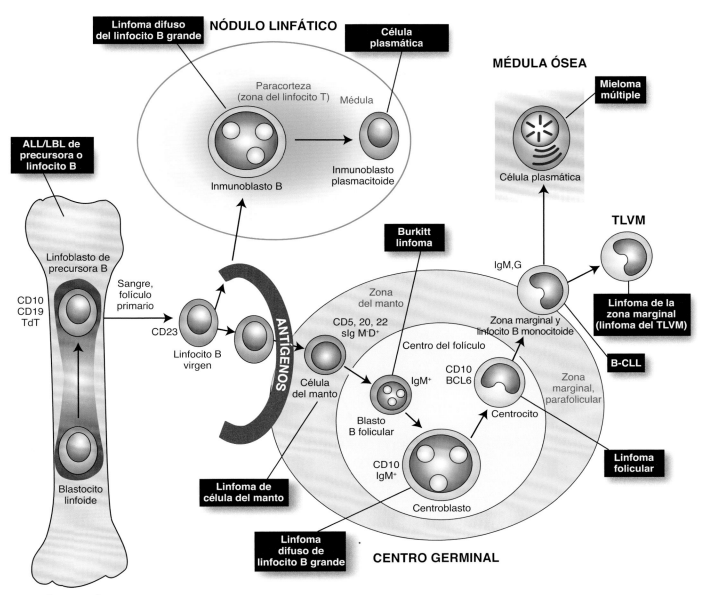

FIGURA 18-5. Vía de la diferenciación del linfocito B normal y de las neoplasias correspondientes del linfocito B. Después del blastocito linfoide y de la etapa precursora en la médula ósea, los linfocitos B maduran en linfocitos B vírgenes y se dirigen a los órganos linfoides secundarios (de manera primaria, los nódulos linfáticos). La reacción del centro germinal representa una plataforma importante para las mutaciones en el gen de la región variable de la inmunoglobulina, un cambio en la cadena pesada de la Ig y la diferenciación en células plasmáticas y en linfocitos B de memoria. Se muestran los marcadores de designación grupal (CD). Los inmunoblastos de linfocitos B y los inmunoblastos plasmacitoides residen en la paracorteza rica en linfocitos T y la médula, respectivamente. Los linfocitos B de la zona marginal se dirigen a sitios con tejido linfoide vinculado con las mucosas (TLVM) y a la médula ósea. La transformación neoplásica se produce en todas las fases de la diferenciación del linfocito B. ALL/LBL, leucemias linfoblásticas agudas/linfoma; B-CLL, leucemia linfocítica crónica por linfocito B; Ig, inmunoglobulina; TdT, desoxinucleotidiltransferasa terminal.

linfocitos con citoplasma granular (**linfocitos granulares grandes**). Difieren de los linfocitos T maduros por su falta de expresión de CD3 de superficie y por poseer otros antígenos superficiales, como CD16 y CD56.

ANEMIA

La anemia es una reducción en la masa de eritrocitos circulantes y se diagnostica mediante la demostración de una reducción en la hemoglobina, el hematócrito o en el recuento de eritrocitos. La anemia conduce a una disminución del transporte de oxígeno en la sangre y acaba por causar hipoxia hística. Las anemias se clasifican en tres grupos con base al tamaño de las células: (1) **microcítica** (volumen corpuscular medio [VCM] disminuido), (2) **normocítica** y (3) **macrocítica** (volumen corpuscular medio incrementado) (tabla 18-3). En muchas anemias, el análisis de los frotis sanguíneos puede mostrar formas anómalas de eritrocitos (**poiquilocitos**). Las anemias pueden desencadenarse a partir de cuatro mecanismos diferenciados (tabla 18-4):

MÉDULA ÓSEA   **TIMO**

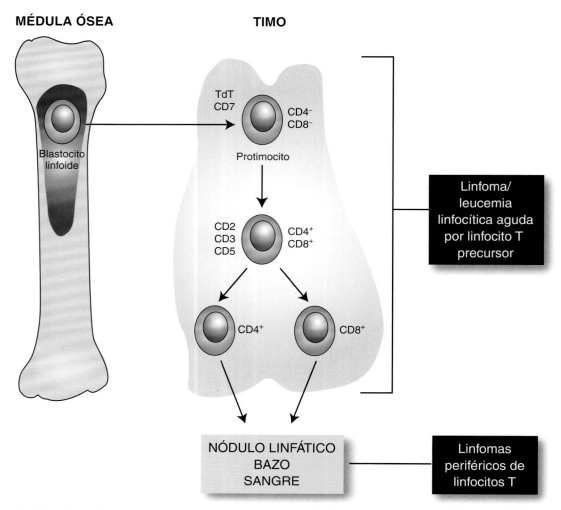

FIGURA 18-6. Vías del desarrollo del linfocito T normal y de las neoplasias correspondientes por linfocito T. CD, designación grupal; TdT, desoxinucleotidiltransferasa terminal.

- Pérdida aguda de sangre.
- Producción disminuida de eritrocitos por la médula ósea, ya sea por defectos en el blastocito o en la célula progenitora.
- Hematopoyesis ineficaz con liberación reducida de eritrocitos de la médula.
- Aumento de la destrucción de eritrocitos fuera de la médula, ya sea por causas intrínsecas a los eritrocitos o por una causa externa. Las anemias relacionadas con la destrucción aumentada de eritrocitos se caracterizan, generalmente, por cifras más altas de reticulocitos (**reticulocitosis**) como respuesta a la hipoxia.

Anemia secundaria a pérdida sanguínea aguda

La anemia aguda refleja la pérdida de sangre desde el compartimento intravascular. Las manifestaciones iniciales de la pérdida sanguínea aguda reflejan la pérdida de volumen y la perfusión hística disminuida. Dado que se pierde sangre completa, inicialmente la gravedad de la anemia puede pasar desapercibida. Sin embargo, a las 24-48 h de producida la hemorragia significativa, se moviliza líquido desde localizaciones extravasculares al espacio intravascular para restaurar el volumen sanguíneo total. Es en este momento cuando la extensión de la anemia se vuelve aparente, ya que la restitución de los eritrocitos no es tan rápida. Si el sangrado causal se detiene, la hiperplasia eritroidea de la médula ósea dirigida por la EPO debe corregir la anemia gradualmente.

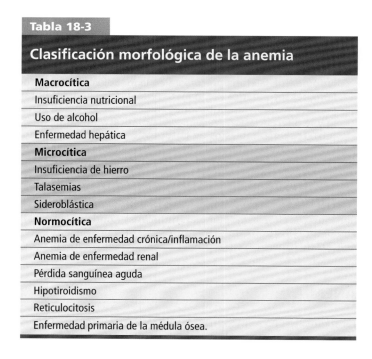

Tabla 18-3
Clasificación morfológica de la anemia
Macrocítica
Insuficiencia nutricional
Uso de alcohol
Enfermedad hepática
Microcítica
Insuficiencia de hierro
Talasemias
Sideroblástica
Normocítica
Anemia de enfermedad crónica/inflamación
Anemia de enfermedad renal
Pérdida sanguínea aguda
Hipotiroidismo
Reticulocitosis
Enfermedad primaria de la médula ósea.

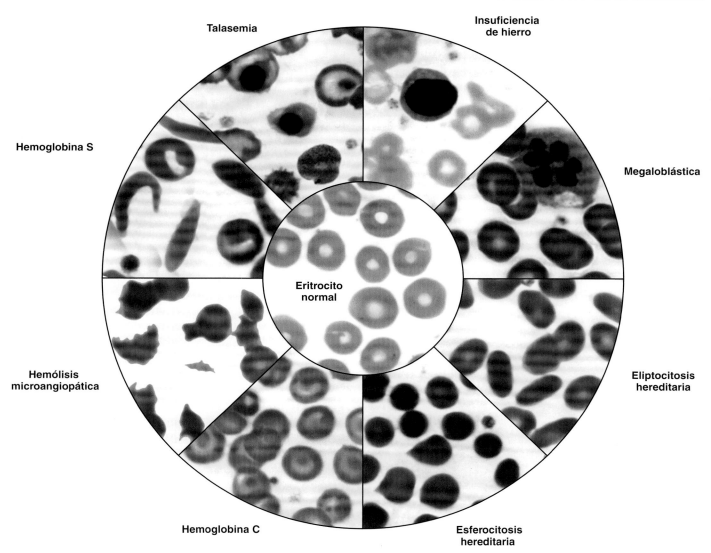

FIGURA 18-7. Morfología anómala del eritrocito y su relación con diferentes tipos de anemia. La morfología del eritrocito normal se muestra en el centro. **De acuerdo con las agujas del reloj desde las 12:00. A. Insuficiencia de hierro (alteración en la síntesis de hemoglobina; falta de hierro):** eritrocitos hipocrómicos, microcíticos. Se presenta un linfocito pequeño a manera de comparación. **B. Anemia megaloblástica (alteración en la síntesis de ADN, a menudo causada por la insuficiencia de vitamina B$_{12}$ o ácido fólico):** macrocitos ovales, algunas células de forma irregular y neutrófilos hipersegmentados). **C. Eliptocitosis hereditaria (defecto de membrana):** eliptocitos. **D. Esferocitosis hereditaria (defecto de membrana):** los esferocitos carecen de palidez central. **E. Enfermedad de la hemoglobina C (cadenas anómalas de globina):** células en blanco. **F. Hemólisis microangiopática (daño mecánico a los eritrocitos; coagulación intravascular diseminada [CID], púrpura trombocitopénica trombocítica [PTT], secuelas de una prótesis valvular cardiaca):** esquistocitos/fragmentos. **G. Enfermedad de células falciformes (hemoglobina S) (cadenas anómalas de globina):** células falciformes. **H. Talasemia (alteración en la síntesis de hemoglobina):** eritrocitos hipocrómicos microcíticos; poiquilocitosis; punteado basofílico; células en blanco, eritrocitos nucleados.

El examen de los frotis sanguíneos revela anomalías inespecíficas en los eritrocitos, pero se observa policromasia durante la fase de recuperación.

Anemia secundaria a disminución de la producción de eritrocitos

Algunos trastornos en los cuales se produce una disminución de la producción de eritrocitos son enfermedades heredadas o adquiridas de los blastocitos hematopoyéticos o sus derivados, como la anemia por insuficiencia de hierro.

Anemia por insuficiencia de hierro

La insuficiencia de hierro interfiere en la síntesis normal del hemo (hemoglobina) y conduce al deterioro de la eritropoyesis y a anemia. La insuficiencia de hierro es la causa más común de anemia en todo el mundo. La insuficiencia de hierro se asocia con anemia microcítica e hipocrómica (fig. 18-8). Muchas afecciones causan insuficiencia de hierro. En lactantes y niños, el hierro dietético puede ser insuficiencia para el crecimiento y el desarrollo. La necesidad de hierro también se incrementa durante el **embarazo** y la **lactancia**. En adultos, la insuficiencia de hierro es consecuencia

Tabla 18-4

Clasificación fisiopatológica de la anemia

Pérdida aguda de sangre

Producción disminuida

Defectos del blastocito y la célula progenitora

Insuficiencia de hierro

Anemia de la enfermedad crónica

Anemia aplásica

Aplasia pura de eritrocitos

Hemoglobinuria paroxística nocturna

Leucemias

Síndromes mielodisplásicos

Infiltración medular

Envenenamiento con plomo

Anemia de la enfermedad renal

Hematopoyesis ineficaz

Anemia megaloblástica

Síndromes mielodisplásicos

Talasemia

Destrucción aumentada

Intracorpuscular

Defecto de la membrana

Defecto enzimático

Hemoglobinopatías

Extracorpuscular

Inmunitaria

Autoinmunitaria

Aloinmunitaria

No inmunitaria

Mecánica

Hiperesplenismo

Infecciosa

Química

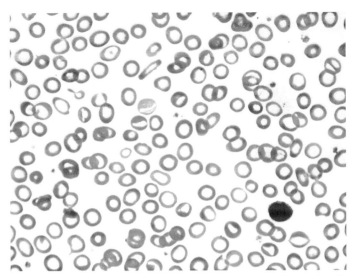

FIGURA 18-8. Anemia hipocrómica microcítica causada por insuficiencia de hierro. Los eritrocitos presentan un tamaño significativamente menor que el núcleo de un linfocito pequeño y tienen mayor palidez central (la palidez central normal es de alrededor de una tercera parte del diámetro del eritrocito).

Anemia de la enfermedad crónica

La anemia de la enfermedad crónica es de leve a moderada y está relacionada con afecciones inflamatorias crónicas y malignas. Los eritrocitos son a menudo normocíticos y normocrómicos, pero pueden ser microcíticos. El recuento de reticulocitos no aumenta de manera proporcional con el grado de la anemia. La enfermedad crónica provoca un uso ineficaz del hierro almacenado en los macrófagos en la médula ósea, lo que resulta en una insuficiencia férrica funcional, aunque el almacenamiento de hierro pueda ser normal o incluso estar aumentado. Otros factores que pueden contribuir a la anemia son una disminución del periodo de vida eritrocitario, la respuesta renal de la EPO embotada a la hipoxia hística y una respuesta menor de la médula ósea a la eritropoyetina. Las citocinas inflamatorias (lactoferrina, IL-1, factor de necrosis tumoral α [TNF-α] e interferón) pueden interferir en la movilización del hierro.

Anemia de la enfermedad renal

La anemia de la enfermedad renal crónica es normocítica y normocrómica; la gravedad es proporcional al grado de deficiencia renal. En algunas ocasiones, pueden observarse eritrocitos con membranas celulares festoneadas (**células de Burr**). Si la deficiencia renal se debe a hipertensión maligna, los eritrocitos pueden estar fragmentados y formar esquistocitos. En algunos pacientes con enfermedades renales crónicas, la disminución de la producción renal de EPO causa anemia. La «toxina urémica», que suprime a los precursores eritroides, y un componente hemolítico menor pueden contribuir a la anemia de la enfermedad renal crónica. La administración de EPO recombinante es el tratamiento de elección.

Anemia relacionada con infiltración medular (anemia mieloptísica)

La anemia mieloptísica es una anemia hipoproliferativa y normocítica, de moderada a grave, asociada con la infiltración de la médula ósea por una diversidad de procesos. Se caracteriza por la presencia de anisopoiquilocitosis y células en forma de lágrimas. Se observan con frecuencia granulocitos y eritrocitos

típica de la pérdida crónica de sangre o, menos comúnmente, de la **hemólisis intravascular**. En la mujer en edad reproductiva, la **pérdida de sangre ginecológica** (menstruación, parto, sangrados vaginales) es lo más común. En la mujer posmenopáusica y los hombres, la insuficiencia de hierro inexplicada debería motivar el estudio exhaustivo e inmediato del tubo digestivo en busca de **lesiones tumorales o vasculares**, ya que es el sitio más común de pérdida crónica de sangre.

La variación en el tamaño (**anisocitosis**) y la forma (**poiquilocitosis**) resulta en un incremento de la variabilidad en la anchura de los eritrocitos. La insuficiencia de hierro causa un defecto en la producción de eritrocitos, por lo que se presenta hiperplasia eritroide medular sin observarse reticulocitosis en la sangre. Los síntomas de la insuficiencia de hierro son los de la anemia en general. A medida que la enfermedad avanza, pueden encontrarse una lengua lisa y brillante (**glositis atrófica**) e inflamación en los ángulos de la boca (**estomatitis angular**), así como una deformidad en forma de cuchara de las uñas de los dedos de la mano (**coiloniquia**). El tratamiento incluye la corrección de la fuente de la pérdida crónica de sangre y la suplementación oral de hierro.

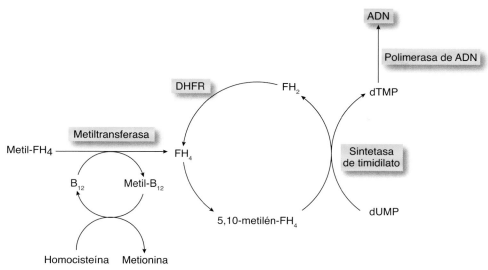

FIGURA 18-9. Interrelación entre el ácido fólico y la vitamina B$_{12}$. La transferencia de un carbono mediada por el ácido fólico metila al dUMP a dTMP, el cual entonces se usa para sintetizar ADN. Para ingresar en este sitio, el folato (metil-FH$_4$) es desmetilado a FH$_4$, lo que activa a la vitamina B$_{12}$ como el cofactor. En consecuencia, tanto la insuficiencia de vitamina B$_{12}$ como del ácido fólico llevan a un deterioro en la síntesis del ADN y a la anemia megaloblástica. DHFR, reductasa de dihidrofolato. dTMP, monofosfato de desoxitimidina; dUMP, monofosfato de desoxiuridina; FH$_2$, dihidrofolato; FH$_4$, tetrahidrofolato.

nucleados inmaduros circulantes (**leucoeritroblastosis**). Cualquier proceso infiltrativo (p. ej., mielofibrosis primaria o secundaria, enfermedades malignas hematológicas, carcinoma metastásico o una enfermedad granulomatosa) puede reemplazar a los elementos hematopoyéticos normales y causar anemia (y, con frecuencia, también leucopenia y trombocitopenia). En un intento por mantener la producción de células sanguíneas, puede desarrollarse hematopoyesis extramedular, la mayoría de las veces en el bazo y el hígado.

Anemia secundaria a la producción ineficaz de eritrocitos

Varias anemias reflejan una producción eritrocitaria anómala causada por una hematopoyesis ineficaz. Se forman suficientes precursores eritrocitarios en la médula ósea, pero los eritrocitos no entran en la circulación.

Anemias megaloblásticas

Las anemias megaloblásticas son causadas por la alteración de la síntesis de ADN, en general debida a insuficiencia de vitamina B$_{12}$ o ácido fólico. El folato y la vitamina B$_{12}$ (cianocobalamina) son críticos en la síntesis normal de ADN (para detalles bioquímicos, *v.* fig. 18-9). Todos los tipos celulares proliferativos, incluyendo los precursores mieloides y las células de la mucosa cervical y gastrointestinal, se ven afectadas. Sumado a la insuficiencia vitamínica, Algunos quimioterápicos (metrotexato, hidroxiurea) o fármacos antirretrovirales (5-azacitidina) también pueden ser responsables. Aunque raramente, puede haber defectos hereditarios en el metabolismo de las purinas o pirimidinas. La demanda de ácido fólico está aumentada en el embarazo, la lactancia, los periodos de crecimiento rápido y en los procesos hemolíticos crónicos; durante estos momentos, puede presentarse insuficiencia a menos que se proporcione suplementación de folato. Las enfermedades intestinales primarias (enfermedad intestinal inflamatoria, esprúe) pueden interferir con la absorción del ácido fólico.

Las manifestaciones hematológicas de la insuficiencia de ácido fólico y de vitamina B$_{12}$ son idénticas. Con la alteración en la síntesis de ADN, el desarrollo nuclear está retrasado, aunque el citoplasma madura normalmente. Esto conduce a **asincronía**

nuclear-citoplasmática y da lugar a la formación de precursores de grandes eritrocitos nucleados (**megaloblastos**). Dado que estas células no maduran lo suficiente como para ser liberadas a la sangre, sufren destrucción intramedular. Los eritrocitos liberados son macrocíticos (fig. 18-10). La serie mieloide muestran una asincronía similar, con bandas gigantes y metamielocitos, y núcleos hipersegmentados en los granulocitos maduros. Los megacariocitos también pueden ser grandes. El grado de anemia varía, pero puede ser grave. Los eritrocitos son macrocíticos y pueden ser ovales (macrocitos ovales). La anisopoiquilocitosis suele ser marcada y pueden verse células en lágrimas. Los neutrófilos circulantes muestran con frecuencia hipersegmentación nuclear (más de cinco lóbulos). No se produce aumento de los reticulocitos.

Los humanos no pueden sintetizar la vitamina B$_{12}$ y deben obtenerla de la dieta. Está presente en una variedad de fuentes de alimentos animales y es producida por microorganismos intestinales. La absorción adecuada de esta vitamina requiere del

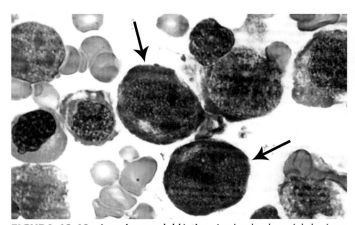

FIGURA 18-10. Anemia megaloblástica. Aspirado de médula ósea de un paciente con insuficiencia de vitamina B$_{12}$ (anemia perniciosa) en el que se advierten precursoras eritroides megaloblásticas muy evidentes (*flechas*).

factor intrínseco, que está en el estómago (*v.* cap. 11) y la protege de la degradación por las enzimas intestinales (fig. 18-11).

La ingesta dietética inadecuada de vitamina B_{12} es rara generalmente, ocurre sólo en vegetarianos estrictos (veganos). Con mayor frecuencia, la insuficiencia del factor intrínseco altera su absorción.

La **anemia perniciosa**, un trastorno autoinmunitario en el que los pacientes desarrollan anticuerpos contra las células parietales y el factor intrínseco, causa la insuficiencia de factor intrínseco. Los anticuerpos contra las células parietales también conducen a la gastritis atrófica con aclorhidria. Los trastornos intestinales primarios (enfermedad intestinal inflamatoria) o una operación intestinal previa (derivación ileal) pueden afectar la absorción de la vitamina B_{12}.

Tanto si se debe a una insuficiencia de vitamina B_{12} como de ácido fólico, la presentación clínica de la anemia megaloblástica es similar. En general, la insuficiencia de folato se desarrolla con más rapidez (meses) que la insuficiencia de vitamina B_{12} (años). La diferencia de mayor importancia clínica son los síntomas neurológicos que se producen con la insuficiencia de vitamina B_{12} (no con la de folato), debido a la desmielinización de las columnas posterior y lateral de la médula espinal (degeneración combinada subaguda). Esto puede causar alteraciones sensoriales y motoras (*v.* cap. 24), que pueden ser irreversibles a menos que se traten rápidamente.

Talasemia

Las talasemias son anemias congénitas causadas por la alteración de la síntesis, o la ausencia, de cadenas de globina. Con base en la cadena de globina afectada, se clasifican en talasemia β (producción defectuosa de la cadena β), talasemia α (producción defectuosa de la cadena α) y en talasemia β/δ. En una proporción muy baja de casos de talasemia, hay variantes estructurales en la hemoglobina que producen globinas inestables. Como de manera habitual las cadenas α y β se emparejan para formar tetrámeros

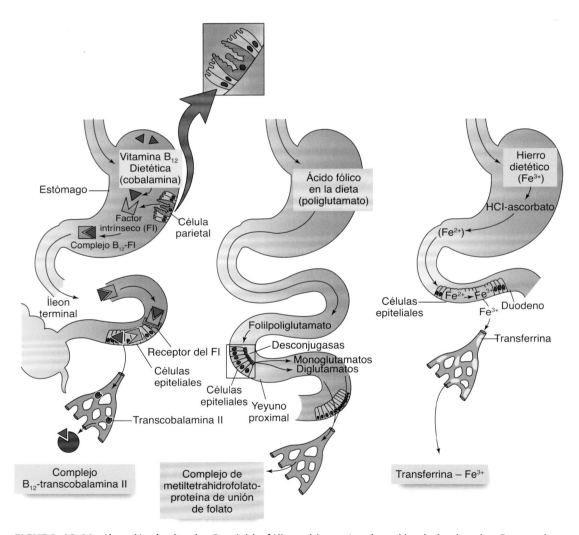

FIGURA 18-11. Absorción de vitamina B_{12}, ácido fólico y hierro. La absorción de la vitamina B_{12} requiere la formación de un complejo inicial con factor intrínseco (FI), producido por las células parietales de la mucosa gástrica. De ese modo tiene lugar la absorción en el íleon terminal, donde existen receptores del complejo FI-B_{12}. La enzima conjugasa conjuga el ácido fólico dietético y lo convierte en poliglutamato. La absorción tiene lugar en el yeyuno después de la desconjugación en la luz intestinal. La reducción y la metilación resultan en la generación de metiltetrahidrofolato, el cual es transportado por la proteína de unión de folato. El hierro férrico dietético (Fe^{3+}) es reducido a hierro ferroso (Fe^{2+}) en el estómago y se absorbe sobre todo en el duodeno. La transferrina transporta el hierro en la circulación.

de hemoglobina, la falta de un tipo de cadena produce cadenas de globina normales no emparejadas en los eritrocitos talasémicos. En la talasemia β, las cadenas α resultantes forman una estructura inestable que se precipita en las membranas celulares, lo que produce una fragilidad excesiva del eritrocito y la destrucción eritrocitaria dentro de la médula ósea.

En la talasemia α, hay un exceso de cadenas β (en la vida extrauterina) que llevan a hemoglobinas compuestas sólo de cadenas β. En la vida intrauterina, el exceso de cadenas γ condiciona la síntesis de hemoglobinas compuestas sólo de cadenas γ. En ambos casos, hay una destrucción excesiva de eritrocitos por hemólisis.

La talasemia es más común alrededor del mar Mediterráneo, en especial en Italia y Grecia, y en áreas donde el paludismo ha sido endémico. La heterocigosidad para la talasemia puede ayudar a proteger contra el paludismo, aumentando así el potencial reproductivo de los heterocigotos.

La hemoglobina normal contiene cuatro cadenas de globina: dos cadenas α y dos cadenas que no son α. Se encuentran tres variantes normales de la hemoglobina, basados en la naturaleza de las cadenas no α (fig. 18-12). La hemoglobina A ($\alpha_2\beta_2$) representa del 95-98 % del total en los adultos; también están presentes cantidades menores de hemoglobina F ($\alpha_2\gamma_2$) y A_2 ($\alpha_2\delta_2$). En la tabla 18-5 se muestran los diferentes tipos de hemoglobina y las cadenas de globina que contribuyen a cada uno de ellos.

Talasemia β

La talasemia β homocigota (**anemia de Cooley**) se caracteriza por una anemia hipocrómica microcítica moderada a grave (figs. 18-13).

El trastorno es heterogéneo y con más frecuencia se debe a mutaciones puntuales en la región promotora del gen de la globina β, en un sitio de empalme u otras regiones de codificación. Asimismo, la creación de un codón de detención inapropiado puede originar anemia de Cooley. En ocasiones, una mutación también puede afectar al gen adyacente de la globina δ, lo que condiciona la aparición de una talasemia β-δ. En el tipo β°, la hemoglobina fetal representa la mayor parte de la hemoglobina, aunque también están presentes niveles incrementados (5-8 %) de hemoglobina A_2. En el caso del tipo β_1, puede detectarse parte de hemoglobina A (según la naturaleza del defecto subyacente), y la hemoglobina A_2 está levemente aumentada. Un incremento modesto en la hemoglobina A_2 es característico de todas las formas de talasemia β, ya que los genes de la globina δ están regulados al alza.

La talasemia β se caracteriza por un exceso marcado de cadenas α, las cuales forman tetrámeros inestables (α_4) que precipitan en el citoplasma de los precursores eritroides en desarrollo.

Los frotis sanguíneos muestran microcitosis, hipocromía y anisopoiquilocitosis notable (tamaño y forma desiguales). Son habituales las células objetivo, punteado basófilo y normoblastos circulantes (en especial después de la esplenectomía). La afinidad aumentada por el oxígeno de la hemoglobina F y la anemia subyacente afectan la liberación de oxígeno y condicionan el aumento de la EPO. Esta última causa hiperplasia eritroide marcada de la médula ósea.

El espacio medular se expande, lo que produce deformidades óseas faciales y craneales. La hematopoyesis extramedular contribuye a la hepatoesplenomegalia y a la formación de masas de tejido laxo. La eritropoyesis excesiva conduce a incrementar la absorción de hierro, el cual, junto con las transfusiones repetidas, crea una sobrecarga férrica. El exceso de depósito de hierro en los tejidos es una causa mayor de morbilidad y mortalidad en los pacientes talasémicos y, con frecuencia, requiere una terapia de quelación agresiva.

La **talasemia β heterocigota** (portador heterocigoto de talasemia β) se asocia con microcitosis e hipocromía. La anemia suele ser leve o incluso estar ausente. La mayoría de los pacientes

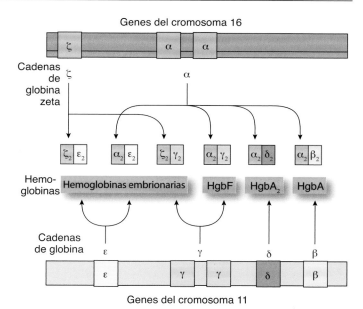

FIGURA 18-12. Esquema del ensamblaje de la hemoglobina usando cadenas de globina codificadas en los cromosomas 11 y 16.

muestran asintomáticos, pero se produce un aumento de la absorción de hierro.

Talasemia α

La causa más frecuente de las talasemias α son las deleciones génicas de uno o más de los cuatro genes de globina α. La genética de varias talasemias α se ilustra en la figura 18-14.

La talasemia α se relaciona con un exceso de cadenas β o γ, las cuales entonces pueden formar la hemoglobina tetramérica H (β4) y la hemoglobina Bart (γ4). Las hemoglobinas H y Bart son inestables y precipitan en el citoplasma, lo que forma los cuerpos de Heinz, pero en un grado menor que con los tetrámeros α4.

Los tipos de talasemia α dependen del número de genes afectados:

- El **portador silente de talasemia** α (un gen afectado) es difícil de diagnosticar debido a que la única anomalía hematológica de los pacientes son las cantidades bajas de hemoglobina Bart, que sólo se detectan en la niñez. No hay anemia, y los pacientes son asintomáticos.
- El **rasgo de talasemia** α (dos genes afectados) se relaciona con una anemia microcítica leve. La hemoglobina A_2 no está aumentada, lo que permite distinguir entre los rasgos de talasemia α y β. Puede observarse hasta un 5 % de hemoglobina Bart durante la lactancia. Hay dos fenotipos diferentes posibles en la talasemia α heterocigota. Puede ser un solo gen con deleción de cada cromosoma 16 o, de manera alternativa, ambos genes pueden presentar deleciones en el mismo cromosoma 16. Desde el punto de vista clínico, ambos genotipos presentan similitudes, pero la talasemia α homocigota (v. más adelante) sólo puede desarrollarse si ambos genes sufren deleciones en el mismo cromosoma.
- La **enfermedad por hemoglobina H** (tres genes afectados) se relaciona con una anemia microcítica moderada. La hemoglobina Bart está aumentada (hasta un 25 % en la lactancia) y pueden detectarse niveles variables de hemoglobina H. Los precipitados de la hemoglobina H (cuerpos de Heinz) también pueden constatarse mediante tinciones supravitales de un frotis sanguíneo.
- La **talasemia α homocigota** (cuatro genes afectados), también se denomina hidropesía fetal α, y es incompatible con la vida. Los lactantes afectados mueren en el útero o viven muy poco

Tabla 18-5

Formas principales de la hemoglobina y su composición catenaria

| Tipo de hemoglobina | Contribución de las cadenas de globinas | | | | | Descripción |
	α	β	γ	δ	ζ	
A	2	2				Principal hemoglobina normal (> 95 % del total) en la vida posnatal
A₂	2			2		De manera habitual, < 3 % de la hemoglobina total, pero puede estar ligeramente aumentada en la talasemia β
F	2		2			Hemoglobina normal para la mayor parte de la vida intrauterina. La producción suele concluir durante la lactancia inicial; la HbF es muy difícil de detectar después de los 6 meses de edad. Persiste en la talasemia β
H		4				Sobre todo se observa en la talasemia α, donde la deficiencia de cadenas α lleva a hemoglobinas compuestas por tetrámeros de cadena β. Es responsable de la formación de cuerpos de Heinz
de Bart			4			Se observa en lactantes con talasemia α. Se aprecian cuerpos de Heinz
Portland			2		2	Esta hemoglobina se presenta muy temprano en la vida fetal. Puede persistir en los casos de talasemia α muy grave

tiempo después de nacer con una anemia grave, anisopoiquilocitosis marcada y una gran cantidad de hemoglobina Bart. El deterioro grave en el aporte hístico de oxígeno se acompaña de insuficiencia cardiaca y edema generalizado. La hepatoesplenomegalia masiva es secundaria a la hematopoyesis extramedular.

Anemia secundaria a la destrucción aumentada de eritrocitos (anemia hemolítica)

La **hemólisis** (eliminación prematura de eritrocitos circulantes) origina la denominada **anemia hemolítica**. Estas anemias se clasifican por el sitio de destrucción de los eritrocitos. En la **hemólisis extravascular**, interviene el sistema monocito/macrófago del bazo y, en menor extensión, el hígado. En la **hemólisis intravascular**, los eritrocitos se destruyen en la circulación.

Las anemias hemolíticas se caracterizan por un incremento compensador en la producción de eritrocitos y en su liberación. En la sangre, esto se manifiesta como policromasia de eritrocitos a consecuencia del aumento de los reticulocitos. Otros datos de laboratorio que se relacionan por lo regular con la hemólisis incluyen el incremento de la deshidrogenasa láctica (en particular de la isoenzima 1) y de la bilirrubina libre (indirecta), la haptoglobina disminuida, la hemoglobina libre (extracelular)

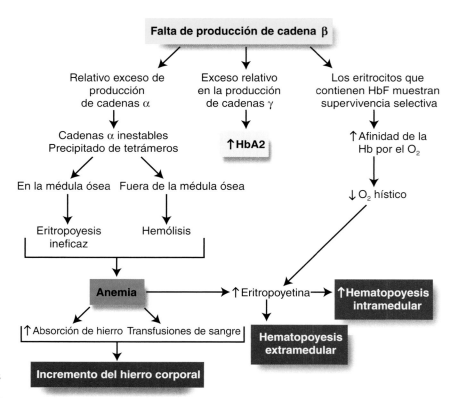

FIGURA 18-13. Patogenia de las manifestaciones de enfermedad en la talasemia β.

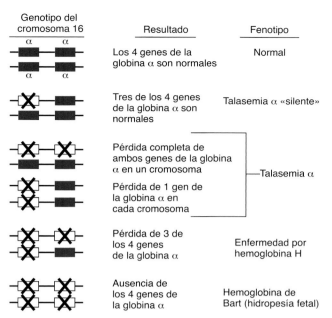

FIGURA 18-14. Genética de las deficiencias de globina α y sus manifestaciones.

en la sangre y la orina, el incremento del urobilinógeno y de la hemosiderina urinaria.

Defectos de la membrana eritrocitaria

Habitualmente, la membrana del eritrocito es muy flexible y puede deformarse para permitir la fácil circulación de los eritrocitos a través de las vasculaturas de la microcirculación y esplénica. Las alteraciones en cualquier parte de la membrana de los eritrocitos pueden reducir la plasticidad normal y volver al eritrocito susceptible de hemólisis. Estos defectos de la membrana incluyen esferocitosis hereditaria, eliptocitosis hereditaria y acantocitosis.

Esferocitosis hereditaria

La esferocitosis hereditaria es un grupo heterogéneo de trastornos hereditarios del citoesqueleto del eritrocito que se caracteriza por una deficiencia de espectrina o de otro componente del citoesqueleto (anquirina, proteína 4.2, banda 3). Es la anemia hemolítica congénita más común en caucásicos, y conduce a anemia normocítica moderada. Las células sufren una pérdida progresiva del área de superficie de la membrana, lo cual resulta en la formación de **esferocitos**. Estos eritrocitos anómalos son más rígidos y no cruzan fácilmente el bazo. Cuando circulan a través de este órgano, los esferocitos pierden superficie de membrana adicional antes de sucumbir a hemólisis extravascular. Un 75 % de casos de esferocitosis hereditaria se heredan como rasgos autosómicos dominantes. La mayoría de los pacientes con esferocitosis hereditaria presenta una anemia normocítica moderada. Pueden mostrar ictericia y hasta la mitad desarrollar colelitiasis con cálculos pigmentados (bilirrubina). Pese a la hemólisis crónica, no suelen requerirse transfusiones. Una excepción es la disminución súbita en la hemoglobina y los reticulocitos, lo cual anticipa una **crisis aplásica** (por lo general, causada por una infección con el parvovirus B_{19}). La anemia también puede ser más grave en las así llamadas **crisis hemolíticas**, durante las cuales hay una aceleración transitoria de la hemólisis. Los pacientes con esferocitosis hereditaria pueden tratarse de manera efectiva mediante una esplenectomía, aunque los esferocitos todavía habrán de persistir en la circulación. Sin embargo, la esplenectomía vuelve al paciente más susceptible a ciertas infecciones, en particular por *Streptococcus* spp.

Eliptocitosis hereditaria

La eliptocitosis hereditaria es un grupo heterogéneo de trastornos hereditarios que afectan el citoesqueleto del eritrocito. Sus variantes descritas con mayor frecuencia incluyen defectos en el autoensamblaje de espectrina, la unión de espectrina-anquirina, la proteína 4.1 y la glucoforina C. Normalmente los pacientes presentan anemia normocítica moderada, y muchos son asintomáticos. La eliptocitosis hereditaria se caracteriza por la presencia de glóbulos rojos elípticos u ovalados. Los eritrocitos tienen un área de palidez central, puesto que no hay pérdida de la bicapa lipídica (como se observan en la esferocitosis hereditaria). La mayoría de las formas de eliptocitosis hereditaria son autosómicas dominantes. Es más habitual en las regiones endémicas de paludismo de África occidental. En ocasiones, algunos pacientes con hemólisis más graves pueden requerir esplenectomía.

Acantocitosis

La acantocitosis resulta de un defecto en la capa doble de lípidos de la membrana de los eritrocitos y se caracteriza por proyecciones a modo de espinas que se extienden desde la superficie y que están espaciadas de manera irregular, las cuales pueden vincularse con hemólisis. La causa más común es la enfermedad hepática crónica, en la cual el colesterol libre aumentado se deposita dentro de las membranas celulares. Los acantocitos también son una característica destacada en los casos de abetalipoproteinemia, un trastorno autosómico recesivo que se vincula con anomalías de los lípidos de la membrana. La hemólisis y la anemia en la acantocitosis son leves.

Anemia no esferocítica hereditaria

La generación de energía en los eritrocitos se produce principalmente por glucólisis. Los defectos hereditarios de las enzimas de la vía glucolítica pueden predisponer a los eritrocitos circulantes a hemólisis. El defecto enzimático más común involucra a la deshidrogenasa de glucosa-6-fosfato (G6PD), la cual cataliza la conversión de glucosa-6-fosfato en 6-fosfogluconato. Las alteraciones de otras enzimas glucolíticas son raras y autosómicas recesivas. Entre estas, la alteración de la cinasa de piruvato es la más común. Desde el punto de vista clínico, estos defectos causan grados variables de anemia y se designan como anemias **no esferocíticas hereditarias.**

Insuficiencia de deshidrogenasa de glucosa-6-fosfato

La insuficiencia de G6PD es un trastorno ligado al cromosoma X en el cual la sensibilidad del eritrocito al estrés oxidativo es anómala, lo cual se manifiesta como anemia hemolítica. La insuficiencia de G6PD parece proporcionar un cierto efecto protector frente al paludismo. Dado que la G6PD ayuda a reciclar el glutatión reducido, los eritrocitos deficientes en esta enzima son susceptibles al estrés oxidativo (es decir, infecciones, fármacos, ingestión de habas [favismo]). La oxidación de la hemoglobina determina la formación de metahemoglobina, en la cual los iones Fe^{2+} se convierten en iones férricos (Fe^{3+}). La metahemoglobina no puede transportar oxígeno, es inestable y se precipita en el citoplasma como cuerpos de Heinz. La metahemoglobina precipitada incrementa la rigidez celular y condiciona la hemólisis.

La expresión completa de la insuficiencia de G6PD se observa sólo en hombres, mientras que las mujeres son portadoras asintomáticas. La variante A de la G6PD se observa en el 10-15 % de los afroamericanos y se relaciona con una actividad enzimática reducida (10 % de lo normal), debida a la inestabilidad de la molécula. En los pacientes afectados, la exposición a fármacos oxidantes, como el agente antipalúdico primaquina, puede causar hemólisis. En el tipo mediterráneo de la mutación de la G6PD, la actividad enzimática está ausente y, por tanto, la exposición a estrés oxidativo causa una hemólisis más sostenida y grave. De manera potencial, una hemólisis letal puede seguir a la ingestión de habas (**favismo**) en los pacientes susceptibles.

En periodos quiescentes, los eritrocitos de la insuficiencia de G6PD parecen normales. Sin embargo, en un episodio hemolítico precipitado por el estrés oxidativo, el paso por el bazo puede eliminar parte de las membranas celulares de los eritrocitos, para formar las denominadas **células mordidas**.

Hemoglobinopatías

La mayoría de las hemoglobinopatías de relevancia clínica es causada por mutaciones puntuales en el gen de la cadena de globina β.

Enfermedad de células falciformes

En la enfermedad de células falciformes, una hemoglobina anómala, la hemoglobina S, transforma los eritrocitos en una forma falciforme bajo condiciones de desoxigenación. La hemoglobina S es más común en personas de ancestros africanos. En algunas regiones de África, hasta un 40% de la población es heterocigota para la hemoglobina S. Un 10% de los afroamericanos es heterocigoto y 1 de cada 650 es homocigoto. Se supone que la heterocigosidad para la hemoglobina S proporciona una cierta protección frente al paludismo *falciparum*. Los eritrocitos infectados adquieren selectivamente una forma falciforme y son eliminados de la circulación por los macrófagos esplénicos y hepáticos, que destruyen el parásito con efectividad.

En la hemoglobina S, una mutación puntual en el gen de la cadena de la globina β sustituye a la valina por el ácido glutámico en el sexto aminoácido. Desde el punto de vista estructural, este cambio único genera una molécula anómala que se polimeriza bajo condiciones de desoxigenación. La polimerización de la hemoglobina S transforma el citoplasma en un gel filamentoso rígido y conduce a la formación de eritrocitos falciformes menos deformables.

La rigidez de los eritrocitos falciformes obstruye la microcirculación, lo cual conduce a hipoxia hística y lesión isquémica en muchos órganos. También hace que las células sean susceptibles a destruirse (hemólisis) durante su paso a través del bazo. Por tanto, las dos manifestaciones principales de la enfermedad por células falciformes son acontecimientos isquémicos recurrentes y anemia hemolítica extravascular crónica. Inicialmente, la conversión falciforme de los eritrocitos es reversible mediante la reoxigenación, pero después de varios ciclos de conversión falciforme y desconversión a la forma normal, el proceso se vuelve irreversible. Los eritrocitos falciformes también presentan cambios en los fosfolípidos de la membrana y, debido a esta causa, se adhieren más firmemente a las células endoteliales, lo cual deteriora adicionalmente el flujo sanguíneo capilar.

Las personas homocigotas muestran anemia normocítica o macrocítica grave. La macrocitosis debe atribuirse al número incrementado de reticulocitos secundario a la hemólisis crónica. Los frotis sanguíneos revelan una marcada anisopoiquilocitosis y policromasia. Se observan las células falciformes clásicas y las células objetivo, así como una variedad de otras anomalías en la forma de los eritrocitos (fig. 18-15). Los cuerpos de Howell-Jolly, que representan remanentes nucleares, se observan en la mayoría de los pacientes después de la niñez.

Las personas homocigotas para la hemoglobina S muestran la presentación clínica completa de la enfermedad por células falciformes. Sin embargo, los heterocigotos para la hemoglobina S (rasgo de célula falciforme) no desarrollan la enfermedad de células falciformes debido a que su hemoglobina A evita la polimerización de la hemoglobina S. La hemoglobina F también interfiere en la polimerización de la hemoglobina S, y los pacientes que son homocigotos para la hemoglobina S y tienen niveles aumentados de hemoglobina F padecen una forma más leve de la enfermedad.

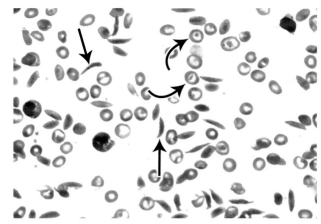

FIGURA 18-15. Anemia de células falciformes. Las células falciformes (*flechas rectas*) y las células en blanco de tiro (*flechas curvas*) son evidentes en el frotis de sangre.

La hemoglobina S representa el 80-95% de la hemoglobina total, y la hemoglobina A está ausente. Las hemoglobinas F y A_2 representan el porcentaje restante de la hemoglobina.

Aunque los pacientes sufren hemólisis a lo largo de toda la vida, con el transcurso del tiempo se produce una adaptación, y la mayoría puede prescindir de transfusiones regulares. En su lugar, el cuadro clínico está dominado por las secuelas de una **enfermedad vasooclusiva** repetida. En un intento por minimizar estas complicaciones a través de disminuir la cantidad de hemoglobina S en circulación, puede requerirse un programa crónico de transfusión de intercambio. La anemia por células falciformes es un trastorno sistémico y, al final, altera la función de la mayoría de los sistemas orgánicos y tejidos (fig. 18-16).

Los pacientes con la enfermedad de células falciformes desarrollan crisis dolorosas episódicas, cuyo número varía. La oclusión de los capilares conduce a isquemia y a lesiones celulares hipóxicas, las cuales causan dolor intenso, en especial en el pecho, el abdomen y los huesos. Las crisis dolorosas pueden ser desencadenadas por diversos estímulos (p. ej., una infección, la acidosis o la deshidratación). En las **crisis aplásicas**, asociada con una rápida caída de los niveles de hemoglobina sin respuesta de reticulocitos, la médula ósea es incapaz de compensar la gran pérdida de eritrocitos.

El parvovirus B19 es un desencadenante frecuente. En las **crisis de secuestro**, la congestión súbita de eritrocitos, en especial en el bazo, resulta en una disminución del volumen sanguíneo circulante y de los niveles de hemoglobina. La etiología no se entiende bien, pero es más frecuente que aparezca en niños pequeños, quienes todavía cuentan con un bazo funcionante. Esta complicación va seguida por un shock hipovolémico, y es la causa más frecuente de muerte temprana.

Los pacientes con enfermedad de células falciformes también pueden presentar problemas sistémicos. La demanda crónica de un mayor gasto cardiaco puede conducir a **cardiomegalia** y **deficiencia cardiaca congestiva**. Además, la obstrucción de la microcirculación coronaria puede causar isquemia miocárdica. Hasta una tercera parte de los pacientes con anemia de células falciformes sufren un **síndrome de tórax agudo**, a veces mortal, así como **pérdida rápida de la función respiratoria**, junto con infiltrados pulmonares en la radiografía de tórax. Con frecuencia se reconoce **esplenomegalia** en la niñez, y los infartos esplénicos repetidos dan lugar a autoesplenectomía funcional en la edad adulta. El estado asplénico hace que el paciente sea proclive a infecciones con bacterias encapsuladas, especialmente neumococos. Los pacientes con anemia de células falciformes sufren **complicaciones neurológicas** relacionadas con la obstrucción vascular, como ataques isquémicos transitorios, accidentes cerebrovasculares y hemorragias cerebrales. La oclusión de la microvasculatura retiniana puede conducir a hemorragia y desprendimiento de la retina, a retinopatía proliferativa y a ceguera.En general, el ambiente hipóxico, acidótico e hipertónico en la médula renal suele producir conversión a células falciformes en dicha región. Esta complicación altera la capacidad para formar orina concentrada, así como causa infartos renales y necrosis papilares. Los hombres pueden desarrollar priapismo, el cual, si no se trata con celeridad, puede producir disfunción eréctil permanente.

Como en cualquier forma de anemia hemolítica crónica, los pacientes con anemia por células falciformes tienen **niveles aumentados de bilirrubina libre (indirecta)**, la cual predispone al desarrollo de cálculos pigmentados de bilirrubina. También se observan hepatomegalia y aumento del depósito de hierro hepático. Son habituales las úlceras cutáneas sobre las extremidades inferiores, en especial cerca de los tobillos, y reflejan la obstrucción de los capilares dérmicos. En la infancia puede desarrollarse el «síndrome mano-pie», con edema autolimitado de las manos y los pies, debido a los infartos óseos existentes. La necrosis vascular de la cabeza femoral requiere cirugía de cadera correctiva. La enfermedad de células falciformes también se acompaña de una incidencia mayor de osteomielitis, en particular, por *Salmonella typhimurium*, quizá debido al deterioro subyacente de la función esplénica.

Rasgo de célula falciforme

La heterocigosidad para la mutación de la hemoglobina S se conoce como rasgo de célula falciforme. En tales pacientes, la hemoglobina A en sus eritrocitos evita la polimerización de la hemoglobina S. Como resultado, los eritrocitos de estas personas no suelen pasar a ser falciformes, excepto bajo condiciones extremas (p. ej., grandes altitudes, bucear en la profundidad del mar). Los heterocigotos son asintomáticos desde el punto de vista clínico, no desarrollan anemia hemolítica y tienen una expectativa de vida normal.

Doble heterocigosidad de la hemoglobina S y otras hemoglobinopatías

Algunos pacientes con un trastorno de células falciformes son en realidad heterocigotos tanto para la hemoglobina S como para otras hemoglobinas anómalas (p. ej., hemoglobina C o D) o para talasemia. La doble heterocigosidad para las hemoglobinas S y C produce un fenotipo falciforme menos grave que el de la homocigosidad de la hemoglobina S. Los pacientes presentan dolor episódico esquelético o abdominal. Sin embargo, también suelen desarrollar una retinopatía que tiende a ser grave. Asimismo, muestran tendencia a sufrir necrosis de las cabezas femorales. Se cree que estas características reflejan la alta viscosidad sanguínea que produce la hemoglobina SC.

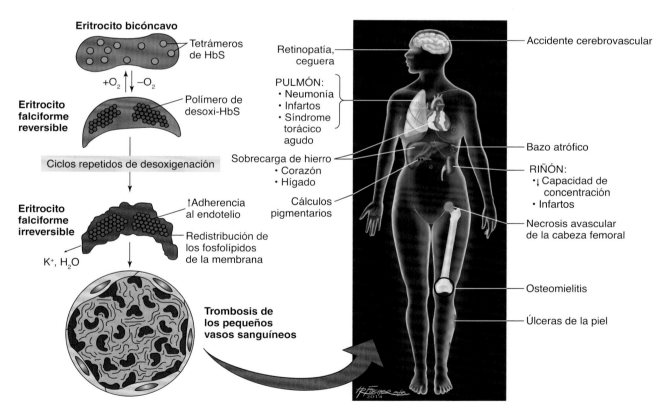

FIGURA 18-16. Patogenia de las complicaciones vasculares de la anemia por células falciformes. La sustitución de una valina por ácido glutámico conduce a una alteración en la carga superficial de la molécula de hemoglobina. En condiciones de desoxigenación ($-O_2$), los tetrámeros de hemoglobina falciforme (HbS) se agregan para formar polímeros poco solubles. Los eritrocitos cambian de una forma de disco bicóncavo a una forma en hoz con la polimerización de la HbS. Aunque de manera inicial este proceso es reversible bajo la reoxigenación ($+O_2$), con la repetición de los ciclos de desoxigenación y reoxigenación los eritrocitos adquieren la forma de células falciformes de manera irreversible. Las células que adquieren la forma falciforme irreversible muestran una redistribución de los fosfolípidos entre las monocapas externa e interna de la membrana celular, en particular un incremento en los aminofosfolípidos de la hojuela externa. Estas células pierden potasio (K^+) y agua (H_2O). Los eritrocitos no son muy deformables y son muy adherentes a las células endoteliales, propiedades que predisponen a la trombosis en los vasos sanguíneos pequeños. Las oclusiones vasculares resultantes conducen a complicaciones isquémicas diseminadas por todo el cuerpo.

Enfermedad por hemoglobina C

La enfermedad por hemoglobina C resulta de la herencia homocigota de una hemoglobina de estructura anómala que produce un incremento en la rigidez del eritrocito y hemólisis crónica leve. La homocigosidad para la enfermedad por hemoglobina C causa una anemia normocítica leve. En la hemoglobina C, la lisina reemplaza al ácido glutámico en el sexto aminoácido de la globina β. Dado que la hemoglobina C se precipita en el citoplasma del eritrocito, se produce deshidratación celular y una disminución de la deformabilidad. Al pasar a través del bazo, los eritrocitos anómalos son retirados de la circulación, lo que produce anemia leve y esplenomegalia. La reducción de la afinidad de hemoglobina C por el oxígeno aumenta la liberación de oxígeno hístico, lo que disminuye la gravedad de la enfermedad. En su mayor parte, la hemoglobina C se encuentra en las mismas poblaciones que presentan hemoglobina S, aunque es menos frecuente.

Enfermedad por hemoglobina E

La enfermedad por hemoglobina E es una consecuencia de la homocigosidad para una hemoglobina anómala en términos estructurales. En esta afección, se produce un defecto similar a la talasemia, el cual se relaciona con hemólisis crónica leve. En la hemoglobina E, la lisina sustituye al ácido glutámico en la posición 26 de la cadena de globina β. Esta posición es un sitio de empalme del gen, de manera que la mutación resulta en una molécula anómala desde el punto de vista estructural, en una disminución de la transcripción del gen y en inestabilidad del ARN mensajero (ARNm) de la globina β. Este último defecto disminuye la síntesis de hemoglobina E y crea una situación parecida a la que se produce con la talasemia. La hemoglobina E es relativamente inestable y puede precipitar en la célula, lo que produce hemólisis.

Otras hemoglobinopatías

Se han descrito centenares de variantes adicionales de la hemoglobina que resultan de mutaciones en los genes de la globina α o β. Estas mutaciones pueden conducir a anomalías estructurales o a un trastorno funcional de la molécula de hemoglobina. Algunas mutaciones alteran la estructura terciaria de la hemoglobina, lo que produce su desestabilización y precipitación en el citoplasma. Como grupo, estas hemoglobinas se refieren como **hemoglobinas inestables** y con frecuencia se denominan según la localización geográfica en la que se descubrieron por primera vez (p. ej., hemoglobina Köln). Los pacientes pueden sufrir ictericia y esplenomegalia.

Otras mutaciones en las hemoglobinas causan **afinidad anómala por el oxígeno**. La **mayor afinidad por el oxígeno** conduce a una liberación de oxígeno hístico menor. La hipoxia resultante determina una producción elevada de EPO, hiperplasia eritroide en la médula ósea y eritrocitosis. Los pacientes son en su mayoría asintomáticos, pero en algunos casos pueden tener síntomas relacionados con la hiperviscosidad. Las hemoglobinas anómalas con **afinidad disminuida por el oxígeno** liberan fácilmente oxígeno a los tejidos. Los niveles de EPO son bajos y la mayoría de los pacientes tiene anemia leve. Debido al incremento de la desoxihemoglobina, los pacientes se observan cianóticos.

Anemias hemolíticas inmunitarias y autoinmunitarias

En las anemias hemolíticas inmunitarias, la hemólisis es causada por anticuerpos frente a antígenos situados en la superficie del eritrocito. La anemia hemolítica inmunitaria puede desarrollarse de forma secundaria a aloanticuerpos o autoanticuerpos, y el sitio de la hemólisis puede ser extravascular o intravascular. Los autoanticuerpos pueden clasificarse como anticuerpos calientes o fríos. En las anemias hemolíticas autoinmunitarias, los eritrocitos son intrínsecamente normales, pero son objeto de ataques de mediación inmunitaria. La causa más común de anemia en adultos mayores es la anemia hemolítica autoinmunitaria asociada con la leucemia linfocítica crónica y el linfoma linfocítico microcítico.

Anemia hemolítica autoinmunitaria de anticuerpos calientes

Los autoanticuerpos calientes tienen una reactividad óptima a 37 °C y representan el 80 % de todos los casos de anemia hemolítica. Se relaciona con anemia normocítica o, en ocasiones, macrocítica. Suelen ser inmunoglobulinas G (IgG) y se dirigen contra antígenos de la membrana eritrocitaria como las **proteínas del grupo Rh.** No unen complemento, pero «recubren» los eritrocitos, a los cuales eliminan los macrófagos del sistema reticuloendotelial (hemólisis extravascular), principalmente en el bazo. La anemia hemolítica autoinmunitaria de anticuerpos calientes afecta más a mujeres que a hombres, y la mitad de los casos es idiopática. En los casos restantes, los anticuerpos calientes reflejan una afección subyacente, como una infección, una enfermedad del colágeno vascular, trastornos linfoproliferativos y reacciones farmacológicas.

Anticuerpos calientes inducidos por fármacos

Los fármacos inducen anticuerpos por medio de numerosos mecanismos diferentes. En el mecanismo por **hapteno,** un fármaco como la penicilina se une a la superficie eritrocitaria. Con esta modificación, el complejo fármaco-eritrocito estimula la generación de anticuerpos, algunos de los cuales reaccionan con el eritrocito. En el mecanismo de **complejo inmunitario,** un fármaco (como la quinidina) puede reaccionar con anticuerpos circulantes específicos para formar complejos inmunitarios, que tienden a unirse a las membranas de los eritrocitos. En el mecanismo del autoanticuerpo, un fármaco (p. ej., la α-metildopa) lleva a la formación de **autoanticuerpos** que producen reacciones cruzadas con los componentes de la membrana de eritrocitos. En los modelos del hapteno y del complejo inmunitario, el fármaco se requiere para la hemólisis, mientras que, en el modelo del autoanticuerpo, la hemólisis se produce en ausencia del fármaco iniciador. Los casos resistentes al tratamiento pueden requerir esplenectomía o transfusiones.

Anemia hemolítica autoinmunitaria por anticuerpos fríos (aglutininas frías)

Cerca del 20 % de los casos de anemia hemolítica autoinmunitaria son causados por anticuerpos fríos IgM o IgG, la cual se produce como aglutininas o hemolisinas frías. Estos se activan cuando la sangre se enfría a temperatura ambiente, más frecuentemente con anticuerpos IgM sensibles al frío. La hemólisis significativa es rara con las aglutininas frías, y los pacientes son más proclives a desarrollar síntomas vasculares periféricos (fenómeno de Raynaud; v. cap. 8) al exponerse al frío debido a la aglutinación de los eritrocitos. Los anticuerpos fríos pueden fijarse y luego activar el complemento de forma variable.

Las aglutininas frías pueden ser idiopáticas o pueden deberse a un trastorno subyacente, en su mayoría infecciones (virus de Epstein-Barr [VEB], *Mycoplasma*) o trastornos linfoproliferativos. Las aglutininas frías principalmente son IgM dirigidas contra antígenos I/i en los eritrocitos.

Con la activación del complejo de ataque a la membrana del complemento, se produce hemólisis intravascular que resulta en hemoglobinemia y hemoglobinuria. De manera alllternativa, solamente el complemento puede ser activado mediante C3. En ese caso, los eritrocitos recubiertos por el complemento son eliminados en el hígado porque las células de Kupffer tienen más receptores de complemento que los macrófagos esplénicos.

Enfermedad por hemolisina fría (hemoglobinuria paroxística fría)

Las hemolisinas frías (**anticuerpos de Donath-Landsteiner**) suelen ser IgG difásicas dirigidas contra el sistema del antígeno P de los eritrocitos: las hemolisinas frías tienen actividad bifásica y rara vez causan anemia hemolítica autoinmunitaria. Los anticuerpos se unen a los eritrocitos a temperaturas bajas y fijan complemento, pero la hemólisis intravascular no se suscita a dichas temperaturas. Debido a que el anticuerpo es IgG, los eritrocitos no se aglutinan. Bajo calentamiento a 37 °C, la hemolisina fría permanece fija, el complemento se activa y se produce la hemólisis intravascular. Los pacientes pueden desarrollar una anemia grave y hemoglobinuria secundaria a hemólisis intravascular. El síndrome clínico relacionado con las hemolisina frías se denomina **hemoglobinuria paroxística fría,** que a menudo se presenta tras una enfermedad viral. El tratamiento inmunosupresor y la esplenectomía suelen ser ineficaces. Se requiere evitar el frío, así como realizar tratamiento de apoyo, como transfusiones de eritrocitos.

Anticuerpo aloinmunitario

La reacción hemolítica a la transfusión y la enfermedad hemolítica del recién nacido son ejemplos de **anemia hemolítica aloinmunitaria**, en la que los aloanticuerpos (anticuerpos formados en respuesta a antígenos no humanos) causan la destrucción de glóbulos rojos. Se produce una **reacción hemolítica inmediata** cuando una sangre demasiado incompatible se administra en un paciente con aloanticuerpos preformados, por lo regular debido a un error administrativo. La hemólisis masiva de la sangre transfundida puede acompañarse de complicaciones graves, entre las cuales se incluyen hipotensión, deficiencia renal e incluso la muerte.

Las **reacciones hemolíticas retrasadas a la transfusión** suelen incluir anticuerpos contra antígenos menores de los eritrocitos. Después de la exposición inicial a dichos antígenos, los niveles de anticuerpos aumentan, pero entonces pueden disminuir hasta un punto en que son indetectables con las pruebas de detección de rutina previas a la transfusión. La reexposición subsecuente al antígeno ofensor provoca una respuesta de anticuerpos anamnésica, con producción de hemólisis varios días después. Las reacciones hemolíticas retrasadas a la transfusión suelen ser menos graves que las reacciones inmediatas, o pasan clínicamente desapercibidas.

La **enfermedad hemolítica del recién nacido** refleja la incompatibilidad de tipos sanguíneos entre la madre y el feto en desarrollo; la madre carece de un antígeno que se expresa en el feto. Los aloanticuerpos IgG maternos pueden entonces cruzar la placenta y causar la hemólisis de los eritrocitos fetales. Los eritroblastos (eritrocitos inmaduros) se liberan desde la médula ósea fetal en un esfuerzo para compensar la pérdida de eritrocitos. Habitualmente, los anticuerpos de la enfermedad hemolítica del recién nacido reaccionan con los antígenos ABO o Rh (*v.* cap. 5).

Anemias secundarias a causas no inmunitarias

Síndromes de fragmentación mecánica de eritrocitos (anemia hemolítica microangiopática)

En los síndromes de fragmentación de eritrocitos, los eritrocitos intrínsecamente normales están sujetos a roturas mecánicas a medida que circulan por la sangre, lo cual resulta en anemia hemolítica microangiopática. En la anemia trombótica microangiopática, la fragmentación mecánica de los eritrocitos es causada por su (1) contacto con una superficie anómala (p. ej., una válvula cardiaca protésica, un injerto vascular sintético) o por la (2) colisión con microtrombosis acompañada de deposición de fibrina y agregación plaquetaria. Los ejemplos clásicos de hemólisis microangiopática incluyen **coagulación intravascular diseminada** (CID), **púrpura trombocitopénica trombótica** (PTT) y síndrome urémico hemolítico (*v.* la sección sobre «Coagulopatías»). Los hallazgos de laboratorio

que se observan en las anemias hemolíticas microangiopáticas son anemia normocrómica y microcítica de leve a moderada, con una respuesta apropiada de reticulocitos. La alteración del flujo sanguíneo, como ocurre en la hipertensión maligna o la vasculitis, también puede conducir a la fragmentación mecánica de los eritrocitos. Correr o caminar largas distancias («hemoglobinuria de la marcha») o el ejercicio vigoroso prolongado pueden causar traumatismos repetitivos en los eritrocitos y conducir a hemólisis.

Hiperesplenismo

Puede desarrollarse una anemia hemolítica leve en pacientes con hiperesplenismo y esplenomegalia congestiva. La esplenomegalia causa congestión de la sangre y retrasa el tránsito de los eritrocitos a través de la circulación del bazo. La exposición prolongada de los eritrocitos a los macrófagos esplénicos puede llevar a su destrucción prematura. La anemia del hiperesplenismo muestra características morfológicas inespecíficas. Con frecuencia, se encuentran leucopenia y trombocitopenia, pero son causadas por el secuestro de estos elementos dentro de un bazo agrandado, sin destrucción. La médula ósea muestra hiperplasia compensadora de todas las líneas celulares.

Anemia secundaria a trastornos de blastocitos no malignos

Anemia aplásica

La anemia aplásica es un trastorno de blastocitos hematopoyéticos pluripotenciales que provoca deficiencia de la médula ósea. La médula es hipocelular y todas las líneas celulares de la sangre están disminuidas (pancitopenia). La afección suele deberse a una agresión sobre la médula ósea, como una lesión tóxica predecible dependiente de la dosis (p. ej., ciertos quimioterápicos, químicos y radiación ionizante). El daño a la médula también puede seguir a una lesión inmunitaria idiosincrásica e independiente de la dosis, como ocurre con los casos idiopáticos o después de ciertas exposiciones a medicamentos o virus. La causa hereditaria más común de anemia aplásica es la anemia de Fanconi. Dependiendo de la causa, la lesión en los blastocitos puede ser o no reversible (tabla 18-6). La médula ósea en la anemia aplásica muestra una reducción variable en la celularidad, dependiendo de la etapa clínica de la enfermedad. Las estirpes mieloides, eritroides y megacariocíticas están disminuidas, con un incremento relativo en los linfocitos medulares y las células plasmáticas. Conforme la celularidad medular disminuye, hay un incremento correspondiente de la grasa (fig. 18-17). La anemia aplásica se caracteriza por anemia, leucopenia (principalmente granulocitopenia) y trombocitopenia. A pesar de los elevados niveles de EPO, no hay reticulocitosis, lo que pone de relieve el defecto subyacente de blastocitos.

Los pacientes con anemia aplásica muestran signos y síntomas atribuibles a la pancitopenia (p. ej., debilidad, fatiga, infección y sangrado). El tratamiento inmunosupresor a menudo causa remisiones transitorias. El trasplante de médula ósea o de blastocitos puede ser curativo.

Anemia de Fanconi

La anemia de Fanconi es el síndrome hereditario más común de disfunción de la médula ósea. Puede evidenciarse al nacimiento o poco después, pues los pacientes suelen presentar anomalías en los pulgares y el radio, además de otras malformaciones cutáneas, renales y de otro tipo. La incidencia agregada de la anemia de Fanconi es menor de 1 por cada 100 000 nacidos vivos.

El defecto latente en la anemia de Fanconi es la reparación del ADN, en particular la reparación de enlaces cruzados entre las cadenas de ADN, como puede ocurrir durante la duplicación del ADN. Se conocen 15 genes asociados que se han denominado *FANC* (por el grupo de complementación de Fanconi). Los diferentes miembros de la familia génica de Fanconi regulan las funciones clave en esta vía e interactúan con otros genes de daño/reparación del ADN, tales como *ATM*, *ATR* y *BRCA1*. La anemia aplásica asociada con la anemia de Fanconi generalmente se presenta en la primera década de la vida y puede ser el síntoma inicial. Los pacientes con Fanconi no responden a los tratamientos inmunosupresores utilizados para las personas con anemia aplásica idiopática. Los andrógenos pueden ser útiles para tratar la disfunción de la médula ósea causada por la anemia de Fanconi, pero el trasplante de células hematopoyéticas es el tratamiento de elección. Por desgracia, la sensibilidad de estos pacientes a los agentes que dañan el ADN complica el acondicionamiento previo al trasplante.

Las complicaciones a largo plazo de la anemia de Fanconi, en caso que los pacientes sobrevivan los eventos de disfunción hematopoyética, incluyen el desarrollo de síndromes mielodisplásicos y leucemia mieloide aguda (*v.* más adelante) durante la adolescencia o el inicio de la vida adulta. Además, dado que los defectos en la reparación del ADN afectan a todas las células, los pacientes con anemia de Fanconi son sumamente propensos a desarrollar tumores epiteliales más adelante en la vida.

Aplasia pura de eritrocitos

La aplasia pura de eritrocitos (APE) es la supresión medular selectiva de los precursores comprometidos con la línea eritroide. Los leucocitos y las plaquetas no están afectados. La APE se debe en general a la supresión inmunitaria de la producción de eritrocitos. La APE adquirida aguda puede deberse a una infección viral (parvovirus B19). La APE crónica o recurrente puede ser idiopática o ser resultado de lesiones en el timo (p. ej., timoma, e hiperplasia del timo).

El **síndrome de Diamond-Blackfan** es una APE causada por mutaciones de novo o hereditarias en una de muchas proteínas ribosomales. Se manifiesta en los primeros 2 años de vida con anemia, con o sin anomalías físicas, incluyendo labio o paladar

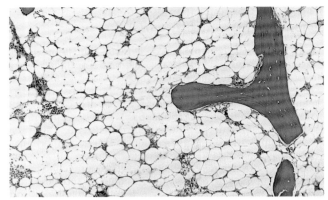

FIGURA 18-17. Anemia aplásica. La médula ósea consiste en gran medida en células grasas y carece de actividad hematopoyética normal.

hendido, micrognatia, anomalías en las extremidades y estatura baja. La anemia se debe a un defecto en los precursores eritroides que muestran una menor respuesta a la eritropoyetina y una disminución de la emergencia eritroide y la capacidad de formar colonias. Los pacientes con APE desarrollan anemia moderada a grave, a menudo macrocítica. A pesar del aumento en la EPO, no hay reticulocitosis concurrente. El síndrome de Diamond Blackfan suele poner en riesgo la vida a causa de la anemia grave y el impacto gradual de la sobrecarga de hierro. Algunos pacientes responden a los glucocorticoides.

Hemoglobinuria paroxística nocturna

La hemoglobinuria paroxística nocturna (HPN) es un trastorno clonal de blastocitos adquirido caracterizada por anemia hemolítica intravascular debida a una mayor sensibilidad de los eritrocitos a la lisis mediada por complemento. El defecto subyacente en la HPN comprende una mutación somática en el gen *fosfatidilinositol glucano clase A (PIG-A)*, en el brazo corto del cromosoma X (Xp22.1) en los blastocitos hematopoyéticos. Esta mutación altera la síntesis de GPI (glucosil fosfatidil inositol), que normalmente ancla a muchas proteínas (p. ej., CD14, CD16, CD55, CD59) a las membranas de los eritrocitos. Esta anomalía produce la pérdida del **factor acelerador del decaimiento** (CD55) y, de forma más importante, del **inhibidor de membrana de la lisis reactiva** (CD59) de sus superficies. La pérdida de estas proteínas hace a los eritrocitos más susceptibles a la lisis por complemento. Los leucocitos y las plaquetas derivados de esos blastocitos anómalos también muestran este defecto. La HPN puede desarrollarse como un trastorno primario o evolucionar a partir de una anemia aplásica preexistente. Dado que es un defecto clonal, puede progresar a **mielodisplasia** o **leucemia aguda** manifiesta (*v.* más adelante).

Durante los episodios de hemólisis, los pacientes desarrollan anemia normocítica o macrocítica de gravedad variable, con una respuesta apropiada de los reticulocitos. Los pacientes pueden tener hemólisis intravascular intermitente, aunque sólo una minoría la tienen por la noche. Debido a que la hemólisis es intravascular, hay presencia de hemoglobinuria, y con el tiempo puede desarrollarse una insuficiencia de hierro por la pérdida de hierro recurrente en la orina. La leucopenia y la trombocitopenia son frecuentes, y la sensibilidad al complemento puede causar una activación plaquetaria inapropiada, lo cual conduce a trombosis venosa y arterial, especialmente el síndrome de Budd-Chiari. La trombocitopenia puede causar sangrado. Cuando está disponible, el trasplante de médula ósea es curativo. El uso de un anticuerpo monoclonal (eculizumab) dirigido contra una proteína receptora del complemento alivia los síntomas de la HPN. Sin embargo, el tratamiento debe continuar durante la vida del paciente.

Tabla 18-6
Etiología de la anemia aplásica
Idiopática (dos tercios de los casos)
Radiación ionizante
Fármacos
Agentes quimioterápicos
Cloranfenicol
Anticonvulsivos
Agentes antiinflamatorios no esteroideos
Oro
Químicos
Benceno
Virus
Virus de la hepatitis C (VHC)
Virus de Epstein-Barr (VEB)
Virus de inmunodeficiencia humana (VIH)
Parvovirus B-19
Hereditaria
Anemia de Fanconi

POLICITEMIA

La policitemia (eritrocitosis) se refiere a un incremento en la masa de eritrocitos, que se define de manera arbitraria como un Hct mayor del 54% en hombres y del 47% en mujeres. Con un Hct por encima del 50%, la viscosidad de la sangre aumenta exponencialmente, y la función cardiaca y el flujo sanguíneo periférico pueden deteriorarse. Con un Hct por encima del 60%, el flujo sanguíneo puede estar tan comprometido como para causar hipoxia hística.

De manera adicional, sobre la base de la masa de eritrocitos totales, la policitemia puede dividirse en las categorías relativa y absoluta.

- La **policitemia relativa** se observa en la deshidratación. El volumen plasmático disminuye, pero la masa de eritrocitos es normal. No refleja un incremento verdadero en la masa de eritrocitos, sino que expresa una alteración del volumen de sangre total.
- La **policitemia absoluta** es un incremento verdadero de la masa de eritrocitos y puede subclasificarse como primaria y secundaria.
- La **policitemia primaria**, o **policitemia verdadera (PV)**, es una proliferación de células eritroides autónoma, independiente de la EPO, causada por un trastorno adquirido, clonal, en el blastocito hematopoyético. Se considera que la PV es un trastorno mieloproliferativo crónico (*v.* más adelante).
- La **policitemia secundaria** se origina por la estimulación de la eritropoyesis dependiente de la EPO, generalmente para compensar la hipoxia hística general. Las causas de hipoxia hística incluyen enfermedad pulmonar crónica, hábito tabáquico, vivir a grandes altitudes, un cortocircuito de derecha a izquierda en el corazón y la presencia de hemoglobina anómala con alta afinidad por el oxígeno.

TRASTORNOS BENIGNOS DEL SISTEMA LINFOIDE

Linfocitosis benigna

En la linfocitosis benigna se produce un incremento transitorio en el número absoluto de linfocitos circulantes Los límites superiores de lo normal son 4000/μL en adultos, 7000/μL en niños y 9000/μL en lactantes. Los linfocitos de la linfocitosis benigna suelen ser de aparición reactiva y heterogéneos desde el punto de vista morfológico, pero también pueden verse linfocitos atípicos (figs. 18-18 y 18-19). La mononucleosis infecciosa como consecuencia de la infección por el virus de Epstein-Barr (VEB) es la causa más común de linfocitosis reactiva; sin embargo, otras infecciones virales pueden producir síndromes similares (p. ej., citomegalovirus [CMV]). La linfocitosis absoluta persistente mayor de 4000/μL, en particular en adultos, aumenta la sospecha de un trastorno linfoproliferativo y merece una evaluación adicional.

Plasmacitosis de la médula ósea

Es raro encontrar células plasmáticas circulantes en la sangre. Cuando se observan, suelen ser parte de un espectro de células linfoides que se encuentran en el contexto de la mononucleosis infecciosa, como en los síndromes causados por virus diferentes al VEB. La presencia de células plasmáticas circulantes en un adulto aumenta la sospecha de una neoplasia por célula plasmática.

Las células plasmáticas representan menos del 3% de todas las células hematopoyéticas en la médula ósea. En niños y adultos jóvenes, la mayor parte de las plasmacitosis es causada por afecciones reactivas como las infecciones crónicas o los trastornos inflamatorios sistémicos. Las enfermedades autoinmunitarias son una causa particularmente común de plasmacitosis de la médula ósea, en especial en la mujer. La plasmacitosis medular mayor del 10% guarda una relación típica con una neoplasia por célula plasmática, como un mieloma de célula plasmática (*v.* más adelante).

Linfocitopenia

La linfocitopenia en sangre periférica se define como una disminución del recuento de linfocitos sanguíneos a menos de 1500/μL en adultos o menos de 3000/μL en niños. Como los linfocitos predominantes en la sangre son los T cooperadores (CD^{4+}), por lo general la linfocitopenia indica que esta población de linfocitos está disminuida. Existen varios mecanismos por los cuales se produce una linfocitopenia:

- **Disminución de la producción de linfocitos:** una variedad de síndromes de inmunodeficiencia congénitos y adquiridos se caracteriza por la reducción de la producción de linfocitos. Ello se produce en algunos linfomas, como el de Hodgkin, en particular en estadios avanzados.
- **Aumento de la destrucción de linfocitos:** los linfocitos se destruyen por tratamientos médicos como la radioterapia, la quimioterapia, la administración de globulina antilinfocítica,

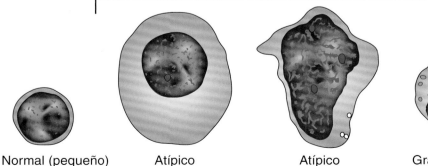

Variantes de linfocitos

Normal (pequeño) Atípico Atípico Granular (grande) Plasmacitoide

FIGURA 18-18. Morfología de los linfocitos. El término «variantes de los linfocitos» se refiere a los linfocitos atípicos y a los linfocitos granulares grandes. Los **linfocitos atípicos** son grandes y muestran citoplasma de azul oscuro a gris pálido; se observan en procesos reactivos benignos. Los **linfocitos granulares** grandes son células linfoides de intermedias a grandes con algunos gránulos citoplasmáticos rosados. Son linfocitos T supresores, algunos con funciones asesinas naturales (NK, *natural killer*), y pueden estar incrementados en trastornos benignos o malignos. Los **linfocitos plasmacitoides** tienen abundante citoplasma azul y se observan en algunos trastornos reactivos.

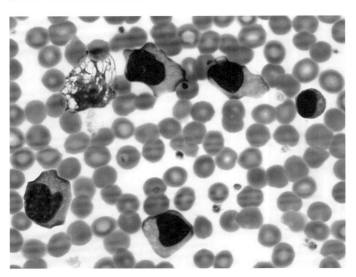

FIGURA 18-19. Mononucleosis infecciosa. Una linfocitosis absoluta causada por una población heterogénea de células linfoides pequeñas y grandes, entre las que se incluyen linfocitos atípicos, es característica del trastorno causado por el virus de Epstein-Barr.

adrenocorticotropina y corticoesteroides. Algunas infecciones virales, en particular la del VIH, se relacionan con la destrucción de linfocitos T y linfopenia.

■ **Pérdida de linfocitos:** los trastornos intestinales relacionados con daño de los conductos linfáticos pueden conducir a la pérdida de linfa y linfocitos hacia la luz intestinal. Estos trastornos incluyen enteropatías perdedoras de proteínas, enfermedad de Whipple y trastornos que se acompañan de aumento de la presión venosa central (p. ej., deficiencia cardiaca derecha y pericarditis constrictiva crónica). El daño inmunitario de los linfocitos puede producirse en enfermedades del colágeno vascular, como el lupus eritematoso sistémico.

Hiperplasia reactiva del nódulo linfático

Los nódulos linfáticos pueden mostrar hiperplasia de todos los compartimentos celulares o cualquier combinación de linfocitos B, linfocitos T y células fagocitarias mononucleares en respuesta a una variedad de trastornos infecciosos, inflamatorios y neoplásicos (fig. 18-20).

La **linfoadenitis supurativa aguda y necrosante** se suscita en nódulos linfáticos que drenan sitios de infecciones bacterianas o micóticas agudas. Tales nódulos se agrandan con rapidez debido al edema y la hiperemia, y suelen ser sensibles a la palpación debido a la distensión de la cápsula. Los senos de los nódulos linfáticos y el estroma están infiltrados con neutrófilos y números variables de macrófagos blandos.

Suelen estar presentes granulomas bien o mal definidos, y la necrosis puede ser focal y geográfica o extensa. El sitio anatómico de los nódulos relacionados con la linfoadenopatía reactiva provee con frecuencia datos sobre su causa en tejido proximal o drenante. Puede producirse linfoadenopatía generalizada en infecciones sistémicas, hipertiroidismo, reacciones de hipersensibilidad a fármacos y enfermedades autoinmunitarias.

Hiperplasia folicular

La **hiperplasia de los folículos secundarios** (centros germinales) y la plasmacitosis de los cordones medulares indican inmunorreactividad de linfocitos B. En la **hiperplasia folicular reactiva inespecífica**, se desarrollan folículos hiperplásicos prominentes sobre

todo en la corteza del nódulo linfático (fig. 18-20). Los folículos son redondos o de forma irregular, y pueden ser confluentes o fusionarse. Los linfocitos B activados en los folículos son células que pueden oscilar desde pequeñas con núcleos irregulares hasta células escindidas con inmunoblastos grandes. Un manto bien definido de linfocitos B pequeños normales rodea los folículos y los separa de manera precisa de las regiones interfoliculares.

La causa de la hiperplasia folicular reactiva inespecífica suele ser desconocida, aunque son probables causas virales, farmacológicas o inflamatorias. Las carácterísticas de un curso clínico rápido y la resolución completa de la linfoadenopatía siguen a la eliminación del estímulo.

Hiperplasia interfolicular

La hiperplasia de la corteza profunda o paracorteza es característica de la inmunorreactividad del linfocito T.

La **hiperplasia interfolicular reactiva inespecífica** (fig. 18-20) es causada de manera habitual por infecciones virales o reacciones inmunitarias. Aunque la causa precisa permanece con frecuencia sin determinarse, la afección suele resolverse rápidamente. La hiperplasia interfolicular del nódulo linfático es un hallazgo común en las enfermedades virales como la mononucleosis infecciosa, la infección por varicela-herpes zóster, el sarampión y la linfoadenitis por CMV.

Histiocitosis sinusal

En histiocitosis sinusal se produce un incremento en los macrófagos hísticos (histiocitos) dentro de los senos subcapsulares y trabeculares de los nódulos linfáticos (fig. 18-20 y 18-21). La histiocitosis sinusal es común en los nódulos linfáticos que drenan sitios de carcinoma y, con menos frecuencia, focos inflamatorios e infecciosos. La naturaleza de los restos fagocitarios en el citoplasma de los macrófagos ayuda a identificar el origen del proceso. Por ejemplo, el pigmento antracótico se observa con frecuencia en los macrófagos de los nódulos linfáticos mediastínicos que muestran histiocitosis sinusal. Los macrófagos que contienen eritrocitos y pigmento de hemosiderina caracterizan los casos de anemia hemolítica autoinmunitaria y los sitios de drenaje de las hemorragias.

LEUCEMIA Y LINFOMA

Tres conjuntos de palabras descriptivas ayudan a comprender las neoplasias de la médula ósea:

■ Linfoide frente a mieloide
■ Leucemia frente a linfoma
■ Aguda frente a crónica

La separación de neoplasias derivadas de la médula ósea en **leucemias** y **linfomas** es arbitraria y se basa en la ubicación de las células neoplásicas. Las leucemias se caracterizan por células neoplásicas circulantes y el compromiso de la médula ósea. En los linfomas, las células neoplásicas suelen estar restringidas a los nódulos linfáticos y otros tejidos predominantemente linfoides. Por ejemplo, la leucemia linfocítica crónica (LLC) y el linfoma linfocítico de células pequeñas (LLCP) son esencialmente la misma enfermedad, pero se diferencian principalmente en la ubicación de los linfocitos neoplásicos. En las leucemias agudas, predominan grandes células precursoras primitivas con un elevado cociente nuclear a citoplásmico (blastocitos), mientras que, en las leucemias crónicas, los blastocitos no son habituales. El 70 % de las leucemias agudas se origina en células del linaje mieloide (leucemias mieloides o mielógenas); el 30 % procede del linaje linfoide. Como indican los términos, las leucemias agudas tienden a tener un inicio repentino de la enfermedad,

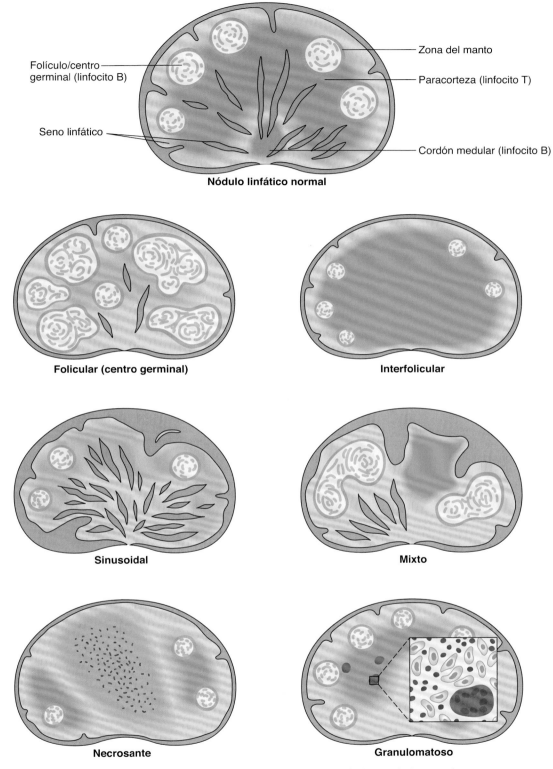

Nódulo linfático normal

Folículo/centro germinal (linfocito B)

Seno linfático

Zona del manto

Paracorteza (linfocito T)

Cordón medular (linfocito B)

Folicular (centro germinal)

Interfolicular

Sinusoidal

Mixto

Necrosante

Granulomatoso

FIGURA 18-20. Patrones de linfoadenopatía reactiva. Los principales patrones de hiperplasia reactiva se contrastan con la arquitectura de un nódulo linfático normal. La **hiperplasia folicular,** con un número mayor de folículos agrandados y de forma irregular, es característica de la inmunorreactividad del linfocito B. La **hiperplasia interfolicular,** con expansión de la paracorteza, es típica de la inmunorreactividad por linfocitos T. El **patrón sinusoidal** es tipificado por la expansión de los senos por macrófagos blandos. Este patrón se observa en las proliferaciones reactivas del sistema fagocitario-mononuclear. Un **patrón mixto** de hiperplasia folicular, interfolicular y sinusoidal es común en una variedad de reacciones inmunitarias complejas. En la **linfoadenitis necrosante,** las variables de necrosis se encuentran dentro de los nódulos linfáticos, con o sin la presencia de neutrófilos. Agrupamientos cohesivos de macrófagos y en ocasiones de células gigantes multinucleadas son característicos del **patrón de inflamación granulomatosa.**

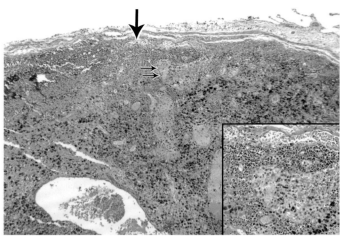

FIGURA 18-21. Histiocitosis de los sinuosides. En este nódulo linfático hiliar, los macrófagos son prominentes en el seno subcapsular (*flecha única*) y también en los senos de drenaje (*flechas dobles*). Recuadro: una proyección de alto poder muestra los macrófagos grandes y rosas, tanto en la parte inferior del seno subcapsular como en el seno de drenaje.

pero las leucemias crónicas a menudo son indolentes y pueden no estar asociadas con síntomas significativos.

Neoplasias linfoides habituales

Leucemia linfocítica aguda y linfoma por linfocito B precursor

Los linfocitos malignos de una leucemia linfocítica aguda (LLA) de linfocito B precursor y del linfoma linfoblástico de linfocito B son células inmaduras (precursoras) conocidas como **linfoblastos**. Cuando la proliferación del linfoblasto B incluye la médula ósea y/o la sangre periférica, se usa el término **leucemia linfocítica aguda**, mientras que si la proliferación del linfoblasto incluye de forma predominante tejidos extramedulares (p. ej., nódulos linfáticos), se prefiere el término **linfoma linfoblástico**.

La leucemia linfocítica aguda por linfocito B precursor es la forma más común de leucemia de la niñez. Alrededor del 75 % de los casos tiene lugar en niños menores de 6 años de edad. Numerosos ambientes y factores genéticos se han relacionado en la etiología de la LLA, como el síndrome de Down, el síndrome de Bloom, la ataxia-telangiectasia, la neurofibromatosis tipo I y la exposición en el útero a radiaciones ionizantes. A diferencia de la LLA por linfocito T precursor, la mayoría de los casos de LLA por linfocito B precursor tienen una presentación leucémica, en lugar de linfomatosa. Se producen anomalías cromosómicas en la mayoría de los casos de LLA por linfocitos B precursores, incluyendo anomalías tanto numéricas como estructurales (tabla 18-7). Son habituales las translocaciones (tabla 18-7), incluyendo las que afectan a los cromosomas 9 y 22 (fusión *BCR/ABL*; cromosoma Filadelfia), que suele generar una proteína más pequeña en la LLA-B durante la niñez que en la que se produce en la vida adulta y la leucemia mieloide crónica (LMC).

Los linfoblastos son células de tamaño pequeño a mediano con una fuerte relación entre el núcleo y el citoplasma, cromatina nuclear fina, nucléolos poco aparentes y citoplasma agranular (fig. 18-12). Típicamente, los linfoblastos representan al menos el 20 % de la celularidad de la médula ósea, y pueden encontrarse números variables de blastocitos circulantes en la sangre. Todos los casos tienen evidencia de diferenciación en linfoblastos B, si bien los patrones inmunofenotípicos vistos en la LLA por linfocito B precursor son variables y reflejan las diferentes etapas de la maduración inicial del linfocito B (fig. 18-5). Los antígenos iniciales que indican la diferenciación en linfocitos B son CD10, CD19 y TdT. Las neoplasias de linfocito B que expresan Ig superficial no se consideran neoplasias precursoras, ya que la expresión de Ig superficial es una característica de los linfocitos B maduros.

Las células leucémicas de la LLA por linfocito B precursor proliferan en la médula ósea y desplazan a los elementos medulares sanos, lo que resulta en anemia, trombocitopenia, neutropenia, dolor óseo y artralgias. Estas últimas pueden constituir los síntomas iniciales en la infancia. La organomegalia y el compromiso del sistema nervioso central son comunes debido a que la enfermedad se disemina desde la médula ósea.

El pronóstico para la LLA por linfocito B precursor de la niñez suele ser excelente, con índices de remisión completos mayores del 90 % después del tratamiento. Entre otras variables, la edad menor de 1 año o mayor de 12, el inicio en adultos mayores y/o la presencia de ciertas anomalías citogenéticas (p. ej., t[9;22], t[1;19], t[4;11], hipodiploidía) son indicadores pronósticos malos. Todas las translocaciones que afectan el gen *MLL* en 11q23 se asocian con un peor pronóstico con independencia de la edad.

Leucemia linfocítica aguda y linfoma por linfocito T precursor

La LLA por linfocito T precursor y el linfoma linfoblástico por linfocito T son neoplasias por linfocitos T inmaduros. Como con la LLA-B, la aplicación del término **leucemia** o **linfoma** suele ser arbitraria.

La LLA por linfocito T precursor se presenta a cualquier edad. Representa el 15 % de todas las LLA en la niñez y afecta a los adolescentes más frecuentemente que a los niños más jóvenes. La LLA por linfocitos T es más común en hombres que en mujeres. En los adultos, el 25 % de las leucemias linfoblásticas agudas son LLA por linfocitos T precursores. Comparada con su homóloga del linfocito B, la LLA por linfocito T precursor tiene más probabilidad de tener una presentación linfomatosa. El aspecto morfológico de los linfoblastos T es similar al de los linfoblastos B (fig. 18-22). Los genes que codifican las cuatro cadenas del receptor de linfocito T (cadenas α, β, γ y δ) participan a menudo en traslocaciones cromosómicas con genes que codifican factores de transcripción (tabla 18-7).

El inmunofenotipo de la LLA por linfocito T precursor refleja la diferenciación y maduración normal de los linfocitos T en la médula ósea y el timo (fig. 18-6). El antígeno del linfocito T inicial es CD7, seguido por CD2 y CD5. Durante la diferenciación tímica, los linfocitos T se vuelven positivos a CD1a y CD3 citoplasmático, CD4 y CD8. Como en la LLA por linfocito B precursor, los linfoblastos de la mayoría de los casos de LLA por linfocito T son positivos a TdT.

La sangre y la médula ósea casi siempre están comprometidas en la LLA por linfocito T precursor. El recuento de leucocitos en el momento de la presentación suele ser elevado, y normalmente se encuentra una masa mediastínica u otra masa hística (linfoma). La linfoadenopatía y la organomegalia son habituales, así como los derrames pleurales De forma específica, a menudo se presenta **adenopatía mediastínica** en hombres adolescentes. En general, la LLA por linfocito T precursor tiene un pronóstico peor que la LLA por linfocito B precursor en los niños, pero tiene un resultado ligeramente mejor que la LLA-B en adultos.

Leucemia linfocítica crónica/linfoma linfocítico de células pequeñas (de linfocito B)

La LLC de linfocito B, la forma más común de leucemia en adultos en el mundo occidental, es una neoplasia por linfocito B CD5$^+$ maduro. Se caracteriza por una población monomorfa de linfocitos pequeños, los cuales muestran contornos nucleares redondeados a ligeramente irregulares mezclados con una población menor de células más grandes con núcleos redondos y nucléolos basófilos

Tabla 18-7

Anomalías genéticas comunes asociadas con las proliferaciones de las células linfoides

Enfermedad	Anomalía genética/cromosómica asociada	Importancia
Leucemia/linfoma linfoblástico de linfocitos B	t(9;22) translocaciones que afectan *MLL* en 11q23	Los niños a menudo producen p190 bcr/abl, mientras que los adultos producen p210 bcr/abl a partir de t(9;22)
	Hiperdiploidía	Mejor pronóstico
	Hipodiploidía	Peor pronóstico
Leucemia/linfoma linfoblástico de linfocitos T	Genes *TCR* translocados a sitios que afectan a *MYC, TAL1, RBTN1, RBTN2, HOX11*	Provoca la alteración en la regulación transcripcional
Leucemia linfocítica crónica de linfocitos B/linfomas linfocíticos de células pequeñas	del 13q12-14; reordenamientos génicos frecuentes en el gen *IgVH*	
	del 11q; trisomía 12; del 17p	El locus 17p codifica p53; estos cambios confieren un pronóstico más adverso
Linfoma folicular	t(14;18)(q32;q21)	Característico, conduce a la sobreexpresión de Bcl-2
	Inactivación de p53; activación de *MYC*	Transformación a un fenotipo más agresivo
Linfoma de células del manto	t(11;14)(q13;q32)	Evento genético primario, regula positivamente la ciclina D1
	Mutación en 11q22-23	Inactiva *ATM*
Linfoma de la zona marginal	t(11;18); t(1;14)	Ya no responde solamente al tratamiento antibiótico
	Mutación de los genes de la región IgV; trisomía 3	
Linfoma difuso de linfocito B grande	Reordenamientos que afectan a 3q27	3q27 incluye al locus *BCL6*
	Reordenamientos t(14;18) que afectan a *MYC*	Suelen conllevar un pronóstico más adverso
Linfoma de Burkitt	Reordenamientos que afectan a *MYC*: t(8;14) o t(2:8) o t(8;22)	Reordenamiento característico
Mieloma de células plasmáticas	Reordenamientos clonales que afectan a los genes IgH y L	
	Anomalías del número cromosómico	Pronóstico adverso
	Translocaciones de IgH con *ciclina D1, C-MAF, FCFR3, ciclina D3, MAFB;* monosomía o deleción parcial del cromosoma 13	
	t(4;14); t(14;16); t(14;20); del 17p	Pronóstico más adverso
Linfoma anaplásico de células grandes	t(2;5)(que afecta a la cinasa del linfoma anaplásico y a los genes *NPM*)	Tiende a ocurrir en pacientes más jóvenes, regula positivamente *ALK*, mejor pronóstico

H, pesada; Ig, inmunoglobulina; L, ligera; TCR, receptor del linfocito T.

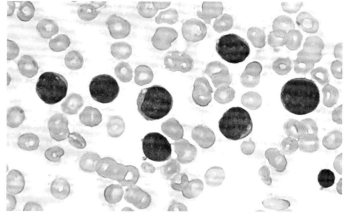

FIGURA 18-22. Leucemia linfocítica aguda. Los linfoblastos de la sangre periférica tienen núcleos irregulares e incrementados con cromatina nuclear fina, nucléolos visibles y cantidades variables de citoplasma agranular.

únicos (fig. 18-23). La LLC/LLCP de linfocito B puede afectar la sangre periférica, la médula ósea, los nódulos linfáticos y/o sitios extraganglionares. Cuando la enfermedad sólo se encuentra en la sangre y en la médula ósea (leucemia), se prefiere el término **LLC**. Si las células tumorales dan origen de manera predominante a linfoadenopatías o masas tumorales sólidas, el término **LLCP** es más apropiado. Dado estas dos presentaciones son indistinguibles en el terreno morfológico, fenotípico y genético, con frecuencia se les considera una sola entidad. La LLC/LLCP sigue por lo general un curso clínico indolente, y es más común en hombres que en mujeres.

La amplia mayoría de los casos de LLC/LLCP de linfocito B tiene anomalías citogenéticas. Las más comunes se detallan en la tabla 18-7. En el tejido, el patrón vagamente nodular de las células (con áreas de tinción notablemente más claras y más oscuras) es más evidente con pequeño aumento (fig. 18-23 C). El LLC/LLCP infiltra la pulpa esplénica blanca y la roja, así como las áreas portales del hígado. El compromiso de la médula ósea abarca desde la desaparición completa del espacio medular a una distribución en parches intersticial o no paratrabecular. El inmunofenotipo de la LLC/LLCP de linfocito B es característico.

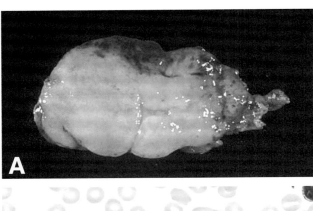

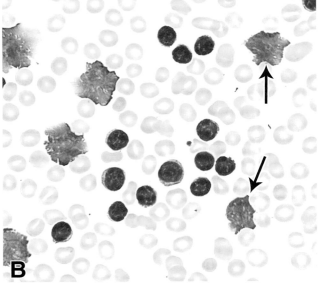

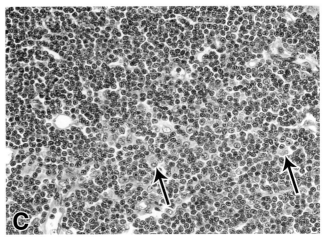

FIGURA 18-23. Linfoma linfocítico de linfocito B pequeña/leucemia linfocítica crónica. A. Imagen directa de un nódulo linfático cortado, agrandado, muestra el característico aspecto uniforme en carne de pescado, uniforme, brillante, que se observa en los tejidos afectados por el linfoma. **B.** Un frotis de sangre periférica muestra numerosos linfocitos de tamaño pequeño a intermedio con cromatina nuclear aglutinada. Las células denudadas dispersas (células frágiles desde el punto de vista osmótico) también están presentes (*flechas*). **C.** Al examen microscópico, la arquitectura ganglionar es reemplazada por la proliferación difusa de pequeños linfocitos mezclados con un número bajo de células más grandes conocidas como parainmunoblastos (*flechas*), que se encuentran en centros de proliferación dispersa.

Las células neoplásicas expresan todos los antígenos del linfocito B, entre los que se incluyen CD19, CD20, CD22 y CD79, así como CD5, CD23 y la cadena ligera de la inmunoglobulina.

La mayoría de los pacientes con LLC/LLCP es asintomática y muchos casos se diagnostican de forma incidental. Con frecuencia, el primer indicio de la enfermedad proviene del hallazgo de un recuento de sangre completa anómalo en el que se observa una linfocitosis absoluta. El recuento total de linfocitos es variable, pero de manera habitual se requiere un recuento absoluto de linfocitos B monoclonales de al menos 5 000 células/μL para establecer el diagnóstico de LLC en la sangre.

Son habituales las alteraciones inmunitarias, sobre todo de linfocitos B, pero también de linfocitos T. La causa de la disfunción del linfocito B se desconoce. Se produce hipogammaglobulinemia en el 50-75 % de los casos en algún momento del curso de la enfermedad; su grado se correlaciona en general con la etapa de la enfermedad, y es la causa de las complicaciones infecciosas. Los pacientes con LLC-B también presentan un aumento del recuento de linfocitos T en sangre periférica (> 3 000/μL). Estos muestran un deterioro de la hipersensibilidad de tipo retardada, la cual también contribuye a incrementar el riesgo de infección. Las complicaciones infecciosas más comunes son las bacterianas, seguidas por las infecciones virales y las micóticas, en este orden. Los pacientes asintomáticos con LLC/LLCP que han tenido recuentos de linfocitos estables pueden no requerir tratamiento. La quimioterapia con múltiples fármacos y/o el tratamiento con anticuerpos monoclonales humanizados (es decir, rituximab) se usa en pacientes con enfermedad en estadio avanzado o en la forma agresiva, pero por lo general la enfermedad es de condición incurable.

La transformación a leucemia prolinfocítica es la forma más común de progresión y se produce en alrededor del 15-30 % de los casos. Esta forma de transformación se caracteriza por un empeoramiento de las citopenias, el aumento de la esplenomegalia y un incremento o de parainmunoblastos en los nódulos linfáticos u otros tejidos. La transformación del linfoma difuso de linfocito B grande, conocido como **síndrome de Richter,** se produce en casi el 10 % de los casos. Esta forma de progresión está marcada por la aparición de una masa de rápido agrandamiento, el empeoramiento de los síntomas sistémicos y un nivel alto de deshidrogenasa láctica en el suero. La mayoría de los pacientes que experimenta una transformación prolinfocítica o de Richter sobrevive menos de 1 año.

Linfomas por linfocitos B maduros

Los linfomas por linfocitos B maduros, que representan más del 90 % de neoplasias linfoides en el mundo occidental, derivan de la proliferación clonal de linfocitos B diferenciados. Dado que los linfocitos B progresan a través de múltiples pasos de diferenciación y maduración desde linfocitos B vírgenes a células plasmáticas maduras, los linfomas pueden originarse en cualquier punto a lo largo de esta vía (fig. 18-5). El LLCP (más comúnmente visto en su forma leucémica como LLC) se ha analizado anteriormente, en la sección de neoplasias linfoides habituales.

La frecuencia de los tipos específicos de linfoma por linfocito B varía en diferentes partes del mundo. Por ejemplo, el linfoma de Burkitt es endémico en África ecuatorial (donde es la enfermedad maligna más común en la infancia), pero representa sólo el 1-2 % de todos los linfomas en Estados Unidos y Europa occidental. De manera parecida, la frecuencia de linfoma folicular es más alta en Estados Unidos y en Europa occidental en relación con la frecuencia que presenta en Sudamérica, Europa del este y Asia. Alrededor del mundo, los linfomas más comunes son el linfoma folicular (29 %) y el linfoma difuso de células grandes (37 %), exclusivo del linfoma de Hodgkin y del mieloma de célula plasmática (mieloma múltiple; *v.* más adelante) (tabla 18-8).

La mayoría de los linfomas por linfocitos B maduros se produce en la sexta y séptima décadas de la vida.

Con la exclusión del linfoma de Burkitt y el linfoma difuso por célula B grande, los linfomas por linfocito B maduro son poco habituales en la niñez. Los factores de riesgo para el desarrollo del linfoma por linfocito B incluyen (1) anomalías del sistema inmunitario (como inmunodeficiencias [p. ej., sida, inmunodepresión yatrógena]) y enfermedades autoinmunitarias, (2) ciertos agentes infecciosos (p. ej., VEB, hepatitis C, *Helicobacter pylori* y *Chlamydia*), (3) exposiciones ambientales (p. ej., herbicidas y pesticidas) y (4) polimorfismos genéticos en varios genes inmunorreguladores (tabla 18-9).

Los linfomas se clasifican de acuerdo con su homóloga linfocitaria normal respectiva (fig. 18-5). Después del estadio precursor, los linfocitos B sufren reordenamientos del gen VDJ de la inmunoglobulina y maduran hasta linfocitos B vírgenes positivos para la IgM y la IgD de superficie, que con frecuencia expresan CD5. Estas células dan origen al **linfoma de células del manto.** Los linfocitos B activados y grandes (**centroblastos**) migran a los centros germinales, donde maduran y se convierten en células más pequeñas con un núcleo escindido (**centrocitos**). Los centroblastos y centrocitos expresan los marcadores de la célula del centro germinal BCL-6 y CD10 y carecen de expresión de Bcl-2 de proteínas antiapoptóticas. Los **linfomas foliculares** derivan de linfocitos B del centro germinal y consisten en una mezcla de centroblastos y centrocitos que sobreexpresan Bcl-2, lo que les da una ventaja de supervivencia. El **linfoma de Burkitt** y algunos linfomas difusos por **linfocito B** grande también derivan de los linfocitos de los centros germinales.

Los linfocitos B de memoria de etapa tardía residen en la zona marginal, la cual es el compartimento más externo del folículo linfoide. Las variantes de los **linfomas de la zona marginal** incluyen el **linfoma de la zona marginal esplénica, linfoma nodal de la zona marginal** y **linfoma MALT.** El último afecta particularmente a sitios extranodales como el estómago y otros tejidos de la mucosa. En último lugar, algunos linfocitos B se diferencian en células plasmáticas. Estas células son los únicos linfocitos B que secretan inmunoglobulinas, aunque carecen de

Tabla 18-8

Frecuencia de linfomas por linfocitos B y T/NK

Diagnóstico	Porcentaje de totales
Linfoma difuso por linfocito B grande	30.6
Linfoma folicular	22.1
Linfoma del TLVM	7.6
Linfomas por linfocitos T maduros (excepto LACG)	7.6
Leucemia linfocítica crónica/linfoma linfocítico pequeño	6.7
Linfoma de células del manto	6.0
Linfoma mediastínico por linfocitos B grandes	2.4
Linfomas anaplásico de células grandes	2.4
Linfoma de Burkitt	2.5
Linfoma de la zona ganglionar marginal	1.8
Linfoma linfoblástico por linfocito T precursor	1.7
Linfoma linfoplasmacítico	1.2
Otros tipos	7.4

LACG, linfoma anaplásico de células grandes; NK, *natural killer* (*asesinas naturales*); TLVM, tejido linfoide vinculado con las mucosas.

Tabla 18-9

Trastornos con riesgo aumentado de linfoma maligno secundario

Síndrome de Sjögren
Tiroiditis de Hashimoto
Receptores de trasplante renal y cardiaco
Sida
Infección por VEB
Infección por VHH-8
Gastritis positiva a *Helicobacter pylori*
Hepatitis C
Síndromes de deficiencia inmunitaria congénita
Chédiak-Higashi
Wiskott-Aldrich
Ataxia-telangiectasia
Deficiencia de IgA
Deficiencia inmunitaria combinada grave
Enfermedad por cadena pesada α
Enfermedad celíaca
Linfoma de Hodgkin (postratamiento)

Ig, inmunoglobulina; Sida, síndrome de inmunodeficiencia adquirida; VEB, virus de Epstein-Barr; VHH, virus del herpes humano.

la expresión de las inmunoglobulinas de la superficie celular. Las células plasmáticas migran a la médula ósea, donde dan origen al **mieloma múltiple.**

En general, los linfomas por linfocito B maduro contienen linfocitos pequeños y siguen un curso clínico indolente, mientras que aquellos compuestos de células predominantemente grandes siguen un curso agresivo, que es rápidamente mortal si no se trata. Aunque parezca irónico, a pesar de que los linfomas indolentes siguen un curso clínico prolongado, suelen ser incurables si se usa el tratamiento estándar. Por contra, los linfomas agresivos progresan con rapidez, pero una amplia mayoría es curable con los tratamientos convencionales. Por desgracia, desde el punto de vista clínico, no todos los linfomas pertenecen de manera inequívoca a una de ambas categorías. El siguiente análisis acerca de los linfomas por linfocito B sigue los paradigmas del desarrollo del linfocito B que se destacan en la figura 18-5 y se concentra en las entidades más habituales (tabla 18-8).

Linfoma difuso por linfocito B grande

Los linfomas difusos por linfocito B grande (LDCBG) son un grupo heterogéneo de neoplasias por linfocitos B agresivas pero potencialmente curables. Su heterogeneidad es evidente en los niveles morfológico, inmunofenotípico, genético y clínico. Mientras algunos casos de LDCBG se originan *de novo*, otros representan la transformación o progresión desde un linfoma indolente. A pesar de que el LDCBG compromete con más frecuencia los nódulos linfáticos, también se presenta a menudo en tejidos extraganglionares, especialmente el tubo digestivo. Representa el linfoma por linfocito B más común en el mundo. Se produce en todos los grupos de edad, pero prevalece en las edades de 60-70 años. Es ligeramente más habitual en hombres que en mujeres. Los casos de LDCBG se asocian con infecciones virales, como VEB, VIH y, rara vez, virus 8 del herpes humano o reordenamientos cromosómicos (tabla 18-7). Estos últimos pueden comprender genes que alteran directa o indirectamente la apoptosis, y tienen una influencia importante en el pronóstico. Algunas translocaciones se solapan con los reordenamientos característicos del linfoma folicular.

El inmunofenotipo de las células malignas del LDCBG varía. A menudo, las células expresan los antígenos completos de los linfocitos B, como CD19 y CD20. Si están ausentes, marcadores adicionales de la diferenciación de linfocitos B, como CD22, CD79a y PAX-5, pueden ser útiles para diferenciar el LDCBG de otras neoplasias con morfología similar. Las células de LDCBG pueden o no expresar CD10 y BCL-6, marcadores de la diferenciación de las células del centro germinal. A veces expresan CD5. La mayor parte del tiempo se presenta una restricción de las cadenas ligeras de Ig superficial. Todos los casos son negativos para TdT y ciclina D1, lo cual diferencia el LDCBG del linfoma linfoblástico de linfocitos B (positivo a TdT) y el linfoma de células del manto (LCM; ciclina D1), respectivamente. El LDCBG se caracteriza por una proliferación difusa de linfocitos B neoplásicos grandes (fig. 18-24). Las células del linfoma grande son comparables en tamaño al núcleo de un histiocito (macrófago) o aproximadamente el doble del tamaño de un linfocito normal.

Los pacientes con LDCBG suelen presentar con frecuencia un crecimiento tumoral rápido en los ganglios y/o en sitios extraganglionares. Puede estar comprometido uno o múltiples sitios, pero alrededor del 50 % de los pacientes tiene una enfermedad en etapa baja (estadio I o II) en el momento de la presentación. Puede producirse compromiso de la médula ósea, pero ello suele suceder tarde en el curso de la enfermedad. El compromiso de la sangre periférica es raro. Los síntomas tienden a relacionarse con el sitio del compromiso.

El LDCBG es una neoplasia agresiva que, si no se trata, es rápidamente mortal. Sin embargo, es sensible a los quimioterápicos dirigidos a las células en rápida división; puede alcanzarse la remisión completa en el 60-80% de los pacientes. El resultado del paciente depende del estadio tumoral. Los pacientes con enfermedad limitada alcanzan mejores resultados comparados con los que padecen la enfermedad diseminada (estadio avanzado) en el momento del diagnóstico.

Linfoma folicular

El linfoma folicular (LF) es una neoplasia de linfocito B maduro compuesta de linfocitos B del centro folicular (células del centro germinal), y es el segundo linfoma más frecuente en todo el mundo. Es la forma más común de linfoma no hodgkiniano en Estados Unidos, donde constituye el 20 % de todos los linfomas adultos. Es una enfermedad que predomina en adultos, con una incidencia pico en la sexta década de la vida. Rara vez se presenta en individuos menores de 20 años, y es más frecuente en mujeres que en hombres.

La t(14:18) es la anomalía genómica característica ligada del LF. Se encuentra en hasta el 90 % de los LF de grado I y II (denominados también linfomas foliculares de bajo grado; tabla 18.7). En esta anomalía, la expresión de la proteína antiapoptótica Bcl-2 pasa a ser controlada por el promotor IgH, lo que resulta en la sobreexpresión de la proteína Bcl-2, que es un inhibidor de la apoptosis y se cree que otorga a las células del linfoma una ventaja en la supervivencia.

Los LF expresan todos los antígenos del linfocito B, incluyendo CD19, CD20, CD22 y CD79a, PAX-5 e inmunoglobulina de superficie celular. En la mayor parte de los casos, ésta última contiene sólo un tipo de cadena ligera (κ o λ). Además, los LF también expresan a los marcadores de la célula del centro germinal CD10 y Bcl6, como sería esperable que lo fuera por su origen en el centro folicular. A diferencia del LCM y de la LLC/LLCP de linfocito B, los LF no expresan CD5.

Los nódulos linfáticos (u otros tejidos) afectados por el linfoma folicular muestran un patrón nodular característico (folicular) o una combinación de patrones arquitectónicos nodular y difuso (fig. 18-25). Los folículos neoplásicos están presentes en alta densidad y con frecuencia se encuentran en una distribución «espalda con espalda» con muy poca intervención de la paracorteza. Los centros foliculares neoplásicos (centros germinales) están compuestos por una mezcla de células pequeñas y grandes con contornos nucleares irregulares (centrocitos/células escindidas) y centroblastos dispersos, los cuales tienen contornos nucleares redondos y múltiples nucléolos fijos a la membrana nuclear. La enfermedad de alto grado se presenta con una mayor densidad de centroblastos. La médula ósea está afectada en casi el 40-60% de los casos; se encuentra un patrón de compromiso paratrabecular característico. Las células circulantes del linfoma folicular se encuentran en la sangre periférica de alrededor del 10% de los casos. Estas muestran irregularidad nuclear prominente y hendiduras nucleares profundas.

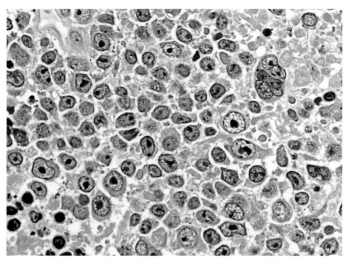

FIGURA 18-24. Linfoma difuso de linfocito B grande. Están presentes láminas de grandes células de linfoma con nucléolos prominentes.

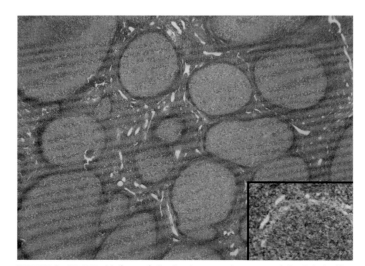

FIGURA 18-25. Linfoma folicular. La arquitectura del nódulo linfático normal es reemplazada por folículos linfoides malignos en un patrón de espalda con espalda. *Recuadro*: los centros germinales de los folículos linfoides malignos pueden distinguirse de los centros germinales normales/reactivos mediante técnicas de inmunohistoquímica para Bcl-2.

La mayoría de los pacientes con LF se presenta con una adenopatía generalizada. Más del 80 % de los pacientes tiene una enfermedad de alto grado en el momento del diagnóstico inicial. La linfoadenopatía es indolora y puede ir seguida de un curso de atenuaciones y recaídas. Algunos pacientes informan de fiebre, fatiga y sudores nocturno (síntomas B).

Dado que la mayoría de los casos de LF sigue un curso clínico indolente y que la enfermedad suele ser incurable, el tratamiento no está siempre indicado en el momento del diagnóstico. La media de supervivencia total es de alrededor de 7-9 años, y no mejora de manera evidente con altas dosis de quimioterapia.

Linfomas de la zona marginal (linfoma de tejido linfoide asociado a las mucosas)

Los linfomas de la zona marginal consisten en un grupo heterogéneo de neoplasias de linfocitos B maduros que se originan en los nódulos linfáticos, el bazo y tejidos extranodulares. Se ha postulado que las células del linfoma se originan de la zona marginal de los folículos linfoides, la cual contiene linfocitos B de memoria que han pasado por la reacción del centro germinal (centro posgerminal). Con independencia del sitio primario de afectación, todos los linfomas de la zona marginal comparten características morfológicas e inmunofenotípicas similares. Los **linfomas MALT**, o **MALTomas**, son linfomas de la zona marginal extranodulares que surgen en los tejidos linfoides asociados a la mucosa. Constituyen alrededor del 5-10 % de todos los linfomas de linfocitos B y representan el tipo más común de linfoma gástrico. La mayoría de los casos se produce en adultos con una edad media de 60 años; sólo rara vez se presentan en niños y adultos jóvenes.

El linfoma MALT se origina en el contexto de una inflamación crónica, con más frecuencia causada por autoinmunidad o infección. Lo que comienza como una reacción policlonal benigna se sigue de la acción de mutaciones genéticas y/o lesiones cromosómicas en los linfocitos B. La infección prototipo que dirige al linfoma MALT es el linfoma gástrico relacionado con la gastritis por *H. pylori* (*v.* cap. 11). En sus estadios iniciales del desarrollo, antes de adquirir traslocaciones cromosómicas (tabla 18-7), pueden curarse con el tratamiento antibiótico que se utiliza para erradicar *H. pylori*. A medida que se acumulan lesiones genéticas adicionales, se produce la diseminación a sitios distantes o la transformación en linfomas difusos de linfocitos B grandes.

No hay un inmunofenotipo específico característico de MALTomas. La mayoría de las células tumorales expresa IgM y muestra restricción de las cadenas ligeras. Los linfomas MALT expresan antígenos relacionados con el linfocito B y son negativos a CD5, CD23 y a la ciclina D1, lo cual los distingue de la LLC/LLCP-B y del LCM. También son negativos a CD10, lo cual los diferencia del LF.

La mayoría de los linfomas del MALT compromete el estómago y otros sitios mucosos, como las vías respiratorias. También pueden verse en glándulas salivales, anexos oculares, piel, glándula tiroides y mamas. Los linfomas del MALT pueden permanecer localizados durante periodos prolongados y tienden a seguir un curso clínico indolente.

Linfoma de células del manto

El linfoma de células del manto (LCM) es una neoplasia por linfocitos B maduros CD5$^+$ compuesto por una población monótona de linfocitos de tamaño pequeño e intermedio con contorno nuclear irregular; tales linfocitos se asemejan a linfocitos sanos de la zona del manto que rodea a los centros germinales.

La translocación cromosómica recíproca t(11;14) se considera el hecho genético primario en casi todos los casos de LCM (tabla 18-7). Esto causa la sobreexpresión de la ciclina D1. La ciclina D1 controla la progresión del celular entre las fases G$_1$ a S mediante la unión Cdk4/6 (*v.* cap. 4). Se producen numerosas alteraciones oncógenas adicionales, que se listan en la tabla 18-7. Los LCM expresan los marcadores de linfocito B CD19 y CD20 y muestran restricción de la cadena ligera superficial. Como se ha mencionado anteriormente, las células del linfoma también son positivas a CD5, pero negativas a CD10 y CD23. Como hecho importante, debe destacarse que las células del LCM son positivas a la ciclina D1 (fig. 18-26 B).

Los nódulos linfáticos afectados en el LCM muestran un infiltrado linfoide difuso algo nodular compuesto por linfocitos B de tamaño pequeño a mediano con contornos nucleares irregulares. En algunos casos, los linfocitos del LCM son redondos y se asemejan a los linfocitos de la LLC/LLCP por linfocito B. Una de las características más típicas en los casos usuales de LCM es la monotonía sorprendente de las células del linfoma con respecto a tamaño y forma (fig. 18-26 A) y presencia de histiocitos epitelioides dispersos y de vasos sanguíneos pequeños y hialinizados.

Se reconocen dos variantes principales de LCM: uno con un patrón de apariencia más nodular, en el que las células del linfoma rodean los centros germinales (**patrón de la zona del manto**), y otro en el que las células son más grandes y se asemejan a los linfoblastos (**variante blástica/blastoide**). Este último tiene un patrón más agresivo. Mientras que el LCM es principalmente una enfermedad basada en los nódulos linfáticos, acaba por afectar muchos tejidos y órganos diferentes, como el bazo, la médula ósea y el tubo digestivo como los sitios más habituales de la enfermedad. El compromiso mucoso multifocal del tubo digestivo (la mayor parte del intestino delgado y el colon) resulta en un patrón conocido como **poliposis linfomatosa**.

La mayoría de los pacientes con LCM se presenta con una enfermedad fase elevada (III o IV). Casi una tercera parte de los pacientes tiene compromiso de la sangre periférica en el momento del diagnóstico. Pese a su morfología celular pequeña, el LCM muestra un comportamiento clínicamente agresivo y se considera incurable con quimioterapia estándar. La media de supervivencia es de alrededor de 5 años para la variante típica del LCM y de alrededor de 3 años para la variante blástica/blastoide.

Linfoma de Burkitt

El linfoma de Burkitt (LB), una de las enfermedades malignas de crecimiento más rápido, se define por una translocación cromosómica que afecta al oncogén *MYC* (*v.* cap. 4). Está compuesto por una población monomorfa de células de tamaño intermedio, que con frecuencia se presenta en sitios extraganglionares y tiene propensión a involucrar a la sangre y la médula ósea. Mientras que la translocación MYC es muy característica, pero no es específica de LB. En este sentido, se requiere una combinación de características diagnósticas para confirmar el diagnóstico.

El LB se produce en tres variantes diferentes, cada una con distintas presentaciones clínicas, así como características morfológicas y patogenia. El **LB endémico** se presenta en África ecuatorial y en Papúa, Nueva Guinea. Es la enfermedad maligna de la niñez más común en tales áreas, con una incidencia pico entre los 4 a 7 años de edad. En general, en los casos endémicos suelen afectarse la mandíbula, otros huesos faciales y las vísceras abdominales. El **LB esporádico** se presenta alrededor del mundo y sobre todo afecta a niños y adultos jóvenes. Si bien muestra una incidencia baja entre todos los linfomas en el mundo occidental (1-2 %), representa alrededor del 30-50 % de todos los linfomas de la niñez. La media de edad en los pacientes adultos es de 30 años. En contraste con el LB endémico, la variedad esporádica se presenta con frecuencia como una masa abdominal que compromete la región ileocecal. El **LB relacionado con inmunodeficiencia** se presenta sobre todo en personas infectadas con el VIH y puede constituir la manifestación inicial del sida.

Todos los casos se vinculan con una translocación que compromete al gen *c-MYC* en el cromosoma 8, ya sea poniéndola bajo el control de los promotores de IgH [t(8;14)] o IgL [t(2,8 para κ)

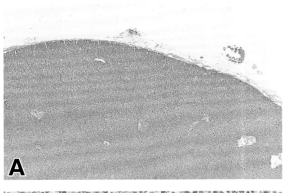

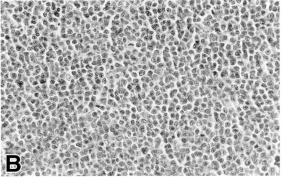

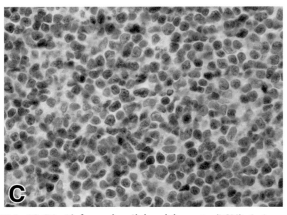

FIGURA 18-26. Linfoma de células del manto (LCM). A. La arquitectura del nódulo linfático está completamente borrada por un infiltrado de linfocitos pequeños. **B.** En una exploración más cercana, la población de linfocitos consiste en células pequeñas y monótonas con núcleos irregulares. A diferencia de los linfomas linfocíticos pequeños, la LCM tiene muy pocas células grandes entremezcladas. **C.** La tinción nuclear para Bcl-1 (ciclina D1) es positiva. Este hallazgo se correlaciona con la presencia de t(11;14), la presentación típica en LCM.

o (8;22 para λ)] (tabla 18-7). En los casos endémicos, la rotura del cromosoma 14 tiene lugar en la región de unión de la cadena pesada, como se observa en los linfocitos B iniciales. En el LB esporádico, la translocación se produce en la región de cambio de la Ig, la cual es más característica de los linfocitos B maduros. El VEB está presente en casi todos los casos de LB endémico, pero se encuentra en menos del 30% de los casos esporádico y relacionados con inmunodeficiencia. Muchos pacientes experimentan una etapa prodrómica de activación del linfocito B policlonal causada por infecciones bacterianas, virales o parasitarias (p. ej., paludismo). Las células del linfoma de Burkitt expresan IgM superficial y cadena ligera de la inmunoglobulina, y son

positivas a los antígenos comunes del linfocito B (CD19, CD20, CD22). También expresan los marcadores CD10 y BCL-6, lo cual sugiere que se originan en los centros germinales. Las células del LB no expresan TdT, lo que ayuda a distinguir a estos tumores de la LLA/linfoma por linfocito B precursor (*v.* anteriormente).

Típicamente, el LB produce tumores extraganglionares en lugar de linfoadenopatía. Todas las variantes de este linfoma tienen un riesgo alto de compromiso del sistema nervioso central. La presentación clásica del LB endémico es un tumor destructivo en la mandíbula o en otros huesos faciales (fig. 18-27 A). Los pacientes con el LB esporádico se presentan típicamente con masas abdominales. Todos los tipos pueden afectar ovarios, riñones y mamas. Algunas veces, los pacientes con tumores muy voluminosos se presentan con leucemia de Burkitt y compromiso generalizado de la médula ósea. Los nódulos afectados muestran un patrón en «cielo estrellado» y «estrellas» macrófagas más claras dispersas por el «cielo» compuesto de células de BL, profundamente basófilo (fig. 18-27 B y C).

Todas las variantes del LB son muy agresivas, y la mayoría de los pacientes presenta tumores extraganglionares voluminosos y una elevada carga tumoral, así como enfermedad diseminada en el momento de la presentación. Debido a su marcado índice proliferativo, el LB responde a la quimioterapia intensiva, y pueden lograrse índices de curación de hasta un 90% en pacientes con enfermedad en estadio inicial y en el 60-80% de los pacientes con enfermedad en estadio avanzado. Los niños y los adultos jóvenes tienden a obtener mejores resultados que los adultos con LB. Puede producirse el denominado síndrome de lisis tumoral, complicación potencialmente mortal, después de la iniciación del tratamiento, como consecuencia de la muerte rápida de las células tumorales.

Neoplasias de células plasmáticas

Las neoplasias de células plasmáticas resultan de la expansión clonal de linfocitos B diferenciados de forma terminal, los cuales son capaces de producir una paraproteína monoclonal (**gammopatía monoclonal**). Las principales neoplasias de células plasmáticas incluyen **gammopatía monoclonal de significado incierto (GMSI)** y **mieloma de célula plasmática** (mieloma múltiple). Estas son enfermedades que afectan casi exclusivamente a adultos. Los factores de riesgo incluyen predisposición genética, exposición a radiación ionizante y estimulación antigénica crónica. La descripción adicional se limitará a la GMSI y al mieloma de célula plasmática.

Gammopatía monoclonal de significado incierto

La GMSI se encuentra en alrededor del 3% de las personas mayores de 50 años y en más del 5% de gente mayor de 70 años. Se define por (1) la presencia de una paraproteinemia monoclonal menor de 3 g/dL; (2) menos del 10% de células plasmáticas en la médula ósea; (3) falta de daño del órgano terminal (hipercalcemia, deficiencia renal, anemia, lesiones óseas), y (4) exclusión de otras neoplasias de linfocitos B o enfermedades conocidas que producen una paraproteína monoclonal (proteína M).

La GMSI por IgM se relaciona más a menudo con un clon de linfocitos B secretoras de inmunoglobulinas y puede progresar a linfoma de linfocitos B de células pequeñas. La GMSI que no se debe a IgM se relaciona más frecuentemente con la presencia de células plasmáticas clonales y puede progresar a neoplasia manifiesta de células plasmáticas (mieloma múltiple) en aproximadamente el 1% de los pacientes afectados (por año).

Mieloma de células plasmáticas

El mieloma de células plasmáticas (MCP) es una neoplasia maligna de células plasmáticas que se acompaña de una proteína M en el suero y/o la orina. De forma primaria, la enfermedad se centra en

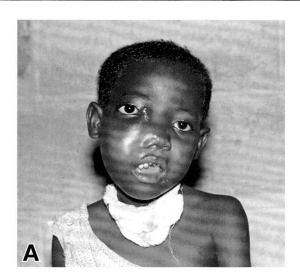

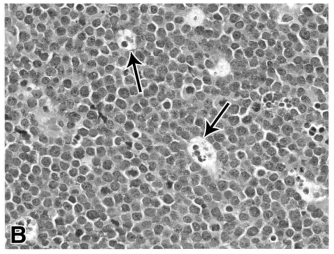

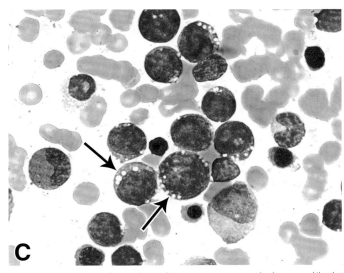

FIGURA 18-27. Linfoma de Burkitt. A. Un tumor de la mandíbula distorsiona la cara del niño. **B.** El nódulo linfático está destruido por linfocitos neoplásicos con numerosos macrófagos en «cielo estrellado» (*flechas*). **C.** Un frotis de un aspirado de médula ósea muestra características citológicas típicas de un linfoma de Burkitt. Obsérvese el citoplasma muy basófilo y las vacuolas con lípidos (*flechas*).

la médula ósea y tiende a ser multifocal. La enfermedad presenta un espectro clínico amplio que va de la asintomática e indolente a la muy agresiva, con compromiso leucémico.

El MCP representa cerca del 10 % de todas las enfermedades malignas hematológicas. En Estados Unidos se documentan alrededor de 22 000 casos por año, para una incidencia total de 6 casos por 100 000 personas. La enfermedad es más común en hombres que en mujeres y se produce con una frecuencia dos veces mayor en la población afroamericana que en la caucásica. La incidencia del MCP aumenta con la edad, y la media de edad en el momento del diagnóstico es de 69 años. Más del 90 % de los casos se presenta en personas mayores de 50 años. Es extremadamente raro en personas menores de 30 años. Los individuos que tienen a un familiar de primer grado con MCP presentan aumento del riesgo de cerca de cuatro veces de desarrollar la enfermedad.

El mieloma de células plasmáticas produce múltiples lesiones óseas con un aspecto lítico o en «sacabocados» en las radiografías. Columna vertebral, costillas, cráneo, pelvis, fémur, clavículas y escápulas son los huesos que se afectan con más frecuencia. Las fracturas patológicas se producen porque los tumores de células plasmáticas llenan la cavidad medular por focos, erosionan el hueso esponjoso y acaban por destruir la corteza ósea. Al examen directo, el hueso afectado contiene masas de tejido blando rojas gelatinosas demarcadas con claridad de los tejidos normales circundantes (fig. 18-28). La extensión más allá de la cavidad medular dentro del tejido blando circundante puede ser evidente si se destruye la corteza ósea.

Todos los casos muestran un reordenamiento clonal de los genes de la cadena L y H de Ig. El patrón de la hipermutación somática en las regiones variables de las cadenas pesadas de Ig corresponde con el origen en el centro posgerminal de las células neoplásicas en el MCP. Las anomalías cromosómicas numéricas y estructurales se presentan en el MCP. El gen *IgH* frecuentemente participa en las translocaciones, involucrando a diversos oncogenes (tabla 18-7). La pérdida total o parcial de uno de los cromosomas 13 ocurre en el 50 % de los casos y se piensa que es un acontecimiento genético temprano en la neoplasia de células plasmáticas.

La médula ósea es esencial en el MCP y muestra agrupamientos intersticiales, nódulos característicos y/o láminas confluentes de células plasmáticas. A menudo, hay presencia de cantidades variables de médula ósea normal. El diagnóstico es probable cuando los infiltrados de células plasmáticas comprometen más del 30 % del volumen de la médula ósea, o cuando hay grandes masas confluentes de células plasmáticas sin células hematopoyéticas normales mezcladas.

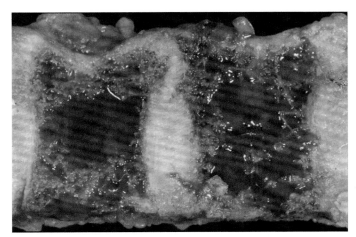

FIGURA 18-28. Mieloma de células plasmáticas. Múltiples lesiones óseas líticas están presentes en las vértebras. Huesos como este tienen tendencia a presentar fracturas patológicas.

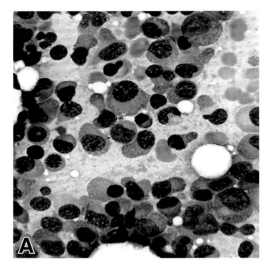

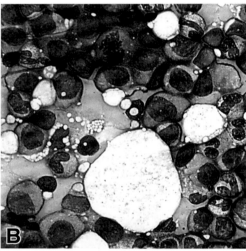

FIGURA 18-29. Mieloma de células plasmáticas (MCP). Las células plasmáticas neoplásicas muestran características citológicas variables, que van desde células de apariencia normal **(A)** a células que se parecen a blastos **(B)**. El número total, la clonalidad y los datos clinicopatológicos ayudan a distinguir al MCP de otras proliferaciones de células plasmáticas.

En el MCP, las células plasmáticas suelen expresar el marcador linfoide B CD79a, los marcadores de células plasmáticas CD38 y CD138 y la inmunoglobulina *citoplasmática* monotípica. A diferencia de las células plasmáticas normales, las células del mieloma suelen carecer de CD19 y, en contraste con los linfocitos B maduros, no expresan CD20. Las células plasmáticas del mieloma pueden ser similares a las células plasmáticas normales (fig. 18-29 A), o pueden mostrar un aspecto inmaduro, plasmablástico o pleomorfo (fig. 18-29 B). En ocasiones, hay inclusiones citoplásmicas y nucleares debido a la acumulación o la degradación parcial de inmunoglobulina.

La formación de pilas de monedas de eritrocitos en los frotis de sangre periférica se produce cuando los niveles elevados de proteína M determinan que los eritrocitos se adhieran unos con otros extremo con extremo, dando el aspecto de una pila de monedas. En una minoría de casos, hay presencia de células plasmáticas circulantes en la sangre. Una plasmacitosis marcada en sangre periférica establece el diagnóstico de leucemia de célula plasmática. Se observan anomalías renales en más de la mitad de los casos (*v.* cap. 14).

En la mayoría de las situaciones, la cadena pesada en la paraproteína monoclonal es IgG o IgA. Rara vez se secretan IgD o IgE. La inmunoglobulina completa se produce en el 85 % de los casos; sólo se producen cadenas ligeras en el restante 15 % (**enfermedad de cadenas ligeras**). En algunos casos no puede detectarse la paraproteína en el suero o la orina (mielomas no secretores). La evaluación de laboratorio de la gamopatía monoclonal requiere la electroforesis de proteínas en suero (u orina), seguida de la inmunofijación para detectar una proteína monoclonal restringida (pico) (fig. 18-30).

El mieloma sintomático se caracteriza por la presencia de daño de órgano terminal (hipercalcemia, deficiencia renal, anemia, lesiones óseas). Los estudios radiográficos revelan lesiones óseas líticas relacionadas con frecuencia con dolor óseo e hipercalcemia. El calcio liberado desde los huesos lesionados puede precipitar en los riñones y causar daño renal (nefrocalcinosis).

La proteinuria monoclonal de cadena ligera puede causar daño al epitelio tubular renal, lo que resulta en insuficiencia renal. La supresión de la producción normal de inmunoglobulina por la proteína M puede llevar a complicaciones infecciosas. Alrededor del 70 % de los pacientes desarrolla anemia como resultado del desplazamiento de la médula ósea normal o la falta de producción de eritropoyetina debida al daño renal. Entre los hallazgos adicionales y las complicaciones asociadas se incluyen amiloidosis, síndrome de hiperviscosidad, anomalías de la coagulación, deficiencia inmunitaria humoral y enfermedades malignas mieloides relacionadas con el tratamiento, como la mielodisplasia y la leucemia mieloide aguda. El suero, la orina o ambos tienen proteínas M detectables en el 97 % de los pacientes (*v.* anteriormente), cuyo isotipo predice la progresión de la enfermedad. Los más agresivos son los mielomas que secretan IgD e IgE y la enfermedad de cadena ligera, todos poco frecuentes.

El mieloma de células plasmáticas sigue siendo una enfermedad incurable; sin embargo, los tratamientos dirigidos, como el bortezomib, un inhibidor del proteasoma, auguran pronósticos cada vez mejores. La supervivencia media es de 3.75 años, pero es muy variable, desde menos de 6 meses hasta más de 10 años.

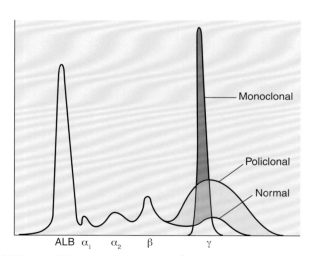

FIGURA 18-30. Los patrones electroforéticos de las proteínas séricas anormales contrastan con el patrón normal. La hipergammaglobulinemia policlonal, característica de los procesos reactivos benignos, muestra un incremento amplio basado en las inmunoglobulinas como consecuencia de la secreción de inmunoglobulinas por una miriada de células plasmáticas reactivas. La gammapatía monoclonal de significancia indefinida (GMSI) o la neoplasia de células plasmáticas muestran un pico estrecho, o espiga, como consecuencia de la homogeneidad de las moléculas secretadas de inmunoglobulina por un solo clon de células plasmáticas aberrantes. ALB, albúmina.

Los linfomas periféricos por linfocitos T y NK

Estas neoplasias constituyen un grupo heterogéneo de tumores linfoides maduros que surgen de los tejidos linfoides externos al timo, como en los nódulos linfáticos, bazo, intestino y piel (fig. 18-6). Son de relativa rareza en comparación con los linfomas de linfocitos B (representan el 12 % de los linfomas no hodgkinianos) y suelen tener peor pronóstico.

Son más comunes en Asia que en el mundo occidental. Los principales factores de riesgo de la neoplasia por linfocitos T incluyen la prevalencia del virus tipo 1 de la leucemia humana de linfocitos T (HTLV-1) y del VEB en el ambiente, combinado con una predisposición genética a estos virus. En el sudoeste de Japón, donde el HTLV-1 es endémico, alrededor el 8-10 % de la población es seropositiva, y el riesgo de por vida de desarrollar leucemia/linfoma por linfocito T del adulto es cercano al 5 %. Los linfomas por linfocitos T asociados con el VEB son más comunes en los asiáticos que en otros grupos étnicos.

Los linfomas por linfocitos T maduros se caracterizan por la expresión de CD3 de superficie, así como de un número variable de otros antígenos del linfocito T, como CD2, CD5 y CD7; CD4 o CD8, y las subunidades α-β o γ-δ del receptor del linfocito T. La mayoría de los linfomas periféricos por linfocitos T pertenecen al tipo α-β. Los linfocitos T γ-δ constituyen menos del 5 % de todos los linfocitos T, y se encuentran junto a las superficies epiteliales y dentro de la pulpa roja esplénica. Los linfocitos T γ-δ no expresan CD4, CD5 ni CD8. En contraste con las neoplasias por linfocitos T inmaduros (como el linfoma linfoblástico por linfocitos T), las neoplasias por linfocitos T maduros son negativas a TdT.

Las neoplasias por linfocitos T periféricos muestran características morfológicas variables. Los nódulos linfáticos afectados y otros tejidos suelen estar difusamente destruidos por una población heterogénea de células linfoides malignas que van desde el tamaño pequeño al grande y relativamente blandas a muy anaplásicas en su apariencia. Los eosinófilos y los macrófagos benignos se encuentran con frecuencia en relación con el infiltrado neoplásico por linfocitos T, tal vez reclutados en su mayor parte en el sitio del compromiso por citocinas que elaboran las células del linfoma. Se observa una vascularidad acentuada en algunos de estos tumores.

Algunos linfomas por linfocitos T maduros tienen un fenotipo **citotóxico** y son positivos a las proteínas asociadas a los gránulos perforina, granzima B y antígeno intracelular del linfocito T.

Las células NK carecen de la expresión del CD3 de superficie, pero expresan la subunidad ε del CD3, la cual es intracelular. También expresan otros marcadores relacionados con el linfocito T como CD2, CD7 y CD8, así como CD16 y CD56.

Desde el punto de vista clínico, las neoplasias periféricas por células NK y T se agrupan de formas leucémica, nodular, extranodular y cutánea. Son leucemias que de manera habitual están diseminadas ampliamente en el momento de la presentación (estadio avanzado) y, por tanto, suelen ser más agresivas en comparación con las neoplasias por linfocitos B. Son comunes manifestaciones sistémicas como fiebre, prurito, eosinofilia y pérdida de peso. Los linfomas por linfocitos T y NK se tratan con una quimioterapia basada en múltiples fármacos, pero responden escasamente al tratamiento. La supervivencia total a 5 años se aproxima al 20-30 %.

Leucemia/linfoma por linfocito T del adulto

La leucemia/linfoma por linfocito T del adulto (LLT-A), causada por el retrovirus humano **HTLV-1,** tiene un largo periodo de latencia. Los homólogos sanos de los linfocitos del LLT-A son linfocitos T CD4$^+$ activados maduros. La exposición al HTLV-1 se produce temprano en la vida en personas que viven en regiones endémicas. El HTLV-1 puede transmitirse por la leche materna y a través de la exposición a la sangre y los productos sanguíneos. A pesar de que la exposición ocurre en los primeros años de vida,

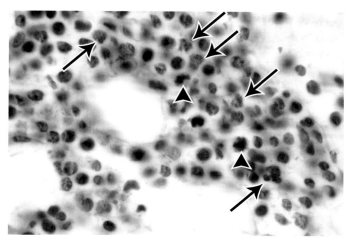

FIGURA 18-31. Linfoma/leucemia de linfocitos T del adulto (LLT-A). Esta enfermedad se caracteriza por la proliferación de linfocitos T malignos (aquí, en la médula ósea) con núcleos extremadamente irregulares y protuberantes *(flechas)*. La tasa mitótica entre las células malignas es característicamente elevada *(puntas de flecha)*.

como se ha mencionado, la enfermedad aparece en adultos, con una media de edad de 58 años. La infección viral por sí sola no es suficiente para la transformación neoplásica, y se requieren otras lesiones genéticas para pasar de la infección de los linfocitos a la malignidad.

Las células linfoides neoplásicas tienen un aspecto muy variable (fig. 18-31), pero a menudo muestran circunvoluciones nucleares prominentes y lobulaciones, y poseen un aspecto similar a una flor (células en flor). Las células neoplásicas en la LLT-A expresan antígenos relacionados con el linfocito T como CD2, CD3 y CD5, pero por lo regular carecen de CD7. La mayoría de los casos expresa CD4, y CD25 se expresa intensamente en casi todos los casos. Las células tumorales muestran un patrón en el reordenamiento del gen del receptor del linfocito T clonal y son positivas a la clonalidad integrada del HTLV-1. Una proteína viral conocida como p40 (Tax) conduce a la activación transcripcional de numerosos genes en los linfocitos infectados.

La LLT-A es una enfermedad sistémica que suele estar diseminada en su presentación; suele afectar los nódulos linfáticos, bazo, médula ósea, sangre periférica y piel (el sitio extralinfático más común). La hipercalcemia, con o sin lesiones óseas líticas, es típica. La piel es el sitio extraganglionar más importante de compromiso. La LLT-A aguda tiene un pronóstico malo, con una supervivencia de la mayoría de los pacientes menor de 1 año a pesar de una quimioterapia sistémica agresiva. La muerte se produce a menudo a causa de complicaciones infecciosas, como las que se observan en los pacientes infectados por el VIH. Las formas crónica y latente tienen un mejor pronóstico.

Micosis fungoides y síndrome de Sézary

La micosis fungoides (MF) es la forma más común del linfoma cutáneo primario por linfocitos T. Se caracteriza por la infiltración de la epidermis por linfocitos T CD4$^+$ malignos (de tipo cooperador) con marcados pliegues nucleares. El síndrome de Sézary es una variante superpuesta de MF que se define por la tríada de eritrodermia, linfoadenopatía generalizada y presencia de células de linfoma circulantes en la sangre periférica (células de Sézary).

Las células de la MF tienen un inmunofenotipo de linfocito T cooperador y en general expresan CD2, CD3, CD5, CD4 y el receptor del linfocito T α-β. De manera similar a lo que sucede con otros linfomas por linfocitos T maduros, el panantígeno del linfocito T CD7 está ausente. Los reordenamientos del gen del receptor del linfocito T clonal son comunes, y ello ayuda a distinguir los casos sutiles de MF de las dermatosis inflamatorias.

La MF es un linfoma indolente que progresa de forma lenta a lo largo de los años (en ocasiones, décadas) desde pápulas a placas y a lesiones masivas.

- La **etapa premicótica o eccematosa** tarda algunos años y es difícil de distinguir de muchas dermatosis crónicas benignas. Un espécimen de biopsia de piel no es diagnóstico de linfoma, y muestra una infiltración linfocitaria perianexial y perivascular con eosinófilos y células plasmáticas acompañantes.
- La **etapa de placa** sigue a la primera etapa con placas cutáneas elevadas y bien demarcadas. De manera habitual, el diagnóstico definitivo de MF puede hacerse en esta etapa.
- La **etapa tumoral** se caracteriza por tumores cutáneos elevados, la mayoría de los cuales, en la cara y en los pliegues corporales. Estos suelen ulcerarse e infectarse de manera secundaria. El nombre **micosis fungoides** deriva del aspecto similar a hongos erectos, fungosos, de estos tumores. Es habitual el compromiso extracutáneo, en particular de los nódulos linfáticos, el bazo, el hígado, la médula ósea y los pulmones.

La extensión de la enfermedad es el factor determinante más importante en el pronóstico. Los pacientes con enfermedad limitar suelen tener un pronóstico excelente, con índices de supervivencia similares a los de la población general. El compromiso extracutáneo presagia un pronóstico malo. La supervivencia a 5 años de los pacientes con síndrome de Sézary se aproxima al 10-20%.

Linfoma anaplásico de células grandes

Los linfomas anaplásicos de células grandes son neoplasias por linfocitos T maduros compuestos por grandes células linfoides pleomorfas que expresan el marcador de activación linfoide CD30 y afectan sitios nodulares y extranodulares (con frecuencia, la piel). Esta enfermedad tiene una distribución por edad bimodal; se produce un pico en la juventud y un segundo pico en los adultos mayores. Algunos casos muestran translocaciones que afectan el gen *ALK* (tabla 18-7) y tienen un pronóstico relativamente bueno. Todos los LACG no relacionados con *ALK* tienden a ser más agresivos. Su pronóstico es similar al de los tipos inespecíficos de linfoma periférico de linfocitos T.

Las características histológicas del linfoma anaplásico de células grandes son variables, pero todos los casos contienen una población de células con núcleos de forma irregular (con frecuencia, en forma de herradura o en forma de riñón) y abundante citoplasma, que con frecuencia tiene un área eosinófila característica cerca del núcleo (fig. 18-32). Estas células diagnósticas, que suelen ser grandes, se llaman **células distintivas** y, como se ha mencionado, expresan CD30. Las células del linfoma anaplásico de células grandes expresan varios antígenos generales de los linfocitos T y antígenos de los linfocitos T citotóxicos (antígeno intracelular del linfocito T, granzima B), pero la mayoría de los casos son negativos para CD3. Cerca del 90% de los casos tienen reordenamientos en el receptor de los linfocitos T, incluso si las células tumorales no expresan los antígenos de los linfocitos T.

Casi todos los pacientes se presentan con la enfermedad en estadio avanzado (es decir, estadios III o IV). La adenopatía periférica y central es común y, asimismo, en muchos casos se produce afectación extranodular y de la médula ósea. A menudo, los pacientes tienen síntomas B, en particular fiebre. La supervivencia total a 5 años de los pacientes con linfoma anaplásico de células grandes positivos a la ALK se acerca al 80%, y cae al 48% en aquellos con tumores negativos a *ALK*.

Linfoma angioinmunoblástico de linfocitos T

El linfoma angioinmunoblástico de linfocitos T es un linfoma periférico de linfocito T (maduro) agresivo. Los pacientes se presentan con adenopatía generalizada y síntomas consistentes con un proceso de enfermedad sistémica. El infiltrado neoplásico de linfocito T expande las regiones paracorticales de los nódulos linfáticos y se asocia con una proliferación sorprendente de vénulas de endotelio alto. Se encuentra evidencia de VEB en casi todos los casos; no obstante, el VEB se encuentra en los linfocitos B, no en los linfocitos T neoplásicos.

Los linfocitos T neoplásicos expresan en su mayoría panantígenos de los linfocitos T (CD2, CD3, CD5 y CD7) y CD4 en la mayoría de los casos. Como hecho importante, las células del linfoma muestran un genotipo de linfocitos T cooperadores foliculares con expresión de CD10, CXCL13 y PD1. En la mayoría de los casos se halla reordenamiento clonal del receptor del linfocito T.

La mayoría de los pacientes llega a la primera consulta con una enfermedad avanzada y suele mostrar linfoadenopatía generalizada, hepatoesplenomegalia, afectación de la médula ósea, hipergammaglobulinemia y derrames en las cavidades corporales. También es un dato habitual el exantema prurítico. Las personas con linfoma angioinmunoblástico de linfocitos T son inmunodeficientes como consecuencia del proceso neoplásico, y la alta incidencia de linfocitos B positivos al VEB en

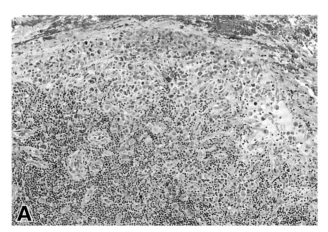
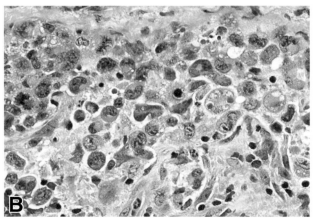

FIGURA 18-32. Linfoma anaplásico de células grandes (LACG). Nódulo linfático parcialmente destruido con acumulación de células malignas en el seno subcapsular. Este patrón común de LACG puede confundirse con el carcinoma metastásico. *Recuadro:* las células del linfoma intrasinusoidal son grandes y pleomórficas. Las células con núcleos similares a riñones y una zona eosinófila cercana al núcleo se conocen como las células características que se observan en todas las variantes de LACG.

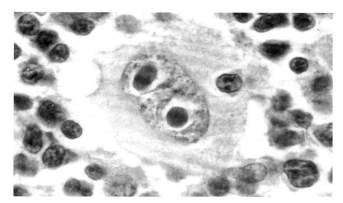

FIGURA 18-33. Célula clásica de Reed-Sternberg. Los núcleos con imagen en espejo contienen grandes nucléolos eosinófilos.

estos pacientes es una consecuencia de alteración de la función inmunitaria. El linfoma angioinmunoblástico de linfocitos T es un linfoma agresivo, con una supervivencia media de menos de 3 años. Con frecuencia, los pacientes mueren por complicaciones infecciosas. Algunos pacientes desarrollan un linfoma de linfocito B grande concurrente.

Linfomas de Hodgkin

Hay dos tipos de linfomas de Hodgkin (LH): el **linfoma de Hodgkin clásico** y el **linfoma de Hodgkin nodular de predominio linfocitario.** A diferencia de los linfomas no hodgkinianos descritos anteriormente, el LH suele originarse en un nódulo linfático o en cadenas de nódulos linfáticos y con frecuencia se disemina de forma contigua. Se presenta sobre todo en personas jóvenes y contiene un recuento bajo de células neoplásicas en un fondo de células inflamatorias mixtas muy acentuado. En la gran mayoría de los casos, las células neoplásicas en ambos tipos de LH, es decir, las células Reed-Sternberg (RS), se derivan de los linfocitos B del centro germinal (fig. 18-33). Las células RS suelen representar menos del 1 % del contenido total de células de los tejidos afectados.

El LH es la enfermedad maligna más común en los estadunidenses con edades comprendidas entre los 10 y los 30 años.

Los adultos jóvenes que han padecido la infección por el VEB (mononucleosis infecciosa) tienen un riesgo tres veces mayor de desarrollar LH, y el genoma del VEB se identifica con frecuencia en las células RS, lo cual sugiere una etiología infecciosa. Los factores genéticos pueden desempeñar un cierto papel en la patogenia del LH. Hay un riesgo siete veces mayor de desarrollar LH en hermanos de pacientes con el trastorno, y un riesgo incrementado en 100 veces cuando el hermano es un gemelo monocigoto.

El estado inmunitario también se observa como un factor al menos algunos casos. El LH es más frecuente en pacientes con alteraciones inmunitarias o con enfermedades autoinmunitarias, como la artritis reumatoide. El LH representa alrededor del 7 % de las enfermedades malignas que se observan en individuos con ataxia-telangiectasia, quienes presentan una incidencia de cáncer incrementada en 100 veces con respecto a la población general.

Linfoma de Hodgkin clásico

Este linfoma, conocido anteriormente como enfermedad de Hodgkin, es una neoplasia de linfocitos B compuesta por células RS multinucleadas (y una variante de tipo mononuclear denominada «células de Hodgkin») (fig. 18-33) en un medio celular inflamatorio reactivo que consiste en pequeños linfocitos (en su mayor parte de linfocitos T), células plasmáticas, histiocitos blandos y eosinófilos. Típicamente, las células RS se dispersan por separado y constituyen sólo una pequeña fracción de todas las células en

los nódulos linfáticos afectados. El LH clásico, que representa el 95 % de todos los LH, se divide en cuatro subtipos histológicos, basados ampliamente en la naturaleza del fondo de células inflamatorias y de fibroblastos asociados y en el aspecto de las células RS: (1) **esclerosis nodular,** (2) **mezcla celular,** (3) **riqueza linfocitaria** y (4) **agotamiento linfocitario.** Los cuatro subtipos comparten alteraciones en el inmunofenotipo y características genéticas similares.

Los nódulos linfáticos afectados por el LH clásico muestran destrucción arquitectónica a raíz de un número variable de células de HRS en un fondo celular inflamatorio mixto y cantidades variables de fibrosis (esclerosis) (fig. 18-34). Las células RS prototipo son grandes y cuentan al menos con dos lóbulos nucleares o núcleos y abundante citoplasma azul claro (fig. 18-34). Los núcleos tienen contornos nucleares irregulares, nucléolos eosinófilos prominentes y un halo perinuclear que da a las células el aspecto de «ojos de búho» o una inclusión viral. Las células RS pueden sufrir apoptosis, lo que resulta en células de aspecto momificado con citoplasma condensado y núcleos picnóticos. A pesar de su aspecto característico, las células RS pueden ser difíciles de encontrar en el fondo reactivo denso, ya que típicamente representan el 1-3 % de las células totales en los tejidos afectados.

En casi todos los casos, las células RS expresan el marcador de activación linfoide CD30 (fig. 18-35). Además, también expresan el marcador CD15 de macrófagos / monocitos en el 85 % de los casos. A diferencia de los linfomas de linfocitos B no hodgkinianos, las células RS neoplásicas no expresan los antígenos del linfocito B usuales como CD20 y CD79a, y también son negativas a CD45 (antígeno leucocítico común). Sin embargo, puede encontrarse un reordenamiento del gen de la inmunoglobulina clonal en más del 98 % de las células RS.

El LH suele manifestarse como una adenopatía periférica insensible que afecta un nódulo linfático o un grupo de nódulos linfáticos. Los nódulos linfáticos cervicales y mediastínicos están afectados en más de la mitad de los casos. También suele afectarse el mediastino anterior, en especial en el tipo con esclerosis nodular. Con menos frecuencia, se afectan los nódulos linfáticos axilares, inguinales y retroperitoneales. De manera inicial, el LH se extiende de forma previsible entre grupos de nódulos linfáticos contiguos a través de los vasos linfáticos eferentes. A medida que progresa, la diseminación se vuelve menos predecible debido a la invasión vascular y la diseminación hematógena (fig. 18-36).

Los síntomas constitucionales (B) se encuentran en el 40 % de los pacientes con LH. Entre estos se incluyen una fiebre de grado bajo, la que en ocasiones es cíclica (fiebre de Pel-Ebstein); sudores nocturnos, y pérdida de peso. El prurito puede surgir conforme la enfermedad progresa. Por razones desconocidas, beber alcohol induce dolor en los sitios afectados en el 10 % de los pacientes.

La función deficiente del linfocito T es característica del LH, que empeora a medida que la enfermedad progresa. En la mitad de los casos se observa una linfocitopenia absoluta (menor de 1 500 células/μL), más a menudo en aquellos con LH avanzado. Por lo general, la inmunidad humoral está intacta hasta estadios avanzados del curso de la enfermedad.

El pronóstico del LH depende sobre todo de la edad del paciente y de la extensión anatómica de la enfermedad (es decir, el estadio). Un mejor pronóstico se vincula con (1) edad menor, (2) estadio clínico inicial (es decir, enfermedad localizada) y (3) ausencia de signos y síntomas «B». El completo Sistema de Estadificación de Ann Arbor (tabla 18-10), que se basa en la evaluación clínica y los datos radiográficos y patológicos, se usa para asignar el estadio. Las complicaciones del LH incluyen el compromiso de los órganos vitales por el crecimiento tumoral progresivo e infecciones secundarias como consecuencia del defecto primario en la hipersensibilidad de tipo retardado y los efectos inmunodepresores del tratamiento. El desarrollo de enfermedades malignas secundarias después del tratamiento es de

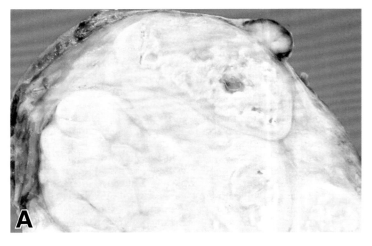

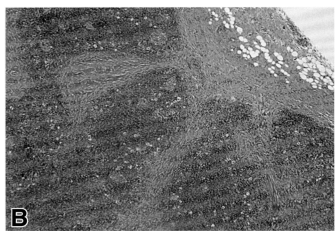

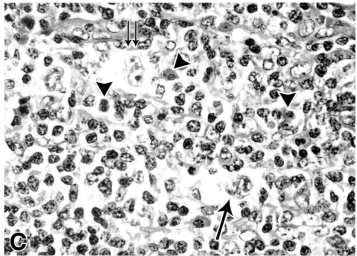

FIGURA 18-34. Linfoma de Hodgkin con esclerosis nodular. A. Fotografía directa en la que se muestra un nódulo linfático agrandado con una cápsula engrosada y amplias bandas de fibrosis que dividen al parénquima en nódulos diferentes. Son evidentes numerosos focos de necrosis (decoloraciones rojas-café). **B.** Una microfotografía de poco aumento demuestra amplias bandas de fibrosis. Hay un fondo inflamatorio denso. Las células de Reed-Sternberg son excepcionales. **C.** Una microfotografía del LH con esclerosis nodular muestra un fondo inflamatorio mixto con eosinófilos (*puntas de flecha*), células de Reed-Sternberg (*flechas dobles*) y células lacunares (*flecha*).

especial preocupación, debido a que más del 15% de los pacientes tratados puede acabar por sufrir esta complicación. Se desarrolla LMA en el 5% de los pacientes; los linfomas agresivos de células grandes aparecen con menos frecuencia.

Las células RS expresan el marcador de activación linfoide CD30 en casi todos los subtipos de la enfermedad. Los eosinófilos son atraídos por los efectos combinados de la IL-5 y la eotaxina, y la IL-6 puede atraer células plasmáticas. El factor de crecimiento transformante β (TGF-β) activa fibroblastos y es posible que intervenga en la fibrosis nodular. Otros factores de crecimiento y citocinas producidos por las células de HRS son IL-2, 7, 9, 10 e IL-13.

Linfoma de Hodgkin con esclerosis nodular

El linfoma de Hodgkin con esclerosis nodular se caracteriza por un engrosamiento fibroso de la cápsula de los nódulos linfáticos, con bandas de esclerosis que se extienden desde la cápsula hasta dentro de la corteza nodular y los nódulos en formación (fig. 18-34 A). Las **células lacunares,** que son de ayuda en el diagnóstico, son producto de una retracción artificial del tejido fijado con formaldehído (fig. 18-34 C). Los nódulos contienen poblaciones de las células inflamatorias mixtas descritas anteriormente y números variables de células RS clásicas y células lacunares. Este subtipo representa alrededor del 70% de todos los casos de LH clásico, y la mayoría de los casos se presenta en el grupo de edad de 15-30 años. El 80% de los pacientes presenta compromiso mediastínico, y la enfermedad es voluminosa en más de la mitad

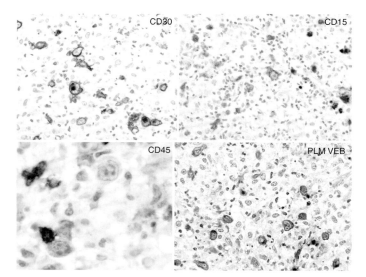

FIGURA 18-35. Células de Reed-Sternberg y Hodgkin. Las células de Hodgkin/Reed-Sternberg (HRS) son uniformemente positivas a CD30, CD15 y al antígeno de proteína latente de membrana del VEB (PLM VEB) (inmunohistoquímica; cromógeno rojo). El antígeno común de los leucocitos CD45 no se expresa en las células HRS.

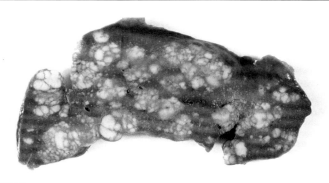

FIGURA 18-36. Linfoma de Hodgkin que afecta el bazo. Múltiples masas reemplazan al parénquima esplénico normal. La laparotomía y la esplenectomía ya no se realizan de manera rutinaria para propósitos diagnósticos y de estadificación.

de estos pacientes. Los síntomas B (tabla 18-10) se producen en hasta un 40 % de los pacientes. La afectación de la médula ósea y la asociación con el VEB son relativamente bajas con respecto a los otros tipos. Este subtipo tiene mejor pronóstico comparado con los otros subtipos.

Linfoma de Hodgkin con celularidad mixta

El linfoma de Hodgkin con celularidad mixta contiene células RS en un fondo inflamatorio mixto de eosinófilos, neutrófilos, macrófagos y células plasmáticas (fig. 18-37), pero carece de la fibrosis nodular que se observa en el LH con esclerosis nodular. El LH con celularidad mixta representa alrededor del 25 % del

Tabla 18-10		
Sistema de estadificación de Ann Arbor de la enfermedad de Hodgkin		
Etapa I A o B[a]	I I$_E$	Compromiso de una sola región ganglionar o De un órgano o sitio extralinfático único
Etapa II A o B	II II$_E$	Compromiso de dos o más regiones ganglionares en el mismo lado del diafragma o Con compromiso contiguo localizado de un sitio orgánico extralinfático
Etapa III A o B	III III$_E$ III$_S$ III$_{ES}$	Compromiso de regiones ganglionares en ambos lados del diafragma o Con compromiso contiguo localizado de un órgano o sitio extralinfático o Con compromiso del bazo o Con compromiso del bazo y de órgano o sitio extralinfático
Etapa IV A o B	IV	Compromiso difuso o diseminado de uno o más órganos extralinfáticos con o sin compromiso ganglionar asociado

[a]A, asintomático; B, presencia de síntomas constitucionales (fiebre, sudores nocturnos y pérdida de peso que exceda el 10 % del peso corporal basal en los 6 meses precedentes).

LH clásico. *Es el subtipo más frecuente en los pacientes infectados con el VIH-1 y muestra la relación más alta con el VEB.* La malignidad es más común en la cuarta y quinta décadas de la vida. Los nódulos linfáticos cervicales son el sitio más común de compromiso inicial y, a diferencia del LH con esclerosis nodular, el compromiso mediastínico es raro en el LH con celularidad mixta. El pronóstico para los pacientes con este subtipo es similar al de los pacientes con HL con esclerosis nodular.

Linfoma de Hodgkin rico en linfocitos

Los casos de LH rico en linfocitos están marcados por la presencia de las células RS clásicas rodeadas por un infiltrado linfoide nodular (o rara vez difuso) compuesto por linfocitos B. Hay ausencia de eosinófilos, neutrófilos y esclerosis. Este subtipo representa sólo el 5 % de los casos de LH clásico y tiende a presentarse en las personas mayores. En general, los pacientes se presentan con la enfermedad en estadio inicial y no suelen manifestar síntomas B. La supervivencia total es mejor que en todos los otros subtipos de LH clásico y similar a la que se observa en el LH nodular con predominio de linfocitos (*v.* más adelante).

Linfoma de Hodgkin carente de linfocitos

El linfoma de Hodgkin carente de linfocitos (LHCL) es el tipo menos común de LH clásico; representa menos del 1 % de los casos. Muestra un predominio de células RS y/o ausencia marcada de linfocitos en el fondo. La mayoría de los pacientes con este diagnóstico son hombres, con un rango medio de edad de 30-40 años. Con frecuencia, este subtipo se relaciona con infección concurrente por el VIH. Hay una predilección por el compromiso de los nódulos linfáticos retroperitoneales (raro en otros tipos), los órganos abdominales y la médula ósea. Si bien se observa un pronóstico malo en los casos vinculados con la infección por el VIH, el curso de la enfermedad y su resultado son por otra parte similares a los de los otros subtipos.

Linfoma de Hodgkin nodular con predominio de linfocitos

Este tipo de linfoma es diferente del LH clásico analizado previamente. Aunque se clasifica como un LH, tiene características inmunomorfológicas y clinicopatológicas más parecidas a los linfomas no hodgkinianos de linfocito B indolentes. Las células

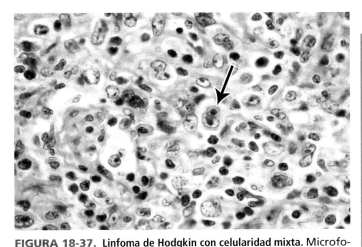

FIGURA 18-37. Linfoma de Hodgkin con celularidad mixta. Microfotografía de un nódulo linfático en la que se muestran las células clásicas binucleadas y mononucleares de Reed-Sternberg (*flecha*) en un fondo inflamatorio mixto que incluye muchos linfocitos pequeños (linfocitos T). Obsérvese la ausencia de bandas fibróticas, las cuales ayudan a distinguir este subtipo del linfoma de Hodgkin con esclerosis nodular.

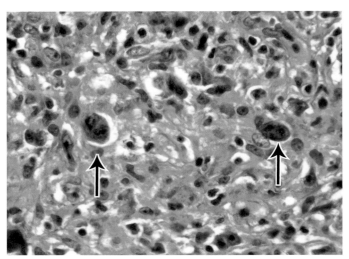

FIGURA 18-38. Linfoma de Hodgkin sin linfocitos. Se observan dos células de Hodgkin/Reed-Sternberg (*flechas*). El número de linfocitos reactivos en el fondo fibrótico está muy reducido. El diagnóstico diferencial en casos como este incluye al linfoma de células grandes.

características en el linfoma de Hodgkin nodular con predominio de linfocitos (LHNPL) son variantes de las células de Hodgkin conocidas como células **L y H** (linfocitos e histiocitos), o células en «palomitas de maíz», debido a su aspecto histológico. Como en el LH clásico, en el LHNPL los recuentos de estas células neoplásicas son reducidos en los tejidos afectados.

El LHNPL es también una neoplasia que se origina en los linfocitos B del centro germinal. En contraste con el LH clásico, las células del linfoma en el LHNPL expresan antígenos específicos del linaje de linfocitos B (como CD20, CD79a e Ig de superficie) y son negativas a la expresión de CD15 y CD30. El reordenamiento del gen de la inmunoglobulina clonal se encuentra en casi todos los casos. Los genes reordenados de la cadena pesada de la inmunoglobulina muestran un grado alto de hipermutación somática en la región variable, lo que indica que su origen más probable se ubica en los linfocitos B del centro germinal.

El LHNPL representa casi el 5 % de todos los LH. De manera predominante, afecta a hombres en el grupo de edad de 30-50 años; también se presenta en personas más jóvenes, como niños. Típicamente, en el momento del diagnóstico la enfermedad está localizada (es decir, en estadio I). Los nódulos linfáticos cervicales, axilares o inguinales son sitios usuales de la enfermedad. En contraste con el LH clásico, el compromiso mediastínico, esplénico y de la médula ósea es excepcional. El compromiso visceral también es poco común. A diferencia del LH clásico, el LHNPL tiende a «saltarse» regiones nodulares anatómicas (es decir, una diseminación que no es contigua). Los signos y síntomas B están presentes en sólo el 20 % de los casos. El LHNPL sigue un curso clínico indolente y rara vez es mortal. La supervivencia a 10 años de los pacientes con la enfermedad en estadios iniciales (estadios I o II) es mayor del 80 %. El resultado es menos favorable en pacientes con la enfermedad en un estadio avanzado. Entre las complicaciones se incluyen recurrencias, las cuales son comunes, y la progresión a un linfoma difuso de linfocito B grande, lo cual sucede en el 3-5 % de los casos.

TRASTORNOS NO MALIGNOS DE CÉLULAS SANGUÍNEAS MIELOIDES

Refiérase el lector a los capítulos 2 y 3 para las explicaciones acerca de la estructura y función de los leucocitos.

Trastornos de los neutrófilos

Neutropenia

Las consecuencias clínicas de la neutropenia (granulocitopenia) dependen por completo de su extensión. En casos leves, los recuentos absolutos de neutrófilos son de 1 000 a 1 500/μL, lo que es adecuado para la defensa del huésped. En los casos graves, con recuentos absolutos de neutrófilos menores de 500/μL, el riesgo de infección grave es elevado. El término **agranulocitosis** se refiere a la ausencia virtual de neutrófilos, causada por el agotamiento de los fondos marginados y de la reserva en la médula ósea.

La neutropenia refleja tanto la reducción de la producción como el aumento de la destrucción de neutrófilos (tabla 18-11). La mayoría de los casos de neutropenia son asintomáticos y carecen de explicación, y el término para designarla es **neutropenia benigna crónica**.

REDUCCIÓN DE LA PRODUCCIÓN DE NEUTRÓFILOS: La radiación o los quimioterápicos interfieren con la generación de neutrófilos al suprimir la hematopoyesis medular normal. Ciertos fármacos, como las fenotiacinas, la fenilbutazona, los agentes antitiroideos y la indometacina, pueden causar supresión medular idiosincrática. Una infección viral y el consumo alcohólico también pueden suprimir la mielopoyesis. La producción disminuida de granulocitos también puede ser consecuencia de alteraciones genéticas constitucionales que producen varios trastornos hereditarios raros. Las mutaciones en el gen de la elastasa (ELANE) del neutrófilo (*ELANE*) causan la forma más común de agranulocitosis congénita (enfermedad de Kostmann). Mutaciones autosómicas recesivas de *HAX*, un gen que regula la apoptosis, también resultan en dicha afección.

AUMENTO DE LA DESTRUCCIÓN PERIFÉRICA DE GRANULOCITOS: La eliminación acelerada de granulocitos es causada por:

- Consumo de neutrófilos en infecciones abrumadoras.
- Secuestro en el hiperesplenismo.
- Destrucción por anticuerpos.

Tabla 18-11

Causas principales de neutropenia

Producción disminuida
Radiación
Inducida por fármacos (a largo y corto plazo)
Infecciones virales
Congénita
Cíclica
Producción ineficaz
Anemia megaloblástica
Síndromes mielodisplásicos
Destrucción incrementada
Isoinmunitaria neonatal
Autoinmunitaria
Idiopática
Inducida por fármacos
Síndrome de Felty
Lupus eritematoso sistémico
Dialítica (inducida por la activación del complemento)
Secuestro esplénico
Marginación aumentada

Muchos **fármacos** pueden conducir a una destrucción de neutrófilos mediada por mecanismos inmunitarios, en especial sulfonamidas, fenilbutazona e indometacina. El efecto tóxico resulta de la fijación de complejos antígeno-anticuerpos circulantes a las superficies de los granulocitos, con lesión subsecuente mediada por el complemento.

La neutropenia es una característica común del sida y es multifactorial. La depresión de la producción de neutrófilos inducida por virus se agrava por el consumo infeccioso de los neutrófilos y con frecuencia por fármacos antirretrovirales (p. ej., cidovudina).

Neutrofilia

La neutrofilia tiene muchas causas (tabla 18-12) y refleja (1) **incremento de la movilización** de neutrófilos desde su almacenamiento en la médula ósea, (2) aumento de la liberación desde el fondo marginal en sangre periférica o (3) **estimulación de la granulopoyesis en la médula ósea**. La movilización aumentada de neutrófilos desde el fondo de la médula ósea o desde los fondos marginales periféricos se presenta en trastornos traumáticos o infecciosos agudos. Una neutrofilia leve se produce en el 20% de las mujeres durante el tercer trimestre del embarazo, pero el mecanismo no se ha acabado de definir.

REACCIÓN LEUCEMOIDE: En las infecciones agudas y en ocasiones en contextos de hemorragia grave o hemólisis aguda, el aumento del recuento de leucocitos puede ser tan pronunciado que puede confundirse con un cuadro leucémico, en especial con la leucemia mieloide crónica (LMC). Tal incremento no neoplásico en los recuentos leucocitarios se denomina **reacción leucemoide**. Los datos de la naturaleza benigna (o reactiva) de una reacción leucemoide incluyen lo siguiente: (1) las células en la sangre periférica suelen ser neutrófilos segmentados y muy pocos precursores mieloides neutrófilos, (2) la actividad de la fosfatasa alcalina leucocitaria es alta en una reacción leucemoide pero baja en la LMC,

(3) el recuento de leucocitos suele ser menor de 50 000/μL en las afecciones reactivas y (4) los neutrófilos reactivos contienen con frecuencia grandes inclusiones citoplasmáticas azules (**cuerpos de Döhle**) o una gran granulación azul oscura del citoplasma (**granulación tóxica**).

Trastornos de otras series de leucocitos

Eosinofilia

Los eosinófilos se diferencian en la médula ósea bajo la influencia de los factores de crecimiento eosinófilos (p. ej., IL-5). Los eosinófilos responden a sustancias quimiotácticas producidas por los mastocitos o son inducidos por la presencia de complejos antígeno-anticuerpo persistentes, como se produce en las afecciones parasitarias crónicas, dermatológicas y alérgicas. Las causas principales de eosinofilia se listan en la tabla 18-13.

El **síndrome hipereosinófilo idiopático** se refiere a un incremento de los eosinófilos circulantes por encima de 1 500/μL durante más de 6 meses sin una enfermedad subyacente que lo justifique. El recuento de eosinófilos en esta afección puede alcanzar los 50 000-100 000/μL.

La hipereosinofilia puede acompañar a la enfermedad de mastocitos (*v. más adelante*), a neoplasias como el linfoma de Hodgkin o no hodgkiniano o a trastornos mieloproliferativos (*v. más adelante*). Con independencia de las causas de la eosinofilia, la acumulación de eosinófilos en los tejidos conduce con frecuencia a necrosis, en particular en el miocardio, donde produce enfermedad endomiocárdica.

El pronóstico del síndrome hipereosinófilo idiopático que no se trata es grave: sólo el 10% de los pacientes que no reciben tratamiento sobrevivirá 3 años. Con un tratamiento agresivo a base de corticoesteroides, el 70% sobrevive más de 5 años, incluso cuando hay compromiso cardiaco.

Basofilia

El basófilo es el menos abundante de todos los leucocitos. La basofilia se observa con mayor frecuencia en las reacciones de hipersensibilidad de tipo inmediato y junto con las neoplasias mieloproliferativas crónicas. Las causas principales de basofilia se listan en la tabla 18-14.

Monocitosis

La monocitosis se define como un recuento de monocitos en sangre periférica mayor de 800/μL. Las causas principales incluyen

Tabla 18-12

Causas principales de neutrofilia

Infecciones

Principalmente bacterianas

Inmunitarias/inflamatorias

Artritis reumatoide

Fiebre reumática

Vasculitis

Neoplasia

Hemorragia

Fármacos

Glucocorticoides

Factores estimulantes de colonias

Litio

Hereditarias

Insuficiencia de CD18

Metabólicas

Acidosis

Uremia

Gota

Tormenta tiroidea

Necrosis hística

Infartos

Traumatismos

Quemaduras

Tabla 18-13

Causas principales de eosinofilia

Trastornos alérgicos

Enfermedades de la piel

Infestaciones parasitarias (helmínticas)

Neoplasias malignas

Hematopoyéticas

Tumores sólidos

Trastornos del colágeno vascular

Mixtas

Síndromes hipereosinófilos

Síndrome de eosinofilia-mialgia

Tratamiento con interleucina 2

Tabla 18-14
Causas principales de basofilia
Alérgicas (fármacos, alimentos)
Inflamación
Artritis reumatoide juvenil
Colitis ulcerativa
Infección
Viral (varicela, gripe)
Tuberculosis
Neoplasia
Síndromes mieloproliferativos
Leucemia basófila
Carcinoma
Endocrinas
Diabetes mellitus
Mixedema
Administración de estrógenos

las enfermedades hematológicas malignas, así como afecciones inmunitarias e inflamatorias, enfermedades infecciosas y cánceres sólidos. Las causas hematológicas representan al menos la mitad de las monocitosis en sangre periférica. Por ejemplo, los monocitos pueden ser un componente de los síndromes mieloproliferativos o mielodisplásicos, como la leucemia mielomonocítica crónica (v. más adelante), y también de linfomas de Hodgkin y no hodgkinianos. En tales casos, los monocitos pueden ser morfológicamente normales o inmaduros y displásicos.

Trastornos proliferativos de los mastocitos

Los trastornos de los mastocitos son heterogéneos e incluyen un amplio espectro de trastornos benignos y malignos. Las afecciones benignas, no neoplásicas, reactivas de mastocitos son importantes de reconocer y diferenciar de los síndromes malignos. Los mastocitos derivan de células precursoras de la médula ósea y se encuentran en los tejidos conjuntivos, por lo regular en cercana proximidad a los vasos sanguíneos (v. cap. 2). Las enfermedades proliferativas de los mastocitos presentan la liberación de mediadores inflamatorios como histamina, heparina y otros factores. Los síntomas clínicos incluyen enrojecimiento, prurito y urticaria. La secreción de heparina también causa sangrado de la nasofaringe o del tubo digestivo.

La **hiperplasia reactiva del mastocito** es un proceso no maligno que sucede en las reacciones de hipersensibilidad inmediata y de tipo retardado y en los nódulos linfáticos que drenan los sitios de tumores malignos. También se observa en la médula ósea de la mujer con osteoporosis posmenopáusica, en los síndromes mielodisplásicos y después de la quimioterapia contra la leucemia.

MALIGNIDADES DE CÉLULAS MIELOIDES

Las proliferaciones malignas de células mieloides derivan de células de la médula ósea y se manifiestan como leucemias mieloides agudas, síndromes mielodisplásicos o neoplasias mieloproliferativas, incluyendo la leucemia mieloide crónica.

Las neoplasias mieloproliferativas son trastornos hematopoyéticos clonales del blastocito, con proliferación aumentada, desregulada de uno o más de los linajes mieloides (granulocitos, eritrocitos, megacariocitos o mastocitos; tabla 18-15).

Típicamente, las neoplasias mieloproliferativas afectan a adultos entre los 40 y los 80 años de edad. Son de relativa rareza,

con una incidencia anual de 6 a 10 casos por 100 000. La causa suele ser desconocida, aunque la radiación o la exposición al benceno se han vinculado en sólo algunos pocos casos. También hay evidencia de una susceptibilidad hereditaria a las neoplasias mieloproliferativas. Los rasgos característicos de todos los subtipos incluyen hipercelularidad de la médula ósea con maduración hematopoyética efectiva y aumento de los recuentos de eritrocitos, granulocitos y/o plaquetas. La fibrosis de la médula ósea de diferentes grados acompaña con frecuencia a las neoplasias mieloproliferativas. Las mutaciones de oncogenes específicos y/o las translocaciones son diagnósticas de ciertas neoplasias mieloproliferativas (v. tabla 18-16; v. más adelante).

Neoplasias mieloproliferativas

Leucemia mieloide crónica

La LMC deriva de un blastocito de la médula ósea pluripotencial anómalo y resulta en una leucocitosis neutrófila muy marcada en todo el espectro de la maduración mieloide. Se requiere un **cromosoma Filadelfia**, o la demostración molecular del **gen de fusión BCR/ABL**, para establecer el diagnóstico.

La LMC es la enfermedad mieloproliferativa más común y representa el 15-20 % de todos los casos de leucemia. Las células leucémicas pueden diferenciarse a lo largo de las vías mieloide o linfoide; sin embargo, la mayoría de los casos muestra diferenciación granulocitaria predominante. En el 95 % de los casos puede encontrarse una translocación equilibrada recíproca que incluye el intercambio de material genético entre los cromosomas 9 y 22, que resulta en un cromosoma Filadelfia [t(9;22)(q34;q11)] (tabla 18-16 y fig. 18-39 A). El gen *BCR* (región agrupada de rotura puntual) en el cromosoma 22 se fusiona con el gen ABL del cromosoma 9 para formar el gen de fusión *BCR/ABL*, que es una tirosina cinasa constitutivamente activa, fundamental para la patogenia del neoplasma. Esta tirosina cinasa activada promueve vías de señalización descendentes que desencadenan la proliferación, diferenciación y supervivencia de las células.

La mayoría de los casos de LMC muestran la proteína de fusión de 210-kd (p-210). Con mucha menos frecuencia, el gen de fusión *BCR/ABL* resulta de una rotura en las regiones agrupadas de rotura puntual, lo que produce proteínas de fusión alternativas como la p190. Ello se observa más frecuentemente en la leucemia linfocítica aguda (LLA) positiva al cromosoma Filadelfia, que se produce fuera del contexto de la LMC. Las anomalías cromosómicas adicionales (p. ej., un segundo cromosoma Filadelfia o la trisomía 8) indican la progresión de la enfermedad a estadios clínicamente más agresivos.

La LMC puede presentarse en una **fase crónica, acelerada o blástica**.

- La **fase crónica de la LMC** se presenta con leucocitosis, que consiste en neutrófilos en todas las etapas de maduración con un pico de mielocitos y neutrófilos maduros. Por definición, los blastos representan menos del 10 % de los leucocitos circulantes de la médula ósea. La basofilia y la eosinofilia son frecuentes. El recuento plaquetario es normal o está aumentado y puede exceder de $10^6/\mu L$. La biopsia de la médula ósea muestra hipercelularidad, de manera habitual con desaparición total del espacio medular por células que de manera predominante son mieloides y sus precursoras (fig. 18-40).
- La **fase acelerada de la LMC** representa la progresión de la enfermedad desde la fase crónica de la LMC. La fase acelerada de la LMC se define por uno de los siguientes criterios: (1) recuento de leucocitos en aumento, (2) aumento de la esplenomegalia sin respuesta al tratamiento, (3) trombocitopenia persistente o trombocitosis que no responde al tratamiento, (4) anomalías cromosómicas adicionales, (5) más del 20 % de basófilos sanguíneos y (6) el 10-20 % de blastos en la sangre o la médula ósea.

Tabla 18-15				
Neoplasias mieloproliferativas				
	Leucemia mieloide crónica, positiva a BCR-ABL1	**Policitemia verdadera**	**Mielofibrosis primaria**	**Trombocitemia esencial**
Características clínicas				
Rango de edad pico (años)	25-60	40-60	50-70	50-70
Esplenomegalia	90 %	75 %	100 %	30 % (ligera)
Hepatomegalia	50 %	40 %	80 %	40 % (ligera)
Conversión leucémica aguda	80 %	5-10 %	5-10 %	2-5 %
Supervivencia promedio (años)	3-4	13	5	>10
Médula ósea				
Histopatología	Panhiperplasia (con predominio granulocítico)	Panhiperplasia (predominantemente eritroide)	Panhiperplasia con fibrosis	Grandes megacariocitos en grupos
Relación M:E	10:1 a 50:1	≤2:1	2:1 a 5:1	2:1 a 5:1
Fibrosis	<10 %	15-20 %	90-100 %	<5 %
Datos de laboratorio				
Hemoglobina	Anemia leve	>20 g/dL	Anemia leve	Anemia leve
Morfología de los eritrocitos	Ligera anisocitosis y poiquilocitosis	Ligera anisocitosis y poiquilocitosis	Eritrocitos inmaduros y marcada anisocitosis y poiquilocitosis	Microcitos hipocrómicos
Granulocitos	Moderada a marcadamente incrementada con espectro de maduración	Normal a ligeramente incrementada; puede mostrar unas pocas formas inmaduras	Normal a moderadamente incrementada; algunos leucocitos inmaduros	Normal a ligeramente incrementada
Plaquetas	Normal a moderadamente incrementada	Normal a moderadamente incrementada	Incrementada a disminuida	Marcadamente incrementada con formas anormales
Genética	Cromosoma Filadelfia: reordenamiento del gen *BCR/ABL*	Mutación activante de JAK2	Mutación activante de JAK2	Mutación activante de JAK2

*Otras neoplasias mieloproliferativas incluyen la leucemia neutrófila crónica, la leucemia eosinófila crónica, la mastocitosis y neoplasias mieloproliferativas inclasificables.
Relación M:E, relación entre mieloide y eritroide.

■ La **fase blástica de la LMC** es la evolución a leucemia aguda y se caracteriza por (1) al menos un 20 % de blastocitos en la sangre periférica o en la médula ósea, (2) proliferación extramedular de blastocitos (piel, nódulos linfáticos, bazo, hueso, cerebro) y (3) grupos de blastocitos en la biopsia de la médula ósea. La fase blástica anuncia un empeoramiento del pronóstico. En el 70 % de las crisis blásticas, los blastocitos leucémicos muestran morfología e inmunofenotipo de linaje mieloide; en el 30 % son linfoblastos, por lo general con un inmunofenotipo del linfocito B precursor (expresan CD10, CD19, CD34 y transferasa de desoxinucleotidilo terminal [TdT]). En el 80 % de los casos, la transformación a la fase acelerada o la crisis blástica se acompaña de alteraciones citogenéticas adicionales (tabla 18-16).

La incidencia máxima de LMC se produce en la quinta y sexta décadas de la vida, con un ligero predominio masculino. Los pacientes con LMC manifiestan fatiga, anorexia, pérdida de peso y malestar abdominal vago causado por la hepatoesplenomegalia. Con frecuencia, el dolor agudo en el cuadrante superior izquierdo es un síntoma de infarto esplénico. Los hallazgos en la sangre incluyen anemia leve a moderada, leucocitosis y basofilia absoluta. Los granulocitos periféricos están muy aumentados, con un rango de maduración total, con picos en los mielocitos y en los neutrófilos segmentados. El deterioro clínico suele anunciar la fase blástica. La LMC es un paradigma objetivo terapéutico de un tratamiento farmacológico específico. El fármaco imatinib compite con éxito por el sitio de unión del ATP de la tirosina cinasa *BCR/ABL*, por lo que la inactiva. En general, con el imatinib, la supervivencia se mejora en el 70-90 %. Sin embargo, ha ido aumentando la resistencia a este fármaco como consecuencia del desarrollo de subclones con mutaciones puntuales dentro del bolsillo de unión del ATP. Los inhibidores de la tirosina cinasa de segunda generación y el trasplante de médula ósea alógeno han mejorado enormemente los resultados en pacientes con LMC.

Policitemia verdadera

La PV es una neoplasia mieloproliferativa que se origina en un blastocito hematopoyético clonal, caracterizada por la producción autónoma de eritrocitos que no es regulada por la EPO. La proliferación del clon neoplásico se produce sobre todo en la médula ósea, pero puede afectar a sitios extramedulares como el bazo, los nódulos linfáticos y el hígado (metaplasia **mieloide**). La proliferación autónoma de más células maduras confiere una ventaja proliferativa a las células neoplásicas. La mayor masa de

Tabla 18-16

Anomalías genéticas comunes asociadas con las proliferaciones mieloides

Enfermedad	Anomalía genética/cromosómica asociada	Importancia
Hemoglobinuria paroxística nocturna (HPN)	Mutaciones en PIG-A	Característica de la HPN
Leucemia mieloide crónica (LMC)	t(9;22)(q34;q11) (cromosoma Filadelfia)	En gran parte define a la LMC
	Trisomía 8; trisomía 19; isocromosoma 17q; segundo cromosoma Filadelfia	Ocurre en algunos casos en la fase blástica de la LMC
Policitemia vera	Trisomía 8 o 9; del 20q; del 13q; del 9p	Asociada en algunos casos
	JAK2 V617F	Vista en el 95 % de los casos de policitemia vera
Mielofibrosis primaria (MFP)	del (13)(q12-22)	Asociada en algunos casos
	del(6)t(1;6)(q21-23;p21.3)	Fuertemente asociada en algunos casos
	JAK2 V617F	Se observa en el 50 % de la MFP
Trombocitopenia esencial (TE)	del 20q; trisomía 8	Ayuda al diagnóstico si está presente
	JAK2 V617F	Se observa en el 40 % de los casos de TE
	Mutaciones MPL	Se observa en casos raros de TE
Síndromes mielodisplásicos	5q-	Sugiere un pronóstico favorable
	7q-	Sugiere un pronóstico desfavorable
Leucemia mieloide aguda (LMA)	t(8;21)(q22;q22); inv(16)(p13;q22); t(16;16)(p13.1;q22); t(9;11)(p22;q23); t(6;9)(p3;q34); inv(3)(q21;q26.2)	Se observan en algunos casos de LMA con anomalías cromosómicas recurrentes
Leucemia promielocítica aguda (LPA)	t(15;17)(q22;q12)	Define LPA
Leucemia monocítica aguda (LMoA)	del(11q); t(9;11); t(11;19)	Se observa en algunos casos de LMoA
Leucemia mielomonocítica aguda (LMMA)	inv(16)(p13;q22); del(16q)	Se observa en algunos casos de LMMA
Leucemia megacarioblástica aguda	t(1;22)(p13;q13)	Se observa en algunos casos, particularmente en niños
Sarcoma mieloide	Translocaciones que afectan (11q23), mutaciones en NPM	Se observa en algunos casos, no es exclusivo de los sarcomas mieloides

PIG-A, gen fosfatidilinositol glucano clase A; MPL, gen receptor de la trombopoyetina; NPM, gen de nucleofosfina.

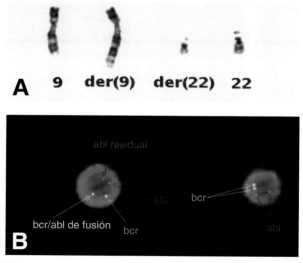

FIGURA 18-39. Leucemia mieloide crónica. A. Se muestra el cromosoma Filadelfia der(22). **B.** Hibridación con fluorescencia *in situ* (FISH) en un paciente con leucemia mieloide crónica positiva al t(9;22) (cromosoma Filadelfia). *Imagen derecha.* Una célula normal contiene dos genes separados bcr (cromosoma 22) y abl (cromosoma 9). *Imagen izquierda.* Una célula leucémica con una señal de fusión bcr/abl; una señal residual abl, y dos señales normales abl y bcr derivadas de los cromosomas normales 9 y 22, respectivamente.

eritrocitos suprime la secreción normal de EPO y la función de las restantes células progenitoras normales. Los niveles séricos de EPO son normales o bajos, mientras que en la eritrocitosis secundaria (funcional), en la cual los valores de EPO están elevados.

Para distinguir la PV de las policitemias benignas secundarias y otras neoplasias mieloproliferativas, el diagnóstico requiere que estén presentes los dos criterios mayores y un criterio menor, o el primer criterio mayor y dos criterios menores. Los criterios mayores incluyen (1) masa de eritrocitos incrementada o una hemoglobina mayor de 18.5 g/dL en hombres y 16.5 g/dL en mujeres y (2) presencia de la mutación V617F u otra similar en la cinasa 2 Janus (JAK-2). Los criterios menores incluyen (1) falta de elevación de la EPO; (2) médula hipercelular con panmielosis, que incluye hiperplasia eritroide, granulocitaria y megacariocítica, y (3) formación de colonias eritroides *in vitro* en ausencia de estimulación con factores de crecimiento (producción endógena).

En más del 95 % de los pacientes con PV se observa una mutación somática en JAK2 (V617F). Esta mutación con ganancia de función, la cual se suscita en el blastocito hematopoyético y se encuentra en todos los linajes mieloides, determina que las células hematopoyéticas sean hipersensibles a los factores de crecimiento y a las citocinas, incluida la EPO. La mutación JAK2 no es específica de la PV, ya que puede encontrarse en otras neoplasias mieloproliferativas. Se observan cariotipos citogenéticos anómalos en alrededor del 20 % de los pacientes con PV (tabla 18-16).

En la PV, todos los elementos de la médula ósea (eritroides, granulocíticos, megacariocíticos) son hiperplásicos (tabla 18-15). Es característica la panmielosis, pero los hallazgos morfológicos y el curso clínico varían según la etapa de la enfermedad. Por último,

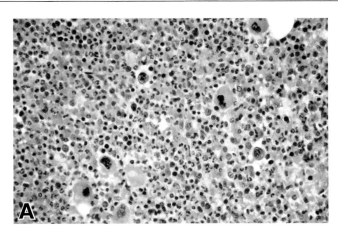
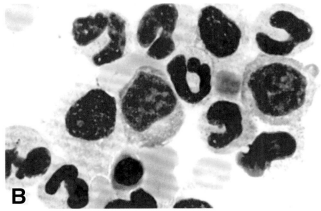

FIGURA 18-40. Leucemia mieloide crónica. A. La médula ósea es extremadamente hipercelular debido a un incremento en las precursoras de los granulocitos, de los granulocitos maduros y de los megacariocitos maduros. **B.** El frotis de un aspirado de médula ósea del mismo paciente revela numerosos granulocitos en varias etapas de desarrollo.

se produce una «fase de agotamiento» pospolicitémico, en la cual disminuye la eritropoyesis y la médula se sustituye por fibrosis.

La médula ósea de la PV es hipercelular, con acumulación prominente de eritrocitos en los cordones y senos de pulpa roja.

La concentración de la hemoglobina en la sangre puede superar los 20 g/dL y el hematócrito sobrepasa del 60 % (en la tabla 18-16 se resumen los hallazgos de laboratorio). La anemia caracteriza la fase final de la PV. La hiperuricemia y la gota secundaria pueden estar presentes y se relacionan con un recambio celular rápido. En la fase policitémica, el frotis de sangre periférica revela hacinamiento de eritrocitos usuales. Pueden presentarse microcitosis e hipocromía debido a la anemia por insuficiencia de hierro común que se da en la PV.

La media de edad en el momento del diagnóstico es de 60 años. La tendencia inicial es gradual, los síntomas en general son inespecíficos, aunque típicamente se relacionan con el incremento de la masa eritrocitaria. La plétora y la esplenomegalia son datos tempranos. La cefalea, el mareo y los trastornos visuales resultan de la hipertensión y/o las perturbaciones vasculares en el cerebro y la retina. Pueden observarse una angina de pecho, secundaria a la lentificación del flujo sanguíneo coronario, y cuadros de claudicación intermitente causados por el flujo sanguíneo periférico tortuoso en las extremidades inferiores. Las úlceras gástricas o duodenales pueden ser consecuencia de los problemas circulatorios en el tubo digestivo y tal vez (en parte) de la liberación de histamina por los basófilos. Las complicaciones trombóticas principales, incluyendo accidente cerebrovascular, infarto de miocardio y trombosis venosa interna, tienen lugar en alrededor del 20 % de los casos. La leucemia mieloide aguda o la mielodisplasia se producen en hasta un 15 % de los casos. La progresión de la enfermedad es con frecuencia resultado de la evolución cariotípica, con adquisición de anomalías cromosómicas complejas. La media de supervivencia es de 13 años. Las causas específicas de muerte relacionadas con la enfermedad en sí incluyen trombosis, hemorragia, LMA y la fase de desgaste. La reducción terapéutica de la masa eritrocitaria por flebotomías repetidas o quimioterapia representa un tratamiento efectivo en la mayoría de los casos. El ruxolitinib, un inhibidor de JAK2, se ha aprobado para su uso en la PV.

Mielofibrosis primaria

La mielofibrosis primaria es una neoplasia mieloproliferativa clonal en la que la fibrosis de la médula ósea se acompaña de megacariopoyesis y granulopoyesis marcadas. La hematopoyesis extramedular está presente cuando la enfermedad se desarrolla por completo.

Como en otros tipos de neoplasias mieloproliferativas, la exposición al benceno o la radiación ha sido implicada históricamente en el desarrollo de mielofibrosis primaria. Los megacariocitos neoplásicos producen factor de crecimiento derivado de las plaquetas y TGF-β, los cuales son poderosos mitógenos de los fibroblastos. Por último, el espacio medular completo es reemplazado con tejido conjuntivo, a pesar de que los fibroblastos no son parte del trastorno clonal de blastocitos. En la fase fibrótica, los blastocitos clonales ingresan en la circulación y dan origen a la hematopoyesis extramedular en múltiples sitios anatómicos, en especial el bazo.

La mitad de los pacientes con mielofibrosis primaria tiene la mutación JAK2 V617F, la cual es importante en la patogenia de la enfermedad. Una minoría de casos tiene mutaciones en *MPL*, un gen que codifica al receptor de la trombopoyetina. Algunas anomalías cromosómicas sugieren, pero no prueban, la mielofibrosis primaria (tabla 18-16).

La mielofibrosis primaria evoluciona a través de dos etapas, la etapa prefibrótica y temprana y la etapa fibrótica. La **etapa prefibrótica** suele presentarse con trombocitosis inexplicada y cuenta con una médula ósea hipercelular con proliferación predominante de neutrófilos, megacariocitos y fibrosis mínima. Los megacariocitos están densamente agrupados y lobulados atípicamente, con una alta relación nuclear a citoplasmática. En la **etapa fibrótica**, la sangre muestra leucopenia o leucocitosis marcada, y suelen estar presentes precursores mieloides y eritrocitos nucleados (leucoeritroblastosis).

Los eritrocitos muestran poiquilocitosis y formas similares a lágrimas (fig. 18-41 A). La celularidad de la médula ósea se reduce de manera gradual y los focos de hematopoyesis que contienen la mayoría de los megacariocitos atípicos alternan con regiones hipocelulares o acelulares (fig. 18-41 B). La hematopoyesis extramedular conduce a esplenomegalia, hepatomegalia y linfoadenopatías.

La incidencia máxima de mielofibrosis primaria se produce en la séptima década Una cuarta parte de los pacientes no presenta síntomas en el momento del diagnóstico. La enfermedad se detecta por esplenomegalia durante la exploración física o a través de la demostración de eritrocitos en forma de lágrimas o trombocitosis. Los síntomas clínicos iniciales son inespecíficos e incluyen fatiga, fiebre en grados bajos, sudores nocturnos y pérdida de peso. La función plaquetaria puede afectarse y asociarse con agregación plaquetaria aumentada y trombosis o agregación plaquetaria disminuida con diátesis hemorrágica. La transformación en LMA se produce en el 5-30 % de los casos (tabla 18-16). El inhibidor de Jak2 ruxolitinib es útil en aquellos pacientes en los que se han constatado mutaciones en el gen.

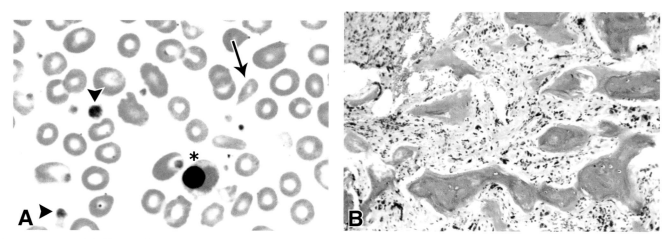

FIGURA 18-41. Mielofibrosis idiopática crónica. A. Un frotis periférico muestra anisocitosis (eritrocitos de diferentes tamaños), poiquilocitosis con forma de lágrima (*flecha*) y eritrocitos nucleados (*). También se observan plaquetas gigantes (*puntas de flecha*). **B.** Un corte de la médula ósea muestra fibrosis colagenosa, osteoesclerosis y numerosos megacariocitos anormales.

Trombocitemia esencial

La trombocitemia esencial (TE) es un trastorno neoplásico raro de los blastocitos hematopoyéticos que se caracteriza por la proliferación descontrolada de megacariocitos. Es un trastorno clonal que se supone deriva de la transformación neoplásica de un blastocito hematopoyético único, con compromiso principal, pero no exclusivo, hacia el linaje megacariocítico. El recuento de plaquetas circulantes se mantiene elevado (> 450 000/μL), y se acompaña de episodios recurrentes de trombosis y hemorragia. La enfermedad afecta a personas de edad media, con un ligero predominio en los hombres (tabla 18-16).

La enfermedad se caracteriza por una proliferación marcada de megacariocitos, con hasta un incremento mayor de 15 veces en la producción plaquetaria y trombocitosis marcada consecuente (a veces excede del millón/μL). Alrededor del 40-50 % presenta la mutación *JAK2* V617F u otra anomalía funcional equivalente. El 1-2 % de los casos presenta una mutación en el gen *MPL*. Las anomalías cromosómicas incluyen la deleción 20q y la trisomía 8 se identifica en casi el 5-10 % de los casos.

El diagnóstico de TE requiere la exclusión de otras neoplasias mieloproliferativas crónicas. En este contexto, las anomalías de la función plaquetaria son comunes en la trombocitopenia primaria. Episodios recurrentes de trombosis en las arterias y las venas se atribuyen a la trombocitosis grave y la hemorragia refleja los defectos en la función plaquetaria. Las trombosis en el bazo, con los infartos subsecuentes, pueden conllevar atrofia esplénica. La médula ósea es normocelular o hipercelular, con reducción de células grasas disminuidas. Los números incrementados de megacariocitos grandes, hiperlobulados, «en forma de cuerno de ciervo» forman agrupamientos o láminas cohesivos en la médula. En ocasiones, la fibrosis aumenta ligeramente.

El curso clínico de la TE es prolongado, con una media de supervivencia de unos 10-15 años. En los casos que no se tratan, es común la trombosis de las grandes arterias y venas, en especial en piernas, corazón, intestino y riñones. La hemorragia es menos común, por lo general a partir de las superficies mucosas, y es leve, sin llegar a poner en riesgo la vida. La LMA sobreviene en hasta un 5 % de los casos. La enfermedad se trata con féresis plaquetaria y quimioterapia mielosupresiva.

Mastocitosis

La mastocitosis es un trastorno hematopoyético clonal que se caracteriza por la acumulación anómala de mastocitos en ciertos tejidos, sobre todo la piel y la médula ósea. Se considera dentro de la categoría de neoplasias mieloproliferativas. Se producen subtipos cutáneos y sistémicos.

MASTOCITOSIS CUTÁNEA: La lesión puede presentarse como una lesión simple o múltiple. El subtipo más común se denomina **urticaria pigmentosa**. Esta entidad se presenta como múltiples máculas o pápulas cutáneas de distribución simétrica, de color marrón bronceado, que por lo regular aparecen en lactantes y niños pequeños. La piel del tronco es la que más se afecta, pero cualquier lugar cutáneo puede estar comprometido. Al microscopio, se observa un infiltrado diseminado perivascular y perianexial dérmico de mastocitos. La resolución espontánea suele producirse en la pubertad, y no se presenta compromiso sistémico.

MASTOCITOSIS SISTÉMICA: Se trata de una neoplasia mieloproliferativa rara que se caracteriza por la infiltración de numerosos órganos con mastocitos, entre los cuales destacan la piel, los nódulos linfáticos, el bazo, el hígado, los huesos, la médula ósea y el tubo digestivo. La mastocitosis sistémica tiene varias posibles manifestaciones, entre las que se reconoce una (1) forma indolente, (2) un subtipo relacionado con una enfermedad de células hematológicas clonales cuyo linaje no corresponde al del mastocito, (3) una forma agresiva y (4) una forma leucémica (leucemia de mastocitos). En la mayoría de los casos de mastocitosis sistémica hay una mutación activadora en el dominio de la tirosina cinasa del protooncogén *c-kit* (D816V), la cual subestima la naturaleza neoplásica del trastorno.

En la leucemia de mastocitos, la médula ósea y la sangre periférica muestran un incremento significativo de mastocitos atípicas (más o igual del 20 % de la médula ósea), y en la médula ósea es asimismo evidente un agotamiento de células grasas y de precursoras hematopoyéticas normales. Desde el punto de vista morfológico, las células circulantes muestran las típicas características citológicas de los mastocitos o de variantes menos diferenciadas con morfología de tipo blástica. Los nódulos linfáticos muestran infiltración perifolicular y perivascular por mastocitos (fig. 18-42). El bazo muestra agregados nodulares de mastocitos con fibrosis densa acompañante en las pulpas roja y blanca. En el hígado, las tríadas portales se comprometen primero. El compromiso de la médula ósea puede ser peritrabecular, perivascular o difuso, y hay con frecuencia fibrosis acompañante y eosinofilia.

Los adultos con mastocitosis sistémica son los más afectados en la sexta y séptima décadas de la vida. Los síntomas reflejan sobreproducción de varios mediadores que de manera habitual producen los mastocitos y los basófilos, como la histamina, la prostaglandina D_2 y el tromboxano B_2. La mayoría experimenta dolor gastrointestinal y diarrea. Los episodios anafilácticos, con prurito, urticaria y síntomas asmáticos, son comunes. La infiltración

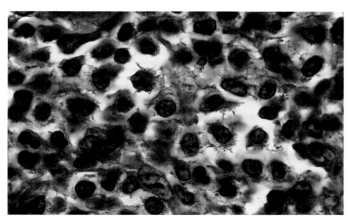

FIGURA 18-42. Mastocitosis. Un corte de un nódulo linfático muestra la desaparición de la arquitectura normal por láminas de mastocitos. Los núcleos situados en el centro son de redondos a elongados y en ocasiones indentados. El citoplasma es rosa pálido y finamente granular.

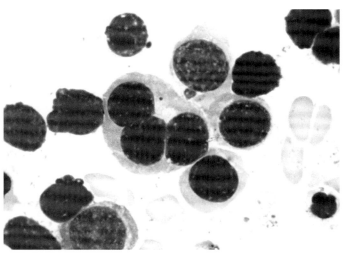

FIGURA 18-43. Síndrome mielodisplásico. Se muestran precursores eritroides megaloblásticos y multinucleados.

extensa de mastocitos en la médula ósea conduce a anemia, leucopenia y trombocitopenia también secundarias. El pronóstico es variable, dependiendo del subtipo. La forma indolente de la mastocitosis sistémica sigue un curso crónico, con alrededor de la mitad de los pacientes sobreviviendo 5 años. Se logra un alivio, al menos parcial, con antagonistas de los receptores H_1- y H_2-. No existe un tratamiento efectivo para los procesos de enfermedad subyacentes.

Síndrome mielodisplásico

En los síndromes mielodisplásicos (SMD), la citopenia de la sangre periférica se acompaña de hipercelularidad de la médula ósea con hematopoyesis ineficaz, e incremento de la apoptosis. La enfermedad se caracteriza por morfología displásica en una o más líneas hematopoyéticas y por un mayor riesgo de transformación a LMA. Existe una discrepancia aparente entre la escasez de los elementos de la sangre periférica y la hipercelularidad en la médula ósea.

Existen varios subtipos de SMD, dependiendo si la displasia afecta a una o más líneas celulares y el porcentaje de blastocitos en la sangre o la médula ósea. Todos los subtipos muestran anemia resistente y/u otra citopenia. La eritrocitosis, leucocitosis y trombocitosis no se presentan en los SMD, a diferencia de otras neoplasias mieloproliferativas (v. anteriormente). En los SMD, excepto en la leucemia aguda, hay menos del 20% de blastos en la sangre o la médula ósea. La progresión de SMD a LMA (p. ej., progresión de hematopoyesis ineficaz a un estado proliferativo) ocurre en el 30-40% de los casos, que habitualmente tienen inestabilidad genética. Esta progresión coincide con más anomalías genéticas.

Los SMD pueden ser primarios (*de novo*) o secundarios (relacionados con el tratamiento). Los pacientes con mielodisplasia secundaria suelen tener un antecedente terapéutico de quimioterapia (en particular, agentes alquilantes o inhibidores de la topoisomerasa II) o radioterapia. Otros factores de riesgo de SMD incluyen la exposición al benceno, hábito tabáquico y trastornos congénitos como la anemia de Fanconi o el síndrome de Kostmann.

La subclasificación del SMD se basa en la presencia de **displasia** en uno o más de los linajes hematopoyéticos, así como en la proporción de mieloblastos. La displasia es el signo que se observa con más frecuencia en los precursores eritroides, los cuales muestran cambios megaloblastoides, multinucleación, gemaciones nucleares y formación de puentes entre núcleos y cariorrexis (fig. 18-43). La discriminación cuidadosa del porcentaje de blastocitos es crítica a la hora de asignar la subcategoría de un SMD y determinar el curso clínico de la enfermedad.

Los estudios citogenéticos y moleculares son esenciales para el diagnóstico, el tratamiento y el pronóstico de los síndromes mielodisplásicos (v. tabla 18-16). Los SMD suelen presentarse en los pacientes mayores con una media de edad de 70 años. En general, los SMD se presentan con síntomas relacionados con las diversas citopenias en sangre periférica: debilidad en la anemia, infecciones recurrentes en la neutropenia y hemorragias en la trombocitopenia. Hasta un 40% de los pacientes con SMD progresan a LMA. Algunas subcategorías de SMD de bajo grado tienen cursos clínicos más estables y no progresan a LMA.

Leucemia mieloide aguda

El diagnóstico de LMA requiere más del 20% de mieloblastos en la sangre periférica o la médula ósea. Estos criterios se relajan en los casos de numerosos tipos de LMA con anomalías citogenéticas específicas (tabla 18-16). La LMA con t(15;17) q22;q12) es la leucemia promielocítica aguda (LPA). Tales tipos se definen como LMA con independencia del recuento de blastocitos. Cuando están presentes menos del 20% de blastocitos en la LMA sin anomalías citogenéticas recurrentes, la enfermedad debe considerarse en la categoría del SMD o la neoplasia mieloproliferativa. La LMA se clasifica en seis tipos diferentes (tabla 18-17):

- LMA con anomalías genéticas recurrentes.
- LMA con cambios relacionados con mielodisplasia.
- Neoplasias mieloides relacionadas con el tratamiento.
- LMA no categorizada de otra forma.
- Sarcoma mieloide.
- Proliferaciones mieloides relacionadas con el síndrome de Down.

La mayoría de los casos de LMA tiene una etiología desconocida, aunque en algunos casos se ha producido una interrelación causal (histórica) entre radiación, quimioterapia citotóxica o exposición al benceno. Se advirtió un incremento de la incidencia de LMA después de la detonación de las bombas atómicas en Hiroshima y Nagasaki. El hábito tabáquico duplica el riesgo de LMA.

La inmunofenotipificación por citometría de flujo y estudios citogenéticos son esenciales para la clasificación correcta de la LMA. Los antígenos mieloides que se expresan con más frecuencia son CD13, CD15, CD33 y CD117 (*c-kit*), además del marcador de la célula progenitora CD34. La LMA con diferenciación megacariocitoblástica puede mostrar los marcadores plaquetarios-megacariocíticos CD41 y CD61 (complejo plaquetario Gp IIb/IIIa).

Tabla 18-17

Clasificación de la leucemia mieloide aguda (LMA) de la OMS

Leucemia mieloide aguda con anomalías genéticas recurrentes

LMA con t(8;21)(q22;q22); RUNX1-RUNX1T1

LMA con inv (16)(p13q22) de los eosinófilos de la médula ósea anormal o t(16;16)(p13;q22); CBFβ/MYH11

Leucemia promielocítica aguda [LMA con t(15;17)(q22;q12)(PML/RARα] y variantes **(M3)**

LMA con (9;11)(p22;q23); MLLT3-MLL

LMA con t(6;9)(p23;q34); DEK-NUP214

LMA con inv(3)(q21q24.2) o t(3;3)(q21;126.2); RPN1-EVI1

LMA (megacarioblástica) con t(1;22)(p13;q13); RBM15-MKL1

LMA con mutaciones genéticas (NPM1, CEBPA, FLT3, etc.)

Leucemia mieloide aguda con cambios relacionados con mielodisplasia

Después de un síndrome mielodisplásico o de un síndrome mielodisplásico/trastorno mieloproliferativo

Sin antecedentes de síndrome mielodisplásico

Neoplasias mieloides relacionadas con el tratamiento

Relacionadas con agentes alquilantes

Relacionadas con el inhibidor de la topoisomerasa tipo II (algunas pueden ser linfoides)

Otros tipos

Leucemia mieloide aguda sin otra categoría

LMA con mínima diferenciación **(M0)**

LMA sin maduración **(M1)**

LMA con maduración **(M2)**

Leucemia mielomonocítica aguda **(M4)**

Leucemia monoblástica y monocítica aguda **(M5)**

Leucemia eritroide aguda **(M6)**

Leucemia megacarioblástica aguda **(M7)**

Leucemia basófila aguda

Panmielosis aguda con mielofibrosis

Sarcoma mieloide

Proliferaciones mieloides relacionadas con el síndrome de Down

LPM, leucemia promielocítica; OMS, Organización Mundial de la Salud; RAR, receptor del ácido retinoico.

La mayoría de los casos de LMA se produce en adultos, con una edad promedio de 67 años al inicio. Los problemas principales relacionados con la LMA reflejan la acumulación progresiva en la médula de células mieloides inmaduras que pierden el potencial para su diferenciación y maduración posteriores. A pesar de que los mieloblastos leucémicos se replican a un índice más lento que las células precursoras hematopoyéticas normales, la frecuencia de muerte celular espontánea es también menor que la normal. El fondo común expandido de blastocitos leucémicos anómalos invade la médula y suprime la hematopoyesis normal.

Los problemas clínicos principales de la LMA son la leucopenia, la trombocitopenia y la anemia. Las infecciones, en particular por microorganismos oportunistas (p. ej., hongos), son comunes, como lo son las hemorragias cutáneas (petequias y equimosis) y las hemorragias serosas sobre las vísceras. La LMA sin tratar es portadora de un pronóstico sombrío. La quimioterapia conduce a la remisión en más del 50 % de los pacientes, pero la supervivencia total a 5 años es menor del 30 %. El trasplante de médula ósea es un modo común de tratamiento.

TRASTORNOS HISTIOCITARIOS

Trastornos hemofagocitarios

Todos los trastornos hemofagocitarios comparten características comunes de un defecto inmunológico que resulta en la desregulación del sistema inmunitario. Los incrementos consecuentes de ciertas citocinas producen una activación inadecuadamente regulada del linfocito T y el macrófago y conduce a una activación no controlada de linfocitos T CD8[+]. Aumentan los niveles de citocinas proinflamatorias, como TNF-α, IL-6 e interferón γ.

Los síndromes hemofagocitarios pueden ser genéticos o adquiridos. El diagnóstico se establece mediante una combinación de criterios clínicos y patológicos que incluyen: (1) fiebre por encima de 38.5 °C, (2) esplenomegalia, (3) anemia, (4) trombocitopenia, (5) hipertrigliceridemia y (6) hipofibrinogenemia. Estos criterios se acompañan de hemofagocitosis en médula ósea, bazo o los nódulos linfáticos. En tales órganos, pueden encontrarse macrófagos que han fagocitado células hematopoyéticas normales (fig. 18-44).

Los síndromes hemofagocitarios hereditarios incluyen de manera habitual mutaciones en el gen de la perforina *PFR1*, y típicamente se presentan en niños. Los síndromes hemofagocitarios adquiridos puede presentarse en diversos contextos. Entre estos se incluyen infecciones virales (infecciones primarias con VEB, CMV, VIH, parvovirus), paludismo, *E. coli* e histoplasmosis. Enfermedades malignas hematológicas como los linfomas de linfocitos T y NK pueden subyacer a enfermedades hemofagocitarias reactivas. En ocasiones, las enfermedades autoinmunitarias (artritis reumatoide juvenil, lupus eritematoso sistémico) también se relacionan con este síndrome.

Histiocitosis de células de Langerhans

La histiocitosis de células de Langerhans (HCL) representa un espectro de proliferaciones poco comunes de las células de Langerhans. Las células de Langerhans son fagocitos mononucleares derivados de células precursoras de la médula ósea. Se encuentran en la epidermis, los nódulos linfáticos, el bazo, el timo y los tejidos mucosos. Las células de Langerhans ingieren, procesan y presentan antígenos a los linfocitos T. Las enfermedades que se originan en estas células van desde un compromiso asintomático en un solo sitio, como el hueso o los nódulos linfáticos, hasta un trastorno multiorgánico sistémico y agresivo.

La etiología y patogenia de la HCL se desconoce. La demostración reciente de la frecuente, pero no invariable, clonalidad de las células de Langerhans en todas las formas de HCL sugiere

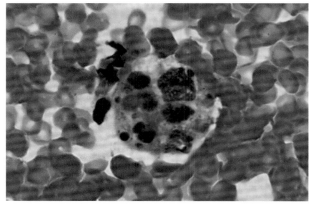

FIGURA 18-44. Síndrome hemofagocítico. Desde el punto de vista morfológico, este trastorno se caracteriza por la fagocitosis de las células hematopoyéticas por parte de los macrófagos hísticos. Lo que se muestra aquí es un macrófago engullendo células de la médula ósea.

con firmeza que se trata de un trastorno neoplásico. Lactantes, niños y adultos jóvenes constituyen la población más afectada. La extensión de la enfermedad y la velocidad de progresión se correlacionan de forma inversa con la edad en el momento de la presentación. Ciertos epónimos se anexaron de manera tradicional a las diversas presentaciones de la HCL, pero estos términos se usan con poca frecuencia.

La forma menos agresiva se denomina **granuloma eosinófilo**. Es un trastorno localizado, suele ser autolimitado, y por lo general afecta un hueso o, con menor frecuencia, nódulos linfáticos, piel y pulmones. El granuloma eosinófilo afecta niños mayores (5-10 años) y adultos jóvenes (menores de 30 años), en particular hombres, y representa alrededor del 75% de las HCL.

En algunos casos, estas lesiones se presentan como trastornos multifocales y por lo general indolentes, que afectan a un solo sistema orgánico, en gran medida el óseo. Los niños de 2-5 años de edad se presentan en general con múltiples lesiones óseas, en ocasiones relacionadas con masas de tejidos blandos. Estas manifestaciones se denominaron en su momento **enfermedad de Hand-Schüller-Christian**.

La más rara de todas las formas de esta enfermedad (menos del 10% de los casos) es una variante aguda y diseminada de la HCL que de manera habitual se presenta en lactantes y niños menores de 2 años de edad. Las lesiones cutáneas y la hepatoesplenomegalia y linfoadenopatía, así como las lesiones óseas, junto con la pancitopenia son características. En la literatura médica más antigua, se denomina **enfermedad de Letterer-Siwe**.

Las HCL comparten datos histopatológicos comunes (fig. 18-45). Las células se acumulan en un ambiente que contiene eosinófilos, histiocitos y linfocitos pequeños. Las células de Langerhans son grandes (15-25 μm de diámetro), con núcleos hendidos, cromatina vesicular delicada y pequeños nucléolos. Se observa inclusión citoplasmática característica, tubular o en forma de bastón, con un centro denso y una vaina externa doble, lo cual se denomina gránulo de Birbeck. Con frecuencia, un extremo del gránulo es bulboso, en cuyo caso se parece a una raqueta de tenis. Los marcadores característicos de la célula inmunitaria idéntica a la de las células de Langerhans epidérmicas incluyen a la proteína S-100 y a CD1a.

Las manifestaciones clínicas de la HCL reflejan los sitios afectados. El compromiso de la piel, sobre todo en la variante de Letterer-Siwe, toma la forma de una dermatitis seborreica o eccematoide, más marcada en el cuero cabelludo, la cara y el tronco. La otitis media es común. La linfoadenopatía indolora localizada o generalizada y la hepatoesplenomegalia son frecuentes. Las lesiones líticas del hueso causan dolor o sensibilidad a la palpación. La proptosis (protrusión del globo ocular) puede

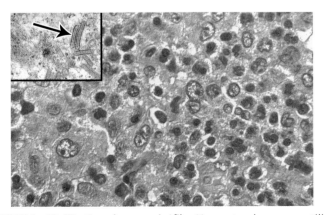

FIGURA 18-45. Granuloma eosinófilo. Un corte de una costilla afectada muestra células de Langerhans proliferadas y numerosos eosinófilos. *Recuadro:* una micrografía electrónica muestra gránulos de Birbeck (*flecha*) en la histiocitosis de Langerhans.

ser una complicación de la infiltración de la órbita. La diabetes insípida se produce cuando se afecta el eje hipotálamo-hipofisario. La tríada clásica de diabetes insípida, proptosis y defectos en los huesos membranosos se presenta en sólo el 15% de los casos de la enfermedad de Hand-Schüller-Christian.

El pronóstico de la HCL depende en primer lugar de la edad en el momento de la presentación, la extensión de la enfermedad y la velocidad de progresión.

BAZO

El bazo es un órgano linfoide que desempeña su papel principal en la filtración de la sangre al eliminar las células anómalas o senescentes, los complejos inmunitarios y las bacterias opsonizadas. El peso del bazo normal se ubica entre 100-170 g, y no es palpable durante la exploración física. La estructura que soporta al bazo consiste en una cápsula fibrosa, radiaciones de trabéculas fibrosas y un marco estrómico delicado de fibras reticulares (fig. 18-46). La arteria esplénica entra por el hilio y se ramifica en arterias trabeculares, que siguen el curso de las trabéculas fibrosas. El bazo se divide en áreas de pulpa roja y blanca. Esta división es útil porque la mayoría de las enfermedades afecta un compartimento o el otro.

Trastornos del bazo

- El **hiperesplenismo** es un trastorno funcional caracterizado por anemia, leucopenia, trombocitopenia e hiperplasia compensadora de la médula ósea.
- En el **hipoesplenismo**, las funciones esplénicas normales están alteradas por alguna enfermedad o están ausentes a consecuencia de una esplenectomía. El deterioro en la filtración normal expone a un riesgo mayor de bacteriemia grave y de leucocitosis y trombocitosis leves.
- La **asplenia**, o ausencia congénita del bazo, es rara y se observa en 1 de cada 40 000 nacimientos, y con frecuencia se observa junto con otras anomalías congénitas.
- El **bazo accesorio** es una anomalía congénita común y se encuentra en alrededor de una sexta parte de las esplenectomías pediátricas.
- La **esplenomegalia reactiva** es común en una variedad de enfermedades benignas y malignas sin relación (tabla 18-18).
- La **esplenomegalia congestiva** ocurre con mayor frecuencia en pacientes con hipertensión portal debido a cirrosis, trombosis de las venas portales o esplénicas o deficiencia cardiaca derecha. La congestión esplénica también complica las anemias hemolíticas hereditarias y las hemoglobinopatías.
- La **esplenomegalia infiltrativa** puede ser el resultado de una hematopoyesis extramedular o la infiltración de células neoplásicas.
- Los **tumores malignos primarios del bazo** son raros; el más común es el hemangiosarcoma, una neoplasia altamente maligna de las células endoteliales vasculares.

TIMO

El timo elabora varios factores (hormonas tímicas) que desempeñan un papel clave en la maduración del sistema inmunitario y el desarrollo de la tolerancia inmunitaria. Por tanto, la agenesia y la displasia del desarrollo se asocian con estados de inmunodeficiencia y se analizan en el capítulo 3.

Timoma

El timoma es una neoplasia de las células epiteliales tímicas. Este tumor se presenta casi siempre en la vida adulta y en la mayoría de los casos (80%) es benigno. El timoma maligno de tipo I es el

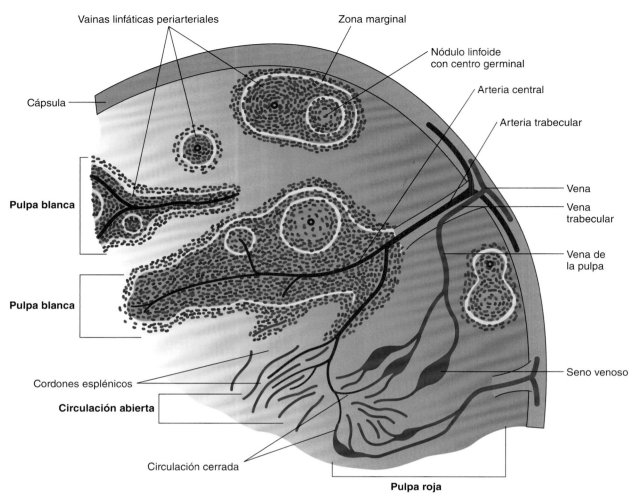

FIGURA 18-46. Estructura del bazo normal.

cáncer más común del timo, y es prácticamente indistinguible, en términos histológicos, del encapsulado timoma benigno.

La mayor parte de los timomas se halla en el mediastino anterosuperior, aunque unos pocos se han descrito en otras localizaciones en las que se encuentra el tejido tímico, como el cuello, el mediastino medio y posterior y el hilio pulmonar. Los timomas benignos son masas de forma irregular que van desde unos pocos centímetros a 15 cm o más en su dimensión mayor. Son encapsulados, firmes y de color gris amarillento, y se observan divididos en lobulillos por tabiques fibrosos (fig. 18-47).

Los timomas consisten en una mezcla de células epiteliales neoplásicas y linfocitos no tumorales (fig. 18-48). Las proporciones de estos elementos varían en cada caso e incluso entre diferentes lobulillos. Las células epiteliales tienen forma rechoncha o fusiforme y sus núcleos son vesiculares. En casos en los que predominan las células epiteliales, pueden mostrar una diferenciación organoide, lo que incluye espacios perivasculares que contienen linfocitos y macrófagos, rosetas de células tumorales y espirales que sugieren la formación frustrada de corpúsculos de Hassall.

MIASTENIA GRAVE: Las células epiteliales y mioides tímicas contienen la proteína del receptor nicotínico de la acetilcolina, que puede estimular el desarrollo de anticuerpos dirigidos contra este receptor y resultar en miastenia grave (*v.* cap. 23). El 15% de los pacientes con miastenia grave presenta timomas. Por el contrario, entre una tercera parte y la mitad de los pacientes con timomas

desarrollan miastenia grave. Cuando el timoma se asocia con síntomas miasténicos, las células epiteliales son abultadas, más que fusiformes.

OTRAS ENFERMEDADES RELACIONADAS: Más del 10% de los pacientes presenta hipogammaglobulinemia, y el 5% tiene hipoplasia eritroide. En contraste con la situación relacionada con la miastenia grave, el componente epitelial de los timomas es fusiforme en estos casos. Otras enfermedades vinculadas incluyen miocarditis, dermatomiositis, artritis reumatoide, lupus eritematoso, esclerodermia y síndrome de Sjögren. Ciertos tumores malignos también se han relacionado con el timoma, como la leucemia/linfoma de linfocito T y el mieloma múltiple.

Tumores de células germinales

Los tumores de células germinales tímicas representan el 20% de todos los tumores mediastínicos, y pueden originarse en células que se dejan atrás cuando las células germinales migran durante la embriogénesis. La histología de los tumores de células germinales mediastínicas es la misma que la de las gónadas (*v.* caps. 15 y 16).

HEMOSTASIA Y TROMBOSIS

La hemostasia es un proceso fisiológico controlado que detiene la hemorragia mediante la formación de un coágulo de sangre. La

Tabla 18-18

Causas principales de esplenomegalia

Infecciones

Aguda

Subaguda

Crónica

Trastornos inflamatorios inmunitarios

Síndrome de Felty

Lupus eritematoso

Sarcoidosis

Amiloidosis

Tiroiditis

Anemias hemolíticas

Trombocitopenia inmunitaria

Hipertensión de la vena esplénica

Cirrosis

Trombosis o estenosis de las venas esplénica o porta

Deficiencia cardiaca derecha

Neoplasia primaria o metastásica

Leucemia

Linfoma

Enfermedad de Hodgkin

Síndromes mieloproliferativos

Sarcoma

Carcinoma

Enfermedades por almacenamiento

Gaucher

Niemann-Pick

Mucopolisacaridosis

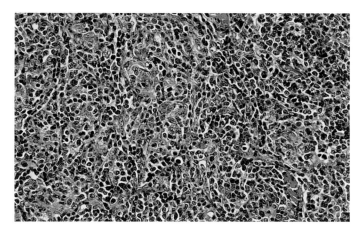

FIGURA 18-48. Características microscópicas de los timomas. El tumor consiste en una mezcla de células epiteliales neoplásicas y de linfocitos no tumorales.

hemostasia normal requiere un equilibrio de plaquetas, células endoteliales y factores de la coagulación para mantener un estado no trombótico en reposo, pero con la capacidad para responder de manera instantánea a cualquier daño vascular y formar un coágulo. En respuesta a una lesión, se produce vasoconstricción local e inflamación del tejido. Las plaquetas se adhieren, agregan y activan en el sitio de lesión endotelial para formar una agregación plaquetaria.

La fibrina, el producto final de la cascada de la coagulación, estabiliza los agregados plaquetarios para formar un coágulo sanguíneo (denominado así cuando está fuera de la circulación) o trombo (cuando está dentro de la circulación), que contiene plaquetas, fibrina, leucocitos y eritrocitos. La trombosis se refiere a la formación patológica de un trombo, proceso que se analiza en el capítulo 8.

La hemostasia puede entenderse mejor como una serie de procesos entrelazados que comienzan con la rotura de la barrera endotelial para exponer una superficie subendotelial procoagulante (trombogénica). Las plaquetas se adhieren a la superficie expuesta y se activan para liberar agonistas que promueven la agregación plaquetaria. Esta fase dependiente de las plaquetas se denomina **hemostasia primaria**. La exposición del subendotelio también inicia la cascada de coagulación, que depende de las proteínas plasmáticas humorales, un proceso denominado **hemostasia secundaria** (fig. 18-49). El resultado es la producción de fibrina, un componente crítico y estabilizador del trombo. Los defectos en las hemostasias primaria o secundaria originan un trastorno hemostático (**diátesis hemorrágica**).

Hemostasia primaria

Las plaquetas son pequeñas células discoidales de un diámetro de 2-3 μm (fig. 18-50), con un periodo de vida cercano a 10 días. Contienen mitocondrias, partículas de glucógeno, gránulos densos y gránulos α. Los gránulos densos contienen difosfato de adenosina (ADP), un potente agregante molecular, y trifosfato de adenosina (ATP), calcio, histamina, serotonina y adrenalina. Los gránulos α expresan las proteínas de adherencia selectina P en sus membranas y contienen fibrinógeno, factor de von Willebrand (vWF), fibronectina y trombospondina, así como quimiocinas plaquetarias factor 4, el péptido 2 activador de neutrófilos, el factor de crecimiento derivado de las plaquetas y el TGF-α.

Adhesión plaquetaria

Normalmente, las plaquetas circulantes no se adhieren entre sí o a la superficie endotelial de la pared del vaso. Las células endoteliales

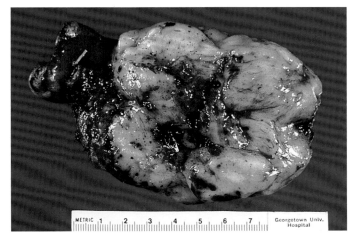

FIGURA 18-47. Timoma. En el corte transversal, el tumor es blanquecino y tiene una superficie abultada con áreas hemorrágicas. Obsérvese la porción anexada de timo normal.

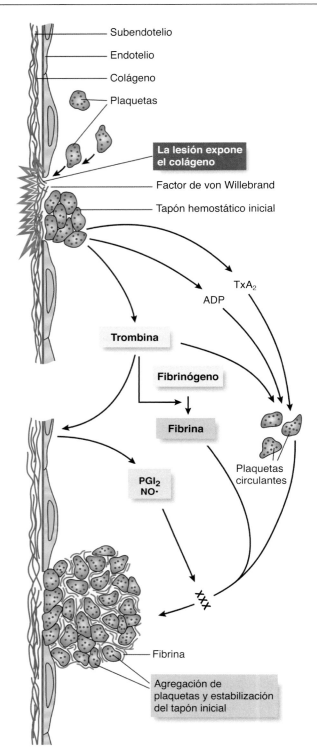

FIGURA 18-49. Papel de las plaquetas en la trombosis. Tras la lesión de la pared del vaso y la alteración del flujo, las plaquetas se adhieren y luego se agregan. Se liberan difosfato de adenosina (ADP) y tromboxano A_2 (TxA_2) y, junto con la trombina generada localmente, reclutan plaquetas adicionales, lo que hace que la masa aumente. El trombo plaquetario en crecimiento es estabilizado por la fibrina. Otros elementos, incluidos los leucocitos y los eritrocitos, también se incorporan al trombo. La liberación de prostaciclina (PGI_2) y óxido nítrico (NO•) por parte de las células endoteliales regula el proceso mediante la inhibición de la agregación plaquetaria.

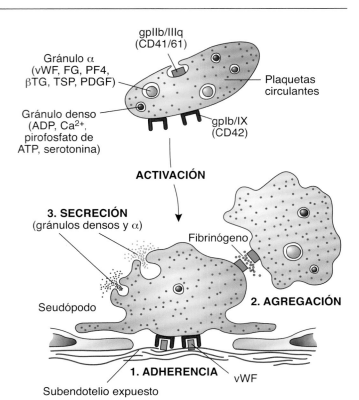

FIGURA 18-50. La activación plaquetaria afecta tres mecanismos superpuestos. (*1*) La adherencia al subendotelio expuesto es mediada por la unión del factor de von Willebrand (vWF) a Gp Ib/IX (CD42) y es la señal inicial para la activación. (*2*) La exposición de Gp IIb/IIIa (CD41/61) al receptor del fibrinógeno (FG) sobre la superficie plaquetaria permite la agregación plaquetaria. (*3*) Al mismo tiempo, las plaquetas secretan el contenido de sus gránulos, los cuales facilitan la activación adicional. Los gránulos α contienen vWF, fibrinógeno, factor plaquetario 4 (FP 4), tromboglobulina (TG), trombospondina (TSP) y factor de crecimiento derivado de las plaquetas (FCDP).

sintetizan factores anticoagulantes que inhiben la hemostasia primaria. Estos incluyen **PGI_2**, que inhibe la agregación plaquetaria, y NO• endotelial, que inhibe potentemente la agregación y la adhesión. Las células endoteliales metabolizan ADP, un promotor de la trombogénesis, en metabolitos antitrombogénicos. Además, el endotelio inhibe la hemostasia secundaria, la activación de la cascada de coagulación, al estar recubierto con sulfato de heparano. Esta molécula se une a varios factores de coagulación, incluida la antiproteasa β_2-macroglobulina. El heparán sulfato endotelial activa la antitrombina antiproteasa III, que inactiva los factores de coagulación, IIa, IXa y Xa. Los moduladores de la coagulación derivados del endotelio se enumeran en la tabla 18-19.

Cuando el endotelio vascular se interrumpe, el contacto de las plaquetas con la matriz extracelular, particularmente el colágeno de tipo I, inicia una secuencia de pasos de activación plaquetaria (fig. 18-50):

1. **Las plaquetas se adhieren** a las proteínas de la matriz subendotelial con glucoproteínas de la superficie plaquetaria específicas (Gp). Los ligandos de adherencia principal incluyen al colágeno a través de los receptores Gp Ia/IIa (integrina $\alpha_2\beta_1$) y receptores Gp VI, y al vWF a través del receptor Gp Ib/IX.
2. **Cambio de forma**, de discoide a esférica y luego a estrellada, después de la adherencia inicial.
3. **Secreción del contenido de los gránulos plaquetarios tanto de los gránulos densos como de los gránulos α,** que resulta

<table>
<tr><td colspan="1">

Tabla 18-19

</td></tr>
<tr><td>

Regulación de la coagulación en la superficie de las células endoteliales

Regulación anterógrada

1) Inactivadores de trombina
   a) Antitrombina III
   b) Trombomodulina
2) Vía de la proteína C activada
   a) Síntesis y expresión de la trombomodulina.
   b) Síntesis y expresión de la proteína S
   c) Activación de la proteína C mediada por trombomodulina
   d) Inactivación del factor V_a y del factor VIII_a por el complejo APC–proteína S
3) Inhibición de la vía del factor tisular
4) Fibrinolisis
   a) Síntesis del activador del plasminógeno tisular, del plasminógeno de urocinasa y el inhibidor 1 del activador del plasminógeno
   b) Conversión de Glu-plasminógeno a Lys-plasminógeno
   c) Potenciación mediada por APC
5) Síntesis de metabolitos de ácidos grasos insaturados.
   a) Metabolitos de la lipoxigenasa — 13-HODE
   b) Metabolitos de la ciclooxigenasa: PGI_2 y PGE_2

Vías procoagulantes

1) Síntesis y expresión de:
   a) Factor tisular (tromboplastina)
   b) Factor V
   c) Factor activador de plaquetas
2) Unión de los factores de coagulación IX/ IXa, X (complejo de protrombinasa)
3) Regulación anterógrada de la vía APC
4) Incremento de la síntesis del inhibidor del activador del plasminógeno.
5) Síntesis de 15-HPETE.

</td></tr>
</table>

APC, poliposis adenomatosa coli; 13-HODE, ácido 13-hidroxioctadecadienoico; 15-HPETE, ácido 15-hidroperoxieicosatetraenoico; PGE_2, prostaglandina E_2; PGI_2, prostaciclina.

en la liberación de ADP, adrenalina, calcio, vWF y factor de crecimiento derivado de las plaquetas.
4. La ciclooxigenasa 1 genera **tromboxano A_2**.
5. Los **cambios en la membrana** exponen a la selectina P y a los fosfolípidos aniónicos procoagulantes como la fosfatidilserina.
6. La **agregación plaquetaria** tiene lugar a partir del receptor de fibrinógeno Gp IIIb/IIIa.

Cada uno de estos pasos funcionales tiene consecuencias específicas. Las señales de adherencia inicial activan la plaqueta. El contenido de los gránulos secretados y el tromboxano A_2 proporcionan retroalimentación positiva a la activación adicional de plaquetas a través de sus receptores de superficie. La forma estrellada proyecta la superficie de la membrana procoagulante y el Gp IIb/IIIa/fibrinógeno activado hacia el sitio de interacción con los factores de la coagulación y otras plaquetas. Por tanto, la superficie de las plaquetas activadas es un ambiente óptimo para el ensamblaje de propagación de la coagulación-complejo de factores, incluido el complejo protrombinasa generador de trombina de la hemostasia secundaria. La trombina resultante estimula la liberación adicional de gránulos de plaquetas y el reclutamiento posterior de nuevas plaquetas. Al final, la selectina P participa en la unión de leucocitos y en su localización para que participen en la cicatrización, junto con sustancias que secretan las plaquetas, como el factor de crecimiento derivado de las plaquetas.

Como consecuencia de los pasos previos concertados, las plaquetas activadas forman un tapón primario firme y a continuación un agregado dentro de una red de plaquetas y fibrina, la cual detiene el sangrado e inicia la cicatrización.

Homeostasia secundaria

La activación de las plaquetas y de los factores de coagulación es muy constreñida en espacio y tiempo, para limitar la diseminación de los coágulos a través de la circulación. Las plaquetas y los leucocitos circulan en estado inactivo. De manera similar, los factores de coagulación están presentes como formas de zimógeno inactivas. La localización de la coagulación y el complejo de factores en las superficies activadas de las células sanguíneas, en especial las plaquetas, acelera la activación de los factores de la coagulación y evita los numerosos factores anticoagulantes del plasma. La activación de la cascada de la coagulación por los tejidos dañados resulta en la exposición del factor tisular (hístico) y culmina en la conversión de la protrombina (factor II) en trombina (factor IIa), y en la generación de fibrina a partir del fibrinógeno (fig. 18-51). Hay tres complejos procoagulantes esenciales y un complejo anticoagulante (figs. 18-51). Como regla general, cada enzima activa de la cascada es asistida por un cofactor no enzimático (factor tisular [FT], F.V, y F. VIII) y se localiza en un fosfolípido superficial (PL).

VÍAS PROCOAGULANTES:

1. **Complejo iniciador:** la coagulación comienza con la liberación del **factor tisular** (FT) y el factor VIIa desde las células subendoteliales, monocitos activados y células endoteliales. El FT se combina con el **factor VIIa** para continuar el proceso. El complejo TF/VIIa/PL activa los factores X a Xa. Sin embargo, esta activación es rápidamente inactivada por el **inhibidor de la vía del FT**. El complejo TF/VIIa/PL también activa una pequeña cantidad de factor IX a IXa.

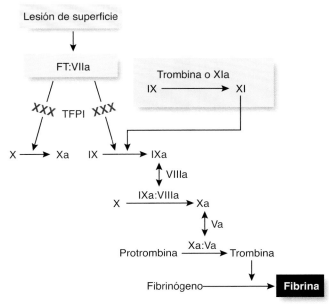

FIGURA 18-51. Cascada de coagulación. La cascada de coagulación se inicia por una lesión endotelial, que libera factor tisular (FT). Este último se combina con el factor VII activado (VIIa) para formar un complejo que activa pequeñas cantidades de X a Xa y de IX a IXa. El complejo de IXa con VIIIa activa X adicional. A continuación, el complejo de Xa con Va cataliza la conversión de protrombina en trombina, después de lo cual se forma la fibrina a partir de fibrinógeno. TFPI, inhibidor de la vía del factor tisular.

18: Hematopatología

2. **Complejo X-asa:** El **complejo IXa/VIIIa/PL** también inicia la activación del factor X a Xa, con la activación en curso del factor IX por XIa.
3. **Complejo protrombinasa:** El factor Xa, junto con su cofactor Va (complejo Xa/Va), escinde el factor II (protrombina) al factor IIa (trombina).

Además de la formación de fibrina a partir de fibrinógeno, la trombina tiene varias otras funciones, que incluyen (1) aceleración de los complejos X-asa mediante la activación de los cofactores VIII y V; (2) activación del factor XIII para promover la formación de cadenas de fibrina entrecruzadas, que sirven para estabilizar el coágulo; (3) producción de moléculas fibrinolíticas; (4) regulación de factores de crecimiento y moléculas de adhesión de leucocitos; y (5) mediación de la vía anticoagulante de la proteína C (*v.* más adelante).

VÍAS ANTICOAGULANTES: Un complejo anticoagulante (trombina-trombomodulina) activa la proteína C (fig. 18-52). El **complejo proteínico C$_{asa}$** está compuesto por trombina y trombomodulina en la membrana plasmática de la célula endotelial. El receptor endotelial de la proteína C también participa en la formación de este complejo de la superficie celular. La proteína C activada con su cofactor, la proteína S, inactiva los cofactores clave VIIIa y Va, lo que limita la generación adicional de Xa y IIa.

La **antitrombina III,** como se ha mencionado anteriormente, inhibe la actividad de la trombina. La antitrombina III también divide a los factores activados IXa, Xa, Xia y XIIa. *In vivo,* los proteoglucanos de sulfato de heparán acentúan este efecto y, de manera más marcada, por la administración terapéutica de heparina AT (*v.* fig. 15-52).

Trombólisis (fibrinólisis)

Un trombo puede sufrir varios destinos, incluida (1) lisis, (2) crecimiento y propagación, (3) embolización y (4) organización y canalización. La combinación de plaquetas agregadas y sangre coagulada se torna inestable por activación de la enzima fibrinolítica plasmina (fig. 18-53). Durante la formación del coágulo, el plasminógeno se une a la fibrina y es parte integral de la masa plaquetaria en formación. Sin embargo, en trombos más grandes, el plasminógeno circulante también puede convertirse en plasmina por los productos de la cascada de coagulación. Las células endoteliales sintetizan el activador del plasminógeno, que se une a la fibrina y activa la plasmina.

A su vez, al digerir las hebras de fibrina en fragmentos más pequeños, la plasmina lisa los coágulos y rompe el trombo. Estos fragmentos más pequeños inhiben la formación de trombina y fibrina. Las células endoteliales también (1) sintetizan el inhibidor del activador del plasminógeno-1 (PAI-1), (2) antiplasmina

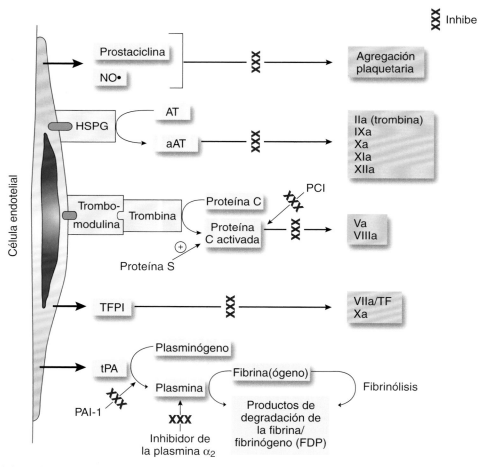

FIGURA 18-52. Papel del endotelio en la anticoagulación, la inhibición plaquetaria y la trombólisis. La célula endotelial desempeña una función central en la inhibición de varios componentes del mecanismo de la coagulación. El proteoglucano sulfato de heparano potencia la activación de la antitrombina (AT) 15 veces. La trombomodulina estimula la activación de la proteína C por la trombina 30 veces. HSPG, proteoglucano sulfato de heparano; NO•, óxido nítrico; PCI, inhibidor de la proteína C; PAI-I, inhibidor I del activador del plasminógeno; tPA, activador del plasminógeno tisular.

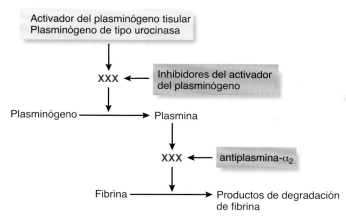

FIGURA 18-53. Mecanismos de la fibrinolisis. La plasmina formada a partir de plasminógeno lisa la fibrina. La conversión de plasminógeno en plasmina y la actividad de la plasmina propiamente dicha son suprimidas por inhibidores específicos.

e inhibidor de la fibrinolisis activado por trombina (TAFI) y (3) antiplasmina α_2. Por tanto, un estado fibrinolítico regional refleja el equilibrio entre el plasminógeno y la activación e inhibición de la plasmina.

Los trombos pueden ser organizados e incorporados a las paredes de los vasos. La malla de fibrina se contrae para reducir el tamaño del trombo. Las células del músculo liso arterial o los fibroblastos venosos migran hacia la malla del trombo de la fibrina reticulada y producen una matriz extracelular. Las enzimas proteolíticas y sus inhibidores, que son secretadas por células de músculo liso y macrófagos, remodelan el trombo, digieren la fibrina y forman una estructura fibrosa.

Los nuevos vasos sanguíneos están formados por factores angiogénicos presentes en el trombo, un proceso denominado **canalización**. Sin embargo, el flujo sanguíneo a través de los trombos canalizados suele ser limitado.

La trombólisis también coincide con el inicio de la reparación de la herida (*v.* cap. 2). Esta última incluye (1) la migración y la proliferación de fibroblastos y células endoteliales, (2) la secreción de nueva matriz extracelular y (3) la restauración de la permeabilidad de los vasos sanguíneos. La angiogenia (es decir, nuevos vasos sanguíneos a partir de los existentes) se produce en el contexto de la isquemia y el daño de los tejidos. Muchos productos de la coagulación y de las vías fibrinolíticas son potentes fármacos angiógenos.

TRASTORNOS HEMOSTÁTICOS

Los defectos en el sistema hemostático son consecuencia de la pérdida del equilibrio entre la actividad procoagulante y la anticoagulante. Las manifestaciones clínicas de hemorragia relacionadas con trastornos de cada uno de los componentes del sistema hemostático tienden a ser diferentes (tabla 18-20). Las anomalías plaquetarias resultan en **petequias** y hemorragias purpúreas de la piel y las membranas mucosas. Las deficiencias de los factores de la coagulación conducen a hemorragias intramusculares, intraviscerales y en los espacios articulares. Los trastornos de los vasos sanguíneos suelen causar **púrpura.**

Disfunción de los tejidos extravasculares o vasculares

La disfunción de los tejidos extravasculares o vasculares puede causar hemorragias entre límites que van de defectos cosméticos a pérdidas sanguíneas que ponen en peligro la vida.

Tabla 18-20
Principales causas de hemorragia
Trastornos vasculares
Púrpura senil
Púrpura simple
Exceso de glucocorticoides
Disproteinemias
Púrpura alérgica (de Henoch-Schönlein)
Telangiectasia hemorrágica hereditaria
Anomalías plaquetarias
Trombocitopenia (tabla 26-7)
Trastornos cualitativos
Hereditarios
Deficiencia de glucoproteína IIb/IIIa (trombastenia de Glanzmann)
Deficiencia de glucoproteína Ib/IX/V (síndrome de Bernard-Soulier)
Enfermedades por almacenamiento (α y δ)
Metabolismo anormal del ácido araquidónico
Adquiridos
Uremia
Fármacos
Circulación extracorpórea
Trastornos mieloproliferativos
Enfermedad hepática
Deficiencias de factores de la coagulación
Hereditarias
Enfermedad de von Willebrand
Hemofilia A
Hemofilia B
Adquiridas
Deficiencia/antagonismo con la vitamina K
Enfermedad hepática
Coagulación intravascular diseminada

Disfunción extravascular

PÚRPURA SENIL: El trastorno más común en la disfunción extravascular, la púrpura senil, se relaciona con la atrofia por la edad de los tejidos conjuntivos de sostén. La púrpura senil se vincula con manchas purpúreas superficiales, de clara demarcación, persistentes, en los antebrazos y otras áreas expuestas al sol.

ESCORBUTO: La insuficiencia de vitamina C (escorbuto) deteriora la síntesis de colágeno y conduce a púrpura. Las hemorragias perifoliculares son características.

Disfunción vascular

Telangiectasia hemorrágica hereditaria (síndrome de Rendu-Osler-Weber)

La telangiectasia hemorrágica hereditaria es un trastorno autosómico dominante de las paredes de los vasos sanguíneos (vénulas y capilares) que se caracteriza por malformaciones arteriovenosas (MAV) en múltiples órganos sólidos y telangiectasias de las membranas mucosas y la dermis que resultan en vasos tortuosos, dilatados (telangiectasia). El defecto subyacente es la dilatación y adelgazamiento de las paredes vasculares como consecuencia de tejido elástico y músculo liso inadecuados. El trastorno es causado por mutaciones en miembros de la familia del TGF-β, en la endoglina (*ENG*) o en una cinasa 1 similar al receptor de la activina (*ALK1*). Inicialmente, la telangiectasia es de manchas rojizas puntiformes en los labios y la nariz. Estas pueden permanecer como telangiectasias o progresar a malformaciones arteriovenosas o dilataciones aneurismáticas a través del cuerpo. Los pacientes con telangiectasia hemorrágica hereditaria tienen hemorragias recurrentes

Púrpura alérgica (púrpura de Henoch-Schönlein)

La púrpura alérgica es una vasculopatía que resulta de un daño inmunitario a las paredes de los vasos sanguíneos (*v.* también cap. 14). En los niños, con frecuencia sigue a infecciones virales y es autolimitada. En los adultos, se relaciona con la exposición a una diversidad de fármacos y puede ser crónica. La púrpura de Henoch-Schönlein se caracteriza por vasculitis leucocitoclástica, con infiltración perivascular de neutrófilos y eosinófilos, necrosis fibrinoide de las paredes vasculares y tapones plaquetarios en las luces vasculares. La IgA y los complejos de complemento circulan en la sangre y son vistos con frecuencia en las paredes de los vasos.

TRASTORNOS PLAQUETARIOS

Los pacientes con enfermedades relacionadas con las plaquetas pueden tener antecedentes de (1) hematomas fáciles; (2) sangrado mucocutáneo, que incluye sangrado gingival, epistaxis y menorragia; o (3) hemorragias potencialmente mortales en el tubo digestivo, las vías genitourinarias y el cerebro. Los trastornos plaquetarios pueden reflejar una disminución de la producción, un aumento de la destrucción o un deterioro de la función plaquetaria.

Trombocitopenia

La trombocitopenia, definida como un recuento plaquetario menor de 150000/mL, es consecuencia de una producción disminuida o de una destrucción aumentada de plaquetas. Las manifestaciones de trombocitopenia incluyen sangrado espontáneo (una prueba clínica que proporciona una medida estandarizada de la respuesta a las heridas cutáneas superficiales), tiempo de sangrado prolongado, tiempo de protrombina (TP) normal y tiempo de tromboplastina parcial (TTP) también normal. Tanto el TP como el TTP miden la actividad de los componentes de la coagulación (humoral) secundaria. Cuanto más bajo es el recuento de plaquetas, mayor es el riesgo de sangrado. Los pacientes con sólo 10000 plaquetas/μL se hallan en un riesgo muy alto de sufrir una hemorragia espontánea (tabla 18-21).

La **disminución de la producción plaquetaria** puede ser consecuencia de defectos en la megacariocitopoyesis, incluyendo enfermedades que afectan a la médula ósea en general, anomalías que deterioran de manera selectiva la producción plaquetaria y defectos que conducen a una megacariocitopoyesis ineficaz (*v.* anteriormente). La infiltración medular con células leucémicas o el fallo de la médula ósea en los pacientes con anemia aplásica o en quienes recibieron radioterapia o quimioterapia produce pancitopenia, incluida la trombocitopenia. Ciertas infecciones virales, como las que producen el citomegalovirus y el virus de inmunodeficiencia humana (VIH), así como ciertos fármacos, deterioran la producción plaquetaria. (El VIH también puede provocar una destrucción plaquetaria mayor; *v.* más adelante.) La anemia megaloblástica y la mielodisplasia pueden causar trombocitopenia grave como consecuencia de la megacariocitopoyesis ineficaz.

La **anomalía de May-Hegglin** es una forma congénita de trombocitopenia que se caracteriza por la disminución de la producción plaquetaria. Es la entidad más común de un grupo

Tabla 18-21
Principales causas de trombocitopenia
Producción disminuida
Anemia aplásica
Infiltración de la médula ósea (neoplásica, fibrosis)
Depresión de la médula ósea por fármacos o radiación
Producción ineficaz
Anemia megaloblástica
Mielodisplasias
Destrucción incrementada
Inmunitaria (idiopática, VIH, fármacos, aloinmunitaria, púrpura postransfusión, neonatal)
No inmunitaria (CID, PTT, SUH, malformaciones vasculares, fármacos)
Secuestro incrementado
Esplenomegalia
Dilucional
Transfusiones de sangre y plasma

CID, coagulación intravascular diseminada; PTT, púrpura trombocitopénica trombótica; SUH, síndrome urémico hemolítico; VIH, virus de inmunodeficiencia humana.

de trombocitopenias hereditarias denominadas ahora trastornos plaquetarios relacionados con la cadena pesada 9 de la miosina (MYH9).

La **destrucción incrementada de plaquetas** puede ser consecuencia de un daño de mediación inmunitaria, que culmina en la eliminación de las plaquetas circulantes, como en la púrpura trombocitopénica idiopática (inmunitaria) y en la trombocitopenia inducida por fármacos. El exceso de destrucción plaquetaria se produce por afecciones no inmunitarias, como la agregación plaquetaria intravascular (p. ej., PTT). La **distribución plaquetaria anómala**, o estancamiento, se observa en trastornos del bazo y en casos de hipotermia.

Enfermedades relacionadas con la trombocitopenia

Púrpura trombocitopénica idiopática (autoinmunitaria)

La púrpura trombocitopénica idiopática (PTI) es un síndrome en el que los anticuerpos contra antígenos plaquetarios o antígenos megacariocitarios causan trombocitopenia. La PTI se produce de dos formas: (1) un síndrome hemorrágico agudo, autolimitado, en niños y (2) un trastorno por sangrado crónico en adolescentes y adultos. Con frecuencia, los anticuerpos se dirigen contra las glucoproteínas de la membrana plaquetaria, GpIIb/IIIa o Ib/IX, las proteínas que intervienen en la adherencia plaquetaria y en la formación del coágulo (*v.* anteriormente). Como en la anemia hemolítica autoinmunitaria, la PTI refleja una destrucción mediada por anticuerpos de las plaquetas o sus precursores. En la mayoría de los pacientes, estos autoanticuerpos pertenecen a la clase IgG, pero también se observan anticuerpos antiplaquetarios IgM.

La **PTI aguda** aparece en niños de cualquier sexo después de una enfermedad viral y probablemente la causan los cambios inducidos por los virus en los antígenos plaquetarios que provocan la producción de autoanticuerpos. El complemento unido a la superficie determina que las plaquetas sean lisadas en la sangre o fagocitadas y destruidas por macrófagos esplénicos y hepáticos.

La **PTI crónica** se presenta sobre todo en adultos (relación hombre:mujer de 1:2.6) y puede relacionarse con enfermedades autoinmunitarias o linfoproliferativas. También es común en

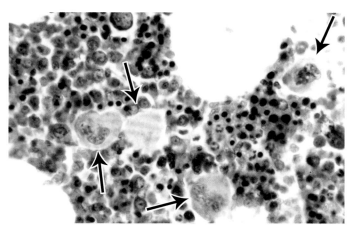

FIGURA 18-54. Púrpura trombocitopénica idiopática. Un corte de la médula ósea revela megacariocitos aumentados (*flechas*).

personas infectadas con el VIH. La extensión de la trombocitopenia en la PTI está determinada por el equilibrio entre los niveles de anticuerpos antiplaquetarios, así como el grado de afectación de la producción plaquetaria en la médula ósea por la unión del anticuerpo a los megacariocitos. En la PTI aguda, el recuento de plaquetas suele ser menor de 20 000/µL. En la PTI crónica del adulto, los recuentos plaquetarios varían desde unos pocos miles a 100 000/µL. La médula ósea revela un incremento compensador en los megacariocitos. La IgG se detecta sobre las plaquetas en más de 80 % de los pacientes con PTI crónica, y en la mitad de estos puede demostrarse el C3 relacionado con el incremento plaquetario.

Los frotis de sangre periférica muestran numerosas grandes plaquetas, lo cual refleja la liberación acelerada de plaquetas jóvenes por parte de la médula ósea, activamente ocupada en la producción plaquetaria. De manera concordante, el examen de la médula ósea revela un incremento compensador en los megacariocitos (fig. 18-54).

Trombocitopenia autoinmunitaria inducida por fármacos

Muchos fármacos pueden causar destrucción plaquetaria de mediación inmunitaria: quinina, quinidina, heparina, sulfonamidas, sales de oro, antibióticos, sedantes, tranquilizantes y anticonvulsivos. Con frecuencia, el fármaco forma un complejo con una proteína relacionada con la plaqueta para producir un nuevo epítopo que provoca la producción de anticuerpos. Los quimioterápicos, el etanol y las tiacidas causan trombocitopenia con la supresión directa de la producción plaquetaria.

La **trombocitopenia inducida por heparina** es un tipo diferente de trombocitopenia inducida por fármacos en la que, de forma paradójica, la heparina activa la agregación plaquetaria. Alrededor del 25 % de los pacientes con trombocitopenia inducida por heparina muestran una **enfermedad de tipo I,** que es leve y transitoria, y que involucra la agregación por mecanismos no inmunitarios.

La **enfermedad de tipo II** se produce en el 1-3 % de los pacientes tratados con heparina no fraccionada, y está mediada de forma inmunológica. Está causada por anticuerpos IgG adquiridos contra los complejos de heparina y factor 4 plaquetario. Los pacientes desarrollan una trombocitopenia profunda por consumo, activación plaquetaria y, como consecuencia, un estado hipercoagulable. Los pacientes son propensos a sufrir accidentes tromboembólicos arteriales y venosos que pueden ser mortales. Una versión de la heparina de bajo peso molecular tiene un riesgo menor de trombocitopenia inducida por heparina.

Trombocitopenia asociada al embarazo

La trombocitopenia mínima se produce con frecuencia durante el tercer trimestre del embarazo, como consecuencia de la dilución de las plaquetas. Dado que el recuento suele hallarse por encima de 100 000/µL, no se requiere ningún tratamiento especial. Por el contrario, los síndromes de preeclampsia/eclampsia pueden dar lugar a trombocitopenia materna. El denominado **HELLP** (hemólisis, pruebas de enzimas hepáticas elevadas y plaquetas bajas; *v.* cap. 16) es una complicación relacionada con la preeclampsia.

Trombocitopenia neonatal hereditaria y adquirida

La trombocitopenia neonatal es tanto una enfermedad **hereditaria** como **adquirida**. Las **causas hereditarias** que se relacionan con la destrucción aumentada de plaquetas incluyen la **anemia de Fanconi** (*v.* anteriormente) y el **síndrome de Wiskott-Aldrich**. Este último es un trastorno recesivo ligado al cromosoma X causado por un defecto en el gen de la proteína del síndrome de Wiskott-Aldrich (*WASP*). Los niños afectados tienen plaquetas pequeñas, eccema e inmunodeficiencia. Una variante del síndrome de Wiskott-Aldrich es la **trombocitopenia ligada al cromosoma X**, la cual muestra defectos en el mismo gen, pero se caracteriza sólo por trombocitopenia. La trombocitopenia también puede verse en lactantes con trisomía 13, 18 o 21.

La **trombocitopenia aloinmunitaria neonatal** es causada por un incremento de la destrucción de plaquetas. La madre embarazada carece de antígenos específicos de plaquetas (HPA-1) presentes en el feto y sufre aloinmunización. El feto o el recién nacido, pero no la madre, presenta trombocitopenia, que predispone a hemorragia intracraneal.

Púrpura postransfusión

Esta complicación de la transfusión sanguínea se desarrolla de manera clásica en mujeres que son negativas al HPA-1 y en quienes se sensibilizaron a este como resultado de embarazos previos. También puede verse en hombres que han recibido transfusiones sanguíneas previas. De manera subsecuente, tales anticuerpos destruyen las plaquetas positivas a HPA-1 infundidas. Curiosamente, las plaquetas negativas a HPA-1 propias del paciente también son destruidas.

Púrpura trombocitopénica trombótica

Las microangiopatías trombóticas representan un grupo heterogéneo de síndromes con características comunes entre las que se incluyen trombocitopenia, anemia hemolítica microangiopática, síntomas neurológicos, fiebre y daño renal. Estos trastornos incluyen la PTT y el síndrome urémico hemolítico (*v.* más adelante). Su patología refleja agregación plaquetaria muy diseminada y depósito de trombos hialinos en la microcirculación. En la PTT, el entrecruzamiento de plaquetas por multímeros inapropiados del vWF de células endoteliales lesionadas refleja una alteración del ensamblaje de los multímeros.

En la PTT, la ADAMTS 13 es, el agente de escisión de vWF, es deficiente, lo que resulta en la acumulación de multímeros ultragrandes de vWF, los cuales se unen a las plaquetas. Se forman trombos en la microvasculatura, con el consecuente agotamiento de las plaquetas y trombocitopenia. La ADAMTS13 está genéticamente ausente o es defectuosa en la PTT familiar, e inactivada por anticuerpos en la PTT idiopática.

La PTT puede también complicar trastornos vasculares autoinmunitarios del colágeno (lupus eritematoso sistémico, artritis reumatoide, síndrome de Sjögren), reacciones de hipersensibilidad inducida por fármacos e hipertensión maligna.

La PTT puede presentarse a cualquier edad, pero es más común en mujeres en las décadas cuarta y quinta. Puede ser crónica y recurrente por años o, con más frecuencia, producirse como una enfermedad aguda, fulminante que es potencialmente mortal. La mayoría de los pacientes se presenta con síntomas neurológicos como convulsiones, debilidad focal, afasia y alteraciones en el estado de la conciencia.

Síndrome urémico hemolítico

El síndrome urémico hemolítico es una microangiopatía trombótica que se parece a la PTT, pero la patogenia de los dos síndromes es diferente. El síndrome urémico hemolítico se caracteriza por trombocitopenia, hemólisis microangiopática y deficiencia renal aguda. El síndrome urémico hemolítico clásico se produce en niños, por lo general después de una gastroenteritis hemorrágica infecciosa aguda causada por la cepa O157:H7 de *Escherichia coli* o por *Shigella dysenteriae*. La producción de una toxina bacteriana daña el endotelio vascular e inicia la activación plaquetaria. A continuación, el fibrinógeno se une al complejo plaquetario activado Gp IIb/IIIa, después de lo cual ocurre la agregación plaquetaria. En el síndrome urémico hemolítico, los trombos plaquetarios agregados se encuentran de manera primaria en la microvasculatura renal. La deficiencia renal, más que las anomalías neurológicas, es la característica clínica principal (*v.* cap. 14).

Secuestro esplénico de plaquetas

Muchos pacientes con esplenomegalia, con independencia de la causa, muestran **hiperesplenismo**, un síndrome que incluye secuestro de plaquetas en el bazo. Una tercera parte de las plaquetas se almacena de manera habitual y temporal en el bazo, pero en la esplenomegalia masiva hasta un 90 % del fondo plaquetario total puede ser atrapado en este órgano. Como hecho de interés, la expectativa de vida plaquetaria es normal o sólo se reduce mínimamente. La trombocitopenia que acompaña al hiperesplenismo rara vez es grave y por sí misma no produce una diátesis hemorrágica.

Trastornos hereditarios de las plaquetas

Síndrome de Bernard-Soulier (síndrome de plaqueta gigante)

El síndrome de Bernard-Soulier es un trastorno plaquetario autosómico recesivo en el cual las plaquetas tienen un defecto cuantitativo o cualitativo en el complejo glucoproteínico de la membrana (Gp Ib/IX [CD42]), que sirve como un receptor del vWF. El complejo desempeña una función muy destacada en la adherencia de las plaquetas normales al vWF en los tejidos subendoteliales lesionados. En el síndrome de Bernard-Soulier, las plaquetas muestran una amplia variación de tamaño y forma, y el diagnóstico sugiere la presencia de trombocitopenia y plaquetas gigantes en el frotis sanguíneo.

Los niños presentan anomalías en la función plaquetaria, como equimosis, epistaxis y sangrado gingival. Ello progresa a hemorragia traumática, sangrado gastrointestinal y menorragia en adultos. Los pacientes pueden presentar sólo un trastorno por sangrado leve, pero otros sufren hemorragias más graves que incluso pueden ser mortales.

Trombastenia de Glanzmann

La trombastenia de Glanzmann es un defecto autosómico recesivo en la agregación plaquetaria causado por una anomalía cuantitativa o cualitativa del complejo glucoproteínico IIb/IIIa (CD41/61). En las plaquetas normales, este complejo se activa durante la adherencia plaquetaria y presta servicios de receptor del fibrinógeno y del vWF, lo que media la agregación plaquetaria y la generación de un tapón sólido. El complejo IIb/IIIa también se une al citoesqueleto de la plaqueta y transmite la fuerza de la contracción a la fibrina adherente, lo cual promueve la retracción del coágulo. En la trombastenia de Glazmann, la falta de agregación y de retracción del coágulo deterioran la hemostasia y causan sangrado, pese a un recuento plaquetario normal.

La enfermedad se vuelve clínicamente aparente poco tiempo después del nacimiento, cuando el lactante tiene una hemorragia mucocutánea gingival, epistaxis o sangrado después de la circuncisión. Más tarde, los pacientes pueden sufrir hemorragias inesperadas después de un traumatismo o una operación. La gravedad de la enfermedad varía, y sólo unos pocos pacientes experimentan hemorragias que ponen en riesgo la vida.

Enfermedad de la reserva de gránulos α (síndrome de plaqueta gris)

La enfermedad de la reserva de gránulos α es una rara enfermedad hereditaria que se caracteriza por la ausencia de gránulos α reconocibles por su forma en las plaquetas. La trombocitopenia es común; las plaquetas son grandes y pálidas. La diátesis hemorrágica tiende a ser leve.

Enfermedad de la reserva de gránulos α

Esta enfermedad heterogénea afecta a los gránulos densos de las plaquetas. A veces se relaciona con otros trastornos hereditarios multisistémicos, como el síndrome de Chédiak-Higashi o el síndrome de Hermansky-Pudlak (ambos se caracterizan por albinismo oculocutáneo). Las manifestaciones hemorrágicas son de leves a moderadas.

Trastornos plaquetarios cualitativos adquiridos

Una diversidad de trastornos adquiridos puede alterar la función plaquetaria (tabla 18-21).

- **Fármacos:** diversos fármacos pueden deteriorar la función plaquetaria. El ácido acetilsalicílico acetila de manera irreversible la ciclooxigenasa (principalmente COX-1) mediante el bloqueo de la producción de tromboxano A_2 plaquetario, el cual es importante para la agregación plaquetaria. Las plaquetas no pueden sintetizar ciclooxigenasa, de manera que el efecto del ácido acetilsalicílico dura todo el periodo de vida de las plaquetas (7-10 días). Los analgésicos no esteroideos, como la indometacina o el ibuprofeno, afectan la función plaquetaria, pero como su inhibición de la ciclooxigenasa es reversible, su efecto plaquetario es breve. Los antibióticos, en particular los lactámicos β (penicilina y cefalosporinas), pueden causar disfunción plaquetaria.
- **Fallo renal:** los defectos plaquetarios cualitativos que resultan en un tiempo de sangrado prolongado y una tendencia a la hemorragia pueden complicar la enfermedad renal. Estas anomalías plaquetarias se agravan por la anemia urémica.
- **Enfermedades malignas hematológicas:** en los trastornos mieloproliferativos crónicos y en los síndromes mielodisplásicos, la disfunción plaquetaria es causada por defectos plaquetarios intrínsecos. En las paraproteinemias, las plaquetas se deterioran debido a que están recubiertas con paraproteína plasmática.

Trombocitosis

La trombocitosis (incremento en el recuento plaquetario) tiene lugar en asociación con (1) anemia por insuficiencia de hierro, en especial en el niño; (2) esplenectomía; (3) cáncer, y (4) trastornos inflamatorios crónicos. La trombocitosis reactiva rara vez es sintomática, pero se ha asociado con episodios trombóticos, en especial en pacientes postrados en cama después de una esplenectomía. Las neoplasias mieloproliferativas, como la policitemia verdadera y la trombocitemia esencial, presentan una proliferación maligna de megacariocitos. El desarrollo resultante en las plaquetas circulantes puede conducir a episodios de trombosis o hemorragia.

COAGULOPATÍAS

Los trastornos cuantitativos y cualitativos todos los factores de la coagulación pueden ser **hereditarios** o **adquiridos**. Se producen por la deficiencia o la disfunción de un factor proteínico, lo que conduce a hemostasia inadecuada y a sangrado concurrente. Sólo las deficiencias hereditarias del factor VIII (hemofilia A), el factor IX (hemofilia B) y el de vWF son frecuentes.

Hemofilia A (deficiencia del factor VIII)

La hemofilia A es el trastorno hereditario por sangrado más común ligado al cromosoma X (1 × 5000 a 10000 hombres). Las mutaciones causales en el gen del factor VIII, en el extremo del brazo largo del cromosoma X (Xq28), incluyen deleciones, inversiones, mutaciones puntuales e inserciones. Debido a que el gen del factor VIII está ligado a X, las mujeres suelen ser portadoras asintomáticas, mientras que los hombres expresan la enfermedad.

Los pacientes con hemofilia A exhiben tendencias variables de sangrado, que suele ser paralela a la actividad del factor VIII en la sangre. La mitad de los pacientes carece en los hechos de actividad del factor VIII y con frecuencia sufre hemorragias espontáneas. Una quinta parte tiene niveles de actividad del factor VIII mayores del 5-40%, y sangrado sólo después de traumatismos significativos o cirugías.

La complicación más frecuente de la hemofilia A es una enfermedad articular degenerativa causada por los sangrados repetidos dentro de muchas articulaciones. Aunque nada común, el sangrado dentro del encéfalo fue en el pasado la causa más común de muerte.

Estas complicaciones han sido prácticamente eliminadas por donantes de sangre seleccionados y tratamientos con calor del factor VIII purificado hasta inactivar el VIH. La disponibilidad del factor VIII recombinante humano evita ahora estas complicaciones infecciosas. La selección para detectar a los portadores femeninos y el diagnóstico prenatal mediante el uso de marcadores de ADN tienen una precisión muy alta.

Hemofilia B (deficiencia del factor IX)

La hemofilia B es un trastorno hereditario ligado al cromosoma X de deficiencia del factor IX. Es cuatro veces menos común que la hemofilia A (1 hombre de cada 20 000 nacimientos) y representa el 15% de todos los casos de hemofilia. El factor IX es una proteína dependiente de la vitamina K que se produce en el hígado. Muchas mutaciones diferentes, desde sustituciones únicas de bases a deleciones masivas, se han relacionado con la hemofilia B. Las manifestaciones hemorrágicas son similares a las de la hemofilia A. El tratamiento consiste en la infusión de concentrados de factor IX purificado o recombinante.

Enfermedad de von Willebrand

La enfermedad de von Willebrand (vWD) es un complejo heterogéneo de trastornos hereditarios por sangrado relacionado con la deficiencia o anomalía del vWF. Una clasificación simplificada (*v.* más adelante) reconoce tres categorías principales. La vWD es probablemente la coagulopatía hereditaria más común (1-2% de la población).

El vWF es una molécula de adhesión que producen las células endoteliales y los megacariocitos. Se secreta como un monómero que se polimeriza para formar multímeros, con pesos moleculares en el orden de los millones. Se almacena en los cuerpos citoplasmáticos de Weibel-Palade de las células endoteliales, desde los

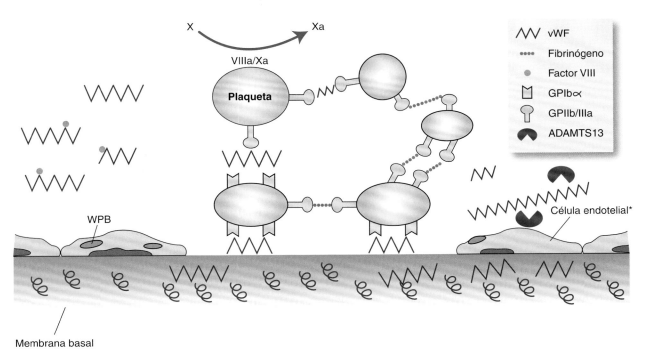

FIGURA 18-55. Factor de von Willebrand. El vWF se almacena en los cuerpos de Weibel-Palade (WPB) de las células endoteliales y se secreta desde las células endoteliales activadas (*) hacia el espacio subendotelial. Los gránulos α de las plaquetas también secretan el vWF. Después de una lesión endotelial, el vWF se une a los receptores de glucoproteínas plaquetarias Gp Ibα y promueve la adherencia de las plaquetas y protege al factor VIII. El vWF liberado estabiliza la adherencia plaquetaria a la pared de los vasos dañados y promueve las interacciones entre plaquetas y fibrina. El vWF también se une al Gp IIB/IIIA en la superficie de las plaquetas activadas para promover la agregación de estas. La ADAMTS13 es la proteasa que escinde a los multímeros ultragrandes del vWF.

cuales se libera en los tejidos subendoteliales después de una lesión endotelial, promoviendo así la adherencia plaquetaria y el sellado de la lesión endotelial (fig. 18-55). El vWF también puede unirse al Gp IIb/IIIa (CD41/61) para promover la agregación plaquetaria. En el plasma, se une y protege el factor VIII; su ausencia se acompaña casi siempre de alteración de la actividad del factor VIII.

La vWD es una enfermedad autosómica que afecta a hombres y mujeres. El gen *vWF* en el cromosoma 12 es grande y complejo. Se reconocen tres tipos de la enfermedad, cada una de las cuales es heterogénea:

- **vWD de tipo I:** estas variantes constituyen el 75 % de todos los casos de la enfermedad y se heredan como rasgos autosómicos dominantes con penetrancia variable. La vWD de tipo I es una **deficiencia cuantitativa de vWF**, en la cual los niveles de todos los multímeros están reducidos, aunque sus concentraciones relativas permanecen sin cambio. Los niveles de factor VIII también se reducen aproximadamente en proporción a los niveles de vWF.
- **vWD de tipo II:** los defectos cualitativos en el vWF caracterizan a las variantes de tipo II, las cuales representan el 20 % de la vWD. En la enfermedad de tipo II, las interacciones del vWF y de las paredes de los vasos sanguíneos son defectuosas. Las actividades plasmáticas del vWF y el factor VIII son bajas. En el tipo IIa, los multímeros de peso molecular muy alto están **ausentes** de las plaquetas y el plasma. El tipo IIb es causado por la síntesis de un vWF **anómalo** con afinidad aumentada por las plaquetas, y puede cursar con trombocitopenia.
- **vWD de tipo III:** esta forma grave de la enfermedad es menos común. Ambos alelos de vWF producen poca o ninguna proteína, y por tanto este trastorno es recesivo. Sin embargo, algunos pacientes son heterocigotos compuestos, con diferentes mutaciones en los dos alelos del vWF. La actividad del vWF está ausente, y los valores plasmáticos del factor VIII son menores del 10 % de lo normal.

La mayoría de los casos de vWD se asocia tan sólo con una diátesis hemorrágica leve, con la excepción del tipo III. En contraste con la hemorragia relacionada con la hemofilia, los pacientes con vWD manifiestan sangrados mucocutáneos inmediatos, como la formación fácil de hematomas, epistaxis, hemorragia digestiva y (en la mujer) menorragia. Sin embargo, los pacientes con la vWD de tipo III pueden tener hemorragias que ponen en peligro la vida a partir del intestino. Ocasionalmente se encuentran hemartrosis tales como las de la hemofilia.

Todas las formas de vWD se tratan con éxito mediante concentrados o crioprecipitados de vWF. El análogo de la vasopresina desmopresina (DDAVP) es el tratamiento de elección en los tipos I y IIa de la vWD debido a que aumenta la liberación de vWF preformado de los fondos de almacenamiento endotelial.

Otras insuficiencias de factores de la coagulación

Las insuficiencias de todas las proteínas de los factores de la coagulación, como los factores VII, X, V, XI y II (protrombina) y el fibrinógeno, se han observado en humanos. Como se esperaba, la gravedad del sangrado se correlaciona de manera habitual con el nivel de actividad de la proteína funcional. La insuficiencia de fibrinógeno causa hemorragia. En contraste, la disfibrinogenemia puede causar hemorragia, pero con más frecuencia conduce a la trombosis.

Papel del hígado en la coagulación

Muchos factores de la coagulación se producen en el hígado (p. ej., II, V, VII, IX, X). El factor VIII se produce en parte en células endoteliales sinusoidales del hígado (no en hepatocitos) y también en monocitos/macrófagos. Además, el hígado desempeña un papel esencial en la absorción de la vitamina K.

Una enfermedad hepática grave puede causar deterioro en la secreción de factores de la coagulación como una manifestación del defecto sintético proteínico general. En este caso, los niveles de todos los factores de la coagulación sintetizados están bajos.

Insuficiencia de vitamina K

Los factores de la coagulación derivados del hígado dependen de la vitamina K como un cofactor esencial en la γ-carboxilación de los residuos del ácido glutámico a residuos Gla, lo que hace que las proteínas secretadas sean funcionales. En contraste, el factor V se produce en el hígado, pero no requiere vitamina K. Por consiguiente, en la insuficiencia de vitamina K, las actividades de los factores II, VII, IX y X son bajas, pero la actividad del factor V es normal.

Los niveles de vitamina K son fisiológicamente bajos en los neonatos y es una práctica estándar administrar vitamina K a los recién nacidos para prevenir cualquier enfermedad hemorrágica. En los adultos, la insuficiencia de vitamina K puede reflejar un consumo dietético inadecuado. Debido a que las bacterias del colon producen la forma de vitamina K que mejor se absorbe, el consumo de antibióticos prolongado o las grandes resecciones colónicas pueden conducir a insuficiencia de vitamina K.

Inhibidores de factores de la coagulación

Los inhibidores adquiridos de los factores de la coagulación, los **anticoagulantes circulantes**, suelen ser autoanticuerpos IgG. La mayoría se dirigen contra el factor VIII y el vWF, aunque rara vez anticuerpos contra la mayoría de los otros factores de la coagulación también pueden encontrarse. En los trastornos hereditarios de la coagulación, en especial la hemofilia, los anticoagulantes circulantes se originan en respuesta a la terapia de reemplazo. Los anticoagulantes también se desarrollan en algunos pacientes con trastornos autoinmunitarios (p. ej., lupus eritematoso sistémico, artritis reumatoide), presuntamente como consecuencia de una regulación inmunitaria anómala. Por último, los anticoagulantes adquiridos aparecen con frecuencia en personas en apariencia normales. Los anticoagulantes adquiridos pueden ser hallazgos de laboratorio asintomáticos o pueden causar una hemorragia potencialmente mortal.

COAGULACIÓN INTRAVASCULAR DISEMINADA

La coagulación intravascular diseminada (CID) se refiere a la activación intravascular generalizada de la coagulación, que origina trombina y de trombos microvasculares de fibrina y la subsecuente. Se consumen las plaquetas y los factores de coagulación, por lo que los pacientes también tienden a sufrir una hemorragia. La CID es un trastorno grave, con frecuencia mortal. Puede seguir a un traumatismo masivo, quemaduras, septicemia y urgencias obstétricas. También se relaciona con cáncer metastásico, enfermedades malignas hematopoyéticas, enfermedades cardiovascular y hepática y muchas otras afecciones

La CID comienza con la activación de la cascada de la coagulación en el compartimento vascular por lesión hística, daño endotelial o ambos. La generación subsecuente de cantidades sustanciales de trombina (fig. 18-56), combinada con el fallo inicial de los mecanismos inhibidores naturales para neutralizar la trombina, desencadenan la CID. Esta situación promueve el consumo de factores de la coagulación, plaquetas y fibrinógeno y la consiguiente diátesis hemorrágica.

La CID se desencadena cuando el **FT** procoagulante se libera hacia la circulación después de la lesión en una diversidad de lesiones. La **endotoxina bacteriana** también estimula la liberación de FT por parte de los macrófagos (v. cap. 2). **Ciertas células tumorales** causan CID a través de la liberación de FT o sustancias similares a FT. Con la activación de la cascada de la coagulación,

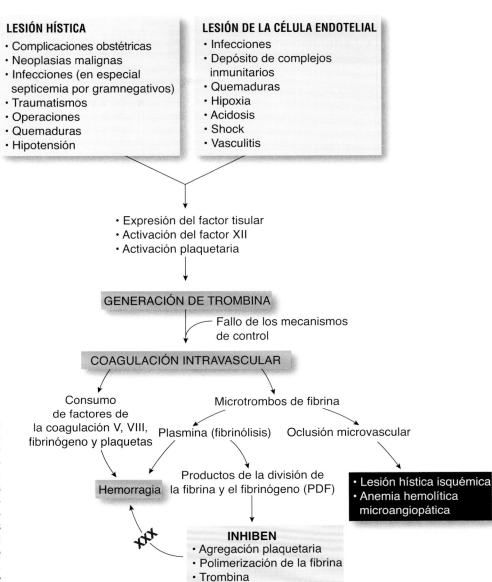

FIGURA 18-56. Fisiopatología de la coagulación intravascular diseminada (CID). El síndrome de CID es precipitado por una lesión hística, por una lesión a las células endoteliales o una combinación de las dos. Estas lesiones desencadenan la expresión aumentada del factor tisular en las superficies celulares y la activación de los factores de coagulación (como el XII y V) y de las plaquetas. Con el fallo de los mecanismos de control normales, la generación de trombina conduce a la coagulación intravascular.

los microtrombos de fibrina intravasculares se depositan en los vasos sanguíneos más pequeños. La estimulación del sistema fibrinolítico por la fibrina genera productos de la división de la fibrina, los cuales poseen propiedades anticoagulantes y contribuyen a la diátesis hemorrágica. Con frecuencia, la **lesión endotelial** desempeña un papel importante en la patogenia de la CID. Las propiedades anticoagulantes del endotelio (fig. 18-52) se deterioran por lesiones muy variables entre las que se incluyen (1) TNF en la septicemia por gramnegativos; (2) otros mediadores inflamatorios como el complemento activado, la IL-1 o las proteasas de neutrófilos; (3) infecciones virales o riquetsiales, y (4) un traumatismo (por ejemplo, quemaduras. Por tanto, se forman agregados plaquetarios en la microvasculatura. Las arteriolas, los capilares y las vénulas de todo el organismo están ocluidos por microtrombos compuestos por fibrina y plaquetas. La obstrucción microvascular se asocia con **cambios isquémicos** diseminados, en particular en el encéfalo, riñones, la piel, pulmones y tubo digestivo. Estos órganos son también sitios de hemorragia, la cual, en el caso del encéfalo y el intestino, puede ser mortal.

Los eritrocitos se fragmentan (**esquistocitos**) al pasar a través de las membranas de fibrina intravasculares, lo que resulta en **anemia hemolítica microangiopática**. El consumo de plaquetas activadas produce una trombocitopenia, mientras que el agotamiento de los factores de la coagulación se refleja en un TP y un TTP prolongados y en una reducción del fibrinógeno plasmático. Los productos de la división de la fibrina plasmática prolongan el tiempo de trombina. Los pacientes con CID se tratan con anticoagulación con heparina para interrumpir el ciclo de coagulación intravascular, y la reposición de plaquetas y factores de coagulación para controlar el sangrado.

HIPERCOAGULABILIDAD

La hipercoagulabilidad se define como un riesgo incrementado de trombosis en circunstancias que no deberían causar trombosis en una persona sana.

Tabla 18-22

Causas principales de hipercoagulabilidad

Hereditarias

Resistencia a la proteína C activada (factor V de Leiden)

Deficiencia de antitrombina

Deficiencia de proteína C

Deficiencia de proteína S

Disfibrinogenemias

Adquiridas

Inhibidor lúpico

Enfermedades malignas

Síndrome nefrótico

Terapéuticas

Concentrados de factor

Heparina

Anticonceptivos orales

Hiperlipidemia

Púrpura trombocitopénica trombótica

Los trastornos que aumentan la trombosis se consideraron en el capítulo 8. Los estados hipercoagulables se dividen en formas hereditaria y adquirida (tabla 18-22).

Hipercoagulabilidad hereditaria

La hipercoagulabilidad hereditaria refleja alteraciones en las vías anticoagulantes normales. La tendencia hereditaria a desarrollar trombosis, con independencia de su origen, se refiere como **trombofilia**.

- **Resistencia a la proteína C activada (APC), factor V de Leiden:** una mutación puntual en el gen del factor V (factor V de Leiden) lo hace resistente al efecto inhibitorio de la proteína C activada. La acción de resistencia a la proteína C activada es el trastorno genético más común relacionado con la hipercoagulabilidad y su prevalencia en pacientes con trombosis venosa se ha reportado que alcanza hasta el 65%. La mutación del factor V de Leiden se encuentra alrededor de todo el mundo, pero con más frecuencia en caucásicos (hasta un 5% de la población general) y mucho menos en africanos (cerca del 0%). Comparado con las personas sanas, el riesgo de sufrir una trombosis venosa profunda se incrementa siete veces en los heterocigotos y 80 veces en los homocigotos.

- **Deficiencia de antitrombina:** este trastorno autosómico dominante, el cual muestra una penetrancia incompleta, se produce en el 0.2-0.4% de la población general y puede resultar en un efecto cuantitativo o cualitativo en la antitrombina. El riesgo de un acontecimiento trombótico (por lo regular venoso) se encuentra entre límites que van del 20-80% en diferentes familias.

- **Deficiencias en las proteínas C y S:** la deficiencia homocigota de la proteína C causa una trombosis neonatal que pone en riesgo la vida con una **púrpura fulminante**. Hasta el 0.5% de la población general tiene una deficiencia heterocigota de la proteína C, pero muchas de estas personas carecen de síntomas. Las presentaciones clínicas de las deficiencias de proteínas C y S son similares a la deficiencia de ATIII.

- **Otras causas de hipercoagulabilidad:** la protrombina también tiene una variante genética conocida (G20210A) en la región no traducida 3' del ARNm que se acompaña de trombosis. El mecanismo no está definido, pero puede incluir niveles de protrombina excesivamente altos en personas que son portadoras de esta variante. Los niveles inusualmente altos de fibrinógeno, factor VII y factor VIII se acompañan de trombosis. De nuevo, la base molecular de los valores elevados todavía no se ha dilucidado. Algunas disfibrinogenemias también se relacionan con trombosis.

Síndrome de anticuerpos antifosfolípidos

Los anticuerpos dirigidos contra numerosos complejos de proteínas/fosfolípidos con carga negativa se han relacionado con el desarrollo de un síndrome de anticuerpos antifosfolípidos. Este es un trastorno autoinmunitario que se caracteriza por trombosis arterial y venosa, abortos espontáneos y trombocitopenia o anemia de mediación inmunitaria.

En este síndrome, los anticuerpos (principalmente IgG, pero no de manera exclusiva) reaccionan con proteínas que unen fosfolípidos aniónicos como la fosfatidilserina o la cardiolipina. En conjunto, estos anticuerpos a menudo se denominan **anticoagulantes lúpicos** (término equivocado, puesto que estos anticuerpos no se limitan a los pacientes con lupus eritematoso sistémico y, de hecho, provocan un aumento en la coagulabilidad). Tales anticuerpos se producen en pacientes con lupus eritematoso sistémico, otras afecciones autoinmunitarias o en personas previamente asintomáticas. Debido a que inhiben los fosfolípidos, los anticoagulantes del lupus prolongan el PTT *in vitro*, pero estos pacientes presentan una tendencia hipercoagulable (trombótica).

El síndrome de anticuerpos antifosfolípidos es la causa hematológica adquirida más importante de trombosis. La trombosis resultante puede aparecer a través de numerosos mecanismos, como el de la activación plaquetaria, la activación de la célula endotelial y alteraciones en el ensamblaje de los factores de la coagulación en las membranas. La trombosis en la vasculatura uteroplacentaria es el mecanismo más probable en la pérdida fetal recurrente.

19 Sistema endocrino, diabetes y enfermedades nutricionales

Maria J. Merino ▪ David S. Klimstra ▪ Edward B. Stelow ▪ David S. Strayer ▪ Emanuel Rubin ▪ Kevin Jon Williams ▪ Elias S. Siraj

OBJETIVOS DE APRENDIZAJE

- Describir la estructura anatómica y el origen embrionario de los componentes de la hipófisis.
- Enumerar los nombres y las funciones de las células productoras de hormonas de la adenohipófisis.
- Describir la función del hipotálamo y la neurohipófisis en la producción de hormonas.
- Describir la fisiopatología de las causas comunes del hipopituitarismo (insuficiencia hipofisaria).
- ¿Qué mutaciones son responsables de la deficiencia aislada de hormona del crecimiento y del panhipopituitarismo?
- Distinguir entre el síndrome de Laron, la deficiencia aislada de hormona del crecimiento y el síndrome de Kallmann.
- Analizar los adenomas de la adenohipófisis y su efecto clínico.
- Analizar la fisiopatología que resulta en diabetes insípida central, diabetes insípida nefrógena y síndrome de secreción inadecuada de hormona antidiurética (SIADH).
- Diferenciar entre bocio tóxico y no tóxico en términos de características patológicas y clínicas.
- ¿Cuáles son las causas frecuentes y las manifestaciones clínicas del hipotiroidismo?
- Definir el término «cretinismo» y analizar su etiología.
- Analizar la fisiopatología de la enfermedad de Graves.
- Analizar la fisiopatología del bocio multinodular tóxico.
- Analizar la fisiopatología de la tiroiditis autoinmunitaria crónica.
- Distinguir entre tiroiditis subaguda, silente y de Riedel.
- Analizar la fisiopatología de los adenomas foliculares benignos. ¿Cómo se distinguen de los tumores malignos de la tiroides?
- Distinguir entre cáncer papilar y folicular de la tiroides en términos de etiología, histopatología y características clínicas.
- Distinguir el cáncer medular de tiroides de otras formas frecuentes de cáncer de tiroides en términos de patogenia molecular, células de origen, histopatología y características diagnósticas y clínicas.
- Analizar los productos hormonales y la función fisiológica de la glándula paratiroides.
- ¿Cuáles son las causas y las características clínicas del hiperparatiroidismo primario?

- Distinguir entre hipoparatiroidismo primario, secundario y terciario.
- Describir los componentes histológicos de la corteza y la médula de la glándula suprarrenal. ¿Qué productos hormonales son producidos por cada región?
- ¿Cuáles son las características fisiopatológicas y clínicas de la hiperplasia suprarrenal congénita?
- ¿Cuáles son las etiologías más comunes de la insuficiencia suprarrenal primaria crónica (enfermedad de Addison)? Analizar las características patológicas y clínicas del trastorno.
- ¿Cuáles son los mecanismos de la insuficiencia suprarrenal aguda?
- Distinguir entre enfermedad de Cushing y síndrome de Cushing.
- Distinguir entre los mecanismos independientes y dependientes de corticotropina en la hiperfunción suprarrenal (síndrome de Cushing). Proporcionar ejemplos de cada uno de ellos.
- Distinguir entre feocromocitomas y paragangliomas. ¿Qué histopatología y consecuencias clínicas se corresponden con cada uno de ellos?
- Distinguir entre los tipos de neoplasia endocrina múltiple en términos de etiología molecular, patología y consecuencias clínicas.
- Comparar los neuroblastomas y los ganglioneuromas.
- ¿Cuáles son los componentes celulares y los productos endocrinos de los islotes de Langerhans?
- Definir el término TNEPan y analizar la etiología y la histopatología. ¿Cuáles son las consecuencias clínicas de tales tumores?
- ¿Cuáles son las principales funciones fisiológicas de la insulina relacionados y no relacionados con la glucosa?
- Contrastar la diabetes mellitus tipo 1 y tipo 2 en términos de epidemiología, etiología, histopatología y consecuencias clínicas.
- Comparar el síndrome metabólico con la diabetes en términos de factores de riesgo.
- ¿Cuáles son los principales mecanismos que desencadenan resistencia a la insulina?
- ¿Cómo inciden la resistencia a la insulina y la disfunción de las células β en la progresión clínica de la diabetes?
- Enumerar las principales complicaciones clínicas de la diabetes.
- Distinguir entre las complicaciones microvasculares y macrovasculares de la diabetes. ¿Cuáles son los mecanismos potenciales para tales complicaciones?

- Describir los mecanismos que modulan el peso.
- Enumerar los factores endógenos que regulan el hambre y la saciedad. ¿Dónde se ubica su síntesis y modo de acción?
- ¿Cómo se definen clínicamente la masa corporal y la obesidad?

- ¿Cuáles son las causas hereditarias de la obesidad?
- Diferenciar entre marasmo y kwashiorkor.
- Enumerar las vitaminas esenciales, su modo de acción bioquímica y las consecuencias clínicas de su insuficiencia y exceso.

SISTEMA ENDOCRINO

La función principal del sistema endocrino es la comunicación. Los sistemas nervioso y endocrino muestran superposición en cuanto a los mediadores solubles a los que recurren y las funciones que cumplen, pero la característica definitoria del sistema endocrino es su capacidad para comunicarse a distancia por efecto de mediadores solubles denominadas hormonas. *Para poder considerarse una hormona, un mensajero químico debe unirse a un receptor, ya sea en la superficie de la célula o en su interior.* Las hormonas actúan ya sea sobre el blanco efector final o sobre otras glándulas, que a su vez producen otra hormona. Por ejemplo, la hormona tiroidea actúa de manera directa sobre muchos tipos de células periféricas, mientras que la hormona estimulante de la tiroides (TSH) se libera a partir de la hipófisis e induce a la glándula tiroides a secretar hormona tiroidea. Los trastornos del sistema endocrino pueden inducir una producción excesiva o deficiente de hormonas. Además, la insensibilidad de los tejidos objetivo determina efectos similares a los que se relacionan con la producción insuficiente de hormonas.

El sistema endocrino incluye la hipófisis, el hipotálamo, la paratiroides, las glándulas suprarrenales y el páncreas endocrino.

GLÁNDULA HIPÓFISIS

La hipófisis es una glándula pequeña que pesa 0.5 g y mide $1.3 \times 0.9 \times 0.5$ cm. Se localiza en la base del cráneo en una cavidad ósea conocida como silla turca dentro del hueso esfenoides.

Anatómicamente, está compuesta de dos lóbulos. El lóbulo anterior, o **adenohipófisis**, surge del ectodermo, constituye el 80 % de la glándula y está poblado por células epiteliales. El lóbulo posterior, o **neurohipófisis**, se origina del neuroectodermo como una prolongación del hipotálamo (fig. 19-1). La glándula está cerca del quiasma óptico y los nervios craneales III, IV, V y VI; por tanto, el crecimiento de la hipófisis puede alterar la visión o causar parálisis al invadir varios nervios craneales.

Las células de la adenohipófisis están distribuidas en cordones o nidos dentro de un estroma altamente vascularizado. Las células productoras de hormonas en la adenohipófisis son:

- **Corticótropos:** estas células basófilas secretan **proopiomelanocortina** y sus derivados, entre los que se encuentran la **corticotropina (ACTH)**, que controla la secreción suprarrenal de **corticoesteroides**; la **hormona estimulante de los melanocitos (MSH)**; la **hormona lipotrópica (LPH)**, y las **endorfinas**.
- **Lactótropos:** estas células acidófilas secretan **prolactina**, esencial para la lactancia y muchas otras actividades metabólicas.
- **Somatótropos:** estas células acidófilas sintetizan hormona del crecimiento y constituyen la mitad del total de células productoras de hormonas en la adenohipófisis.
- **Tirótropos:** la hormona estimulante de la tiroides (TSH) se sintetiza en células basófilas pálidas o anfófilas, que integran sólo el 5 % del total de células en el lóbulo anterior.
- **Gonadótropos:** la **folitropina (FSH)** y la **lutropina (LH)** se secretan a partir de las mismas células basófilas que se distribuyen en toda la glándula. En el ovario, la FSH estimula la formación de folículos de Graaf, mientras que la LH induce la ovulación y la formación del cuerpo lúteo.

En el hipotálamo se originan axones y fibras nerviosas amielínicas, que pasan por el tallo de la hipófisis para inervar la neurohipófisis. Estos nervios regulan la secreción de **argininavasopresina (hormona antidiurética [ADH])** y **oxitocina**. Estas hormonas se sintetizan en el hipotálamo, se almacenan en el lóbulo posterior y se liberan luego hacia la circulación sistémica a través de una gran red de capilares, que rodea a los axones terminales.

El lóbulo posterior de **pituicitos** son células de la glía modificadas que carecen de función secretora; facilitan la liberación de hormonas en los vasos. La hormona antidiurética promueve la reabsorción de agua a partir de los túbulos renales distales. La oxitocina estimula la contracción del útero durante el embarazo a término, así como a las células que circundan a los conductos galactóforos de la glándula mamaria.

Hipopituitarismo

El hipopituitarismo, o insuficiencia hipofisaria, es un trastorno raro en el que la hipófisis secreta cantidades insuficientes de una o más hormonas hipofisarias. En ocasiones se produce una insuficiencia total de la función hipofisaria, o **panhipopituitarismo**. Los efectos del hipopituitarismo dependen del grado de pérdida, las hormonas específicas afectadas y la edad del paciente. Los síntomas suelen relacionarse con la función inapropiada de las glándulas tiroides y las suprarrenales, así como del sistema reproductor. En los niños pueden presentarse retraso del crecimiento y pubertad tardía.

Tumores hipofisarios

Más de la mitad de todos los casos de hipopituitarismo en el adulto deriva de tumores hipofisarios, por lo general adenomas.

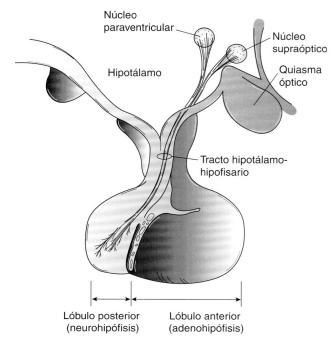

FIGURA 19-1. Glándula hipófisis.

El tumor mismo puede ser funcional, pero los síntomas de hipopituitarismo suelen derivar de la compresión que ejerce la masa sobre el tejido adyacente.

Síndrome de Sheehan

El panhipopituitarismo puede derivar de la necrosis isquémica de la glándula, que en muchas ocasiones se debe a la hipotensión intensa secundaria a una hemorragia posparto. En ocasiones infrecuentes puede presentarse sin que exista hemorragia masiva o tras el parto normal. La hipófisis es particularmente vulnerable durante el embarazo debido a la reducción del flujo sanguíneo asociado con su crecimiento en esta etapa. El resultado de la lesión a la glándula es la producción insuficiente, de manera permanente, de las hormonas hipofisarias esenciales (hipopituitarismo). Agalactia, amenorrea, hipotiroidismo e insuficiencia suprarrenocortical son complicaciones importantes (fig. 19-2). El tratamiento del síndrome de Sheehan es la terapia de reemplazo hormonal. Este síndrome se ha vuelto raro en países desarrollados.

Apoplejía hipofisaria

Pueden presentarse hemorragia o infarto en la hipófisis normal, pero por lo menos la mitad de estos casos se produce en asociación con adenomas sin actividad endocrina. En ocasiones la apoplejía hipofisaria desencadena hipopituitarismo. Los síntomas iniciales incluyen cefalea y problemas visuales asociados.

Hipopituitarismo yatrógeno

El daño por radiación al eje hipotálamo-hipofisario durante la terapia o la profilaxis con radiación puede inducir anomalías neuroendocrinas, entre las que se encuentra el hipopituitarismo.

Traumatismos

La lesión traumática cerebral se relaciona con un riesgo significativo para la glándula hipófisis, y conlleva el potencial de desarrollo de diabetes, hipopituitarismo y otras endocrinopatías.

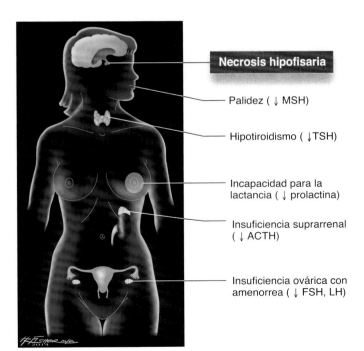

FIGURA 19-2. Manifestaciones clínicas principales del panhipopituitarismo. ACTH, corticotropina; FSH, folitropina; LH, lutropina; MSH, hormona estimulante de los melanocitos; TSH, hormona estimulante de la tiroides.

Enfermedades infiltrativas

Las infecciones bacterianas y virales pueden ocasionar inflamación, que es capaz de dañar la glándula. La histiocitosis de células de Langerhans (*v.* cap. 18) y la hemocromatosis (*v.* cap. 12) también pueden resultar en hipopituitarismo.

Anomalías genéticas del desarrollo hipofisario

La deficiencia congénita de hormona del crecimiento puede ser esporádica o familiar. Puede presentarse de manera aislada en la denominada **deficiencia aislada de la hormona del crecimiento** o en relación con otras deficiencias de hormonas de los lóbulos anterior y posterior de la hipófisis. La deficiencia aislada de la hormona del crecimiento familiar es recesiva, dominante o ligada al sexo. Puede ser el resultado de mutaciones en los genes de la **hormona del crecimiento humana** (*GH1*) o del receptor de la hormona liberadora de la hormona del crecimiento (*GHRH*), u ocasionalmente en el gen de la tirosina cinasa de Bruton (*BTK*). La forma más grave de la enfermedad (tipo IA) se debe a una ausencia total de hormona de crecimiento. La GH recombinante es el tratamiento de elección para los niños con este trastorno.

Varias mutaciones apuntan a los factores de transcripción durante la embriogénesis y dan como resultado panhipopituitarismo. Entre ellos se encuentran los siguientes:

- **Pit-1:** el Pit-1 es un factor de transcripción del homeodominio POU, codificado en el gen *POU1F1*, que es importante para el desarrollo hipofisario. Las mutaciones de este gen producen deficiencia combinada de hormonas hipofisarias, con concentraciones bajas o nulas de GH, prolactina (PRL) y TSH.
- **PROP1 (5q):** el PROP1 es un factor de transcripción del hipofisario específico. Las mutaciones inactivan a LH, FSH, GH, PRL y TSH. Este rasgo se hereda como un trastorno autosómico recesivo.
- **LX3/LX4:** los genes que codifican a estos factores pertenecen a la familia LIM de los genes de la homeocaja, y se expresan de forma temprana en la bolsa de Rathke. Estas mutaciones se asocian a deficiencias de GH, TSH, LH, FSH y PRL. En un solo informe relacionado con una mutación del gen *LX4*, el paciente presentaba deficiencia de GH, TSH y ACTH.

Insensibilidad a la hormona del crecimiento (Síndrome de Laron)

El enanismo tipo Laron es una variante autosómica recesiva rara de talla baja, que se debe a una resistencia extrema a la GH, secundaria a anomalías del receptor de la hormona del crecimiento (GHR). Desde la perspectiva clínica, los pacientes tienden a ser obesos, con concentraciones elevadas de GH en el suero y concentraciones bajas de factor de crecimiento insulinoide tipo I (IGF-I). Esta condición se identifica de manera predominante en personas de origen mediterráneo, en particular judíos sefardíes. Resulta interesante que la misma condición induce el enanismo en los pigmeos africanos. Puesto que la GH actúa al promover la secreción de IGF-I, esta última hormona constituye un tratamiento de restitución efectivo en el síndrome de Laron, que recapitula la mayor parte de los efectos que se atribuyen a la GH misma.

Deficiencia aislada de gonadotropina (Síndrome de Kallman)

El síndrome de Kallman se caracteriza por hipogonadismo hipogonadotrópico (secundario a deficiencia de la hormona liberadora de gonadotropina [GnRH]) y anosmia (ausencia del sentido del olfato). También pueden existir labio y paladar hendidos y otras anomalías. El síndrome de Kallmann suele diagnosticarse durante la pubertad ante la aparición tardía de las características sexuales secundarias. Es de tres a cinco veces más habitual en hombres (1:30 000) que en mujeres. Se han relacionado mutaciones en al menos 20 genes con el síndrome de Kallman, algunos de los cuales están ligados a X, mientras que otros son autosómicos dominantes o recesivos.

Síndrome de silla turca vacía

Este término ante todo radiológico describe a una silla turca agrandada que contiene en su base una glándula hipófisis delgada y aplanada. El síndrome también puede ser el resultado de la regresión de la hipófisis después de una lesión, cirugía o radioterapia. El síndrome de silla turca vacía puede inducir grados diversos de disfunción hipofisaria y anomalías endocrinas.

Adenomas hipofisarios

Los adenomas hipofisarios son neoplasias benignas de la adenohipófisis, y se relacionan en muchas ocasiones con secreción excesiva de hormonas hipofisarias, con evidencia de la hiperfunción endocrina correspondiente (tabla 19-1). Los tumores son más frecuentes en adultos y raros en niños. Los **adenomas productores de PRL** son los tumores secretores de hormonas más comunes, tanto en adultos como en niños. Los **adenomas gonadótropos** son más usuales en adultos mayores. Hasta en una cuarta parte de las autopsias en adultos se identifican **adenomas hipofisarios** pequeños, que al parecer **no** son **funcionales**.

FACTORES ETIOLÓGICOS Y PATOGENIA MOLECULAR: La etiología de los adenomas hipofisarios aún se desconoce, pero su patogenia implica la participación de factores hormonales y genéticos. En casos infrecuentes y en aquéllos con distribución familiar, se identifican en el contexto de la neoplasia endocrina múltiple (NEM) tipo 1, que determina una disposición hereditaria a los adenomas hipofisarios, hiperplasia paratiroidea o desarrollo de adenomas paratiroideos, así como adenomas de células de los islotes pancreáticos (v. más adelante). También están asociados con el complejo de Carney, un síndrome poco habitual asociado con múltiples tumores endocrinos.

En el 40 % de los adenomas hipofisarios secretores de hormonas se observan mutaciones puntuales adquiridas de activación en la subunidad estimuladora de la proteína G_s, que incita a la actividad del adenilato ciclasa. Las concentraciones intracelulares elevadas de AMPc pueden estimular la hipersecreción de GH y la proliferación celular.

Tabla 19-1

Frecuencia de los adenomas del lóbulo anterior de la hipófisis

Tipo celular	Hormona	Frecuencia (%)
Lactótropo	Prolactina	26
Célula nula	Ninguna	17
Corticótropo	ACTH (corticotropina)	15
Somatótropo	Hormona del crecimiento	14
Plurihormonal	Múltiple	13
Gonadótropo	FSH, LH	8
Oncocitoma	Ninguna	6
Tirótropo	TSH	1

ACTH, corticotropina; FSH, folitropina; LH, lutropina; TSH, hormona estimulante de la tiroides.

PATOLOGÍA: Puesto que las propiedades rutinarias de tinción de las células tumorales muestran correlación imprecisa con la función hormonal, los adenomas hipofisarios se clasifican en la actualidad a partir de las hormonas que sintetizan.

Los adenomas hipofisarios pueden ser lesiones pequeñas que no determinan el aumento de tamaño de la glándula o bien tumores expansivos que erosionan la silla turca y causan compresión sobre las estructuras craneales adyacentes.En general, los adenomas menores de 10 mm de diámetro se denominan microadenomas, mientras que los tumores de mayor dimensión se conocen como macroadenomas.

Los microadenomas son asintomáticos hasta que secretan hormonas. Por otra parte, los macroadenomas tienden a inducir síntomas locales por compresión, por efecto de su tamaño, así como manifestaciones sistémicas que derivan de la producción excesiva de hormonas.

CARACTERÍSTICAS CLÍNICAS: Pueden comprimir el quiasma óptico e inducir cefaleas intensas, hemianopsia bitemporal (pérdida de la visión en la región lateral de los campos visuales de ambos ojos) y pérdida de la visión central. Se presenta parálisis del nervio oculomotor si el tumor invade el seno cavernoso. La extensión hacia el hipotálamo puede interferir las señales nerviosas hipotalámicas que se dirigen a la hipófisis y dar origen a una pérdida de la regulación de la temperatura, hiperfagia y síndromes hormonales.

Adenomas lactótropos

Los adenomas lactótropos son los adenomas hipofisarios más habituales; representan una cuarta parte de los tumores benignos de la hipófisis. Aunque la incidencia de tales adenomas es similar en ambos sexos, en la mayoría de los casos son sintomáticos en mujeres jóvenes. Los adenomas lactótropos se producen principalmente en las porciones lateral o posterior de la hipófisis.

PATOLOGÍA: Estos adenomas tienden a contener núcleos esferoides con nucléolos prominentes. Están escasamente granulados y pueden mostrar patrones de crecimiento difusos o papilares. Puede aparecer el amiloide endocrino (v. cap. 7) y los cuerpos de psamoma (calcoesferitas), pero no son patognomónicos.

CARACTERÍSTICAS CLÍNICAS: En las mujeres los adenomas lactótropos funcionales desencadenan amenorrea, galactorrea y esterilidad. Las concentraciones siempre elevadas de PRL en sangre inhiben el brote secretor hipofisario de LH que se requiere para la ovulación. Los hombres tienden a mostrar disminución de la libido e impotencia sexual. Los microadenomas lactótropos funcionales pueden tratarse con mejores resultados con agonistas de la dopamina (bromocriptina, cabergolina) para inhibir la secreción de PRL; los macroadenomas pueden requerir cirugía o radioterapia. Otros factores que conducen a una secreción excesiva de PRL incluyen el embarazo, la lactancia, la administración de ciertos fármacos o el efecto compresivo que otros tumores ejercen sobre el hipotálamo. A nivel radiológico, son sobre todo microadenomas y frecuentemente son parte de NEM1. El pronóstico de estos pacientes es bueno.

Adenomas somatótropos

Se generan cambios dramáticos como consecuencia de la secreción excesiva de GH. La mayor parte de los tumores corresponde a macroadenomas, que generan un efecto de masa e hipofunción adenohipofisaria inducida por el tumor. La mayoría de los adenomas productores de GH son esporádicos, pero algunos surgen como parte de NEM1 y el síndrome de Carney.

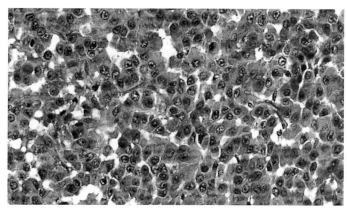

FIGURA 19-3. Adenoma somatótropo hipofisario de un hombre con acromegalia. Las células tumorales se disponen en cordones y listones delgados.

 PATOLOGÍA: De los pacientes con acromegalia, el 75 % presenta un macroadenoma somatótropo dentro de la glándula. Casi todo el resto tiene microadenomas. Los adenomas somatótropos incluyen adenomas somatotrópicos acidófilos tanto granulados densamente como escasamente granulados (coloración débil) (fig. 19-3). La última variante suele crecer con más velocidad y ser invasiva. También muestra pleomorfismo celular y nuclear. En los adenomas somatótropos, un solo tipo celular secreta tanto GH como PRL.

 CARACTERÍSTICAS CLÍNICAS: Un adenoma somatótropo que se forma en un niño o adolescente, antes de que ocurra el cierre epifisario, induce gigantismo. Una vez que las epífisis de los huesos largos muestran fusión y se ha alcanzado la talla adulta, el mismo tumor induce acromegalia. En el transcurso de muchos años, los pacientes con acromegalia desarrollan de manera gradual rasgos faciales toscos (fig. 19-4). Muestran crecimiento excesivo de la mandíbula (prognatismo) y el maxilar, con aumento del espacio entre los dientes incisivos superiores, y ensanchamiento nasal. Las manos y los pies suelen ser grandes, y el diámetro cefálico se incrementa. Las complicaciones de origen cardiovascular, cerebrovascular y respiratorias pueden ser fatales.

El tratamiento de elección para los adenomas somatótropos es la hipofisectomía transesfenoidal, tras la cual las concentraciones circulantes de GH pueden disminuir hasta alcanzar niveles normales en pocas horas. La radioterapia es una alternativa si la cirugía tiene contraindicación. Un análogo de acción prolongada de la somatostatina, un antagonista de la GH, constituye un adyuvante terapéutico útil. La mayoría de estos tumores se asocian con buen pronóstico.

Adenomas corticótropos

El exceso de ACTH induce secreción excesiva de la corteza suprarrenal, que causa **síndrome de Cushing** (*v.* más adelante). Los tumores suelen ser microadenomas con basofilia intensa y positivos a la tinción con PAS. La inmunohistoquímica identifica la producción de ACTH y también de los péptidos relacionados, como endorfinas y lipotropina. Unos cuantos adenomas corticótropos son cromófobos y tienden a ser más agresivos que sus homólogas basófilas y pueden mostrar características pleomórficas y apoptosis. Los **adenomas de Crooke** consisten en tumores productores de ACTH con depósitos hialinos masivos a nivel celular.

El pronóstico de estos pacientes depende de la severidad de los síntomas.

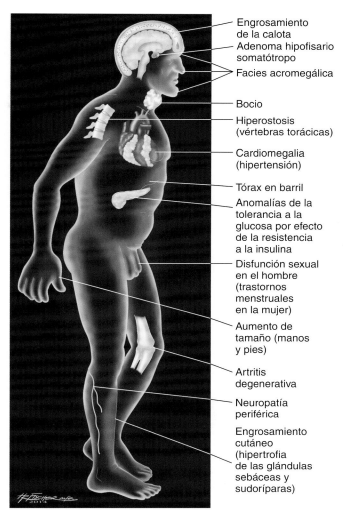

FIGURA 19-4. Manifestaciones clínicas de la acromegalia.

Etiquetas de la figura:
- Engrosamiento de la calota
- Adenoma hipofisario somatótropo
- Facies acromegálica
- Bocio
- Hiperostosis (vértebras torácicas)
- Cardiomegalia (hipertensión)
- Tórax en barril
- Anomalías de la tolerancia a la glucosa por efecto de la resistencia a la insulina
- Disfunción sexual en el hombre (trastornos menstruales en la mujer)
- Aumento de tamaño (manos y pies)
- Artritis degenerativa
- Neuropatía periférica
- Engrosamiento cutáneo (hipertrofia de las glándulas sebáceas y sudoríparas)

Adenomas gonadótropos

La mayor parte de estos tumores corresponde a macroadenomas, que carecen de actividad hormonal y se detectan ya sea como hallazgos incidentales o por inducir compresión. Entre sus manifestaciones clínicas se encuentran la cefalea, los trastornos visuales y el hipopituitarismo.

En general, los adenomas gonadótropos son cromófobos, PAS negativos y tienen un patrón de crecimiento difuso. Proliferan con lentitud. Las células tumorales son fuertemente inmunopositivas para FSH, LH o ambas. El tratamiento es la resección quirúrgica y su pronóstico depende de los resultados de la cirugía.

Adenomas tirótropos

Los adenomas tirótropos son el tipo más raro de adenoma hipofisario. Atraen la atención clínica por efecto de los síntomas de hipertiroidismo, bocio o el desarrollo de una lesión tumoral hipofisaria.

De manera característica, los niveles circulantes de TSH y hormona tiroidea son altos, situación única a este tumor. Los adenomas tirótropos son predominantemente macroadenomas y pueden ser invasivos o fibróticos. Los adenomas tirótropos son cromófobos, con células poliédricas o cilíndricas que constituyen seudorrosetas en torno a los vasos sanguíneos. Presentan reacciones inmunitarias positivas para TSH α y β.

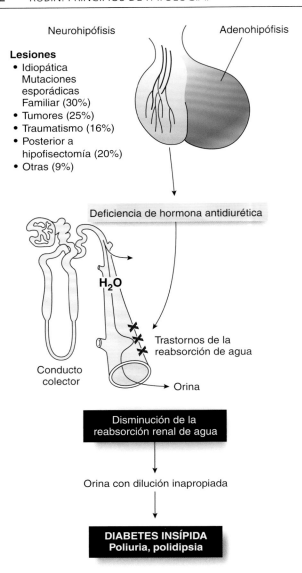

FIGURA 19-5. Mecanismos patológicos en la diabetes insípida.

Los pacientes con hipotiroidismo de larga evolución pueden mostrar hiperplasia de los tirótropos hipofisarios (células de deficiencia tiroidea), que se presume se forman por una inhibición por retroalimentación insuficiente mediada por la hormona tiroidea.

Adenomas hipofisarios no funcionales

Una cuarta parte de todos los tumores hipofisarios que se extirpan por vía quirúrgica no secreta hormonas. Los tumores son macroadenomas de crecimiento lento que se diagnostican en individuos de más edad, por el efecto de masa que generan.

Los **adenomas de células nulas** suelen ser cromófobos y surgen en la adenohipófisis, son negativos a la tinción de PAS y muestran crecimiento seudopapilar. Mediante inmunohistoquímica las células tumorales pueden ser negativas a todas las hormonas de la adenohipófisis, o contener pocas células con inmunorreactividad contra cromogranina A y sinaptofisina.

Carcinomas hipofisarios

No es posible diferenciar los adenomas hipofisarios y los carcinomas a nivel morfológico. Los carcinomas hipofisarios se diseminan a sitios cerebroespinales o extracraneales. Cuando son funcionales, secretan principalmente PRL o ACTH.

Los estudios de imagen revelan que el tumor se extiende más allá de la silla turca. Estos tumores son muy raros y su pronóstico es adverso.

Hipófisis posterior

La **diabetes insípida de origen central** (fig. 19-5) es la única afección relevante que se relaciona con la patología del lóbulo posterior de la hipófisis. Este trastorno se caracteriza por la incapacidad para concentrar la orina y la diuresis crónica de agua (poliuria), sed y polidipsia porque carecen de ADH suficiente (vasopresina). La base bioquímica del trastorno es una deficiencia de hormona antidiurética (vasopresina), a la que secreta la neurohipófisis bajo la influencia del hipotálamo. Una tercera parte de los casos de diabetes insípida central tiene etiología desconocida o puede atribuirse a mutaciones esporádicas o familiares del gen de la vasopresina-neurofisina tipo II. Las mutaciones o las deleciones en los genes del receptor V2 de la vasopresina y de los canales de agua de acuaporina tipo 2 sensibles a vasopresina también se describen en el contexto de la **diabetes insípida nefrógena**.

Una cuarta parte de los casos de diabetes insípida central se relaciona con tumores cerebrales, en particular el **craneofaringioma** (fig. 19-6; v. cap. 24). Este tumor se forma por encima de la silla turca a partir de los remanentes de la bolsa de Rathke, e invade y comprime los tejidos adyacentes. Los traumatismos y la hipofisectomía por tumores del lóbulo anterior de la hipófisis generan la mayor parte de los casos remanentes de diabetes insípida. La poliuria a menudo se controla con desmopresina, un análogo de la vasopresina sintético. La secreción inadecuada de ADH (SIADH) puede deberse a la secreción paraneoplásica de ADH por tumores (v. más adelante).

EJE HIPOTÁLAMO-HIPÓFISIS

El hipotálamo, el tallo hipofisario y la glándula hipófisis constituyen un «sistema neuroendocrino» con integración anatómica y funcional. Los grupos neuronales en el hipotálamo secretan distintos factores **que estimulan al lóbulo anterior de la hipófisis** (tabla 19-2). Las hormonas que secretan los órganos objetivo periféricos antagonizan a su vez la secreción de estos factores hipotalámicos, con lo que se completa el asa de retroalimentación. Además, se encuentran identificadas hormonas inhibidoras hipotalámicas específicas. Por ejemplo, la dopamina inhibe la secreción hipofisaria de prolactina.

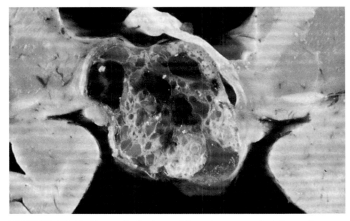

FIGURA 19-6. Craneofaringioma. El corte coronal del cerebro revela un tumor quístico grande que sustituye a las estructuras de la línea media en la región del hipotálamo.

Tabla 19-2

Hormonas del eje hipotálamo-hipófisis-glándula objetivo

Hipotálamo	Hipófisis	Glándula objetivo	Hormona inhibitoria periférica
CRH	ACTH	Adrenal	Corticoesteroides
TRH	TSH	Tiroides	T_3, T_4
GHRH	Hormona del crecimiento	Diversas	IGF-I
Somatostatina	Hormona del crecimiento	Diversas	IGF-I
LHRH	LH	Gónadas	Estradiol, testosterona
	FSH	Gónadas	Estradiol, testosterona
			Inhibina, estradiol, testosterona
Dopamina	Prolactina	Mamas	Se desconoce

ACTH, corticotropina; CRH, hormona liberadora de corticotropina; FSH, folitropina; GHRH, hormona liberadora de la hormona del crecimiento; IGF-I, factor de crecimiento similar a la insulina; LH, lutropina; LHRH, hormona liberadora de la lutropina; T_3, triyodotironina; T_4, tetrayodotironina (tiroxina); TRH, hormona liberadora de tirotropina; TSH, hormona estimulante de la tiroides.

GLÁNDULA TIROIDES

La tiroides es uno de los órganos endocrinos más grandes. La tiroides del adulto tiene dos lóbulos conectados por un istmo, y se sitúa por debajo del cartílago tiroides y por delante de la tráquea. Los folículos tienen en promedio 200 µm de diámetro y están constituidos por una sola línea de células cúbicas a las que circunda una membrana basal delicada. Los folículos se llenan de un material proteináceo eosinófilo que se denomina **coloide**, que corresponde a la tiroglobulina secretada, a partir de la cual se liberan hormonas tiroideas activas.

Además de las células del epitelio folicular, la tiroides contiene **células C o parafoliculares**, que se localizan en los aspectos laterales de los dos lóbulos tiroideos. Estas células pueden derivar de la cresta neural, y son más prominentes en los niños. Las células C sintetizan calcitonina, una hormona que reduce los niveles calcio. Las células C son difíciles de identificar mediante las tinciones de rutina, pero se aprecian con facilidad con la inmunotinción contra **calcitonina**. También expresan marcadores neuroendocrinos, como cromogranina y sinaptofisina.

Función tiroidea

La función primordial de las **células foliculares** en la glándula tiroides es la producción de las hormonas **triyodotironina** (T_3) y tetrayodotironina (T_4 o **tiroxina**). La T_4 es ante todo una prohormona; la efectora principal de la función tiroidea es la T_3. Estas moléculas se sintetizan por medio de la yodación de las tirosinas en la tiroglobulina, que está a cargo de las células foliculares. La tiroglobulina yodada se secreta entonces hacia el lumen del folículo. Única entre las glándulas endocrinas, la tiroides puede almacenar gran cantidad de hormona preformada.

Cuando se requiere, las células foliculares reabsorben la tiroglobulina. Se liberan entonces la T_4 y la T_3 por medio de escisión proteolítica, y se expulsan a la sangre. La mayor parte de la hormona secretada es T_4, que sufre desyodación en los tejidos periféricos para convertirse en su variante activa, T_3. Las hormonas tiroideas en la sangre se encuentran tanto en estado libre como unidas a la globulina de unión a tiroxina. Las células periféricas sólo captan hormona libre, que se une a los receptores nucleares e inicia la síntesis de proteínas específicas.

La hormona tiroidea actúa sobre casi todos los órganos. Estimula la tasa de metabolismo basal y el metabolismo de los carbohidratos, los lípidos y las proteínas. Incrementa la producción de calor corporal y la síntesis hepática de glucosa, al incrementar la gluconeogénesis y la glucogenólisis. Promueve la síntesis de muchas proteínas estructurales, enzimas y otras hormonas.

Aumenta tanto el consumo de glucosa, como la síntesis de ácidos grasos en el hígado y la lipólisis en el tejido adiposo. En general, la hormona tiroidea ejerce regulación positiva sobre todas las actividades metabólicas del organismo, tanto anabólicas como catabólicas.

La estructura y la función de la tiroides se encuentran ante todo bajo el control de la TSH hipofisaria. A su vez, la hormona tiroidea suprime la secreción de TSH, lo que completa el asa de retroalimentación. El mantenimiento de la producción normal de hormona tiroidea depende de una provisión dietética adecuada de yodo.

Anomalías congénitas

Agenesia tiroidea

La ausencia total de tejido tiroideo (atrosis) es una anomalía congénita infrecuente que por lo general no se descubre sino hasta varias semanas después del nacimiento, toda vez que la hormona tiroidea materna pasa al feto a través de la placenta.

Ectopia tiroidea

El tejido tiroideo puede ubicarse fuera de la glándula tiroides, en sitios diversos, como consecuencia de una migración anómala durante el desarrollo embrionario. Estos tejidos muestran función normal y son capaces de sintetizar hormona tiroidea. Pueden desarrollarse focos hiperplásicos y tumores malignos a partir del tejido tiroideo ectópico. Los tumores malignos pueden desarrollarse en ellos.

Tiroides lingual

Si la tiroides no puede descender durante la embriogénesis, permanece en su sitio de origen a manera de un nódulo en la base de la lengua, que se asemeja histológicamente a la tiroides. La tiroides lingual es más común en mujeres y suele identificarse ante la existencia de dificultades para la deglución, el habla o la respiración. Su extirpación puede tener como consecuencia el hipotiroidismo total.

Quiste del conducto tirogloso

Si el conducto tirogloso no involuciona de manera completa, es posible identificar un remanente quístico lleno de líquido en cualquier sitio a lo largo de su trayecto de descenso. Este trastorno afecta a pacientes de todas las edades. Los quistes del conducto tirogloso pueden manifestarse a cualquier edad como masas quísticas de dimensión variable (1-4 cm), con frecuencia en la línea media del cuello, y unidos al hueso hioides o a los tejidos blandos. Los quistes pueden encontrarse recubiertos por epitelio plano o de tipo respiratorio, y contener cantidades variables de tejido tiroideo. En los quistes pueden desarrollarse tumores malignos, en particular el carcinoma papilar. La escisión quirúrgica tiene efecto curativo.

Bocio no tóxico

El **bocio**, o crecimiento tiroideo, puede ser nodular o difuso, que se clasifica según su funcionalidad.

El **bocio no tóxico**, que también se denomina simple, coloide o multinodular, o bien hiperplasia nodular, consiste en el crecimiento de la tiroides sin que existan alteraciones funcionales, inflamatorias o neoplásicas. Estos pacientes se mantienen en eutiroidismo y no cursan con tiroiditis (*v.* más adelante). Es mucho más frecuente en mujeres que en hombres (8:1). El bocio no tóxico resulta de una deficiencia en la síntesis de la hormona tiroidea que conduce a un aumento de la producción de TSH. Como resultado de este aumento, se produce una hiperplasia de la glándula tiroides para normalizar la producción de hormona tiroidea. Las dimensiones del bocio no tóxico pueden variar desde la duplicación del tamaño de la glándula normal (40 g) hasta el desarrollo de una glándula tiroides masiva que pese cientos de gramos (fig. 19-7).

 FISIOPATOLOGÍA: La etiología de la disminución de la síntesis de hormona tiroidea puede ser desconocida. Sin embargo, en algunos casos endémicos la disminución de la producción hormonal está causada por un bajo contenido de yodo en el agua potable o la dieta. El bocio puede desarrollarse en personas que reciben ciertos medicamentos como sulfonamidas o después de consumir yodo en exceso.

El crecimiento tiroideo nodular simple tiende a distribuirse en familias, lo que sugiere que algún factor genético participa en el trastorno. En algunas familias afectadas por bocio simple se identificaron mutaciones en el gen de la tiroglobulina.

 PATOLOGÍA: Se presenta bocio no tóxico difuso en una fase temprana de la enfermedad. La glándula muestra crecimiento difuso, e hipertrofia e hiperplasia de las células del epitelio folicular. En ocasiones el epitelio es papilar. En esta fase, el volumen de coloide en los folículos muestra disminución.

El **bocio no tóxico multinodular** revela una enfermedad de evolución más prolongada. Los nódulos tienen una variación considerable en tamaño y configuración. Algunos se aprecian distendidos con coloide; otros se encuentran colapsados. Los folículos grandes que contienen coloide pueden fusionarse para constituir un «quiste coloide» incluso mayor.

Las células del epitelio que los cubre son planas o cúbicas, y pueden disponerse en papilas que se proyectan hacia el lumen folicular. La hemorragia y la inflamación crónica son comunes (fig. 19-7C).

 CARACTERÍSTICAS CLÍNICAS: Los pacientes con bocio no tóxico se mantienen de manera característica asintomáticos y acuden para solicitar atención médica por la presencia de una masa en el cuello. Los bocios grandes tienen capacidad para inducir disfagia (esófago) o estridor inspiratorio (tráquea), congestión venosa de la cabeza y la cara (venas del cuello) o ronquera (nervio laríngeo recurrente). Los pacientes tienden a ser eutiroideos cuando las concentraciones sanguíneas de T_4, T_3 y (por lo general) TSH son normales.

Los bocios no tóxicos se tratan con más frecuencia con hormona tiroidea con el objetivo de reducir las concentraciones de TSH y, de esa manera, la estimulación del crecimiento tiroideo. *Muchos individuos con bocio no tóxico desarrollan de manera eventual hipertiroidismo, en cuyo caso se aplica el término bocio tóxico multinodular (v. más adelante).*

Hipotiroidismo

El término hipotiroidismo hace referencia a las manifestaciones clínicas de la deficiencia de hormona tiroidea. Puede ser consecuencia de tres procesos generales:

- **Defectos de la síntesis de hormona tiroidea**, que coincide con una bociogénesis compensatoria (hipotiroidismo bociógeno).
- **Función tiroidea inadecuada**, por lo general secundaria a una tiroiditis, una resección quirúrgica de la glándula o la administración terapéutica de yodo radiactivo.

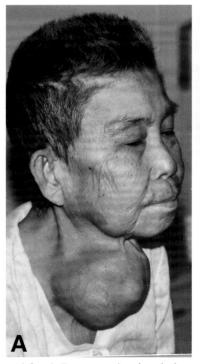
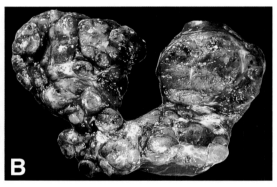
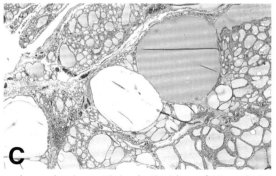

FIGURA 19-7. Bocio no tóxico. A. En una mujer de edad avanzada con bocio no tóxico la tiroides sufrió crecimiento hasta originar una tumoración evidente en el cuello. **B.** Corte coronal de la glándula tiroides con crecimiento, que revela nódulos irregulares numerosos, algunos de los cuales presentan degeneración quística, así como una hemorragia antigua. **C.** Microfotografía de uno de los nódulos macroscópicos, que muestra variación intensa del tamaño de los folículos.

■ **Secreción inadecuada de TSH** a nivel hipofisario, o de **hormona liberadora de hormona tiroidea a partir del hipotálamo**.

Otras causas son el embarazo (tiroiditis puerperal), los trastornos congénitos y ciertos medicamentos como el litio.

 CARACTERÍSTICAS CLÍNICAS: Los síntomas del hipotiroidismo, que se desarrollan de manera gradual, ponen en evidencia la disminución de la concentración circulante de hormona tiroidea. Es frecuente que sus primeras manifestaciones sean fatiga, letargo, intolerancia al frío e incapacidad para concentrarse. Muchos sistemas orgánicos se afectan (fig. 19-8). El hipotiroidismo se trata de manera efectiva mediante la restitución de hormona tiroidea.

Piel

Casi todos los pacientes con hipotiroidismo clínico aparente presentan signos cutáneos. Los proteoglucanos se acumulan en la matriz extracelular, se unen al agua y causan una variante peculiar de edema que se denomina **mixedema**.

Sistema nervioso

El hipotiroidismo durante el embarazo tiene consecuencias neurológicas graves en el feto, que se manifiestan tras el nacimiento en forma de cretinismo (*v.* más adelante). Los adultos con hipotiroidismo se encuentran letárgicos y somnolientos, muestran pérdida de la memoria y enlentecimiento de los procesos mentales. Los síntomas psiquiátricos son comunes y puede desarrollarse una agitación grave, denominada **psicosis mixedematosa**.

Corazón

En una fase temprana del hipotiroidismo, la frecuencia cardiaca y el volumen latido se reducen, lo que desencadena la disminución del gasto cardiaco. Si no se administra tratamiento se desarrolla **mixedema cardiaco**, que se caracteriza por la dilatación cardiaca y el derrame pericárdico. El corazón muestra reblandecimiento, con edema intersticial y de los miocitos. Es frecuente la ateroesclerosis coronaria.

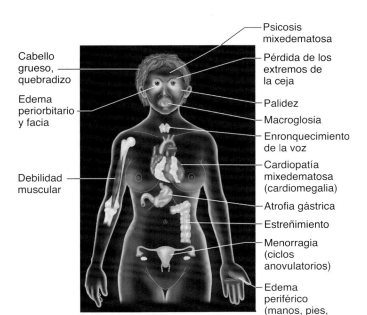

FIGURA 19-8. Manifestaciones clínicas dominantes del hipotiroidismo.

Tubo digestivo

La disminución de la peristalsis induce estreñimiento, que puede tener intensidad suficiente para originar una impactación fecal (**megacolon mixedematoso**).

Sistema reproductor

Las mujeres con hipotiroidismo presentan insuficiencia ovulatoria, insuficiencia de progesterona, irregularidad menstrual y metrorragia. En los hombres son frecuentes la disfunción eréctil y la oligospermia. El hipotiroidismo puede reflejar una variedad de causas, incluyendo las siguientes:

■ **Autoinmunidad:** El hipotiroidismo autoinmunitario es el resultado de los anticuerpos circulantes contra los antígenos de la tiroides, que se producen en la tiroiditis autoinmunitario en etapa terminal (*v.* más adelante). Los anticuerpos también pueden bloquear a la TSH o a su receptor y prevenir la activación de la tiroides.

■ **Hipotiroidismo bociógeno:** la insuficiencia de yodo, el consumo de sustancias antitiroideas (medicamentos como el litio o los goitrógenos dietéticos, incluida la yuca), la administración prolongada de yodo y defectos hereditarios que afectan la síntesis de hormona tiroidea pueden provocar crecimiento de la tiroides e hipofunción glandular. El **bocio endémico** es un hipotiroidismo bociógeno secundario a la insuficiencia de yodo en la dieta en lugares donde existe una elevada prevalencia de la enfermedad.

■ **Hipotiroidismo congénito (cretinismo):** la afección puede deberse a una insuficiencia endémica de yodo, defectos del desarrollo de la tiroides (**disgenesia tiroidea**) o defectos hereditarios. Las últimas incluyen mutaciones de los genes de la TRH y su receptor, del simportador sodio-yoduro, de la tiroglobulina y la oxidasa tiroidea. El cretinismo hipotiroideo deriva de la insuficiencia de yodo en una fase fetal tardía y en el periodo neonatal. La evolución clínica de estos niños es similar a la que se verifica en otras variantes de hipotiroidismo congénito. Los infantes afectados se perciben apáticos e inactivos, su abdomen se encuentra abultado y es frecuente que presenten hernias umbilicales grandes. Su temperatura corporal suele ser menor de 35 °C, y la piel se aprecia pálida y fría. La anemia refractaria y la dilatación cardiaca son frecuentes. Para los 6 meses de edad, el retraso mental, detención del crecimiento (por efecto de la maduración ósea deficiente) y una facies característica resultan evidentes. Las concentraciones séricas de T_4 y T_3 son bajas, y los niveles de TSH muestran elevación (a menos que el problema guarde relación con la carencia de TSH).

Hipertiroidismo

El término hipertiroidismo hace referencia a las consecuencias clínicas de las concentraciones excesivas de hormona tiroidea circulante. Los signos y los síntomas del hipertiroidismo revelan un estado hipermetabólico de los tejidos objetivo. La hipersecreción prolongada de hormona tiroidea puede derivar de un estimulador anómalo de la tiroides (enfermedad de Graves), enfermedad intrínseca de la glándula tiroides (bocio tóxico multinodular o adenoma funcional) y, raramente, producción excesiva de TSH en un adenoma hipofisario.

Enfermedad de Graves

También conocido como bocio tóxico difuso, la enfermedad de Graves es un trastorno autoinmunitario que se caracteriza por bocio difuso, hipertiroidismo, exoftalmos (fig. 19-9), taquicardia, pérdida ponderal y dermatopatía. Es el trastorno autoinmunitario con mayor prevalencia en Estados Unidos, y afecta del 0.5% al 1% de la población menor de 40 años. La enfermedad también puede manifestarse en niños.

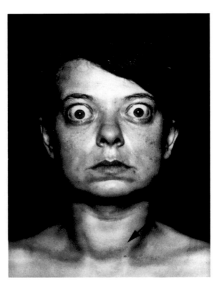

FIGURA 19-9. Enfermedad de Graves. Mujer joven con hipertiroidismo que presenta una tumoración en el cuello y exoftalmos. Sandoz Pharmaceutical Corporation.

 FISIOPATOLOGÍA: La etiología de la enfermedad de Graves no se comprende del todo, y al parecer implica una interacción entre los mecanismos inmunitarios, la herencia, el género y quizá factores emocionales. Al igual que otros trastornos autoinmunitarios, la enfermedad de Graves es mucho más común (de 7 a 10 veces) en mujeres que en hombres. Suele aparecer durante periodos de desequilibrio hormonal como la pubertad, el embarazo y la menopausia.

Mecanismos inmunitarios: los pacientes con enfermedad de Graves tienen anticuerpos contra la IgG, que se unen a dominios específicos del receptor de TSH en la membrana plasmática de los tirocitos (fig. 19-10). Estos anticuerpos actúan como agonistas; esto es, estimulan al receptor de TSH, y activan así a la ciclasa del adenilato e incrementan la secreción de la hormona tiroidea. Ante esta estimulación persistente, la tiroides desarrolla hiperplasia difusa y vascularidad excesiva.

Los autoanticuerpos en la enfermedad de Graves son heterogéneos; algunos anticuerpos son al parecer citotóxicos y pueden causar la insuficiencia tiroidea que se desarrolla con frecuencia tras un curso prolongado en la enfermedad de Graves.

Factores genéticos: el factor de riesgo más importante para la enfermedad de Graves es el antecedente familiar positivo. No existe un gen responsable. La concordancia en gemelos monocigóticos es sólo del 30 % al 50 %. Así, es posible que se encuentren involucrados factores tanto genéticos como ambientales.

Las moléculas de HLA clase II en los tirocitos (p. ej., HLA-DR3, HLA-DQA1) son estructuras susceptibles. La enfermedad de Graves también se relaciona con el polimorfismo del antígeno tipo 4 de los linfocitos T citotóxicos (CTLA-4), lo que revela la importancia de los linfocitos T autorreactivos. Los pacientes con enfermedad de Graves y sus parientes muestran una incidencia bastante más alta de otros trastornos autoinmunitarios, entre los que se encuentran la anemia perniciosa y la tiroiditis de Hashimoto.

Tabaquismo: el tabaquismo aumenta el riesgo de enfermedad de Graves, particularmente la gravedad de la enfermedad ocular en los pacientes que desarrollan oftalmopatía.

 PATOLOGÍA: La tiroides en la enfermedad de Graves muestra crecimiento simétrico, por lo general de 35 a 100 g. Su superficie de corte tiene consistencia firme y es color rojo oscuro. La glándula muestra hiperplasia difusa y gran vascularidad. Las células epiteliales son altas y cilíndricas, y con frecuencia se disponen en papilas que se proyectan hacia el lumen de los folículos. Parece existir depleción del coloide, y el que existe se aprecia pálido, festoneado o tiene aspecto «apolillado» en el sitio en que entra en contacto con las células epiteliales. El tejido intersticial se encuentra infiltrado por linfocitos B y T diseminados, así como células plasmáticas, y pueden detectarse centros germinales. En ocasiones se identifican folículos hiperplásicos fuera de la cápsula de la glándula, e incluso en el músculo adyacente.

La terapia con fármacos antitiroideos (p. ej., metimazol o propiltiouracilo) induce con frecuencia la intensificación de la hiperplasia tiroidea y deviene en una carencia completa del coloide.

 CARACTERÍSTICAS CLÍNICAS: Los pacientes detectan el desarrollo gradual de síntomas inespecíficos, como nerviosismo, labilidad emocional, temblor, debilidad y pérdida ponderal (fig. 19-11). Muestran intolerancia al calor, tienden a sudar de forma profusa y pueden presentar palpitaciones. El exceso de hormona tiroidea reduce la resistencia vascular sistémica, incrementan la contractilidad cardiaca y aumenta la frecuencia cardiaca. En pacientes con cardiopatía previa, puede desarrollarse insuficiencia cardiaca congestiva. Las mujeres desarrollan oligomenorrea, que puede transformarse en amenorrea.

Los pacientes tienen un agrandamiento simétrico, con frecuencia con un soplo audible y frémito palpable. La proptosis y la retracción de los párpados permiten la exposición de la esclerótica por encima del margen superior del limbo. La piel se encuentra cálida y húmeda, y algunos pacientes presentan **dermatopatía de Graves**, un edema pretibial secundario a la acumulación de líquido y glucosaminoglucanos. El incremento de la captación tiroidea de yodo radiactivo, la elevación de las concentraciones séricas de T_4 y T_3, y los niveles muy reducidos de TSH confirman el diagnóstico.

Oftalmopatía: el exoftalmos (protrusión del globo ocular) es una característica común de la enfermedad de Graves (fig. 19-9), pero su aparición y gravedad se correlacionan mal con los niveles de hormona tiroidea. Esta condición se debe al crecimiento de los músculos extraoculares de la órbita. Estos músculos son en sí mismos normales, pero su volumen aumenta por la presencia de edema mucinoso, acumulación de fibroblastos e infiltración linfocitaria.

El aumento del volumen del contenido orbitario desplaza al globo ocular hacia adelante. Los linfocitos T sensibilizados a los antígenos que comparten las células foliculares de la tiroides y los fibroblastos orbitarios (posiblemente el receptor de TSH) se acumulan alrededor del ojo, donde secretan citosinas que activan a los fibroblastos. También se pueden producir los anticuerpos que estimulan la proliferación de fibroblastos orbitarios y producen colágeno y glucosaminoglucanos. La evolución de la enfermedad de Graves se caracteriza por exacerbaciones y remisiones. Si no recibe tratamiento, el hipertiroidismo puede inducir de manera eventual la insuficiencia progresiva de la tiroides y el hipotiroidismo.

El tratamiento depende de muchos factores individuales, e incluye la administración de fármacos antitiroideos como tioisocianato, la destrucción del tejido tiroideo con yodo radiactivo, y la terapia adyuvante con corticoesteroides y antagonistas adrenérgicos. No es frecuente que se lleve a cabo una ablación quirúrgica. Aunque se logre el alivio del hipertiroidismo, el exoftalmos suele persistir e incluso agravarse.

Bocio tóxico multinodular

Muchas personas mayores de 50 años de edad que padecen bocio multinodular no tóxico, de forma eventual, desarrollan una variante tóxica de la enfermedad. El bocio tóxico es 10 veces más frecuente en mujeres que en hombres.

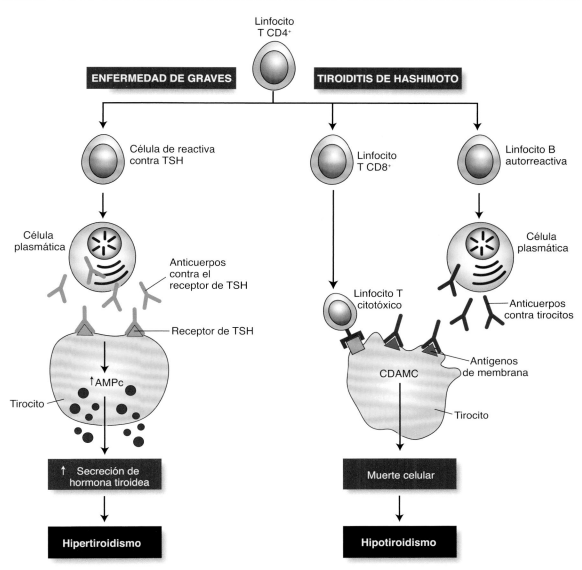

FIGURA 19-10. Mecanismos inmunitarios de la enfermedad de Graves y la tiroiditis de Hashimoto. Los linfocitos T CD4⁺ estimulan a los linfocitos B autorreactivos para sintetizar anticuerpos. Los anticuerpos contra el receptor de la hormona estimulante de la tiroides (TSH) estimulan la síntesis de hormonas tiroideas en la enfermedad de Graves. Los anticuerpos inducen la muerte de los tirocitos en la tiroiditis de Hashimoto por citotoxicidad dependiente del complemento y citotoxicidad dependiente de anticuerpos y mediada por células (CDAMC). La muerte de los tirocitos también deriva del ataque de los linfocitos T CD8⁺ (citotóxicos). AMPc, 3',5'-monofosfato cíclico de adenosina. CD, diferenciación de grupos.

FISIOPATOLOGÍA Y PATOLOGÍA: Hay dos patrones por los cuales el bocio multinodular no tóxico desarrolla funcionalidad autónoma y progresa a una condición tóxica. (1) En algunos pacientes la captación de yodo es difusa y no se modifica tras la administración de hormona tiroidea. Grupos de folículos tiroideos hiperplásicos pequeños se mezclan con otros nódulos de tamaño variable, que parecen ser inactivos. (2) En otras personas, el yodo se acumula en uno o más nódulos. Estos nódulos hiperfuncionantes suprimen la actividad del resto de la glándula. La administración de hormona tiroidea exógena adicional no tiene efecto sobre la captación de yodo. Los nódulos funcionales muestran delimitación histológica clara de las regiones con inactividad. Contiene folículos hiperplásicos grandes, y por ende se asemejan a los adenomas.

CARACTERÍSTICAS CLÍNICAS: Los pacientes con bocio multinodular tóxico suelen presentar síntomas menos intensos de hipertiroidismo que quienes padecen enfermedad de Graves, y nunca desarrollan exoftalmos. Las complicaciones cardiacas como la fibrilación auricular y la insuficiencia cardiaca congestiva pueden dominar el cuadro clínico. Las concentraciones séricas de T₄ y T₃ suelen mostrar elevación mínima, y la captación de yodo radiomarcado puede ser normal o sólo sufrir elevación discreta. La terapia más frecuente es la administración de fármacos antitiroideos seguida de yodo radiactivo.

Adenoma tóxico

El adenoma tóxico es un tumor folicular benigno, solitario e hiperfuncionante dentro de una tiroides por lo demás normal.

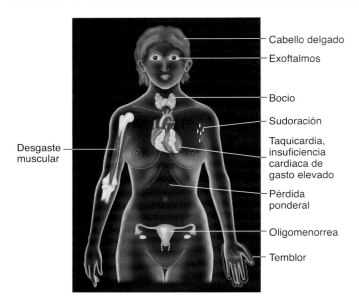

- Cabello delgado
- Exoftalmos
- Bocio
- Sudoración
- Taquicardia, insuficiencia cardiaca de gasto elevado
- Pérdida ponderal
- Oligomenorrea
- Temblor

Desgaste muscular

FIGURA 19-11. Manifestaciones clínicas principales de la enfermedad de Graves.

Es una causa poco frecuente de hipertiroidismo. Dichos tumores muestran una función autónoma, independiente de la TSH y no es suprimido por la hormona tiroidea exógena. Un adenoma tóxico hiperfuncionante suprime de manera eventual al resto de la tiroides, que luego se atrofia. Muchos adenomas tóxicos portan algunas mutaciones somáticas del gen del receptor de TSH, que produce la activación constitutiva de la cascada del AMPc y, con menos frecuencia, del sistema fosfatidilinositol-diacilglicerol.

TIROIDITIS

Las **tiroiditis** son un grupo heterogéneo de trastornos inflamatorios de la glándula tiroides, entre los que se encuentran los derivados de mecanismos autoinmunitarios y agentes infecciosos.

La tiroiditis aguda como resultado de infecciones bacterianas o micóticas

El agente infeccioso responsable alcanza la tiroides mediante diseminación hematógena. Pueden verse afectados individuos de cualquier edad, pero niños, adultos mayores y pacientes inmunocomprometidos son, en particular, susceptibles.

Los síntomas empiezan con fiebre, escalofríos, malestar general y tumefacción dolorosa en el cuello. La infección puede involucrar uno de los lóbulos o toda la glándula, con inflamación difusa aguda y crónica, así como formación de microabscesos. En ocasiones raras la tiroiditis aguda se complica por la extensión de la infección hacia la tráquea, el mediastino y el esófago. El pronóstico es excelente si se administra con rapidez terapia antibiótica.

Los organismos causales más comunes son estreptococos, estafilococos o neumococos. Otras causas son los hongos y el citomegalovirus (CMV), y rara vez la tiroiditis tuberculosa es rara, pero puede aparecer en pacientes inmunodeprimidos.

Tiroiditis autoinmunitaria crónica (tiroiditis de Hashimoto)

La tiroiditis de Hashimoto (TH) generalmente es parte del espectro de las enfermedades autoinmunitarias. Puede afectar a varios miembros de la familia que también sufren otros trastornos autoinmunitarios como lupus, enfermedad de Graves y esclerodermia (*v.* cap. 3).

Mecanismos inmunitarios

A diferencia del caso en la enfermedad de Graves, la patogenia de la TH involucra a la autoinmunidad celular y humoral, como se detalla en la figura 19-10. La infección viral o bacteriana parece iniciar la activación de los linfocitos T CD4 (auxiliares) cooperadores sensibilizados contra antígenos tiroideos. Posteriormente, los linfocitos T citotóxicas (CD8$^+$) autorreactivas atacan a los tirocitos. El interferón-γ producido por los linfocitos induce a los tirocitos expresen moléculas del MHC de clase II, de manera que expanden la población de linfocitos T autorreactivos. Estos efectos explican la acumulación impresionante de linfocitos en las glándulas de personas con tiroiditis autoinmunitaria. Los linfocitos B autorreactivos también se reclutan y producen anticuerpos contra los antígenos tiroideos, incluida la peroxidasa microsómica tiroidea (95%), la tiroglobulina (60%) y el receptor de TSH.

La mitad de todos los familiares en primer grado de los pacientes con TH presentan anticuerpos antitiroideos. Por otra parte, en estos miembros de la familia se describen tanto la enfermedad de Graves como la tiroiditis autoinmunitaria crónica. La prevalencia más alta de otros trastornos autoinmunitarios en los pacientes y sus familiares, entre las que se encuentran el síndrome de NEM tipo 2, la diabetes tipo 1, la anemia perniciosa, la enfermedad de Addison y la miastenia grave, refuerzan la sospecha de una tendencia familiar para la TH. La TH alcanza la incidencia más alta en regiones en que el **consumo de yodo** es más alto, por ejemplo, Japón y Estados Unidos. En regiones con insuficiencia de yodo, el consumo suplementario de la sustancia incrementa la prevalencia de la inflamación crónica de la tiroides y la presencia de anticuerpos contra la glándula.

 PATOLOGÍA: La tiroides en los pacientes con TH muestra incremento difuso de volumen y consistencia firme, y pesa de 60 a 200 g. Las superficies de corte tienen un tono café claro y aspecto carnoso, con un patrón nodular vago (fig. 19-12). La cápsula se mantiene conservada; los tejidos periféricos a la tiroides no se afectan. La glándula muestra un infiltrado conspicuo de linfocitos y células plasmáticas, la destrucción y atrofia de los folículos. Hay abundantes células oncocíticas (es decir, que muestran una tinción granular rosada del citoplasma, relacionada con una alta concentración de mitocondrias) (**células de Hürthle** o **Askanazy**).

Pueden identificarse folículos linfoides, muchas veces con centros germinales. La fibrosis intersticial existe en distintos grados, y es en particular evidente en un 10% de los casos (variante fibrosa). La tiroides se atrofia de manera eventual en algunos individuos, y su remanente es una glándula pequeña y fibrótica infiltrada con linfocitos. El linfoma tiroideo es una complicación infrecuente de la TH.

 CARACTERÍSTICAS CLÍNICAS: La TH afecta en particular a mujeres de 30-50 años de edad. Los pacientes pueden iniciar con síntomas específicos como fatiga, depresión y fibromialgia. Los pacientes se presentan con aumento difuso del tamaño de la tiroides, así como hipertiroidismo leve o hipotiroidismo. El bocio se establece de manera gradual, pero en ocasiones la glándula crece con rapidez. Al transcurrir el tiempo, una tercera parte y hasta la mitad de los pacientes, con más frecuencia los hombres que las mujeres, desarrolla hipotiroidismo franco. La TH se diagnostica mediante la detección de anticuerpos circulantes antitiroideos. Los pacientes muestran concentraciones bajas de T$_4$, elevación de la tirotropina sérica y aumento de la TSH. Es común que la TH coexista con el cáncer papilar de la tiroides.

Muchos pacientes no requieren tratamiento. La hormona tiroidea se administra para aliviar el hipotiroidismo y disminuye el tamaño de la glándula. La cirugía se reserva para individuos que no responden a la terapia supresora con hormonas o con síntomas problemáticos por presión.

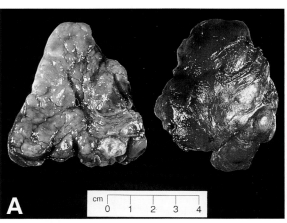
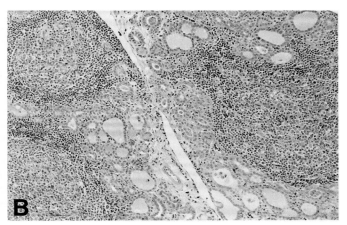

FIGURA 19-12. Tiroiditis autoinmunitaria crónica (de Hashimoto). La glándula tiroides muestra agrandamiento simétrico y nodulaciones visibles. **A.** Corte coronal del lóbulo derecho que muestra nódulos irregulares y conservación de la cápsula. **B.** Corte microscópico de la tiroides que revela un infiltrado inflamatorio crónico llamativo y gran cantidad de folículos tiroideos atróficos. Las células inflamatorias integran folículos linfoides prominentes con centros germinales.

La tiroiditis subaguda (de Quervain, granulomatosa o de células gigantes)

La tiroiditis subaguda, también conocida como granulomatosa, de Quervain o no supurativa, es un trastorno infrecuente y autolimitado que se caracteriza por inflamación granulomatosa. De manera característica se produce tras una infección viral de las vías respiratorias superiores, como la causada por virus de la influenza, adenovirus, ecovirus y coxsackievirus. También se relaciona en ocasiones con el virus de la parotiditis. La tiroiditis de Quervain afecta sobre todo a mujeres de 30-50 años de edad.

 PATOLOGÍA: La tiroides muestra aumento de tamaño, hasta alcanzar de 40 a 60 g, y su superficie de corte es firme y pálida. A la inflamación aguda, con frecuencia con microabscesos, sigue el desarrollo de un infiltrado en parches, formado por linfocitos, células plasmáticas y macrófagos, que se extiende por toda la glándula. El coloide escapa al tiempo que los folículos se destruyen, e induce una reacción granulomatosa florida (fig. 19-13). Se identifican células gigantes multinucleadas de cuerpo extraño, que muchas veces contienen

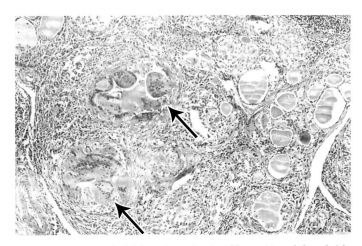

FIGURA 19-13. Tiroiditis subaguda. La liberación del coloide hacia el tejido intersticial induce una reacción granulomatosa prominente, con numerosas células gigantes de cuerpo extraño (*flechas*).

coloide. Puede presentarse fibrosis tras la resolución de la inflamación, pero la arquitectura tiroidea normal suele restaurarse.

 CARACTERÍSTICAS CLÍNICAS: Los pacientes con tiroiditis subaguda de manera característica detectan dolor en la región anterior del cuello o que se irradia hacia la mandíbula, en ciertas ocasiones acompañado de fiebre, malestar y fatiga. En otros individuos el cuadro es leve y sólo revela síntomas mínimos. La tiroiditis subaguda suele resolverse en algunos meses sin dejar secuelas clínicas. La destrucción de los folículos libera hormona tiroidea preformada. Es posible que exista elevación de las concentraciones séricas de T_4 y T_3, en ocasiones suficiente para inducir hipertiroidismo clínico transitorio. La supresión secundaria de la secreción de TSH conduce a una disminución de la captación del yodo radiomarcado. A esta fase sigue la disminución de las concentraciones séricas de T_4 y T_3, pero al tiempo que se resuelve la tiroiditis subaguda se restaura un estado eutiroideo. Pueden presentarse niveles bajos de anticuerpos antitiroideos.

Tiroiditis silente

La tiroiditis silente, también denominada **tiroiditis subaguda indolora** o **tiroiditis linfocítica**, se caracteriza por aumento indoloro del volumen de la tiroides, hiperparatiroidismo autolimitado, destrucción del parénquima glandular e infiltración linfocitaria. De esta manera, guarda similitud clínica con la tiroiditis subaguda, pero, desde la perspectiva patológica, es más semejante a la TH. Es importante indicar que la tiroiditis silente difiere de esta última por la inexistencia de anticuerpos antitiroideos u otro tipo de evidencia de tiroiditis autoinmunitaria. La tiroiditis silente afecta de manera predominante a mujeres, muchas veces en el periodo posparto. El hipertiroidismo suele perdurar de 2 a 4 meses. Su tratamiento es sintomático y la mayor parte de los enfermos recupera el eutiroidismo.

Tiroiditis de Riedel

El concepto de «tiroiditis» en la tiroiditis de Riedel es en cierta medida erróneo, puesto que esta enfermedad infrecuente también afecta a los tejidos blandos del cuello. Puede acompañar a la fibrosis progresiva de otras estructuras, como el retroperitoneo, el mediastino y las órbitas. La tiroiditis de Riedel es de manera primordial una enfermedad de individuos de edad mediana. La proporción entre mujeres y hombres es de 3:1. Esta tiroiditis se considera la manifestación de una enfermedad sistémica relacionada con IgG4.

PATOLOGÍA: En el estudio macroscópico se encuentra parte o toda la glándula tiroides con induración rocosa y con consistencia en «madera». El proceso suele ser asimétrico y muchas veces afecta a un solo lóbulo. El infiltrado fibroso se extiende hacia el interior de la glándula tiroides y otros tejidos del cuello, como el músculo esquelético y los nervios, y también puede circundar e infiltrar los nódulos linfáticos y las glándulas paratiroides. Se aprecia tejido fibroso hialinizado denso y un infiltrado inflamatorio crónico en todas las regiones afectadas de la tiroides. También pueden identificarse en ellas eosinófilos. Los folículos son normales en las regiones conservadas de la glándula.

CARACTERÍSTICAS CLÍNICAS: Los pacientes perciben el desarrollo gradual de un bocio indoloro, y acuden con una masa tiroidea indurada. Pueden existir lesiones fibrosantes en otros sitios, como el retroperitoneo, el mediastino y los tejidos retroorbitarios. La compresión de los órganos del cuello puede inducir al desarrollo de estridor (tráquea), disfagia (esófago) o enronquecimiento (nervio laríngeo recurrente). Se requiere cirugía para aliviar la compresión de los órganos locales.

ADENOMA FOLICULAR DE TIROIDES

El adenoma folicular es un tumor benigno que muestra diferenciación folicular. Es el tumor tiroideo más común, y de manera característica se presenta en personas con eutiroidismo como un «nódulo frío» (es decir, un tumor que no capta el yodo radiomarcado). Los adenomas foliculares aparecen a menudo en áreas con insuficiencia de yodo, en las glándulas radiadas y como parte del síndrome de Cowden (*v.* cap. 4). Se trata de un tumor encapsulado solitario en que las células se disponen en folículos que se asemejan a la glándula tiroides normal o imitan fases de su desarrollo embrionario. No son frecuentes los adenomas múltiples. El adenoma folicular es más común durante la cuarta y la quinta décadas de la vida, con una proporción en mujeres y hombres de 7:1. Se encuentra establecido el origen clonal de los adenomas foliculares.

PATOLOGÍA: Los adenomas foliculares son nódulos solitarios, circunscritos, de 1 a 3 cm, que protruyen sobre la superficie de la tiroides y se encuentran por completo circundados por una cápsula fibrosa delgada. La superficie de corte del tumor es blanda y más pálida que la glándula circundante. La hemorragia, la fibrosis y los cambios quísticos son comunes. Estas lesiones benignas deben distinguirse de los carcinomas foliculares, que suelen contar con cápsulas más gruesas. La valoración cuidadosa de la cápsula para descartar su invasión o la vasculatura resulta obligada para establecer esta diferencia. *Es posible el desarrollo de tumores malignos asociados a, o dentro de, los nódulos benignos.* La lobectomía quirúrgica para extirpar la lesión resulta curativa.

PATOGENIA MOLECULAR: Los adenomas son clonales en el 60% de los casos. Otras alteraciones moleculares son la trisomía 7; las translocaciones en 19q13; las deleciones en los cromosomas 3p, 10 y 13; y algunas veces las mutaciones en el oncogén RAS.

Nódulos papilares hiperplásicos

Los nódulos papilares hiperplásicos se presentan sobre todo en niños y en mujeres jóvenes. Estas lesiones solitarias se encuentran bien circunscritas y encapsuladas. Están constituidas por papilas de tamaño variable. Las papilas se encuentran recubiertas por células cúbicas con núcleos foliculares característicos (es decir, con cromatina densa y dispersa). Los centros de los nódulos suelen ser quísticos y pueden contener material similar al coloide. Estas lesiones se confunden con frecuencia de manera errónea con el cáncer papilar.

Cáncer tiroideo

En Estados Unidos, cada año se diagnostican unos 57000 casos nuevos de cáncer tiroideo. La mortalidad por cáncer de tiroides excede la que deriva de los tumores malignos de todos los otros órganos endocrinos.

Los nódulos tiroideos se encuentran en hasta el 10% de la población, aun así, los tumores tiroideos malignos sólo constituyen alrededor del 1% de todos los cánceres. Un nódulo único tiene una posibilidad del 12% de ser maligno; este riesgo disminuye significativamente en el 3% si es una lesión palpable.

La mayor parte de los casos de carcinoma tiroideo se presentan entre la tercera y la séptima décadas de la vida, pero también pueden producirse en niños. Los tumores afectan a las mujeres con una frecuencia tres veces mayor que a los hombres. Sin embargo, el cáncer tiroideo es más agresivo en los hombres mayores.

La biopsia con aguja fina de los nódulos tiroideos permite establecer el diagnóstico en casi todos los casos. El pronóstico depende de la morfología del tumor y puede variar desde la evolución clínica en extremo indolente hasta la enfermedad que provoca la muerte con rapidez. Esta última evolución es, por fortuna, infrecuente.

La gammagrafía de la glándula puede ayudar en la valoración de los tumores tiroideos, puesto que los nódulos hiperfuncionales suelen ser benignos. Por otra parte, los nódulos «fríos» o no funcionales también pueden ser benignos, pero son malignos con más frecuencia.

Carcinoma papilar de tiroides

Hasta el 90% de los casos esporádicos de cáncer de tiroides en Estados Unidos corresponde a un CPT. Puede afectar a individuos de cualquier edad, incluso a niños, pero es más frecuente en los 20-50 años, con una proporción entre mujeres y hombres de 3:1. Sin embargo, el CPT puede surgir a cualquier edad, incluso en niños y adolescentes menores, en los que es el tipo más común.

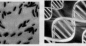

FACTORES ETIOLÓGICOS Y PATOGENIA MOLECULAR: La etiología del CPT se desconoce, pero se han identificado varias asociaciones.

- **Exceso de yodo:** el CPT puede inducirse en animales mediante la administración de yodo en exceso. En regiones en las que el bocio es endémico, la adición de yodo a la dieta incrementa la proporción de casos de cáncer tiroideo que muestran patología papilar, en comparación con la folicular.
- **Radiación:** la radiación externa al cuello en los niños y los adultos incrementa la incidencia de CPT posterior. Los niños que viven en regiones contaminadas en torno al desastre nuclear de Chernobil tenían una incidencia del CPT casi 100 veces mayor, especialmente en niños de menos de 15 años en el momento del incidente. Los niños que viven en áreas contaminadas que rodean la región del desastre nuclear de Chernobyl tenían una tasa de PTC casi 100 veces mayor, especialmente si eran menores de 15 años en el momento del incidente. En niños menores es más alto el riesgo, puesto que esa población capta en mayor grado el yodo radiactivo. La radiación causa mutaciones y translocaciones que incluyen a los rearreglos de RET importantes en la etiología de este cáncer.
- **Factores genéticos:** los familiares de primer grado de los pacientes con CPT tienen un riesgo de 4-10 veces mayor de

CPT que la población general. La CPT también se presenta en asociación con el síndrome de poliposis familiar (gen APC; *v.* cap. 4).

■ **Mutaciones** *RET:* los reacomodos somáticos del protooncogén *RET* en el cromosoma 10 (10q11.2) son frecuentes en el CPT. Estos reacomodos enlazan al dominio de la tirosina cinasa del *RET* con varios genes más, y crean oncogenes de fusión *RET/CPT.*

■ **Mutaciones del** *BRAF* **y** *RAS:* las mutaciones puntuales en el gen *BRAF* están presentes en un 70 % de los cánceres tiroideos papilares. Esta mutación está vinculada con características específicas del CPT que predicen el comportamiento y la progresión del tumor. Los protooncogenes *RAS* presentan mutación en menos del 10 % de los casos de CPT y puede estar aumentando.

 PATOLOGÍA: Los CPT varían en tamaño, desde las lesiones microscópicas hasta aquellas que rebasan el tamaño de una glándula normal. Los cánceres papilares pueden surgir a partir de cualquier punto de la glándula, lo que incluye al istmo. Tienen consistencia firme, sólida y coloración blanco-amarillenta, con bordes irregulares e infiltrantes. Las lesiones pueden ser múltiples y en ocasiones se encuentran encapsuladas (fig. 19-14A).

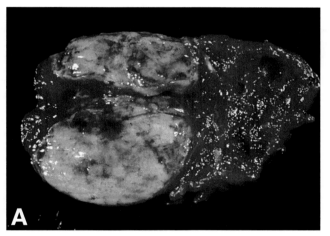

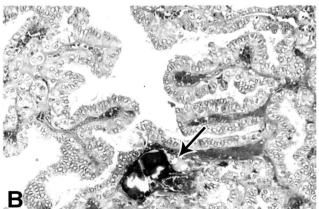

FIGURA 19-14. Carcinoma papilar de tiroides. A. La superficie de corte de la tiroides resecada muestra una masa de tono café pálido circunscrita, con focos de cambio quístico. **B.** Las papilas ramificadas se encuentran recubiertas por el epitelio cilíndrico neoplásico que cuenta con núcleos claros. Se observa una calcoesferita, o cuerpo de psamoma (*flecha*).

Las papilas ramificadas tienen núcleos fibrovasculares centrales y un recubrimiento en capa única o estratificada de células cúbicas o cilíndricas (fig. 19-14 B). Suelen observarse en el tumor folículos neoplásicos de configuración irregular o tubular, no obstante, la proporción entre los elementos papilares y los foliculares es muy variable. La atipia nuclear es una característica diagnóstica importante y hace referencia a núcleos claros (en **vidrio molido** o en «**ojo de Anita la huerfanita**»), seudoinclusiones eosinófilas (que son invaginaciones del citoplasma hacia el interior del núcleo) y surcos nucleares. Muchos cánceres papilares muestran fibrosis densa y cuerpos de psamoma (calcoesferitas); estos últimos son prácticamente diagnósticos. El estroma puede mostrar infiltración por linfocitos y células de Langerhans. La invasión vascular es poco frecuente. Se describen varios tipos morfológicos de carcinoma papilar, algunos con buen pronóstico, como el **microcarcinoma** (≤ 1 cm), no requieren más tratamiento. Los que tienen el tipo de **esclerosis difusa**, y las variantes de **células elongadas** y **cilíndricas** suelen tener los peores pronósticos.

De manera característica, el CPT invade los linfáticos y se disemina hacia los nódulos linfáticos cervicales. Las metástasis a los nódulos linfáticos varían desde los focos microscópicos contenidos de nódulos linfáticos normales en otros sentidos hasta las masas grandes que hacen parecer pequeña a la lesión primaria. La extensión directa del CPT hacia los tejidos blandos del cuello se presenta en una cuarta parte de los casos. Las metástasis hematógenas son menos frecuentes que en otras variantes de cáncer tiroideo, pero se producen en ocasiones, en particular hacia los pulmones.

 CARACTERÍSTICAS CLÍNICAS: El CPT se manifiesta como (1) un nódulo indoloro palpable en una glándula normal, (2) un nódulo que coincide con linfadenopatía cervical o (3) una linfadenopatía cervical sin nódulo tiroideo palpable. En general, el pronóstico del CPT es excelente y la esperanza de vida de los pacientes difiere poco de la propia población general.

Las metástasis a los nódulos cervicales en el momento de la cirugía no modifican el pronóstico, puesto que menos del 10 % de estos pacientes muere por el tumor. En los casos mortales de CPT, la muerte deriva ante todo de metástasis en los pulmones o el cerebro, o por la obstrucción de la tráquea o el esófago.

Entre las terapias disponibles se encuentran la cirugía (lobectomía o tiroidectomía total) con o sin disección del cuello, a la que sigue la administración de yodo radiactivo.

Carcinoma folicular de tiroides

El CFT es un tumor maligno del todo folicular, que carece de elementos papilares o de otros tipos. Constituye del 15 % al 20 % de todos los tumores tiroideos. La mayor parte de los pacientes es mayor de 40 años de edad, y la proporción entre mujeres y hombres es de 3:1. A pesar de esto, en las regiones en las que la sal está yodada, el CFT es raro, y corresponde incluso a sólo el 5 % de todos los cánceres tiroideos.

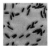 **ETIOLOGÍA:** Su incidencia es mayor en regiones con bocio endémico, entre individuos que no reciben complementos de yodo. La radiación a la glándula incrementa la incidencia de estos tumores. Genéticamente, los tumores foliculares pueden aparecer en pacientes con síndrome de Cowden y otros (*v.* cap. 4).

 PATOGENIA MOLECULAR: Los cambios moleculares asociados con el carcinoma folicular tiroideo son mutaciones puntuales en los oncogenes de la familia *RAS* (*NRAS, KRAS, HRAS*), que aparecen en 20 % al 45 % de los tumores, mientras que el rearreglo de *PAX8/ PPARγ* («paired box 8»/receptor γ activado por proliferadores del peroxisoma) con la translocación t(2;3)(q13;p25) afecta del 20% al 40% de los pacientes. Las mutaciones del supresor tumoral *TP53* y *PTEN* y pueden tener un papel en la progresión del tumor.

Los tumores foliculares con morfología oncocítica tienen cambios cromosómicos y anomalías en el ADN mitocondrial como otros tumores tiroideos con características oncocíticas.

 PATOLOGÍA: Los CFT varían en tamaño, tienen coloración amarillo pardo, y tienen cápsulas fibrosas blancas y gruesas. La hemorragia y la necrosis son comunes, al igual que los focos de degeneración quística. Los CFT se subdividen en aquéllos con invasión mínima y las variantes invasivas.

Los **CFT mínimamente invasivos** son tumores encapsulados y bien definidos. Son suaves, de color rosa pálido, y tienen un abultamiento dentro de sus cápsulas. La mayoría se asemeja a los adenomas foliculares, pero la mitosis es común. Puede ocurrir necrosis hemorrágica en sus centros. A diferencia de los adenomas, los CFT mínimamente invasivos se extienden, pero no completamente, a través de la cápsula muestra áreas de invasión vascular.

El **CFT invasivo** suele relacionarse con pocos problemas diagnósticos, puesto que se extiende a través de la cápsula o muestra invasión vascular (fig. 19-15), muchas veces al interior o en adyacencia a la cápsula. El tumor también puede extenderse hacia los tejidos blandos.

Los carcinomas oncocíticos (de células de Hürthle) son tumores de origen folicular que se componen de forma predominante de células oncocíticas (> 75%). Los criterios para el diagnóstico de malignidad son los mismos que para el cáncer folicular: la invasión capsular y vascular. Estos tumores generan el 5% de todas las neoplasias tiroideas malignas, y se piensa que muestran un comportamiento más agresivo que el cáncer folicular ordinario.

 CARACTERÍSTICAS CLÍNICAS: El CFT difiere del CPT porque sus metástasis son hematógenas y no linfáticas, y afectan principalmente al pulmón y los huesos del hombro, el cinturón pélvico, el esternón y el cráneo. La mayor parte de los cánceres foliculares se detecta por medios clínicos como nódulos palpables solitarios o por crecimiento tiroideo. Sin embargo, en algunos casos se manifiestan por fracturas en terreno patológico, que se producen en sitios de metástasis, o por lesiones pulmonares. Tanto los tumores primarios como las metástasis captan el yodo radiomarcado y el 131I puede ser usado con fines terapéuticos. Los tumores foliculares de invasión mínima tienen una tasa de curación de por lo menos el 95%, en

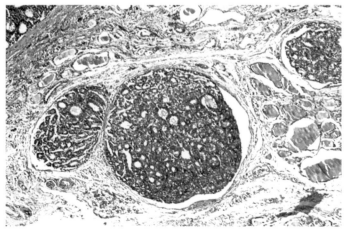

FIGURA 19-15. Carcinoma folicular de tiroides. Tumor microfolicular que invade las venas en el parénquima tiroideo.

comparación con la supervivencia aproximada del 50% que se relaciona con sus variantes invasivas. El CFT se trata mediante lobectomía unilateral. Las metástasis pueden tratarse con yodo radiactivo.

Carcinoma medular de tiroides

El carcinoma medular de tiroides (CMT) representa el 5% de todos los cánceres tiroideos. Las células tumorales se derivan de las células parafoliculares (C), que secretan varias hormonas, incluyendo calcitonina, ACTH, serotonina y somatostatina.

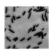 **ETIOLOGÍA:** El tumor se presenta en sus formas esporádica y familiar, y esta última representa el 25% de todos los casos. Los pacientes con las formas familiares de carcinoma medular a menudo tienen NEM autosómico dominante tipo 2B o 2A. No existen factores etiológicos conocidos.

 PATOGENIA MOLECULAR: Las mutaciones somáticas en el protooncogén RET se identifican en el 25% al 70% de los CMT esporádicos. Casi siempre están en el dominio de tirosina cinasa de la proteína. Esta mutación implica un pronóstico más deficiente que los tumores sin mutaciones RET. El protooncogén RET se analiza con más detalle en la sección sobre los síndromes de NEM (*v.* más adelante)

 PATOLOGÍA: El CMT tiende a formarse en la región superior de la tiroides, el área más rica en células C. Los tumores en la NEM tipo 2 son con frecuencia multicéntricos y bilaterales. Los CMT carecen de cápsula, pero suelen encontrarse delimitados. Sus superficies de corte son firmes y de color gris blanquecino. Los tumores suelen ser sólidos, con células granulosas poligonales, que se encuentran separadas por un estroma muy vascularizado (fig. 19-16). Sin embargo, los patrones arquitectónicos y las características celulares son muy variables. Es evidente el amiloide en el estroma, que deriva del depósito de procalcitonina. Nidos de células tumorales se encuentran contenidos en un marco hialinizado de colágeno. La calcificación focal es frecuente y puede tener extensión suficiente para detectarse por medios radiológicos. Además del amiloide, estos tumores pueden contener mucina, melanina y otras hormonas polipeptídicas. La invasión a tejidos adyacentes es común.

Casi todos los CMT expresan antígeno carcinoembrionario, y muchos también producen ACTH, serotonina, sustancia P, glucagón, insulina y gonadotropina coriónica humana (hCG).

Los CMT se extienden mediante invasión directa a los tejidos blandos y producen metástasis hacia los ganglios regionales, el pulmón, el hígado y el hueso. En ocasiones su presentación inicial puede derivar de la enfermedad metastásica. Las metástasis se asemejan a los tumores primarios y tienden a contener amiloide.

 CARACTERÍSTICAS CLÍNICAS: Los individuos con CMT sufren con frecuencia manifestaciones relacionadas con la secreción endocrina, lo que incluye el síndrome carcinoide (serotonina) y el síndrome de Cushing (ACTH). En una tercera parte de los pacientes, la diarrea acuosa deriva de la secreción de péptido intestinal vasoactivo (PIV), prostaglandinas y varias cininas. En el CMT de tipo familiar, los pacientes cursan con hiperparatiroidismo o síntomas secundarios a la secreción de catecolaminas (p. ej., hipertensión episódica) a partir de los feocromocitomas.

El tumor suele corresponder a un nódulo tiroideo firme o a una linfadenopatía cervical. El tratamiento consiste en la tiroidectomía total, sin embargo, los tumores muestran recurrencia local. La supervivencia general de los pacientes con CMT es 86% a los 5 años y 65% a los 10 años. El pronóstico depende de

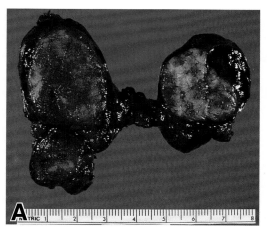

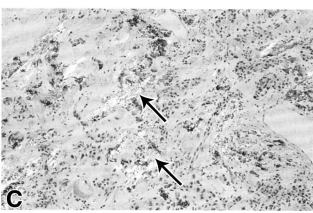

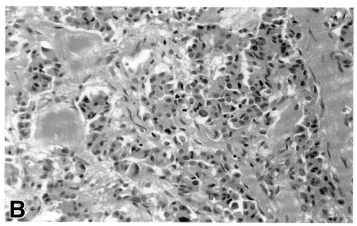

FIGURA 19-16. Carcinoma medular de tiroides. A. Corte coronal de un espécimen de tiroidectomía total, que revela la afectación bilateral de la glándula por un tumor pálido de consistencia firme. **B.** El tumor alberga nidos de células poligonales distribuidas en una red colágena. Los tabiques de tejido conjuntivo contienen amiloide eosinófilo. **C.** Corte teñido con rojo Congo y observado bajo luz polarizada, que revela la birrefringencia verde pálido del amiloide (*flechas*).

la edad (las mujeres tienen mejor pronóstico), así como del tamaño del tumor y la fase en que se encuentra. Otros parámetros pronósticos incluyen el tipo histológico, el recuento de mitosis, la necrosis y la cantidad de calcitonina que existe. En todos los pacientes con CMT (ya sea familiar o esporádico) se deben descartar las mutaciones en RET; si son positivas, también se deben descartar en los miembros de la familia.

El tratamiento es la tiroidectomía total, pero los tumores recurren localmente en un tercio de los pacientes. Varios nuevos tratamientos moleculares dirigidos con un inhibidor de tirosina cinasa (vandetanib, cabozantinib) han resultado en un aumento en la media de supervivencia libre de progresión.

Carcinoma anaplásico de tiroides

El cáncer anaplásico de tiroides afecta de manera predominante a mujeres (proporción entre mujeres y hombres de 4:1) mayores de 60 años. Este tumor constituye el 10 % de los cánceres tiroideos. Por lo menos la mitad de los pacientes cursa con bocio de larga evolución. Además, suele existir el antecedente de cáncer de tiroides de bajo grado. Así, el cáncer de tiroides de tipo anaplásico puede desarrollarse mediante transformación a partir de un tumor benigno o de una neoplasia tiroidea de grado menor. Existe evidencia de que el riesgo de un acontecimiento de este tipo incrementa tras la radiación externa.

PATOGENIA MOLECULAR: Los carcinomas anaplásicos presentan desequilibrios cromosómicos más numerosos que otros tumores tiroideos. Las mutaciones en TP53 son comunes en los cánceres anaplásicos.

PATOLOGÍA: El carcinoma anaplásico de tiroides suele ser una masa grande y mal circunscrita que se extiende en muchos casos hacia los tejidos blandos del cuello. La superficie de corte es dura y de color blanco grisáceo. La histología más frecuente se caracteriza por una proliferación similar a la del sarcoma, de células bizarras en huso y gigantes, con núcleo poliploide, mitosis abundantes, necrosis y fibrosis del estroma (fig. 19-17). Otros patrones microscópicos incluyen la diferenciación epitelial marcada. Estos tumores tienden a invadir venas y arterias, y con frecuencia las ocluyen y generan infartos focales internos y necrosis en el tumor.

CARACTERÍSTICAS CLÍNICAS: Los carcinomas anaplásicos comprimen y destruyen las estructuras locales. En concordancia, estos tumores se manifiestan como masas cervicales con crecimiento rápido, y producen disfagia, enronquecimiento, disnea y adenomegalia cervical. El pronóstico es malo, y son frecuentes las metástasis diseminadas. Menos del 10 % de los pacientes sobrevive 5 años. El tratamiento con radioterapia y quimioterapia tiene poco éxito.

GLÁNDULAS PARATIROIDES

La mayor parte de los individuos tienen cuatro glándulas paratiroides, pero su número varía entre 1 y 12. Suelen ubicarse sobre la cara posterior de la tiroides; no obstante, pueden encontrarse en otros sitios, como el mediastino o el pericardio, o en el trayecto del nervio laríngeo recurrente.

Son del tamaño y el color de un grano de arroz cocinado con azafrán. Todas las glándulas juntas pesan alrededor de 130 mg. El peso de cada glándula varía de forma considerable, pero puede

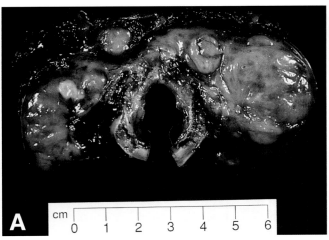
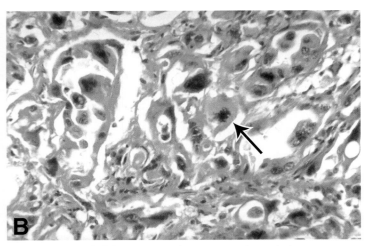

FIGURA 19-17. Carcinoma anaplásico de tiroides. A. Un corte transversal del tumor revela que este circunda la tráquea y se extiende hacia el tejido blando adyacente. **B.** El tumor se compone de células bizarras en huso y gigantes, con núcleos poliploides y mitosis numerosas (*flecha*).

considerarse que cualquiera con más de 50 mg muestra crecimiento. Miden de 4 a 6 mm de largo. Unas tres cuartas partes de las paratiroides se encuentran compuestas de células principales y oxífilas, y el resto corresponde a tejido adiposo diseminado por todo el parénquima.

Las **células principales** secretan hormona paratiroidea (PTH) y proteína relacionada con PTH. Son células poliédricas con citoplasma pálido, que capta una tinción eosinófila o anfófila, que contiene glucógeno y gotas minúsculas de grasa. Las células principales sintetizan citoqueratinas, cromogranina A y sinaptofisina, y son muy sensibles a las concentraciones de calcio. Las **células claras** son células principales cuyo citoplasma se encuentra repleto de glucógeno. Las **células oxífilas** aparecen después de la pubertad, son de mayor dimensión que las células principales y tienen un citoplasma con eosinofilia intensa, característica que deriva de sus mitocondrias numerosas. Carecen de gránulos secretores y no sintetizan PTH.

Las glándulas paratiroides responden a las concentraciones sanguíneas de calcio ionizado y magnesio. A su vez, la PTH controla la concentración de calcio plasmático. El magnesio, un catión que guarda relación estrecha con el calcio, actúa como un freno para la secreción de la PTH. Otras funciones de la PTH incluyen la excreción renal de fosfatos, el incremento de la reabsorción tubular e intestinal de calcio, y la resorción ósea.

Hipoparatiroidismo

El hipoparatiroidismo deriva de la disminución de la secreción de PTH o de una insensibilidad del órgano objetivo a la hormona (seudohipoparatiroidismo), que deriva de afecciones congénitas o adquiridas. Desde la perspectiva clínica se caracteriza por hipocalcemia e hiperfosfatemia.

Los síntomas del hipoparatiroidismo se vinculan con la hipocalcemia. El incremento de la excitabilidad muscular puede inducir disestesias leves en las manos y los pies, calambres intensos, tetania, estridor laríngeo y convulsiones. Sus manifestaciones neuropsiquiátricas incluyen depresión, paranoia y psicosis. La elevación de la presión del líquido cefalorraquídeo y el papiledema pueden hacer sospechar la existencia de un tumor cerebral. Los pacientes con cualquier variante de hipoparatiroidismo pueden tratarse mediante la complementación de vitamina D y calcio. Entre los individuos que se someten a cirugía por hiperparatiroidismo primario, el 1 % desarrolla hipoparatiroidismo irreversible.

El **hipoparatiroidismo familiar** es una enfermedad rara que puede ser heredada de forma autosómica dominante, recesiva ligada al cromosoma X o autosómica recesiva. También puede ser parte de un síndrome poliglandular que incluye a la insuficiencia suprarrenal y la candidiasis mucocutánea (*v.* más adelante). El hipoparatiroidismo puede presentarse junto a otras anomalías congénitas como en el síndrome de DiGeorge (*v.* cap. 3), donde hay agenesia de las glándulas paratiroideas. El **hipoparatiroidismo familiar aislado** tiene patrones de herencia variables, es raro y refleja la secreción deficiente de PTH. Las mutaciones en el exón 3 de *GCM2* pueden ser responsables de algunos casos de hipoparatiroidismo congénito. El **hipoparatiroidismo idiopático** es un grupo heterogéneo de trastornos raros, esporádicos y familiares, que comparten la secreción deficiente de PTH.

Seudohipoparatiroidismo

EL PHP refleja trastornos hereditarios y se caracteriza por hipocalcemia, hiperfosfatemia, el aumento de la concentración sérica de hormona paratiroidea y la falta de respuesta a PTH. La **osteodistrofia hereditaria de Albright** refleja la mutación del gen *GNAS1* en el brazo largo del cromosoma 20, que codifica la proteína G_s que acopla el receptor de hormonas a la ciclasa del adenilato. Esta mutación afecta a la respuesta del epitelio tubular renal a la PTH, causando una reabsorción inadecuada del calcio a partir del filtrado glomerular. Los pacientes muestran en muchas ocasiones resistencia a otras hormonas acopladas al AMPc, entre las que se encuentran TSH, glucagón, FSH y LH. Un fenotipo característico incluye talla baja, obesidad, retraso mental, calcificación subcutánea y anomalías óseas congénitas, en particular acortamiento de los metacarpianos y los metatarsianos. Algunos pacientes con seudohipoparatiroidismo tienen una actividad normal de la proteína G_s y un fenotipo normal. La base de su resistencia a la PTH se desconoce.

Hiperparatiroidismo primario

Secreción excesiva de PTH

En el hiperparatiroidismo primario, la producción de PTH persiste sin el estímulo intestinal o renal de la glándula paratiroides. Este trastorno es raro, con una incidencia de 1 en 1 000 y es más habitual en mujeres de 50 años de edad. Los pacientes pueden ser asintomáticos o presentar hipercalcemia, hipofosfatemia, nefrolitiasis y enfermedad ósea.

El hiperparatiroidismo puede deberse a un adenoma paratiroideo (del 80 % al 90 %), hiperplasia que afecta a todas las paratiroides (del 10 % al 15 %) o (rara vez) carcinoma paratiroideo (del 1 % al 5 %). El hiperparatiroidismo primario puede ser esporádico o parte de síndromes familiares como NEM1 o NEM2A.

Adenoma paratiroideo

Los adenomas paratiroideos solitarios causan el 85% del hiperparatiroidismo primario.

Estos tumores son proliferaciones monoclonales que surgen esporádicamente o (20%) en el contexto de NEM1 (*v.* más adelante). La pérdida de heterocigosidad en el locus NEM1 ocurre en el 20% al 40% de los adenomas con mutaciones somáticas.

 PATOLOGÍA: Los adenomas paratiroideos son masas solitarias circunscritas de color rojo-parduzco, que miden de 1 a 3 cm de diámetro y pesan de 0.05 a 200 g. Es frecuente que contengan áreas hemorrágicas, y en ocasiones se identifican cambios quísticos. Revelan láminas de células principales neoplásicas contenidas en una red con gran vascularización capilar. Suele apreciarse un anillo de tejido paratiroideo normal por fuera de la cápsula, que distingue a los adenomas de la hiperplasia paratiroidea. La mayor parte de las células se asemeja a las células principales normales y es positiva a la inmunotinción para PTH. La resección quirúrgica del tumor alivia los síntomas de hiperparatiroidismo. La mayoría de los adenomas paratiroideos sólo involucran una o rara vez dos glándulas.

La **hiperplasia paratiroidea primaria** induce el 15% de los casos de hiperparatiroidismo Cerca del 75% de los casos se presenta en mujeres. De estos, alrededor del 20% se relaciona con hiperparatiroidismo familiar o NEM (tipos 1 o 2A). En el hiperparatiroidismo primario esporádico la etiología puede ser la radiación externa o la ingestión de litio.

Las cuatro glándulas paratiroides muestran aumento de tamaño, con el tejido adiposo normal de la glándula sustituido por células principales hiperplásicas que se disponen en láminas, o siguiendo patrones trabeculares o foliculares (fig. 19-18). Es común encontrar células oxífilas diseminadas, y puede persistir un foco pequeño de tejido adiposo.

Carcinoma paratiroideo

El carcinoma paratiroideo es poco frecuente y se presenta en ambos sexos, en particular entre los 30-60 años. Suele tratarse de tumores funcionales: casi todos los pacientes cursan con síntomas de hiperparatiroidismo. La hipercalcemia puede ser intensa, con concentraciones séricas de calcio mayores de 14 mg/dL. La etiología de estos tumores se desconoce, sin embargo, la radiación cervical y los síndromes hereditarios con antecedente de adenoma paratiroideo constituyen factores de riesgo. Factores que aumentan el riesgo incluyen el síndrome de hiperparatiroidismo-tumor mandibular y el hiperparatiroidismo familiar aislado.

Los carcinomas paratiroideos tienden a ser de mayor tamaño que los adenomas, y aparecen como masas loculadas, de consistencia firme y coloración parda, que carecen de cápsula y muchas veces se encuentran adheridas a los tejidos blandos circundantes. La mayor parte de las lesiones muestra histología trabecular, con actividad mitótica importante y bandas fibrosas gruesas. Es posible identificar invasión capsular o vascular.

El tratamiento del carcinoma PTH comprende la cirugía y, cuando están presentes la enfermedad invasiva o las metástasis, será necesaria la quimioterapia y la radiación. Tras su extirpación quirúrgica, la recurrencia local es frecuente. Alrededor de la tercera parte de los pacientes desarrolla metástasis hacia los nódulos linfáticos regionales, los pulmones, el hígado y el hueso. La muerte casi siempre se debe al hiperparatiroidismo y no a la carcinomatosis. La supervivencia a 10 años se aproxima al 50%.

Características clínicas del hiperparatiroidismo

La hipercalcemia y la hipofosfatemia son características. Algunos pacientes se mantienen asintomáticos, y el desequilibrio iónico se identifica en algún análisis de sangre de rutina, mientras que en otros individuos existen manifestaciones floridas de tipo sistémico, renal y esquelético (fig. 19-19). Los síntomas sistémicos del hiperparatiroidismo a menudo se expresan mediante la siguiente mnemotecnia: **cálculos** (cálculos renales, nefrocalcinosis, poliuria y polidipsia), **huesos** (**osteítis fibrosa quística** [*v.* cap. 22]), **gemidos** (enfermedad de úlcera péptica y otros síntomas GI), y **gemidos** (cambios psiquiátricos, depresión y labilidad emocional).

Hiperparatiroidismo secundario

La hiperplasia secundaria de las paratiroides se observa ante todo en individuos con insuficiencia renal crónica, pero también se produce en asociación a la insuficiencia de vitamina D, la malabsorción intestinal, el síndrome de Fanconi y la acidosis tubular renal (fig. 19-20). La hipocalcemia crónica secundaria a la retención renal de fosfatos, la síntesis inadecuada de $1.25(OH)_2D$ en los riñones enfermos, y la resistencia esquelética a la PTH conducen a la hipersecreción compensatoria de esta hormona.

La afección resulta en hiperplasia de las paratiroides y niveles excesivos de PTH, lo cual da origen a las principales manifestaciones clínicas.

El **hiperparatiroidismo terciario** consiste en el desarrollo de hiperplasia autónoma de las paratiroides después de periodos prolongados con hiperplasia secundaria a la insuficiencia renal. En estos casos, la hiperplasia paratiroidea no remite tras el trasplante renal, y se requiere una cirugía para extirpar las paratiroides.

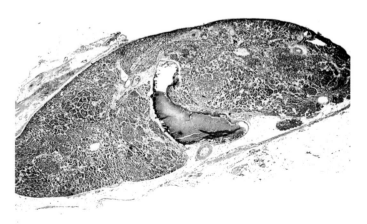

FIGURA 19-18. Hiperplasia paratiroidea primaria. El tejido adiposo normal de la glándula fue sustituido por capas y trabéculas de células principales hiperplásicas.

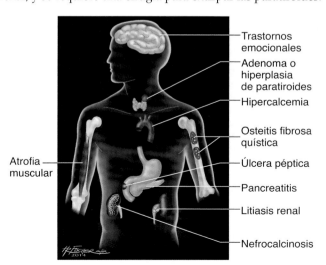

Trastornos emocionales

Adenoma o hiperplasia de paratiroides

Hipercalcemia

Osteitis fibrosa quística

Úlcera péptica

Pancreatitis

Litiasis renal

Nefrocalcinosis

Atrofia muscular

FIGURA 19-19. Características clínicas principales del hiperparatiroidismo.

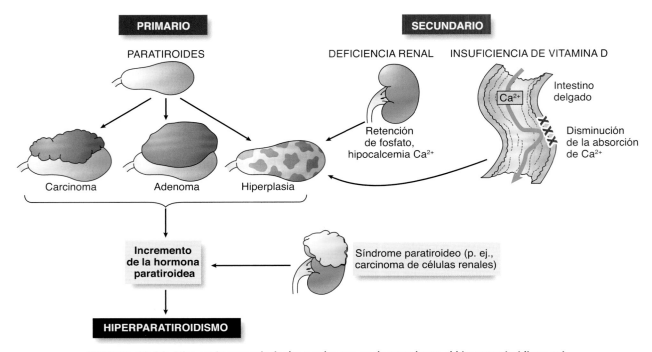

FIGURA 19-20. **Vías patógenas principales por las que se desencadenan el hiperparatiroidismo primario y el secundario.** Ca^{2+}, ion de calcio.

CORTEZA SUPRARRENAL

Cada glándula suprarrenal contiene dos órganos endocrinos independientes: la corteza y la médula. Cada una tiene diferencias anatómicas, funcionales y embrionarias. La corteza deriva de las células mesenquimatosas celómicas cerca de la cresta urogenital y secreta hormonas esteroideas como la aldosterona, el cortisol y la testosterona. La médula deriva del neuroectodermo que invade las glándulas suprarrenales fetales y produce catecolaminas.

Las glándulas suprarrenales del adulto son órganos de forma piramidal que se ubican en posición anterior en el retroperitoneo, por encima de cada riñón. Cada glándula tiene 4-6 cm de dimensión mayor y pesa alrededor de 4 a 6 g, y secreta hormonas esteroides y corticoesteroides, regulando el metabolismo, la función del sistema inmunitario, y ayudando en la respuesta al estrés. En el análisis macroscópico y en los cortes histológicos, la corteza tiene color amarillo característico debido a los depósitos lipídicos, mientras que la médula presenta un color gris pardusco más pálido. La corteza contiene tres capas o zonas:

- La **zona glomerulosa** es la capa más superficial, en la que la angiotensina y el potasio estimulan la síntesis de aldosterona, que inhiben el péptido auricular natriurético y la somatostatina. La zona glomerulosa forma el 15 % de la corteza y se encuentra compuesta por nidos esféricos mal delimitados de células con núcleos de tinción oscura y un número moderado de gotas minúsculas de grasa dentro del citoplasma.
- La **zona fasciculada** constituye hasta el 75 % de la corteza y no muestra separación bien definida de la zona glomerulosa. Pueden apreciarse en ella cordones radiales de células de mayor tamaño, que contienen un núcleo pequeño y un citoplasma abundante espumoso y claro, cuyo aspecto deriva de los lípidos almacenados.
- La **zona reticular** es la capa más profunda, y se encuentra adyacente a la médula. Sus cordones anastomóticos irregulares se componen de células compactas más pequeñas, con citoplasma eosinófilo granular pobre en lípidos, con un núcleo sin características peculiares.

La médula está en el centro de la glándula, rodeada de la corteza. Secreta adrenalina y noradrenalina.

Es posible que exista **tejido suprarrenal ectópico** en ubicaciones múltiples fuera de la glándula, ya que las células migran a lo largo de las gónadas. Localizaciones habituales corresponden al retroperitoneo, al ligamento ancho cerca del ovario, en puntos cercanos al epidídimo, al riñón y al hígado. El tejido suprarrenal ectópico carece de células medulares.

Hipoplasia suprarrenal congénita

Este trastorno es sumamente raro y puede acompañar a la agenesia renal. Está ligado al cromosoma X, causado por mutaciones en el gen *DAX-1* en Xp21.

Hiperplasia suprarrenal congénita

FISIOPATOLOGÍA Y FACTORES ETIOLÓGICOS: La HSC deriva de distintos defectos enzimáticos autosómicos recesivos que comprometen la biosíntesis del cortisol a partir del colesterol. La gravedad de los defectos varía desde las deficiencias leves hasta las totales. En general, una deficiencia de la síntesis de corticoesteroides tiene como consecuencia la actividad descontrolada de la ACTH, y por ende la hiperplasia suprarrenal. La HSC se presenta por igual en hombres y mujeres, y es la causa más frecuente de ambigüedad genital en recién nacidas (fig. 19-21 A).

PATOLOGÍA: Las glándulas suprarrenales en la HSC muestran aumento de tamaño, y pesan hasta 30 g (fig. 19-21 B). La superficie de corte es blanda, muestra coloración parda clara u oscura, y puede mostrar crecimiento generalizado o de tipo nodular. La corteza muestra ensanchamiento entre la médula y la zona glomerulosa. La zona hiperplásica se encuentra ocupada por células eosinófilas granulares compactas. En casi todos los casos, la zona glomerulosa también muestra hiperplasia, pero no al grado de otras zonas, particularmente la fasciculada.

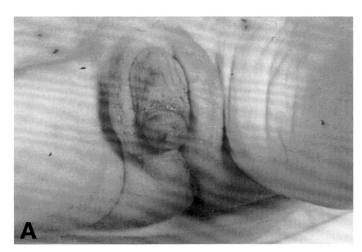
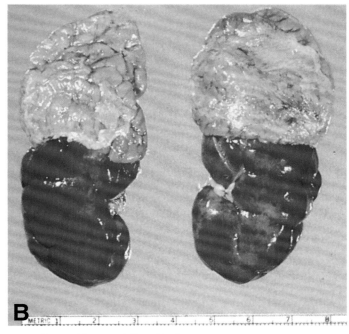

FIGURA 19-21. Hiperplasia suprarrenal congénita. A. Recién nacida con virilización intensa, que muestra hipertrofia del clítoris y fusión parcial de los pliegues labioescrotales. **B.** Glándulas suprarrenales con aumento intenso del volumen de un niño de 7 semanas de edad, quien murió por un cuadro grave de hiperplasia suprarrenal congénita perdedora de sales. En la autopsia se identificó un agrandamiento intenso de ambas suprarrenales.

La deficiencia de 21-hidroxilasa o P450$_{C21}$

Este defecto enzimático es el responsable del 90 % de los casos de HSC. El gen que codifica a la enzima microsómica P450$_{C21}$ (CYP21) se vincula con el locus del *MHC* en el brazo corto del cromosoma 6 (6p21.3), y tiene una relación estrecha con los genes *HLA-B,* y *C4A* y *C4B* del complemento. La incidencia de HSC varía desde un caso por 10 000 en personas caucásicas hasta un caso por cada 500 esquimales de Alaska.

La enzima P450$_{C21}$ convierte a la 17-hidroxiprogesterona en 11-desoxicortisol. Una deficiencia de esta actividad enzimática altera la biosíntesis del cortisol, y los precursores acumulados se convierten entonces en andrógenos.

La **HSC clásica**, la forma más grave de la enfermedad, suele detectarse en la infancia. También se presenta como una variante menos grave de inicio tardío (no clásica).

- La **HSC virilizante simple** se produce cuando la actividad residual enzimática es de, al menos, el 2 %. Las recién nacidas muestran seudohermafroditismo; los niños no muestran anomalías de los órganos sexuales. La conversión de los precursores del cortisol en andrógenos suprarrenales se amplifica ante el incremento del tamaño de la glándula que induce la ACTH. Las recién nacidas expuestas a un exceso importante de andrógenos suprarrenales intraútero nacen con fusión de los labios mayores, clitoromegalia y un seno urogenital que puede tomarse por una uretra peneana (fig. 19-21 A). Como resultado, la recién nacida se puede considerar de forma errónea como niño. Las niñas bebés de apariencia normal pueden, con el tiempo, desarrollar un síndrome de exceso androgénico, con clitoromegalia y engrosamiento del vello púbico. Los neonatos de sexo masculino pueden mostrar pubertad precoz. Las concentraciones altas de andrógenos suprarrenales conducen al cierre prematuro de las epífisis y al desarrollo de talla baja. Las mujeres con HSC tienden a ser infértiles, puesto que las concentraciones altas de andrógenos y progestágenos alteran el ciclo menstrual e inhiben la ovulación. Los hombres con HSC pueden ser fértiles, pero algunos presentan azoospermia.

- La **HSC perdedora de sales** resulta de mutaciones que inactivan completamente la 21-hidroxilasa. Como resultado, se altera la síntesis de la aldosterona y se produce hipoaldosteronismo, que se desarrolla en el transcurso de las primeras semanas de vida en dos terceras partes de los casos. Son comunes la hiponatremia, la hiperpotasemia, la deshidratación, la hipotensión y el incremento de la secreción de renina. Estos efectos pueden causar rápidamente la muerte si no se instaura el tratamiento.

- La **HSC de inicio tardío** no muestran anomalías en el momento del nacimiento, pero desarrollan virilización durante la pubertad. En las mujeres jóvenes, la HSC de inicio tardío puede ser difícil de distinguir del síndrome de ovario poliquístico (*v.* cap. 16). La mayor parte de los hombres jóvenes se mantiene asintomática.

Deficiencia de 11β-hidroxilasa

Esta deficiencia es infrecuente en la población general, pero es la causa más común de HSC entre judíos israelitas con ascendencia iraní o marroquí. Se hereda como un rasgo autosómico recesivo. De esta manera, además de las complicaciones androgénicas de la HSC, la actividad mineralocorticoide excesiva genera en muchas ocasiones retención de sodio e hipertensión secundaria.

Insuficiencia corticosuprarrenal

La producción deficiente de hormonas en la corteza suprarrenal puede derivar de (1) la destrucción de la glándula suprarrenal, (2) la disfunción hipofisaria o hipotalámica con limitación de la síntesis de ACTH, o (3) la terapia crónica con corticoesteroides.

La insuficiencia suprarrenal primaria crónica (enfermedad de Addison)

La enfermedad de Addison es un trastorno que genera desgaste y es mortal, y se debe a la incapacidad de las glándulas suprarrenales para sintetizar glucocorticoides, mineralocorticoides y andrógenos. Induce debilidad, pérdida ponderal, síntomas gastrointestinales, hipotensión, desequilibrio electrolítico e hiperpigmentación. En las sociedades occidentales, la autoinmunidad induce el 75% de los casos, pero la tuberculosis de las glándulas suprarrenales es una causa común en todo el mundo. El carcinoma metastásico, la amiloidosis, la hemorragia, la sarcoidosis, las infecciones micóticas y la adrenoleucodistrofia (*v.* cap. 24) también pueden dar lugar a la enfermedad de Addison. En casos raros, la insuficiencia suprarrenal se debe a la hipoplasia suprarrenal congénita o a la insuficiencia familiar de glucocorticoides (defectos del receptor de la ACTH). La adrenalitis autoinmunitaria puede presentarse como un trastorno aislado o formar parte de dos síndromes autoinmunitarios poliglandulares distintos.

MECANISMOS INMUNITARIOS: Los anticuerpos antisuprarrenales que reaccionan con el tejido de las tres zonas de la corteza suprarrenal están presentes en dos tercios de los pacientes con la enfermedad de Addison. Los autoantígenos principales son enzimas estereidogénicas suprarrenales, particularmente $P450_{C21}$. En la enfermedad de Addison hay autoanticuerpos, pero la inmunidad mediada por células probablemente sea predominante.

SÍNDROMES POLIENDOCRINOS: La mitad de las personas con insuficiencia suprarrenal autoinmunitaria sufre algún otro trastorno endocrino autoinmunitario. Estas anomalías se asocian a dos síndromes endocrinos poliglandulares.

El **síndrome autoinmunitario poliglandular tipo I (síndrome de la candidiasis-hipoparatiroidismo-enfermedad de Addison)** es una afección autosómica recesiva rara que se identifica en niños mayores y adolescentes. Además de la insuficiencia suprarrenal, casi todos (60%) los afectados padecen también hipoparatiroidismo y candidiasis mucocutánea crónica. La diabetes dependiente de insulina (tipo I) es común. También se identifican en ellos insuficiencia ovárica prematura, hipotiroidismo, síndromes de malabsorción, anemia perniciosa, hepatitis crónica, alopecia total y vitíligo. El gen asociado al trastorno es *AIRE* (regulador autoinmunitario; *v.* cap. 3), que es importante en la generación de la tolerancia inmunitaria.

El **síndrome autoinmunitario poliglandular tipo II (síndrome de Schmidt)** es más frecuente que el tipo I y siempre incluye insuficiencia suprarrenal. Afecta a las mujeres con una frecuencia dos veces mayor que a los hombres. Suele manifestarse a los 20 a 40 años. La mitad de los casos es familiar, aun así, se reconocen distintos patrones de herencia. La tiroiditis de Hashimoto y, en ocasiones, la enfermedad de Graves se presenta en más de dos terceras partes de los casos. La diabetes del tipo 1 y la insuficiencia ovárica prematura son comunes. Sólo en casos aislados se producen otros trastornos autoinmunitarios. Esta condición se considera un trastorno poligénico vinculado con el HLA-DR3.

 PATOLOGÍA: Más del 90% de la glándula suprarrenal debe destruirse antes de que se presenten síntomas de insuficiencia suprarrenal crónica. La adrenalitis autoinmunitaria confiere un aspecto pálido, irregular y reducido a las glándulas, que pesan 2 a 3 g, o menos. La médula se mantiene conservada, pero se observa circundada por tejido fibroso que contiene islotes pequeños de células corticales atróficas (fig. 19-22). De acuerdo con la fase de la enfermedad, se encuentran infiltrados linfoides, con predominio de linfocitos T, y con densidad variable.

 CARACTERÍSTICAS CLÍNICAS: De manera característica, el primer síntoma es la debilidad de inicio gradual, que puede confinar al paciente a la cama. La anorexia y la pérdida ponderal se presentan de manera

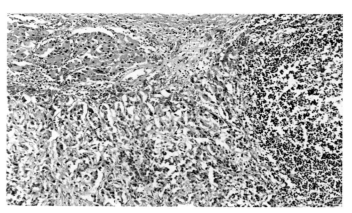

FIGURA 19-22. Adrenalitis autoinmunitaria. Corte de una glándula suprarrenal de un paciente con enfermedad de Addison, que muestra inflamación crónica y fibrosis de la corteza, a la vez que un islote de células corticales atróficas residuales y conservación de la médula.

invariable. Suele desarrollarse hiperpigmentación difusa en la piel, a la vez que manchas hiperpigmentadas en las membranas mucosas. Esta hiperpigmentación guarda relación con la estimulación que induce la proopiomelanocortina hipofisaria sobre los melanocitos. La hipotensión, con presiones arteriales que varían de 80/50 mm Hg, es la norma. La mayor parte de los individuos desarrolla sintomatología gastrointestinal, como vómito, diarrea y dolor abdominal. La enfermedad de Addison produce con frecuencia cambios intensos de la personalidad e incluso síndromes cerebrales orgánicos. La secreción anómala de mineralocorticoides, aunada a otros trastornos metabólicos, reduce la concentración sérica de sodio y eleva la de potasio. La carencia de glucocorticoides conduce al desarrollo de linfocitosis y eosinofilia leve. La restitución de glucocorticoides y mineralocorticoides permite a los pacientes llevar vidas normales.

Insuficiencia suprarrenal aguda

La insuficiencia suprarrenal aguda o crisis suprarrenal está caracterizada por la pérdida súbita de la función de la corteza suprarrenal. Los síntomas guardan relación más con la insuficiencia de mineralocorticoides que con la de glucocorticoides. La crisis suprarrenal se presenta en tres situaciones:

- Suspensión abrupta de la corticoterapia en individuos con atrofia suprarrenal secundaria al uso crónico de esteroides. Se trata de la causa más frecuente de insuficiencia suprarrenal aguda.
- Deterioro devastador súbito de la insuficiencia suprarrenal crónica precipitado por el estrés que genera la infección o la cirugía.
- *Síndrome de Waterhouse-Friderichsen, que consiste en el infarto agudo bilateral de tipo hemorrágico de la corteza suprarrenal, que se debe la mayoría de las veces a la infección por meningococo o a la septicemia por* Pseudomonas. La insuficiencia suprarrenal aguda secundaria a hemorragia suprarrenal también se observa en neonatos sujetos a traumatismo durante el parto.

 CARACTERÍSTICAS CLÍNICAS: Las manifestaciones iniciales de una crisis suprarrenal suelen ser la hipotensión y el shock. Los síntomas inespecíficos incluyen con frecuencia debilidad, vómito, dolor abdominal y letargo, que puede evolucionar al coma. De manera característica, en el síndrome de Waterhouse-Friderichsen es una persona joven quien desarrolla de manera súbita hipotensión y shock, a la vez que dolor en abdomen y espalda, fiebre y púrpura. La crisis suprarrenal induce la muerte casi de manera invariable a menos que se trate al individuo con rapidez y agresividad con corticoesteroides y medidas de apoyo.

Insuficiencia suprarrenal secundaria

La destrucción de la hipófisis y el consecuente panhipopituitarismo (*v.* anteriormente) dan origen a la insuficiencia suprarrenal secundaria. Entre sus causas se encuentran los tumores hipofisarios, el craneofaringioma, el síndrome de silla turca vacía y el infarto hipofisario. El traumatismo, la cirugía y la radioterapia también pueden inducir la pérdida de la función hipofisaria. La deficiencia aislada de ACTH suele relacionarse con endocrinopatías autoinmunitarias.

Hiperfunción suprarrenal (síndrome de Cushing o síndrome de Conn)

La secreción excesiva de corticoesteroides se observa en la hiperplasia o las neoplasias suprarrenales (fig. 19-23) y puede inducir ya sea **hipercortisolismo** (síndrome de Cushing) o **hiperaldosteronismo** (síndrome de Conn), que corresponden a las dos clases principales de hormonas esteroideas suprarrenales.

La combinación de hiperfunción hipofisaria y el exceso crónico de glucocorticoides se denominó **enfermedad de Cushing**. El hipercortisolismo de cualquier causa se denomina en la actualidad **síndrome de Cushing**; el término **enfermedad de Cushing** se reserva para hacer referencia a la secreción excesiva de ACTH a partir de tumores corticótropos hipofisarios. La etiología más frecuente del síndrome de Cushing en Estados Unidos es la administración crónica de corticoesteroides para el tratamiento de los trastornos inmunitarios inflamatorios. La segunda causa más frecuente es el síndrome paraneoplásico, en la que cánceres distintos a los hipofisarios sintetizan ACTH de manera inapropiada (*v.* adelante). La enfermedad de Cushing es cinco veces más frecuente que el síndrome de Cushing secundario a tumores suprarrenales.

Hiperfunción suprarrenal dependiente de corticotropina

Fisiopatología

Las mujeres, por lo general de 25 a 45 años, tienen cinco veces más probabilidad que los hombres de desarrollar enfermedad de Cushing. La secreción excesiva de ACTH conduce a la hiperplasia cortical suprarrenal. La hiperfunción suprarrenal que depende de la ACTH es consecuencia de:

- Producción ectópica de ACTH a partir de un tumor que no es hipofisario.

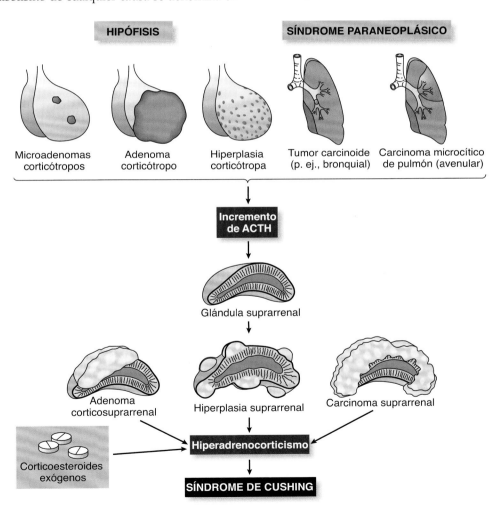

FIGURA 19-23. Mecanismos patógenos en el síndrome de Cushing. Los procesos dependientes de ACTH generan la llamada enfermedad de Cushing. ACTH, corticotropina.

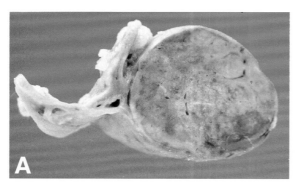
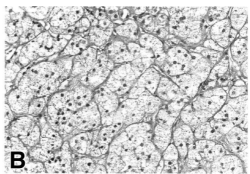

FIGURA 19-24. Adenoma suprarrenal. A. Superficie de corte de un tumor suprarrenal extirpado de un paciente con síndrome de Cushing, que tiene aspecto amarillo moteado y un anillo de tejido suprarrenal normal comprimido. **B.** Vista microscópica que revela nidos de células claras cargadas de lípidos.

- Hipersecreción primaria de ACTH a partir de la hipófisis (enfermedad de Cushing).
- Secreción inapropiada de corticoliberina (CRH) por tumores que se forman fuera del hipotálamo, con hipersecreción hipofisaria secundaria de ACTH.

PRODUCCIÓN ECTÓPICA DE LA CORTICOTROPINA: La secreción inapropiada de ACTH a partir de un tumor maligno explica la mayor parte de los casos de hiperadrenalismo dependiente de ACTH. El cáncer pulmonar, particularmente el cáncer microcítico de pulmón, genera más de la mitad de los casos de síndrome por síntesis ectópica de ACTH.

HIPERSECRECIÓN PRIMARIA DE LA CORTICOTROPINA: La enfermedad de Cushing de origen hipofisario suele depender de microadenomas corticótropos en la glándula, pero en ocasiones se debe a macroadenomas y, en algunos individuos, a la hiperplasia difusa de los corticótropos.

PRODUCCIÓN ECTÓPICA DE HORMONA LIBERADORA DE CORTICOTROPINA: El síndrome de secreción ectópica de CRH es similar al síndrome de secreción ectópica de ACTH, excepto porque es un tumor maligno el que secreta la hormona. Por su parte, la CRH estimula la secreción hipofisaria de ACTH y produce hiperplasia suprarrenal.

 PATOLOGÍA: La enfermedad de Cushing se caracteriza por la hiperplasia bilateral difusa (75%) o nodular (25%) de las glándulas suprarrenales. Cada glándula suele pesar de 8 a 10 g, pero puede alcanzar hasta 20 g.

En la **hiperplasia suprarrenal difusa** la corteza se identifica con facilidad y se encuentra engrosada, a la vez que tiene una capa interna de tono pardo y una cubierta amarilla rica en lípidos. El tercio interno de la corteza se compone de una capa compacta de células.

El área que corresponde a la zona fasciculada contiene células claras grandes cargadas de lípidos. El aspecto de la zona glomerulosa varía y en ocasiones es prominente, mientras que en otras es difícil de identificar.

En la **hiperplasia suprarrenal nodular** se identifican a simple vista nódulos con hasta 2.5 cm de diámetro. En la microscopia se aprecian los nódulos compuestos de células claras grandes repletas de lípidos.

Etiología de la hiperfunción suprarrenal independiente de corticotropina

En el adulto, la incidencia del carcinoma suprarrenal alcanza su máximo a los 40 años, mientras que el adenoma lo hace una década después. En los niños, el carcinoma suprarrenal genera la mitad de los casos de síndrome de Cushing; el 15% se debe a un adenoma. A cualquier edad, la proporción entre mujeres y hombres es de 4:1.

Adenoma suprarrenal

Los adenomas suprarrenales derivan de la corteza. La incidencia de estas lesiones se desconoce, puesto que con frecuencia son asintomáticas. Los adenomas se identifican con frecuencia en síndromes como el NEM1, el complejo de Carney y el síndrome de McCune-Albright. Los adenomas pueden producir hormonas, las más comunes son cortisol y aldosterona.

 PATOLOGÍA: Los adenomas suprarrenales típicos miden de 1 a 4 cm de diámetro (fig. 19-24), tienen consistencia firme, color amarillo, cuentan con una cápsula y muestran lobulación discreta. La superficie de corte tiene aspecto amarillo moteado y pardo, o en algunos casos negro, que deriva del depósito del pigmento lipofuscina. Al tumor lo circunda un anillo delgado de corteza suprarrenal normal. Son raras la necrosis y las calcificaciones. Células claras, cargadas de lípidos (del tipo de la zona fasciculada), se encuentran dispuestas en láminas o nidos, entre las cuales muchas veces se distribuyen cúmulos de células eosinófilas compactas cargadas de lípidos (del tipo de la zona reticular).

Carcinoma suprarrenocortical

El carcinoma de la corteza suprarrenal es un tumor infrecuente y agresivo, cuya incidencia es de un caso por millón de personas cada año. El 60% de los carcinomas de la corteza suprarrenal es funcional, y muestra secreción de glucocorticoides y andrógenos. Se desarrolla con más frecuencia en mujeres, y tiene un pronóstico malo. La mediana de supervivencia es de 30 meses. El tumor produce metástasis a pulmones, hígado y nódulos linfáticos. Las recurrencias locales son frecuentes.

 PATOLOGÍA: El carcinoma de la corteza suprarrenal se distingue de un adenoma por la presencia de figuras mitóticas (>5/50 campos de alto poder), citoplasma celular claro, necrosis, pleomorfismo celular, mitosis atípicas, invasión capsular o vascular y arquitectura difusa.

La mayoría de los carcinomas suprarrenales corticales no pueden ser extirpados completamente, y las micrometástasis en otros órganos casi siempre están ya presentes. Las metástasis en pulmón, hígado y hueso son comunes. La supervivencia a 5 años para los pacientes con carcinoma de la corteza suprarrenal limitado a la glándula suprarrenal es mejor (65%) que para los pacientes con metástasis a distancia (18%).

SÍNDROME DE CUSHING YATRÓGENO

Las hormonas sintéticas que se utilizan de ordinario (p. ej., dexametasona, prednisona) sólo cuentan con actividad glucocorticoide, y pocos o nulos efectos mineralocorticoides o androgénicos. De esta manera, en este trastorno yatrógeno suelen estar ausentes la hipertensión y el hirsutismo, que son comunes en el síndrome de Cushing secundario a la hiperplasia o la neoplasia suprarrenales.

Características clínicas del síndrome de Cushing

Las manifestaciones del síndrome de Cushing se ilustran en la figura 19-25 y 19-26. Dependen del grado y la duración de la elevación de las concentraciones de corticoesteroides, a la vez que de las concentraciones de andrógenos y mineralocorticoides suprarrenales. Alrededor del 70% de las personas afectadas es de sexo femenino, y menos del 20% de los casos se desarrolla antes de la pubertad.

En todas las variantes del síndrome de Cushing se presenta incremento de las concentraciones de glucocorticoides. La prueba de supresión con dexametasona permite distinguir las variantes dependientes de ACTH de aquellas independientes de la hormona. La dexametasona suprime la secreción hipofisaria de ACTH y, por ende, el hipercortisolismo que depende de esta. Sin embargo, la prueba no induce cambios cuando se trata de tumores suprarrenales.

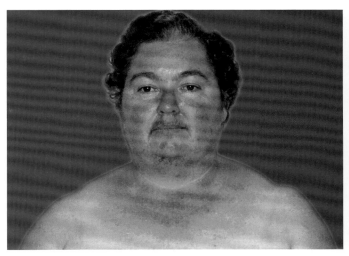

FIGURA 19-26. Síndrome de Cushing. Mujer que tenía un adenoma hipofisario productor de corticotropina, en quien se aprecian la cara de luna llena, la giba de búfalo, el incremento del vello facial y el adelgazamiento del pelo en el cuero cabelludo.

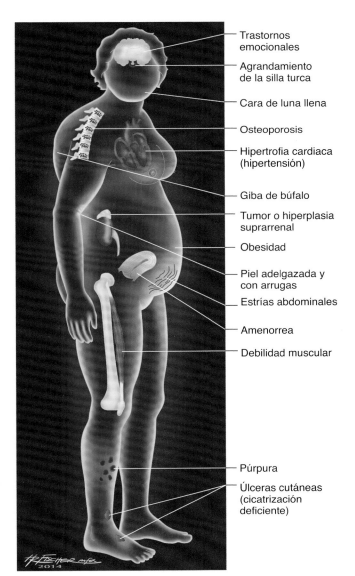

Trastornos emocionales

Agrandamiento de la silla turca

Cara de luna llena

Osteoporosis

Hipertrofia cardiaca (hipertensión)

Giba de búfalo

Tumor o hiperplasia suprarrenal

Obesidad

Piel adelgazada y con arrugas

Estrías abdominales

Amenorrea

Debilidad muscular

Púrpura

Úlceras cutáneas (cicatrización deficiente)

FIGURA 19-25. Manifestaciones clínicas principales del síndrome de Cushing.

Hiperaldosteronismo primario (síndrome de Conn)

La secreción inapropiada de aldosterona deriva de la presencia de adenomas suprarrenales o hiperplasia de esas glándulas. La síntesis excesiva de aldosterona induce la pérdida del potasio y la retención de sodio en la orina. Los adenomas secretores de aldosterona son más frecuentes en mujeres que en hombres (3:1) y suelen desarrollarse a los 30-50 años.

 PATOGENIA MOLECULAR: Alrededor del 75% de los casos de hiperaldosteronismo primario derivan de adenomas suprarrenales solitarios (aldosteronomas). En una cuarta parte de los pacientes se identifica hiperplasia suprarrenal. El resto de los casos deriva de la hiperplasia bilateral de la zona glomerulosa de las suprarrenales. De manera poco frecuente, el aldosteronismo primario es secundario a carcinomas suprarrenales.

Existen tres tipos de hiperaldosteronismo familiar:

- El **tipo I (suprimible con glucocorticoides)** es una enfermedad autosómica dominante causada por la fusión anormal de dos genes en el cromosoma 8: los reguladores del gen 11β-hidroxilasa que responden a ACTH (*CYP11B1*) y el gen de la sintasa de aldosterona (*CYP11B2*). El resultado es un gen híbrido constitutivamente activo en la zona fasciculada, que se presenta en la hiperplasia bilateral de esta zona. Al suprimir la liberación de ACTH, los glucocorticoides evitan la enfermedad tipo I, que también responde a glucocorticoides.
- El **hiperaldosteronismo familiar tipo II** suele ser el resultado de adenomas corticales suprarrenales, que no se detienen con la administración de glucocorticoides.En el tipo II, la hipertensión usualmente aparece al inicio de la edad adulta.
- El **hiperaldosteronismo tipo III** se caracteriza por el notable crecimiento suprarrenal. Los pacientes sufren de hipertensión grave que inicia en la niñez y eventualmente daña el corazón y los riñones.

La hipersecreción de aldosterona intensifica la reabsorción del sodio en los túbulos renales, de manera que se incrementa el contenido corporal de sodio. La hipertensión no sólo deriva de la retención del sodio y la expansión secundaria del volumen, sino también del aumento de la resistencia vascular periférica. La hipopotasemia depende de la pérdida de potasio que induce la aldosterona en el túbulo renal distal.

 PATOLOGÍA: Las células dominantes en la mayoría de los adenomas secretores de aldosterona son claras y ricas en lípidos, similares a las propias de la zona fasciculada. Se disponen en cordones o alvéolos y muestran pleomorfismo nuclear discreto. En el hiperaldosteronismo, la corteza que no está afectada por la lesión no desarrolla atrofia, puesto que la aldosterona no inhibe la secreción hipofisaria de ACTH.

En la mayor parte de los individuos con hiperaldosteronismo primario el diagnóstico se establece tras la detección de hipertensión diastólica asintomática. La debilidad muscular y la fatiga derivan de los efectos que tiene la depleción del potasio sobre el músculo esquelético. La poliuria y la polidipsia son resultado de un trastorno de la capacidad de concentración renal, que quizá sea secundario a la hipopotasemia. Es común encontrar alcalosis metabólica y alcalinidad urinaria.

La hiperplasia suprarrenal bilateral puede tratarse de forma conservadora con antagonistas de la aldosterona y, cuando existe hiperaldosteronismo sensible a glucocorticoides, con dexametasona.

MÉDULA SUPRARRENAL Y CUERPOS CROMAFINES

La médula suprarrenal se encuentra circundada en su totalidad por la corteza, y contribuye con un 10% del peso de la glándula.

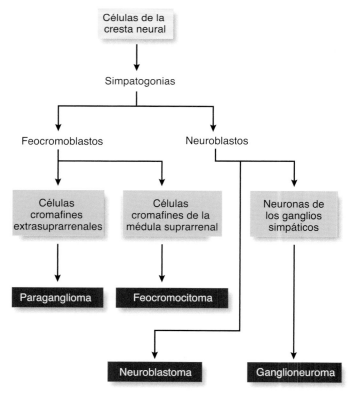

FIGURA 19-27. Histogénesis de los tumores de la médula suprarrenal y del sistema nervioso simpático extrasuprarrenal.

Está constituida por células neuroendocrinas, las **células cromafines** (fig. 19-27). Estas células también se identifican en otras estructuras relacionadas con el sistema nervioso simpático fuera de las suprarrenales, como los plexos simpáticos preaórticos y la cadena simpática paravertebral.

Las células cromafines se observan como nidos de células poliédricas pequeñas, que tienen un citoplasma anfófilo pálido y núcleos vesiculares. Estas células contienen gránulos cromafines (que contienen catecolaminas) numerosos electrodensos, de 100 a 300 nm de diámetro, similares a los que se ubican dentro de las terminaciones nerviosas simpáticas.

El 85% del contenido de estos gránulos es adrenalina, y el resto lo constituyen la noradrenalina y otras hormonas distintas a las catecolaminas. Distribuidas entre las células cromafines se encuentran neuronas posganglionares y fibras nerviosas autónomas finas. Las catecolaminas almacenadas se secretan tras la estimulación simpática en respuesta al estrés (ejercicio, frío, ayuno, traumatismo) o la excitación (p. ej., temor, ira).

Feocromocitoma

Los feocromocitomas son tumores secretores de catecolaminas infrecuentes que derivan de las células cromafines de la médula suprarrenal y en otros sitios. Cuando los feocromocitomas se originan a partir de estructuras distintas a las suprarrenales, se denominan **paragangliomas**.

Los feocromocitomas se producen a cualquier edad, incluso durante la infancia, pero son raros después de los 60 años. Casi todos los feocromocitomas se identifican de manera inesperada durante la autopsia. La hipertensión, ya sea sostenida o episódica, constituye su síntoma clave, además de palidez, ansiedad y arritmias. Si se detectan de forma temprana son sensibles a la resección quirúrgica, pero los pacientes que no reciben tratamiento pueden morir por complicaciones secundarias a la hipertensión prolongada.

 FISIOPATOLOGÍA: Los feocromocitomas son en su mayoría esporádicos. Un número bajo de ellos es de tipo hereditario, y surge de forma aislada o forma parte de síndromes genéticos, como los tipos 2A y 2B del síndrome de neoplasia endocrina múltiple (NEM), el *síndrome paraganglioma-feocromocitoma*, la enfermedad de Von Hippel-Lindau, la neurofibromatosis tipo 1 y el síndrome de McCune-Albright. Los tumores bilaterales sugieren claramente una enfermedad familiar. Los tumores esporádicos son unilaterales en el 80% de los casos.

SÍNDROMES DE NEOPLASIA ENDOCRINA MÚLTIPLE (NEM)

Las características de los síndromes NEM autosómico dominantes son (fig. 19-28):

- El **NEM tipo 1 (síndrome de Wermer)** incluye al (1) adenoma hipofisario, (2) hiperplasia o adenoma paratiroideo y (3) los tumores de células de los islotes pancreáticos (p. ej., insulinomas, gastrinomas). Los tumores pancreáticos suelen ser multicéntricos y más malignos que en los casos esporádicos. La mayoría de los pacientes (2/3) tienen adenomas en dos o más órganos endocrinos, y un 20% desarrollan tumores de tres o más. Los tumores carcinoides, adrenocorticales y lipoides también aparecen en las NEM1. Casi todas las personas con NEM1 (>95%) tienen hiperparatiroidismo primario. La mutación del gen supresor de tumor *NEM1* es la responsable.
- Los **síndromes NEM tipo 2** casi siempre incluyen a los CMT, y el feocromocitoma forma parte de la mitad de los casos.
- *NEM2A (Síndrome de Sipple)*: la mayoría de los pacientes con NEM2 (95%) se clasifican como tipo 2A. Además de los

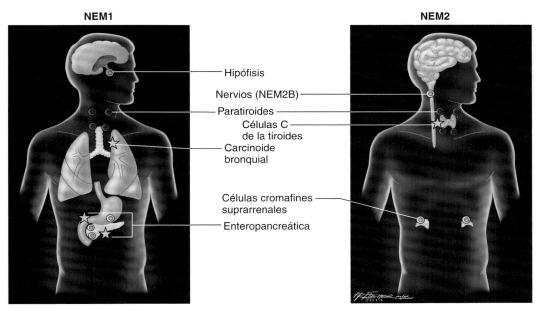

FIGURA 19-28. Síndromes de neoplasia endocrina múltiple (NEM). Se muestran las ubicaciones más frecuentes de los tumores endocrinos en los síndromes hereditarios de NEM tipos 1 y 2.

CMT y el feocromocitoma, un tercio de los pacientes tiene hiperparatiroidismo debido a hiperplasia o adenomas paratiroideos. Varios tumores de la cresta neural pueden presentarse en el NEM tipo 2A, incluyendo los gliomas, glioblastomas y meningiomas. La enfermedad de Hirschsprung también está asociada con la NEM tipo 2A.

- *NEM2B*: Este trastorno se parece al NEM2A, pero se desarrolla unos 10 años antes y rara vez incluye a la enfermedad paratiroidea. El **síndrome del neuroma mucoso** (ganglioneuromas de la conjuntiva, cavidad oral, laringe e intestino) es una característica de NEM2B. Los neuromas mucosos siempre están presentes, pero sólo la mitad de los pacientes expresan el fenotipo completo. Muchos pacientes tienen una constitución corporal que se parece al síndrome de Marfan.

PATOGENIA MOLECULAR: El protooncogén RET en el cromosoma 10q11.2 es responsable de los síndromes NEM2. Varias mutaciones en la línea germinal, sin sentido y activadoras en el dominio extracelular rico en cisteína de RET ocurren en el 95 % de las familias con NEM2A, y en el 85 % de aquellas con carcinoma tiroideo familiar (fig. 19-29). Las mutaciones más habituales (codón 634) activan constitutivamente el receptor al promover su dimerización, que resume el resultado de la unión a ligandos. Una mutación de activación diferente de RET en el codón 918 del dominio de tirosina cinasa de RET está presente en el 95 % de los pacientes con NEM2B.

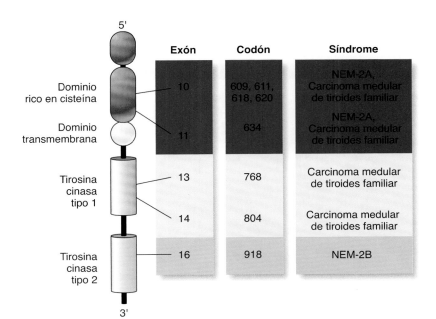

	Exón	Codón	Síndrome
Dominio rico en cisteína	10	609, 611, 618, 620	NEM-2A, Carcinoma medular de tiroides familiar
Dominio transmembrana	11	634	NEM-2A, Carcinoma medular de tiroides familiar
Tirosina cinasa tipo 1	13	768	Carcinoma medular de tiroides familiar
	14	804	Carcinoma medular de tiroides familiar
Tirosina cinasa tipo 2	16	918	NEM-2B

FIGURA 19-29. Mutaciones representativas del protooncogén RET en la neoplasia endocrina múltiple tipo 2 (NEM2).

Las mutaciones somáticas en *RET* ocurren en 10 % al 20 % de los casos de feocromocitomas esporádicos. Además, algunos feocromocitomas esporádicos tienen mutaciones en los genes von Hippel-Lindau (*VHL*) y neurofibromatosis tipo 1 (*NF1*).

 PATOLOGÍA: Los tumores de NEM pueden tener 1 cm de diámetro o ser masas de más de 2 kg. La mayor parte tiene de 5 a 6 cm de diámetro, y pesa de 80 a 100 g. Los **feocromocitomas** tienden a ser tumores encapsulados, esponjosos y de coloración rojiza, con cicatrices centrales prominentes, hemorragias y focos de degeneración quística (fig. 19-30 A). De forma característica cuentan con nidos circunscritos de células neoplásicas («bolas celulares», del alemán **zellballen**). La configuración de las células tumorales varía, pueden ser poliédricas o fusiformes, y tienen un citoplasma granular, anfófilo o basófilo, así como con núcleos vesiculares. Se observan glóbulos citoplasmáticos eosinófilos. El pleomorfismo celular es muchas veces prominente, y puede incluir la presencia de células gigantes multinucleadas tumorales (fig. 19-30 B). Estos tumores tienen gran vascularidad.

Las tinciones inmunohistoquímicas confirman la naturaleza neuroendocrina del tumor y revelan la presencia de enolasa neuronal específica, cromogranina (fig. 19-30 C) y sinaptofisina.

Hasta el 10 % de los feocromocitomas son malignos, en especial en el caso de los tumores que se originan fuera de las suprarrenales. Su cualidad maligna sólo puede identificarse a partir del comportamiento biológico (es decir, la formación de metástasis), y no por medio del aspecto histológico. Los feocromocitomas benignos y malignos tienen mitosis, pleomorfismo celular, invasión capsular o vascular y necrosis. Las metástasis más frecuentes se verifican hacia nódulos linfáticos regionales, hueso, pulmón e hígado.

 CARACTERÍSTICAS CLÍNICAS: Con pocas excepciones, las características clínicas de los feocromocitomas derivan de la liberación de catecolaminas a partir del tumor. Los pacientes acuden para solicitar atención médica por la presencia de (1) hipertensión asintomática identificada en una medición de rutina, (2) hipertensión sintomática resistente a la terapia antihipertensiva, (3) hipertensión maligna (es decir, con encefalopatía, papiledema y proteinuria), (4) infarto de miocardio o disección aórtica o (5) paroxismos convulsivos, de ansiedad o de hiperventilación.

Existen otras complicaciones que derivan de las concentraciones excesivas de catecolaminas. La hipotensión ortostática es consecuencia de la disminución del volumen plasmático y del tono postural deficiente.

El incremento del metabolismo basal, la sudoración, la intolerancia al calor y la pérdida ponderal pueden simular un cuadro de hipertiroidismo. La angina de pecho y el infarto de miocardio se desarrollan en ausencia de coronariopatía. Las complicaciones cardiacas se atribuyen a la necrosis miocárdica secundaria a la concentración alta de catecolaminas (***cardiomiopatía catecolaminérgica***).

El aumento de las concentraciones urinarias de los metabolitos de las catecolaminas, en particular ácido vanillilmandélico (AVM), metanefrina y catecolaminas no conjugadas, ayuda a confirmar que el paciente presenta feocromocitoma. Su tratamiento es quirúrgico. Es posible administrar bloqueadores β-adrenérgicos para controlar las crisis hipertensivas, y los antagonistas de los receptores β-adrenérgicos son adyuvantes útiles.

Paraganglioma

Los paragangliomas, es decir, los feocromocitomas que se forman fuera de las glándulas suprarrenales, pueden aparecer en cualquier

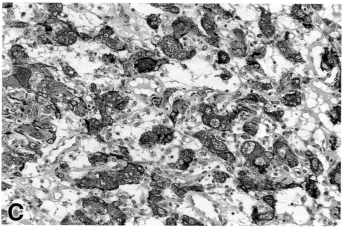

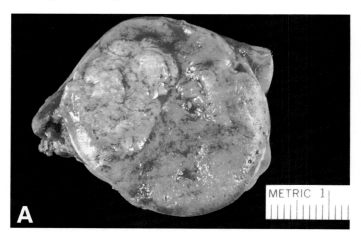

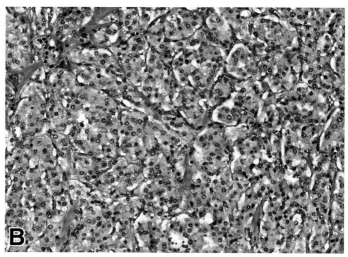

FIGURA 19-30. Feocromocitoma. A. Superficie de corte de un tumor suprarrenal de un paciente con hipertensión episódica, que muestra coloración rojo-parduzca y un área prominente de fibrosis. Son evidentes los focos de hemorragia y de degeneración quística. **B.** Microfotografía del tumor, que muestra células tumorales poliédricas con citoplasma abundante con gránulos finos. Obsérvense los núcleos hipercrómicos con aumento de tamaño. Cortesía de John Woosley, MD, PhD. **C.** Muchas de las células tumorales son positivas a la tinción inmunohistoquímica para cromogranina A, un marcador de diferenciación neuroendocrina.

localización, incluyendo el retroperitoneo, el cuello y la vejiga. Suelen ser familiares y se heredan con un rasgo autosómico dominante. Las mutaciones en la línea germinal en los genes *SDHB*, *SDHC*, y SDHAF2 están implicadas en la estructura y función de la succinato deshidrogenasa. Por razones desconocidas, la herencia de algunos subtipos de paragangliomas es paterna.

Los **tumores del cuerpo carotídeo son el prototipo de los paragangliomas**. Se forman a partir de la bifurcación carotídea y constituyen masas palpables en el cuello. Es interesante que los tumores del cuerpo carotídeo son 10 veces más frecuentes en personas que viven a grandes altitudes, en comparación con quienes habitan a nivel del mar, lo que sugiere que estos tumores pueden representar una respuesta hiperplásica que sobreviene cuando el cuerpo carotídeo detecta hipoxia de forma crónica.

Neuroblastoma

El neuroblastoma es un tumor embrionario maligno que se origina en la cresta neural que se forma dentro de la médula suprarrenal, los ganglios simpáticos paravertebrales y los cuerpos cromafines simpáticos se componen de neuroblastos neoplásicos, unas estructuras intermedias en el desarrollo de las neuronas de los ganglios simpáticos (fig. 19-27). Estos tumores son las neoplasias extracraneales sólidas más frecuentes durante la niñez, constituyen hasta un 10 % de todos los cánceres infantiles y causan el 15 % de las muertes por cáncer en niños. La incidencia general alcanza su punto máximo en los primeros 3 años y la mitad de los cánceres diagnosticados en el primer mes de vida.

Los adolescentes o los adultos pueden desarrollarlos en raras ocasiones. Aunque los neuroblastomas son esporádicos, en ocasiones son familiares. Aquellos con predisposición genética a la enfermedad generalmente tienen tumores multifocales a una edad temprana y siguen una herencia autosómica dominante. Los neuroblastomas pueden coincidir con la neurofibromatosis tipo 1, el síndrome de Beckwith-Wiedemann y la enfermedad de Hirschsprung. Las mutaciones en la línea germinal en los genes *PHOX2A* o *ALK* pueden ser responsables de los casos familiares.

 PATOLOGÍA: Los neuroblastomas surgen en cualquier sitio en que existan células que derivan de la cresta neural (es decir, desde la fosa posterior del cráneo hasta el cóccix). Una tercera parte de los tumores se ubica dentro de las suprarrenales, otro tercio en cualquier punto del abdomen y el 20 % en el mediastino posterior.

Los neuroblastomas son masas loculadas redondas e irregulares, que varían desde ser nódulos diminutos difícilmente identificables, hasta masas grandes que pueden palparse con facilidad a través de la pared abdominal y pesan de 50 a 150 g o más (fig. 19-31 A). Su superficie de corte es blanda y friable, con un color marrón irregular. Es frecuente encontrar áreas de necrosis, hemorragia, calcificación y degeneración quística.

El tumor lo constituyen capas densas de células pequeñas y redondas o fusiformes con núcleos oscuros y citoplasma escaso, que con frecuencia se comparan a los linfocitos. Las mitosis son frecuentes. Las rosetas características de Homer Wright se definen por un anillo formado por células tumorales oscuras con disposición circunferencial en torno a un núcleo fibrilar central pálido (fig. 19-31 B).

Los neuroblastomas infiltran con facilidad las estructuras circundantes y producen metástasis hacia los nódulos linfáticos regionales, el hígado, los pulmones, el hueso y otras estructuras. El tumor puede diferenciarse en un ganglioneuroma (*v.* más adelante).

 CARACTERÍSTICAS CLÍNICAS: La presentación del neuroblastoma es muy variable, consecuencia de los muchos sitios en que se forman los tumores primarios y se producen las metástasis. El primer signo suele ser el aumento del volumen abdominal en un niño pequeño. La dificultad respiratoria acompaña a las masas grandes que se ubican en el tórax, mientras que los tumores en la pelvis causan obstrucción del intestino o los uréteres. La compresión de la médula espinal puede inducir trastornos de la marcha y disfunción de los esfínteres. La diarrea grave puede deberse a la secreción de PIV a partir del tumor. Algunos pacientes desarrollan el síndrome paraneoplásico opsoclonomioclono.

La excreción urinaria de las catecolaminas y sus metabolitos muestra de manera casi invariable elevación en los pacientes con neuroblastoma. La orina contiene grandes cantidades de **noradrenalina**, **AVM**, **ácido homovanílico (AHV)** y **dopamina**.

Los neuroblastomas localizados pueden tratarse sólo con cirugía. Los tumores diseminados hacen necesaria la quimioterapia y en ocasiones la radiación.

Ganglioneuroma

Al igual que los neuroblastomas, el ganglioneuroma es un tumor de la cresta neural. Se observa en niños mayores y en adultos jóvenes.

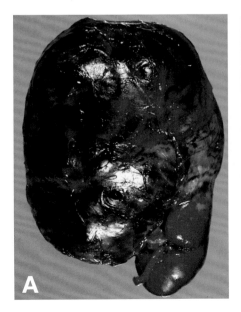

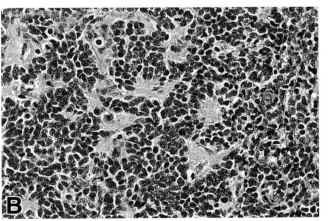

FIGURA 19-31. Neuroblastoma. A. Tumor lobulado grande, quístico y hemorrágico, que se adhiere al polo superior del riñón y se extirpó de un niño que presentaba una masa abdominal. **B.** Microfotografía que ilustra las rosetas características, constituidas por células tumorales oscuras y regulares que se disponen en torno a un núcleo fibrilar central pálido.

Los ganglioneuromas son benignos y se originan dentro de los ganglios simpáticos, de manera característica en el mediastino posterior. Hasta un 30% se presenta en la médula suprarrenal. Al mantener su grado de diferenciación, los ganglioneuromas no muestran las anomalías cromosómicas que caracterizan al neuroblastoma.

Los ganglioneuromas se encuentran bien encapsulados y tienen superficies de corte mixoides brillantes. Contienen células ganglionares maduras bien diferenciadas, que se asocian a células en huso contenidas en un estroma laxo y con fibrillas abundantes (fig. 19-32). Las fibrillas representan neuritas que se extienden a partir de los cuerpos de las células tumorales. Pueden constatarse diversos marcadores neuroendocrinos intracelulares.

GLÁNDULA PINEAL

La glándula pineal se parece a una diminuta piña de pino de 5 a 7 mm. Se localiza por debajo del borde posterior del cuerpo calloso y se encuentra suspendida del techo del tercer ventrículo por encima de los colículos superiores. Muestra arquitectura lobulada, a la que dividen en compartimentos tabiques fibrovasculares. Se compone de cordones y cúmulos de células grandes similares a las epiteliales, los **pinealocitos**, que tienen funciones fotosensitivas modificadas y neuroendocrinas. Un 10% de las células pineales lo componen astrocitos.

La glándula sintetiza distintas sustancias neurotransmisoras, entre las cuales la más importante es la **melatonina**. Puesto que las concentraciones de melatonina son más altas durante la noche que durante las horas de vigilia, se sugiere que puede participar en la inducción del sueño.

En la pineal se sintetizan **serotonina** y varios péptidos más. El péptido más relevante es la arginina vasotocina, una hormona que tiene actividad antigonadótropa importante. Se postula que la melatonina actúa como un factor liberador para la arginina vasotocina.

A partir de la pubertad, es posible identificar calcificaciones (cuerpos arenosos o «arenillas cerebrales») en la glándula pineal. La acumulación de estas concreciones mineralizadas se incrementa con la edad, y se acompaña de degeneración quística y gliosis de relevancia clínica desconocida.

Neoplasias pineales

Los tumores de la glándula pineal son raros y corresponden a menos del 1% de todos los tumores cerebrales. Los tumores pineales incluyen a las neoplasias (1) que se originan del parénquima pineal, posiblemente de los pinealocitos; (2) en la región de la glándula pineal (**astrocitomas**), pero derivadas de otras células diferentes a los pinealocitos, (3) tumores de células germinales derivados de células germinales mal colocadas, y, rara vez (4) metástasis de otros sitios. Los tumores de células germinales son las neoplasias pineales más habituales y son indistinguibles de sus homólogas gonadales.

 CARACTERÍSTICAS CLÍNICAS: Sin importar el tipo histológico, los tumores de la glándula pineal se caracterizan por signos y síntomas que obedecen a su impacto en las estructuras circundantes, como cefaleas y alteraciones visuales y conductuales. En los niños, estos tumores pueden causar pubertad precoz, especialmente en hombres. El pronóstico de los tumores de pinealocitos malignos, pinealoblastomas, es adverso. Sin embargo, incluso los tumores pineales benignos y los quistes pineales no neoplásicos tienen un pronóstico reservado y representan un grave peligro para la vida porque son difíciles de extirpar quirúrgicamente.

PÁNCREAS ENDOCRINO

Los islotes de Langerhans forman el páncreas endocrino. Son estructuras irregulares distribuidas en el páncreas que consisten en conjuntos ricamente vascularizados de células endocrinas dispuestas en acúmulos esféricos (islotes compactos) o trabéculas irregulares (islotes difusos). Contienen cuatro tipos principales de células, cada una de las cuales produce sólo una hormona peptídica específica (tabla 19-3).

- Las **células** α sintetizan glucagón y se encuentran en la periferia de los lóbulos de los islotes. Constituyen del 15% al 20% del total de la población celular de los islotes. El glucagón induce glucogenólisis y gluconeogénesis en el hígado, lo que aumenta la concentración de los niveles de glucosa en

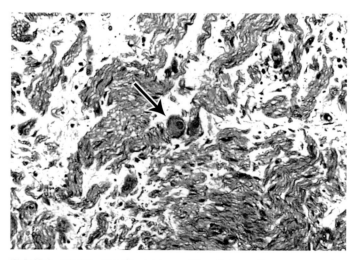

FIGURA 19-32. Ganglioneuroma. Microfotografía que muestra células ganglionares maduras (*flecha*) distribuidas entre células ondulantes en huso incluidas en una matriz mixoide.

Tabla 19-3		
Productos secretados por las células de los islotes y sus efectos fisiológicos		
Célula	**Producto secretado**	**Efectos fisiológicos**
Alfa	Glucagón	Catabólico; estimula la glucogenólisis y la gluconeogénesis, aumento de la glucemia
Beta	Insulina	Anabólico; estimula la glucogénesis, lipogénesis y síntesis de proteínas; disminuye la glucemia
Delta	Somatostatina	Inhibe la secreción de las células beta, D_1, y acinosas
D_1	Polipéptido intestinal vasoactivo (PIV)	Similar al glucagón, también regula el tono y la motilidad del tubo digestivo y activa el monofosfato de adenosina cíclico (AMPc) del epitelio intestinal
PP	Polipéptido pancreático humano (PPh)	Estimula la secreción de enzimas gástricas, inhibe la motilidad intestinal y la secreción biliar

PP, polipéptido pancreático.

sangre. Esta secreción es estimulada por la hipoglucemia y por la ingestión de una dieta baja en carbohidratos y rica en proteínas. Debido a estos efectos, el glucagón, junto con la insulina, sirven para mantener la homeostasis de la glucosa.

- Las **células** β constituyen del 60 % al 70 % de las células de los islotes y producen insulina. Se encuentran en la porción central de los islotes. La secreción de insulina se activa cuando la glucosa se une a los receptores de superficie de las células β.

- Las **células** δ secretan somatostatina. Se encuentran en menor número (del 5 % al 10 %) y al igual que las células α, tienden a distribuirse en la periferia de los islotes. La somatostatina pancreática inhibe la liberación hipofisaria de la hormona del crecimiento, la secreción por parte de las células α, β y acinosas pancreáticas y ciertas células secretoras de hormonas del aparato digestivo. Estas interacciones hormonales sugieren que la somatostatina tiene un papel regulador de la homeostasis de la glucosa.

- Las **células pancreáticas secretoras de polipéptidos** se encuentran principalmente en los islotes de la cabeza del páncreas. Sintetizan un polipéptido que al parecer tiene diferentes funciones, incluyendo la estimulación de la secreción de enzimas por la mucosa gástrica y la inhibición de la contracción del músculo liso en el intestino y la vesícula biliar, la producción de ácido gástrico y la secreción por parte del sistema exocrino pancreático y biliar.

Tumores neuroendocrinos pancreáticos

Los tumores neuroendocrinos pancreáticos bien diferenciados representan un 5 % de las neoplasias pancreáticas. Los TNEPan se asemejan a las células normales de los islotes y otros tumores neuroendocrinos bien diferenciados, como los tumores carcinoides. Antes se conocían como «tumores de células de los islotes» y pueden secretar hormonas que causan síndromes paraneoplásicos muy aparentes o no producir alteraciones funcionales evidentes. Entre los TNEPan funcionales se encuentran insulinoma, glucagonoma, somatostatinoma, gastrinoma, tumor secretor de polipéptido intestinal vasoactivo, o VIPoma (vasoactive intestinal polypeptide), y otros tumores más raros.

Los TNEPan muestran diferentes grados de malignidad clínica; cuando son pequeños, pueden ser curados con facilidad mediante extirpación quirúrgica, pero tratándose de tumores más grandes pueden desarrollarse metástasis incurables. El pronóstico del comportamiento de estos tumores es difícil, aunque algunas características, como el gran tamaño, una actividad proliferativa elevada o la invasión extensiva, aumentan la posibilidad de recidiva. Aun en presencia de metástasis a distancia, esos tumores suelen crecer con lentitud, por lo que los pacientes pueden sobrevivir durante años. Aunque la mayoría de los tumores no son funcionales, los sí funcionales desencadenan síndromes hormonales, que a menudo son debilitantes. Los insulinomas funcionales son los más habituales. *Los síndromes paraneoplásicos distintivos de los tipos funcionales más habituales se muestran en la figura 19-33.*

Los TNEPan pueden observarse a cualquier edad, aunque son más frecuentes en los 40 a 60 años, afectando en igual proporción a hombres y mujeres.

PATOGENIA MOLECULAR: Los TNEPan son parte de los síndromes de neoplasia endocrina múltiple tipo 1 (MEN1). (*v.* anteriormente). Los pacientes con VHL también suelen desarrollar TNEPan no funcionales que pueden identificarse desde el punto de vista histológico por tener citoplasma claro. Los genes involucrados en el MEN1 y el VHL (genes MEN1 y el supresor tumoral VHL, respectivamente) muestran una inactivación en ambos alelos en los pacientes con TNEPan hereditario.

PATOLOGÍA: Los TNEPan funcionales y no funcionales son muy similares. Por lo general son lesiones solitarias, circunscritas, de color rosado a cobrizo y formadas por tejido blando. Los tumores de mayor tamaño son multinodulares y presentan zonas hemorrágicas. Puede presentarse degeneración quística y en algunos casos son duros y fibróticos. Los TNEPan están formados por células uniformes en un patrón denominado organoide, que incluye nidos, listones, glándulas y festones (fig. 19-34). Los núcleos son homogéneos, con un patrón punteado grueso y una tasa de proliferación baja; por definición, debe haber menos de 20 figuras mitóticas en 10 campos microscópicos de alta resolución, y menos del 20 % de núcleos deben ser positivos al marcador de proliferación Ki-67. Los grupos de grado bajo e intermedio de TNEPan pueden definirse mejor de acuerdo con estas medidas de proliferación y el grado se correlaciona bien con el pronóstico. En algunas ocasiones el estroma contiene amiloide o puede estar esclerótico.

Síndromes paraneoplásicos

- Los **insulinomas**, los TNEPan funcionales más habituales, secretan suficiente insulina como para producir hipoglucemia. La secreción de insulina por las células tumorales no está regulada por las concentraciones de glucosa en sangre, por lo que estos tumores continúan secretando la hormona. Aunque estas neoplasias suelen ser pequeñas (el 75 % son < 2 cm), los síntomas pueden ser muy graves e incluir tanto efectos en el sistema nervioso central debido a hipoglucemia, como efectos secundarios resultantes de la respuesta catecolaminérgica. Los insulinomas suelen tener una evolución clínica benigna debido a que suelen ser muy pequeños cuando son detectados. La extirpación quirúrgica, incluso la enucleación, por lo general, es suficiente para su curación.

- Los **glucagonomas** están asociados con el síndrome de (1) diabetes leve; (2) un eritema migratorio necrosante; (3) anemia; (4) diarrea, y (5) trombosis venosa profunda. Puede haber también alteraciones psiquiátricas. Los glucagonomas constituyen hasta el 13 % de los TNEPan funcionales y se presentan en los 40-70 años de edad, con un ligero predominio en el sexo femenino.

- Los **somatostatinomas** son raros y producen un síndrome de diabetes leve, cálculos biliares, esteatorrea, hipoclorhidria, anemia y pérdida de peso. Los síntomas son debido al efecto inhibitorio de la somatostatina en otras células de los islotes pancreáticos y en las células neuroendocrinas del aparato digestivo. En consecuencia, la concentración de insulina y glucagón en sangre suele ser baja.

- El **gastrinoma pancreático** es un TNEPan funcional formado por las células llamadas G, que producen gastrina, un potente estímulo hormonal para la secreción de ácido gástrico. La localización de este tumor en el páncreas es curiosa, porque las células productoras de gastrina no se encuentran normalmente en los islotes. El gastrinoma pancreático produce síndrome de Zollinger-Ellison, una enfermedad caracterizada por: (1) hipersecreción gástrica incurable; (2) úlcera péptica grave de duodeno y yeyuno, y (3) aumento de la concentración de gastrina en sangre. Los gastrinomas pancreáticos son agresivos, aunque aquellos que se originan en el duodeno suelen mantenerse localizados, aun cuando hay presencia de metástasis a nódulos linfáticos.

- Los tumores secretores del **polipéptido intestinal vasoactivo** (VIP, vasoactive intestinal polypeptide) o **VIPomas** son TNEPan funcionales que producen VIP. Al igual que la gastrina, el VIP no se encuentra en condiciones normales en las células de los islotes no neoplásicos, pero es producido en las células ganglionares y fibras nerviosas del páncreas, el intestino y el cerebro. El VIP induce glucogenólisis e hiperglucemia, además de regular la secreción de iones y agua en el epitelio gastrointestinal. Los VIPomas causan síndrome de Verner-Morrison, caracterizado por diarrea acuosa explosiva y

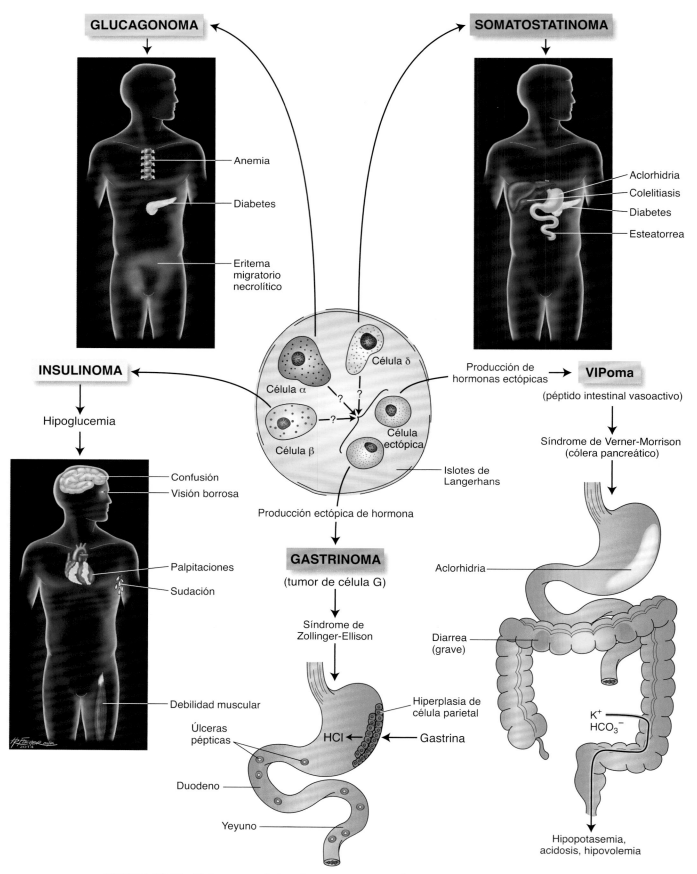

FIGURA 19-33. Síndromes asociados a los tumores neuroendocrinos pancreáticos bien diferenciados.

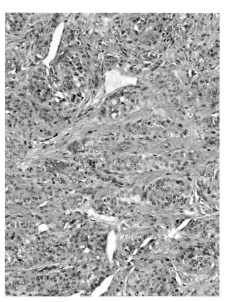

FIGURA 19-34. Insulinoma. Nidos de células tumorales rodeados por numerosos vasos capilares.

profusa, hipopotasiemia y aclorhidria. Los VIPomas son raros (del 3% al 8% de todos los TNEPan y el 10% de los TNEPan funcionales) y por lo general son grandes y solitarios.

- Los TNEPan rara vez secretan **otras hormonas que no sean normalmente producidas en el páncreas (hormonas ectópicas)**, incluyendo la ACTH, la hormona paratiroidea, la calcitonina y la vasopresina.

DIABETES MELLITUS

Se reconocen dos tipos principales de diabetes mellitus, que se distinguen a partir de su fisiopatología. La **diabetes mellitus tipo 1 (DM1)**, llamada **diabetes mellitus dependiente de insulina** o de **inicio juvenil**, que se debe a la destrucción autoinmunitaria de las células β productoras de insulina en los islotes de Langerhans. Se observa en menos del 10% de todos los individuos con diabetes. En contraste, la **diabetes mellitus tipo 2 (DM2)**, conocida como **diabetes mellitus no dependiente de insulina** o de **inicio durante la madurez**, suele relacionarse con la obesidad. Deriva de una interrelación compleja entre la resistencia a la actividad metabólica de la insulina en sus tejidos objetivo y la secreción excesiva de insulina por el páncreas. El equilibrio entre la secreción excesiva y la resistencia puede, o no, ser suficiente para controlar las concentraciones plasmáticas de glucosa. La tabla 19-4 compara las características principales de la diabetes tipo 1 y 2.

La **diabetes gestacional** se desarrolla en algunas mujeres embarazadas debido a la resistencia de las acciones hipoglucemiantes de la insulina en el embarazo, combinadas con un defecto de las células β en el páncreas. Casi siempre disminuye después del parto (*v.* más adelante). La diabetes también puede ser secundaria a otras afecciones endocrinas o a la terapia medicamentosa, en particular en el síndrome de Cushing o durante el tratamiento con glucocorticoides.

Criterios de diagnóstico

La American Diabetes Association (ADA) sugiere el uso de uno de estos cuatro criterios para el diagnóstico de la diabetes (tabla 19-5). Debe cumplirse uno de los cuatro criterios para establecer el diagnóstico. Además, se describen tres categorías de aumento de riesgo para diabetes (tabla 19-6). Algunas de estas categorías se denominan con frecuencia «prediabetes», pero este término

Tabla 19-4

Comparación de la diabetes mellitus tipos 1 y 2

	Diabetes tipo 1	Diabetes tipo 2
Edad al inicio	Por lo general, menor de 20 años	Por lo general, mayor de 30 años
Tipo de inicio	Abrupto; sintomático (poliuria, polidipsia, deshidratación); muchas veces grave, con cetoacidosis	Gradual; suele ser sutil; con frecuencia asintomático
Peso corporal usual	Normal; la pérdida ponderal reciente es común	Sobrepeso
Antecedente familiar	<20%	>60%
Gemelos monocigotos	Concordancia del 50%	Concordancia del 90%
Asociación con ALH	+	No
Anticuerpos contra antígenos de las células de los islotes (insulina, [DAG]-65, IA-2)	+	No
Lesiones del islote	Tempranas: inflamación Tardías: atrofia y fibrosis	Tardías: fibrosis, amiloide
Masa de células β	Reducción intensa	Normal o reducción discreta
Nivel circulante de insulina	Reducción intensa o ausente	Elevado (temprano)
Resistencia a la insulina para la glucosa (es decir, resistencia selectiva a los efectos hipoglucemiantes de la insulina)	Sensibilidad normal a los efectos hipoglucemiantes de la insulina	Resistencia significativa de la insulina para la glucosa, con permanencia de la sensibilidad a la insulina en otras vías
Tratamiento clínico	Administración de insulina exógena absolutamente necesaria	La insulina exógena no suele requerirse al inicio; pudiera ser necesaria la complementación de insulina en fases posteriores; la pérdida ponderal mejora de manera característica la condición

ALH, antígeno leucocitario humano; DAG-65, descarboxilasa del ácido glutámico; IA-2, antígeno 512 de la célula del islote.

Tabla 19-5

Criterios para el diagnóstico de la diabetes

1. HbA$_{1c}$[a] $\geq 6.5\%$

   O

2. GPre ≥ 126 mg/dL (7 mmol/L). El ayuno se define como la ausencia de consumo calórico durante por lo menos 8 h

   O

3. Glucosa plasmática a las 2 h ≥ 200 mg/dL (11.1 mmol/L) durante una PTOG

   O

4. En un paciente con síntomas clásicos de hiperglucemia o una crisis hiperglucémica, glucosa plasmática aleatoria ≥ 200 mg/dL (11.1 mmol/L)

GPre, glucemia preprandial; HbA$_{1c}$, hemoglobina glucosilada; PTOG, prueba de tolerancia oral a la glucosa.

[a] En ausencia de hiperglucemia inequívoca, deben confirmarse los criterios 1 a 3 mediante repetición del estudio.

Derechos reservados 2013 American Diabetes Association. De: *Diabetes Care*, Vol. 36, 2013. Modificado con autorización de The American Diabetes Association.

debe usarse con prudencia porque sólo la mitad de los individuos con esta clasificación desarrolla diabetes. Estos criterios se basan en niveles umbral anómalos de glucosa o hemoglobina glucosilada (HbA$_{1c}$), para los que se demostró una asociación estrecha con las complicaciones que derivan del trastorno. En particular, la hiperglucemia induce los cambios microvasculares de la retinopatía diabética y el daño al glomérulo renal. En pacientes más jóvenes con hiperglucemia de inicio abrupto y elevación de las cetonas en el plasma o cetoacidosis franca, el diagnóstico de DM1 por deficiencia absoluta de insulina resulta evidente. En contraste, la DM2 se desarrolla de manera gradual en el transcurso de varios años antes de su reconocimiento, con más frecuencia en un individuo de edad mediana con sobrepeso que tiene predisposición genética.

Papel de la insulina

El **receptor de insulina** es una glucoproteína tetramérica; dos subunidades α extracelulares se unen a la insulina, y dos subunidades β transmembrana que tienen actividad tirosina cinasa. La activación del receptor de la cinasa induce a la fosforilación de tirosina de varias proteínas de adaptación (el sustrato del receptor de insulina [SRI]). Estas, en cambio, activan las cinasas corriente abajo. En consecuencia, los sustratos lipídicos y proteicos se fosforilan, provocando la translocación de proteínas transportadoras de glucosa del interior de la célula hacia la membrana plasmática.

Tabla 19-6

Categorías del incremento del riesgo para diabetes (prediabetes)[a]

GSA 100 mg/dL (5.6 mmol/L) a 125 mg/dL (6.9 mmol/L) (GAA)
GS de 140 mg/dL (7.8 mmol/L) a 199 mg/dL (11.0 mmol/L) 2 h después de una CTOG con 75 g (ITG)
HbA$_{1c}$ 5.7%-6.4%

CTOG, curva de tolerancia a la glucosa; GAA, glucosa alterada en ayunas; GS, glucosa sérica; GSA, glucosa sérica en ayunas; HbA1c, hemoglobina glucosilada; ITG, intolerancia a la glucosa.

[a] Para las tres pruebas, el riesgo es continuo, extendiéndose por debajo del límite inferior del intervalo y desproporcionadamente mayor en los extremos superiores.

Modificado con autorización de American Diabetes Association. *Diabetes Care*, Vol. 36, 2013. © 2013 American Diabetes Association.

Este efecto facilita la entrada de glucosa, particularmente al músculo esquelético, y en menor grado en los adipocitos (19-35). La insulina tiene varias funciones adicionales que no se relacionan con el paso de glucosa:

- Supresión de la glucogenólisis y gluconeogénesis hepática, lo que inhibe la producción hepática de glucosa en el estado posprandial.
- Inducción de la biosíntesis hepática de ácidos grasos y triglicéridos (lipogénesis de novo) para exportar y almacenar calorías de una forma compacta y osmóticamente inactiva.
- Activación de la sintasa endotelial de óxido nítrico (eNOS) para producir óxido nítrico (NO), un vasodilatador que aumenta el flujo sanguíneo y, por tanto, la disponibilidad de glucosa en el músculo esquelético.
- Activación de la cinasa regulada por señales extracelulares (ERK), una proteína cinasa activada por mitógenos (MAP). Esta cinasa dirige la síntesis de proteínas y la división celular, y aumenta la producción endotelial de endotelina 1, un vasoconstrictor que puede regular la vasodilatación mediada por eNOS.

Diabetes mellitus tipo 1

La DM1 es un trastorno vitalicio de la homeostasis de la glucosa que depende de la destrucción autoinmunitaria de las células β en los islotes de Langerhans. Los desencadenantes de esta reacción autoinmunitaria siguen siendo desconocidos (*v.* más adelante). Debido a que la DM1 refleja la deficiencia de insulina, en lugar de defectos complejos en la acción de insulina, estos pacientes pueden ser casi normales a nivel metabólico al controlar estrechamente las cantidades, el momento de aplicación y los preparados de insulina exógena.

Gran parte de la investigación está dedicada a dos enfoques independientes para el suministro de insulina de una manera sumamente regulada en los pacientes con DM tipo 1 –a saber, el trasplante de células de los islotes y las máquinas de «circuito cerrado» que monitorizan de forma simultánea las concentraciones de glucosa y administran insulina exógena.

La DM1 se caracteriza por la carencia o la escasez de células β funcionales, a la que acompaña una secreción en extremo limitada o nula de insulina. Sin insulina, el cuerpo cambia el uso de energía a un patrón que asemeja la inanición, independientemente de la disponibilidad de los alimentos. Por tanto, para obtener energía se metabolizan preferentemente las reservas adiposas, en lugar de la glucosa exógena. La oxidación de los lípidos genera una producción excesiva de **cuerpos cetónicos** (ácido acetoacético y ácido β-hidroxibutírico) que se liberan hacia la sangre desde el hígado y desencadenan cetoacidosis metabólica. La hiperglucemia se debe a una excreción irrestricta de glucosa hepática y a la disminución de la disposición del azúcar en el músculo esquelético y el tejido adiposo. Los niveles séricos de glucosa exceden la capacidad renal para reabsorberla, causando glucosuria. Esto, a su vez, causa diuresis osmótica, que puede producir deshidratación por la pérdida de agua corporal que lo acompaña. Si no se corrigen, la acidosis progresiva y la deshidratación conducen al coma y a la muerte. Sólo cuando el 80% o más de las células secretoras de insulina son eliminadas y la privación de insulina es grave en la DM1, la hiperglucemia y la cetoacidosis se vuelven clínicamente evidentes.

 EPIDEMIOLOGÍA: Se estima que más de un millón de norteamericanos sufren de DM1. La mayoría desarrolla la enfermedad en las primeras dos décadas de la vida, pero se están detectando cada vez más casos en personas mayores. En algunos adultos mayores la destrucción autoinmunitaria de las células β desarrolla con lentitud a lo largo de varios años. A estos pacientes se aplica el concepto clínico de **diabetes autoinmunitaria latente del adulto**.

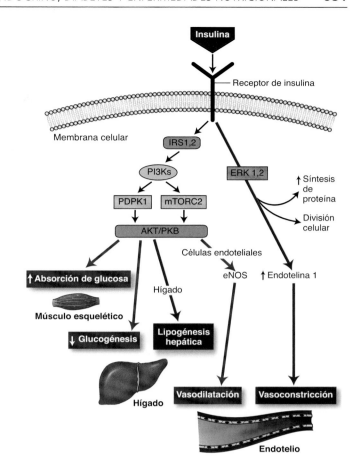

FIGURA 19-35. Ramas principales de la señalización de insulina y su efecto. En la fisiología normal, la insulina activa todas las vías, pero la vasodilatación producida por la sintasa endotelial de óxido nítrico (eNOS) predomina sobre la vasoconstricción a través de ERK. Las vías beneficiosas evocadas con la administración terapéutica de insulina se indican en *azul* (hipoglucemiantes), mientras que aquellas potencialmente dañinas se muestran en *rojo* (lipogénesis hepática y la proteína cinasas activadas por mitógenos ERK [MAP]). De manera sorprendente, en la obesidad, la DM2 y otras condiciones asociadas con la resistencia a la insulina aislada y la sensibilidad (SEIRR), todas las vías mostradas en azul se vuelven resistentes a la insulina, mientras que las que se muestran en rojo continúan respondiendo. *Desde el punto de vista de la salud humana, es la peor combinación posible de estos efectos.* Abreviaturas de las proteínas: AKT/PKB, proteína cinasa B; ERK, cinasa extracelular regulada por señales; ISR1, 2, sustratos del receptor de insulina 1 y 2; mTORC2, objetivos mamíferos del complejo de rapamicina 2; PDPK1, proteína cinasa 1 dependiente de 3'-fosfoinositol; PI3K, isoformas de fosfatidilinositol-3-cinasa. Adaptado con permiso de Wu X, Williams KJ. NOX4 pathway as a source of selective insulin resistance and responsiveness. *Arterioscler Thromb Vasc Biol.* 2012;32:1236-1245.

La DM1 es más frecuente en europeos del norte y sus descendientes, y se observa con una frecuencia más baja en otros grupos étnicos. Por ejemplo, la incidencia de DM1 en Finlandia es entre 20 y 40 veces mayor que en Japón. Aunque se puede desarrollar a cualquier edad, la edad máxima de aparición coincide con la pubertad. En muchas áreas geográficas, la mayor incidencia a finales del otoño y a principios del invierno sugiere que las infecciones estacionales son los desencadenantes autoinmunitarios (*v.* más adelante).

AUTOINMUNIDAD: El concepto de una patogenia autoinmunitaria en la DM1 se sugiere de la observación de que los islotes pancreáticos de los pacientes que mueren poco después del inicio de la enfermedad suelen mostrar un infiltrado de células mononucleares, al que se denomina **insulitis** (fig. 19-36). Entre las células inflamatorias predominan los linfocitos T CD8[+]. Las células infiltrantes también elaboran citosinas proinflamatorias, como por ejemplo IL-1, IL-6, interferón α y óxido nítrico, que pudieran contribuir de forma adicional a la lesión de la célula β.

La mayoría de los niños recientemente diagnosticados con DM1 tienen anticuerpos circulantes contra los componentes de las células β, incluyendo la insulina.

Sin embargo, estos anticuerpos se consideran una respuesta contra antígenos de las células β que se liberan durante su destrucción por mecanismos inmunitarios de mediación celular, más que una causa de la depleción de células β.

De los individuos con DM1, el 10% manifiesta por lo menos una enfermedad autoinmunitaria adicional contra algún órgano específico, como tiroiditis de Hashimoto, enfermedad de Graves, miastenia grave, enfermedad de Addison o anemia perniciosa.

La evidencia que existe en cuanto al papel de los factores genéticos en la patogenia de la DM1 incluye lo siguiente:

- Los familiares de los pacientes con DM1 muestran un aumento del riesgo de desarrollo del padecimiento. Un gemelo idéntico a un paciente con DM1 tiene un riesgo del 30% al 50% de desarrollar la enfermedad.
- Existe un vínculo intenso entre la DM1 y las moléculas HLA de clase II, DR y, más tarde, DQ. A pesar de que sólo el 45% de la población en Estados Unidos tiene DR3 o DR4, el 95% de las personas que desarrollan DM1 expresa estos haplotipos.
- Muchas otras regiones cromosómicas independientes (varias de ellas independientes del HLA) también se asocian con la susceptibilidad a la DM1, pero su contribución a la incidencia global de DM1 es modesta.

FACTORES AMBIENTALES: Entre la evidencia del papel que desempeñan los factores ambientales en la patogenia de la DM1 se encuentran los datos siguientes:

- Sólo un tercio o la mitad de los gemelos monocigóticos de pacientes con DM1 desarrolla la enfermedad.
- Entre el 80% y 90% de los individuos con DM1 carece de antecedente familiar de la enfermedad.
- Existen diferencias estacionales en la incidencia de DM1.

Los **virus** se han implicado en algunos casos como agentes causales. De esta manera, la enfermedad se desarrolla ocasionalmente tras la infección por el virus coxsackie tipo B y, con menos frecuencia por el virus de la parotiditis.

 PATOLOGÍA: La lesión temprana más característica del páncreas en la DM1 es un infiltrado mononuclear en los islotes (insulitis), que se compone más que nada de linfocitos, que en algunos casos se acompañan de macrófagos y neutrófilos escasos (fig. 19-36). Al tiempo que la enfermedad se vuelve crónica, se produce la depleción de las células β del islote; de manera eventual ya no es posible identificar células productoras de insulina. La pérdida de las células β

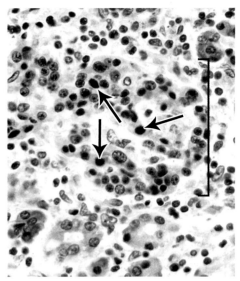

FIGURA 19-36. Insulitis en la diabetes mellitus tipo 1. Infiltrado inflamatorio linfocítico (*flechas*) que se distribuye dentro y en torno al islote (*a la izquierda del corchete*).

determina la existencia de islotes de tamaño variable, muchos de los cuales se observan como cordones parecidos a listones, a los que pudiera ser difícil diferenciar del tejido acinar circundante. La fibrosis de los islotes es rara. Sin embargo, la DM1 crónica suele mostrar fibrosis interlobulillar e interacinar difusa, que se acompañan de atrofia de las células de los ácinos. A diferencia de la DM2 (*v.* más adelante), en la DM1 no se observa depósito de amiloide en los islotes pancreáticos.

 CARACTERÍSTICAS CLÍNICAS: El cuadro clínico de la DM1 deriva de la carencia de insulina y su papel único en el metabolismo energético. La enfermedad debuta de forma característica con una descompensación metabólica aguda caracterizada por hiperglucemia y cetoacidosis. Según el grado de deficiencia absoluta de insulina, la cetoacidosis grave puede ir precedida durante semanas o meses por un aumento del gasto urinario (poliuria) y el incremento de la sed (polidipsia). A pesar del incremento del apetito (polifagia) se presenta una pérdida ponderal, que depende del catabolismo descontrolado de las reservas corporales de lípidos, proteínas y carbohidratos, y de la utilización ineficiente de la energía.

Diabetes mellitus tipo 2

La DM2 se caracteriza por una combinación de disminución de la sensibilidad hística a los efectos de la insulina y por la secreción excesiva de insulina en el páncreas. Esta combinación causa un control inadecuado de las concentraciones de glucosa plasmática.

La DM2 se desarrolla en general en adultos, en su mayoría personas obesas y adultos mayores. Sin embargo, la enfermedad ha estado apareciendo cada vez más en adultos jóvenes y adolescentes, pues la obesidad grave y la falta de ejercicio se vuelven más habituales en este grupo de edad. Los pacientes con DM2 muestran hiperinsulinemia, pero estas concentraciones excesivas de insulina no alcanzan a controlar los niveles séricos de glucosa. Cuando los pacientes con DM2 requieren la administración de insulina exógena, sus dosis diarias totales son mucho mayores que en los pacientes delgados con DM1 (con deficiencia de insulina).

 EPIDEMIOLOGÍA: Alrededor del 10 % de la población de Estados Unidos tiene diabetes, y más del 25 % son prediabéticos. La prevalencia difiere entre los grupos étnicos, siendo mayor en los nativos americanos, afro-

americanos e hispanos, en comparación con los asiáticos y los caucásicos no hispanos.

La diabetes es la causa principal de insuficiencia renal, amputaciones no traumáticas de los miembros y casos nuevos de ceguera entre los adultos americanos. También es un factor importante en la enfermedad cardiaca y el accidente cerebrovascular, y es la séptima causa de muerte.

Factores de riesgo

La DM2 es una enfermedad de dos golpes (de acuerdo con la teoría genética). El primero es la resistencia a las acciones hipoglucemiantes de la insulina en los tejidos objetivo (hígado, músculo esquelético, tejido adiposo). Por sí mismo, este defecto provoca un aumento en la producción total de insulina en el páncreas y después puede ir seguido por defectos moderados en el manejo de glucosa, indicativos de prediabetes. El segundo ocurre cuando el aumento de la producción de insulina ya no puede compensar el aumento de la demanda de insulina para controlar los niveles séricos de glucosa. A menudo, los islotes pancreáticos muestran cambios degenerativos en estos pacientes. La progresión a la diabetes manifiesta ocurre con mayor frecuencia en los pacientes con ambos resultados (fig. 19-37).

Existen varios factores de riesgo que se relacionan con claridad con la DM2. Los tres más importantes son la **obesidad**, la **sobrenutrición** y la **falta de actividad física**. El riesgo de padecer DM2 se incrementa en relación lineal con el índice de masa corporal (IMC), y más del 80 % de los casos puede atribuirse a la obesidad. La obesidad visceroabdominal («en forma de manzana») está más asociada habitualmente con la resistencia a la insulina y la DM2 en comparación con la obesidad gluteofemoral («en forma de pera») (fig. 19-38). En consecuencia, la pérdida de peso reduce el riesgo de DM2 y puede impedir el progreso de pacientes de alto riesgo a una diabetes franca.

La herencia multifactorial y poligénica es un factor clave en el desarrollo de la DM2. Distintas observaciones demuestran la influencia de la genética sobre el desarrollo de la DM2:

- Más de un tercio de los individuos con DM2 tiene por lo menos un progenitor con la misma enfermedad.
- Entre gemelos monocigotos, la concordancia para DM2 se aproxima al 100 %.
- La prevalencia de DM2 en distintos grupos étnicos que habitan en ambientes similares es muy variable.
- Los familiares de primer grado de los pacientes con DM2 tienen un riesgo vitalicio significativamente más alto de la enfermedad en comparación con aquellos que carecen del antecedente familiar.

A pesar de la prevalencia familiar alta de la enfermedad, la herencia es compleja e implica la interacción de muchos genes de susceptibilidad. Las causas monogénicas de la DM2 representan sólo una pequeña fracción de los casos, y los polimorfismos hereditarios comunes contribuyen sólo con pequeños grados de riesgo o protección contra la DM2.

Se descubrió que una variante autosómica dominante rara de diabetes hereditaria, que se conoce como **diabetes del adulto de inicio en la juventud**, está relacionada con distintos defectos genéticos que afectan a la función de las células β, entre los que se encuentran el gen de la glucocinasa, un sensor importante para el metabolismo de la glucosa al interior de la célula β. Se han descrito distintas mutaciones de genes que controlan el desarrollo y la función de las células β. Las mutaciones de estos genes no explican, sin embargo, la DM2 típica.

Resistencia a la insulina

Después de una comida rica en carbohidratos, el intestino absorbe la glucosa. Los aumentos consecuentes en la glucosa sérica estimulan la secreción de insulina por las células β del páncreas. A su vez, la insulina aumenta la captación de glucosa en el

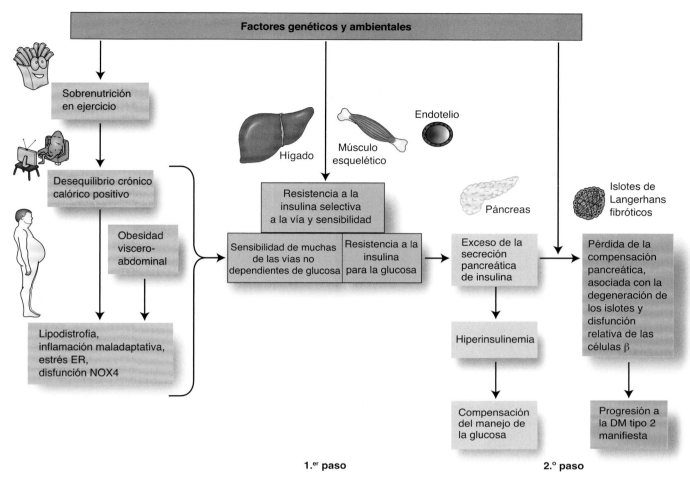

FIGURA 19-37. Patogenia de la diabetes mellitus tipo 2 (DM2) relacionada con obesidad. La masa adiposa visceral aumentada en la obesidad del segmento superior sintetiza varios factores que contribuyen a la resistencia a la insulina para la glucosa. Entre otros se encuentran en los ácidos grasos libres (no esterificados; AGL) circulantes en mayor concentración, y otras citocinas y proteínas que inhiben la actividad de la insulina, que coincide con una disminución de los factores que favorecen la señalización de esta hormona, como la adiponectina. Estos cambios generan un bloqueo a la acción de la insulina en el hígado y el músculo esquelético, en el nivel del receptor de la insulina y en puntos de señalización distales al receptor, lo que genera una incapacidad de la hormona para suprimir las síntesis hepática de glucosa y promover la captación de este azúcar en el músculo. La hiperglucemia que deriva de este mecanismo normalmente se contrarresta por medio del incremento de la secreción de insulina a partir de las células b del páncreas. La permanencia de la sensibilidad de las vías corriente abajo del receptor de insulina que no están relacionadas con el control glucémico, como la lipogénesis en el hígado y la activación de la proteína cinasas activada por mitógenos (MAP) de la cinasa extracelular regulada por señales (ERK), puede contribuir al hígado graso, a la dislipoproteinemia y a la hipertensión. En algunos individuos con la combinación de resistencia a la acción de la insulina y la disfunción de origen genético de la respuesta de las células α a la hiperglucemia trae consigo la hiperglucemia, tras lo cual se desarrolla la DM2. RE, retículo endoplasmático.

músculo esquelético y el tejido adiposo (fig. 19-39). La insulina también suprime la síntesis hepática de glucosa al (1) inhibir la glucogenólisis y la luconeogenia, (2) intensificar la síntesis de glucógeno, (3) bloquear los efectos del glucagón sobre el hígado y (4) antagonizar la liberación pancreática del glucagón.

Todos estos efectos de la insulina se reducen cuando existe DM2. La resistencia a la insulina (para glucosa) (RIg) determina el incremento de la producción hepática de glucosa y la disminución de la captación de este azúcar en los tejidos periféricos, en particular los músculos y el tejido adiposo.

Por sí misma, la resistencia a la insulina rara vez causa DM2, puesto que el aumento de la secreción de la hormona (hiperinsulinismo) a partir de las células β compensa para estos defectos e impide que los niveles de glucosa sérica aumenten. En muchos obesos y con prediabetes, la disfunción subclínica de las células β está presente antes de la diabetes manifiesta. Sólo cuando el

páncreas ya no puede mantener esta demanda elevada, los niveles de glucosa comienzan a aumentar.

 FISIOPATOLOGÍA DE RIg: Actualmente se han sugerido varios mecanismos para explicar la RIg. Si bien no existe una hipótesis satisfactoria sobre RIg, el claro papel de la obesidad en la promoción de la DM2 sugiere significativamente la participación del tejido adiposo.

■ **Lipotoxicidad:** los elevados niveles circulantes de ácidos grasos libres que se producen en la obesidad pueden afectar la sensibilidad del músculo esquelético a los efectos de la insulina. Es probable que esto se produzca como resultado de la inhibición de la fosforilación de las proteínas adaptadoras del sustrato del receptor de insulina (IRS) que interfieren con la señalización del receptor de insulina.

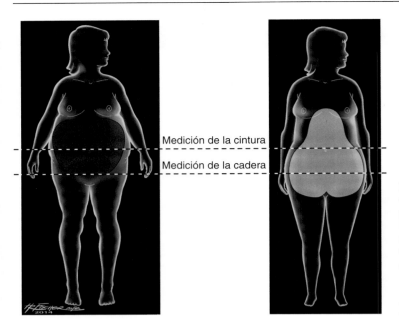

FIGURA 19-38. Distribución regional del tejido adiposo y riesgo cardiometabólico. Los individuos que acumulan tejido adiposo en el abdomen («forma de manzana») muestran un incremento del riesgo de resistencia a la insulina, diabetes mellitus tipo 2 y enfermedad cardiovascular, en comparación con quienes muestran acumulación adiposa en torno a las caderas, los glúteos y los muslos («forma de pera»). Los métodos estándares para valorar la obesidad abdominal incluyen la circunferencia de la cintura y el índice cintura:cadera.

■ **Secreción de adipocina:** el tejido adiposo puede considerarse un órgano endocrino, que secreta una variedad de proteínas (adipocinas) que desempeñan un papel en la generación de RIg. Este es particularmente el caso en presencia de la inflamación de bajo grado que se encuentra en el tejido adiposo obeso. Entre las adipocinas que tienen más probabilidades de desempeñar un papel en RIg están las siguientes:

● La **adiponectina secretada por el tejido adiposo** aumenta los efectos de la insulina en el tejido adiposo y el músculo. Los niveles plasmáticos de adipocina se reducen en la obesidad y en la DM2. Además, existe un polimorfismo genético en la molécula que está significativamente asociado con RIg.

● Los niveles de **TNF-α** aumentan en la obesidad visceral-abdominal. Esta citocina también induce RIg en animales experimentales y células de cultivo. Sin embargo, en las primeras etapas de los síndromes de sobrealimentación humana, no se produce un aumento de los niveles de TNF-α y otras citocinas; sin embargo, estas personas ya muestran RIg.

● La **proteína de unión al retinol 4 (RBP4)** es una adipocina que aumenta en personas con síndrome metabólico

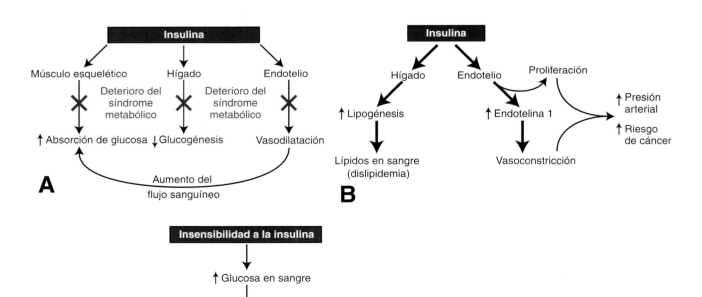

FIGURA 19-39. Mecanismos del efecto de la insulina que están alterados e intactos en el síndrome metabólico. A. Los efectos de la insulina están alterados en el síndrome metabólico. B. Efectos de la insulina que permanecen intactos en el síndrome metabólico. C. Resumen de la resistencia a la insulina para la glucosa y sus consecuencias.

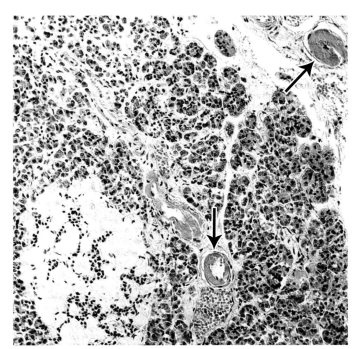

FIGURA 19-40. Amiloidosis (*hialinización*) de un islote en el páncreas de un individuo con diabetes mellitus tipo 2 (*abajo izquierda*). Vasos sanguíneos adyacentes al islote que muestran arterioloesclerosis hialina avanzada (*flechas*) característica de la diabetes.

(*v.* más adelante) y RIg. A diferencia de otras adipocinas, los niveles séricos de RBP4 parecen ser independientes de la obesidad propiamente dicha y, por tanto, pueden ser un factor de riesgo independiente de riesgo cardiovascular asociado con DM2.

- **Estrés del retículo endoplasmático (RE):** La inducción química del estrés en el RE en células cultivadas deteriora la señalización de la insulina, mientras que el alivio del estrés en el RE de animales obesos mejora su manejo de glucosa. Sin embargo, la evidencia de esta vía en humanos obesos ha sido desigual.

Disfunción de la célula β

En la DM2 esta disfunción se caracteriza por trastornos de la primera fase de la secreción de insulina tras la estimulación con glucosa, que pudiera preceder al establecimiento de la intolerancia a la glucosa. Más adelante, en la segunda fase de la enfermedad, la liberación de insulina de síntesis reciente es defectuosa. Este efecto puede revertirse, al menos en algunos pacientes, al restaurar un control adecuado de la glucemia. Esta reducción en parte reversible de la secreción de insulina deriva del efecto inhibidor paradójico que ejerce la glucosa sobre la liberación de insulina, que en ocasiones se observa cuando existe hiperglucemia («toxicidad por glucosa»).

Los trastornos de la primera fase de la secreción de la insulina pueden servir como marcadores de riesgo para DM2 en familiares y pueden observarse en mujeres con diabetes gestacional previa. Al transcurrir un periodo prolongado, disminuye de manera gradual la secreción de insulina en la DM2. También existe una disminución de la masa de células β.

 PATOLOGÍA: Es posible encontrar lesiones microscópicas en los islotes de Langerhans en muchos pacientes con DM2, pero no en todos. A diferencia de lo que ocurre en la DM1 (*v.* más adelante), el número de células β no

muestra disminución constante en la DM2, y no se han identificado lesiones morfológicas en ellas mediante microscopia óptica o electrónica.

En algunos islotes se acumula tejido fibroso, en ocasiones a un grado tal que los islotes se obliteran. Es frecuente identificar amiloide en los islotes (fig. 19-40), en particular en individuos mayores de 60 años. Este tipo de amiloide se compone de una molécula polipeptídica conocida como **amilina**, que se secreta junto con la insulina a partir de la célula β. Resulta relevante que aproximadamente el 20 % de los no diabéticos de edad avanzada también cuenta con depósitos de amiloide en el páncreas, hallazgo que se atribuye al proceso mismo de envejecimiento.

Síndrome metabólico

El desequilibrio en la acción de la insulina en los tejidos objetivo y la hiperinsulinemia compensadora están estrechamente ligados a un conjunto diverso de factores de riesgo cardiovascular que son frecuentes en personas obesas, sedentarias y pacientes con diabetes. Estos factores de riesgo, que en conjunto se denominan **síndrome metabólico**, incluyen: (1) la adiposidad abdominal con aumento de la circunferencia en la cintura, (2) hipertensión leve (probablemente relacionada con el fracaso en la relajación vascular dependiente del endotelio), (3) niveles elevados de glucosa en plasmática y (4) dislipoproteinemia con triglicéridos plasmáticos elevados y colesterol plasmático HDL (lipoproteínas de alta densidad) bajo (tabla 19-7). Algunos consideran el síndrome metabólico como un precursor de la DM2.

Implicaciones terapéuticas

En una fase temprana de la DM2, la RIg y la hiperinsulinemia son las manifestaciones predominantes. Ambas pueden mejorar dramáticamente con una pérdida de peso y ejercicio modestos. Además, los sensibilizadores de insulina son útiles en esos pacientes. La metformina se considera un «sensibilizador de insulina», porque mejora la captación de glucosa por el músculo e inhibe la producción hepática de glucosa, aunque su mecanismo de acción a nivel molecular sigue siendo problemático.

Tabla 19-7
Fenómenos concurrentes frecuentes del síndrome metabólico
Signos clínicos
Obesidad central (segmento superior) con incremento del perímetro abdominal
Acantosis nigricans (cambios cutáneos por hipertrofia e hiperpigmentación)
Anomalías de laboratorio
Aumento de la glucemia preprandial, posprandial o ambas
Resistencia a la insulina para la glucosa con hiperinsulinemia con permanencia de la sensibilidad y, por tanto, sobreactividad de otras vías corriente abajo del receptor de insulina
Dislipidemia que se caracteriza por el incremento de triglicéridos y la reducción del colesterol en lipoproteínas de alta densidad
Hipercoagulabilidad y trombólisis anómala
Hiperuricemia
Disfunción endotelial y del músculo liso vascular
Albuminuria
Afecciones comórbidas
Hipertensión
Ateroesclerosis
Hiperandrogenismo con síndrome de ovario poliquístico

Más tarde en el curso de la diabetes, conforme se establece la disfunción de las células β, los sensibilizadores de insulina no pueden controlar la DM2 por sí solos. Se requieren otros agentes y, en última instancia, la insulina exógena.

Complicaciones de la diabetes

La gravedad y la persistencia de la hiperglucemia, tanto en la DM1 como en la DM2, son los factores patógenos principales de las complicaciones «microvasculares» de la diabetes. Esto incluye la retinopatía, la nefropatía y la neuropatía. De esta manera, el control de la glucemia sigue siendo el medio principal por el cual resulta posible limitar al mínimo el desarrollo de las complicaciones microvasculares en la diabetes. Ha sido más difícil demostrar que el control de la glucemia tiene capacidad para prevenir las complicaciones «macrovasculares» (vasos de gran calibre), que hacen referencia a la ateroesclerosis y sus secuelas (arteriopatía coronaria, vasculopatía periférica y vasculopatía cerebral). Estas complicaciones macrovasculares son en particular habituales en personas con resistencia a la insulina y DM2, en parte porque los pacientes suelen ser mayores y con frecuencia tienen otros factores de riesgo cardiovascular, en particular dislipidemia, hipertensión e hipercoagulabilidad.

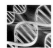 **PATOGENIA:** Se proponen varios mecanismos bioquímicos para explicar el desarrollo de complicaciones en la diabetes.

■ **Factores de riesgo cardiovascular:** En la DM2, el patrón perjudicial de la resistencia a la insulina selectiva a esta vía y la sensibilidad promueve lo siguiente: (1) el hígado graso, (2) la sobreproducción de lipoproteínas apoB ricas en triglicéridos, (3) la alteración en la eliminación hepática de lipoproteínas aterogénicas posprandiales de la circulación, (4) vasoconstricción, (5) sobreexpresión del factor hístico y (6) posiblemente la retención de sal. Se han demostrado los beneficios de los agentes hipolipidemiantes (estatinas), del tratamiento de la hipertensión, particularmente con inhibidores de la enzima convertidora de angiotensina (ECA), y la administración diaria de ácido acetilsalicílico en dosis bajas para inhibir la función plaquetaria. En la DM1 puede desarrollarse la hiperglucemia significativa en el contexto de un mal control glucémico, pero este efecto a menudo se corrige con rapidez una vez que la dosis de insulina se administra.

■ **Glucosilación de las proteínas:** La glucosa forma un enlace covalente con distintas proteínas de manera proporcional a la intensidad de la hiperglucemia. De manera rutinaria se utiliza una fracción específica de hemoglobina glucosilada en los eritrocitos circulantes (HgA1C) para vigilar el grado general de hiperglucemia durante las 6 a 8 semanas precedentes. La glucosilación de la hemoglobina es irreversible, de tal manera que las concentraciones de HgA1C sirven como marcador del control glucémico. Al pasar el tiempo, los productos iniciales de la glucosilación forman productos terminales de la glucosilación avanzada (PTGA), que son estables y están conformados por un derivado de la glucosa en unión covalente al grupo amino de las proteínas. La formación de PTGA altera permanentemente la estructura de la proteína y conduce al entrecruzamiento de proteínas cercanas, lo cual contribuye, quizá, al engrosamiento característico de las membranas basales vasculares que se da en la diabetes. Sin embargo, la función de los PTGA en la microvasculopatía diabética permanece incierta.

Ateroesclerosis

La enfermedad cardiaca ateroesclerótica y los accidentes cerebrovasculares isquémicos representan más de la mitad de todas las muertes entre los adultos con diabetes. La extensión y la intensidad de las lesiones ateroescleróticas en las arterias de calibre mediano y grande se incrementa en individuos con diabetes de larga evolución. La diabetes elimina el efecto protector usual que confiere el sexo femenino, y la arteriopatía coronaria se desarrolla a una edad menor que en personas no diabéticas. Por otra parte, la mortalidad por infarto del miocardio es más alta en personas con diabetes que en quienes no la presentan. Los individuos con DM2 muestran con frecuencia numerosos factores de riesgo del síndrome metabólico, que contribuyen al desarrollo de la ateroesclerosis.

La **vasculopatía periférica ateroesclerótica**, en particular en las extremidades inferiores, es una complicación frecuente de la diabetes. La insuficiencia vascular conduce a la formación de úlceras y a la gangrena de los ortejos y los pies mismos, complicaciones que por último hacen necesaria una amputación. De hecho, *la diabetes es la causa de más del 60% de las amputaciones de extremidades de origen no traumático en Estados Unidos*

 FISIOPATOLOGÍA: El mecanismo por el cual la diabetes promueve la ateroesclerosis no está claro. Existen por lo menos tres escuelas generales de pensamiento:

1. **Efectos directos de la diabetes o la hiperglucemia sobre la pared arterial.** Como se señaló anteriormente, ninguna de las terapias que tienen como base esta idea han limitado este tipo de complicación en la DM2.
2. **Efectos colaterales de la terapia diabética**, como las concentraciones elevadas de insulina relacionadas con ciertas opciones terapéuticas.
3. **Exacerbación de los factores de riesgo generales para la ateroesclerosis** (p. ej., dislipoproteinemia, hipertensión e hipercoagulabilidad). La dislipoproteinemia de la DM2 deriva en parte de la sobreproducción de lipoproteínas hepáticas e intestinales apoB ricas en triglicéridos. Un defecto de la lipasa de las lipoproteínas, que compromete la eliminación de quilomicrones y conduce a la hipertrigliceridemia posprandial. La captación hepática de las partículas lipoproteicas remanentes aterógenas posprandiales se deteriora. Las estrategias más exitosas para reducir los acontecimientos cardiovasculares en la DM2 implican el control de estos factores de riesgo (p. ej., administración de estatinas, fármacos antihipertensivos y ácido acetilsalicílico).

Microvasculopatía

La arterioloesclerosis y el engrosamiento de la membrana basal capilar son cambios vasculares característicos en la diabetes (*v.* cap. 14). El desarrollo frecuente de hipertensión contribuye a la producción de lesiones arteriolares.

El depósito de proteínas de la membrana basal, que también pudieran glucosilarse, se incrementa en la diabetes. La agregación plaquetaria en los vasos sanguíneos de menor calibre y la alteración de los mecanismos fibrinolíticos también pueden participar en la patogenia de la microvasculopatía diabética. Los efectos de la microvasculopatía sobre la perfusión hística y la cicatrización de las heridas son profundos.

Se reduce el flujo sanguíneo hacia el corazón, ya comprometido por la enfermedad de los vasos de gran calibre (ateroesclerosis coronaria). La cicatrización de las úlceras crónicas que se desarrollan como consecuencia de traumatismos e infecciones en los pies en los individuos diabéticos suele ser deficiente, en parte por la enfermedad microvascular. Las complicaciones principales de la microvasculopatía diabética afectan al riñón y a la retina (fig. 19-41).

Nefropatía

La diabetes es la causa primordial de insuficiencia renal en Estados Unidos, y supone alrededor de la mitad de los casos nuevos. Un tercio de pacientes con DM1 desarrolla por último insuficiencia

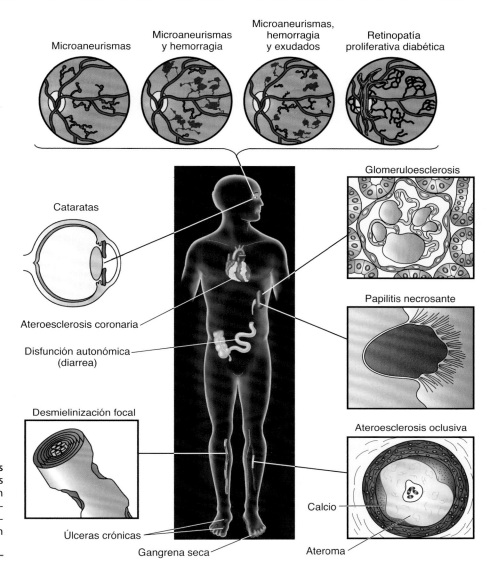

FIGURA 19-41. Complicaciones secundarias de la diabetes. Los efectos de la diabetes sobre distintos órganos vitales inducen complicaciones que pudieran ser incapacitantes (vasculopatía cerebral y periférica), dolorosas (neuropatía), o poner en riesgo la vida (arteriopatía).

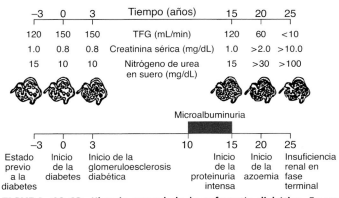

FIGURA 19-42. Historia natural de la nefropatía diabética. En un inicio, la hipertrofia renal y la hiperfiltración inducen un incremento de la tasa de filtración glomerular (TFG). Una vez que comienza a disminuir la función renal, en promedio por lo menos 10 años después del inicio de la diabetes, la primera anomalía que se cuantifica con facilidad y confianza es la fuga de una cantidad escasa de albúmina sérica hacia la orina (microalbuminuria). La elevación de la creatinina sérica y la proteinuria intensa se producen mucho después. Cortesía de the American Diabetes Association.

renal como lo hacen hasta un 20% de pacientes con DM2. Algunos pacientes con DM1 mueren por uremia, pero la mayor parte de los que desarrolla nefropatía fallece por enfermedad cardiovascular, cuyo riesgo es 40 veces más alto en personas con DM1 que padecen nefropatía en fase terminal.

La prevalencia de la nefropatía diabética aumenta con la intensidad y la duración de la hiperglucemia. La nefropatía diabética es la causa más frecuente de trasplante renal en adultos (fig. 19-42) (*v.* cap. 14).

Retinopatía

La retinopatía diabética es la etiología principal de amaurosis en Estados Unidos en adultos menores de 74 años. El riesgo es más alto en la DM1 que en la DM2. De hecho, el 10% de los pacientes con DM1 con 30 años de evolución desarrolla ceguera legal. De manera independiente a esto, existen muchos más pacientes con DM2, de manera que forman la mayoría entre los que padecen retinopatía diabética. La retinopatía es la complicación oftalmológica más devastadora de la diabetes, pero también se incrementa la incidencia de glaucoma, cataratas y queratopatía. Al igual que la nefropatía, la prevalencia de la retinopatía diabética corresponde a la duración y a la intensidad del control glucémico.

Neuropatía

La disfunción sensitiva periférica y la de los nervios autónomos se encuentran entre las complicaciones más frecuentes e inquietantes de la diabetes. Los cambios que sufren los nervios son complejos, y se han encontrado anomalías en los axones, la capa de mielina y las células de Schwann. La patología microvascular que afecta a los vasos sanguíneos de pequeño calibre de los nervios contribuye al trastorno. La evidencia sugiere que la hiperglucemia incrementa la percepción del dolor, de manera independiente a cualquier lesión estructural que presenten las fibras nerviosas.

La neuropatía periférica se caracteriza al inicio por dolor y sensaciones anómalas en las extremidades. Finalmente, también se pierden el tacto fino, la sensibilidad al dolor y la propiocepción. El resultado es que los diabéticos tienden a ignorar la irritación y los traumatismos menores en los pies, las articulaciones y las piernas y después tienden a desarrollar úlceras en los pies. La neuropatía periférica también contribuye a la artropatía de Charcot, una enfermedad común destructiva sin dolor.

Infecciones bacterianas y micóticas

Las respuestas del huésped a los patógenos microbianos son anómalas en los pacientes con diabetes mal controlada. La función leucocitaria se compromete y las respuestas inmunitarias se trastocan. Las **infecciones de las vías urinarias** son problemáticas, puesto que la glucosa de la orina da origen a un medio de cultivo enriquecido. Esto se complica en mayor medida si los individuos cursan con neuropatía autónoma, que induce retención urinaria. Una complicación infecciosa temida de la diabetes con control deficiente es la **mucormicosis**. Esta infección micótica con frecuencia mortal tiende a originarse en la nasofaringe o en los senos paranasales, y se disemina con rapidez hacia la órbita y el cerebro.

Diabetes gestacional

La diabetes gestacional se desarrolla sólo en un porcentaje bajo de mujeres en apariencia saludables, durante el embarazo. Puede persistir tras el parto en un número escaso de pacientes. El embarazo es un estado en que existe resistencia a la insulina, pero sólo las embarazadas con trastornos de la secreción de insulina a partir de las células β desarrollan diabetes. Las anomalías relacionadas con la cantidad y la oportunidad de la secreción de insulina hacen a estas mujeres muy susceptibles al desarrollo de DM2 franca en una fase posterior de la vida.

El control deficiente de la diabetes (tanto gestacional como ya existente) puede dar origen al nacimiento de neonatos de gran tamaño, lo que dificulta el trabajo de parto y el parto mismo, y pudiera hacer necesaria una cesárea. El páncreas del feto intenta compensar el control deficiente de la diabetes materna durante la gestación. Estos fetos desarrollan hiperplasia de las células β, que puede dar lugar a hipoglucemia tras el nacimiento y en el periodo posnatal temprano.

Los neonatos de mujeres diabéticas tienen una incidencia del 5-10 % de anomalías importantes del desarrollo, entre las que se encuentran las malformaciones cardiacas y de los grandes vasos, y también los defectos del tubo neural, como la anencefalia y la espina bífida. La incidencia de estas lesiones depende del control de la diabetes materna durante la gestación temprana.

ENFERMEDADES NUTRICIONALES

En los países industrializados, la obesidad, en lugar de la inanición, es la mayor causa de las enfermedades nutricionales. El síndrome metabólico y la DM2 posterior pueden clasificarse como enfermedades nutricionales debido a su fuerte asociación con la obesidad. Sin embargo, la inanición, especialmente en la infancia, y las insuficiencias de vitaminas, siguen siendo problemas habituales en el mundo no industrializado.

Obesidad

Consumo y gasto energéticos

El peso se incrementa cuando el consumo energético excede el gasto: eres lo que comes, menos lo que consumes. El tubo digestivo normal de los humanos esencialmente absorbe todos los combustibles simples que entran en este.

El gasto energético diario total lo integran varios componentes regulados:

1. **Tasa metabólica basal:** la TMB es la energía que se utiliza durante el reposo absoluto en decúbito, en el estado posterior a la absorción. Incluye el mantenimiento de los niveles de respiración, la circulación sanguínea y las funciones metabólicas esenciales. Para los individuos con trabajos sedentarios, esta tasa corresponde a un 60 % del gasto energético diario total. Más del 75 % de la variación de la TMB refleja las diferencias de la masa corporal magra.
2. **Gasto calórico para la digestión, la absorción y el almacenamiento de las calorías ingeridas** (del 6 % al 12 % del gasto energético diario total).
3. **Coste energético de las emociones, el uso de medicamentos y la termogenia adaptativa** (es decir, cambios de temperatura, exposición a agentes infectantes).
4. **Termogenia por actividad** que genera el movimiento físico durante el ejercicio extenuante y la termogenia por una actividad distinta al ejercicio.

El cerebro es el centro de control principal del peso corporal

El cerebro recibe señales hormonales y neuronales en relación con la insuficiencia o el exceso de alimento, así como sobre la tasa de utilización de combustibles. Para mantener la homeostasis, coordina entonces respuestas que modulan el comportamiento y la función de los sistemas endocrino y nervioso autónomo para ajustar el equilibrio energético.

El **hipotálamo** es el procesador principal de las señales que provienen de la periferia, y es crucial para el control del equilibrio energético. Aunque muchos núcleos hipotalámicos regulan el metabolismo, el núcleo arqueado desempeña un papel central en la regulación de las señales periféricas gracias a dos poblaciones diferentes de neuronas, que tienen acciones opuestas sobre el consumo de alimentos. Un grupo produce neuropéptidos **anorexígenos** (supresores del apetito), como la proopiomelanocortina (POMC) y el producto de transcripción regulado por cocaína y anfetamina (CART). La POMC se escinde en una hormona tipo α estimulante de melanocitos (α-MSH), que se une a los receptores de melanocortina MC3R y MC4R para disminuir el apetito.

La otra población de neuronas sintetiza dos neuropéptidos **orexígenos** (estimulantes del apetito): el **neuropéptido** Y (NPY) y la **proteína relacionada con agutí** (AgRP). El NPY se encuentra entre los neuropéptidos más abundantes en el cerebro de los mamíferos y es un estimulante potente de la alimentación. La AgRP antagoniza a los receptores de melanocortina, con lo que bloquea los efectos anorexígenos de la α-MSH, y determina el incremento del consumo de alimentos.

Regulación del hambre y la saciedad

Existen múltiples factores endógenos y exógenos que regulan el hambre y la saciedad. Varios de ellos son sustancias similares a hormonas producidas en el tubo digestivo y adipocitos. Se incluyen los siguientes:

■ La **leptina** es producida principalmente por los adipocitos y une el sistema nervioso y otros para el control del apetito y el gasto energético. Su papel fisiológico principal parece ser el envío de señales hacia el cerebro en relación con la suficiencia de las reservas adiposas corporales. La disminución de las concentraciones séricas de leptina aumenta el apetito y disminuye el gasto energético. Las mutaciones en los genes de los receptores de leptina y la leptina rara vez se asocian con la obesidad.

■ Los **endocanabinoides** son lípidos endógenos que se unen a los receptores canabinoides en los núcleos talámicos que participan en el control del equilibrio energético y el peso. Los receptores CB1 también se identifican en el tejido adiposo y en el tubo gastrointestinal. Una vez que se activa, el receptor CB1 induce el consumo de alimentos y puede desempeñar un papel en el desarrollo y el mantenimiento de la obesidad.

■ El **tubo digestivo** aloja un grupo diverso de mecanorreceptores y quimiorreceptores. Estas moléculas reenvían la información por las fibras aferentes del nervio vago que terminan en el núcleo del tracto solitario en el tronco del encéfalo. Varias hormonas producidas en el tubo digestivo indican al SNC que regule la ingesta de energía. Estos incluyen los siguientes:

● El **péptido tipo 1 similar al glucagón** (GLP-1) deriva del proglucagón en la mucosa del íleon distal y el colon. El GLP-1 (1) disminuye el consumo de alimentos, (2) retrasa el vaciamiento gástrico, (3) genera una sensación de saciedad, (4) incrementa la secreción posprandial de insulina mediada por glucosa y (5) disminuye la secreción de glucagón, una hormona que se opone a la acción de la insulina. Los análogos de acción prolongada del GLP-1 (exenatida y liraglutida) se utilizan para el tratamiento de la diabetes mellitus tipo 2 y también inducen una reducción ponderal.

● La **grelina** es una hormona que estimula la sensación de apetito. Se sintetiza principalmente en las células endocrinas gástricas, pero también en menor cantidad en el duodeno, el íleon y el colon. La grelina estimula a las neuronas NPY orexígenas en el núcleo arqueado del hipotálamo. Las concentraciones séricas de grelina se elevan tras la pérdida ponderal de origen dietético, un efecto que puede contribuir al fracaso a largo plazo de los programas clínicos de reducción de peso.

● La **colecistocinina** se sintetiza principalmente en la mucosa duodenal y del yeyuno, particularmente tras el consumo de grasas y proteínas. La colecistocinina estimula la liberación de enzimas a partir del páncreas y la vesícula biliar para facilitar la digestión, reduce la velocidad de vaciamiento gástrico y disminuye el consumo alimentario.

● El **péptido YY** (PYY) y el **polipéptido pancreático** relacionado se secretan sobre todo en el íleon y el colon y el páncreas respectivamente. Se liberan en respuesta al consumo de alimentos y la disminución del apetito y el consumo calórico total.

■ La flora intestinal puede tener efecto sobre el peso corporal. La flora intestinal distal en los individuos obesos tiene una composición microbiana distinta a la flora de individuos esbeltos. Las bacterias intestinales de las personas obesas pueden extraer las calorías de los componentes complejos de la dieta de forma más eficaz que la microbiota de sus homólogos delgados. Es probable que los efectos reguladores del huésped ante las variaciones en la flora intestinal sean importantes, aunque los mecanismos no se comprenden del todo.

Índice de masa corporal y obesidad

El estándar que se utiliza con más frecuencia para definir la obesidad es el IMC:

$$IMC = [peso \ (kg)] \div [talla \ (m)]^2$$

Si bien el IMC es un indicador excelente de la obesidad, no permite establecer una distinción formal entre la masa adiposa y la masa magra. Casi todas las organizaciones de salud definen el sobrepeso como un IMC de 25-30 kg/m². Un individuo con un IMC de 30 o más se considera obeso, de 30 a 35 obesidad de clase I, de 35 a 40 obesidad de clase II y mayor de 40 (obesidad de clase III) denota obesidad mórbida. El IMC elevado guarda correlación con un exceso de morbilidad, debido a anomalías metabólicas, en particular dislipoproteinemia, hipertensión, hiperglucemia, hipercoagulabilidad y DM2. Un IMC superior a 35 (obesidad de clase II y III) se asocia de manera consistente con un incremento en la mortalidad por cualquier causa, mientras que los IMC de 25 a 30 (sobrepeso) o de 30 a 35 (obesidad de clase I) no.

Como se menciona anteriormente, la distribución regional de la grasa corporal es determinante del riesgo para la salud que se relaciona con la obesidad. Los depósitos de grasa en distintas regiones del organismo desempeñan papeles diversos, entre los que se encuentran (1) el metabolismo energético, (2) la secreción de proteínas circulantes y metabolitos hacia la circulación, y (3) el amortiguamiento físico y la protección para los órganos internos. Comparado con la obesidad gluteofemoral (denominada obesidad del segmento inferior [«en pera»]; fig. 19-38), la obesidad visceroabdominal (también denominada adiposidad central o centrípeta [«en manzana »]) implica un riesgo más alto de dislipoproteinemia, hipertensión, cardiopatía, diabetes y algunas variedades de cáncer.

El cálculo del IMC no toma en consideración la distribución de la grasa corporal, de tal manera que la obesidad abdominal puede determinarse con más precisión a partir de la cuantificación del perímetro abdominal (cintura) o el índice cintura:cadera. La circunferencia de cintura mayor a 102 cm y un índice cintura-cadera mayor a 0.9 en los hombres se asocian con resultados adversos. Lo mismo sirve para las mujeres con una circunferencia de cintura superior a 88 cm o un índice cintura:cadera mayor a 0.85. En consecuencia, la cantidad de grasa visceral y los factores de riesgo cardiovascular modificables son una mejor guía para el tratamiento que el IMC.

Estudios sobre las causas hereditarias de la obesidad

Casi todas las personas que viven en países desarrollados están expuestas a un ambiente sedentario rico en calorías; aun así, los IMC varían de forma considerable, desde extremadamente delgados hasta la obesidad mórbida.

Está clara la propensión hereditaria hacia la obesidad, basada en comparaciones de los IMC entre (1) gemelos monocigóticos y dicigóticos, (2) entre hermanos o medios hermanos a nivel genético criados por separado después de ser adoptados en la infancia y (3) en varias generaciones de una familia. Estos informes proporcionan estimaciones sobre la herencia para la obesidad, que varían de un 20-80 %. En particular, un estudio de niños gemelos encontró que el IMC y la circunferencia de cintura mostraron una herencia del 77 %. Además, las conductas ligadas a la obesidad tienen un componente hereditario sustancial.

Muchos estudios genéticos han identificado variantes genéticas específicas que, en conjunto, contribuyen muy poco al desarrollo de obesidad en toda la población:

■ Las **mutaciones del gen y receptor de la leptina** se vinculan con síndromes monogénicos raros de obesidad intensa en el humano. Los homocigotos presentan hiperfagia y obesidad intensa de inicio temprano. En el caso de las mutaciones del gen de la leptina, la terapia de restitución con leptina recombinante inyectada resulta muy efectiva.

■ Las **mutaciones del gen del receptor tipo 4 de la melanocortina (MC4R),** tanto dominantes como recesivas, son la causa principal de la obesidad monogénica intensa de inicio durante la niñez, se calcula que en un 5 % de estos casos. Los pacientes no suelen tener un fenotipo distinto a la ingesta excesiva, la obesidad y las secuelas cardiometabólicas bien conocidas de la obesidad.

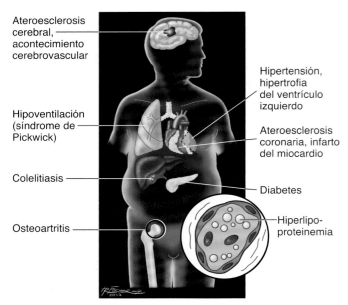

FIGURA 19-43. Complicaciones médicas de la obesidad.

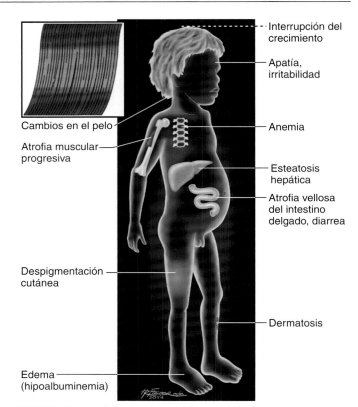

FIGURA 19-44. Complicaciones del kwashiorkor.

■ Los **estudios de asociación de todo el genoma** han identificado varios genes que codifican las proteínas cerebrales/hipotalámicas y están asociadas con las variaciones en el IMC. Sin embargo, todos los polimorfismos génicos específicos identificados hasta la fecha contabilizan menos del 1 % de la base genética de la obesidad.

Se piensa que los mecanismos para controlar el peso corporal han evolucionado para evitar la pérdida de peso en tiempos de escasez y no para promover la obesidad en tiempos de abundancia. Los ejemplos notables de la influencia ambiental en la predisposición genética incluyen a los nativos americanos Pima de Arizona. Actualmente, los Pimas son sedentarios en gran parte y consumen una dieta donde el 50 % de la energía deriva de la grasa, a diferencia de sus dietas tradicionales bajas en grasa. Ellos han experimentado grandes incrementos en la obesidad y la diabetes. En cambio, los Pimas genéticamente relacionados de las montañas de la Sierra Madre del norte de México realizan más actividad física, mantienen una dieta tradicional baja en grasa y tienen tasas mucho más bajas de obesidad y diabetes tipo 2.

El riesgo de diabetes entre la comunidad Pima varía de modo inverso con el grado de herencia europea en cada uno. Esto es consistente con una diferencia de tres veces en la prevalencia entre las dos poblaciones de los padres (es decir, Pima y Europea).

Complicaciones de la obesidad

La obesidad y la adiposidad central están asociadas con una mayor morbilidad y, para la obesidad de clase II y III, también con un aumento en la mortalidad (fig. 19-43). Las células adiposas cursan con hiperplasia e hipertrofia. El exceso derivado del desequilibrio entre la ingesta y el gasto energético se almacena en los adipocitos que crecen, aumentan en número o ambos. Un adulto extremadamente obeso puede tener cuatro veces el número de adipocitos en comparación con uno delgado, y cada célula contiene el doble de lípidos. Dada la estrecha asociación entre la DM2, la obesidad y el síndrome metabólico, las complicaciones clínicas de estas afecciones se analizan anteriormente y en los capítulos 8 y 10.

Inanición

Marasmo se refiere a la insuficiencia de calorías de todas las fuentes. **Kwashiorkor** es una variante de desnutrición que se observa en los niños y que genera una dieta con insuficiencia aislada de proteínas.

Marasmo

La inanición global en los niños (es decir, la insuficiencia de todos los elementos de la dieta) conduce al marasmo. Los cambios que se observan se parecen a los que se identifican en adultos emaciados, e incluyen disminución del peso corporal, pérdida de la grasa subcutánea, aumento de la circunferencia abdominal, atrofia muscular progresiva y desarrollo de arrugas faciales. El desgaste y el incremento del pigmento lipofuscina se observa en casi todas las vísceras, en especial en el corazón y el hígado. El pulso, la presión arterial y la temperatura son bajos y la diarrea es habitual. Puesto que las respuestas inmunitarias se encuentran alteradas, el niño sufre numerosas infecciones. Una consecuencia importante del marasmo es la **interrupción del crecimiento**. Si no se provee a estos niños una alimentación adecuada durante la niñez, no alcanzan su talla final potencial al llegar a la edad adulta. La desnutrición marásmica grave que se acompaña de anemia ferropénica durante la niñez temprana, cuando el desarrollo cerebral es más intenso, puede provocar deficiencia intelectual permanente.

Kwashiorkor

El kwashiorkor (fig. 19-44) deriva de una **insuficiencia de proteínas** en dietas con un contenido relativo alto en carbohidratos. Al igual que el marasmo, suele producirse una vez que se desteta al lactante, momento en el cual una dieta deficiente en proteínas, que se compone principalmente por carbohidratos, sustituye a la leche materna. Se presenta un fallo generalizado del crecimiento y atrofia muscular progresiva, como en el marasmo, pero la grasa subcutánea es normal, puesto que el consumo calórico es suficiente. Resulta notable la apatía extrema, en comparación con los niños con marasmo, que podrían encontrarse alerta. De igual manera, en contraste con el marasmo, son usuales el edema intenso, la hepatomegalia, la despigmentación cutánea y las dermatosis. Las lesiones en «pintura descascarillada» en la piel y de la cara, las extremidades y el periné muestran sequedad e hiperqueratosis. El cabello adquiere una coloración arenosa o rojiza; una despigmentación lineal característica del pelo («signo de la bandera») proporciona muestras de periodos con insuficiencia, en particular intensa, de proteínas. El abdomen se distiende por la flacidez de los músculos abdominales, la hepatomegalia y la ascitis secundaria a hipoalbuminemia. Junto con la atrofia general de las vísceras, la atrofia vellosa intestinal podría interferir con la absorción de los nutrientes. La diarrea es frecuente. La anemia es la regla, pero por lo general no pone en riesgo la supervivencia. Los efectos inespecíficos sobre el crecimiento, el pulso, la temperatura y el sistema inmunitario son similares a los del marasmo.

Insuficiencia de vitaminas y toxicidad

Las vitaminas son catalizadores orgánicos que se precisan para el metabolismo normal y sólo se encuentran disponibles a partir de fuentes dietéticas. Las insuficiencias vitamínicas son poco frecuentes en todas las poblaciones, excepto las más desfavorecidas en los países industrializados.

Vitamina A

La vitamina A es una sustancia liposoluble con importancia para la maduración esquelética y el mantenimiento de los recubrimientos epiteliales especializados y la estructura de la membrana celular. Además, es un constituyente central de los pigmentos fotosensibles en la retina. Además, esta vitamina es importante para la función inmunitaria y los mecanismos de defensa de otros tipos. La vitamina A se presenta de manera natural como **retinoides** o como un precursor, el **β-caroteno**. La fuente del precursor —el caroteno— la constituyen las plantas, en especial los vegetales de hojas verdes. El hígado de los peces es una fuente particularmente rica de (retinoides).

La insuficiencia de vitamina A se relaciona con una resistencia deficiente contra las infecciones. La administración de vitamina A a los individuos con insuficiencia reduce su mortalidad. Además, en los países subdesarrollados, la administración de complementos de esta vitamina a las mujeres embarazadas y a sus hijos ha reducido la mortalidad infantil.

El β-caroteno se modifica en la mucosa intestinal para obtener retinoides, que se absorben con los quilomicrones. Se almacena en el hígado, donde se ubica el 90 % de esta vitamina en el organismo. En los periodos en los que se altera la absorción de grasas (p. ej., diarrea), la absorción de la vitamina A disminuye.

Si bien la insuficiencia de vitamina A es rara en los países desarrollados, constituye un problema de salud importante en regiones más pobres del mundo, entre las que se encuentran en gran parte África, China y el sureste asiático.

 PATOLOGÍA: *La insuficiencia de vitamina A genera sobre todo metaplasia escamosa, que predomina en el epitelio glandular* (fig. 19-45). Como resultado, las personas con esta insuficiencia de vitaminas pueden sufrir numerosos trastornos. Esto incluye bronconeumonía, xeroftalmía (la sequedad de la córnea y la conjuntiva), ulceración corneal y ceguera.

El signo más temprano de insuficiencia de vitamina A es con frecuencia la disminución de la visión en condiciones de iluminación limitada. La vitamina A es un componente básico del pigmento de los bastones de la retina y participa en la transducción de la luz. Puesto que el aldehído de la vitamina A, el retinol, se degrada de manera constante al generar la señal de luz, se requiere una provisión continua de vitamina A para la visión nocturna.

Toxicidad por vitamina A

La intoxicación por vitamina A suele deberse a la administración excesiva de complementos vitamínicos a los niños. Son frecuentes la hepatomegalia y la esplenomegalia; en el análisis microscópico estos órganos muestran macrófagos cargados con lípidos. En el hígado, la vitamina A también se encuentra en los hepatocitos, y la hipervitaminosis A prolongada está implicada en casos infrecuentes de cirrosis. Los síntomas de presentación podrían ser el dolor óseo y los síntomas neurológicos, como la hiperexcitabilidad y la cefalea. El consumo excesivo de caroteno es benigno, y tan sólo tiñe de amarillo la piel, situación que podría confundirse con ictericia.

Complejo vitamínico B

Las vitaminas hidrosolubles del grupo B se numeran del 1 al 12, pero sólo ocho de ellas son vitaminas en sí mismas (tabla 19-8).

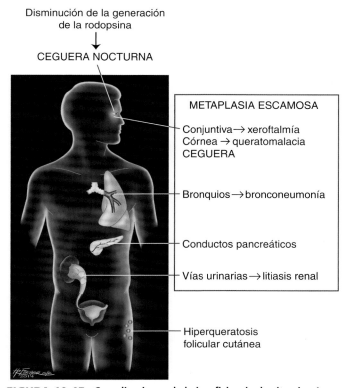

Disminución de la generación de la rodopsina
↓
CEGUERA NOCTURNA

METAPLASIA ESCAMOSA

Conjuntiva→ xeroftalmía
Córnea → queratomalacia
CEGUERA

Bronquios→bronconeumonía

Conductos pancreáticos

Vías urinarias→ litiasis renal

Hiperqueratosis folicular cutánea

FIGURA 19-45. Complicaciones de la insuficiencia de vitamina A.

Tabla 19-8	
Vitaminas del complejo B	
Vitamina	**Nombre bioquímico**
B_1	Tiamina
B_2	Riboflavina
B_3	Niacina
B_5	Ácido pantoténico
B_6	Piridoxina
B_7	Biotina
B_9	Ácido fólico
B_{12}	Cianocobalamina

Las insuficiencias de tiamina, riboflavina y niacina son inusuales en los países industrializados porque el pan y los cereales están fortificados con tales vitaminas.

Tiamina (B₁)

La vitamina es un cofactor esencial para la actividad de varias enzimas cruciales del metabolismo energético, en especial del ciclo de los ácidos tricarboxílicos (ciclo de Krebs). En los países occidentales, la enfermedad se desencadena en alcohólicos, personas con nutrición general deficiente e individuos que recurren a dietas desequilibradas. *Los síntomas principales de la insuficiencia de tiamina son la polineuropatía, el edema y la insuficiencia cardiaca* (fig. 19-46). Tradicionalmente, el síndrome por insuficiencia se ha clasificado como **beriberi seco**, con síntomas presentes en el sistema neuromuscular, y **beriberi húmedo**, en el que predominan las manifestaciones de insuficiencia cardiaca.

 PATOLOGÍA: Una anomalía característica en la insuficiencia de tiamina es la degeneración de la capa de mielina, que con frecuencia empieza en el nervio ciático y afecta luego a otros nervios periféricos y en ocasiones a la médula espinal misma. En casos avanzados, es posible observar fragmentación axónica. La insuficiencia de tiamina en alcohólicos crónicos puede manifestarse por afectación del SNC, que toma la forma del síndrome de Wernicke, en el cual son prominentes la demencia progresiva, la ataxia y la oftalmoplejía (parálisis de los músculos extraoculares). Las lesiones más impresionantes en la encefalopatía de Wernicke se sitúan en los cuerpos mamilares y las áreas circundantes que colindan con el tercer ventrículo (*v.* cap. 24).

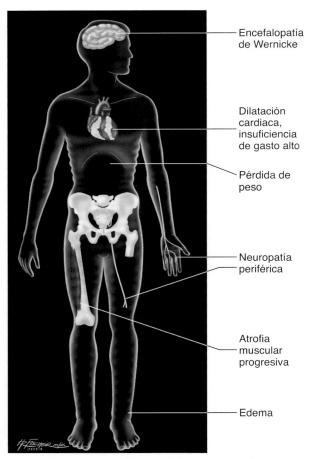

FIGURA 19-46. Complicaciones de la insuficiencia de tiamina (beriberi).

Los cambios en el corazón también son inespecíficos. En el estudio macroscópico, el corazón se encuentra reblandecido, dilatado y con aumento de peso. El proceso puede afectar al lado derecho o al izquierdo del corazón, o a ambos. Los cambios microscópicos son inespecíficos, e incluyen edema, hipertrofia inconstante de fibras y focos ocasionales de degeneración de las mismas.

 CARACTERÍSTICAS CLÍNICAS: Los pacientes con beriberi seco manifiestan parestesias, disminución de los reflejos, y debilidad y atrofia de los músculos de las extremidades. El beriberi húmedo se caracteriza por edema generalizado, lo cual es el reflejo de una insuficiencia congestiva grave secundaria a una vasodilatación extrema.

Riboflavina (B₂)

La riboflavina es una vitamina que deriva de muchas fuentes vegetales y animales. Es importante para la síntesis de los nucleótidos de flavina, relevantes para el transporte de electrones y otras reacciones en las cuales la transferencia de energía es crucial. La riboflavina se convierte en el organismo en mononucleótidos y dinucleótidos de flavina. Los síntomas clínicos de la insuficiencia de riboflavina son raros; suelen observarse sólo en pacientes debilitados por distintas afecciones y en alcohólicos con alimentación deficiente.

 PATOLOGÍA Y CARACTERÍSTICAS CLÍNICAS: La insuficiencia de riboflavina se presenta casi siempre junto con otras insuficiencias de vitaminas hidrosolubles. Se manifiesta en particular por lesiones en la piel de la cara y el epitelio corneal. La queilosis, el término que se utiliza para hacer referencia a las fisuras cutáneas en los ángulos de la boca, es una lesión característica (fig. 19-47). Estas fisuras cutáneas pueden ser dolorosas y se infectan con frecuencia.

Niacina (B₃)

La niacina (ácido nicotínico) deriva de fuentes dietéticas o se sintetiza a partir del triptófano. En el organismo, el ácido nicotínico se convierte en nicotinamida, que desempeña un papel importante en la síntesis del dinucleótido de nicotinamida y adenina (NAD). Este compuesto y su derivado fosforilado, NADP, son importantes para el metabolismo intermedio y un gran número de reacciones de oxidorreducción. La proteína animal, que se encuentra en la carne, los huevos y la leche es rica en triptófano y por ende constituye

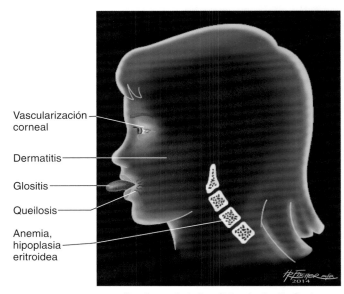

FIGURA 19-47. Complicaciones de la insuficiencia de riboflavina.

una fuente de niacina de síntesis endógena. La niacina misma se encuentra disponible en muchos tipos de grano. La insuficiencia clínica de niacina, denominada pelagra, es poco habitual hoy en día, y se observa principalmente en pacientes debilitados por otras enfermedades, así como en alcohólicos desnutridos.

PATOLOGÍA: La pelagra se caracteriza por las tres "D" de la insuficiencia de niacina: dermatitis, diarrea y demencia (fig. 19-48). Las zonas expuestas a la luz, como la cara y las manos, y las que están sujetas a presión, como las rodillas y los codos, muestran una dermatitis descamativa áspera. La afectación de las manos desencadena la llamada dermatitis en guante. Se encuentran lesiones similares en las membranas mucosas de la boca y la vagina. En la boca, la inflamación y el edema determinan el aumento de volumen y el enrojecimiento de la lengua, la cual en la fase crónica muestra fisuras y podría compararse con la carne cruda. La diarrea acuosa crónica es típica de la enfermedad, y se presume que deriva de la atrofia y la ulceración de la mucosa de todo el tubo digestivo, en particular el colon. La demencia, que se caracteriza por las ideas aberrantes que limitan con la psicosis, se relaciona con la degeneración de las células ganglionares en la corteza cerebral.

Piridoxina (B$_6$)

Existen tres compuestos de origen natural que presentan actividad de vitamina B$_6$: piridoxina, piridoxal y piridoxamina denominada piridoxina. Estos compuestos muestran distribución amplia en los alimentos de origen vegetal y animal. La vitamina B$_6$ funciona como coenzima en gran cantidad de vías metabólicas, entre las que se encuentran las relacionadas con aminoácidos, lípidos, metilación y descarboxilación, gluconeogénesis, y metabolismo del hemo y síntesis de neurotransmisores. Algunos estudios también sugieren que la vitamina B$_6$ desempeña algún papel en el mantenimiento de la función inmunitaria normal de los linfocitos B y T.

La insuficiencia de piridoxina rara vez se debe a una dieta inadecuada. Especialmente preocupante es la insuficiencia de piridoxina que deriva de la administración prolongada de distintos medicamentos, en especial isoniazida, cicloserina y penicilamina. En ocasiones también se ha comunicado un estado de insuficiencia en los alcohólicos.

No existen manifestaciones clínicas de la insuficiencia de piridoxina que pudieran considerarse características o patognomónicas. Las complicaciones dermatológicas usuales de las insuficiencias de otras vitaminas del complejo B se observan en la insuficiencia de piridoxina. *La expresión principal de la enfermedad atañe al SNC, característica que coincide con el papel de esta vitamina en la síntesis de la descarboxilasa dependiente de piridoxal del GABA, un neurotransmisor.* En lactantes y niños se presentan diarrea, anemia y convulsiones.

Biotina (B$_7$)

La mayor parte de la biotina se encuentra en las carnes y los cereales, en los cuales se halla en gran medida unida a las proteínas. La biotina es un cofactor obligado de cinco carboxilasas que participan en el metabolismo intermedio, lo que incluye el ciclo de Krebs.

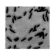

FACTORES ETIOLÓGICOS: La insuficiencia de biotina se da en individuos que consumen grandes cantidades de huevo crudo con el compuesto de unión a biotina avidina. También se produce en aquellos con algún síndrome de malabsorción prolongado y en niños con desnutrición proteico-calórica intensa. La administración crónica de fármacos anticonvulsivos también puede provocar depleción de biotina.

CARACTERÍSTICAS CLÍNICAS: Los síntomas de la insuficiencia de biotina incluyen un exantema seborreico y eccematoso. En los adultos, los síntomas neurológicos se evidencian por letargo, alucinaciones y parestesias. En los lactantes se han observado hipotonía y retraso del desarrollo. No existen consecuencias adversas conocidas de la administración de dosis altas de biotina.

Ácido fólico (B$_9$)

El ácido fólico es un derivado heterocíclico del ácido glutámico y funciona como donante de grupos metilo, en especial para la síntesis de nucleótidos. El folato, junto con la vitamina B$_{12}$ (*v.* más adelante), es un cofactor clave en las reacciones de metilación. Una de las reacciones clave en cuestión es la conversión de la homocisteína en metionina, necesaria para generar S-adenosilmetionina (SAM). La SAM es un donante clave de metilos para la síntesis de neurotransmisores (noradrenalina en adrenalina), fosfolípidos (fosfatidiletanolamina en fosfatidilcolina), nucleótidos metilados e histonas. El folato y la vitamina B$_{12}$ también son críticos para la generación de nucleótidos purínicos y para la conversión del uracilo en timidina. Esta última reacción resulta elemental para comprender las consecuencias de la insuficiencia de folato en el desarrollo de la anemia megaloblástica (*v.* cap. 18).

El folato se encuentra en casi todos los alimentos, como las carnes, los productos lácteos, los pescados y mariscos, los cereales y los vegetales. Su carencia es consecuencia de una dieta por lo general deficiente, como la que se observa en algunos alcohólicos, más que por una dieta con insuficiencia de un solo componente. Los síndromes de malabsorción pueden causar insuficiencia de folato. Puesto que las situaciones en las que se produce insuficiencia de folato afectan a muchos nutrientes, la insuficiencia aislada de folato es rara.

Se demostró que los complementos de folato que se administran durante la fase temprana del embarazo disminuyen la incidencia de defectos del tubo neural en el feto. Puesto que la formación del tubo neural se produce antes de que muchas mujeres sepan que están embarazadas, el enriquecimiento de los cereales y los productos de granos con ácido fólico se convirtió en un mandato legal en Estados Unidos

Cianocobalamina (B$_{12}$)

La **insuficiencia de vitamina B$_{12}$** es característica de la anemia perniciosa, y deriva de la falta de secreción de factor intrínseco

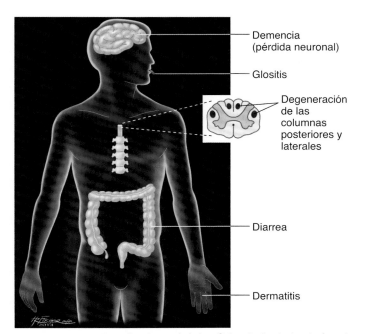

FIGURA 19-48. **Complicaciones de la insuficiencia de niacina (pelagra).**

Demencia (pérdida neuronal)

Glositis

Degeneración de las columnas posteriores y laterales

Diarrea

Dermatitis

en el estómago (*v.* cap. 11), lo que es necesario para la absorción de la vitamina en el íleon.

 FACTORES ETIOLÓGICOS: Puesto que la vitamina B₁₂ se encuentra en casi todas las proteínas animales, como la carne, la leche y los huevos, la insuficiencia dietética sólo se observa en casos raros de vegetarianismo extremo, y sólo tras muchos años de dieta restringida. La infestación del intestino delgado por el parásito plano de los peces *Diphyllobothrium latum* (que se encuentra en el pescado mal cocido) puede desencadenar insuficiencia de vitamina B₁₂, puesto que el parásito absorbe la vitamina en la luz intestinal.

 CARACTERÍSTICAS CLÍNICAS: La insuficiencia de vitamina B₁₂ se relaciona con anemia megaloblástica. Además, la anemia perniciosa se complica por una enfermedad neurológica que se denomina degeneración combinada subaguda de la médula espinal. En el capítulo 18 se puede consultar un análisis detallado sobre la insuficiencia de vitamina B₁₂.

Vitamina C (ácido ascórbico)

Los efectos de la insuficiencia de la vitamina C, específicamente el **escorbuto**, se conocen desde hace milenios. El ácido ascórbico es una vitamina hidrosoluble que actúa como un potente agente reductor biológico. Participa en muchas reacciones de oxidorreducción y de transferencia de protones. La vitamina es importante para la síntesis del sulfato de condroitina y la hidroxilación de la prolina a partir de la hidroxiprolina del colágeno. El ácido ascórbico tiene muchas otras funciones importantes: impide la oxidación del tetrahidrofolato e intensifica la absorción del hierro a partir del intestino. Sin la vitamina C, la biosíntesis de ciertos neurotransmisores se trastoca, lo que conduce, por ejemplo, a limitar la actividad de la β-hidroxilasa de la dopamina. La cicatrización de las heridas y las funciones inmunitarias también se ven afectadas por la insuficiencia de ácido ascórbico. Las mejores fuentes dietéticas de vitamina C son las frutas cítricas, los vegetales verdes y tomates. El escorbuto es raro en el mundo occidental, pero se observa con frecuencia en países no industrializados en los cuales prevalecen otras variantes de desnutrición. En los países industrializados el escorbuto es ahora una enfermedad de personas afectadas por trastornos crónicos que no se alimentan bien, de los adultos mayores y los alcohólicos desnutridos.

 PATOLOGÍA: *Casi todos los episodios que se relacionan con la insuficiencia de la vitamina C se deben a la síntesis de un colágeno anómalo que carece de fuerza tensil* (fig. 19-49). En el transcurso de 1 a 3 meses, las hemorragias subperiósticas desencadenan dolor en los huesos y las articulaciones. Las hemorragias petequiales, las equimosis y la púrpura son comunes, sobre todo tras los traumatismos pequeños o en las

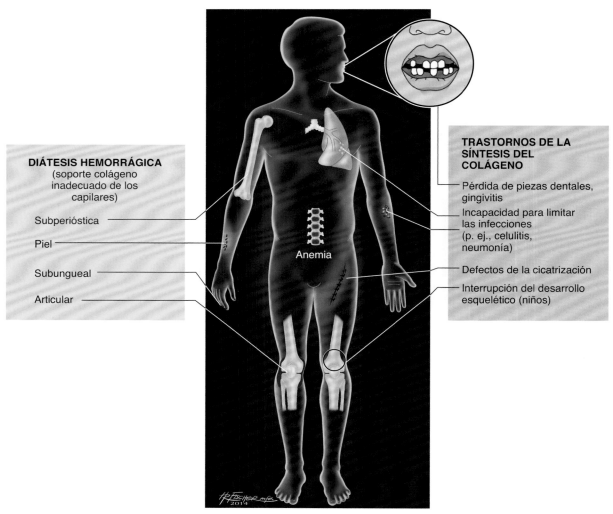

FIGURA 19-49. Complicaciones de la insuficiencia de vitamina C (escorbuto).

zonas de presión. Las hemorragias perifoliculares cutáneas son especialmente típicas del escorbuto. En casos avanzados, el edema y la hemorragia de las encías constituyen un signo clásico. La reabsorción del hueso alveolar desencadena la pérdida de los dientes. La cicatrización de las heridas es deficiente y se observa dehiscencia de las ya cicatrizadas. Puede presentarse anemia por hemorragia prolongada, anomalías de la absorción del hierro o insuficiencia concurrente de ácido fólico.

Vitamina D

La vitamina D es una hormona esteroide liposoluble que se encuentra en dos formas: vitamina D_3 (colecalciferol) y vitamina D_2 (ergocalciferol), que tienen una potencia biológica idéntica en el humano. La vitamina D_3 se produce en la piel, mientras que la vitamina D_2 deriva del ergosterol de las plantas. La vitamina se absorbe en el yeyuno junto con las grasas, y se transporta hacia la sangre unida a una globulina α (proteína de unión a la vitamina D). *Para adquirir potencia biológica, la vitamina D debe hidroxilarse y constituir metabolitos activos en el hígado y los riñones. La forma activa de la vitamina favorece la absorción del calcio y el fosfato a partir del intestino delgado, y podría ejercer influencia directa sobre la mineralización del hueso.*

En los niños, la insuficiencia de vitamina D provoca **raquitismo;** *en el adulto,* **se desarrolla osteomalacia** (v. cap. 22). La insuficiencia de vitamina D deriva de (1) el consumo dietético insuficiente de la vitamina; (2) la producción inadecuada de vitamina D en la piel como consecuencia de una exposición limitada a la luz solar; (3) la absorción pobre de vitamina D a partir de la dieta (como ocurre en los síndromes de malabsorción de grasas), o (4) la conversión deteriorada de la vitamina D en sus metabolitos con actividad biológica. Esto último tiene lugar en la hepatopatía y en la insuficiencia renal crónica.

La adición de la vitamina D a la leche y a muchos alimentos procesados, la administración de formulaciones vitamínicas a niños pequeños y la mejora general de los niveles de nutrición han hecho del raquitismo un caso curioso en los países industrializados.

Hipervitaminosis D

La causa más frecuente de exceso de vitamina D es el consumo extraordinario de formulaciones vitamínicas. La conversión deficiente de vitamina D en metabolitos con actividad biológica se observa en ocasiones en los trastornos granulomatosos como la sarcoidosis. Cuando existe malabsorción de calcio, la sensibilidad de los tejidos destinados a la vitamina D puede intensificarse una vez que el trastorno de base se corrige. La respuesta inicial al exceso de vitamina D es la **hipercalciemia**, que conduce al desarrollo de síntomas inespecíficos como debilidad y cefalea. El incremento de la excreción renal de calcio induce **nefrolitiasis** o **nefrocalcinosis**. Es posible observar **calcificación heterotópica** en otros tejidos, como los vasos sanguíneos, corazón y pulmones.

Vitamina E

La vitamina E es un antioxidante que (en situaciones experimentales) protege los fosfolípidos de la membrana contra la peroxidación lipídica que causan los radicales libres que derivan del metabolismo celular. La actividad de esta vitamina liposoluble puede identificarse en distintos constituyentes de la dieta, en especial el tocoferol α. El maíz y el frijol de soja son en especial ricos en vitamina E. La insuficiencia dietética de vitamina E puede presentarse en niños como consecuencia de ciertas mutaciones de la proteína de transferencia del tocoferol α, y en adultos con distintos síndromes de malabsorción. La insuficiencia puede manifestarse como ataxia espinocerebelosa, miopatía esquelética y retinopatía pigmentada.

Vitamina K

La vitamina K, un material liposoluble, se encuentra en dos formas: la vitamina K_1, que deriva de las plantas, y la vitamina K_2, a la cual sintetizan en particular las bacterias intestinales ordinarias. Los vegetales de hoja verde son ricos en vitamina K, mientras el hígado y los productos lácteos contienen cantidades menores.

La insuficiencia dietética es muy infrecuente en Estados Unidos; la mayor parte de los casos se relacionan con otros trastornos. La insuficiencia de vitamina K es común en la malabsorción intensa de grasas, como la que se observa en el esprúe y en la obstrucción del árbol biliar.

La destrucción de la flora intestinal por los antibióticos también puede causar insuficiencia de vitamina K. Los neonatos pueden mostrar con frecuencia insuficiencia de vitamina K porque la sustancia no se transporta de manera adecuada a través de la placenta, y el intestino estéril del recién nacido no tiene bacterias que la sinteticen. La vitamina K confiere propiedades de unión al calcio a ciertas proteínas, y es relevante para la actividad de cuatro factores de coagulación: protrombina, factor VII, factor IX y factor X. *La insuficiencia de vitamina K puede ser grave, puesto que podría permitir una hemorragia extremadamente grave.* La terapia parenteral con vitamina K resuelve el problema con rapidez (*v.* cap. 18).

Los oligoelementos esenciales

Entre los oligoelementos esenciales se encuentran hierro, cobre, yodo, zinc, cobalto, selenio, manganeso, níquel, cromo, aluminio, molibdeno, vanadio, silicio y flúor. Las insuficiencias dietéticas de estos minerales tienen relevancia clínica en el caso del **hierro** y el **yodo**. Estas se analizan en el capítulo 18.

20 Piel

Ronnie M. Abraham ▪ Emily Y. Chu ▪ David E. Elder

OBJETIVOS DE APRENDIZAJE

- Describir las capas histológicas de la epidermis y dermis.
- ¿Cuáles son dos productos estructurales distintivos de los queratinocitos?
- Describir el origen, función e histología de las siguientes células: melanocitos, células de Langerhans y células de Merkel.
- Describir la estructura y función de la zona de la membrana basal de la piel.
- Describir la estructura de los folículos pilosos y el proceso de crecimiento del cabello.
- Distinguir entre alopecia genética, y alopecia areata.
- ¿Cuáles son los posibles mecanismos moleculares responsables de las ictiosis?
- ¿Cuál es la relación característica entre el estrato córneo y las capas epidérmicas nucleadas en las ictiosis frente a la piel con irritación crónica, tal como se encuentra en el liquen simple crónico?
- Delinear los factores implicados en la patogenia molecular de la psoriasis.
- Describir la histopatología y las consecuencias clínicas de la psoriasis.
- Definir los términos «hiperqueratosis» y «paraqueratosis».
- Describir la patogenia molecular, histopatología y las consecuencias clínicas del pénfigo vulgar.
- Distinguir entre las siguientes enfermedades de la interfase dermoepidérmica en términos de mecanismos moleculares, histopatología y consecuencias clínicas: epidermólisis ampollosa, epidermólisis ampollosa de la unión, penfigoide ampolloso, dermatitis herpetiforme y eritema multiforme.
- Distinguir entre la histopatología y las consecuencias clínicas del lupus eritematoso cutáneo crónico (discoide) y la enfermedad sistémica aguda.
- Explicar el término «reacciones hísticas liquenoides». ¿Qué papel juegan en la patogenia del liquen plano?
- ¿Cómo la histopatología de la vasculitis necrosante cutánea explica la presentación de la enfermedad como una «púrpura palpable»?
- Describir el mecanismo de hipersensibilidad de tipo tardío. Utilice la dermatitis de contacto relacionada con Rhus como ejemplo.
- Describir la etiología y patogenia del eritema nodoso.¿Cuál es la presentación clínica común de la enfermedad?

- Diferenciar entre paniculitis septal y lobular.
- Describir los factores etiológicos y la patogenia del acné vulgar.
- Definir el término «dermatofito» y enumerar varias infecciones dermatofíticas habituales.
- Describir la apariencia, etiología y patogenia molecular de los nevos melanocíticos.
- ¿Qué características histopatológicas diferencian el nevo melanocítico displásico del simple?
- Describa el patrón de crecimiento del melanoma de diseminación superficial. ¿Cuáles son los cambios moleculares asociados con la enfermedad?
- ¿Cuáles son las consecuencias clínicas del melanoma de diseminación superficial en la fase de crecimiento radial?
- Definir la regla «ABCDE».
- ¿Cuáles son las características histopatológicas de la fase de crecimiento vertical del melanoma?
- Diferenciar entre melanoma nodular, melanoma lentigo maligno y melanoma lentiginoso de las partes acras en términos de histopatología y signos clínicos.
- ¿Cuáles son los factores importantes que se consideran en la estadificación y la definición del pronóstico del melanoma?
- ¿Qué es el grosor de Breslow?
- Describir la etiología e histopatología de la verruga vulgar.
- Diferenciar entre las siguientes afecciones queratósicas: queratosis seborreica, queratosis actínica y queratoacantoma.
- Describir la etiología, patogenia molecular, histopatología y consecuencias clínicas del carcinoma de células basales y carcinoma de células escamosas de la piel.
- ¿Cuál es la apariencia patológica y las consecuencias clínicas del carcinoma de células de Merkel?
- Enlistar los tumores de los anexos habituales y su probable célula de origen.
- Describir la etiología e histopatología de la micosis fungoide.
- Describir la etiología e histopatología del sarcoma de Kaposi.
- ¿Cuál es la apariencia y la relevancia clínica de la acantosis nigricans?

HISTOLOGÍA DE LA PIEL

QUERATINOCITOS: La epidermis es una lámina de células productoras de queratina, que cuenta con capas múltiples. Forma pliegues ondulantes en la interfase con la dermis, lo que se conoce como **papilas dérmicas**. Su morfología se modifica de manera progresiva desde (1) las células cilíndricas en multiplicación de la membrana basal (**estrato basal**), (2) a través de la capa espinosa (**estrato espinoso**) y la capa granulosa (**estrato granuloso**), hasta llegar a (3) las células planas no viables de la capa cornificada (**estrato córneo**) (figs. 20-1 y 20-2). Las células basales muestran la mayor parte de la actividad mitótica de la epidermis. Al tiempo que los queratinocitos se aproximan hacia la superficie, pierden sus núcleos y constituyen placas aplanadas de células muertas en el límite externo de la piel (capa cornificada). Los queratinocitos sintetizan una proteína filamentosa pobre en azufre, la **tonofibrilla**, compuesta de mezclas diversas de filamentos ácidos y básicos de queratina intermedia que dan origen a más de 30 queratinas distintas, de las que derivan estructuras como el estrato córneo, el pelo y las uñas. Los haces de tonofibrillas convergen hacia la membrana plasmática y terminan en ella, en las placas de acoplamiento que se denominan **desmosomas**.

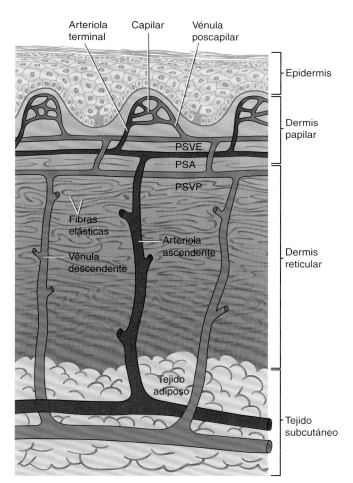

FIGURA 20-1. La dermis y su vasculatura. La dermis se divide en dos regiones anatómicas diferentes. La dermis papilar con su plexo vascular y la epidermis suelen reaccionar en conjunto en los trastornos que se limitan sobre todo a la piel. La dermis reticular y el tejido celular subcutáneo se alteran de manera conjunta cuando existen trastornos sistémicos con manifestaciones cutáneas. PSA, plexo superficial arterial; PSVE, plexo superficial venular externo; PSVP, plexo superficial venular profundo.

Los queratinocitos también se distinguen por contener otros dos productos estructurales: «**gránulos queratohialinos**» y «**cuerpos de Odland**». Los gránulos queratohialinos son la característica definitoria de la capa granulosa y se componen de una proteína basófila electrodensa rica en histidina, la profilagrina, que se asocia a los filamentos intermedios. Los cuerpos de Odland (queratinosomas o gránulos de recubrimiento de la membrana), corresponden al único producto secretorio específico de la epidermis desde la perspectiva estructural (fig. 20-3). Se forman en las capas espinosa superficial y granulosa, y descargan su contenido en los espacios intercelulares, donde se aprecian como masas laminares paralelas a la superficie de la piel. Los cuerpos de Odland y los productos laminares que se descargan son más visibles en la capa granular externa y se relacionan con la función de barrera de la epidermis. La epidermis alberga células inmigrantes, originarias del neuroectodermo y el mesénquima, que no sintetizan queratina pero que cuentan con orgánulos propios muy peculiares. Su número varía entre los distintos niveles de la epidermis. Dos de estas células, los **melanocitos** y las **células de Langerhans**, son de tipo dendrítico. El tercer tipo, la **célula de Merkel**, se relaciona con un axón neuronal terminal (fig. 20-2).

MELANOCITOS: Los melanocitos son células dendríticas que se forman a partir de la cresta neural y determinan en gran medida el color de la piel. Se ubican en la capa basal de la epidermis y están separados de la dermis por la zona de la membrana basal epidérmica. Un solo melanocito puede extender sus dendritas hacia más de 30 queratinocitos.

El **melanosoma** es un complejo citoplasmático unido a la membrana en el que se sintetiza la melanina. Cuando la síntesis de melanina se encuentra activa, los melanosomas contienen filamentos dispuestos en paralelo al eje longitudinal del orgánulo. Cuando madura, la estructura interna ordenada del melanosoma se pierde de manera progresiva, condición en que se aprecia como un gránulo electroopaco. Este tipo de gránulos se transfiere hacia los queratinocitos, donde constituye una cubierta supranuclear que protege al material del núcleo de la luz ultravioleta.

El color de la piel depende en gran medida del número, el tamaño y la confluencia de los melanosomas en los queratinocitos. En los queratinocitos del pelo y la epidermis, las melaninas se encuentran en paquetes compactos, y absorben y reflejan la luz visible, con lo que determinan los colores tegumentarios.

CÉLULAS DE LANGHERANS: Estas células llegan a la piel del embrión durante el último mes del primer trimestre, 1 mes después que los melanocitos. Con la llegada de estas células positivas al antígeno leucocitario humano (HLA)-DR, la piel adquiere la capacidad para reconocer y procesar antígenos, momento en el cual se convierte en parte del sistema inmunitario. Estas células son poco comunes en la epidermis, pero se distribuyen en todas las capas nucleadas de la epidermis, donde constituyen alrededor del 4% de las células. Son difíciles de identificar en las preparaciones de microscopia óptica de rutina. En las micrografías electrónicas es posible observar que su citoplasma contiene un número moderado de orgánulos especializados, los **gránulos de Birbeck**. En dos dimensiones estas estructuras parecen una raqueta, pero su reconstrucción tridimensional demostró que tienen forma de taza. La función de estos orgánulos únicos que derivan de la membrana plasmática quizá guarde relación con el papel de las células de Langerhans como células presentadoras de antígenos (material antigénico que se encuentra en proceso de internalización en los gránulos de Birbeck). Las células de Langerhans expresan moléculas del complejo principal de histocompatibilidad tipos I (MHC-I) y II (MHC-II), y receptores Fc de inmunoglobulinas G (IgG) y E (IgE).

CÉLULAS DE MERKEL: En ocasiones clasificadas como células «inmigrantes», las células de Merkel pueden ser queratinocitos basales especializados. Forman desmosomas con los queratinocitos y expresan queratinas de manera similar a los queratinocitos. Las células de Merkel no se identifican en todas las regiones de la epidermis, pero se distribuyen en regiones especiales, como los

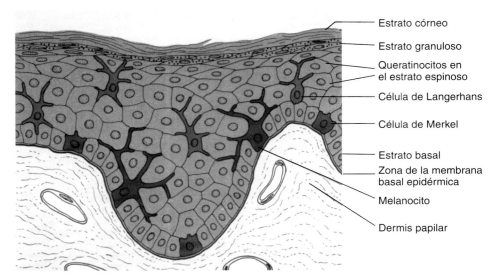

Estrato córneo

Estrato granuloso

Queratinocitos en el estrato espinoso

Célula de Langerhans

Célula de Merkel

Estrato basal

Zona de la membrana basal epidérmica

Melanocito

Dermis papilar

FIGURA 20-2. Epidermis normal y células inmigrantes de la epidermis. Los queratinocitos forman la epidermis de múltiples capas y protegen contra la pérdida de agua y la invasión bacteriana. Los melanocitos proporcionan color y protección contra la radiación ultravioleta. Las células de Langerhans son las responsables de la función dérmica y además son un órgano inmunitario. Las células de Merkel habilitan la función táctil de la piel.

labios, la cavidad bucal, la capa externa de la raíz de los folículos pilosos y la piel de la palma en la región de los dedos. Cuentan con un orgánulo distintivo, un gránulo con núcleo denso unido a la membrana, con 100 nm de diámetro o más. La cara basal de esta célula se encuentra en aposición a una placa nerviosa pequeña, que se conecta a un axón mielínico por medio de otro axón amielínico corto. Esta estructura compleja puede funcionar como un mecanorreceptor táctil.

MEMBRANA BASAL: La zona de la membrana basal (ZMB) es una interfase entre la dermis y la epidermis, y su función es tan diversa como compleja es su estructura (fig. 20-4). Es responsable de la adherencia entre la dermis y la epidermis, y quizá funciona como un filtro selectivo de macromoléculas. También es el sitio en que se depositan inmunoglobulinas y complemento en ciertas afecciones cutáneas. La mayor parte de las estructuras de la ZMB se sintetizan en las células de la epidermis. La lámina basal es la principal característica organizativa de la ZMB y es responsable de la polaridad de las células epiteliales, además de cierta expresión génica de queratina. La lámina basal se divide en una **lámina transparente**, una capa electrotransparente que contiene proteínas de adherencia, y una **lámina densa**, compuesta ante todo por colágeno tipo IV.

La **dermis** es una organización compleja de tejido conjuntivo situada profundamente en la ZMB, y está compuesta sobre todo por colágeno, contenido en una matriz acelular rica en ácido hialurónico. La dermis tiene dos zonas:

- *DERMIS PAPILAR*: Es una zona delgada situada justo por debajo de la ZMB de la epidermis. Tiene una apariencia eosinófila rosa pálido y está pobremente organizada cuando se observa con el microscopio óptico (figs. 20-1 y 20-2). Las fibrillas delicadas de colágeno son las estructuras más evidentes. Este tejido conjuntivo se extiende a modo de manguito en torno a los vasos sanguíneos, los nervios y las estructuras anexas. Toda esta red de colágeno se conoce como **dermis adventicia**. La dermis papilar suele alterarse cuando existe alguna enfermedad epidérmica y trastornos que afectan al lecho vascular superficial. La epidermis, la dermis papilar y el lecho vascular superficial reaccionan a la vez, e influyen uno sobre otro a través de diversas formas complejas.

- *DERMIS RETICULAR*: La **dermis reticular** se ubica en una región profunda a la dermis papilar y, contiene casi todo el colágeno de la dermis, que se organiza en haces gruesos y se asocia a fibras elásticas (fig. 20-1). La dermis reticular y el tejido subcutáneo (que también se reconoce como una estructura cutánea) son ubicaciones menos comunes para los cambios patológicos. Si se alteran, lo hacen con frecuencia como una manifestación de alguna enfermedad sistémica.

VASCULATURA CUTÁNEA: La sangre que circula por la piel tiene distintas funciones. La piel, gracias a su red vascular, es importante para la regulación de la temperatura. Muchos aspectos de la inflamación cutánea afectan a la vasculatura cutánea superficial (fig. 20-1). Los **vasos linfáticos cutáneos** forman una red aleatoria, que se origina a partir de los capilares linfáticos cercanos a la epidermis. Se forma entonces un plexo linfático superficial, desde el cual los canales linfáticos drenan hacia los nódulos linfáticos regionales. Los canales linfáticos participan en el drenaje de los fluidos hísticos y la metástasis de los cánceres cutáneos, en particular el melanoma maligno. Los linfáticos cutáneos cuentan, en el mejor de los casos, con una lámina basal incompleta.

Los **mastocitos** derivan de la médula ósea y suelen ubicarse en torno a las vénulas de la dermis. Liberan sustancias vasoactivas y quimiotácticas, median la inflamación de todos los tipos y proliferan en diversos trastornos que se agrupan bajo el concepto de **urticaria pigmentosa**.

Pelo

FOLÍCULOS PILOSOS: Los folículos pilosos se forman en la epidermis primitiva. Crecen inferiormente a través de la dermis, y también superiormente, a través de la epidermis. El pelo en crecimiento en el cuero cabelludo y, la región de la barba tiene bulbos de tejido epitelial y mesenquimatoso integrados con firmeza en el tejido subcutáneo. El corte en sentido vertical de un bulbo revela una cubierta de células productoras de queratina en división activa que se disponen en capas que se unen en la punta del bulbo para constituir el cuerpo cilíndrico del pelo. Los pelos diferenciados forman el techo del bulbo epitelial e interactúan con una isla de melanocitos que aporta la melanina a los queratinocitos que pasan por ese punto. **Este proceso da origen al**

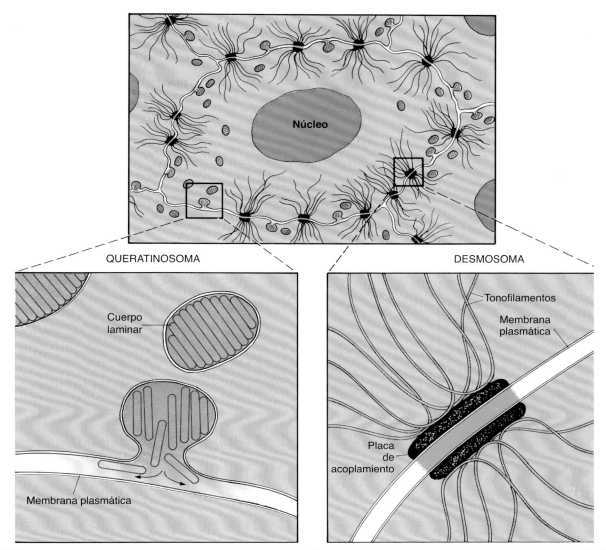

FIGURA 20-3. El queratinocito, queratinosoma y desmosoma. El citoplasma del queratinocito está dominado por las fibrillas delicadas de queratina, los tonofilamentos. Estos forman parte del citoesqueleto y forman asas al interior de la placa de acoplamiento del desmosoma. El cuerpo laminar del queratinocito expulsa su contenido hacia el espacio intercelular. Este material quizá desempeñe algún papel en la cohesión celular.

color del cabello. Los queratinocitos pierden su núcleo a la vez que forman el producto final, el cuerpo cilíndrico del pelo. El pelo rizado se forma a partir de bulbos angulados; de los bulbos redondos se desarrolla el pelo lacio.

CICLO DEL PELO: El pelo crece de manera cíclica. En un momento dado, el 90 % suele estar en la **fase anágena**, de crecimiento activo. Muestra distribución en mosaico y se encuentra disperso entre los pelos que no indican evidencia de crecimiento activo, los pelos en **fase telógena**. Los pelos que se encuentran en proceso de detención del crecimiento, en la **fase catágena**, conservan su cuerpo piloso y terminan en la dermis reticular profunda como en estructuras un tanto ensanchadas, cada una de las cuales está rodeada por un anillo de queratinocitos nucleados. En ellos no es posible identificar los bulbos pilosos y la lámina densa que rodea al pelo en fase catágena muestra engrosamiento intenso.

PELO VELLOSO: Estos pelos finos pueden desempeñar un papel en la percepción táctil en muchos mamíferos, pero en el humano carecen de función.

FOLÍCULOS SEBÁCEOS: Estas estructuras se desarrollan durante la pubertad y son la estructura en que se ubica el **acné**.

Los folículos sebáceos tienen un pelo velloso diminuto en su base. La zona central de la cara cuenta con glándulas sebáceas grandes que empequeñecen los pelos vellosos y que inundan el canal del folículo con sebo.

Alopecia

La alopecia, que en el lenguaje coloquial se denomina calvicie, hace referencia a la pérdida del pelo. La **alopecia genética**, o **común**, que afecta tanto a hombres como a mujeres, deriva de una interacción compleja y, mal definida de herencia y factores hormonales.

Los hombres castrados antes de la pubertad conservan el pelo del cuero cabelludo y no presentan crecimiento de la barba. Por otra parte, la administración de testosterona a estos hombres permite el crecimiento de la barba y puede provocar calvicie con patrón masculino.

La pérdida del pelo del cuero cabelludo conduce a la sustitución del folículo piloso terminal grande por uno «velloso» diminuto, que es el origen de la «pelusilla» delicada que aparece en las mejillas de las mujeres y la región del pómulo en los hombres.

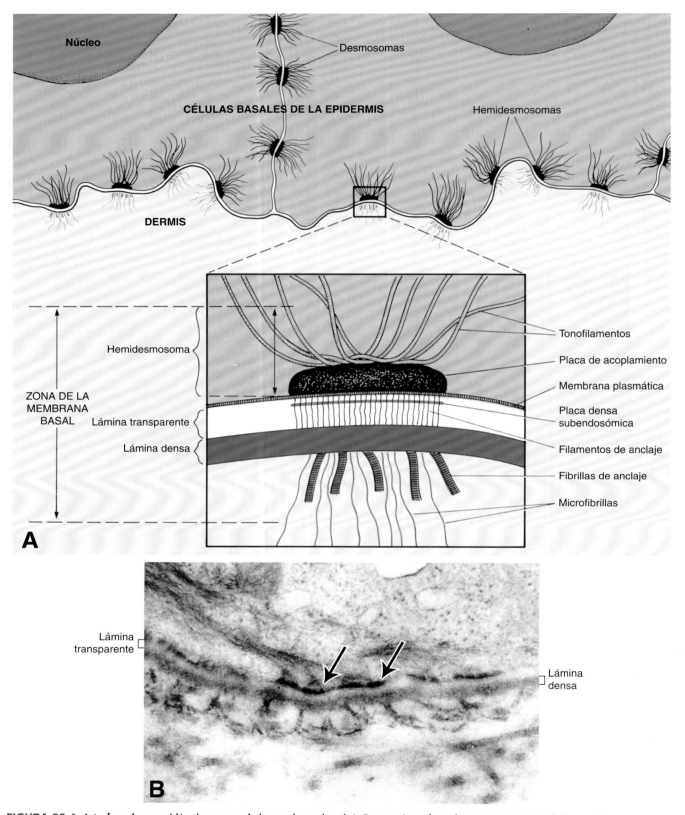

FIGURA 20-4. Interfase dermoepidérmica y zona de la membrana basal. A. En esta interfase de estructuras epiteliales y del mesénquima se ubica la zona de la membrana basal, una estructura compleja que en su mayor parte está sintetizada las células basales de la epidermis. Cada una de sus estructuras complejas constituye un elemento susceptible para trastornos específicos, desde los tonofilamentos y las placas de acoplamiento de las células basales hasta las fibrillas de anclaje y las microfibrillas. **B.** Una micrografía electrónica muestra las placas de acoplamiento hemidesmosómicas con sus tonofilamentos en inserción (*flechas*). Las placas densas subendosómicas, la lámina transparente, la lámina densa y las fibrillas de anclaje subyacentes pueden apreciarse de forma adecuada.

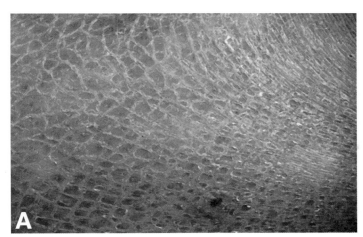
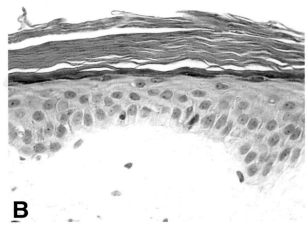

FIGURA 20-5. **Ictiosis vulgar. A.** Escamas no inflamatorias similares a las del pescado, que se evidencian en el muslo de un paciente con antecedente familiar intenso de ictiosis vulgar. **B.** Existe un engrosamiento desproporcionado del estrato córneo respecto del grosor normal de la capa epidérmica nucleada. El estrato granuloso es delgado y se encuentra ausente en algunos puntos. 20-5 A De Elder AD, Elenitsas R, Johnson BL, et al. *Synopsis and Atlas of Lever's Histopathology of the Skin.* Philadelphia, PA: Lippincott Williams & Wilkins; 1999.

El pelo en crecimiento es una estructura en que existe mitosis activa y muchos trastornos sistémicos inducen la suspensión de esta con la subsecuente alopecia. Si la enfermedad cede, reinicia la actividad mitótica y se presenta de nuevo el crecimiento.

Si se somete a un paciente a un régimen antimitótico potente (p. ej., quimioterapia), los folículos pilosos dejan de crecer, se pierde el pelo y se desarrolla un folículo en fase telógena.

Cuando se detiene el tratamiento, se reinicia el ciclo del pelo. Casi cualquier tipo de inflamación del folículo puede inducir la fase telógena. La aparición concurrente de pelos telógenos en múltiples folículos puede ocasionar una rápida pérdida de cabello, denominada «efluvio telógeno».

La **alopecia areata** es un área circunscrita de pérdida de pelo, por lo general, en el cuero cabelludo, pero pueden estar afectadas otras regiones del organismo. Se identifica un infiltrado linfocítico enérgico en torno al bulbo piloso que determina la formación de pelos en la fase telógena y la pérdida del pelo. Este patrón histológico y su asociación del fenómeno a la herencia de ciertos alelos de HLA clase II (en particular, HLADQ3) se han interpretado como evidencia de una etiología autoinmunitaria. Por lo general, no se presenta cicatrización y el pelo puede volver a crecer de forma normal tras periodos variables.

La **alopecia total** es una enfermedad autoinmunitaria que provoca pérdida de pelo de todo el cuerpo. Aparte de los problemas estéticos, es inofensiva.

ENFERMEDADES DE LA EPIDERMIS

Ictiosis

Las dermatosis ictiosiformes, muchas de las cuales son hereditarias, constituyen un grupo heterogéneo de trastornos que se caracterizan por el engrosamiento marcado del estrato córneo. El término **ictiosis** hace referencia a la similitud entre la piel enferma y escamas gruesas parecidas a las del pescado (fig. 20-5). Varias ictiosis raras se relacionan con otras anomalías, como el metabolismo lipídico anómalo, trastornos neurológicos, osteopatías y cáncer.

 PATOGENIA MOLECULAR: Existen tres defectos generales involucrados en la cornificación epidérmica excesiva de la ictiosis:

■ **Incremento de la cohesión** de las células del estrato córneo, que quizá se vincule con anomalías del metabolismo lipídico.
■ **Queratinización anómala**, que se manifiesta por anomalías de la formación de los tonofilamentos y la síntesis queratohialina, así como cornificación excesiva.
■ **Incremento de la proliferación de las células basales**, que se relaciona con una disminución del tiempo de tránsito de los queratinocitos a través de la epidermis.

 PATOLOGÍA: Todas las ictiosis muestran un estrato córneo de grosor desproporcionado en comparación con las capas nucleadas de la epidermis. Por el contrario, casi todos los trastornos que se caracterizan por engrosamiento de las capas epidérmicas nucleadas muestran hiperqueratosis proporcional. Por ejemplo, el rascado crónico o el frotamiento de la piel normal producen engrosamiento de la epidermis, hiperqueratosis y fibrosis dérmica, enfermedad que se conoce como liquen simple crónico. En esta entidad, la epidermis nucleada y el estrato córneo pueden alcanzar cada uno tres veces el grosor normal. En contraste, en la ictiosis, a pesar de que el estrato córneo puede ser cinco veces más grueso que el normal, se superpone a una epidermis nucleada de delgadez desproporcionada. Hay diversas afecciones ictióticas:

■ La **ictiosis vulgar** es el prototipo de engrosamiento corneal desproporcionado y es la más común de las ictiosis. Es un trastorno autosómico dominante de la queratinización, que se caracteriza por hiperqueratosis y, disminución o ausencia de los gránulos queratohialinos de la epidermis (fig. 20-6). La piel con escamas se forma a partir del incremento de la cohesión de las estructuras del estrato córneo. El estrato granuloso atenuado tiene una sola capa con gránulos queratohialinos pequeños y defectuosos, a menudo ausentes. El estrato córneo difiere del normal sólo en cantidad. La capa granulosa se encuentra muy disminuida y suele estar ausente. *La disminución o la ausencia de la síntesis de* **profilagrina,** *un «pegamento» de los filamentos de queratina, es la responsable de estos defectos.* La afección comienza en una fase temprana de la niñez. Se producen pequeñas escamas blancas en las superficies extensoras de las extremidades, así como en el tronco y la cara. La enfermedad dura toda la vida, pero, con la aplicación de un tratamiento tópico, la mayoría de los pacientes pueden mantenerse sin escamas.

20: Piel

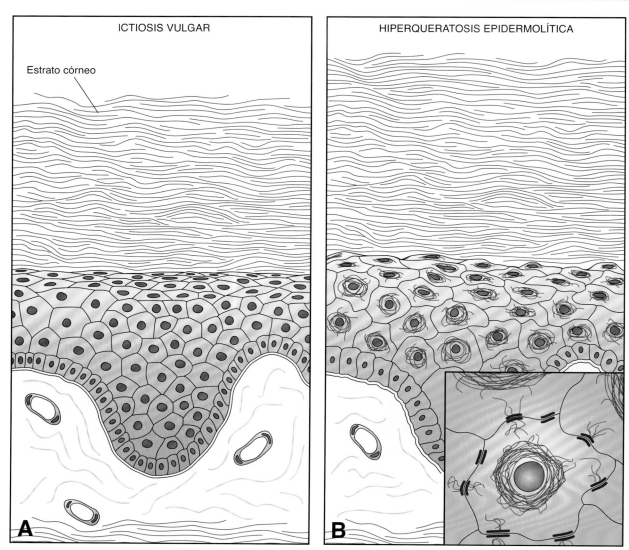

FIGURA 20-6. **A. Ictiosis vulgar. B. Hiperqueratosis epidermolítica.** Los dos trastornos se caracterizan por el engrosamiento relativo del estrato córneo en comparación con las capas nucleadas. La hiperqueratosis epidermolítica se caracteriza por la síntesis anómala de queratina, que se manifiesta por la existencia de filamentos enredados en torno al núcleo (*recuadro*).

- La **ictiosis ligada al cromosoma X** es un trastorno epidérmico hereditario que, en su variante recesiva, se caracteriza por retraso de la disolución de los discos desmosómicos en el estrato córneo, por efecto de una deficiencia de sulfatasas de los esteroides. La acción insuficiente de la sulfatasa de los esteroides sobre el sulfato de colesterol conduce a la cohesión persistente del estrato córneo, pero, a diferencia de la ictiosis vulgar, en este trastorno se mantiene la capa granulosa.

- La **hiperqueratosis epidermolítica** es una ictiosis congénita autosómica dominante caracterizada por eritrodermia generalizada, piel ictiosiforme y formación de ampollas. Por tanto, también se la conoce como «eritroderma ictiosiforme congénita ampollosa». El trastorno deriva de mutaciones en los genes *K1* o *K10* de la queratina, que codifican las queratinas en la epidermis suprabasal. Estas anomalías determinan un (1) ensamblaje deficiente de los tonofilamentos de queratina, (2) alteración de su inserción en los desmosomas, y (3) «lisis» epidérmica y una tendencia a la formación de vesículas. Los queratinocitos suprabasales contienen tonofilamentos eosinófilos gruesos que se enrollan en torno al núcleo con disposición concéntrica (fig. 20-6 y 20-7). El citoplasma cuenta con una zona clara (vacuolización) periférica a los tonofilamentos

perinucleares, pero en la periferia de la célula estos filamentos se condensan de nuevo. Se aprecian gránulos queratohialinos grandes. El estrato córneo muestra engrosamiento desproporcionado (fig. 20-6). La hiperqueratosis epidermolítica se manifiesta por la formación de ampollas en el momento del nacimiento o poco después. Las lesiones tienden a aparecer oscuras e incluso verrugosas. Aparte de la desfiguración cosmética, el principal problema deriva de la infección bacteriana secundaria.

- La **ictiosis laminar** es un trastorno congénito autosómico recesivo de la cornificación, se caracteriza por la ictiosis grave y generalizada. Normalmente, la mayor cohesión del estrato córneo se acompaña de queratinosomas numerosos y un aumento anómalo de la sustancia intercelular. La enfermedad muestra una genética heterogénea, pero con frecuencia deriva de mutaciones del gen que codifica la transglutaminasa 1 (*TGM1*; región cromosómica 14q11), lo que conduce a una secreción deficiente de los cuerpos laminares (cuerpos de Odland).

- La **enfermedad de Darier**, también conocida como queratosis folicular, y la similar **enfermedad de Hailey-Hailey**, es un trastorno autosómico dominante de la queratinización caracterizado por queratosis multifocales. Ambas están vinculadas

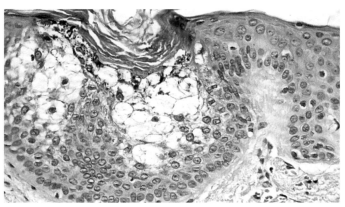

FIGURA 20-7. Hiperqueratosis epidermolítica. Los queratinocitos del estrato espinoso contienen tonofilamentos en macizos. El resultado es que su citoplasma adquiere un aspecto en gran medida claro. En la región superficial del estrato espinoso, las fibrillas en macizos se compactan aún más y se enredan en torno al núcleo, lo que trae consigo la aparición de un citoplasma oscuro que se condensa alrededor del núcleo. Estas células se separan una de otra, lo que da origen a la epidermólisis. A la *derecha* se aprecia una porción de epidermis normal.

con un defecto de la matriz intercelular debido a mutaciones en los genes para las bombas de calcio del retículo endoplasmático (*ATP2A2* en el cromosoma 12q23-24, y *ATP2A1* en el cromosoma 3, respectivamente). La pápula verrugosa de la enfermedad de Darier (y de forma similar, en la enfermedad de Hailey-Hailey) muestra una hendidura suprabasal. Por arriba y a un lado de la hendidura, los queratinocitos disqueratósicos con citoplasma eosinófilo contienen fibrillas que se enredan en torno al núcleo (fig. 20-8). Aparecen en una fase tardía de la niñez o en la adolescencia, a manera de pápulas del color de la piel sobre las que más adelante se forman costras. Las áreas afectadas cuentan con muchas elevaciones verrugosas, de 2-4 mm de diámetro, que predominan en el tórax, los pliegues nasolabiales, la espalda, el cuero cabelludo, la frente, los pabellones auriculares y la región inguinal.

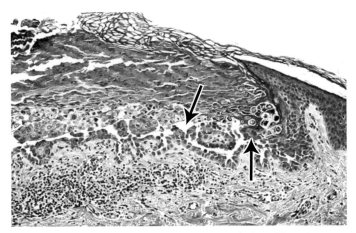

FIGURA 20-8. Enfermedad de Darier. Casi toda la epidermis muestra disqueratosis acantolítica focal. Se observa una porción de epidermis normal (*derecha*). En la lesión existe una hendidura suprabasal (*flechas*) con algunos queratinocitos con adhesión anómala (acantolíticos) escasos, sobre los que se aprecian hiperqueratosis y paraqueratosis. La hendidura no es una vesícula, puesto que una vesícula verdadera contiene células inflamatorias y fluido tisular hístico. La disqueratosis es visible por encima de la hendidura.

Psoriasis

La psoriasis es un trastorno crónico, con frecuencia familiar, que se caracteriza por placas descamativas eritematosas grandes, que suelen aparecer en las superficies cutáneas extensoras. Afecta al 1-2% de la población de todo el mundo. La psoriasis puede presentarse a cualquier edad, pero alcanza su incidencia máxima en la fase tardía de la adolescencia. Curiosamente, la enfermedad no se ve en americanos nativos y es poco frecuente en asiáticos (fig. 20-9).

 PATOGENIA MOLECULAR: La patogenia de la psoriasis es multifactorial, ya que son varios los factores, genéticos, inmunitarios y ambientales, que contribuyen al desarrollo de las lesiones de la psoriasis.

FACTORES GENÉTICOS: Es incuestionable que la psoriasis tiene un componente genético, si bien sólo una tercera parte de los pacientes con psoriasis muestra antecedentes familiares de la enfermedad. (1) existe incremento de la incidencia entre familiares e hijos de personas con psoriasis; cuando más grave es la enfermedad, mayor es la probabilidad de que haya antecedentes familiares; (2) hay una concordancia del 65% para la psoriasis en gemelos monocigotos; y (3) se aprecia aumento de la prevalencia en individuos con ciertos haplotipos HLA, especialmente HLA-Cw6. Los individuos con HLA-Cw6 tienen entre 10 y 15 veces más probabilidades de desarrollar psoriasis que la población general. Se piensa que el determinante genético principal de la susceptibilidad es un segmento de 300 kb que se ubica en la zona del CPH tipo I de la región cromosómica 6p21, que se conoce como PSORS1.

FACTORES INMUNITARIOS: Los linfocitos T son cruciales en la patogenia de las lesiones de psoriasis. Parece que las células T_H1 y T_H17 controlan la respuesta inflamatoria y la dermatosis subsecuente. Estos subtipos de linfocitos T, además de los linfocitos T CD8$^+$ efectores y las células dendríticas que presentan de antígenos, secretan citocinas proinflamatorias, así como factores de crecimiento de queratinocitos. Es probable que la combinación de estas citocinas proinflamatorias y factores de crecimiento epidérmico causen el conjunto de cambios que se observan en la psoriasis. Por estas razones, actualmente se están utilizando tratamientos dirigidos a las citocinas, como los inhibidores de TNF-α o aquellos dirigidos a IL-2, IL-17 e IL-23.

FACTORES AMBIENTALES: Existen diversos estímulos, como la lesión física («fenómeno de Köbner»), la infección, ciertos fármacos y la fotosensibilidad, capaces de inducir la formación de lesiones psoriásicas en la piel de apariencia normal. La irritación crónica de la piel de una persona normal, como la que se produce por el frotamiento repetido, produce una placa cutánea descamativa e indurada, psoriasiforme desde las perspectivas clínica e histológica. Sin embargo, la lesión desaparece una vez que el traumatismo cesa. En los pacientes con psoriasis, incluso con un traumatismo menor conduce a la formación de placas psoriásicas, que pueden persistir durante años tras la lesión inicial.

 PATOLOGÍA: Los cambios patológicos más distintivos se identifican en la periferia de la placa psoriásica crónica. La epidermis se encuentra engrosada y muestra **hiperqueratosis** y **paraqueratosis** (persistencia de los núcleos en las células del estrato córneo, que ocurre con el aumento de la rotación epidérmica). En el último caso, la lámina granulosa se encuentra disminuida o ausente. Las láminas nucleadas de la epidermis multiplican varias veces su grosor en las clavas reticulares, y con frecuencia son más delgadas por encima

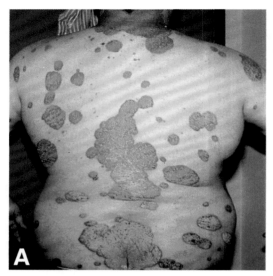
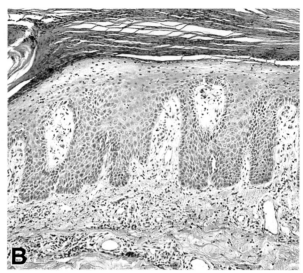

FIGURA 20-9. Psoriasis. Este trastorno es el prototipo de la hiperplasia epidérmica psoriasiforme. **A.** Paciente con psoriasis en quien se aprecian placas eritematosas grandes con bordes confluentes y bien definidos, que se distribuyen en el tronco. **B.** Análisis microscópico de una lesión que revela elongación uniforme en las crestas reticulares, que también afecta a las papilas dérmicas, lo que les confiere un patrón de entrelazamiento de «bastos» alterno. Las papilas dérmicas se aprecian edematizadas y se ubican bajo una epidermis adelgazada (adelgazamiento suprapapilar). Existe paraqueratosis intensa, que corresponde a la escama que se identifica clínicamente.

de las papilas dérmicas (fig. 20-9 B). Por su parte, las papilas se elongan y se observan cortes de conos, con sus ápices orientados hacia la dermis. En las lesiones crónicas, las papilas dérmicas tienden a observarse como «bastos» bulbosos con mango corto (figs. 20-9 y 20-10). Las crestas reticulares de la epidermis tienen un perfil recíproco al de las papilas dérmicas, lo que da origen a la formación de «bastos» dérmicos y epidérmicos entrelazados, con polaridad inversa alternante. Los capilares de las papilas dérmicas se aprecian dilatados y tortuosos (fig. 20-10). En una lesión muy temprana, los cambios pueden limitarse a la dilatación capilar y a la existencia de neutrófilos escasos «chorreando» hacia la epidermis. La hiperplasia y la hiperqueratosis epidérmicas constituyen el marco de referencia de las lesiones crónicas.

Los capilares son similares a vénulas; los neutrófilos pueden emerger a partir de sus puntas y migrar hacia la epidermis, por encima de los ápices papilares. Los neutrófilos pueden localizarse en la capa espinosa de la epidermis o formar microabscesos pequeños (de Munro) contenidos en el estrato córneo, y pueden asociarse a áreas circunscritas de paraqueratosis (fig. 20-11). La dermis por debajo de las papilas contiene un infiltrado inflamatorio mononuclear variable, formado en su mayoría por linfocitos, que se ubican en torno al plexo vascular superficial. El proceso inflamatorio no se extiende hacia la dermis reticular subyacente.

El patrón histológico psoriasiforme es común en la afección cutánea; también puede observarse en la dermatitis seborreica, en una reacción al traumatismo crónico (liquen simple crónico), en la dermatitis espongiótica subaguda y crónica (eccema) y en el linfoma cutáneo de linfocitos T (micosis fungoide).

CARACTERÍSTICAS CLÍNICAS: La presentación inicial en la psoriasis es variable, y la actividad de la enfermedad, intermitente. Su gravedad varía desde la aparición de lesiones descamativas molestas sobre los codos hasta un trastorno debilitante grave que afecta a la mayor parte de la piel y se relaciona en muchas ocasiones con artritis. Una sola lesión de psoriasis puede corresponder a un foco pequeño de eritema descamativo o a una placa confluente enorme que cubre gran parte del tronco (fig. 20-9 A). Una placa atípica tiene entre 4-5 cm de diámetro, su borde está bien delimitado y se encuentra cubierta por una superficie de escamas plateadas. Cuando las

escamas se desprenden, focos puntiformes de hemorragia que se originan a partir de los capilares dilatados de las papilas dérmicas marcan la superficie eritematosa y brillante subyacente («signo de Auspitz»).

La **artritis seronegativa** se desarrolla en el 7 % de las personas con psoriasis. La tendencia a la artropatía se vincula con varios haplotipos de HLA, en particular HLA-B27. La artritis psoriásica

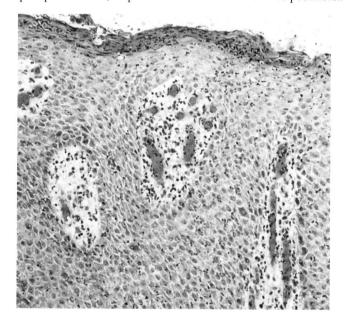

FIGURA 20-10. Psoriasis. Las papilas en forma de bastos contienen vénulas tortuosas y dilatadas. Las vénulas prominentes forman parte del proceso de venulización de los capilares, que puede tener importancia histogénica en la psoriasis. La papila del lado *derecho* muestra un solo corte transversal de su asa capilar venular superficial, que es normal. La papila en el *centro* tiene cortes numerosos en su vénula, lo que revela su tortuosidad marcada.

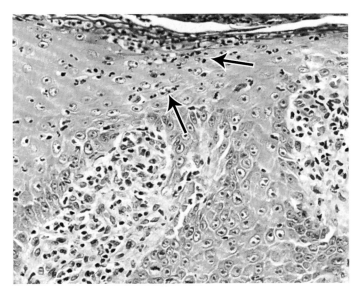

FIGURA 20-11. Psoriasis. Los neutrófilos migran hacia la epidermis tras emerger de los capilares venulizados en las puntas de las papilas dérmicas. Migran hacia la región superficial del estrato espinoso y córneo (*flechas*). En algunas variantes de psoriasis las pústulas son lesiones clínicas comunes.

se parece en gran medida a su homólogo reumatoide, aunque suele ser más leve y producir discapacidad limitada.

La psoriasis se ha tratado durante muchos años con alquitrán de hulla o alquitrán de madera y sus derivados, así como ditranol, un potente agente reductor. También se han utilizado corticoesteroides tópicos y sistémicos. La psoriasis grave generalizada justifica el tratamiento sistémico con metotrexato. La fototerapia («PUVA») tras la administración de psoralenos, un compuesto que absorbe rayos ultravioleta y se une al ADN, suele ser efectiva. De igual manera, se han utilizado vitamina A y derivados sintéticos de la vitamina D. También se utilizan modalidades terapéuticas que tienen como objetivo mediadores inmunitarios e inflamatorios de la psoriasis, como los tratamientos anticitocinas.

Pénfigo vulgar

Los trastornos que se caracterizan por anomalías de la adhesión son enfermedades cutáneas en las cuales la formación de ampollas disminuye la cohesión entre los queratinocitos epidérmicos. El pénfigo vulgar, el prototipo de las enfermedades por anomalías de la adhesión, es un trastorno cutáneo crónico ampolloso que alcanza su frecuencia máxima en individuos de 40-60 años, se identifica en todos los grupos etarios, lo que incluye a los niños. Todas las procedencias étnicas son susceptibles, pero los individuos de ascendencia judía o mediterránea tienen el mayor riesgo.

 PATOGENIA MOLECULAR: El pénfigo vulgar es un trastorno autoinmunitario: anticuerpos circulantes tipo IgG en esos pacientes reaccionan contra un antígeno epidérmico de superficie que se denomina desmogleína 3. La unión del complejo inmunitario causa anomalías de la adhesión, que se intensifican tras la liberación de activador del plasminógeno y, por ende, la activación de la plasmina. Esta enzima proteolítica actúa sobre la sustancia intercelular y puede ser el factor dominante en los trastornos de la adhesión. La internalización del complejo antígeno-anticuerpo del pénfigo, la desaparición de las placas de acoplamiento y la retracción de los tonofilamentos perinucleares

pueden actuar en concierto con las proteinasas para desencadenar anomalías de la adhesión y formación de vesículas. Las ampollas que se forman en el pénfigo vulgar son intraepidérmicas. En otros trastornos de tipo ampolloso que afectan a la zona de la membrana basal, y que se analizan en las secciones siguientes, se forman ampollas subepidérmicas.

 PATOLOGÍA: La pérdida de la adhesión suprabasal resulta en la formación de una ampolla que tiene la membrana basal intacta como base y la epidermis remanente como techo (fig. 20-12). La desmogleína 3 se concentra en la región profunda de la epidermis, lo que explica la localización de la ampolla. La ampolla contiene números moderados de linfocitos, macrófagos, eosinófilos y neutrófilos. Se liberan hacia el interior de la vesícula queratinocitos redondeados peculiares, que se denominan células acantolíticas, durante el proceso de pérdida de adhesión. Las células basales permanecen adheridas a la lámina basal y constituyen una capa de «células en lápida». La pérdida de la adhesión puede extenderse a lo largo de los anexos dérmicos. Las áreas subyacentes muestran un infiltrado moderado de linfocitos, macrófagos, eosinófilos y neutrófilos, que predomina en torno al lecho venular capilar.

CARACTERÍSTICAS CLÍNICAS: La lesión característica del pénfigo vulgar es una ampolla grande que se rompe con facilidad y, deja áreas extensas denudadas o cubiertas por costra. Las lesiones son más frecuentes en el cuero cabelludo y en las membranas mucosas, así como en las áreas periumbilical y de intertrigo. Si no se administra tratamiento con corticoesteroides, el pénfigo vulgar es progresivo y suele ser mortal, y gran parte de la superficie cutánea puede quedar denudada. Los inmunodepresores también son útiles como terapia de mantenimiento. Con un tratamiento apropiado, el índice de mortalidad a 10 años por pénfigo vulgar es inferior al 10%.

ENFERMEDADES DE LA INTERFASE DERMOEPIDÉRMICA

Epidermólisis ampollosa

La epidermólisis ampollosa representa un grupo heterogéneo de trastornos de naturaleza hereditaria que tiende a la formación de ampollas en sitios en que se producen traumatismos menores. Su espectro clínico varía desde molestias menores hasta una enfermedad ampollosa diseminada que pone en riesgo la vida. *Estas ampollas casi siempre se identifican en el momento del nacimiento o poco después.* La clasificación de estos trastornos se basa en una combinación de características clínicas y la ubicación de las lesiones ampollosas en la ZMB. Distintos mecanismos de formación de ampollas subyacen a cada una de las cuatro categorías principales de epidermólisis ampollosa (fig. 20-13).

■ La **epidermólisis ampollosa epidermolítica** (**epidermólisis ampollosa simple**) es un grupo de dermatopatías autosómicas dominantes y autosómicas recesivas caracterizadas por la formación de ampollas. La epidermólisis ampollosa simple se debe al daño a los queranotitos basales atribuibles a mutaciones de los genes que codifican los filamentos intermedios de citoqueratina 5 y 14, que proporcionan estabilidad mecánica a la epidermis. Inicialmente, se desarrollan pequeñas vacuolas subnucleares y citoplásmicas, las cuales se agrandan, se unen y, eventualmente, resultan en lisis celular y formación de vesículas. El techo de la vesícula se corresponde con una epidermis casi intacta, con la membrana basal fragmentada. La base de la vesícula muestra residuos de citoplasma de las células basales adheridos a la lámina densa, que aparecen

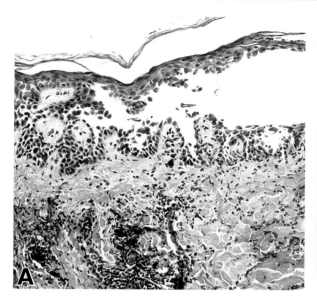

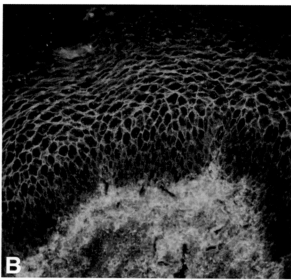

FIGURA 20-12. Pénfigo vulgar. A. Adhesión anómala suprabasal que conduce a la formación de una ampolla intraepidérmica que contiene queratinocitos acantolíticos. Los queratinocitos basales se encuentran un poco separados entre sí y del todo separados del estrato espinoso. Los queratinocitos basales están adheridos con firmeza a la zona de la membrana basal epidérmica. **B.** Estudio con inmunofluorescencia directa de la piel perilesional que revela la existencia de anticuerpos, casi siempre del tipo de la inmunoglobulina G, que se depositan en la sustancia intercelular de la epidermis y generan un patrón en encaje, que delinea el contorno de los queratinocitos.

como una línea rosada bien conservada en la base de la vesícula. Las células inflamatorias son escasas. Las ampollas se desarrollan después de un trauma menor, como simplemente frotar la piel, pero sanan sin dejar cicatrices (de ahí el término «simple»). La epidermólisis ampollosa epidermolítica afecta en términos cosméticos y, a veces, es debilitante, pero no es potencialmente mortal.

- La **epidermólisis ampollosa de la unión** se refiere a un grupo de dermatopatías autosómicas recesivas en las que se forman ampollas en el interior de la lámina transparente. Su variedad benigna refleja mutaciones en el gen del colágeno tipo XVII. En su variante grave, se producen mutaciones de los genes de ciertas isoformas de laminina e integrinas. La epidermis intacta constituye el techo de la vesícula. Las membranas plasmáticas de los queratinocitos basales no presentan cambios. La base de la vesícula es una lámina densa conservada, como en la epidermólisis ampollosa epidermolítica, aunque no se observan fragmentos adheridos del citoplasma de las células basales. La enfermedad benigna no tiene efectos sobre la esperanza de vida, mientras que la variedad grave puede ser mortal en los primeros 2 años de vida.

- La **epidermólisis ampollosa distrófica** o **epidermólisis ampollosa dermolítica** constituye un grupo de trastornos autosómicos dominantes y autosómicos recesivos (más graves). Como resultado de los defectos de las fibrillas de anclaje relacionados con mutaciones en el gen que codifica el colágeno tipo VII, se forman ampollas ubicadas inmediatamente profundas a la lámina densa. Estas fibrillas tienen una disposición anómala, y se reducen en número en la piel aparentemente normal de los recién nacidos afectados. En condiciones normales, las fibrillas anclan la epidermis a la dermis subyacente, por lo que su destrucción trae consigo la formación de bullas subepidérmicas que se forman por debajo de la zona de la lámina densa. El techo de la vesícula se corresponde con la epidermis normal, a la cual se adhieren la lámina transparente y la lámina densa, ambas intactas. La base de la vesícula es la parte externa de la dermis papilar. Ampollas curadas muestran cicatrización atrófica («distrófica»). Pueden estar afectadas las uñas y los dientes.

Penfigoide ampolloso

El penfigoide ampolloso es un trastorno ampolloso autoinmunitario frecuente, con similitud clínica al pénfigo vulgar (de ahí el término «penfigoide»). No obstante, en este caso no existe acantólisis. La enfermedad es más común en las décadas posteriores de la vida y no muestra predilección en cuanto a origen étnico o género.

 PATOGENIA MOLECULAR: Al igual que el pénfigo vulgar, el penfigoide ampolloso es un trastorno autoinmunitario, pero en este caso los anticuerpos tipo IgG fijadores de complemento se dirigen contra dos proteínas de la membrana basal, BPAG1 y BPAG2. El complejo antígeno-anticuerpo puede lesionar la membrana plasmática de la célula basal mediante el complejo de ataque de membrana C5b-C9 (v. cap. 3), que interfiere en la síntesis de factores de adherencia en los queratinocitos basales. Las anafilotoxinas C3a y C5a inducen la desgranulación de los mastocitos y, la liberación de factores quimiotácticos para eosinófilos, neutrófilos y linfocitos. Las concentraciones de IL-5 y eotaxina desempeñan papeles importantes en el reclutamiento y el funcionamiento de los eosinófilos. Los gránulos eosinófilos de estas células inflamatorias contienen sustancias lesivas para los tejidos, incluyendo la peroxidasa eosinófila y la proteína básica principal. Estas moléculas, junto con proteasas de neutrófilos y de mastocitos, inducen la separación dermoepidérmica en el interior de la lámina transparente.

 PATOLOGÍA: Las ampollas del penfigoide ampolloso son subepidérmicas; el techo se corresponde con la epidermis intacta y la base es la lámina densa de la ZMB (fig. 20-14). Las ampollas contienen numerosos eosinófilos, junto con fibrina, linfocitos y neutrófilos. Con la aparición del eritema, los eosinófilos aparecen en la región superficial de la dermis y en ocasiones se disponen a lo largo de la ZMB epidérmica. Los estudios de inmunofluorescencia revelan el depósito lineal de C3 e IgG a lo largo de la ZMB epidérmica, así como anticuerpos séricos contra BPAG1 y BPAG2.

EPIDERMÓLISIS AMPOLLOSA EPIDERMOLÍTICA

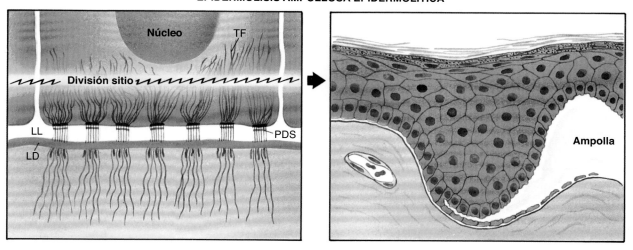

EPIDERMÓLISIS AMPOLLOSA DE UNIÓN

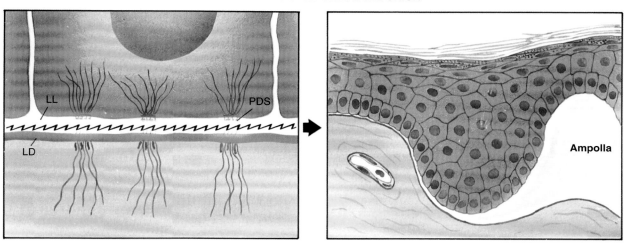

EPIDERMÓLISIS AMPOLLOSA DERMOLÍTICA

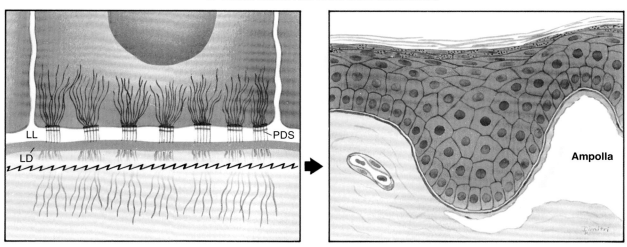

FIGURA 20-13. **Epidermólisis ampollosa (EA).** Se muestran tres mecanismos distintos para la formación de ampollas. Se muestran diagramas de imágenes de microscopia electrónica en el lado *izquierdo*; los correspondientes a las imágenes de la microscopia de luz óptica se ubican a la *derecha*. La **EA** deriva de la desintegración de las regiones más bajas de las células basales epidérmicas. Las porciones inferiores de las células basales se desprenden, y el resto de la epidermis se levanta. Fragmentos pequeños de las células basales quedan adheridos a la zona de la membrana basal. La **EA de unión** se caracteriza por la rotura de la lámina transparente. La **EA dermolítica** se relaciona con la presencia de fibrillas de anclaje rudimentarias y fragmentadas. La zona de la membrana basal completa y la epidermis se separan de la dermis por efecto de estas fibrillas de anclaje defectuosas. LD, lámina densa; LL, lámina transparente; PDS, placa densa subdesmosómica; TF, tonofibrillas.

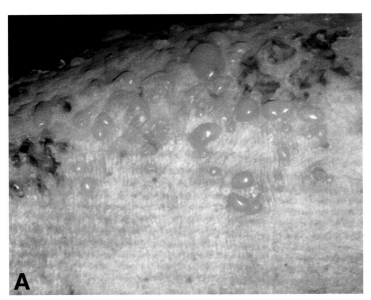

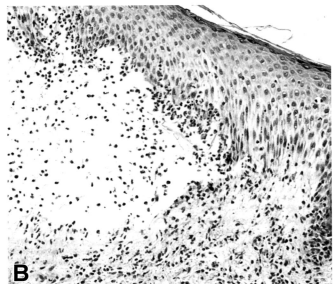

FIGURA 20-14. Penfigoide ampolloso. A. La piel muestra bullas tensas múltiples sobre una base eritematosa, así como erosiones, que se distribuyen principalmente sobre la cara medial de los muslos y el tronco. **B.** Una ampolla subepidérmicas tiene la dermis papilar edematosa como base. El techo de la ampolla corresponde a la epidermis intacta, que incluye al estrato basal. Células inflamatorias, fibrina y fluido llenan la ampolla. 20-14 A De Elder AD, Elenitsas R, Johnson BL, et al. *Synopsis and Atlas of Lever's Histopathology of the Skin*. Philadelphia, PA: Lippincott Williams & Wilkins; 1999.

 CARACTERÍSTICAS CLÍNICAS: Las ampollas del penfigoide ampolloso son grandes y se encuentran en tensión, y pueden aparecer en la piel en apariencia normal o sobre una base eritematosa (fig. 20-14). Suelen afectarse las caras mediales de los muslos y flexoras de los antebrazos, si bien también pueden desarrollarse ampollas en la región inguinal, axilas y otras regiones cutáneas. El trastorno es autolimitado pero crónico, y la salud general del paciente no suele verse afectada. El tratamiento sistémico con glucocorticoides acorta de manera importante el curso de la enfermedad.

La tabla 20-1 resume la patogenia molecular de los trastornos inmunoampollosos y acantolíticos.

Dermatitis herpetiforme

La dermatitis herpetiforme es una erupción intensamente pruriginosa que se caracteriza por placas similares a las de la urticaria y vesículas subepidérmicas pequeñas sobre las superficies extensoras del cuerpo.

Tabla 20-1

Patogenia de los trastornos inmunoampollosos y acantolíticos

Trastorno	Mecanismo patógeno	Gen objetivo	Resultado
Penfigoide ampolloso	Autoanticuerpos dirigidos contra los hemidesmosomas de las células basales	BPAG1, BPAG2	Ampolla subepidérmica
Pénfigo vulgar	Autoanticuerpos dirigidos contra las proteínas desmosómicas	Desmogleína 1 y 3	Ampolla intraepidérmica
Pénfigo foliáceo	Autoanticuerpos dirigidos contra las proteínas desmosómicas	Desmogleína 1	Ampolla intraepidérmica
Epidermólisis ampollosa simple (EA)	Defecto molecular en los filamentos intermedios de citoqueratina	KRT5, KRT14	Ampolla intraepidérmica
EA de la unión	Defecto molecular en la laminina, integrinas y colágeno	LAMA3, LAMB3, LAMC2, ITGB4, COL17A1	Ampolla dentro de la lámina densa
EA dermolítica	Defecto molecular en las fibras de anclaje	COL7A1	Ampolla debajo de la lámina densa
Síndrome de Kindler	Defecto molecular en la adhesión de los queratinocitos basales	KIND1	Ampollas, fotosensibilidad
Enfermedad de Darier	Defecto molecular en la adhesión de los queratinocitos	ATP2A2	Acantólisis, disqueratosis
Enfermedad de Hailey-Hailey	Defecto molecular en la adhesión de los queratinocitos	ATP2C1	Acantólisis, disqueratosis

PATOGENIA MOLECULAR: La dermatitis herpetiforme se relaciona con la sensibilidad al gluten en pacientes con haplotipos HLA-B8, HLA-DR3 y HLADQw2. La enteropatía sensible al gluten puede ser subclínica, a pesar de lo cual casi todos los pacientes muestran características de esprúe celíaco en la biopsia del intestino delgado (*v.* cap 11). Las lesiones cutáneas se relacionan con depósitos granulares de IgA, en particular en las puntas de las papilas dérmicas (fig. 20-15). Tales complejos inmunitarios tipo IgA son más prominentes en la piel perilesional que en la que tiene aspecto normal. Los complejos inmunitarios tipo IgA no pueden activar correctamente el complemento (vía alterna), y una pequeña cantidad de neutrófilos son atraídos hacia el sitio afectado. Sin embargo, los neutrófilos que sí se acumulan sintetizan leucotrienos, que atraen a más neutrófilos. Estos liberan enzimas lisosómicas que degradan la laminina y el colágeno tipo IV, escindiendo la epidermis de la dermis y, finalmente, determinando la formación de ampollas.

PATOLOGÍA: Existen dos mecanismos relacionados para la separación dermoepidérmica. Uno se asocia a la diseminación de una capa o dos de neutrófilos, con aspecto similar al de una sábana, en la interfase dermoepidérmica. En este caso, se desprende toda la epidermis de la dermis papilar (fig. 20-16 B). El techo de una vesícula de este tipo contiene la epidermis; la base se compone de la lámina densa y la dermis papilar. En contraste con el penfigoide ampolloso, los eosinófilos no son frecuentes en una fase temprana de la evolución de la dermatitis herpetiforme. En el segundo mecanismo de formación de vesículas, se produce una rápida acumulación de neutrófilos en las puntas de las papilas dérmicas. La liberación de enzimas lisosómicas neutrófilas en la porción superficial de las papilas dérmicas desencadena el (1) desacoplamiento de la epidermis y la dermis en las puntas de las papilas dérmicas, la (2) destrucción de la ZMB en la lámina transparente y la porción superficial de las papilas, y el (3) desgarro de la epidermis a través de las crestas reticulares adyacentes. El techo de la vesícula que se produce muestra desgarros alternantes a través de su cubierta epidérmica, y la base muestra clavas epidérmicas residuales que alternan con las mitades basales de las papilas dérmicas. En ambos casos, la IgA granular es depositada en la unión dermoepidérmica (fig. 20-16 C).

CARACTERÍSTICAS CLÍNICAS: Las lesiones de la dermatitis herpetiforme son particularmente prominentes sobre codos, rodillas y glúteos (fig. 20-16 A). Estas vesículas, muy pruriginosas, pueden agruparse de manera similar a como lo hacen las lesiones propias del herpes simple (de ahí el término «herpetiforme»), y casi de manera invariable se frotan hasta romperse. Así, los pacientes pueden presentarse sólo con lesiones costrosas y sin vesículas intactas. Si bien la gravedad de la dermatitis herpetiforme es variable y se caracteriza por remisiones, resulta inquietantemente crónica. Las lesiones que se curan suelen dejar cicatriz. Además de la dieta libre de gluten, el tratamiento con dapsona o sulfapiridina puede controlar los signos y síntomas de la dermatitis herpetiforme. Se ha presentado un aumento del riesgo de trastornos linfoproliferativos y lupus eritematoso sistémico.

Eritema multiforme

El eritema multiforme es un trastorno autolimitado que varía desde el desarrollo de una pequeña cantidad de máculas eritematosas anulares o similares a anillos y targetoides, con ampollas (eritema multiforme menor), hasta la ulceración diseminada de la piel y las membranas mucosas que pone en riesgo la vida (eritema multiforme mayor; síndrome de Stevens-Johnson). *Este fenómeno suele constituir una reacción a un fármaco o algún agente infeccioso, particularmente el virus del herpes simple.*

FACTORES ETIOLÓGICOS: La lista de agentes que pueden inducir eritema multiforme es larga, e incluye el virus del herpes, *Mycoplasma* y sulfonamidas. A pesar de ello, sólo en la mitad de los casos se identifican los factores precipitantes. En el eritema multiforme postherpético, se depositan antígenos virales, IgM y C3 en un área perivascular y en la BMZ=ZMB epidérmica. La combinación de linfocitos infiltrantes y complejos antígeno-anticuerpo dentro de las lesiones sugiere la participación tanto de la hipersensibilidad humoral como la celular.

PATOLOGÍA: La dermis en el eritema multiforme muestra un infiltrado linfocitario escaso en torno al lecho vascular superficial y a la interfase dermoepidérmica. La característica morfológica peculiar en la epidermis es la presencia de queratinocitos en apoptosis, que cuentan con un núcleo picnótico y citoplasma eosinófilo. La apoptosis puede ser extensa y relacionarse con la formación de una vesícula subepidérmica, cuyo techo se corresponde con una epidermis casi del todo necrótica. Debido al inicio agudo del cuadro, en la mayor parte de los casos existen cambios escasos o nulos en el estrato córneo. La dermis muestra infiltrado perivascular sin eosinófilos.

CARACTERÍSTICAS CLÍNICAS: Las lesiones características « targetoides» o «en iris» tienen una zona roja oscura central, que en ocasiones presenta una vesícula circundada por un área más pálida (fig. 20-17). A su vez, esta última está incluida en un anillo eritematoso periférico. Las placas urticariales son comunes. La presencia de vesículas y bullas suele predecir una evolución más grave. El eritema multiforme es una enfermedad frecuente, cuya incidencia máxima se alcanza durante la segunda y la tercera década de la vida. En ocasiones, se encuentra relacionada con otros trastornos cutáneo de los que se presume un origen inmunitario, como el eritema nodoso, la necrólisis epidérmica tóxica y la vasculitis necrosante. El **síndrome de Stevens-Johnson** y la **necrólisis epidérmica tóxica** se refieren a una variante de gravedad inusual de eritema multiforme que afecta también a las superficies mucosas y a los órganos internos, y que con frecuencia son mortales.

Lupus eritematoso sistémico

La afectación cutánea que provoca el lupus eritematoso sistémico (LES; *v.* cap. 3) en la piel puede ser grave y devastadora desde la perspectiva estética, pero no pone en riesgo la vida. A pesar de ello, la naturaleza y el patrón de reactantes inmunitarios en la piel constituyen una guía excelente para predecir el riesgo de afectación sistémica.

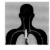

FISIOPATOLOGÍA: En el LES, se identifican complejos inmunitarios tanto en la piel lesionada como en la que presenta aspecto normal. El depósito de reactantes inmunitarios a lo largo de la ZMB epidérmica de la piel de aspecto normal resulta relevante para el diagnóstico del LES. Al parecer, ciertos agentes exógenos, como la luz ultravioleta, desencadenan la lesión epidérmica, que perpetúan reacciones inmunitarias mediadas por células similares a las que se observan en la enfermedad de injerto contra huésped. Las manifestaciones de la lesión epidérmica incluyen (1) vacuolización de los queratinocitos basales, (2) hiperqueratosis, (3) disminución del grosor epidérmico, (4) liberación del ADN y de otros antígenos nucleares y citoplasmáticos hacia la circulación, y (5) depósito de ADN y de otros antígenos en la ZMB epidérmica (lámina densa y dermis subyacente inmediata). De este modo, y al parecer, la lesión epidérmica, la formación local de complejos inmunitarios,

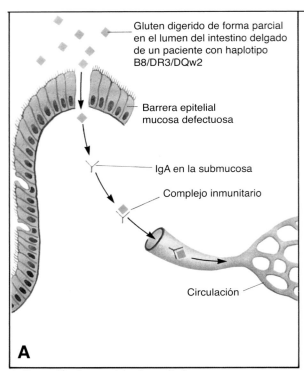

1. Formación de complejos inmunitarios en la submucosa del intestino delgado. Paso de los complejos inmunitarios hacia la **circulación.**

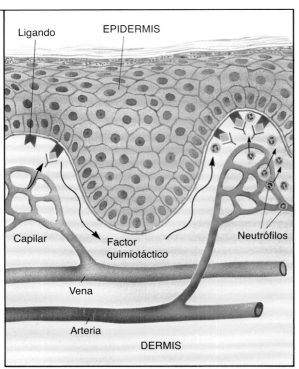

2. La unión del ligando y el complejo inmunitario induce la liberación del factor quimiotáctico de neutrófilos. Los neutrófilos migran hacia las puntas de las papilas.

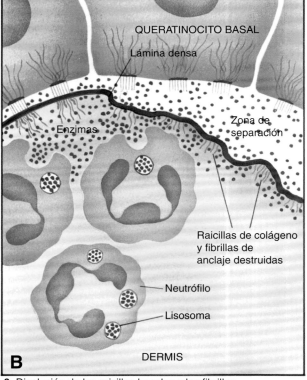

3. Disolución de las raicillas basales y las fibrillas de anclaje por las enzimas que liberan los neutrófilos. Separación dermoepidérmica temprana.

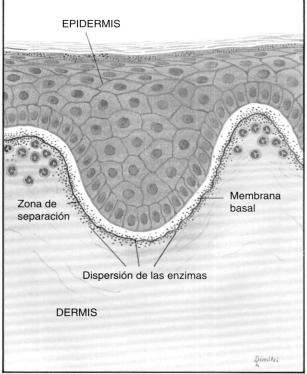

4. Concentración de los neutrófilos en las puntas de las papilas. Diseminación de las enzimas a lo largo de la membrana basal. Levantamiento de la lámina densa.

FIGURA 20-15. Dermatitis herpetiforme. A. Mecanismo inmunitario. **B.** Mecanismo de la formación de ampollas. Patogenia propuesta para las lesiones cutáneas. El trastorno se inicia en el intestino delgado y tiene probabilidad de expresarse en la piel por efecto de la presencia de un ligando que se encuentra en un sitio inmediato profundo a la lámina densa. IgA, inmunoglobulina A.

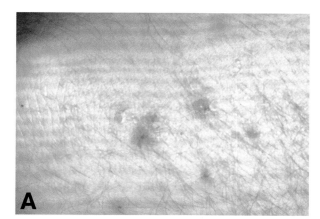

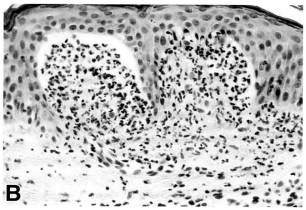

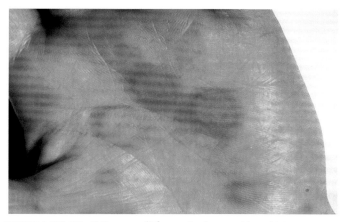

FIGURA 20-16. Dermatitis herpetiforme. A. Vesículas pruriginosas, simétricas y agrupadas con base eritematosa que se observan en codos y rodillas. **B.** Abscesos en la dermis papilar formados por neutrófilos, con formación de vesículas en la unión dermoepidérmica, son característicos. **C.** La inmunofluorescencia directa revela el depósito de inmunoglobulina A en las papilas dérmicas en relación con las fibrillas de anclaje y las fibras de tejido elástico (mas no siempre justo sobre ellas). Se trata del sitio en que se produce la infiltración de los neutrófilos y la formación de las vesículas subepidérmicas. 20-16 A De Elder AD, Elenitsas R, Johnson BL, et al. *Synopsis and Atlas of Lever's Histopathology of the Skin*. Philadelphia, PA: Lippincott Williams & Wilkins; 1999.

el depósito de complejos inmunitarios circulantes y la lesión celular inducida por linfocitos actúan de manera coordinada.

Las distintas variantes de lupus eritematoso cutáneo se clasifican según su evolución crónica, pero es posible que se presente una superposición considerable en cuanto a sus características. Existe una relación inversa entre la prominencia de las lesiones cutáneas y la extensión de la enfermedad sistémica.

LUPUS ERITEMATOSO CUTÁNEO (DISCOIDE) CRÓNICO: Esta variante de lupus suele limitarse a la piel. La enfermedad suele manifestarse en la zona superior del cuello, la cara (en particular

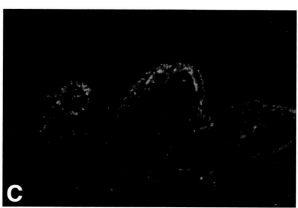

FIGURA 20-17. Eritema multiforme. Lesiones «tiro al blanco» sensibles a esteroides, caracterizadas por bullas centrales con edemas circundantes, aparecieron tras el tratamiento antibiótico. De Elder AD, Elenitsas R, Johnson BL, et al. *Synopsis and Atlas of Lever's Histopathology of the Skin*. Philadelphia, PA: Lippincott Williams & Wilkins; 1999.

en la región malar), cuero cabelludo y pabellones auriculares. Las lesiones surgen como pápulas violáceas con elevación discreta, cubiertas por una escama rugosa de queratina. A la vez que aumentan su tamaño, adquieren forma de disco, con un borde hiperqueratósico y un centro despigmentado. Las lesiones cutáneas pueden por último convertirse en cicatrices desfigurantes. En menos del 10 % de los individuos se identifican concentraciones elevadas de anticuerpos antinucleares circulantes.

 PATOLOGÍA: En el lupus discoide se produce un engrosamiento modesto o adelgazamiento discreto de las capas nucleadas de la epidermis. La hiperqueratosis, sin paraqueratosis prominente y el taponamiento de los folículos pilosos son prominentes. El patrón reticular-papilar de la interfase dermoepidérmica se pierde parcialmente. Los queratinocitos basales desarrollan vacuolas, y se identifican cuerpos apoptóticos eosinófilos. La lámina densa muestra engrosamiento intenso y multiplicación. Estos cambios sugieren en conjunto que la lesión a los queratinocitos basales es una característica patógena esencial de la dermatopatía relacionada con el lupus (figs. 20-18 y 20-19).

Los queratinocitos basales y la ZMB contienen un infiltrado linfocitario difuso que penetra la lámina basal en algunos puntos. En un sitio más profundo de la dermis es habitual encontrar parches densos de linfocitos T cooperadores y citotóxicos/supresores, con frecuencia junto con células plasmáticas, en torno a los apéndices cutáneos. Los complejos inmunitarios se sitúan principalmente en un lugar profundo de la lámina densa, pero también se identifican como depósitos granulares en esa capa y dentro de la lámina transparente.

LUPUS ERITEMATOSO CUTÁNEO SUBAGUDO: Este trastorno afecta principalmente a mujeres jóvenes y de edad mediana caucásicas. A diferencia de lupus discoide, el lupus cutáneo subagudo también tiene potencial para afectar el sistema musculoesquelético y los riñones. Primero se desarrollan pápulas eri-

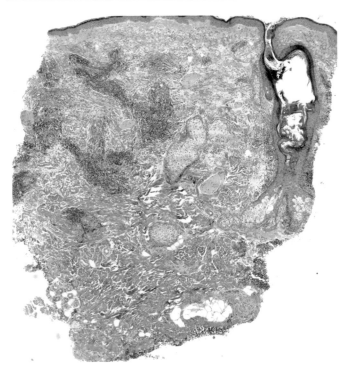

FIGURA 20-18. Lupus eritematoso. En la dermis superficial y profunda existe inflamación linfocítica perivascular y perianexial. Cerca del borde derecho se aprecia un folículo piloso con un tapón de queratina.

tematosas descamativas, que luego crecen para originar lesiones psoriasiformes o anulares, que pueden fusionarse. Se identifican cambios cutáneos en las regiones superiores del tórax y la espalda, así como en las superficies extensoras de los brazos, distribución que revela que la exposición a la luz solar desempeña

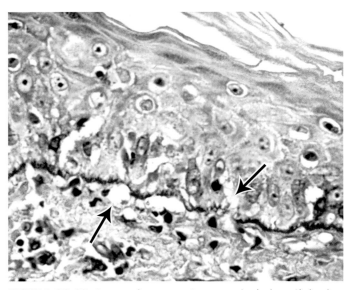

FIGURA 20-19. Lupus eritematoso. La necrosis de las células basales y la migración de los queratinocitos basales, aunada con la formación de una zona de membrana basal (ZMB) nueva, conducen al engrosamiento de esta última estructura en la epidermis, como es evidente en esta tinción de ácido peryódico de Schiff (PAS). Obsérvense las vacuolas (*flechas*) a ambos lados de la ZMB, un indicador de lesión celular.

algún papel en la patogenia del trastorno. No se presenta cicatrización importante. Un 70 % de las personas afectadas poseen anticuerpos anti-Ro (SS-A) circulantes. Las concentraciones de anticuerpos antinucleares son elevadas en el 70 % de los pacientes.

 PATOLOGÍA: El lupus cutáneo subagudo se caracteriza por edema de la dermis papilar, engrosamiento de la lámina densa y degeneración vacuolar prominente de los queratinocitos basales. Existe cierto grado de infiltración linfocitaria en la ZMB, a pesar de que no se identifican parches de linfocitos a mayor profundidad.

LUPUS ERITEMATOSO SISTÉMICO AGUDO: Más del 80 % de los pacientes con LES muestra manifestaciones cutáneas agudas durante su enfermedad, asociadas a la patología renal y articular. El exantema suele constituir la primera manifestación del trastorno y puede preceder varios meses a los síntomas sistémicos. El característico exantema en «alas de mariposa» del LES es un eritema delicado que se ubica en el área malar, que puede prevalecer pocas horas o días. Muchos pacientes muestran una erupción maculopapular en el tórax y las extremidades, que con frecuencia se desarrolla tras la exposición a la luz solar. Los dos exantemas se curan sin dejar cicatriz. Pueden desarrollarse lesiones indistinguibles del lupus discoide. Las concentraciones de anticuerpos antinucleares son altas en más del 90 % de los individuos.

 PATOLOGÍA: El eritema malar más temprano del lupus cutáneo agudo puede mostrar tan sólo edema en la dermis papilar. Es más frecuente que los cambios se parezcan a los propios de la variante subaguda del lupus. El cuadro histopatológico de lupus puede ser indistinguible de otras enfermedades del tejido conjuntivo, como la dermatomiositis.

Liquen plano

Las reacciones hísticas «liquenoides» reciben esta denominación porque en la clínica las lesiones se parecen a ciertos líquenes que forman crecimientos escamosos sobre las rocas o los troncos de los árboles. Los infiltrados liquenoides se caracterizan por la congregación de linfocitos con un patrón similar al de una banda que oscurece la unión dermoepidérmica. El liquen plano es el trastorno prototipo de este grupo, e incluye entidades como el liquen nítido y las erupciones liquenoides medicamentosas.

 FACTORES ETIOLÓGICOS: La etiología del liquen plano se desconoce. En ocasiones es de tipo familiar y puede acompañar a distintos trastornos autoinmunitarios, como el LES y la miastenia grave. El liquen plano es más frecuente en pacientes con colitis ulcerosa. Fármacos como el oro, la clorotiazida y la cloroquina son capaces de inducir reacciones liquenoides. Ciertos agentes externos, como los químicos fotográficos, pueden evocar una respuesta liquenoide. Se observa una asociación entre el liquen plano y la infección por el virus de la hepatitis C.

La presencia de cuerpos apoptóticos y la disminución del recambio de células epidérmicas sugieren que las lesiones del liquen plano derivan de la destrucción de las células de la capa basal, que conduce a la disminución de la proliferación epidérmica, y por tanto, a una proliferación reactiva. La evidencia respalda la noción de que el liquen plano es una reacción de hipersensibilidad de tipo tardío, iniciada y amplificada por citocinas como el IFN-γ y la IL-6, sintetizadas por los linfocitos infiltrantes y los queratinocitos estimulados.

 PATOLOGÍA: La epidermis en el liquen plano se caracteriza por la hiperqueratosis compacta con grado discreto o nulo de paraqueratosis, cuya ausencia se correlaciona con la reducción del recambio epidérmico asociado con la lesión en los queratinocitos basales. Se produce un engrosamiento del estrato granuloso, a menudo con un patrón focal, distintivo, en forma de cuña, cuya base descansa sobre el estrato córneo. El estrato espinoso sufre engrosamiento variable.

Los cambios patológicos distintivos del liquen plano se ubican en la interfase dermoepidérmica. La fila basal de células cúbicas se encuentra sustituida por queratinocitos aplanados o poligonales. La interfase ondulante entre las papilas dérmicas y los perfiles redondeados de las crestas reticulares queda oscurecida por un infiltrado denso de linfocitos cooperadores y macrófagos, y muchos de estos últimos contienen melanina (**melanófagos**) (fig. 20-20). Crestas reticulares aguzadas («en dientes de sierra») de queratinocitos se proyectan hacia el interior del infiltrado inflamatorio.

Habitualmente mezclados con el infiltrado (en la epidermis o dermis), se encuentran los cuerpos globulares, fibrilares y eosinófilos, de 15 a 20 μm (fig. 20-20), que derivan de queratinocitos apoptóticos.

Estas estructuras se denominan de manera variable *cuerpos apoptóticos, coloides, de Civatte* o *fibrilares*. Las fibrillas en el interior de los cuerpos apoptóticos son filamentos de queratina. Las células de Langerhans epidérmicas aumentan en una fase temprana del liquen plano.

CARACTERÍSTICAS CLÍNICAS: El liquen plano es una erupción crónica que se caracteriza por pápulas planas violáceas, por lo general, en las superficies fle-

xoras de las muñecas (fig. 20-20 A). También pueden existir parches o estrías blancos en las membranas mucosas de la boca (estrías de Wickham). En la mayor parte de los afectados, las lesiones pruriginosas se curan en menos de 1 año, aunque en ocasiones pueden persistir durante más tiempo.

TRASTORNOS INFLAMATORIOS DE LOS LECHOS VASCULARES SUPERFICIAL Y PROFUNDO

Urticaria y angioedema

Estas reacciones se desencadenan a partir de la desgranulación de los mastocitos sensibilizados a un antígeno específico. La **urticaria** («ronchas») se caracteriza por pápulas y placas pruriginosas elevadas, pálidas y bien delimitadas, que aparecen y desaparecen en el transcurso de algunas horas. Las lesiones derivan del edema de la porción superficial de la dermis. El término **angioedema** se refiere al caso en que el edema afecta a la dermis profunda o al tejido subcutáneo, lo que genera una tumefacción similar a un huevo. Ambas entidades muestran inicio rápido y su gravedad varía desde el desarrollo de lesiones que sólo son molestas hasta las reacciones anafilácticas que ponen en riesgo la vida. Los principios del tratamiento son evitar el agente lesivo y la administración rápida de antihistamínicos.

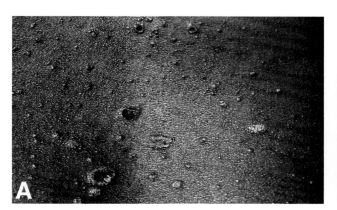

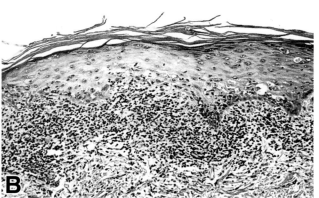

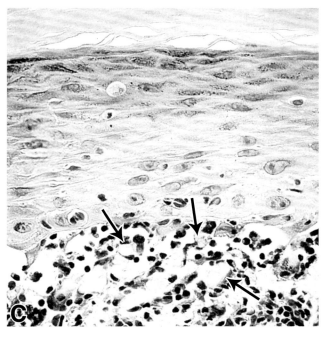

FIGURA 20-20. Liquen plano. A. La piel muestra numerosas pápulas poligonales violáceas con aplanamiento central. **B.** Un infiltrado linfocítico rico en células y similar a una banda altera el estrato basal. A diferencia del lupus eritematoso, suele existir hiperplasia epidérmica, hiperqueratosis e hipergranulosis con configuración en cuña. **C.** Es posible observar la hipergranulosis y la pérdida de las crestas reticulares. El sitio en que se ubica la lesión patológica corresponde a la unión dermoepidérmica, donde existe un infiltrado intenso de linfocitos, muchos de los cuales se distribuyen en torno a queratinocitos apoptóticos (*flechas*). De Elder AD, Elenitsas R, Johnson BL, et al. *Synopsis and Atlas of Lever's Histopathology of the Skin*. Philadelphia, PA: Lippincott Williams & Wilkins; 1999: p. 2, clin.

FACTORES ETIOLÓGICOS: La mayor parte de los casos de urticaria dependen de la IgE y evidencian la permeabilidad venular exagerada secundaria a la desgranulación de mastocitos. Existe una lista casi interminable de materiales que pueden reaccionar con los anticuerpos IgG ubicados en la superficie de los mastocitos. La urticaria puede ocurrir en personas con atopia o sin ella. Las personas atópicas desarrollan erupciones cutáneas con prurito intenso, tienen antecedentes familiares de erupciones similares, así como antecedentes personales o familiares de alergias. Es habitual que presenten un aumento de la IgE circulante.

PATOLOGÍA: En la urticaria, las fibras y las fibrillas colágenas quedan separadas por un exceso de líquido. Se produce dilatación de los vasos linfáticos, y en las vénulas se identifica marginación de neutrófilos y eosinófilos. Una poca cantidad linfocitos rodean los vasos sanguíneos. En la urticaria persistente, los recuentos de linfocitos y eosinófilos aumentan, pero los de neutrófilos se reducen.

Vasculitis necrosante cutánea

La vasculitis necrosante cutánea (VNC) se presenta como una **«púrpura palpable»** y también se conoce como **vasculitis cutánea alérgica**, **vasculitis leucocitoclástica** y **angitis por hipersensibilidad** (*v*. Vasculitis en el cap. 8).

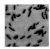

FACTORES ETIOLÓGICOS: En la VNC, los complejos inmunitarios circulantes se depositan en las paredes vasculares, quizá en sitios de lesión, en puntos de ramificación donde existe la turbulencia o en áreas en las que existe un enlentecimiento de la circulación venosa, así como en las extremidades inferiores. El componente C5a del complemento que se sintetiza atrae a los neutrófilos, que se desgranulan y liberan enzimas lisosómicas que provocan daño endotelial y depósito de fibrina.

La VNC puede ser de tipo primario, en la que no es posible identificar un acontecimiento precipitante en casi la mitad de los casos, o relacionarse con un agente infeccioso específico (p. ej., virus de la hepatitis B [VHB] o virus de la hepatitis C [VHC]). También puede ser un proceso secundario en distintos trastornos crónicos, como la artritis reumatoide, el LES y la colitis ulcerosa. La VNC también puede vincularse con (1) neoplasias malignas subyacentes como el linfoma, (2) algún medicamento u otro tipo de alergia o (3) un proceso postinfeccioso como la púrpura de Henoch-Schönlein.

PATOLOGÍA: Las lesiones de la VNC se caracterizan por la obliteración de las paredes vasculares por un infiltrado de neutrófilos. Las células endoteliales son difíciles de visualizar, y el daño vascular se manifiesta por el depósito de fibrina y la extravasación de los eritrocitos (fig. 20-21). Muchos de los neutrófilos también se dañan, lo que da origen a residuos nucleares similares al polvo, proceso que se conoce como «leucocitoclasia». Las fibras colágenas que se disponen entre los vasos afectados están separadas por neutrófilos, eosinófilos y residuos celulares leucocitoclásticos, así como por eritrocitos extravasados, que explican la púrpura palpable característica.

CARACTERÍSTICAS CLÍNICAS: La VNC se distingue por la presencia de lesiones papulares purpúricas de 2-4 mm, de color rojo, que no sufren blanqueamiento al aplicar presión («púrpura palpable» (fig. 20-21). De manera característica, se aprecian lesiones múltiples agrupadas en las extremidades inferiores o en sitios de presión. Las lesiones pueden limitarse a la piel en una persona sana en otros sentidos, o pueden afectar a los vasos sanguíneos pequeños de las articulaciones, el sistema gastrointestinal o el riñón. Cada lesión puede persistir hasta 1 mes y luego resolverse, y dejar una cicatriz hiperpigmentada o atrófica. A pesar de la eliminación del agente lesivo, los episodios de VNC pueden recurrir.

Dermatitis alérgica por contacto

Algunos de los agentes sensibilizantes más frecuentes son miembros del género vegetal *Rhus*, alrededor del 90% de la población en Estados Unidos es sensible a agentes nocivos comunes: *Rhus radicans* (ortiga), *Rhus diversiloba* (roble venenoso) y *Rhus vernix* (zumaque venenoso).

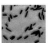

FACTORES ETIOLÓGICOS: La planta que genera el cuadro contiene compuestos de bajo peso molecular que se denominan **haptenos** (*v*. cap. 3), en particular resinas oleosas. Estas son activas sólo cuando se combine con una proteína portadora. Esto probablemente ocurre en la membrana de las células de Langerhans durante la **fase de sensibilización**, proceso que se ha estudiado como prototipo de la sensibilización antigénica en la hipersensibilidad de tipo tardío. La formación de un **complejo hapteno-portador** requiere alrededor de 1 h, después de lo cual el hapteno se procesa como antígeno dentro de las células de Langerhans. Estas células portan el

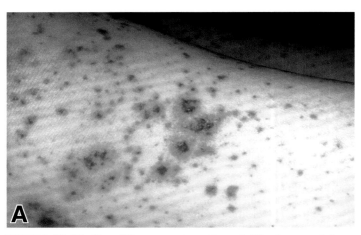

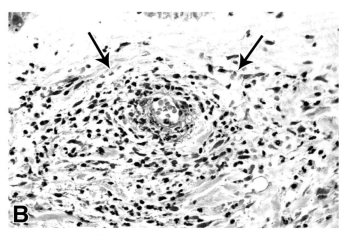

FIGURA 20-21. Vasculitis necrosante cutánea. A. Pápulas purpúricas sensibles a la palpación en las piernas de una mujer de 25 años. La enfermedad se resolvió tras el tratamiento de una faringitis estreptocócica. **B.** El vaso sanguíneo está rodeado por fibrina de aspecto rosado y neutrófilos, muchos de los cuales están desintegrados (leucocitoclasia). Los eritrocitos extravasados (*flechas*) y la inflamación generan el aspecto clínico clásico de «púrpura palpable». 21 A de Elder AD, Elenitsas R, Johnson BL, et al. *Synopsis and Atlas of Lever's Histopathology of the Skin*. Philadelphia, PA: Lippincott Williams & Wilkins; 1999.

antígeno a través de los linfáticos hasta llegar a los nódulos linfáticos regionales, y lo presentan a los linfocitos T CD4⁺. Después de 5-7 días, algunos de estos linfocitos T reconocen el antígeno, se activan, multiplican y circulan en la sangre como células de memoria. Algunas de ellas migran hacia la piel, listas para reaccionar con el antígeno si lo encuentran. La IL-1, sintetizada por las células de Langerhans, respalda la proliferación de los linfocitos T_H1 CD4⁺, las células efectoras de la hipersensibilidad de tipo tardío.

En la **fase de elicitación**, los linfocitos T con sensibilización específica que se encuentran en la circulación entran en la piel. En el sitio en que se presenta el reto del antígeno, células de Langerhans, células endoteliales, células dendríticas perivasculares y, monocitos procesan la sustancia y la presentan a linfocitos T con sensibilización específica, que migran entonces hacia la epidermis. La síntesis de citocinas conduce a la acumulación de más linfocitos T y macrófagos. Este infiltrado inflamatorio es responsable de la lesión celular epidérmica.

 PATOLOGÍA: La dermatitis alérgica por contacto es un modelo de dermatitis espongiótica. En las 24 h posteriores a la reexposición a la planta nociva (fase de inducción) se acumulan linfocitos y macrófagos numerosos en torno al lecho venular superficial, y se extienden hacia la epidermis. Los queratinocitos epidérmicos se encuentran separados de forma parcial por el líquido de edema, lo que da origen a un aspecto similar al de una esponja (**espongiosis**) (fig. 20-22). El estrato córneo contiene un fluido eosinófilo coagulado y proteínas plasmáticas. Más tarde, se acumulan células inflamatorias mononucleares y eosinófilos numerosos. Se identifican vesículas que contienen linfocitos y macrófagos, y en el estrato córneo se retiene gran cantidad de fluido eosinófilo coagulado.

 CARACTERÍSTICAS CLÍNICAS: Cuando una persona entra en contacto por vez primera con la hiedra venenosa no se presenta ninguna reacción inmediata. Entre 5 y 7 días tras la reexposición, el sitio de contacto desarrolla prurito intenso, y después se desarrollan con rapidez eritema y vesículas pequeñas (fig. 20-22). Durante los días siguientes, el área crece, y desarrolla eritema intenso y vesículas numerosas, a la vez que presenta un exudado abundante de fluido proteináceo claro. El prurito es intenso. El proceso completo dura alrededor de 3 semanas. El exudado cede de manera gradual y toda el área queda cubierta por una costra irregular, que finalmente cae. El prurito disminuye y se cura sin formar cicatriz.

Cuando un paciente sensibilizado entra de nuevo en contacto con la hiedra venenosa, el proceso se acelera. Las lesiones aparecen en el transcurso de 24-48 h, se disemina con rapidez y producen el mismo cuadro clínico. Sin embargo, la reacción suele ser más intensa. De nuevo, las lesiones desaparecen en unas 3 semanas. La dermatitis alérgica por contacto responde a la administración tópica o sistémica de corticoesteroides.

Sarcoidosis

Las manifestaciones cutáneas de la sarcoidosis son pápulas, placas y nódulos ubicados en la dermis y el tejido subcutáneo, que no generan sintomatología. Algunas placas dérmicas pueden ser anulares, y las que afectan al tejido subcutáneo aparecen como nódulos irregulares. En los casos graves, las lesiones cutáneas pueden ser tan prominentes que simulan una neoplasia infiltrativa difusa (*v.* cap. 10).

ESCLERODERMIA

La esclerodermia muestra afectación estructural y funcional variable de órganos internos y la piel. La **morfea** es similar a la esclerodermia, pero sólo afecta a áreas cutáneas circunscritas y en parches. La patogenia de las manifestaciones sistémicas de la escleroderma se analiza en otra parte de libro (*v.* cap. 3).

 PATOLOGÍA: Las lesiones cutáneas iniciales de la esclerodermia se identifican en la dermis reticular profunda, pero acaban afectando toda la dermis reticular e incluso la papilar. Existe disminución del espacio entre los haces de colágeno en la dermis reticular y una tendencia de estos a ser de mayor tamaño, hipocelulares y paralelos entre sí. Es habitual identificar un infiltrado linfocítico en parches que con-

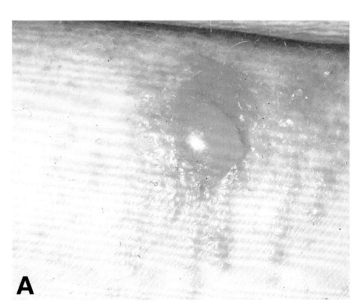

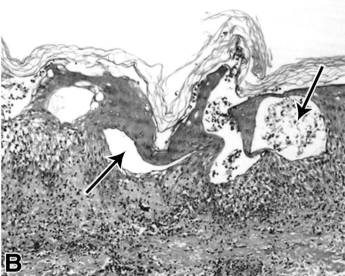

FIGURA 20-22. Dermatitis alérgica por contacto. A. Vesículas y bullas que se desarrollaron en la cara volar del antebrazo tras la aplicación de un perfume. **B.** Espongiosis epidérmica y vesículas espongióticas (*flechas*) que se identifican en esta biopsia tras una reacción a la «ortiga venenosa». Se aprecian linfocitos que infiltran la epidermis, donde generan una reacción de hipersensibilidad tardía mediada por células. 20-22 A de Elder AD, Elenitsas R, Johnson BL, et al. *Synopsis and Atlas of Lever's Histopathology of the Skin.* Philadelphia, PA: Lippincott Williams & Wilkins; 1999.

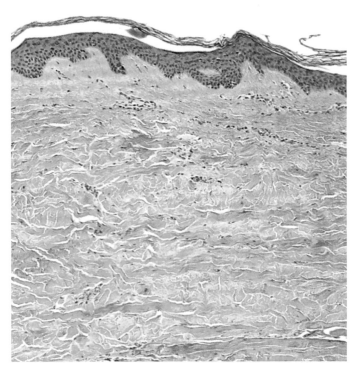

FIGURA 20-23. Escleroderma. La dermis se caracteriza por haces de colágeno reticulares grandes que se orientan en paralelo a la epidermis. El gran tamaño y la pérdida del patrón en tejido de esterilla de estos haces de colágeno son anormales. No se aprecian apéndices cutáneos debido a que estas estructuras fueron destruidas.

tiene células plasmáticas escasas, que también puede identificarse en el tejido subcutáneo subyacente. Los conductos sudoríparos quedan atrapados en el tejido fibroso engrosado, y la grasa que suele encontrarse en torno a ellos se pierde. Los folículos pilosos se obliteran por completo (fig. 20-23). En las fases avanzadas de la enfermedad, áreas amplias de tejido adiposo subcutáneo quedan sustituidas por colágeno de síntesis reciente.

 CARACTERÍSTICAS CLÍNICAS: Los pacientes con escleroderma en fase temprana suelen presentar fenómeno de Raynaud o edema sin formación de godete, en las manos o los dedos. Las áreas afectadas se induran y tensan. La piel de la cara adquiere un aspecto similar al de una máscara y se pierde la expresión, al tiempo que la piel que rodea la boca desarrolla surcos radiales. En las fases tardías de la enfermedad, la piel se engrosa sobre porciones extensas del cuerpo, muestra fibrosis densa y desarrolla fijación al tejido subyacente. El pronóstico guarda relación con la extensión de la enfermedad en los órganos viscerales, en particular el pulmón y el riñón.

TRASTORNOS INFLAMATORIOS DEL PANÍCULO

El término paniculitis denota a un grupo heterogéneo de trastornos que se caracterizan por inflamación, que afecta en particular al tejido subcutáneo (panículo adiposo). Los distintos trastornos que abarca el espectro de la paniculitis se clasifican según su ubicación. La **paniculitis septal** corresponde a la inflamación en los tabiques del tejido conjuntivo, mientras que la **paniculitis lobular** denota la afectación de los lóbulos adiposos. Estos dos trastornos pueden producirse con o sin vasculitis concurrente.

Eritema nodoso

El eritema nodoso es un trastorno cutáneo que se manifiesta con nódulos sensibles a la palpación no supurativos y de evolución autolimitada sobre las superficies extensoras de las extremidades inferiores. Alcanza su incidencia máxima en la tercera década de la vida y es tres veces más común en mujeres que en hombres.

 FACTORES ETIOLÓGICOS: El eritema nodoso se desencadena por la exposición a distintos agentes, incluyendo fármacos y microorganismos, y se produce en asociación a distintas afecciones sistémicas benignas y malignas. Entre las infecciones frecuentes que se complican por el eritema nodoso se encuentran las causadas por estreptococos (en particular, en niños), el bacilo tuberculoso y *Yersinia*. En áreas endémicas, también son etiologías comunes las infecciones micóticas profundas (blastomicosis, histoplasmosis, coccidioidomicosis). El eritema nodoso también se desarrolla a menudo tras infecciones agudas de las vías respiratorias de etiología desconocida, pero que tienen probabilidad de ser virales. Los fármacos implicados con más frecuencia en el eritema nodoso inducido por fármacos, son las sulfonamidas y los anticonceptivos orales. Por último, la enfermedad de Crohn y la colitis ulcerosa pueden desarrollar un eritema nodoso.

Se cree que el eritema nodoso representa una respuesta inmunitaria frente a antígenos extraños. Por ejemplo, los individuos con tuberculosis o coccidioidomicosis no desarrollan eritema nodoso hasta que las pruebas cutáneas que identifican los antígenos de esos agentes infecciosos dan resultados positivos. La inflamación neutrófila temprana sugiere que el eritema nodoso puede ser una respuesta a la activación del complemento, con quimiotaxis neutrófila resultante. La inflamación crónica subsecuente, las células gigantes de cuerpo extraño y la fibrosis son producto de la necrosis del tejido adiposo en la interfase de los tabiques y los lóbulos.

 PATOLOGÍA: Las lesiones tempranas del eritema nodoso se identifican en los tabiques fibrosos del tejido subcutáneo, donde la inflamación neutrófila coincide con la extravasación de eritrocitos. En las lesiones crónicas, los tabiques se ensanchan, con acumulaciones focales de células gigantes macrófagos en torno a áreas pequeñas de colágeno anómalo y un infiltrado linfocitario mal definido (fig. 20-24). Las células gigantes y las células inflamatorias se extienden hacia el lóbulo a partir de la interfase de este con el tabique.

 CARACTERÍSTICAS CLÍNICAS: De forma característica, el eritema nodoso se manifiesta en la fase aguda en las caras anteriores de las extremidades inferiores como nódulos eritematosos muy sensibles a la palpación y con forma de cúpula. Estos nódulos acaban por indurarse y pierden sensibilidad a la palpación, desaparecen en 3-6 semanas. A la vez que algunos nódulos se curan pueden generarse otros, pero todas las lesiones desaparecen sin dejar cicatriz residual en el transcurso de 6 semanas.

Eritema indurado

El eritema indurado hace referencia a los nódulos subcutáneos recurrentes y crónicos que aparecen en las piernas, sobre todo en mujeres. Se detecta la presencia de ADN de *Mycobacterium tuberculosis* en la mayor parte de biopsias, lo cual sugiere que la afección se da como resultado de una reacción de hipersensibilidad por parte del organismo.

 CARACTERÍSTICAS CLÍNICAS: Los pacientes con eritema indurado presentan nódulos subcutáneos eritematosos sensibles a la palpación recurrentes, que se desarrollan en piernas, en particular en la región de

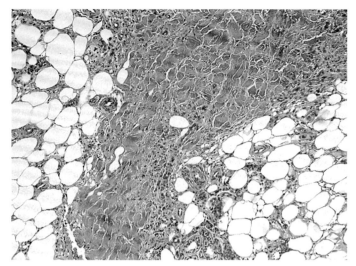

FIGURA 20-24. Eritema nodoso. La dermis reticular se aprecia en el extremo *superior derecho.* En el panículo adiposo existe un tabique ensanchado (*que se extiende a través del centro del campo*). Los linfocitos y los macrófagos se ubican en su interfase con los lóbulos de tejido adiposo. Los vasos que forman una empalizada a lo largo de la interfase del tabique están infiltrados por linfocitos.

las pantorrillas (y no sobre la cara anterior de la tibia, que es la localización usual del eritema nodoso). Las lesiones tienden a ulcerarse y curarse dejando una cicatriz atrófica. Puede evolucionar durante muchos años. Suelen requerirse esteroides sistémicos para controlar la afección.

Acné vulgar

El acné vulgar es un trastorno inflamatorio autolimitado de los folículos sebáceos, que de manera característica se observa en adolescentes y determina la formación intermitente de lesiones papulares o pustulosas discretas, capaz de generar cicatrización.

 En algunos casos el acné persiste hasta la tercera década de la vida.

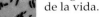 **FACTORES ETIOLÓGICOS Y PATOLOGÍA:** El desarrollo del acné se vincula con (1) la producción excesiva de sebo que inducen las hormonas; (2) la cornificación anómala de ciertas regiones del epitelio folicular; (3) una respuesta al difteroide anaerobio *Propionibacterium acnes*, y (4) rotura del folículo e inflamación subsecuente. El folículo sebáceo contiene pelo velloso glándulas sebáceas prominentes. Los cambios de la condición hormonal durante la pubertad dan lugar a la producción de sebo en el folículo y a la cornificación anómala del cuello de esa estructura (infundíbulo). Estos efectos provocan la dilatación del canal folicular. Un segundo proceso de producción excesiva de sebo se relaciona con el desprendimiento de células escamosas y la acumulación de residuos queratinosos, lo que genera un ambiente rico para la proliferación de *P. acnes*. Estos cambios combinados dan origen a un folículo distendido con taponamiento: un **comedón**. Los neutrófilos son atraídos al área por factores quimiotácticos que libera *P. acnes*, que expulsan enzimas hidrolíticas y dan origen a un absceso folicular (**pústulas**). También atacan la pared del folículo, con lo que permiten la salida del sebo, la queratina y las bacterias hacia el tejido perifolicular, sitio en el que estimulan de manera adicional la inflamación aguda y la formación de un absceso perifolicular (fig. 20-25). El desarrollo de una alergia a *P. acnes* intensifica la respuesta inflamatoria. Las lesiones bien

desarrolladas muestran inflamación neutrófila intensa, que rodea al folículo sebáceo roto. Además, se acumulan macrófagos, linfocitos y células gigantes de cuerpo extraño numerosos en respuesta a la rotura del folículo sebáceo.

 CARACTERÍSTICAS CLÍNICAS: El acné vulgar se caracteriza por distintas lesiones en diferentes fases de desarrollo, entre las que se encuentran los comedones, pápulas, pústulas, nódulos, quistes y cicatrices con hundimiento. Los comedones, la lesión no inflamatoria primaria del acné, pueden ser abiertos (**puntos negros**) o cerrados (**puntos blancos**). Las lesiones inflamatorias más avanzadas varían desde las pápulas eritematosas pequeñas hasta los nódulos purulentos grandes sensibles a la palpación y los quistes. El acné vulgar puede tratarse mediante limpieza tópica y aplicación de queratolíticos y antibacterianos. Los casos graves se tratan con vitamina A tópica, antibióticos sistémicos o retinoides sintéticos por vía oral (isotretinoína).

INFECCIONES E INFESTACIONES

La piel está en constante ataque de innumerables merodeadores, y es una barrera efectiva pero imperfecta contra ellos: bacterias, hongos, virus, parásitos e insectos superan en ocasiones esta primera línea de defensa.

Impétigo

Las infecciones bacterianas superficiales de la piel, que se conocen como **impétigo**, se identifican en particular en niños, que en muchas ocasiones las adquieren a través de roturas menores de la piel (*v.* también cap. 6). Los adultos tienden a desarrollar impétigo tras un proceso patológico subyacente que de alguna manera compromete la función de barrera de la piel. Se presentan erosiones o úlceras con costras color miel, muchas veces con resolución central, con más frecuencia en áreas expuestas como cara, manos y extremidades. La base del tratamiento es una combinación de antimicrobianos tópicos y sistémicos contra estafilococos o estreptococos.

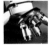 **PATOLOGÍA:** Los neutrófilos se acumulan bajo el estrato córneo. Las bacterias pueden identificarse utilizando tinciones especiales. Se forman vesículas o bullas que acaban rompiéndose y permiten la aparición de una secreción seropurulenta acuosa. Esta secreción se seca y forma las capas características de exudado que contienen neutrófilos y residuos celulares. Suelen existir cambios epidérmicos reactivos (espongiosis y elongación de las crestas reticulares) e inflamación dérmica superficial.

Las infecciones micóticas dermatofíticas (superficiales fúngicas)

Los dermatofitos son hongos capaces de infectar al epitelio queratinizado no viable, lo que incluye al estrato córneo, uñas y pelo. Estos sintetizan queratinasas, que digieren la queratina y dan sustento a los microorganismos. Las infecciones micóticas superficiales se deben con frecuencia a un cambio del microambiente cutáneo, que permite el sobrecrecimiento de la flora transitoria o residente. Por ejemplo, el uso de agentes inmunodepresores como los glucocorticoides tópicos o sistémicos, puede alterar las respuestas inmunitarias mediadas por células que de ordinario eliminan a los dermatofitos. La sudoración excesiva o la oclusión de alguna región del cuerpo puede proveer un ambiente que «modifique el equilibrio» entre la proliferación y la eliminación de los hongos, y que favorezca a la primera.

De las 10 o más especies de dermatofitos que producen con frecuencia infección cutánea en el humano, *Trichophyton rubrum* es la más común. Una infección superficial por dermatofitos se

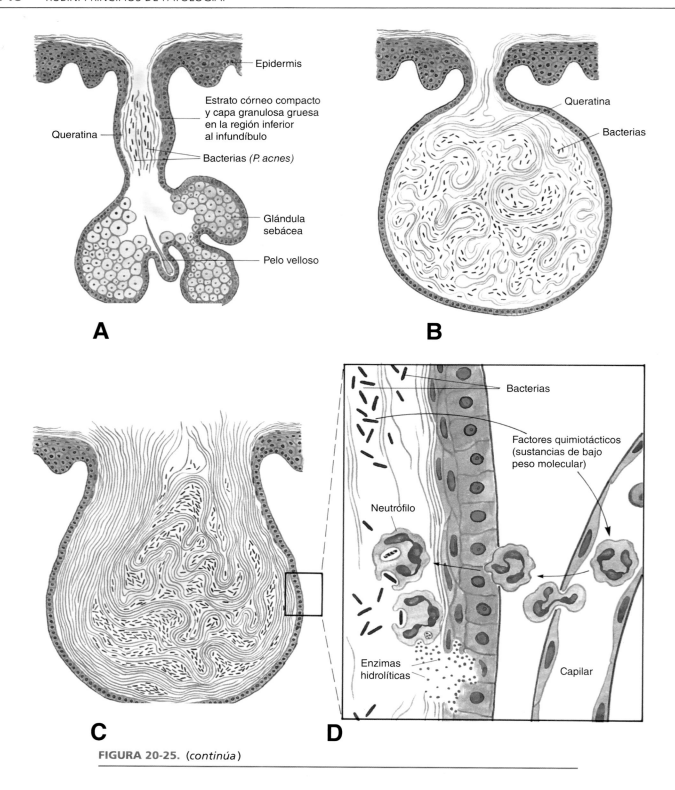

A

Epidermis

Estrato córneo compacto
y capa granulosa gruesa
en la región inferior
al infundíbulo

Queratina

Bacterias *(P. acnes)*

Glándula
sebácea

Pelo velloso

B

Queratina

Bacterias

C

D

Bacterias

Factores quimiotácticos
(sustancias de bajo
peso molecular)

Neutrófilo

Enzimas
hidrolíticas

Capilar

FIGURA 20-25. *(continúa)*

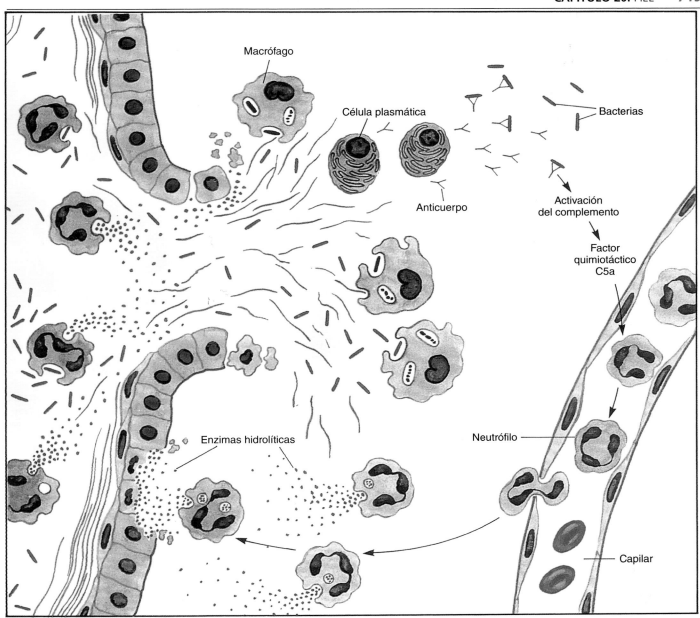

E

FIGURA 20-25. Acné vulgar. Se esquematiza la patogenia de la distensión del folículo, su rotura e inflamación. El acné es un trastorno del canal folicular de un folículo sebáceo. El estrato córneo compacto y el engrosamiento de la capa granulosa en la región inferior del infundíbulo son los primeros pasos para la formación de un comedón. Se forman microcomedones **(A)**, a la vez que comedones cerrados **(B)** y abiertos **(C)**. Tiene lugar una secreción excesiva de sebo, y prolifera la bacteria *Propionibacterium acnes*. El microorganismo sintetiza factores quimiotácticos, que inducen la migración de los neutrófilos hacia el comedón intacto. Las enzimas neutrofílicas se liberan y el comedón se rompe, lo que da origen a un ciclo de quimiotaxis e inflamación neutrofílica intensa **(D** y **E)**.

denomina **dermatofitosis, tiña** o **tinea**. Las tiñas tienen características clínicas distintivas que dependen del sitio en que se produce la infección. Se clasifican de la siguiente manera: (1) **tiña de la cabeza** (cuero cabelludo; «tiña»), (2) **tiña de la barba**; (3) **tiña de la cara**; (4) **tiña del cuerpo** (tronco, piernas, brazos o cuello, con exclusión de pies, manos y región inguinal); (5) **tiña de las manos**; (6) **tiña de los pies** (pie de atleta; fig. 20-26 A); (7) **tiña inguinal** (región inguinal, área del pubis y muslos), y (8) **tiña de las uñas** («onicomicosis») (v. también cap. 6).

Infecciones cutáneas virales

Algunos virus (*v.* caps. 6 y 16), como el poxvirus del **molusco contagioso** o **virus del papiloma humano** (VPH) inducen proliferación epitelial benigna transitoria que se resuelve de manera espontánea. Otros (p. ej., el virus del sarampión o el *parvovirus* [**eritema infeccioso**]) desencadenan enfermedades febriles que cursan con erupciones cutáneas (**exantemas**) autolimitadas. La infección primaria por la mayor parte de los **herpesvirus humanos**

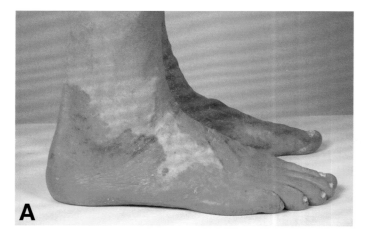

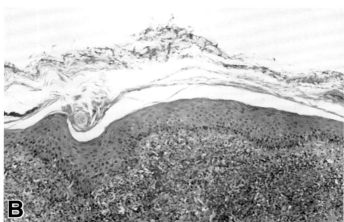

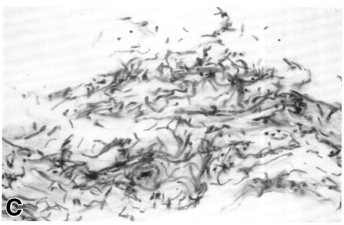

FIGURA 20-26. Dermatofitosis. A. Tiña del pie. Esta infección se caracteriza por un borde periférico de escamas y eritema con distribución en mocasín, y se debe con frecuencia a *Trichophyton rubrum*. B. Se identifica un infiltrado inflamatorio denso en la epidermis y la dermis que se asocia a la presencia de hifas micóticas en el estrato córneo. C. Micrografía de alta resolución de las hifas micóticas en el estrato córneo. 26 A de Elder AD, Elenitsas R, Johnson BL, et al. *Synopsis and Atlas of Lever's Histopathology of the Skin*. Philadelphia, PA: Lippincott Williams & Wilkins; 1999.

es con frecuencia asintomática, pero tiene como consecuencia un estado de infección latente. Una vez que se reactiva, el virus induce una erupción vesicular dolorosa.

El **molusco contagioso** es una infección frecuente entre niños y adultos con actividad sexual. Es una infección autolimitada que se transmite con facilidad mediante contacto directo. Suelen identificarse pápulas induradas de superficie lisa con forma de cúpula con umbilicación central característica en cara, tronco y región anogenital. Las células epidérmicas contienen cuerpos de inclusión intracitoplasmáticos grandes («cuerpos del molusco»), que se encuentran confinados a áreas en forma de taza que también muestran hiperplasia epidérmica verrugosa (papilomatosa). Estos cuerpos de inclusión alojan numerosas partículas virales (fig. 20-27).

Infestaciones por artrópodos

Los ácaros y los piojos, otros insectos y las arañas producen lesiones locales que pueden causar prurito intenso.

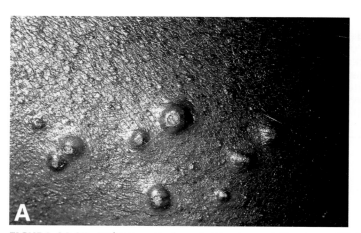

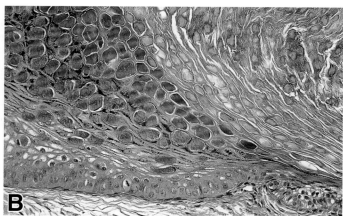

FIGURA 20-27. Molusco contagioso. A. Pápulas umbilicadas múltiples en un paciente con infección por el VIH. B. Los queratinocitos infectados con este poxvirus muestran inclusiones citoplasmáticas eosinófilas grandes que se denominan «cuerpos del molusco». De Elder AD, Elenitsas R, Johnson BL, et al. *Synopsis and Atlas of Lever's Histopathology of the Skin*. Philadelphia, PA: Lippincott Williams & Wilkins; 1999.

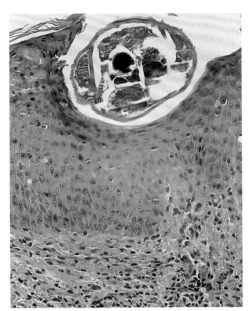

FIGURA 20-28. Nódulo de la sarna. Se aprecia un ácaro de la sarna en el estrato córneo. De Elder AD, Elenitsas R, Johnson BL, et al. *Synopsis and Atlas of Lever's Histopathology of the Skin.* Philadelphia, PA: Lippincott Williams & Wilkins; 1999.

- La *sarna* es una dermatitis eccematosa intensamente pruriginosa que causa el ácaro *Sarcoptes scabiei*. El ácaro hembra se entierra bajo el estrato córneo de los dedos, las muñecas, el tronco y la piel del área genital (fig. 20-28). Se desencadena una dermatitis intensa de tipo linfocítico y eosinófilo, que corresponde a una reacción de hipersensibilidad al ácaro, sus huevos y sus heces.

- La *pediculosis*, otra dermatosis pruriginosa, puede deberse a diversos tipos de piojo del humano. Es posible identificar los huevos («liendres») del piojo adheridos al cuerpo del pelo.

- Las **mordeduras o picaduras de insectos** determinan lesiones variables, desde las pápulas pruriginosas pequeñas hasta los nódulos exudativos grandes. La reacción depende de la especie particular de artrópodo y de la respuesta inmunitaria del huésped. Por ejemplo, las mordeduras de garrapata tienden a ser grandes, con un infiltrado linfocítico y eosinófilo impresionante. También pueden formarse folículos linfoides. La mordedura de la pulga suele producir lesiones urticarianas, con infiltrado neutrófilo escaso. Los venenos que inyectan los artrópodos, como la araña reclusa parda, pueden desencadenar necrosis hística local grave.

NEOPLASIAS PRIMARIAS CUTÁNEAS

Tumores benignos de los melanocitos

Nevo melanocítico congénito

Alrededor del 1 % de los niños caucásicos nace con alguna variante de lesión pigmentada en la piel, en ocasiones tan discreta como un parche pequeño con hiperpigmentación pálida. Es mucho más raro que el tronco o alguna extremidad se encuentren cubiertos por un parche pigmentado grande o una placa que causa desfiguración estética («nevo gigante piloso», o que se describe según la distribución de prendas corporales). Este tipo de áreas cuenta con un incremento impresionante del número de melanocitos intraepidérmicos y dérmicos, que pueden extenderse en profundidad hasta el tejido subcutáneo. El melanoma maligno puede desarrollarse en la infancia en estos nevos melanocíticos

congénitos grandes. En ocasiones se intentan extirpar estas grandes lesiones, pero en muchos casos su tamaño genera dificultades para la extirpación quirúrgica.

Tumor/Nevo de Spitz

Los tumores de Spitz (también conocidos como nevos de células en huso y epitelioides), se desarrollan en niños y adolescentes, y con menos frecuencia, en adultos. El tumor de Spitz es un nódulo liso rosado de forma esférica elevada, que suele ubicarse en la cabeza o el cuello. Crece con rapidez e incrementa su diámetro de 3-5 mm en el transcurso de 6 meses. La lesión se compone de melanocitos grandes en huso o epitelioides que se ubican en la epidermis y la dermis (fig. 20-29). Las células son tan atípicas que puede establecerse un diagnóstico incorrecto de melanoma incluso si el melanoma es raro durante la niñez. Aunque casi todos los tumores de Spitz son benignos, algunos pueden formar metástasis. Por ende, el pronóstico, en cierto grado, incierto, en particular en los adultos. La mayoría de los tumores de Spitz tienen rearreglos que causan la fusión de genes, formando oncogenes quiméricos que se activan de manera constitutiva, en lugar de las mutaciones puntuales en oncogenes, que son la regla en los melanomas (*v.* más adelante).

Nevo azul

Los nevos azules aparecen durante la niñez o la fase tardía de la adolescencia, como pápulas o nódulos bien delimitados e indurados, con color azul oscuro, gris o negro, que se ubican en el dorso de las manos, pies o en la región de los glúteos, el cuero cabelludo o la cara. Su aspecto clínico puede inducir a la realización de una biopsia escisional para descartar un melanoma nodular. En la región de la dermis superficial, y hasta su zona media, se identifican melanocitos que contienen melanina, con dendritas largas y delgadas, y con frecuencia se encuentran mezclados con macrófagos numerosos que contienen melanina (fig. 20-30). También existen ejemplos raros de «nevo azul celular» y «nevo azul maligno».

Efélides y lentigo

Las efélides, o pecas, son máculas pardas pequeñas que se desarrollan en la piel expuesta al sol, en particular en individuos con piel clara. Se caracterizan por hiperpigmentación de los queratinocitos basales sin que exista un incremento concurrente de melanocitos. La pigmentación de una efélide se vuelve más intensa tras la exposición a la luz solar, y pierde intensidad cuando esta cesa. Un **lentigo** es una mácula parda discreta que aparece a cualquier edad y en cualquier región del organismo. El **lentigo solar**, o «mancha hepática», aparece a una edad mayor tras la exposición solar prolongada). A diferencia de una efélide, la pigmentación del lentigo no depende de la exposición a la luz solar. Las lesiones lentiginosas muestran crestas reticulares elongadas, aumento del pigmento de melanina tanto en los queratinocitos basales como en los melanocitos, y aumento del número de estas últimas células. Las lesiones mayores pueden requerir biopsia para descartar el melanoma lentiginoso maligno.

Los lentigos, a menudo conocidos como pecas por las personas y los médicos, son un factor de riesgo importante para el desarrollo potencial de melanoma, puesto que actúan de forma sinérgica con los nevos, los nevos displásicos y otros factores de riesgo. Su prevalencia está fuertemente relacionada con los polimorfismos en el gen del receptor de melanocortina (*MC1R*, que ha sido nombrado como «el gen de las pecas»).

Verrugas

Las verrugas son proliferaciones epidérmicas elevadas, circunscritas, simétricas, que en muchas ocasiones tienen aspecto papilar. *El VPH es el agente causal de las verrugas.* (*v.* cap. 16).

20: Piel

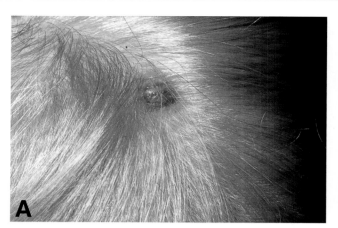
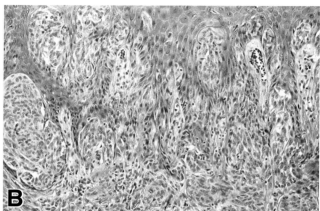

FIGURA 20-29. Nevo de células en huso y epitelioides (de Spitz). A. Un nódulo rosado simétrico apareció de forma súbita en un niño, pero permaneció estable durante varias semanas hasta que se extirpó. **B.** Los tumores de Spitz se componen de melanocitos grandes con núcleos prominentes. En una epidermis hiperplásica, los melanocitos se ubican en nidos grandes. Aunque las células son grandes y, a primera vista, sugieren la existencia de un melanoma, son mucho más uniformes que las células de casi todos los melanomas malignos. 20-29 A de Elder AD, Elenitsas R, Johnson BL, et al. *Synopsis and Atlas of Lever's Histopathology of the Skin.* Philadelphia, PA: Lippincott Williams & Wilkins; 1999.

PATOLOGÍA

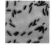

■ Una **verruga vulgar**, que también se conoce como **verruga común**, es una pápula elevada con superficie verrugosa (papilomatosa). Estas lesiones pueden ser únicas o múltiples, y son más frecuentes en las superficies dorsales de las manos o en la cara. Desde la perspectiva histológica, la verruga vulgar se caracteriza por hiperqueratosis e hiperplasia epidérmica papilar (fig. 20-31). En la porción superficial de la epidermis se identifican **coilocitos** (es decir, queratinocitos de mayor tamaño con núcleo picnótico circundado por un área clara que simula un halo). Las inclusiones virales son difíciles de observar (fig. 20-32). El VPH, en particular de los serotipos 2 y 4, se identifica con frecuencia en la verruga vulgar. La lesión carece de potencial maligno.

■ Las **verrugas plantares** son nódulos hiperqueratósicos benignos, muchas veces dolorosos, que se ubican en las plantas de los pies. En ocasiones aparecen lesiones similares sobre las palmas de las manos (**verrugas palmares**). Son proliferaciones de epitelio escamoso de tipo papilar, endofíticas o exofíticas. Las células contienen inclusiones citoplasmáticas abundantes similares a los gránulos queratohialinos que muestran tinción más oscura. Los núcleos de los queratinocitos que se ubican cerca de la base de estas verrugas también contienen inclusiones nucleares rosadas. El agente etiológico es el VPH tipo 1.

Nevo melanocítico

Los nevos melanocíticos son proliferaciones neoplásicas benignas de los melanocitos dentro de la epidermis o la dermis

FACTORES ETIOLÓGICOS: La mayor parte de las personas desarrolla entre 10 y 50 nevos cutáneos, independientemente del color de su piel. El número total de nevos depende de la exposición a la luz y la susceptibilidad innata. Excepto por su relevancia estética ocasional, los nevos tienen importancia más que nada en relación con el melanoma, como marcadores de los individuos que tienen un riesgo más alto de desarrollar melanoma y como precursores potenciales de este tipo de neoplasia. Incluso si un 30 % de los melanomas puede surgir en relación con un nevo, los nevos son mucho más comunes que los melanomas y casi todos ellos son estables o sufren cambios por senescencia al transcurrir el tiempo. Así, no se recomienda una escisión amplia de nevos como medio para prevenir el melanoma.

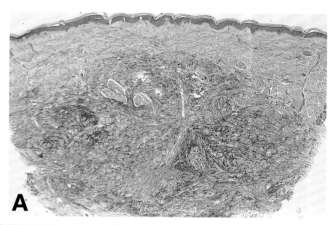
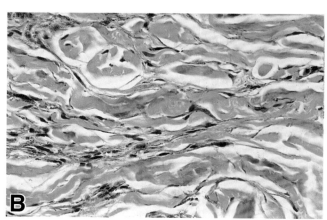

FIGURA 20-30. Nevo azul. A. En el interior de la dermis se aprecia la proliferación mal definida pero simétrica de células en huso, que tiene tono pardo oscuro. **B.** La lesión se compone de células elongadas con dendritas con pigmentación oscura y núcleo pequeño. De Elder AD, Elenitsas R, Johnson BL, et al. *Synopsis and Atlas of Lever's Histopathology of the Skin.* Philadelphia, PA: Lippincott Williams & Wilkins; 1999.

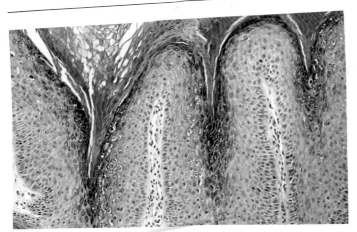

FIGURA 20-31. Verruga vulgar. Es el prototipo de la hiperplasia epidérmica papilar. Frondas cubiertas por epitelio escamoso con núcleo fibrovascular. Los vasos sanguíneos contenidos en la estructura central se extienden hasta un punto cercano a la superficie de la verruga, lo que les hace susceptibles a la hemorragia traumática y a la aparición de las «semillas» negras que el paciente observa.

La piel negra puede desarrollar nevos, aunque con menos frecuencia, y los nevos que se desarrollan en la piel de personas con pigmentación oscura no suelen relacionarse con aumento del riesgo de melanoma. Sin embargo, el riesgo de melanoma en las palmas de las manos, las plantas de los pies o la piel del área genital es igual en todas las procedencias étnicas. Los nevos, al igual que los melanomas, no suelen desarrollarse en zonas protegidas de la luz por un mínimo de dos capas de ropa, como en el caso de los senos de la mujer. Existe una relación causal inequívoca entre la luz ultravioleta y los nevos melanocíticos (y el melanoma maligno), si bien la relación es compleja: algunas personas con piel clara forman un número relativamente bajo de nevos, mientras que algunas con piel oscura desarrollan nevos numerosos. La capacidad para formar nevos se encuentra en parte bajo control genético y se correlaciona con variantes polimórficas del receptor de la melanocortina y con la variación subsecuente de la proporción entre la feomelanina y la eumelanina, que son pigmentos que se asocian respectivamente con el pelo rojo y el castaño, y también con la susceptibilidad a la quemadura y al bronceado de la piel. Existen al menos dos perfiles identificables de individuos con riesgo de melanoma. Un grupo presenta de manera prototípica piel sensible a las quemaduras, pero también al bronceado, y muestra incremento del número de nevos. El otro grupo está formado por las personas con pelo rojo y ojos azules, con piel blanca lechosa, que son extremadamente sensibles a la luz y no se broncean de forma correcta. Sin embargo, forman eféfides y no desarrollan un número significativo de nevos.

 PATOGENIA MOLECULAR: La mayor parte de los nevos cuenta con una mutación activadora del gen que codifica al oncogén BRAF, que puede conducir a la estimulación del crecimiento por medio de la vía de la proteína cinasa activada por mitógenos (MAPK, mitogen-activated protein kinase). Sin embargo, tras un periodo inicial de crecimiento, los nevos se convierten en lesiones estables que pueden involucionar o envejecer. Este tipo de senescencia se encuentra mediada por el aumento de la actividad de p16, a la que codifica el gen *CDKN2A*, en el cromosoma 9p21 y es un inhibidor de la cinasa tipo 4 dependiente de ciclina (CDK4). La p16 suprime la proliferación celular y favorece la diferenciación de fase terminal de las células del nevo (*v.* cap. 4).

Los estudios epidemiológicos revelan que los nevos melanocíticos son marcadores sólidos de riesgo para el desarrollo de melanoma. Una persona con 100 nevos o más de 2-5 mm tiene 3 veces más riesgo de desarrollar melanoma que un individuo con menos de 25 nevos similares. Los pacientes con nevos de aspecto clínico atípico o aquellos con displasia comprobada mediante histología tienen un riesgo incluso más alto de presentar melanoma. La existencia de tan sólo 10 o más de estos nevos con atipia clínica o displasia puede relacionarse con un incremento de 12 veces del riesgo de melanoma. Puesto que los nevos son muy comunes y los melanomas son raros, el riesgo de malignización de cualquier nevo es bajo.

Los nevos melanocíticos comienzan a aparecer entre el primer y el segundo año de vida, y siguen surgiendo durante las primeras dos décadas. Un nevo aparece primero como un punto pardo pequeño no mayor de 1-2 mm de diámetro. En el transcurso de 3 o 4 años, la mácula crece para convertirse en un área uniforme de tono pardo claro u oscuro, de forma circular u oval. Cuando alcanza entre 4-5 mm de diámetro, es plana o ligeramente elevada, deja de crecer hacia la periferia y muestra delimitación clara respecto a la piel circundante normal. En el transcurso de 10 años la lesión se eleva y su color palidece hasta el punto de convertirse en una protrusión parda clara similar a una verruga. Durante una o las dos décadas siguientes se aplana de manera gradual y la piel puede adquirir un aspecto casi normal. En la mayor parte de los individuos el número de nevos sufre una disminución gradual con el tiempo. Destaca el hecho de que muchos pacientes con melanoma tienden a conservar un número elevado de nevos, lo que incluye algunos atípicos, en las décadas posteriores de la vida.

 PATOLOGÍA: Al inicio de la formación de un nevo melanocítico se incrementan los melanocitos en la epidermis basal, con hiperpigmentación subsiguiente.

De manera eventual, los melanocitos forman nidos, muchas veces en las puntas de las crestas reticulares, y luego migran hacia la dermis, donde forman cúmulos pequeños. Al tiempo que la lesión se eleva, las células dérmicas del nevo comienzan a diferenciarse, evolución que de manera gradual incluye todo el componente dérmico. El nevo puede progresar o, eventualmente, aplanarse, y quizá incluso desaparecer. La clasificación histológica de los nevos melanocíticos refleja su evolución:

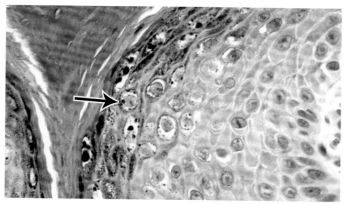

FIGURA 20-32. Verruga vulgar. Cambios citopáticos característicos que se desarrollan en la porción externa del estrato espinoso y el estrato granuloso, donde hay vacuolización perinuclear y gránulos queratohialinos prominentes, con inclusiones azules homogéneas (*flecha*).

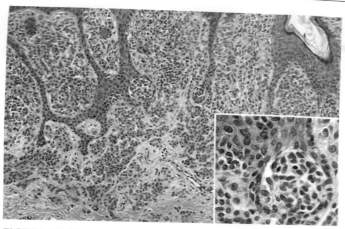

FIGURA 20-33. Nevo melanocítico compuesto. Los melanocitos se encuentran formando nidos en el interior de la epidermis y la dermis. Un nido epidérmico de melanocitos está rodeado por queratinocitos (*recuadro*).

- **Nevo de unión:** los melanocitos forman nidos en las puntas de las crestas reticulares de la epidermis. Por definición, se conocen entonces como «células del nevo», y también tienden a perder su morfología dendrítica y retener pigmento en su citoplasma.
- **Nevo compuesto:** se observan nidos de melanocitos en la epidermis y algunas de las células migran hacia la dermis (fig. 20-33).
- **Nevo dérmico:** el crecimiento intraepidérmico de los melanocitos cesa y estos sólo se identifican en la dermis (fig. 20-34). El pigmento tiende a perderse durante esta fase.

Nevo displásico (atípico)

Algunos nevos adquiridos comunes no siguen el patrón de crecimiento, diferenciación y desaparición que se ha descrito anteriormente, y se denominan «nevos displásicos». Constituyen en particular factores de riesgo importantes. Las lesiones de este tipo persisten, y con frecuencia miden más de 5 mm. Estos nevos pueden contar con focos de crecimiento melanocítico aberrante, y hacerse más grandes y un tanto irregulares en la periferia (aunque en menor grado que los melanomas). El área periférica es plana (macular) y se extiende de forma simétrica a partir del nevo original. Algunos nevos con displasia clínica son enteramente de tipo macular. No todos los pacientes con nevos displásicos

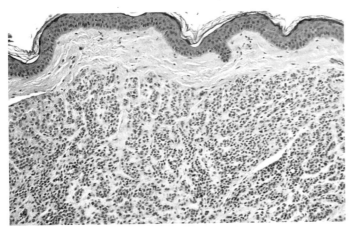

FIGURA 20-34. Nevo melanocítico dérmico. Los melanocitos se confinan en su totalidad en la dermis.

desarrollaran melanomas, y no todos los melanomas se identifican en individuos con nevos displásicos. La magnitud de este riesgo varía junto con el número de nevos, y es especialmente elevado en personas con antecedentes personales o familiares de melanoma.

Displasia melanocítica

Los nevos displásicos se caracterizan por ser nevos de unión con proliferación de melanocitos epitelioides dispuestos individualmente y, sobre todo, en nidos. Estas lesiones se producen principalmente cerca de la unión dermoepidérmica y en las puntas y los lados de las alargadas crestas reticulares. Se aprecia una banda de tejido conjuntivo eosinófilo («fibroplasia laminar») en torno a las crestas reticulares. Los nidos horizontales de células lesionadas se extienden de una cresta reticular a otra («puenteo»). A la vez que estas características arquitectónicas se hacen más prominentes, también es posible que aparezcan en las áreas de anomalía arquitectónica melanocitos con núcleo atípico grande que recuerdan a las células malignas, conservándose una pequeña población y constituyendo «atipia citológica». **La combinación de anomalías arquitectónicas y atipia citológica define a un nevo displásico** (fig. 20-35). También es posible que las áreas de displasia se asocien a un infiltrado linfocítico subyacente. Más de una tercera parte de los melanomas malignos tiene nevos precursores, la mayor parte de los cuales muestra displasia melanocítica. A pesar de ello, casi todos los nevos displásicos se mantienen estables y nunca se transforman en un melanoma. En otras palabras, los nevos displásicos son mucho más comunes en la población que los melanomas. La displasia histológica moderada y grave, pero no la displasia leve, está asociada con un mayor riesgo de desarrollar melanoma.

Melanoma maligno

El melanoma maligno (a menudo simplemente "melanoma") es una neoplasia de los melanocitos. El melanoma maligno es la causa principal de mortalidad por cáncer en adultos jóvenes. Es raro en la adolescencia, y extremadamente raro durante la niñez. Los melanomas pueden evolucionar a través de dos etapas principales de progresión. En la «fase de crecimiento radial», la lesión se extiende (según lo observado clínicamente) a lo largo del radio de un círculo imperfecto en la piel, pero sigue siendo superficial y delgada (grosor de Breslow). En la «fase de crecimiento vertical» existe un área localizada en la cual la lesión se expande de una manera más o menos esférica para constituir una masa tumoral, con lo que se incrementa el grosor de Breslow. Los melanomas dependen en mayor o menor medida de un oncogén activado, *BRAF*, que también muestra mutación en los nevos benignos. Los subtipos histopatológicos del melanoma, que se analizan más adelante, guardan relación con oncogenes particulares, involucrados en su patogenia. La pérdida de p16 (y en algunos casos la de otros supresores tumorales, o ambos) es un acontecimiento común en los melanomas, que conduce a una proliferación más bien descontrolada, y al potencial de progresión futura «de mal en peor».

La incidencia del melanoma maligno está aumentando rápidamente. Se estima que más de un 1 % de los niños que nacen hoy desarrollarán melanoma maligno. El pronóstico de la mayoría de los melanomas es excelente si las lesiones se reconocen y se extirpan antes de entrar a la fase de crecimiento vertical. Sin embargo, un paciente tiene mayor riesgo de morir por enfermedad metastásica si el tumor excede una profundidad crítica en la dermis.

Fase de crecimiento radial del melanoma

El tipo de melanoma que se observa con más frecuencia es el **melanoma de diseminación superficial**, que puede identificarse ya sea en la fase de crecimiento radial o vertical (fig. 20-36). La escisión para el estudio histológico constituye el estándar de referencia para el diagnóstico de un melanoma de cualquier tipo.

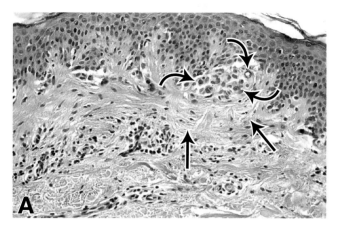

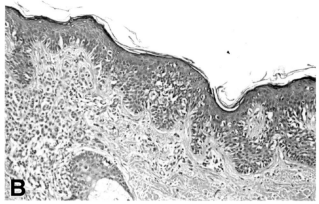

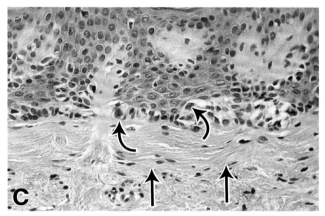

FIGURA 20-35. Nevo displásico. A. Existe contacto entre las crestas reticulares por la existencia de nidos de melanocitos, melanocitos con atipias citológicas (*flechas curvas*), fibroplasia laminar (*flechas rectas*) y un infiltrado linfocítico perivascular escaso. **B.** A la *izquierda* se identifica una zona que contiene células típicas del nevo dérmico, que pertenecen a un nevo melanocítico compuesto. En la epidermis a la *derecha* existe una proliferación de melanocitos atípicos con fibroplasia laminar. Esta microfotografía se tomó en el punto de unión de los componentes papulares y maculares de este nevo displásico. La displasia suele desarrollarse en la porción macular, que abarca la mayor parte del campo. **C.** Nidos melanocíticos irregulares que descansan por encima de un área con fibroplasia laminar (*flechas rectas*), que muestran melanocitos epitelioides grandes con atipia (*flechas curvas*).

PATOLOGÍA: En un melanoma de diseminación superficial se encuentran grandes melanocitos epitelioides dispersos en nidos y como células independientes en todo el grosor de la epidermis («diseminación pagetoide»). Estos melanocitos pueden restringirse a la epidermis (**melanoma in situ**) o pueden invadir la dermis papilar. En la fase de crecimiento radial no hay ningún nido que tenga preferencia de crecimiento (tamaño mayor) respecto de otros (fig. 20-37), de tal manera que las células crecen de forma regular en todas las direcciones: hacia arriba dentro de la epidermis, en dirección periférica dentro de la epidermis, y hacia abajo, hacia la dermis (invasión). En los melanocitos dérmicos no se identifican mitosis, pero es posible que existan en los situados en la epidermis. Estas lesiones crecen a partir de su región periférica, de donde deriva el término radial. De manera característica, los melanocitos de la fase de crecimiento radial se acompañan de un infiltrado linfocítico intenso. Tales lesiones rara vez producen metástasis.

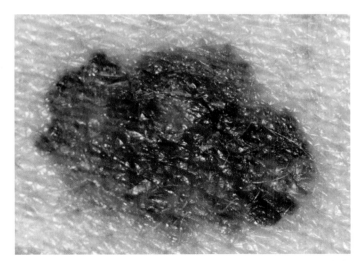

FIGURA 20-36. Apariencia clínica de la fase de crecimiento radial de un melanoma maligno de la variante con diseminación superficial. Su diámetro máximo es de 1.8 cm.

PATOGENIA MOLECULAR: El melanoma tiene diversas mutaciones genéticas implicadas en su patogenia, que afectan a diversas vías moleculares. Como en los nevos, las mutaciones activadoras de *BRAF* se observan en el 40-50% de los melanomas, y las mutaciones de *NRAS* en el 10-20%. Ambas cinasas utilizan la vía MAPK, que regula la proliferación celular. El receptor de tirosina cinasa c-Kit antecede tanto a NRAS como a BRAF, cuyas mutaciones representan solamente el 1% del total de los melanomas. Sin embargo, es la mutación que se observa con mayor frecuencia en los subtipos acral y mucoso, y a menudo en el melanoma por lentigo maligno. Después de NRAS, está la vía del fosfatidilinositol-3-cinasa (PI3K)/AKT, que regula la supervivencia celular y es suprimida por PTEN (*v.* cap. 4). En este contexto, las mutaciones de PTEN se presentan en el 60% de los casos. Las mutaciones en *CDKN2A* son comunes en los melanomas esporádicos y familiares, y representan el 30% de todos los casos. Dado que muchas de las mismas mutaciones activadoras se presentan tanto en nevos benignos como en los melanomas, es más probable que los tumores malignos comprendan (1) una combinación de estas mutaciones, (2) la inactivación de genes de senescencia (como p16) y (3) otras alteraciones aún no identificadas.

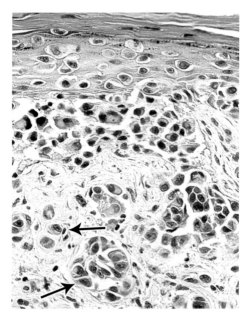

FIGURA 20-37. Melanoma maligno, variante con diseminación superficial, fase de crecimiento radial. Los melanocitos crecen de forma aislada en el interior de la epidermis en todos los niveles, así como en nidos grandes de tamaño irregular en la unión dermoepidérmica. Las células tumorales se ubican en la dermis papilar (*flechas*), pero no existe ningún nido que muestre crecimiento preferencial respecto de otros.

La mayor comprensión de los mecanismos moleculares del melanoma ha estimulado el desarrollo de tratamientos específicos dirigidos a inhibir determinadas vías genéticas, incluyendo los inhibidores de BRAF, además de muchos otros que están en desarrollo clínico (fig. 20-38).

CARACTERÍSTICAS CLÍNICAS: El melanoma de diseminación superficial (MDS) se vincula con antecedentes de exposición intermitente a la luz solar con quemaduras secundarias. Los melanomas tempranos en fase de crecimiento radial muestran bordes palpables con elevación discreta (fig. 20-38). Las alteraciones en el MDS son prurito, crecimiento, oscurecimiento, hemorragia o exudación. La regla ABCDE es una nemotecnia conveniente que se enseña muchas veces a los pacientes para ayudarles a reconocer los cambios en los nevos que deben inducirles a solicitar atención clínica: forma asimétrica, borde irregular, variación de color y diámetro mayor de 6 mm. La letra E puede corresponder a «elevación» o, con más relevancia aún, «evolución».

Fase de crecimiento vertical del melanoma

Después de un periodo variable (en general, de 1-2 años), el carácter del crecimiento comienza a modificarse. Los melanocitos muestran actividad mitótica tanto si se encuentran en la epidermis como en la dermis, y crecen como nódulos esferoides que se expanden en la dermis (fig. 20-39). La dirección neta del crecimiento tiende a ser perpendicular a la que se identifica en la fase de crecimiento radial, de donde deriva el término **vertical** (figs. 20-39, 20-40, y 20-41).

PATOLOGÍA: Las características más específicas de la fase de crecimiento vertical son:

■ El agregado celular que caracteriza la fase de crecimiento vertical, tiene mayor dimensión que los cúmulos de melanocitos que constituyen los componentes epi-

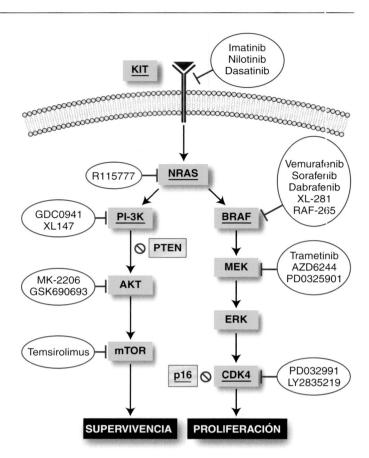

FIGURA 20-38. Esquema simplificado de la vía genética del melanoma. Se representa la proteína cinasa activada por mitógenos (MAPK) y la fosfatidilinositol-3-cinasa (PIK3)/AKT, que regulan la proliferación y la supervivencia celular, respectivamente. Los *círculos rojos* contienen ejemplos de fármacos terapéuticos dirigidos que actualmente están en uso o en ensayos clínicos. Los genes subrayados son los que tienen mutaciones probadas en el melanoma.

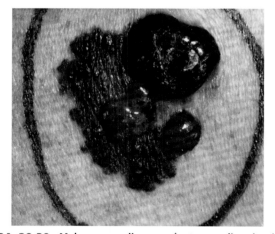

FIGURA 20-39. Melanoma maligno, variante con diseminación superficial, fase de crecimiento vertical. El crecimiento vertical se manifiesta por la presencia de un nódulo tumoral esferoide bien definido a la derecha. Este foco de melanocitos tiene una ventaja clara de crecimiento (tamaño mayor del agregado) respecto de los nidos que se encuentran en la región adyacente en la fase de crecimiento radial (izquierda).

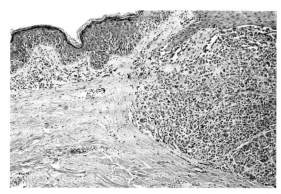

FIGURA 20-40. Melanoma maligno. La lesión con diseminación superficial corresponde a la porción con aspecto con predominio plano, oscuro, de color café o negro del tumor. En esta lesión tres áreas son características de la fase de crecimiento vertical. Todas tienen configuración nodular; dos tienen coloración rosada, mientras que la más grande es de un tono negro ébano.

dérmico y dérmico de la fase de crecimiento radial. La invasión puede presentarse tanto en la fase de crecimiento radial como en la de crecimiento vertical, pero la dirección dominante del crecimiento tumoral cambia de la epidermis hacia la dermis en la fase de crecimiento vertical. Esta propiedad de crecimiento expansivo en la dermis se denomina *tumorogenicidad*.

- Las figuras mitóticas son comunes en la fase de crecimiento vertical y, junto con la tumorogenicidad, forman uno de sus dos atributos definitorios.
- Los melanocitos suelen tener un aspecto diferente al de los de la fase de crecimiento radial. Por ejemplo, pueden contener poco o nada de pigmento, mientras que las células en la fase de crecimiento radial son melanocíticas.
- Suele considerarse que los tumores que se extienden hacia la dermis reticular están en fase de crecimiento vertical.
- La respuesta del huésped (p. ej. la inflamación linfocítica) puede estar ausente o reducida en la base de la fase de crecimiento vertical, en comparación con la de la fase de crecimiento radial.

No todos los tumores en fase de crecimiento vertical son propensos a las metástasis. Por tanto, los melanomas en fase de crecimiento vertical, con un grosor menor a 1 mm y que carecen de mitosis rara vez producen metástasis. El riesgo de metástasis puede predecirse a partir del uso de modelos pronósticos, aunque de manera imprecisa (*v.* más adelante).

Melanoma nodular

En ocasiones, un melanoma «omite» la progresión tumoral escalonada que se describe antes, y manifiesta todas sus características malignas durante su fase inicial. El melanoma nodular es una variante infrecuente del tumor (10 %). Aparece como un nódulo esferoide elevado circunscrito. Cuando se observa inicialmente, se encuentra en la fase de crecimiento vertical y crece de manera expansiva en la dermis. Estas lesiones no cubren la mayor parte de los criterios ABCD, y pueden ser avanzadas en relación con su grosor, lo que implica un riesgo elevado de metástasis en el momento del diagnóstico, de manera independiente a que muchas veces sean más bien pequeñas en diámetro, simétricas y de color homogéneo.

Melanoma lentiginoso maligno

El melanoma lentiginoso maligno, que también se conoce como **mancha melanótica de Hutchinson**, es una mácula pigmentada que se forma en la piel dañada por el sol. Se desarrolla casi de

forma exclusiva en personas de piel clara, por lo general adultos mayores caucásicos, que muchas veces tienen antecedentes de haber trabajado en exteriores. Por tanto, es probable que esté relacionada con la exposición crónica a la luz ultravioleta. El melanoma lentiginoso maligno, al igual que los melanomas de las partes acras y mucoso (*v.* más adelante), tiene menos probabilidad que un melanoma de diseminación superficial de relacionarse con mutaciones del *B-RAF*, mientras que las mutaciones de *NRAS* son más comunes.

 PATOLOGÍA: En la fase de crecimiento radial, el melanoma lentiginoso maligno es un parche plano e irregular de color pardo a negro, que puede cubrir una gran parte de la cara o el dorso de las manos (fig. 20-42). Las células de la fase de crecimiento radial se ubican sobre todo en la capa basal, y en muchos casos forman tiras contiguas, o casi contiguas, de melanocitos aislados atípicos, aunque en ocasiones constituyen nidos pequeños que se extienden hacia la dermis papilar (fig. 20-43). La dermis subyacente muestra con frecuencia un infiltrado linfocítico modesto y degeneración solar del tejido conjuntivo.

Melanoma lentiginoso de las partes acras

El melanoma lentiginoso acral aparece aproximadamente con la misma frecuencia en todos los orígenes étnicos. Por tanto, es la forma más común de melanoma en las personas con piel oscura. Como el nombre indica, suele estar limitado a las palmas, plantas y regiones subungueales. El aumento del número de copias y las mutaciones frecuentes en la ciclina D, un marcador del ciclo celular, son hallazgos habituales en estas lesiones. La fase de crecimiento de la partícula es similar a la del melanoma lentigo maligno, pero el pronóstico es peor que el de los melanomas cutáneos más comunes.

 PATOLOGÍA: En la fase de crecimiento radial, el melanoma lentiginoso de las partes acras constituye un parche irregular de tono pardo a negro que cubre parte de la palma o la planta o se origina bajo la uña, generalmente en el pulgar o en el primer dedo del pie (fig. 20-44). Las células están confinadas en su mayoría a la capa basal de la epidermis y tienden a conservar dendritas largas (figs. 20-45). Es frecuente observar un infiltrado linfocítico liquenoide intenso.

Melanoma metastásico

El melanoma metastásico se origina a partir de los melanocitos en la fase de crecimiento vertical de cualquiera de las variantes del melanoma. Las metástasis iniciales suelen afectar a los nódulos linfáticos regionales, pero también es posible la diseminación hematógena hacia otros órganos. Cuando se produce esta última, las metástasis muestran una diseminación amplia inusual en comparación con otras neoplasias; casi cualquier órgano puede afectarse. Los melanomas metastásicos pueden permanecer silentes y no ser detectables mediante clínica durante periodos prolongados tras la escisión en apariencia exitosa de un melanoma primario, para manifestarse años después.

Estadificación y pronóstico del melanoma

El pronóstico de un paciente con melanoma se basa en:

- *GROSOR TUMORAL*: El grosor del tumor es la variable pronóstica más sólida en los melanomas que en apariencia se encuentran confinados a su sitio primario. El «grosor de Breslow» de un melanoma se cuantifica a partir del aspecto más superficial del estrato granuloso hasta el punto más profundo del tumor en la dermis (fig. 20-41). Puede estimarse el pronóstico hasta 10 años después de la extirpación de la lesión primaria.

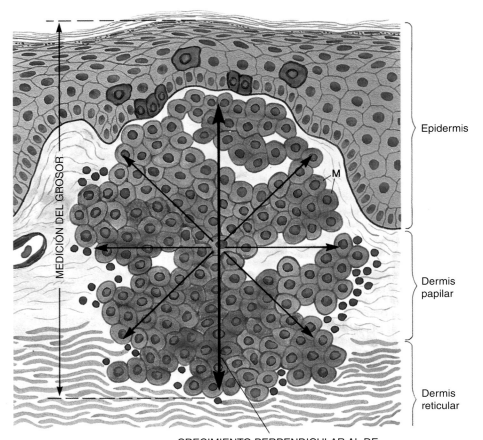

FIGURA 20-41. **Melanoma maligno.** Se muestra la fase de crecimiento vertical desarrollada en el melanoma maligno de la variante con diseminación superficial, con una indicación de la forma en que se cuantifica el grosor. En esta ilustración, la fase de crecimiento vertical se extendió hasta la dermis reticular. Los nódulos pequeños de células tumorales que tienen de manera clara preferencia de crecimiento sobre otros elementos celulares del tumor constituyen una manifestación de la fase de crecimiento vertical. Las mediciones de grosor (*flechas*) se toman a partir del aspecto más superficial de la capa granulosa, pasando por el punto más grueso del tumor (hasta su punto de invasión más profunda).

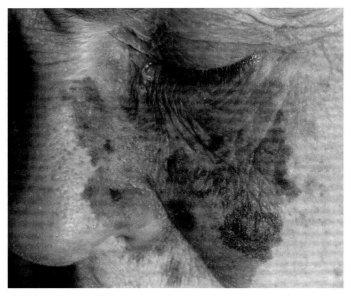

FIGURA 20-42. **Melanoma maligno de la variante del lentigo maligno, fase de crecimiento radial.**

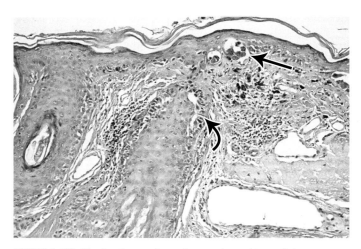

FIGURA 20-43. **Lentigo maligno.** Los melanocitos atípicos crecen en su mayoría en la interfase dermoepidérmica (*flecha recta*), con extensión profunda a la porción externa del manguito de la raíz de los folículos (*flecha curva*). El crecimiento de los melanocitos hacia la superficie es mucho menos prominente que en el melanoma maligno de la variante con diseminación superficial.

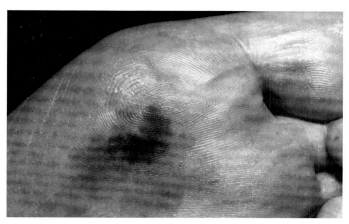

FIGURA 20-44. Melanoma maligno de tipo acral lentiginoso (fase de crecimiento radial). Se muestra el aspecto clínico de la lesión en la planta del pie.

- **ULCERACIÓN**: La ulceración de un melanoma primario se vincula con la disminución de la supervivencia.
- **ÍNDICE DE MITOSIS DÉRMICA**: En las células tumorales que están en fase de crecimiento vertical, el índice de mitosis tiene gran capacidad predictiva en cuanto a la supervivencia. Esta última se reduce de manera progresiva a la vez que el índice de mitosis se incrementa.
- **INFILTRADO LINFOCÍTICO**: La interacción de los linfocitos con las células tumorales en la fase de crecimiento vertical es un indicador importante del pronóstico. Los linfocitos infiltrantes de tumor penetran y destruyen el tumor, formando en muchas ocasiones rosetas en torno a las células tumorales (figs. 20-46). A mayor número de linfocitos infiltrantes de tumor, mejor el pronóstico.
- **UBICACIÓN**: Los melanomas en las extremidades tienen un pronóstico mejor que los de la cabeza, el cuello o el tronco (axiales). Sin embargo, los melanomas en la planta del pie o la región subungueal tienen un pronóstico similar, o peor, al de las lesiones axiales.
- **SEXO**: Para cada sitio y grosor, las mujeres tienen un pronóstico mejor que los hombres.

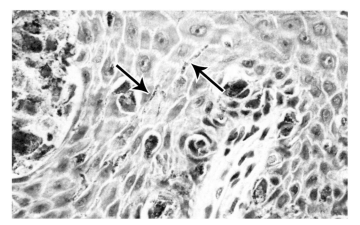

FIGURA 20-45. Melanoma maligno acral lentiginoso. Melanocitos grandes con dendritas prominentes (*flechas*) ubicados en la región basal de la epidermis. Las células tumorales contienen melanosomas numerosos, lo que confiere un color pardo a su citoplasma perinuclear y dendrítico.

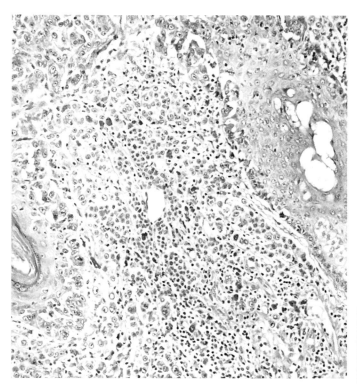

FIGURA 20-46. Melanoma maligno, fase de crecimiento vertical. La respuesta del huésped consiste en la infiltración linfocitaria que se aprecia entre los melanocitos («linfocitos de infiltración tumoral»).

- **ESTADIO**: La fase de la enfermedad es el factor aislado más importante con influencia sobre la supervivencia del paciente. La afectación de los nódulos linfáticos se relaciona con una cifra estimada de disminución de la supervivencia a 5 años del 40%, en comparación con pacientes con tumores localizados según la clínica. El número de nódulos linfáticos afectados también guarda una relación predictiva intensa con el pronóstico.

El sistema de estadificación tumoral tumor-ganglios-metástasis (TNM) incorpora características relacionadas con el tumor primario, los nódulos linfáticos regionales y los tejidos blandos, y las metástasis a distancia. Ayuda a definir el estadio patológico de la enfermedad, que, a su vez, refleja la probabilidad de supervivencia. (1) El parámetro **T** (tumor primario) se refiere al grosor tumoral, la presencia o ausencia de ulceración y la mitogenicidad, y se determina según la histología tras la escisión del melanoma. (2) El número de nódulos linfáticos con metástasis tumoral y la caracterización de este tumor como una micrometástasis o una macrometástasis constituyen gran parte de la clasificación **N** (nódulos). (3) Las propiedades **M** (**metástasis**) incorporan los resultados de la valoración para detección de metástasis a distancia en distintos sitios anatómicos.

Las recomendaciones actuales en relación con la extirpación escisional de los melanomas confirmados indican que debe obtenerse un margen hístico libre de tumor (1) de 5 mm en el caso del melanoma *in situ,* (2) de 1 cm con un grosor tumoral de 1 mm o menos, y (3) de 2 cm cuando el grosor tumoral es mayor de 1 mm. Por lo general, se considera la toma de muestra del ganglio linfático centinela cuando el grosor tumoral es mayor de 1 mm o cuando existen otros factores de riesgo. Ante la presencia de enfermedad metastásica, pueden emplearse tratamientos dirigidos, como los inhibidores de BRAF. También se emplean inmunomoduladores.

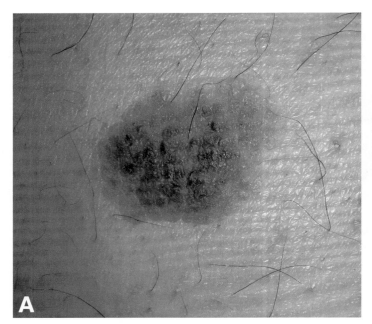

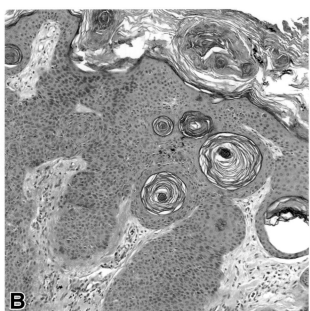

FIGURA 20-47. Queratosis seborreica. A. Una presentación común son las lesiones marrones «fijas» claramente definidas. **B.** Los cordones anastomóticos anchos de epitelio escamoso estratificado maduro están asociados con pequeños quistes de queratina.

Queratosis

Queratosis seborreica

La queratosis seborreica consiste en la aparición de pápulas o placas elevadas y descamativas, muchas veces pigmentadas, cuyas escamas se desprenden con facilidad mediante frotamiento. Si bien se encuentran entre las queratosis más frecuentes, su etiología se desconoce. Tienden a mostrar distribución familiar. Tanto en la clínica como en la microscopia se aprecian como «adheridas» y se componen de cordones anastomóticos anchos de epitelio plano estratificado maduro que se asocia con quistes pequeños de queratina (quistes córneos; fig. 20-47). Las queratosis seborreicas son inocuas, pero son una problemática estética. La aparición repentina de queratosis seborreicas numerosas se relaciona con el desarrollo de neoplasias malignas internas («signo de Leser-Trélat»), en particular adenocarcinoma gástrico.

Queratosis actínica

Las queratosis actínicas son neoplasias queratinocíticas que se desarrollan en la piel dañada por el sol a modo de parches o placas queratósicas circunscritas, en general en el dorso de las manos o en la cara.

Desde la perspectiva microscópica, el estrato córneo pierde laxitud y su tejido de esterilla, y queda sustituido por una escama paraqueratósica densa. Los queratinocitos basales muestran atipia importante (fig. 20-48). Las queratosis actínicas pueden transformarse en un carcinoma de células escamosas (CCE) *in situ* y, por último, en uno de tipo invasivo. A pesar de esto, la mayor parte de ellas son estables, y muchas involucionan.

Queratoacantoma

Los queratoacantomas son pápulas queratósicas de crecimiento rápido que aparecen en la piel expuesta al sol y se desarrollan en el transcurso de 3-6 semanas para constituir nódulos similares a cráteres. Alcanzan un diámetro máximo de 2-3 cm. En el transcurso de 6-12 meses suelen sufrir involución espontánea, que da origen a una cicatriz atrófica. Algunas lesiones pueden inducir daño considerable antes de involucionar, y algunas no muestran regresión. Algunos consideran que los queratoacantomas son variantes del CCE.

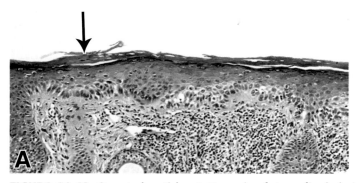

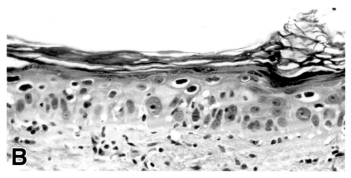

FIGURA 20-48. Queratosis actínica. A. Una microfotografía de baja resolución revela la atipia citológica en el estrato basal y el estrato espinoso profundo, con pérdida de la polaridad. Es frecuente la existencia de un infiltrado linfocítico liquenoide parecida a una banda. En este corte sólo se aprecia paraqueratosis en un foco pequeño (*flecha*). **B.** Microfotografía de alta resolución de una queratosis actínica que revela atipia citológica marcada en los queratinocitos basales, característica propia de las queratosis actínicas.

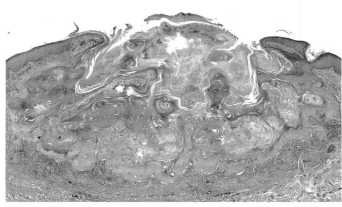

FIGURA 20-49. Queratoacantoma. Cráter ocupado por queratina (*centro*) que se encuentra delineado por una proliferación de queratinocitos con aspecto vidrioso.

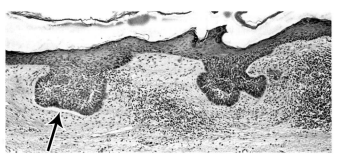

FIGURA 20-50. Carcinoma de células basales de tipo superficial. Yemas de queratinocitos basaloides atípicos que se extienden desde la dermis suprayacente hasta el interior de la dermis papilar. Los queratinocitos periféricos simulan el estrato basal al formar empalizada. El artefacto de separación (*flecha*) se formó como consecuencia de la calidad deficiente de los componentes de la membrana basal y el estroma rico en ácido hialurónico que contiene colagenasa.

 PATOLOGÍA: Según su histología, los queratoacantomas son proliferaciones papilares endofíticas de queratinocitos. La lesión tiene forma de taza, con una umbilicación central llena de queratina y bordes epidérmicos sobresalientes («en respaldo»; fig. 20-49). En la base de la queratina, los queratinocitos son grandes y cuentan con un citoplasma eosinófilo homogéneo abundante («vidriosos»). En el aspecto inferior de la lesión, lengüetas irregulares de epitelio escamoso infiltran el colágeno de la dermis reticular.

Carcinoma de células basales

El carcinoma de células basales (CCB) es el tumor maligno más común en personas de piel clara. Si bien puede mostrar agresividad local, las metástasis son extremadamente infrecuentes.

 PATOGENIA MOLECULAR: *El CCB suele desarrollarse en la piel dañada por el sol en individuos con piel clara y efélides.* Sin embargo, a diferencia de las lesiones escamosas, el CCB también se origina en regiones que no están expuestas a la luz solar intensa. Es inusual encontrar un CCB en los dedos y las superficies dorsales de las manos. Se cree que el tumor deriva de células pluripotenciales en la capa basal de la epidermis, de forma más específica en la región del bulbo del folículo piloso.

En varios síndromes hereditarios, el CCB se origina en la piel que se ha expuesto a poca luz solar. El **síndrome de CCB nevoide** hace referencia al desarrollo de tumores numerosos en el contexto de un trastorno multisistémico complejo. El síndrome también incluye excavaciones (disqueratosis) en las palmas y las plantas, quistes mandibulares, hipertelorismo y predisposición a distintas neoplasias, entre otras, meduloblastoma. Los CCB en este síndrome aparecen a una edad menor y pueden formarse cientos de ellos. Las mutaciones de la línea germinal del gen supresor tumoral *PTCH* inducen el síndrome de CCB nevoide. Del mismo modo, las mutaciones somáticas en el gen se producen en hasta el 90 % de los CCB esporádicos y pueden ser objetivo en el tratamiento de lesiones avanzadas.

 PATOLOGÍA: El CCB se compone de nidos de células epiteliales con basofilia intensa y anillos estrechos de citoplasma que se encuentran adheridos a la dermis, y protruyen hacia la dermis papilar subyacente (fig. 20-50). Al menos en las lesiones tempranas, habitualmente hay un estroma mucinoso laxo especializado que contiene fibroblastos y linfocitos. La porción central de cada nido contiene queratinocitos dispuestos muy unidos que son un tanto menores que los queratinocitos normales de la epidermis basal, y que muestran apoptosis ocasional y mitosis. La periferia de cada nido cuenta con una capa organizada de queratinocitos cilíndricos con polaridad, cuyo eje longitudinal se orienta en sentido perpendicular al estroma circundante («empalizada periférica»).

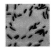 **CARACTERÍSTICAS CLÍNICAS:** Se reconocen algunas variantes comunes del CCB:

- La **pápula aperlada** es una lesión **noduloquística** prototipo que se denomina así puesto que se asemeja a una perla de 2-3 mm (fig. 20-51 A). Su cubierta epidérmica se encuentra bajo gran tensión y se aprecia cruzada por vasos pequeños, delicados y ramificados (telangiectasias).
- La **úlcera de roedor** es un pequeño cráter en el centro de la perla.
- El **CCB superficial** se observa como una placa eritematosa descamativa con un límite bien definido.
- El **CCB morfeaforme** es un tumor pálido e indurado, similar a una cicatriz, que se encuentra mal definido sobre, y en particular bajo, la superficie de la piel, lo que lo hace muy difícil de erradicar (fig. 20-51 B).
- El **CCB pigmentado** puede tener un aspecto macroscópico similar al del melanoma maligno. El pigmento deriva de los melanocitos reactivos que pueblan el tumor.

El tratamiento del CCB suele implicar distintos procedimientos para escisión o erradicación.

Carcinoma de células escamosas

El CCE ocupa el segundo lugar en incidencia entre los cánceres cutáneos. Alcanza su frecuencia más elevada en individuos con piel clara con daño solar, con cabello de tono claro y efélides, y en ocasiones se forma dentro de las queratosis actínicas. Es extremadamente raro en la piel negra normal.

FACTORES ETIOLÓGICOS: El CCE tiene etiologías múltiples, entre las cuales la luz ultravioleta es la más común. El CCE que deriva de la piel dañada por el sol rara vez produce metástasis (< 2 %). También puede originarse en procesos con cicatrización crónica, como los trayectos sinusales de la osteomielitis, las cicatrices de quemaduras («úlceras de Marjolin») y áreas de dermatitis por radiación. En estos casos, el CCE genera metástasis con más frecuencia. Más del 90 % de los CCE, a la vez que muchas queratosis actínicas, tienen mutaciones de los genes *TP53*.

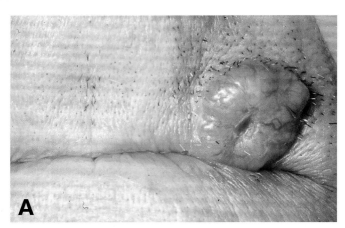
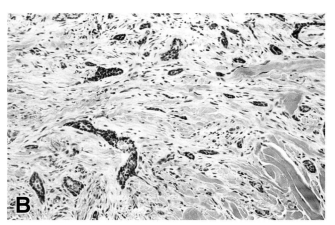

FIGURA 20-51. Carcinoma de células basales (CCB). A. Pápula aperlada: el tumor muestra bordes aperlados enrollados típicos con telangiectasias y ulceración central. **B.** Estudio microscópico de un CCB morfeaforme que revela una lesión esclerosante e infiltrativa. Tiras irregulares ramificadas de células tumorales permean la dermis, con inducción de un estroma celular fibroblástico, rico en ácido hialurónico. 20-51A de Elder AD, Elenitsas R, Johnson BL, et al. *Synopsis and Atlas of Lever's Histopathology of the Skin.* Philadelphia, PA: Lippincott Williams & Wilkins; 1999.

 PATOLOGÍA: El CCE se compone de células tumorales que simulan el estrato espinoso epidérmico en distintos grados y que se extienden hacia la dermis subyacente

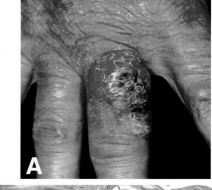

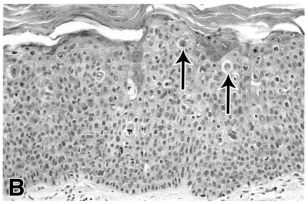

FIGURA 20-52. Carcinoma de células escamosas. A. En la cara dorsal expuesta al sol de un dedo de la mano se aprecia una lesión ulcerada, costrosa e infiltrativa. **B.** Vista microscópica de la periferia de la lesión que revela la existencia de un carcinoma de células escamosas *in situ*. Toda la epidermis se encuentra sustituida por queratinocitos atípicos. Se aprecian mitosis, al igual que apoptosis (*flechas*).

(fig. 20-52). Los bordes de muchos tumores muestran cambios típicos de la queratosis actínica, de manera específica una epidermis con engrosamiento variable con paraqueratosis, y un grado significativo de atipia en los queratinocitos basales.

 CARACTERÍSTICAS CLÍNICAS: Resulta característico que el CCE se origine a partir de áreas con exposición crónica al sol, como el dorso de las manos, la cara, los labios y los pabellones auriculares (fig. 20-52 A). Las lesiones tempranas son pápulas eritematosas pequeñas, descamativas o ulceradas que pueden ser pruriginosas. Los CCE suelen tratarse mediante electrocirugía, quimioterapia tópica, escisión o radioterapia.

Carcinoma de células de Merkel

El carcinoma de células de Merkel (CCM) es de manera característica un nódulo eritematoso violáceo solitario con forma de cúpula, o bien una placa indurada, que se origina sobre la piel de la cabeza y el cuello en adultos mayores caucásicos. Se trata de tumores agresivos que provocan la muerte en el 25-70 % de los afectados en el transcurso de 5 años.

PATOLOGÍA: Casi todos los CCM están conformados por nidos sólidos grandes de células indiferenciadas que se parecen al carcinoma microcítico pulmonar (fig. 20-53). En su periferia, el tumor puede mostrar un patrón trabeculado. La cromatina nuclear es densa y con distribución regular, el citoplasma es escaso, y es frecuente encontrar figuras mitóticas y fragmentos nucleares. La inmunotinción revela la existencia de citoqueratina 20 distribuida en un patrón citoplasmático de «puntilleo perinuclear». Las células tumorales también son positivas a la tinción para marcadores neuroendocrinos, como cromogranina y sinaptofisina.

PATOGENIA MOLECULAR: El genoma del poliomavirus de las células de Merkel (VCM) está presente en el 75 % de los CCM y puede tener un papel en la génesis tumoral. Sin embargo, el VCM es un virus común, y aún se especula sobre su asociación con los CCM. La tumorogenicidad está asociada a una mutación truncada en el gen Tag del VCM.

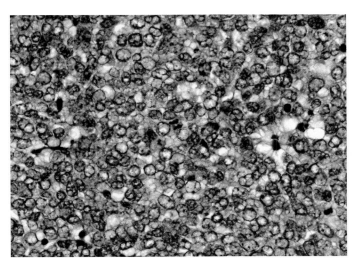

FIGURA 20-53. Carcinoma de células de Merkel. El tumor se compone de nidos sólidos de células indiferenciadas que se parecen al carcinoma microcítico pulmonar.

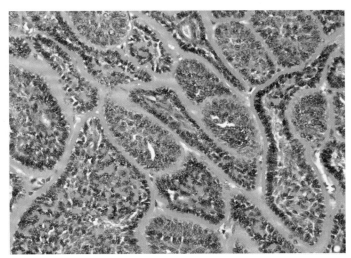

FIGURA 20-54. Cilindroma. Islas con circunscripción bien definida formadas por células epiteliales basófilas, que muestran una disposición similar a la de un rompecabezas. Manguitos eosinófilos hialinos densos circundan cada isla.

Tumores de los anexos

Los tumores de los anexos suelen aparecer como nódulos cutáneos pequeños elevados que se observan con frecuencia en personas con antecedente familiar de lesiones similares. Muchas veces las lesiones aparecen durante la pubertad. Si bien en su mayoría son benignos, en ocasiones presentan comportamiento maligno.

Neoplasias sebáceas

Las neoplasias sebáceas, incluyendo los adenomas sebáceos, epiteliomas sebáceos (sebaceomas) y carcinomas sebáceos, son tumores que derivan de la glándula sebácea.

Clínicamente, los adenomas sebáceos y los epiteliomas son pequeñas pápulas o nódulos de lento crecimiento que aparecen frecuentemente en la cabeza y el cuello. Sin embargo, los carcinomas sebáceos a menudo son mayores de 1 cm y tienen preferencia por las zonas perioculares.

A nivel histopatológico, los **adenomas sebáceos** muestran una proliferación bien circunscrita de los lóbulos sebáceos, compuestos principalmente de sebocitos maduros con algunas células basaloides germinativas. En los **epiteliomas sebáceos** predominan las células germinativas. Los **carcinomas sebáceos** muestran signos histológicos de neoplasias, como atipia citológica grave, actividad mitótica alta y crecimiento infiltrativo.

Cilindroma

Los cilindromas son neoplasias de los anexos con características de diferenciación de glándula sudorípara. Pueden ser nódulos elevados solitarios o múltiples en torno al cuero cabelludo. Una variante que se hereda con un patrón autosómico dominante se caracteriza por la existencia de tumores múltiples. En ocasiones, los cilindromas adquieren gran tamaño y se agrupan en torno a la cabeza («tumores en turbantes»). Muestran nidos con circunscripción clara de células con basofilia intensa, rodeados por una ZMB hialinizada y engrosada (fig. 20-54).

Siringoma

De forma característica los siringomas se forman en torno al párpado y en la región del pómulo, y son pápulas pequeñas, del color de la piel. En el análisis microscópico se identifican conductos pequeños que se parecen a las porciones intraepidérmicas de los conductos sudoríparos ecrinos (fig. 20-55).

Poroma

El poroma es una neoplasia solitaria y frecuente cuya histología es similar a la de una queratosis seborreica, pero cuenta con lúmenes ductales estrechos y espacios quísticos ocasionales. El patrón se ha interpretado como de diferenciación de una glándula sudorípara ecrina.

El tumor es una lesión indurada y elevada, por lo general menor de 2 cm de diámetro, que se desarrolla en la planta o las caras laterales del pie, en las manos o los dedos. Los poromas se extienden a partir de la porción inferior de la epidermis hacia dentro de la dermis, a modo de bandas anchas anastomóticas de células cúbicas uniformes. Las lesiones malignas ocasionales que muestran diferenciación similar se denominan **porocarcinomas**.

Tricoepitelioma

El tricoepitelioma es una neoplasia que se diferencia en estructuras de pelo. Suele ser una lesión solitaria, pero en el «síndrome de tricoepiteliomas múltiples» se presenta como un rasgo autosómico dominante. Las lesiones comienzan a aparecer durante la pubertad, en la cara, el cuero cabelludo, el cuello y la región superior del tronco. En la microscopia se parecen a los carcinomas de células basales, pero contienen muchos «quistes córneos» centros queratinizados circundados por células epiteliales basófilas.

Tumores fibrohistiocíticos de la piel

Dermatofibroma

El dermatofibroma es un tumor benigno frecuente, formado por fibroblastos y macrófagos. Los primeros son las células neoplásicas. Se desarrolla en las extremidades como un nódulo de consistencia angulada y firme, con forma de cúpula, bordes mal definidos y pigmentación que varía desde los tonos rosados hasta el pardo oscuro.

Rara vez exceden los 5 mm de diámetro. En la microscopia se encuentra la dermis papilar y reticular sustituida por tejido fibroso, que constituye ruedas de carreta pequeñas mal definidas con espacios vasculares centrales reducidos (fig. 20-56). Los tumores no se encuentran bien delimitados y se mezclan con la dermis circundante. La epidermis suprayacente muestra hiperplasia y, con frecuencia, hiperpigmentación.

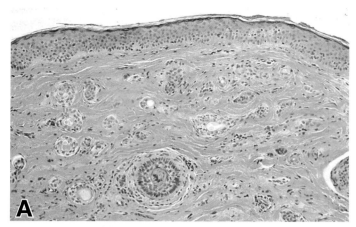

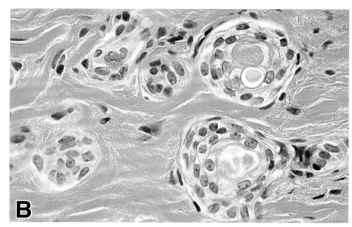

FIGURA 20-55. Siringoma. A. Dentro de la dermis superficial se aprecia una proliferación epitelial en que se forman conductos, túbulos e islas sólidas, contenidos en un estroma fibroso denso. **B.** La diferenciación de los conductos se parece en gran medida a la propia de un conducto ecrino recto de la dermis, con un lumen central y formación de cutícula.

Dermatofibrosarcoma protuberante

El dermatofibrosarcoma protuberante, un tumor con potencial maligno intermedio, es un nódulo de crecimiento lento o una placa indurada que aparece con más frecuencia en el tronco de adultos jóvenes. La recurrencia local tras una escisión completa aparente es común, pero las metástasis son raras.

El patrón histológico más frecuente corresponde a una población monótona y mal circunscrita de células en huso que se disponen «en rehilete» (fig. 20-57). El tumor se extiende hacia el tejido subcutáneo siguiendo los tabiques y los intersticios adiposos, lo que crea un patrón infiltrativo en panal. Las células tumorales muestran CD34, un marcador de las células endoteliales y de algunas células tumorales de origen neural, así como células dendríticas dérmicas similares a fibroblastos, a partir de las cuales quizá se constituyan. La reacción positiva a CD34 puede ayudar a distinguir este tumor de un dermatofibroma, que no expresa este antígeno.

 PATOGENIA MOLECULAR: Más del 90% de los dermatofibrosarcomas tienen una translocación cromosómica t(17;22), que fusiona el gen del colágeno (*COL1A1*) con el gen *PDGF-B*. Esta translocación equilibrada forma un producto de fusión génica que provoca la regulación transcripcional excesiva en el gen *PDGF-B* y el aumento del crecimiento neoplásico.

Micosis fungoide

La micosis fungoide es una variante del linfoma cutáneo de linfocitos T, analizado en detalle en el capítulo 18.

 PATOLOGÍA: En los estadios tempranos de la enfermedad, a menudo aparecen placas eritematosas delicadas en la región de los glúteos. Estas placas muestran cambios psoriasiformes en la epidermis. Los infiltrados

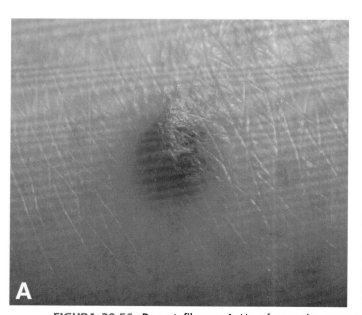

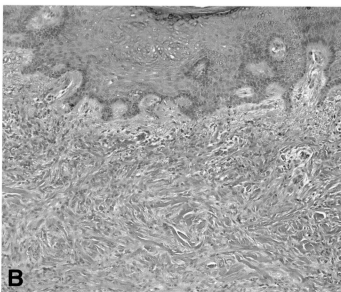

FIGURA 20-56. Dermatofibroma. A. Una forma de presentación común es la aparición de un nódulo en forma de cúpula de color marrón en la pierna. **B.** El tejido fibroso reemplaza la dermis y forma piruetas mal definidas, con hiperplasia epidérmica superpuesta y proliferación basaloide que se asemeja al carcinoma de células basales.

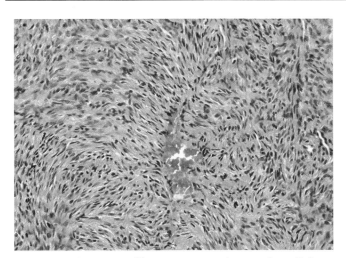

FIGURA 20-57. Dermatofibrosarcoma protuberante. Las células tumorales constituyen ruedas de carreta pequeñas, con espacios vasculares centrales.

tempranos de células inflamatorias en la dermis son polimórficos y en muchos casos no son diagnósticos de micosis fungoide.

La afectación cutánea se vuelve más prominente progresivamente, y se desarrolla infiltración (fig. 20-58). La característica histológica más importante de la micosis fungoide es la presencia de linfocitos en la epidermis («epidermotropismo). En estadios avanzados, el infiltrado dérmico se vuelve denso hasta el punto de formar nódulos tumorales.

En la dermis papilar y en la epidermis se observan números crecientes de linfocitos atípicos que muestran núcleos hipercrómicos convolutos («cerebriformes»). Nidos circunscritos de estos linfocitos atípicos («microabscesos de Pautrier») aparecen de manera eventual en la epidermis.

Sarcoma de Kaposi

El sarcoma de Kaposi es un tumor maligno de las células endoteliales vasculares, se identificaba inicialmente sólo en individuos de mayor edad de ascendencia mediterránea o población africana. A partir de la llegada de la infección por el virus de la inmunodeficiencia humana (VIH), el sarcoma de Kaposi se detecta con más frecuencia en individuos con sida. *El agente etiológico del sarcoma de Kaposi es el virus del herpes humano tipo 8 (VHH-8).*

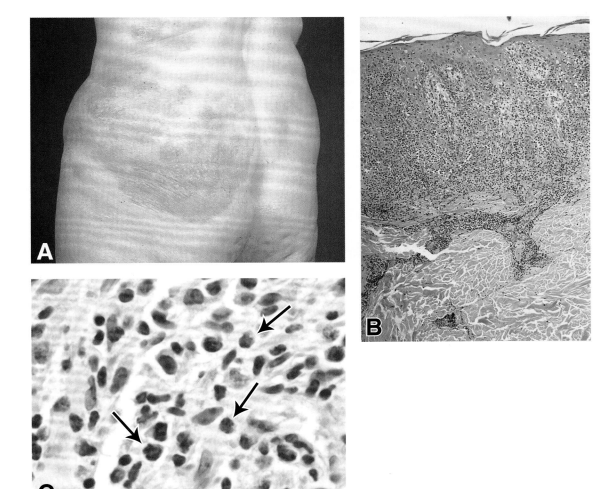

FIGURA 20-58. Micosis fungoide. A. Una mujer de 66 años acudió con una enfermedad de 30 años de evolución con formación de parches y placas descamativos eritematosos con telangiectasias, atrofia y pigmentación. **B.** Un infiltrado atípico de linfocitos expande la dermis papilar y se extiende hacia la epidermis («epidermotropismo»). **C.** Algunos linfocitos muestran núcleos hipercrómicos convolutos («cerebriformes»; *flechas*). 20-58 A de Elder AD, Elenitsas R, Johnson BL, et al. *Synopsis and Atlas of Lever's Histopathology of the Skin*. Philadelphia, PA: Lippincott Williams & Wilkins; 1999.

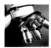

PATOLOGÍA: Todos los casos de sarcoma de Kaposi, se relacionen o no con el VIH, evolucionan a través de tres estadios: parche, placa y nódulo. En el estadio de parche, una proliferación sutil de canales vasculares irregulares, cubiertos por una sola capa de células endoteliales con atipia discreta, irradia a partir de los vasos sanguíneos preexistentes y se extiende casi de manera imperceptible hacia la dermis reticular circundante. Es frecuente observar eritrocitos extravasados, depósitos de hemosiderina y un infiltrado inflamatorio escaso constituido por linfocitos y células plasmáticas.

En el estadio de placa (fig. 20-59), toda la dermis reticular está afectada, con extensión frecuente hacia el tejido subcutáneo y formación de haces de células en huso. En el estadio nodular (fig. 20-60) se identifican nódulos dérmicos bien circunscritos compuestos por fascículos anastomóticos de células en huso que rodean espacios numerosos en forma de rendijas. Muchos casos de sarcoma de Kaposi también involucran órganos internos. En el sarcoma de Kaposi relacionado con el sida, el tratamiento antirretroviral es efectivo.

SÍNDROMES PARANEOPLÁSICOS QUE AFECTAN PIEL

Diversas manifestaciones dermatológicas pueden complicar las neoplasias internas, que a menudo preceden la detección del propio tumor. Las lesiones pigmentadas y las queratosis son efectos paraneoplásicos bien reconocidos.

- La **acantosis nigricans** está caracterizada por hiperqueratosis y pigmentación de la axila, cuello, pliegues y la región anogenital. *Es de interés particular porque más de la mitad de los pacientes con acantosis nigricans tienen cáncer.* El desarrollo de la enfermedad puede ser antes, durante o después de la

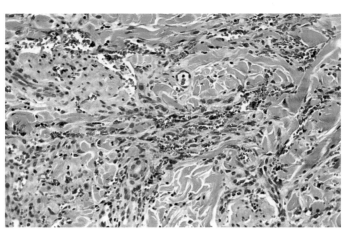

FIGURA 20-59. Sarcoma de Kaposi, estadio de placa. A lo largo de las arcadas vasculares y entre el colágeno de la dermis reticular se extiende una proliferación de células endoteliales. Constituyen canales vasculares delicados que están llenos de eritrocitos. Algunas células endoteliales no se relacionan con la canalización (no han formado lúmenes).

detección del cáncer. Más del 90% de los casos se asocian con carcinomas gastrointestinales y más de la mitad acompañan a los cánceres de estómago.
- El **síndrome de Sweet** es una combinación de un recuento elevado de neutrófilos, fiebre aguda y placas rojas dolorosas en el ano, el cuello y la cara. Aproximadamente el 20% de los casos se asocian con cáncer, en particular del sistema hematopoyético.

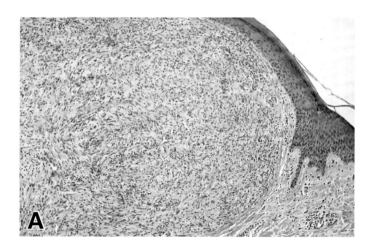

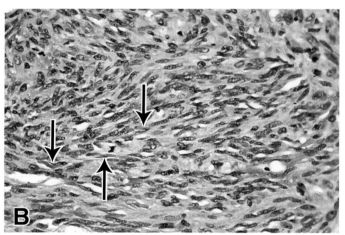

FIGURA 20-60. Sarcoma de Kaposi, estadio de nódulo. A. Un nódulo grande se compone de células endoteliales en proliferación que constituyen fascículos y espacios vasculares. **B.** Una microfotografía de alta resolución revela la atipia citológica de las células en huso. Los eritrocitos se observan aglutinados (*flechas*). Las células endoteliales, junto a las que se encuentran los eritrocitos aglutinados, forman espacios similares a hendiduras.

Cavidad bucal

La cavidad bucal se extiende desde los labios hasta la faringe (fig. 21-1).

La mucosa está constituida por los tejidos queratinizados de las encías, la del paladar duro y el área gustativa especializada del dorso de la lengua. También incluye las superficies mucosas no queratinizadas de la cara interna de los labios y los carrillos, y la porción libre y desplazable de las encías, que se extiende hacia el surco maxilar y mandibular, la porción ventral de la lengua, el suelo de la boca, el paladar blando y los pilares amigdalinos. El epitelio tiene entre tres y cuatro veces el grosor de la epidermis. Bajo el epitelio se ubica la lámina propia de tejido fibroso y los vasos sanguíneos, bajo los cuales está el periostio fibroso denso del paladar duro o los alvéolos del maxilar y la mandíbula. El término **submucosa** se aplica en ocasiones de forma imprecisa al tejido conjuntivo profundo que se ubica justo sobre la capa muscular, en la que en muchas ocasiones se encuentran las glándulas salivales secundarias.

Las **glándulas salivales secundarias** son lóbulos pequeños carentes de cápsula, que están diseminados en la mucosa y la submucosa de toda la cavidad bucal. Existen glándulas mucosas en la lámina propia, en particular en la región posterior de la mucosa del paladar duro. Los dos tercios anteriores del dorso de la lengua están cubiertos por epitelio plano estratificado queratinizado que se especializa para la constitución de **papilas filiformes** (proyecciones puntiagudas de queratina). Entre ellas se distribuyen las **papilas fungiformes**, elevaciones de la mucosa con forma de hongo que contienen las yemas gustativas. Las **papilas circunvaladas** separan los dos tercios anteriores del tercio posterior y contienen papilas gustativas en su base. El último grupo de papilas corresponde a las **papilas foliáceas**, que se ubican en la cara lateral posterior de la lengua, en una serie de rebordes. Cada

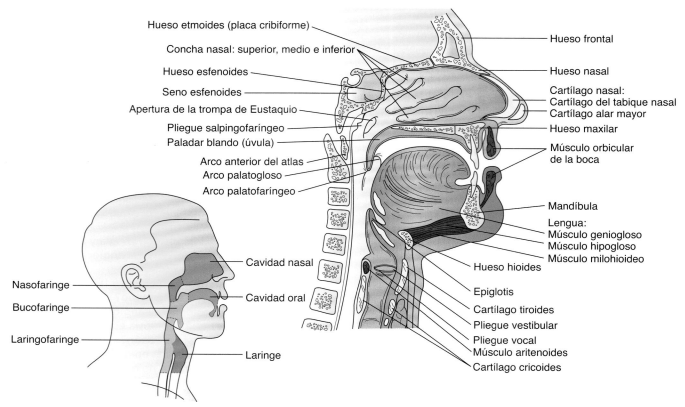

FIGURA 21-1. Estructura de la cavidad oral, bucofaringe y laringe. Diagrama esquemático de la cavidad oral, paladar, bucofaringe y laringe.

papila gustativa es un cúmulo de células epiteliales modificadas con configuración de barril que se extienden en sentido vertical a partir de la lámina basal hasta la superficie del epitelio, y se abren a través de un poro gustativo.

ANOMALÍAS DEL DESARROLLO

HENDIDURAS FACIALES: Si las estructuras faciales no se fusionan durante la séptima semana de la vida embrionaria, se forman hendiduras faciales. La más frecuente se ubica en el labio superior (**labio hendido** o **leporino**). Puede ser unilateral o bilateral, y a menudo se produce asociado al paladar hendido (*v.* cap. 5).

HAMARTOMAS Y CORISTOMAS: Son lesiones habituales en la cavidad bucal. Los **gránulos de Fordyce** son cúmulos de glándulas sebáceas ubicados dentro de la cavidad bucal (**coristoma**). Se desarrollan en la mucosa bucal, la superficie de la lengua y los labios en el 70% al 95% de la población adulta; en raras ocasiones se unen para constituir lesiones tumorales.

El descenso anómalo de la tiroides durante el desarrollo puede traer consigo la presencia de focos submucosos de **tejido tiroideo ectópico**, que se ubican entre la lengua y la escotadura supraesternal.

La base de la lengua que está entre el foramen ciego y la epiglotis es la ubicación más común del tejido tiroideo ectópico (**tiroides lingual**).

Más del 75% de los individuos con tiroides lingual carecen de tiroides en la ubicación cervical normal («fallo migratorio total»). Así, la extirpación quirúrgica de una tiroides lingual podría conducir al hipotiroidismo y a la alteración del crecimiento físico y desarrollo mental (**cretinismo**; *v.* cap. 19).

El 70% de los individuos con tiroides lingual sintomática cursan con hipotiroidismo, mientras que el 10% sufre cretinismo. La ausencia de una tiroides con descenso normal también puede comprometer el desarrollo de las glándulas paratiroides y su localización.

Los **quistes del conducto tirogloso** son resultado de la persistencia y la dilatación quística del conducto tirogloso, en la línea media del cuello. La anomalía suele presentarse por encima del istmo de la tiroides, pero por debajo del hueso hioides. Los pacientes, en general menores de 40 años, se presentan clínicamente con un nódulo palpable en la línea media de 4 a 5 cm, que *se mueve hacia arriba y hacia abajo con la deglución*. La cirugía es el tratamiento de elección. Las neoplasias surgen en poco más del 1% de los quistes del conducto tirogloso, sobre todo los carcinomas papilares de la tiroides.

QUISTE DE LA HENDIDURA BRANQUIAL: **Los quistes de la hendidura branquial se originan a partir de los residuos de los arcos branquiales.** Se presentan en la región anterolateral del cuello o la glándula parótida, en su mayoría en adultos jóvenes, y contienen un fluido acuoso, a la vez que material mucoide o gelatinoso. Estos quistes suelen estar cubiertos por epitelio plano, con focos ocasionales de epitelio ciliado respiratorio o cilíndrico seudoestratificado.

INFECCIONES DE LA CAVIDAD BUCAL

En general, en la cavidad bucal habitan bacterias y espiroquetas, y suelen ser inocuas. Si la mucosa se lesiona o se altera la inmunidad, esta flora normal puede adquirir cualidades patógenas.

Para describir la inflamación localizada de la cavidad bucal se utilizan los términos siguientes:

- **Queilitis** (labios).
- **Gingivitis** (encías).
- **Glositis** (lengua).
- **Estomatitis** (mucosa bucal).

Infecciones bacterianas y micóticas

ESCARLATINA: Una enfermedad que predomina en los niños, la escarlatina, se debe a varias cepas de estreptococos β-hemolíticos (*S. pyogenes*). El daño al endotelio vascular que genera la toxina eritrógena desencadena exantema y enantema en la cavidad bucal. La lengua adquiere un recubrimiento blanquecino a través del cual las papilas fungiformes hiperémicas se proyectan como protuberancias rojas pequeñas («lengua en fresa»). Si no recibe tratamiento puede inducir glomerulonefritis y cardiopatía (**fiebre reumática aguda**; *v.* cap. 9).

ESTOMATITIS AFTOSA (ÚLCERAS AFTOSAS): La estomatitis aftosa es un trastorno frecuente que se caracteriza por el desarrollo de úlceras pequeñas dolorosas, únicas o múltiples, en la mucosa bucal. Aunque se han sugerido varias etiologías, su causa se desconoce. La lesión es una úlcera superficial cubierta por un exudado fibropurulento, con inflamación mononuclear y polimorfonuclear subyacente. Las lesiones se curan sin dejar cicatrices.

GINGIVITIS NECROSANTE Y ULCERATIVA AGUDA (ANGINA DE VINCENT, FUSOESPIROQUETOSIS): La angina de Vincent es una gingivitis necrosante y ulcerativa aguda que producen los microorganismos simbióticos, un bacilo fusiforme y una espiroqueta (*Borrelia vincentii*). Estos microorganismos habitan en la boca de muchas personas saludables, lo que sugiere la participación de otros factores, en particular la disminución de la resistencia a la infección secundaria a una nutrición inadecuada, la inmunodeficiencia o la higiene bucal deficiente. La angina de Vincent se caracteriza por la presencia de erosiones en sacabocado de las papilas interdentales. El proceso tiende a extenderse y de manera eventual afecta a todos los bordes gingivales, que quedan cubiertos por una seudomembrana necrótica.

ANGINA DE LUDWIG: La angina de Ludwig es una celulitis de diseminación rápida que se origina en el espacio submaxilar o sublingual, pero que se extiende hasta afectar a ambos. Las bacterias responsables se originan a partir de la flora bucal; se implica a diversos agentes aerobios y anaerobios. Este proceso inflamatorio, potencialmente peligroso para la vida, es infrecuente en los países desarrollados, excepto en los individuos con enfermedades crónicas que cursan con inmunodepresión.

La angina de Ludwig se relaciona la mayoría de las veces con la extracción dental o el traumatismo del suelo de la boca. Tras una extracción dental pueden presentarse fisuras en la corteza lingual de la mandíbula, lo que permite el fácil acceso hacia el espacio submaxilar. La infección puede generar la disección hacia el espacio parafaríngeo al seguir los planos de la fascia, y a partir de ahí hacia el interior del manguito carotídeo. Puede formarse un aneurisma infeccioso (micótico) de la carótida interna, cuya erosión podría producir una hemorragia masiva. La inflamación también es capaz de disecar los tejidos hasta el mediastino superior, y afectar al espacio pleural y al pericardio.

DIFTERIA: La infección por *Corynebacterium diphtheriae* se caracteriza por una seudomembrana distribuida en parches, que en muchas ocasiones se origina sobre las amígdalas y la faringe, pero también puede involucrar al paladar blando, las encías o la mucosa bucal (*v.* cap. 6).

ACTINOMICOSIS: Los actinomicetos son habitantes frecuentes de la cavidad bucal en personas saludables. La actinomicosis invasiva se debe la mayoría de las veces a *Actinomyces bovis*, no obstante *A. israelii* se identifica en algunas ocasiones. Los microorganismos inducen inflamación granulomatosa crónica y abscesos, que drenan mediante la formación de fístulas, con una infección supurativa que se evidencia por la detección de «gránulos de azufre» amarillos característicos. En la variante cervicofacial, la infección de los tejidos blandos puede extenderse hasta alcanzar los huesos adyacentes, con más frecuencia la mandíbula.

CANDIDIASIS: También conocida como **muguet** o **moniliasis**, la candidiasis bucal se debe a *Candida albicans* (*v.* cap. 6), que es común en las superficies de la cavidad bucal, el tubo digestivo y la vagina. Para producir la enfermedad debe penetrar en los tejidos, aunque de forma superficial. Se detecta con más frecuencia en diabéticos y en individuos con compromiso del sistema inmunitario. Las lesiones son parches blandos de color blanco, con elevación discreta, constituidos principalmente por hifas micóticas.

Infecciones virales de la cavidad bucal

VIRUS DEL HERPES SIMPLE TIPO 1: El herpes labial (fuegos) y la estomatitis herpética se deben al virus del herpes simple (VHS) tipo 1, y se encuentran entre las infecciones virales más frecuentes en los labios y la mucosa bucal, tanto en niños como en adultos jóvenes. La transmisión es por vía aérea (en aerosol), y el virus puede aislarse a partir de la saliva de los individuos infectados. La enfermedad se inicia con una inflamación dolorosa de la mucosa afectada, a la que poco después sigue la formación de vesículas. Las vesículas se rompen y forman úlceras superficiales dolorosas, que van desde las puntiformes hasta las de 1 cm de diámetro.

Las vesículas herpéticas se generan como resultado de la «degeneración hidrópica» de las células epiteliales, algunas de las cuales cuentan con inclusiones intranucleares (fig. 21-2). Las vesículas se rompen para formar úlceras superficiales, dolorosas, de 1 a 10 mm, que curan espontáneamente sin dejar cicatrices.

Una vez que el VHS entra en el organismo, sobrevive en estado latente dentro del ganglio trigémino. Las condiciones que producen tensión, como el traumatismo, la alergia, la menstruación, el embarazo, la exposición a la luz ultravioleta y otras infecciones virales, pueden reactivarlo e inducir la enfermedad recurrente. Las vesículas recurrentes en la cavidad bucal se desarrollan casi de manera invariable sobre una porción de la mucosa en unión estrecha al periostio, como por ejemplo la del paladar duro.

TRASTORNOS RELACIONADOS CON EL VIRUS DEL PAPILOMA HUMANO: La familia del virus del papiloma humano (VPH) da origen a proliferaciones epiteliales entre las que se encuentra el papiloma (p. ej., senonasal, de Schneider y otros que se distribuyen en las mucosas proximales de las vías respiratoria y digestiva). Los VPH de «alto riesgo», entre los que predominan los tipos 16 y 18, al igual que 31, 33 y 35, tienen un vínculo estrecho con el desarrollo del carcinoma de células escamosas bucofaríngeo (*v.* más adelante).

ENFERMEDADES RELACIONADAS CON EL VIRUS DE EPSTEIN-BARR: El virus Epstein-Barr (VEB) es un miembro de la familia *Herpes virus* que causa leucoplaquia bucal vellosa, varias enfermedades linfoides (*v.* cap. 18) y cánceres epiteliales en la nariz y en la faringe (*v.* más adelante).

VIRUS DEL HERPES HUMANO TIPO 8: El virus está asociado con el **sarcoma de Kaposi**, que se presenta más frecuentemente en la piel (*v.* cap. 20), pero también puede afectar, entre otros sitios, a la lengua y la cavidad bucal.

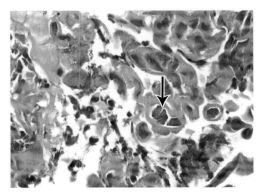

FIGURA 21-2. Virus del herpes simple tipo 1. Una biopsia de una úlcera persistente en la lengua revela la presencia de inclusiones virales intranucleares (*flecha*) dentro de las células planas infectadas por el virus.

OTRAS INFECCIONES VIRALES: El virus Coxsackie causa **herpangina**, una bucofaringitis aguda de tipo vesicular. Una infección breve confiere inmunidad duradera. La infección por **citomegalovirus** (CMV) se presenta de forma característica con ulceración superficial. Otras infecciones virales que pueden afectar a la mucosa bucal incluyen el sarampión, la rubéola, la varicela y el herpes zóster.

TUMORES BENIGNOS

Los tumores benignos que se encuentran en otros sitios del organismo también aparecen en la cavidad bucal. Incluyen nevos pigmentados, fibromas, hemangiomas, linfangiomas y papilomas escamosos. El traumatismo puede inducir la ulceración de estas lesiones, en cuyo caso pueden sangrar o infectarse.

PAPILOMA: El papiloma escamoso es un tumor epitelial exofítico constituido por frondas de epitelio plano con núcleos fibrovasculares (fig. 21-3 A). Se trata de las tumoraciones benignas más frecuentes de la cavidad bucal, y se relacionan con los VPH de tipo 6 y 11, que son serotipos de riesgo bajo que no se relacionan con la enfermedad maligna (fig. 21-3 B). Pueden desarrollarse ante todo entre la tercera y la quinta décadas de vida. Las estructuras que están afectadas con más frecuencia son la lengua, el paladar, la mucosa bucal, las amígdalas y la úvula.

TUMORES BENIGNOS DE LAS GLÁNDULAS SALIVALES SECUNDARIAS: El **adenoma pleomorfo** (tumor mixto benigno) es la tumoración más común de las glándulas salivales de la cavidad bucal (*v.* más adelante). Los adenomas monomorfos, como el mioepitelioma y el oncocitoma, son menos frecuentes. Los tumores benignos del mesénquima pueden presentarse en la cavidad bucal y, entre otros, corresponden a hemangiomas, leiomiomas y lipomas.

HEMANGIOMA CAPILAR LOBULAR (GRANULOMA PIÓGENO; TUMOR DEL EMBARAZO): Los hemangiomas capilares lobulares son hemangiomas capilares polipoides benignos que se desarrollan de forma primordial en la piel y las membranas mucosas y, la mayoría de las veces, en las encías. El término «granuloma piógeno» es erróneo: no se trata de una infección ni de un granuloma. En la cavidad bucal, las lesiones tienen entre pocos milímetros y 1 cm, son elevadas y blandas, de color rojo o violeta, y con superficies ulceradas lisas lobuladas. Muestran proliferación vascular submucosa que se dispone en lóbulos o cúmulos con capilares centrales y ramificaciones tributarias menores. Al transcurrir el tiempo las lesiones pueden perder vascularidad y parecerse a un fibroma.

En la mujer embarazada, en particular cerca del final del primer trimestre, es posible el desarrollo de una lesión gingival idéntica (**tumor del embarazo**), y puede o no involucionar después del parto.

LESIONES EPITELIALES PRENEOPLÁSICAS O PRECURSORAS

Las lesiones premalignas de la porción superior de las vías respiratoria y digestiva incluyen (1) la leucoplaquia, (2) la eritroplaquia y (3) la leucoplaquia moteada, términos que revelan la presencia de una lesión blanquecina, eritematosa o mixta, respectivamente.

- ***La leucoplaquia es una lesión blanquecina asintomática que aparece en la superficie de una membrana mucosa***. Afecta por igual a ambos sexos, en particular después de la tercera década de vida. Algunas de estas lesiones pueden transformarse en carcinomas de células escamosas (CCE). Existen distintos trastornos cuya manifestación clínica es la leucoplaquia, entre los que se encuentran distintas queratosis, la hiperqueratosis y el carcinoma escamoso CVA. ***De esta manera, la leucoplaquia no es un diagnóstico histológico sino más bien un término clínico descriptivo***. Las causas de la leucoplaquia son diversas, e incluyen el consumo de productos del tabaco, el alcoholismo y la irritación local. Los mismos factores también parecen ser relevantes en la etiología del carcinoma bucal.

- ***La eritroplaquia es el equivalente eritematoso de la leucoplaquia***. Se produce con menos frecuencia que la leucoplaquia. Las áreas eritematosas relacionadas con las lesiones de leucoplaquia se denominan **leucoplaquia moteada (eritroleucoplaquia; mucosa moteada)**. La eritroplaquia puede representar una displasia moderada o grave, o un carcinoma. No todas las lesiones de eritroplaquia corresponden a una displasia o un carcinoma, puesto que muchas lesiones eritematosas de la mucosa bucal pueden ser de naturaleza inflamatoria.

 PATOLOGÍA: La leucoplaquia (fig. 21-4) afecta particularmente a la mucosa bucal, a la lengua y al suelo de la boca. Las placas pueden ser únicas o múltiples, y variar en tamaño desde las pequeñas hasta los parches grandes. La eritroplaquia se relaciona en muchas ocasiones con anomalías histopatológicas ominosas, entre otras la displasia grave, el carcinoma *in situ* o el carcinoma invasivo. En contraste, las lesiones de la leucoplaquia no siempre son premalignas; pueden relacionarse con un espectro amplio de cambios histopatológicos que varían desde la queratinización superficial sin displasia hasta el carcinoma escamoso queratinizante invasivo. Las lesiones de la leucoplaquia, a diferencia de las de la eritroplaquia, tienden a ser bien definidas y contar con bordes bien

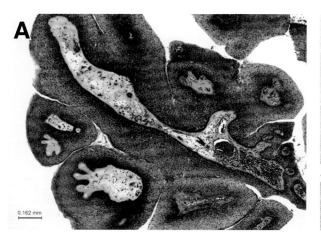
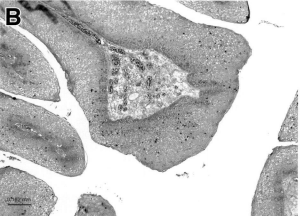

FIGURA 21-3. Papiloma escamoso. A. Apariencia histológica. Este tumor papilar exofítico similar a una hoja de helecho creció de la úvula del paciente. **B.** La hibridación *in situ* para el virus del papiloma humano de bajo riesgo muestra su localización en el núcleo.

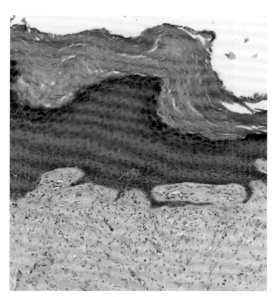

FIGURA 21-4. Leucoplaquia. La lesión se observaba como un parche blanco ubicado en la mucosa bucal de un individuo con tabaquismo intenso. En el análisis histológico la hiperplasia y la hiperqueratosis del epitelio son evidentes.

delimitados. El riesgo de transformación maligna en la leucoplaquia es del 10% al 12%. El mismo riesgo en la eritroplaquia se acerca al 50%.

La **leucoplaquia pilosa bucal** se caracteriza por la paraqueratosis deshilachada y el edema, y puede o no relacionarse con un infiltrado inflamatorio. Se observa sobre todo en individuos con infección por VIH-1 positivo, y más de la mitad de las lesiones se vincula con candidiasis. Las células epiteliales infectadas por el VEB muestran un citoplasma vacuolado y su ubicación es superficial, justo bajo la queratina. Los núcleos cuentan con inclusiones eosinófilas centrales densas. La leucoplaquia pilosa bucal y la candidiasis son marcadores importantes de la situación inmunitaria relacionada con el VIH; juntas revelan la existencia de conteos bajos de células CD4$^+$ y una carga viral elevada.

CARCINOMA DE CÉLULAS ESCAMOSAS

El CCE es el tumor maligno más frecuente de la mucosa bucal y puede desarrollarse en cualquier zona. En Estados Unidos se presentan más de 40 000 casos cada año, y la mayoría de las veces afectan a la lengua, seguido por el suelo de la boca, la mucosa alveolar, el paladar y la mucosa bucal, en este orden. La proporción de casos entre hombres y mujeres es de 2:1 en el caso de las encías, pero de 10:1 para los labios. La distribución geográfica del cáncer bucal muestra una variación sustancial: es el cáncer aislado más frecuente en hombres en la India, donde se relaciona con el mascado de una nuez de areca (una palmera), que también se conoce como *paan*.

PATOGENIA MOLECULAR Y FACTORES ETIOLÓGICOS: Los factores predisponentes en la patogenia del cáncer bucal incluyen el consumo de derivados del tabaco, el alcoholismo, la insuficiencia de hierro (síndrome de Plummer-Vinson), la anemia de Fanconi, el contacto con irritantes físicos y químicos, el mascado de nuez de areca, la radiación ultravioleta sobre los labios y la higiene bucal deficiente (piezas dentales irregulares y dentaduras con ajuste deficiente). No

es sorprendente que varios de estos factores también se relacionen con la leucoplaquia. Es posible encontrar CCE múltiples en distintos puntos, en un mismo momento (sincrónicos) o a intervalos (metacrónicos) en la mucosa bucal («malignización del campo»). A nivel mundial, hasta un 35% a 50% de los CCE de cabeza y cuello se relaciona con un VPH de riesgo elevado, en particular del tipo 16.

PATOLOGÍA: *El CCE invasivo de la cavidad bucal es similar al tumor del mismo tipo que se identifica en otros sitios y suele ir precedido por un carcinoma in situ.* El tumor varía desde el bien diferenciado hasta el poco diferenciado, lo que incluye variantes indiferenciadas y sarcomatoides. Los tumores bien diferenciados, o de grado I, suelen ser queratinizantes (fig. 21-5). En el otro extremo del espectro están los tumores tan poco diferenciados que es difícil determinar su origen.

El CCE de la cavidad bucal produce sobre todo metástasis hacia los nódulos linfáticos submandibulares, y en la necropsia, 18% de estos pacientes tienen metástasis axilares. Más de la mitad de las personas que mueren por CCE de cabeza y cuello cuenta con metástasis hemáticas a distancia, en particular a los pulmones, el hígado y los huesos.

La recurrencia varía según el patrón de infiltración tumoral; la infiltración de células únicas es más desfavorable que la relacionada con un borde amplio «agresivo». Otros factores pronóstico incluyen (1) la profundidad de la invasión tumoral, (2) la invasión perineural y (3) la formación de émbolos tumorales linfovasculares. Como puede esperarse, los bordes negativos constituyen otro factor clave para el mantenimiento del control local y regional del tumor.

El **carcinoma verrugoso** es una variedad de carcinoma de células escamosas bien diferenciado, que causa destrucción local pero no forma metástasis. Por lo general se presenta durante la sexta y la séptima décadas de la vida. Puede originarse en cualquier punto de esta región, pero es más frecuente en la mucosa bucal, las encías y la laringe. Estas lesiones suelen ser blancas, con superficie de verrugosa a fungoide, exofíticas, y casi siempre cuentan con una base de unión ancha (fig. 21-6 A). Muestran un epitelio plano de aspecto benigno, queratinización intensa de superficie y un borde «agresivo» de clavas reticulares bulbosas (fig. 21-6 B). El carcinoma verrugoso se vincula con un pronóstico bueno si se extirpa en su totalidad.

NEOPLASIAS MALIGNAS DE LAS GLÁNDULAS SALIVALES SECUNDARIAS

Alrededor del 50% de los tumores de la cavidad bucal que derivan de las glándulas salivales secundarias es maligno. Entre estas lesiones se encuentran el carcinoma mucoepidermoide, el carcinoma adenoideo quístico y el adenocarcinoma polimorfo de bajo grado (v. más adelante). Algunos de los tumores malignos más frecuentes de las glándulas salivales principales son infrecuentes en las glándulas salivales secundarias (p. ej., adenocarcinoma de células acinares), mientras que el adenocarcinoma polimorfo de bajo grado y el carcinoma de células claras son más comunes en el paladar que en las glándulas salivales principales.

ENFERMEDADES BENIGNAS DE LOS LABIOS

A los labios los afectan diferentes procesos degenerativos, inflamatorios y proliferativos. Algunos de ellos, en particular los que se expresan en la piel y las membranas mucosas, son sistémicos; otros corresponden a un trastorno localizado. El **mucocele** es una lesión quística cargada de moco que se relaciona con las glándulas salivales menores y que a menudo deriva de algún traumatismo.

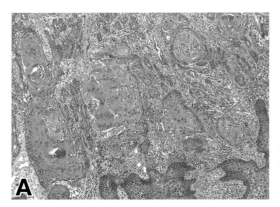

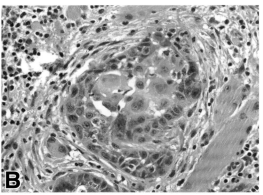

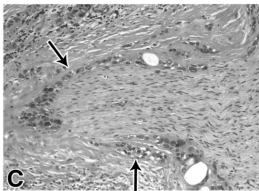

FIGURA 21-5. Carcinoma de células escamosas. A. Una neoplasia infiltrativa se compone de nidos tumorales cohesivos. **B.** Un tumor menos diferenciado muestra células con núcleos pleomórficos, nucléolos prominentes, citoplasma eosinófilo brillante, que revela la queratinización, y puentes intercelulares que interconectan células adyacentes. **C.** Invasión perineural por un carcinoma de células escamosas. El tumor rodea al nervio (*flechas*).

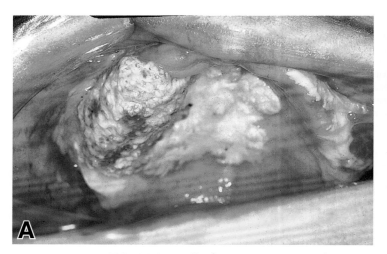

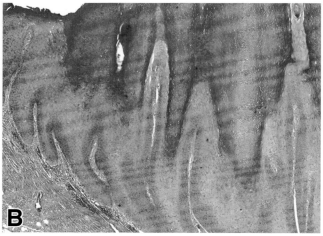

FIGURA 21-6. Carcinoma verrugoso. A. El tumor es blanco, con aspecto exofítico, y afecta al borde alveolar. Obsérvese el aspecto confluente plano y blanquecino (leucopláquico) de la lesión en el paladar. **B.** En el análisis microscópico se aprecia queratinización prominente de la superficie (queratosis en «torres de iglesia»), que se compone de células planas uniformes con aspecto irrelevante que carecen de atipia celular, y clavas reticulares anchas o bulbosas con un margen «agresivo» orientado hacia la submucosa.

CARIES (DESCOMPOSICIÓN DE LAS PIEZAS DENTALES)

La caries es la enfermedad crónica con prevalencia más alta de los tejidos calcificados de los dientes, que afecta a ambos sexos y a todo grupo de edad. Su incidencia se incrementó de forma intensa con la civilización moderna.

 FACTORES ETIOLÓGICOS: Las caries dentales se producen por la interacción de distintos factores:

BACTERIAS: La caries es una infección crónica del esmalte, la dentina y el cemento de las piezas dentales. Las superficies de los dientes están colonizadas por muchos microorganismos y, a menos que la superficie se limpie en profundidad y con frecuencia, las colonias bacterianas coalescen para constituir una masa blanda que se conoce como **placa dental**.

Las lesiones de caries se producen más que nada por el desgaste de los tejidos dentales que causan los ácidos que sintetizan los microorganismos a partir de los residuos de alimentos sobre las superficies de los dientes. Los agentes responsables incluyen estreptococos, lactobacilos y actinomicetos numerosos de la flora bucal. Existe evidencia indirecta que señala con intensidad a *Streptococcus mutans* como el agente etiológico principal en el inicio de la caries.

SALIVA: La saliva tiene una capacidad amortiguadora intensa que ayuda a neutralizar los ácidos de origen microbiano en la boca. También contiene factores bacteriostáticos, como lisozima, lactoferrina, lactoperoxidasa e inmunoglobulinas secretorias. La **xerostomía** (sequedad crónica de la boca por carencia de saliva), que puede ser de origen yatrógeno, por ejemplo tras una cirugía o la radioterapia, desencadena cuadros graves de caries.

FACTORES DIETÉTICOS: Uno de los factores más importantes en la patogenia de la caries es el consumo de una dieta rica en carbohidratos. La fibra de los alimentos crudos y no refinados limpia los dientes y hace necesaria una masticación mayor, que contribuye en mayor grado a la limpieza de los dientes. Por el contrario, los alimentos blandos y refinados tienden a adherirse a los dientes y también necesitan menos masticación.

FLÚOR: El flúor protege los dientes contra la caries. Se incorpora a la estructura de cristales laminares del esmalte, donde forma fluoroapatita, que es menos soluble en ácido que la apatita del esmalte. Muchas comunidades que fluoraron su agua potable experimentaron enormes reducciones en la incidencia de la caries dental en los niños.

 PATOLOGÍA: La caries comienza con la desintegración de los prismas del esmalte tras la descalcificación de la sustancia interprismática, hechos que conducen a la acumulación de residuos y microorganismos (fig. 21-7). Estos cambios originan una cavidad pequeña o una fisura en el esmalte. Cuando el proceso alcanza la unión del esmalte con la dentina, se extiende en sentido lateral y también penetra la dentina a lo largo de sus túbulos estructurales. Se forma entonces una cavidad sustancial en la dentina, que da lugar a una lesión con forma de botella con boca estrecha. La descalcificación de la dentina conduce a la coalescencia local de los túbulos destruidos de dentina. Sólo una vez que el proceso invade la pulpa vascular del diente se desarrolla una reacción inflamatoria (**pulpitis**), a la que acompaña por vez primera el dolor.

ENFERMEDAD PERIODONTAL

La encía es la estructura de la mucosa bucal que rodea el diente. Termina en un borde delgado (borde gingival libre), que se adhiere de forma estrecha a la pieza dental. Un ligamento periodontal de fibras de colágeno sostiene a la pieza dental en posición dentro del alvéolo de la mandíbula. Estas estructuras constituyen el tejido periodontal.

La enfermedad periodontal hace referencia a trastornos agudos y crónicos de los tejidos blandos que rodean al diente, que conducen a la pérdida eventual del hueso de soporte. De forma característica, la enfermedad periodontal crónica afecta a adultos con higiene bucal deficiente, pero puede desarrollarse incluso en individuos con hábitos en apariencia impecables con un antecedente familiar intenso de enfermedad periodontal. Causa la pérdida de un número mayor de dientes en adultos que cualquier otra afección, incluida la caries.

La enfermedad periodontal se debe a la acumulación de bacterias bajo la encía, en la bolsa periodontal. La masa de bacterias que se adhiere a la superficie del diente (**placa dental**) envejece y se mineraliza para constituir un **cálculo**. La periodontitis del adulto se relaciona en la mayor parte de los casos con *Bacteroides gingivalis*. También pueden participar *Bacteroides intermedius*, especies de *Actinomyces* o de *Haemophilus*.

La inflamación suele comenzar como una gingivitis marginal. Si no recibe tratamiento, se transforma en una periodontitis crónica, que sigue avanzando en ausencia de tratamiento. La inflamación crónica debilita y destruye al tejido periodontal, y genera el aflojamiento y la pérdida eventual de las piezas dentales.

Los **trastornos hematológicos** pueden afectar a los tejidos bucales. La agranulocitosis induce la formación de úlceras necrosantes en cualquier sitio de la mucosa bucal y faríngea, pero tiene predilección por las encías. La mononucleosis infecciosa a menudo se complica por gingivitis y estomatitis, con formación de exudado y úlceras. Las leucemias agudas y crónicas de todos

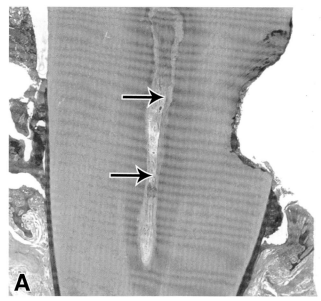
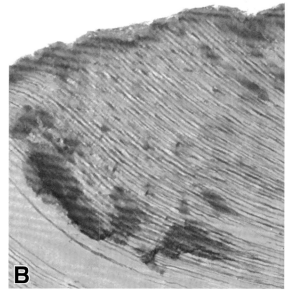

FIGURA 21-7. Caries. A. Se muestra una cavidad grande cerca del borde gingival. Las *flechas* señalan una banda de dentina secundaria que recubre la cámara pulpar. Esta dentina de síntesis reciente se ubica en un punto opuesto a la destrucción del diente, y fue producida por los odontoblastos estimulados. **B.** Depósitos de residuos que cubren la superficie. Las colonias bacterianas (*violeta oscuro*) se extienden hacia el interior de los canales de dentina.

los tipos están asociadas con lesiones bucales. En la **leucemia monocítica aguda**, el 80% de los pacientes cursa con gingivitis, hiperplasia gingival, petequias y hemorragias. La necrosis y la ulceración de las encías conducen al desarrollo de una infección superpuesta grave, que pueden desencadenar la pérdida de la pieza dental y del hueso alveolar. Una diátesis hemorrágica a menudo se refleja en una hemorragia gingival.

El escorbuto leve afecta a la encía marginal e interdental, que desarrolla edema y eritema intenso, al tiempo que sangra y se ulcera con facilidad. Una hemorragia que tiene lugar hacia el interior de la membrana periodontal induce el aflojamiento y la pérdida de los dientes.

QUISTES Y TUMORES ODONTOGÉNICOS

- Los **quistes odontogénicos** pueden ser de origen inflamatorio o embrionario. Los más frecuentes son los **periodontales radiculares** o **apicales**, que afectan al ápice de un diente tras la erupción, en general tras sufrir una infección de la pulpa dental.
- Los **quistes odontogénicos** se relacionan con las coronas de dientes impactados, incluidos o sin erupción, y la mayor parte de los casos afecta a los terceros molares de la mandíbula y el maxilar. Se forman una vez que se desarrolla en su totalidad la corona: el líquido se acumula entre la corona y el epitelio suprayacente del esmalte. Los quistes odontogénicos pueden complicarse por el desarrollo de un ameloblastoma o un CCE.
- Los **ameloblastomas** son tumores del epitelio odontogénico y son el tumor odontogénico más frecuente. Son tumores de crecimiento lento que producen invasión local después de, por lo general, seguir un curso clínico benigno, y pueden generar destrucción local. La mayor parte de ellos se ubica en la rama de la mandíbula o el área molar, el maxilar o el suelo de la cavidad nasal. El tumor tiende a crecer con lentitud como una lesión central del hueso. Es frecuente que tengan un aspecto radiográfico de «burbuja de jabón». Estos tumores se parecen al órgano del esmalte en sus distintas fases de diferenciación. Así, las células tumorales se parecen a los ameloblastos de los bordes de los nidos o los cordones epiteliales, donde existen células cilíndricas orientadas en sentido perpendicular a la membrana basal (fig. 21-8). El pronóstico es favorable. Los tumores con escisión incompleta recurren. Algunos pueden generar metástasis pero conservar su histología benigna (**ameloblastoma metastásico**).

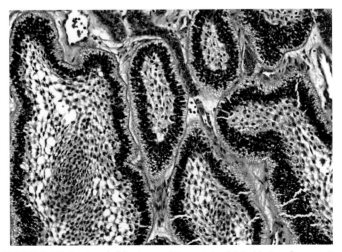

FIGURA 21-8. Ameloblastoma. Un patrón histológico frecuente se caracteriza por la presencia de islas de epitelio odontogénico con un área central estrellada similar a un retículo, y circundada por células basales con aspecto en «valla», que depende de la existencia de vacuoladas subnucleares.

- Los **carcinomas ameloblásticos** son lesiones malignas que muestran atipia, necrosis, pleomorfismo nuclear y mitosis abundantes. Los núcleos de los ameloblastomas pueden mostrar expresión aberrante de β-catenina, y la mutación de sentido erróneo APC (*adenomatous polyposis coli*), que participa en el cáncer del colon, puede tener alguna participación en la patogenia de los tumores odontogénicos (*v.* cap. 11).

Cavidad nasal y senos paranasales

ANATOMÍA: Las narinas (aberturas nasales) conducen al vestíbulo nasal, un espacio cubierto por piel, que contiene vibrisas y glándulas sebáceas. Más allá de la narina, el tabique medio divide la cavidad nasal en dos cámaras simétricas, las fosas nasales. Cada fosa nasal cuenta con una región olfatoria, que está formada por la concha superior y la porción opuesta del tabique, a la vez que una región respiratoria que constituye el resto de la cavidad. En la región lateral, los cornetes inferior, medio y superior limitan por arriba los meatos nasales correspondientes.

Los senos paranasales son espacios aéreos en número par que comunican con la cavidad nasal. La membrana mucosa que cubre la porción respiratoria en la cavidad nasal presenta epitelio cilíndrico ciliado con células caliciformes dispersas.

Estas interrelaciones anatómicas determinan vías para la diseminación de la enfermedad (fig. 21-9). Las infecciones pueden diseminarse hacia los senos paranasales maxilares, etmoidales, frontales y esfenoidales, y pueden producir enfermedad orbitaria e intracraneal. La vena de Vesalio, en posición medial al foramen oval, pone en riesgo al seno cavernoso.

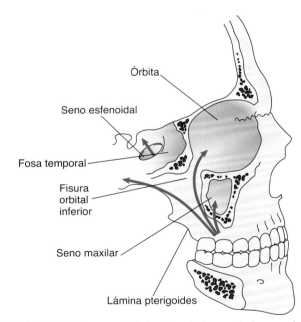

FIGURA 21-9. Vías para la infección de la cavidad craneal. Vías óseas de diseminación para la infección a partir de la mandíbula. Las *flechas* indican la dirección de la diseminación a partir de los dientes hacia el seno maxilar, y a través de la fisura orbitaria inferior hacia la órbita. Una ruta más profunda se identifica a lo largo de la lámina pterigoidea lateral hasta la base del cráneo, donde en un punto medial al foramen oval se ubica una abertura pequeña que permite la entrada de la vena de Vesalio. A través de esta vena pequeña el plexo pterigoides se comunica con el seno cavernoso.

ENFERMEDADES NO NEOPLÁSICAS DE LA NARIZ Y EL VESTÍBULO NASAL

La **rosácea** es un trastorno cutáneo crónico que afecta a la región de las mejillas, la nariz, el mentón y la zona central de la frente, y se caracteriza por el desarrollo de telangiectasias, vasodilatación, eritema, pápulas, pústulas, rinofima (*v.* más adelante) y manifestaciones oftálmicas (fig. 21-10). Las bacterias (p. ej., *Bacillus oleronius* y *Sthaphylococcus epidermidis*) y los ácaros Demodex han sido implicados. La inflamación es fundamental en esta enfermedad, aunque los factores iniciadores y la etiología de la rosácea continúan siendo desconocidos. Los antibióticos, como la tetraciclina y el metronidazol, son tratamientos habituales.

La **rinofima** consiste en el desarrollo de una masa bulbosa protuberante a partir de la nariz que se genera por la hiperplasia intensa de las glándulas sebáceas y la inflamación crónica de la piel en el acné rosáceo.

La **epistaxis (hemorragia nasal)** se debe la mayoría de las veces a traumatismos, no obstante puede derivar de la hipertensión, anomalías hematológicas diversas, condiciones inflamatorias y tumores de la mucosa nasal. La epistaxis se origina con frecuencia en una región triangular del tabique nasal anterior, que se denomina «área de Little», donde el epitelio es delgado y las arterias se anastomosan para constituir el **plexo de Kiesselbach**. Es frecuente que puedan apreciarse vasos sanguíneos dilatados numerosos o telangiectasias. En el área de Little también se ubican úlceras y perforaciones, que pueden derivar de distintos trastornos o de un traumatismo al tabique nasal (tabla 21-1).

ENFERMEDADES NO NEOPLÁSICAS DE LA CAVIDAD NASAL Y LOS SENOS PARANASALES

Rinitis

La rinitis es la inflamación de las membranas mucosas de la cavidad y los senos paranasales. Su etiología varía desde el resfriado común hasta las infecciones inusuales como la difteria, el ántrax y el muermo.

RINITIS VIRAL: La causa más frecuente de rinitis aguda es la infección viral, en particular el resfriado común (**gripe**). El virus se multiplica dentro de las células epiteliales, después del cual induce su desprendimiento. La mucosa se edematiza e ingurgita, y desarrolla un infiltrado de neutrófilos y células mononucleares. En la clínica, el edema de la mucosa se manifiesta por la congestión nasal. La secreción de moco abundante y el incremento de la permeabilidad vascular desencadenan **rinorrea** (flujo libre de moco nasal acuoso).

Días después de un cuadro de rinitis viral puede presentarse una infección secundaria debida a la flora nasal y faríngea normal. La descarga serosa abundante se convierte entonces en purulenta, después de lo cual se desprende el epitelio superficial.

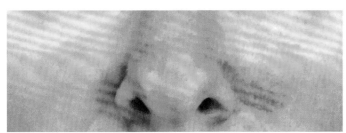

FIGURA 21-10. Rosácea. Habitualmente se caracteriza por eritema sobre el puente de la nariz y las mejillas, así como por pústulas y pápulas.

Tabla 21-1
Causas de perforación del tabique nasal
Traumatismo
Infecciones específicas (tuberculosis, sífilis, lepra)
Granulomatosis de Wegener
Lupus eritematoso
Exposición crónica al polvo (que contiene arsénico, cromo, cobre, otros)
Consumo de cocaína
Tumores malignos

Las células epiteliales se regeneran con rapidez una vez que la inflamación cede.

RINITIS ALÉRGICA (FIEBRE DEL HENO): Hay numerosos alérgenos que se encuentran constantemente en el ambiente, y la sensibilidad a alguno de ellos puede inducir rinitis alérgica. Denominada en muchas ocasiones fiebre del heno, la rinitis alérgica puede ser de tipo agudo y estacional, o crónica y perenne (*v.* cap. 3).

 PATOLOGÍA: El incremento de la permeabilidad capilar que median las sustancias vasodilatadoras induce un edema de la mucosa nasal, en particular en los cornetes inferiores. Es posible observar eosinófilos abundantes en las secreciones nasales o la mucosa. La fase tardía de las reacciones mediadas por mastocitos se relaciona con persistencia del edema mucoso, y se manifiesta por obstrucción nasal.

RINITIS CRÓNICA: Los cuadros repetidos de rinitis aguda pueden desencadenar una rinitis crónica. La desviación del tabique nasal es en muchas ocasiones un factor contribuyente. En la rinitis crónica, la mucosa nasal se engrosa ante la hiperemia persistente, la hiperplasia de las glándulas mucosas y la infiltración por células linfocíticas y plasmáticas.

Pólipos nasales

Estas estructuras se originan a partir de la pared lateral de las fosas nasales o el receso etmoidal. Pueden ser unilaterales o bilaterales, únicos o múltiples. Su sintomatología incluye obstrucción nasal, rinorrea y cefalea. Su etiología implica la participación de factores múltiples, entre otros la alergia, la fibrosis quística, las infecciones, la diabetes mellitus y la intolerancia al ácido acetilsalicílico. Estos pólipos están recubiertos por epitelio respiratorio y cuentan con glándulas mucosas ubicadas en el interior de un estroma mucoide laxo que presenta infiltración por células plasmáticas, linfocitos y eosinófilos abundantes.

Sinusitis

La enfermedad generalmente refleja infecciones bacterianas en los senos paranasales.

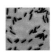 **FACTORES ETIOLÓGICOS:** Cualquier trastorno (inflamación, neoplasia, cuerpo extraño) que interfiera con el drenaje o la aireación de los senos paranasales los vuelve susceptibles a la infección. Si se bloquea el ostium de un seno paranasal, las secreciones o el exudado se acumulan detrás del punto de obstrucción.

La sinusitis aguda corresponde a un cuadro de menos de 3 semanas de evolución producido en gran medida por la extensión de la infección a partir de la mucosa nasal. *H. influenzae* y *Branhamella catarrhalis* son los microorganismos más frecuentes. La sinusitis maxilar también puede derivar de infecciones odontológicas, caso en el cual las bacterias de las raíces del primer y el segundo molar penetran la placa ósea delgada que las separa del suelo del seno maxilar. La resolución incompleta de la infección o la sinusitis aguda recurrente pueden desencadenar sinusitis crónica, en la que el exudado purulento casi siempre aloja bacterias anaerobias.

PATOLOGÍA: La sinusitis aguda o la crónica pueden ir seguidas por complicaciones diversas:

■ **Mucocele:** un mucocele es una acumulación de secreciones mucosas dentro de un seno paranasal. Si se infecta, un mucocele puede hacer que el seno paranasal se llene de exudado purulento, situación que se denomina **piocele**. El exudado purulento dentro de un seno paranasal constituye un **empiema** (fig. 21-11). Los mucoceles de los senos etmoidales anteriores o frontales pueden crecer en grado suficiente para desplazar el contenido de la órbita y, en ocasiones, erosionarla hasta entrar en el sistema nervioso central.
■ **Osteomielitis:** la infección de las paredes del seno paranasal puede diseminarse a través de los canales de Volkmann hacia el periostio y producir periostitis y abscesos subperiósticos. La osteomielitis también puede diseminarse con rapidez entre las tablas externa e interna del cráneo.
■ **Tromboflebitis séptica:** la infección de los senos paranasales puede penetrar en el hueso y diseminarse hacia los sistemas venosos frontal y del díploe. La diseminación de la tromboflebitis séptica hacia el seno cavernoso a través de las venas oftálmicas superiores constituye una complicación que pone en riesgo la vida.
■ **Infecciones intracraneales:** la sinusitis también puede desencadenar la diseminación de la infección hacia la cavidad craneal. Entre las lesiones que se observan en estos casos se encuentran los abscesos epidurales, subdurales y cerebrales, y la leptomeningitis purulenta. La diseminación puede producirse a través de los linfáticos y las venas, y no es necesaria una destrucción amplia del hueso.

Sinusitis micótica alérgica

La sinusitis micótica alérgica es una reacción de hipersensibilidad a los antígenos micóticos, al igual que la aspergilosis broncopulmonar alérgica. La enfermedad afecta a pacientes con atopia o con «hipercompetencia» inmunitaria. La enfermedad se desarrolla a cualquier edad, no obstante es más frecuente en niños o en adultos jóvenes. Cualquier seno paranasal puede afectarse, aunque los senos maxilar y etmoidal son los que se involucran con más frecuencia.

Las **bolas micóticas** o **aspergilomas** se desarrollan en individuos con competencia inmunitaria, por lo general con enfermedad sinusal crónica relacionada con un drenaje deficiente. En estos casos, los hongos proliferan y constituyen una masa densa de hifas que desencadena una obstrucción nasal. Pueden existir evidencia de destrucción ósea y síntomas oftálmicos.

Sinusitis micótica invasiva

La sinusitis micótica invasiva suele observarse en pacientes con inmunodepresión. En los casos aislados de **aspergilosis rinocerebral**, los microorganismos se diseminan hacia los senos venosos, las meninges y el cerebro, y pocos pacientes sobreviven.

La **zigomicosis** es una infección micótica que tiene potencial de poner en riesgo la vida, en particular en individuos diabéticos. De manera característica afecta a la nasofaringe, a pesar de lo cual puede invadir la piel, el hueso, la órbita y el cerebro.

Granulomatosis con poliangitis

PATOLOGÍA: Este trastorno puede afectar a muchos órganos (*v. caps. 8 y 14*). Las estructuras senonasales pueden dañarse como parte del cuadro sistémico, o bien el proceso puede localizarse en esta región. La perforación del tabique y la ulceración de la mucosa pueden ir seguidas de una destrucción progresiva lenta de la nariz y los senos paranasales que conduzca al desarrollo de la deformidad nasal en silla de montar. Es posible que ciertos síntomas constitucionales, como fiebre, malestar general y pérdida ponderal, acompañen al cuadro local, que se caracteriza por hemorragia nasal, sinusitis y rinorrea. Las lesiones nasales muestran necrosis de tipo isquémico, vasculitis, inflamación crónica mixta, células gigantes multinucleadas diseminadas y microabscesos. No se identifican granulomas bien estructurados. La enfermedad activa se asocia a la elevación sérica de los anticuerpos anticitoplasmáticos neutrofílicos (*v. cap. 14*).

Tumores benignos de la cavidad nasal y los senos paranasales

PAPILOMA ESCAMOSO: El tumor benigno más frecuente de la cavidad nasal es el papiloma escamoso, que casi siempre afecta al vestíbulo nasal. La lesión suele ser indistinguible de una verruga (verruga vulgar).

PAPILOMAS DE SCHNEIDER: Los papilomas de Schneider son un grupo de neoplasias benignas compuestas por una proliferación de epitelio plano o cilíndrico con células mucosas asociadas, que deriva de la mucosa senonasal (de Schneider). Hay tres tipos benignos del papiloma que se denominan de manera colectiva papilomas de Schneider o papilomas de tipo senonasal: **invertido**, **oncocítico** (células cilíndricas) y fungiforme (exofítico, septal). En total, los papilomas de Schneider representan menos del 5% de todos los tumores de las estructuras senonasales.

PAPILOMA INVERTIDO: Este tumor afecta a la pared nasal lateral y puede diseminarse hacia los senos paranasales. Los papilomas invertidos se producen sobre todo en personas de edad media. Como su nombre indica, muestran inversión del epitelio superficial hacia el interior del estroma subyacente (fig. 21-12). Los VPH de los tipos 6 y 11 a menudo son identificados, pero son de significado incierto. Si bien son benignos, estos tumores pueden erosionar el hueso por presión. La resección quirúrgica debe extenderse más allá de los límites macroscópicos aparentes de la lesión, pues de lo contrario puede recurrir. En el 5% de los casos los papilomas invertidos dan origen a un CCE. También se ha informado de que los papilomas oncocíticos, pero no exofíticos, dan lugar a una transformación maligna.

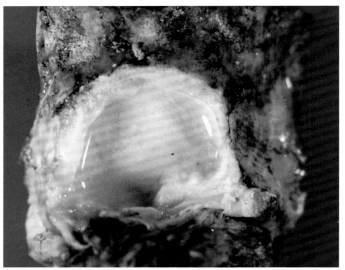

FIGURA 21-11. Empiema en el seno maxilar (corte sagital). La infección se produjo tras la obstrucción crónica del orificio por un adenocarcinoma de la mucosa nasal.

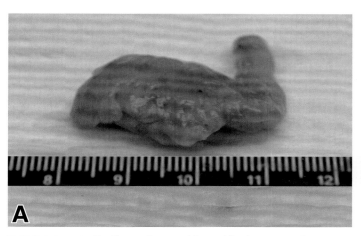

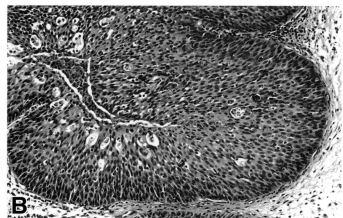

FIGURA 21-12. Papiloma sinonasal invertido. A. Fotografía macroscópica de un papiloma sinonasal invertido. **B.** Nidos epiteliales que crecen (en inversión) hacia el interior de la mucosa. Se componen de una proliferación celular uniforme que muestra un infiltrado de células inflamatorias y microquistes diseminados.

NEOPLASIAS DE LA CAVIDAD NASAL Y LOS SENOS PARANASALES

Carcinoma de células escamosas

Más de la mitad de los carcinomas de la cavidad nasal y los senos paranasales se origina en el antro del seno maxilar, una tercera parte dentro de la cavidad nasal, el 10 % en los senos etmoidales, y el 1 % en los senos esfenoidal y frontal (fig. 21-13). La mayor parte de estos cánceres son tumores de células escamosas. Alrededor del 15 % corresponde a adenocarcinomas o bien a carcinomas indiferenciados.

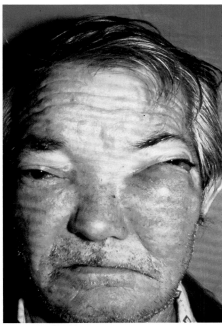

FIGURA 21-13. Carcinoma de células escamosas del seno maxilar que causa una deformidad facial visible por efecto de la invasión fuera de los límites del seno. La afectación de la órbita y el nervio facial son evidentes. Esta última se define por la caída de la comisura labial hacia el lado de la parálisis del nervio facial.

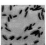 **FACTORES ETIOLÓGICOS:** Varios productos químicos industriales pueden inducir cáncer nasal y de los senos paranasales, como el níquel, el cromo y los hidrocarburos aromáticos. Los ámbitos laborales en lo que se refiere a un riesgo incrementado de cáncer de nariz y senos paranasales (pero en los cuales no se ha identificado a un agente químico específico) son la carpintería en la industria del mueble, el uso de aceites para corte y las industrias textiles que trabajan el cuero.

Los trabajadores del níquel tienden a desarrollar CCE, en su mayoría a partir del cornete medio, con latencias que van de 2 hasta 30 años. La mayor parte de las otras exposiciones ocupacionales pueden generar el desarrollo de adenocarcinomas, y afectan de manera primordial a los senos maxilares y etmoidales. Puesto que se trata de factores de riesgo laborales, los cánceres de la nariz y los senos paranasales son mucho más comunes en hombres y se producen después de los 50 años. Los cánceres de la cavidad nasal y los senos paranasales crecen de forma persistente e invaden estructuras adyacentes, pero de manera característica no producen metástasis a distancia. La supervivencia suele ser de pocos años.

El linfoma angiocéntrico de tipo nasal de linfocitos citolíticos naturales/linfocitos T

Estos tumores, denominados alguna vez **granuloma letal de la línea media** (también reticulosis maligna de la línea media y reticulosis polimórfica), ahora son reconocidos como linfomas malignos.

 PATOLOGÍA: El infiltrado linfoide característico es necrosante y polimorfo. Es posible que se desarrollen infiltrados necrosantes similares en las vías respiratorias superiores, los pulmones y el tubo digestivo, pero puede afectar a cualquier órgano. Las células tumorales (1) rodean a los vasos sanguíneos de mediano calibre (angiocéntrico), (2) infiltran las paredes vasculares (angioinvasivo), ocluyen con frecuencia los lúmenes vasculares como lo hace un trombo y (3) desencadenan necrosis de los tejidos adyacentes (tipo isquémico; fig. 21-14). *La infección por VEB se relaciona con este tipo de linfoma.*

 CARACTERÍSTICAS CLÍNICAS: El linfoma de linfocitos citolíticos naturales/linfocitos T de tipo nasal suele tener inicio progresivo y se manifiesta por una rinitis o sinusitis inespecífica. De manera gradual, la mucosa nasal desarrolla edema e induración y ulceración eventual. Las

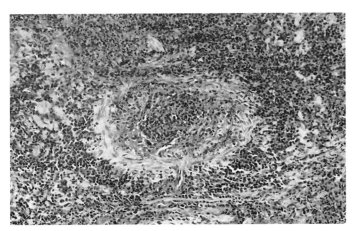

FIGURA 21-14. Linfoma angiocéntrico de linfocitos citolíticos naturales/de linfocitos T. Infiltrado celular maligno que crece en torno y hacia el interior de un vaso sanguíneo de mediano calibre, con destrucción de la membrana elástica externa y oclusión del lumen vascular.

úlceras están cubiertas por una costra negra, bajo la cual se aprecia la erosión del cartílago y el hueso. Los defectos resultantes del tabique nasal, el paladar duro y la nasofaringe, tienen consecuencias funcionales graves. La piel de la porción media de la cara suele afectarse. La enfermedad se mantiene localizada en la mitad de los pacientes, pero muestra diseminación amplia en una proporción idéntica. La muerte es secundaria a la infección bacteriana, la neumonía por aspiración o la hemorragia a partir de los vasos sanguíneos grandes erosionados. Los infiltrados de estos linfomas son, por lo menos al inicio, radiosensibles, y también se ha divulgado su remisión con citotóxicos.

Nasofaringe y bucofaringe

ANATOMÍA: La nasofaringe tiene continuidad en su región anterior con las cavidades nasales; su techo está constituido por el cuerpo del hueso esfenoides, y su pared posterior por las vértebras cervicales. Las aberturas de la trompa de Eustaquio se ubican en las paredes laterales de la nasofaringe. En los neonatos está cubierta por epitelio cilíndrico ciliado seudoestratificado. Al avanzar la edad, áreas amplias (80 %) de este son sustituidas por epitelio plano estratificado. La mucosa aloja glándulas mucosas numerosas y tejido linfoide abundante.

El anillo de Waldeyer es una banda circular de tejido linfoide que se ubica en la región en que la bucofaringe se abre hacia las vías respiratoria y digestiva. El tejido linfoide que se localiza en la región superior de la pared posterior integra las amígdalas nasofaríngeas, que de mostrar hiperplasia se denominan **adenoides**. Las amígdalas palatinas tienen una ubicación lateral, en el punto en que la faringe se conecta con la cavidad bucal, y están cubiertas por epitelio plano estratificado, que recubre sus pliegues (**criptas amigdalinas**) hacia el interior del tejido linfoide. Las criptas suelen contener epitelio descamado, linfocitos, algunos neutrófilos y microorganismos saprófitos, como bacterias, *Candida* y actinomicetos. También es posible identificar patógenos (p. ej., *Corynebacterium diphtheriae*, meningococo) en la faringe de personas sanas.

El anillo de Waldeyer está bien desarrollado en niños y contiene folículos con centros germinales. De hecho, las amígdalas contienen el cúmulo más abundante de linfocitos B en un niño sano. El tejido linfoide faríngeo muestra disminución considerable al llegar a la edad adulta. Presenta involución gradual al avanzar la edad, pero no desaparece en su totalidad.

INFECCIONES

La faringitis y la adenoiditis se encuentran entre los trastornos más frecuentes de la cabeza y el cuello. La inflamación nasofaríngea se produce ante todo en niños, no obstante también es frecuente en adolescentes y adultos jóvenes.

Las infecciones virales o bacterianas pueden limitarse a las amígdalas palatinas, pero también pueden afectar a las amígdalas nasofaríngeas o a la mucosa adyacente de la faringe, muchas veces como parte de una infección generalizada de la vía respiratoria superior. Los virus suelen ser los agentes infecciosos principals: gripe, virus paragripal, adenovirus, virus sincitial respiratorio y rinovirus, que se diseminan por gotitas o por contacto directo.

S. pyogenes es el agente etiológico más relevante en la faringitis y la amigdalitis, como consecuencia de su capacidad para inducir secuelas supurativas y no supurativas graves.

La **amigdalitis aguda** suele ser debida a *S. pyogenes* (estreptococos β-hemolíticos del grupo A). En la **amigdalitis folicular**, exudados puntiformes pueden extruir de las criptas.

En la **amigdalitis seudomembranosa**, la mucosa necrótica queda cubierta por una capa de exudado.

La amigdalitis recurrente o crónica no es tan frecuente como se consideró en alguna época, y la hipertrofia amigdalina en los niños no implica la existencia de amigdalitis crónica. Sin embargo, las infecciones repetidas pueden inducir el aumento de volumen de las amígdalas y las adenoides, y generar obstrucción en las vías respiratorias. La amigdalitis estreptocócica de repetición puede desencadenar fiebre reumática o glomerulonefritis en niños, que pueden beneficiarse de una amigdalectomía.

El **absceso periamigdalino** es una acumulación de material purulento que se aloja por detrás de la cápsula posterior de la amígdala, casi siempre producida por estreptococos α-hemolíticos y β-hemolíticos. Alrededor de una tercera parte de los pacientes cuenta con el antecedente de amigdalitis. Si no reciben tratamiento, estos abscesos pueden desencadenar situaciones que ponen en riesgo la vida: (1) con la ayuda de la gravedad, tienen capacidad para disecar en dirección inferior hacia el seno piriforme y obstruir la vía aérea o drenar en ella; (2) pueden extenderse en sentido lateral hacia el espacio parafaríngeo (absceso parafaríngeo) y debilitar la pared de la arteria carótida, o (3) pueden penetrar y diseminarse en sentido caudal siguiendo el manguito carotídeo hasta el mediastino o, en dirección cefálica, hasta la base del cráneo o la cavidad craneal, con consecuencias desastrosas.

La **mononucleosis infecciosa** comúnmente se presenta por una amigdalitis exudativa con faringitis, con frecuencia aunada a una linfoadenopatía cervical posterior. La **adenoiditis** representa la hiperplasia inflamatoria crónica del tejido linfoide faríngeo. Este trastorno suele acompañarse de amigdalitis crónica o rinitis, casi siempre en niños. El aumento de volumen de las adenoides puede generar obstrucción parcial o completa de la trompa de Eustaquio, y desencadenar otitis media.

NEOPLASIAS

Angiofibroma nasofaríngeo

Estos tumores, una vez denominados angiofibromas nasofaríngeos juveniles, son poco comunes, altamente vasculares de la nasofaringe. Su histología es benigna, no obstante muestra agresividad local. Aunque estos tumores se forman con más frecuencia en varones adolescentes, no se limitan a este grupo de edad.

PATOLOGÍA: Estos tumores son masas multinodulares, lobuladas o lisas, de tono rosa-blanquecino, que pueden mostrar ulceración superficial y vasos sanguíneos visibles (fig. 21-15 A). De manera característica, surgen a

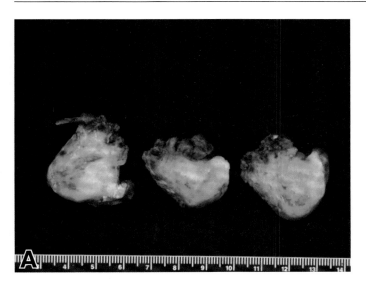

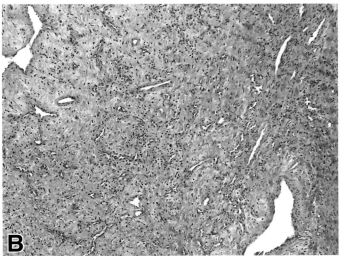

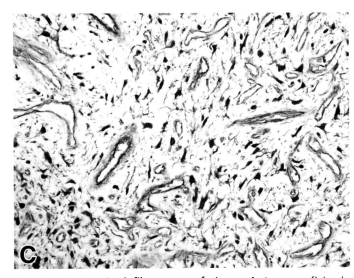

FIGURA 21-15. Angiofibroma nasofaríngeo. A. La superficie de corte del tumor tiene un aspecto denso y esponjoso. **B.** En la microscopia se aprecia que está compuesto por estructuras vasculares similares a hendiduras, contenidas en un estroma colágeno. **C.** Inmunohistoquímica para la identificación de β-catenina, que revela un marcado nuclear aberrante.

partir de la pared posterolateral de la nariz, en un punto posterior al foramen esfenopalatino, y tienden a expandirse hacia estructuras adyacentes para producir efectos locales de masa. Los angiofibromas pueden crecer a través de las fisuras y los forámenes del cráneo, o destruir el hueso y diseminarse hacia estructuras adyacentes, como la cavidad nasal, los senos paranasales, la órbita, la fosa media del cráneo o la fosa pterigomaxilar.

Los angiofibromas cuentan con componentes vasculares y del estroma (fig. 21-15 B). Los vasos sanguíneos varían en tamaño y configuración; sus paredes carecen de una capa de músculo liso y lo contienen en disposición irregular. Los fibroblastos del estroma expresan una β-catenina nuclear aberrante (fig. 21-15 C).

 CARACTERÍSTICAS CLÍNICAS: Muchos angiofibromas involucionan de manera espontánea tras la pubertad. Responden a la terapia con estrógenos, de manera que se piensa que tienen regulación hormonal y dependen de andrógenos. Los defectos de la pared vascular impiden la vasoconstricción, lo que desencadena una hemorragia intensa si se traumatizan. Las biopsias pueden ser de este modo peligrosas, y se encuentran contraindicadas. La radioterapia también es efectiva. La embolización preoperatoria se usa a menudo con el objetivo de reducir la vascularidad antes del procedimiento. Existe una tendencia familiar al desarrollo de estos tumores; son 25 veces más frecuentes en individuos con el síndrome de poliposis adenomatosa familiar.

Carcinomas de células escamosas bucofaríngeos

En Estados Unidos, un 80% de los CCE bucofaríngeos se relaciona con tipos de alto riesgo de VPH. Estos carcinomas, que se denominan CCE de cabeza y cuello relacionados con VPH (CCECC-VPH), se originan en particular a partir de las amígdalas palatinas y linguales, y son carcinomas no queratinizantes de células basaloides (fig. 21-16 A). Este tipo de carcinomas puede ser pequeño y difícil de detectar, y muchas veces se manifiesta como un cáncer metastásico que afecta un nódulo linfático cervical.

Los CCECC-VPH tienden a presentarse en personas jóvenes sin factores de riesgo (p. ej., tabaquismo, alcoholismo) que a menudo se observan en pacientes mayores. Los CCECC-VPH también son más radiosensibles y tienen un mejor pronóstico general que los CCECC no asociados a VPH (fig. 21-16 B y C).

Carcinoma nasofaríngeo

El CNF es una neoplasia nasofaríngea que se clasifica en los tipos queratinizante y no queratinizante. Este último se relaciona con una infección por VEB, y puede ser diferenciado o indiferenciado.

 EPIDEMIOLOGÍA: Los carcinomas no queratinizantes indiferenciados son particularmente frecuentes en el sureste de Asia y algunas regiones de África. En general, el cáncer más común de la nasofaringe, el CNF es el más frecuente entre todos los tumores malignos en China. En Hong Kong representa el 18% de todos los cánceres, en comparación con el 0.25% en el resto del mundo. Los individuos de ascendencia china que nacen en Estados Unidos tienen una tasa de mortalidad 20 veces mayor por carcinoma nasofaríngeo que las personas de otras procedencias étnicas.

 PATOGENIA MOLECULAR: Los riesgos ambientales para el CNF continúan siendo esquivos. El perfil del HLA A2/sin, es más habitual en pacientes chinos, lo que sugiere una susceptibilidad genética. En el CNF frecuentemente se producen deleciones en varios cromosomas, en particular 3p, 9p y 14q.

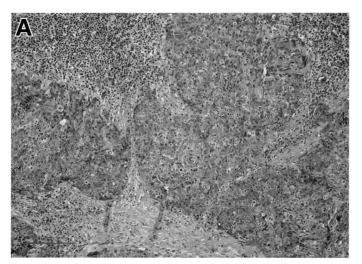

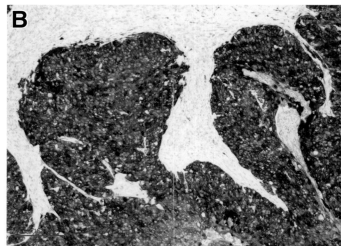

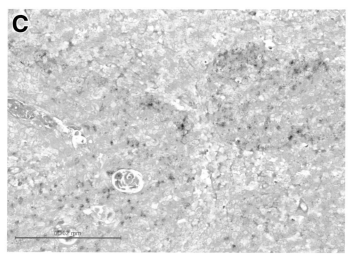

FIGURA 21-16. Virus del papiloma humano (VPH) asociado al carcinoma de células escamosas de la amígdala. A. Los nidos de carcinoma invasivo son positivos a la inmunohistoquímica para p16 **(B). C.** Hibridación *in situ* para el VPH de alto riesgo (incluyendo los tipos 16 y 18) que muestran su localización nuclear (*puntos azules*).

Un 85% de los pacientes con CNF tienen anticuerpos contra el VEB. Los genomas virales se detectan en el 75% al 100% de los CNF de tipo no queratinizante e indiferenciado. El VEB es más variable en los CNF queratinizantes.

 PATOLOGÍA: Los CNF no queratinizantes diferenciados tienen un aspecto estratificado y bordes celulares bien definidos. En contraste, en los tumores indiferenciados se aprecian cúmulos de células mal delimitadas o de tipo sincitial, con núcleos ovalados grandes y citoplasma eosinófilo escaso (fig. 21-17A). Es posible que sea prominente un infiltrado linfoide en la variedad indiferenciada. Los dos subtipos expresan citoqueratina (fig. 21-17 B), pero carecen de marcadores hematológicos o linfoides. La hibridación *in situ* suele revelar la existencia de ADN del virus de Epstein-Barr (fig. 21-17 C).

 CARACTERÍSTICAS CLÍNICAS: Debido a su localización, la mayoría de los CNF se mantienen asintomáticos durante periodos prolongados y en la mitad de los pacientes se presentan metástasis palpables a los nódulos linfáticos cervicales, e incluso entonces muchos pacientes no tienen molestias atribuibles a la nasofaringe. Los tumores invaden las regiones cercanas, como el espacio parafaríngeo, la órbita y la cavidad craneal, y provocan síntomas neurológicos y trastornos auditivos. La invasión de la base del cráneo conduce a la afectación de los nervios craneales. Los tumores ubicados en la foseta de Rosenmüller y la pared lateral en la nasofaringe

desencadenan síntomas atribuibles al oído medio. La obstrucción de la trompa de Eustaquio es común. La red linfática local abundante permite la formación frecuente y temprana de metástasis hacia los nódulos linfáticos cervicales.

El carcinoma indiferenciado de la nasofaringe es radiosensible, y casi todos los pacientes con tumores limitados a esta estructura sobreviven 5 años o más. La afección de los nervios craneales o la metástasis a los nódulos linfáticos cervicales o a otros sitios distantes augura una supervivencia mala.

Linfomas

Los linfomas constituyen hasta un 5% de los cánceres de cabeza y cuello. El anillo de Waldeyer es por mucho el sitio de origen más frecuente del linfoma en esta región. Estos linfomas muestran una histología difusa (90%), y más de la mitad corresponde a linfomas de células grandes. La vasta mayoría de los linfomas del anillo de Waldeyer es de linfocitos B.

Otros tumores malignos

Los tumores pueden derivar de distintos componentes de la mucosa o de los tejidos blandos de soporte y del esqueleto. El **rabdomiosarcoma embrionario** se origina a partir de los tejidos faríngeos en niños pequeños. Este tumor invade las estructuras contiguas y forma metástasis tanto por vía hemática como linfática. El **sarcoma de Kaposi** se refiere en la mucosa nasofaríngea en individuos con sida, en relación con la infección por VHH-8.

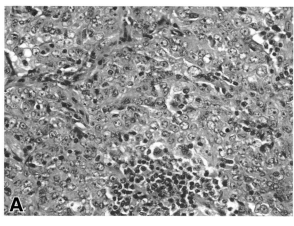

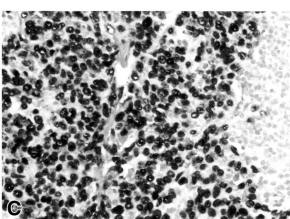

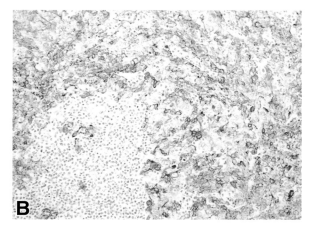

FIGURA 21-17. Carcinoma nasofaríngeo no queratinizante de tipo indiferenciado. A. Las células tienen núcleos grandes y nucléolos eosinófilos prominentes. **B.** Las células son positivas a citoqueratina (mediante inmunohistoquímica), lo que indica que se trata de una proliferación de células epiteliales. **C.** Hibridización *in situ* para la detección del virus de Epstein-Barr.

Laringe e hipofaringe

INFECCIONES

EPIGLOTITIS: La inflamación de la epiglotis se debe la mayoría de veces a *H. influenzae* tipo B. Observada en lactantes y niños pequeños, puede constituir una emergencia que ponga en riesgo la vida. *La tumefacción de la epiglotis con inflamación aguda puede obstruir el flujo del aire. Se desarrolla estridor inspiratorio (un sonido sibilante intenso durante la inspiración), y la aparición de cianosis puede revelar una obstrucción tan intensa en las vías respiratorias que se requiriera una traqueostomía.*

CRUP: El crup es una laringotraqueobronquitis de niños pequeños, cuya sintomatología consiste en estridor inspiratorio, tos y enronquecimiento, secundaria a distintos grados de obstrucción laríngea. Se trata de una complicación de una infección de las vías respiratorias superiores, y se caracteriza por el edema de la laringe y una tos perruna. Anteriormente esta fue una complicación mortal de la difteria. Sin embargo, actualmente está causada más a menudo por los virus paragripales.

NÓDULO Y PÓLIPO DE LAS CUERDAS VOCALES

El nódulo y el pólipo de las cuerdas vocales (también denominados *nódulos del predicador*) constituyen un proceso reactivo del estroma que guarda relación con la inflamación o el traumatismo. Pueden observarse a cualquier edad, pero son más comunes entre la tercera y la sexta décadas de vida (fig. 21-18). Los síntomas que se relacionan con los pólipos y los nódulos de las cuerdas vocales

son semejantes entre sí, e incluyen enronquecimiento o cambios de la voz («quebramiento»). Las lesiones se producen después de abusar de la voz, de una infección (laringitis), del consumo excesivo de alcohol, tabaco o tras una disfunción endocrina, por ejemplo, hipotiroidismo. Su aspecto histológico varía desde la presencia de un estroma mixoide, edematoso y fibroblástico en las fases tempranas, hasta un estroma hialinizado y con fibrosis densa en las fases posteriores.

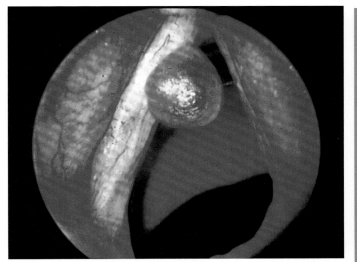

FIGURA 21-18. Pólipo de las cuerdas vocales. Lesión polipoide única con aspecto brillante que se origina a partir de la cuerda vocal verdadera.

21: Cabeza y cuello

NEOPLASIAS DE LA LARINGE

PAPILOMA ESCAMOSO Y PAPILOMATOSIS: Los papilomas escamosos de la laringe son proliferaciones papilares únicas o múltiples de células escamosas que cubren la superficie de núcleos fibrovasculares. Pueden ser múltiples en niños o adolescentes (**papilomatosis laríngea juvenil**), y pueden extenderse hacia el interior de la tráquea y los bronquios. El VPH, en particular de los tipos 6 y 11, es la etiología principal. La lesión puede producir obstrucción respiratoria que pone en riesgo la vida y, en casos infrecuentes, puede transformarse en CCE, en particular en fumadores o tras la radioterapia. La escisión quirúrgica puede no tener efecto curativo, puesto que la infección viral de la mucosa a menudo se disemina, y los tumores tienden a recurrir durante muchos años. El papiloma escamoso laríngeo se observa en adultos, predomina en hombres y su escisión quirúrgica suele permitir la curación.

CARCINOMA DE CÉLULAS ESCAMOSAS: Casi todos los cánceres de la laringe son CCE, predominantemente en hombres, en su mayoría fumadores. El VPH se encuentra en un cuarto de los casos.

CONDROSARCOMA: El condrosarcoma, un tumor maligno raro del cartílago, causa el 75 % de las neoplasias laríngeas no epiteliales. En la laringe suele crecer como una masa exofítica polipoide, que puede generar obstrucción de la vía aérea. Casi todos los pacientes son hombres y se encuentran en la séptima década de vida. También se produce en la nasofaringe, la mandíbula, el maxilar y los senos paranasales. Los pacientes presentan enronquecimiento, obstrucción de la vía aérea y disnea.

Glándulas salivales

Las glándulas salivales, que se desarrollan como gemaciones del ectodermo bucal, son estructuras tubuloalveolares que secretan saliva. Todas las glándulas salivales principales son órganos pares. Las glándulas parótidas secretan saliva serosa, mientras que las submandibulares y sublinguales producen saliva de tipo mixto, serosa y mucosa. Las glándulas salivales secundarias están diseminadas bajo la mucosa de los labios, los carrillos, el paladar y la lengua.

XEROSTOMÍA: La xerostomía, que es la sequedad crónica de la boca por carencia de saliva, tiene etiologías numerosas. Los trastornos que afectan a las glándulas salivales principales e inducen xerostomía incluyen la parotiditis, el síndrome de Sjögren, la sarcoidosis, la atrofia inducida por radiación y el uso de ciertos fármacos (p. ej., antihistamínicos, antidepresivos tricíclicos, fármacos hipotensores, fenotiazinas).

SIALORREA: El incremento del flujo salival se relaciona con muchas condiciones, como la inflamación aguda de la cavidad bucal que se identifica en la estomatitis aftosa, la enfermedad de Parkinson, la rabia, el retraso mental, la náusea y el embarazo.

CRECIMIENTO: El aumento de volumen unilateral de las glándulas salivales principales suele deberse a quistes, inflamación o neoplasias. El crecimiento bilateral puede ser secundario a inflamación (parotiditis, síndrome de Sjögren; *v.* más adelante), enfermedad granulomatosa (sarcoidosis) o afectación neoplásica difusa (leucemia o linfoma).

SIALOLITIASIS: Los cálculos de calcio se desarrollan en los conductos de las glándulas salivales, en particular de la submandibular. Obstruyen los conductos, causando inflamación.

PAROTIDITIS: Las bacterias (por lo general, *S. aureus*) que ascienden a partir de la cavidad bucal cuando el flujo salival se reduce, pueden producir una parotiditis supurativa aguda. Se observa con más frecuencia en pacientes debilitados o después de una operación. La estenosis o la obstrucción del conducto salival por cálculos pueden inducir parotiditis aguda o crónica.

Las secreciones estancadas sirven como medio para la invasión bacteriana retrógrada.

La **parotiditis epidémica** (paperas) es una enfermedad viral aguda de las glándulas parótidas que se transmite a través de saliva infectada. Las glándulas salivales submandibulares y sublinguales también pueden afectarse. Las glándulas salivales contienen infiltrados linfocitarios y macrofágicos densos, y muestran degeneración y necrosis epitelial.

SÍNDROME DE SJÖGREN

El síndrome de Sjögren puede limitarse a estas estructuras o relacionarse con un trastorno autoinmunitario sistémico (*v.* cap. 3). La afectación de las glándulas salivales desencadena xerostomía y la de las glándulas lagrimales xeroftalmía (**queratoconjuntivitis seca**). La patogenia y las características clínicas del síndrome de Sjögren se analizan en el capítulo 3.

 PATOLOGÍA: En el síndrome de Sjögren las glándulas parótidas, y en ocasiones las submandibulares, muestran aumento del volumen unilateral o bilateral, no obstante se conserva su estructura lobular. La inflamación crónica periductal inicial se extiende de manera gradual hacia los ácinos, hasta que las glándulas quedan sustituidas por completo por linfocitos policlonales, inmunoblastos, centros germinales y células plasmáticas. Las células mioepiteliales en proliferación circundan los remanentes de los conductos dañados y forman las denominadas islas epimioepiteliales (sialoadenitis linfoepitelial; fig. 21-19). Es posible observar cambios similares en las glándulas lagrimales y en las salivales menores. La sialoadenitis linfocítica focal también está presente en las glándulas salivales menores. En una fase tardía del curso de la enfermedad, las glándulas afectadas desarrollan atrofia, con fibrosis e infiltración grasa del parénquima. Los linfocitos en el síndrome de Sjögren pueden mostrar tipos restringidos de inmunoglobulinas, pero generalmente permanecen localizados.

TUMORES BENIGNOS DE LAS GLÁNDULAS SALIVALES

Adenoma pleomorfo

Estas neoplasias, que también se denominan **tumores mixtos**, son proliferaciones benignas que se caracterizan por contar con

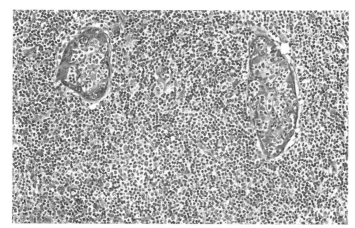

FIGURA 21-19. Síndrome de Sjögren. La glándula salival afectada muestra un infiltrado mixto de células de inflamación crónica. La extensión del infiltrado hacia las estructuras epiteliales (ductales) tiene como consecuencia la metaplasia y la formación de islas epimioepiteliales características.

una mezcla de elementos epiteliales y del estroma. Dos terceras partes de los tumores de las glándulas salivales principales, y casi la mitad de aquéllos de las glándulas salivales secundarias, son adenomas pleomorfos. Estos tumores se producen con una frecuencia nueve veces mayor en la parótida que en la glándula submandibular, y suelen originarse a partir del lóbulo superficial de la glándula. En las personas de edad media y las mujeres se identifica la incidencia más alta.

PATOGENIA MOLECULAR: El gen tipo 1 del adenoma pleomorfo de zinc, muestra regulación relacionada con el desarrollo y en ella se identifican reacomodos en casi todos estos tumores. Se activa a partir de translocaciones cromosómicas recíprocas, que afectan a la región 8q12 en un subgrupo de estos tumores. El desarrollo de carcinomas a partir de los adenomas pleomorfos implica reacomodaciones de la región 8q12, anomalías de la región 12q13-15 y mutaciones de los genes *HMGIC* y *MDM2*.

PATOLOGÍA: Los adenomas pleomorfos son masas de crecimiento lento, indoloras, móviles y firmes, con superficies lisas. Los tumores que surgen del tejido profundo de la parótida pueden desarrollarse hasta alcanzar el espacio parafaríngeo, donde se identifican como lesiones tumefactas en las regiones parafaríngea lateral y las amigdalinas. Los adenomas pleomorfos muestran tejido epitelial entremezclado con áreas mixoides, mucoides o condroides (fig. 21-20 A). La neoplasia se considera en la actualidad de origen epitelial.

El componente epitelial de los adenomas pleomorfos consiste en células de los conductos y mioepiteliales. Las células que recubren los conductos forman túbulos o estructuras quísticas pequeñas, y alojan líquido claro o material eosinófilo positivo a la tinción de PAS. En torno a las células epiteliales del conducto se ubican células mioepiteliales más pequeñas, que son el componente celular predominante. Estas células constituyen manguitos bien definidos, cordones o nidos y, en muchas ocasiones, están separadas por una sustancia de matriz intercelular que se parece al material cartilaginoso, mixoide o mucoso.

CARACTERÍSTICAS CLÍNICAS: Los adenomas pleomorfos tienen cápsulas fibrosas. Al tiempo que crecen, el tejido fibroso circundante se condensa en torno a ellos. Los tumores se expanden y tienden a mostrar protrusión focal hacia los tejidos adyacentes, convirtiéndose en nodulares y formando en ocasiones «podocitos» (fig. 21-20 B). La recurrencia representa un crecimiento local nuevo, no la transformación maligna, y una cirugía adicional puede requerir el sacrificio del nervio facial.

En ocasiones infrecuentes se generan carcinomas a partir de los adenomas pleomorfos (conocidos como **carcinomas ex adenomas pleomorfos**). En este caso, el tumor ha estado presente durante muchos años, y comienza de pronto a crecer con rapidez o se vuelve doloroso. Los carcinomas son más frecuentes en una neoplasia de alto grado como el adenocarcinoma poco diferenciado o indiferenciado.

Adenomas monomórficos

En estos tumores, el epitelio se dispone en un patrón regular que suele ser de tipo glandular y carece de componentes que recuerden al mesénquima.

Tumor de Warthin (cistoadenoma papilar linfomatoso)

Los tumores de Warthin son tumores benignos de la glándula parótida que se componen de espacios glandulares quísticos con tejido linfoide denso. Se trata del adenoma monomorfo más frecuente. Si bien es sin duda benigno, es bilateral (15 % de los casos) o multifocal y limitado a una glándula. Es el único tumor de la glándula salival que se muestra con más frecuencia en hombres que en mujeres. En general, se desarrolla después de los 30 años y en su mayoría surge después de los 50 años.

PATOLOGÍA: Los tumores de Warthin se componen de espacios glandulares que tienden a transformarse en quísticos y muestran proyecciones papilares. Los quistes están cubiertos por células epiteliales eosinófilas características (oncocitos) y están incluidos en un tejido linfoide denso que tiene centros germinales (fig. 21-21).

La histogenia de este tumor es incierta. En general se identifican nódulos linfáticos dentro de la parótida y en su alrededor inmediato, y suelen contener conductos escasos o islas pequeñas de tejido propio de las glándulas salivales. Los tumores de Warthin pueden originarse a partir de la proliferación de estas inclusiones de glándula salival.

TUMORES MALIGNOS DE LAS GLÁNDULAS SALIVALES

Los tumores de la glándula salival constituyen casi el 5 % de todas las neoplasias de la cabeza y el cuello. La mayor parte de ellos (75 %) se origina a partir de las glándulas parótidas, el 10 % de las

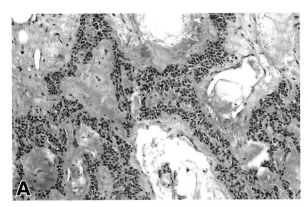

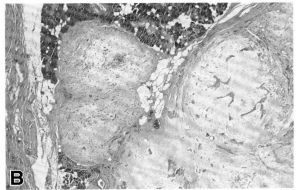

FIGURA 21-20. Adenoma pleomorfo de la glándula parótida. A. Los componentes celulares de los adenomas pleomorfos incluyen una mezcla de glándulas y células mioepiteliales dentro de un estroma condromixoide. **B.** El tumor contiene las porciones mixoides y condroides características. El tumor está parcialmente encapsulado, pero un nódulo que protruye hacia la glándula paratiroides carece de cápsula. Si dichos nódulos no se incluyen en la resección, el tumor va a recurrir.

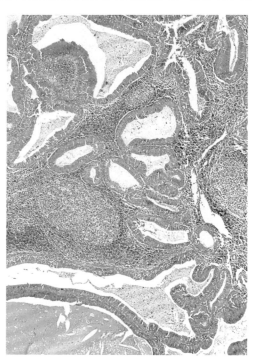

FIGURA 21-21. Tumor de Warthin. Los espacios quísticos y las estructuras similares a conductos están recubiertos por oncocitos. Puede observarse tejido linfoide folicular.

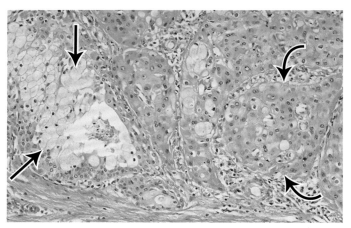

FIGURA 21-22 Carcinoma mucoepidermoide. Se caracteriza por una mezcla de células mucosas (*flechas rectas*), células epidermoides (*flechas curvas*) y células intermedias. Las células mucosas se encuentran en cúmulos y tienen un citoplasma claro con núcleo excéntrico. Las células epidermoides son similares a las planas, pero carecen de queratinización y puentes intercelulares. Las células intermedias (más visibles en la región inferior izquierda) son más pequeñas que las células epidermoides.

glándulas submandibulares y el 15% de las glándulas salivales secundarias (glándulas mucoserosas) de la región superior de las vías respiratoria y digestiva. Las neoplasias de las glándulas sublinguales son infrecuentes.

Carcinomas mucoepidermoides

Los carcinomas mucoepidermoides derivan del epitelio de los conductos, que tiene un potencial considerable de metaplasia. Generan el 5% al 10% de los tumores de las glándulas salivales principales y el 10% de las secundarias. Más de la mitad de los carcinomas mucoepidermoides de las glándulas principales se origina en la parótida. Cuando derivan de las glándulas salivales menores, se desarrollan casi todos en el paladar. Muchos de los tumores se presentan en mujeres adultas, pero pueden producirse en adolescentes.

PATOGENIA MOLECULAR: Más del 60% de los CME se caracterizan por una translocación t(11;19) (q21-22;p13). Esta recombinación genera un gen fusionado (fusión de *MECT1-MAML2*) que altera la señalización de NOTCH (fig. 21-22).

PATOLOGÍA: Los carcinomas mucoepidermoides crecen con lentitud y se manifiestan por masas firmes e indoloras. Los tumores de bajo grado constituyen espacios irregulares sólidos, similares a conductos, y espacios quísticos, que incluyen células escamosas, secretoras de moco e intermedias. Los tumores de grado intermedio suelen tener una estructura más sólida, con más células epidermoides e intermedias y menos células secretoras de moco. Los carcinomas de alto grado (poco diferenciados) muestran pleomorfismo intenso, sin evidencia de diferenciación, excepto quizá por la presencia de células secretoras de moco diseminadas.

CARACTERÍSTICAS CLÍNICAS: Incluso los carcinomas mucoepidermoides de bajo grado (bien diferenciados) pueden generar metástasis, pero más del 90% de los pacientes sobrevive 5 años, independientemente de cuál sea el sitio primario. La supervivencia entre los pacientes con tumores de alto grado (mal diferenciados) es mucho menor (20% a 40%). El tratamiento está dirigido por el grado; los tumores de bajo grado se tratan con cirugía, pero los tumores de alto grado requieren tanto cirugía como radioterapia.

Carcinomas adenoideos quísticos

Los CAQ son neoplasias de crecimiento lento de las glándulas salivales. Representan el 5% de los tumores de las glándulas salivales principales y el 20% de los de las glándulas secundarias. Una tercera parte se origina en las glándulas principales y dos terceras partes en las secundarias. No sólo se desarrollan en la cavidad bucal, sino también a partir de las glándulas lagrimales, la nasofaringe, la cavidad nasal, los senos paranasales y las vías respiratorias inferiores. Son más comunes en individuos de 40 a 60 años.

PATOGENIA MOLECULAR: CAQ consistentemente muestran translocaciones t(6;9) y deleciones del cromosoma 6. La translocación t(5;9)(q22-23;p23-24) produce una fusión nueva del protooncogén MYB con NFIB, formando un factor de transcripción.

PATOLOGÍA: Los CAQ muestran histología variable. Las células tumorales son pequeñas, cuentan con citoplasma escaso y crecen para formar láminas sólidas, o en grupos pequeños, tiras o columnas. En el interior de estas estructuras las células tumorales se interconectan para rodear espacios quísticos, lo que da origen a una disposición sólida, tubular o cribiforme (en cedazo; fig. 21-23). Es posible determinar el grado de estos tumores mediante el cálculo de la proporción entre los patrones tubulares y los cribiformes, y la existencia de una estructura sólida mayor del 30% define a un tumor como

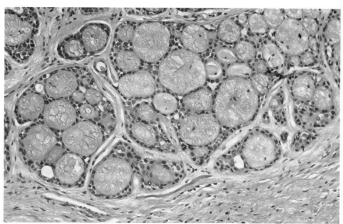

FIGURA 21-23. El carcinoma adenoide quístico muestra un crecimiento cribiforme donde los espacios parecidos a quistes están llenos de material basofílico. Los espacios quísticos realmente son seudoquistes rodeados por células mioepiteliales.

de «grado alto». Estos tumores de alto grado tienen una tasa de supervivencia a 5 años del 15%. Las células tumorales sintetizan un material de membrana basal homogéneo que les confiere un aspecto «cilindromatoso» característico.

Es probable que los tumores deriven de células que se encuentran en diferenciación para constituir conductos intercalados y mioepitelio. *Los carcinomas adenoideos quísticos tienden a infiltrar los espacios perineurales y son en muchas ocasiones dolorosos.* Si bien en su mayoría no generan metástasis durante muchos años, suelen diagnosticarse de forma tardía, son difíciles de eliminar en su totalidad y tienen un pronóstico malo a largo plazo.

Adenocarcinomas de células acinares

Estos tumores infrecuentes de la parótida (10% de todos los tumores de las glándulas salivales) en ocasiones se originan a partir de otras glándulas salivales y se producen más que nada en hombres jóvenes, de 20 a 30 años de edad. Son masas encapsuladas redondas, que suelen tener menos de 3 cm, y pueden ser quísticas. Los carcinomas de células acinares se componen de células uniformes con un núcleo central pequeño y citoplasma

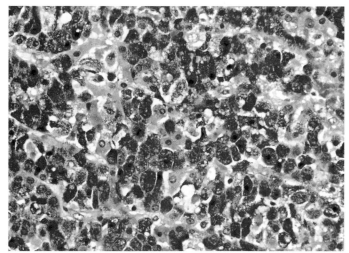

FIGURA 21-24. Adenocarcinoma de células acinares. Este tumor muestra un patrón de crecimiento sólido que se compone de células basófilas con citoplasma abundante ocupado por gránulos de cimógeno.

basófilo abundante, que se parecen a las células secretoras (acinares) de las glándulas salivales normales (fig. 21-24). Pueden diseminarse hacia los nódulos linfáticos regionales. Después de la cirugía, la mayor parte de los pacientes (90%) sobrevive durante 5 años, no obstante es posible esperar que se presente recurrencia local en una tercera parte de los individuos. Sólo la mitad de ellos sobrevive 20 años.

Oído

OÍDO EXTERNO

ANATOMÍA: La porción exterior del oído externo incluye el pabellón auricular o la oreja, que conduce hacia el canal auditivo externo. El canal auditivo o meato externo se extiende a partir de la concha hasta su límite medial, que corresponde a la superficie externa de la membrana timpánica. La porción lateral de su pared está formada por cartílago y tejido conjuntivo, mientras que la parte medial es ósea. El tímpano se sitúa con orientación oblicua al final del conducto auditivo externo, separando el oído externo del oído medio.

El tercio externo del canal auditivo externo contiene glándulas ceruminosas, que sintetizan cerumen. La porción interna del conducto auditivo externo carece de estructuras anexas. El tímpano es hermético. La superficie externa de esta membrana hermética está cubierta por epitelio escamoso que muestra continuidad con la piel del conducto auditivo externo. Su superficie interna está cubierta por el epitelio cúbico propio del oído medio. Entre estas dos se ubica una capa intermedia de tejido fibroso denso.

QUELOIDES: Los queloides son especialmente frecuentes en los lóbulos auriculares tras la perforación para la colocación de pendientes u otro tipo de traumatismos (*v.* cap. 2). Se forman con más frecuencia en personas afroamericanas y asiáticas que en caucásicas. Los queloides pueden alcanzar un tamaño considerable y tienden a reincidir. Están compuestos de haces mielinizados de colágeno ubicados en la región profunda de la dermis.

PÓLIPOS AURICULARES: Estas lesiones inflamatorias benignas derivan del conducto auditivo externo o protruyen hacia este a partir del oído medio. Los pólipos auriculares se componen de tejido de granulación ulcerado o inflamado, que sangra con facilidad. Los que se originan a partir del oído medio son resultado de una otitis media crónica.

TUMORES: Los tumores de la glándula ceruminosa son específicos de esta región. Los tumores benignos que se forman a partir de las glándulas ceruminosas incluyen el ceruminoma y los tumores del tipo de las glándulas salivales (p. ej., adenomas pleomorfo y monomorfo). Entre los tumores malignos pueden mencionarse el adenocarcinoma y los tumores malignos del tipo de las glándulas salivales (p. ej., carcinomas adenoideo quístico y mucoepidermoide).

OÍDO MEDIO

ANATOMÍA: El oído medio, o caja timpánica, es un espacio oblongo ubicado dentro del hueso temporal y cubierto por una membrana mucosa. Junto con la mastoides constituye un compartimento mucoso cerrado, que también se conoce como cavidad del oído medio. La mayor parte de la pared lateral la constituye la membrana timpánica. En dirección anterior, la trompa de Eustaquio conecta el oído medio con la nasofaringe. Se trata de un paso aéreo que permite el equilibrio de la presión del aire a ambos lados de la membrana timpánica. Los tres osículos auditivos, el martillo, el yunque y el estribo constituyen una cadena que conecta la membrana timpánica con la ventana oval (en la pared medial de la cavidad timpánica). Conducen el sonido de un lado al otro del oído medio. La libertad de movimiento de la cadena osicular, en particular del estribo en la ventana oval, es más importante para la audición que la integridad de la membrana timpánica. El oído medio se abre en dirección posterior hacia el antro mastoideo, un panal de compartimentos óseos pequeños aireados (celdas aéreas) cubiertas por una membrana mucosa delgada que continúa con la del oído medio.

Otitis media

La otitis media es la inflamación del oído medio. Suele ser resultado de una infección de las vías respiratorias superiores que se extiende a partir de la nasofaringe. La obstrucción de la trompa de Eustaquio es un factor importante en la producción de derrames del oído medio. Cuando el extremo faríngeo de la trompa de Eustaquio está inflamado, el aire no puede entrar en la trompa. El aire en el oído medio se absorbe a través de la mucosa y la presión negativa provoca el trasudado de plasma y el sangrado ocasional. Los antibióticos generalmente curan o eliminan este trastorno.

 FACTORES ETIOLÓGICOS: La otitis media aguda puede estar causada por una infección viral o bacteriana o la obstrucción estéril de la trompa de Eustaquio. La otitis media viral puede resolverse sin supuración o conducir a una invasión secundaria por bacterias formadoras de pus. Los microorganismos ascienden desde la nasofaringe hasta el oído medio a través de la trompa de Eustaquio. La otitis media, casi invariablemente, penetra en las células mastoides a través del antro mastoideo.

OTITIS MEDIA SEROSA AGUDA: La obstrucción de la trompa de Eustaquio puede derivar de cambios súbitos de la presión atmosférica (p. ej., durante un vuelo en avión o el buceo a profundidad). Este efecto es particularmente intenso si existe una infección de las vías respiratorias superiores, una reacción alérgica aguda o una infección en torno al orificio de la trompa de Eustaquio. La inflamación también puede presentarse sin que exista invasión bacteriana del oído medio. Más de la mitad de los niños en Estados Unidos padece por lo menos un episodio de otitis media serosa antes de llegar a su tercer cumpleaños. Los cuadros repetidos de otitis media durante la niñez temprana suelen contribuir a la pérdida auditiva insospechada, que se debe a la presencia de líquido residual (por lo general, estéril) en el oído medio.

OTITIS MEDIA SEROSA CRÓNICA: La formación de un derrame seroso recurrente o crónico en el oído medio deriva de las mismas condiciones que provocan obstrucción aguda de la trompa de Eustaquio. El carcinoma de la nasofaringe puede inducir otitis media serosa crónica en adultos y debe sospecharse en presencia de un derrame unilateral en el oído medio.

 PATOLOGÍA: En la otitis media serosa crónica es posible identificar la metaplasia de las células productoras de moco (caliciformes) en el recubrimiento mucoso del oído medio. Si la obstrucción es aguda, puede existir una hemorragia concurrente, por ejemplo hacia el interior de las celdas mastoideas. La extravasación de la sangre y la degradación de los eritrocitos liberan colesterol. Los cristales de colesterol estimulan una respuesta contra un cuerpo extraño y el tejido de granulación, que constituye lo que se denomina granuloma de colesterol. Los granulomas de colesterol grandes pueden destruir el tejido dentro de la apófisis mastoides o el antro. Si se permite que los granulomas de colesterol persistan varios meses, el tejido de granulación puede volverse fibrótico, lo que de manera eventual oblitera el oído medio y la mastoides.

OTITIS MEDIA SUPURATIVA AGUDA: Una de las infecciones más frecuentes durante la niñez, la otitis media supurativa aguda se debe a bacterias piógenas que invaden el oído medio, por lo general a través de la trompa de Eustaquio. *S. pneumoniae* (neumococo) es el agente causal más habitual en todos los grupos de edad (30 % a 40 %). *H. influenzae* causa un 20 % de los cuadros,

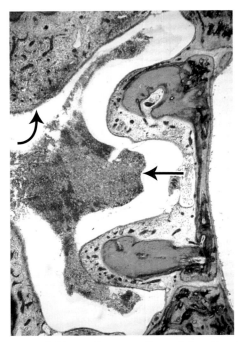

FIGURA 21-25. Otitis media supurativa crónica. Exudado purulento (*flecha recta*) contenido en la cavidad del oído medio. Toda la mucosa (*flecha curva*) se aprecia engrosada por la presencia de inflamación crónica y tejido de granulación. La platina y las ramas del estribo se aprecian a la derecha.

no obstante se hace menos frecuente al avanzar la edad. Si se acumula un exudado purulento en el oído medio, el tímpano sufre rotura y el material purulento fluye. En la mayor parte de los casos la infección es autolimitada y se soluciona incluso sin recibir tratamiento.

MASTOIDITIS AGUDA: La infección de la mastoides era una complicación frecuente de la otitis media antes de la aparición de los antibióticos. Aún se observa, en casos aislados, cuando la otitis media no recibe un tratamiento adecuado. Las celdas aéreas mastoideas se llenan de pus y sus paredes intermedias óseas delgadas se destruyen. La extensión de la infección hacia las estructuras contiguas genera complicaciones.

OTITIS MEDIA SUPURATIVA Y MASTOIDITIS CRÓNICAS: La falta de tratamiento o la recurrencia de la infección del oído medio y el proceso mastoideo dan lugar a la inflamación crónica de la mucosa o la destrucción del periostio que cubre los osículos (fig. 21-25). La otitis media crónica es mucho más común en individuos que cursaron con enfermedad ótica en una fase temprana de la niñez, que puede haber detenido el desarrollo normal de las celdas aéreas de la mastoides.

 PATOLOGÍA: La inflamación tiende a ser gradual, persistente y destructiva. Por definición, el tímpano siempre se perfora en la otitis media crónica. La secreción indolora (otorrea) y grados diversos de pérdida auditiva son síntomas constantes. El tejido de granulación exuberante puede constituir pólipos capaces de extenderse a través del tímpano perforado hasta alcanzar el canal auditivo externo.

Un **colesteatoma** es una masa de queratina y mucosa plana, acumulada por efecto del crecimiento del epitelio plano a partir del conducto auditivo externo a través del tímpano perforado y hacia el oído medio. En ese sitio se sigue produciendo queratina. Los colesteatomas son idénticos a los quistes epidérmicos de inclusión y están rodeados de tejido de granulación y fibrosis. A menudo, la masa de queratina muchas veces se infecta y aísla a las bacterias de los antibióticos. Los riesgos principales del colesteatoma derivan de la erosión del hueso, proceso que puede generar la destrucción de estructuras contiguas importantes (p. ej., cadena osicular, nervio facial, laberinto).

COMPLICACIONES DE LAS OTITIS AGUDAS Y CRÓNICAS: Gracias a la terapia con antibióticos son ahora infrecuentes las complicaciones de la otitis media. Sin embargo, a las infecciones supurativas del oído medio aún pueden seguir las siguientes complicaciones graves o incluso mortales:

- Destrucción del nervio facial.
- Absceso cervical profundo o subperióstico, si el hueso cortical del proceso mastoideo se erosiona.
- Petrositis, cuando la infección se disemina hacia el proceso petroso del temporal a través de la cadena de celdas aéreas.
- Laberintitis supurativa, secundaria a la infección del oído interno.
- Absceso epidural, subdural o cerebral, cuando la infección se extiende a través de la tabla interna del hueso mastoideo.
- Meningitis, cuando la infección alcanza las meninges.
- Tromboflebitis del seno sigmoideo, si la infección atraviesa la duramadre y alcanza la fosa craneal posterior.

Paragangliomas yugulotimpánicos

Los paragangliomas yugulotimpánicos son los tumores benignos más frecuentes del oído medio. Crecen con lentitud, pero al pasar varios años pueden destruir el oído medio y extenderse hasta el oído interno y la cavidad craneal. Las metástasis son raras.

Los paragangliomas del oído medio se parecen a los que surgen en otras ubicaciones, con lóbulos característicos de células contenidas en un tejido conjuntivo muy vascularizado (fig. 21-26). Las células cromafines se forman a partir de la cresta neural y contienen distintas cantidades de catecolaminas, en particular adrenalina y noradrenalina.

OÍDO INTERNO

ANATOMÍA: La porción petrosa del temporal aloja el laberinto, que protege los órganos terminales de la audición (cóclea) y el equilibrio (laberinto vestibular). Las cavidades complejas del laberinto óseo contienen el laberinto membranoso, una serie de sacos y conductos membranosos comunicantes. El laberinto óseo está ocupado por un líquido claro, la perilinfa, que alcanza el espacio subaracnoideo y se mezcla con el líquido cefalorraquídeo a través del acueducto coclear, que permite el intercambio directo con el primero. El laberinto membranoso contiene un líquido distinto, la endolinfa, que circula dentro de un sistema cerrado. Ante la carencia de barreras entre los laberintos coclear y vestibular,

la lesión o la enfermedad del oído interno afecta en muchas ocasiones tanto a la audición como al equilibrio.

La **cóclea** está enrollada en torno a sí misma, como una concha de caracol que hace dos giros y medio. Tiene tres compartimentos: dos que contienen perilinfa y un tercero (el conducto coclear) que contiene endolinfa. El conducto coclear está constituido por el órgano terminal de la audición, el órgano de Corti, que reposa sobre la membrana basal y se dispone en una espiral, con tres filas de células pilosas externas y una fila de células pilosas internas. Cuando las vellosidades de estas células neuroepiteliales se flexionan o distorsionan por la vibración, la fuerza mecánica se convierte en impulsos electroquímicos, y es interpretada en el lóbulo temporal como sonido. La porción vestibular del laberinto membranoso está formada por el utrículo, el sáculo y los canales semicirculares, cada uno con un neuroepitelio especializado que determina el equilibrio.

Otoesclerosis

La otoesclerosis es un defecto hereditario autosómico dominante, y es la causa más frecuente de pérdida auditiva de tipo conductivo en adultos jóvenes y de edad media en Estados Unidos, donde afecta al 10 % de la población caucásica y al 1 % de los estadunidenses adultos afroamericanos, aunque los afectados permanecen asintomáticos en el 90 % de las ocasiones. La proporción entre mujeres y hombres afectados es de 2:1. Suelen afectarse ambos oídos.

 PATOLOGÍA: Si bien es posible que esté afectada cualquier porción del hueso petroso, el hueso otoesclerótico tiende a formarse en puntos específicos. El sitio en que se produce con más frecuencia (85 %) es la región inmediata anterior a la ventana oval. El foco de hueso otoesclerótico se extiende en dirección posterior, y puede infiltrar y sustituir al estribo, e inmovilizar de manera progresiva la platina de ese hueso. La anquilosis ósea que se desarrolla se manifiesta en términos funcionales como una pérdida auditiva conductiva de evolución lenta.

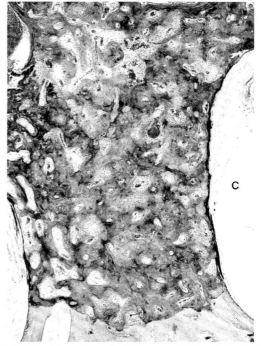

FIGURA 21-27. Otoesclerosis. En la pared lateral de la cóclea se encuentra bien delimitado el hueso basófilo y con vascularidad mayor. C, órgano de Corti.

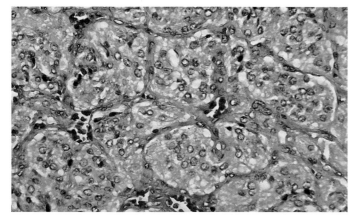

FIGURA 21-26. Paraganglioma yugulotimpánico. Nidos tumorales que están formados por células con bordes mal definidos y citoplasma eosinófilo prominente (células principales).

La lesión inicial de la otoesclerosis es la resorción del hueso y la formación de un tejido fibroso con gran celularidad que contiene espacios vasculares amplios y osteoclastos. El foco de hueso sujeto a resorción queda sustituido después por hueso inmaduro, el cual se convierte en hueso maduro tras la remodelación repetida (fig. 21-27). La otoesclerosis puede tratarse con éxito mediante la liberación quirúrgica de la cadena osicular.

Enfermedad de Ménière

Aunque en su etiología participan varios factores, la causa de la **enfermedad de Ménière** es incierta. Unos 46 000 casos nuevos se diagnostican en Estados Unidos cada año. Se ha sugerido una etiología viral, causas vasculares y, posiblemente, mecanismos autoinmunitarios. En general, el acúfeno es unilateral y es más frecuente a los 40-60 años de edad. La asociación familiar sugiere una predisposición genética subyacente.

 PATOLOGÍA: El cambio más temprano consiste en la dilatación del conducto coclear y el sáculo. Al tiempo que la enfermedad avanza (**hidropesía**), el sistema endolinfático en su totalidad se dilata y la pared membranosa puede desgarrarse (fig. 21-28). Estas roturas pueden ir seguidas del colapso del laberinto membranoso, pero la atrofia de las estructuras sensitivas y neurales es rara. Los síntomas de la enfermedad de Ménière se perciben cuando la hidropesía endolinfática desencadena una rotura y la endolinfa escapa, para mezclarse con la perilinfa.

 CARACTERÍSTICAS CLÍNICAS: Las crisis de vértigo, acompañadas por náusea a menudo incapacitante y vómito, duran menos de 24 h. Pueden transcurrir semanas o meses antes de que se presente otro episodio y, al transcurrir el tiempo, las remisiones se prolongan. La audición se recupera entre las crisis, aunque más tarde la pérdida auditiva se vuelve permanente. La enfermedad de Ménière parece mejorar con una dieta baja en sal y el uso de diuréticos.

Toxicidad laberíntica

Los antibióticos aminoglucósidos son los medicamentos más comunes con efectos ototóxicos secundarios. Inducen daño irreversible a las células sensitivas vestibulares o cocleares. Otros antibióticos, los diuréticos, los antipalúdicos y los salicilatos también pueden causar pérdida auditiva neurosensorial transitoria o permanente. Entre los agentes antineoplásicos, el cisplatino induce pérdida auditiva temporal o permanente.

El laberinto en el embrión es particularmente sensible a ciertos medicamentos. Los fármacos contra la malaria y de otro tipo administrados en la madre pueden causar sordera congénita.

Laberintitis viral

Las infecciones virales se reconocen cada vez con más frecuencia como causa de trastornos del oído interno, en particular sordera,

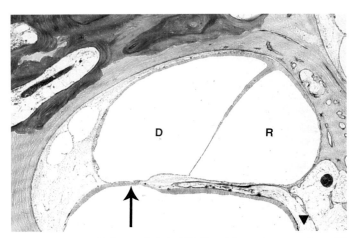

FIGURA 21-28. Enfermedad de Ménière. El conducto coclear **(D)** muestra distensión intensa a la vez que la hidropesía endolinfática desplaza a la membrana de Reissner (R). Ni el órgano de Corti (*flecha*) ni el ganglio espiral (*punta de flecha*) se encuentran en su ubicación usual.

en su mayoría secundaria a la invasión viral del laberinto. El CMV y el virus de la rubéola causan las infecciones virales prenatales mejor conocidas asociadas a sordera congénita secundaria a la transmisión maternofetal.

La parotiditis es la causa viral posnatal más frecuente de sordera. Puede inducir una pérdida rápida de la audición, unilateral en el 80 % de los casos. En contraste, la infección prenatal del laberinto por el virus de la rubéola suele ser bilateral, con pérdida permanente de las funciones coclear y vestibular.

Schwannoma

SCHWANNOMA: Casi todos los schwannomas que se encuentran en el conducto auditivo interno derivan de los nervios vestibulares. Los schwannomas vestibulares, que corresponden a un 10 % de todos los tumores intracraneales, son de crecimiento lento y encapsulados. Los tumores mayores protruyen a partir del meato auditivo interno hacia el ángulo pontocerebeloso, y pueden deformar el tronco del encéfalo y el tejido cerebeloso adyacente. Los schwannomas inducen síntomas vestibulares y auditivos progresivos de evolución lenta. En la neurofibromatosis tipo 2 (*v.* caps. 5 y 24) se identifican con frecuencia schwannomas vestibulares bilaterales.

MENINGIOMA: Los meningiomas del ángulo pontocerebeloso se originan a partir de las células meningoteliales de las vellosidades aracnoideas. Las ubicaciones preferidas de estos tumores son el borde esfenoidal y la pirámide petrosa. Los meningiomas pueden extenderse hacia el hueso temporal adyacente o los senos de la duramadre (*v.* cap. 24).

22 Huesos, articulaciones y tejidos blandos

Roberto A. Garcia ▪ Elizabeth G. Dostco ▪ Michael J. Klein ▪ Alan L. Schiller

OBJETIVOS DE APRENDIZAJE

- Definir los siguientes términos relacionados con la estructura ósea: placa de crecimiento, placa de cartílago epifisario, epífisis, metáfisis, diáfisis, osificación endocondral y osificación intramembranosa.
- ¿Cuáles son los roles específicos de cada una de las siguientes células en la formación, resorción y remodelación ósea: células progenitoras óseas, osteoblastos, osteocitos y osteoclastos?
- ¿Cuáles son las principales diferencias estructurales entre el hueso laminar, el hueso trabecular, el cartílago hialino, el fibrocartílago y el cartílago elástico?
- Describir el proceso de formación y crecimiento de los huesos durante el desarrollo.
- ¿Cuáles son los mecanismos fisiopatológicos por los cuales el cretinismo y la acondroplasia desencadenan trastornos esqueléticos?
- Analizar la fisiopatología, la patología macroscópica y microscópica, y las consecuencias clínicas de la osteopetrosis.
- ¿Qué defecto molecular da lugar a la osteogénesis imperfecta? Describir la patología macroscópica y microscópica y las consecuencias clínicas de la enfermedad.
- Resumir y describir las fases principales de la curación de las fracturas óseas.
- ¿Cuáles son las principales causas de la osteonecrosis?
- Describir la histopatología de la miositis osificante. ¿Es un proceso reactivo o neoplásico?
- Describir los factores etiológicos y la progresión patológica de la osteomielitis.
- Comparar y contrastar la osteoporosis primaria tipo 1 y tipo 2 en términos de epidemiología y patogenia.
- Enumerar los principales factores que pueden influir en la pérdida ósea en la osteoporosis primaria.
- ¿Cuáles son las principales etiologías de la osteoporosis secundaria? ¿Qué endocrinopatías se relacionan con la afección?
- Comparar y contrastar osteomalacia y raquitismo. ¿Por qué proceso pueden los trastornos del metabolismo de la vitamina D y la malabsorción intestinal dar lugar a estas afecciones? Describir la patología macroscópica y microscópica y las consecuencias clínicas de los trastornos.
- ¿Qué trastornos renales del metabolismo del fosfato pueden causar raquitismo y osteomalacia?
- ¿Cuál es la patogenia molecular de la enfermedad ósea resultante del hiperparatiroidismo primario?
- Definir y describir la apariencia macroscópica y microscópica de la osteítis fibrosa quística.
- Analizar la fisiopatología, la patología macroscópica y microscópica, y las consecuencias clínicas de la enfermedad de Paget ósea.
- Analizar la fisiopatología, la patología macroscópica y microscópica, y las posibles consecuencias clínicas de la displasia fibrosa.
- Analizar la etiología, la fisiopatología, la patología macroscópica y microscópica, y las consecuencias clínicas del osteocondroma.
- Analizar la patogenia molecular del tumor de células gigantes óseo haciendo hincapié en las múltiples poblaciones celulares involucradas. ¿Cuál es la apariencia macroscópica del tumor y sus consecuencias clínicas?
- Describir la patogenia molecular del osteosarcoma. ¿Cuáles son los factores etiológicos y la apariencia macroscópica, microscópica y radiográfica del tumor?
- Diferenciar entre condrosarcoma periférico y central en términos de apariencia patológica y localización de las lesiones.
- Analizar la etiología, la fisiopatología, la patología macroscópica y microscópica, y las consecuencias clínicas del sarcoma de Ewing.
- Describir la histología de la sinovial normal y compararla con la sinovial durante la progresión de la artritis reumatoide.
- ¿Qué factores etiológicos y anomalías bioquímicas están relacionadas con la artrosis? Compararlos con los relacionados con la artritis reumatoide.
- Resumir los cambios histológicos relacionados con la progresión de la artrosis.
- Describir el proceso de formación de paños en la artritis reumatoide. ¿Cómo se relaciona con la pérdida ósea?
- Describir la apariencia histológica y las posibles correlaciones clínicas de los nódulos reumatoides.
- Definir el término espondiloartropatía y enumerar las características clínicas relacionadas con el mismo.
- Diferenciar entre espondilitis anquilosante y artritis enteropática y reactiva en términos de etiología y patogenia.
- ¿Cuáles son las enfermedades con artritis crónica incluidas en la clasificación de artritis juvenil?
- ¿Cuál es la patogenia molecular de la gota primaria y la secundaria?

- Describir la patología macroscópica y microscópica, así como las consecuencias clínicas de la gota.
- Diferenciar la seudogota de la gota en términos de patogenia y consecuencias clínicas de la primera.
- ¿Cuáles son los principios generales más importantes relacionados con los tumores de tejidos blandos?

- Analizar la etiología de la fascitis nodular.
- Analizar la patogenia de la fibromatosis, específicamente las contracturas de Dupuytren y la enfermedad de Peyronie.
- Diferenciar entre la apariencia macroscópica e histopatológica de los lipomas y el liposarcoma.

Huesos

El término **hueso** se refiere tanto a un órgano como a un tejido. El «órgano» está formado por tejido óseo, cartílago, grasa, componentes de la médula, vasos sanguíneos, nervios y tejido fibroso. El hueso como «tejido» se describe en términos microscópicos y se define por la relación entre colágeno y estructura mineral de las células óseas.

ANATOMÍA

Desde el punto de vista macroscópico, hay dos tipos de hueso:

- El **hueso cortical**, que es denso, compacto, y cuya capa externa le da la forma característica de hueso. Constituye el 80 % del esqueleto. Por su densidad, tiene una función principalmente biomecánica.
- El **hueso grueso esponjoso** (también denominado **hueso trabecular** o **medular**), que está presente en los extremos de los huesos largos dentro del conducto medular. El hueso esponjoso tiene una relación de la superficie con respecto al volumen elevada, y contiene muchas células óseas por unidad de volumen en comparación con el hueso cortical. **Los cambios en la velocidad de recambio óseo se manifiestan principalmente en el hueso esponjoso.**

Todos los huesos contienen tanto tejido esponjoso como cortical (fig. 22-1), pero la proporción de cada uno difiere. El cuerpo o tallo de los huesos largos tubulares, tales como el fémur, están compuestos de hueso cortical y su médula es principalmente grasa. En los extremos del fémur, la cortical se adelgaza y el hueso esponjoso es la estructura predominante. Por el contrario, en el cráneo está formado por las tablas externa e interna de hueso compacto, con sólo una pequeña cantidad de hueso esponjoso dentro del espacio medular, denominado **díploe**.

La anatomía del hueso se define en relación con la placa de cartílago transversal, la cual está presente en el niño durante el crecimiento. Esta estructura se denomina **placa de crecimiento**, **placa de cartílago epifisario** o **fisis** (fig. 22-2 A-C). Los términos **epífisis**, **metáfisis** y **diáfisis** se definen en relación con la placa de crecimiento.

- La **epífisis** es la región del hueso que se extiende desde la placa ósea subarticular hasta la base de la placa de crecimiento.
- La **metáfisis** contiene hueso esponjoso y es la región situada a un lado de la placa de crecimiento contraria a la región de la articulación, en donde el hueso se desarrolla con forma tubular o de embudo.
- La **diáfisis** se corresponde con el cuerpo del hueso, y es la zona situada entre dos metáfisis en un hueso largo tubular.

La metáfisis se mezcla dentro de la diáfisis, y es la región donde el hueso esponjoso desaparece. Esta zona ósea es particularmente importante en infecciones hematógenas, tumores y malformaciones esqueléticas.

Hay otros dos términos esenciales para comprender la organización ósea:

- La **osificación endocondral** es el proceso por el cual el tejido óseo reemplaza al cartílago.

- La **osificación intramembranosa** se refiere al mecanismo por el cual el tejido óseo sustituye al tejido fibroso o membranoso con periostio.

Todos los huesos se forman al menos en parte mediante osificación intramembranosa. Algunos huesos (p. ej., la bóveda craneana) están constituidos exclusivamente por osificación intramembranosa.

Médula ósea

El espacio medular se encuentra dentro de los huesos corticales. Está sostenido por una delgada red de tejido conjuntivo que protege a las células y vasos sanguíneos de la médula ósea. Hay tres tipos de médula evidentes a la inspección macroscópica:

- **Médula ósea roja**, que corresponde a tejido hematopoyético y se encuentra en prácticamente todos los huesos después del nacimiento. Durante la adolescencia, se encuentra limitado al esqueleto axial, que incluye al cráneo, la columna vertebral, el esternón, las costillas, la escápula, las clavículas, la pelvis y la porción proximal del húmero y el fémur.
- **Médula ósea amarilla**, que corresponde a tejido graso y se encuentra en los huesos de las extremidades. En una región hematopoyética en condiciones normales, como los cuerpos vertebrales, la presencia de médula ósea amarilla es anómala a cualquier edad.
- **Médula ósea gris** o **blanca**, que carece de elementos hematopoyéticos y es, con frecuencia, fibrótica. *En el hueso del adulto, que ya no está en crecimiento, siempre se corresponde con tejido patológico. También lo es en regiones distantes a las placas de crecimiento durante la niñez.*

Periostio

El periostio es un tejido fibroso que envuelve la superficie externa del hueso y lo separa del tejido blando circundante. Si el periostio está irritado (p. ej., infección, traumatismo o tumor), puede producir una cantidad importante de hueso reactivo que puede observarse en la radiografía.

Matriz ósea

El tejido óseo esta compuesto por células (10 % de su peso), una fase mineralizada (cristales de hidroxiapatita, que representan el 60 % del total del tejido) y una matriz orgánica (30 %). *De esta manera, excepto por las células que contiene, el hueso es una estructura bifásica formada por una matriz orgánica y otra inorgánica.*

La **matriz mineralizada** está constituida por estructuras de hidroxiapatita poco cristalizada, $Ca_{10}(PO_4)_6(OH)_2$.

La **matriz orgánica** está constituida por un 88 % de colágeno tipo I, un 10 % de otras proteínas y de un 1-2 % de lípidos y glucosaminoglucanos. *Así, el colágeno tipo I constituye en primera instancia la matriz orgánica.*

Células óseas

Hay cuatro tipos de células en el tejido óseo, cada una de las cuales tiene funciones específicas relacionadas con la formación, reabsorción y remodelado del hueso:

CÉLULAS PROGENITORAS ÓSEAS: La célula progenitora ósea, que se diferencia finalmente hacia osteoblastos y osteocitos,

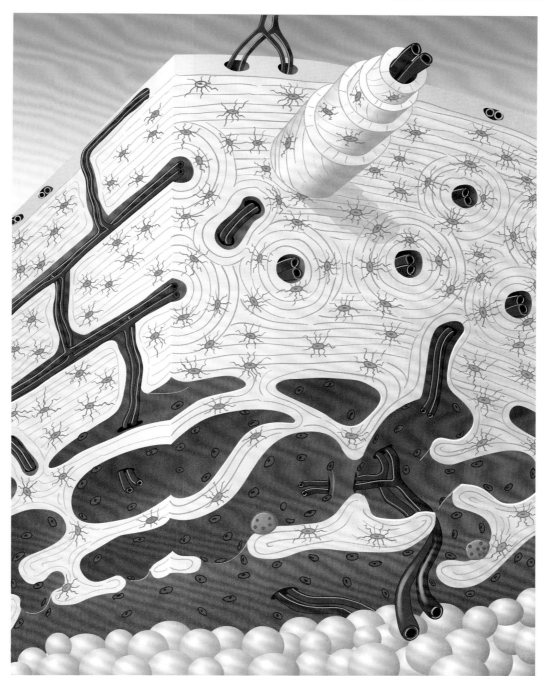

FIGURA 22-1. Anatomía del hueso. Representación esquemática del hueso cortical y trabecular. Al corte longitudinal (*izquierda*) se observan los vasos sanguíneos penetrar el periostio a través de las arterias perforantes periósticas que llegan al hueso perpendicular y al eje longitudinal de los canales de Volkmann. Los vasos que transcurren en dirección longitudinal, o paralelo a lo largo de este eje, se localizan en los canales haversianos. Cada arteria se encuentra acompañada por una vena. Dentro de la corteza, los osteocitos se distribuyen en lagunas, y sus procesos celulares se extienden dentro del canalículo. En el corte transversal (*derecha*) se pueden observar los diversos tipos de hueso laminar cortical. El hueso laminar circunferencial está localizado junto al periostio y los bordes del espacio medular. El hueso cortical concéntrico rodea los conductos de Havers para formar la **osteona**. Cada capa de hueso laminar concéntrico contiene fibras de colágeno de una orientación diferente, de manera que esta se distribuye de manera distinta en cada una. El hueso laminar intersticial ocupa el espacio entre dos osteonas. El espacio medular se encuentra ocupado con grasa, y el hueso trabecular es contiguo a la corteza. Hay presencia de osteoclastos multinucleados, y osteoblastos en empalizada que rodea las superficies óseas. Las arterias perforantes provenientes del periostio y la arteria nutricia proveniente del espacio medular se comunican dentro de la corteza mediante los conductos de Havers y Volkmann.

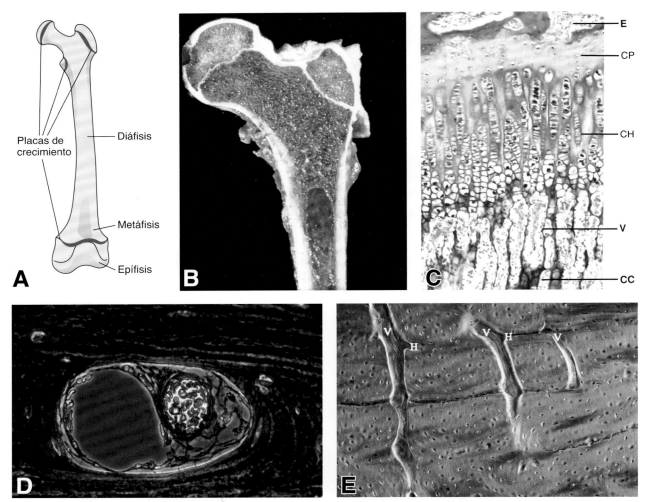

FIGURA 22-2. Anatomía de los huesos largos. A. Esquema del fémur en que se ilustran sus diversos compartimentos. **B. Corte coronal del fémur proximal** en el que se ilustran las diferentes estructuras anatómicas del hueso largo. La epífisis de la cabeza femoral y la apófisis del trocánter mayor se encuentran separados por la metáfisis por sus respectivas placas de crecimiento. La corteza y cavidad medular se observan adecuadamente. La cavidad medular contiene hueso esponjoso hasta que la metáfisis se estrecha dentro de la diáfisis (tallo) del hueso, en donde el hueso desaparece casi por completo y es ocupado por la médula. **C. Corte de la epífisis** con una zona de células de cartílago en proliferación. Debajo de esta zona, las células de cartílago hipertrófico se encuentran distribuidas en columna. En la parte inferior, la matriz de calcificación es invadida por vasos sanguíneos. CC, cartílago calcificado; CH, cartílago hipertrófico; CP, cartílago proliferativo; E, epífisis; V, invasión vascular. **D. Conducto de Havers** que contiene una vénula (vaso más ancho con pared delgada a la *izquierda*) y una arteriola (vaso más estrecho con pared más gruesa a la *derecha*). **E. Conductos de Volkmann.** En esta fotografía, los tres canales de Volkmann tienen un trayecto paralelo uno respecto al otro (V) y perpendicular a la corteza. Se pueden observar las aberturas de los dos conductos de Havers (H).

se deriva del blastocito primitivo. Los blastocitos evolucionan hacia adipocitos, mioblastos, fibroblastos u osteoblastos. Las células progenitoras óseas se encuentran en la médula, el periostio y todas las estructuras de sostén dentro de la cavidad medular.

OSTEOBLASTO: Los osteoblastos son células que sintetizan proteínas que producen y mineralizan el tejido óseo. Provienen de sus progenitores mesenquimatosos, que también dan lugar a los condrocitos, los miocitos, los adipocitos y los fibroblastos. Estas grandes células mononucleares y poligonales están distribuidas de forma lineal a lo largo de la superficie ósea (fig. 22-3 A). Debajo de la capa de osteoblastos se encuentra otra más delgada, eosinófila, constituida por la matriz orgánica del hueso que aún no ha sido mineralizado, denominada **osteoide**. Cuando un osteoblasto está inactivo, adquiere una forma aplanada en la superficie del tejido óseo. Diversos factores de crecimiento incluyendo el factor de transformación del crecimiento β, el factor de crecimiento similar a la insulina I (IGF-I), el IGF-2, el factor de crecimiento derivado de plaquetas, la interleucina 1 (IL-1), el

factor de crecimiento de fibroblastos (FGF) y el factor de necrosis tumoral α (TNF-α), que son importantes para la regulación del crecimiento y diferenciación del hueso. Además, los osteoblastos poseen receptores de superficie para diversas hormonas (p. ej., PTH, vitamina D, estrógenos, glucocorticoides, etc.), así como para citocinas y factores de crecimiento. *El osteoblasto tiene un papel determinante en el control de la activación, maduración y diferenciación de los osteoclastos mediante un mecanismo de señalización de las células paracrinas (v. más adelante).*

OSTEOCITOS: El osteocito es un osteoblasto que se encuentra completamente inmerso en la matriz ósea y aislado en una laguna (fig. 22-3 B). Los osteocitos depositan pequeñas cantidades de hueso alrededor de la laguna, pero con el tiempo pierden la capacidad para sintetizar proteínas. Tienen un pequeño núcleo hipercromático y numerosos procesos que se extienden a través de los conductos óseos denominados canalículos que comunican con aquellos de otros osteocitos y osteoblastos (fig. 22-3 C). *Es posible que los osteocitos sean las células óseas responsables de*

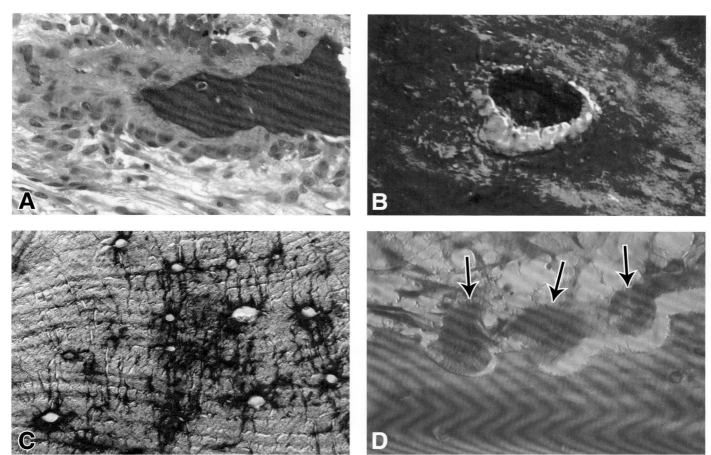

FIGURA 22-3. Las células óseas. A. En esta **espícula de hueso en desarrollo** se observa una capa prominente de osteoblastos redondos distribuidos alrededor de la zona de osteoide de color rosa. La capa de color morado oscuro debajo del osteoide es hueso mineralizado. **B. Osteocitos.** Los osteocitos representan osteoblastos atrapados dentro de la matriz ósea. El espacio que rodea a las células se denomina laguna. Con este grado de aumento, se observan algunas extensiones citoplasmáticas de la célula hacia los estrechos canales del hueso, denominados **canalículos. C.** La abundancia de **procesos osteocíticos intercomunicados** a través de la red de canalículos en el hueso cortical es evidente en este corte. **D. Osteoclastos.** Se observan células gigantes multinucleadas (*flechas*) en las superficies óseas dentro de pequeñas fosas de reabsorción cóncavas denominadas **lagunas de Howship.**

reconocer y responder a fuerzas mecánicas, por lo que son importantes para la regulación del proceso de remodelado del hueso.

OSTEOCLASTOS: Los osteoclastos son las únicas células de resorción ósea. Son de origen hematopoyético y pertenecen a la familia de los monocitos/macrófagos. Hay tres factores principales involucrados en la osteoclastogénesis: (1) el receptor relacionado con TNF RANK (activador del receptor para el factor nuclear-κB [NF-κB]), (2) el ligando RANK (RANKL) y (3) el factor estimulante de colonias de macrófagos (M-CSF). El RANK es expresado por los precursores de osteoclastos. El RANKL y el M-CSF son producidos por los osteoblastos y células del estroma.

Los osteoclastos son células multinucleadas que contienen múltiples lisosomas y son ricos en enzimas hidrolíticas. Se encuentran en pequeñas depresiones, denominadas **lagunas de Howship**, en la superficie ósea (fig. 22-3 D).

A pesar de que los osteoclastos están bien preparados para la resorción ósea, solamente funcionan cuando la matriz está mineralizada. *De hecho, cualquier hueso que esté recubierto por osteoide o cartílago sin mineralizar, está protegido contra la actividad osteoclástica.*

Tipos de hueso

Los huesos pueden estar mineralizados o no mineralizados. El hueso sin mineralizar también se denomina **osteoide**.

Hueso laminar

El hueso laminar se desarrolla de forma lenta y se encuentra altamente organizado. Dado que constituye el tejido óseo más fuerte, forma el esqueleto del adulto. *Cualquier otra variedad de hueso distinta al laminar en el esqueleto del adulto es anómala.* El hueso laminar se define por (1) fibras de colágeno tipo I distribuidas de forma paralela; (2) escasos osteocitos en la matriz, y (3) osteocitos uniformes en lagunas paralelas al eje principal de las fibras de colágeno.

Hueso trabecular

El hueso trabecular se caracteriza por (1) la distribución irregular de fibras de colágeno tipo I, de ahí el término *trabecular*; (2) numerosos osteocitos en la matriz, y (3) una variación en el tamaño y la forma de los osteocitos. El hueso trabecular se deposita con mayor rapidez que el laminar. Se encuentran distribuidos de manera desordenada y poseen una baja fuerza tensil, por lo que sirven como estructura de sostén temporal. No es sorprendente que el hueso trabecular se encuentre durante la etapa fetal, en regiones que rodean tumores e infecciones y como parte del proceso de cicatrización de fracturas. *Su presencia en el esqueleto del adulto es siempre anómala, e indica que se ha producido tejido reactivo en respuesta a algún factor de estrés en el hueso.*

Cartílago

Matriz de cartílago

Al igual que el hueso, el cartílago puede ser considerado un material bifásico, orgánico e inorgánico. En la fase inorgánica, está constituido por cristales de hidroxiapatita cálcica, equivalente a aquel presente en la matriz ósea. Sin embargo, la matriz orgánica es muy diferente de la del hueso. En esencia, el cartílago es una estructura hiperhidratada, constituida en un 80% de su peso por agua. El restante 20% está compuesto principalmente por dos tipos de macromoléculas, colágeno tipo II y proteoglucanos. El contenido de agua es extremadamente importante para la función del cartílago articular, ya que garantiza la resiliencia y la capacidad de lubricación de la articulación. Los proteoglucanos son moléculas complejas, compuestas por una proteína lineal en el centro y estructuras laterales alargadas de polisacáridos denominadas **glucosaminoglucanos**. Los sulfatos de condroitina son los más abundantes, y constituyen del 55-90% de la matriz del cartílago, según la edad del tejido. El cartílago puede calcificarse focalmente para proporcionar cierta fuerza interna en las áreas apropiadas.

Tipos de cartílago

Hay tres tipos de cartílago:

- **Cartílago hialino**: es el prototipo de cartílago, y constituye el cartílago de las articulaciones; el cartílago de los huesos en desarrollo; las placas de crecimiento; el cartílago costocondral; los cartílagos de la traquea, los bronquios y la laringe; y los cartílagos de la nariz. El cartílago hialino es el más común en los tumores, en el callo de la fractura en recuperación y en zonas con relativa escasez de vasos sanguíneos.
- **Fibrocartílago**: este tejido es en esencia cartílago hialino que contiene numerosas fibras de colágeno tipo I que le confieren resistencia y estructura. Se encuentran en el anillo fibroso de los discos intervertebrales, tendones, ligamentos, meniscos, sínfisis del pubis y sitios de inserción de la cápsula articular. El fibrocartílago también se presenta en el callo de una fractura.
- El **cartílago elástico** se encuentra en la epiglotis, los cartílagos aritenoides de la laringe y en el pabellón auricular externo.

Condrocitos

Los condrocitos derivan de las células mesenquimatosas primitivas, que son similares a los precursores de las células óseas. Como en el hueso, la célula que destruye el cartílago calcificado es el osteoclasto.

FORMACIÓN Y CRECIMIENTO DEL HUESO

El tejido óseo se desarrolla solamente mediante crecimiento por aposición, definido como el depósito de nueva matriz en la superficie preexistente de una superficie adyacente de osteoblastos. Por el contrario, prácticamente los demás tejidos, en especial el cartílago, aumentan mediante proliferación de células intersticiales dentro de una matriz, así como por crecimiento aposicional.

El desarrollo óseo en el feto sigue una secuencia estereotipada. La mayor parte del esqueleto (excepto el cráneo y la clavícula), se desarrollan a partir de cartílago inmaduro presente durante el desarrollo fetal. Este cartílago es finalmente reabsorbido y reemplazado por hueso, un proceso denominado **osificación endocondral**. Se producen un conjunto de acontecimientos en los extremos cartilaginosos del futuro hueso. El cartílago en reposo (reserva) es estimulado para formar columnas de cartílago proliferativo, que posteriormente evolucionan a condrocitos hipertrofiados y, finalmente, a cartílago calcificado que forma centros secundarios de osificación. A medida que los extremos óseos se expanden hacia la diáfisis futura, una zona de cartílago queda atrapada entre el extremo del hueso y la diáfisis. El destino de este cartílago es ser la **placa de crecimiento** (fig. 22-4 A), que es una capa de cartílago modificado situado entre la diáfisis y la epífisis. Su estructura es prácticamente la misma desde la etapa fetal hasta la maduración del esqueleto. *El crecimiento de la placa controla el crecimiento longitudinal de los huesos y finalmente determina la estatura del adulto*. Los condrocitos de la placa de crecimiento están distribuidos en columnas verticales, las cuales, en tres dimensiones, corresponden en realidad a hélices. En una vista longitudinal, la placa de crecimiento, procedente de la epífisis hacia la metáfisis, se divide en zonas (figs. 22-2 C y 22-4).

La placa de crecimiento suele estar obstruida a una edad específica para cada hueso.

El cierre de la placa de crecimiento (fig. 22-4 B) es inducido por las hormonas sexuales y se produce de forma más temprana en niñas que en niños. La renovación de los condrocitos se retrasa y finalmente se interrumpe. Llegado un determinado momento, toda la placa es reemplazada por hueso.

TRASTORNOS DE LA PLACA DE CRECIMIENTO

Cretinismo

El cretinismo se debe a insuficiencia materna de yodo (*v.* cap. 19) y tiene un efecto muy importante en el esqueleto. La hormona tiroidea tiene un papel en la regulación de los condrocitos, los osteoblastos y los osteoclastos mediante la producción de citosinas y otros factores involucrados en el desarrollo y crecimiento del hueso. El crecimiento lineal está gravemente afectado, lo que produce enanismo, con extremidades desproporcionadamente cortas en relación con el tronco. El retraso en el cierre de las fontanelas produce un tamaño demasiado grande de la cabeza. Hay retraso en el cierre de la epífisis, que se manifiesta en las radiografías como un efecto punteado de estas regiones. Presentan caída de los dientes deciduos y retraso en la erupción de las piezas dentales permanentes.

PATOLOGÍA: En el cretinismo, los condrocitos no siguen la secuencia endocondral en orden. En lugar de ello, la maduración de las zonas hipertrofiadas está retrasada y la zona de cartílago proliferativo es estrecha. Por tanto, la osificación endocondral no se produce de manera apropiada, y las barras transversas de hueso en la unión metafisaria no sellan la placa de crecimiento. El fallo en la osificación endocondral produce enanismo grave. La deformación epifisaria presente en la radiografía se debe a la penetración incompleta de los centros de osificación secundarios.

Síndrome de Morquio

Muchas de las mucopolisacaridosis (*v.* cap. 5), y de forma más significativa el síndrome de Morquio (mucopolisacaridosis tipo IV), producen deformidades esqueléticas. Éstas son atribuibles al depósito de mucopolisacáridos (glucosaminglucano).

Acondroplasia

La acondroplasia se refiere a un síndrome de enanismo con extremidades cortas y macrocefalia que se debe a una incapacidad para la formación de cartílago epifisario normal. Es la forma más común de enanismo genético (1:15 000 nacidos vivos) y se hereda como un rasgo autosómico dominante. Casi todos los casos se deben a nuevas mutaciones. Algunos pacientes desarrollan cifoescoliosis severa y sus complicaciones.

PATOLOGÍA: La placa de crecimiento en la acondroplasia está muy adelgazada, y la zona de cartílago proliferativo está ausente o muy disminuida. La zona de calcificación provisional, cuando está presente, sufre

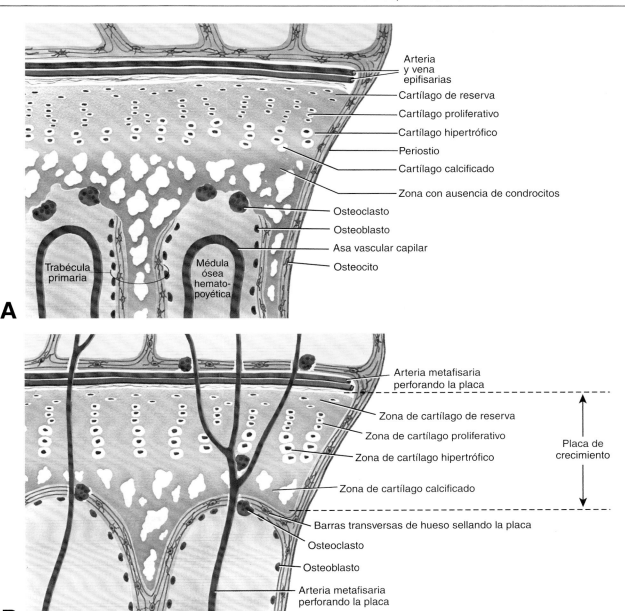

FIGURA 22-4. Anatomía de la placa de crecimiento epifisaria. A. Placa de crecimiento epifisaria normal. La epífisis está separada de la placa epifisaria mediante placas transversas de hueso, que sellan la placa, de manera que solamente crece hacia la metáfisis. Se ilustran las diferentes zonas del cartílago. Conforme el cartílago calcificado migra hacia la metáfisis, los condrocitos mueren y las lagunas quedan vacías. En la interfase de la placa epifisaria y la metáfisis, los osteoclastos se convierten en cartílago calcificado, acompañando el vaso capilar desde los vasos metafisarios. Los osteoblastos siguen a los osteoclastos y se ubican debajo del osteoide en el centro del cartílago, formando entonces el esponjoso primario o las trabéculas primarias. **B. Cierre normal.** El cartílago epifisario termina de crecer, y los vasos metafisarios penetran la placa cartilaginosa. Las barras transversas de hueso separan la placa de la metáfisis.

osificación endocondral, pero a una velocidad muy baja. Una barra transversa de hueso suele sellar la placa de crecimiento, lo cual evita una mayor formación de hueso y desencadena el desarrollo de enanismo.

PATOGENIA MOLECULAR: La acondroplasia es causada por la mutación activadora del receptor FGF (FGFR3) codificada en el cromosoma 4 p16.3. Esta mutación inhibe de forma constitutiva la diferenciación y proliferación, la cual retrasa el desarrollo de la placa de crecimiento.

Es interesante destacar que los centros de secundarios osificación y cartílago articular son normales. Debido a que la osificación intramembranosa no está afectada, el periostio funciona de manera normal y los huesos se vuelven muy cortos y gruesos. Por las mismas razones, la cabeza de estos individuos parece más grande de lo normal, en comparación con los huesos formados por los cartílagos de la cara. La columna vertebral tiene una longitud normal, sin embargo, las extremidades son más cortas de lo normal.

Escorbuto

El escorbuto es el trastorno que sigue a la insuficiencia de vitamina C.

PATOGENIA MOLECULAR Y PATOLOGÍA: La hidroxiprolina y la hidroxilisina son importantes para estabilizar la estructura en hélice del colágeno y los puentes cruzados de las fibras de tropocolágeno dentro de la estructura molecular característica del colágeno. La vitamina C es un cofactor para la hidroxilación de la prolina y la lisina. Los cambios esqueléticos presentes en el escorbuto se deben a una deficiencia en la función osteoblástica. Los condrocitos en la placa de crecimiento continúan creciendo. La zona de cartílago calcificado puede volverse muy notable, debido a que presenta importante calcificación.

CARACTERÍSTICAS CLÍNICAS: En la actualidad, el escorbuto es una enfermedad rara (*v.* cap. 19). En los pacientes con escorbuto, se producen alteraciones en la cicatrización de las heridas y en el crecimiento óseo. Además, la membrana basal de los capilares se encuentra dañada, por lo que es común la presencia de sangrado capilar generalizado. También puede presentarse sangrado subperióstico, que da lugar a dolor muscular y articular.

Crecimiento asimétrico del cartílago

El crecimiento asimétrico del cartílago, como ocurre en pacientes con rodilla valga y rodilla vara, tiene lugar cuando una parte de la placa de crecimiento, ya sea medial o lateral, crece de manera más rápida con respecto a la otra. La mayor parte de los casos son hereditarios, pero las fuerzas mecánicas, tales como traumatismo cerca de la placa de crecimiento, pueden estimular un lado, de manera que crece más rápido o de modo asimétrico. Además del efecto estético, esta situación puede requerir corrección para evitar mayor asimetría y, en algunos casos, pérdida del cartílago articular y destrucción de la articulación.

Escoliosis y cifosis

La escoliosis es una *curvatura lateral anómala de la columna vertebral, más común en adolescentes de sexo femenino.* La **cifosis** se refiere a una *curvatura anómala en el plano anteroposterior.* Cuando ambas situaciones están presentes, se utiliza el término **cifoescoliosis**.

FACTORES ETIOLÓGICOS: Los cuerpos vertebrales crecen en longitud (altura) a partir de las placas terminales de las vértebras, las cuales corresponden con las placas de crecimiento de los huesos tubulares largos. Al igual que en los huesos tubulares, los cuerpos vertebrales aumentan de ancho mediante crecimiento óseo por aposición a partir del periostio. En la escoliosis, por razones desconocidas, una parte de la placa terminal crece más rápidamente que la otra, lo que produce una curvatura lateral de la columna vertebral.

CARACTERÍSTICAS CLÍNICAS: El tratamiento es la aplicación de una fuerza apropiada en el cuerpo vertebral mediante tirantes correctores o fijación interna para enderezar la columna vertebral. Si la cifoescoliosis es grave, los pacientes pueden desarrollar enfermedad pulmonar crónica, cor pulmonale y problemas articulares, principalmente en la cadera.

ANOMALÍAS DEL MODELADO ÓSEO

Osteopetrosis

La osteopetrosis, *también conocida* como **enfermedad ósea marmórea** o **enfermedad de Albers-Schönberg,** es un *grupo heterogéneo de enfermedades hereditarias raras, en las que la*

masa esquelética está aumentada como resultado de una densidad ósea anómala. La forma autosómica recesiva más común es grave, y en ocasiones conduce a la muerte de lactantes y niños. La muerte en la infancia con esta variante grave se debe a una importante anemia, el atrapamiento de nervios craneales, hidrocefalia e infección. Hay una forma más benigna, que se transmite como un rasgo autosómico dominante, que se observa en adultos y adolescentes, asociada con anemia leve o ausencia de síntomas.

PATOGENIA MOLECULAR: *El hueso esclerótico de la osteopetrosis es resultado de un fallo en la reabsorción del hueso por los osteoclastos.* La enfermedad es causada por mutaciones en los genes que regulan la formación o la función de los osteoclastos. Las mutaciones más comunes causan defectos en la acidificación ósea, la cual es necesaria para su resorción osteoclástica. Entre estas mutaciones se encuentran (1) la del gen *TCIRG1* (bomba de protones de los osteoclastos; autosómica dominante), del gen *CLCN7* (canal del cloro de los osteclastos; autosómico recesivo) y la (2) del gen de la **anhidrasa carbónica II** (autosómica recesiva). Otras mutaciones que causan osteopetrosis incluyen las relacionadas con factores de transcripción o citosinas necesarias para la diferenciación de los osteoclastos.

PATOLOGÍA: Debido a que la función de los osteoclastos se encuentra interrumpida, la osteopetrosis se caracteriza por huesos cortos, en forma de bloque, radiodensos (fig. 22-5 A). Estos huesos son extremadamente radio-opacos y pesan de 2 a 3 veces más de lo normal. Sin embargo, en realidad son débiles debido a que su estructura esta intrínsecamente desorganizada y no pueden resistir las líneas de fuerza. El cartílago mineralizado también es débil y frágil, por lo que los huesos osteopetrósicos tienden a fracturarse. A la inspección macroscópica, los huesos con osteopetrosis presentan un ensanchamiento de la metáfisis y la diáfisis, lo que les da un aspecto característico en «matraz de Erlenmeyer» (fig. 22-5 A y B). Desde el punto de vista histológico, el tejido óseo es extremadamente irregular, y casi todas las zonas contienen un centro cartilaginoso (fig. 22-5 C). Los espacios medulares se obliteran. Dependiendo de la mutación, los osteoclastos pueden estar ausentes, presentes en un número normal e incluso ser abundantes. En caso de osteopetrosis caracterizada por un número normal o aumentado de osteoclastos, el defecto molecular se debe a un gen involucrado en la función de los osteoclastos, más que en su formación.

CARACTERÍSTICAS CLÍNICAS: La supresión de la hematopoyesis en la osteopetrosis se debe al reemplazo de la médula ósea por hojas de osteoclastos anómalos o una importante fibrosis. La supresión de la médula ósea en pacientes con la forma maligna de osteopetrosis puede ser suficientemente grave para producir anemia o pancitopenia graves. Para compensar la pérdida de la hematopoyesis de la médula ósea, se produce hematopoyesis extramedular en lugares como el hígado, el bazo y los nódulos linfáticos, por lo que estas estructuras aumentan de tamaño. El estrechamiento del foramen neural ocasiona el atrapamiento de nervios craneales y posteriormente el estrangulamiento de los nervios, que puede ocasionar ceguera y sordera. La osteopetrosis puede ser tratada mediante trasplante de médula ósea, que permite la formación de nuevos clones de osteoclastos funcionales.

RETRASO DE LA MADURACIÓN ÓSEA

Osteogénesis imperfecta

La osteogénesis imperfecta (OI) se refiere a un grupo de enfermedades autosómicas dominantes en su mayoría, hereditarias

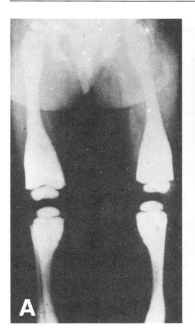

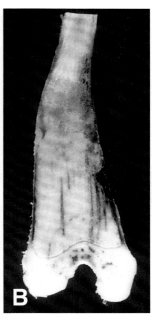

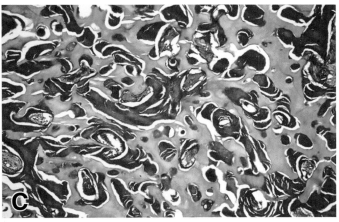

FIGURA 22-5. Osteopetrosis. A. Radiografía de un niño en el que se observa una importante deformación y aumento de la densidad ósea de las extremidades inferiores, característica de la «enfermedad ósea marmórea». **B.** La inspección macroscópica de la muestra de fémur muestra la obstrucción del espacio medular por hueso muy denso. **C.** Microfotografía del hueso de un niño con osteopetrosis autosómica recesiva en el que se observa una desorganización de las trabéculas óseas por retención de la esponjosa primaria (espículas mixtas) y la posterior obstrucción del espacio medular óseo por esponjosa secundaria. El resultado es la completa desorganización de las trabéculas y la ausencia de médula ósea.

PATOGENIA MOLECULAR: La patogenia de la OI se debe a diferentes mutaciones de *COL1A1* y *COL1A2*, que codifican para las cadenas α_1 y α_2 del procolágeno tipo I, la principal proteína estructural del hueso. Estos genes se encuentran en los cromosomas 17 (17q21.3-q22) y 7 (7q21.3-q22), respectivamente. El fenotipo resultante varía desde un cuadro leve hasta otro mortal, según (1) el gen afectado, (2) la localización en la triple hélice del colágeno en la que se produce la sustitución y (3) qué aminoácido es sustituido por glicina.

del tejido conjuntivo, causadas por mutaciones en el gen que codifica para la síntesis del colágeno tipo I. Afecta esqueleto, articulaciones, oídos, ligamentos, dientes, escleróticas y piel. Hay cuatro tipos bien identificados de OI (*v.* cap. 5).

Osteogénesis imperfecta tipo I

La OI tipo I es el fenotipo más leve. Se hereda de forma autosómica dominante, y se caracteriza por múltiples fracturas después del nacimiento, una esclerótica de color azul y anomalías auditivas. En algunos pacientes hay anomalías en la dentición también muy evidentes (dentinogénesis imperfecta).

PATOLOGÍA Y CARACTERÍSTICAS CLÍNICAS: Las primeras fracturas se presentan después de que el niño comienza a sentarse y caminar. Pueden presentar centenares de fracturas al año de edad con el menor movimiento o traumatismo. En las radiografías, los huesos se observan extremadamente delgados, de aspecto delicado y curvatura anómala (fig. 22-6 A). El colágeno tiene una menor fuerza de tensión y la mineralización ósea es anómala. La combinación de estas alteraciones explica la tendencia a la fractura de los huesos en la OI. En la enfermedad, hay formación de hueso insuficiente, lo que ocasiona la disminución del grosor de la cortical y la menor cantidad de hueso trabecular. Cuando se presentan fracturas, el callo puede ser tan extenso que semeje un tumor (fig. 22-6 B). Conforme el niño crece, las fracturas tienden a disminuir en gravedad y frecuencia, y la estatura en general es normal.

Las escleróticas son muy delgadas, con un color azulado atribuible a la coroides subyacente. Hay pérdida progresiva de la audición, que puede ocasionar sordera total en la edad adulta, debido a la fusión de los huesecillos del oído. La laxitud articular que acompaña a la enfermedad puede propiciar cifoescoliosis y pie plano. Debido a la hipoplasia de la dentina y la pulpa, los dientes suelen estar deformados y adquieren un color azul amarillento.

Osteogénesis imperfecta tipo II

La OI tipo II es una enfermedad perinatal, mortal, con un patrón de herencia autosómico dominante. Los neonatos afectados pueden presentarse como mortinatos o morir a los pocos días después de nacer, debido a las múltiples fracturas que sufren en esta etapa. Tienen una estatura notablemente corta, con importante deformidad de las extremidades. Casi todos los huesos presentan fracturas durante el proceso del parto o durante las contracciones uterinas previas.

Osteogénesis imperfecta tipo III

La OI tipo III es una variante progresiva, altamente deformante de la enfermedad, que se caracteriza por muchas fracturas óseas, retraso del crecimiento y deformidad grave del esqueleto. El patrón hereditario suele ser autosómico dominante, aunque (en casos raros) se han documentado formas autosómicas recesivas. Las fracturas se presentan al nacimiento, pero los huesos son menos frágiles que en la variante tipo II. Estos pacientes pueden presentar acortamiento grave de la estatura debido a fracturas óseas progresivas y cifoescoliosis grave. Aunque las escleróticas pueden tener color azulado al nacimiento, se tornan blancas poco tiempo después. Son habituales las anomalías dentarias.

Osteogénesis imperfecta tipo IV

La OI tipo IV es similar a la tipo I, excepto por el hecho de que las escleróticas son normales. Esta enfermedad tiene una presentación heterogénea y puede haber o no alteraciones dentarias. En esta variante, la presencia de puentes cruzados anómalos en el colágeno da como resultado unas fibrillas delgadas, delicadas y débiles de la proteína. Este colágeno anómalo no permite la maduración de la cortical ósea, de manera que al nacimiento la cortical del hueso es similar a la del feto. Con el paso de los

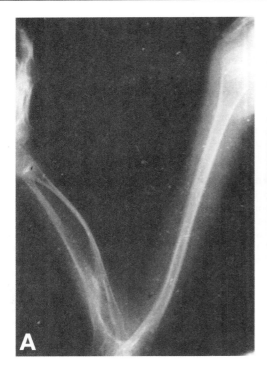

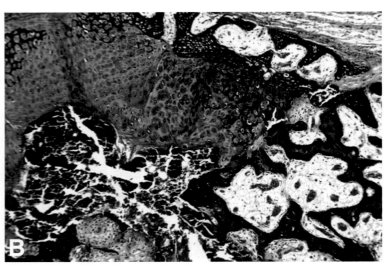

FIGURA 22-6. Osteogénesis imperfecta. A. Radiografía en la que se observa el aspecto de notable delgadez del húmero y los huesos del antebrazo. Se observa un callo por una fractura en la porción proximal del cúbito. **B.** En la microfotografía del callo de la fractura se observa gran cantidad de cartílago (*arriba a la izquierda*). La corteza es delgada y está formada por hueso trabecular hipercelular.

años la cortical madura, pero esto no se produce hasta la adolescencia, o inclusive más tarde. En cualquier caso, la frecuencia de las fracturas tiende a disminuir después de un largo periodo. Estos pacientes son tratados de forma vigorosa con dispositivos ortopédicos, incluyendo bastones insertados en la cavidad medular ósea para evitar el efecto de acortamiento por múltiples fracturas.

No hay un tratamiento único para las OI. La cirugía y la ortesis han sido los principales tratamientos. Sin embargo, los bifosfonatos (pamidronato) mejoran la OI de los tipos III y IV mediante la disminución de los índices de fracturas.

FRACTURAS

La lesión ósea más común es la fractura, la cual puede definirse como una pérdida de la continuidad del hueso. Una fuerza perpendicular al eje longitudinal del hueso da como resultado una **fractura transversa**. Una fuerza aplicada a lo largo del eje longitudinal del hueso produce una **fractura por compresión**. Una fuerza de torsión da como resultado una **fractura en espiral**, y la combinación de fuerzas y compresión puede causar angulación y desplazamiento de los extremos fracturados.

Una fuerza suficientemente fuerte para fracturar el hueso también puede dañar los tejidos blandos adyacentes. En esta situación, con frecuencia hay (1) importante necrosis muscular; (2) hemorragia debida a desgarramiento de los lechos capilares y de los grandes vasos en los tejidos blandos; (3) desgarro de los sitios de inserción tendinosos y sitios de fijación de los ligamentos, y (4) daño nervioso, causado por estiramiento o desgarro directo de los nervios.

Curación de fracturas

La duración de cada fase (fig. 22-7) depende de la edad del paciente, el sitio de la fractura, el estado general de salud del paciente y su estado nutricional, así como la magnitud de daño a los tejidos blandos. Los factores locales, tales como el riego vascular y las fuerzas mecánicas en el sitio, también tienen un papel en la reparación de la fractura. *En la curación de la fractura ósea, cualquier otra formación de tejido óseo en el sitio de la fractura representa una curación incompleta.*

La patología se presenta en detalle en la figura 22-7:

- **Fase inflamatoria:** (1) los primeros 1-2 días después de la fractura se caracterizan por la hemorragia y necrosis ósea generalizada, como resultado de la rotura de los grandes vasos sanguíneos en el hueso. *El hueso muerto se caracteriza por la ausencia de osteocitos y lagunas osteocíticas vacías.* (2) En 2-5 días, se observan grandes coágulos y neovascularización periférica. (3) Al final de la primera semana, casi todo el coágulo se ha organizado por la invasión de los vasos sanguíneos y el desarrollo temprano de fibrosis. (4) Después de una semana, se produce la formación temprana de hueso trabecular, *correspondiente a hueso «cicatricial».* En casi todas las fracturas se forma cartílago, que, en ocasiones, se reabsorbe mediante osificación endocondral. El tejido de granulación que contiene hueso o cartílago se denomina **callo**.
- **Fase de reparación:** esta fase ocurre tras la primera semana después de la fractura y puede durar meses, según el grado de movimiento y fijación de la fractura. En esta etapa, la inflamación aguda ha desaparecido. Las células pluripotenciales se diferencian en fibroblastos y osteoblastos. La reparación se origina en la periferia hacia el centro de la fractura y tiene dos objetivos: (1) organizar y reabsorber el coágulo sanguíneo y, lo más importante; (2) formar nuevos vasos sanguíneos para la formación del callo, el cual es el puente para la reparación de la fractura.
- **Fase de remodelado:** varias semanas después de la fractura, el crecimiento interno del callo ha sellado los extremos óseos e iniciado el proceso de remodelado. En esta fase, el hueso es reorganizado hasta recuperar la cortical original. En los niños, en quienes las placas de crecimiento están todavía abiertas, el modelado normal del hueso en crecimiento puede no implicar la formación de callo, por lo que la fractura puede no ser identificable en una etapa más tardía de la vida.

CICATRIZACIÓN PRIMARIA: Una fractura no necesariamente da como resultado el desplazamiento óseo y la lesión de los tejidos blandos. En este caso, prácticamente no hay reacción de tejidos blandos ni formación de callo porque el hueso se fija de forma rígida. La fractura crece directamente en el sitio fracturado mediante un proceso denominado **cicatrización primaria**.

FALTA DE UNIÓN: Si el sitio de la fractura no se cura, la situación que se produce se denomina **ausencia de unión**. Las

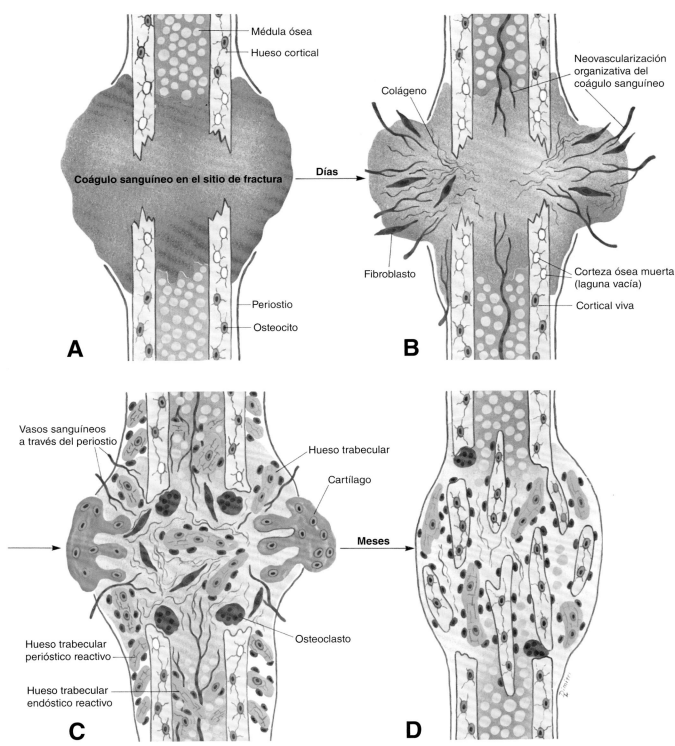

FIGURA 22-7. Cicatrización de una fractura. A. Poco después de ocurrida la fractura, se forma un extenso coágulo de sangre en el subperiostio y el tejido blando, así como en la cavidad de la médula ósea. El hueso en el sitio de la fractura tiene un borde dentado. **B.** En la **fase inflamatoria** de curación de la fractura se produce la neoformación de vasos sanguíneos y se inicia el proceso de organización del coágulo sanguíneo. Debido a que los osteocitos en el sitio de la fractura están necróticos, la laguna está vacía. Los osteocitos de la corteza también están necróticos en el sitio de la fractura, lo que origina una interrupción traumática del riego sanguíneo de las arterias perforantes hacia el periostio. **C.** La **fase de reparación** de la curación de la fractura se caracteriza por la formación de un callo de cartílago y hueso trabecular cerca del sitio fracturado. Los bordes dentados de la corteza original han sido remodelados y erosionados por los osteoclastos. El espacio medular ha sido revascularizado y contiene hueso trabecular reactivo, así como la región perióstica. **D.** En la **fase de remodelado**, durante la cual la corteza es revitalizada, el hueso reactivo puede ser laminar o trabecular. El nuevo hueso se organiza a lo largo de las líneas de fuerza mecánica. Se mantiene una importante actividad celular, tanto de osteoclastos como de osteoblastos.

causas de ausencia de unión incluyen la interposición de tejidos blandos en el sitio de la fractura, una movilidad excesiva, una infección, un riego sanguíneo escaso y otros factores mencionados con anterioridad.

OSTEONECROSIS (NECROSIS AVASCULAR, NECROSIS ASÉPTICA)

La osteonecrosis se refiere a la muerte del hueso y la médula ósea en ausencia de infección (fig. 22-8). Las causas de osteonecrosis se mencionan en la tabla 22-1. El hueso necrótico se repara de manera diferente en la cortical y en el hueso trabecular esponjoso subyacente.

 PATOLOGÍA: La osteonecrosis se caracteriza por la muerte del hueso y la médula. El hueso necrótico tiene lagunas vacías que carecen de núcleos de osteocitos, y la médula ósea muestra calcificación distrófica (fig. 22-8 B).

La **enfermedad de Legg-Calvé-Perthes** es la osteonecrosis de la cabeza del fémur en niños; la **osteonecrosis idiopática** tiene lugar en la misma localización en los adultos. En ambas situaciones, el colapso de la cabeza femoral puede ocasionar discrepancia articular y, en algunos casos, artrosis grave. El colapso del hueso subcondral es resultado de diversos mecanismos:

- El hueso necrótico puede sostener las fracturas por esfuerzo y compactación por un largo periodo.
- La porción periférica del hueso necrótico puede presentar neovascularización. Al examen radiológico, se observa un área radiotransparente, rodeando a la zona necrótica.
- El cartílago articular rígido y el hueso subcondral pueden romperse conforme la zona necrótica subcondral se colapsa, produciendo una fractura.

FORMACIÓN DE HUESO REACTIVO

El hueso reactivo es hueso intramembranoso formado en respuesta al estrés en un hueso o en tejido blando. Situaciones tales como tumores, infecciones, traumatismos o enfermedades generalizadas o locales pueden estimular la formación de hueso.

Tabla 22-1
Causas de Osteonecrosis
Traumatismo, incluidas fractura y cirugía
Émbolos, que producen infartos óseos localizados
Enfermedades sistémicas, tales como policitemia, lupus eritematoso, enfermedad de Gaucher, anemia de células falciformes y gota
Radiación, sea interna o externa
Administración de **corticoesteroides**
Necrosis ósea local específica en diversos sitios, por ejemplo, en la cabeza del fémur (enfermedad de Legg-Calvé-Perthes) o en el hueso navicular (enfermedad de Köhler)
Trasplante de órganos, en particular de riñón, en pacientes con hiperparatiroidismo persistente
Osteocondritis disecante, una enfermedad de etiología desconocida en la que una parte del cartílago articular y del hueso subcondral se rompe dentro de la articulación. Se piensa que se produce necrosis ósea en una zona localizada que posteriormente se desprende
Autoinjertos y aloinjertos
Trombosis de vasos sanguíneos locales secundaria a compresión por un tumor adyacente o alguna otra masa que ocupa
Factores idiopáticos, como en la alta incidencia de osteonecrosis de la cabeza del fémur en los alcohólicos. El hueso necrótico cicatriza de manera diferente en la cortical y en el hueso esponjoso subyacente

 PATOLOGÍA: El periostio puede responder con un patrón conocido como destello de sol (fig. 22-9), como se presenta en ciertos tumores, o en la formación progresiva de capas de periostio, la cual da lugar al **patrón en capas de cebolla** de la cortical. La cara endóstica o medular puede formar nuevo hueso, de manera que, en las radiografías, la cortical aparece engrosada, y se observa hueso esponjoso grueso de mayor densidad.

El hueso reactivo puede ser trabecular o laminar, según la velocidad de depósito del hueso reactivo. Alrededor de una infección de evolución lenta, como sucede en la osteomielitis crónica, el hueso reactivo puede depositarse como hueso laminar nuevo a partir del periostio. En este caso, el hueso tiene tiempo de responder a

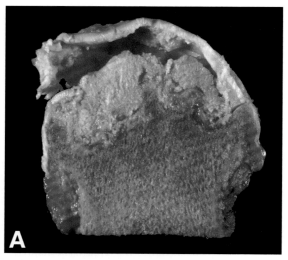
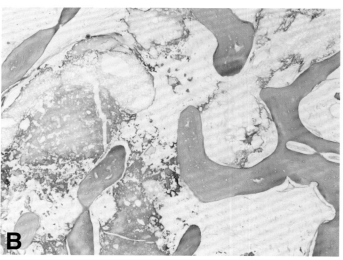

FIGURA 22-8. Osteonecrosis de la cabeza del fémur. Corte coronal en el que se observa un área delimitada de infarto subcondral con desprendimiento parcial del cartílago articular que lo recubre y del hueso subarticular. **B.** A nivel microscópico, el hueso necrótico se caracteriza por lagunas vacías y la médula necrótica muestra calcificación distrófica.

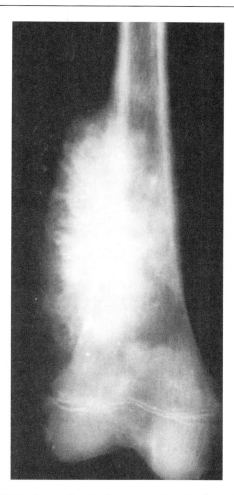

FIGURA 22-9. Formación de hueso reactivo. Radiografía de un osteosarcoma del fémur en el que se observa el patrón en destello de sol en el hueso nuevo hiperdenso en la diáfisis distal y la metáfisis. Esta zona radiodensa se debe a tejido óseo producido por el sarcoma y la reacción perióstica del hueso huésped. La placa epifisaria se observa como una línea transversa radiotransparente entre la metáfisis y la epífisis. El hueso radioopaco distribuido de forma radial se extiende más allá del periostio hasta los tejidos blandos, ocultando la arquitectura ósea subyacente.

la aplicación de fuerza permanente. De forma similar, un tumor benigno puede causar reacción ósea laminar. Por el contrario, es más probable que un tumor de crecimiento rápido favorezca la formación de hueso esponjoso. De manera invariable, el hueso reactivo es de tipo intramembranoso, debido a que se deriva del periostio o del tejido endóstico de la médula ósea.

Osificación heterotópica

La **osificación heterotópica** (**OH**) es la formación de tejido óseo reactivo (trabecular y/o laminar) en sitios fuera del sistema esquelético, tales como piel, tejido subcutáneo, músculo esquelético y tejido conjuntivo fibroso alrededor de las articulaciones. La OH no está relacionada con ninguna enfermedad metabólica, lo cual se constata por el hecho de que los pacientes poseen nivel normal de calcio y fósforo en suero. La OH se presenta en cinco cuadros clínicos principales: genética, postraumática, neurogénica, posquirúrgica y una variante con lesiones reactivas características como **miositis osificante** (*v.* más adelante). Un trastorno genético conocido como **fibrodisplasia osificante progresiva** se caracteriza por el depósito masivo de hueso alrededor de múltiples articulaciones. La OH puede formarse en hematomas o en el músculo esquelético después de traumatismos. La OH neurogénica se presenta en el músculo de tejido fibroso periarticular en múltiples sitios de pacientes con traumatismo craneoencefálico, lesión medular espinal o coma prolongado. La OH puede formarse en tejido blando periarticular después de una cirugía de la articulación.

Miositis osificante

La miositis osificante es una forma característica de osificación heterotópica que afecta a personas jóvenes y, aunque es completamente benigna, con frecuencia se asemeja a neoplasias malignas. Es un proceso autolimitado y tiene un excelente pronóstico. La regresión espontánea es común. No se requiere tratamiento una vez que se ha hecho el diagnóstico.

 FACTORES ETIOLÓGICOS: Las lesiones características son el resultado de un traumatismo cerrado del músculo y los tejidos blandos, generalmente en las extremidades inferiores. Sin embargo, en algunos casos puede producirse de forma espontánea. La neovascularización periférica y la fibrosis en el sitio del tejido dañado con hemorragia asociada pueden producir en corto tiempo la formación de espículas óseas. Estos cambios son similares a los que se producen en el hematoma inicial durante la cicatrización de una fractura. Debido a que la miositis osificante se presenta con frecuencia cerca de los huesos, tales como el fémur o la tibia, puede ser mal diagnosticado en la radiografía como un tumor maligno de origen óseo.

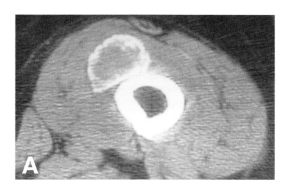

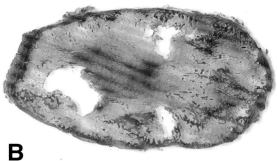

FIGURA 22-10. Miositis osificante circunscrita. A. Tomografía computarizada del muslo en la que se observa una masa intramuscular, ovoide, en el corte axial adyacente a la cortical femoral, con un centro radiotransparente y osificación, que es más densa en la periferia. **B.** La masa con un aumento menor muestra hueso trabecular en la periferia y tejido fibroso en el centro.

PATOLOGÍA: Desde el punto de vista histológico, se forma hueso trabecular dentro del tejido de granulación y el tejido fibroso reactivo (fig. 22-10 B). El centro de la lesión inicial en la miositis osificante se caracteriza por la proliferación de fibroblastos y células osteoblásticas en la periferia, que comienzan a formar hueso trabecular. Los fibroblastos con frecuencia son atípicos desde el punto de vista citológico y presentan abundantes mitosis, un aspecto histológico que también se asemeja al de un tumor maligno. *La característica clave para diferenciar la miositis osificante de una neoplasia es que el hueso madura desde la periferia, mientras que se observa inmaduro o aún sin formar en el centro de la lesión.* El fenómeno de maduración periférica con inmadurez central, el efecto de zonificación, indica con claridad un proceso reactivo. En una lesión bien desarrollada, este fenómeno se aprecia en la radiografía (fig. 22-10 A). La neoplasia tiene un patrón de distribución opuesto: el tejido más maduro se encuentra en el centro del tumor. El patrón de crecimiento de la miositis osificante es reflejo del crecimiento interno del tejido neovascular desde la periferia hacia el centro de la región dañada. En etapas tardías, la lesión puede contener cartílago e incluso hueso laminar.

INFECCIONES

Osteomielitis

Puede ser ocasionada por cualquier agente infeccioso, pero los patógenos más comunes son *Staphylococcus sp.* (60-80 %). Puede también ser ocasionada por otros microorganismos, tales como *Escherichia coli, Neisseria gonorrhoeae, Haemophilus influenzae* y género *Salmonella.* Los microorganismos pueden entrar a través del torrente sanguíneo o mediante acceso directo hacia el hueso.

Penetración directa

La infección puede deberse a penetración directa o extensión de las bacterias, que en la actualidad es la causa más común de osteomielitis en Estados Unidos. Las bacterias pueden entrar directamente hacia el hueso mediante heridas penetrantes, fracturas abiertas o cirugía. Se piensa que los agentes más comunes son estafilococos y estreptococos, pero en el 25 % de las infecciones postoperatorias se detectan microorganismos anaerobios. Rara vez hay siembra de microorganismos gramnegativos en la cadera después de una cirugía urológica o procedimientos de cirugía gastrointestinal.

Osteomielitis hematógena

Los microorganismos infecciosos pueden llegar al hueso a partir de un foco situado en otra parte del cuerpo a través del torrente sanguíneo. Con frecuencia, el foco por sí mismo (p. ej., una pústula cutánea o una infección dentaria o de las encías) conlleva poco riesgo. *Los sitios más comúnmente afectados por la osteomielitis hematógena son las metáfisis de los huesos largos, tales como la rodilla, los tobillos y la cadera.* La infección afecta principalmente a niños de 5-15 años de edad, pero en ocasiones puede observarse en personas de mayor edad. Los adictos a drogas también pueden desarrollar osteomielitis hematógena a partir de los sitios de inyección infectados.

FACTORES ETIOLÓGICOS Y PATOLOGÍA: La osteomielitis hematógena afecta principalmente a la zona de la metáfisis, la única fuente de riego sanguíneo en esta región (fig. 22-11). Ello conduce a la ralentización y el espesamiento del flujo sanguíneo, lo cual permite que las bacterias penetren las paredes de los vasos sanguíneos y establezcan un foco infeccioso dentro de la médula ósea. Si el microorganismo es virulento y continúa proliferando, puede aumentar la presión en las delgadas paredes adyacentes de los vasos debido a que se encuentra en un espacio cerrado, la cavidad de la médula ósea. Este aumento de presión puede afectar el riego sanguíneo en esta región y producir ne-

crosis ósea. Las regiones necróticas pueden confluir en una zona avascular, lo cual da lugar a una mayor proliferación bacteriana. Si la infección no es controlada, el pus y las bacterias pueden extenderse a los conductos vasculares endósticos que irrigan la cortical y diseminarse hacia los conductos de Volkmann y Havers situados en la cortical. En algunos casos, se forma pus debajo del periostio, lo cual puede arrancar las arterias perforantes del periostio, desvitalizando la cortical. En ciertas circunstancias, el material purulento puede penetrar el periostio y la piel para formar una fístula de drenaje (figs. 22-11 D).

La formación de nuevo hueso perióstico y la formación de hueso reactivo en la médula ósea tienden a controlar la infección. Al mismo tiempo, la actividad osteoclástica sirve para reabsorber el hueso. Si la infección es virulenta, el intento de controlarlo es superado y hay daño al hueso, de manera que no se produce su formación y se desarrolla una extensa necrosis ósea. Con mayor frecuencia, las células pluripotenciales modulan los osteoblastos en un intento de contener la infección. En niños muy pequeños (de 1 año de edad o menores) con osteomielitis suelen verse afectadas las articulaciones adyacentes (artritis séptica). La diseminación a las articulaciones adyacentes y a las regiones óseas subcondrales también puede presentarse en adultos.

Complicaciones

Entre las complicaciones de la osteomielitis se incluyen:

- **Septicemia:** la diseminación de microorganismos a través de la circulación puede ser resultado de una infección del hueso. Es muy raro que se origine osteomielitis a partir de una septicemia.
- **Artritis bacteriana aguda:** la infección articular secundaria a osteomielitis se presenta a cualquier edad, y es considerada una urgencia médica. El cartílago es destruido por digestión directa por células inflamatorias, originando artrosis. Es obligada la intervención oportuna para prevenir esta complicación.
- **Fracturas patológicas:** la osteomielitis puede originar fracturas, que no cicatrizan adecuadamente y pueden requerir drenaje quirúrgico.
- **Carcinoma de células escamosas:** este cáncer se desarrolla en el hueso o en el trayecto fistuloso de larga evolución después de una infección inicial. En estos casos, el tejido escamoso se origina por epitelización del conducto fistuloso que en algunos casos se vuelve maligno.
- **Amiloidosis:** la amiloidosis era una complicación común de la osteomielitis crónica, pero en la actualidad es rara en países industrializados.
- **Osteomielitis crónica:** la osteomielitis crónica puede presentarse después de una osteomielitis aguda. Es de tratamiento difícil, en especial cuando afecta a todo el hueso, debido a que el hueso necrótico o el secuestro actúan como cuerpos extraños en zonas avasculares, y los antibióticos no pueden alcanzar a las bacterias. La osteomielitis crónica es, por tanto, tratada sintomáticamente con cirugía o antibióticos durante toda la vida del paciente.

CARACTERÍSTICAS CLÍNICAS: La osteomielitis hematógena en niños se presenta de manera súbita, con fiebre y ataque al estado general, o como una enfermedad subaguda en la que predominan las manifestaciones locales. Es característica la inflamación, el eritema y el dolor en el hueso afectado. El recuento de leucocitos aumenta notablemente, aunque puede ser normal en muchos casos, pero la ausencia de leucocitosis no descarta la enfermedad. Es de mucha utilidad solicitar estudios de radiología, incluyendo radiografía, tomografía computarizada, resonancia magnética y gammagrafía ósea. La biopsia de hueso es indispensable para el diagnóstico definitivo, ya que permite obtener material para el estudio histológico, los cultivos microbiológicos y las pruebas de sensibilidad a antibióticos.

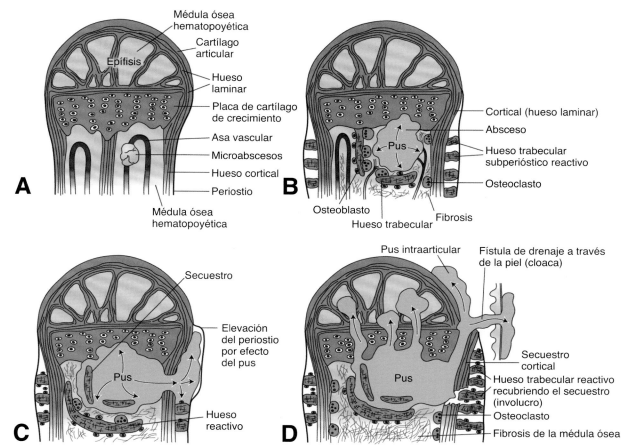

FIGURA 22-11. Patogenia de la osteomielitis hematógena. A. La epífisis, la metáfisis y la placa de crecimiento son normales. En el asa capilar se está formando un microabsceso séptico. **B.** La expansión del foco séptico estimula la reabsorción del hueso trabecular adyacente. El **hueso trabecular** comienza a rodear este foco. El absceso se expande dentro del cartílago y estimula la formación de hueso reactivo por el periostio. **C.** El **absceso**, que continúa expandiéndose hasta la corteza dentro del tejido subperióstico, desprende las arterias perforantes que irrigan la cortical, de manera que producen su necrosis. **D.** La extensión de este proceso hasta el espacio articular, la epífisis y la piel produce una **fístula de drenaje.** El hueso necrótico se denomina **secuestro.** El hueso viable que rodea al secuestro se denomina **involucro.**

El tratamiento depende de la etapa de la infección. La osteomielitis temprana se trata con antibióticos intravenosos durante 6 semanas o más. La cirugía es útil para drenar y descomprimir la infección dentro del hueso o para drenar un absceso que no responde a tratamiento con antibióticos. A largo plazo, la administración de antibióticos de forma aislada en la osteomielitis crónica no es curativa, por lo que se requiere desbridación quirúrgica extensa del hueso necrótico.

Tuberculosis ósea

La tuberculosis ósea suele originarse en los pulmones o nódulos linfáticos (*v.* cap. 10). Las micobacterias se diseminan hacia el hueso por vía hematógena y rara vez se diseminan de forma directa a partir de los pulmones o nódulos linfáticos.

Espondilitis tuberculosa (enfermedad de Pott)

La espondilitis tuberculosa (es decir, la infección de la columna vertebral) es una complicación temida de la tuberculosis en niños. La enfermedad afecta los cuerpos vertebrales y, en menor medida, la lámina y espinas, así como las vértebras adyacentes (fig. 22-12). Por lo general, afecta los cuerpos vertebrales torácicos, en especial la vértebra dorsal 11. Como resultado del tratamiento antibiótico efectivo, disponible en la actualidad, la enfermedad de Pott es en estos días rara.

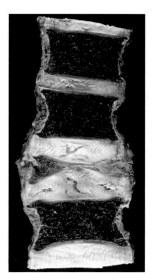

FIGURA 22-12. Espondilitis tuberculosa (enfermedad de Pott). Cuerpo vertebral reemplazado casi por completo por tejido tuberculoso. Obsérvese cómo el disco intervertebral se encuentra conservado.

PATOLOGÍA: La patología en la espondilitis tuberculosa es similar a la tuberculosis en otros sitios. Los granulomas producen en primera instancia necrosis caseosa de la médula ósea, la cual conlleva a la reabsorción lenta del hueso trabecular y, en ocasiones, la producción de espacios quísticos dentro del hueso. Debido a que la formación de hueso reactivo es mínima o ausente, por lo general los cuerpos vertebrales infectados se colapsan, lo que produce cifosis y escoliosis. El disco intervertebral es aplastado y destruido mediante fractura por compresión, más que por invasión por microorganismos. La imagen del jorobado de la antigüedad con frecuencia era debida a la presencia de enfermedad de Pott.

Sífilis

La sífilis causa una enfermedad de evolución lenta, crónica, inflamatoria del hueso, caracterizada por granulomas, necrosis e importante formación de hueso reactivo. Puede ser adquirida por contacto sexual o transmitida a través de la placenta de la madre al feto (v. cap. 16). Los cambios óseos en la sífilis dependen de la edad del paciente, las alteraciones endósticas y periósticas y la presencia o ausencia de gomas tuberculosas.

HISTIOCITOS DE CÉLULAS DE LANGERHANS

La histiocitosis de células de Langerhans (HCL) es un término genérico (conocido anteriormente como **histiocitosis X**) utilizado para referirse a tres trastornos caracterizados por proliferación de células de Langerhans en diversos tejidos: (1) **granuloma eosinófilo**, una forma localizada; (2) **enfermedad de Hand-Schüller-Christian**, una variante diseminada, y (3) **enfermedad de Letterer-Siwe**, una variante fulminante de la enfermedad y, por lo general, mortal (v. cap. 18).

PATOLOGÍA: El aspecto histológico de los huesos en las tres variedades de HCL es idéntico, y se caracteriza por acumulación de células fagocíticas de gran tamaño con citoplasma pálido y eosinófilo, y núcleo mezclado o cavitado (v. figs. 18-45). En todas las lesiones hay abundantes eosinófilos que en ocasiones forman conjuntos denominados «abscesos eosinófilos». Es frecuente observar células gigantes osteoclásticas multinucleadas, así como células inflamatorias crónicas y neutrófilos. Los hallazgos radiológicos en los huesos en todas las tres variantes son idénticos. Las lesiones pueden presentarse en las metáfisis o diáfisis de los huesos largos, o en huesos cortos, especialmente del cráneo. Pueden observarse defectos líticos en sacabocado prácticamente sin formación de hueso reactivo. Estas lesiones pueden producir fracturas y formación de callo perióstico.

OSTEOPOROSIS

La osteoporosis es una enfermedad ósea metabólica en la que el hueso mineralizado en condiciones normales está disminuido en su masa hasta el punto de que ya no es capaz de cumplir con su función de soporte mecánico. El hueso residual tiene una relación normal de matriz mineralizada con respecto a la no mineralizada (es decir, osteoide). La pérdida de hueso y las posibles fracturas son las características primordiales de la osteoporosis, con independencia de las causas subyacentes (fig. 22-13 y 22-14). La etiología de la pérdida de hueso es diversa, pero incluye tabaquismo, insuficiencia de vitamina D, bajo índice de masa corporal, hipogonadismo, estilo de vida sedentario y tratamiento con glucocorticoides.

EPIDEMIOLOGÍA: La osteoporosis y sus complicaciones son un importante problema de salud pública que se espera que se incremente conforme aumenta la expectativa de vida. La masa ósea alcanza su máximo en individuos normales en los 25-35 años de edad, y comienza a disminuir en la quinta o sexta década de la vida. La pérdida de hueso con la edad se produce en todos los orígenes étnicos, pero debido a que tienen mayor masa ósea máxima, la población afroamericana es menos propensa a la osteoporosis que la asiática o la caucásica. La pérdida de masa ósea durante el envejecimiento normal en las mujeres se divide en dos fases: menopausia y envejecimiento. Este último afecta tanto a hombres como a mujeres. Hasta determinado punto, la pérdida de hueso es suficiente para justificar el nombre de **osteoporosis**, de manera que los huesos que sostienen el mayor peso se vuelven susceptibles a fracturas. Las fracturas más comunes se presentan en el cuello y la región intertrocantérea del fémur (**fractura de cadera**; fig. 22-14), los cuerpos vertebrales y la porción distal del radio (**fractura de Colles**). En personas caucásicas de Estados Unidos, un 15% ha tenido alguna fractura de cadera a la edad de 80 años y un 25% a la edad de 90 años. Las mujeres tienen el doble de riesgo de fractura de cadera que los hombres, aunque entre los individuos afroamericanos y algunas poblaciones asiáticas, la incidencia es igual en ambos sexos. En comparación con otras fracturas osteoporóticas, las fracturas de cadera producen la mayor morbilidad, mortalidad (hasta 20% al cabo de 1 año) y costos directos de atención médica. El predominio en mujeres con una relación 8:1 es particularmente preocupante con respecto a las fracturas vertebrales. Un subgrupo de mujeres en la posmenopausia temprana se encuentra en particular riesgo de fracturas vertebrales, las cuales son raras en hombres en la edad adulta tardía. La propensión de los hombres a presentar fracturas de cadera es opuesta a las de localización vertebral, lo cual también es reflejo de factores distintos a la masa ósea, tales como pérdida de la propiocepción.

FACTORES ETIOLÓGICOS Y PATOGENIA MOLECULAR: *Con independencia de la causa de la osteoporosis, siempre es resultado de un aumento de la resorción ósea en relación con su formación.* La resorción y formación óseas son procesos simultáneos. Las personas menores de 35 o 40 años de edad reemplazan por completo el hueso reabsorbido durante el ciclo de remodelado. Con el tiempo, menos hueso es sustituido en las bahías de resorción del que es eliminado, lo que produce un pequeño déficit en cada ciclo de remodelado. Dado que hay cientos de sitios de remodelado en el esqueleto, la pérdida neta de hueso, aun después de un periodo corto, puede ser significativa.

La osteoporosis se clasifica en primaria o secundaria. La **osteoporosis primaria** es con diferencia la variedad más común, de origen desconocido, y se presenta principalmente en mujeres posmenopáusicas (tipo 1) y adultos mayores de ambos sexos (tipo 2). La **osteoporosis secundaria** es una enfermedad asociada a causas definidas, incluyendo diversas enfermedades endocrinas y genéticas.

La **osteoporosis primaria tipo 1** se debe a un aumento absoluto en la actividad de los osteoclastos. Debido a que los osteoclastos inician el remodelado óseo, el número de sitios de remodelado aumenta en este estado de aumento de la formación de osteoclastos, un fenómeno conocido como **aumento de la frecuencia de activación**.

El incremento en los osteoclastos al inicio de la posmenopausia es resultado directo de la disminución de los estrógenos. Este efecto de falta de estrógenos no es, sin embargo, dirigido a los osteoclastos, sino más bien a las células derivadas del estroma medular, el cual secreta citosinas que reclutan a los osteoclastos. Estas citosinas, que se cree que son sensibles a los estrógenos, incluyen la IL-1 e IL-6, TNF y M-CSF.

La **osteoporosis primaria tipo 2**, también denominada **osteoporosis senil**, tiene una patogenia más compleja que la del tipo 1. La osteoporosis tipo 2 por lo general se presenta

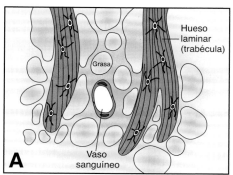
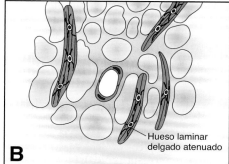
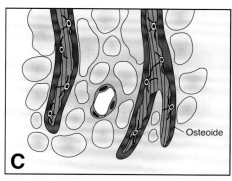

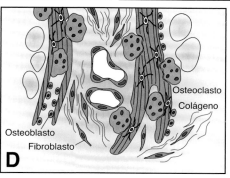
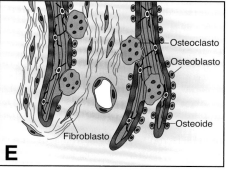

FIGURA 22-13. Enfermedades metabólicas del hueso. A. Hueso trabecular normal y médula ósea grasa. El hueso trabecular es laminar y contiene osteocitos. **B. Osteoporosis.** El hueso laminar muestra un patrón discontinuo, con delgadas trabéculas. **C. Osteomalacia.** Las trabéculas del hueso laminar tienen cantidades anormales de hueso no mineralizado (osteoide). Este osteoide se encuentra engrosado y cubierto por una región más grande de lo normal de hueso trabecular. **D. Hiperparatiroidismo primario.** Las trabéculas del hueso laminar son reabsorbidas de forma activa por numerosos osteoclastos que ingresan a cada una de las trabéculas. El aspecto de los osteoclastos dentro de las trabéculas, un proceso denominado **osteítis disecante**, es diagnóstico de hiperparatiroidismo. La actividad osteoblástica también es notable. La médula ósea es reemplazada por tejido fibroso adyacente a las trabéculas. **E. Osteodistrofia renal.** El aspecto morfológico es similar al hiperparatiroidismo primario, con excepción del predominio de osteoide que cubre a las trabéculas. Los osteoclastos no reabsorben osteoide, y en cualquier parte en que el osteoide esté ausente, los osteoclastos penetran dentro de las trabéculas. La actividad osteoblástica, junto con los osteoclastos, es nuevamente predominante.

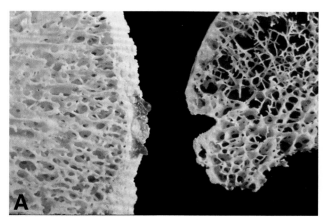
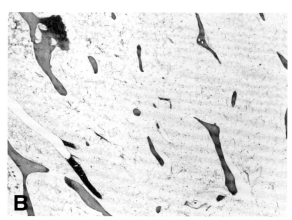

FIGURA 22-14. Osteoporosis. A. Cabeza femoral de una mujer de 82 años de edad con osteoporosis y fractura del cuello del fémur (*derecha*) comparado con un corte de un control normal del mismo grosor (*izquierda*). **B.** Microscópicamente, hay una reducción en el tamaño y grosor de las trabéculas del hueso y pérdida de conectividad.

después de los 70 años de edad y se origina por una disminución de la función de los osteoblastos. De esta manera, aunque la actividad de los osteoclastos no aumente más, el número de osteoblastos y la cantidad de hueso producido por célula son insuficientes para compensar el hueso eliminado en la fase de reabsorción del ciclo de remodelado.

Osteoporosis primaria

La osteoporosis primaria se ha relacionado con diversos factores que influyen en la masa ósea pico y en la velocidad de pérdida ósea:

- **Factores genéticos:** los factores ambientales y el genotipo individual participan en el proceso que determina la masa ósea pico y el riesgo de osteoporosis. El desarrollo de manifestaciones clínicas importantes de osteoporosis se relaciona, en gran medida, con la cantidad máxima de hueso que cada persona posee, la cual se conoce como **masa ósea pico o máxima**. Las variaciones genéticas representan hasta el 70 % de la varianza en la densidad mineral ósea (DMO). La variación de la secuencia en el receptor de vitamina D, el gen para el colágeno *Col1A1*, el receptor de estrógeno α, la IL-6 y la proteína 5 relacionada con el receptor de lipoproteínas de baja densidad (LRP5) tienen una asociación significativa con las diferencias en la DMO.

■ **Ingesta de calcio:** la ingesta promedio de calcio en las mujeres posmenopáusicas en Estados Unidos es inferior al valor recomendado de 800 mg/día. Sin embargo, hasta qué punto esta aparente deficiencia contribuye a la aparición de osteoporosis es motivo de controversia, en vista de un gran número de estudios en contra. De cualquier manera, se recomienda que tanto las mujeres premenopáusicas como las posmenopáusicas aumenten la ingesta de calcio y vitamina D.

■ **Absorción de calcio y vitamina D:** la absorción del calcio por el intestino disminuye con la edad. Debido a que la absorción del calcio está controlada principalmente por la vitamina D, se ha puesto atención al papel de esta hormona esteroide en la osteoporosis. En comparación con los controles, las personas con osteoporosis tienen menor concentración circulante de 1.25-dihidroxivitamina D, [1.25(OH)$_2$D], la forma activa de la vitamina D que favorece la absorción de calcio por el intestino. Esta disminución se atribuye a la disminución relacionada con la edad de la actividad de la enzima 1α- hidroxilasa en el riñón. Esta enzima cataliza la formación de 1.25(OH)$_2$D. La menor actividad de la 1α-hidroxilasa se atribuye a disminución de la estimulación de la enzima por la hormona paratiroidea (PTH), así como una disminución relacionada con la edad en la respuesta de los túbulos renales a la PTH. Es interesante mencionar que a causa de los estrógenos en las mujeres posmenopáusicas con osteoporosis, aumenta tanto el nivel circulante de 1.25(OH)$_2$D como la absorción de calcio. Se ha sugerido que la disminución de la actividad de la 1α-hidroxilasa en los riñones podría estimular la secreción de PTH y, de esta manera, contribuir a la resorción ósea.

■ **Ejercicio:** la actividad física es necesaria para mantener la masa ósea, y los atletas con frecuencia tienen un aumento de la masa ósea. Por el contrario, la inmovilidad de los huesos (p. ej., postración prolongada, aplicación de férula) produce una pérdida acelerada de hueso.

■ **Factores ambientales:** el tabaquismo en las mujeres se correlaciona con un aumento en la incidencia de osteoporosis. Es posible que la disminución en el nivel de estrógenos activos producidos por el tabaquismo sea responsable de este efecto.

En resumen, los dos factores principales que determinan la osteoporosis primaria son la deficiencia de estrógenos en las mujeres posmenopáusicas y el proceso de envejecimiento en ambos sexos. Los posibles mecanismos para estos efectos se resumen en la figura 22-15.

 PATOLOGÍA: *La relación entre el osteoide y el hueso mineralizado es normal en personas con osteoporosis.* Debido a la abundancia de hueso esponjoso en la columna vertebral, los cambios de la osteoporosis son por lo general más evidentes en esta localización. En las fracturas de cuerpos vertebrales causadas por osteoporosis, la vértebra se observa deformada, con deformación en cuña en la porción anterior y colapso. Si el cuerpo vertebral no se fractura, hay un estrechamiento del espacio intervertebral con ausencia casi total de hueso esponjoso.

Desde el punto de vista histológico, la osteoporosis se caracteriza por una disminución en el grosor de la cortical y una reducción en el número y tamaño de las trabéculas del hueso trabeculado grueso (fig. 22-14). Mientras que la osteoporosis senil tiende a presentar menor grosor trabecular, la osteoporosis posmenopáusica se caracteriza por una rotura de conexiones entre las trabéculas. La pérdida de conexión trabecular, que se trata disminuyendo la tensión biomecánica que finalmente conlleva la producción de una fractura, se debe a perforación de las trabéculas por la reabsorción de los osteoclastos en los sitios de remodelado. En los cortes histológicos, la pérdida de conectividad da como resultado un aspecto de islotes de hueso «aislados» (figs. 22-13 B y 22-14 B).

 CARACTERÍSTICAS CLÍNICAS: La osteoporosis posmenopausia suele ser identificada 10 años después del inicio de la menopausia, mientras que la osteoporosis senil suele producir síntomas después de los 70 años. Las fracturas por compresión de los cuerpos vertebrales con frecuencia se presentan después de traumatismos leves o incluso pueden aparecer después de levantar un objeto pesado. Con cada fractura por compresión, el paciente disminuye su estatura y desarrolla cifosis (**joroba de viuda** o **hipercifosis**).

El tratamiento con estrógenos es una alternativa efectiva, pero controvertida, para prevenir la osteoporosis posmenopáusica. Debido a que el tratamiento hormonal conlleva un mayor riesgo de cáncer de mama y endometrio, se han desarrollado otros medicamentos antiosteoporóticos específicos del hueso. En la actualidad, los **bisfosfonatos** son los fármacos terapéuticos

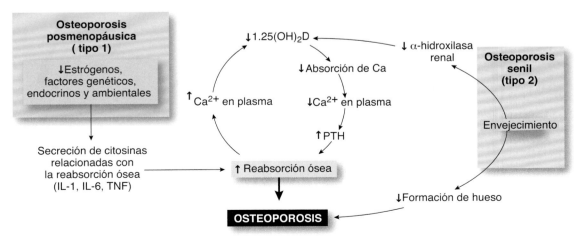

FIGURA 22-15. Patogenia de la osteoporosis primaria. Ca^{2+}, calcio; IL, interleucina; PTH, hormona paratiroidea; TFN, factor de necrosis tumoral.

más populares. Todos los medicamentos antiosteoporóticos exitosos han sido desarrollados para suprimir o retrasar la velocidad de reabsorción ósea, pero no estimulan la formación de hueso. De esta manera, los medicamentos evitan el avance de la enfermedad, pero no pueden curar a un paciente que ya tiene osteoporosis. La suplementación con calcio a través de la dieta en adultos mayores reduce a la mitad el riesgo de fracturas osteoporóticas.

Osteoporosis secundaria

FACTORES ETIOLÓGICOS Y PATOGENIA MOLECULAR: Las causas de osteoporosis secundaria incluyen efectos adversos de medicamentos, enfermedades endocrinas, trastornos de la alimentacion, inmovilidad, enfermedades relacionadas con la médula, trastornos gastrointestinales o biliares, enfermedad renal y cáncer.

- **Enfermedades endocrinas:** la forma más común de osteoporosis secundaria es yatrógena y es resultado de la administración de corticoesteroides. La pérdida ósea también puede ser resultado de un exceso de glucocorticoides endógenos, como sucede en la enfermedad de Cushing (v. cap. 19). Los corticoesteroides inhiben la actividad osteoblástica, de manera que disminuyen la formación de hueso. También impiden la absorción intestinal de calcio dependiente de vitamina D, un efecto que propicia el aumento de la secreción de PTH y de la resorción ósea.
- El **hiperparatiroidismo** induce el almacenamiento de osteoclastos y el aumento de la actividad osteoclástica, lo que da como resultado una osteoporosis secundaria.
- El **hipertiroidismo** aumenta la actividad osteoclástica y produce un aumento en la velocidad de recambio del hueso. Aunque la tirotoxicosis se relaciona con algunas osteoporosis secundarias, la pérdida de masa ósea es limitada (fig. 22-13 D).
- El **hipogonadismo** tanto en hombres como en mujeres se acompaña de osteoporosis Y contribuye a la pérdida de masa ósea en el 25 % de los adultos mayores de sexo masculino. Hay evidencia de disminución de la densidad ósea en la deprivación de andrógenos como tratamiento del carcinoma de próstata.
- **Enfermedades hematológicas malignas:** diversos cánceres hematológicos, particularmente el mieloma multiple, se acompañan de importante pérdida ósea.
- **Malabsorción:** algunas enfermedades gastrointestinales y hepáticas que causan malabsorción suelen contribuir a osteoporosis, quizá porque impiden la absorción de calcio, fosfato y vitamina D.
- **Alcoholismo:** el consumo crónico de alcohol también se relaciona con la presencia de osteoporosis. El alcohol es un inhibidor directo de los osteoblastos y también puede inhibir la absorción de calcio.

OSTEOMALACIA Y RAQUITISMO

La osteomalacia (huesos blandos) *es una enfermedad del adulto caracterizada por una mineralización inadecuada de la matriz ósea recién formada. El raquitismo se refiere a una enfermedad similar presente en la niñez, en quienes las placas de crecimiento (fisis) permanecen abiertas.* De esta manera, el raquitismo en la niñez se presenta como un defecto en la mineralización no sólo del hueso (osteomalacia), sino también de la matriz cartilaginosa de la placa de crecimiento. Son diversas las enfermedades relacionadas con osteomalacia o raquitismo, tales como alteraciones en el metabolismo de la vitamina D, insuficiencia de fosfato y defectos en el proceso de mineralización propiamente dicho (fig. 22-13 C).

Metabolismo de la vitamina D

PATOGENIA MOLECULAR: La vitamina D es ingerida en los alimentos o sintetizada en la piel a partir de 7-dihidrocolesterol bajo la influencia de la luz ultravioleta (fig. 22-16). La vitamina es en primer término hidroxilada en el hígado para formar su principal metabolito circulante, la 25-hidroxivitamina D, y de nuevo hidroxilada, después, en los túbulos renales proximales para producir la hormona activa 1.25(OH)$_2$D. La exposición a la luz del sol proporciona suficiente vitamina D para el crecimiento y mineralización óseos, aun cuando su aporte en la dieta sea inadecuado.

Los receptores para 1.25(OH)$_2$D están presentes no sólo en los sitios clásicos, tales como el intestino, el hueso y los riñones, sino también en muchos otros tipos de células. Esta hormona es un inductor general de la diferenciación, que influye, por ejemplo, en la maduración de las células hematopoyéticas y cutáneas, así como en muchos cánceres. En el intestino, la 1.25(OH)$_2$D estimula la absorción de calcio y fósforo. También es esencial para la maduración de los osteoclastos. Con independencia del mecanismo, la 1.25(OH)$_2$D, junto con la PTH, mantiene el nivel sanguíneo de calcio y fósforo en una concentración adecuada para la mineralización del hueso. *El factor clave que determina la formación de 1.25(OH)$_2$D es la*

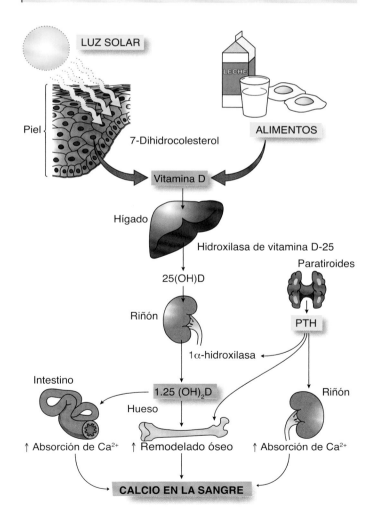

FIGURA 22-16. Metabolismo de la vitamina D y regulación del calcio en la sangre.

concentración sanguínea de calcio. La disminución del calcio en sangre estimula la liberación de PTH, lo cual aumenta la síntesis renal de 1.25(OH)$_2$D.

La **hipovitaminosis D** puede ser debida a (1) una exposición insuficiente a la luz del sol, (2) una ingesta dietética insuficiente, lo cual es, en la actualidad, poco frecuente en los países occidentales, o 3) un defecto en su absorción intestinal. También hay enfermedades hereditarias y adquiridas en el metabolismo de la vitamina D.

Malabsorción intestinal

En países industrializados, las enfermedades asociadas con una malabsorción intestinal causan osteomalacia con mayor frecuencia que aquellas debidas a la desnutrición. *Las enfermedades intrínsecas del intestino delgado, las enfermedades colestásicas del hígado, la obstrucción biliar y la deficiencia pancreática crónica son las causas más frecuentes de osteomalacia en Estados Unidos.*

La malabsorción de vitamina D y calcio es una complicación de diversas enfermedades del intestino delgado, entre las que se pueden mencionar la enfermedad celíaca, la enfermedad de Crohn, la esclerodermia y el síndrome de asa ciega posquirúrgica. En la ictericia obstructiva, la falta de sales biliares en el intestino impide la absorción de lípidos y sustancias liposolubles, entre las que se encuentra la vitamina D.

Trastornos del metabolismo de la vitamina D

El metabolismo de la vitamina D puede estar alterado por un defecto en la 1α-hidroxilación de la vitamina D en el riñón o por falta de sensibilidad del órgano blanco a la 1.25(OH)$_2$D. Dos enfermedades autosómicas recesivas relacionadas con raquitismo en la actualidad se conocen en conjunto como **raquitismo dependiente de vitamina D**.

- El **raquitismo dependiente de vitamina D tipo I** se debe a una deficiencia hereditaria de actividad de la 1α-hidroxilasa en el riñón. Las alteraciones clínicas y bioquímicas del raquitismo aparecen durante el primer año de vida, y estos niños presentan hipocalcemia, hipofosfatemia y aumento en el nivel en suero de PTH y de la fosfatasa alcalina. La enfermedad se controla mediante la administración de 1.25(OH)$_2$D.

- El **raquitismo dependiente de vitamina D tipo II** se debe a mutaciones hereditarias en el receptor de la vitamina D, de manera que los órganos objetivo son insensibles a la 1.25(OH)$_2$D. Por lo general, la enfermedad se manifiesta en una etapa temprana de la vida, pero también puede producirse en la adolescencia. Las concentraciones en suero de 1.25(OH)$_2$D son muy elevadas. Los pacientes que no responden a la 1.25(OH)$_2$D, pueden ser tratados con la administración intravenosa de dosis repetidas de calcio.

- **Las alteraciones adquiridas en el metabolismo de la vitamina D** incluyen defectos en la hidroxilación 1α renal e insensibilidad en el órgano objetivo. Algunas causas de su impedimento de la hidroxilación 1α son el hipoparatiroidismo, la osteomalacia inducida por tumores, la deficiencia renal crónica y la osteomalacia del adulto mayor. El fenobarbital y la fenitoína bloquean la acción de 1.25(OH)$_2$D en los órganos objetivo.

Trastornos renales del metabolismo del fosfato

Tanto el raquitismo como la osteomalacia pueden deberse a una reabsorción deficiente de fosfato por parte de los túbulos renales proximales, con la consiguiente hipofosfatemia.

PATOLOGÍA
OSTEOMALACIA: La osteomalacia, al igual que la osteoporosis, ocasiona un patrón radiológico de osteopenia. Los únicos hallazgos pueden ser fracturas

PATOGENIA MOLECULAR:
HIPOFOSFATEMIA LIGADA AL CROMOSOMA X: Esta enfermedad, también denominada **raquitismo resistente a vitamina D** o **diabetes por fosfato**, es el tipo más común de raquitismo hereditario y se transmite como un rasgo dominante. Las mutaciones en el gen *PHEX* (regulador del fosfato) en el cromosoma X (Xp22) impiden el transporte del fósforo a través de la membrana luminal de las células tubulares proximales del riñón. El producto genético de *PHEX* es una proteasa que inactiva el factor de crecimiento de fibroblastos 23 (*FGF23*). El aumento en la concentración de *FGF23* produce la eliminación renal de fosfato. A pesar de que la pérdida de fosfato renal es fundamental para la enfermedad, la función de los osteoblastos también se altera. El raquitismo florido aparece durante la niñez, pero las niñas suelen presentar sólo hipofosfatemia. Al microscopio, los huesos de los pacientes con hipofosfatemia ligada al cromosoma X presentan una intensa osteomalacia y ensanchamiento de las uniones de osteoide. También muestran zonas características de hipomineralización rodeadas por osteocitos, conocidos como **halos**. El tratamiento consiste en la administración de por vida de fosfato y 1.25(OH)$_2$D.

SÍNDROMES FANCONI: Estas enfermedades congénitas del metabolismo se caracterizan por la pérdida renal de fosfato, glucosa, bicarbonato y aminoácidos. Todas se caracterizan por una acidosis tubular renal y producen raquitismo y osteomalacia. Los síndromes Fanconi incluyen enfermedad de Wilson, tirosinemia, galactosemia, enfermedades por almacenamiento de glucógeno y cistinosis. El daño tubular renal que provoca la pérdida de fosfato también puede ser adquirido, como en la intoxicación por plomo o mercurio, la amiloidosis y la proteinuria de Bence-Jones.

OSTEOMALACIA SECUNDARIA A TUMORES: Esta enfermedad es un síndrome de pérdida de fosfato que se relaciona con tumores principalmente benignos y, en ocasiones, malignos, de tejidos blandos y huesos. Las características de laboratorio incluyen hipofosfatemia, hiperfosfaturia, baja concentración en suero de 1.25(OH)$_2$D y aumento en la fosfatasa alcalina en suero. Los factores de fosfato paraneoplásicos secretados por el tumor, conocidos como **fosfatoninas**, causan la pérdida tubular de fosfato y evitan la conversión tubular de la 25-hidroxivitamina D hacia 1.25(OH)$_2$D.

vertebrales por compresión y disminución del grosor óseo como en la osteoporosis. Sin embargo, hay algunos hallazgos específicos presentes en la osteomalacia.

Al microscopio, hay un defecto en la mineralización presente en la osteomalacia que da como resultado una **ampliación de las uniones de osteoide**, tanto por su grosor como por su proporción en relación con la superficie trabecular que cubre (figs. 22-13 C y 22-17). Las uniones de osteoide reflejan un periodo de tiempo entre el depósito de colágeno y la aparición de las sales de calcio.

CARACTERÍSTICAS CLÍNICAS: El diagnóstico clínico de osteomalacia es con frecuencia difícil. Los pacientes refieren síntomas inespecíficos, tales como debilidad muscular o dolor o mialgias difusas. En las variantes leves de la enfermedad, sólo se observan cambios óseos de evolución lenta, y muchos pacientes permanecen asintomáticos durante años. En casos avanzados, es habitual el dolor óseo mal localizado, en especial en la columna vertebral, de cadera y de porciones proximales de las extremidades.

RAQUITISMO: El raquitismo es una enfermedad de la niñez que produce importantes cambios en la placa de crecimiento, la cual no puede ser mineralizada de forma adecuada. El cartílago calcificado y las zonas de hipertrofia y cartílago proliferativo

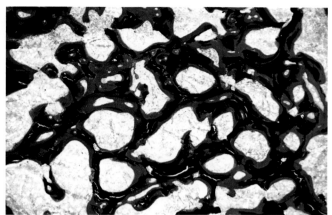

FIGURA 22-17. Osteomalacia. Las superficies de los huesos trabeculados (*negro*) están cubiertas por una capa más gruesa de lo normal de osteoide (*rojo*) con la tinción de Von Kossa, que da un color negro al tejido calcificado.

continúan su crecimiento debido a que la actividad osteoclástica no reabsorbe la placa de crecimiento cartilaginosa. Como consecuencia, se produce un engrosamiento notable de la placa de crecimiento, que es irregular y lobulada. La osificación endocondral se produce muy lentamente y, de preferencia, en las partes periféricas de las metáfisis. El resultado es una epífisis en forma de copa.

Desde el punto de vista microscópico, la placa de crecimiento muestra cambios muy notables. La zona de reposo es normal, pero las zonas de cartílago de proliferación están muy distorsionadas. La secuencia de evolución de formación de condrocitos en hélice desaparece y es reemplazada por células desordenadas separadas por pequeñas cantidades de matriz. Las masas lobuladas resultantes de cartílago proliferativo e hipertrófico se asocian con un aumento en el ancho de la placa de crecimiento, el cual puede ser de 5 a 15 veces el tamaño normal. Las masas de cartílago proliferativo se extienden hacia la región metafisaria, sin ninguna evidencia de invasión vascular y con poca actividad osteoclástica.

 CARACTERÍSTICAS CLÍNICAS: Los niños con raquitismo se observan apáticos e irritables, además con escasa capacidad para mantener la atención. Prefieren mantenerse sedentarios, asumiendo una postura «de Buda». Son de estatura corta, con cambios característicos en los huesos y dientes. El aplanamiento del cráneo, la prominencia de los huesos frontales (**protuberancia frontal**) y las líneas de suturas craneales son muy evidentes. Hay retraso de la dentición, con caries dentales graves y alteraciones en el esmalte. En el tórax puede identificarse el patrón clásico de **rosario raquítico** (aspecto de collar de cuentas sobre las uniones costocondrales secundarias al aumento de tamaño de los cartílagos costales) e indentaciones de las costillas inferiores en el sitio de inserción del diafragma (surco de Harrison). El **pectus carinatum** («pecho de paloma») se debe a un aumento de la curvatura exterior del esternón.

Hay debilidad muscular generalizada, y a nivel abdominal esto produce un «abdomen prominente». Las extremidades son más cortas de lo normal y muestran deformación, con importante curvatura de los brazos y antebrazos y fracturas frecuentes. La cabeza del fémur puede luxarse desde la placa de crecimiento (desplazamiento de la epífisis de la cabeza femoral).

HIPERPARATIROIDISMO PRIMARIO

El hiperparatiroidismo primario es una enfermedad metabólica ósea caracterizada por la reabsorción generalizada del hueso secundaria a una secreción inapropiada de PTH. Cerca del 90 %

de los casos de hiperparatiroidismo primario se deben a uno o más adenomas paratiroideos. La hiperplasia de las cuatro glándulas sólo se observa en un 10 % de los casos (*v. también cap. 19*). Debido a que la PTH favorece la excreción de fósforo en la orina y estimula la reabsorción de hueso por los osteoclastos, es característica la disminución de fosfato en suero y la elevación de calcio. Hay un tipo familiar de hiperparatiroidismo primario que se relaciona con mutaciones en el gen para el receptor de medición de calcio (*CASR*), localizado en el cromosoma 3 (3q13.3).

Los efectos de la PTH dependen de su papel en el hueso, el riñón y (indirectamente) el intestino.

 PATOGENIA MOLECULAR:
HUESO: La PTH desplaza calcio desde el hueso (la principal reserva de calcio en el organismo) mediante el aumento de la osteoclasia al activar los osteoclastos y mediante el reclutamiento de osteoclastos nuevos a partir de las células histiocíticas preosteoclásticas. Este efecto es indirecto y depende de la estimulación de los osteoblastos por la PTH, la cual hace que sinteticen y secreten RANK-L, el cual se une al RANK en los osteoclastos y sus precursores, lo que da como resultado la resorción ósea. En condiciones fisiológicas, la secreción de PTH disminuye al aumentar el ión calcio, y la estimulación de los osteoblastos por la PTH tiende a equilibrar el remodelado y no causa una pérdida neta de masa ósea. En condiciones patológicas, la liberación de una gran cantidad de PTH y secreción continua de RANK-L evita la apoptosis de los osteoclastos, lo que prolonga su vida y activación; esto da como resultado una pérdida neta de masa ósea.

RIÑONES: La PTH estimula la reabsorción de calcio en las porciones ascendente gruesa y granular de los túbulos renales distales. Esto también aumenta la excreción de fosfato en los túbulos contorneados proximal y distal mediante inhibición directa del transporte de fosfato dependiente de sodio. La PTH también incrementa la actividad de la 1α-hidroxilasa en los túbulos proximales, y con ello estimula la producción de $1.25(OH)_2D$.

INTESTINO: La PTH no actúa de forma directa en el intestino, pero aumenta la absorción intestinal de calcio de manera indirecta al incrementar la síntesis renal de $1.25(OH)_2D$.

 PATOLOGÍA: La apariencia histológica anómala del hueso en el hiperparatiroidismo primario se denomina osteítis fibrosa. La histogénesis de la osteítis fibrosa puede clasificarse en tres etapas:

- **Etapa temprana:** inicialmente, los osteoclastos son estimulados por el aumento en la concentración de PTH, que favorece la resorción ósea. Desde la superficie subperióstica y endóstica, los osteoclastos penetran dentro de la cortical como conos de corte. Este proceso se denomina **osteítis disecante**, debido a que cada osteona es perforada de manera continua por la actividad osteoclástica (figs. 22-13 D y 22-18 A). Al mismo tiempo, las fibras de colágeno descansan en la médula endóstica y otros osteoclastos adicionales penetran el hueso.
- **Segunda etapa:** en esta etapa, se produce la resorción del hueso trabecular y la médula es reemplazada por (1) tejido fibroso laxo, (2) macrófagos que contienen hemosiderina, (3) zonas de hemorragia por microfracturas y (4) hueso trabecular reactivo. Estas características constituyen la porción de «osteítis fibrosa» del complejo.
- **Osteítis fibrosa quística:** conforme el hiperparatiroidismo primario evoluciona y la hemorragia continúa, finalmente produce una degeneración quística, que es la etapa final de la enfermedad. Las zonas de fibrosis que contienen hueso esponjoso reactivo y macrófagos repletos de hemosiderina con

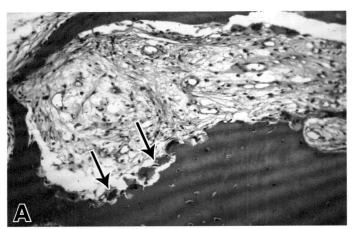

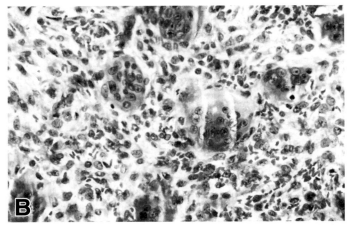

FIGURA 22-18. Hiperparatiroidismo primario. A. Corte a través del hueso compacto en el que se observa reabsorción en túneles de los conductos haversianos. Se observan numerosos osteoclastos (*flechas*) y fibrosis del estroma. **B.** Corte de tejido obtenido de un «tumor pardo» en el que se observan numerosas células gigantes en un estroma celular fibroso. Hay presencia de eritrocitos diseminados en todo el tejido.

frecuencia presentan muchas células gigantes osteoclásticas. Debido a su aspecto macroscópico, esta lesión es conocida como **tumor pardo** (fig. 22-18 B). No se trata de una neoplasia, sino más bien de una reacción de reparación en la etapa final del hiperparatiroidismo. Una característica clásica de la osteítis fibrosa quística es la presencia de múltiples lesiones líticas, localizadas, que son resultado de quistes hemorrágicos o masas de tejido fibroso. Estas lesiones excéntricas y bien delimitadas están separadas del tejido blando por una cubierta perióstica de hueso. Entre las anomalías esqueléticas secundarias al hiperparatiroidismo están las lesiones líticas localizadas de aspecto tumoral. Si una lesión única es examinada de forma aislada, puede ser confundida con una neoplasia primaria de células gigantes de hueso.

 CARACTERÍSTICAS CLÍNICAS: Los síntomas de hiperparatiroidismo primario se relacionan con anomalías de la homeostasis del calcio y pueden resumirse como «piedras, huesos, quejidos y gruñidos». Las «piedras» se refieren a los cálculos renales y los «huesos» a las alteraciones esqueléticas. Los «quejidos» se refieren a las manifestaciones de depresión psiquiátrica y otras alteraciones secundarias a hipercalcemia, mientras que los «gruñidos» se relacionan con las alteraciones gastrointestinales características que acompañan el aumento de la concentración de calcio en suero (*v.* cap. 19).

OSTEODISTROFIA RENAL

La osteodistrofia renal es una enfermedad ósea metabólica compleja que se presenta en el contexto de la deficiencia renal crónica. La osteodistrofia renal grave es más común en pacientes sometidos a diálisis durante tiempo prolongado, debido a que viven el suficiente tiempo para desarrollar alteraciones óseas evidentes. La patogenia de la osteodistrofia renal es similar a la de la osteomalacia, con un hiperparatiroidismo secundario que influye mediante la resorción ósea por los osteoclastos (fig. 22-13 E).

La **variante adinámica de osteodistrofia renal** se caracteriza por una interrupción del remodelado óseo. Más del 40 % de los adultos tratados con hemodiálisis y más del 50 % de aquellos que reciben diálisis peritoneal presenta en la biopsia ósea evidencia de variante adinámica de osteodistrofia renal. El hueso decidual se acumula debido a que no es remodelado, lo que produce una alteración estructural del esqueleto y un aumento de la tendencia a fracturas.

  PATOLOGÍA Y CARACTERÍSTICAS CLÍNICAS: Como resultado de estos efectos de la deficiencia renal crónica, la osteodistrofia renal se caracteriza por diversos grados de osteítis fibrosa, osteomalacia, osteoesclerosis y enfermedad ósea adinámica (fig. 22-19).

El tratamiento de la osteodistrofia renal incluye el tratamiento de la deficiencia renal y, además, el control de la concentración de fósforo mediante fármacos e infusiones adecuadas. En algunos casos, se requiere paratiroidectomía para controlar el hiperparatiroidismo, así como la administración de vitamina D.

ENFERMEDAD ÓSEA DE PAGET

La enfermedad de Paget es una enfermedad crónica caracterizada por lesiones óseas secundarias a una alteración en el remodelado y en las que hay reabsorción excesiva de hueso, que produce lesiones líticas que posteriormente son reemplazadas por formación de hueso desorganizado y en exceso.

 EPIDEMIOLOGÍA: La enfermedad de Paget es común y por lo general se presenta en hombres y mujeres mayores de 50 años de edad. En poblaciones predispuestas, un 3 % de los adultos mayores presenta la enfermedad en la autopsia o al examen radiológico. Los individuos de ascendencia inglesa tienen una alta incidencia de la enfermedad. La enfermedad está prácticamente ausente en países de Asia y en poblaciones indígenas de África y Sudamérica.

 PATOGENIA MOLECULAR: La enfermedad de Paget se asemeja a la enfermedad metabólica desde el punto de vista histológico, y hay un ligero aumento en el recambio óseo en los pacientes que la presentan. Sin embargo, la tendencia a involucrar uno o sólo unos pocos huesos no se corresponde con la definición de enfermedad metabólica.

La predisposición hereditaria ha sido sugerida por estudios en familias, en las que la enfermedad de Paget se transmite por lo general como un rasgo autosómico dominante con penetrancia incompleta que aumenta con la edad. Hay evidencia de que

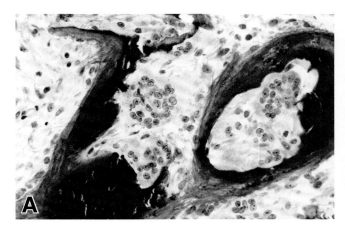

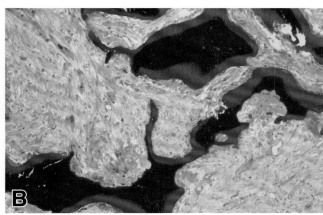

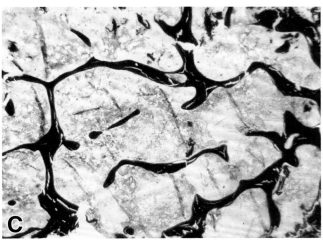

FIGURA 22-19. Osteodistrofia renal. A. Osteítis fibrosa. Diversos osteoclastos multinucleados de gran tamaño están reabsorbiendo las espículas óseas y el tejido paraóseo es fibrótico. Obsérvese que la reabsorción osteoclástica tiene lugar sólo en las porciones mineralizadas (azul) de las trabéculas. En este corte descalcificado, el hueso no mineralizado (osteoide) está en color *rojo*. **B. Osteomalacia.** Corte teñido con técnica de Von Kossa de tejido no calcificado. El hueso mineralizado es de color *negro* y el abundante osteoide es de color *magenta*. El osteoide es grueso y cubre la mayor parte de la superficie ósea. La superficie no cubierta por osteoide presenta lagunas en festón de Howship y contienen abundantes osteoclastos. **C. Enfermedad ósea adinámica** en la que el remodelado se encuentra disminuido, con ausencia de osteoblastos, osteoclastos y osteoides (tinción de Von Kossa).

la enfermedad de Paget y algunas enfermedades relacionadas son causadas por mutaciones en los genes que codifican para las proteínas de la vía de señalización RANK. Específicamente, se han encontrado mutaciones en el *Sequestosoma 1* (*SQSTM1*) en las formas familiares y esporádicas de la enfermedad de Paget. El gene *SQSTM1* codifica para una proteína también conocida como p62, la cual actúa como una proteína de soporte en la vía de señalización RANK.

Algunas evidencias indican que la enfermedad de Paget es de origen viral (fig 22-21). Casi todos los pacientes presentan inclusiones nucleares en los osteoclastos y precursores de osteoclastos. Tales inclusiones no se encuentran en ninguna otra enfermedad esquelética que no sean los tumores de células gigantes del hueso, lo cual sugiere una participación viral. El sustento para esta hipótesis proviene del hallazgo en la médula de pacientes con enfermedad de Paget de producto de la transcripción de la nucleocápside del paramixovirus. Aunque la etiología viral parece plausible, en la actualidad no se han logrado aislar virus vivos en el hueso de estos pacientes, por lo que es difícil explicar la afectación de un solo hueso por una infección viral sistémica o una mutación de la línea germinal.

En general, la enfermedad de Paget se caracteriza por un aumento localizado de la formación de osteoclastos, que produce aumento de la resorción ósea y de la actividad osteoblástica asociada. El aumento de la actividad osteoclastogénica del microambiente óseo depende del aumento de la IL-6 y de la vía de señalización RANK. El resultado es una falta de acoplamiento de la unidad de remodelado normal entre osteoclastos/osteoblastos.

 PATOLOGÍA: Las lesiones en la enfermedad de Paget pueden ser aisladas (monostóticas) o producirse en múltiples sitios (poliostóticas). Tienden a estar localizadas en los huesos del esqueleto axial, incluyendo la columna vertebral, el cráneo y la pelvis. Rara vez afecta el húmero, si bien la afectación en dicho hueso es frecuente en la variante poliostótica.

La enfermedad de Paget es trifásica:

1. **Etapa «caliente» o de resorción osteoclástica:** en las radiografías, se observa un patrón de lisis característico de la cortical, identificada por estar bien delimitado, en forma de flama o de cuña que se asemeja a un tumor (fig. 22-20 A). Desde el punto de vista histológico, hay abundante **osteólisis** con importante resorción osteoclástica, fibrosis medular y dilatación de los sinusoides medulares.

2. **Etapa mixta de actividad osteoblástica y osteoclástica:** en la radiografía, los huesos tienen un mayor volumen en comparación al que sería normal. De hecho, la enfermedad de Paget es una de las dos enfermedades que producen **aumento del tamaño normal de los huesos** (la otra es la displasia fibrosa, mencionada más adelante). La cortical en la fase mixta se encuentra engrosada, y hay predominio del hueso esponjoso que hace que su aspecto sea denso y ensanchado (fig. 22-20 B y C). Los cuerpos vertebrales presentan el signo de «cuadros enmarcados» (fig. 22-20 D), producido por el engrosamiento de las corticales y los extremos de las placas, en comparación con el centro de hueso esponjoso del cuerpo vertebral. Desde el punto de vista histológico, hay tanto aumento de la actividad osteoclástica como de la osteoblástica (figs. 22-21 y 22-22 B).

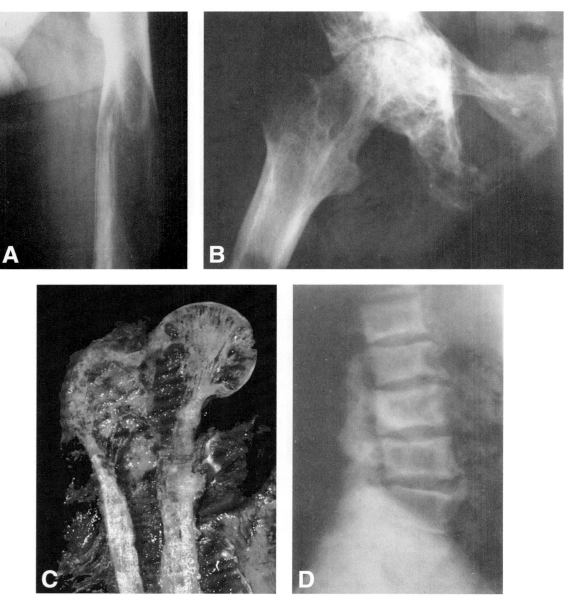

FIGURA 22-20. Enfermedad de Paget. A. Radiografía de la enfermedad de Paget en etapa temprana en la que se observa la desaparición de la cortical, el aumento del diámetro de la diáfisis y una zona en forma de cuña que corresponde a una reabsorción cortical avanzada («signo de la flama»). Proximal al borde de esta zona en cuña, el fémur tiene un aspecto completamente normal. **B.** Posteriormente, la enfermedad de Paget de la región proximal del fémur y la pelvis muestra desorganización de la cortical y trabéculas esponjosas irregulares. **C.** Muestra macroscópica de la porción proximal del fémur en la que se observa un engrosamiento de la cortical y abundantes trabéculas de la cabeza y el cuello del fémur. **D.** Enfermedad de Paget de la columna vertebral en la que se observa el acortamiento y el ensanchamiento de los cuerpos vertebrales lumbares. El engrosamiento de la cortical y las placas terminales de las vértebras dan lugar al llamado signo de «cuadros enmarcados».

3. **Etapa «fría» o de desgaste:** este periodo se caracteriza por la escasa actividad celular y, en la radiografía, por engrosamiento y desorganización ósea.

La enfermedad de Paget no necesariamente progresa a través de todas las tres etapas, y en la variante poliostótica puede estar presente en etapas distintas.

El osteoclasto es la célula patológica de la enfermedad de Paget y su aspecto es característico. Los osteoclastos normales contienen menos de 12 núcleos, mientras que en la enfermedad de Paget son muy abundantes y pueden alcanzar más de 100 (fig. 22-22 B). Los núcleos pueden contener inclusiones intranucleares formadas por partículas de aspecto viral (fig. 22-22 B y C).

Debido a que la enfermedad de Paget es una enfermedad caracterizada por el aumento en la velocidad de remodelado, sus características histológicas se corresponden con la de la osteítis fibrosa avanzada. Se observan numerosos osteoclastos, grandes

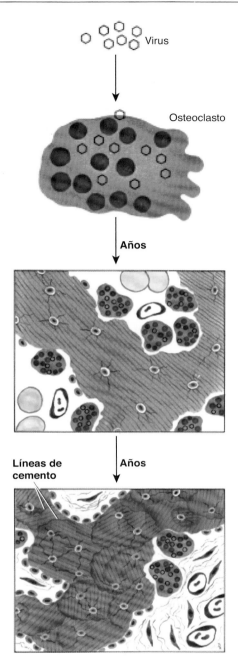

FIGURA 22-21. Hipótesis de la etiología viral de la enfermedad ósea de Paget. Un virus infecta a los precursores osteoclásticos o a los osteoclastos en individuos con predisposición genética y estimula la actividad osteoclástica, lo cual da lugar a un exceso de reabsorción ósea. Con los años, el hueso desarrolla el patrón característico en mosaico, ocasionado por la yuxtaposición de unidades de hueso laminar que forman capas de cemento irregular. La médula ósea adyacente con frecuencia está fibrótica y hay mezcla de osteoblastos y osteoclastos en la superficie del hueso.

osteoblastos activos y fibrosis de la médula ósea peritrabecular (fig. 22-22 B). El remodelado rápido conlleva una desorganización de la arquitectura trabecular. Las trabéculas presentan un aspecto deformado e irregular característico, con un aumento de la relación de la superficie con respecto al volumen. El colágeno óseo con frecuencia se encuentra distribuido siguiendo un patrón trabecular más que laminar.

Con el tiempo, las lesiones en la enfermedad de Paget comienzan a desaparecer y se tornan inactivas. Una característica para el diagnóstico de esta etapa es la distribución anómala del hueso laminar, en islas de hueso irregular parecidas a piezas de un rompecabezas separadas por **líneas de cemento** prominentes (fig. 22-22 A).

El resultado es un **patrón en mosaico** del hueso, que puede ser identificado principalmente mediante el uso de luz polarizada. En la cortical del hueso afectado, las osteonas tienden a estar destruidas y la lámina concéntrica incompleta. Aunque los cambios en el hueso laminar son diagnósticos, es común ver hueso trabecular como parte del proceso patológico. En este caso, el hueso trabecular es un fenómeno reactivo, como en los microcallos, y representa un puente temporal entre las islas de hueso en mosaico de la enfermedad de Paget.

 CARACTERÍSTICAS CLÍNICAS: El síntoma localizado más común de enfermedad de Paget es dolor en el hueso involucrado, aunque se desconoce la causa. El dolor puede tener relación con microfracturas, la estimulación de terminaciones nerviosas libres por los vasos sanguíneos dilatados adyacentes a los huesos o por la sobrecarga de los huesos más débiles. El diagnóstico se hace principalmente por los hallazgos radiográficos, y rara vez es necesaria la biopsia ósea.

CRÁNEO: La presencia de la enfermedad en el cráneo es particularmente común. Se caracteriza por la presencia de lisis localizada, por lo general en los huesos frontales y parietales, que se conoce como **osteoporosis circunscrita**. En otros casos, puede haber un engrosamiento de las capas externa e interna, lo cual es más evidente en los huesos frontal y occipital. El cráneo se vuelve muy pesado y puede colapsar la vértebra C1, comprimiendo el cerebro y la médula espinal. Puede haber pérdida de la audición al afectar los huesecillos y la porción ósea del octavo nervio craneal. La **platibasia** (aplanamiento de la base del cráneo) afecta el foramen magno, con lo cual comprime la porción superior de la médula espinal.

Puede haber gran deformidad de la mandíbula con pérdida de piezas dentales. Con frecuencia, los huesos de la cara aumentan de tamaño, en especial los huesos maxilares, lo que da como resultado la llamada **leontiasis ósea** (cara con aspecto de león).

SECUESTRO PAGÉTICO: En ocasiones, los pacientes perciben un mareo, debido al llamado secuestro pagético, en el que la sangre es desviada desde el sistema de la carótida interna hacia los huesos en lugar del cerebro.

FRACTURAS Y ARTRITIS: Las fracturas óseas son comunes en la enfermedad de Paget, en la que los huesos se rompen en dirección transversal como un pedazo de tiza. La presencia de fracturas incompletas sin desplazamiento se denomina **infracciones**. El compromiso de la pelvis produce problemas de la cadera. La pérdida de distensibilidad del hueso subcondral causa artrosis secundaria y destrucción del cartílago articular.

DEFICIENCIA CARDIACA DE GASTO ALTO: En el caso de la enfermedad de Paget diseminada, el flujo sanguíneo de los huesos y el tejido subcutáneo aumenta de forma notable, lo que requiere un aumento del gasto cardiaco. En presencia de una cardiopatía subyacente, puede ser suficientemente grave para originar deficiencia cardiaca.

CAMBIOS SARCOMATOSOS: La transformación neoplásica puede producirse en un foco de enfermedad de Paget, por lo general en el fémur, el húmero o la pelvis. Esta complicación se presenta en menos del 1% de todos los casos y, por lo general, en pacientes con enfermedad poliostótica grave. Sin embargo, la incidencia de sarcoma óseo es 1 000 veces mayor que en la población general. Es interesante que el cráneo y la columna vertebral, los huesos más frecuentemente afectados por la enfermedad de Paget, rara vez presenten cambios sarcomatosos. El osteosarcoma es el tumor más común, aunque ocasionalmente se encuentran fibrosarcomas o condrosarcomas.

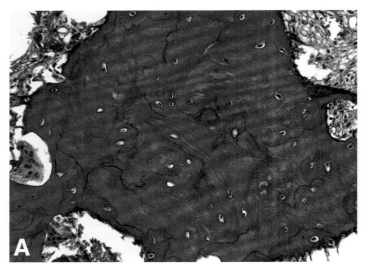

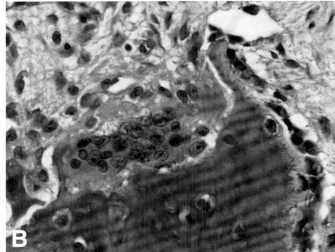

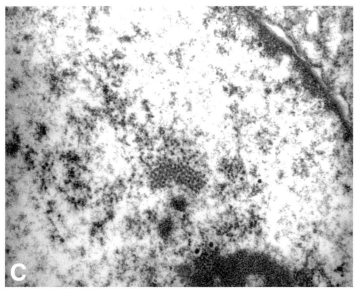

FIGURA 22-22. **Enfermedad de Paget. A.** Corte de hueso en el que se muestran líneas de cementación basófilas irregulares y prominentes, así como numerosos osteoclastos y osteoblastos. **B.** Osteoclasto en un hueso con enfermedad de Paget que contiene muchos más núcleos de los habituales. Algunos núcleos contienen inclusiones intranucleares eosinófilas. **C.** Al microscopio electrónico, los núcleos de los osteoclastos contienen partículas que semejan paramixovirus en su forma y orientación.

CARACTERÍSTICAS CLÍNICAS: La concentración de calcio y fósforo en suero en la enfermedad de Paget son normales, aun cuando el recambio óseo se incremente en más de 20 veces. La concentración de fosfatasa alcalina en suero es la prueba de laboratorio más útil para el diagnóstico de la enfermedad de Paget. Aumenta enormemente y tiene correlación con la actividad osteoblástica. La concentración de fosfatasa alcalina es desproporcionadamente alta cuando la enfermedad está presente en el cráneo, pero tiende a ser menor cuando sólo afecta la pelvis.

Por fortuna, la mayoría de los pacientes con enfermedad de Paget son asintomáticos y no requieren tratamiento. Las fracturas, las artrosis y otras complicaciones ortopédicas pueden ser tratadas de forma sintomática. Los fármacos dirigidos a impedir la hiperfunción anómala de los osteoclastos, incluidos la calcitonina y los bifosfonatos, son útiles.

TUMOR DE CÉLULAS GIGANTES: Puede surgir un tumor de células gigantes. No se trata de una neoplasia, sino de un fenómeno reactivo, similar al «tumor pardo» del hiperparatiroidismo. El tumor de células gigantes se caracteriza por una intensa actividad osteoclástica, y está relacionada con una respuesta fibroblástica.

ENFERMEDAD DE GAUCHER

Esta enfermedad autosómica recesiva por depósito se describió en el capítulo 5. Aquí se consideran sólo las manifestaciones esqueléticas. El fallo del remodelado origina anomalías esqueléticas, de forma característica, una forma en matraz de Erlenmeyer de la porción distal del fémur y proximal de la tibia. Las consecuencias más graves de la enfermedad son la pérdida ósea localizada y difusa, la osteonecrosis, que afecta con mayor frecuencia la cabeza femoral o la porción proximal del húmero, las fracturas patológicas, la osteomielitis y la artritis séptica.

DISPLASIA FIBROSA

La displasia fibrosa es una alteración en el desarrollo que se caracteriza por la desorganización mixta de componentes fibrosos y óseos en la médula de los huesos afectados. Se presenta en niños y adultos jóvenes y puede ser monostótica o poliostótica. Puede ocurrir como un hallazgo aislado o en combinación con cambios endocrinos y de pigmento de la piel (manchas color café con leche), tríada que define el síndrome de McCune-Albright.

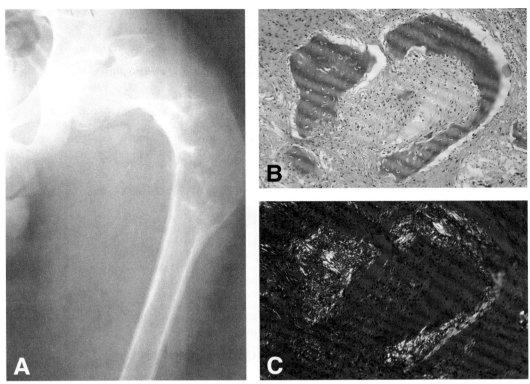

FIGURA 22-23. Displasia fibrosa. A. Radiografía de la porción proximal del fémur en la que se observa la deformidad «en bastón de pastor» causada por fracturas múltiples durante varios años. Se observan zonas radiotransparentes en vidrio despulido, irregulares, bien delimitadas, rodeadas por hueso reactivo. El tallo tiene un aspecto que se ha comparado con una burbuja de jabón. **B.** Desde el punto de vista histológico, la displasia fibrosa consiste en tejido fibroso moderadamente celular en el que se desarrollan espículas curvas de hueso esponjoso y una forma irregular sin actividad osteoblástica aposicional identificable. **C.** El mismo corte con luz polarizada confirma que las espículas son trabeculares y que su respectivo patrón fibroso se extiende de forma imperceptible dentro del patrón fibroso del estroma circundante.

 PATOGENIA MOLECULAR: Se han identificado mutaciones activadoras del gen *GNAS1* que codifica para la subunidad α de la proteína estimuladora de la fijación del nucleótido guanina (GSα), relacionado con la adenilato ciclasa, en las células óseas de pacientes con displasia fibrosa y síndrome de McCune-Albright. El aumento de los niveles de monofostato de adenosina cíclico 3',5' (AMPc) y de ciertas funciones en las células afectadas resulta en la displasia fibrosa característica.

PATOLOGÍA Y CARACTERÍSTICAS CLÍNICAS:
 DISPLASIA FIBROSA MONOSTÓTICA: Es la forma más común de la enfermedad y se presenta con mayor frecuencia en la segunda y tercera décadas de la vida, sin predilección por ninguno de los dos sexos. Los huesos afectados son, por lo general, la porción proximal del fémur, la tibia, las costillas y los huesos de la cara, aunque puede presentarse en cualquier otra estructura ósea. La enfermedad puede ser asintomática u ocasionar fracturas patológicas (fig. 22-32 A).

DISPLASIA FIBROSA POLIOSTÓTICA: Una cuarta parte de los pacientes con displasia fibrosa poliostótica presenta la enfermedad en más de la mitad del esqueleto, incluyendo huesos de la cara. Los síntomas suelen aparecer en la infancia, y casi todos los pacientes presentan fracturas patológicas, deformidad de las extremidades o discrepancia en su longitud. La displasia fibrosa poliostótica es más común en mujeres. En ocasiones, la enfermedad se hace evidente en la pubertad, mientras que el embarazo puede estimular el crecimiento de las lesiones.

La displasia fibrosa poliostótica puede también estar asociada con mixomas de tejidos blandos (**síndrome de Mazabraud**).

Las características radiográficas de la displasia fibrosa son distintivas.

Todas las formas de displasia fibrosa tienen un patrón histológico idéntico (fig. 22-23 B y C). El tejido fibroblástico benigno se encuentra distribuido siguiendo un patrón arremolinado. Las espículas de hueso trabecular no funcionales con ausencia de reborde osteoblástico y distribuidas de forma irregular, se encuentran inmersas en el tejido fibroso. En el 10 % de los casos, también hay presencia de islotes irregulares de cartílago hialino. En ocasiones, se presenta degeneración quística, con macrófagos cargados de hemosiderina, hemorragia y osteoclastos alrededor del quiste. Rara vez (<1 % de los casos) se observa degeneración maligna (osteosarcoma, condrosarcoma o fibrosarcoma), pero la mayoría de los casos se presenta antes de la radioterapia. El tratamiento de la displasia fibrosa consiste en el legrado, la reparación de las fracturas y la prevención de deformidades.

TUMORES BENIGNOS DEL HUESO

Los tumores óseos de todos los tipos son raros, pero, de cualquier manera, son neoplasias importantes porque con frecuencia se presentan en niños y jóvenes, y pueden producir la muerte. Un tumor óseo primario puede originarse a partir de cualquier elemento celular del hueso. La mayor parte de las neoplasias óseas se presenta cerca de la zona de la metáfisis, y más del 80 % de los tumores primarios tiene lugar en la porción distal del fémur o proximal de la tibia (fig. 22-24). En un niño en crecimiento, estas zonas muestran una importante actividad de desarrollo.

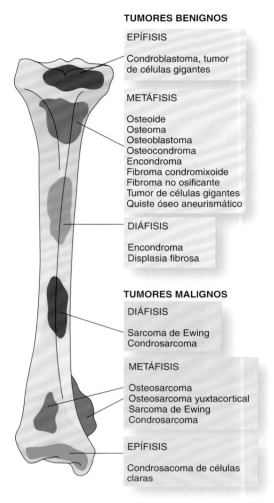

TUMORES BENIGNOS

EPÍFISIS

Condroblastoma, tumor
de células gigantes

METÁFISIS

Osteoide
Osteoma
Osteoblastoma
Osteocondroma
Encondroma
Fibroma condromixoide
Fibroma no osificante
Tumor de células gigantes
Quiste óseo aneurismático

DIÁFISIS

Encondroma
Displasia fibrosa

TUMORES MALIGNOS

DIÁFISIS

Sarcoma de Ewing
Condrosarcoma

METÁFISIS

Osteosarcoma
Osteosarcoma yuxtacortical
Sarcoma de Ewing
Condrosarcoma

EPÍFISIS

Condrosacoma de células
claras

FIGURA 22-24. **Localización de los tumores óseos primarios en los huesos largos tubulares.**

Fibroma no osificante

El fibroma no osificante, también denominado **defecto cortical fibroso**, es un tumor benigno que se presenta en la metáfisis de un hueso largo, con mayor frecuencia la tibia o el fémur. Es muy común y puede estar presente hasta en el 25 % de todos los niños de 4-10 años de edad, y se caracteriza por desaparecer con el tiempo. El fibroma no osificante es una lesión del desarrollo, no una neoplasia. La mayoría de los casos son asintomáticos, aunque el dolor o una fractura a través de la delgada cortical localizada encima de la lesión llaman en ocasiones la atención sobre la enfermedad. Los fibromas osificantes múltiples pueden observarse en la neurofibromatosis tipo 1.

 PATOLOGÍA: Desde el punto de vista radiológico, los fibromas no osificantes se identifican por su posición cortical, excéntrica, y por la presencia de zonas radio-transparentes, centrales, bien delimitadas, rodeadas por bordes escleróticos festoneados (fig. 22-25 A). A la inspección macroscópica, la lesión tiene un aspecto granular de color rojo oscuro a café. Al microscopio, las células ligeramente fusiformes se encuentran distribuidas en un patrón entrelazado y arremolinado con presencia de células gigantes multinucleadas y macrófagos espumosos (fig. 22-25 B). La regresión espontánea es común. El seguimiento radiológico es el tratamiento adecuado en la mayoría de los casos.

Quistes óseos solitarios

Los quistes óseos solitarios o de una sola cámara son un tipo de lesiones benignas, ocupadas por líquido y uniloculares. Hay un predominio en hombres (3:1), y el 80 % de los casos aparece en las primeras dos décadas de la vida. Más de dos terceras partes de todos los quistes óseos solitarios se presentan en la porción superior (proximal) del húmero o el fémur, por lo general en la metáfisis adyacente a la placa de crecimiento.

 FACTORES ETIOLÓGICOS: Los quistes óseos solitarios no son verdaderas neoplasias, pero sí son alteraciones en el crecimiento del hueso que se sobreponen después de un traumatismo. La organización secundaria de un hematoma o algunas otras anomalías de los vasos metafisarios

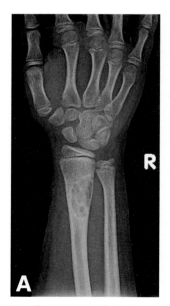

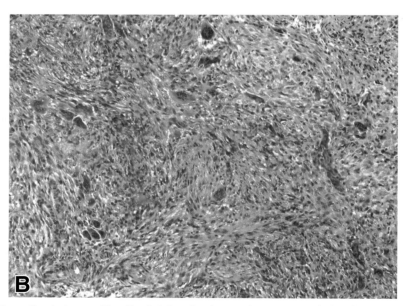

FIGURA 22-25. **Fibroma no osificante. A.** Radiografía de la porción distal del radio de un niño con una lesión lítica excéntrica en la metáfisis con márgenes escleróticos y festonedados. **B.** A nivel microscópico, la lesión está compuesta de células fusiformes de aspecto benigno distribuidas en fascículos entrelazados, con células gigantes multinucleadas similares a osteoclastos dispersas entre ellos.

causan la acumulación de líquidos. El «tumor» crece por expansión de líquido dentro de la cavidad. El aumento de la presión causa reabsorción ósea, debido a los osteoclastos contiguos. El proceso es lento, de manera que la superficie del periostio de la cortical es reabsorbida, dejando una delgada capa perióstica de hueso nuevo. Esta secuencia da como resultado una lesión ósea radiotransparente, bien delimitada y fina, la cual nunca es mayor en su diámetro que el de la placa de crecimiento, y es particularmente susceptible a las fracturas patológicas.

 PATOLOGÍA: El quiste óseo solitario no es un quiste verdadero, ya que no posee un recubrimiento epitelial, sino más bien de tejido fibroso, escasas células gigantes osteoclásticas, macrófagos con siderina, células inflamatorias crónicas y hueso reactivo. Los osteoclastos están presentes en los quistes avanzados, y permiten la expansión de la lesión. La pared del quiste puede contener masas características de material amorfo, calcificado y fibrinoso similar al cemento.

 CARACTERÍSTICAS CLÍNICAS: Casi todos los quistes óseos solitarios son enteramente asintomáticos, a menos que ocurra una fractura patológica. El legrado y el depósito de láminas de hueso es el tratamiento principal de elección.

Quiste óseo aneurismático

El quiste óseo aneurismático es una lesión rara, expansiva, que se origina dentro de un hueso o en su superficie. Se presenta en niños y adultos jóvenes, con una incidencia máxima en la segunda década de la vida. Esta lesión se observa en cualquier sitio del esqueleto, pero es más frecuente en los huesos largos y la columna vertebral.

 PATOGENIA MOLECULAR: La patogenia del quiste óseo aneurismático es motivo de controversia. Algunos casos representan transformación quística y hemorrágica de una lesión previa, con mayor frecuencia un condroblastoma, osteoblastoma, displasia fibrosa, tumor de células gigantes y osteosarcoma (denominado «quiste óseo aneurismático secundario»). Otros casos de quiste óseo aneurismático no tienen una lesión asociada identificable (denominado «quiste óseo aneurismático primario»). El quiste óseo aneurismático primario puede ser una neoplasia verdadera, ya que está relacionado con una translocación cromosómica recurrente t(16;17)(q22;p13).

 PATOLOGÍA: El periostio alrededor del quiste óseo aneurismático tiene un aspecto globoso, pero intacto. En la resonancia magnética, pueden observarse niveles de líquido conforme las células sanguíneas se separan del plasma (fig. 22-26 A). La superficie de corte de la lesión recuerda una esponja impregnada de sangre y coágulos hemáticos (fig. 22-26 B). Las paredes y tabiques están formados por tejido fibroso con células gigantes multinucleadas y, en ocasiones, osteoide trabecular (fig. 22-26 C).

 CARACTERÍSTICAS CLÍNICAS: Aunque algunos quistes aneurismáticos tienden a crecer de forma lenta, la mayoría lo hace con rapidez y puede alcanzar un gran tamaño. Por lo general se manifiestan con dolor e inflamación, en ocasiones relacionados con un traumatismo, y se desarrollan con frecuencia en un corto periodo. Un quiste puede «reventarse», es decir, romperse, y producir hemorragia local. En general, el tratamiento es la escisión y el curetaje con el injerto óseo. La tasa de recurrencia es variable (20-70 %). En la cirugía, la incisión del quiste disminuye la presión interna, lo cual puede ocasionar un sangrado brusco que puede ser difícil de controlar.

Osteoma

El osteoma es un tumor benigno, de crecimiento lento, compuesto de hueso denso de tipo cortical. Es probable que la naturaleza de algunos osteomas sea hamartomatosa o propia del desarrollo. Sin embargo, los osteomas sinonasales pueden ser neoplasias osteoblásticas benignas. Es interesante indicar que los osteomas múltiples están asociados con la poliposis familiar adenomatosa en el síndrome de Gardner (*v.* cap. 11).

Osteoma osteoide

El osteoma osteoide está formado por tejido óseo (el nido) y rodeado por un halo de hueso reactivo. El paciente típico tiene 5-25 años de edad. Se presenta con más frecuencia en los niños que en las niñas (3:1). Los osteomas osteoides se presentan con más frecuencia en la cortical diafisiaria de los huesos tubulares de la pierna, pero pueden presentarte en otros sitios. Los osteomas osteoides tienen potencial de crecimiento limitado y no producen metástasis. El análisis cromosómico de los pocos osteomas osteoides, que presentan anomalías del cromosoma 22q13 y pérdida de un fragmento de 17q, sugiere que los osteomas osteoides son neoplasias.

 PATOLOGÍA: El osteoma osteoide es un tumor hiperémico, esférico, de alrededor de 1 cm de diámetro, que es mucho más suave que el tejido óseo circundante (fig. 22-27 A) y es fácilmente enucleado en la cirugía. Al microscopio, el centro del tumor (nido) está compuesto por hueso esponjoso trabeculado irregular y delgado dentro de un estroma fibroso, vascular y celular que contiene múltiples osteoblastos y osteoclastos (fig. 22-27 B). Las trabéculas son más maduras en el centro, el cual con frecuencia está parcialmente calcificado. El nido está rodeado por hueso esclerótico reactivo.

 CARACTERÍSTICAS CLÍNICAS: El dolor se presenta por lo general en las noches y es desproporcionado en relación al tamaño de la lesión. Es interesante que el dolor se exacerba al ingerir alcohol y se alivia con rapidez mediante el uso de ácido acetilsalicílico, posiblemente por el alto contenido de prostaglandinas y fibras nerviosas dentro del tumor. La curación se logra mediante extirpación quirúrgica o radioablación (mediante una sonda eléctrica que se inserta dentro del tumor).

Osteoblastoma

El osteoblastoma es un tumor benigno, raro, de histología similar al osteoma osteoide, pero de mayor tamaño (por lo general, > 2 cm), y tiene una tendencia al crecimiento progresivo. No se acompaña del dolor nocturno característico del osteoma osteoide, aunque a veces se presenta un dolor sordo.

Osteocondroma

El osteocondroma es una neoplasia cartilaginosa benigna que consiste en una proyección ósea con un capuchón de cartílago que surge en la superficie del hueso. Aparece en huesos formados por la osificación endocondral. La mayoría son solitarios, pero el 15 % son múltiples y hereditarios. Las mutaciones en el gen de la exostosina (*EXT*) en los osteocondromas apoyan la naturaleza neoplásica del tumor. Este gen es importante en la biosíntesis de las cadenas de sulfato de heparina, que desempeñan un papel en el desarrollo del cartílago. El osteocondroma solitario es uno de los tumores óseos benignos más comunes y es más frecuente en los hombres jóvenes. La mayoría de los osteocondromas son asintomáticos y en algunos casos puede ser necesaria la

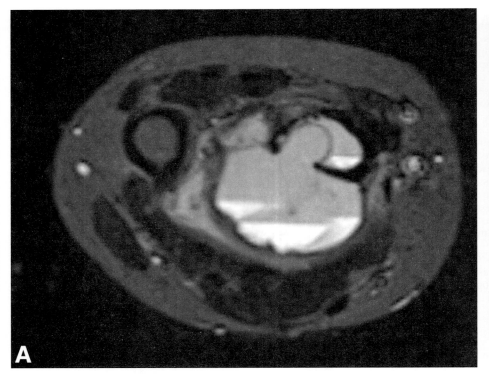

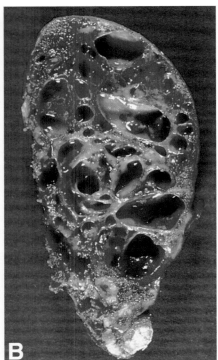

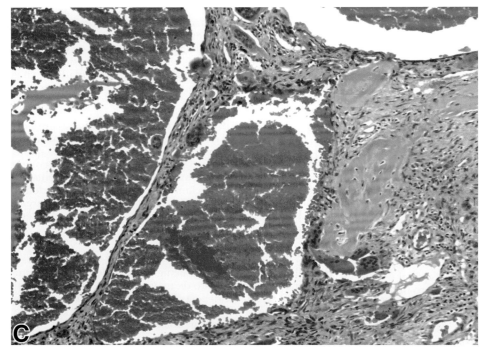

FIGURA 22-26. **Quiste óseo aneurismático. A.** Imagen de resonancia magnética que muestra varios niveles de líquidos. **B.** Corte transversal de una lesión constituida por una masa esponjosa ocupada por múltiples quistes con sangre. Algunos de los tabiques entre los quistes contienen tejido óseo. **C.** Al microscopio, los espacios ocupados por sangre se encuentran separados por tabiques fibrosos celulares con células gigantes de aspecto osteoclástico y hueso reactivo. De Bullough PG. Atlas of Orthopaedic Pathology. 2nd ed. New York, NY: Gower Medical Publishing; 1992. Copyright Lippincott Williams & Wilkins.

resección quirúrgica si causan alteraciones cosméticas o si presionan una arteria o nervio. La recurrencia es muy rara.

 PATOLOGÍA: Los osteocondromas suelen crecer alejándose de la articulación más cercana. En las radiografías, la masa cartilaginosa está en continuidad directa con el hueso del que surgen y carecen de una cortical subyacente (fig. 22-28 A). La cavidad medular de la lesión está en continuidad con la del hueso del que surgió.

La masa ósea con el capuchón de cartílago está rodeada de una membrana fibrosa superficial, es decir, por el pericondrio. A nivel histológico, el capuchón está compuesto de cartílago hialino benigno con osificación endocondral activa, que es morfológicamente similar a la que se observa en la placa de crecimiento epifisario (fig. 22-28 B y C).

El tallo óseo está compuesto de hueso laminar cortical y la cavidad medular contiene hueso laminar trabeculado y médula grasa.

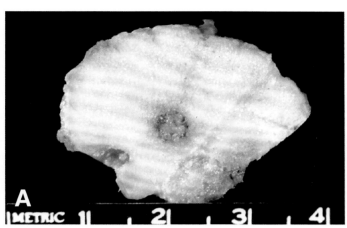
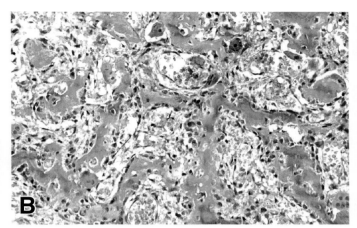

FIGURA 22-27. Osteoma osteoide. A. Muestra macroscópica de un osteoma osteoide en el que se observa el nido central, el cual está situado dentro de tejido óseo denso. **B.** Microfotografía del nido en la que se muestran trabéculas irregulares de hueso esponjoso rodeadas por osteoblastos, osteoclastos y médula ósea fibrovascular.

OSTEOCONDROMATOSIS MÚLTIPLE HEREDITARIA: Este trastorno hereditario autosómico dominante se caracteriza por osteocondromas múltiples y deformidades esqueléticas asociadas. La osteocondromatosis múltiple hereditaria (OMH) es uno de los trastornos musculoesqueléticos hereditarios más comunes y está causado por la pérdida de la función del gen *EXT*. Aunque no es tan común como el osteocondroma solitario, la variedad hereditaria no es rara, con una incidencia de 1 por 50 000. Aparece principalmente en hombres, pero, a causa de su expresión variable, una mujer que aparentemente no está afectada podría transmitir el trastorno a su descendencia.

Condrosarcoma es una complicación rara.

Condroma solitario

Aunque su origen neoplásico ha sido puesto en duda, estos tumores, también denominados **encondromas** (**porque la mayoría son intramedulares**), pueden estar asociados a mutaciones en los genes *IDH1* e *IDH2* (isocitrato deshidrogenasa), lo que sugiere que se trata de verdaderas neoplasias. Ocurre a cualquier edad, y en muchos casos es enteramente asintomático.

PATOLOGÍA: La mayoría de los condromas solitarios se presentan en los metacarpianos y las falanges de las manos, y el resto, en casi cualquier otro hueso tubular. El tumor suele ser pequeño y presenta un crecimiento lento. En la radiografía se observa una zona radiotransparente bien delimitada, que en ocasiones contiene calcificaciones puntiformes. A la inspección, los condromas solitarios tienen un aspecto translúcido por el cartílago hialino, que con frecuencia presenta escasas regiones calcificadas. Al microscopio, el tejido cartilaginoso está bien diferenciado, con escasos condrocitos, una matriz cartilaginosa extensa y una configuración lobular. Los condromas asintomáticos no requieren tratamiento. Cuando aparece dolor, el tratamiento de elección es el legrado y el injerto óseo. Las recurrencias no son comunes.

Encondromatosis

La encondromatosis, o enfermedad de Ollier, se caracteriza por el desarrollo de múltiples masas cartilaginosas que conducen a deformaciones óseas. Los huesos muestran múltiples masas similares a un tumor de cartílago hialino con una distribución

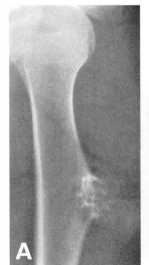
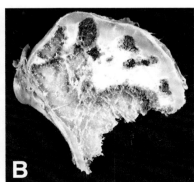
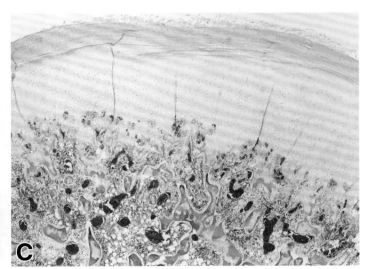

FIGURA 22-28. Osteocondroma. A. Una radiografía de un osteocondroma del húmero muestra una lesión que es directamente contigua con el espacio de la médula. **B.** La sección transversal de un osteocondroma muestra la tapa de cartílago calcificado que recubre el hueso esponjoso pobremente organizado. **C.** A nivel microscópico, el capuchón cartilaginoso está cubierto por una membrana fibrosa (pericondrio) y sufre osificación endocondral.

anómala (encondromas), con zonas de cartílago proliferativo e hipertrófico. Estos tumores tienden a estar localizados en las metáfisis. Conforme el crecimiento continúa, los encondromas se asientan en la diáfisis de los adolescentes y los adultos.

La encondromatosis es asimétrica y puede causar deformaciones óseas. Existe una fuerte tendencia hacia la transformación maligna, en su mayoría al condrosarcoma. Por tanto, un paciente con encondromatosis con incremento del dolor o una lesión con crecimiento activo debe ser evaluado para descartar un sarcoma subyacente.

El **síndrome de Mafucci** se caracteriza por encondromas múltiples y hemangiomas cavernosos y de células fusiformes de tejido blando. Suelen manifestarse en la infancia temprana y pueden causar deformidades esqueléticas significativas. El condrosarcoma se desarrolla en casi la mitad de todos los pacientes con síndrome de Maffucci. La incidencia de tumores malignos extraesqueléticos de diferentes tipos (p. ej., carcinomas, gliomas, etc.) también es muy elevada en pacientes con síndrome de Maffucci. Como en el caso de los condromas solitarios, el síndrome se asocia con mutaciones en los genes *IDH1* e *IDH2*.

Condroblastoma

El condroblastoma es tumor condrogénico poco común, con predilección por la porción proximal del fémur, la tibia y el húmero. Es más frecuente en hombres que en mujeres (2:1), y el 90% de los casos son jóvenes de 5-25 años de edad.

PATOGENIA MOLECULAR: La presencia de alteraciones genéticas sugiere un origen neoplásico del condroblastoma, como la aneuploidía, las anomalías en los cromosomas 5 y 8 y las mutaciones en el gen *p53*.

PATOLOGÍA: El condroblastoma crece de forma lenta, y el examen radiológico tiene un aspecto radiotransparente, excéntrico, con bordes muy bien definidos (fig. 22-29 A). A la inspección, el tumor es blando y compacto, con zonas grisáceas o hemorrágicas. Al microscopio,

los condroblastos primitivos están distribuidos en hojas de células redondas apoliédricas que tienen bordes citoplasmáticos bien definidos y núcleos ovoides aumentados de tamaño, con frecuencia con cavidades nucleares prominentes (fig. 22-29 B). Frecuentemente hay células gigantes de tipo osteoclástico. La matriz cartilaginosa presenta diversos grados de calcificación, y tiene un aspecto primitivo. El condroblastoma causa destrucción ósea por estimulación de la reabsorción osteoclástica. De hecho, estos tumores pueden perforar la cortical, aunque se mantengan confinados por el periostio.

CARACTERÍSTICAS CLÍNICAS: Dada su localización paraarticular, el condroblastoma tiende a ocasionar dolor articular, con inflamación leve y limitación funcional de los movimientos. Si no recibe tratamiento, rara vez alcanza un gran tamaño, destruye la zona epifisaria e invade la articulación. El legrado es el tratamiento de elección, aunque en más del 10% de los casos el tumor recurre.

Tumor de células gigantes óseo

El tumor de células gigantes óseo es una neoplasia benigna, muy agresiva a nivel local, que se caracteriza por la presencia de células gigantes multinucleadas osteoclásticas, distribuidas de forma aleatoria y uniforme sobre una base de células mononucleares proliferativas. Se presenta por lo general entre la tercera y cuarta décadas de la vida, tiene un ligero predominio en mujeres y es más común en países asiáticos que occidentales. La enfermedad de Paget puede producir lesión reactiva de células gigantes que se asemeja al verdadero tumor de células gigantes.

PATOGENIA MOLECULAR: El tumor de células gigantes está formado por células gigantes osteoclásticas y dos tipos de células mononucleares. Una población tiene un fenotipo preosteoblástico. La otra población consiste en células neoplásicas con forma de huso y de origen estromal. Estas células tumorales producen RANKL e inducen la formación de osteoclastos (de ahí el gran número de células gigantes). El tumor de células gigantes óseo se asocia con mutaciones en el gen para una histona independiente de la replicación (H3.3).

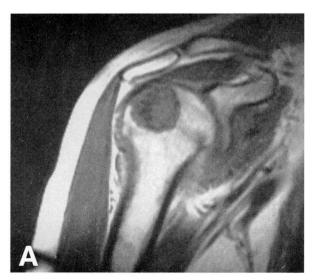
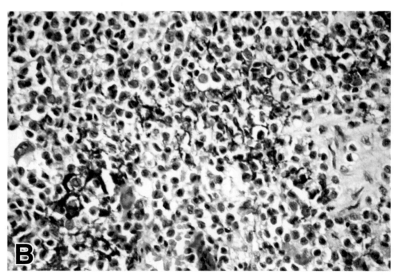

FIGURA 22-29. Condroblastoma. A. Imagen de resonancia magnética del hombro de un niño en el que se observan lesiones líticas evidentes en la cabeza del húmero que incluyen su epífisis y se extienden a través de la placa epifisaria. **B.** El aspecto histológico del condroblastoma se define por la presencia de células redondas pletóricas (condroblastos) rodeadas por una matriz condroide primitiva mineralizada.

PATOLOGÍA: En la mayoría de los casos (90 %), el tumor de células gigantes del hueso se origina en la unión entre la metáfisis y la epífisis de los huesos largos, con más de la mitad localizados en la rodilla (porción distal del fémur y proximal de la tibia). En ocasiones, también están involucrados en el extremo final de radio, el húmero y el peroné. En la radiografía, el tumor muestra lesión lítica, expansiva y excéntrica, sin formación de matriz, que tiende a estar rodeada por una delgada capa ósea (fig. 22-30 A). Con frecuencia tiene un aspecto multiloculado «en burbujas de jabón», lo que corresponde a la resorción endóstica del hueso.

A la inspección, el tumor de células gigantes se encuentra bien delimitado, y al corte se observa un tejido de consistencia blanda y color ligeramente café, sin hueso o calcificación. La presencia de numerosas zonas hemorrágicas da como resultado un aspecto de esponja sumergida en sangre. En algunos casos, hay cavidades quísticas y zonas necróticas. El tumor de células gigantes con frecuencia está limitado por el periostio, aunque las formas más agresivas pueden penetrar la cortical y el periostio, e inclusive llegar a la cápsula articular y a la membrana sinovial.

Desde el punto de vista microscópico, el tumor de células gigantes muestra dos tipos de células (fig. 22-31 B). Las células mononucleares («estromatosas») son células redondas y ovales, con núcleo grande y escaso citoplasma.

Las células gigantes osteoclásticas pueden tener más de 100 núcleos y se encuentran distribuidas sobre el muy vascularizado estroma. Es común la hemorragia intersticial difusa, y también puede observarse quiste óseo aneurismático secundario. Es evidente que las células mononucleares son los componentes neoplásicos y proliferativos del tumor de células gigantes. La actividad mitótica es común en las células mononucleares, pero no se presenta en las células gigantes.

CARACTERÍSTICAS CLÍNICAS: La gran mayoría de los tumores de células gigantes se consideran benignos, pero hay tumores muy agresivos a nivel local que pueden recurrir después de un legrado simple, rara vez producen metástasis a distancia y, cuando lo hacen, es a los pulmones.

La verdadera malignidad del tumor de células gigantes puede observarse, en el 1 % de los casos, como lesión sarcomatosa que se origina en un tumor de células gigantes típico, o como sarcoma puro que se presenta después del legrado de un tumor de células gigantes.

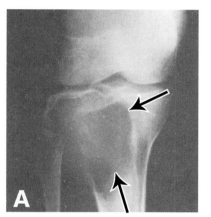
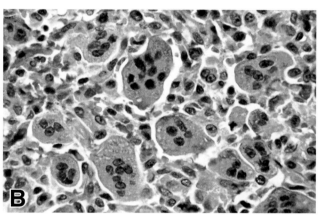

FIGURA 22-30. Tumor óseo de células gigantes. A. Radiografía de la porción proximal de la tibia en la que se observa una lesión lítica excéntrica que prácticamente no contiene hueso de nueva formación (*flechas*). El tumor se extiende hacia la placa ósea subcondral y rompe la cortical dentro del tejido blando. **B.** Microfotografía en las que se observan células gigantes de tipo osteoclástico y células mononucleares ovaladas, pletóricas. El núcleo de ambos tipos de células es idéntico.

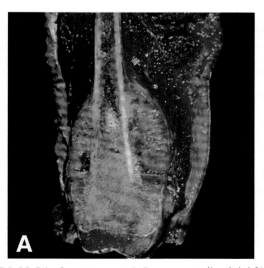
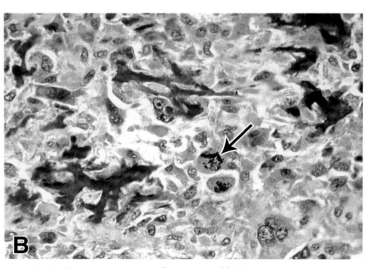

FIGURA 22-31. Osteosarcoma. A. Fragmento distal del fémur que contiene un tumor maligno osteoblástico compacto que se extiende hasta la cortical dentro del tejido blando y la epífisis. **B.** En la microfotografía se observan células malignas pleomórficas, células tumorales gigantes y mitosis (*flechas*). El tumor produce hueso esponjoso con calcificación focal.

Los tumores de células gigantes se presentan con dolor, por lo general en la articulación adyacente al tumor. Son frecuentes las microfracturas y las fracturas patológicas debido al adelgazamiento de la cortical. El tumor suele tratarse mediante legrado e injerto óseo. Un anticuerpo monoclonal contra RANKL (denosumab) puede controlar el crecimiento del tumor en casos recurrentes, y puede utilizarse como tratamiento complementario. Se ha notificado la recurrencia local después del curetaje en un 33 % y el 50 % de los casos, y entre el 2 % y el 5 % metastatizan a los pulmones.

TUMORES ÓSEOS MALIGNOS

Osteosarcoma

El osteosarcoma, también denominado osteosarcoma, es un tumor óseo altamente maligno caracterizado por la formación de tejido óseo por parte de las células tumorales. Representa una quinta parte de todos los cánceres óseos, es más frecuente en adolescentes de 10-20 años de edad y es más común en hombres que en mujeres (2:1).

PATOGENIA MOLECULAR: El osteosarcoma tradicional tiene cariotipos complejos, con múltiples aberraciones cromosómicas estructurales y numéricas. Los osteosarcomas se relacionan con mutaciones en genes supresores tumorales: casi dos terceras partes presentan mutaciones en el gen del retinoblastoma (Rb) (*v.* cap. 4), y muchos también presentan mutaciones en el gen *p53*. Hay otras alteraciones moleculares relacionadas con la apoptosis, el potencial de replicación, la insensibilidad a señales inhibitorias del crecimiento y la regulación del ciclo celular.

FACTORES ETIOLÓGICOS: Estos tumores son más frecuentes en personas de estatura elevada. Es interesante indicar que, del mismo modo, se presentan con mayor frecuencia en las razas de perros de mayor estatura. En personas mayores, se presentan con mayor frecuencia en el contexto de la enfermedad de Paget o la exposición a radiación. Hay varios tipos de lesiones óseas benignas preexistentes asociadas con un mayor riesgo de desarrollo de osteosarcoma, entre los que se encuentran displasia fibrosa, osteomielitis e infartos óseos. Aunque el traumatismo puede llamar la atención como un osteosarcoma, no hay evidencia de que esto sea causa del tumor.

PATOLOGÍA: Los osteosarcomas suelen presentarse cerca de la rodilla, en la porción inferior del fémur (fig. 22-31 A), y la porción superior de la tibia o del peroné, aunque puede afectarse cualquier zona metafisaria de un hueso largo. La región proximal del húmero es el sitio más común: un 75 % se presenta cerca de la rodilla o el hombro.

En la radiografía, es característica la presencia simultánea de destrucción y formación ósea. Con frecuencia, el periostio produce un reborde incompleto de hueso reactivo adyacente al sitio donde entra en contacto con la superficie cortical con el tumor. Cuando esto es evidente en la radiografía como una capa de hueso que intersecciona la cortical en un extremo y está abierta en el otro, se denomina **triángulo de Codman**. Con frecuencia también se observa una reacción perióstica «en resplandor de sol» (fig. 22-9).

A la inspección, el aspecto del tumor es muy variable, según las proporciones del hueso, el cartílago, el estroma y los vasos sanguíneos. La superficie de corte presenta cualquier combinación de zonas hemorrágicas, quísticas, de tejido blando y óseo. El tejido neoplásico puede invadir y romper la cortical y, con ello, extenderse hacia la médula, elevando o perforando el periostio, o crecer dentro de la epífisis o incluso llegar al espacio articular.

En el examen histológico se observan células malignas con diferenciación osteoblástica que producen hueso esponjoso (fig. 22-31 B). Las células malignas tienen grandes núcleos hipercromáticos y pleomorfos, con una alta proporción nucleocitoplasmática. Se observan numerosas mitosis, incluyendo formas atípicas. Las células malignas se hacen evidentes mediante la tinción con fosfatasa alcalina, osteocalcina y osteonectina. El tumor óseo adopta una distribución anárquica y no presenta alineación con respecto a las líneas de fuerza. Con frecuencia hay una mezcla de focos de células malignas cartilaginosas o células gigantes pleomorfas. En las zonas de osteólisis, se observan osteoclastos no neoplásicos en la parte frontal del tumor.

El osteosarcoma se disemina a través de la circulación sanguínea, donde llega a los pulmones. De hecho, casi todos los pacientes (98 %) que mueren por esta enfermedad presentan metástasis pulmonares. Con menor frecuencia, el tumor produce metástasis a otros huesos (35 %), a la pleura (33 %) y al corazón (20 %).

CARACTERÍSTICAS CLÍNICAS: El osteosarcoma se caracteriza por dolor leve o intermitente alrededor de la zona afectada. A medida que el dolor se intensifica, el área se inflama y se vuelve más sensible. La articulación adyacente presenta limitación funcional. Hay aumento de la fosfatasa alcalina en suero en la mitad de los pacientes, y puede disminuir después de la amputación, sólo aumenta de nuevo con la recurrencia o la metástasis. Las metástasis se acompañan de un deterioro clínico rápido y de la muerte.

El tratamiento estándar con quimioterapia preoperatoria y, posteriormente, cirugía con conservación de la extremidad, proporciona índices libres de enfermedad a 5 años del 60 % al 80 %. La resección de metástasis pulmonares aisladas puede prolongar la supervivencia.

Condrosarcoma

El condrosarcoma es un tumor maligno del cartílago que surge de un resto de cartílago preexistente o una lesión preexistente, como un encondroma. La mayoría no presentan lesiones preexistentes conocidas. *El condrosarcoma es el segundo tumor maligno óseo más frecuente y es más habitual en hombres que en mujeres (2:1).* Se observa con más frecuencia entre la cuarta y la sexta década de la vida (media de edad de 45 años).

PATOGENIA MOLECULAR: Se han descrito numerosas alteraciones cromosómicas no aleatorias en el condrosarcoma. El condrosarcoma central puede desarrollarse por sobrerregulación de la *PTHrP* y expresión de *Bcl-2* en un osteocondroma, junto con mutaciones en otros genes, tales como *p53*, y alteraciones cromosómicas inespecíficas. El desarrollo del condrosarcoma central tiene relación, al menos en parte, con anomalías en el cromosoma 9p 12-22, el cual incluye el gen supresor tumoral *CDKN2A*.

PATOLOGÍA: Hay tres variantes anatomopatológicas del condrosarcoma:
CONDROSARCOMA CENTRAL: Se forma en la cavidad medular de los huesos pélvicos, costales y los huesos largos, aunque puede presentarse en cualquier sitio. En la radiografía, estos tumores se caracterizan por tener bordes mal definidos, engrosamiento de la diáfisis y perforación de la cortical. Por lo general, se observa puntilleo radioopaco o zonas de osificación en forma de anillo que se corresponden con calcificación u osificación endocondral en el tumor (fig. 22-32 A). Aunque el condrosarcoma central puede penetrar la cortical, es raro que se extienda más allá del periostio. A la inspección, el tejido cartilaginoso neoplásico está comprimido dentro del hueso y muestra áreas de necrosis, cambios quísticos y hemorragia

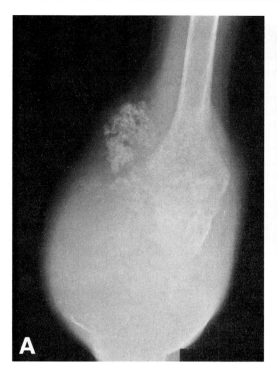

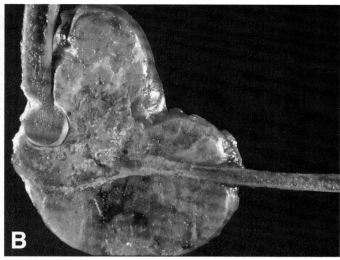

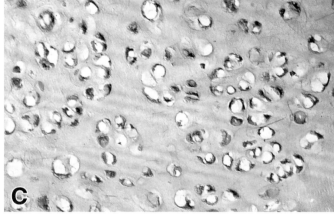

FIGURA 22-32. Condrosarcoma. A. Radiografía en la que se observa una masa destructiva de gran tamaño en la región proximal del cúbito. Hay una masa voluminosa de tejido blando que contiene conglomerados de calcificaciones en forma de anillo y palomitas de maíz. **B.** Corte del tumor en el que se observa cartílago hialino lobulado con calcificaciones, osificación y licuefacción local. **C.** Microfotografía de un condrosarcoma en la que se observan condrocitos malignos con importante atipia.

(fig. 22-32 B). La cortical del hueso y los espacios intertrabeculares de la médula se encuentran infiltrados por el tumor.

El condrosarcoma central comienza con dolor intenso que se vuelve cada vez más profundo. Rara vez es palpable, pero en casos que no reciben tratamiento pueden llegarse a formar masas de gran volumen.

CONDROSARCOMA PERIFÉRICO: Esta variante es menos común que el condrosarcoma central, y se origina en el exterior del hueso, casi siempre en la porción cartilaginosa de un osteocondroma. Se presenta después de los 20 años de edad y nunca antes de la pubertad. La localizacion más común del condrosarcoma periférico es la pelvis, seguida por el fémur, la columna vertebral, el sacro, el húmero y otros huesos largos. Rara vez se presenta en la porción distal de la rodilla o del codo. En la radiografía se observan zonas radioopacas características que se corresponden con calcificación u osificación del cartílago neoplásico, que son prácticamente patognomónicas. Desde el punto de vista macroscópico, el condrosarcoma periférico se observa como una masa de gran volumen con múltiples protuberancias que rodean la base de un osteocondroma e invaden y destruyen el hueso.

La expansión del tumor produce dolor y síntomas locales. En la pelvis, el plexo lumbosacro puede presentar compresión, mientras que los tumores vertebrales llegan a ocasionar paraplejia.

CONDROSARCOMA YUXTACORTICAL: Esta es la variante menos frecuente del tumor; al igual que en el condrosarcoma central, es más frecuente en adultos maduros de sexo masculino. Se localiza en la metáfisis de los huesos largos, en la cara externa de la cortical. De esta manera, es probable que su origen sea perióstico o paraóstico. En la radiografía puede observarse completamente translúcido o con calcificación focal. Los síntomas del condrosarcoma yuxtacortical son inflamación y dolor leve.

 PATOLOGÍA: Desde el punto de vista histológico, los condrosarcomas están formados por células cartilaginosas malignas en diferente etapa de maduración (fig. 22-32 C).

En ocasiones, el condrosarcoma bien diferenciado es difícil de identificar con respecto a un tumor benigno, teniendo en cuenta sólo las características citológicas. Las zonas de calcificación suelen ser, con frecuencia, muy notables, y se observan en la radiografía como masas voluminosas o manchas. El condrosarcoma se expande por estimulación de la reabsorción osteoclástica del hueso, y con frecuencia produce la rotura de la cortical. La mayoría de los condrosarcomas crecen de forma lenta, pero son comunes las metástasis pulmonares por vía hematógena en las variedades con poca diferenciación.

CARACTERÍSTICAS CLÍNICAS: Por lo general, los pacientes refieren dolor en el sitio de la lesión. El condrosarcoma es uno de los pocos tumores en los que el grado de acuerdo en el estudio microscópico tiene gran importancia para el pronóstico. La supervivencia a 5 años para los condrosarcomas tradicionales de bajo grado es del 80 %, para los tumores de grado moderado es del 50 % y para los tumores alto grado es de sólo el 20 %. El tratamiento habitual es la extirpación total, ya que la repuesta a la quimioterapia y la radioterapia es, por lo general, mala.

Sarcoma de Ewing

El sarcoma de Ewing es un tumor óseo maligno, poco frecuente, compuesto por células redondas, uniformes y pequeñas (células azules). Representa sólo el 5 % de todos los tumores óseos y se encuentra en la niñez y la adolescencia; dos terceras partes de los casos se presentan en pacientes menores de 20 años. Los hombres lo presentan con mayor frecuencia que las mujeres (2:1). El sarcoma de Ewing es muy raro en personas afroamericanas. Cerca del 10-20 % de los sarcomas de Ewing son extraesqueléticos.

PATOGENIA MOLECULAR: Se considera que el sarcoma de Ewing tiene su origen en componentes primitivos de la médula ósea o células mesenquimatosas inmaduras. Cerca del 90 % de estos tumores tiene translocaciones recíprocas entre los cromosomas 11 y 22 [t(11;22)(q24;q12)], que da como resultado la fusión de los extremos amino del gen *EWS1* a extremo carboxi del gen *FLI-1*, que codifica un factor de transcripción. La proteína resultante de la fusión, EWS/FLI-1, es un factor de transcripción aberrante, cuyos genes objetivo aún no han sido bien identificados.

PATOLOGÍA: El sarcoma de Ewing es principalmente un tumor de huesos largos en la niñez, en especial del húmero, la tibia y el fémur, que se localiza en la diáfisis o metáfisis. Tiende a desarrollarse paralelo a la distribución de la médula ósea roja, de manera que cuando se presenta en la tercera década de la vida, o después, afecta la pelvis y la columna vertebral. Sin embargo, ningún hueso es inmune a este tumor.

En la radiografía, los hallazgos son variables y dependen de la interacción del tumor con el hueso. Suele apreciarse un proceso destructivo en el que el borde entre el hueso normal y la lesión no pueden ser diferenciados. Es frecuente observar una reacción perióstica y masas del tejido blando (fig. 22-33 A). Algunos pacientes presentan fiebre y debilidad, así como dolor óseo, por lo que no es sorprendente que esta enfermedad pueda confundirse con osteomielitis.

A la inspección, el sarcoma de Ewing se caracteriza por ser un tejido blando de color blanco grisáceo, con frecuencia acompañado de focos hemorrágicos y zonas necróticas. El tumor puede infiltrar los espacios medulares sin destruir las trabéculas óseas. También puede tener un patrón de infiltración difusa de la cortical ósea o formar nódulos en los que el hueso es completamente reabsorbido. En muchos casos, la masa tumoral penetra el periostio y se extiende hacia los tejidos blandos.

Al microscopio, las células del sarcoma de Ewing se distribuyen en capas muy compactas, formadas por células pequeñas, redondeadas con escaso citoplasma, que tienen un tamaño hasta dos veces el de los linfocitos (fig. 22-33 B). Hay bandas fibrosas que separan las capas de células en nidos irregulares. El estroma intersticial es escaso o ausente y son frecuentes las mitosis. En algunas regiones, las células neoplásicas tienden a formar rosetas. Una característica importante para el diagnóstico es la presencia

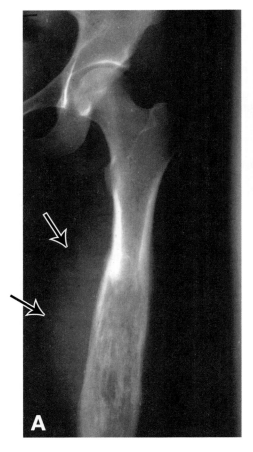

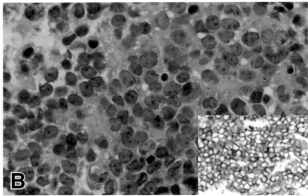

FIGURA 22-33. Sarcoma de Ewing. A. Radiografía en la que se muestra una importante destrucción de la cortical con reacción perióstica en intervalos y mal delimitada (*flechas*). **B.** Muestra de biopsia en la que se observan células pequeñas muy uniformes con núcleo redondo de color azul oscuro y citoplasma mal definido. Mediante la tinción inmunohistoquímica para CD99 se puede observar el patrón membranoso (*recuadro*).

de cantidades importantes de glucógeno en el citoplasma de las células tumorales, el cual se observa mejor con la tinción de ácido peryódico de Schiff (PAS).

El sarcoma de Ewing produce metástasis hacia muchos órganos, incluidos los pulmones y el cerebro. Otros huesos, en especial del cráneo, son sitios comunes de metástasis (50-75 % de los casos).

 CARACTERÍSTICAS CLÍNICAS: El sarcoma de Ewing se presenta en un principio con dolor leve, el cual se vuelve más intenso y es acompañado de inflamación de la región donde se localiza el tumor. También son frecuentes ciertos síntomas inespecíficos, tales como fiebre y leucocitos. En algunos casos, puede identificarse una masa de tejido blando.

Aunque el pronóstico del sarcoma de Ewing solía ser malo, con el tratamiento actual a base de quimioterapia y radiación y/o cirugía, la supervivencia libre de enfermedad a 5 años es del 60-75 %.

Mieloma múltiple

El tumor de células plasmáticas malignas puede ser localizado (plasmacitoma) o difuso (*v.* cap. 18). El mieloma múltiple se presenta sobre todo en personas mayores (media de edad, 65 años) y afecta a los hombres dos veces más que a las mujeres. Debido a que las células del mieloma secretan citosinas que almacenan osteoclastos, las lesiones son únicas en el sentido de que son casi exclusivamente líticas. Los huesos más frecuentemente involucrados son los del cráneo, la columna vertebral, las costillas, la pelvis y el fémur.

Son frecuentes las fracturas patológicas. Al microscopio, se observan capas de células plasmáticas con diferentes grados de maduración. En el 10 % de los casos pueden identificarse depósitos de amiloide, tanto en sitios esqueléticos como extraesqueléticos.

Con los nuevos fármacos terapéuticos, la supervivencia media de los pacientes con mieloma múltiple es en la actualidad de aproximadamente 5 años. La muerte suele deberse a infección o a deficiencia renal. El plasmocitoma solitario tiene mejor pronóstico, con una supervivencia del 60 % a 5 años.

Tumores metastásicos en los huesos

En los adultos, las lesiones metastásicas al hueso suelen ser carcinomas, en especial originados en las glándulas mamarias, la próstata, los pulmones, la tiroides y el riñón. En los niños, las metástasis óseas más comunes provienen de rabdomiosarcoma, el neuroblastoma, el tumor de Wilms y el sarcoma de células claras del riñón. Las células tumorales suelen llegar al hueso a través de la circulación sanguínea; en el caso de las metástasis de la columna vertebral, las venas vertebrales suelen ser la vía de transporte. La mayor parte de los depósitos de cánceres metastásicos en los huesos tiene una mezcla de elementos tanto líticos como blásticos.

Articulaciones

Una articulación es la unión entre dos o más huesos, cuya estructura varía con la función de esa articulación. Hay dos tipos de articulaciones: (1) la **articulación sinovial** o **diartroidea**, la cual es móvil, como sucede con la rodilla o el codo, y se encuentra recubierta por la membrana sinovial, y (2) la **sinartrosis**, que es una articulación con escasa movilidad.

Una tercera parte de la población de Estados Unidos de más de 50 años desarrolla alguna enfermedad articular de relevancia clínica.

Cuando hay daño de alguno de los componentes de la articulación, la alteración funcional resultante puede producir degeneración de los demás componentes articulares. Por ejemplo, la lesión de ligamento de la rodilla en atletas, como sucede con el ligamento cruzado anterior, puede dar como resultado una inestabilidad articular, lo que con el tiempo contribuye a la degeneración del cartílago articular debido a cambios en los movimientos y la carga que recibe la articulación (artrosis secundaria).

ARTRITIS: La artritis es la inflamación de la articulación, por lo general acompañada de dolor, inflamación y, en ocasiones, cambios en la estructura. La artritis puede encontrarse de dos formas: La **artritis inflamatoria**, que por lo general incluye la sinovial y es dependiente de células inflamatorias (p. ej., artritis reumatoide), y (2) la **artritis no inflamatoria**, cuyo ejemplo es la artrosis primaria, en cuya patogenia pueden participar citosinas (*v.* más adelante).

ESTRUCTURAS DE LA ARTICULACIÓN SINOVIAL

El movimiento tiene un papel importante en la formación articular. La falta de movilidad retrasa el desarrollo de la articulación y puede causar **artrogriposis**, una enfermedad rara, pero discapacitante, caracterizada por la fusión articular.

La sinovial

Las articulaciones sinoviales están cubiertas en parte en su cara interna por la membrana sinovial. La sinovial no es una membrana verdadera, ya que carece de membrana basal que separe las capas de células sinoviales del tejido subsinovial. La sinovial está compuesta por una a tres capas de células de recubrimiento, y está formada por dos tipos de células. Las **células tipo A** son macrófagos con enzimas lisosómicas y cuerpos densos. Las **células tipo B** secretan ácido hialurónico. Las membranas de las células sinoviales tienen estructuras vellosas y microvellosas que, en conjunto, dan lugar a una enorme superficie. Se calcula que la rodilla por sí misma tiene un recubrimiento sinovial equivalente a 100 m². La sinovial controla (1) la difusión hacia el interior y el exterior de la articulación; (2) la ingestión de restos; (3) la secreción de hialuronato, inmunoglobulinas y enzimas lisosómicas, y (4) la lubricación de la articulación mediante la secreción de glucoproteínas.

El líquido sinovial se caracteriza por ser transparente, espeso y viscoso. Sólo está presente en cantidades reducidas, que no exceden de 1-4 mL, y es la principal fuente nutricia de los condrocitos del cartílago articular, que carece de riego sanguíneo. El líquido sinovial es un ultrafiltrado que actúa como un cedazo molecular. No contiene tromboplastina hística, por lo que no se coagula. El hialuronato es una molécula de gran tamaño. Debido a su elevada carga, tiene una gran afinidad por el agua.

Cartílago articular

El cartílago hialino que cubre los extremos articulares de los huesos no participa en la osificación endocondral, en parte por su doble función de absorber la fuerza y la lubricación de las caras articulares móviles. A la inspección, el cartílago articular es de aspecto brillante, liso, blanquecino y semirrígido y, en general, no tiene un grosor mayor de 6 mm.

ARTROSIS

La artrosis es la destrucción progresiva y lenta del cartílago articular que afecta a las articulaciones de soporte y los dedos de personas mayores o a las articulaciones de personas jóvenes sometidas a traumatismo. La artrosis es la forma más común de enfermedad articular y la principal artritis no inflamatoria. Es un conjunto de enfermedades que tienen en común la destrucción de origen mecánico de la articulación.

En la **artrosis primaria**, la destrucción de las articulaciones da como resultado defectos intrínsecos en el cartílago articular. La prevalencia y gravedad de la artrosis primaria aumenta con la edad. Alrededor del 4% de los individuos de 18-24 años de edad la presenta, en comparación con el 85% de los de 75-79 años. Antes de los 45 años de edad, la enfermedad se presenta sobre todo en hombres. Después de los 55 años, la artrosis es más común en mujeres. Muchos casos de artrosis primaria presentan un patrón familiar, lo que sugiere una predisposición hereditaria.

En la artrosis primaria, la destrucción progresiva del cartílago articular produce estrechamiento articular, engrosamiento del hueso subcondral y, finalmente, dolor articular y ausencia de función. Aunque la artrosis no es un proceso principalmente inflamatorio, puede presentarse inflamación leve en la sinovial.

La **artrosis secundaria** tiene una causa subyacente conocida, incluyendo asimetría congénita o adquirida de la articulación, traumatismo, depósito de cristales, infecciones, enfermedades metabólicas, enfermedades endocrinas, enfermedades inflamatorias, osteonecrosis y hemartrosis.

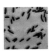 **FACTORES ETIOLÓGICOS:**
AUMENTO DE LA UNIDAD DE CARGA: La aplicación de una fuerza anómala en el cartílago puede tener varias causas, pero con frecuencia se debe a una asimetría de la articulación. Así, en la artrosis secundaria relacionada con displasia congénita de cadera, una malformación bastante frecuente, el cartílago articular cubre menos área de superficie, lo cual conlleva una mayor carga de peso. Cuando el umbral crítico de la unidad de carga se excede, se produce la muerte de condrocitos y, por ende, la degradación del cartílago articular.

RESISTENCIA DEL CARTÍLAGO ARTICULAR: Debido a que el cartílago articular absorbe gran cantidad de agua, en condiciones normales tiene una presión de llenado de al menos 3 atmósferas. La rotura de los puentes de agua disminuye la resistencia.

DUREZA DEL HUESO ESPONJOSO GRUESO SUBCONDRAL: La estructura del hueso adyacente a la articulación es importante para el mantenimiento del cartílago articular. Las fuerzas mecánicas no se transfieren al cartílago articular por el estrés normal, sino que es disipado mediante microfracturas del hueso esponjoso grueso. El daño al hueso esponjoso grueso da como resultado un aumento de la unidad de carga del cartílago debido a que aumenta la rigidez del hueso subcondral (p. ej., en la enfermedad de Paget).

 PATOGENIA MOLECULAR:
ANOMALÍAS BIOQUÍMICAS: Los cambios bioquímicos en la artrosis afectan sobre todo a los proteoglucanos. La cantidad de proteoglucano y su agregación disminuye, mientras que las cadenas largas de glucosaminglucanos también están reducidas. Las fibras de colágeno son más gruesas de lo normal, y la cantidad de agua del cartílago osteoartrítico se incrementa. La reducción en los proteoglucanos permite la entrada de más agua hacia el colágeno. De esta manera, el cartílago osteoartrítico, o cualquier cartílago que tenga fibras, se inflama más que el cartílago normal.

La catepsina ácida, que ataca a las proteínas del núcleo de las macromoléculas de la matriz, incrementa el cartílago osteoartrítico. La colagenasa está ausente en el cartílago normal, pero sí está presente en el cartílago osteoartrítico.

También se producen la apoptosis de condrocitos, la disminución de la síntesis de colágeno tipo II y la destrucción de la matriz extracelular, que tienen correlación con el aumento local de IL-1β y de TNF-α, que, en los hechos, inducen a un aumento de las metaloproteinasas de la matriz, óxido nítrico y PGE2. La fuerza mecánica parece ser el factor desencadenante para esta cascada de señales bioquímicas.

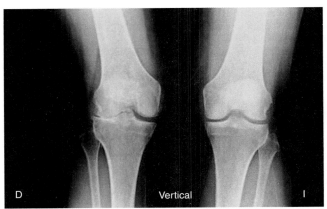

FIGURA 22-34. Radiografía de un paciente con osteoartritis en la rodilla derecha que muestra un estrechamiento grave del espacio articular, el aumento de la densidad del hueso subcondral y la formación de osteofitos laterales.

Estudios en gemelos idénticos han constatado la contribución genética en la prevalencia de artrosis. Los análisis genéticos de pacientes con artrosis familiar de inicio temprano muestran diversas mutaciones en el gen para el colágeno tipo II (*COL2A1*), el principal tipo de colágeno presente en el cartílago articular.

 PATOLOGÍA: Las articulaciones que con mayor frecuencia presentan artrosis son las interfalángicas proximales y distales, así como las de los brazos, las rodillas, la cadera y la columna vertebral cervical y lumbar. En la radiografía, la artrosis se caracteriza por (1) una disminución del espacio articular, que se debe a la pérdida de cartílago articular; (2) un aumento en el grosor del hueso subcondral; (3) quistes óseos subcondrales, y (4) grandes crecimientos periféricos de hueso y cartílago conocidos como **osteofitos** (fig. 22-34). Los cambios histológicos siguen una secuencia bien conocida (fig. 22-35).

1. Primero, la pérdida de proteoglucanos de la superficie del cartílago articular, que en el estudio histológico se aprecian como una disminución de la tinción metacromática. Al mismo tiempo, el vaciamiento de lagunas en el cartílago articular, que indica la muerte de condrocitos (fig. 22-35 A). Los condrocitos viables aumentan de tamaño, se agrupan en conjuntos o clones (fig. 22-35 C) y aparecen rodeados por una matriz basófila conocida como **matriz territorial**.

2. La artrosis puede permanecer en esta etapa durante muchos años antes de pasar a la siguiente etapa, caracterizada por la presencia de fibrillas (es decir, desarrollo de grietas superficiales paralelas al eje mayor de la superficie articular). Estas persisten durante muchos años antes de seguir evolucionando (fig. 22-35 B).

3. Conforme estas fibrillas se propagan, el líquido sinovial comienza a fluir dentro de las roturas. Las grietas modifican su orientación de forma progresiva para tornarse más verticales, paralelas al eje mayor de las fibrillas de colágeno. El líquido sinovial penetra con mayor profundidad dentro del cartílago articular a través de estas estructuras. En ocasiones, fragmentos de cartílago articular se rompen y ocupan el espacio sinovial, produciendo una inflamación y la reacción de células gigantes contra cuerpo extraño. El resultado es la hiperemia y la hipertrofia sinovial.

4. Conforme las grietas se extienden hacia abajo y cruzan la zona de transición, la interfaz entre el cartílago mineralizado y no mineralizado, hay neovascularización desde la epífisis y el hueso subcondral, que se extienden dentro de las zonas de las grietas, induciendo la reabsorción ósea osteoclás-

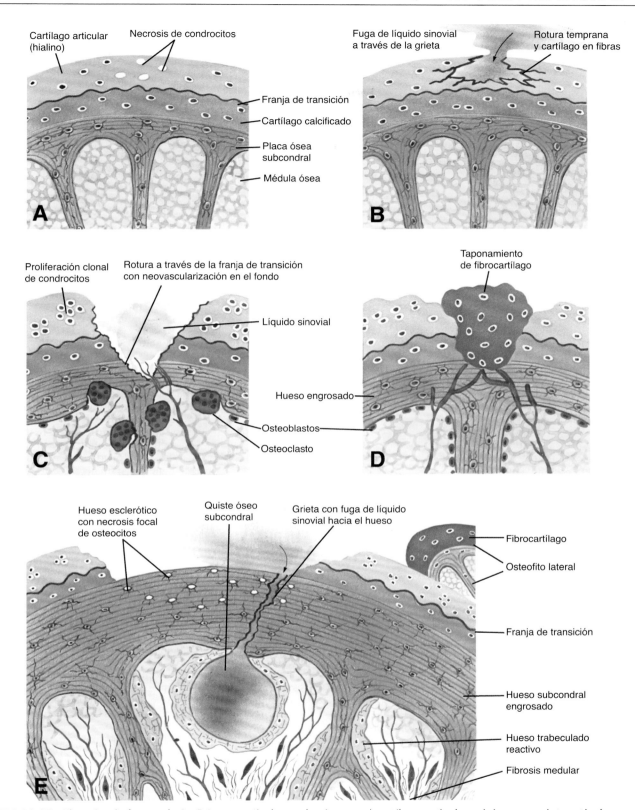

FIGURA 22-35. Histogénesis de artrosis. A y B. La necrosis de condrocitos en el cartílago articular origina una grieta articular por la cual hay entrada del líquido sinovial con pérdida y degeneración de cartílago. **C.** Como resultado de dicho proceso, el cartílago se desgasta de manera gradual. Debajo de la franja de transición, se produce la formación de nuevos vasos sanguíneos, a partir de la epífisis y el depósito de fibrocartílago **(D). E.** El taponamiento de fibrocartílago es insuficiente desde el punto de vista mecánico, y puede presentar desgaste, dejando expuesta la placa de hueso subcondral, que presenta engrosamiento y osteoesclerosis. Si se presenta una grieta en esta región, hay fuga de líquido sinovial al interior del espacio medular, produciendo un quiste óseo subcondral. La renovación de la superficie articular a nivel local propicia la formación de osteofitos.

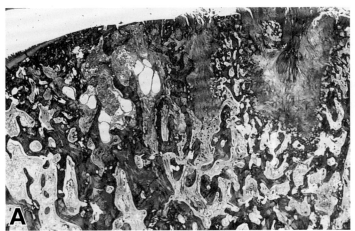
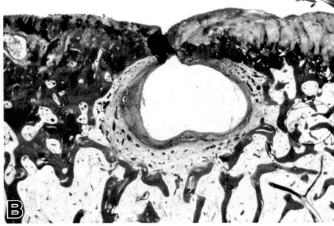

FIGURA 22-36. Artrosis. A. Cabeza femoral con artrosis en la que se observan tapones fibrocartilaginosos (*extremo derecho*) que se extienden desde la médula hasta la superficie articular. El hueso ebúrneo está presente en la superficie residual. **B.** Corte a través de la cara articular de una articulación osteoartrítica en la que se muestra la ausencia focal de cartílago articular, el engrosamiento del hueso subcondral (*izquierda*) y un quiste óseo subcondral.

tica subcondral (fig. 22-35 C). La actividad osteoclástica adyacente también se produce y da como resultado el engrosamiento de la placa ósea subcondral en la zona de agrietamiento. Conforme se forman nuevos vasos sanguíneos dentro de la zona de grietas, las células mesenquimatosas invaden y forman cartílago fibroso como un sustituto de mala calidad del cartílago hialino articular (figs. 22-35 D y 22-36 A). Este cartílago fibroso persiste o puede ser desplazado dentro de la articulación. El hueso subcondral queda expuesto y esclerótico conforme se impacta contra la cara articular opuesta, que también sufre el mismo proceso. Estas zonas engrosadas, brillantes y lisas de hueso subcondral se conocen como hueso con aspecto **ebúrneo** (semejante al marfil).

5. En algunas zonas, las grietas en el hueso ebúrneo permiten que el líquido sinovial se extienda hasta la superficie articular dentro de la médula ósea subcondral, lo cual puede producir un **quiste óseo subcondral** (figs. 22-35 E y 22-36 B). Este quiste aumenta de tamaño conforme el líquido sinovial es forzado a ingresar al espacio, pero no puede salir. En algunos casos, los osteoclastos reabsorben hueso y los osteoblastos actúan para sellar la zona. El resultado es un quiste subcondral ocupado por líquido sinovial, bien delimitado, con una pared de hueso reactivo.

6. Pueden aparecer osteofitos, por lo general en la porción lateral de la articulación, cuando el tejido mesenquimatoso sinovial se diferencia en osteoblastos y condroblastos para formar una masa de cartílago y hueso. Los osteofitos son nódulos óseos de color gris perlado localizados en la periferia de la superficie articular. Dichos osteofitos también están presentes en los bordes laterales de los discos intervertebrales, por extensión desde los cuerpos vertebrales adyacentes. Producen un patrón «saliente» observable en los estudios radiológicos de la artrosis de la columna vertebral. En los dedos, los osteofitos de las articulaciones interfalángicas distales se conocen como **nodos de Heberden**.

CARACTERÍSTICAS CLÍNICAS: Los signos y síntomas de artrosis dependen de la localización de las articulaciones y la gravedad y duración de su deterioro. Los hallazgos a la exploración física varían. La articulación puede tener aumento de tamaño, dolor y ser blanda o presentar crepitación. Una característica clínica de la artrosis es la presencia de dolor articular profundo después de realizar actividades que

mejora con el reposo. El dolor es un signo importante de destrucción articular y se origina en las estructuras periarticulares, ya que el cartílago articular carece de inervación. La molestia también es causada por periodos cortos de rigidez, la cual se presenta con frecuencia en la mañana o después de periodos de actividad mínima. La limitación de la movilidad articular indica que la enfermedad es grave y puede ser resultado de contracturas musculares o articulares, cuerpos laxos intraarticulares, o grandes osteofitos y pérdida de la simetría de las superficies articulares.

En la actualidad, la artrosis no puede ser prevenida o interrumpida. El tratamiento tiene como finalidad controlar problemas ortopédicos específicos e incluye ejercicio, pérdida de peso y otras medidas de soporte. En la artrosis discapacitante, puede ser necesario el reemplazo articular.

ENFERMEDAD ARTICULAR NEUROPÁTICA (ARTICULACIÓN DE CHARCOT)

La artropatía neuropática es una forma de artritis no inflamatoria caracterizada por la destrucción progresiva de la articulación, secundaria a una enfermedad neurológica primaria como una neuropatía periférica o una alteración motora central. *La forma más común de artropatía neuropática es la destrucción de las articulaciones del pie en personas con neuropatía periférica por diabetes.*

La artropatía neuropática puede ser considerada como una forma rápida y grave de artrosis secundaria en la que la articulación prácticamente se fragmenta. Es probable que la pérdida de la inervación de las estructuras articulares cause la falta de propiocepción y de dolor, mecanismos articulares anómalos y, finalmente, la destrucción de la estructura.

ARTRITIS REUMATOIDE

La artritis reumatoide es una enfermedad inflamatoria crónica sistémica en la que la poliartritis crónica está presente en las articulaciones diartroideas de forma simétrica y bilateral. Afecta las articulaciones interfalángicas proximales y metacarpofalángicas del codo, rodillas, tobillos y columna vertebral. La artritis reumatoide puede presentarse en cualquier edad, pero por lo general se inicia en la tercera o cuarta década de la vida y la prevalencia aumenta hasta los 70 años de edad. Afecta del 1-2 %

PATOGENIA MOLECULAR:

FACTORES GENÉTICOS: La contribución de los factores hereditarios a la susceptibilidad de artritis reumatoide es sugerida por el aumento de la frecuencia de la enfermedad en los familiares de primer grado de los pacientes afectados y por la coincidencia de la enfermedad en gemelos monocigotos (15 %). Además, en general se acepta que ciertos genes del complejo principal de histocompatibilidad se expresen de una forma no aleatoria en pacientes con artritis reumatoide. Un locus genético importante que predispone a la artritis reumatoide está presente en los genes *HLA II*, y un conjunto específico de alelos HLA-DR (DR4, DR1, DR10, DR14) está consistentemente aumentado en estos pacientes. Estos alelos comparten una secuencia con una estructura de pentapéptido (epítopo compartido) en un segmento hipervariable del gen *HLA-DRB1*, que forma el casete de unión peptídica en la molécula HLA. Las propiedades de unión a este casete influyen en el tipo de péptidos que pueden unirse por las moléculas HLA-DR asociadas a la AR y, por tanto, afectan a la respuesta inmunitaria a estos péptidos. Curiosamente, la artritis reumatoide seropositiva (de mal pronóstico) se asocia con una mayor frecuencia de arginina en el epítopo compartido, mientras que la enfermedad seronegativa (de buen pronóstico) suele mostrar una lisina en la misma posición. Se han vinculado varios *loci* diferentes a HLA con la artritis reumatoide, incluyendo una región del cromosoma 18q21 que codifica al activador del receptor NFκB o RANK.

INMUNIDAD HUMORAL: Los mecanismos inmunitarios son importantes en la patogenia de la artritis reumatoide. Los linfocitos y las células plasmáticas se acumulan en la membrana sinovial, donde producen inmunoglobulinas, principalmente del tipo IgG. Además, los depósitos de complejos inmunitarios están presentes en el cartílago articular y la membrana sinovial. También se observa el aumento de los niveles séricos de IgM, IgA e IgG.

Un 80 % de los pacientes con artritis reumatoide clásica son positivos para el factor reumatoide (FR). El FR representa múltiples anticuerpos, en su mayoría IgM, pero algunas veces IgG o IgA, dirigidos contra el fragmento Fc de IgG. También se encuentran cantidades significativas de FR en los pacientes con enfermedades del colágeno vasculares, como el lupus eritematoso sistémico, así como muchos trastornos no reumáticos, incluyendo fibrosis pulmonar, cirrosis, sarcoidosis, macroglobulinemia de Waldenström, tuberculosis y otras. Incluso los adultos mayores sanos, en particular en las mujeres, en ocasiones son positivos al FR.

Aunque los pacientes con AR clásica pueden ser seronegativos, la presencia de FR en cantidades elevadas frecuentemente se asocia con una enfermedad grave que no remite, muchas complicaciones sistémicas y un pronóstico grave.

Los complejos inmunitarios (FR IG + IgG) y los componentes del complemento se encuentran en la membrana sinovial, el líquido sinovial y las lesiones extraarticulares de los pacientes con artritis reumatoide. Además, los pacientes con artritis reumatoide seropositiva tienen niveles más bajos de complemento en su líquido sinovial que quienes son seronegativos.

La prueba de anticuerpos antiproteínas citrulinadas es positiva en dos terceras partes de los casos de artritis reumatoide. La prueba puede ser positiva aun antes del inicio de la enfermedad clínica. Ello sugiere la participación, en la patogenia de la enfermedad, de una respuesta autoinmunitaria a péptidos citrulinados endógenos.

INMUNIDAD CELULAR: También se ha propuesto que la inmunidad mediada por células contribuye a la artritis reumatoide. Los abundantes linfocitos T en la membrana sinovial reumatoide frecuentemente son positivos a Ia («activados») y son del tipo colaborador (CD4$^+$). A menudo están en estrecho contacto con las células positivas a HLA-DR, que son macrófagos o células dendríticas positivas a Ia.

Los linfocitos T pueden interactuar directa o indirectamente con los macrófagos a través de la producción de citocinas que inhiben la migración y la proliferación de estos últimos. Así, la destrucción articular en la artritis reumatoide refleja la producción local de citocinas, especialmente TNF-α e IL-1.

AGENTES INFECCIOSOS: Las bacterias y los virus infecciosos no se han detectado en las articulaciones de los pacientes con artritis reumatoide, aunque se han descrito algunas estructuras parecidas a los virus al inicio de la enfermedad. La mayoría de los pacientes con artritis reumatoide desarrollan anticuerpos frente al antígeno nuclear en los linfocitos B infectados por VEB. Además, el VEB es un activador policlonal de linfocitos B que estimula la producción de FR.

de la población de adultos y su incidencia es mayor en mujeres que en hombres (3:1). Por lo general, las articulaciones de las extremidades están afectadas de forma simultánea y de manera simétrica. La evolución de la enfermedad varía, y con frecuencia se caracteriza por periodos de remisión y exacerbación. El espectro clínico de manifestaciones varía desde un cuadro difícil de identificar hasta una enfermedad grave, destructiva y mutilante.

En la actualidad, se considera que el cuadro clásico de artritis reumatoide incluye un grupo heterogéneo de enfermedades. Los pacientes seronegativos para el factor reumatoide quizá tienen una enfermedad de etiología diferente que los seropositivos. También hay una variante de la enfermedad semejante a la reumatoide acompañada de otras enfermedades, como son la enfermedad inflamatoria intestinal y la cirrosis.

PATOLOGÍA: Los cambios iniciales de la membrana sinovial en la artritis reumatoide son edema y acumulación de células plasmáticas, linfocitos y macrófagos (fig. 22-37 A). Hay un aumento de la vascularización, con producción de exudado de fibrina en el espacio articular, que puede dar como resultado pequeños nódulos de fibrina que flotan en la articulación (cuerpos de arroz).

FORMACIÓN DE PAÑO: Las células que recubren la sinovial, en condiciones normales una de tres capas de grosor, presentan hiperplasia y forman capas de 8 a 10 células de profundidad. Las células gigantes multinucleadas se encuentran con frecuencia entre las células sinoviales. El recubrimiento sinovial es convertido en numerosas vellosidades y pliegues frondosos que ocupan los espacios periféricos de la articulación (figs. 22-37 C y 22-38). La inflamación de la sinovial, que ahora contiene mastocitos, se arrastra sobre la superficie del cartílago articular y las estructuras adyacentes, y se denomina **paño** (manto). El paño cubre el cartílago articular y lo aísla del líquido sinovial (fig. 22-37 D). Los linfocitos se agrupan y en ocasiones desarrollan centros foliculares (figs. 22-37 C y 22-38 B y C). El paño erosiona el cartílago articular y el hueso adyacente, quizá a través de la acción de la colagenasa producida por el paño. Debido a que la PGE$_2$ y la IL-1 son producidas activamente en el líquido sinovial reumatoideo, pueden participar en la erosión ósea mediante la estimulación de los osteoclastos.

La pérdida ósea característica en la artritis reumatoide es yuxtaarticular, es decir, es inmediatamente adyacente a ambos lados de la articulación. El paño penetra el hueso subcondral, y puede afectar los tendones y ligamentos, produciendo deformación e inestabilidad. En ocasiones, la articulación es destruida y sufre fusión por fibrosis, conocida como **anquilosis** (figs. 22-37 E y 22-39). Los casos de larga evolución pueden presentar puentes óseos en la articulación (**anquilosis ósea**).

Los cambios en el líquido sinovial incluyen un aumento masivo en su volumen, el incremento de la turbidez y la disminución de su viscosidad. La cantidad de proteína y el número de células

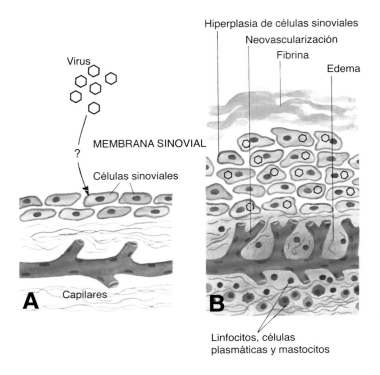

Hiperplasia de células sinoviales
Neovascularización
Fibrina
Edema

Virus

?

MEMBRANA SINOVIAL

Células sinoviales

A   Capilares

B   Linfocitos, células
plasmáticas y mastocitos

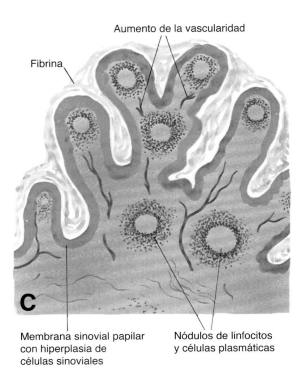

Aumento de la vascularidad

Fibrina

C   Membrana sinovial papilar
con hiperplasia de
células sinoviales

Nódulos de linfocitos
y células plasmáticas

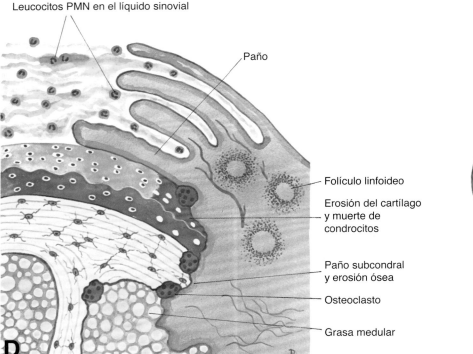

Leucocitos PMN en el líquido sinovial

Paño

Folículo linfoideo

Erosión del cartílago
y muerte de
condrocitos

Paño subcondral
y erosión ósea

Osteoclasto

Grasa medular

D

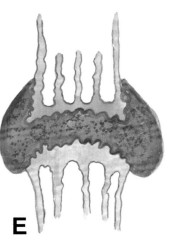

E

Destrucción de la articulación
por fibrosis y pérdida del cartílago
articular, con pérdida de hueso
periarticular

FIGURA 22-37. Histogénesis de la artritis reumatoide. A. Un virus o un factor desconocido puede estimular la proliferación de las células sinoviales. **B.** El ingreso de linfocitos, células plasmáticas y mastocitos, junto con la neoformación de vasos sanguíneos y el edema, producen hipertrofia e hiperplasia de la membrana sinovial. **C.** Los nódulos linfoideos son prominentes. **D.** La proliferación de la membrana sinovial se extiende hasta el espacio articular, y llega hasta el hueso a través del cartílago articular y cubre al cartílago como paño. El cartílago articular puede ser destruido por reabsorción directa o por falta de nutrientes provenientes del líquido sinovial. El tejido sinovial continúa proliferando hasta la región subcondral, así como dentro de la articulación. **E.** En ciertos casos, la articulación es destruida y fusionada, una situación llamada **anquilosis.** PMN, neutrófilos polimorfonucleares.

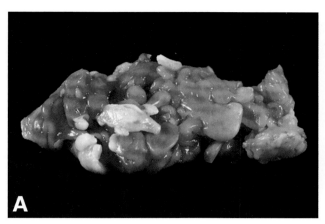

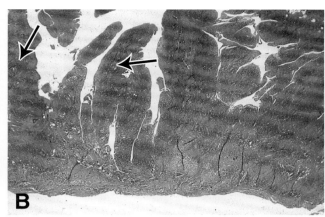

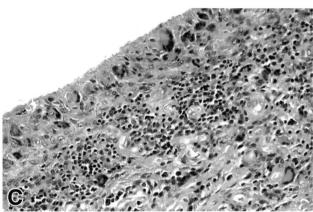

FIGURA 22-38. Artritis reumatoide. A. Membrana sinovial, hiperplásica de un paciente con artritis reumatoide que muestra numerosas proyecciones digitiformes, con zonas focales pálidas por depósito de fibrina. El color café de la sinovial es resultado de la acumulación de hemosiderina proveniente de una hemorragia antigua. **B.** Al microscopio se observa un predominio de folículos linfoideos (cuerpos de Allison-Ghormley; *flechas*), hiperplasia e hipertrofia sinovial, pliegues vellosos y engrosamiento de la membrana sinovial por fibrosis e inflamación. **C.** Con mayor aumento, la membrana sinovial inflamada muestra hiperplasia e hipertrofia de las células que la recubren. En la superficie y debajo de ella hay numerosas células gigantes. El estroma presenta inflamación crónica.

inflamatorias aumentan en estrecha relación con la actividad del proceso reumatoide. En algunos casos, el recuento de leucocitos supera los 50 000/µL, con un 95% de leucocitos polimorfonucleares.

NÓDULOS REUMATOIDES: La artritis reumatoide es una enfermedad sistémica que también afecta a otros tejidos distintos a las articulaciones y los tendones. Una lesión característica, denominada «nódulo reumatoide», está presente en localizaciones extraarticulares. Tiene un centro de necrosis fibrinoide, el cual es una mezcla de fibrina y otras proteínas, tales como colágeno degradado (fig. 22-40). Un borde de macrófagos alrededor se encuentra distribuido siguiendo un patrón radial o en empalizada. Después de los macrófagos, hay un círculo de linfocitos, células

plasmáticas y otras células mononucleares. El aspecto general se asemeja a un granuloma peculiar, rodeando un centro de necrosis fibrinoide. Los nódulos reumatoides, que suelen encontrarse en zonas de presión (p. ej., la piel que recubre los codos y las piernas), son móviles, firmes, ahulados y, en ocasiones, dolorosos. Los nódulos de mayor tamaño pueden ulcerarse.

Los nódulos reumatoides también pueden presentarse en el lupus eritematoso y la fiebre reumática. Pueden encontrarse en órganos viscerales tales como el corazón, los pulmones y el aparato digestivo, e inclusive en la duramadre. Los nódulos en el haz de His pueden ocasionar arritmias cardiacas, en los pulmones producen fibrosis e incluso dificultad respiratoria. La artritis reumatoide también puede acompañarse de **vasculitis necrosante aguda**, que puede afectar cualquier órgano.

 CARACTERÍSTICAS CLÍNICAS: El diagnóstico clínico de artritis reumatoide es impreciso y se fundamenta en diversos criterios, tales como el número y tipo de articulaciones en que se presenta, la presencia de nódulos reumatoides y FR, además de las características radiológicas de la enfermedad.

El inicio de la artritis reumatoide puede ser agudo, de evolución lenta o insidiosa. En la mayoría de los pacientes, la actividad de la enfermedad aumenta y disminuye. Las articulaciones enfermas tienden a presentar un aumento de temperatura, inflamación y dolor. El dolor es exacerbado con el movimiento y es más grave después de periodos de inactividad. Sin tratamiento, la enfermedad evoluciona hacia la destrucción de las superficies articulares y las estructuras periarticulares. En ocasiones, los pacientes presentan importantes deformidades a la flexión y extensión, asociadas con la subluxación articular, la cual puede producir anquilosis.

La evolución natural de la artritis reumatoide es variable. Una cuarta parte de los pacientes parece recuperarse por completo. Otra cuarta parte sólo tiene ligera limitación funcional durante

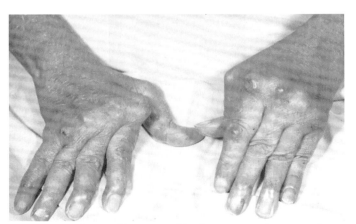

FIGURA 22-39. Artritis reumatoide. Las manos de un paciente con artritis avanzada en las que se observa la inflamación de las articulaciones metacarpofalángicas y la desviación cubital característica de los dedos.

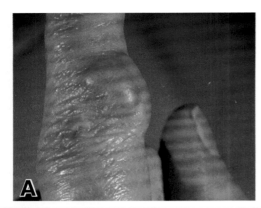

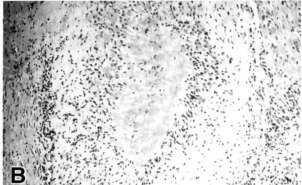

FIGURA 22-40. Nódulo reumatoide. A. Paciente con artritis reumatoide con una masa subcutánea en un dedo. **B.** Vista en el microscopio de un nódulo reumatoide que presenta una zona central de necrosis rodeada de macrófagos en empalizada e infiltrado inflamatorio crónico.

varios años. Sin embargo, la mitad presenta deterioro progresivo o grave e incapacitante de la función articular. Hay aumento de la mortalidad por infección, hemorragia y perforación gastrointestinal, vasculitis, lesión cardiaca y pulmonar, amiloidosis y subluxación de la columna cervical. Se utilizan tres tipos de medicamentos para eliminar la inflamación sinovial y para inducir una remisión: fármacos antiinflamatorios no esteroideos, corticosteroides y los denominados **fármacos antirreumáticos modificadores de enfermedad (FARME)**, que suprimen la respuesta inmunitaria e inhiben citocinas como el TNF.

ESPONDILOARTROPATÍA

Un conjunto de entidades clínicas eran clasificadas como variantes de artritis reumatoide, pero en la actualidad se les considera enfermedades independientes. Estas formas de artritis se denominan actualmente **espondiloartropatías**, e incluyen la espondilitis anquilosante, el síndrome de Reiter, la artritis psoriásica y la artritis relacionada con la enfermedad inflamatoria intestinal. Todas comparten varias características:

- Son seronegativas para el FR y otros marcadores en suero de la artritis reumatoide.
- Se relacionan con los antígenos de histocompatibilidad clase I, en particular (HLA)-B27.
- Afecta a las vértebras y el sacroilíaco (espondilitis).
- Patrón asimétrico de sólo algunas articulaciones periféricas.
- Tendencia a la inflamación de tendones y fascia periarticulares.
- Diseminación sistémica a otros órganos, en especial uveítis, carditis y aortitis.
- Predominio de inicio en hombres jóvenes.

Espondilitis anquilosante

La espondilitis anquilosante es una artropatía inflamatoria de la columna vertebral y las articulaciones sacroilíacas. Puede estar acompañada por artritis asimétrica, periférica (30 % de los casos) y manifestaciones sistémicas. Es más común en hombres jóvenes, con una incidencia máxima alrededor de los 20 años de edad. Más del 90 % de los casos presenta HLA-B27 (normal, 4-8 %), aunque la enfermedad sólo se presenta en el 1 % de los individuos con este haplotipo.

 PATOLOGÍA: La espondilitis anquilosante se inicia en las articulaciones sacroilíacas de forma bilateral y asciende hasta la columna vertebral, donde se presenta en las pequeñas articulaciones de los componentes posteriores de la columna. Produce la destrucción de estas articulaciones, después de lo cual las vértebras presentan fusión en su cara posterior (fig. 22-41).

Aunque algunos pacientes con espondilitis anquilosante evolucionan con rapidez a una enfermedad incapacitante, la mayoría puede mantener sus actividades laborales y llevar una vida mejor. Sin embargo, hasta un 5 % de los casos desarrolla amiloidosis AA y uremia, y algunos presentan deficiencia cardiaca grave.

Artritis reactiva

La artritis reactiva (anteriormente síndrome de Reiter) es una tríada que incluye (1) poliartritis seronegativa, (2) conjuntivitis/uveítis y (3) uretritis inespecífica. Se presenta de manera casi exclusiva en hombres, y por lo general después de una infección venérea o un episodio de disentería bacteriana. Como en la espondilitis anquilosante, este síndrome se relaciona con el antígeno HLA-B27 hasta en un 90 % de los casos. De hecho, después de un episodio de disentería, el 20 % de los hombres positivos para HLA-B27 desarrolla artritis reactiva. Las características patológicas de la artritis reactiva son similares a las de la artritis reumatoide. Más de la mitad de los pacientes presenta lesiones mucocutáneas semejantes a la psoriasis pustulosa (**queratodermia blenorrágica**) en las palmas, las plantas y el tórax. En la

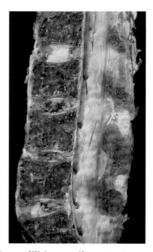

FIGURA 22-41. Espondilitis anquilosante. Los cuerpos vertebrales se han cortado en sentido longitudinal. Tienen forma cuadrada y han perdido la mayor parte del hueso trabecular, debido a una osteoporosis por falta de uso. Hay puentes óseos que unen un cuerpo vertebral con el siguiente atravesando los discos intervertebrales. Algunas partes del disco intervertebral son reemplazadas por médula ósea. Los puentes óseos también se funden con los elementos posteriores (anquilosis). De Bullough PG. *Atlas of Orthopaedic Pathology.* 2nd ed. New York, NY: Gower Medical Publishing; 1992. Copyright Lippincott Williams & Wilkins.

mayoría de los pacientes, la enfermedad desaparece después de 1 año, pero en el 20% se presenta artritis progresiva, incluida la espondilitis anquilosante.

Artritis psoriásica

De todos los pacientes con psoriasis, en particular aquellos más graves, un 7% presenta artritis seronegativa inflamatoria. El HLA-B27 ha sido relacionado con la espondilitis psoriásica y la inflamación de las articulaciones interfalángicas distales, mientras que el HLA-DR4 se relaciona con un patrón reumatoide. La enfermedad articular suele ser leve y de evolución lenta, aunque en ocasiones también hay una forma de carácter mutilante.

Artritis enteropática

La colitis ulcerativa y la enfermedad de Crohn se acompañan de artritis periférica seronegativa en el 20% de los casos, y el 10% de espondilitis. Esta forma de artritis también se presenta en pacientes con enfermedad de Whipple y después de ciertas infecciones intestinales por bacterias. No hay un tipo específico de tejido relacionado con la artritis periférica, pero la mayoría de los pacientes con espondilitis anquilosante son positivos para HLA-B27. La extirpación de la porción intestinal afectada en la colitis ulcerativa mejora la artritis, pero en la enfermedad de Crohn esta complicación con frecuencia no se resuelve.

ARTRITIS JUVENIL

Varias enfermedades con artritis crónica presentes en los niños se incluyen bajo esta denominación, también conocida como **enfermedad de Still**.

- **Artritis seropositiva:** menos del 10% de los niños con artritis son positivos para FR y tienen una presentación poliarticular. Predomina en el sexo femenino (80%) entre los niños con enfermedad Still seropositivos, y en la mayoría de los casos (75%) hay presencia de anticuerpos antinucleares. Es frecuente la presencia de HLA-D4, y más de la mitad de los niños puede desarrollar artritis grave.
- **Enfermedad poliarticular sin síntomas sistémicos:** una cuarta parte de los pacientes con artritis juvenil (90% en niñas) presenta la enfermedad en varias articulaciones, es seronegativo y no presenta manifestaciones sistémicas. Menos del 15% de estos pacientes llega a desarrollar artritis grave.
- **Enfermedad poliarticular con síntomas sistémicos:** el 20% de los niños con artritis poliarticular presenta manifestaciones sistémicas importantes, como son fiebre elevada, eritema, hepatoesplenomegalia, linfoadenopatía, pleuritis, pericarditis, anemia y leucocitosis. La mayoría (60%) es del sexo masculino y negativos para FR, y una cuarta parte de todos los casos evoluciona hasta artritis grave.
- **Artritis pauciarticular:** los niños con presencia de enfermedad en sólo algunas de las grandes articulaciones, tales como la rodilla, el tobillo, el codo o la cadera, constituyen sólo la mitad de todos los casos de artritis juvenil, y pueden clasificarse en dos grupos generales. El grupo principal (80%) está formado principalmente por niñas negativas para FR, pero que presentan anticuerpos antinucleares y son positivas para HLA-DR5, HLA-DRw6 o HLA-DRw8. De estos pacientes, una tercera parte presenta manifestaciones oculares caracterizadas por iridociclitis crónica (inflamación del iris y el cuerpo ciliar). Sólo una minoría de estos niños presenta poliartritis residual o daño ocular. El grupo más pequeño de niños con la presentación pauciarticular está (1) formado casi exclusivamente por niños, (2) es negativo para FR y anticuerpos antinucleares y (3) es positivo para HLA-B27 (75%). Unos pocos presentan iridociclitis aguda, la cual se resuelve de forma espontánea. Algunos de estos pacientes desarrollan, posteriormente, espondilitis anquilosante.

GOTA

Gota primaria

La gota es un grupo heterogéneo de enfermedades caracterizadas en conjunto por un aumento en la concentración de ácido úrico en suero y depósito de cristales de urato en las articulaciones y los riñones. Todos estos pacientes presentan hiperuricemia, pero menos del 15% de las personas con hiperuricemia presenta gota. La gota se caracteriza por la artritis aguda y crónica. Se clasifica en primaria o secundaria, dependiendo de la etiología de la hiperuricemia. En la **gota primaria**, la hiperuricemia se presenta sin ninguna otra enfermedad asociada, mientras que la **gota secundaria** se presenta junto con alguna otra enfermedad que da como resultado hiperuricemia. De todos los casos de hiperuricemia, una tercera parte corresponde a la variedad primaria y el resto, a la secundaria.

El **síndrome de Lesch-Nylan** es una enfermedad hereditaria ligada al cromosoma X caracterizada por una insuficiencia de HPRT (Xq26-q27), un defecto que conduce a la acumulación de PP-ribosa-P y en la práctica aumenta la síntesis de purina. Los niños con este síndrome son clínicamente sanos al nacimiento, pero presentan retraso en el desarrollo y disfunción neurológica

PATOGENIA MOLECULAR: El ácido úrico se produce a partir del catabolismo de las purinas, como resultado de una dieta rica en purinas o un aumento de la síntesis de novo. En seres humanos, hay un delicado equilibrio entre la producción de ácido úrico y el depósito de uratos en los tejidos. El ácido úrico sólo se elimina a través de la orina. Así, la concentración de ácido úrico en sangre (normal, > 7 mg/dL en hombres, < 6 mg/dL en mujeres) es resultado de la diferencia entre la cantidad de purinas ingeridas y sintetizadas con respecto a la excreción renal. La gota puede originarse por (1) una sobreproducción de purinas, (2) un aumento del catabolismo de los ácidos nucleicos por mayor recambio celular, (3) una disminución del rescate de bases purínicas libres o (4) una disminución de la excreción de ácido úrico en la orina (fig. 22-42). Una mayor ingesta de alimentos ricos en purina, en particular carnes, en una persona por lo demás normal no conduce a hiperuricemia ni gota. *La mayoría de los casos (85%) de gota idiopática se debe a una incapacidad no explicada de excreción de ácido úrico por los riñones.* En el resto, hay una sobreproducción primaria de ácido úrico, pero sólo en una minoría puede identificarse una anomalía subyacente.

Hay una *tendencia familiar* a sufrir gota, y la hiperuricemia es común entre los familiares de personas con gota. El consenso actual es que hay múltiples genes que controlan la concentración de ácido úrico en suero.

en el primer año de vida. La mayoría presentan retraso mental y conductas de automutilación. Son hiperuricémicos y, en ocasiones, presentan artritis gotosa. Además, a menudo presentan nefropatía obstructiva y anomalías hematológicas.

Gota secundaria

Del mismo modo que en la gota primaria, la hiperuricemia secundaria puede deberse a la sobreproducción o la disminución de la excreción urinaria de ácido úrico. El aumento de la producción se debe con mayor frecuencia al aumento en el recambio de ácido nucleico, como sucede en las leucemias y los linfomas y después de la quimioterapia. La reducción en la excreción de urato puede ser resultado de una enfermedad renal primaria. La nefropatía crónica por plomo se ha asociado históricamente con la gota (gota

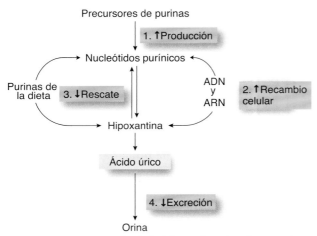

FIGURA 22-42. Patogenia de la hiperuricemia y la gota. Los nucleótidos purínicos son sintetizados *de novo* a partir de precursores no purínicos o derivados de purinas previamente formadas en la dieta. Los nucleótidos purínicos son catabolizados a hipoxantina e incorporados a los ácidos nucleicos. La degradación de los ácidos nucleicos y las purinas de la dieta también producen hipoxantina. La hipoxantina es convertida a ácido úrico, el cual es posteriormente excretado a través de la orina. La hiperuricemia y la gota se deben a (*1*) un aumento de la síntesis *de novo* de purina, (*2*) un aumento del recambio celular, (*3*) la disminución de la recuperación de purinas de la dieta e hipoxantina y (*4*) la disminución de la excreción de ácido úrico por los riñones.

por saturnismo). La deshidratación y los diuréticos aumentan la reabsorción tubular de ácido úrico e inducen hiperuricemia. De hecho, son diversos los fármacos que están implicados en el 20 % de los pacientes con hiperuricemia.

EPIDEMIOLOGÍA: La gota primaria se presenta sobre todo en adultos del sexo masculino; sólo un 5 % de los casos se presenta en mujeres. Muchos pacientes refieren antecedentes familiares de gota, pero también son importantes los factores ambientales. Hay una correlación positiva entre la prevalencia de hiperuricemia en la población y la media de peso corporal, la ingesta de proteínas, el consumo de alcohol, la clase social y el nivel de inteligencia. De esta manera, la gota es una enfermedad que ejemplifica la interrelación entre la predisposición genética y los factores ambientales.

PATOLOGÍA: Cuando los cristales de urato de sodio se precipitan en los líquidos corporales sobresaturados, absorben fibronectina, complemento y otras proteínas en su superficie. Los neutrófilos que ingieren cristales de urato liberan radicales de oxígeno activados y enzimas lisosómicas, que producen daño a los tejidos y favorecen la respuesta inflamatoria.

La presencia de cristales en forma de aguja y alargados que no son birrefringentes con luz polarizada es una característica para el diagnóstico de gota (fig. 22-43). Un **tofo** es un depósito extracelular en los tejidos blandos de cristales de urato rodeados por células gigantes contra cuerpo extraño, y que se acompaña de una respuesta inflamatoria con células mononucleares. Estas zonas de tipo granulomatoso se encuentran en el cartílago, y en cualquier tejido blando alrededor de las articulaciones, e incluso en la médula ósea subcondral adyacente a las articulaciones.

Desde el punto de vista macroscópico, cualquier depósito blanquecino en una superficie intraarticular, incluyendo el cartílago articular, debe hacer pensar en gota. Los depósitos renales de urato se localizan entre los túbulos, en especial en los ápices de la médula. Estos depósitos son visibles como estrías lineales pequeñas, brillantes, de color amarillo dorado localizadas en la médula.

CARACTERÍSTICAS CLÍNICAS: La evolución clínica de la gota se divide en cuatro etapas: (1) hiperuricemia asintomática, (2) artritis gotosa aguda, (3) gota intercrítica y (4) gota crónica tofácea. En todas las etapas pueden presentarse cálculos renales excepto en la primera. En la mayoría de los casos, la gota sintomática se presenta antes de la formación de cálculos renales, los cuales por lo general requieren de 20-30 años de hiperuricemia sostenida para presentarse.

- La **hiperuricemia asintomática** con frecuencia antecede a las manifestaciones clínicas de gota durante varios años.
- La **artritis gotosa aguda** es una patología dolorosa que por lo general se presenta en una articulación, sin otros síntomas generales. Posteriormente, conforme la enfermedad avanza, se presenta con un patrón poliarticular y es común la fiebre. Al menos la mitad de los pacientes se presenta la primera vez con dolor y enrojecimiento de la primera articulación metatarsofalángica (primer dedo), situación conocida como **podagra**. Se considera que el 90 % de todos los pacientes presenta este episodio agudo en algún momento de su evolución. Por lo común, el ataque de gota comienza en la noche y es extremadamente doloroso, simulando una infección bacteriana aguda en la articulación afectada. Aun sin tratamiento, los ataques de gota son autolimitados.
- El **periodo intercrítico** es un intervalo asintomático entre el ataque inicial agudo y los episodios posteriores. Estos periodos pueden durar hasta 10 años, pero los episodios más tardíos tienden a aumentar su gravedad, su duración y tener un carácter poliarticular.
- La **gota tofácea** puede presentarse en pacientes sin tratamiento en forma de tofos en el cartílago, la membrana sinovial, los tendones y los tejidos blandos.

La **deficiencia renal** es responsable del 10 % de las muertes en personas con gota. Una tercera parte de los casos presenta albuminuria leve, así como disminución de la filtración glomerular y de la capacidad de concentración renal. Sin embargo, la contribución de la nefropatía por uratos a la deficiencia renal crónica es desconocida, y la hipertensión, la presencia de daño renal previo y la ingesta de analgésicos pudiera ser de mayor importancia.

El tratamiento de la gota está diseñado para (1) disminuir la intensidad de los ataques agudos; (2) reducir el urato en suero; (3) prevenir futuros ataques; (4) favorecer la disolución de los depósitos de urato, y (5) alcalinizar la orina para evitar la formación de cálculos. Los principales medicamentos utilizados para interrumpir el proceso inflamatorio, y así prevenir o controlar los ataques agudos, son los antiinflamatorios no esteroideos. La colchicina ha sido utilizada durante centenares de años, y se administra de forma profiláctica entre los intervalos entre los ataques de gota para prevenir episodios de recurrencia. Los medicamentos uricosúricos que interfieren con la reabsorción de urato en el túbulo renal son con frecuencia de utilidad.

El alopurinol es un inhibidor competitivo de la xantina oxidasa, la enzima que convierte la xantina y la hipoxantina en ácido úrico. Este medicamento disminuye de manera rápida la uricosemia y uricosuria y es utilizado en personas con deficiencia renal y aquellos que son resistentes a otros medicamentos uricosúricos.

ENFERMEDAD POR DEPÓSITO DE DIHIDRATO DE PIROFOSFATO DE CALCIO (CONDROCALCINOSIS Y SEUDOGOTA)

La enfermedad por depósito de dihidrato de pirofosfato de calcio (CPPD) se refiere a la acumulación de este compuesto en la membrana sinovial (seudogota), el cartílago articular

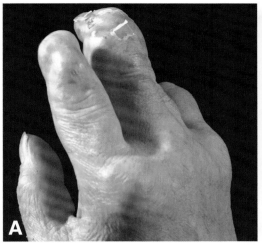

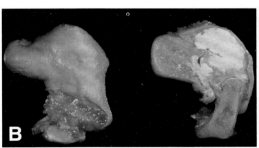

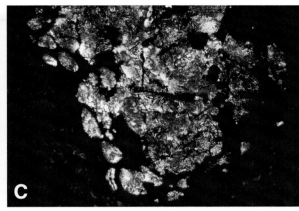

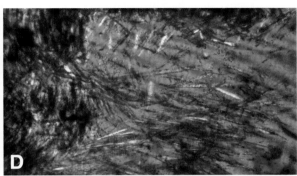

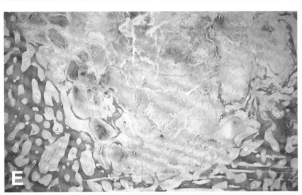

FIGURA 22-43. Gota. A. Tofo gotoso en las manos que tiene el aspecto de nódulos múltiples de consistencia gomosa, uno de los cuales está ulcerado. **B.** Corte transversal de un dedo en el que se muestra el contenido del tofo de cristales de urato que tiene aspecto de pasta de dientes. **C.** Corte histológico en campo brillante en el que se observan cristales de urato monosódico de color café dentro del hueso. **D.** Microfotografía de alta resolución con luz polarizada con placa compensatoria de cuarzo en la que se observa un patrón birrefringente negativo de los cristales (aquellos cuyo eje mayor es paralelo al eje de la placa de compensación presentan un color amarillo). **E.** Corte de un tofo (si se hubiera utilizado el proceso acuoso habitual) en el que se observa una reacción contra cuerpo extraño alrededor de una lesión amorfa de color rosado en la que los cristales de urato han sido disueltos como parte de la preparación de la muestra.

(condrocalcinosis), los ligamentos y los tendones. La enfermedad puede ser (1) idiopática, (2) estar asociada a un traumatismo, (3) estar relacionada con diversas enfermedades metabólicas o, en casos raros, (4) ser hereditaria.

La enfermedad por depósito de CPPD es una enfermedad de predominio en adultos mayores: la mitad de los casos tiene más de 85 años de edad y la mayoría está asintomático. En tales casos, pueden presentarse calcificaciones punteadas o lineales en cualquier fibrocartílago o superficie de cartílago hialino. Por ejemplo, en la radiografía de la rodilla pueden observarse franjas lineales que pueden perfilar los meniscos.

PATOGENIA MOLECULAR: Las principales alteraciones predisponentes en los pacientes con enfermedad por depósito de CPPD son las concentraciones excesivas de pirofosfato inorgánico en el líquido sinovial. Este material se origina por la hidrólisis de nucleósido trifosfatos en los condrocitos articulares. El aumento en el nivel de pirofosfato en el líquido sinovial puede deberse tanto al aumento de su producción como a la disminución de su catabolismo. El depósito de CPPD se encuentra por lo común en la rodilla después de un traumatismo o de la extirpación quirúrgica de los meniscos. Hay diversas enfermedades relacionadas con los depósitos de cristales de CPPD, entre las cuales se encuentran el hiperparatiroidismo, el hipotiroidismo, la hemocromatosis y la enfermedad de Wilson. Se considera que el hierro y el cobre inhiben la pirofosfatasa, lo cual explica cómo disminuyen la degradación del pirofosfato.

Las mutaciones en el gen *ANKH* causan condrocalcinosis CPPD familiar autosómica dominante. El gen *ANKH* codifica para el transportador de membrana de pirofosfato, que inhibe la mineralización de varios tejidos, incluyendo articulaciones, cartílago articular y tendones. La ANKH mutada eleva el pirofosfato intracelular y reduce el pirofosfato extracelular. La **hipofosfatasia** es una enfermedad heredada en la que la actividad de la fosfatasa alcalina (la enzima que hidroliza el pirofosfato) es deficiente en el suero y los tejidos. Como resultado, el pirofosfato no es adecuadamente metabolizado y se acumula en el líquido sinovial.

PATOLOGÍA Y CARACTERÍSTICAS CLÍNICAS: Una minoría de pacientes sintomáticos con depósitos de CPPD se clasifica de acuerdo con la naturaleza de la lesión articular.

La **seudogota** se refiere a ataques autolimitados de artritis aguda que duran de 1 día a 4 semanas y que afectan una o dos articulaciones. Cerca del 25 % de los pacientes con enfermedad por depósitos de CPPD tiene un inicio agudo con síntomas similares a la gota que se manifiesta por inflamación y edema de rodillas, tobillos, muñecas, codos, cadera y hombros. El líquido sinovial presenta abundantes leucocitos que contienen cristales de CPPD. A la inspección macroscópica, los depósitos de CPPD tienen el aspecto de zonas blanquecinas en la superficie cartilaginosa (fig. 22-44 A). A diferencia de los cristales de urato en forma de aguja, estos son cortos y romboides («forma de féretro»), tienen un patrón birrefringente positivo débil bajo luz polarizada y no se disuelven en agua, por lo que no se encuentran con facilidad en los cortes de tejido (fig. 22-44 B). Pocas células mononucleares y macrófagos rodean los focos de depósitos de cristales. El tratamiento de la enfermedad por depósito de CPPD es principalmente sintomático (control del dolor). Suelen emplearse fármacos antiinflamatorios no esteroideos y corticoesteroides.

TUMORES Y LESIONES SIMILARES DE LAS ARTICULACIONES

Las verdaderas neoplasias de las articulaciones son raras. Las lesiones malignas más comunes de la membrana sinovial son los carcinomas metastásicos, en particular el adenocarcinoma de colon, de mama y de pulmones. Las enfermedades linfoproliferativas (p. ej., leucemia) también pueden presentarse en la membrana sinovial, semejando otras enfermedades, tales como la artritis reumatoide. Es raro que los tumores óseos malignos primarios se extiendan a las articulaciones, aunque pueden invadir la cápsula articular a partir de los tejidos blandos.

Tumor tenosinovial de células gigantes

Es la neoplasia más común de la membrana sinovial y la capa tendinosa, y se presenta de forma localizada o difusa. Las lesiones pueden ser intra o extraarticulares.

■ **El tumor tenosinovial localizado de células gigantes o el tumor de células gigantes de la capa tendinosa** involucra la capa tendinosa de las manos y los pies. Se presenta sobre todo en mujeres jóvenes y de edad madura (30-50 años) y afecta la cara flexora de los dedos medio o índice. El tumor suele ser bien delimitado y de crecimiento lento.

■ **El tumor tenosinovial difuso de células gigantes o sinovitis vellonodular** pigmentada se caracteriza por la proliferación abundante mal definida de las células que recubren la membrana sinovial que se origina en los tejidos blandos periarticulares, que se extienden hacia el tejido subsinovial. Se presenta en una articulación única, por lo general en adultos jóvenes, y se presenta con la misma frecuencia en hombres que en mujeres. El sitio de presentación más común es la rodilla (80 %), pero también puede presentarse en cadera, tobillo, articulación calcaneocuboidea, codo y, con menor frecuencia, en la capa tendinosa de los dedos de las manos y pies.

PATOGENIA MOLECULAR: En el pasado, estas lesiones eran consideradas reactivas/inflamatorias, pero la presencia recurrente de aberraciones cromosómicas en ambas presentaciones sustenta su naturaleza neoplásica. Se han detectado translocaciones del brazo corto del cromosoma 1. Sin embargo, la asociación de estas anomalías con la patogenia tumoral no está clara.

PATOLOGÍA: El tumor tenosinovial de células gigantes localizado se caracteriza por una masa pequeña (<4 cm) multinodular, de contorno liso, parcialmente encapsulada y exofítica unida a la vaina tendinosa. La forma difusa es por lo general mayor de 5 cm y está mal delimitada. Invade la articulación y produce erosión del hueso (fig. 22-45 A). Puede desarrollarse dentro de la cápsula articular dirigiéndose hacia el tejido blando y comprimir nervios y arterias, por lo que en ocasiones se requiere extirpación con cirugía radical. La membrana sinovial presenta grandes pliegues y tumefacciones nodulares de color café, debido a que contienen pigmento de hierro (fig. 22-45 B). Al microscopio, ambos tumores tienen una

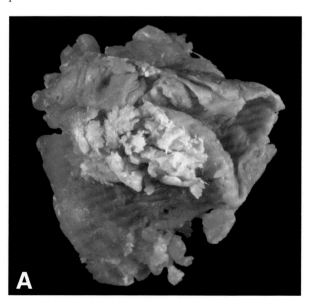

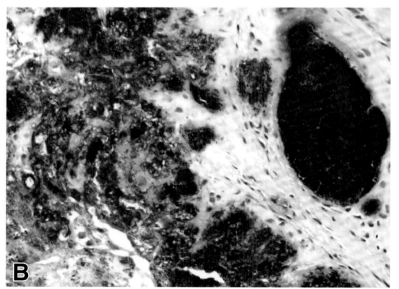

FIGURA 22-44. Enfermedad por depósito de dihidrato de pirofosfato de calcio. A. Muestra macroscópica en la que se observa material blanquecino calcificado. **B.** Al microscopio, los depósitos tienen un color púrpura intenso y se pueden identificar cristales de forma romboide.

histología general. Están compuestos por células mononucleares semejantes a histiocitos, mezclados con células gigantes multinucleadas diseminadas, fibroblastos y células espumosas. La presencia de macrófagos con hemosiderina indica hemorragia previa (fig. 22-45 C y D). La forma difusa infiltra con amplitud el tejido circundante y con frecuencia tiene un aspecto velloso.

El tratamiento de este tipo de lesiones es la extirpación quirúrgica. La radioterapia está indicada en casos en que no pueden extirparse. En ocasiones se requiere la amputación para el control local. Los tumores recurren del 10-20 % de los casos de tumor tenosinovial localizado de células gigantes en comparación con el 40-50 % en la variedad difusa. No produce metástasis. Se ha descrito una variedad maligna, pero es muy rara.

Tumores de tejidos blandos

Los tumores de tejidos blandos son neoplasias mesenquimatosas que pueden surgir en cualquier parte del cuerpo pero que se encuentran con mayor frecuencia en el músculo esquelético, tejido graso, tejido fibroso o vasos sanguíneos. Los tumores de nervios periféricos (*v.* caps. 23 y 24) y otros tumores de diferenciación neuroectodermal pueden incluirse en esta categoría de tumores de tejidos blandos. Los tumores malignos de tejidos blandos son raros, y constituyen menos del 1 % de todos los tumores de este tipo en Estados Unidos. Las neoplasias benignas de tejidos blandos son 100 veces más comunes que las malignas.

Aunque los tumores de tejidos blandos pueden mostrar evidencia de diferenciación hacia un tipo celular particular (fibroblástico, adipocítico, vascular, mioide, etc.), se piensa que surgen de blastocitos mesenquimatosos pluripotenciales que residen en los tejidos blandos y la médula ósea. No todos los tumores de tejidos blandos pueden ser clasificados fácilmente por su línea de diferenciación. Sin embargo, muchos tienen anomalías genómicas características y únicas que son útiles en el diagnóstico.

Los tumores de tejidos blandos pueden ser benignos, localmente agresivos o malignos. Los localmente agresivos pueden invadir y tener recurrencia local (p. ej., fibromatosis). Los tumores

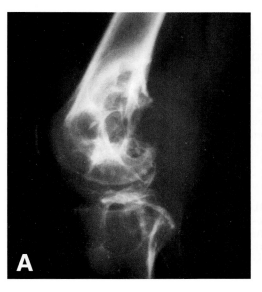
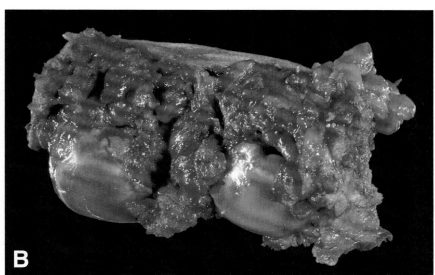
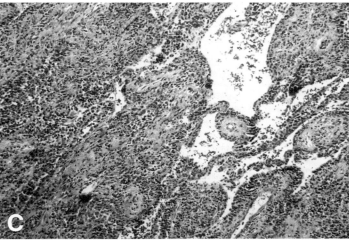
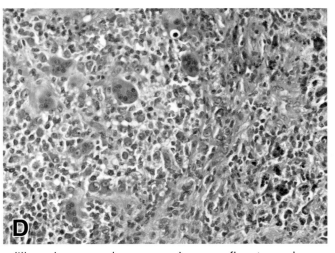

FIGURA 22-45. Sinovitis vellonodular pigmentada. A. Radiografía de la rodilla en la que se observan erosiones confluentes en la porción distal y el fémur y proximal de la tibia y una masa de tejido blando dentro de la articulación. **B.** Muestra macroscópica en la que se observa la destrucción masiva de los cóndilos femorales. Obsérvense el color café y el engrosamiento nodular. **C.** En la microfotografía de baja resolución se observan vellosidades sinoviales engrosadas. **D.** A más alta resolución, se observa que el infiltrado celular está constituido principalmente por sinoviocitos histiocíticos mononucleares, muchos de los cuales contienen pigmento café de hemosiderina y células gigantes multinucleadas.

malignos de tejidos blandos (sarcomas) pueden producir metástasis a través de la circulación sanguínea, normalmente a los pulmones. *Los pacientes por lo general mueren por metástasis más que por invasión local del tumor primario.*

La clave para distinguir el sarcoma maligno del benigno se basa tanto en el grado del tumor como en el estadio. La gradación se basa en el fenotipo celular (tipo histológico del tumor y grado de diferenciación), actividad mitótica y la presencia de necrosis tumoral como indicadores de un comportamiento agresivo. Además, algunos consideran que el tamaño del tumor y su profundidad (tejido blando superficial contra profundo) son los criterios pronósticos más importantes en los tumores primarios. Estos criterios se combinan con el grado y estado de metástasis para la estatificación global y la predicción del riesgo.

Algunos principios generales importantes en relación con los tumores de tejidos blandos son:

- Los tumores superficiales son por lo general benignos.
- Las lesiones más profundas suelen ser malignas.
- Los tumores de mayor tamaño son con mayor frecuencia malignos en comparación con los más pequeños.
- Los tumores de crecimiento rápido es más probable que sean malignos que los que se desarrollan de forma más lenta.
- Las calcificaciones se presentan en los tumores tanto benignos como malignos.
- Los tumores benignos son relativamente avasculares, mientras que los malignos son hipervascularizados.
- Algunos tumores de tejidos blandos se clasifican según sus características genéticas o moleculares.

TUMORES DE ORIGEN FIBROSO

Fascitis nodular

La fascitis nodular es una lesión reactiva de crecimiento rápido que probablemente es resultado de un traumatismo y que por lo general afecta a los tejidos superficiales del antebrazo, el tronco y la espalda; se caracteriza por una translocación t(17;22)(p13;q13). La mayoría de los casos se presenta en adultos jóvenes, y las lesiones crecen con rapidez, motivo por el cual los pacientes solicitan atención médica. Desde el punto de vista histológico, pueden confundirse con el sarcoma, debido a su hipercelularidad y a que tienen abundantes mitosis y numerosos fibroblastos polimórficos fusiformes y miofibroblastos en un estroma mixoide (fig. 22-46). Aunque durante mucho tiempo se ha considerado que la fascitis nodular es un trastorno reactivo postraumático, el descubrimiento de una translocación recurrente y la asociación con un gen quimérico fusionado ha llevado a la reclasificación de este tumor como una forma de neoplasia. La fusión del gen *MYH-USP6* causa el aumento de la expresión de USP6, una proteína oncogénica con posibles funciones de inflamación y proliferación. Además, en algunos casos se han documentado anomalías citogenéticas que afectan el cromosoma 15. La región afectada del cromosoma 15 codifica varias proteínas involucradas en la reparación de los tejidos (p. ej., FGF7) y la oncogenia. A pesar de estas alteraciones genéticas subyacentes, la fascitis nodular se autolimita y se cura con la extirpación quirúrgica.

Fibromatosis

La fibromatosis es la invasión local de una masa de crecimiento lento que puede presentarse en prácticamente cualquier parte del cuerpo. Aunque son histológicamente similares, existen diferencias genéticas entre las variantes superficial y profunda «agresiva» de la fibromatosis. No produce metástasis, pero la extirpación quirúrgica suele venir acompañada de recurrencia local. Los diabéticos, alcohólicos y pacientes con epilepsia tienen mayor incidencia con fibromatosis, así como los pacientes con poliposis adenomatosa familiar.

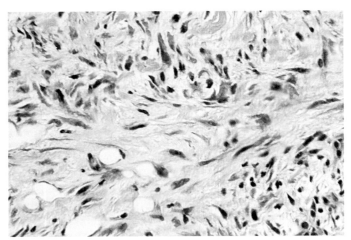

FIGURA 22-46. Células fascitis nodular. Esta lesión neoplásica contiene fibroblastos atípicos, que pueden confundirse con un fibrosarcoma.

 PATOGENIA MOLECULAR: La fibromatosis es el resultado de las alteraciones en la señalización de la vía Wnt. Las mutaciones que afectan a *APC* o *CTNNB1* están presentes en la fibromatosis profunda agresiva (tumor desmoides), pero no se han identificado en las variantes superficiales. Las mutaciones inactivantes del gen *APC* se encuentran en prácticamente todos los casos de fibromatosis relacionada con poliposis adenomatosa familiar.

 PATOLOGÍA: En la inspección, las lesiones de fibromatosis tienden a ser de gran tamaño, duras y blanquecinas, con bordes mal delimitados y una superficie de corte arremolinada. Con frecuencia se originan en la fascia muscular. Al microscopio se observan capas y fascículos interdigitales de células fusiformes de aspecto benigno (fibroblastos) con escasa actividad mitótica (fig. 22-47). Debido a la presencia de lengüetas de tejido tumoral microscópicas dentro

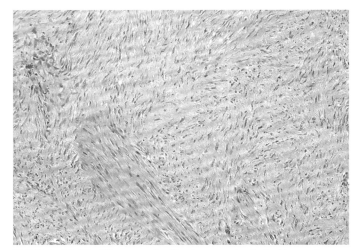

FIGURA 22-47. Fibromatosis. Al microscopio, la lesión está compuesta por fascículos de células fusiformes delgadas dentro de un estroma con predominio de colágeno.

de las estructuras previamente existentes, la cirugía «de extirpación parcial» de la lesión suele dar lugar a la recurrencia en la mitad de los casos. Para la curación se requiere la extirpación completa.

Se han identificado formas específicas de fibromatosis de acuerdo con las localizaciones características:

- La **fibromatosis palmar** (contractura de Dupuytren) es la variedad de fibromatosis más común. Se presenta del 1-2% de la población general, pero hasta en el 20% de las personas mayores de 65 años. La presencia de nódulos fibrosos y bandas con aspecto de cordón en la fascia palmar puede originar contracturas de flexión de los dedos, en particular en el cuarto y el quinto.
- La **fibromatosis plantar** es similar a la variedad palmar, excepto en que es menos frecuente y afecta la aponeurosis plantar.
- La **fibromatosis del pene** (enfermedad de Peyronie) es la variante menos común de la fibromatosis localizada. Se caracteriza por la induración, o presencia de una masa, en el cuerpo del pene, que ocasiona una curvatura hacia el lado afectado (**estrabismo peneano**). Esta lesión produce obstrucción uretral y dolor durante la erección.
- La **fibromatosis profunda agresiva** (tumor desmoides) afecta con frecuencia a la fascia y la aponeurosis muscular de las extremidades o la musculatura de la pared abdominal. También puede originarse en el mesenterio. Las lesiones son altamente infiltrantes y es difícil extirparlas por completo, lo que explica las elevadas tasas de recurrencia. La fibromatosis mesentérica se asocia más comúnmente con las mutaciones en APC, mientras que la fibromatosis abdominal muestra predilección por las mujeres.

Fibrosarcoma

Muchos subtipos de sarcoma muestran evidencia de diferenciación fibroblástica. El fibrosarcoma del adulto es un diagnóstico de exclusión, que no muestra ninguna anomalía citogenética característica y representa menos del 3% de los sarcomas de adultos. El fibrosarcoma congénito (infantil) presenta una translocación cromosómica, t(12;15)(p13;q26), que contiene un gen de fusión *ETV6-NTRK3*. Los fibrosarcomas se originan en el tejido conjuntivo profundo, como la fascia, el tejido cicatricial, el periostio y los tendones. Desde el punto de vista macroscópico, los tumores están muy bien delimitados, y con frecuencia presentan necrosis y hemorragia. Desde el punto de vista histológico, se caracterizan por fibroblastos de aspecto maligno (fig. 22-48), los cuales suelen

formar haces entrelazados densos y fascículos, produciendo un patrón «en espiga». El pronóstico del fibrosarcoma de alto grado convencional del adulto es reservado; la supervivencia a 5 años es de sólo el 40% y a 10 años, del 30%. El fibrosarcoma infantil rara vez metastatiza, con un índice de mortalidad menor al 5%.

Sarcoma pleomorfo indiferenciado

El sarcoma pleomorfo indiferenciado, también denominado histiocitoma fibroso maligno, representa, desde el punto de vista fenotípico, un grupo heterogéneo de sarcomas. Las técnicas más recientes de inmunohistoquímica y los estudios ultraestructurales han demostrado que el patrón histológico del histiocitoma fibroso maligno/sarcoma pleomorfo indiferenciado puede ser observado en variantes pleomorfas de liposarcoma, leiomiosarcoma o rabdomiosarcoma. Si no puede constatarse una línea específica de diferenciación, entonces puede considerarse que el tumor es un **sarcoma pleomorfo indiferenciado**. En conjunto, el grupo de tumores histiocitoma fibroso maligno/sarcoma pleomórfico indiferenciado es el sarcoma más común en pacientes de más de 40 años de edad, pero pueden identificarse casos en cualquier edad. En la mitad de los pacientes, estos tumores se originan en la fascia profunda o dentro del músculo esquelético de las extremidades inferiores.

 PATOLOGÍA: Los sarcomas pleomorfos indiferenciados del adulto suelen no estar encapsulados, ser de color gris blanquecino o café oscuro, con zonas de hemorragia y necrosis. Al microscopio, estos tumores presentan un patrón morfológico muy variable, con zonas de células tumorales fusiformes distribuidas en un patrón de remolinos irregulares (estoriforme) junto a áreas con células pleomórficas de aspecto extraño (fig. 22-49). Las células fusiformes tienden a estar mejor diferenciadas y semejan fibroblastos. Hay abundantes mitosis. La magnitud de los depósitos de colágeno varía, y en ocasiones predomina el patrón en el microscopio. Suele haber necrosis, que puede ser extensa. Unos pocos tumores presentan importante estroma mixoide.

El pronóstico de los sarcomas pleomórficos indiferenciados del adulto depende del grado de atipia celular, la magnitud de la actividad mitótica y el grado de necrosis. Casi la mitad de los pacientes desarrolla recurrencia local después de la cirugía, y

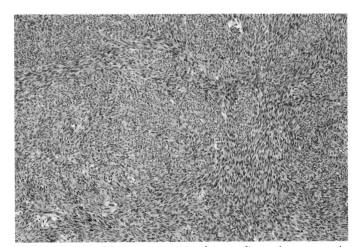

FIGURA 22-48. Fibrosarcoma. Microfotografía en la que se observa la distribución irregular de fibroblastos malignos caracterizados por ser oscuros, irregulares y tener el núcleo alargado de diferentes tamaños.

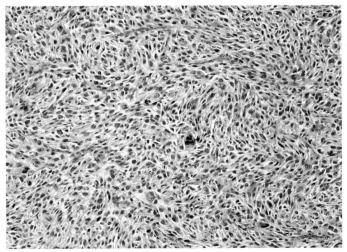

FIGURA 22-49. Sarcoma pleomórfico indiferenciado. Tumor anaplásico en el que se observan células fusiformes, células poligonales pletóricas, células gigantes tumorales muy atípicas, y células inflamatorias crónicas dispersas. Este aspecto se puede observar en el sarcoma pleomórfico de otras líneas de diferenciación (p. ej., liposarcoma pleomórfico).

una proporción similar presenta metástasis tardías, en particular en los pulmones. La supervivencia general a los 5 años es de alrededor del 50%.

TUMORES DE TEJIDO ADIPOSO

Lipoma

Formados por adipocitos bien diferenciados, estos tumores benignos, bien delimitados, se pueden originar en cualquier sitio del cuerpo que contenga tejido adiposo. La mayoría se presenta en tejidos subcutáneos de la porción superior del cuerpo, en especial del tronco y el cuello. Los lipomas se presentan principalmente en adultos, y los pacientes con múltiples tumores con frecuencia tienen otros familiares con la misma enfermedad.

PATOLOGÍA: En la inspección, los lipomas están encapsulados, son de consistencia suave, color amarillo, varían de tamaño y pueden llegar a ser muy grandes. Los tumores más profundos con frecuencia están mal delimitados. Desde el punto de vista histológico, los lipomas con frecuencia no pueden distinguirse del tejido adiposo normal. Los lipomas se tratan mediante extirpación local simple.

Un **angiolipoma** es un lipoma subcutáneo pequeño, bien circunscrito con abundante proliferación vascular, que por lo general se presenta en las extremidades superiores y el tronco de adultos jóvenes. Con frecuencia son múltiples y dolorosos.

Liposarcoma

Los liposarcomas constituyen el 25% de todos los tumores malignos de tejidos blandos. La neoplasia se presenta después de los 50 años de edad y es más común en la profundidad del muslo y el retroperitoneo. Los liposarcomas tienden a crecer de forma lenta, pero pueden alcanzar gran tamaño.

PATOLOGÍA: La apariencia macroscópica de los subtipos de liposarcoma varían dependiendo de la proporción de tejido adiposo, mucinoso y fibroso. Los tumores bien diferenciados pueden ser similares a la grasa normal o pueden mostrar superficies de corte fibrótico o gelatinoso. Los liposarcomas indiferenciados o pleomórficos pueden ser macroscópicamente suaves y gelatinosos, con necrosis, hemorragia y quistes. Los lipoblastos son adipocitos juveniles con vesículas de grasa uni o multivacuoladas dentro del citoplasma que mellan al núcleo. Aunque frecuentemente se observan en el liposarcoma, los lipoblastos también pueden estar presentes en trastornos reactivos o regenerativos, por lo que no son necesarios ni suficientes para el diagnóstico de liposarcoma.

TUMORES DE MÚSCULO ESTRIADO

Rabdomiosarcoma

El rabdomiosarcoma es un tumor maligno que presenta las características de diferenciación del músculo estriado. Es poco común en adultos maduros, pero es más frecuente en tejidos blandos de niños y adultos jóvenes.

PATOLOGÍA: Además de sus características a la microscopia óptica, todos los subtipos de rabdomiosarcoma presentan evidencia inmunohistoquímica de diferenciación a músculo esquelético. Los tumores pueden expresar marcadores inespecíficos y mioides tales como actina y desmina, o más específicos tales como los factores de transcripción específicos del músculo esquelético miogenina y MyoD1.

RABDOMIOSARCOMA EMBRIONARIO: Esta forma es más común en niños entre los 3 y 12 años de edad, y con frecuencia

se presenta en la cabeza y el cuello, el aparato genitourinario y el retroperitoneo. Su aspecto varía desde un tumor altamente diferenciado que contiene rabdomioblastos con gran citoplasma eosinófilo y estrías cruzadas (fig. 22-50 A y B), hasta una neoplasia mal diferenciada.

RABDOMIOSARCOMA EMBRIONARIO BOTRIOIDE: Este tumor, también conocido como **sarcoma botrioide**, se distingue por la formación de masas tumorales en racimo de uva de aspecto polipoide. Al microscopio, las células malignas se encuentran diseminadas en abundante estroma mixoide. Los focos botrioides pueden presentarse en cualquier tipo de rabdomiosarcoma embrionario, pero son más comunes en tumores de vísceras huecas, incluidas la vagina y la vejiga urinaria.

RABDOMIOSARCOMA ALVEOLAR: Esta neoplasia se presenta con menor frecuencia que el tipo embrionario y afecta principalmente a personas de 10-25 años de edad; rara vez se presenta en adultos mayores. Es más común en las extremidades superiores e inferiores, pero también se distribuye en los mismos sitios del tipo embrionario. Las células tumorales típicas en forma de pasto se encuentran distribuidas en grupos delimitados por un tabique fibroso. La distribución laxa de las células en el centro de acumulaciones da como resultado un patrón «alveolar» (fig. 22-50 B y C). Las células tumorales presentan una intensa eosinofilia, y en ocasiones pueden encontrarse células gigantes multinucleadas. Los rabdomioblastos malignos, caracterizados por la presencia de estrías cruzadas, se presentan con menos frecuencia en la variante alveolar en comparación con el rabdomiosarcoma embrionario, en el que están presentes en sólo el 25% de los casos.

RABDOMIOSARCOMA PLEOMORFO: La forma menos frecuente del rabdomiosarcoma se presenta en el músculo esquelético de adultos mayores, por lo general en el muslo. Este tumor se diferencia de otros tipos de rabdomiosarcoma en el pleomorfismo de las células distribuidas de forma irregular y que puede ser clasificado como un tipo de sarcoma pleomorfo indiferenciado del adulto. Son comunes los rabdomioblastos eosinófilos, granulares, de gran tamaño junto con células gigantes multinucleadas. Las estrías cruzadas están prácticamente ausentes. El histórico mal pronóstico relacionado con la mayoría de los rabdomiosarcomas ha mejorado en las últimas dos décadas como resultado de la introducción de la terapia combinada de cirugía, radioterapia y quimioterapia. En la actualidad, más del 80% de los pacientes con enfermedad localizada o regional alcanzan la curación.

TUMORES DE MÚSCULO LISO

Estos tumores se caracterizan desde el punto de vista histológico por la presencia de fascículos de células fusiformes con citoplasma claro eosinófilo; núcleos cilíndricos; expresión inmunohistoquímica de músculo liso, actina específica del músculo y desmina.

LEIOMIOMA: Este tumor benigno de tejido blando generalmente surge en sitios asociados con el músculo liso normal, incluidos los músculos erectores del pelo en la dermis, las paredes de los vasos sanguíneos en los tejidos somáticos subcutáneos o profundos, y la pared muscular del esófago o el útero (en esta ubicación se los conoce como fibromas). Los leiomiomas se caracterizan por ser duros, de color blanco grisáceo y nodulares bien delimitados. Los tumores dérmicos o subcutáneos pueden ser dolorosos. Al microscopio, están formados por fascículos que se interseccionan de células fusiformes de distribución relativamente uniforme con núcleos en forma de cigarro y muy poca actividad mitótica. Algunos presentan abundantes vasos sanguíneos (angiomioma). La curación se realiza mediante extirpación simple.

LEIOMIOSARCOMA: Esta neoplasia maligna de tejidos blandos es un tumor raro en los adultos que se presenta por lo general en la pared de los vasos sanguíneos de los tejidos blandos de las extremidades o del retroperitoneo. Macroscópicamente, el leiomiosarcoma tiende a ser un tumor bien delimitado, pero de mayor tamaño y consistencia más suave que los leiomiomas,

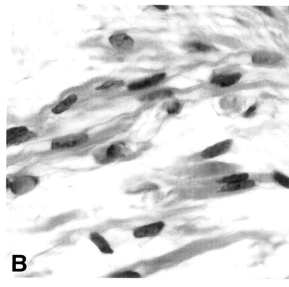

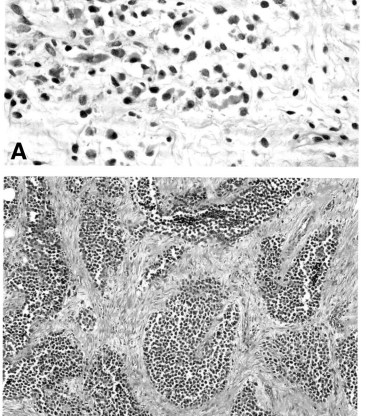

FIGURA 22-50. **Rabdomiosarcoma. A** y **B.** Rabdomiosarcoma embrionario. Los tumores pueden mostrar un espectro de diferenciación desde **(A)** células primitivas pequeñas y redondas y células tumorales polihédricas con núcleos grandes e hipercromáticos con citoplasma profundamente eosinófilo hasta **(B)** una banda de células diferenciadas con estriaciones cruzadas claramente visibles. **C.** Rabdomiosarcoma alveolar. Los tumores están compuestos de células primitivas pequeñas y redondas, que están distribuidas en nidos sin cohesión dentro de un estroma fibroso.

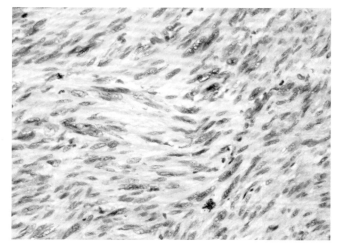

FIGURA 22-51. **Leiomiosarcoma.** El tumor está formado por células fusiformes con núcleos alargados e hipercromáticos, hay pleomorfismo de grado variable y mitosis frecuentes.

y con frecuencia presenta necrosis, hemorragia y degeneración quística. Desde el punto de vista histológico, las células tumorales se encuentran distribuidas en fascículos, y con frecuencia los núcleos tienen un patrón en empalizada. Las células tumorales bien diferenciadas presentan un núcleo alargado y citoplasma eosinófilo; las mal diferenciadas presentan un importante aumento de la celularidad y atipia citológica grave (fig. 22-51). El leiomiosarcoma se diferencia del leiomioma principalmente por su elevada actividad mitótica, la cual también indica el pronóstico.

Los leiomiosarcomas pueden desarrollarse en una pequeña cantidad de fibromas uterinos (0.1- 0.5%). Debido a que los muy frecuentes fibromas uterinos suelen extirparse quirúrgicamente, las técnicas quirúrgicas (morcelación) que fragmentan el fibroma podrían potencialmente diseminar un leiomiosarcoma no diagnosticado contenido dentro de un fibroma. La mayoría de los leiomiosarcomas finalmente metastatizan, aunque la diseminación puede no detectarse hasta pasados 15 años o más después de la resección del tumor primario.

TUMORES VASCULARES

Los tumores vasculares se analizan en detalle en el capítulo 8.

SARCOMA SINOVIAL

El sarcoma sinovial es un tumor de tejidos blandos sumamente maligno caracterizado por translocaciones entre los cromosomas X y 18. Pueden surgir en cualquier parte del cuerpo, pero se localizan comúnmente en los tejidos blandos profundos cerca de las articulaciones, vainas tendinosas o cápsulas articulares. Los sarcomas sinoviales ocurren principalmente en adultos jóvenes y generalmente se presentan como una masa dolorosa en la extremidad. *A pesar de su nombre, los sarcomas sinoviales no surgen de los tejidos sinoviales ni muestran diferenciación de los sinoviocitos.* A menudo se observa diferenciación dual epitelial y mesenquimatosa.

> **PATOGENIA MOLECULAR:** El sarcoma sinovial presenta una translocación específica de tipo equilibrado entre los cromosomas X y 18 [t(x;18)(p11.2; q11.2)]. Esta translocación da como resultado la fusión del gen *SS18/SYT* (synteny) en el cromosoma 18 con el gen *SSX* (un represor de la transcripcion) en el cromosoma X, que lleva a la producción de una proteina híbrida.

PATOLOGÍA: En la inspección macroscópica, los sarcomas sinoviales se observan bien delimitados, son masas redondas o multilobulares unidas a los tendones, la vaina tendinosa o la pared exterior de la cápsula articular (fig. 22-52 A). Los tumores tienden a estar rodeados por una seudocápsula brillante que en muchos casos es quística. Pueden observarse zonas de hemorragia, necrosis y calcificación. Varían desde pequeños nódulos hasta masas de 15 cm de diámetro o más, en promedio de 3-5 cm.

Al microscopio, el sarcoma sinovial se describe de manera clásica como un **patrón bifásico** (fig. 22-52 B). Los espacios glandulares ocupados por líquido se encuentran recubiertos por células tumorales de tipo epitelial y masas en un fondo de células fusiformes sarcomatosas. Estos componentes varían en su proporción, distribución y grado de diferenciación celular, siendo mucho más numerosas las células fusiformes que los elementos glandulares. Puede haber calcificaciones muy notables dentro del tumor. La presencia de características morfológicas de mala diferenciación confiere un mal pronóstico. El sarcoma sinovial suele expresar citoqueratina o antígeno de membrana epitelial, lo cual es una evidencia de la diferenciación epitelial.

El índice de recurrencia del sarcoma sinovial es alto, y las metástasis se presentan hasta en el 60% de los casos. El índice de supervivencia a 5 años es de alrededor del 50%, y aquellos que mueren se deben a metástasis pulmonares abundantes.

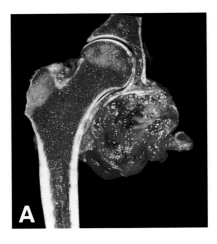

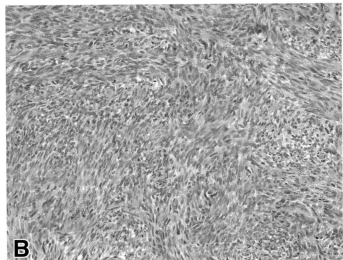

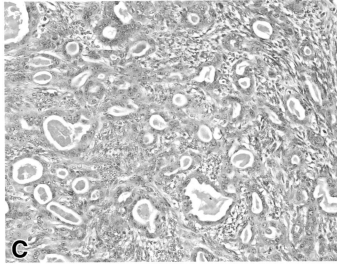

FIGURA 22-52. Sarcoma sinovial. **A.** Corte de la porción superior del fémur y el acetábulo en la que se observa un tumor adyacente a la articulación de la cadera y el cuello del fémur. **B** y **C.** Los sarcomas sinoviales pueden ser monofásicos (**B**), compuestos por fascículos arremolinados de células fusiformes abultadas con núcleos monomórficos e hipercromáticos; o bifásicos (**C**), cuyas células fusiformes muestran tanto una diferenciación mesenquimatosa como epitelial, en forma de glándulas irregulares que contienen material eosinofílico proteináceo. De Bullough PG. Atlas of Orthopaedic Pathology. 2nd ed. New York, NY: Gower Medical Publishing; 1992. Copyright Lippincott Williams & Wilkins.

23 Músculo esquelético

Lawrence C. Kenyon ▪ Thomas W. Bouldin

Músculo esquelético

EMBRIOLOGÍA Y ANATOMÍA

El mioblasto es la célula primitiva que se fusiona con otros mioblastos para formar una estructura cilíndrica multinucleada denominada miotubo. Alrededor del miotubo, rápidamente se acumulan miofibrillas, que contienen miosina y actina, que se distribuyen de tal manera que producen el patrón característico en bandas cruzadas del músculo estriado (fig. 23-1). La miofibrilla posee una estructura ultraestructural característica (fig. 23-2). El miotubo madura por completo cuando es inervado por las terminaciones axónicas de la motoneurona inferior. Después del proceso de inervación, el núcleo de cada fibra se desplaza del centro para adoptar un patrón regular debajo del sarcolema (fig. 23-3 A).

Las células maduras del músculo esquelético adoptan una estructura de sincitio (es decir, la presencia de múltiples núcleos dentro de un solo citoplasma) y pueden alcanzar varios centímetros de longitud.

Las fibras musculares responsables del movimiento del cuerpo son de **tipo extrafusal**, mientras que aquellas ubicadas dentro de los receptores de estiramiento (husos neuromusculares; fig. 23-3 C) se conocen como **fibras intrafusales**. *La mayor parte de las miopatías primarias se caracterizan por daño a las fibras extrafusales y no a las intrafusales.* Así, los husos neuromusculares, que habitualmente no suelen ser muy importantes en los cortes histológicos habituales, se vuelven relativamente preponderantes conforme las fibras extrafusales desaparecen.

Miofibrillas

Después de la inervación, se desarrolla un perfil metabólico característico para diferentes fibras musculares. Estas fibras pueden

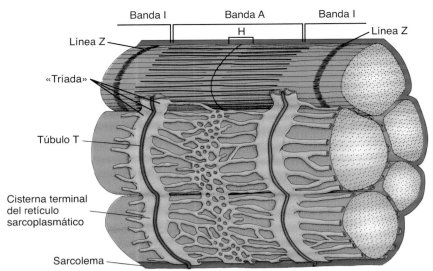

Línea Z

Banda I   Banda A   Banda I

H

Línea Z

«Tríada»

Túbulo T

Cisterna terminal
del retículo
sarcoplasmático

Sarcolema

FIGURA 23-1. Músculo estriado normal. Las estrías cruzadas de este tipo de músculo se producen por la distribución de los miofilamentos de la miofibrilla (comparado con fig. 23-2). La banda A, de color oscuro, es resultado de los filamentos gruesos de miosina y los filamentos de actina más delgados, parcialmente superpuestos. En la porción media de los filamentos de miosina, donde la actina no se sobrepone, hay una banda de color claro llamada zona o banda H. En la mitad de la banda H, el centro de cada filamento de miosina se engrosa, formando un puente intermolecular con el filamento de miosina adyacente, lo cual da lugar a la línea M (v. fig. 23-2). Los filamentos de actina más delgados se encuentran anclados al disco Z de color más oscuro en la banda I más clara. Durante la contracción, los filamentos de miosina empujan a los de actina, ocasionando que la zona H desaparezca, la banda I se contraiga y la banda A se mantenga del mismo tamaño. Hay mitocondrias distribuidas en el sarcoplasma entre las miofibrillas. El retículo endoplasmático (retículo sarcoplasmático) constituye una extensa y compleja red tubular con dilataciones periódicas (cisternas) alrededor de cada miofibrilla. Las cisternas se encuentran muy cerca de los túbulos transversos, los cuales se derivan de la membrana celular (sarcolema) para formar una red transversa, semejante a una malla de alambre para gallinero, alrededor de cada miofibrilla, con lo que garantiza un alto grado de comunicación entre el ambiente interno y externo. Una tríada está constituida por un túbulo T y las cisternas terminales adyacentes del retículo sarcoplasmático. De Ross MH, Pawlina W. Histology: A Text and Atlas. 5th ed. Philadelphia, PA: Lippincott Williams & Wilkins; 2006.

clasificarse en términos generales, de acuerdo con la velocidad de contracción y la capacidad de fatiga, tal como sigue:

- Fibras de contracción lenta **tipo I**, resistentes a la fatiga
- Fibras de contracción rápida tipo II
  - Resistentes a la fatiga (**tipo IIA**)
  - Sensibles a la fatiga (**tipo IIB**)
  - Inmaduras (**tipo IIC**).

En mamíferos más primitivos, algunos músculos son de color rojo intenso (tipo I), mientras que otros son pálidos (tipo II).

FIBRAS TIPO I (ROJAS, CONTRACCIÓN LENTA): Si un nervio estimula el músculo de color rojo oscuro, la contracción resultante es lenta y más prolongada que cuando se estimula a un músculo pálido (blanco). Por esta razón, las fibras musculares rojas se denominan «de contracción lenta». Las fibras tipo I presentan mayor cantidad de mitocondrias y mioglobina, el pigmento de color rojo es útil para almacenar oxígeno. Las enzimas del ciclo Krebs y las proteínas transportadoras de electrones de la cadena mitocondrial son abundantes en el músculo de contracción lenta en relación con el músculo de contracción rápida. *La reacción histoquímica alcalina para ATPasa de miosina permite realizar una distinción clara entre los dos tipos de fibras. Las fibras tipo I se tiñen escasamente cuando el pH es elevado (alcalino), mientras que las de tipo II, se tiñen con intensidad (fig. 23-3 B).*

Desde el punto de vista funcional, los músculos tipo I tienen mayor capacidad de contracción sostenida y prolongada, así como de resistencia a la fatiga. El entrenamiento que aumenta la fortaleza no modifica demasiado el tamaño de las fibras de tipo I, pero en cambio puede dar como resultado la proliferación de mitocondrias y una mayor capacidad para generar energía.

FIBRAS TIPO II (BLANCAS, DE CONTRACCIÓN RÁPIDA): La estimulación de las fibras tipo II origina una contracción rápida, breve y más fuerte que la que tiene lugar con las fibras tipo I. En el músculo blanco hay gran cantidad de glucógeno, fosforilasa y otras enzimas que producen energía por la glucólisis anaerobia (particularmente de tipo IIB). Las fibras musculares tipo II se usan para generar contracciones rápidas y breves, y se hipertrofian durante el entrenamiento de fuerza. Los esteroides andrógenos también inducen la hipertrofia, mientras que su desuso ocasiona atrofia selectiva.

La motoneurona inferior influye de manera distinta en cada tipo de fibra. Durante el desarrollo embrionario, las células musculares inmaduras comienzan a expresar un tipo específico de proteínas contráctiles antes de que suceda el proceso de inervación muscular. De esta manera, el fenotipo de cada miofibrilla parece estar programado como una característica propia de cada célula, más que estar inducido por su inervación. Sin embargo, el tipo de fibra nerviosa puede modificar las características de las miofibrillas. Por ejemplo, después del daño por desnervación, la reinervación del músculo de contracción lenta (tipo I) por un nervio propio del músculo de contracción rápida (tipo II) provoca que las fibras de tipo I recientemente inervadas se parezcan a las de tipo II. Se cree que el patrón o velocidad de descarga de la motoneurona inferior tiene un papel importante en este proceso. Debido a que la motoneurona inferior parece determinar el tipo de fibra, se infiere que todas las fibras musculares en una unidad motora determinada son del mismo tipo. En un corte transversal del músculo teñido con la reacción de la ATPasa alcalina se puede observar una mezcla aleatoria de tipos de fibras (fig. 23-3 B), debido a que las unidades motoras se intercalan significativamente.

En los humanos, ningún músculo está constituido exclusivamente por un tipo de fibra u otro. Sin embargo, la proporción de un tipo de fibra u otro varía de un músculo a otro. Por ejemplo, el músculo sóleo está formado principalmente (≥ 80 %) de fibras tipo I.

BIOPSIA DE MÚSCULO: Dado que el tipo de músculo normal es constante dentro de un músculo específico, se suele obtener la muestra de biopsia de la misma región en todos los casos. Las muestras del cuádriceps femoral o del bíceps braquial

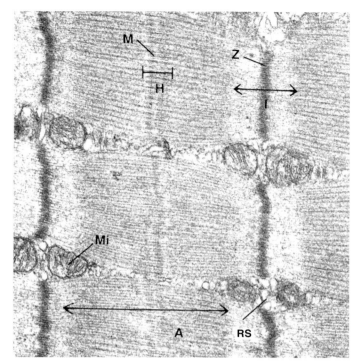

FIGURA 23-2. Músculo normal. En esta microfotografía electrónica del músculo del bíceps se puede observar la ultraestructura del sarcómero. La delgada banda oscura, el disco Z (*Z*), diseca la banda pálida más anchas I (*I*), una zona formada por filamentos delgados de actina. La banda ancha más oscura formada por filamentos gruesos de miosina se sobrepone a los filamentos de actina para constituir la banda A (*A*). En la mitad de la banda A se forma la zona H de color más claro (*H*), la cual es dividida por la línea M (*M*), ligeramente oscura, que representa la zona de unión intermolecular de la miosina. El retículo sarcoplasmático (*RS*) está compuesto por pequeñas vesículas rodeadas de membrana y los túbulos transversos. Suelen encontrarse pares de mitocondrias (*Mi*) entre las miofibrillas en el nivel de las bandas I.

son adecuadas para el diagnóstico de la mayoría de las enfermedades primarias del músculo (miopatías). Las biopsias del nervio sural y del músculo gastrocnemio se suelen solicitar cuando hay sospecha de neuropatía periférica.

La obtención de muestras de biopsia de un músculo con compromiso moderado es la que aporta mayor información. Los músculos que no están afectados pueden tener escasos o nulos cambios patológicos, mientras que los que presentan debilidad importante pueden tener sustitución casi por completo del músculo por tejido adiposo y conjuntivo fibroso (fig. 23-4).

REACCIONES PATOLÓGICAS GENERALES

La necrosis es una respuesta común de las miofibrillas al daño originado en enfermedades primarias del músculo (**miopatías**). La necrosis aguda diseminada de las fibras del músculo esquelético (**rabdomiólisis**) libera proteínas citoplasmáticas, incluida la mioglobina, que pasan a la circulación, para producir más adelante mioglobinuria y deficiencia renal aguda (*v.* más adelante). En muchas miopatías humanas se produce necrosis segmentaria a lo largo de una fibra, mientras que el músculo circundante al sitio dañado permanece intacto (fig. 23-5). Esta lesión desencadena con rapidez dos respuestas: (1) la entrada de macrófagos provenientes de la circulación sanguínea al citoplasma necrótico y (2) la activación de las células satélite, una población de mioblastos latentes localizados cerca de cada fibra. (3) Conforme los monocitos fagocitan de manera gradual los restos necróticos los eliminan, las células satélite proliferan transformándose en mioblastos activos. (4) Después de 2 días comienzan a fusionarse entre sí y con los extremos residuales intactos de la fibra muscular, forman un puente segmentario multinucleado. Esta fibra regenerativa es de un diámetro menor que el de la fibra original, y posee un citoplasma basófilo (debido a la abundancia de ribosomas). Hay evidencia de grandes núcleos vesiculares con nucléolos prominentes distribuidos en largas cadenas.

La **regeneración** permite recuperar la estructura y el funcionamiento normales de las fibras musculares al cabo de unas pocas semanas después de un solo episodio de lesión. En enfermedades agudas o crónicas, la necrosis de las fibras musculares se produce de manera simultánea a su regeneración, ocasionando un proceso de atrofia gradual de las fibras musculares y fibrosis.

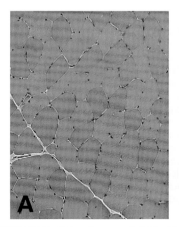
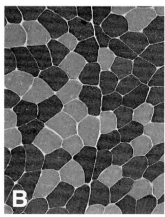
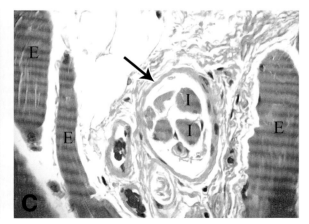

FIGURA 23-3. Músculo normal. A. Tinción con hematoxilina y eosina. En este corte transversal de una muestra congelada del músculo vasto lateral, las miofibrillas poligonales están separadas unas de otras por una capa delgada de tejido conjuntivo, el endomisio. La banda más gruesa de tejido conjuntivo, el perimisio, delimita un haz o fascículo de fibras. Todos los núcleos en este campo están localizados en la periferia de las células. Los núcleos celulares satélite se encuentran dentro de la membrana basal de la célula muscular y no pueden diferenciarse de las miofibrillas con el microscopio óptico. **B. ATPasa miofibrilar (miosina).** Las fibras de tipo I son más claras, con un pH elevado (alcalino); las fibras tipo II son oscuras. Obsérvese cómo los diferentes tipos de fibras están entremezclados. **C. Husos neuromusculares (receptores de estiramiento).** La *flecha* indica la cápsula del huso neuromuscular. I, fibras intrafusales; E, fibras extrafusales.

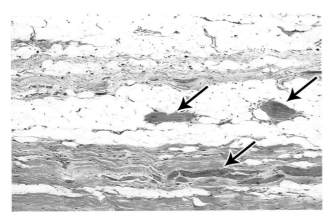

FIGURA 23-4. Enfermedad neuromuscular terminal. En este corte de músculo deltoides teñido con hematoxilina y eosina, el músculo esquelético está sustituido casi por completo por tejido graso y conjuntivo. Las escasas fibras musculares supervivientes presentan una eosinofilia más intensa que el componente colágeno (*flechas*).

DISTROFIA MUSCULAR

La debilidad progresiva de los músculos voluntarios puede deberse a una enfermedad del sistema nervioso o a la degeneración primaria de los músculos, lo cual se denomina **distrofia muscular**. Suele ser hereditaria y de evolución progresiva. Los músculos de estos pacientes presentan necrosis, con regeneración, fibrosis progresiva e infiltración con tejido graso (fig. 23-4). De haberla, la inflamación es mínima.

Distrofias musculares tipo Duchenne y Becker

La **distrofia muscular tipo Duchenne** se caracteriza por una degeneración progresiva de los músculos, en particular de aquellos localizados en las cinturas pélvica y escapular. *Es la miopatía no inflamatoria más común en la infancia.* Hay una forma más leve de la enfermedad, conocida como **distrofia muscular de Becker**. La creatina cinasa en suero suele estar aumentada en ambas afecciones.

 PATOGENIA MOLECULAR: Las distrofias musculares tipo Duchenne y Becker están causadas por diversas mutaciones de un gen de gran tamaño situado en el brazo corto del cromosoma X (*Xp21*). Este gen codifica para la síntesis de **distrofina**, una proteína localizada en la superficie interna del sarcolema. La distrofina une el citoesqueleto debajo del sarcolema con el exterior de la célula a través del complejo de transmembrana de proteínas y glucoproteínas que se fijan a la laminina (fig. 23-6). Si está ausente o muy disminuida, por lo general debido a la pérdida de material genético, la interacción normal entre el sarcolema y la matriz extracelular está suprimida. Esto puede ocasionar el aumento observado en la fragilidad osmótica del músculo distrófico, el exceso de entrada de iones de calcio y la liberación de enzimas musculares solubles, como la creatina cinasa, en el suero.

Entre las mutaciones del gen de la distrofina se encuentran las de tipo puntual, supresiones o duplicaciones que pueden producir proteínas anómalas, generalmente truncadas. Estas proteínas mutadas pueden ubicarse de forma correcta en la superficie de la fibra muscular, pero pueden distribuirse de forma anómala en esa localización. Al parecer, estas proteínas parcialmente activas tienden a producir la forma más leve

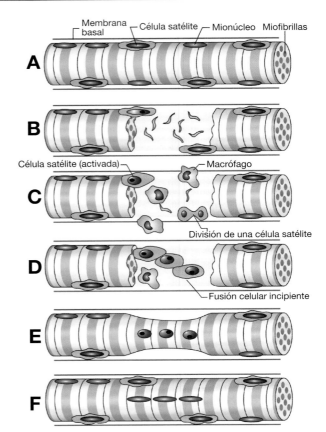

FIGURA 23-5. Necrosis segmentaria y regeneración de la fibra muscular. A. Una fibra muscular normal contiene miofibrillas y núcleos en el subsarcolema, y está recubierta por la membrana basal. Las células satélite diseminadas se encuentran en la superficie del sarcolema, en el interior de la membrana basal. Estas células son mioblastos latentes, capaces de proliferar y fusionarse para dar lugar a fibras musculares diferenciadas. Constituyen el 3-5 % del núcleo como se observa en el corte transversal de músculo esquelético. **B.** En muchas enfermedades musculares (p. ej., distrofia muscular tipo Duchenne o polimiositis), la lesión de la fibra muscular ocasiona necrosis segmentaria con desintegración del sarcoplasma, lo que conserva la membrana basal y la inervación (no observable). **C.** El segmento dañado atrae macrófagos de la circulación que penetran en la membrana basal y, comienzan a digerir y fagocitar el contenido sarcoplasmático (miofagocitosis). Los procesos regenerativos se inician con la activación y proliferación de células satélite, y la formación de mioblastos dentro de la membrana basal. Los macrófagos abandonan de forma gradual el sitio de la lesión junto con los restos fagocitados. **D.** En una etapa tardía, los mioblastos se alinean muy cerca unos de otros en el centro de la fibra y comienzan a fusionarse. **E.** La regeneración del segmento de la fibra muscular es prominente, como se puede observar por la presencia de grandes núcleos de localización central, vesiculares y de aspecto pálido. **F.** La fibra es prácticamente normal excepto por que hay escasa persistencia de núcleos centrales. En determinado momento, se recupera el estado normal (**A**).

de la enfermedad (distrofia muscular de Becker). Algunos pacientes presentan mutaciones que afectan a las proteínas o glucoproteínas de transmembrana, de manera que interrumpen la unión entre el citoesqueleto y la matriz extracelular (fig. 23-6). En tales distrofias **musculares de extremidades irregulares**, hace que la distrofina pueda estar disminuida o

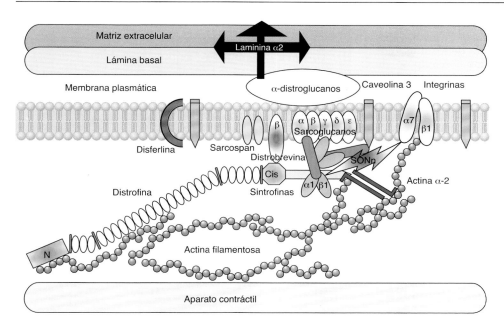

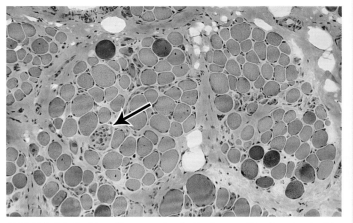

FIGURA 23-6. Representación esquemática de las proteínas que unen la distrofina con la membrana plasmática y el aparato contráctil. Varias de estas proteínas de unión se relacionan con miopatías conocidas (tabla 23-1). Redibujado de Karpati G. Structural and Molecular Basis of Skeletal Muscle Diseases. Basel, Switzerland: ISN Neuropath Press; 2002: 8, Fig. 2. N amino terminus, SONn, óxido nítrico sintasa neuronal.

tener una localización anómala cuando las otras proteínas están ausentes o mutadas, lo que complica la determinación del diagnóstico definitivo (*v.* más adelante).

Debido a que la causa de la distrofia muscular tipo Duchenne se hereda como una enfermedad recesiva ligada al cromosoma X, el gen anómalo es transmitido por madres portadoras heterocigotas. Alrededor del 30 % de los casos se debe a una mutación somática espontánea. No fue sino hasta la actualidad que las mujeres portadoras han podido ser detectadas a través de la medición repetida de creatina cinasa en suero, la cual está moderadamente aumentada en el 75 % de los heterocigotos. La expresión del estado de portador es muy variable, quizá por las fluctuaciones en la inactivación aleatoria del cromosoma X. Mediante técnicas de inmunolocalización de la distrofina en la biopsia de músculo, es posible identificar algunos portadores que presentan el patrón característico en mosaico por la presencia de miofibrillas defectuosas y normales. Pruebas moleculares permiten ahora identificar la mutación en cerca del 70 % de las familias con distrofia muscular tipo Duchenne hereditaria. Sin embargo, la detección de los portadores en algunas familias todavía puede ser problemática.

PATOLOGÍA: La distrofia muscular tipo Duchenne se caracteriza por necrosis inexorable de fibras musculares, un proceso continuo de reparación y regeneración, y fibrosis progresiva. Finalmente, el proceso degenerativo supera la capacidad de regeneración del músculo. A partir de entonces, el número de fibras musculares disminuye de forma paulatina, siendo reemplazado por tejido conjuntivo fibroso y graso. En la etapa final, las fibras de músculo esquelético desaparecen casi por completo (fig. 23-4), pero hay algunas escasas fibras musculares fusiformes (fibras intrafusales).

Al principio de la enfermedad, se observan fibras necróticas y regenerativas en pequeños grupos, junto con fibras dispersas, de mayor tamaño, hialinizadas y de color oscuro. Estas últimas están contraídas y se piensa que anteceden al proceso de necrosis de las fibras (fig. 23-7). Los macrófagos invaden las fibras necróticas y llevan a cabo una función más de limpieza que de un proceso inflamatorio.

FIGURA 23-7. Distrofia muscular de Duchenne. Técnica de tinción tricrómica de Gomori modificada. Corte de músculo vasto lateral en el que se observan fibras musculares necróticas, algunas de las cuales están invadidas por macrófagos (*flecha*). Las estructuras teñidas de color más oscuro, de mayor tamaño, corresponden a fibras contraídas. La entrada de calcio a través de la superficie de la membrana dañada favorece los mecanismos que mantienen una concentración baja en reposo de Ca^{2+} y desencadenan una contracción excesiva. Hay importante fibrosis del perimisio y el endomisio.

CARACTERÍSTICAS CLÍNICAS: Alrededor del 30 % de los pacientes presentan pequeños reordenamientos de las secuencias genéticas o mutaciones puntuales difícilmente detectables en el análisis de ADN. Tales pacientes pueden ser valorados mediante biopsia de músculo, en la que la distrofina es escasa o indetectable mediante la técnica de inmunotransferencia (inmunoblot) o inmunohistoquímica.

Los niños con distrofia muscular de Duchenne presentan un importante aumento de la concentración de creatina cinasa en suero desde el nacimiento y anomalías morfológicas musculares, incluso cuando aún no han nacido. La debilidad muscular no es detectable desde el punto de vista clínico durante el primer año de edad, pero suele hacerse evidente a los 3-4 años, principalmente en los cinturones pélvico y escapular (debilidad muscular proximal). La debilidad evoluciona de manera inexorable. Algunos casos desarrollan «seudohipertrofia» (crecimiento de los músculos cuando las fibras son reemplazadas por tejido fibroadiposo) de los músculos de la pantorrilla. Los pacientes suelen requerir el uso de silla de ruedas a la edad de 10 años y están postrados en cama a los 15. Suelen morir por complicaciones como una deficiencia respiratoria ocasionada por el debilitamiento muscular o arritmias cardiacas debidas a daño en el miocardio. Otras manifestaciones extraesqueléticas incluyen la disfunción gastrointestinal (por degeneración del músculo liso) y la alteración de las funciones intelectuales. Muchos niños con distrofia de Duchenne presentan diversos grados de retraso mental, al parecer, relacionado con la falta de distrofina en el cerebro. Aunque el cuadro clínico de los pacientes con distrofia de Becker suele ser más leve y de inicio más tardío, los pacientes con esta enfermedad presentan intolerancia al ejercicio por contracturas musculares, rabdomiólisis ocasional y mioglobinuria. A diferencia de la distrofia de Duchenne, en la que la distrofina está prácticamente ausente, en la distrofia de Becker es característica la presencia de la proteína truncada.

Distrofias musculares de cintura y extremidades

Las distrofias musculares de cintura y extremidades (DMCE) son un grupo de enfermedades ocasionadas por un defecto en distintas proteínas y con diferentes modos de herencia (tabla 23-1). Aunque pueden estar implicadas distintas proteínas, los pacientes con DMCE presentan el mismo cuadro clínico, caracterizado por una debilidad de la cintura pélvica y escapular. Por lo general, comienza en la infancia o en la edad adulta con debilidad muscular de diferente grado. Los pacientes pueden tener dificultad para caminar, correr o levantarse estando sentados. Es común la presencia de manifestaciones cardiacas. La histología es similar a todas las distrofias musculares, pero hay algunas que presentan características particulares poco habituales como inflamación (LGMD2B, miopatía de Miyoshi) y vacuolas ribeteadas (LGMD1A), similar a lo que se observa en la miositis por cuerpos de inclusión (*v.* más adelante). Como resultado, para el diagnóstico adecuado es necesaria tanto una historia clínica detallada como un conjunto de pruebas de inmunohistoquímica, inmunotransferencia y genéticas. Las DMCE (2C a 2F) también son conocidas como sarcoglucanopatías (fig. 23-6).

Distrofias musculares congénitas

Estas enfermedades se caracterizan por hipotonía, debilidad y contractura, que aparecen en el nacimiento o poco después. Según la variedad, los pacientes también pueden presentar leucoencefalopatía (degeneración de la materia blanca), malformaciones cerebrales y daño ocular. Desde el punto de vista patológico, estas enfermedades se parecen a otras distrofias musculares, con grado variable de fibrosis e infiltración grasa del músculo. Muchos de estos trastornos se relacionan con mutaciones en las proteínas de la matriz extracelular (p. ej., colágenos, laminina, integrinas) o glucosilación anómala de α-distroglucano (α-distroglucanopatías) y en el retículo sarcoplasmático (distrofia muscular con rigidez de columna). Obsérvese que algunas de las proteínas afectadas también son responsables de ciertas distrofias musculares de cintura y extremidades, aunque se trata de mutaciones diferentes.

SÍNDROMES DE REPETICIÓN DE SECUENCIAS DE NUCLEÓTIDOS

Distrofia miotónica

La distrofia miotónica es una enfermedad autosómica dominante caracterizada por una relajación demasiado lenta del músculo (miotonía), debilitamiento muscular progresivo y caquexia. La prevalencia se calcula que es hasta de 14 casos por cada 100 000,

Distrofias musculares de cadera (DMC)[a]	Proteína defectuosa	Localización subcelular
LGMD1A	Miotilina	Sarcómero
LGMD1B	Lamina	Cubierta del núcleo
LGMD1C	Caveolina 3	Sarcolema
LGMD1D	Proteína DNAJB6	?
LGMD1E	Desmina	?
LGMD1F	Transportina 3	?
LGMD1G	HNRPDL	?
LGMD2A	Calpaína 3	Sarcoplasma
LGMD2B/Miyoshi	Disferlina	Sarcolema
LGMD2C	γ-sarcoglucano	Sarcolema
LGMD2D	α-sarcoglucano	Sarcolema
LGMD2E	β-sarcoglucano	Sarcolema
LGMD2F	δ-sarcoglucano	Sarcolema
LGMD2G	Teletión	Sarcómero
LGMD2H	Trim32	Sarcoplasma
LGMD2I	Proteína relacionada con fukutina	Aparato de Golgi
LGMD2J	Titina	Sarcómero
LGMD2K	POMT1	Retículo endoplasmático
LGMD2L	Eukutina	Aparato de Golgi
LGMD2M	DOMGnT1	Aparato de Golgi

Tabla 23-1. Distrofias musculares de cadera

[a] Las DMC1 presentan un patrón de herencia autosómico dominante, mientras que las DMC2 tienen una herencia autosómica recesiva.
HNRPDL, ribonucleoproteína nuclear heterogénea tipo D.
No caracterizado.
Adaptado de Sewry CA, Jimenez-Mallebrera C, Brown SC, Muntoni F. Diseases of Muscle. En Love S, Louis DN, Ellison DW, eds. *Greenfield's Neuropathology*, 8a ed. Nueva York: Oxford University Press, 2008.

aunque podría ser mayor dada la dificultad para detectar a los individuos con afectación mínima. La edad de inicio y gravedad de los síntomas son muy variables. La distrofia miotónica puede ser clasificada como de inicio en la edad adulta o congénita.

 PATOGENIA MOLECULAR: Las dos variedades de distrofia miotónica (DM1 y DM2) se heredan de forma autosómica dominante y son resultado de mutaciones en diferentes genes. La DM1 se debe a una expansión de la secuencia de repetición CTG cerca del extremo 3′ del gen para la proteína cinasa DM, el cual codifica para una serina-treonina cinasa. En condiciones normales, hay menos de 30 copias de esta secuencia de tres nucleótidos, pero puede haber 50 o más en los pacientes con distrofia miotónica leve. Cuanto mayor sea el número de repeticiones (algunas veces tantas como 4000), más grave será el trastorno. Hasta el momento no se comprende del todo el mecanismo por el cual la expansión de repeticiones de la secuencia CTG produce daño en la distrofia miotónica, al igual que sucede con otras enfermedades por repetición de trinucleótidos. La DM2 está causada por la expansión de una secuencia de cuatro nucleótidos de repetición CCTG en el primer intrón del gen *ZNF9*.

PATOLOGÍA: La patología de la distrofia miotónica del adulto es muy variable, incluso entre los músculos del mismo paciente. La mayoría de los pacientes presenta atrofia de fibras tipo I e hipertrofia de las fibras tipo II. Por el contrario, la mayoría de los trastornos musculares muestran predominantemente atrofia de fibra de tipo II. Una característica constante es la presencia de núcleos situados internamente. La necrosis y regeneración, aunque presentes en algunas ocasiones, no son muy evidentes (como sucede en la distrofia muscular tipo Duchenne).

Los músculos en la distrofia congénita miotónica presentan atrofia de miofibrillas, núcleos centrales y fallo en la diferenciación de las fibras. Estas características se parecen a la miopatía miotubular recesiva ligada al cromosoma X (*v*. más adelante).

CARACTERÍSTICAS CLÍNICAS: Las personas DM1 muestran debilidad muscular de evolución lenta y rigidez, principalmente en las extremidades distales (la debilidad proximal es más común en la DM2). La debilidad facial y de los músculos del cuello, así como la ptosis son características de la DM1, pero menos frecuentes en la DM2. Las manifestaciones extraesqueléticas presentes en algunos casos de distrofia miotónica incluyen alopecia frontal, atrofia gonadal, alteraciones de la personalidad y anomalías endocrinas. Se han documentado arritmias cardiacas y, con menos frecuencia, cardiomiopatía. Unos pocos pacientes muestran compromiso del músculo liso, con trastornos del aparato gastrointestinal, la vesícula y el útero.

El diagnóstico se hace según las características clínicas, los antecedentes familiares y las características en la electromiografía, como son las descargas miotónicas. La identificación de la expansión de la secuencia de repetición CTG (DM1) o CCTG (DM2) es predictiva en el útero y puede ser útil para el diagnóstico.

La **distrofia miotónica congénita** sólo se observa en recién nacidos de mujeres con DM1 que cursan con síntomas de la enfermedad. Estos presentan debilidad muscular grave al nacer. La miotonía es mínima o ausente, pero se agrava más tarde en la niñez. Un número importante de estos pacientes tiene retraso mental. No se ha identificado DM2 congénita.

Distrofia muscular oculofaríngea

La distrofia muscular oculofaríngea suele diagnosticarse en la edad adulta (después de los 45 años) y es, con mayor frecuencia, una enfermedad con herencia autosómica dominante. Sin embargo, hay una forma de transmisión autosómica recesiva. Los pacientes desarrollan ptosis palpebral y disfagia de evolución lenta, así como debilidad en otros grupos musculares, incluyendo la cara y extremidades. La forma autosómica dominante es prevalente entre los francocanadienses de Quebec y los judíos bukhara (anteriormente del Asia central) ahora establecidos en Israel. Tanto la forma autosómica dominante como la recesiva se deben a un incremento anómalo en el número de secuencias repetidas GCG dentro del gen 1 de la proteína de fijación nuclear poli(A) (*PABPN1*), pero difieren en el punto donde se ubican estas repeticiones dentro del gen. En la biopsia de músculo se observan inclusiones intranucleares, vacuolas ribeteadas e inclusiones filamentosas similares a las de la miositis de cuerpos de inclusión (*v*. más adelante).

Distrofia muscular facioescapulohumeral

La distrofia muscular facioescapulohumeral es una distrofia muscular, que se transmite de forma autosómica dominante, relativamente común, y que se inicia en la niñez o la edad adulta temprana. Los pacientes presentan debilidad de músculos faciales y de la cintura escapular. Es notable la prominencia escapular alada. También afecta a otros grupos musculares. La esperanza de vida suele ser normal y entre las manifestaciones extraesqueléticas se encuentran el bloqueo de rama cardiaca, la pérdida de la audición

y la vasculopatía retiniana. La distrofia muscular facioescapulohumeral está causada por la supresión de un fragmento del ADN repetitivo en la región subtelomérica del cromosoma 4q. Así, los pacientes afectados presentan menos repeticiones de lo normal. La inflamación crónica es significativa, hasta el punto de parecer una miopatía inflamatoria como la polimiositis (*v*. más adelante), pero sin correlación con la evolución de la enfermedad. Es fundamental contar con una historia clínica detallada para hacer un diagnóstico apropiado. De lo contrario, un paciente con debilidad muscular e infiltrado linfocítico inflamatorio podría ser diagnosticado incorrectamente de polimiositis.

MIOPATÍAS CONGÉNITAS

En ocasiones, los recién nacidos presentan hipotonía generalizada, con disminución de los reflejos osteotendinosos y músculos voluminosos. Muchos de estos niños presentan dificultades en la etapa perinatal por complicaciones pulmonares secundarias a respiración débil. *Muchas de las enfermedades musculares que ya han sido descritas son «congénitas», puesto que son causadas por mutaciones presentes al nacer. Sin embargo, dichos trastornos no son clínicamente evidentes hasta mucho tiempo después. En contraste, las miopatías congénitas que se describen aquí son evidentes al nacer.*

Algunos cursan con hipotonía «maligna», que es progresiva y mortal en los primeros 12 meses de vida. Algunos ejemplos son la enfermedad Werdnig-Hoffman y la deficiencia infantil de maltasa ácida (enfermedad de Pompe), que se analizan más adelante. En otros pacientes hipotónicos, la hipotonía puede persistir sin cambios o estos son mínimos. Pueden llegar a caminar sin problemas y llevar una vida normal, aunque en ocasiones sufren complicaciones esqueléticas secundarias a la hipotonía, como escoliosis severa. Los músculos de estos casos rara vez presentan alteraciones estructurales características en las miofibrillas.

No obstante, todos los pacientes muestran disminución de los reflejos tendinosos profundos, disminución de la masa muscular y retraso del desarrollo motor. En las condiciones descritas a continuación, la morfología muscular anómala suele estar limitada a las fibras de tipo I, con predominio de fibras tipo I en algunos trastornos y atrofia de tipo I en otros. No hay necrosis activa de miofibras o fibrosis, y los pacientes muestran niveles normales de creatina cinasa sérica. Los ejemplos más comunes son los siguientes:

- **Enfermedad del núcleo central:** los pacientes afectados muestran una disminución de los reflejos tendinosos profundos y retraso del desarrollo motor. La enfermedad se ha relacionado con una mutación dominante en el brazo largo del cromosoma 19 que codifica el receptor de rianodina, el canal de liberación de calcio del retículo sarcoplasmático. Las mutaciones en este gen también causan **hipertermia maligna**, una enfermedad potencialmente mortal desencadenada por la succinilcolina y algunos anestésicos, en particular el halotano. Se caracteriza por hiperpirexia y rabdomiólisis. La hipertermia maligna puede coexistir con la enfermedad de núcleo central en algunos pacientes.
  - **Patología:** existe un notable predominio de las fibras tipo I, que a menudo muestran una zona central de degeneración con pérdida de tinción con NADH-TR y que se extiende a lo largo de toda la fibra. Por microscopia electrónica, las mitocondrias y otros orgánulos membranosos se pierden en los núcleos centrales, con o sin desorganización de miofibrillas. Los orgánulos membranosos tienden a condensarse alrededor del margen del núcleo central. La periferia de la fibra no es destacable.
- **Miopatía de bastones (miopatía nemalínica):** esta enfermedad se caracteriza por inclusiones en forma de bastón, que se acumulan dentro del sarcoplasma del músculo esquelético.

Tiene una herencia autosómica dominante y recesiva. Los genes responsables de la miopatía de bastones son los de la nebulina (el más frecuente), la actina α, las tropomiosinas α y β, y la troponina T lenta. Las mutaciones en el gen para el receptor de rianodina también se relacionan con la formación de bastones nemalínicos.

- **Patología:** hay predominio variable de fibras tipo I y acumulación de estructuras en forma de bastón dentro del sarcoplasma. Los cúmulos de inclusiones, por lo general se localizan en la región subsarcolematosa, cerca de los núcleos. Son de color rojo brillante a oscuro mediante la tinción tricrómica de Gomori modificada, o azules con azul de toluidina (fig. 23-8 A), pero con frecuencia no se observan con la técnica de hematoxilina y eosina. Estas inclusiones tienen forma de bastones y se originan en la banda Z, con la que tienen semejanza ultraestructural (fig. 23-8 B). Los bastones se presentan en diferentes enfermedades neuromusculares, incluyendo atrofia por desnervación, distrofia muscular y miopatías inflamatorias. Otras anomalías (inflamación, desnervación) están ausentes.

- **Características clínicas:** en la forma congénita clásica de la miopatía de bastones, los pacientes muestran hipotonía congénita, retraso en el desarrollo motor de gravedad clínica variable y cambios esqueléticos secundarios, como xifoescoliosis. Algunos muestran compromiso grave de los músculos faciales, faríngeos y cervicales. Las formas de inicio tardío (en la infancia y la vida adulta) tienden a estar asociadas con cierta degeneración muscular, aumento de los niveles de creatina cinasa sérica y un curso lento o no progresivo.

- **Miopatía de núcleo central y la miopatía miotubular:** son un grupo de enfermedades hereditarias heterogéneas desde el punto de vista clínico y genético, que tienen en común la presencia de un núcleo de localización central en las células musculares esqueléticas. Se conocen dos formas de presentación, autosómica recesiva y dominante. La primera evoluciona de forma lenta y, al igual que la miopatía de bastones, se parece al denominado síndrome de distrofia muscular de cintura y extremidades (*v.* anteriormente). Algunos pacientes presentan importante compromiso de los músculos de la cara y los extraoculares. En la mayoría de los casos hay ptosis bilateral. El gen responsable, dinamina 2, está involucrado en la endocitosis, el transporte a través de la membrana y el ensamblaje del centrosoma y la actina. La *miopatía miotubular*

es una enfermedad ligada al cromosoma X causada por mutaciones en el gen de la miotubularina. Desde el punto de vista clínico, la miopatía tubular se caracteriza por una importante hipotonía neonatal y deficiencia respiratoria al nacimiento.

- **Patología:** las biopsias muestran predominio de fibras tipo I, muchas de las cuales son pequeñas y redondas, con un solo núcleo central (de ahí el nombre de la enfermedad). Se parece a la etapa miotubular de la embriogénesis del músculo esquelético.

MIOPATÍAS INFLAMATORIAS

Las miopatías inflamatorias son un grupo heterogéneo de enfermedades adquiridas, las cuales se caracterizan por debilidad muscular proximal simétrica, aumento del nivel en suero de enzimas derivadas del músculo e inflamación no supurativa del músculo esquelético.

Se trata de enfermedades poco frecuentes, con una incidencia anual de 1 por cada 100 000 habitantes. *La dermatomiositis se presenta en niños y adultos, pero la polimiositis casi siempre aparece después de los 20 años de edad.* Ambas enfermedades son más frecuentes en mujeres que en hombres. Por el contrario, la miositis por cuerpos de inclusión en general se presenta en hombres de más de 50 años.

 PATOGENIA: Se piensa que estas miopatías tienen origen autoinmunitario debido a que (1) se presentan junto con otras enfermedades autoinmunitarias y del tejido conjuntivo; (2) los hallazgos patológicos sugieren daño de los miocitos por un mecanismo autoinmunitario; (3) existe presencia de autoanticuerpos en el suero, y (4) tanto la polimiositis como la dermatomiositis (pero no la miositis con cuerpos de inclusión) responden al tratamiento inmunodepresor. No se han identificado autoantígenos específicos en el músculo o los vasos sanguíneos, pero hay presencia de anticuerpos antinucleares y anticitoplasmáticos en todas estas enfermedades. A diferencia del músculo normal, las células en las miopatías inflamatorias expresan antígenos CPH I, una expresión aberrante que promueve una reacción autoinmunitaria.

 PATOLOGÍA: Las miopatías inflamatorias se caracterizan por: (1) presencia de células inflamatorias; (2) necrosis y fagocitosis de fibras musculares; (3) mezcla de fibras en regeneración y atróficas, y (4) fibrosis.

 CARACTERÍSTICAS CLÍNICAS: Todas las miopatías inflamatorias se manifiestan por debilidad muscular proximal y simétrica, que aumenta de forma gradual en el transcurso de semanas a meses. Los pacientes tienen problemas al realizar actividades simples que requieren el uso de los músculos proximales, incluyendo el levantamiento de objetos, subir escaleras o peinarse. La disfagia y la dificultad para mantener erguida la cabeza son reflejo de la debilidad de los músculos de la faringe y flexores del cuello. Algunos pacientes con miositis con cuerpos de inclusión presentan debilidad muscular distal de las extremidades, que equivale o excede la de los músculos proximales. En casos avanzados, puede afectar a los músculos respiratorios. La enfermedad pulmonar intersticial también puede comprometer a la función respiratoria en el 10% de los pacientes con polimiositis y dermatomiositis. También puede presentarse compromiso miocárdico. El debilitamiento evoluciona en el transcurso de semanas o meses, y condiciona un desgaste muscular grave. Las características específicas de las miopatías inflamatorias son las siguientes:

- **Polimiositis:** en la polimiositis con frecuencia se detecta anti-Jo-1, un anticuerpo contra la histidilo ARNt sintetasa, junto con neumopatía intersticial, fenómeno de Raynaud y

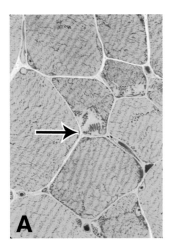
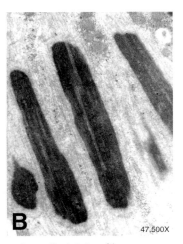

FIGURA 23-8. Miopatía de bastones (nemalina). A. Las fibras musculares contienen agregados oscuros de bastones (azul de toluidina, 1000×). **B.** Al microscopio electrónico, la misma biopsia muestra que las estructuras tienen forma de bastón y se derivan del disco Z (47 500×).

artritis no erosiva. Sin embargo, el papel del anticuerpo en la patogenia de la enfermedad es desconocido. Las infecciones virales pueden preceder a la polimiositis, pero los cultivos virales de músculo son negativos.

- **Patología:** en la polimiositis, no hay una microangiopatía detectable como se observa en la dermatomiositis (*v.* más adelante). En este trastorno, las fibras musculares sanas están inicialmente rodeadas por linfocitos T CD8$^+$ y macrófagos, después de lo cual las fibras se degeneran. Las células inflamatorias se infiltran en el tejido conectivo, principalmente dentro de los fascículos (es decir, la inflamación endomisial) e invaden el músculo aparentemente sano (fig. 23-9). Las fibras degenerativas o regenerativas aisladas se encuentran dispersas a través de los fascículos. En la polimiositis no hay atrofia perifascicular.

■ La **miositis por cuerpos de inclusión** suele darse en pacientes mayores de 50 años y es la miopatía inflamatoria más común en la vejez. Existe una forma hereditaria autosómica recesiva de la enfermedad con características similares, pero puede presentarse al final de la adolescencia o en la edad adulta.

- **Patología:** la enfermedad se parece a la polimiositis, que muestra necrosis de una sola fibra y regeneración, con linfocitos T citotóxicos principalmente en el endomisio y un ligero infiltrado inflamatorio. En el borde de las vacuolas se observa material granular basófilo (vacuolas ribeteadas) dentro de las fibras musculares (fig. 23-10 A y B). Estas inclusiones contienen amiloide intracelular que es inmunorreactivo para la proteína β-amiloide, el mismo tipo de amiloide que el de las placas seniles en la enfermedad de Alzheimer (fig. 23-10 C) (*v.* cap. 24). También están presentes otras proteínas asociadas a la enfermedad de Alzheimer o de Parkinson. El papel patógeno de estas inclusiones no está claro, puesto que la acumulación de una proteína similar asociada a las enfermedades neurodegenerativas se ha observado en otras miopatías raras, así como en la desnervación crónica. El tratamiento inmunosupresor no mitiga la enfermedad, pero la inmunoglobulina intravenosa (IGIV) puede ser un tratamiento útil.

■ **Dermatomiositis:** a diferencia de otras miopatías, la enfermedad se caracteriza por eritema característico en los párpados superiores, la cara, el tronco y algunas veces en otros sitios. Puede ocurrir sola o junto con esclerodermia, enfermedad mixta del tejido conjuntivo u otros trastornos autoinmunitarios.

- **Fisiopatología:** esta miopatía se caracteriza por (1) depósito de complejos inmunitarios IgG y IgM; (2) depósito de factores del complemento, incluyendo el complejo de ataque de membrana C5b-9 en las paredes de los capilares y otros vasos sanguíneos; (3) microangiopatía con pérdida de capilares; (4) signos de lesión y atrofia de miofibrillas, y (5) infiltrados perivasculares con linfocitos B y linfocitos T cooperadores CD4$^+$ (fig. 23-11). El daño al músculo en la dermatomiositis está mediado principalmente por anticuerpos citotóxicos fijadores de complemento contra la microvasculatura del músculo esquelético. La microangiopatía resultante conduce a una lesión isquémica de fibras musculares individuales y, finalmente, a atrofia de la fibra. Los infartos verdaderos pueden resultar de la participación de arterias intramusculares mayores.

- **Patología:** el hallazgo más característico es el depósito del complemento en las paredes capilares que preceden a la inflamación o el daño a las fibras musculares. Existen abundantes infiltrados de linfocitos B y T alrededor de los vasos sanguíneos y en el tejido conjuntivo del perimisio, con una elevada proporción de linfocitos T CD4$^+$ y CD8$^+$. La presencia de complejos inmunitarios en las paredes de los vasos sanguíneos (fig. 23-11, recuadro) se relaciona con una microangiopatía. La atrofia perifascicular (una o más capas de fibras atróficas en la periferia de los fascículos) es patognomónica.

MIASTENIA GRAVE

La miastenia grave es una enfermedad autoinmunitaria adquirida caracterizada por fatiga anómala del músculo causada por anticuerpos contra el receptor de acetilcolina en la unión neuromuscular. Se presenta en todas las procedencias étnicas y es dos veces más frecuente en mujeres que en hombres. Por lo general, se inicia en adultos jóvenes, pero hay casos descritos tanto en la infancia como en personas muy mayores. Los pacientes con miastenia grave a menudo sufren otras enfermedades autoinmunitarias.

FISIOPATOLOGÍA: en la miastenia grave, los anticuerpos se unen a los receptores para acetilcolina de la placa neuromotora, pero no bloquean directamente la unión del receptor de Ach. La activación del complemento conduce a derrame de las porciones terminales de las uniones

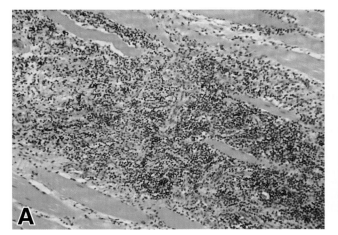
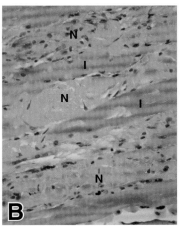
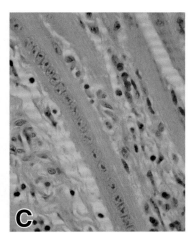

FIGURA 23-9. Polimiositis. A. Tinción de hematoxilina y eosina. Corte de músculo afectado por miopatía inflamatoria. Las células inflamatorias mononucleares infiltran principalmente el endomisio. En el área también se observa necrosis de una sola fibra. **B.** Una región de curación de miopatía inflamatoria muestra fibras intactas (I) y fibras necróticas (N). La fibra necrótica superior está fuertemente infiltrada con macrófagos. **C.** Una fibra en regeneración muestra una disposición lineal de núcleos agrandados ubicados en el centro.

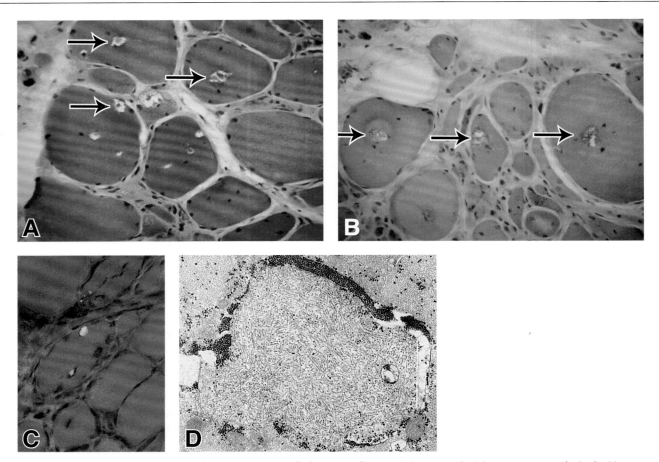

FIGURA 23-10. Miositis por cuerpos de inclusión. A. Tinción de hematoxilina y eosina. La miositis por cuerpos de inclusión se parece a la polimiositis, pero las fibras musculares también presentan vacuolas ribeteadas (*flechas*) que corresponden a lisosomas aumentados de tamaño. **B.** Con la tinción tricrómica de Gomori modificada se aprecian gránulos basófilos en los bordes de las vacuolas. **C.** Tinción de rojo Congo. Los cuerpos de inclusión muestran poca afinidad por el colorante «congofilia», pero el color es más intenso debido a que se ha resaltado mediante excitación con fluorescencia. **D.** En la microfotografía electrónica se observan los filamentos característicos en los cuerpos de inclusión amiloides.

neuromusculares, las cuales son ricas en receptores para acetilcolina. Los anticuerpos IgG también reaccionan de forma cruzada con los receptores proteínicos que persisten en la membrana postsináptica. Esto acelera la endocitosis del receptor de acetilcolina. El resultado es el daño a la transmisión de señales, que causa debilidad muscular y tendencia anómala a la fatiga.

La mayoría de los pacientes con miastenia grave presentan anticuerpos frente al receptor de acetilcolina e hiperplasia del timo. Alrededor del 15 % se acompaña de timoma. La extirpación quirúrgica del tejido tímico hiperplásico o del timoma es un tratamiento por lo general efectivo de la enfermedad. Los receptores de acetilcolina de la superficie de algunas células tímicas tanto en el timoma como en la hiperplasia del timo pueden activar la producción de anticuerpos frente al receptor.

 PATOLOGÍA: El microscopio óptico puede revelar atrofia de las fibras musculares tipo II y agrupaciones focales de linfocitos dentro de los fascículos. La microscopia electrónica muestra que la mayoría de las placas terminales musculares son anómalas.

 CARACTERÍSTICAS CLÍNICAS: La gravedad de la enfermedad es muy variable, y los síntomas tienden a agravarse y remitir. La debilidad puede limitarse a los músculos extraoculares, y en tal caso es grave y causa ptosis y diplopía. Por lo general, progresa y alcanza otros músculos

(p. ej., aquellos relacionados con la deglución o los situados en el tórax y las extremidades).

La mortalidad general por miastenia grave es de alrededor del 10 %, casi siempre porque el debilitamiento muscular conduce a deficiencia respiratoria. Además de la timectomía, se usan corticoesteroides, metotrexato y medicamentos antiacetilcolinesterasa. La plasmaféresis proporciona una mejoría clínica transitoria.

ENFERMEDADES CONGÉNITAS DEL METABOLISMO

El músculo esquelético está afectado de forma muy significativa por diversas enfermedades endocrinas y metabólicas, como el síndrome de Cushing, la enfermedad de Addison, hipotiroidismo, hipertiroidismo (*v.* cap. 19) y las complicaciones relacionadas con la deficiencia hepática o renal. A continuación, sólo se hará mención de las enfermedades hereditarias primarias del metabolismo musculoesquelético que dan lugar a alteraciones en la función muscular.

Enfermedades por depósito de glucógeno

Las enfermedades por depósito de glucógeno (glucogenosis) se heredan de forma autosómica recesiva, y se caracterizan por una incapacidad para la degradación del glucógeno (*v.* cap. 5). Hay muchas glucogenosis, pero sólo algunas de ellas afectan

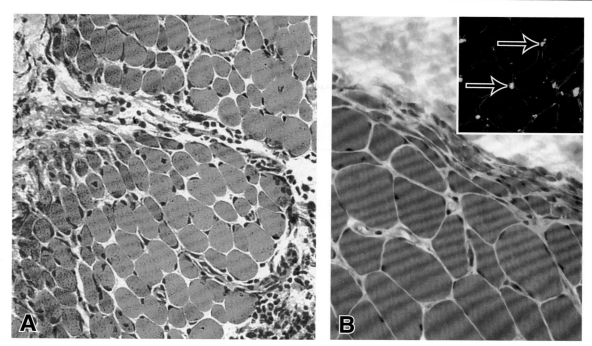

FIGURA 23-11. Dermatomiositis. A. Tinción de hematoxilina y eosina. Presencia de infiltrado de células inflamatorias, sobre todo en el perimisio más que en el endomisio. En la periferia de los fascículos musculares se observa principalmente atrofia y daño de fibras musculares, lo que da como resultado un patrón de lesión característico de la dermatomiositis, denominado *atrofia perifascicular*. **B.** La imagen con mayor aumento de la *atrofia perifascicular* permite apreciar el aplanamiento y la contracción de fibras en la periferia del fascículo. Mediante inmunofluorescencia (*recuadro*) se observa que las paredes de muchos de los capilares presentan C5b-9 (complejo de ataque de membrana), lo que indica la alteración característica de la microcirculación en la dermatomiositis.

al músculo esquelético. Las glucogenosis más importantes que afectan el músculo esquelético incluyen las siguientes:

■ **Glucogenosis tipo II (enfermedad de Pompe):** hay varias mutaciones que afectan a la actividad de la maltasa ácida muscular y que producen diferentes síndromes clínicos. La maltasa ácida es una enzima lisosómica que se expresa en todas las células y participa en la degradación del glucógeno. Cuando hay deficiencia de la enzima, el glucógeno no puede ser catalizado, por lo que se acumula dentro de los lisosomas y permanece unido a la membrana (fig. 23-12 B).

■ **Patología:** en todas las variantes de glucogenosis debidas a deficiencia de maltasa ácida, los cambios morfológicos son característicos y casi siempre patognomónicos (fig. 23-12 A). En la forma grave, la enfermedad de Pompe, el músculo presenta acumulación masiva de glucógeno unido a la membrana. Los miofilamentos y otros orgánulos sarcoplasmáticos están ausentes. Hay poca regeneración, y presencia de células satélite, aparentemente inactivas, en las superficies de las fibras musculares, que han sido destruidas casi por completo por la enfermedad.

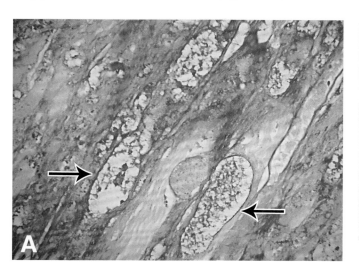
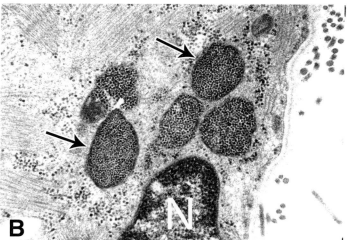

FIGURA 23-12. Deficiencia de maltasa ácida de inicio en la edad adulta. A. Mediante la tinción de ácido peryódico de Schiff (PAS) se observan grandes vacuolas ocupadas con gránulos de glucógeno PAS positivos (*flechas*). **B.** En la microfotografía electrónica se observan gránulos de glucógeno unidos a la membrana (*flechas*). La estructura señalada con *N* corresponde a un núcleo.

- **Características clínicas:** la *enfermedad de Pompe* se presenta en neonatos y niños pequeños, y es la forma más grave de deficiencia de maltasa ácida. Los pacientes presentan hipotonía y arreflexia. Algunos pacientes presentan hipertrofia lingual y cardiomegalia, y mueren por deficiencia cardiaca en los primeros 2 años de vida. Afecta a muchos tejidos, pero los más significativos son el músculo esquelético y cardiaco, el SNC y el hígado. La concentración de creatina cinasa en suero está moderadamente aumentada. Las formas de inicio tardío de la enfermedad suelen ser más leves, pero de evolución inexorable. El glucógeno se acumula en otros órganos, pero las manifestaciones clínicas de la enfermedad suelen estar limitadas al músculo.

- **Glucogenosis tipo V (enfermedad de McArdle):** se trata de una miopatía metabólica que, por lo general, no es progresiva y produce debilitamiento grave. La enzima deficiente, la miofosforilasa, es específica del músculo esquelético. Cuando esta enzima está ausente, el glucógeno presente en el músculo esquelético no puede ser dividido a cadenas 1,4-glucosídicas para producir glucosa y obtener energía durante la actividad física. De esta manera, se presentan contracturas musculares durante el ejercicio. Los pacientes tampoco pueden producir lactato durante el ejercicio anaerobio. Este defecto es el fundamento en la prueba metabólica para diagnosticar la enfermedad. Por lo general, la enfermedad no interfiere con la vida normal. Sin embargo, el ejercicio prolongado e intenso puede desencadenar necrosis de miofibras y liberación de proteínas musculares solubles, como la creatina cinasa y la mioglobina, en la sangre. Esta complicación puede causar mioglobinuria y deficiencia renal.
  - **Patología:** el tejido puede tener un aspecto completamente normal, excepto por la ausencia de actividad de la fosforilasa. Sin embargo, suele haber evidencias sutiles de acumulación anómala de gránulos de glucógeno dentro del sarcoplasma, principalmente en la región subsarcolémica.

- **Glucogenosis tipo VII (enfermedad de Tarui):** la deficiencia de fosfofructocinasa es menos común que la enfermedad de McArdle, pero produce un síndrome idéntico.

Miopatías lipídicas

En ocasiones, la biopsia de músculo de los pacientes con intolerancia al ejercicio o debilidad muscular presenta un exceso de lípidos neutros (fig. 23-13). Esto tiene lugar en diferentes enfermedades metabólicas que afectan al metabolismo lipídico, de las cuales se han identificado más de una docena. Las miopatías lipídicas pueden incluir deficiencias en el transporte de ácidos grasos al interior de las mitocondrias (síndromes por deficiencia de carnitina y deficiencia de carnitina-palmitila) y varias otras vías metabólicas relacionadas con lípidos.

Enfermedades mitocondriales

Los defectos hereditarios del metabolismo mitocondrial son raros, pero son un grupo importante desde el punto de vista conceptual. Históricamente, las enfermedades del músculo fueron descritas primero y se denominaron miopatías mitocondriales, pero otras afectan el SNC y el músculo y se conocen como **encefalomiopatías mitocondriales**. Puede afectar el sistema nervioso, el músculo esquelético, corazón, riñones y otros órganos en diferentes combinaciones como parte de una enfermedad multisistémica.

Las enfermedades mitocondriales hereditarias se clasifican en defectos en el **ADN nuclear** (ADNn) o en el **ADN mitocondrial** (ADNmit). Se han identificado mutaciones puntuales, supresiones y duplicaciones del ADNmit vinculadas a diversas encefalomiopatías mitocondriales. *La fracción de ADNmit debe exceder un umbral crítico después del cual la enfermedad mitocondrial*

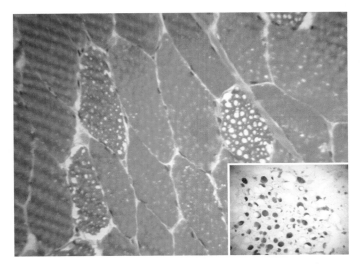

FIGURA 23-13. Miopatía por depósito de lípidos. Tinción de hematoxilina y eosina de un corte de tejido congelado. Se observan numerosas vacuolas citoplasmáticas en las fibras musculares. La tinción con rojo oleoso-orceína (*recuadro*) demuestra que las vacuolas citoplasmáticas contienen lípidos neutrales.

produce sintomatología. Este umbral varía en diferentes órganos y quizá tiene relación con los requerimientos de energía celular.

PATOLOGÍA: En el músculo esquelético, los defectos en el ADNmit causan la acumulación de mitocondrias, cuyo exceso puede aparecer como agregados de material granular rojizo con una localización subsarcolémica (por debajo de la membrana plasmática de los miocitos) con la tinción tricrómica de Gomori modificada (fig. 23-14 A). Esto es lo que se conoce como un patrón en fibra rasgada roja, dado el contorno irregular de estos depósitos alrededor de la fibra muscular. Las tres subunidades del complejo IV (citocromo oxidasa) son codificadas por el ADNmit y son necesarias para que el transportador de electrones ensamblado sea funcional. Las mutaciones patógenas del ADNmit pueden impedir la actividad del complejo IV, de manera que las fibras rojas rasgadas en general son deficientes en actividad de la citocromo oxidasa (fig. 23-14 B). Por el contrario, se tiñe con intensidad para SDH (complejo II); este complejo es codificado de forma exclusiva por ADNn (fig. 23-14 C). Este aumento de SDH quizá sea reflejo de la proliferación mitocondrial. Los defectos en las mitocondrias causan atrofia de miofibrillas y acumulación de lípidos y glucógeno en el sarcoplasma debido al deterioro de la utilización de la energía mitocondrial.

CARACTERÍSTICAS CLÍNICAS: Las manifestaciones clínicas de las encefalomiopatías varían, pero, por lo general se inician en la infancia. Algunos pacientes comienzan con debilidad muscular y, posteriormente, con enfermedad cerebral. Otros presentan síntomas del SNC con o sin debilidad muscular, aun cuando la biopsia de músculo indique la presencia de enfermedad mitocondrial. Otros órganos, como el corazón (arritmias), están afectados como parte de la presentación multisistémica de la enfermedad.

Se han descrito tres síndromes neurológicos: (1) **síndrome de Kearns-Sayre** (oftalmoplejía progresiva, retinitis pigmentaria, arritmias cardiacas, diabetes mellitus, ataxia cerebelosa, neurodegeneración multifocal y, a menudo, debilidad muscular); (2) **MELAS** (miopatía mitocondrial, encefalopatía, acidosis láctica y episodios de tipo accidente cerebrovascular), y (3) **MERRF** (epilepsia mioclónica y fibras rojas rasgadas).

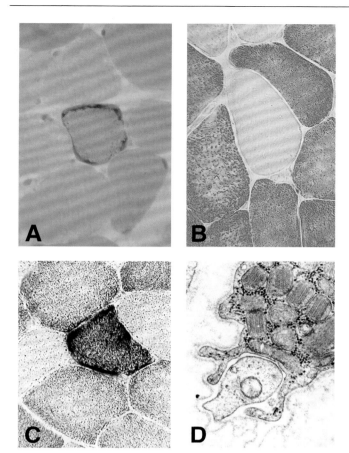

FIGURA 23-14. Miopatía mitocondrial causada por pérdida de ADN mitocondrial (ADNmit). A. Tinción tricrómica de Gomori modificada. Fibra roja rasgada con importante proliferación de mitocondrias de color rojizo y aspecto granular localizadas principalmente en la región subsarcolematosa. **B. Fibra roja rasgada carente de tinción histoquímica con la citocromo oxidasa** (fibra con centro pálido). Las tres subunidades de este transportador de electrones son codificadas por ADNmit, y las mutaciones interfieren con la función de la fibra. **C. Tinción con succinato deshidrogenasa (SDH).** Fibra roja rasgada con sobreexpresión de SDH, una enzima codificada en su totalidad por el ADN nuclear (ADNn). **D.** Imagen de microscopia electrónica en la que se observa que las mitocondrias tienen anormalidades ultraestructurales, incluyendo inclusiones paracristalinas.

Parálisis periódica familiar

La parálisis periódica familiar incluye diversas enfermedades autosómicas dominantes caracterizadas por debilidad muscular episódica e incluso parálisis total, seguida de recuperación rápida. Estos trastornos son resultado de anomalías en el flujo de sodio

PATOGENIA MOLECULAR: Estos síndromes de debilidad episódica dispotasémica incluyen la parálisis hipo e hiperpotasémica. El primer tipo está ligado a mutaciones en varios genes del canal de calcio (*CACNA1S*), del canal de sodio (*SCN4A*) y del canal de potasio (*KCNE3*). En la forma hiperpotasémica hay una mutación en el mismo gen del canal de sodio (*SCN4A*), pero en la forma hiperpotasémica hay una ganancia de función por la mutación de *SCN4A*. La forma hipopotasémica se debe a la pérdida de función en el mismo gen de los canales de sodio.

y potasio dentro, y fuera de las células musculares. Durante un ataque, la superficie de la fibra muscular no puede propagar los potenciales de acción, aunque la entrada de calcio desencadena la contracción.

RABDOMIÓLISIS

La rabdomiólisis es la destrucción de fibras musculares esqueléticas con liberación de mioglobina hacia la circulación sanguínea, que puede causar mioglobinuria y deficiencia renal aguda. Esta enfermedad puede ser aguda, subaguda o crónica. Durante la rabdomiólisis aguda, los músculos se inflaman, son dolorosos y presentan debilidad profunda.

Los episodios de rabdomiólisis pueden ser desencadenados por diversos estímulos. Pueden ser complicaciones o presentarse después de un episodio de gripe. Algunos pacientes desarrollan rabdomiólisis con ejercicio aparentemente leve y probablemente tienen alguna forma de miopatía metabólica. Hay un espectro de disfunción muscular, desde el dolor (mialgia) hasta la rabdomiólisis, bien identificado, que se presenta durante el tratamiento con estatinas para disminuir el colesterol. La rabdomiólisis también puede surgir a raíz de un golpe de calor o una hipertermia maligna. En ocasiones, el alcoholismo se relaciona con la rabdomiólisis tanto aguda como crónica.

Los cambios patológicos en la rabdomiólisis se corresponden con una miopatía activa no inflamatoria con necrosis diseminada en las fibras musculares y diversos grados de degeneración. Se observan conjuntos de macrófagos y otras células inflamatorias dentro y alrededor de las fibras musculares.

DESNERVACIÓN

El diagnóstico diferencial principal que se debe considerar en cualquier paciente con debilidad muscular es si la causa es miopática o neurogénica. Los trastornos miopáticos son intrínsecos al músculo y se han comentado con anterioridad. Las causas neurogénicas de debilidad muscular se deben a la desnervación. La patología de la desnervación refleja lesiones de las motoneuronas inferiores y/o axones. El daño a la motoneurona inferior puede ser detectado en la biopsia de músculo, pero el patrón de desnervación no permite identificar la causa de la lesión. Las lesiones de motoneurona superior, como la esclerosis múltiple o el accidente vascular, producen parálisis y atrofia, pero las neuronas inferiores en estos casos están intactas. Los cambios patológicos son reflejo de una atrofia inespecífica más que de una atrofia secundaria a desnervación.

Cuando una fibra de músculo esquelético pierde el contacto con su motoneurona inferior, en todos los casos se atrofia, lo que da lugar a una pérdida progresiva de miofibrillas. En el corte transversal, las fibras atróficas presentan una configuración angular característica, como si fueran comprimidas por las fibras musculares sanas circundantes (fig. 23-15). Si la fibra no recupera su inervación, la atrofia evoluciona hasta la pérdida completa de miofibrillas, con condensación del núcleo en los conglomerados. En la etapa final, las fibras musculares desaparecen y son reemplazadas principalmente por tejido adiposo.

Al inicio de la desnervación, las fibras presentan atrofia angular diseminada de forma irregular. Conforme la enfermedad avanza, estas fibras se localizan primero en pequeños grupos, para formar posteriormente conjuntos más grandes (fig. 23-15 B). Los grupos de fibras desnervadas son una combinación de tipo I y II: **la desnervación no es selectiva para un solo tipo de motoneurona**.

Cada episodio de desnervación es seguido por un esfuerzo de reinervación. El estado de desnervación induce la generación de nuevas terminaciones nerviosas en los nervios adyacentes que se hayan conservado. Si la desnervación es de evolución

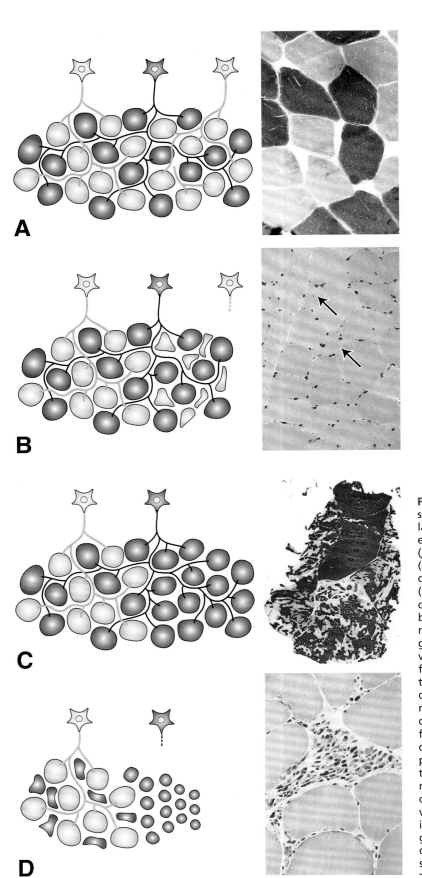

FIGURA 23-15. Desnervación/reinervación. A. Como se observa en la microfotografía, mediante tinción con ATPasa, las fibras musculares tipo I (*pálidas*) y tipo II (*oscuras*) se encuentran intercaladas. En el esquema, dos neuronas (*pálidas*) inervan a las fibras musculares tipo I, y otras dos (*oscuras*) inervan a fibras tipo II. **B.** Desnervación; tinción de hematoxilina y eosina. En la desnervación temprana (leve) hay degeneración de partes del árbol axónico, lo que da como resultado atrofia angular de algunas fibras musculares tipo I y II (*flechas*). **C.** Reinervación; ATPasa miofibrilar. Conforme las neuronas sufren el proceso degenerativo, aquellas que se conservan dan lugar a nuevas terminaciones nerviosas y reinervan algunas de las fibras desnervadas. Estas fibras se convierten tanto en tipo I como en tipo II, de acuerdo con el tipo de neurona que las reinerva. Este proceso da como resultado un menor número de unidades motoras que, sin embargo, son de mayor tamaño, así como la aparición de conjuntos de fibras de un tipo adyacentes a grupos del otro tipo, lo que produce un patrón conocido como «agrupamiento por tipo». En la imagen del microscopio se observa este tipo de agrupamiento. Esta imagen podría parecer normal, excepto por la presencia de escasas fibras atróficas con la tinción con hematoxilina y eosina. **D.** En la desnervación más avanzada (grave), todas las motoneuronas inferiores o numerosos procesos axónicos presentan degeneración, formando pequeños grupos de fibras atróficas angulares (atrofia en grupo), que se observan como se muestra en la microfotografía.

lenta, la reinervación será similar. Las terminaciones nerviosas de reciente formación hacen sinapsis con la fibra muscular en el sitio previo en la placa neuromuscular. Los receptores nicotínicos de acetilcolina (receptores externos a la unión) cubren a las fibras musculares poco después de la desnervación. Con la reinervación, los receptores externos a la unión nuevamente desaparecen del sarcolema excepto en el sitio de contacto sináptico.

En la desnervación crónica, la reinervación de cada unidad motora conservada crece de forma gradual. *Conforme un tipo específico de motoneurona inferior inerva a un determinado grupo de fibras, puede observarse un tipo de fibras musculares adyacentes a otro tipo distinto. Este patrón, conocido como agrupamiento por tipo, es patognomónico de la desnervación seguida por reinervación (fig. 23-15 C).*

Si la desnervación continúa después del desarrollo de las agrupaciones, las unidades motoras grandes se atrofian. Dicha **atrofia agrupada** (fig. 23-15 D) es característica de los trastornos desnervantes crónicos como la esclerosis lateral amiotrófica (ELA).

Atrofia muscular espinal

Hablando estrictamente, esta enfermedad no es un trastorno muscular primario, pero suele incluirse en los temas sobre patología del músculo esquelético, ya que representa una posibilidad importante en el diagnóstico diferencial de la debilidad en la infancia o la niñez. *La atrofia muscular espinal es la segunda enfermedad autosómica recesiva más mortal después de la fibrosis quística (mucoviscidosis).* El gen para la supervivencia de la motoneurona (5q11.2-13.3) está mutado en la atrofia muscular espinal, la mayor parte como resultado de una deleción; este defecto resulta en la muerte prematura de motoneuronas.

- **Atrofia muscular espinal tipos I y II (enfermedad de Werding-Hoffman, atrofia muscular espinal infantil):** *los niños presentan debilidad muscular grave y progresiva,* y rara vez sobreviven más allá del año de edad. La desnervación parece originarse en el útero después de la formación de las unidades motoras. Las características histológicas son prácticamente patognomónicas (fig. 23-16). Se observan grupos de fibras atróficas, diminutas, redondas identificables mediante la reacción con ATPasa tanto de tipo I como de tipo II. Hay también fascículos de fibras musculares normales y casi siempre grupos de fibras tipo I hipertróficas. La **enfermedad de tipo II de la atrofia muscular espinal** es de gravedad intermedia.
- **Atrofia muscular espinal tipo III (enfermedad de Kugelberg-Welander, atrofia muscular espinal juvenil):** es una variante de inicio tardío de la atrofia muscular espinal y no es necesariamente progresiva.

Atrofia de fibras tipo II

Hay un patrón patológico en la biopsia de músculo que puede dar lugar a confusión, pues se presenta tanto en (1) la atrofia por desuso o (2) desgaste, como en otras enfermedades tales como (3) el síndrome de motoneurona superior y (4) la toxicidad por corticoesteroides. Esta atrofia difusa e inespecífica es de tipo angular selectivo de fibras tipo II (fig. 23-17). La atrofia de fibras tipo II es común, y con frecuencia se relaciona con enfermedades crónicas, a menudo una complicación del tratamiento con corticosteroides (miopatía esteroide).

Miopatía del paciente crítico

Si los pacientes que están recibiendo altas dosis de corticoesteroides y bloqueadores neuromusculares presentan importante debilidad a pesar de suspender los relajantes musculares, pueden estar cursando con **miopatía del paciente crítico,** también conocida como **síndrome por agotamiento de cadenas pesadas de miosina.** Estos pacientes presentan pérdida de filamentos gruesos de miosina en las fibras musculares. Los filamentos gruesos de miosina se recuperan al suspender los corticoesteroides, así como también se recupera la fuerza muscular.

Sistema nervioso periférico

ANATOMÍA

El sistema nervioso periférico (SNP) está fuera del cerebro y la médula espinal e incluye: (1) los nervios craneales III a XII, (2) las raíces espinales dorsales y ventrales, (3) los nervios espinales y sus continuaciones y (4) los ganglios. Los nervios periféricos transportan fibras somáticas motoras, somáticas sensoriales, viscerales sensoriales y autónomas.

Los axones de los nervios periféricos pueden estar mielinizados o no. Los axones mielinizados tienen de 1-20 µm de diámetro, mientras que los desmielinizados son mucho más pequeños, con un diámetro de 0.4-2.4 µm. Las células de Schwann rodean tanto a las fibras mielinizadas como a las no mielinizadas. El axón determina si la célula de Schwann produce mielina. El grosor de la vaina de mielina, el largo internodal (es decir, la distancia entre dos nódulos de Ranvier) y la velocidad de conducción son proporcionales al diámetro del axón.

REACCIONES A LA LESIÓN

Las fibras de los nervios periféricos muestran sólo un número limitado de reacciones a la lesión (fig. 23-18). Los tipos principales de lesión en las fibras nerviosas son la degeneración axonal y la desmielinización segmentaria. *Las fibras del SNP son diferentes a las del SNC, puesto que son capaces de regenerarse y volver a mielinizarse para recuperar la función.*

Degeneración axonal

La degeneración (necrosis) del axón se presenta en muchas neuropatías y puede estar limitada a los axones distales o afectar a ambos axones y somas de las neuronas (fig. 23-19 A). Justo después de la degeneración del axón, la vaina de mielina se rompe y las células de Schwann proliferan. Estas últimas comienzan con la degradación de mielina, que es finalizada por los macrófagos que infiltran el nervio 3 días después de la degeneración axonal. Si la lesión se limita a la porción distal del axón, pueden brotar axones regenerados a partir del tronco axonal proximal intacto en 1 semana. Existen varios tipos de degeneración axonal.

DEGENERACIÓN AXONAL DISTAL: En muchas neuropatías, la degeneración del axón inicialmente se limita a los extremos distales de las fibras más grandes y largas (**neuropatía por degeneración retrógrada** o **axonopatía distal**) (fig. 23-18 B). Las neuropatías periféricas caracterizadas por degeneración axonal distal suelen presentarse clínicamente como neuropatías distales («dependientes del largo» o «en guantes y medias»).

En este contexto, los somas de las neuronas y los axones proximales permanecen intactos. Por tanto, los axones pueden regenerarse y la función nerviosa puede regresar si se corrige la causa de la degeneración axonal distal, siempre que sea antes que la degeneración axonal retrógrada alcance al axón proximal y cause la muerte de los somas de las neuronas.

NEURONOPATÍA: La degeneración axonal puede ser causada por la muerte de un soma neuronal, como en la ganglionitis autoinmunitaria de las raíces dorsales (fig. 23-18 C). Las neuropatías periféricas con daño selectivo a los somas neuronales son las **neuronopatías** y son mucho más raras que las axonopatías distales. La muerte del soma neuronal impide la regeneración axonal, lo que hace imposible la recuperación.

Tabla 23-2

Clasificación etiológica de las neuropatías

Neuropatías mediadas inmunológicamente

Polirradiculoneuropatía desmielinizante inflamatoria aguda (síndrome de Guillain-Barré)

Neuropatía axonal motora (y sensorial) aguda (forma axonal del síndrome de Guillain-Barré)

Síndrome de Fisher

Polirradiculoneuropatía desmielinizante inflamatoria crónica (PDIC)

Neuropatía motora multifocal

Ganglionitis de las raíces dorsales (neuronopatía sensorial)

Neuropatía desmielinizante paraproteinémica asociada a la inmunoglobulina M (IgM)

Neuropatía vasculítica (vasculitis sistémica, enfermedad del tejido conjuntivo, crioglobulinemia)

Neuropatías metabólicas

Polineuropatía y mononeuropatías diabéticas

Neuropatía urémica

Polineuropatía de la enfermedad crónica

Neuropatía hipotiroidea

Neuropatía acromegálica

Neuropatías nutricionales

Neuropatía asociada con la insuficiencia de vitamina B_1, B_6, B_{12} o E

Mieloneuropatía por insuficiencia de cobre

Neuropatía alcohólica

Neuropatías inducidas por tóxicos y fármacos (*v.* tabla 23-3)

Neuropatía amiloide (amiloidosis AL y polineuropatía amiloide familiar)

Neuropatías hereditarias (*v.* tablas 23-4 y 23-5)

Neuropatías asociadas con infecciones

Lepra

VIH

Citomegalovirus

Hepatitis B y C (neuropatía vasculítica o PDIC)

Herpes zóster

Enfermedad de Lyme

Difteria (neuropatía tóxica)

Neuropatía paraneoplásica

Neuropatía sarcoide

Neuropatía por radiación

Neuropatía traumática

Polineuropatía axonal idiopática crónica

DEGENERACIÓN WALLERIANA: Este término describe la degeneración axonal en un nervio, distal a la sección o al aplastamiento del nervio. Si la lesión no es demasiado proximal, el nervio puede regenerarse.

Desmielinización segmentaria

La pérdida de mielina de uno o más internodos (segmentos) a lo largo de una fibra mielinizada indica la disfunción de la célula de Schwann (fig. 23-18 D). Esto puede deberse a la lesión directa en la célula de Schwann o la vaina de mielina (**desmielinización primaria**), o a las anomalías axonales subyacentes (**desmielinización secundaria**).

La pérdida de la vaina de mielina no desencadena la degeneración del axón subyacente. Los macrófagos infiltran el nervio y depuran los residuos de mielina. La degeneración de la vaina de mielina internodal es seguida secuencialmente por (1) la proliferación de las células de Schwann, luego por (2) la remielinización de los segmentos desmielinizados y finalmente por (3) la recuperación funcional. Los internodos remielinizados muestran un acortamiento de la longitud internodal (fig. 23-18 E). Los episodios recurrentes de desmielinización y remielinización segmentaria de los nervios periféricos, como ocurre en las neuropatías crónicas desmielinizantes, hacen que las células de Schwann supernumerarias que rodean a los axones (**bulbos de cebolla**) se acumulen (fig. 23-19 B) y causen un agrandamiento nervioso clínicamente evidente (**neuropatía hipertrófica**).

NEUROPATÍAS PERIFÉRICAS

Una neuropatía periférica es un proceso que afecta a la función de uno o más nervios periféricos. Puede estar restringida al SNP, afectar tanto al SNP como al SNC o afectar a múltiples sistemas orgánicos. Las neuropatías periféricas ocurren en todos los grupos etarios y pueden ser hereditarias o adquiridas.

Existen muchas causas de neuropatía periférica (tabla 23-2), pero **la diabetes mellitus es la causa más común de neuropatía periférica generalizada en Estados Unidos.** Otras causas comunes son los trastornos hereditarios, alcoholismo, deficiencia renal crónica, fármacos neurotóxicos, enfermedades autoinmunitarias, paraproteinemia, insuficiencias nutricionales, infecciones, cáncer y traumatismos.

 PATOLOGÍA: Los hallazgos patológicos en la mayoría de las neuropatías se limitan a la degeneración axonal, la desmielinización segmentaria o ambos. Si la degeneración axonal predomina, la neuropatía es una **neuropatía axonal**; si la desmielinización segmentaria predomina, se

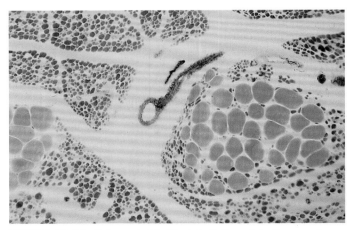

FIGURA 23-16. Enfermedad de Werdnig-Hoffman (atrofia muscular espinal infantil). Corte transversal de músculo esquelético teñido con ATPasa para miofibrillas obtenido de un lactante con hipotonía grave. Presenta grupos de fibras extremadamente atróficas tanto de tipo I redondas como de tipo II, además de conjuntos de fibras tipo I hipertróficas y pálidas.

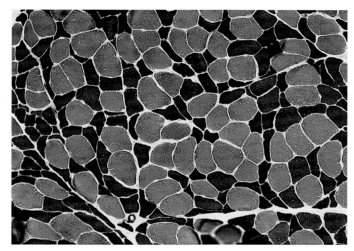

FIGURA 23-17. Atrofia de fibras tipo II. Esta biopsia fue obtenida del músculo vasto lateral de un hombre de 48 años de edad con debilidad muscular proximal secundaria a toxicidad endógena por corticoesteroides (síndrome de Cushing). Prácticamente todas las fibras angulares atróficas son de tipo II. Esta forma de atrofia se asemeja a la atrofia por desnervación cuando se observa con la tinción de hematoxilina y eosina.

denomina **neuropatía desmielinizante**. *La mayoría de las neuropatías (80-90%) son axonales y de tipo retrógrado (neuropatía axonal distal).* A menudo, los estudios electrofisiológicos ayudan a distinguir entre los dos tipos de neuropatías. En general, la velocidad de conducción nerviosa es casi normal en las neuropatías axonales, pero está alterada en las neuropatías desmielinizantes. En la clínica, es útil diferenciar las neuropatías axonales de las desmielinizantes.

Las neuropatías axonales tienen muchas causas, pero las desmielinizantes tienen un número limitado de etiologías. Es más probable que estas últimas sean hereditarias o mediadas inmunológicamente. La histopatología de muchas neuropatías no indica la causa subyacente, por lo que usualmente es necesaria la correlación clinicopatológica para establecer la causa.

Con menor frecuencia, puede observarse una etiología específica, por ejemplo, arteritis necrosante (neuropatía vasculítica), inflamación granulomatosa (lepra, sarcoidosis), depósitos de amiloide (neuropatía amiloide), anomalías de la vaina de mielina (neuropatía paraproteinémica de IgM, neuropatía hereditaria con susceptibilidad a la parálisis por presión) o la acumulación anómala dentro de las células de Schwann (leucodistrofia) o los axones (neuropatía axonal gigante).

 CARACTERÍSTICAS CLÍNICAS: Las manifestaciones clínicas principales de la neuropatía periférica es la debilidad muscular y la atrofia, la pérdida sensorial, la parestesia, el dolor y la disfunción autónoma. Las funciones motoras, sensoriales y autónomas pueden verse afectadas por igual o de modo preferencial. La afección predominante sobre las fibras sensoriales de gran diámetro afecta a la posición y al sentido de vibración, mientras que la lesión sobre las fibras de diámetro pequeño altera la sensación de dolor y temperatura.

Una neuropatía puede ser aguda (días a semanas), subaguda (semanas a meses) o crónica (meses a años). Puede afectar (1) a un nervio (**mononeuropatía**) o (2) a varios (**mononeuropatía múltiple**), (3) a los ganglios de las raíces dorsales (**neuronopatía sensorial**), o (4) a las raíces nerviosas (**radiculopatía**). También puede afectar varios nervios periféricos (**polineuropatía**) o a las raíces nerviosas y nervios periféricos (**polirradiculoneuropatía**).

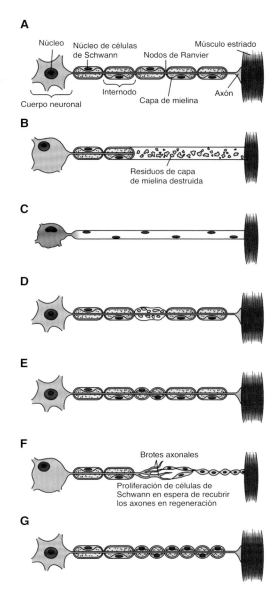

FIGURA 23-18. Respuestas básicas a la lesión de las fibras de los nervios periféricos. A. Fibra mielinizada intacta. El axón está aislado por las vainas de mielina derivadas de las células de Schwann. **B. Degeneración axonal distal.** El axón distal ha degenerado, las vainas de mielina asociadas con el axón distal han degenerado de manera secundaria. El músculo estriado muestra atrofia por desnervación. **C. Degeneración de los somas y el axón.** La degeneración afecta a los somas de las neuronas y a todo su axón. Las vainas de mielina asociadas con el axón también se han degenerado. **D. Desmielinización segmentaria.** La vaina de mielina asociada con una célula de Schwann ha degenerado, haciendo que un segmento del axón no esté cubierto por mielina. El axón subyacente permanece intacto. **E. Remielinización.** Las células de Schwann en proliferación cubren el segmento desmielinizado del axón. Las células de Schwann remielinizadas tienen longitudes internodales cortas. **F. Regeneración axonal.** Regeneración de brotes axonales desde el extremo distal del axón alterado. Idealmente, los axones regenerados reinervan el muñón distal del nervio, donde serán cubiertos y mielinizados por las células de Schwann del muñón distal. **G. Fibra nerviosa regenerada.** La porción regenerada del axón es mielinizado por las células de Schwann con longitudes internodales cortas. El músculo estriado es reinervado.

Neuropatía diabética

La neuropatía diabética puede manifestarse como una (1) polineuropatía sensitivomotora distal, (2) neuropatía autónoma, (3) mononeuropatía o (4) mononeuropatía múltiple. Las mononeuropatías pueden afectar a los nervios craneales (neuropatía craneal), a las raíces nerviosas o a los nervios periféricos proximales. *La polineuropatía distal, de predominio sensorial, es la forma más común de neuropatía diabética.*

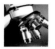 **PATOLOGÍA:** La polineuropatía distal simétrica de la diabetes se caracteriza por una mezcla de degeneración axonal y desmielinización segmentaria, con predominio de la primera. La pérdida axonal afecta a fibras de todos los tamaños, pero puede afectar preferentemente a las grandes fibras de mielina (**neuropatía de fibras grandes**) o a las pequeñas fibras mielinizadas y no mielinizadas (**neuropatía de fibras pequeñas**).

Neuropatía urémica

La neuropatía urémica es una polineuropatía axonal distal sensitivomotora que se observa en la mitad de los pacientes con deficiencia renal crónica y causa degeneración axonal distal y desmielinización segmentaria. La primera predomina y afecta principalmente a las fibras de gran diámetro. El mecanismo se desconoce, pero la neuropatía urémica a menudo se estabiliza o mejora con la diálisis a largo plazo y se resuelve después del trasplante renal.

Polirradiculoneuropatía desmielinizante inflamatoria aguda

La polirradiculoneuropatía desmielinizante inflamatoria aguda (PDIA) es una neuropatía adquirida, de mediación inmunitaria, que a menudo ocurre después de infecciones bacterianas, virales o por micoplasmas. También puede aparecer tras la vacunación o la cirugía. Habitualmente se observan antecedentes de una infección gastrointestinal o en las vías respiratorias superiores. Los agentes infecciosos comúnmente asociados son *Campylobacter jejuni*, el citomegalovirus, el virus de Epstein-Barr y *Mycoplasma pneumoniae*.

La PDIA es la causa más común del **síndrome de Guillain-Barré** en niños y adultos. Consiste en una parálisis neuromuscular simétrica aguda que a menudo inicia distalmente y asciende de forma proximal. También pueden presentarse alteraciones sensoriales y autónomas, y el 5 % de los casos se asocian con oftalmoplejía, ataxia y arreflexia (**síndrome de Fisher**). La parálisis muscular puede causar dificultad respiratoria y la afección autónoma puede dar lugar a arritmias cardiacas, hipotensión e hipertensión. La neuropatía comienza a resolverse 2-4 semanas después del inicio y la mayoría de los pacientes se recuperan. De modo característico, el líquido cefalorraquídeo tiene muchas proteínas, pero pocos leucocitos (disociación albuminocitológica), situación atribuible a la inflamación de las raíces espinales.

 PATOLOGÍA: La PDIA puede afectar a todos los niveles del SNP, incluyendo las raíces espinales (polirradiculoneuropatía), los ganglios, los nervios craneoespinales y los nervios autónomos. Las regiones comprometidas muestran infiltrados endoneurales de linfocitos y macrófagos, desmielinización segmentaria y la preservación relativa del axón. Los infiltrados linfoides a menudo son perivasculares, aunque no es una vasculitis verdadera. Los macrófagos se encuentran frecuentemente junto a las vainas de mielina en degeneración, pero pueden separarse y fagocitar las laminillas superficiales de mielina. Esta desmielinización mediada por macrófagos es rara en otras neuropatías.

El síndrome de Guillain-Barré también puede deberse a una neuropatía axonal de mediación inmunitaria (**neuropatía axonal motora aguda** o **neuropatía axonal motora y sensorial aguda**). La forma axonal a menudo ocurre después de la infección por *C. jejuni* y presenta anticuerpos séricos antigangliósidos (anti-GM$_1$ y otros).

La **polirradiculoneuropatía desmielinizante inflamatoria crónica** (PDIC) es similar a la PDIA, pero tiene un curso prolongado, con múltiples recaídas o una progresión lenta y continua, y por lo general no tiene antecedentes de infección. La neuropatía puede presentarse de manera esporádica (PDIC idiopática) o puede estar asociada con paraproteinemia, infección por VIH, hepatitis crónica activa, enfermedad del tejido conjuntivo, enfermedad intestinal inflamatoria o linfoma de Hodgkin. Los nervios y las raíces nerviosas en la PDIC pueden mostrar bulbos de cebolla debido

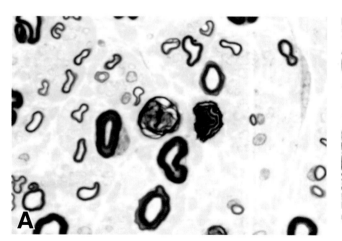
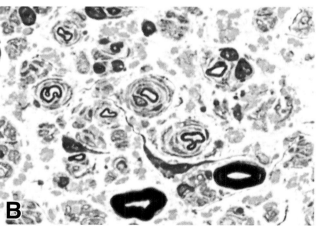

FIGURA 23-19. A. Degeneración axonal en la neuropatía axonal. Microfotografía de una sección transversal incrustado en plástico del nervio sural que muestra fibras mielinizadas en degeneración en el centro del campo. Los axones de las fibras degeneradas han desaparecido y sus vainas de mielina han sido reducidas a masas redondeadas de residuos de mielina. En la mayoría de las neuropatías axonales, esta degeneración axonal está limitada al axón distal. **B. Bulbos de cebolla en la polineuropatía desmielinizante inflamatoria crónica.** Microfotografía de una sección transversal incrustada en plástico del nervio sural que muestra varios axones remielinizados con vainas delgadas de mielina en el centro del campo. Los axones remielinizados están rodeados por capas concéntricas múltiples del citoplasma de las células de Schwann, que se parecen a los anillos concéntricos de una cebolla cortada. La formación del bulbo de cebolla es común en las neuropatías con episodios recurrentes de desmielinización y remielinización.

a los episodios recurrente de desmielinización, proliferación de las células de Schwann y remielinización (fig. 23-19 B).

Gammapatías monoclonales asociadas a neuropatías

Las gammapatías monoclonales pueden causar (1) neuropatía amiloide, (2) neuropatía vasculítica asociada a la crioglobulinemia o (3) polineuropatía desmielinizante crónica. La última ocurre, a menudo, cuando paraproteína IgM se une a la mielina asociada a la glucoproteína (MAG), lo cual precipita la desmielinización. La neuropatía anti-MAG se caracteriza por desmielinización segmentaria extensa, un número variable de bulbos de cebolla, pérdida axonal y ensanchamiento distintivo de las laminillas de mielina.

Neuropatías asociadas a amiloidosis

Además de sus efectos sobre los nervios sensoriales y motores, la infiltración amiloide del SNP a menudo causa la disfunción autónoma prominente. Este trastorno puede ser hereditario, pero es más frecuente que complique la amiloidosis de cadenas ligeras en las amiloidosis sistémicas primarias o el mieloma múltiple (v. cap. 7). El amiloide se deposita en los espacios extracelulares endoneurales y epineurales, en las paredes vasculares de los nervios periféricos, en los ganglios de las raíces dorsales y los ganglios autónomos. Se produce la pérdida de fibras mielinizadas y no mielinizadas.

La neuropatía tóxica es, a menudo, yatrógena

Varios agentes ambientales y componentes industriales causan neuropatía periférica (tabla 23-3), pero la mayoría de los casos de neuropatía tóxica están causados por fármacos. Casi todas las neuropatías tóxicas se caracterizan por degeneración axonal, habitualmente de tipo retrógrado.

Neuropatías crónicas hereditarias

Muchas enfermedades hereditarias pueden manifestarse como neuropatías periféricas (tablas 23-4 y 23-5), con la neuropatía como única manifestación de una enfermedad hereditaria o como parte de una enfermedad en varios sistemas.

Enfermedad de Charcot-Marie-Tooth

 PATOGENIA MOLECULAR: La enfermedad de Charcot-Marie-Tooth (CMT) es un grupo genética y patológicamente heterogéneo de polineuropatías sensitivomotoras distales lentamente progresivas que se manifiestan en la niñez o al inicio de la vida adulta. Es la neuropatía hereditaria más habitual y se encuentra entre los trastornos neurológicos hereditarios más comunes, con una prevalencia de 1 cada 2 500. La enfermedad de CMT puede dividirse a grandes rasgos en los tipos **desmielinizante** y **axonal**. La variedad **CMT1**, la forma más común, es una polineuropatía con bulbos de cebolla y pérdida axonal. La variedad menos frecuente, la **CMT2**, muestra degeneración axonal. Tanto la **CMT1** como la **CMT2** son enfermedades autosómicas dominantes. La clasificación es compleja porque las mutaciones en diversos genes pueden producir el mismo fenotipo, y diferentes mutaciones en el mismo gen pueden producir fenotipos diferentes (tabla 23-5).

Neuropatías asociadas con la infección por VIH-1

La **polineuropatía simétrica distal** es el tipo más común de neuropatía en pacientes VIH positivos, si bien puede haber otros tipos. Suele ocurrir durante las últimas etapas del sida y se caracteriza por degeneración axonal distal.

Tabla 23-3

Fármacos asociados a la neuropatía tóxica

Fármacos	Agentes ambientales e industriales
Amiodarona	Acrilamida
Bortezomib	Cloruro de alilo
Colchicina	Arsénico
Dapsona	Toxina de espino cerval
Disulfiram	Disulfuro de carbono
Sales de oro	Clordecona
Isoniazida	Dimetilamniopropionitrilo
Metronidazol	Toxina diftérica
Misonidazol	Óxido de etileno
Nitrofurantoína	N-hexano (inhalación de pegamento)
Análogos nucleósidos (antirretrovirales)	Metil n-butil cetona
Paclitaxel (taxanos)	Plomo
Fenitoína	Mercurio
Componentes del platino	Metil bromuro
Podofilina	Organofosfatos
Piridoxina (vitamina B_6)	Bifenilos policlorados
Suramina	Talio
Talidomida	Tricloroetileno
Vincristina	Vacor

Tabla 23-4

Enfermedades hereditarias asociadas con neuropatía

Ataxia-telangiectasia

Abetalipoproteinemia

Porfiria intermitente aguda, coproporfiria hereditaria y porfiria insidiosa

Xantomatosis cerebrotendinosa

Enfermedad de Fabry (deficiencia de α-galactosidasa A)

Polineuropatía amiloide familiar (transtiretina, apolipoproteína A1 y amiloidosis de gelsolina)

Ataxia de Friedreich

Neuropatía axonal gigante

Neuropatías motoras y sensoriales hereditarias (enfermedad de Charcot-Marie-Tooth)

Neuropatías motoras hereditarias

Neuropatía hereditaria con susceptibilidad a las parálisis por presión

Neuropatías sensoriales y autonómicas hereditarias

Distrofia neuroaxonal infantil

Leucodistrofias (metacromática, células globoides y adrenoleucodistrofia)

Enfermedad de Refsum (enfermedad de depósito de ácido fitánico)

Enfermedad de Tangier

Tabla 23-5

Enfermedad de Charcot-Marie-Tooth (CMT) y neuropatías motoras y sensoriales hereditarias relacionadas

Enfermedad	Herencia	Gen	Patología
CMT1	Autosómica dominante	Proteína de la mielina periférica 22 (*PMP22*), proteína cero de la mielina (*MPZ*) y otros	Neuropatía desmielinizante con bulbos de cebolla; la degeneración axonal también está presente
CMT2	Autosómica dominante	Mitofusina 2 y otros	Neuropatía axonal
CMTX	Ligada al X	Proteína de uniones celulares estrechas β1 (conexina 32)	Pérdida axonal, desmielinización y axones regenerados
Síndrome de Dejerine-Sottas (neuropatía hipomielinizante congénita)	Autosómica dominante o recesiva	*PMP22, MPZ*, respuesta temprana al crecimiento 2 (*EGR2*) y otros	Neuropatía desmielinizante con bulbos de cebolla; la pérdida axonal también está presente
Neuropatía hereditaria con susceptibilidad a la parálisis por presión	Autosómica dominante	*PMP22*	Neuropatía desmielinizante con tomácula; la pérdida axonal también está presente

NEUROMAS TRAUMÁTICOS

Los **neuromas traumáticos** son masas de axones en regeneración y tejido de cicatrización. Los neuromas traumáticos se forman en el tronco principal de un nervio que ha sido seccionado físicamente. Tras 1 semana de la sección de un nervio periférico, surgen brotes axonales regenerados a partir de los extremos distales de los axones intactos en el tronco nervioso proximal. Si los extremos seccionados de los muñones proximal y distal son sumamente cercanos, los brotes axonales regenerados pueden encontrarse y volver a inervar el tronco distal. Sin embargo, si los extremos seccionados de los nervios no están muy cercanos, o si existe algún tejido, por ejemplo, tejido cicatricial, entre los dos muñones, los brotes regenerados no podrán volver a inervar el muñón distal. En ese caso, los axones regenerados crecen arbitrariamente hacia el tejido cicatricial en el extremo del muñón proximal para formar una tumefacción dolorosa. El **neuroma de Morton** (neuroma plantar interdigital) es una tumefacción en forma de salchicha en el nervio interdigital plantar entre el segundo y tercero o el tercero y el cuarto de los huesos del metatarso. No es un neuroma verdadero, y en lugar de ello está causado, probablemente, por la compresión nerviosa repetitiva. Son evidentes la fibrosis endoneural, perineural y epineural, la pérdida de la fibra nerviosa y áreas de degeneración mixoide. El neuroma de Morton es particularmente habitual en mujeres que usan tacones altos.

TUMORES

Los tumores primarios del SNP se originan en las neuronas o la vaina nerviosa. En general, los primeros (p. ej., neuroblastoma y ganglioneuroma) surgen de la médula suprarrenal o de los ganglios simpáticos (*v.* cap. 19). Los tumores comunes de la vaina nerviosa son el schwannoma y el neurofibroma.

Schwannomas

Estas neoplasias benignas de células de Schwann crecen lentamente y están encapsuladas. Se originan en los nervios craneales, las raíces espinales y los nervios periféricos (fig. 23-20 A) y que en general presentan un crecimiento lento. Los schwannomas habitualmente aparecen en adultos y rara vez se vuelven malignos. *SCHWANNOMA VESTIBULAR (SCHWANNOMA ACÚSTICO)*: Los schwannomas intracraneales representan el 8% de todos los tumores intracraneales. La mayoría surgen de la rama vestibular del octavo nervio craneal dentro del conducto auditivo interno o en el conducto auditivo. Causan pérdida auditiva sensitivoneural unilateral, acúfenos y disfunción vestibular. El

tumor, de crecimiento lento, agranda el conducto auditivo, se extiende medialmente hacia el espacio subaracnoideo del ángulo cerebelopontino (**tumor del ángulo cerebelopontino**) y comprime los nervios craneales quinto y séptimo, el tronco del encéfalo y el cerebelo. La mayoría de los schwannomas vestibulares son unilaterales y no se asocian con la neurofibromatosis (*v.* cap. 5). Los schwannomas vestibulares bilaterales son una característica definitoria de la neurofibromatosis de tipo 2 (NF2).

SCHWANNOMAS ESPINALES Y PERIFÉRICOS: Los schwannomas espinales son tumores intradurales y extramedulares que surgen con mayor frecuencia en las raíces espinales dorsales (sensoriales). Causan dolor radicular (en las raíces) y compresión de la médula espinal. Los schwannomas con una localización más periférica habitualmente surgen en los nervios de la cabeza, el cuello y las extremidades.

 PATOLOGÍA: Los schwannomas tienden a ser ovales y bien delimitados y varían de unos cuantos milímetros a varios centímetros. Puede identificarse el nervio del que se originan, siempre que sea lo suficientemente grande. La superficie de corte es firme, bronceada a grisácea, y a menudo presenta hemorragia focal, necrosis, cambio xantomatoso y degeneración quística. Las células de Schwann en proliferación forman dos patrones histológicos distintivos (fig. 23-20 B).

■ El **patrón Antoni A** se caracteriza por fascículos entretejidos de células fusiformes con un núcleo elongado, citoplasma eosinófilo y bordes citoplasmáticos borrosos. Los núcleos pueden formar áreas de empalizada (alinearse en un patrón similar a una valla de estacas) para formar estructuras conocidas como **cuerpos de Verocay**.
■ El **patrón Antoni B** tiene células fusiformes u ovales con citoplasma borroso en una matriz laxa y vacuolada.

Es común que los schwannomas muestren cambios degenerativos que incluyen agrupaciones de células espumosas, hemorragia reciente o antigua, fibrosis focal y vasos sanguíneos hialinizados. En los schwannomas, es frecuente encontrar escasos núcleos atípicos, pero las figuras mitóticas son infrecuentes.

Neurofibroma

Los neurofibromas son tumores benignos de crecimiento lento de los nervios periféricos, compuestos por células de Schwann, células parecidas a las perineurales y fibroblastos. *Las células de Schwann, son las células neoplásicas en estos tumores.* Los neurofibromas deben diferenciarse de los schwannomas porque estos últimos se asocian con la neurofibromatosis de tipo 1 (NF1) y pueden volverse tumores malignos de la vaina del nervio periférico.

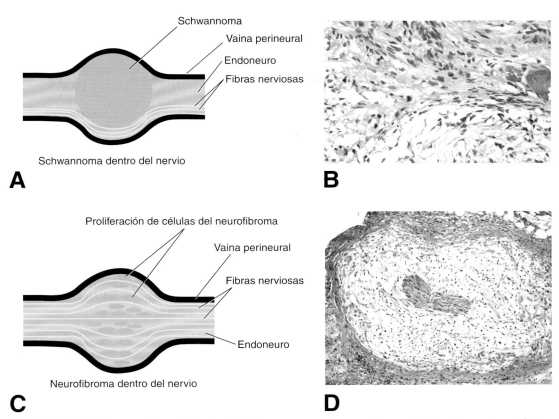

FIGURA 23-20. Patrones de crecimiento del schwannoma y el neurofibroma dentro del nervio periférico. **A.** La proliferación celular del schwannoma está bien circunscrito y empuja a las fibras nerviosas supervivientes hacia la periferia del tumor. **B.** La microfotografía de un schwannoma muestra la transición característica abrupta entre el patrón histológico compacto Antoni tipo A (*arriba*) y el patrón histológico esponjoso Antoni tipo B (*abajo*). **C.** La proliferación celular del neurofibroma se intercala entre las fibras nerviosas supervivientes. **D.** Microfotografía del neurofibroma que muestra que las células de Schwann fusiformes en proliferación formen pequeñas hebras que transcurren desordenadamente en una matriz mixoide. En el centro del neurofibroma hay un pequeño acúmulo de fibras nerviosas supervivientes.

Los neurofibromas pueden ser solitarios o múltiples, y pueden surgir en cualquier nervio. Aparecen en niños y adultos, afectando principalmente la piel, hipodermis, plexos nerviosos principales, los grandes troncos nerviosos profundos, el retroperitoneo y tubo digestivo. La mayoría de los **neurofibromas cutáneos solitarios** no son parte de la NF1 y no degeneran en sarcomas. La presencia de múltiples neurofibromas o de un gran neurofibroma plexiforme sugiere fuertemente la NF1 y debe promover la búsqueda de otros estigmas de la enfermedad.

PATOLOGÍA: Los neurofibromas surgen en nervios grandes, están pobremente delimitados y son fusiformes (en forma de huso). El crecimiento difuso e intrafascicular del tumor dentro de múltiples fascículos nerviosos puede agrandar los fascículos, de modo que el nervio tiene el aspecto de una cuerda con múltiples hebras (**neurofibroma plexiforme**). Los neurofibromas cutáneos se forman de los nervios dérmicos y se observan como tumores cutáneos suaves nodulares o pediculados. Los tumores que surgen en los nervios grandes se caracterizan por la proliferación endoneural de las células fusiformes con núcleos elongados, citoplasma eosinófilo y bordes celulares indiferenciados (fig. 23-20 D). Las células fusiformes proliferantes son las células de Schwann, los fibroblastos y células similares a las perineurales. Los mastocitos también aumentan. La matriz extracelular mixoide, las bandas onduladas de colágeno y las fibras nerviosas residuales están intercala-

das entre las células fusiformes. Las fibras nerviosas que cursan a través de un neurofibroma contrastan con el patrón de los schwannomas, donde las fibras nerviosas son empujadas periféricamente dentro de la cápsula del tumor (comparar la fig. 23-20 A y C). La proliferación neurofibromatosa a menudo se extiende más allá de los fascículos nerviosos dentro del tejido adyacente.

Alrededor del 5% de los neurofibromas plexiformes asociados a la NF1 se convierten en **tumores malignos de la vaina de los nervios periféricos**. El aumento de la celularidad, la atipia nuclear y las figuras mitóticas anuncian la transformación maligna. Estos tumores muestran una tendencia a la recidiva local y a metástasis transmitidas por la sangre.

SÍNDROMES PARANEOPLÁSICOS QUE AFECTAN EL MÚSCULO Y LOS NERVIOS PERIFÉRICOS

Los trastornos neurológicos son comunes en los pacientes con cáncer y habitualmente surgen por metástasis, o por alteraciones endocrinas o electrolíticas. Los trastornos vasculares, hemorrágicos e infecciones que afectan al sistema nervioso también son habituales. Sin embargo, se conocen complicaciones neurológicas adicionales de las neoplasias y pueden aparecer antes de detectar el tumor subyacente. Muchos de estos son mediados por mecanismos autoinmunitarios.

Neuropatía y encefalomieloneuritis sensorial

Los pacientes afectados por este síndrome paraneoplásico se quejan de entumecimiento y parestesias y, en contraste, refieren dolor y molestias de agudeza variable. Estas pueden ser focales, pero es frecuente que con el tiempo afecten a todas las extremidades, y que a menudo se compliquen con trastornos de la marcha, confusión y debilidad. Este síndrome puede aparecer en pacientes con cáncer microcítico de pulmón (*v.* cap. 10) y está causado por anticuerpos circulantes contra Hu, una proteína de unión al ARN. Las cantidades elevadas de anticuerpos anti-Hu se detectan casi exclusivamente en las personas con este cáncer. Se observa la infiltración linfocítica de los ganglios de las raíces dorsales. Los anticuerpos anti-Hu también pueden estar asociados con neuropatías autónomas, que incluyen las del tono vascular, el intestino y la vejiga.

Neuropatías periféricas

Una gran variedad de neuropatías periféricas pueden tener un origen paraneoplásico. La neuropatía sensitivomotora, que acompaña con mayor frecuencia al cáncer pulmonar, no se asocia con anticuerpos detectables. Algunos tipos de trastornos linfoproliferativos asociados con paraproteínas, especialmente la variante esclerosante del mieloma de células plasmáticas, pueden desarrollar neuropatías periféricas.

Trastornos de la unión neuromuscular

La asociación más común es con los timomas (*v.* más adelante).

Síndrome de Eaton-Lambert

Este síndrome es un trastorno paraneoplásico que se manifiesta como debilidad muscular, debilitamiento y fatiga de las extremidades proximales y del tronco. También se denomina **síndrome miasténico-miopático**, y suele asociarse con carcinoma microcítico de pulmón, pero también puede aparecer con otras neoplasias, y rara vez en ausencia del cáncer subyacente. Los autoanticuerpos IgG patógenos dirigidos contra los canales de calcio sensibles al voltaje se expresan en las terminaciones nerviosas motoras y en las células del cáncer pulmonar. Estos canales de calcio son necesarios para la liberación de ACh, y se encuentran sumamente disminuidos en las membranas presinápticas en estos pacientes, por lo que reduce la transmisión neuromuscular. El síndrome de Lambert-Eaton responde al tratamiento con corticoesteroides.

24 Sistema nervioso central y ojo

Gregory N. Fuller ▪ J. Clay Goodman ▪ Gordon K. Klintworth

- ¿Cuáles son las consecuencias patológicas y clínicas de la retinopatía diabética?
- ¿Cuáles son las consecuencias patológicas y clínicas asociadas con la retinitis pigmentosa?
- Diferenciar entre glaucomas primarios de ángulo abierto y ángulo cerrado.

- ¿Cuál es la malignidad intraocular primaria más común? Describir su histopatología asociada y sus consecuencias clínicas.
- Revisar la patología molecular y describir la histopatología asociada con el retinoblastoma.

Sistema nervioso central

CÉLULAS DEL SISTEMA NERVIOSO

MATERIA GRIS Y NEURÓPILO: La materia gris incluye todas las regiones del SNC ricas en neuronas, incluyendo la corteza cerebral, la corteza cerebelosa, los núcleos basales y la materia gris central de la médula espinal. Está constituida por los cuerpos celulares (pericarión) de las neuronas y los núcleos de las células de soporte en la glía, además de la delicada y compleja red donde convergen las prolongaciones neuronales y gliales en una estructura denominada **neurópilo** (fig. 24-1). Los grupos localizados bien delimitados de cuerpos de células neuronales que comparten una tarea funcional común se conocen como «núcleos».

MATERIA BLANCA: La materia blanca está constituida por haces compactos (**trayectos** y **fascículos**) de axones mielinizados con abundantes oligodendrocitos y astrocitos intercalados (fig. 24-2).

NEURONAS: La morfología de los diferentes subtipos de neuronas presentes en la materia gris varía como resultado de su especialización funcional, desde las grandes motoneuronas y sensitivas principales hasta neuronas diminutas que corresponden a las «células granulares» (fig. 24-3 A). Por ejemplo, las neuronas pigmentadas, presentes de manera exclusiva en núcleos específicos del tronco del encéfalo, son una subclase importante de neuronas que se caracterizan por presentar pigmento marrón citoplasmático de neuronamelanina, un derivado de la síntesis de neurotransmisores catecolaminérgicos (fig. 24-3 B). Estos grupos de neuronas pigmentadas son suficientemente intensos para poder ser observados a simple vista en el mesencéfalo (sustancia negra) y el puente (*locus coeruleus*).

ASTROCITOS: Los astrocitos superan en número hasta 10 veces a las neuronas y desempeñan un papel fundamental en el soporte y la regulación del microambiente del SNC. Son también uno de los dos tipos de células principales del SNC que responden a una gran variedad de factores de daño patológico en el sistema nervioso (el otro es la microglía). La respuesta aguda de los «astrocitos reactivos» es la sobrerregulación de la síntesis de proteína acídica fibrilar glial y su ensamblaje dentro de los lamentos intracitoplasmáticos intermedios, que produce cuerpos celulares prominentes y el desarrollo de procesos citoplasmáticos (fig. 24-4 A). A medida que avanza la edad, los procesos astrocíticos periféricos tienden a acumular cuerpos de inclusión esféricos, es decir, los cuerpos amiloides, que son polímeros de glucosa especialmente numerosos en la región subpial, subependimaria y perivascular, así como en los trayectos olfatorios (fig. 24-4 B). En los filamentos gliales intermedios hay densidades citoplasmáticas en fibras de Rosenthal (fig. 24-4 C) densamente compactas con proteínas citoplasmáticas atrapadas formando zonas de astrogliosis de larga evolución.

OLIGODENDROGLÍA: La oligodendroglía produce y mantiene las vainas de mielina de los axones en el SNC y por ende se pueden considerar la parte equivalente central de las células de Schwann en el sistema nervioso periférico. Los cuerpos celulares de la oligodendroglía están dominados por núcleos redondos uniformes que, en cortes de tejido embebidos en parafina y fijados con formalina, están rodeados de forma característica por un delgado borde de color claro de citoplasma vacuolado («halo perinuclear») (fig. 24-5).

MICROGLÍA: La microglía proviene de fagocitos mononucleares del SNC que se originan en la médula ósea. En condiciones normales, se encuentran distribuidos de manera inespecífica en todo el cerebro y la médula espinal. Sin embargo, responden con

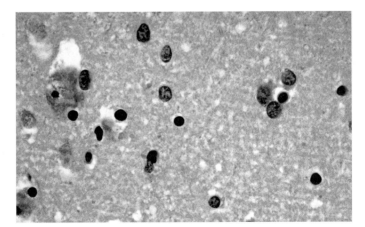

FIGURA 24-1. Materia gris y neurópilo. Por definición, la materia gris está compuesta por los cuerpos de las células neuronales. Además, también están presentes los núcleos de las células de la glía, los astrocitos y la oligodendroglía satélite. El resto de la fina malla que les rodea se denomina neurópilo, y está constituida por la intersección de axones, dendritas y procesos citoplasmáticos astrocíticos.

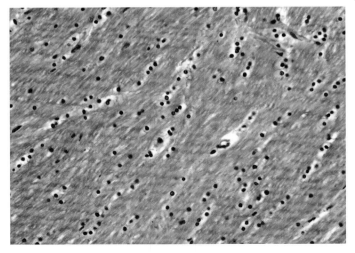

FIGURA 24-2. Materia blanca. A diferencia de la materia gris, la materia blanca está constituida casi por completo por axones mielinizados y células que producen y mantienen las vainas de mielina, la oligodendroglía, cuyos pequeños núcleos redondos pueden ser observados dentro de los haces de fibras nerviosas.

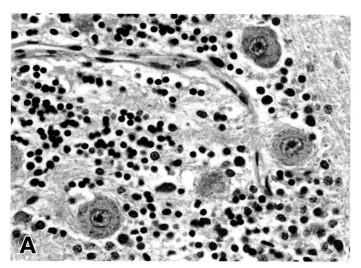
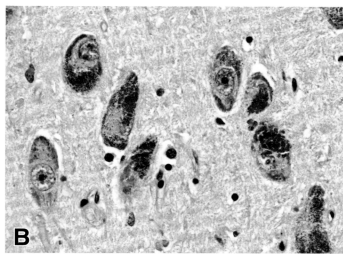

FIGURA 24-3. Neuronas. A. Las diferentes poblaciones neuronales del sistema nervioso central (SNC) cumplen varias funciones, y esta diversidad se refleja en su morfología. Un ejemplo ilustrativo de los extremos de esta situación son los grandes cuerpos de las células de Purkinje que contrastan con los diminutos cuerpos granulares de las neuronas de la corteza cerebelosa; ¡todo el cuerpo de las neuronas granulares no es mayor que el nucléolo de la célula de Purkinje! **B.** Las neuronas catecolaminérgicas pigmentadas con gran cantidad de neuromelanina constituyen un ejemplo más de la gran diversidad de formas y funciones de las poblaciones neuronales en el SNC.

rapidez cuando se produce un daño al SNC como en casos de isquemia, traumatismo o infección viral, mediante (1) el desarrollo de núcleos delgados y alargados, (2) la migración a través del parénquima del SNC y (3) la localización en el sitio de lesión (fig. 24-6 A y B).

EPÉNDIMO: El epéndimo es el recubrimiento de los sistemas ventriculares que forma una barrera entre el líquido cefalorraquídeo y el parénquima cerebral y que regula la transferencia del líquido entre estos dos compartimentos. La membrana ependimaria normal está formada por epitelio ciliado simple entre cúbico y cilíndrico (fig. 24-7).

REGIONES ESPECIALIZADAS DEL SISTEMA NERVIOSO CENTRAL

PLEXO COROIDEO: El plexo coroideo produce líquido cefalorraquídeo (LCR). Se localiza en los ventrículos cerebrales incluyendo ambos cuernos temporales, el foramen interventricular de Monro, el techo del tercer ventrículo, así como techo y cavidades laterales del cuarto ventrículo. El plexo coroideo está compuesto por epitelio cúbico (derivado del epéndimo embrionario), que cubre la estructura fibrovascular (fig. 24-8 A). El centro altamente vascularizado es fundamental para la formación de LCR, y se desarrolla a partir de las leptomeninges (la piamadre y la aracnoides) y contiene nidos diseminados de células aracnoideas (meningoteliales) (fig. 24-8 B). Esto explica la presencia ocasional de meningiomas «intraventriculares» (que en los hechos son meningiomas de plexos coroides).

MENINGES: Hay tres capas meníngeas que cubren y protegen el SNC. La **duramadre** es la capa más externa y de mayor resistencia, constituida por una membrana fibrosa formada principalmente por colágeno. Su cara externa corresponde al periostio interno de los huesos del cráneo, mientras que su cara interna está unida de forma débil a la aracnoides subyacente mediante uniones celulares. Ambas capas de la duramadre se separan en diferentes sitios para formar los senos venosos de la duramadre, el mayor de los cuales es el seno sagital superior. La aracnoides subyacente se une a la duramadre ubicada encima a través de una capa cohesiva de células, la **capa de células del borde de la**

duramadre. Esta capa es la vía que ofrece menos resistencia a la presión ejercida por líquidos patógenos, que diseca con facilidad las uniones intercelulares débiles con lo que dan lugar a la formación de los llamados hematomas, higromas y empiemas. Por el contrario, la capa meníngea situada justo por debajo de la capa de células del borde de la duramadre, la **barrera de células aracnoideas**. Forma una membrana limitante externa sólida en el espacio subaracnoideo, rico en uniones intercelulares (desmosomas) que le dan sostén, entrelazándose con los procesos de las células aracnoideas (meningoteliales). Es habitual la presencia de remolinos de células aracnoideas en las zonas más gruesas de la aracnoides (fig. 24-9); esta característica suele persistir en tumores derivados de la aracnoides (meningiomas).

AUMENTO DE LA PRESIÓN INTRACRANEAL Y HERNIA

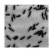 **FACTORES ETIOLÓGICOS:** *El cerebro, el LCR y la sangre que entra y sale del cerebro forman parte del volumen intracraneal, el cual es fijo en el adulto. Cualquier enfermedad que ocupe espacio lo hará a expensas del tejido cerebral, el LCR o la sangre.*

Las lesiones que ocupan un espacio se pueden presentar en varias enfermedades, con excepción de los trastornos degenerativos. Algunos ejemplos son los tumores cerebrales, los abscesos, el edema cerebral por contusión después de un traumatismo y el accidente cerebrovascular.

La colocación de más volumen dentro de una cavidad cerrada es el aumento de la presión intracraneana (PIC). La PIC normal es menor de 200 mm H_2O o 15 mm Hg para un paciente en posición de decúbito lateral. La presión puede ser medida mediante punción lumbar o a través de la colocación de un transductor de PIC. A medida que la PIC aumenta, el paciente presenta cefalalgia, confusión y mareo, y puede desarrollar edema del nervio óptico (papiledema). En compensación, el volumen del LCR es disminuido; mientras que las cavidades ventriculares son comprimidas hasta convertirse en pequeñas hendiduras y se produce el borramiento de surcos.

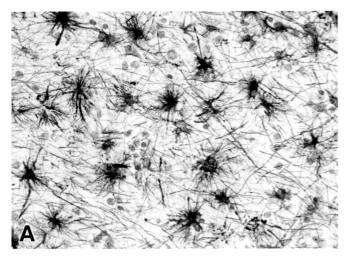

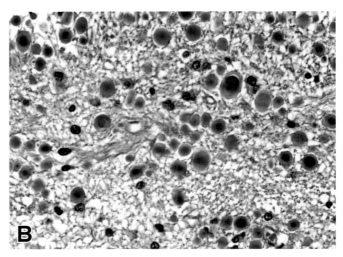

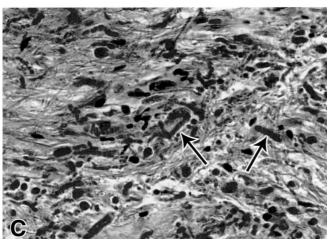

FIGURA 24-4. Astrocitos. A. Los astrocitos han sido considerados «los fibroblastos del sistema nervioso» haciendo referencia a su papel como células de soporte ubicuas en el cerebro y la médula espinal, que responden ante cualquier daño en el tejido nervioso. Como queda evidenciado mediante tinción inmunológica contra la proteína acídica fibrilar glial, los astrocitos ocupan los dominios adyacentes y desarrollan procesos citoplasmáticos radiales en todas direcciones para ocupar todos los espacios libres. **B.** Conforme avanza la edad, los astrocitos tienden a desarrollar cuerpos de inclusión que contienen polímeros de glucosa, denominados **cuerpos amiloides,** en la porción distal de sus procesos celulares, en particular, alrededor de los vasos sanguíneos y en la parte inferior de la pía y el epéndimo. **C.** Las **fibras de Rosenthal** son otros cuerpos de inclusión astrocíticos formados en respuesta a la astrogliosis prolongada; están constituidos por filamentos intermedios de la glía densamente compactados junto con proteínas citoplasmáticas atrapadas (*flechas*).

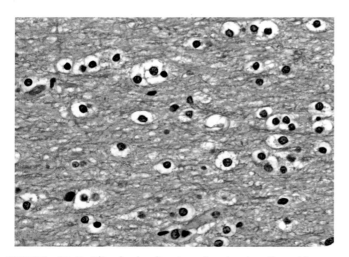

FIGURA 24-5. Oligodendroglía. La oligodendroglía está constituida por la vía productora de mielina en el sistema nervioso central (incluyendo los «nervios» ópticos, que en realidad son terminaciones del SNC). En el estudio histológico de rutina, la oligodendroglía es fácilmente identificable por la presencia de un patrón uniforme de núcleos pequeños redondos oscuros rodeados por un halo de citoplasma vacuolado (aspecto en «huevo estrellado»). Este aspecto característico se reproduce en los oligodendrogliomas neoplásicos.

Si la lesión ocupa un volumen mayor del que es capaz de disminuir el volumen del LCR, entonces hay una reducción del volumen sanguíneo. La disminución del flujo sanguíneo cerebral puede tener un efecto adverso inmediato, ya que el cerebro depende de manera crítica del aporte ininterrumpido de oxígeno y nutrientes. Si crece todavía más, la única estructura disponible para «dar de sí» es el cerebro. El compartimento intracraneano se subdivide por la duramadre en los espacios supratentorial e intratentorial. La hoz divide el compartimento supratentorial en los espacios derecho e izquierdo. Dependiendo de la localización de la masa ocupativa, el cerebro puede ser forzado hacia alguno de estos compartimentos; este desplazamiento es lo que se conoce como hernia cerebral.

CARACTERÍSTICAS CLÍNICAS:
HERNIA DEL CÍNGULO: Si un hemisferio es forzado debajo de la hoz, la circunvolución del cíngulo es la primera parte de ese hemisferio en ser desplazada. Tales herniaciones se denominan **herniaciones cinguladas** o **subfalcinas**. Algunos pacientes con este tipo de hernia presentan confusión y mareo. La arteria cerebral anterior también es desplazada debajo de la hoz cerebral, y puede presentarse un infarto de los vasos sanguíneos de esta zona, lo que conlleva una paresia de las extremidades inferiores contralaterales e incontinencia urinaria.
HERNIA UNCAL: Si un hemisferio es forzado más allá de un compartimento supratentorial a través del infratentorial, el lóbulo temporal medial (el uncus) es la primera porción del hemisferio que es desplazada; de esta manera, se habla de **hernia uncal**

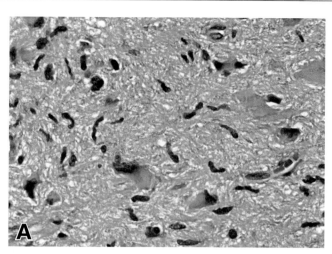

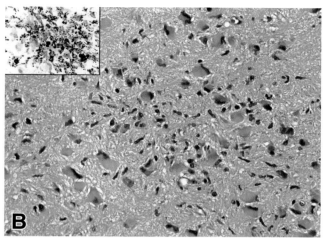

FIGURA 24-6. Microglía. A. La microglía es parte del sistema de monocitos-macrófagos en el cerebro y la médula espinal. Aunque es de poca importancia en el cerebro normal («microglía en reposo»), se torna muy evidente cuando el sistema nervioso central (SNC) responde a una lesión y es fácilmente identificable por la presencia de núcleos alargados («células en bastón»), lo que es reflejo de su fenotipo infiltrativo. **B.** Mediante la migración activa a través del parénquima del SNC, forman grupos alrededor de los sitios de lesión; dichas acumulaciones son conocidas como «nódulos microgliales». La microglía presenta una reacción inmunohistoquímica intensa con el marcador de macrófagos CD68 (*recuadro*).

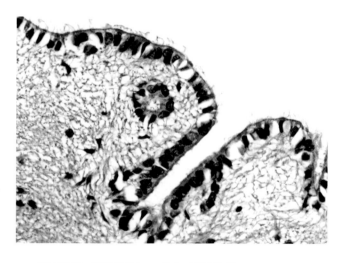

FIGURA 24-7. Epéndimo. Las células ependimarias forman una capa de epitelio cúbico a cilíndrico que recubre los ventrículos cerebrales y el canal central de la médula espinal. Los grupos de células ependimarias y verdaderas rosetas, como las que se observan en la imagen, están distribuidas de manera generalizada debajo del recubrimiento ependimario.

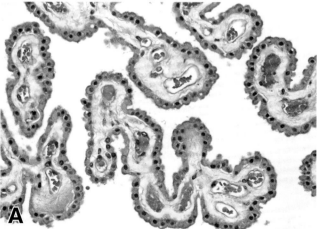

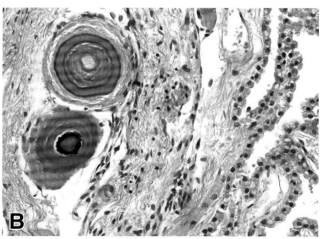

FIGURA 24-8. Plexo coroides. A. El plexo coroides es el órgano del sistema nervioso central (SNC) responsable de producir el líquido cefalorraquídeo y está constituido por innumerables papilas con un centro altamente vascularizado cubierto por epitelio cúbico que se deriva del epéndimo embrionario. **B.** Dicho centro también contiene células aracnoides precursoras (meningoteliales) (en virtud de su origen embriológico a partir de la piamadre-aracnoides) que tiende a mineralizarse con la edad, formando cuerpos de psamoma (*B*).

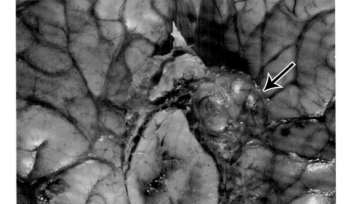

3,5 cm

FIGURA 24-9. Vellosidades aracnoideas. La aracnoides forma el límite exterior del espacio subaracnoideo y también sobresale en los senos venosos durales, como se ve aquí, para formar las vellosidades aracnoideas, cuya función es el retorno de líquido cefalorraquídeo (LCR) en el sistema circulatorio venoso. Las vellosidades están cubiertas por una capa de células meningoteliales, denominadas células tapa aracnoideas, que varían en espesor desde una sola célula a verticilos multicapa.

FIGURA 24-10. Hernia transtentorial. La hernia del *uncus* (*flecha*) de la circunvolución parahipocámpica que desplaza hacia abajo al mesencéfalo, produciendo su deformación, con aumento del eje anteroposterior y disminución del tamaño de derecha a izquierda. El nervio oculomotor puede estar comprimido, produciendo parálisis del tercer nervio del mismo lado.

o **transtentorial** (fig. 24-10). El nervio oculomotor ipsilateral (nervio craneal III) es comprimido por el lóbulo temporal desplazado, lo cual conduce a una midriasis ipsilateral y la paresia de todos los músculos extraoculares, con excepción del recto lateral (nervio craneal VI) y del oblicuo superior (nervio craneal IV). La falta de oposición a la actividad del músculo recto lateral origina que el ojo tenga una desviación que lo hace ver como si «mirara» hacia el otro lado. Una pupila dilatada que no responde indica un peligro extremo y requiere medidas inmediatas para detener la hernia.

Conforme avanza el desplazamiento medial, el mesencéfalo se aleja del hemisferio desplazado, de manera que el pedículo cerebral contralateral es comprimido hacia el tentorio de consistencia rígida. Dicha compresión del pedículo cerebral (**hendidura de Kernohan**) da como resultado una hemiparesia del mismo lado del cuerpo en el que se encuentra la masa. Una masa hemisférica causa en condiciones normales una hemiparesia en el lado contrario del cuerpo; la hemiparesia ipsilateral, la cual puede causar confusión para el diagnóstico clínico, se denomina signo «de falsa localización».

El desplazamiento hacia abajo y en dirección medial del hemisferio a través del tentorio abierto también puede producir la compresión de una o ambas arterias cerebrales posteriores, ya que estas atraviesan desde el compartimento infratentorial hasta el espacio supratentorial ocupado. Esta compresión puede interrumpir el flujo sanguíneo hacia los lóbulos occipitales, lo que da como resultado un infarto que afecta a los campos visuales. Esto produce infarto del lóbulo occipital, y los signos que produce también se denominan «falsa localización».

El **síndrome de hernia uncal** es de mal pronóstico, pero reversible si se extirpa la masa que lo origina. Las medidas temporales para disminuir la PIC incluyen la administración intravenosa de manitol para contraer el tejido cerebral por un mecanismo osmótico. La hiperventilación disminuye la presión de PCO_2 para producir vasoconstricción cerebral; de esta manera disminuye el volumen sanguíneo del cerebro y la presión. Estas acciones pueden hacer ganar suficiente tiempo para que el paciente sea sometido al tratamiento neuroquirúrgico definitivo.

HERNIA CENTRAL: Si ambos hemisferios presentan hernia transtentorial, se dice entonces que hay un **síndrome de hernia central**. Ambas pupilas se encuentran midriáticas; puede

presentarse flacidez y coma. El desplazamiento inferior del tronco del encéfalo ocasiona la torsión de vasos sanguíneos en el lecho parenquimatoso dentro del mesencéfalo y el puente, ocasionando hemorragias lineales múltiples conocidas como **hemorragias de Duret** o hemorragias secundarias a hernia.

HERNIA DE AMÍGDALAS CEREBELOSAS: Si el compartimento infratentorial es ocupado tanto por contenido supratentorial o por una masa que se origina en el compartimento infratentorial, el tronco del encéfalo y el cerebelo son forzados dentro del foramen magno. Las amígdalas cerebelosas y la médula comprimidas pueden comprimir los centros vitales de la médula y producir la muerte por **hernia de amígdalas**.

Edema cerebral

El edema cerebral puede conducir a un círculo vicioso en el que el creciente edema origina un aumento de la presión, lo cual a su vez propicia un mayor edema.

 FACTORES ETIOLÓGICOS: El edema cerebral es un aumento absoluto de la cantidad de agua en el tejido cerebral. El aumento de agua en este tejido está estrechamente controlado por (1) la producción de LCR, (2) su velocidad de salida de la bóveda craneana y (3) el flujo de agua a través de la barrera hematoencefálica. La barrera hematoencefálica separa al cerebro de la circulación sanguínea, de manera que sólo las moléculas liposolubles, o moléculas que pueden acceder a sistemas de transporte especializado, pueden entrar al cerebro. El fundamento estructural de esta barrera son las uniones estrechas de las células endoteliales que recubren los vasos sanguíneos cerebrales. El agua entra en el cerebro de manera descontrolada cuando la barrera está alterada o por fuerzas osmóticas que la atraviesan, suficientes para desplazar agua hacia el tejido cerebral. Hay tres formas principales de edema cerebral:

- **Edema citotóxico**: el agua es desplazada a través de la barrera hematoencefálica intacta y por un efecto osmótico desencadenado tanto por (1) incapacidad dentro del cerebro para mantener la homeostasis osmótica como por (2) una sobrecarga hídrica sistémica. En ambos casos, el agua es desviada hacia un gradiente de concentración menor en el tejido cerebral hasta alcanzar el equilibro osmótico.
- **Edema vasógeno**: la alteración funcional de la barrera hematoencefálica permite la entrada descontrolada de líquido dentro de los tejidos. *Esta es la causa más habitual de edema* y se observa en caso de neoplasias, abscesos, meningitis, hemorragia, contusiones e intoxicación por plomo. En caso de infartos es común la combinación de edema citotóxico y vasógeno. Estos procesos pueden alterar las propiedades de barrera del endotelio, o los vasos sanguíneos formados en los tumores pueden ser defectuosos desde su origen. El edema vasógeno con frecuencia responde de manera notable a la administración de corticoesteroides, que recuperan la integridad de la barrera hematoencefálica incluso dentro de los tumores.
- **Edema intersticial**: el edema intersticial se debe a una sobreproducción o a la falta de salida de LCR, de manera que se filtra a través del recubrimiento ependimario de los ventrículos acumulándose dentro de la materia blanca.

Hidrocefalia

La hidrocefalia es la acumulación de LCR dentro de los ventrículos, lo que da como resultado la dilatación de estas estructuras (fig. 24-11). Cuando la distensión ventricular es suficientemente grande, el líquido se fuga hasta la materia blanca, causando un edema intersticial. La acumulación de LCR puede deberse a uno de dos procesos: (1) *sobreproducción de LCR, que es muy rara,* presente sólo en el contexto de tumores del plexo coroideo, y (2) *incapacidad del LCR para salir de la bóveda craneana, que es el mecanismo más habitual.* Si la obstrucción se produce dentro del sistema ventricular, los ventrículos proximales al sitio de obstrucción se dilatan, mientras que aquellos por debajo se mantienen a salvo. Esta forma de **hidrocefalia** es **obstructiva** o **no comunicante**. El sitio más frecuente de obstrucción es la porción más estrecha del sistema ventricular, el acueducto de Silvio que comunica el tercero y cuarto ventrículos.

Si la obstrucción se presenta después de que el LCR ha abandonado el sistema ventricular y se encuentra en las convexidades cerebrales o las granulaciones aracnoideas que conducen el líquido hacia el interior de los senos venosos, entonces todos los ventrículos

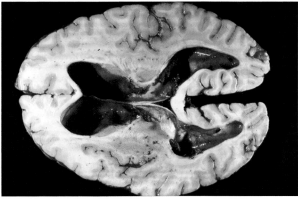

FIGURA 24-11. Hidrocefalia. Corte horizontal del cerebro de un paciente que murió por un tumor cerebral que obstruía el acueducto de Silvio, en el que se observa importante dilatación de los ventrículos laterales.

se dilatan y este proceso es conocido como **hidrocefalia comunicante**, que significa que los ventrículos tienen una comunicación sin obstáculos. La hidrocefalia comunicante puede complicar la hemorragia o la inflamación subaracnoidea, que da como resultado una cicatrización aracnoidea o puede ser resultado de una trombosis de los senos venosos de la duramadre en sí mismos.

 CARACTERÍSTICAS CLÍNICAS: Las características clínicas de la hidrocefalia dependen de la edad del paciente. En la lactancia y la niñez, antes del cierre de las suturas craneales, el cráneo aumenta de tamaño (algunas veces hasta proporciones grotescas) como consecuencia de la dilatación de los ventrículos. Debido a que la hidrocefalia en lactantes puede ser tratada mediante derivación, es fundamental medir el perímetro cefálico como parte de la exploración física pediátrica de rutina.

Después del cierre de las suturas craneales, la hidrocefalia en adultos no produce aumento del perímetro pero sí cefalea secundaria a un aumento de la PIC, confusión, mareo, papiledema y vómito. El crecimiento ventricular sucede a expensas del volumen de tejido cerebral, de manera que en casos avanzados sólo persiste una delgada capa de tejido cortical. De forma notable, estas personas suelen mantener la capacidad cognitiva, aunque la presencia de espasticidad puede ocultar su verdadero grado de inteligencia.

Todas las formas mencionadas de hidrocefalia dan como resultado la alteración de la dinámica del LCR a diferencia de la **hidrocefalia ex vacuo**, que es el crecimiento compensatorio de los ventrículos como respuesta a la pérdida de tejido del SNC por otras enfermedades. Esto se observa con mayor frecuencia en casos de atrofia cortical difusa, aunque la destrucción focal de este tipo se produce en un sitio de un infarto antiguo que puede originar el crecimiento compensatorio localizado del ventrículo.

TRAUMATISMO

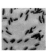 **FACTORES ETIOLÓGICOS:** El cerebro y la médula espinal se encuentran encerrados en una cavidad ósea protectora que sirve para amortiguar las fuerzas aplicadas a las delicadas estructuras del sistema nervioso. El grado de lesión del sistema nervioso se correlaciona con la cantidad de energía suministrada y el tiempo durante el cual se suministró. Esta transferencia de energía puede destruir de forma directa los tejidos por lesiones penetrantes o puede ser transferida mediante movimiento y compresión de las estructuras nerviosas dentro de la cavidad craneana o del canal medular, que se caracteriza por ser un espacio cerrado. Es importante destacar que las lesiones extremas del cerebro y la médula espinal pueden producirse con un grado de lesión mínimo de los tejidos circundantes; por el contrario, una lesión muy importante de los tejidos superficiales puede tener lugar sin daño alguno del tejido nervioso subyacente.

Hematoma epidural

En general, el hematoma epidural es resultado de un impacto en el cráneo con fractura, y a menos que sea tratado con prontitud conduce a la muerte. Las arterias meníngeas medias se encuentran en cavidades dentro de la capa interna del hueso entre la duramadre y el cráneo, y sus ramas atraviesan la zona temporoparietal. El hueso temporal es uno de los más delgados del cráneo y es particularmente vulnerable a fracturas, por lo que un traumatismo menor lo puede fragmentar, lo que desencadena finalmente la rotura de las ramas de la arteria meníngea media, lo cual a su vez origina una hemorragia epidural que pone en riesgo la vida (fig. 24-12).

FIGURA 24-12. Desarrollo de un hematoma epidural. Laceración de la arteria meníngea media por un borde filoso de hueso, debido a una fractura del cráneo, que desencadena una hemorragia arterial que diseca la duramadre desde la calota, produciendo un hematoma expansivo. Después de un intervalo asintomático de varias horas, se produce una hernia subfalcina y transtentorial, y si el hematoma no es drenado, pueden presentarse hemorragias de Duret.

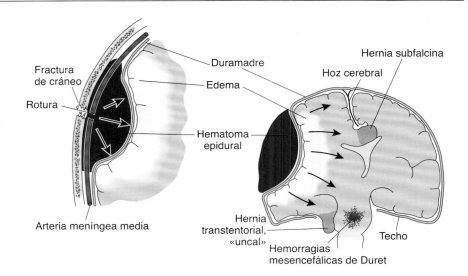

 PATOLOGÍA: La sección de la arteria meníngea media permite la salida de sangre con presión arterial dentro del espacio epidural, y con ello la separación de la duramadre del hueso del cráneo. La duramadre se encuentra unida con firmeza al cráneo en las líneas de sutura coronales; en consecuencia, la acumulación de sangre en el espacio epidural no se extiende más allá de estos límites. Esto origina que haya una acumulación de sangre fresca en forma de domo que se detiene donde se localizan las líneas de sutura coronales.

 CARACTERÍSTICAS CLÍNICAS: Hasta una tercera parte de los pacientes no pierde la conciencia en el momento de sufrir la lesión desencadenante, y puede tener un «intervalo de lucidez» en el que mantiene el estado de alerta durante varias horas, mientras la sangre que sale a presión se acumula dentro del espacio epidural. Cuando el hematoma alcanza un volumen de 30 a 50 mL, aparecen los síntomas de masa que llena el espacio. Los hematomas epidurales evolucionan de manera invariable y, cuando no son identificados y drenados, producen la muerte en un lapso de 24 a 48 horas.

Hematoma subdural

El hematoma subdural es una causa importante de muerte después del traumatismo craneoencefálico por caídas, situaciones de violencia interpersonal, accidentes automovilísticos y deportes de contacto. Los hematomas se expanden de forma más lenta que los epidurales, por lo que la evolución clínica es también más tardía. Sin embargo, una vez que se alcanza el umbral crítico de PIC, el deterioro clínico y la muerte se producen de manera rápida.

 PATOLOGÍA: Los hemisferios cerebrales se encuentran flotando en el LCR, unidos de manera muy laxa con los vasos sanguíneos y los nervios craneales. El drenaje sanguíneo de los hemisferios cerebrales fluye a través de las venas que atraviesan el espacio subaracnoideo y la aracnoides hasta llegar a la duramadre y entrar al seno dural. No hay un verdadero espacio subdural por sí mismo, pero la capa interna de las células meningoteliales de la duramadre tienen menor número de uniones estrechas que aquellas en las capas más externas de la duramadre. La fuerza de tracción tiende a separar estas células, permitiendo la fuga de sangre entre las células. Dado que el sangrado en estos casos tiene una baja presión por ser venosa, se desarrolla de forma lenta y puede ser interrumpido de forma espontánea después de que la acumulación produce un efecto de taponamiento local. El sangrado dentro de la duramadre puede extenderse con rapidez más allá de las suturas coronales, haciendo que el hematoma se extienda de forma indefinida en

dirección anterior a posterior en el cráneo (fig. 24-13). Se produce la formación de tejido de granulación en respuesta a la presencia de sangre, y los delgados capilares de los tejidos pueden sangrar, ocasionando la acumulación gradual de sangre de forma subaguda y dando lugar finalmente a un hematoma subdural crónico.

El hematoma subdural puede desarrollarse de tres maneras: (1) reabsorberse y dejar solamente una pequeña cantidad de hemosiderina residual, (2) puede mantenerse estático y quizá calcificarse o (3) puede crecer como resultado de microhemorragias recurrentes dentro del tejido de granulación. La expansión del hematoma, junto con el inicio de los síntomas, suele ser el resultado de la recurrencia del sangrado, por lo general en un lapso de 6 meses. Dado que el tejido de granulación es vulnerable a traumatismos mínimos, incluso aquellos causados por una sacudida de la cabeza, un hematoma subdural puede volver a sangrar y originar un nuevo hematoma debajo de la membrana externa.

 CARACTERÍSTICAS CLÍNICAS: Los hematomas subdurales crean diversos signos y síntomas: (1) la tracción de las meninges induce cefalalgias; (2) la compresión de la corteza motora, que a su vez origina paresia contralateral, y (3) la irritación cortical focal, que puede desencadenar crisis convulsivas. Los hematomas subdurales son bilaterales en el 15% al 20% de los casos, y estos pueden afectar a las funciones cognitivas y conducir al diagnóstico erróneo de demencia. La recurrencia del sangrado con extensión a veces ocasiona una hernia transtentorial mortal (fig. 24-13 A).

Lesiones del parénquima

Las lesiones del parénquima por traumatismo del cerebro y la médula espinal varían en gravedad, desde la pérdida temporal de ciertas funciones con evidencia mínima o ausente de daño estructural en casos de concusión o un daño intermedio con hemorragia y necrosis de tejidos en pacientes con contusiones, hasta una rotura importante de estructuras y la pérdida de la función en caso de laceraciones.

Concusión

La **concusión** es la pérdida transitoria de la conciencia ocasionada por la aplicación de una fuerza biomecánica sobre el SNC. Un shock que ocasiona un hematoma epidural no necesariamente produce concusión. El estado de conciencia depende del buen funcionamiento de la formación reticular del tronco del encéfalo, capaz de interactuar con los dos hemisferios cerebrales, y se pierde cuando hay daño de la formación reticular o de ambos hemisferios. El ejemplo clásico de concusión se presenta en el ring de boxeo como consecuencia del impacto que sacude el cráneo

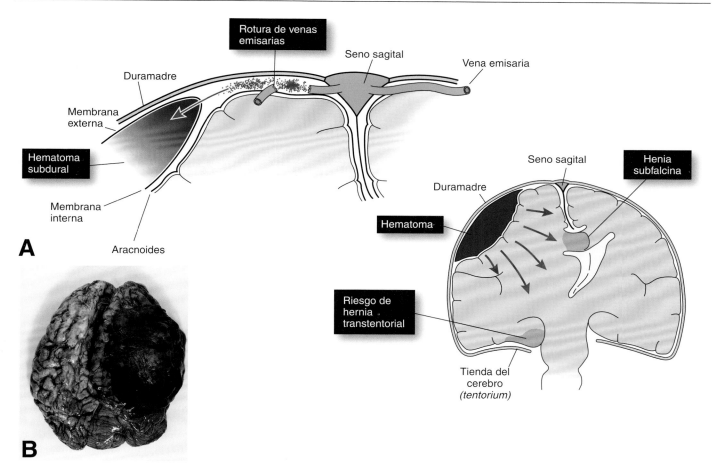

FIGURA 24-13. Desarrollo de un hematoma subdural. A. Con el traumatismo craneoencefálico, la duramadre se desplaza con el cráneo, y la aracnoides se mueve con el cerebro. Como resultado, las venas emisarias son rotas en el sitio de paso entre la duramadre y la aracnoides. El sangrado venoso origina un hematoma dentro del espacio subdural, caracterizado por ser distensible. La hernia transtentorial subsecuente pone en riesgo la vida. **B.** El hemisferio derecho presenta una gran acumulación de sangre en el «espacio subdural», que da lugar a la rotura de las venas emisarias.

hacia adelante y hacia atrás, con frecuencia con un componente rotatorio. Estos movimientos originan una aceleración rotacional rápida del tronco del encéfalo y causan la disfunción de las neuronas de la formación reticular. Por el contrario, un golpe en la región temporoparietal puede ocasionar la fractura de cráneo y un hematoma epidural mortal, pero no causa la pérdida de la conciencia debido a que no se produce el movimiento lateral de los hemisferios cerebrales. De manera típica, la concusión no se relaciona con hallazgos neuropatológicos macroscópicos, y debido a que esta situación no es mortal, no es posible realizar estudios microscópicos.

Contusión cerebral

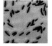**FACTORES ETIOLÓGICOS:** Una contusión cerebral es básicamente una lesión cerebral en una región de tejido con rotura y salida de sangre. Se presenta por lo general cuando el cerebro se fricciona con los bordes óseos irregulares del cráneo como resultado de un proceso de aceleración o desaceleración bruscos. Cuando un objeto en movimiento impacta en el cráneo, se imparte aceleración en el cráneo y al cerebro. Por el contrario, cuando hay una caída, esto da lugar a una desaceleración brusca. Cuando se produce una contusión en el sitio de impacto, la lesión es referida como de golpe (fig. 24-14). Si el lado cerebral opuesto

al sitio del impacto alcanza el cráneo, las contusiones resultantes serán del lado contrario al punto de contacto inicial, por lo que se denominan lesión por contragolpe. Las lesiones por golpe alcanzan su máximo cuando la cabeza se encuentra estacionaria y es golpeada por un objeto, mientras que las contusiones por contragolpe son más graves cuando la cabeza está en movimiento y se detiene de forma brusca.

PATOLOGÍA: Si el impacto es leve, la contusión cerebral se limita a la corteza y las crestas a las circunvoluciones (fig. 24-15 A). Si es de mayor intensidad puede expandir la corteza, produciendo cavidades que pueden extenderse hasta la sustancia blanca o lacerar la corteza, ocasionando una hemorragia intraparenquimatosa (fig. 24-15 B). En conjunto, el edema y la hemorragia en una lesión contusa pueden dar lugar a la expansión de la lesión en los siguientes días, poniendo en riesgo la vida a causa de un aumento de la PIC.

Las contusiones producen un daño permanente en el cerebro. El tejido lesionado, necrótico, es fagocitado por macrófagos y después eliminado en su mayor parte a través de la circulación sanguínea. Posteriormente, se produce una astrocitosis que favorece la formación de una cicatriz en el sitio de la lesión, la cual puede persistir como evidencia del acontecimiento traumático. Por lo general, hay presencia de restos de hemosiderina, que confieren un color anaranjado o pardo que caracteriza las lesiones antiguas.

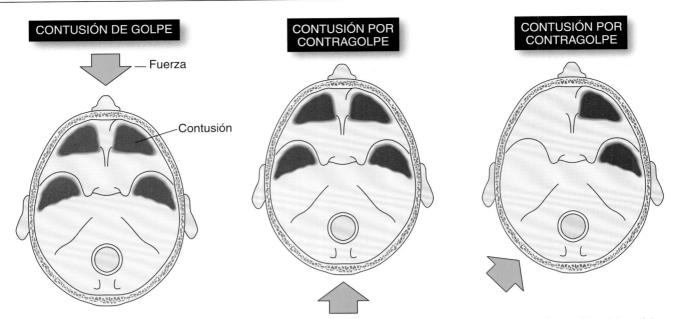

FIGURA 24-14. **Biomecánicas de la contusión cerebral.** Los hemisferios cerebrales se encuentran flotando en el líquido cefalorraquídeo. La desaceleración y aceleración rápidas del cráneo ocasionan que la corteza impacte con fuerza contra las fosas anterior y media. La localización de la contusión está determinada por la dirección de la fuerza y la anatomía intracraneana.

Daño axonal difuso

El daño axonal difuso es una consecuencia del traumatismo craneoencefálico que puede originar déficits neurológicos graves y, en pacientes sin evidencia de hematomas, contusiones o desgarros evidentes. Hay también un interés creciente en el daño axonal difuso como componente de las lesiones producidas.

 FACTORES ETIOLÓGICOS: Las superficies parasagitales de los hemisferios cerebrales se encuentran unidas por vellosidades aracnoideas (granulaciones de Pacchioni), mientras que las porciones laterales se movilizan de manera más libre. Esta característica anatómica, junto con la diferente densidad de la sustancia blanca y gris, permite la generación de fuerzas de estiramiento entre diferentes regiones cerebrales, ocasionando lesiones axonales por tracción. Este mecanismo puede provocar la deformación o la rotura de axones, dando lugar a una pérdida inmediata de la función. La separación física da lugar a axones para formar zonas de retracción esferoides. Debido a que el daño axonal difuso es un proceso que se establece de forma paulatina, se tiene la oportunidad de interrumpir el proceso y conservar la integridad estructural de los axones. Si una lesión es suficientemente grave, la pérdida funcional de la actividad axonal puede originar que el paciente entre de inmediato en estado comatoso, aunque en los estudios de imagen sólo se observan pequeñas hemorragias y edema focal, particularmente en el cuerpo calloso y el mesencéfalo. Sin embargo, hay mayor presencia de inflamación axonal y retracción esferoidea en la sustancia blanca cerebral, el cuerpo calloso y el tronco del encéfalo.

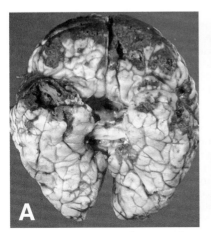
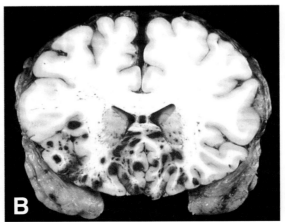
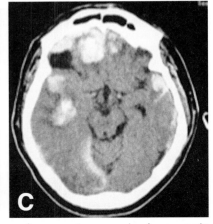

FIGURA 24-15. **Contusiones agudas cerebrales. A.** Después de un accidente automovilístico, este cerebro muestra necrosis y hemorragia en los lóbulos frontal y temporal. **B.** Además, se observan algunas hemorragias debajo de la sustancia blanca. **C.** Tomografía axial computarizada sin contraste que muestra contusiones agudas en la región basal del frontal y en la punta del temporal. La hemorragia es la señal blanca en las regiones frontal y temporal. (A y B cortesía del Dr. Stephen Vogel, Duke University.)

Encefalopatía traumática crónica

Durante mucho tiempo, la lesión cerebral traumática aguda ha sido el objetivo principal de la investigación en el traumatismo neurológico, pero actualmente los efectos a largo plazo están recibiendo atención considerable, debido al gran número de miembros del servicio militar que han regresado de Irak y Afganistán. Además, una gran preocupación se ha planteado en el deporte profesional y amateur. Por ejemplo, los boxeadores con lesiones craneanas repetitivas desarrollaron demencia; sus cerebros mostraron pérdida neuronal y nudos neurofibrilares. La ETC se presenta en personas con grados variables de lesión craneana recurrente. Las personas más jóvenes (de 20 a 40 años) suelen tener un curso rápidamente progresivo que consiste en cambios de la conducta y el humor. Las personas mayores (de 50 a 70 años) tienen una enfermedad más lenta, caracterizada ante todo por dificultades cognitivas.

 PATOLOGÍA: El hallazgo más distintivo en la ETC es el depósito de la proteína tau en las neuronas de las profundidades de los surcos y alrededor de los vasos sanguíneos. La acumulación anómala de tau se presenta en muchas enfermedades neurodegenerativas, incluyendo la EA, la degeneración lobar frontotemporal y la parálisis supranuclear progresiva. Sin embargo, la distribución de los nudos neurofibrilares en la ETC es única.

Lesión cerebral por traumatismo penetrante

 FISIOPATOLOGÍA: Los objetos penetrantes, como proyectiles de bala y armas blancas, entran en el cráneo y atraviesan la masa encefálica a diferente velocidad. En ausencia de un daño directo a centros vitales en el cerebro, el riesgo inmediato que pone en riesgo la vida es la hemorragia. Sin embargo, una bala a alta velocidad puede ocasionar un aumento explosivo en la PIC, que obliga a la hernia de las amígdalas cerebelosas dentro del foramen magno, ocasionando la muerte inmediata.

Lesión medular espinal

 FACTORES ETIOLÓGICOS: Las lesiones traumáticas de la médula espinal pueden deberse al daño directo por heridas penetrantes (p. ej., por arma blanca, balas) o indirecto por fracturas o desplazamiento vertebral. La médula puede presentar una contusión no sólo en el sitio del daño, sino también por arriba o por abajo del lugar del traumatismo. En algunos casos, la lesión traumática puede complicarse por compromiso del flujo sanguíneo arterial a la médula, que da como resultado un infarto.

Las consecuencias de la lesión medular espinal dependen de la intensidad del traumatismo. La **concusión de la médula espinal** es la lesión más leve, que produce una alteración transitoria y reversible del funcionamiento medular. La **contusión de la médula espinal** es resultado de un traumatismo más grave, que puede ser desde un golpe menor transitorio hasta una necrosis hemorrágica de la médula espinal. La necrosis y el edema de la médula espinal causados por una contusión grave se conocen como **mielomalacia**, y la presencia de un hematoma dentro de la médula espinal se denomina **hematomielia**. Las **laceraciones y la sección transversal de la médula espinal** suelen estar producidas por heridas penetrantes o fracturas vertebrales con gran desplazamiento. Las lesiones son irreversibles y producen la pérdida total de la función por debajo del nivel de la lesión. Pueden producir parálisis de las extremidades inferiores (**paraplejía**) o de las cuatro extremidades (**cuadriplejía**), dependiendo del nivel de la lesión y su magnitud. La preservación de un 10 % a 15 % de la superficie de corte transversal de la médula espinal garantiza una recuperación funcional mucho mejor que el corte total.

ENFERMEDADES CEREBROVASCULARES

Las enfermedades cerebrovasculares son la tercera causa de muerte después del infarto de miocardio y el cáncer. Como en otros sitios, las vasculopatías pueden ocasionar obstrucción de vasos, produciendo isquemia o rotura de estos, dando como resultado una hemorragia. Los trastornos vasculares del sistema nervioso pueden producir: (1) disminución del flujo sanguíneo (isquemia), que puede causar necrosis (infarto) si dura el tiempo suficiente, o (2) rotura de estructuras vasculares, produciendo una hemorragia que puede ser intraparenquimatosa o en el espacio subaracnoideo.

Accidente cerebrovascular isquémico

 FACTORES ETIOLÓGICOS: El cerebro recibe cerca del 20 % del gasto cardiaco basal con la glucólisis aerobia siendo prácticamente la única fuente de energía. Las reservas de glucógeno del SNC son escasas y las de oxígeno casi nulas; por tanto, es indispensable un aporte ininterrumpido de sangre oxigenada para mantener la integridad cerebral. El flujo sanguíneo cerebral proviene de las arterias carótidas internas y las vertebrales. Las carótidas constituyen la «circulación anterior», que irriga la mayor parte de las estructuras superficiales y profundas de los hemisferios cerebrales. Las arterias vertebrales son responsables de la «circulación posterior», que alimenta el tronco del encéfalo, el cerebelo y el territorio de las arterias cerebrales posteriores. Los circuitos posterior y anterior se anastomosan a través del polígono de Willis. Esta red anastomótica situada en la base del cerebro es de anatomía muy variable, pero en algunos individuos afortunados, el flujo sanguíneo es suficiente para que, a pesar de la obstrucción total de ambas carótidas y una arteria vertebral, el paciente se mantenga asintomático.

La isquemia global, que por lo general se debe al paro cardiopulmonar o a la hipotensión extrema en el shock grave, conduce a una lesión hística generalizada, que causa encefalopatía isquémica. Los factores hemodinámicos causan **infartos limítrofes**, que se presentan en las regiones menos irrigadas por las arterias. Si disminuye la presión de perfusión, son las primeras en desarrollar deficiencia. La zona limítrofe clásica se localiza en la porción distal de los territorios irrigados por las arterias cerebral anterior y media (fig. 24-16). En casos de isquemia generalizada, esta

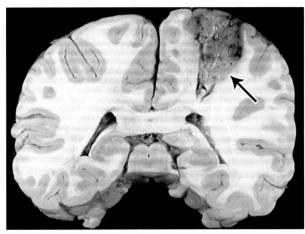

FIGURA 24-16. Infarto limítrofe. En una hipoperfusión global, las zonas más precarias de perfusión se encuentran en las porciones distales de la superposición de los vasos cerebrales principales. Aquí un infarto agudo se ve en la cuenca de las arterias cerebral anterior y media (*flecha*). (Cortesía del Dr. Stephen F. Vogel, Duke University.)

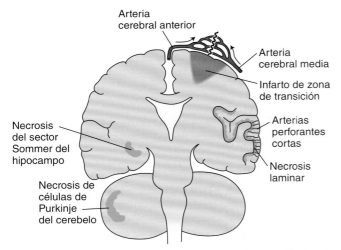

Arteria
cerebral anterior

Arteria
cerebral media

Infarto de zona
de transición

Arterias
perforantes
cortas

Necrosis
laminar

Necrosis
del sector
Sommer del
hipocampo

Necrosis de
células de
Purkinje
del cerebelo

FIGURA 24-17. Mecanismos de lesión por isquemia generalizada. Una lesión general produce daño que es reflejo de la estructura vascular (infartos limítrofes, necrosis laminar) y la vulnerabilidad selectiva de ciertos sistemas de neuronas individuales (células piramidales del sector Sommer, células de Purkinje, necrosis laminar). En la necrosis laminar influyen factores tanto reológicos (flujo sanguíneo) como neuroquímicos (excitotoxicidad).

región en ambos hemisferios puede caracterizarse por infartos simétricos parasagitales en forma de cuña.

Si la falta de perfusión es breve (minutos), las funciones neurológicas se recuperan con prontitud. Cuando el periodo isquémico es prolongado, el paciente (1) no recupera el estado consciente, (2) presenta postura de decorticación y crisis convulsivas, o incluso (3) permanece en estado vegetativo de manera indefinida.

Cuando todo el cerebro presenta una perfusión inadecuada, se observa una notable focalización de las alteraciones patológicas. Las poblaciones de células más vulnerables al daño isquémico incluyen (1) las grandes neuronas ubicadas en el sector Sommer del hipocampo, (2) las células de Purkinje del cerebelo y (3) las neuronas de las capas 3 y 5 de la corteza cerebral (fig. 24-17).

Se desconoce el mecanismo de dicha vulnerabilidad selectiva, pero quizá tenga relación con los requerimientos del metabolismo energético local, factores hemodinámicos y neurotransmisores regionales. La lesión ocasionada por la liberación anómala de neurotransmisores se denomina **excitotoxicidad**. Debido a que el tejido infartado es infiltrado por macrófagos, adquiere un aspecto notable característico denominado **necrosis laminar**.

Isquemia regional

La alta prevalencia y el carácter progresivo de la ateroesclerosis se reflejan en el hecho de que la enfermedad cerebrovascular obstructiva sigue siendo una de las principales causas de morbimortalidad. *La ateroesclerosis predispone a trombosis vascular y acontecimientos embólicos que pueden producir isquemia localizada y más adelante infarto cerebral.*

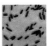 **FACTORES ETIOLÓGICOS:** Los infartos cerebrales suelen clasificarse en hemorrágicos o blandos. En general, los infartos causados por embolización son hemorrágicos, mientras que aquellos desencadenados por trombosis local son isquémicos (o blandos). Los émbolos obstruyen de manera súbita el flujo sanguíneo vascular, después de que los segmentos distales de los vasos sanguíneos afectados se tornan necróticos, con presencia de sangrado en la región durante la fase de reperfusión (fig. 24-18 A). Las

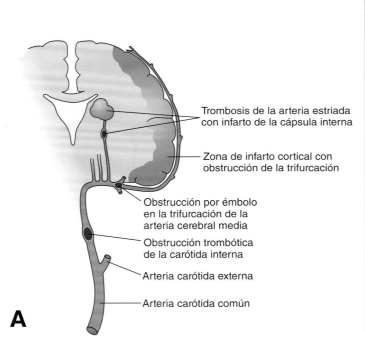

Trombosis de la arteria estriada
con infarto de la cápsula interna

Zona de infarto cortical con
obstrucción de la trifurcación

Obstrucción por émbolo
en la trifurcación de la
arteria cerebral media

Obstrucción trombótica
de la carótida interna

Arteria carótida externa

Arteria carótida común

A

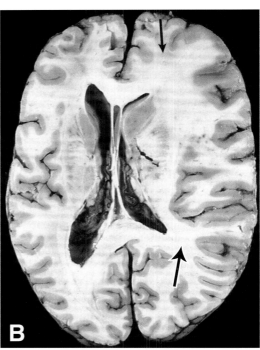

B

FIGURA 24-18. Distribución de los infartos cerebrales. A. La localización normal de los vasos cerebrales define el patrón y el tamaño de los infartos y, en consecuencia, su sintomatología. La obstrucción de la trifurcación causa infartos corticales con déficit motor y sensorial y con frecuencia afasia. La obstrucción de la rama estriada que atraviesa la cápsula interna puede causar déficit motor. **B. Distribución del infarto agudo de la arteria cerebral media.** Corte axial del cerebro de un paciente que presentó trombosis de la arteria cerebral media, en el que se observa un gran infarto en el hemisferio derecho (*entre flechas*) con presencia de inflamación y zonas de menor coloración de tonalidad café. (18 B. Cortesía del Dr. Stephen Vogel, Duke University.)

placas ateroescleróticas en las arterias carótidas común e internas pueden propiciar la formación de émbolos, pero el corazón también es una fuente importante de estos (*v.* caps. 8 y 9).

 PATOLOGÍA: Como sucede con otros tejidos, el patrón de cambios histopatológicos sucesivos permite calcular la edad del infarto. La mayor parte de los infartos causados por trombosis son isquémicos o blandos y son difíciles de observar durante varias horas. Sin embargo, si el flujo sanguíneo se recupera hacia un infarto blando, suele haber sangrado hacia los tejidos reblandecidos. Este infarto hemorrágico es fácilmente identificable a simple vista o mediante estudios radiológicos. Durante las primeras 6 h a 24 h, la zona del infarto isquémico presenta una ligera descoloración y el reblandecimiento con borramiento del borde entre las sustancias gris y blanca y aparecen neuronas eosinófilas contraídas («neuronas rojas») con núcleos picnóticos (fig. 24-19). A las 24 a 72 h el tejido es infiltrado por neutrófilos y los vasos sanguíneos son muy evidentes. El tejido es de consistencia blanda y se encuentra edematoso hasta el punto de producir un efecto de masa con consecuencias mortales (fig. 24-18 B). Entre 3 y 4 días, los neutrófilos son sustituidos por macrófagos, que eliminan los restos del infarto a una velocidad de 1 mL por mes. A continuación, el infarto evoluciona durante semanas a meses hacia espacio quístico recubierto de glía (fig. 24-20), a veces acompañado de agrandamiento ventricular compensatorio.

 CARACTERÍSTICAS CLÍNICAS: Las prolongadas y delgadas arterias estriadas, que se originan en la arteria cerebral media proximal, suelen ser obstruidas por ateroesclerosis y trombosis. Los infartos resultantes con frecuencia afectan a la cápsula interna produciendo hemiplejía (fig. 24-18 A). De la misma manera, la trifurcación de la arteria cerebral media es un sitio predilecto para el alojamiento de émbolos y de trombosis secundaria al daño ateroesclerótico. La obstrucción en esta zona disminuye de forma importante el flujo sanguíneo de la corteza hemisférica, produciendo un déficit motor y sensorial. Si involucra al hemisferio dominante, se desarrolla afasia.

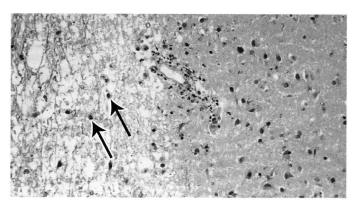

FIGURA 24-19. Histopatología del infarto cerebral agudo. Infarto cerebral de 18 h de evolución (*izquierda*) en el que se observan edema, neuronas hipereosinófilas y leucocitos polimorfonucleares perivasculares. También se pueden apreciar los núcleos picnóticos de neuronas muertas (*flechas*).

La isquemia localizada puede relacionarse con tres síndromes clínicos distintos:

- **Ataque isquémico transitorio (AIT)** se refiere a una disfunción cerebral focal de menos de 24 h de duración, que por lo general se presenta sólo durante unos minutos. Aunque la recuperación neurológica suele ser total, el AIT conlleva un alto riesgo de infarto cerebral. *Aunque los AIT con frecuencia se consideran precursores del accidente cerebrovascular, debe señalarse que muchas personas (50% a 85%) que presentan un infarto cerebral nunca tuvieron como antecedente un AIT.*
- **Accidente cerebrovascular en evolución** hace referencia a la evolución en pausas de los síntomas neurológicos conforme se observa al paciente. Este síndrome es reflejo de la propagación del trombo en las arterias carótida o basilares, y representa una situación de inestabilidad clínica que requiere un tratamiento urgente.

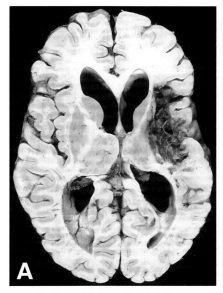

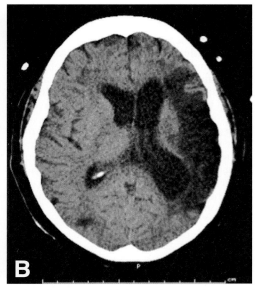

FIGURA 24-20. **A. Distribución del infarto distal de la arteria cerebral media.** Corte axial de cerebro en el que se observa la distribución de un infarto distal de la arteria cerebral media. El cerebro mostrado en la figura 20-17 B se transformaría hasta este estado en caso de que el infarto de gran tamaño fuese reabsorbido por los macrófagos. **B.** Tomografía axial computarizada sin contraste que muestra un infarto de distribución de la arteria cerebral media remoto resultado de un émbolo cardiogénico. Nótese la señal baja en el territorio de la arteria cerebral media y la ampliación compensatoria de los ventrículos. (20 A Cortesía del Dr. Stephen Vogel, Duke University.)

■ **Accidente cerebrovascular concluido** es el término utilizado para referirse al déficit neurológico estable o fijo causado por un infarto cerebral. Dos a 3 días después de concluido el infarto cerebral, puede haber suficientes componentes citotóxicos cerebrales y edema vasógeno en el sitio del infarto para aumentar la PIC y producir una hernia.

Hemorragia intracraneana

 FACTORES ETIOLÓGICOS: La hemorragia intraparenquimatosa (hemorragia intracerebral) por lo general se produce por la rotura de pequeños vasos frágiles o malformaciones vasculares. La hemorragia subaracnoidea es causada por rotura de aneurismas o malformaciones vasculares.

Hemorragia intracerebral

 PATOLOGÍA: Las hemorragias cerebrales que se producen sin traumatismo de por medio suelen ser ocasionadas por malformaciones vasculares o como consecuencia de una hipertensión de larga evolución. La hemorragia intracerebral hipertensiva se presenta en regiones específicas, que en orden de frecuencia son: (1) núcleos basales-tálamo (65 %), (2) puente (15 %) y (3) cerebelo (8 %). La hemorragia intracerebral hipertensiva también puede presentarse en la sustancia blanca de los hemisferios cerebrales, donde se denomina hemorragia intracerebral hipertensiva lobular. Esta hemorragia puede ser el indicio de una angiopatía amiloidea, una malformación vascular, una coagulopatía o un sangrado dentro de un tumor, además de simple hemorragia hipertensiva.

La hipertensión compromete la integridad de las arteriolas cerebrales causando depósitos de lípidos y material hialino en sus paredes, una alteración referida como **lipohialinosis**. Los **aneurismas de Charcot-Bouchard** están localizados principalmente a lo largo del tronco de las arteriolas más que en los sitios de bifurcación (fig. 24-21).

 CARACTERÍSTICAS CLÍNICAS: El inicio de los síntomas de la hemorragia cerebral hipertensiva es repentino. Un paciente puede pasar de forma súbita de una cefalea intensa al estado de coma. Las hemorragias intracerebrales hipertensivas de los núcleos basales pueden ocasionar hemiparesia contralateral. Si un hematoma se extiende de forma progresiva, como suele suceder durante el primer día de evolución, puede producir la muerte cuando alcanza un umbral de volumen crítico de unos 30 mL. Un hematoma en crecimiento puede causar la muerte por hernia transtentorial o por rotura dentro de un ventrículo lateral, que a su vez lleva a una hemorragia intraventricular masiva.

Además de la hipertensión, la hemorragia intracerebral espontánea puede estar ocasionada por (1) sangrado de una malformación arteriovenosa, (2) erosión de vasos sanguíneos por una neoplasia primaria o secundaria, (3) daño endotelial como sucede en infecciones por rickettsias, (4) diátesis hemorrágica o (5) infarto por émbolos y hemorragia secundaria dentro de una zona de necrosis (conversión hemorrágica).

ANGIOPATÍA AMILOIDEA: Esta alteración vascular se origina por depósito de proteína amiloide β en las paredes de los vasos, haciéndolas débiles y friables (fig. 24-22). Afecta principalmente a los pequeños vasos intraparenquimatosos en la sustancia blanca lobular, y su rotura puede ocasionar hemorragia intracerebral hipertensiva lobular. La angiopatía amiloidea es una causa importante de hemorragia intracerebral hipertensiva en adultos mayores, en quienes la angiopatía puede coexistir con EA.

Hemorragia subaracnoidea

El aumento de la presión intravascular y el debilitamiento de las paredes arteriales dan lugar a aneurismas cerebrales que pue-

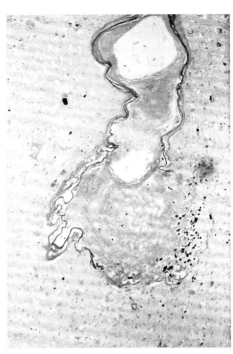

FIGURA 24-21. Aneurisma de Charcot-Bouchard. La combinación de pequeños vasos sanguíneos perforantes y una alta presión de perfusión conduce a pequeños microaneurismas que pueden romperse, ocasionando una hemorragia intracerebral. El tratamiento efectivo de la hipertensión reduce la formación de microaneurismas y la frecuencia de hemorragia intracerebral. (Cortesía del Dr. F. Stephen Vogel, Duke University.)

den romperse, ocasionando hemorragia subaracnoidea. Los aneurismas rotos causan un 85 % de las hemorragias subaracnoideas, mientras que las malformaciones vasculares explican el restante 15 %.

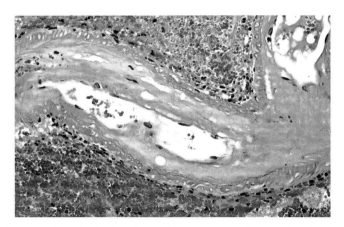

FIGURA 24-22. Angiopatía amiloidea. Aunque la hipertensión es la causa más común de hemorragia intracerebral en las localizaciones clásicas —ganglios basales y tálamo, el puente y el cerebelo— la hemorragia en la sustancia blanca de los hemisferios cerebrales que tiene una gama más amplia de posibles etiologías. Estas hemorragias, llamadas hemorragias lobulares, pueden estar causadas por angiopatía amiloidea, en la que la proteína amiloide β se deposita en las paredes de los vasos, haciéndolas débiles y friables. Esta es la misma proteína que está implicada en la formación de placa en la enfermedad de Alzheimer; la angiopatía amiloide y la enfermedad de Alzheimer suelen coexistir.

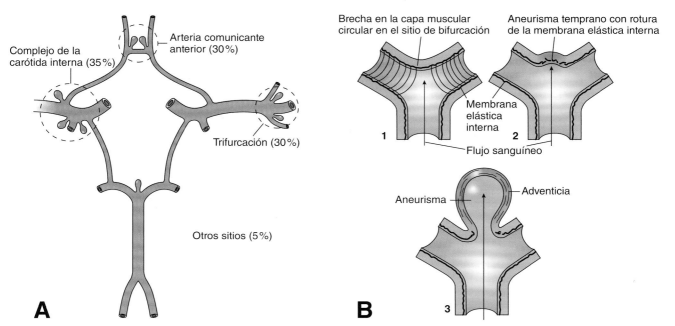

FIGURA 24-23. Fisiopatología del aneurisma sacular. A. Incidencia de aneurismas saculares (aneurismas en racimo), los cuales se presentan con mayor frecuencia en las ramas de la carótida proximal como se muestra en el esquema. **B.** La lesión aparece como consecuencia de la sangre a presión sobre un defecto producido en etapa embrionaria temprana en los sitios de bifurcación de las paredes vasculares.

Aneurismas saculares (en racimo)

Los aneurismas saculares son evaginaciones globosas que pueden romperse ocasionando hemorragia subaracnoidea. Tienden a presentarse en los sitios de ramificación de los vasos cerebrales o cerca del polígono de Willis (fig. 24-23).

PATOLOGÍA: Cuando un vaso sanguíneo en desarrollo se divide en dos ramas, la capa muscular puede no desarrollarse adecuadamente en el sitio de separación, creando una zona de adelgazamiento congénito de la capa muscular cubierta sólo por endotelio, la membrana elástica interna y la delgada capa adventicia. Con el tiempo, la presión ejercida por el flujo sanguíneo pulsátil proveniente de los vasos principales expande el defecto congénito. La membrana interna elástica se fragmenta, después de lo cual el saco aneurismático sólo queda recubierto por la adventicia.

Más del 90 % de los aneurismas saculares se presentan en las ramificaciones proximales de la circulación anterior irrigada por el sistema carotídeo; sin embargo, algunos se originan en las ramas de la circulación posterior, en particular de las arterias comunicante posterior y cerebrales posteriores (fig. 24-24). Se encuentran múltiples aneurismas en el 15 % al 20 % de los casos. La incidencia de aneurismas cerebrales aumenta en caso de poliquistosis renal, coartación de la aorta y síndrome de Ehlers-Danlos.

CARACTERÍSTICAS CLÍNICAS: La rotura de un aneurisma sacular produce una hemorragia subaracnoidea que pone en riesgo la vida, con una mortalidad del 35 % durante la hemorragia inicial. La sangre puede ser expulsada a alta presión como corresponde a la circulación arterial, produciendo hemorragia intracerebral o intraventricular hasta en una tercera parte de los pacientes. La sangre en el espacio subaracnoideo irrita los vasos sanguíneos sensibles al dolor y la duramadre, dando lugar al «peor dolor de cabeza en mi vida» y al subsecuente estado de coma. Los supervivientes del episodio inicial con frecuencia presentan recurrencia del sangrado en un plazo de 21 días, y el 50 % de estos casos fallece. El tratamiento está encaminado al aislamiento del aneurisma de la circulación,

utilizando la obstrucción quirúrgica del pedículo vascular que conecta el saco aneurismático con el vaso sanguíneo principal. La colocación de una grapa metálica en el pedículo del aneurisma impide el sangrado. Otra alternativa es el uso de la técnica endovascular para insertar un catéter a través de la arteria femoral, que es guiado hasta la circulación cerebral y a través del cual se colocan bobinas metálicas muy delgadas y trombogénicas dentro de los sacos aneurismáticos para propiciar su hemostasia.

En ocasiones, el aneurisma sacular en el lugar de rotura se ensancha hasta formar una masa que puede comprimir los nervios craneales y producir una parálisis o comprometer estructuras parenquimatosas e inducir síntomas neurológicos.

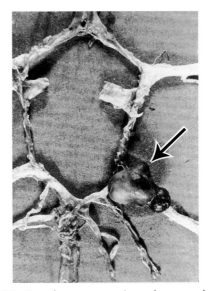

FIGURA 24-24. Aneurisma en mora. Aneurisma sacular (*flecha*) en la arteria cerebral posterior. El color oscuro se debe a la presencia de sangre en la región subaracnoidea por rotura del aneurisma.

Aneurismas ateroescleróticos

Los aneurismas causados por ateroesclerosis se localizan con mayor frecuencia en las principales arterias cerebrales (vertebral, basilar y carótida interna) que son los sitios donde predominan las placas ateroescleróticas. Conforme aumentan de tamaño, los aneurismas ateroescleróticos tienden a adoptar una configuración fusiforme y alargada. Un aneurisma ateroesclerótico en crecimiento puede comprimir nervios craneales o el parénquima, ocasionando déficits neurológicos localizados. Los aneurismas ateroescleróticos rara vez se rompen, pero la hemorragia al interior de la placa puede conducir a una obstrucción vascular o a una trombosis arterial e infarto isquémico.

Malformaciones vasculares

Las malformaciones vasculares se originan durante el desarrollo embrionario, pero se hacen evidentes como resultado de la angiogenia, el remodelamiento vascular y el reclutamiento de vasos en el parénquima normal. Las malformaciones vasculares pueden sangrar causando hemorragia subaracnoidea o intraparenquimatosa, o ambas. También pueden propiciar la irritación de la corteza cerebral normal, dando como resultado crisis convulsivas, el desvío del flujo sanguíneo de estructuras adyacentes, propiciando déficits neurológicos focalizados.

MALFORMACIÓN ARTERIOVENOSA: Una malformación arteriovenosa es una maraña de arterias y venas de diferente calibre y grosor de sus paredes, separadas por parénquima gliótico anómalo (fig. 24-25). Los vasos sanguíneos anómalos se forman durante la embriogenia como resultado de la comunicación focal entre las arterias y las venas cerebrales sin capilares de por medio. Los vasos sanguíneos anómalos resultantes se localizan de manera característica en la corteza cerebral y la sustancia blanca subyacente contigua. La malformación suele aumentar de volumen con el tiempo y tiende a reclutar vasos sanguíneos de los tejidos circundantes.

 CARACTERÍSTICAS CLÍNICAS: Pueden aparecer crisis convulsivas debido a la irritación del tejido nervioso por malformaciones arteriovenosas. Los déficits neurológicos localizados son causados por deficiencia vascular. Las hemorragias intracraneales, por lo general subaracnoideas o intracerebrales, suelen aparecer en la segunda o tercera década de la vida. La hemorragia no suele ser grave, pero puede ser recurrente.

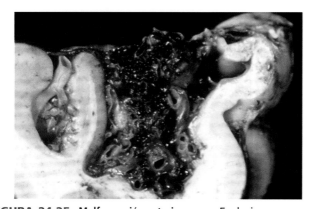

FIGURA 24-25. Malformación arteriovenosa. En la imagen se observa un conjunto desorganizado de arterias y venas dentro de la sustancia cerebral que se extienden hasta la superficie. Las malformaciones arteriovenosas pueden dar lugar a hemorragia subaracnoidea, cuando presentan sangrado superficial, o hemorragia intraparenquimatosa, si hay rotura de canales vasculares más profundos. La hemorragia no suele ser catastrófica como sucede con la hemorragia subaracnoidea aneurismática o la hemorragia intracerebral hipertensiva.

INFECCIONES DEL SISTEMA NERVIOSO CENTRAL

Muchas de las infecciones del SNC son devastadoras y mortales si no reciben tratamiento. Su evolución clínica puede ser rápida y agresiva o bien lenta y progresiva, y pueden confundirse con muchas otras enfermedades. En la evaluación de las infecciones del SNC se deben tener en cuenta tres aspectos: (1) la localización y la magnitud de la infección, (2) la naturaleza de la respuesta del huésped a la infección y (3) el microorganismo desencadenante.

El **empiema** en el espacio epidural o subdural suele deberse al traumatismo o la diseminación desde un foco infeccioso contiguo en los senos u oídos.

En la **meningitis** (leptomeningitis), la respuesta inflamatoria y la mayor parte de los microorganismos causales se localizan en el LCR dentro del espacio subaracnoideo. La intensidad de la respuesta inflamatoria puede afectar al parénquima, produciendo edema cerebral y vasculitis con trombosis, hemorragia, infarto y **cerebritis**. Entre las complicaciones a largo plazo de la meningitis se encuentran los derrames, la obstrucción al flujo de LCR con hidrocefalia y las neuropatías craneales, en particular la hipoacusia por daño del VIII nervio craneal.

La **cerebritis** es una infección parenquimatosa purulenta por lo general de origen bacteriano o micótico. El tejido cerebral se encuentra reblandecido y los bordes de la infección no son fácilmente identificables. Si el huésped puede montar una respuesta capaz de contener la infección, se forma un absceso cerebral al formarse una cápsula en el sitio de lesión. Los abscesos presentan abundantes leucocitos polimorfonucleares dentro de un centro necrótico rodeado por tejido de granulación, una cápsula fibrovascular densa y una corteza gliótica. *La encefalitis, al igual que la cerebritis, es una infección parenquimatosa, pero el término es más utilizado para referirse a las infecciones virales con necrosis, infiltración linfocítica perivascular y nódulos microgliales.* Las inclusiones virales intranucleares o citoplasmáticas son comunes, así como también gliosis, desmielinización y un patrón esponjoso.

Infecciones bacterianas

La **leptomeningitis** se localiza entre las capas meníngeas correspondientes a la piamadre y la aracnoides. El LCR que ocupa este compartimento es un excelente medio de cultivo para la mayor parte de las bacterias. La respuesta inflamatoria a la infección en el LCR varía según la virulencia del microorganismo y la duración de la infección. Se pueden identificar cambios en los componentes celulares del LCR, así como en otros parámetros como la concentración de glucosa y proteínas. En ocasiones, los organismos pueden ser observados mediante el estudio de LCR con el microscopio, y pueden ser plenamente identificados mediante cultivo, pruebas de antigenicidad y en algunos casos mediante la reacción en cadena de la polimerasa (PCR).

 CARACTERÍSTICAS CLÍNICAS: Los signos y síntomas de la meningitis incluyen cefalea, vómito, fiebre, alteración mental y crisis convulsivas. Los signos clásicos de la inflamación meníngea son rigidez del cuello, dolor en las rodillas al flexionar la cadera (signo de Kernig) y flexión de rodilla/cadera al flexionar el cuello (signo de Brudzinski). Al cabo de la vida (recién nacido y el adulto mayor), las manifestaciones clínicas suelen ser más variables. Los neonatos pueden presentar inestabilidad autonómica y crisis convulsivas fragmentarias, mientras que los adultos mayores pueden manifestar alteración del estado mental, fiebre o cefalea.

Meningitis bacteriana

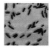 **FACTORES ETIOLÓGICOS:** Debido a que la mayor parte de las bacterias desencadenan una respuesta inflamatoria purulenta, la presencia de neutrófilos en el LCR es una fuerte evidencia de meningitis. En

muchos casos, el LCR presenta una disminución de la concentración de glucosa y un aumento de proteínas. La causa de meningitis bacteriana varía con la edad. En el periodo neonatal predominan las bacterias gramnegativas como *Escherichia coli* y estreptococo β-hemolítico, mientras que en la infancia temprana sin antecedente de vacunación es más habitual *Haemophilus influenzae*, pero los programas de vacunación contra el organismo han cambiado la epidemiología, por lo que *Streptococcus pneumoniae* y *Neisseria meningitidis* son cada vez más frecuentes. *N. meningitidis* es más común en adolescentes y adultos jóvenes. A partir de esa edad es más habitual *S. pneumoniae*. En la figura 24-26 A se muestran las vías de entrada a la cavidad craneana.

ESCHERICHIA COLI: En neonatos que no han desarrollado suficiente resistencia contra las bacterias gramnegativas, la principal causa de meningitis es *E. coli*. La transferencia transplacentaria de

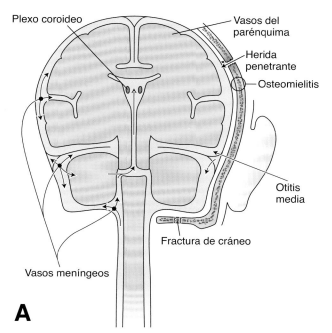

inmunoglobulina materna G (IgG) protege al recién nacido contra muchas bacterias. Sin embargo, *E. coli* y otros microorganismos gramnegativos similares requieren neutralización mediante IgM, que no atraviesa la placenta. De esta manera, en niños pequeños, los microorganismos gramnegativos producen con rapidez meningitis purulenta con una alta mortalidad.

HAEMOPHILUS INFLUENZAE: La exposición ambiental a *H. influenzae*, un microorganismo gramnegativo, es relativamente tardía, y la incidencia de meningitis por esta causa alcanza su máximo entre los 3 meses y los 3 años de edad. La incidencia de meningitis por *H. influenzae* ha disminuido en los últimos años (*v.* anteriormente).

STREPTOCOCCUS PNEUMONIAE: El *neumococo* es la principal causa de meningitis en etapas tardías de la vida. Los pacientes con antecedente de fractura de la base del cráneo con fuga de LCR tienen una incidencia muy elevada de meningitis neumocócica, que con frecuencia recurre después del tratamiento. Los alcohólicos y pacientes asplénicos tienen mayor susceptibilidad para este tipo de meningitis.

NEISSERIA MENINGITIDIS: El meningococo habita en la nasofaringe, y la transmisión por vía respiratoria en lugares con hacinamiento (p. ej., escuelas o cuarteles) puede originar «meningitis epidémica». Al inicio, la bacteriemia está acompañada de fiebre, malestar y eritema petequial, pero la coagulopatía intravascular puede dar lugar a una hemorragia suprarrenal mortal (**síndrome de Waterhouse-Friderichsen**). La bacteriemia meningocócica sin tratamiento suele dar lugar a una meningitis aguda fulminante. Se dispone de una vacuna polivalente cuya aplicación se recomienda en toda la población joven, pero hay algunas cepas de *N. meningitidis* que no están cubiertas.

LISTERIA MONOCYTOGENES: La meningitis por listeria ha aumentado en todos los grupos de edad y corresponde hasta a un 10 % de todos los casos de meningitis bacteriana. La evolución es menos fulminante que en otros tipos de meningitis bacterianas y la respuesta celular en el LCR se caracteriza por un predominio de linfocitos.

 PATOLOGÍA: En la meningitis bacteriana se observa un exudado de leucocitos y fibrina que opacifica la aracnoides. El exudado puede ser leve y difícil de identificar a simple vista o muy evidente, hasta el punto de impedir la vista de los vasos sanguíneos. El exudado purulento es más evidente sobre los hemisferios cerebrales (fig. 24-26 B), pero puede estar presente en la base del cerebro y en los espacios intracraneana a intraespinal y subaracnoideo. Aunque la piamadre es una barrera efectiva contra la diseminación intraparenquimatosa de la infección, la meningitis rara vez tiene como complicación un absceso cerebral. La piamadre forma manguitos que rodean a los vasos sanguíneos que penetran en el cerebro (espacios de Virchow-Robinson) en continuidad con el espacio subaracnoideo, que suele estar ocupado por neutrófilos y microorganismos (fig. 24-27). Se requiere una intensa respuesta por parte del huésped para eliminar la infección, pero en ocasiones produce importante daño vascular y a los propios neutrófilos por liberación de sustancias citotóxicas, como radicales libres y citocinas producidas por las células inflamatorias. La disminución de la concentración de glucosa en LCR en la meningitis bacteriana está causada sobre todo por el consumo de esta por parte de las células inflamatorias. Se suelen administrar corticoesteroides junto con antibióticos para disminuir el daño inducido por la respuesta inflamatoria del huésped.

Abscesos cerebrales

 PATOLOGÍA: Un absceso intraparenquimatoso localizado se inicia cuando las bacterias u hongos se alojan dentro de los neutrófilos, desencadenando una respuesta inflamatoria aguda acompañada de edema, conocida como cerebritis. Al cabo de unos días aparece necrosis por licuefacción, que da lugar a una masa en expansión que puede poner

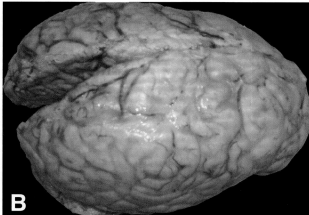

FIGURA 24-26. Meningitis purulenta. A. Vías de entrada de microorganismos infecciosos dentro de la cavidad craneana. **B.** Presencia de exudado purulento de consistencia cremosa que opaca las leptomeninges en un caso de meningitis bacteriana. Las venas superficiales se observan ingurgitadas y pueden desarrollar trombosis, al igual que las arterias superficiales del cerebro, dando lugar a infartos.

Plexo coroideo · Vasos del parénquima · Herida penetrante · Osteomielitis · Otitis media · Fractura de cráneo · Vasos meníngeos · **A** · **B**

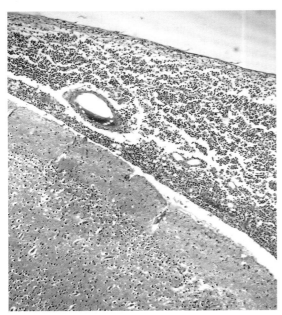

FIGURA 24-27. Meningitis bacteriana. Corte visto al microscopio en el que se observan numerosos neutrófilos en el espacio subaracnoideo.

en riesgo la vida al producir hernia o rotura dentro de un ventrículo (fig. 24-28).

A medida que el absceso madura en el transcurso de días o semanas, aparecen tres capas que rodean el centro formado por material de desecho purulento: (1) una capa interna formada por abundante tejido de granulación, en la que el huésped y los agentes infecciosos libran una intensa batalla; (2) una segunda capa formada por una intrincada red de fibroblastos y colágeno, una corteza duramadre que rodea tanto al centro como el tejido de granulación, y (3) finalmente una zona de intensa astrogliosis, activación microglial y edema (fig. 24-29). La capa de tejido de granulación carece de barrera hematoencefálica y, en la observación radiográfica, presenta cierto grado de fuga del medio de contraste, produciendo un delgado anillo de reforzamiento radiográfico.

Neurosífilis

La sífilis secundaria se caracteriza por eritema maculopapular en la piel y membranas mucosas. La presencia de escasos linfocitos y células plasmáticas con aumento de proteínas en el LCR es reflejo de la entrada de espiroquetas. En ocasiones, los organismos inician una respuesta fibroblástica meníngea, acompañada de endarteritis obliterante que induce pequeños infartos múltiples de la corteza cerebral o del tronco del encéfalo. Las células plasmáticas, características de la inflamación por sífilis, rodean a las arteriolas de la corteza cerebral en la sífilis meningovascular.

La **tabes dorsal**, que puede acompañar a la sífilis terciaria, es el fallo en el funcionamiento de la médula espinal dorsal, que se manifiesta por la pérdida de la sensibilidad de la posición articular y el tacto fino. El tejido fibroso formado como consecuencia de la inflamación comprime las raíces nerviosas, causando degeneración axonal (walleriana). Los pacientes pierden la sensibilidad de la posición de las piernas y requieren referencias visuales para situar en el espacio los pies y el resto de las extremidades inferiores. En la oscuridad o mientras cierran los ojos, los pacientes pierden el equilibrio y pueden caer, una situación que refleja una disfunción grave de la columna posterior de la médula espinal.

La **demencia luética o sifilítica** es el resultado de las espiroquetas que se replican de forma lenta y escapan a los mecanismos de erradicación, lo que produce demencia y psicosis años después de la infección inicial. Las características morfológicas

incluyen (1) pérdida localizada de neuronas corticales, (2) deformación de células nerviosas residuales («aspecto despeinado por el viento»), (3) importante gliosis y (4) transformación de la microglía hacia formas alargadas con inclusiones férricas («células en bastón») acompañadas con ependimitis nodular.

Infecciones por hongos

Las infecciones micóticas del SNC son a menudo oportunistas, lo que se manifiesta por el ciclo de vida saprofítico lento de estos microorganismos, aunque algunos pueden ser suficientemente virulentos para producir enfermedad en individuos inmunocompetentes. Los hongos que invaden los tejidos pueden ser de forma redonda u oval, por lo general, con un patrón de gemación, en levaduras o hifas ramificadas. En algunas infecciones se observan levaduras e hifas en los tejidos infectados, permitiendo la identificación provisional del hongo en los cortes de tejido, pero el diagnóstico definitivo requiere la confirmación mediante estudios antigénicos, PCR o crecimiento en cultivo.

 PATOLOGÍA: Las infecciones por hongos evolucionan de manera más lenta que las bacterianas. Las células gigantes multinucleadas se encuentran entremezcladas con linfocitos y células plasmáticas. El exudado tiende a acumularse en la base del cerebro, alrededor del tronco del encéfalo, en lugar de las concavidades, como sucede en la meningitis bacteriana.

 CARACTERÍSTICAS CLÍNICAS: En este tipo de meningitis basilar crónica puede producirse obstrucción al flujo de LCR a través del foramen de Magendie y Luschka, lo que origina hidrocefalia, cefalea, náusea y vómito. Pueden presentarse parálisis de múltiples nervios craneales, ya que muchos de estos se originan a partir del tronco del encéfalo que atraviesa la zona de exudado.

Criptococo

 EPIDEMIOLOGÍA: La meningitis por hongos más habitual es la criptocócica. En la mayoría de los casos, el *Cryptococcus* actúa de forma oportunista en pacientes con inmunodeficiencia, pero en algunos casos raros puede producir meningitis en huéspedes inmunocompetentes. *Cryptococcus neoformans* entra en el organismo mediante inhalación, siendo los pájaros su principal reservorio. La inhalación de excremento de estos animales que contiene el hongo desencadena la infección pulmonar, que puede limitarse a estos órganos pero también diseminarse hacia otros sitios, incluyendo el cerebro.

 PATOLOGÍA: *C. neoformans* típicamente provoca respuestas granulomatosas, con focos de infección con aspecto de discretos nódulos blanquecinos. Puede permanecer confinado en el espacio subaracnoideo, pero en algunos casos la infección se disemina hacia el parénquima cerebral. La cápsula micótica gelatinosa es de aspecto transparente y brillante, así como los microabscesos se parecen a burbujas de jabón (fig. 24-30).

C. neoformans puede ser particularmente abundante en los espacios de Virchow-Robin. En ocasiones se observan células gigantes multinucleadas, a veces con microorganismos fagocitados en su interior, acompañado por escasas células epitelioides y unos cuantos linfocitos. Estos microorganismos están encapsulados, presentan gemación de levaduras cuyo tamaño es grande en comparación con otros hongos (5 a 15 μ) y presentan una capa externa gelatinosa, que se aprecia como un halo de color claro. Esta cápsula protege al hongo de la respuesta inmunitaria del huésped y esto explica el porqué la respuesta inflamatoria es mínima. La cápsula posee antígenos específicos que pueden ser detectados en el LCR mediante la prueba con látex contra el antígeno criptocócico.

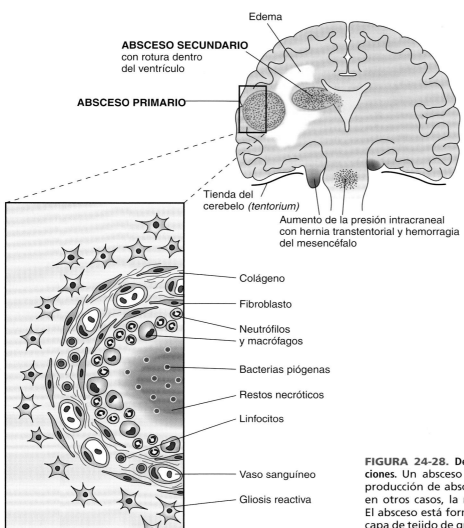

Edema

ABSCESO SECUNDARIO
con rotura dentro
del ventrículo

ABSCESO PRIMARIO

Tienda del
cerebelo *(tentorium)*

Aumento de la presión intracraneal
con hernia transtentorial y hemorragia
del mesencéfalo

Colágeno

Fibroblasto

Neutrófilos
y macrófagos

Bacterias piógenas

Restos necróticos

Linfocitos

Vaso sanguíneo

Gliosis reactiva

FIGURA 24-28. Desarrollo de un absceso cerebral y sus complicaciones. Un absceso cerebral puede ocasionar la muerte por la producción de abscesos secundarios con rotura intraventricular; en otros casos, la muerte se debe a una hernia transtentorial. El absceso está formado por un centro necrótico purulento, una capa de tejido de granulación, otra capa de tejido fibroso y, finalmente, el absceso se encuentra arrodillado por una capa gliótica.

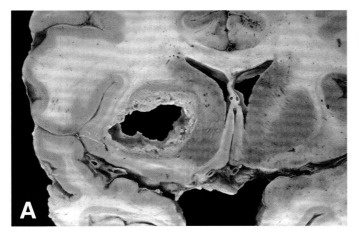

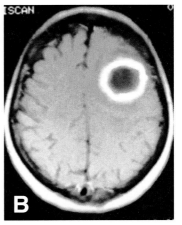

FIGURA 24-29. Absceso cerebral. A. Hombre joven con endocarditis bacteriana que desarrolló un absceso en el ganglio basal izquierdo. **B.** Tomografía computarizada reforzada con contraste que muestra un anillo liso y uniforme de refuerzo alrededor del centro necrótico de un absceso cerebral. Una lesión de refuerzo en forma de anillo liso es muy sugerente de un absceso cerebral, pero puede observarse en las neoplasias cerebrales primarias o secundarias.

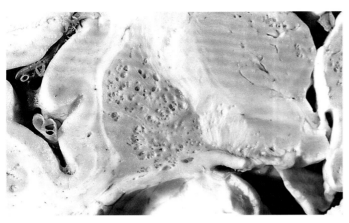

FIGURA 24-30. Abscesos criptocócicos en «burbuja de jabón». Los microorganismos encapsulados son abundantes en el espacio de Virchow-Robin y en los microabscesos dentro del parénquima cerebral. La cápsula del hongo tiene un aspecto brillante y transparente que semeja burbujas de jabón. (Cortesía del Dr. F. Stephen Vogel, Duke University.)

Coccidioidomicosis

La coccidioidomicosis (*Coccidioides immitis*) es una enfermedad endémica de regiones áridas del suroeste y en el valle de San Joaquín en California. La infección pulmonar inicial suele ser asintomática y rara vez se disemina. En algunas ocasiones se observa una combinación de inflamación supurativa y granulomatosa, con arteritis que puede complicarse con infartos. El hongo se observa en los tejidos como esférulas refringentes muy llamativas, que forman endosporas retráctiles.

Histoplasmosis

La histoplasmosis (*Histoplasma capsulatum*) es una enfermedad endémica en la cuenca del Mississippi y en general causa infecciones pulmonares asintomáticas, pero en algunos casos raros pueden observarse pequeñas levaduras intracitoplasmáticas del hongo dentro de los macrófagos en el SNC. Esto ocasiona una meningitis crónica en la que la superficie del cerebro puede estar recubierta por pequeños granulomas.

Candidiasis

Candida albicans es un hongo oportunista ubicuo que presenta morfología tanto de levaduras como de seudohifas en los tejidos infectados. Es habitual en pacientes inmunodeprimidos, y provoca numerosos microabscesos. Por regla general produce invasión sistémica, y en estudios de autopsia en grandes hospitales es la infección micótica sistémica más habitual.

Infecciones virales

Las infecciones virales del SNC producen manifestaciones muy diversas, desde meningitis viral, que no pone en riesgo la vida, hasta encefalitis viral muy grave. Pueden desarrollarse en el lapso de unas horas o durante décadas. Además de producir infecciones, los virus se han implicado en algunas enfermedades autoinmunitarias y neurodegenerativas.

Meningitis viral

La infección de las meninges es quizá la infección viral más habitual del SNC, que es por lo general benigna y se resuelve sin dejar secuelas. Los agentes causales más habituales son enterovirus (p. ej., virus coxsackie B y ecovirus), pero los virus de la parotiditis, de la coriomeningitis linfocítica, de Epstein-Barr y del herpes simple pueden producirla en casos esporádicos. La meningitis viral (una enfermedad propia de los niños y adultos jóvenes) se caracteriza por fiebre de inicio súbito con intensa cefalea. El LCR presenta linfocitosis y ligero aumento en la concentración de proteínas, pero a diferencia de la meningitis bacteriana no se observa disminución de la concentración de glucosa.

Encefalitis viral

Las manifestaciones de las infecciones virales del parénquima del SNC son heterogéneas desde el punto de vista clínico y patológico (fig. 24-31). Por ejemplo, la poliomielitis afecta a las motoneuronas de la médula espinal y al tronco del encéfalo, mientras que el herpes simple afecta a los lóbulos temporales. La panencefalitis esclerosante subaguda se presenta en la sustancia gris, mientras que la leucoencefalopatía multifocal progresiva (LMP) es una

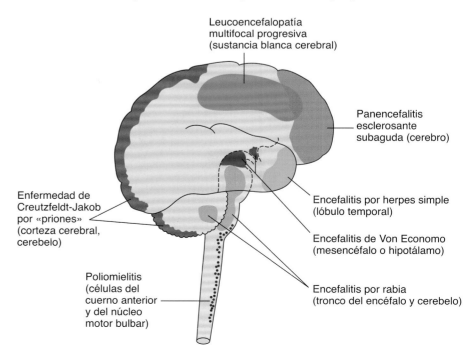

FIGURA 24-31. Distribución de lesiones por diferentes encefalitis virales.

enfermedad de la sustancia blanca. Los mecanismos de tropismo viral pueden ser debidos a la fijación específica de los virus en determinados sitios de las membranas plasmáticas de las células del SNC, la capacidad de los virus para permanecer latentes o la replicación selectiva en microambientes intracelulares específicos. Los virus pueden explotar los sistemas de transporte axonal para atravesar de un sitio a otro más distante del sitio de entrada, como sucede con los virus de la rabia y del herpes.

 PATOLOGÍA: La mayor parte de las infecciones del SNC se caracterizan por la presencia de linfocitos y macrófagos perivasculares, así como la activación microglial y la gliosis (fig. 24-32). Aunque estas alteraciones no son específicas de infecciones por virus, la presencia de inclusiones virales apoya el diagnóstico (fig. 24-33). No se observan cuerpos de inclusión en todas las infecciones virales. Se utilizan cada vez más la hibridación *in situ*, la PCR y técnicas de inmunohistoquímica para establecer el diagnóstico.

 CARACTERÍSTICAS CLÍNICAS: El inicio de la mayoría de las encefalitis virales es súbito. La presencia de déficits neurológicos más específicos (p. ej., la parálisis en la poliomielitis o la disfagia en la rabia) se debe a la localización de la infección. Aunque la mayoría de las encefalitis son de evolución rápida, esto es variable. Por ejemplo, la evolución clínica de la panencefalitis esclerosante subaguda puede durar varios años. Los virus del herpes simple y de la varicela zóster tienden a estar latentes en los ganglios sensoriales durante años, para ser reactivados décadas después de la infección inicial.

Poliomielitis

El término **poliomielitis** se refiere a cualquier tipo de inflamación de la sustancia gris de la médula espinal, pero se usa más para una infección por el poliovirus, que es un enterovirus formado por una sola cadena de ARN. Las personas afectadas eliminan grandes cantidades del virus a través de las heces, y se disemina por vía fecal-oral.

 PATOLOGÍA: Los sitios de unión en las motoneuronas permiten entrar a los virus y replicarse dentro de estas células. Las células infectadas pueden presentar cromatólisis (cambios distintivos en los cuerpos nissl dentro de la neurona, indicativos de lesión nerviosa), después de lo cual son fagocitadas por macrófagos (neuronofagia). La respuesta inflamatoria inicial transitoria incluye la presencia de neutrófilos, a la que siguen los linfocitos rodeando los vasos sanguíneos de la médula espinal y el tronco del encéfalo. La corteza motora no suele presentar inflamación, pero puede contener nódulos microgliales, que son grupos localizados de células de la microglía y linfocitos. Cortes de médula espinal de casos de poliomielitis curada muestran pérdida de neuronas, con degeneración secundaria de las raíces ventrales y los nervios periféricos correspondientes.

 CARACTERÍSTICAS CLÍNICAS: Después de varios días, los síntomas inespecíficos como la fiebre, el malestar y la cefalea son seguidos por signos de meningitis y luego por la parálisis.

La mejoría comienza tras 1 semana, y sólo algunos de los músculos afectados presentan parálisis permanente. La mortalidad varía del 5% al 25%, en general debido a una deficiencia respiratoria. El desarrollo de una vacuna efectiva contra el virus de la polio en la década de 1950 ha permitido eliminar la enfermedad en la mayor parte del mundo.

Rabia

 EPIDEMIOLOGÍA: La rabia es una encefalitis causada por un virus de una sola cadena de ARN que pertenece al grupo de los rabdovirus. Los principales reservorios del virus son perros, lobos, zorros y zorrillos, pero

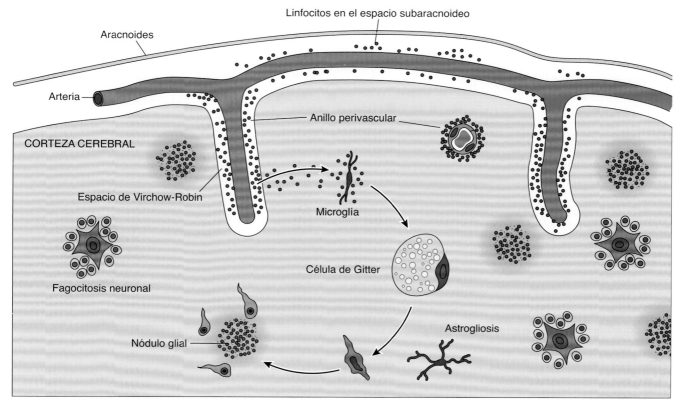

FIGURA 24-32. Tipos de lesiones por encefalitis viral.

Herpes simple (Cowdry tipo A)	Neurona
Citomegalovirus	Neurona o astrocito
Rabia (cuerpos de Negri)	Neurona
Leucoencefalopatía multifocal progresiva	Oligodendroglía
Panencefalitis esclerosante subaguda	Neurona

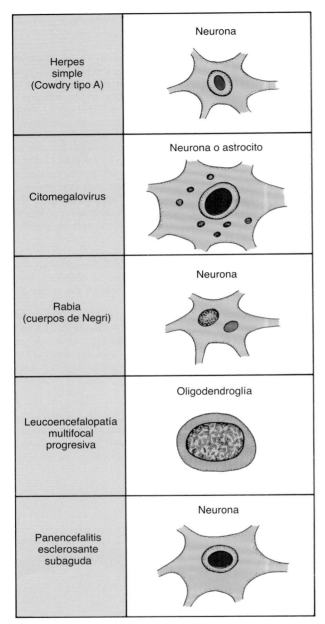

FIGURA 24-33. Cuerpos de inclusión en las encefalitis virales.

también puede encontrarse en murciélagos y otros animales domésticos, incluyendo ganado vacuno, caprino y porcino. El virus de la rabia se transmite a los humanos a través de saliva contaminada, mediante una mordedura. En Estados Unidos, donde los perros son vacunados de forma rutinaria contra la rabia, los pocos casos de infección por este virus (1 a 5 por año) se deben por lo general a la exposición a murciélagos con el virus. Sin embargo, en algunas regiones de Asia, África y Sudamérica, donde la rabia es endémica, la mayoría de las infecciones en humanos se deben a mordeduras de perro, y la enfermedad mata a más de 50 000 personas al año en todo el mundo.

 PATOLOGÍA: El virus de la rabia entra en los nervios periféricos y es transportado por vía retrógrada a través del flujo axoplasmático para llegar a la médula espinal y el cerebro. Los intervalos de latencia varían en proporción a la distancia de transporte, desde 10 días hasta incluso 3 meses.

Se observan linfocitos perivasculares, escasas neuronas con cromatólisis y fagocitosis, además de nódulos de microglía. La inflamación predomina en el tronco del encéfalo y afecta al cerebelo y al hipotálamo. La presencia de cuerpos de inclusión virales citoplasmáticos eosinófilos en el hipocampo, el tronco del encéfalo y las células de Purkinje (**cuerpos de Negri**) confirman el diagnóstico (fig. 24-33).

 CARACTERÍSTICAS CLÍNICAS: La destrucción de neuronas del tronco del encéfalo por el virus de la rabia ocasiona espasmo doloroso de la faringe, produciendo odinofagia y disfagia, así como la tendencia a la aspiración de líquidos (lo cual explica el término original de «hidrofobia»). Los síntomas clínicos también son reflejo de una encefalopatía generalizada, con irritabilidad, agitación, crisis convulsivas y delirio. Hasta en el 15 % de los casos, la rabia se presenta de forma paralizante, similar al síndrome de Guillain-Barré más que una forma de encefalopatía con agitación. Una vez que aparecen los síntomas, la enfermedad evoluciona de forma progresiva hasta la muerte en un lapso de una a varias semanas. La vacunación urgente contra la rabia y la aplicación de globulina hiperinmunitaria están indicados para la profilaxis postexposición.

Virus del herpes

Entre los virus del herpes se encuentran el herpes simple (tipos 1 y 2), el virus varicela zóster, el citomegalovirus, el virus de Epstein-Barr y el virus simiano B.

HERPES SIMPLE TIPO 1: La reactivación y diseminación del VHS-1 hacia el SNC da lugar a una encefalitis por herpes, que es la causa más común de encefalitis viral esporádica (es decir, no epidémica).

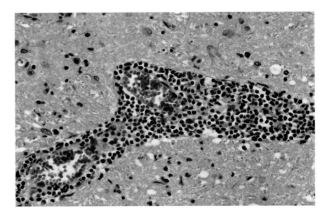 **PATOLOGÍA:** Esta encefalitis se localiza principalmente en uno o ambos lóbulos temporales. La encefalitis herpética es una infección fulminante. Los lóbulos temporales presentan edema, hemorragia y necrosis. La respuesta inflamatoria se caracteriza por el predominio de linfocitos con distribución perivascular (fig. 24-34). Las arteriolas y las arterias de pequeño calibre se tornan hemorrágicas y edematosas. Hay presencia de inclusiones intranucleares eosinófilas, por lo general rodeadas por un halo (Cowdry A), tanto en las neuronas como en las células de la glía (fig. 24-35). El diagnóstico fiable se puede hacer mediante la detección de proteínas virales por inmunohistoquímica, y el definitivo se hace con mayor frecuencia mediante PCR del LCR y cultivo viral.

HERPES SIMPLE TIPO 2: En las mujeres, el virus del herpes simple tipo 2 (VHS-2) produce lesiones vesiculares en la vulva

FIGURA 24-34. Encefalitis por herpes simple. Al microscopio, la muestra presenta intensa inflamación linfocítica perivascular. Este hallazgo es indicio de la presencia de una inflamación activa, pero no es específico para la etiología.

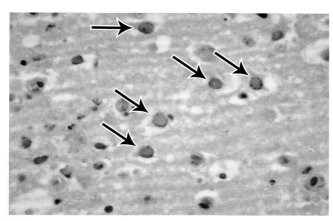

FIGURA 24-35. Encefalitis por herpes simple. Las neuronas infectadas muestran inclusiones nucleares virales eosinofílicas (inclusiones de tipo Cowdry A) que llenan los núcleos (*flechas*). La presencia de estos hallazgos es muy valiosa para orientar la evaluación diagnóstica de cómo un número limitado de virus producen inclusiones de tipo Cowdry A.

(**herpes genital**), aunado a una infección latente de los ganglios pélvicos. Los neonatos pueden adquirir el VHS-2 al pasar a través del canal del parto y desarrollar más adelante una encefalitis fulminante que causa una importante necrosis licuefactiva del cerebro y el cerebelo.

CITOMEGALOVIRUS: El citomegalovirus (CMV) atraviesa la placenta e induce una encefalitis *in utero*. Las lesiones en el SNC embrionario se caracterizan por necrosis y calcificación periventricular. Dada la proximidad de estas lesiones con el tercer ventrículo y el acueducto, pueden originar hidrocefalia obstructiva. En los adultos, el CMV produce encefalitis en huéspedes inmunodeprimidos. Se observan inclusiones virales eosinófilas en el núcleo y el citoplasma de astrocitos y neuronas, más evidentes en los núcleos de mayor tamaño, donde se observan mejor definidos y rodeados por un halo (fig. 24-33).

Encefalitis virales transmitidas por artrópodos

 EPIDEMIOLOGÍA: Los virus transmitidos por artrópodos, o arbovirus, se contagian entre vertebrados mediante vectores hematófagos (p. ej., mosquitos, garrapatas). Los principales tipos de parvovirus que producen encefalitis en el humano son los Togaviridae, Bunyaviridae y Flaviviridae. Las infecciones por arbovirus son zoonosis de animales, y los humanos son infectados cuando son picados por artrópodos hematófagos. Los humanos no son reservorios de estos virus ni favorecen su propagación. Las diferentes encefalitis causadas por arbovirus se denominan principalmente por el lugar geográfico en que fueron diagnosticados por primera vez (tabla 24-1); por ejemplo, las encefalitis equinas del Este, del Oeste y venezolana; la encefalitis de San Luis; la encefalitis japonesa B; la encefalitis de California, y la encefalitis del oeste del Nilo. Esta última ha eclipsado en términos numéricos a las demás encefalitis por arbovirus en Estados Unidos desde su aparición inicial en 1999. La epidemia de la encefalitis del oeste del Nilo se sigue produciendo, lo que subraya la importancia de controlar los mosquitos. La mayoría de los casos de infección por este virus son asintomáticos, por lo que muchas de las infecciones no son reconocidas. Como la infección puede transmitirse por transfusión sanguínea, ahora es necesario examinar la sangre para detectar el virus del oeste del Nilo. Recientemente, la infección materna durante el embarazo con el virus de Zika, un miembro arbovirus de la familia Flaviviridae, se ha asociado con malformaciones congénitas del cerebro fetal en desarrollo, especialmente microcefalia. La presencia de materia blanca y gris difusa, acompañada de cal-

Tabla 24-1

Encefalitis virales transmitidas por insectos

Virus	Vector de insecto	Distribución
Encefalitis de San Luis	Mosquito	América del Norte y del Sur
Encefalitis equina del Oeste	Mosquito	América del Norte y del Sur
Encefalitis equina venezolana	Mosquito	América del Norte y del Sur
Encefalitis equina del Este	Mosquito	América del Norte
Encefalitis de California	Mosquito	América del Norte
Encefalitis del Valle de Murray	Mosquito	Australia, Nueva Papúa
Encefalitis japonesa B	Mosquito	Este y Sudeste Asiático
Encefalitis por picadura de garrapata	Garrapata	Europa del Este, países escandinavos
Encefalitis del Oeste del Nilo	Mosquito	Mundial

cificación distrófica y gliosis, resulta de una infección viral neurotrópica.

 PATOLOGÍA: Las lesiones presentes en diversas encefalitis por arbovirus se parecen entre sí, y varían desde la meningitis leve con escasos linfocitos hasta la inflamación intensa de la sustancia gris, la trombosis de capilares y una importante necrosis. Las neuronas infectadas no presentan inclusiones. En los focos necróticos se observa la fagocitosis de neuronas, y si el paciente sobrevive, se producen desmielinización y gliosis. La encefalitis del oeste del Nilo es propensa a aparecer en la médula espinal y puede producir un síndrome que clínicamente no se diferencia de una poliomielitis clásica.

 CARACTERÍSTICAS CLÍNICAS: Las encefalitis transmitidas por artrópodos comparten muchas características, pero cada una tiene una evolución diferente. Por ejemplo, la encefalitis equina del Este se caracteriza por ser una enfermedad fulminante potencialmente mortal, mientras que la encefalitis equina venezolana tiende a presentar una evolución más benigna. Los casos leves de encefalitis por arbovirus pueden parecerse a un resfriado y ni siquiera ser diagnosticados como encefalitis. En casos más graves, el inicio es súbito, por lo general con fiebre elevada, cefalea, vómito y signos meníngeos, seguidos de letargia y coma. El riesgo de muerte es más alto en los extremos de la vida, y aquellos que sobreviven suelen presentar alteraciones cognitivas y crisis convulsivas. Como se ha señalado anteriormente, las malformaciones congénitas del SNC están asociadas con la infección por el virus de Zika durante el embarazo.

Panencefalitis esclerosante subaguda

 PATOLOGÍA: La panencefalitis esclerosante subaguda es consecuencia de la infección por el virus del sarampión, y la mayor parte de los pacientes refieren el antecedente del cuadro clínico del sarampión. Se presenta de 6 a 8 años después de la infección inicial, y es causada por el virus del sarampión con un defecto en la expresión de la proteína viral M (matriz). Las inclusiones nucleares que son basófilas y están rodeadas por un halo prominente, son muy evidentes en las neuronas y la oligodendroglía. Una importante gliosis afecta en la sustancia blanca y gris, un patrón de pérdida de mielina en parches y la presencia de linfocitos y macrófagos perivasculares. Las inclusiones intranucleares son muy evidentes en las neuronas y la oligodendroglía. Las neuronas afectadas pueden contener ovillos neurofibrilares.

 CARACTERÍSTICAS CLÍNICAS: La panencefalitis esclerosante subaguda es una infección viral crónica del tejido cerebral que tiene un inicio gradual, por lo general en la niñez, caracterizado por un déficit cognitivo con alteraciones conductuales en el transcurso de meses a años, que lleva finalmente a la muerte. El LCR se caracteriza por un aumento de anticuerpos contra el virus del sarampión. La evolución es prolongada, la inflamación se presenta principalmente en la sustancia gris cerebral. En los adultos, la panencefalitis esclerosante subaguda suele tener una evolución más rápida.

Leucoencefalopatía multifocal progresiva

La LMP es una enfermedad infecciosa desmielinizante cada vez más frecuente causada por poliomavirus ubicuos que infectan los oligodendrocitos, originando citólisis y desmielinización multifocal en parches. También infectan a los astrocitos, pero en lugar de ocasionar necrosis desarrollan pleomorfismo extremo.

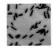 **FACTORES ETIOLÓGICOS:** El virus JC es un poliomavirus, estrechamente relacionado con el virus simiano 40 (VS40). Este virus está presente en más del 50% de las personas, en las que reside de forma latente en la médula ósea después de adquirirla de forma asintomática en una etapa temprana de la vida. Si el huésped presenta inmunodeficiencia, se desarrolla viremia por cepas virales específicas que tienen tendencia a dañar los nervios.

 PATOLOGÍA: Las lesiones características en la LMP son la presencia de múltiples focos discretos diseminados de desmielinización, adyacentes a la unión entre la sustancia gris y la blanca en los hemisferios cerebrales y el tronco del encéfalo (figs. 24-36 y 24-37). Se caracterizan por ser esféricas y tener un diámetro de varios milímetros con una región central carente de mielina. Los axones están conservados, se observan unos cuantos oligodendrocitos y en la lesión hay abundante infiltrado con macrófagos. En el borde de la zona mielinizada hay oligodendrocitos con núcleos aumentados de

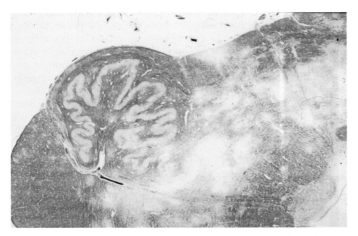

FIGURA 24-36. Leucoencefalopatía multifocal progresiva. Tinción con azul luxol rápido de la médula espinal en la que se observa la pérdida de mielina con un patrón en parches.

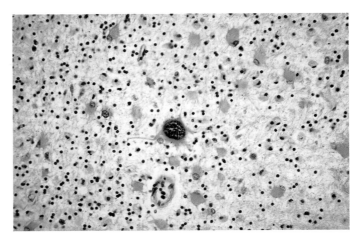

FIGURA 24-37. Leucoencefalopatía multifocal progresiva (LMP). Se observa un astrocito de aspecto abigarrado (*centro*) que puede tener un aspecto neoplásico. La presencia de macrófagos e inclusiones en vidrio despulido orienta el diagnóstico hacia LMP en lugar de una neoplasia.

tamaño, ocupados por inclusiones en «vidrio despulido» de hipercromáticas y carentes de halo.

 CARACTERÍSTICAS CLÍNICAS: La enfermedad se presenta principalmente en pacientes inmunodeprimidos, en los que se manifiesta por demencia, debilidad y disminución de la agudeza visual, y en general conduce a la muerte en un plazo de 6 meses. La LMP es una complicación terminal en pacientes inmunodeprimidos, como son aquellos en tratamiento por cáncer o lupus eritematoso, receptores de trasplante de órganos y personas con sida. La LMP puede presentarse como complicación por el uso de fármacos que inhiben la adherencia de los linfocitos T a las células endoteliales como parte del tratamiento de enfermedades inmunitarias.

Virus de la inmunodeficiencia humana

Hay muchas otras infecciones oportunistas del sistema nervioso que pueden complicar el sida, por lo que es importante recordar que la presentación clínica puede ser más fulminante o atípica que en otros pacientes inmunodeprimidos.

Encefalopatía por VIH

Muchos pacientes con sida presentan encefalopatía difusa atribuible a la infección activa del SNC por el retrovirus de la inmunodeficiencia humana tipo 1 (VIH-1), también llamada indistintamente encefalopatía por VIH (EVIH) o bien trastorno neurológico asociado a VIH. Los macrófagos y las células de la microglía en el SNC se encuentran infectados por el VIH-1. Aunque la infección de las neuronas y los astrocitos quizá no da lugar a manifestaciones clínicas, estas células son dañadas de manera indirecta por las citocinas o las proteínas virales neurotóxicas, que producen daño celular oxidativo. La presencia de casos de demencia franca se han vuelto menos frecuentes, pero la coexistencia de alteraciones sensoriales, motoras y otros defectos causantes de trastorno motor cognitivo menor se observa hasta en el 30% de los pacientes positivos para VIH-1.

 PATOLOGÍA: La EVIH se caracteriza por atrofia cerebral leve, dilatación de los ventrículos laterales y ligera prominencia de circunvoluciones y surcos. Los cambios histológicos más habituales se observan en las sustancias gris y blanca subcorticales. Las células gigantes multinucleadas de origen monocítico/macrófago se relacionan

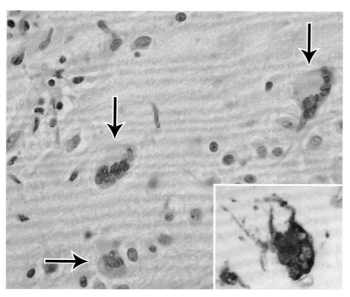

FIGURA 24-38. Encefalitis o encefalopatía por virus de la inmuno-deficiencia humana (EVIH). Presencia de células gigantes multinu-cleadas (*flechas*), por lo general de localización perivascular, característica de la encefalitis por VIH. *Recuadro:* tinción inmu-nohistoquímica con anti-p24 del VIH.

con nódulos de microglía (fig. 24-38). Además, es habitual la presencia de palidez de las zonas de mielina como reflejo de un proceso de desmielinización difusa, intensa astrocitosis y pér-dida neuronal (fig. 24-39).

Parásitos protozoos y metazoos

Infecciones por protozoos

- La **toxoplasmosis** es una infección producida por un protozoo ubicuo contra el cual la mayor parte de la población posee inmunidad protectora. Sin embargo, los pacientes con inmu-nodeficiencia pierden la capacidad de limitar la proliferación de este microorganismo. Se caracteriza por la presencia de pequeños taquizoítos en forma de coma y grandes quistes formados por múltiples microorganismos (bradizoítos) aso-ciados a inflamación crónica, necrosis hística y vasculitis. La toxoplasmosis es la causa más frecuente de masas intracraneales múltiples en pacientes con sida (fig. 24-40).
- *Naegleria* **spp** causa meningoencefalitis amebiana primaria, un tipo de meningitis fulminante que conduce con rapidez a la muerte, caracterizado por edema cerebral difuso. La inoculación cerebral tiene lugar por vía nasal a través de la lámina cribiforme en personas que nadan en aguas estan-cadas a temperatura templada. Los trofozoítos de *Naegleria* tienen semejanza con los macrófagos.
- *Acanthamoeba* produce encefalitis granulomatosa amebiana, una enfermedad subaguda, por lo general mortal, caracteri-zada por múltiples abscesos granulomatosos. Esta situación se observa principalmente en huéspedes inmunodeprimidos.
- *Entamoeba histolytica* produce un absceso cerebral amebiano a partir de la diseminación desde el aparato digestivo o un foco hepático. Las amebas en los cortes de tejido son difíciles de distinguir de los macrófagos espumosos.
- El **paludismo del SNC** está causado con mayor frecuencia por *Plasmodium falciparum*. Durante los ataques de paludismo cerebral, el LCR presenta un aumento en la cantidad de pro-teínas y de la presión elevada. En casos mortales, el tejido cerebral presenta edema difuso sin ninguna otra alteración

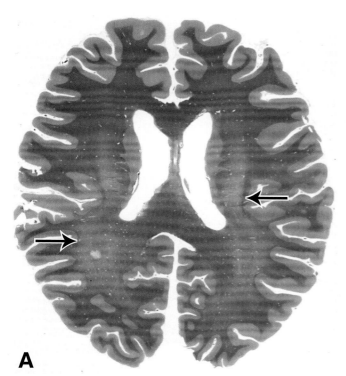

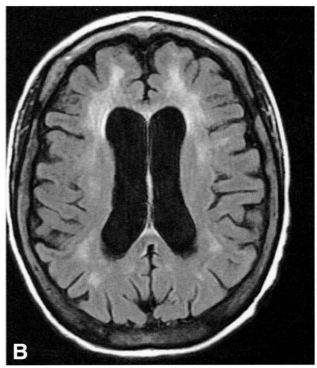

FIGURA 24-39. Encefalitis o encefalopatía por virus de la inmunodeficiencia humana (EVIH). A. Corte axial del cerebro de un paciente con EVIH en el que se observa la palidez simétrica de la zona de mielina (*flechas*) causada por VIH-1. La desmielinización ocasionada por leucoencefalopatía multifocal progresiva (LMP) tiene un aspecto menos simétrico y sigue un patrón en parches. **B.** Imagen de resonan-cia magnética que muestra anomalías bilaterales en la señal de la sustancia blanca en la EVIH. El diagnóstico diferencial principal es la EVIH frente a la LMP. (39 A Cortesía del Dr. F. Stephen Vogel, Duke University.)

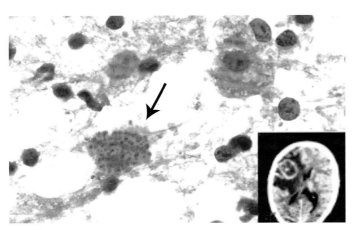

FIGURA 24-40. Toxoplasmosis en un paciente con infección por el virus de la inmunodeficiencia humana (VIH). Un paciente previamente asintomático presentó una masa irregular rodeada por edema que fue considerada en un principio como una neoplasia de alto grado. Se identificaron bradizoítos de *Toxoplasma gondii* (*flecha*) en un fondo inflamatorio necrótico. La toxoplasmosis es la masa más común en pacientes con sida y es un indicador de infección por VIH. El recuadro muestra el aspecto radiográfico de la masa intracraneal asociada con la infección por toxoplasmosis.

evidente. Sin embargo, puede haber microinfartos con gliosis (granulomas de Dürck) en la sustancia blanca o múltiples pequeñas hemorragias.

- Las **infecciones tripanosómicas** del SNC incluyen la enfermedad africana del sueño y la tripanosomiasis americana (enfermedad de Chagas). Los insectos vectores transmiten la enfermedad. Durante la fase primaria de la infección puede presentarse la meningoencefalitis.
- **Infecciones por metazoos** establecidas como infecciones por protozoos más arriba.
- La **cisticercosis** es causada por la infección por *Taenia solium*, la lombriz del cerdo, que puede producir múltiples quistes parasitarios de hasta 1 cm de diámetro en el parénquima cerebral, dentro de los ventrículos o en las cisternas basales. La enfermedad intraparenquimatosa por lo general produce síntomas cuando el microorganismo muere y es reconocido por el sistema inmunitario del huésped (fig. 24-41). El tratamiento de la neurocisticercosis puede producir un edema cerebral masivo por la intensa respuesta inmunitaria del huésped ante la exposición súbita al tejido necrótico del metazoo. Desde una perspectiva de salud general, la neurocisticercosis es una de las causas más habituales de epilepsia y de masas intracraneales.
- La **equinococosis** es causada por *Taenia echinococcus* o *Echinococcus granulosus*, la lombriz del perro, y produce quistes cerebrales generalmente solitarios y que pueden alcanzar gran tamaño, a diferencia de los quistes múltiples más pequeños presentes en la cisticercosis. Las lesiones cerebrales a menudo se acompañan de quistes hepáticos.

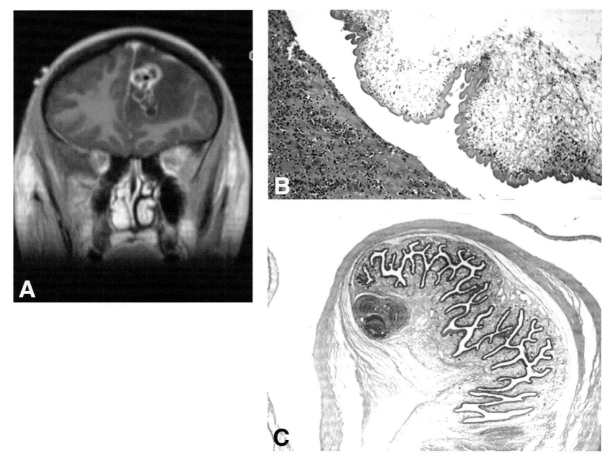

FIGURA 24-41. Neurocisticercosis. A. Aspecto radiológico. La invasión cerebral por Taenia solium puede dar lugar a una o múltiples masas de contraste reforzado con edema circundante. **B.** Conforme el parásito comienza a morir y es detectado por el sistema inmunitario del huésped, las lesiones pueden llegar a ser sintomáticas. La superficie cuticular corrugada forma una interfase eosinófila con el cerebro inflamado adyacente. **C.** A bajo aumento se pueden observar el escólex y el tubo digestivo.

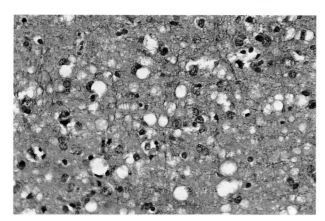

FIGURA 24-42. Enfermedad de Creutzfeldt-Jakob. La degeneración espongiforme de la sustancia gris se caracteriza por vacuolas tanto aisladas como en grupos, sin evidencia de inflamación. (Cortesía del Dr. F. Stephen Vogel, Duke University.)

■ La **triquinosis** (**Trichinellosis**) se debe a una infección del músculo esquelético y cardiaco por *Trichinella spiralis*, lo cual produce una miositis eosinófila aguda durante la fase invasiva. Posteriormente, las larvas mueren y se calcifican, produciendo fibrosis e inflamación de bajo grado. En raras ocasiones, la infección alcanza el SNC, donde produce meningitis aséptica linfocítica-eosinófila.

Enfermedades por priones (encefalopatías espongiformes)

Las enfermedades priónicas se caracterizan desde el punto de vista clínico por la presencia de ataxia y demencia de evolución rápida. Desde el punto de vista patológico presentan (1) acumulación de proteínas priónicas fibrilares o insolubles, (2) degeneración de neuronas y (3) un patrón de vacuolización denominado **encefalopatía espongiforme** (fig. 24-42). Las encefalopatías espongiformes son notables desde la perspectiva biológica porque el agente infeccioso causal carece de ácidos nucleicos. Estos agentes infecciosos se denominan **priones** (partículas infecciosas proteináceas).

 EPIDEMIOLOGÍA: Entre las encefalopatías espongiformes clásicas en el humano se incluyen varias enfermedades: kuru, enfermedad de Creutzfeldt-Jakob (ECJ), síndrome de Gerstmann-Sträussler-Scheinker e insomnio familiar mortal (tabla 24-2). Enfermedades similares se presentan en los animales, como el prurigo lumbar o scrapie en ovejas y cabras, la encefalopatía espongiforme bovina (EEB; enfermedad de las vacas locas), encefalopatía transmisible del visón y la enfermedad debilitante crónica de ciervos y alces. La EEB es de particular interés porque resultó de la introducción inadvertida de alimentos contaminados por priones a las reses, con lo que se pudo establecer que estas partículas pueden ser transmitidas por vía oral. Esta enfermedad diezmó la industria de la producción bovina en el Reino Unido y se ha diseminado a otras regiones del mundo y a otras especies, incluyendo animales en zoológicos, mascotas y humanos.

 PATOGENIA MOLECULAR: El acontecimiento molecular desencadenante en las enfermedades por priones es la conversión de una proteína nativa rica en hélices α hacia una isoforma patógena rica en hojas β que tiende a polimerizarse formando fibrillas (fig. 24-43). De forma única, la conversión de la proteína nativa a la forma patógena es autocatalizada por la forma patógena misma. La proteína patógena genera más proteína de este tipo a partir del suministro ilimitado de proteína nativa. La proteína normal es codificada por el gen del prión humano (PRNP), ubicado en el brazo corto del cromosoma 20. El producto del gen para el prión normal, la proteína priónica (PrP), es una glucoproteína de superficie celular expresada de manera constitutiva que se une al plasmalema neuronal mediante un anclaje glucolipídico. La PrP es producida en todo el cuerpo, pero la mayor concentración de ARNm para PrP se encuentra en las neuronas del SNC. Su función es desconocida. De haberlos, los defectos producidos por la ablación del gen en animales transgénicos son sutiles.

La proteína priónica celular normal, denominada PrP o PrP^C, y la proteína priónica patógena (infecciosa), conocida como PrP scrapie o PrP^SC, poseen la misma secuencia primaria de aminoácidos, pero distinta formación tridimensional y

---

Tabla 24-2

Enfermedades por priones

I. En humanos

A. Enfermedad de Creutzfeldt-Jakob (ECJ)
 1. Esporádica (85 % de todos los casos de ECJ; incidencia 1 caso por cada millón de personas a nivel mundial)
 2. Mutación hereditaria del gen priónico, transmisión autosómica dominante (15 % de todos los casos de ECJ)
 3. Yatrógena
  a. Inyección hormonal: hormona del crecimiento humana, gonadotropina hipofisaria humana
  b. Injertos de tejido: duramadre, córnea, pericardio
  c. Dispositivos médicos: electrodos a profundidad, instrumentos quirúrgicos (aún no se ha demostrado de forma definitiva)
 4. Nuevas variantes de ECJ (vECJ)
B. Enfermedad de Gerstmann-Sträussler-Scheinker (mutación hereditaria del gen priónico, transmisión autosómica dominante)
C. Insomnio familiar mortal (mutación hereditaria de un gen priónico, herencia autosómica dominante)
D. Kuru (limitado a la población Fore de Papúa Nueva Guinea, anteriormente transmitida por rituales funerarios caníbales)

II. En animales

A. Prurigo lumbar o scrapie (en ovejas y cabras)
B. Encefalopatía espongiforme bovina (EEB; «enfermedad de vacas locas»)
C. Encefalopatía transmisible del visón
D. Encefalopatía espongiforme de felinos
E. Encefalopatía espongiforme de animales exóticos ungulados en cautiverio (antílope nyala, gemsbok, antílope común, antílope órice árabe, kudu mayor)
F. Enfermedad crónica desgastante de venados y alces
G. Transmisión experimental a múltiples especies, incluyendo primates y ratones transgénicos

diferentes patrones de glucosilación. Específicamente, la PrP^C es rica en la configuración en hélice α, mientras que la configuración en hoja plegada β es la preponderante en la PrP^SC. La configuración patógena es extremadamente estable, de manera que la PrP^SC es muy resistente a las técnicas convencionales de eliminación de microbios. Si la PrP^SC tiene acceso al tejido cerebral, ya sea mediante la transmisión por infección o por plegamiento anómalo espontáneo de la proteína nativa, esto originará el cambio de las demás proteínas PrP^C, transformándolas en PrP^SC patógena, dando lugar a un proceso de expansión exponencial y autocatalítico de la proteína anómala. La presencia masiva de PrP^SC altera el funcionamiento celular y da como resultado un proceso neurodegenerativo por mecanismos todavía por determinar.

Todas las encefalopatías espongiformes son transmisibles y hay casos documentados de transmisión inadvertida de la ECJ después de la administración de hormona del crecimiento humana de origen hipofisario, tras un trasplante de córneas de un donante enfermo, por instrumental neuroquirúrgico mal esterilizado y por colocación de implantes quirúrgicos de duramadre contaminados (tabla 24-2).

 PATOLOGÍA: Las enfermedades por priones se caracterizan por degeneración neuronal; gliosis; degeneración espongiforme; abundantes microquistes, transparentes y por lo general confluentes en los neutrófilos, y cúmulos de priones insolubles que forman placas extracelulares, figura 24-43. Estos cambios son más habituales en la sustancia gris cortical, pero también pueden presentarse en los núcleos más profundos de los núcleos basales, el tálamo, el hipotálamo y el cerebelo.

 CARACTERÍSTICAS CLÍNICAS:
KURU: El kuru fue la primera enfermedad humana por priones en la que se demostró su carácter transmisible. Adquirió proporciones epidémicas en la población Fore de Nueva Guinea, pero desapareció cuando dejaron de practicar el canibalismo que incluía el cerebro. La característica inicial más importante del kuru es la ataxia de las extremidades y el tronco, debida a un importante daño al cerebelo. En el 70 % de los casos, hay acumulación de proteínas priónicas fibrilares insolubles en forma de placas extracelulares. Los cambios espongiformes están presentes en ambos hemisferios cerebrales y en el cerebelo.
ENFERMEDAD DE CREUTZFELDT-JAKOB: La ECJ es la forma más habitual de encefalopatía espongiforme. Los síntomas comienzan de forma lenta, pero en general en 6 meses a 3 años,

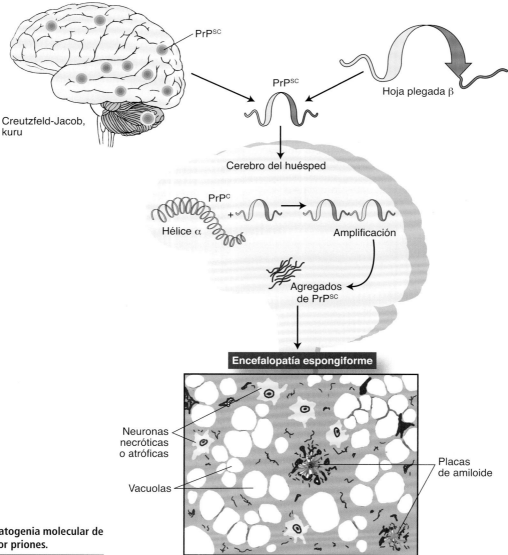

FIGURA 24-43. Patogenia molecular de las enfermedades por priones.

de manera que los pacientes presentan una demencia grave que conduce a la muerte. El importante daño al cerebelo produce ataxia, que ayuda a diferenciar la ECJ de la EA. Hay presencia de mioclonías durante algunas semanas o meses en la etapa de deterioro del paciente. La ECJ puede ser clasificada en cuatro tipos con base en su etiología: esporádica, familiar, yatrógena y nueva variante:

- **ECJ esporádica:** la variante esporádica se presenta en todo el mundo, con una incidencia de 1 por millón de habitantes, y representa el 75 % de todos los casos. Se desconoce la forma de adquisición; estos pacientes no muestran las mutaciones asociadas con las formas hereditarias de ECJ u otras enfermedades por priones, y no hay antecedente de exposición yatrógena. Un polimorfismo en el codón 129 de la PRNP confiere una susceptibilidad diferencial para la ECJ: la homocigosidad tanto para la metionina (M) como para la valina (V) en este codón confiere una susceptibilidad desproporcionadamente alta para enfermedades priónicas, mientras que los heterocigotos (M/V) son resistentes. Las frecuencias de los diferentes codones en la población caucásica son del 51 % M/V, el 37 % M/M y el 12 % V/V.
- **ECJ hereditaria: la ECJ familiar** constituye el 15 % de las enfermedades por priones, con una incidencia de 1 en 10 millones. Se han identificado varias mutaciones en la PRNP en diferentes familias. En estos casos, la PrP^C presenta mayor tendencia al plegamiento anómalo hacia la isoforma patógena. La PRNP mutada causa ECJ familiar, insomnio familiar mortal y enfermedad de Gerstmann-Sträussler-Scheinker.
- **ECJ yatrógena:** como se menciona en la tabla 24-2, hay varias causas yatrógenas de ECJ, aunque la mayor parte de los agentes han sido descartadas en la actualidad. Las técnicas de esterilización con autoclave y la mayor parte de los desinfectantes convencionales no pueden erradicar este agente infeccioso resistente.
- **Nueva variante de ECJ (vECJ o nvECJ):** esta forma fue identificada mediante un programa de vigilancia en Reino Unido después de la epidemia de EEB (*v.* anteriormente) producida entre 1980 y 1996. La edad promedio de inicio de los síntomas en la ECJ esporádica es de 65 años; en caso de la vECJ es de 26 años. También, los pacientes con vECJ tienen una duración de la enfermedad más prolongada (mediana, 12 meses frente a 4 meses) y una presentación clínica atípica, incluyendo diversos cambios en la conducta o alteraciones en la sensibilidad (disestesias) y ninguno de los cambios electroencefalográficos (EEG) habituales en la ECJ esporádica. En la autopsia, la vECJ se caracteriza por cambios espongiformes muy notables en los núcleos basales y el tálamo, y placas extensas de PrP en el cerebro y el cerebelo. Estas placas se caracterizan por el hecho de guardar semejanza con las que se observan en el kuru. Finalmente, en el cerebro de los pacientes con vECJ hay mucha mayor cantidad de PrP de la que se observa en los individuos con ECJ esporádica. La encefalopatía espongiforme bovina se considera la fuente de nvECJ. La evidencia actual sugiere que la incidencia de casos de vECJ ha alcanzado su punto máximo y ahora está disminuyendo. En total, hasta el 2016 se documentaron 231 casos. De estos, cuatro casos ocurrieron en Estados Unidos, con evidencia que sugiere que la infección ocurrió en otros lugares (Medio Oriente y Reino Unido).

ENFERMEDADES DESMIELINIZANTES

Las enfermedades desmielinizantes incluyen la formación de mielina anómala (**dismielinización**), destrucción de la ya existente (**desmielinización**) o alteración en su metabolismo (**leucodistrofias**). La mielina central es producida por los oligodendrocitos, mientras que la periférica es producida por las células de Schwann (*v.* cap. 23). Ambos tipos de mielina tienen características bioquímicas diferentes. Las enfermedades de la mielina afectan tanto a la central como a la periférica, o ambas.

Esclerosis múltiple

EPIDEMIOLOGÍA: La EM es la enfermedad desmielinizante crónica del SNC más habitual en adultos jóvenes en Estados Unidos su prevalencia es de 1 por cada 1 000. La EM se caracteriza por periodos de exacerbación y remisión durante varios años. Se torna sintomática a una edad promedio de 30 años, y su frecuencia es el doble en mujeres que en hombres.

PATOGENIA MOLECULAR: La etiología de la EM sigue siendo desconocida, pero los estudios experimentales y clínicos indican que hay una predisposición genética y una patogenia inmunitaria. La EM es principalmente una enfermedad de clima templado. Las personas que emigran antes de los 15 años de edad desde regiones con baja prevalencia de EM hacia regiones endémicas más templadas tienen mayor riesgo de presentar la enfermedad, lo que indica que hay factores ambientales de importancia para la enfermedad.

La enfermedad tiene una predisposición genética por el hecho de haber agrupación familiar de la enfermedad, mayor riesgo en familiares de segundo y tercer grado de pacientes con EM y concordancia del 25 % para EM en gemelos monocigotos. La susceptibilidad también está relacionada con el número de alelos del complejo principal de histocompatibilidad (HLA-DR2), lo que implica un mecanismo inmunitario involucrado en su patogenia.

La apariencia microscópica de la EM también sugiere participación inmunitaria. Por ejemplo, las lesiones por EM crónica se caracterizan por la presencia de linfocitos perivasculares, macrófagos y múltiples linfocitos T CD4$^+$ (subtipo cooperadores-inductores), así como CD8$^+$. Aunque no se ha podido identificar ningún antígeno objetivo específico, la información indica que hay una respuesta inmunitaria contra una proteína específica del SNC.

La posibilidad de mecanismo inmunitario se apoya todavía más por la producción experimental de una enfermedad autoinmunitaria desencadenada por un antígeno específico, mediada por linfocitos T, denominada encefalitis alérgica experimental. La inyección de una proteína básica de la mielina de forma experimental, incluyendo primates, provoca una enfermedad desmielinizante similar a la EM. No obstante, a diferencia de la EM, la encefalitis alérgica experimental es una enfermedad monofásica.

Se han propuesto diversos virus en la etiología de la EM, pero hasta el momento no hay evidencia suficiente para asegurar la participación de algún agente infeccioso en su origen.

PATOLOGÍA: La característica primordial de la EM es la placa de desmielinización (fig. 24-44). Estas lesiones, rara vez de más de 2 cm de diámetro, se acumulan en gran número en el cerebro y la médula espinal (fig. 24-45). Son discretas, con un contorno redondo y liso, en general presentes en la sustancia blanca, aunque pueden extenderse hasta la sustancia gris. Estas lesiones predominan en los nervios ópticos, el quiasma óptico, la sustancia blanca paraventricular y la médula espinal, aunque puede afectar a cualquier parte del SNC.

La placa en evolución se caracteriza por la pérdida selectiva de mielina en una región de conservación axonal relativa, con acumulación de linfocitos alrededor de venas y arterias, y la entrada de macrófagos, acompañada de un importante edema.

Los cuerpos neuronales dentro de los límites de la placa están notablemente respetados, pero puede haber degeneración axonal. El número de oligodendrocitos está moderadamente disminuido. Conforme las placas perduran, se vuelven más discretas y el edema disminuye. Esta secuencia indica el carácter focalizado de la lesión, su selectividad y su gravedad, ya que la desmielinización

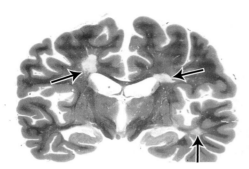

FIGURA 24-44. Esclerosis múltiple. Corte coronal de todo el cerebro teñido para mielina de un paciente con esclerosis múltiple de larga evolución en el que se observan zonas o placas carentes de mielina (*flechas*) y desmielinización periventricular característica particularmente notable en los ángulos superiores de los ventrículos laterales. (Cortesía del Dr. F. Stephen Vogel, Duke University.)

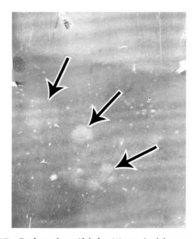

FIGURA 24-45. Esclerosis múltiple. Materia blanca subcortical de un paciente con esclerosis múltiple en la que se observan múltiples zonas de desmielinización, irregulares, pequeñas y parcialmente confluentes (*flechas*). La mielina normal intacta se tiñe de color azul en este corte preparado con la técnica de azul luxol rápido.

es total dentro de la placa. Los axones que atraviesan las placas se desmielinizan de forma súbita. Las placas más antiguas son densas y glióticas.

 CARACTERÍSTICAS CLÍNICAS: La EM suele presentarse en la tercera o cuarta décadas de la vida, y se caracteriza por episodios súbitos y breves de exacerbación clínica, intercalados con periodos de relativa estabilidad. El criterio clínico esencial para la EM es la diseminación de lesiones en el espacio y el tiempo; esto es, afecta a múltiples áreas separadas del SNC en diferentes momentos.

Los estudios de RM en serie muestran la evolución de la EM a pesar de estar al parecer inactiva desde el punto de vista clínico. Hay aparición e involución de nuevas placas, que sólo producen manifestaciones clínicas en algunas ocasiones. Entre los criterios más recientes para el diagnóstico de la EM se incluyen estudios de imagen periódicos que permiten evidenciar la distribución de placas. De esta manera, la enfermedad es considerada una enfermedad activa aún en el lapso que transcurre entre una exacerbación y otra. El tratamiento está enfocado a suprimir la actividad de la enfermedad utilizando diferentes inmunomoduladores,

como el interferón β, y la eficacia determinada mediante RM se ha convertido en una meta en los estudios de evaluación de medicamentos y de tratamiento clínico.

Muchos pacientes con EM siguen una evolución clínica caracterizada por remisiones y recurrencias, pero algunos otros siguen una progresión inexorable sin remisiones. Por lo general, la EM se inicia con síntomas secundarios a una lesión en los nervios ópticos, el tronco del encéfalo o la médula espinal. El primer síntoma suele ser visión borrosa o la pérdida de la visión de un solo ojo secundaria a una neuritis óptica. Cuando la lesión inicial se localiza en el tronco del encéfalo, pueden presentarse diplopía y vértigo. En particular, la presencia de oftalmoplejía internuclear, causada por una disrupción del fascículo longitudinal medial, indica con mucha certeza una enfermedad desmielinizante cuando se presenta en una persona joven. La desmielinización aguda dentro de la médula espinal se denomina **mielitis transversa**, y produce debilidad de una o ambas extremidades inferiores y síntomas sensoriales como entumecimiento. Muchos de los síntomas iniciales son reversibles en parte al cabo de unos cuantos meses.

A pesar de que la mayoría de los pacientes presenta una evolución caracterizada por recurrencias y remisiones crónicas, el déficit neurológico es acumulativo e inexorable. Incluso en las placas menos activas puede haber destrucción axonal, que conlleva la presencia de lesiones irreversibles. En casos establecidos, el grado de compromiso funcional es muy variable, desde discapacidad mínima hasta grave, invalidez, con parálisis generalizada, disartria, ataxia, alteraciones graves de la visión, incontinencia y demencia. Estos últimos suelen morir por parálisis respiratoria o infecciones de las vías urinarias. La mayoría de los pacientes con EM sobreviven 20 a 30 años después del inicio de los síntomas.

Neuromielitis óptica

La neuromielitis óptica es una enfermedad desmielinizante con una predilección muy notable por los nervios ópticos y la médula espinal. Aunque se consideraba una variante simple de la EM, la neuromielitis óptica es reconocida en la actualidad como una enfermedad producida por autoanticuerpos contra un canal hídrico, la acuaporina 4, por lo que es muy distinta de aquella de la EM. Este trastorno responde muy poco al tratamiento convencional para la EM.

Leucodistrofias

Las leucodistrofias a menudo tienen impacto tanto en la mielina central como en la periférica, y suelen manifestarse en la lactancia y la niñez, aunque también hay fenotipos propios del adulto. La alteración de la mielina central produce ceguera, espasticidad y pérdida de funciones previamente adquiridas durante el desarrollo, mientras que la pérdida de mielina periférica produce debilidad y ausencia de reflejos.

Leucodistrofia metacromática

La leucodistrofia metacromática, la más común de las leucodistrofias, es una enfermedad autosómica recesiva caracterizada por la acumulación de un cerebrósido (galactosil sulfátido) en la sustancia blanca del cerebro y los nervios periféricos. La enfermedad suele predominar en la lactancia, aunque hay algunos casos raros en jóvenes o adultos. Produce la muerte al cabo de varios años. Un ensayo clínico que consiste en el trasplante de médula ósea con genes corregidos se ha mostrado prometedor al prevenir la progresión de la LDM.

 FISIOPATOLOGÍA: La LDM es una deficiencia en la actividad de la arilsulfatasa. Esta enzima lisosómica está involucrada en la degradación de los sulfátidos de mielina. En consecuencia, hay acumulación progresiva de sulfátidos dentro de los lisosomas de las células de Schwann que forman la mielina y los oligodendrocitos.

PATOLOGÍA: En la LDM, los sulfátidos acumulados forman gránulos esféricos citoplasmáticos, de 15 a 20 µ de diámetro, los cuales presentan tinción metacromática con violeta de genciana y azul de toluidina. La violeta de genciana o el azul de toluidina generalmente tiñen el tejido de color violeta o azul. En la metacromasia los tejidos teñidos con violeta de genciana o azul de toluidina se observan con un color café oscuro o rojizo. El cerebro presenta pérdida difusa de mielina, acumulación de material metacromático en la sustancia blanca y astrocitosis. La desmielinización de los nervios periféricos es menos grave.

Enfermedad de Krabbe (leucodistrofia de células globoides)

La enfermedad de Krabbe se caracteriza por una evolución rápida y mortal, tiene un patrón de herencia autosómico recesivo y es causada por una deficiencia de galactocerebrósido β-galactosidasa.

PATOLOGÍA: El cerebro es pequeño, con pérdida generalizada de la mielina y preservación de la corteza cerebral. La astrogliosis es grave. Las «células globoides» multinucleadas se desarrollan en la sustancia blanca y se agrupan alrededor de los vasos sanguíneos, lo que da lugar al nombre alternativo, leucodistrofia de células globoides. Las células globoides son simples macrófagos multinucleados que contienen galactocerebrósido aún sin digerir (galactosilceramida). Estas células alcanzan un diámetro de hasta 50 µm, con hasta 20 núcleos periféricos. En la etapa terminal de la enfermedad, su número disminuye, y en las zonas de mayor pérdida de mielina se observan escasas células globoides residuales. Al microscopio electrónico se observa que estas células contienen inclusiones de tipo cristaloide de forma recta o tubular.

CARACTERÍSTICAS CLÍNICAS: La enfermedad de Krabbe se manifiesta en los primeros meses de vida y evoluciona hasta la muerte en un lapso de 1 a 2 años. Se caracteriza por déficits motor, sensorial y cognitivo graves debido al daño difuso del sistema nervioso.

Adrenoleucodistrofia

PATOGENIA MOLECULAR: La adrenoleucodistrofia es una enfermedad hereditaria ligada al cromosoma X (Xq28) caracterizada por una disfunción de la corteza suprarrenal y la desmielinización del sistema nervioso, asociados con una alta concentración de ácidos grasos saturados de cadena muy larga (AGSCML) en los tejidos y líquidos corporales. La mutación enzimática presente en la adrenoleucodistrofia impide la degradación de los AGSCML al impedir la activación normal de los AGSCML libres al agregar la coenzima A (CoA). Las características patológicas en el cerebro y la suprarrenal son resultado de la acumulación de ésteres anómalos del colesterol y la toxicidad de los AGSCML.

PATOLOGÍA: En el cerebro hay desmielinización confluente, bilateral y simétrica. Las lesiones más graves se encuentran en la sustancia blanca subcortical de la región parietooccipital, que se extiende en dirección anterior (sin dañar la corteza), dando como resultado una pérdida grave de axones mielinizados y oligodendrocitos. Es notable la presencia de gliosis e infiltrados perivasculares de células mononucleares (principalmente linfocitos) en las regiones afectadas. Hay macrófagos dispersos positivos para la tinción de PAS y contiene material positivo para colorante de Sudán. Afecta a los nervios periféricos, pero en menor grado que al cerebro. Las glándulas suprarrenales se encuentran atróficas, y al microscopio electrónico las células corticales presentan opciones o hendiduras

citoplasmáticas curvilíneas (laminares) patognomónicas, unidas a la membrana, que contienen AGSCML. Hay inclusiones similares en las células de Schwann y macrófagos del SNC.

CARACTERÍSTICAS CLÍNICAS: La adrenoleucodistrofia se presenta en niños de 3 a 10 años de edad, y los síntomas neurológicos anteceden a los signos de deficiencia suprarrenal. La enfermedad evoluciona con rapidez en un lapso de 2-4 años, y los pacientes pueden llegar con prontitud al estado vegetativo y permanecer en ese estado durante varios años antes de sobrevenir la muerte. El trasplante alogénico de médula ósea y la prueba con médula ósea autóloga modificada genéticamente mejoran el pronóstico, pero no son curativos.

ENFERMEDADES TÓXICAS Y METABÓLICAS

Dado el enorme apetito del cerebro por el oxígeno, los aminoácidos y otros metabólicos, no es de sorprender que este órgano presente mal funcionamiento como resultado de (1) la carencia o uso inadecuado de sustancias esenciales, (2) intoxicación y (3) enfermedades metabólicas hereditarias. Estos trastornos son de particular importancia, ya que la corrección de la alteración metabólica subyacente permite corregir el defecto funcional. En la mayoría de los casos, estas alteraciones, aunque tienen un notable efecto fisiológico, no tienen una correlación morfológica importante; sin embargo, en algunos casos, se pueden identificar alteraciones patológicas.

Enfermedades metabólicas por almacenamiento

Las enfermedades neuronales por almacenamiento son enfermedades enzimáticas hereditarias que dan lugar a la acumulación de productos metabólicos normales dentro de los lisosomas. A diferencia de las leucodistrofias, en las que se produce ceguera y espasticidad, en las enfermedades neuronales por almacenamiento el impacto se da en las neuronas, lo cual da lugar a crisis convulsivas y deterioro cognitivo (*v.* cap. 5).

Enfermedad de Tay-Sachs

La enfermedad de Tay-Sachs es un trastorno autosómico recesivo y mortal originado por una deficiencia congénita de hexosaminidasa A. Debido a que el gangliósido se acumula en las neuronas del SNC, la enfermedad es mortal en la lactancia y la niñez temprana. La lesión de la retina aumenta la transparencia macular, originando el signo característico de **manchas rojo cereza** en la mácula.

El cerebro es el principal sitio de almacenamiento de gangliósido, y su volumen se incrementa progresivamente durante la lactancia. Se observan pequeñas gotas de lípidos en el citoplasma de las células nerviosas distendidas del SNC y del sistema nervioso periférico (fig. 24-46 A). Al microscopio electrónico se observa la presencia de lípidos dentro de los lisosomas, con un patrón arremolinado descrito como «figuras de mielina» (fig. 24-46 B). El tejido nervioso desarrolla astrocitosis difusa. Los lactantes tienen un aspecto normal, pero a la edad de 6 meses presentan retraso en el desarrollo psicomotor. Posteriormente, se observa un deterioro progresivo que conlleva hipotonía flácida y retraso mental grave. Por lo general mueren antes de llegar al segundo año de vida.

Síndrome de Hurler

El síndrome de Hurler es una enfermedad autosómica recesiva del metabolismo del glucosaminoglucano que da como resultado la acumulación de mucopolisacáridos dentro de las neuronas. Las variantes clínicas de este síndrome se diferencian por el grado de involucramiento de los órganos viscerales y del sistema nervioso. Por lo general, la enfermedad se expresa en la lactancia o la niñez temprana por talla baja, opacidades corneales, deformidades esqueléticas y hepatoesplenomegalia. La acumulación interneuronal extiende el compartimiento citoplasmático y se acompaña de astrocitosis y retraso mental progresivo.

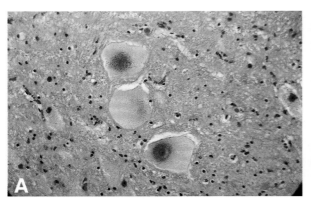
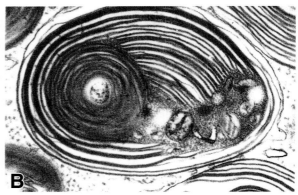

FIGURA 24-46. Enfermedad de Tay-Sachs. A. El citoplasma de las neuronas se encuentra distendido por la acumulación de material de depósito eosinófilo. **B.** Desde el punto de vista estructural, se observan «cuerpos de mielina» con un patrón arremolinado, compuestos por gangliósidos presentes en el citoplasma.

Enfermedad de Gaucher

La enfermedad de Gaucher es una enfermedad autosómica recesiva debida a una deficiencia genética de glucocerebrosidasa, lo cual da lugar a la acumulación de glucocerebrósido, principalmente en los macrófagos. El SNC está más afectado en la variedad infantil de la enfermedad de Gaucher (tipo II). Aunque la acumulación interneuronal de glucocerebrósido no es muy evidente, la pérdida de neuronas es grave y va acompañada de astrocitosis difusa. Estos niños presentan fallo del crecimiento y mueren a edad temprana.

Enfermedad de Niemann-Pick

La enfermedad de Niemann-Pick es una enfermedad autosómica recesiva en la que hay almacenamiento interneuronal de esfingomielina como resultado de una deficiencia de esfingomielinasa. Las manifestaciones clínicas se presentan a edad temprana, y la enfermedad se caracteriza por retraso en el crecimiento y el desarrollo del niño. El sistema fagocítico mononuclear es el principal sitio de almacenamiento, pero es en el sistema nervioso donde predominan los síntomas durante la lactancia. El cerebro se torna atrófico y presenta una importante astrocitosis. La degeneración retiniana puede producir manchas en rojo cereza similares a la enfermedad de Tay-Sachs.

Enfermedad de Wilson

La enfermedad de Wilson, también llamada **degeneración lenticular hepática** afecta al cerebro y al hígado, y es causada por mutaciones en el gen *WD* (*v.* cap. 12). Un defecto en la capacidad de excreción del cobre a través de la bilis ocasiona que se deposite en el cerebro.

 CARACTERÍSTICAS CLÍNICAS: Las manifestaciones clínicas de la lesión cerebral consisten en alteraciones motoras con tendencia a la coreoatetosis, por lo general en la segunda década de la vida, pero los síntomas pueden empezar en etapa tan avanzada como la octava década. La alteración en los movimientos puede acompañarse de psicosis. Antes, durante o después de la aparición de síntomas neurológicos, puede desarrollarse una cirrosis, que puede dar como resultado una deficiencia hepática. El depósito de cobre en el borde de la córnea produce una banda visible de color café dorado, conocida como **anillo de Kayser-Fleischer**.

El núcleo lenticular del cerebro presenta un color dorado claro, y el 25 % de los casos presenta pequeños quistes o hendiduras en el putamen o en las capas más profundas de la neocorteza. Son características la pérdida leve de neuronas y la gliosis.

Algunos pacientes que están «presintomáticos» nunca presentan un nivel suficientemente alto de cobre para acumularse en el cerebro o los ojos o producir cirrosis. El diagnóstico es fundamental, pues es una enfermedad tratable que puede provocar un daño irreversible del hígado y del SNC sin intervención terapéutica. Cualquier persona que presente hiperquinesia, en particular cuando se inicia en la edad adulta temprana acompañada de manifestaciones psiquiátricas o hepáticas, debe ser evaluada para descartar la enfermedad de Wilson.

Insuficiencias vitamínicas

Las insuficiencias de vitaminas se describen con mayor detalle en el capítulo 19.

Intoxicación

La neurotoxicología es uno los aspectos más importantes de la neuropatología contemporánea. La amplitud de este campo excede los objetivos de este capítulo, por lo que se hará énfasis en las lesiones tóxicas cerebrales más habituales y mejor estudiadas.

ETANOL: Los signos y síntomas de la intoxicación aguda por alcohol se corresponden con el nivel sanguíneo relacionado con la dosis. Un nivel de alcohol en sangre (BAC) de 0.05 a 0.1 mg/dL se asocia con la desinhibición en la coordinación motora; de 0.1-0.3 mg/dL, franco estado de ebriedad y ataxia, y de 0.3-0.35 mg/dL, intoxicación extrema con sopor, náusea y vómito. Un BAC mayor de 0.35 mg/dL es potencialmente mortal por depresión respiratoria e incapacidad de prevenir la presencia de broncoaspiración.

El uso crónico de alcohol se relaciona con complicaciones neurológicas causadas por (1) déficits nutricionales, incluyendo el síndrome de Wernicke-Korsakoff, y (2) quizá neuropatía periférica; (3) deficiencia hepática con encefalopatía; (4) lesiones cerebrales; y (5) alteraciones metabólicas como la mielinólisis pontina central secundaria a una corrección rápida de la hiponatremia (fig. 24-47).

METANOL: En su búsqueda por el etanol, los alcohólicos pueden sustituir el metanol, el cual se oxida para dar lugar a formaldehído y ácido fórmico. Puede presentarse edema cerebral grave con necrosis hemorrágica de la región lateral del putamen. Se observa degeneración retiniana y de las células ganglionares, que explica la pérdida de la visión que afecta a estos pacientes. La ceguera puede presentarse con la ingestión de tan sólo 4 mL de metanol, mientras que la dosis mortal está en el rango de 8 a 10 mL.

MONÓXIDO DE CARBONO (CO): Este gas incoloro, inodoro e insípido se produce por combustión incompleta. La intoxicación grave da como resultado la necrosis licuefactiva bilateral del globo pálido, que es casi patognomónica. Pueden observarse otras regiones del SNC con daño isquémico.

INTOXICACIÓN POR METALES O DÉFICIT: Diversos metales utilizados en la industria y la medicina pueden dar como

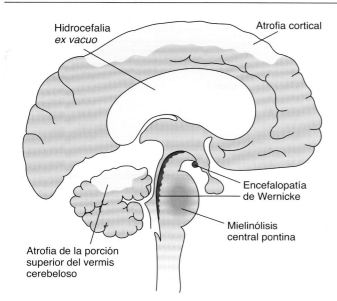

FIGURA 24-47. Regiones del cerebro que presentan lesiones asociadas a abuso crónico de etanol.

resultado enfermedades neurológicas; además, las propiedades biocidas de algunos de ellos, como el arsénico y el talio, los han convertido en herramientas muy utilizadas por homicidas, casos de suicidio y como pesticidas.

- **Plomo:** a intoxicación aguda por plomo produce una encefalopatía caracterizada por edema, en especial durante la niñez. Se observa un exudado amorfo alrededor de los capilares y cierta proliferación vascular. La exposición crónica en niños a partir de la ingestión de pintura a base de plomo, cañas de pesca y joyas infantiles a base de aleaciones de plomo desencadena déficits intelectuales. En los adultos, la intoxicación produce con más frecuencia neuropatía en lugar de encefalopatía.
- **Mercurio:** n la actualidad es raro, la intoxicación crónica con mercurio inorgánico puede producir demencia, delirio, temblor, irritabilidad e insomnio. Se observan atrofia cerebelosa y pérdida de células de Purkinje. Es más frecuente la intoxicación con mercurio orgánico. La neurotoxicidad congénita por la exposición en el útero a metilmercurio (visto más notablemente en la liberación ambiental de la Bahía de Minamata en Japón) produce retraso mental grave, atetosis, ataxia y cuadriparesia espástica. Se observa atrofia grave del cerebro con leve atrofia cerebelosa, desorganización laminar cortical.
- **Arsénico y talio:** la intoxicación con estos elementos produce síntomas gastrointestinales, incluyendo náusea, vómito y diarrea. Pueden presentarse edema y petequias en el cerebro. La exposición prolongada tiene otros riesgos.

TRASTORNOS NEURODEGENERATIVOS

Los trastornos neurodegenerativos se deben a la muerte de neuronas relacionadas desde el punto de vista funcional; en consecuencia, estas enfermedades pueden ser clasificadas de acuerdo con el principal sitio funcional afectado. De esta manera, (1) la degeneración **cortical** produce demencia, (2) la pérdida de **núcleos basales** origina alteraciones motoras, (3) las lesiones **espinocerebelosas** ocasionan ataxia y (4) la pérdida de **moto-neurona** origina parálisis de motoneurona superior o inferior. *Desde el punto de vista neuropatológico, la pérdida de neuronas en estos sistemas es característica. Con frecuencia se observan inclusiones celulares microscópicas y acumulación de proteínas extracelulares propias de cada uno de estas condiciones, así como diferente grado de activación glial y microglial.* Los trastornos

neurodegenerativos a menudo empiezan focalmente y después se diseminan de formas razonablemente predecibles en todo el SNC. Esta diseminación estereotípica es probable que requiera proteínas patógenas con plegamiento anómalo que reclutan y transforman a la proteína nativa. ***Este fenómeno es una reminiscencia de la patogenia molecular y las enfermedades priónicas y se denomina plegamiento anómalo de las proteínas «similar a los priones» o «en plantillas».***

FISIOPATOLOGÍA: En esencia, las enfermedades neurodegenerativas son principalmente trastornos de la homeostasis de las proteínas, por la alteración en las vías celulares que controlan la síntesis, el plegamiento, el tránsito, la agregación, la disgregación y la degradación de las proteínas. Debido a esta característica común, los principios patógenos fundamentales derivados de una enfermedad neurodegenerativa pueden ser generalizables a otras.

Los trastornos neurodegenerativos se clasifican de acuerdo con los sistemas neuronales que están más afectados y las proteínas que se acumulan en estas células.

Las inclusiones intracelulares, en particular las intracitoplasmáticas, están estrechamente relacionadas con las enfermedades neurodegenerativas.

Estos agregados proteínicos pueden causar la enfermedad (fig. 24-48; tabla 24-3) por diferentes vías. El secuestro de una proteína u otras macromoléculas las hace inviables para funcionar de manera normal. Conforme los agregados crecen, pueden producir la obstrucción física de los axones, las dendritas o de la movilidad de materiales dentro del citoplasma. Conforme estas proteínas se acumulan, en un principio forman fibrillas ultraestructurales que pueden ser extremadamente citotóxicas. Así, al padecer estrés celular por diferentes causas, puede alterar la homeostasis proteínica y dar como resultado la formación de fibrillas tóxicas que por sí mismas pueden perpetuar y amplificar el estrés celular.

Enfermedades neurodegenerativas cerebrales principales

Las características clínicas y patológicas de estos trastornos son distintivas porque se acumulan diferentes proteínas polimerizadas

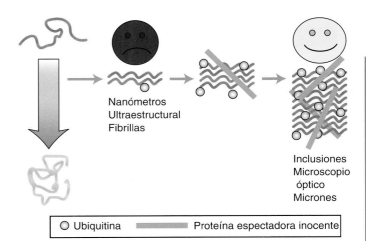

FIGURA 24-48. Formación de fibrillas e inclusiones. Las proteínas con plegamiento anormal tienden a la polimerización formando fibrillas extremadamente citotóxicas que sólo son visibles con el microscopio electrónico. La respuesta de estrés celular puede favorecer la hiperagregación de las inclusiones que son visibles con el microscopio óptico. Estas inclusiones pueden ser consideradas como «depósitos tóxicos», por lo que tendrían un papel protector.

Tabla 24-3

Enfermedades neurodegenerativas caracterizadas por fibrilogenia

Enfermedad	Lesión	Componentes	Localización
Enfermedad de Alzheimer	Placas seniles	Amiloide β	Extracelular
	Ovillos neurofibrilares	Tau	Intracitoplasmática
Esclerosis lateral amiotrófica	Esferoides	Neurofilamento	Intracitoplasmática
		Superóxido dismutasa (SOD-1)	
		TDP43	
		FUS	
Demencia de cuerpos de Lewy	Cuerpos de Lewy	α-sinucleína	Intracitoplasmática
Demencia frontotemporal	Ovillos neurofibrilares	Tau	Intracitoplasmática
		TDP43, progranulina y otras proteínas	
Atrofia sistémica múltiple	Inclusiones gliales	α-sinucleína	Intracitoplasmática
Enfermedad de Parkinson	Cuerpos de Lewy	α-sinucleína	Intracitoplasmática
Enfermedades por priones	Depósitos de priones	Priones	Extracelular
Enfermedades por repetición de trinucleótidos	Inclusiones	Secuencias de poliglutamina	Intranuclear y citoplasmática

(fig. 24-49). Estos tipos de degeneración cortical llevan finalmente a la demencia.

- La **enfermedad de Alzheimer (EA)** produce la mayor parte de los casos de demencia neurodegenerativa. Se caracteriza por la acumulación anómala de dos proteínas: amiloide β y tau.
- La **enfermedad de Pick**, que es el prototipo de demencia del lóbulo frontotemporal, se caracteriza por la acumulación de proteína tau anómala y ausencia de amiloide β.
- La **demencia con cuerpos de Lewy** se caracteriza por acumulación de la proteína α-sinucleína.

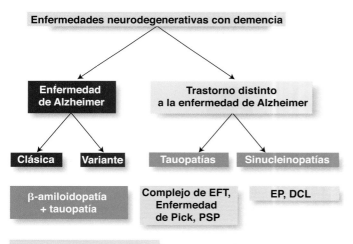

FIGURA 24-49. Fibrilogenia de proteínas. La clasificación molecular de las demencias y otras enfermedades neurodegenerativas se hace en la actualidad con base en las proteínas que sufren el proceso de fibrilogenia. La enfermedad de Alzheimer (EA) vendría a ser una combinación de una β-amiloidopatía y una tauopatía. La mayor parte de las enfermedades degenerativas de los lóbulos frontotemporales (EFT) tales como la enfermedad de Pick y la parálisis supranuclear progresiva (PSP) serían tauopatías puras. La demencia con cuerpos de Lewy (DCL) y el complejo de la enfermedad de Parkinson (EP) son α-sinucleinopatías.

Enfermedad de Alzheimer

 EPIDEMIOLOGÍA: La EA es un trastorno neurológico de evolución progresiva caracterizado desde el punto de vista clínico por pérdida de la memoria, alteraciones cognitivas y en algunos casos demencia. Aunque los primeros casos de Alzheimer eran menores de 65 años y se decía que presentaban «demencia presenil», en la actualidad el término se utiliza para referirse a la demencia acompañada de cambios patológicos característicos independientemente de la edad de presentación. Es el tipo de demencia más común en los adultos mayores, al cual corresponden más de la mitad de todos los casos. La prevalencia de la enfermedad tiene estrecha relación con la edad. En pacientes menores de 65 años, la prevalencia de la EA es de un 1% a 2%, pero es de hasta el 40% o más en pacientes mayores de 85 años. Las mujeres la presentan con una frecuencia dos veces mayor que los hombres. La mayoría de los casos son esporádicos, pero ocurren variantes familiares.

 PATOLOGÍA: Los cerebros con EA muestran atrofia cortical con hidrocefalia *ex vacuo* (figs. 24-50 y 24-51). El aplanamiento de circunvoluciones, el ensanchamiento de los surcos y la atrofia cortical son más evidentes en las regiones parahipocámpicas. Sin embargo, conforme la enfermedad avanza, la atrofia de la corteza temporal, la frontal y la parietal se hace más grave.

Las placas seniles y los ovillos neurofibrilares (ONF) son las características histológicas predominantes en la EA. En adultos mayores con alteraciones leves de la memoria y de las funciones cognitivas se pueden identificar algunas placas y ovillos que hasta en el 50% de los casos son prodrómicos de EA.

PLACAS NEURÍTICAS: Las lesiones histológicas más notables, las placas seniles neuríticas, son depósitos esféricos **extracelulares** de amiloide β de varios micrones de diámetro. En una etapa terminal de la enfermedad, las placas seniles ocupan gran parte del volumen de la sustancia gris cerebral (fig. 24-52). Se (1) tiñen positivamente utilizando colorantes especiales que se fijan al amiloide plano, como el rojo Congo y la tioflavina S o tinciones argénticas (argentófilas), que además (2) son inmunorreactivas para la proteína amiloide β (Aβ) en el centro y la periferia. Las placas se encuentran rodeadas por astrocitos y microglía reactivos y presentan procesos neuronales inflamados y deformados (neuritis distrófica). El número y distribución de las placas no tiene correlación con la gravedad clínica de la enfermedad.

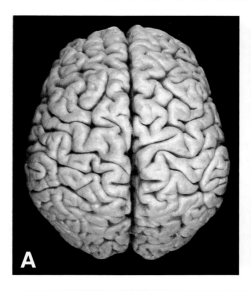

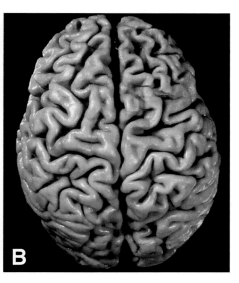

FIGURA 24-50. Atrofia cortical. Del lado izquierdo, un cerebro sano **(A)**, y del lado derecho, un cerebro con atrofia cortical causada por la enfermedad de Alzheimer **(B)** en el que se observa aplanamiento de circunvoluciones y prominencia de surcos. (Cortesía del Dr. F. Stephen Vogel, Duke University.)

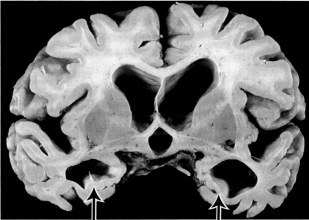

FIGURA 24-51. Atrofia cerebral con hidrocefalia *ex vacuo* **en la enfermedad de Alzheimer.** Obsérvese también la importante atrofia del hipocampo (*flechas*), que origina las alteraciones de la memoria reciente, característica de la enfermedad. (Cortesía del Dr. F. Stephen Vogel, Duke University.)

OVILLOS NEUROFIBRILARES: Los ONF son acumulaciones **intracitoplasmáticas** de filamentos tau polimerizados (fig. 24-53). Contienen ovillos irregulares de fibrillas que se tiñen con el colorante de rojo Congo y tioflavina S, y son inmunorreactivos para tau. Los ovillos están formados por pares de filamentos helicoidales de 10 nm de grosor. Su distribución tiene correlación con la gravedad clínica de la EA. Los ovillos situados en la corteza entorrinal y la circunvolución parahipocámpica pueden observarse en individuos asintomáticos décadas antes de la edad de inicio habitual de la EA, y pueden representar una de las fases más tempranas de la enfermedad. Conforme aparecen más lesiones de este tipo en la neocorteza temporal, se producen alteraciones cognitivas leves. Finalmente, cuando afecta a grandes áreas de la neocorteza, los núcleos profundos y el tronco del encéfalo, se presenta el cuadro clínico completo de la enfermedad.

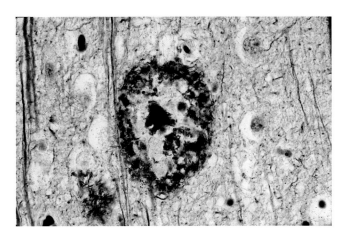

FIGURA 24-52. Las placas neuríticas son acumulaciones extracelulares de amiloide α en el centro con un borde de procesos neuríticos distróficos. El número de placas en la corteza cerebral no tiene una buena correlación con la gravedad de la demencia en la enfermedad de Alzheimer.

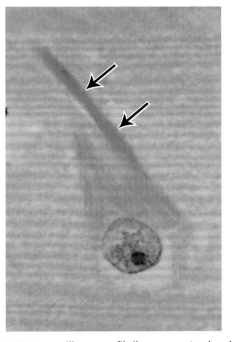

FIGURA 24-53. Los ovillos neurofibrilares son cúmulos de proteína tau polimerizada hiperfosforilada localizados dentro del citoplasma de las neuronas (*flechas*). La localización y densidad de los ovillos neurofibrilares tiene correlación con los síntomas clínicos.

Los ONF no son exclusivos de la EA, puesto que también se presentan en otras enfermedades neurodegenerativas como la demencia pugilística (síndrome de borrachera por golpes en los boxeadores), parkinsonismo postencefálico, ELA Guam/complejo de demencia y parkinsonismo, enfermedad de Pick, degeneración corticobasal y demencias frontotemporales esporádicas y hereditarias. Estas enfermedades neurodegenerativas caracterizadas por la agregación de formas anómalas de tau se denominan **tauopatías** y pueden compartir mecanismos de degeneración cerebral. *La EA es al mismo tiempo una tauopatía y una β-amiloidopatía caracterizada por la presencia de ovillos y placas intracelulares y extracelulares, respectivamente.*

  FISIOPATOLOGÍA Y PATOGENIA MOLECULAR: La causa de la EA no se conoce del todo, pero se han logrado avances significativos respecto al conocimiento del origen tanto de la acumulación de amiloide como de otros ONF presentes en la enfermedad.

Proteína amiloide β (Aβ): hay cada vez mayor evidencia que destaca la importancia del depósito de proteína Aβ en las **placas neuríticas** de la enfermedad de Alzheimer. El centro de estas placas contiene una forma particular del péptido Aβ, con una longitud preponderante de 42 aminoácidos. La Aβ proviene de la proteólisis de una proteína transmembrana PPA (proteína precursora amiloidea) mucho más larga (de 695 aminoácidos). La PPA en toda su longitud posee una región extracelular, una secuencia transmembrana y un dominio citoplasmático. La región que incluye la Aβ ancla la porción aminoterminal de la PPA a la membrana. Se desconoce el papel fisiológico de la PPA y de la Aβ. La degradación normal de la PPA incluye la división mediante proteólisis de la porción media del dominio Aβ, que libera un fragmento no amiloidógeno que se extiende desde la mitad del dominio Aβ hasta la porción terminal amino de la PPA. La proteólisis de cada extremo del dominio Aβ libera proteína Aβ intacta y altamente amiloidógena que se acumula en las fibrillas de las placas seniles.

El depósito de Aβ es al parecer requerido para que se desarrolle la EA debido a lo siguiente:

- Los pacientes con **síndrome de Down** (trisomía 21) presentan características clínicas y patológicas similares a la EA, incluyendo el depósito de Aβ en las placas neuríticas, por lo general después de los 40 años de edad. El gen para la PPA se localiza en el cromosoma 21, y la suma del producto del gen adicional presente en la trisomía 21 podría predisponer a la acumulación precoz de Aβ.

- Algunos pacientes con EA familiar son portadores de genes mutados para *PPA* o para presenilina. Estas mutaciones producen un aumento de la producción de Aβ, la porción amiloidógena de la PPA.

- Los ratones transgénicos que expresan los genes mutados para la *PPA* humana desarrollan placas seniles en el cerebro muy similares a las observadas en la EA. No obstante, estos ratones carecen de otras características fundamentales de la EA como la presencia de ONF y la evidencia de neurodegeneración, como la pérdida importante de neuronas.

Ovillos neurofibrilares: los ONF están formados por pares de filamentos helicoidales que contienen proteína tau con fosforilación anómala en sitios aberrantes, lo cual da como resultado una proteína que no se une a los microtúbulos, sino que se agrega formando los filamentos ya descritos. La salida de tau de los microtúbulos priva a las células del efecto estabilizador de estas estructuras que proporciona tau, con lo cual se impide el transporte axonal y se compromete el funcionamiento neuronal. De modo alternativo, la formación de fibrillas a partir de conglomerados de tau hiperfosforilada es por sí misma citotóxica.

Hay varios factores de riesgo genético para la EA. Las mutaciones en el gen para *PPA* se relacionan con variantes familiares de inicio temprano de la EA. Otras asociaciones genéticas son (tabla 24-4) con el genotipo de la apolipoproteína E (apoE) y los genes para la presenilina 1 y 2.

En la figura 24-54 se muestran los mecanismos propuestos sobre el desarrollo de la EA.

 CARACTERÍSTICAS CLÍNICAS: Los pacientes con EA suelen ser referidos para atención médica por pérdida gradual de la memoria y funciones cognitivas, dificultades con el lenguaje y cambios en la conducta. Aquellos con déficit cognitivo leve suelen ser detectados con mayor frecuencia, evolucionando de una franca demencia a una tasa del 15 % por año. La EA evoluciona de manera inexorable, así que una persona previamente inteligente y productiva puede desarrollar demencia, incapacidad para el habla, incontinencia urinaria y postración. Las complicaciones médicas más habituales que provocan la muerte en estos casos son la bronconeumonía, las infecciones de vías urinarias y las úlceras por decúbito.

Degeneración lobular frontotemporal

 CARACTERÍSTICAS CLÍNICAS: Las degeneraciones frontotemporales (DFT) son principalmente tauopatías en las que los lóbulos frontal y temporal presentan el mayor impacto de la enfermedad inicial. El prototipo de enfermedad con epónimo de las DFT es la enfermedad de Pick, la cual se manifiesta clínicamente por pérdida de funciones frontales, que se caracterizan por desinhibición, pérdida del juicio acerca de lo que es apropiado desde el punto de vista social e incapacidad para planear o anticipar las consecuencias de las acciones individuales. La mayoría de los casos son esporádicos, aunque se han descrito familias con la enfermedad. La enfermedad de Pick esporádica produce síntomas en la madurez y evoluciona de manera progresiva hasta la muerte en un periodo de 3 a 10 años. Una persona reconocida en su entorno social puede convertirse en un individuo abandonado y desaliñado conforme avanza de manera trágica esta enfermedad. A diferencia de la EA, la cual suele comenzar con dificultades en la memoria, las DFT suelen iniciar con conductas inapropiadas muy disruptivas. Estas demencias convergen en sus manifestaciones clínicas en la fase terminal.

Tabla 24-4

Factores genéticos relacionados con la enfermedad de Alzheimer

Gen	Cromosoma	Enfermedad asociada
Proteína precursora de amiloide (*PPA*)	21	Las mutaciones del gen para la *PPA* se relacionan con la enfermedad Alzheimer familiar de inicio temprano
Presinilina 1 (*PS1*)	14	Las mutaciones del gen *PS1* se relacionan con la enfermedad de Alzheimer familiar de inicio temprano
Presenilina 2 (*PS2*)	1	Las mutaciones del gen *PS2* se relacionan con la enfermedad de Alzheimer familiar de personas provenientes de la región alemana del Volga
Apolipoproteína E (*apoE*)	19	La presencia del alelo ε4 se relaciona con un mayor riesgo de enfermedad de Alzheimer de inicio tardío tanto esporádica como hereditaria, además de iniciarse a edad más temprana

FIGURA 24-54. Mecanismos de la amiloidosis y de la degeneración cerebral en la enfermedad de Alzheimer. A. En este esquema se ilustra el mecanismo hipotético por el cual se forman las placas seniles (PS) a partir de péptidos solubles de Aβ producidos en el interior de las células y secretados hacia el espacio extracelular. La Aβ amiloidógena puede coincidir con cofactores inductores de la formación de fibrillas, lo cual da lugar a la formación de fibrillas A que se depositan en las PS (*extremo derecho*). Las PS están rodeadas por una astrocitosis reactiva y células de la microglía, las cuales secretan citocinas que pueden contribuir a la toxicidad de las PS. Estas fases pueden ser reversibles. La mayor eliminación o producción de Aβ, así como la modulación de la respuesta inflamatoria, pueden ser medidas terapéuticas efectivas para la enfermedad de Alzheimer, en combinación con tratamientos dirigidos contra la degeneración cerebral causada por los ovillos neurofibrilares (ONF). **B.** En este esquema se ilustra el mecanismo hipotético que lleva a la conversión de la proteína tau del sistema nervioso central (SNC) que recubre dos microtúbulos hacia pares de filamentos helicoidales (PFH). Los PFH se generan en el pericarión neuronal y sus procesos. El aumento de la actividad de la(s) cinasa(s) o la hipoactividad de la(s) fosfatasa(s) podría contribuir a este efecto. La tau anormalmente fosforilada forma PFH en los procesos neuronales (hilos de neurópilo) y en el pericarión neuronal (ONF). La tau en los PFH pierde su capacidad de unirse a los microtúbulos, lo que causa su despolimerización, la supresión del transporte axonal y la degeneración de neuronas. La acumulación de PFH en las neuronas puede exacerbar este proceso al impedir el transporte físico a través de las neuronas. La muerte de las neuronas afectadas puede liberar tau y aumentar su concentración en el líquido cefalorraquídeo (LCR) de los pacientes con enfermedad de Alzheimer. La formación de ONF puede ser reversible, y los medicamentos que impiden su formación o que estabilizan los microtúbulos pueden ser efectivos para la enfermedad de Alzheimer. **C.** El modelo del National Institute on Aging/Alzheimer Association (NIA/AA) del 2011 sobre la enfermedad de Alzheimer reconoce formalmente la evolución temporal de la enfermedad que inicia con una fase presintomática prolongada, donde se acumula el amiloide β e inicia la cascada fisiopatológica. Los mecanismos patógenos interactúan y la enfermedad progresa al deterioro cognitivo leve (DCL) y finalmente a la demencia franca. Durante la fase sintomática, puede ser demasiado tarde para que las intervenciones cambien fundamentalmente la trayectoria de la enfermedad y se está prestando mayor atención a la fase presintomática de la enfermedad. Esta sería una estrategia de prevención primaria no muy diferente de la intervención presintomática altamente efectiva para el infarto de miocardio y el accidente cerebrovascular, consistente en el ejercicio y el control de la hipertensión y la hiperlipidemia.

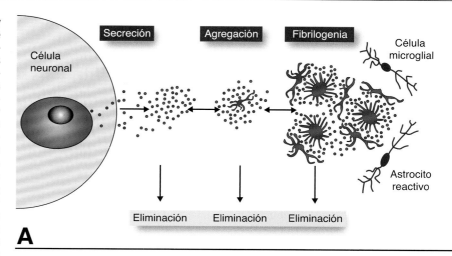

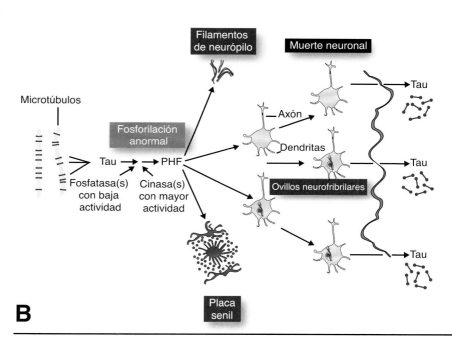

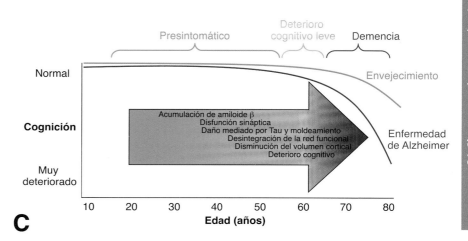

PATOLOGÍA: La atrofia cortical en la enfermedad de Pick predomina sobre todo en las regiones frontotemporales (fig. 24-55) y puede alcanzar grandes proporciones, de manera que las circunvoluciones afectadas pueden estar tan disminuidas que adquieren el aspecto de bordes muy delgados (**atrofia en filo de navaja**). La corteza afectada tiene una disminución importante de neuronas y presenta una intensa astrocitosis. Las neuronas residuales contienen inclusiones citoplasmáticas de forma redonda argentófilas e inmunorreactivas para la proteína tau denominados **cuerpos de Pick** (fig. 24-56 A y B). Estas estructuras están formadas por conglomerados densos de filamentos rectos de proteína tau.

La enfermedad de Pick es prototípica de las DFT, pero hay otras enfermedades similares cuyas características moleculares han comenzado a ser descritas. En una cohorte de pacientes con manifestaciones clínicas de DFT, muchos presentaban enfermedad de Pick en la autopsia, pero no un número significativo. Con frecuencia, sus neuronas eran inmunorreactivas para ubiquitina, lo que implicaba la presencia de una proteína todavía no identificada como desencadenante de una respuesta de degradación no bien descrita. Se clasifican como DFT-U por la inmunorreactividad a la ubiquitina. Varias de estas proteínas ya han sido identificadas.

La proteína TDP43 merece una descripción breve, ya que su acumulación anómala se observa tanto en las DFT como en la enfermedad de motoneurona. Esta situación por lo general es reflejo del hecho cada vez más aceptado de la coexistencia clínica de la demencia frontotemporal y la enfermedad de motoneurona.

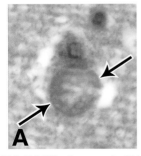

FIGURA 24-55. La atrofia cortical grave con predominio de atrofia frontotemporal es característica de las degeneraciones lobulares frontotemporales, tales como la enfermedad de Pick, pero también pueden observarse en la enfermedad de Alzheimer. La atrofia frontal tiene correlación con la pérdida de la capacidad de realizar funciones ejecutivas, la alteración de la capacidad de juicio y conductas de desinhibición.

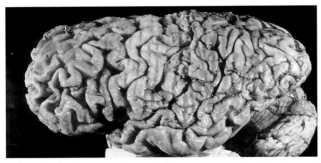

FIGURA 24-56. Cuerpos de Pick. **A.** En cortes teñidos con hematoxilina y eosina, los cuerpos de Pick son cúmulos intraneuronales de proteína tau que se caracterizan por ser basófilos, esféricos e intracitoplasmáticos (*flechas*). Tienden a ser más redondos que angulares, como sucede con los ovillos neurofibrilares (ONF) presentes en la enfermedad de Alzheimer, pero al igual que estos, son argentófilos (impregnación con sales de plata) **(B).**

Demencia con cuerpos de Lewy

La demencia con cuerpos de Lewy se caracteriza por la presencia de inclusiones inmunorreactivas intracitoplasmáticas de α-sinucleína en un número pequeño de neuronas corticales, principalmente de la corteza simulada. Con frecuencia hay características patológicas de EA que coexisten con las de los cuerpos de inclusión de Lewy en la etapa final de la enfermedad.

 CARACTERÍSTICAS CLÍNICAS: La demencia con cuerpos de Lewy se caracteriza porque la función cognitiva fluctúa de un día a otro. Presenta manifestaciones extrapiramidales sutiles y los pacientes pueden presentar alucinaciones visuales. La demencia con cuerpos de Lewy puede producirse en continuidad con otras α-sinucleinopatías como la enfermedad de Parkinson y la atrofia sistémica múltiple.

Enfermedades neurodegenerativas de los núcleos basales

 CARACTERÍSTICAS CLÍNICAS: Los trastornos del movimiento pueden dar como resultado disminución (bradicinesia) o aumento (hipercinesia) exagerado de movimientos involuntarios. La enfermedad de Parkinson es el prototipo de un trastorno bradicinético, caracterizado por (1) dificultad para iniciar y sostener los movimientos voluntarios, (2) temblor en reposo e (3) inestabilidad postural. Esta tríada clínica se conoce como parkinsonismo, y aun cuando la causa más común es la enfermedad de Parkinson, hay otras enfermedades como la parálisis supranuclear progresiva, atrofia sistémica múltiple y neuropatía por sida que también se acompañan con parkinsonismo. El prototipo de trastorno por hipercinesia es la enfermedad de Huntington, en la cual se desarrollan de manera progresiva movimientos involuntarios de contracción rápida (corea) y movimientos de contorsión como un baile (atetosis) que en conjunto se denominan coreoatetosis.

Enfermedad de Parkinson

La enfermedad de Parkinson se caracteriza clínicamente por la presencia de temblores en reposo, rigidez en rueda dentada, facies inexpresiva, inestabilidad postural y, con menor frecuencia, déficit cognitivo. Desde el punto de vista patológico, esta enfermedad presenta una disminución de neuronas, principalmente en la sustancia negra, y la acumulación de cuerpos de Lewy, formados por agregados de filamentos de α-sinucleína. Desde el punto de vista neuroquímico, se caracteriza por la pérdida de neuronas dopaminérgicas, que se proyectan desde la sustancia negra hasta el cuerpo estriado.

 EPIDEMIOLOGÍA: En general, la enfermedad de Parkinson aparece entre la sexta y octava décadas de la vida. La enfermedad es habitual, y del 1% al 2% de la población de Estados Unidos la puede desarrollar. La prevalencia se ha mantenido sin cambios durante los últimos 40 años. Al parecer no existen diferencias por etnias, pero los hombres la presentan con más frecuencia que las mujeres.

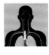 **FISIOPATOLOGÍA:** La mayoría de los casos son esporádicos, pero hay casos raros autosómicos dominantes y familiares de enfermedad de Parkinson de inicio temprano ocasionados por mutaciones sin sentido en el gen para la α-sinucleína. El hallazgo de que un tipo nativo de α-sinucleína es la principal proteína polimerizada presente en los cuerpos de Lewy llevó a considerar la fibrilogenia como uno de los principales factores que contribuyen a la patogenia de las enfermedades neurodegenerativas. Las evidencias disponibles indican que el estrés oxidativo producido por la autooxidación de catecolaminas durante la formación de melanina daña a las neuronas de la sustancia negra. Dicha tensión favorece el plegamiento anómalo de la α-sinucleína y la formación de inclusiones filamentosas.

Además de la enfermedad de Parkinson, la acumulación de inclusiones de filamentos de α-sinucleína se presenta en otras enfermedades, incluyendo la atrofia de sistema múltiple, demencia con cuerpos de Lewy y deficiencia autonómica progresiva y el trastorno conductual del sueño en la etapa de movimiento rápido ocular (REM, *rapid eye movement*). Estas enfermedades se denominan en la actualidad **α-sinucleinopatías** y, al igual que las tauopatías, se consideran amiloidosis específicas del cerebro.

 PATOLOGÍA: Los cerebros de los pacientes con enfermedad de Parkinson muestran disminución de la pigmentación de la sustancia negra y del *locus coeruleus* (fig. 24-57). Afecta también a otras regiones cerebrales, pero en menor grado. Las neuronas pigmentadas son escasas, y hay pequeños depósitos extracelulares de melanina derivados de las neuronas muertas. Las escasas neuronas residuales están atróficas y unas pocas contienen cuerpos de Lewy, los cuales se observan como inclusiones citoplasmáticas esféricas y eosinófilas (fig. 24-58). Al microscopio electrónico, los cuerpos de Lewy presentan filamentos de tipo amiloide formados por α-sinucleína no soluble.

Otras causas de parkinsonismo

La enfermedad de Parkinson no es la única causa de parkinsonismo. Hay un conjunto de enfermedades que tienen en común la pérdida de neuronas dopaminérgicas pigmentadas en la sustancia negra.

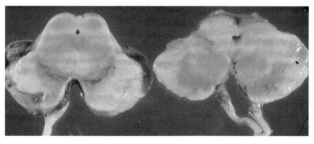

FIGURA 24-57. Enfermedad de Parkinson. Del lado izquierdo, la sustancia negra normal de un adulto se observa pigmentada, mientras que a la derecha se observa la sustancia negra de un paciente con enfermedad de Parkinson, hay pérdida de neuronas pigmentadas y el núcleo se combina con el resto del mesencéfalo, pasando desapercibido. El *locus coeruleus* en el puente también está despigmentado (no mostrado). (Cortesía del Dr. F. Stephen Vogel, Duke University.)

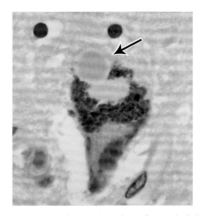

FIGURA 24-58. Cuerpos de Lewy en la enfermedad de Parkinson. La observación de las neuronas residuales en la sustancia negra permite identificar inclusiones interneuronales, de forma esférica, eosinófilas compuestas por α-sinucleína polimerizada denominados cuerpos de Lewy (*flecha*). Por lo común estas inclusiones presentan un halo delgado de color claro.

El proceso de envejecimiento normal se relaciona con la pérdida de algunas neuronas de la sustancia negra y la disminución de la concentración de dopamina, pero estas características están más acentuadas en la enfermedad de Parkinson y otras causas de parkinsonismo.

- La **degeneración estriatonigral** es una enfermedad rara que se parece mucho a la enfermedad de Parkinson. En la autopsia, el núcleo estriado (caudado y putamen) se observa notablemente atrófico, con importante pérdida de neuronas en esta región. Los cambios en la sustancia negra y el *locus coeruleus* son menos graves. Esta enfermedad puede coexistir con la enfermedad de Shy-Drager (disautonomía) y la atrofia olivopontocerebelosa. Estas condiciones son parte de una misma patología conocida como **atrofia sistémica múltiple**, en la que hay acumulación de inclusiones de filamentos de α-sinucleína, conocidas como **inclusiones citoplasmáticas gliales**, principalmente en la oligodendroglía. Se presentan también en menor grado en las neuronas, donde se parecen a los cuerpos de Lewy de la enfermedad de Parkinson y de la demencia con cuerpos de Lewy.

- La **parálisis supranuclear progresiva (PSP)** es una enfermedad poco habitual caracterizada por parkinsonismo, inestabilidad postural grave, caídas y parálisis progresiva de los movimientos oculares verticales. Los cambios patológicos en el cerebro están más diseminados en la enfermedad de Parkinson, pero la característica primordial es la atrofia del techo del mesencéfalo. Dado que el mesencéfalo, así como la sustancia negra, es el locus de integración del movimiento vertical ocular, la combinación de parkinsonismo y desviación vertical de la mirada tiene una correlación anatómica esperada. La PSP es una **tauopatía**: las únicas inclusiones presentes en la enfermedad son ONF ricos en tau. La PSP se disemina a través del sistema nervioso, y la evolución de la enfermedad se caracteriza por el deterioro cognitivo.

Enfermedad de Huntington

 EPIDEMIOLOGÍA: La enfermedad de Huntington (EH) es una enfermedad genética autosómica dominante caracterizada por (1) la presencia de movimientos involuntarios, (2) deterioro de las funciones cognitivas y (3) con frecuencia alteraciones emocionales graves. Afecta sobre todo a la población caucásica descendiente del noroeste de Europa, con una incidencia de 1 en 20 000. Los estudios genealógicos indican que todos los casos derivan de un pionero original en el norte de Europa; la enfermedad es muy rara en Asia y África.

 CARACTERÍSTICAS CLÍNICAS: Los síntomas de EH se suelen presentar a los 40 años de edad, pero el 5% de los pacientes con enfermedad desarrolla signos neurológicos antes de los 20 años, y una proporción similar desarrolla manifestaciones después de los 60 años de edad. Hay alteraciones cognitivas y emocionales que anteceden a la aparición de movimientos anómalos durante varios años en cerca de la mitad de los casos. Una vez que se desarrolla la enfermedad, la coreoatetosis suele ser muy notable. La implicación cortical conlleva la pérdida grave de las funciones cognitivas y el deterioro intelectual, con frecuencia acompañado de paranoia y alucinaciones. El intervalo entre el inicio de los síntomas y la muerte es de 15 años en promedio.

 PATOGENIA MOLECULAR: El gen EH, situado en el cromosoma 4 (4p16.3), codifica para la síntesis de una proteína específica de la enfermedad llamada **huntingtina**. La alteración de este locus es debida a la expansión de la repetición de un triplete de nucleótidos (CAG) (*v.* cap. 5). La repetición se localiza dentro de una región que codifica para un gen que da como resultado la producción de una proteína alterada, con una secuencia de poliglutamina cerca del extremo terminal N. En concordancia con el patrón de herencia dominante, la expansión del triplete causa la ganancia de una función tóxica.

La huntingtina se expresa en múltiples tejidos en el cuerpo y en todas las regiones del SNC, tanto por las neuronas como por la glía, pero su función es desconocida. Al igual que sucede con la expansión de otros tripletes, mientras más larga es la repetición CAG, mayor será la gravedad del fenotipo de la enfermedad y más temprano el inicio de las manifestaciones clínicas. En la EH, la longitud del triplete CAG es más inestable y tiende a ser más largo cuando se hereda del padre que en la transmisión materna. Como resultado, la transmisión de la mutación para la *EH* por parte del padre da como resultado que las manifestaciones clínicas se produzcan 3 años antes que en los casos en que es transmitida por la madre. De los niños con EH juvenil, la proporción de aquellos que heredan el alelo expandido CAG del padre en relación con quienes lo reciben de la madre es de 10:1.

 PATOLOGÍA: La corteza frontal es simétrica y presenta atrofia moderada, mientras que los ventrículos laterales se aprecian desproporcionadamente grandes como resultado de la pérdida de la convexidad normal del núcleo caudado (fig. 24-59). Hay atrofia simétrica del núcleo caudado, y en menor grado del putamen. Las poblaciones de neuronas del núcleo caudado y el putamen, en particular las de menor tamaño, se encuentran gravemente disminuidas, fenómeno que se acompaña de astrocitosis. También hay pérdida de neuronas corticales, pero en menor medida. En las neuronas se observan agregados de huntingtina, pero también en los procesos neuronales, lo cual puede imposibilitar el transporte axodendrítico. El ácido γ-aminobutírico (GABA) y la descarboxilasa de ácido glutámico están notablemente disminuidos.

Neurodegeneración cefalorraquídea

La disfunción del cerebelo produce ataxia, es decir, la incapacidad para realizar tareas motrices de manera eficiente, en particular aquellas que requieren alternar movimientos rápidos o un control motor preciso. La ataxia se debe al déficit en las principales vías aferentes del cerebelo, incluyendo el pedúnculo cerebeloso medio. Este circuito transmite las órdenes de ejecución de actividades motrices provenientes de la corteza motora y premotora del cerebro, así como el pedúnculo cerebeloso inferior, el cual recibe la información propioceptiva proveniente de la médula espinal a través de las vías cefalorraquídeas. Si el parénquima cerebeloso sufre degeneración, la ataxia seguirá una distribución congruente con la porción funcional del cerebelo involucrada. Por ejemplo, la degeneración del vermis, que produce ataxia troncal,

mientras que la degeneración hemisférica cerebelosa produce ataxia apendicular. Finalmente, puede haber degeneración de las vías eferentes cerebrales, como la vía dento-rubro-talámica, que da lugar a una forma peculiar de ataxia de gran amplitud llamada «ataxia con aleteo».

Ataxia de Friedreich

 EPIDEMIOLOGÍA: La ataxia de Friedreich es la ataxia hereditaria más común. Su prevalencia en la población europea es de 1 en 50 000. Aunque su patrón de herencia es autosómico recesivo, muchos casos se presentan de forma esporádica como nuevas mutaciones sin antecedente familiar.

 CARACTERÍSTICAS CLÍNICAS: Los síntomas de la ataxia de Friedreich suelen comenzar antes de los 25 años, a lo que sigue una evolución progresiva que puede durar 30 años hasta alcanzar la muerte. La condición refleja una enfermedad cerebelosa caracterizada por una ataxia aferente que afecta tanto a las extremidades superiores como inferiores y produce disartria, arreflexia de las extremidades inferiores, reflejo extensor plantar y pérdida de la sensibilidad secundaria a degeneración de largos trayectos de la médula espinal. Entre las manifestaciones concurrentes más comunes se encuentran deformidades del sistema esquelético (p. ej., escoliosis, pie cavo), cardiomiopatía hipertrófica (que suele causar la muerte) y diabetes mellitus.

 PATOGENIA MOLECULAR: El defecto genético en la ataxia de Friedreich es la pérdida autosómica recesiva de los genes que codifican para la proteína mitocondrial (**frataxina**), la cual está involucrada en el transporte de hierro al interior de la mitocondria. En la mayoría de los casos, la mutación es una expansión inestable de un trinucleótido (GAA) repetido en el primer intrón de este gen (9q13.3- 21.1). La expansión por mutación quizá interfiere con la transcripción o el procesamiento del ARN. La falta de frataxina es quizá responsable de las manifestaciones neuropatológicas de la ataxia de Friedreich y de la cardiomiopatía. Mientras más larga sea la repetición de tres nucleótidos, más temprana es la edad de inicio del enfermedad, más rápida la evolución clínica y mayor la frecuencia de cardiomiopatía hipertrófica.

 PATOLOGÍA: La pieza más importante para el estudio post-mórtem en la ataxia de Friedreich se localiza en la médula espinal, donde se observan las características clásicas de degeneración de las columnas posteriores, de las vías corticoespinales y de los tractos cefalorraquídeos. La

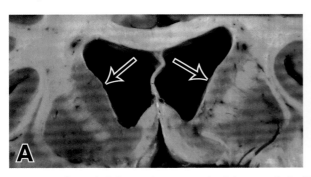
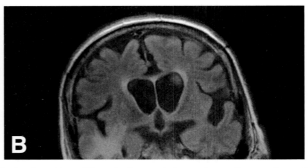

FIGURA 24-59. Enfermedad de Huntington. A. El núcleo caudado (*flechas*) está atrófico de forma bilateral, por lo que hay dilatación ventricular. Hay atrofia cortical, pero usualmente no tan grave como en las demencias corticales primarias como las enfermedades de Alzheimer y Pick. **B.** La imagen coronal de resonancia magnética muestra los ventrículos laterales dilatados con atrofia cortical leve. Los ventrículos laterales cuadrados de la enfermedad de Huntington también se denominan «ventrículos en furgón».

degeneración de la columna posterior explica la pérdida de la sensibilidad que presentan los pacientes con ataxia de Friedreich y que es resultado de la pérdida de cuerpos de células neuronales progenitoras en las raíces de los ganglios dorsales. En casos avanzados, esta degeneración puede ser apreciada macroscópicamente como contracción de las raíces espinales dorsales y del funículo posterior.

Esclerosis lateral amiotrófica

La esclerosis lateral amiotrófica (ELA) es una enfermedad degenerativa de las motoneuronas superior e inferior del cerebro y la médula espinal. La enfermedad se caracteriza por (1) debilidad progresiva y adelgazamiento de las extremidades y la lengua, (2) en ocasiones con una combinación confusa de hiperreflexia e hiporreflexia y, (3) en algunos casos, parálisis de los músculos respiratorios.

 EPIDEMIOLOGÍA: La ELA es una enfermedad de distribución mundial con una incidencia de 1 en 100 000. Su mayor frecuencia es en la quinta década de la vida, y es rara en personas menores de 35 años de edad. La ELA es 1.5 a 2 veces más frecuente en los hombres

 PATOGENIA MOLECULAR: Los casos de ELA familiar, con un patrón autosómico dominante, constituyen el 5% de todas las ELA. Una forma de la enfermedad se relaciona con mutaciones sin sentido en el gen que codifica para la forma citoplasmática de la enzima antioxidante superóxido-dismutasa. La pérdida de actividad enzimática no parece estar asociada con la enfermedad, por lo que la ELA familiar puede considerarse como parte de los antes denominados trastornos de la conformación proteica.

 PATOLOGÍA: La ELA afecta a las motoneuronas inferiores, incluyendo las células del cuerno anterior de la médula espinal y el núcleo motor del tronco del encéfalo, en particular del núcleo del hipogloso. También se produce degeneración en las motoneuronas superiores de la corteza cerebral. La pérdida de motoneuronas superiores produce degeneración de los axones, con desmielinización secundaria. Estos cambios se observan en los cortes axiales de médula espinal teñidos para mielina como pérdida de las vías corticoespinales lateral y anterior (fig. 24-60).

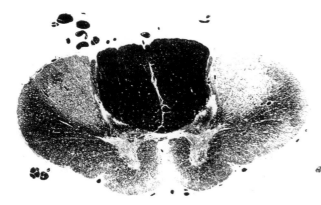

FIGURA 24-60. Esclerosis lateral amiotrófica de la médula espinal en la que se observa la pérdida de neuronas motoras superiores. En los cortes teñidos para mielina se observa degeneración de las vías corticoespinales laterales como resultado de la degeneración de los axones de las neuronas motoras superiores que se originan en la franja motora de la corteza cerebral. Obsérvese cómo se conservan las columnas dorsales, las vías espinotalámicas y las cefalorraquídeas.

La característica histológica definitiva de la ELA es la pérdida de grandes cantidades de motoneuronas acompañada por gliosis leve. Este cambio es más evidente en los cuernos anteriores de los crecimientos lumbar y cervical de la médula espinal, y en el núcleo del hipogloso. Hay también pérdida de células piramidales gigantes de Betz en la corteza motora del cerebro. Las raíces nerviosas anteriores que sostienen los pocos axones residuales de las motoneuronas inferiores en proceso de destrucción se vuelven atróficas y los músculos afectados se tornan pálidos y contraídos como reflejo de la atrofia neurógena grave.

 CARACTERÍSTICAS CLÍNICAS: La ELA se presenta con frecuencia de manera asimétrica como debilidad e hipotrofia de los músculos de la mano. Es característica la presencia de contracciones involuntarias rápidas e irregulares de pequeños grupos musculares (fasciculaciones) que son debidas a la hiperirritabilidad de las terminales de las motoneuronas inferiores moribundas. La enfermedad evoluciona de forma inexorable, con creciente debilidad de las extremidades, que lleva a la discapacidad total. El habla se torna ininteligible y puede presentarse debilidad de los músculos respiratorios. A pesar de la notable disminución, la capacidad intelectual tiende a conservarse, aunque algunos pacientes con ELA también presentan demencia de tipo frontotemporal. La evolución clínica no suelen durar más de una década.

La **atrofia muscular espinal (enfermedad de Werdnig-Hoffman)** es la segunda enfermedad autosómica recesiva mortal más habitual en la población caucásica. Suele manifestarse en la lactancia como debilidad y atrofia muscular extrema causadas por la destrucción grave de las células motoras del cuerno anterior. Es habitual la muerte por deficiencia respiratoria o neumonía por aspiración pocos meses después del diagnóstico. Este trastorno se debe a una mutación que causa la pérdida de la función de una proteína inhibidora de la apoptosis neuronal. Como resultado, las neuronas tienen un umbral extremadamente bajo para iniciar el proceso de muerte celular programada.

Hay diversos factores neurodegenerativos, infecciosos y deficiencias de vitaminas que tienen influencia en los trayectos largos de la médula espinal que se resumen en la figura 24-61.

MALFORMACIONES CONGÉNITAS

Defectos del tubo neural

Anencefalia

La anencefalia es la ausencia congénita de una parte o todo el cerebro como resultado de la falta de cierre de la porción cefálica (neuroporo anterior) del tubo neural.

 EPIDEMIOLOGÍA: La anencefalia es la segunda malformación más común del SNC después de la espina bífida y es la malformación del SNC mortal más habitual. Los fetos anencefálicos suelen ser mortinatos o fallecen en los primeros días de vida.

Es una malformación congénita multifactorial cuya incidencia varía de una región geográfica a otra. En Estados Unidos se presenta con una frecuencia de 0.3 por cada 1 000 nacidos vivos y mortinatos. En Irlanda, la frecuencia es 20 veces mayor (5 a 6 por cada 1 000). La incidencia disminuye de 2 a 3 por cada 1 000 entre los inmigrantes irlandeses a Norteamérica. La incidencia de esta enfermedad es baja en personas de etnia negra.

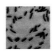 **FACTORES ETIOLÓGICOS:** La anencefalia es un defecto en el cierre del tubo neural (fig. 24-62). La presencia simultánea con otros defectos del tubo neural, como la espina bífida, indican que comparten el mismo mecanismo de origen. Durante el desarrollo, la placa neural se invagina y se transforma en el tubo neural mediante

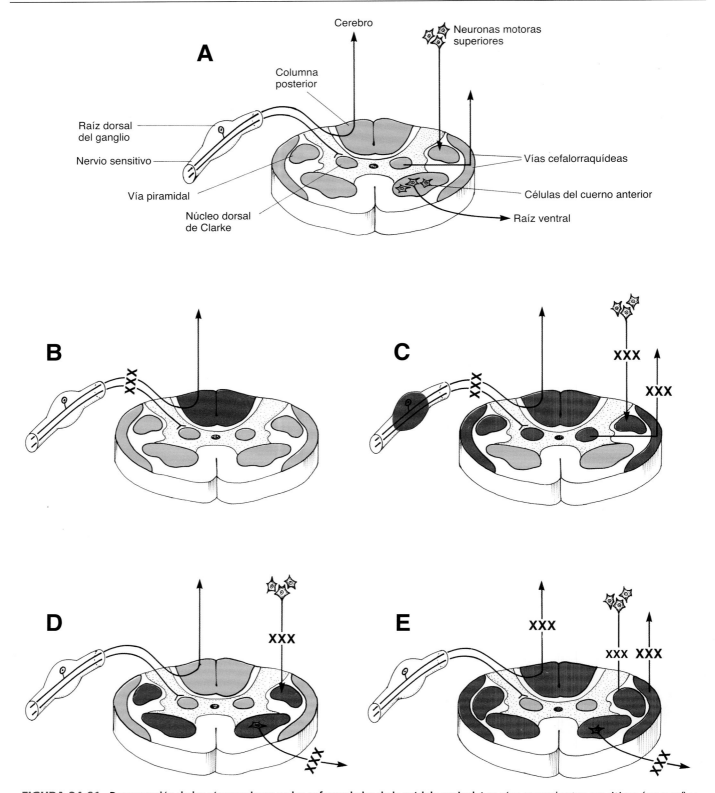

FIGURA 24-61. Degeneración de las vías nerviosas en las enfermedades de la médula espinal. Las vías ascendentes sensitivas (*en azul*) y las descendentes (*en verde*) atraviesan la médula espinal. Estas vías están afectadas de manera diferencial (*en rojo*) dependiendo de la naturaleza de la enfermedad subyacente, como se ejemplifica con las cuatro patologías consideradas. **A.** Normal. **B.** Tabes dorsal. **C.** Ataxia de Friedreich. **D.** Esclerosis lateral amiotrófica. **E.** Degeneración combinada subaguda.

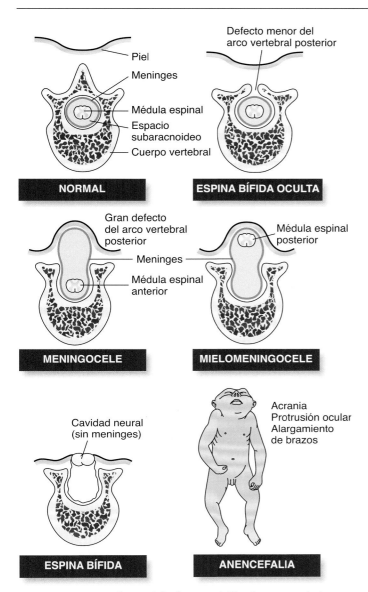

FIGURA 24-62. Defectos del tubo neural. El primero y más importante paso en el desarrollo neural es la neurulación, es decir la formación y cierre del tubo neural. La falta de fusión del tubo neural y de las estructuras óseas, los tejidos blandos o la piel que lo recubren originan diversos defectos, que van desde malformaciones leves (p. ej., espina bífida oculta) hasta otras más graves (p. ej., anencefalia).

la fusión de las caras posteriores. El tejido mesenquimatoso que recubre el tubo neural primitivo da lugar a la formación del cráneo y los arcos vertebrales situados en posición posterior a la médula espinal, mientras que el ectodermo forma la piel que recubre la cabeza y la espalda. La falta de cierre del tubo neural propicia una solución de continuidad de las estructuras óseas que darán lugar al cráneo y la ausencia de bóveda craneana, piel y tejido subcutáneo de la región. El cerebro expuesto aún no está completamente formado o incluso puede estar ausente. En la mayoría de los casos, la base del cráneo contiene sólo algunos fragmentos de tejido nervioso y ependimario y restos meníngeos.

Hay **factores genéticos** que participan en la patogenia de la anencefalia. Esta malformación es dos veces más habitual en fetos femeninos que en masculinos, y se presenta con mayor frecuencia

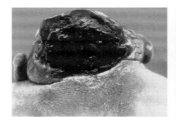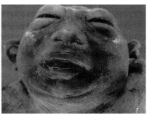

FIGURA 24-63. La anencefalia es el defecto más grave de la neurulación. La bóveda craneana está ausente (*recuadro a la derecha*), su ausencia deja expuesta una masa de tejido vascularizado (la cerebrovasculosa, *recuadro de la izquierda*), en el que hay estructuras neuroectodérmicas rudimentarias. La lesión está delimitada en su porción anterior por los ojos adecuadamente formados y en la parte posterior por el tronco del encéfalo.

en ciertas familias. El riesgo de un segundo feto anencefálico es del 2% al 5% y, después de dos casos de anencefalia, el riesgo aumenta hasta el 25% para cada embarazo subsecuente.

La suplementación con ácido fólico en el periodo preconceptivo disminuye la incidencia de defectos del tubo neural. En 1998, la Food and Drug Administration (FDA) estableció que los fabricantes de harinas, pan y otros productos similares deben enriquecer los alimentos con folato. Esto ha propiciado una disminución importante en la frecuencia de estas malformaciones.

PATOLOGÍA: La bóveda craneana está ausente, y en lugar de los hemisferios cerebrales se encuentra una masa altamente vascularizada, con tejido neuroglial desorganizado, conocido como cerebrovasculosa, figura 24-63, situado en la porción plana de la base del cráneo, bajo dos estructuras oculares bien formadas, que constituyen el borde anterior de esta alteración de la organogenia. Los segmentos cortos del nervio óptico se extienden en dirección posterior. La cara posterior de la malformación forma una zona de transición variable con un mesencéfalo reconocible, pero con mayor frecuencia todo el tronco del encéfalo y el cerebelo son rudimentarios. La porción superior de la médula espinal es hipoplásica, y puede haber disrafia en la cara posterior de la columna vertebral (raquisquisis) a nivel cervical.

Dos terceras partes de los fetos anencefálicos mueren en el útero, y aquellos que logran nacer rara vez sobreviven más de 1 semana. La realización de pruebas de detección en mujeres embarazadas para determinar la α-fetoproteína en suero, así como la realización de estudios de ultraecografía, permite identificar a prácticamente todos los casos de fetos anencefálicos.

Espina bífida

La espina bífida es un conjunto de defectos del tubo neural causados por un fallo en el cierre de este en las porciones más caudales. Esta anomalía suele estar localizada en la región lumbar y varía en su gravedad desde casos asintomáticos hasta otros invalidantes, pero por lo general no es mortal. La espina bífida se debe a un daño producido entre los días 25 y 30 de la gestación, como resultado del cierre secuencial del tubo neural. Se subclasifican de acuerdo con la gravedad del defecto:

■ **Espina bífida oculta**: es un defecto limitado a los arcos vertebrales y es en general asintomático. Con frecuencia la única manifestación externa es la presencia de una pequeña cavidad con mechón de vello en la espalda.
■ **Meningocele**: se trata de una lesión de las más extensas de los tejidos óseos y blandos, que permite la salida de las meninges a través de un saco ocupado por líquido visible en la superficie externa de la línea media de la espalda. La cara lateral del saco se caracteriza por estar cubierta por una delgada capa

de piel, mientras que el ápice puede ulcerarse, permitiendo la entrada de microorganismos hacia el LCR.

■ **Mielomeningocele:** ste término hace referencia a un defecto todavía más grande que expone el conducto vertebral, que puede originar atrapamiento de las raíces nerviosas (en particular aquellas de la cauda equina) y la médula espinal dentro de un saco posible a nivel externo ocupado por LCR (fig. 24-64). Por lo general, la médula espinal está aplanada, en forma de listón. Entre las consecuencias neurológicas más graves se encuentran efectos motores y sensitivos de las extremidades inferiores e incapacidad para el control neurógeno de los esfínteres.

■ **Raquisquisis:** es el defecto más amplio, en el que la columna vertebral es un tubo abierto, con frecuencia sin médula espinal identificable. Esta malformación suele ser mortal y es frecuente que dé lugar al aborto.

Algunos medicamentos, en especial los retinoides utilizados para tratar el acné y el ácido valproico, usado para controlar crisis convulsivas, deben ser evitados en mujeres en edad reproductiva por su relación con los defectos del tubo neural.

 CARACTERÍSTICAS CLÍNICAS: Los déficits neurológicos clínicos presentes en los defectos del tubo neural varían desde la ausencia de síntomas en la espina bífida oculta hasta parálisis de las extremidades inferiores, falta de sensibilidad e incontinencia en el mielomeningocele. Las malformaciones asociadas incluyen la malformación de Arnold-Chiari, la hidrocefalia, la polimicrogiria y la hidromielia del conducto espinal central (*v.* más adelante).

Siringomielia

La **siringomielia** es una cavitación tubular congénita (siringe), que puede tener o no una comunicación con el canal central que se extiende a una distancia variable dentro de la médula espinal. Muchos casos se deben a malformaciones congénitas, pero esta enfermedad evoluciona de forma lenta y suele manifestarse hasta la edad adulta. Algunos casos de siringomielia no se deben a malformaciones, sino que son causados por traumatismos, isquemia o tumores. La cavidad quística está ocupada por un líquido de color claro similar al LCR.

 CARACTERÍSTICAS CLÍNICAS: Los síntomas corresponden al nivel de la médula espinal donde se localiza la cavidad. Dada la localización central de la lesión, hay falta de continuidad de los axones de la vía espinotalámica. Esto produce ausencia bilateral de sensibilidad para el dolor y la temperatura, aunque el tacto fino, la propiocepción y las vías motoras, están en general respetadas.

Malformación de Arnold-Chiari

La malformación de Arnold-Chiari es una enfermedad compleja en la que el tronco del encéfalo y el cerebelo están comprimidos dentro de la fosa posterior, de forma cóncava pero de poca profundidad, y una tienda del cerebelo en posición más baja. Con frecuencia se acompaña de siringomielia o de un mielomeningocele lumbosacro. Los síntomas dependen de la gravedad del defecto (fig. 24-65). *Debido a que esta malformación afecta a la segmentación de la médula oblongada y al cerebelo, así como el cierre del tubo neural, puede ser considerada un defecto tanto de la neurulación como de la segmentación.*

 PATOLOGÍA: En la malformación de Arnold-Chiari, la porción caudal del vermis cerebeloso está herniado a través del foramen magno ensanchado y protruye dentro de la médula final dorsal cervical, pudiendo alcanzar C3 a C5 (fig. 24-66). El tejido herniado se mantiene en su posición por el engrosamiento de las meninges y muestra atrofia por compresión (es decir, pérdida de células de Purkinje y granulares). El tronco del encéfalo también está desplazado en

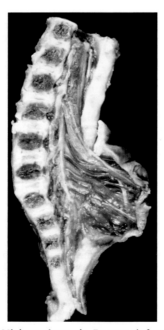

FIGURA 24-64. Mielomeningocele. En este defecto del cierre, causado por la falta de fusión del conducto espinal en la región lumbar, el tejido de la médula espinal se encuentra desorganizado, con agrupamiento de las raíces nerviosas en un saco ocupado por líquido cefalorraquídeo. (Cortesía del Dr. F. Stephen Vogel, Duke University.)

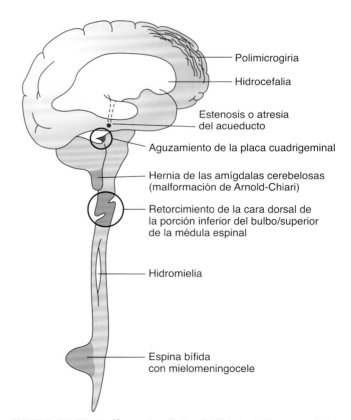

Polimicrogiria

Hidrocefalia

Estenosis o atresia del acueducto

Aguzamiento de la placa cuadrigeminal

Hernia de las amígdalas cerebelosas (malformación de Arnold-Chiari)

Retorcimiento de la cara dorsal de la porción inferior del bulbo/superior de la médula espinal

Hidromielia

Espina bífida con mielomeningocele

FIGURA 24-65. Malformación de Arnold-Chiari y lesiones asociadas.

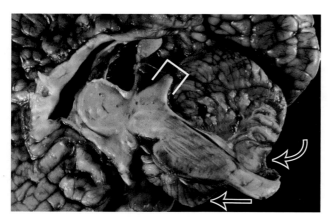

FIGURA 24-66. Malformación de Arnold-Chiari. El vermis cerebeloso está herniado debajo del nivel del foramen magno (*flecha*). El desplazamiento inferior de la porción dorsal de la médula espinal hace que el óbex del cuarto ventrículo ocupe una posición por debajo del foramen magno (*flecha curva*). El mesencéfalo presenta un importante «aguzamiento» de la tienda con reemplazo de los cuatro colículos por una sola estructura de forma piramidal (*corchete*).

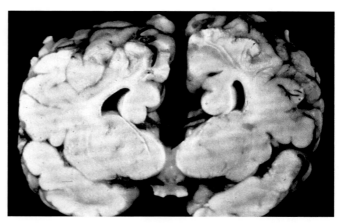

FIGURA 24-67. Ausencia congénita del cuerpo calloso. Corte coronal del cerebro a nivel del tálamo en el que se observa la ausencia del cuerpo calloso y el aspecto en «alas de murciélago» de los ventrículos laterales. (Cortesía del Dr. F. Stephen Vogel, Duke University.)

dirección caudal. Desde una perspectiva lateral, la porción inferior del bulbo presenta una angulación en el segmento intermedio, creando una protrusión dorsal. Los agujeros de Magendie y Luschka están comprimidos por un reborde óseo del foramen magno que causa hidrocefalia. El cerebelo está aplanado, por lo que adopta una forma discoide, y la placa del cuadrigémino con frecuencia está deformada por la presencia de una protrusión dorsal en forma de pico a nivel de los colículos inferiores.

Defectos en la segmentación y la división

Holoprosencefalia

Esta condición se refiere al cerebro en el que hay ausencia de cisura interhemisférica o sólo está formada parcialmente como resultado de los fallos del telencéfalo para dividirse en dos hemisferios. La holoprosencefalia rara vez es compatible con la supervivencia más allá de unas cuantas semanas o meses, y se acompaña de retraso mental y crisis convulsivas graves.

PATOGENIA MOLECULAR: Entre un 25 % y 50 % de los pacientes con holoprosencefalia presenta alteraciones numéricas y estructurales de los cromosomas. La holoprosencefalia monogénica se acompaña en algunos casos con mutaciones del gen para la *sonic hedgehog*, una importante molécula de señalización.

Agenesia del cuerpo calloso

Esta malformación es una característica habitual en la holoprosencefalia, pero también puede presentarse de forma aislada. La falta de cuerpo calloso puede presentarse sin ninguna otra alteración de importancia en la coordinación funcional interhemisférica, pero puede producir crisis convulsivas. El cuerpo calloso sirve como sostén físico e interconexión funcional entre los hemisferios, de manera que su ausencia favorece que los ventrículos se desplacen libremente hacia fuera y hacia arriba, lo que radiológicamente se describe como ventrículos en «alas de murciélago» (fig. 24-67).

Atresia congénita del acueducto de Silvio

Esta es la causa más común de hidrocefalia obstructiva congénita. Puede deberse a una alteración en el desarrollo del mesencéfalo

y se presenta en 1 por cada 1 000 nacidos vivos. El volumen del cerebro aumenta por un crecimiento exagerado de los ventrículos, con adelgazamiento de la corteza cerebral y tracción de los trayectos de sustancia blanca. El mesencéfalo puede presentar múltiples conductos atrésicos o estenosis del acueducto resultado de gliosis. Estos defectos pueden resultar de un fallo del desarrollo durante la segmentación o en una etapa posterior de la gestación por la transmisión transplacentaria de infecciones que ocasionan ependimitis.

Malformaciones corticales

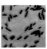

FACTORES ETIOLÓGICOS: Los trastornos del desarrollo cortical se describen de acuerdo con el tipo y la gravedad de la alteración del patrón de circunvoluciones. El defecto cortical puede ser generalizado o focal. Ciertas porciones de la matriz germinal propician la formación de regiones específicas sobre la corteza cerebral; las células de la neuroglía tienen un destino espacial determinado en una determinada región de la matriz germinal. El fallo en el desarrollo de una determinada región localizada de la corteza origina esquisencefalia, caracterizada por la «ausencia» de un parche de la corteza cerebral. De manera más general, con frecuencia algunas enfermedades genéticas de la proliferación y la migración de la neuroglia dan como resultado un defecto más grave y extendido de la corteza cerebral denominado lisencefalia, que significa «cerebro liso».

- La **lisencefalia** es la malformación más grave del desarrollo cortical, en la que la superficie cortical de los hemisferios cerebrales está lisa y no hay adecuada formación de las circunvoluciones. Alrededor del 60 % de los pacientes con lisencefalia presenta supresiones de la región del gen *LIS1* en el cromosoma 17p13.3. Este gen codifica para la síntesis de una proteína relacionada con la dinámica del citoesqueleto que afecta a la proliferación y la movilidad celulares. La sustancia blanca contiene cúmulos de neuronas que no pudieron migrar con éxito hasta la corteza.
- Las **heterotopias** son alteraciones focales de la migración neuronal que dan lugar a la formación de nódulos de neuronas y células gliales ectópicas, por lo general en la sustancia blanca. Por lo general se acompañan de retraso mental y crisis convulsivas, y pueden estar causadas por alcoholismo materno.
- La **polimicrogiria** se refiere a la presencia de múltiples circunvoluciones de tamaño reducido. La superficie del cerebro

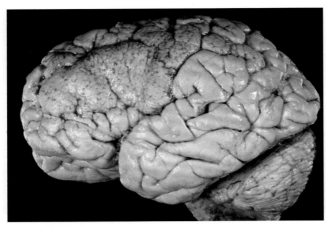

FIGURA 24-68. Paquigiria. Ensanchamiento de las circunvoluciones en la región frontal superior del cerebro, lo que indica un defecto en la formación de la corteza cerebral. (Cortesía de Dr. F. Stephen Vogel, Duke University.)

adquiere un aspecto caracterizado por una textura con numerosas protuberancias de tamaño pequeño en la superficie.

■ La **paquigiria** se caracteriza por una disminución en el número de circunvoluciones que son más anchas que lo habitual (fig. 24-68).

NEOPLASIAS DEL SISTEMA NERVIOSO CENTRAL

Los cánceres del SNC constituyen un 1.5% de todos los tumores malignos primarios. Los tumores metastásicos del SNC son más frecuentes que los tumores primarios y son un problema clínico de gran importancia. Las neoplasias primarias del SNC más comunes son los meningiomas y los gliomas, a cada uno de los cuales corresponde una tercera parte de todos los tumores del SNC (tabla 24-5). Mientras que la mayor parte de los tumores cerebrales se presenta en adultos, algunos son más habituales en la niñez. En conjunto, los tumores cerebrales primarios son la segunda neoplasia más habitual en la niñez después de la leucemia, y son los tumores sólidos pediátricos más comunes.

Meningioma

Los meningiomas se derivan de las células de la capa media de la aracnoides (meningoteliales) que forman el límite exterior del

Tabla 24-5
Principales tipos de tumores primarios del sistema nervioso central (SNC)
Meningioma
Gliomas (incluyendo astrocitomas difusos y circunscritos, oligodendroglioma, ependimoma, tumores del plexo coroideo, diversos subtipos de gliomas raros)
Meduloblastoma y otros tumores neuroectodérmicos primitivos
Craneofaringioma
Tumores de células germinales
Hemangioblastoma
Tumores neuronales y mixtos glioneurales
Tumores pineales
Linfoma primario del SNC

espacio subaracnoideo. Estos tumores se pueden desarrollar en cualquier sitio del SNC donde haya células aracnoideas.

 PATOGENIA MOLECULAR: Los meningiomas se presentan en tres formas:

■ **Esporádicos:** *la mayoría de los meningiomas son esporádicos.* Muchos de estos tumores presentan pérdida, supresión parcial o mutación del locus *NF2* (22q12), lo que indica que hay alteraciones en este gen supresor tumoral, involucrado no sólo en los tumores asociados a NF2, sino también en el origen de muchos meningiomas esporádicos (así como schwannomas).
■ **Yatrógenos:** la inducción de meningiomas por radiación en general involucra un periodo de latencia de una década o más, y se relaciona de forma directa con la dosis de radiación. Con dosis de radiación más altas, como las utilizadas en cánceres de cabeza y cuello, el intervalo se acorta a 5 años.
■ **Síndrome de predisposición tumoral:** los meningiomas también se presentan junto con otros síndromes genéticos, entre los que destaca la NF2 (tabla 24-6).

 PATOLOGÍA: En la RM y la inspección macroscópica, la mayoría de los meningiomas se observan como masas originadas en la duramadre, bien delimitadas, de tamaño variable, que compriman, pero no invaden, el tejido cerebral subyacente (fig. 24-69 A y B). La superficie de corte tiene un aspecto carnoso y de color café. La característica histológica clásica de los meningiomas es el patrón marmolado, con frecuencia asociado a cuerpos de psamoma (esferas calcáreas, laminadas) (fig. 24-69 C y D). Sin embargo, los meningiomas pueden presentar diferentes patrones morfológicos. Los meningiomas por lo general son positivos para el antígeno de membrana epitelial (fig. 24-69 C), y su origen a partir de la capa de células de la barrera aracnoideas se refleja en el gran número de uniones intercelulares (fig. 24-69 E).

 CARACTERÍSTICAS CLÍNICAS: El patrón de crecimiento lento de la mayoría de los meningiomas permite que crezcan de manera progresiva durante varios años antes de que aparezcan síntomas, tiempo durante el cual desplazan al cerebro pero no lo infiltran (fig. 24-70 A y B). Con frecuencia los pacientes presentan crisis convulsivas, en particular con tumores de localización parasagital sobre la convexidad de los hemisferios. En otras localizaciones, los meningiomas compriman diversas estructuras funcionales. La invasión de los huesos del cráneo, con frecuencia acompañada de hiperostosis detectada en la TC, es relativamente habitual, mientras que el crecimiento a través de la calota puede dar origen a una masa tumoral debajo del cuero cabelludo. Por el contrario, la invasión del tejido cerebral subyacente por los meningiomas es una situación rara. Los tumores que no son extirpados por completo tienden a recurrir, y algunos presentan transformación anaplásica con el tiempo. Los meningiomas anaplásicos (malignos) rara vez se desarrollan de novo.

Astrocitoma

Los astrocitomas se pueden dividir en dos grupos principales en función de la manera en que infiltran el parénquima cerebral. Los *astrocitomas difusos* infiltran con amplitud el cerebro e incluyen al astrocitoma fibrilar de bajo grado, al astrocitoma anaplásico *y al tumor astrocítico* **más maligno**, el glioblastoma. Los miembros del otro grupo de astrocitomas, incluyendo el astrocitoma pilocítico, se caracterizan porque no infiltran al SNC, debido a que

Principales síndromes con predisposición a tumores del sistema nervioso

Síndrome	Cromosoma	Locus genético (proteína)	Tumores asociados con el sistema nervioso
Neurofibromatosis tipo 1 (NF1)	17q11.2	*NF1* (neurofibromina)	Neurofibromas (dérmicos y plexiformes)
			Tumor maligno de la vaina de nervios periféricos
			Astrocitoma pilocítico («glioma óptico»)
			Astrocitoma difuso
			Glioblastoma
Neurofibromatosis tipo 2 (NF2)	22q12	*NF2* (merlina/ schwanomina)	Schwannomas vestibulares (bilaterales)
			Otros schwannomas
			Meningiomas (múltiples)
			Meningioangiomatosis
			Ependimoma de médula espinal
			Astrocitoma difuso
Schwannomatosis (en ocasiones referido como «NF3»)	Desconocido	Desconocido	Schwannomas (múltiples, de raíces nerviosas, de nervios craneales, de piel, no vestibular)
Enfermedad de Von Hippel-Lindau (vHL)	3p25-26	*VHL* (pVHL)	Hemangioblastomas (múltiples) del cerebelo, de médula espinal, del tronco del encéfalo, de retina, de raíces de nervios periféricos espinales
			Tumor del saco endolinfático
Complejo de esclerosis tuberosa	9q34	*TSC1* (hamartina)	Astrocitoma subependimario de células gigantes
	16p13.3	*TSC2* (tuberina)	
Síndrome de Li-Fraumeni	17p13	*TP53* (proteína TP53)	Astrocitomas difusos, incluyendo el glioblastoma
			Meduloblastoma
			Papiloma del plexo coroideo
			Ependimoma
			Oligodendroglioma
			Meningioma
Enfermedad de Cowden	10q23	*PTEN/MMAC1* (proteína PTEN)	Gangliocitoma displásico del cerebelo (enfermedad de Lhermitte-Duclos)
Síndrome de Turcot tipo 1 (reparación de desacoplamiento [MMR]/cáncer no poliposico hereditario del colon [HNPCC]– asociado a Turcot)	3p21.3	*MLH1*	Glioblastoma
	2p16	*MSH2* y *MSH6 MSH3*	
	5q11-q13	*PMS1*	
	2q32	*PMS2*	
	7p22	*APC* (proteína APC)	
Síndrome de Turcot tipo 2 (poliposis adenomatosa familiar [PAF]– asociada a Turcot)	5q21		Meduloblastoma
Síndrome de carcinoma nevoide de células basales (Gorlin)	9q22.3	*PTCH* (proteína Ptch)	Meduloblastoma
Síndrome de predisposición a tumor rabdoide	22q11.2	*INI1* (proteína INI1)	Tumor teratoide/rabdoide atípico

tienen un crecimiento lento, por lo que son masas compactas que producen síntomas compresivos de las estructuras adyacentes.

Astrocitoma difuso

La característica biológica más sobresaliente del astrocitoma difuso, como su nombre indica, es la capacidad de las células tumorales individuales para infiltrar todo el parénquima del cerebro y la médula espinal (fig. 24-71). Esta característica es más notable en la **gliomatosis cerebri**, en que las células infiltrativas provenientes del glioma (habitualmente astrocitos, pero en ocasiones oligodendroglía) afectan al menos a tres lóbulos cerebrales, y con frecuencia más. La infiltración a menudo se extiende dentro de ambos hemisferios, el tronco del encéfalo, el cerebelo e incluso la médula espinal.

El glioblastoma suele presentarse como una masa de gran tamaño, con un patrón de reforzamiento en anillo en el estudio de neuroimagen con una zona irregular de necrosis central e importante edema de la sustancia blanca circundante. El componente infiltrativo del glioblastoma con frecuencia atraviesa hacia el hemisferio contralateral a través del cuerpo calloso; estos

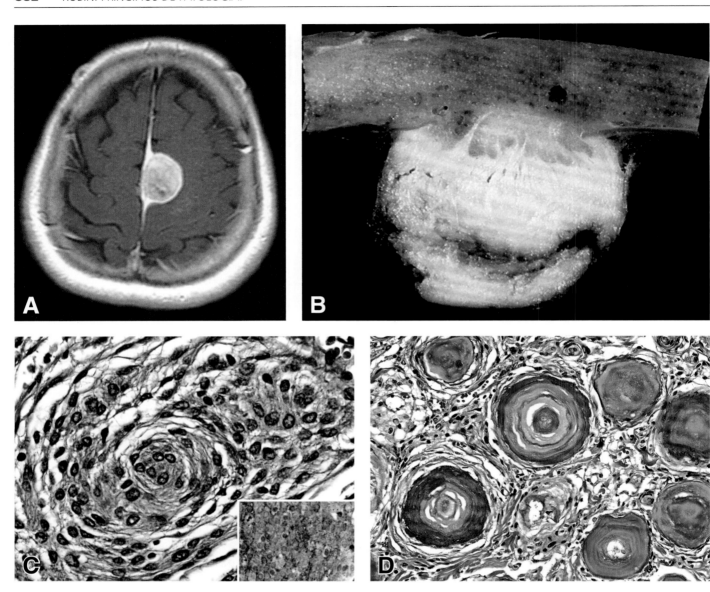

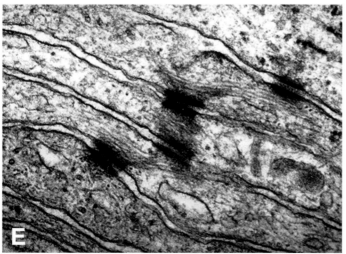

FIGURA 24-69. Meningioma. A. Imagen de resonancia magnética en la que se observa una masa superficial circunscrita sobre la duramadre, con un patrón de reforzamiento gradual de la duramadre adyacente al sitio de unión del tumor («cola dural»); la principal enfermedad a considerar en el diagnóstico diferencial de esta imagen de resonancia magnética es un meningioma. **B.** Muestra quirúrgica de un meningioma extirpado junto con el hueso craneano y la duramadre. **C. Histología del meningioma.** Obsérvense los remolinos de células fusiformes, pletóricas y tenues. Los meningiomas son positivos para la tinción inmunohistoquímica para el antígeno de membrana epitelial, el cual es utilizado como herramienta diagnóstica en casos difíciles (*recuadro*). **D.** Formación evidente de cuerpos de psamoma, típicos del subtipo «psamomatoso» de meningioma. **E.** La principal característica ultraestructural de los meningiomas es la presencia de numerosas uniones intercelulares (desmosomas), que unen con fuerza las células adyacentes del meningioma, manteniéndolas juntas. (69 B Cortesía del Dr. F. Stephen Vogel, Duke University.)

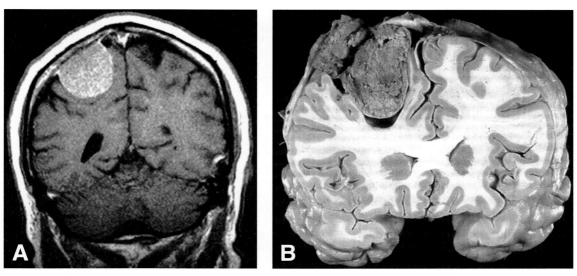

FIGURA 24-70. Meningioma. Los meningiomas comprimen, pero no suelen invadir, el tejido cerebral subyacente. **A.** Imagen por resonancia magnética. **B.** Muestra macroscópica. (70 B Cortesía del Dr. F. Stephen Vogel, Duke University.)

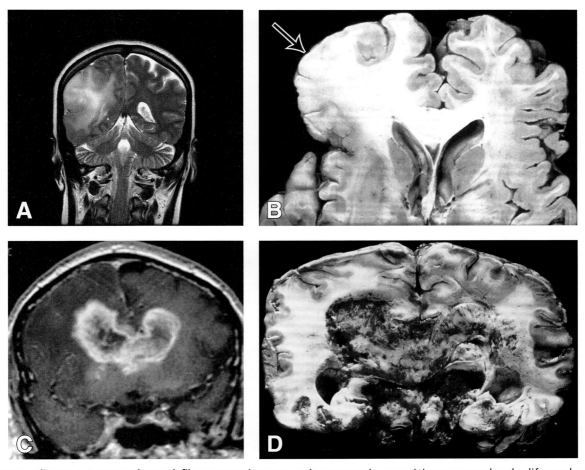

FIGURA 24-71. Gliomas. A. Los **astrocitomas infiltrantes** se observan en la resonancia magnética como un borde difuso y borroso junto al tejido cerebral adyacente que está siendo invadido. **B.** Una de las manifestaciones de la infiltración difusa es el «borramiento» del borde emitido normal que existe entre la materia gris y blanca conforme las células del astrocitoma invaden la corteza, como se observa en esta muestra macroscópica (*flecha*). **C.** En contraste con los astrocitomas difusos de bajo grado, los **glioblastomas** presentan un anillo irregular prominente al administrar medio de contraste y con frecuencia infiltran el cuerpo calloso hasta llegar al hemisferio contralateral (glioblastoma en «mariposa»), como se observa en esta imagen de resonancia magnética preoperatoria. **D.** Espécimen macroscópico de autopsia. (71 B, 71 D Cortesía del Dr. F. Stephen Vogel, Duke University.)

casos son conocidos como glioblastomas en «mariposa» según el aspecto que presentan en el corte coronal de la RM (fig. 24-71).

 PATOLOGÍA: Los astrocitomas fibrilares de bajo grado (grado II de la OMS) presentan células tumorales astrocíticas bien diferenciadas con escasa atipia nuclear y muy baja proliferación celular. El astrocitoma gemistocítico es un subtipo característico de astrocitoma de bajo grado en el que la población celular principal presenta un citoplasma globular ocupado por filamentos intermedios gliales (fig. 24-72). Los astrocitomas difusos con frecuencia presentan transformación anaplásica con el tiempo, por lo general después de varios años, dando lugar a un astrocitoma de alto grado (astrocitoma anaplásico, grado III de la OMS) y, finalmente, a un glioblastoma (grado IV de la OMS). Esta tendencia hacia la transformación anaplásica es aún más evidente en la variante gemistocítica. El astrocitoma anaplásico (grado III de la OMS) es más celular que el astrocitoma fibrilar de bajo grado, y las células tumorales individuales tienden a ser más pleomórficas (variables en su tamaño y forma) (fig. 24-72). Hay abundante proliferación celular. Los astrocitomas anaplásicos tienden a evolucionar hacia glioblastomas en un lapso de pocos años.

El **glioblastoma multiforme (GBM; grado IV de la OMS)** es el tumor cerebral primario maligno único más habitual, y constituye un 20 % de todos los tumores del SNC. Los GBM son muy pleomórficos, pues sus células varían mucho en tamaño y forma, incluyendo aquellas con grandes núcleos muy deformados y células multinucleadas. Pueden desarrollarse por evolución anaplásica de un astrocitoma difuso de bajo grado o bien, lo que es mucho más común, de *novo* (glioblastoma primario; 95 % de todos los GBM). La actividad mitótica de los GBM es muy elevada; otras características son la proliferación vascular y los focos de necrosis tumoral rodeados por una pared densa de células tumorales («necrosis en seudoempalizada») (fig. 24-72 C).

 PATOGENIA MOLECULAR: La gran mayoría de los GBM son esporádicos, pero hay un pequeño número que se origina por un síndrome de predisposición genética a tumores (tabla 24-6). Es más frecuente que los GBM primarios tengan una amplificación del gen del factor de crecimiento epidérmico (EGFR) y una mutación del gen PTEN, es más frecuente que el gen TP53 muestre mutaciones en los GBM secundarios. Los estudios de perfiles moleculares y genómicos más recientes han identificado una mutación en los genes de isocitrato deshidrogenasa 1 o 2 (IDH1 o IDH2), especialmente en IDH1. Esto es una característica muy habitual de los gliomas difusos de bajo grado (grado II) y anaplásico (grado III) y también de la mayoría de los GBM secundarios que surgen de estos tumores de bajo grado. Curiosamente, los GBM primarios generalmente no tienen mutaciones en IDH.

Los GBM pueden estar clasificados en dos grupos en base a (1) la metilación del promotor del gen *MGMT* para la reparación de

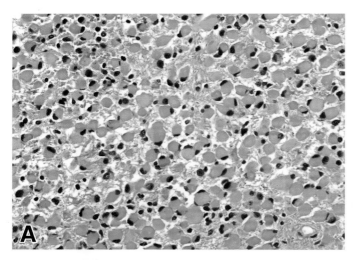

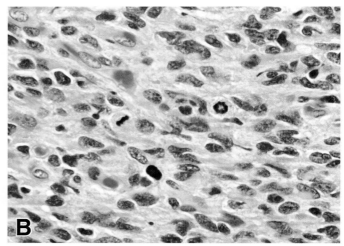

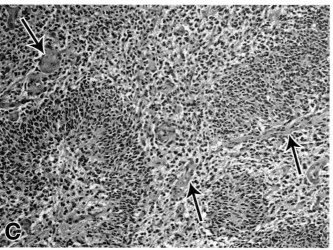

FIGURA 24-72. Histología del astrocitoma difuso. A. Los astrocitomas gemistocíticos son astrocitomas difusos de bajo grado (grado II de la Organización Mundial de la Salud [OMS]) caracterizados por citoplasma globular prominente. **B.** Por el contrario, el **astrocitoma anaplásico (grado III de la OMS)**, es más celular y pleomórfico y presenta una mayor velocidad de proliferación. **C.** El **glioblastoma (grado IV de la OMS)** presenta zonas de necrosis tumoral rodeadas por gran número de células cancerígenas («necrosis en seudoempalizada»), así como proliferación vascular (*flechas*).

ADN. Con la metilación se inactiva, pero (2) si no lo está, es capaz de reparar el daño causado por los agentes alquilantes usados en la quimioterapia. Los pacientes con metilación del promotor *MGMT* (inactivación) responden mucho mejor al tratamiento.

Astrocitoma pilocítico

Los astrocitomas pilocíticos son gliomas circunscritos que se desarrollan en niños y adultos jóvenes y aumentan de tamaño de forma muy lenta. A diferencia de los astrocitomas difusos, los astrocitomas pilocíticos no infiltran de forma difusa al cerebro ni al parénquima de la médula espinal ni presentan transformación anaplásica hacia tumores de alto grado. Su localización anatómica más habitual son el cerebelo, el tronco del encéfalo, los nervios ópticos y la región del tercer ventrículo. En los estudios de imagen preoperatorios, los astrocitomas pilocíticos se identifican por presentar un reforzamiento con medio de contraste, pueden tener un componente quístico y están bien delimitados (fig. 24-73).

 PATOLOGÍA: Los astrocitomas pilocíticos presentan un patrón estructural bifásico compuesto por zonas compactas de células tumorales con procesos citoplasmáticos bipolares alargados (pilocitos) separados por microquistes prominentes. Estas zonas compactas presentan gran cantidad de *fibras de Rosenthal*, una de las características histológicas del astrocitoma pilocítico. Es típica la proliferación vascular, que tiene correlación con el reforzamiento que se observa al administrar medio de contraste en el estudio de RM preoperatoria. En caso de una localización anatómica favorable, como en el cerebelo, la extirpación quirúrgica es curativa.

Astrocitoma subependimario de células gigantes

El astrocitoma subependimario de células gigantes es un glioma de bajo grado de evolución lenta que se origina en la pared del ventrículo lateral. Crece de forma lenta dentro de la cavidad ventricular hasta que invade el foramen interventricular de Monro, causando hidrocefalia obstructiva. Los astrocitomas subependimarios de células gigantes se relacionan con **esclerosis tuberosa** que puede ser el cuadro clínico inicial en niños con otras evidencias desapercibidas de esta enfermedad. Los inhibidores farmacológicos de la vía mTOR pueden encoger a los astrocitomas subependimarios de células gigantes y constituir una opción médica en el tratamiento de estos pacientes.

Oligodendroglioma

Al igual que los astrocitomas difusos, los ODG son muy infiltrativos. Sin embargo, su respuesta al tratamiento y la sobrevida general que le acompaña son mucho más favorables que los astrocitomas difusos del mismo grado.

 PATOGENIA MOLECULAR: La patogenia de los ODG es desconocida, pero una característica molecular muy notable es la translocación entre los cromosomas 1 y 19. Esta alteración cromosómica da como resultado la pérdida absoluta del brazo corto del cromosoma 1 (1p) y del brazo largo del cromosoma 19 (19q). *La detección combinada de 1p y 19q es un marcador genético favorable en los gliomas difusos que tiene una estrecha correlación con las características morfológicas clásicas del ODG.*

 PATOLOGÍA: La mayor parte de los ODG se presentan en adultos entre la cuarta y quinta década de la vida, sobre todo en la sustancia blanca de los hemisferios cerebrales. En los ODG es muy común la infiltración de la corteza cerebral que los recubre. Están formados por una población homogénea de células con núcleos redondos, regulares, rodeados por un reborde de citoplasma de color más claro (referido como «halo perinuclear» o aspecto de «huevo estrellado»); la apariencia es similar a la oligodendroglía normal (fig. 24-74 A). El halo perinuclear es un artefacto útil para el diagnóstico. Otras características histológicas de los ODG son la presencia de una delicada red de vasos sanguíneos ramificados (patrón en «malla de gallinero») y microcalcificaciones diseminadas. En las zonas de infiltración cortical, las células del ODG tienden a agruparse alrededor de los cuerpos de las células neuronales (satélites perineuronales) y de los vasos sanguíneos (satélites perivasculares), y también forman una capa infiltrativa situada justo por debajo de la piamadre (crecimiento subpial). La actividad mitótica es insignificante en los OGD de bajo grado (grado II de la OMS), pero estos tumores suelen recurrir y finalmente sufren transformación anaplásica. El oligodendroglioma anaplásico se distingue de los ODG de grado II de la OMS por tener mayor actividad mitótica y la presencia de proliferación capilar, en ocasiones acompañados por focos de necrosis tumoral (fig. 24-74 B).

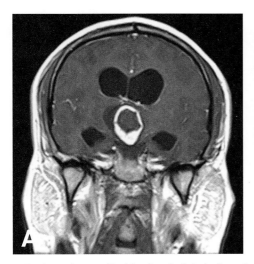

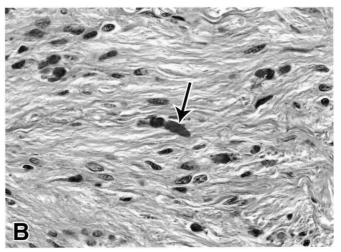

FIGURA 24-73. Astrocitoma pilocítico (grado I de la Organización Mundial de la Salud). A. Los astrocitomas pilocíticos son gliomas de muy bajo grado, bien delimitados, cuya imagen se refuerza con medio de contraste en los estudios de imagen. **B.** Desde el punto vista histológico, los pilocitos neoplásicos («células vellosas») presentan procesos citoplasmáticos bipolares muy alargados que tienden a la formación de fibras de Rosenthal (*flecha*).

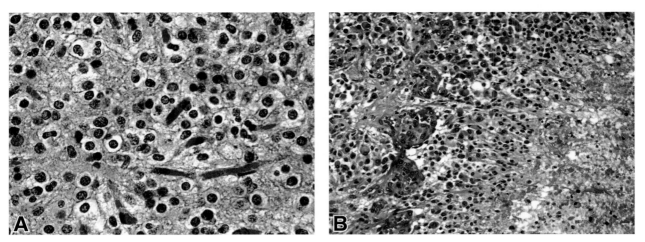

FIGURA 24-74. Oligodendroglioma. A. Las células de **oligodendroglioma de bajo grado** (Organización Mundial de la Salud de grado II) se parecen mucho a los oligodendrocitos normales, con núcleos regulares redondos rodeados de halos perinucleares. **B. Oligodendroglioma anaplásico** (OA) muestra una mayor celularidad y actividad mitótica enérgica, con algunos tumores también del desarrollo de focos de necrosis con células tumorales en seudoempalizada.

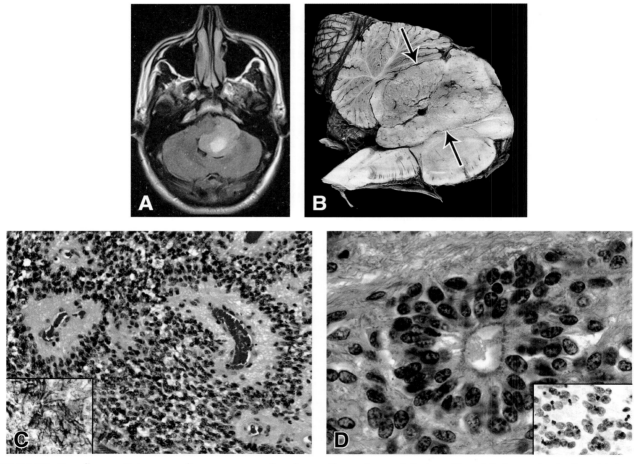

FIGURA 24-75. Ependimoma. A. Los ependimomas se pueden desarrollar en los ventrículos, el hemisferio cerebral o la médula espinal. Aquellos que se localizan dentro de la fosa posterior tienden a crecer a través del foramen externo ventricular (foramen medial de Magendie y el foramen lateral de Luschka) hasta alcanzar el espacio subaracnoideo, como se observa en esta imagen de resonancia magnética. **B.** Muestra macroscópica de autopsia. La zona del tumor está señalada con ambas flechas. **C.** Al microscopio, la principal característica de los ependimomas es la seudorroseta perivascular. El inmunofenotipo del ependimoma incluye un patrón puntiforme y anular secundario a reacción positiva contra antígeno de membrana epitelial (*recuadro*). **D.** Roseta ependimaria verdadera completamente formada con respuesta inmunorreactiva al marcador de proteína acídica fibrilar glial (*recuadro*). (75 B Cortesía del Dr. F. Stephen Vogel, Duke University.)

Ependimoma

Los ependimomas son neoplasias de crecimiento lento presentes en niños y adultos jóvenes que se originan a partir del recubrimiento ependimario de los ventrículos cerebrales o del conducto central de la médula espinal. En niños, la localización más habitual es la fosa posterior del cuarto ventrículo, mientras que en los adultos es más frecuente que aparezcan en el compartimento supratentorial de cualquiera de los ventrículos o en la sustancia blanca de los hemisferios cerebrales. Los ependimomas del cuarto ventrículo tienden a ocuparlo en su totalidad y crecen hacia las cavidades laterales, e incluso en algunas ocasiones atraviesan los forámenes laterales de Luschka para entrar hasta el espacio subaracnoideo (fig. 24-75 A y B). En la médula espinal, los ependimomas son los tumores intraaxiales más habituales, seguidos por el astrocitoma difuso.

 PATOLOGÍA: Los ependimomas crecen como masas relativamente bien delimitadas que pueden ser extirpadas de forma quirúrgica. La principal característica histológica es la seudorroseta perivascular, un brazalete perivascular de procesos citoplasmáticos de las células tumorales con patrón radiante (fig. 24-75 C). También se pueden observar rosetas ependimarias verdaderas, en las que las células tumorales rodean la luz central, pero esto es menos común. Los ependimomas expresan el antígeno de membrana epitelial (fig. 24-75 C, recuadro) y proteína acídica fibrilar glial (fig. 24-75 D, recuadro). La tinción del antígeno de membrana epitelial en ependimomas es característica en una distribución citoplásmica puntiforme y en anillos, a diferencia del patrón membranoso de expresión del antígeno de membrana epitelial de los meningiomas. El ependi-

moma anaplásico (grado III de la OMS) presenta mayor actividad mitótica y proliferación de capilares.

Papiloma del plexo coroideo

A diferencia de otros tumores cerebrales habituales de la niñez, que se presentan principalmente en la fosa posterior (cerebelo, cuarto ventrículo y tronco del encéfalo), los **PPC (grado I de la OMS)** afectan con mayor frecuencia a los ventrículos laterales (fig. 24-76 A). En los adultos son más comunes en el cuarto ventrículo. Los PPC son benignos y, debido a su localización dentro de los ventrículos, son curables mediante cirugía. Sin embargo, puede presentarse diseminación hacia el LCR, lo cual empeora el pronóstico de estos casos.

 PATOLOGÍA: El PPC presenta la mayoría de las características estructurales papilares del plexo coroideo normal, pero las células tumorales tienden a estar más apiñadas y suelen presentar un patrón cilíndrico más que cúbico (fig. 24-76 B). El inmunofenotipo del PPC incluye la reactividad para marcadores gliales (proteína S-100, proteína acídica fibrilar glial) y para transtiretina (prealbúmina). Se conocen dos tipos de tumor de plexo coroideo de alto grado: PPC atípico (grado II de la OMS), el cual presenta mayor actividad mitótica en comparación con los tumores grado I, y el carcinoma de plexo coroideo (grado III de la OMS), en el que, además del aumento de la actividad mitótica, el tumor presenta pérdida de la arquitectura papilar, reemplazada por un patrón de tumor sólido acompañado con frecuencia de atipia nuclear y pleomorfismo celular (fig. 24-76 C). Este último tipo de tumor puede invadir el tejido

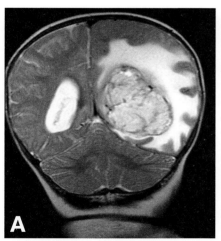

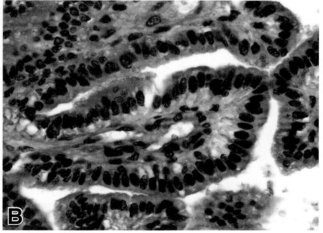

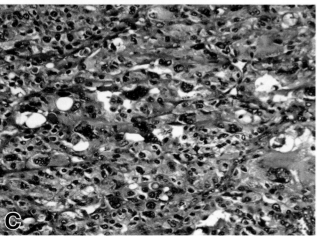

FIGURA 24-76. Papiloma del plexo coroideo (PPC) y carcinoma del plexo coroideo (CPC). A. El **PPC** es un tumor interventricular de bajo grado que se desarrolla a partir del plexo coroideo del cuarto ventrículo en adultos y el plexo coroideo de los ventrículos laterales en los niños. **B.** Desde el punto de vista histológico, el **PPC** conserva la arquitectura papilar del plexo coroideo, pero las células están más apiñadas y tienen aspecto más cilíndrico que cúbico. **C.** El **carcinoma del plexo coroideo** es un tumor de alto grado que difiere del PPC en que presenta la pérdida de la arquitectura papilar, un importante pleomorfismo celular y el aumento de la velocidad de proliferación, así como una evolución clínica más agresiva.

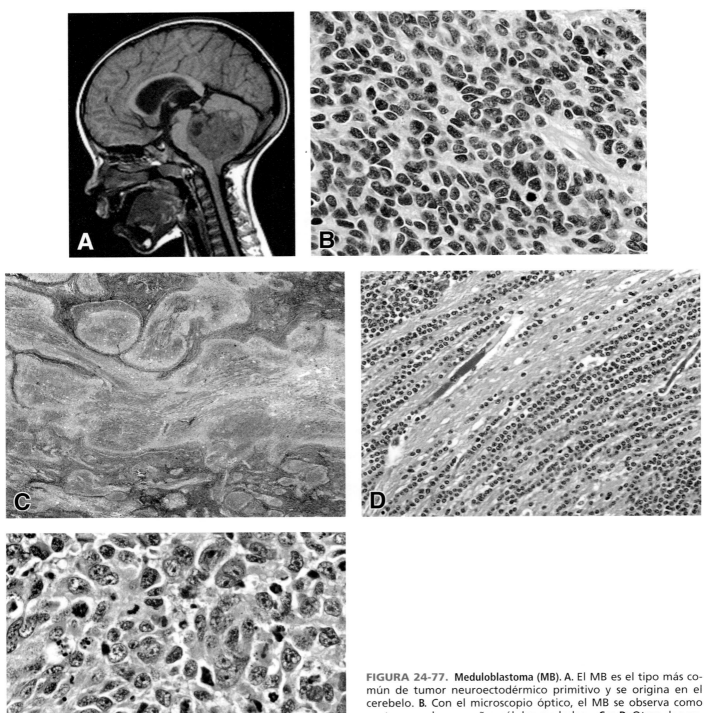

FIGURA 24-77. Meduloblastoma (MB). A. El MB es el tipo más común de tumor neuroectodérmico primitivo y se origina en el cerebelo. **B.** Con el microscopio óptico, el MB se observa como un tumor «de pequeñas células azuladas». **C** y **D.** Otras dos variantes de MB, el MB desmoplásico/nodular y el MB con abundante nodularidad, tienen un mejor pronóstico. **E.** Las variantes con grandes células y anaplásico conllevan una evolución clínica más agresiva.

cerebral adyacente y tiene potencial de diseminación a través de las vías LCR.

El meduloblastoma y otros tumores neuroectodérmicos primitivos

El MB es, con mucho, el más común de los tumores neuroectodérmicos primitivos. Por definición se origina en el cerebelo. Su máxima incidencia es a los 7 años de edad, pero también se puede presentar en adultos entre los 20 y los 45 años de edad. Los MB de los niños suelen crecer en la línea media del vermis, y por lo general se extienden hasta ocupar el cuarto ventrículo (fig. 24-77 A). En los tumores del adulto se suelen presentar en los hemisferios cerebelosos, aunque hay muchas excepciones tanto en niños como en adultos. Alrededor de una tercera parte de los pacientes muestra invasión a leptomeninges en el momento del diagnóstico, lo cual es un factor pronóstico negativo. Algunos indicadores de mal pronóstico son la extirpación quirúrgica parcial, la presencia de células de gran tamaño o la morfología anaplásica y la amplificación del oncogén *MYCN*. El MB se origina a partir de los blastocitos de la capa granular externa fetal o la matriz germinal periventricular. Los estudios moleculares muestran dos vías principales implicadas, *Wnt* y *sonic hedgehog* (SHH), en la génesis de este tumor.

 PATOLOGÍA: Los MB están formados por hojas de pequeñas células malignas muy compactas con aumento de la relación núcleo:citoplasma (fig. 24-77 B). Hay presencia de rosetas neuroblásticas (tipo Homer Wright) en un 40 % de los casos. Hay gran proliferación celular. El MB desmoplásico/nodular presenta un patrón morfológico que observado de manera superficial se parece al tejido de nódulos linfáticos, con islotes neurocíticos libres de reticulina («islotes pálidos») que parecen centros germinales (fig. 24-77 C y D). La mayor parte de los MB muestran diferenciación neuronal de forma de sinaptofisina en el estudio inmunoquímico; algunos también presentan diferenciación glial focal (inmunopositivos para proteína acídica fibrilar glial). El MB anaplásico y el MB de células grandes son variantes agresivas cuyas características morfológicas se sobreponen (fig. 24-77 E). El MB anaplásico se caracteriza por un importante pleomorfismo nuclear, el moldeamiento de núcleos y el envolvimiento entre células. En contraste, la variante de células grandes se caracteriza por una población monomórfica de células de gran tamaño cuyos núcleos contienen un nucléolo prominente. Ambas variantes se caracterizan por una elevada actividad proliferativa y abundante apoptosis.

 CARACTERÍSTICAS CLÍNICAS: La diseminación en el LCR es común y puede ser la característica de presentación del tumor. A veces, los MB metastatizan a los nódulos linfáticos regionales, los pulmones o el hueso.

Craneofaringioma

El craneofaringioma es un tumor epitelial circunscrito, que se supone que deriva de restos de la bolsa de Rathke. Es más común en niños, pero puede presentarse en adultos. Estos tumores suelen presentar un aspecto heterogéneo complejo sólido y quístico en los estudios de imagen (fig. 24-78 A). Dado su origen y tendencia a extenderse en la región selar/supraselar, el craneofaringioma por lo general se manifiesta mediante una mezcla de alteraciones endocrinas y visuales, referidas como compresión debajo de la hipófisis y encima del quiasma óptico. El tratamiento de elección es la extirpación quirúrgica; sin embargo, dada la existencia de

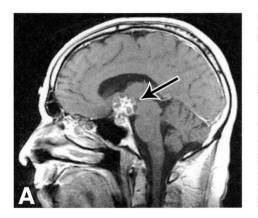

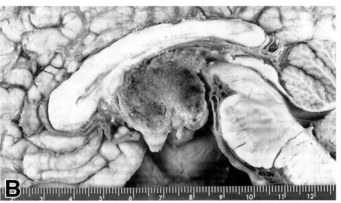

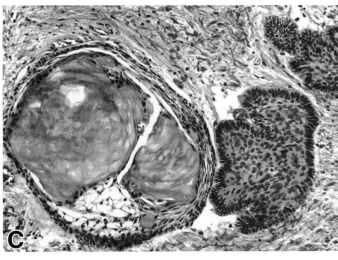

FIGURA 24-78. Craneofaringioma. A. Los craneofaringiomas se originan en la región selar/supraselar (*flecha*). **B.** Craneofaringioma, fotografía macroscópica. **C.** Histológicamente los craneofaringiomas están compuestos de epitelio escamoso que muestra un número de características morfológicas distintivas, incluyendo la presencia de núcleos periféricos en empalizada y nódulos de queratinocitos redondos («queratina húmeda») que son proclives a la calcificación. (78 B Cortesía del Dr. Stephen Vogel, Duke University.)

un gran número de estructuras vitales en esta región anatómica, incluyendo nervios craneales y vasos sanguíneos, es imposible extirparlo por completo y los restos del tumor recurren de manera inevitable.

 PATOLOGÍA: Hay dos subtipos morfológicos de craneofaringioma: adamantinomatoso, que es el más frecuente y se presenta tanto en niños como en adultos, y el papilar, que es mucho más raro y se desarrolla de forma casi exclusiva en adultos. El primero se caracteriza desde el punto de vista morfológico por la presencia de (1) capas del epitelio escamoso con empalizada periférica prominente, (2) degeneración hidrópica de las zonas centrales del epitelio (referidas como «retículo estrellado») y (3) cúmulos nodulares de queratinocitos redondos («queratina húmeda») que tienden a calcificarse (fig. 24-78 C). El craneofaringioma papilar está constituido de forma casi exclusiva por epitelio escamoso no queratinizado. Su aspecto histológico es muy uniforme en comparación con la morfología jaspeada del subtipo adamantinomatoso.

Germinoma

Los tumores de células germinales (TCG) del SNC suelen originarse en las estructuras de la línea media, en especial de la glándula pineal y la región del tercer ventrículo (fig. 24-79 A). Los **germinomas** se caracterizan por un patrón bifásico de su población celular, con grandes células malignas intercaladas con grupos de pequeños linfocitos reactivos (fig. 24-79 B). En algunos casos, la respuesta positiva a gonadotropina coriónica humana β (β-hCG) permite identificar a células aisladas del sincitiotrofoblasto. El germinoma suele ser muy radiosensible y los pacientes pueden ser tratados con radioterapia, quimioterapia o una combinación de ambas. Otros tumores de células germinales provenientes de la región pineal y de otros sitios del SNC incluyen el **teratoma** (maduro e inmaduro), el **tumor de saco vitelino**, el **carcinoma embrionario** y el **coriocarcinoma**.

Tras el germinoma, el teratoma es el más frecuente de este grupo que se presenta como un tumor puro (sin mezcla). Los restantes tumores de células germinales se encuentran principalmente en **tumores mixtos de células germinales**. El pronóstico para los tumores de células germinales no germinomatosos es menos favorable que para los germinomas puros y depende en gran medida de la extensión de la resección quirúrgica.

Linfomas primarios del sistema nervioso central

Los linfomas sistémicos suelen diseminarse al SNC, pero los linfomas también pueden originarse en este. Los linfomas primarios del SNC son tumores comunes en los adultos cuya incidencia ha aumentado en las últimas décadas. Los linfomas primarios del SNC pueden presentar una gran variedad de patrones en la imagen de RM, incluyendo la superficie cortical, en la profundidad periventricular o de localización cerebelosa, tanto como lesiones únicas o múltiples.

La gran mayoría corresponde a grandes tumores de linfocitos B y expresa CD20 y otros marcadores de linfocitos B. En personas inmundeprimidas, los linfomas primarios del SNC pueden estar desencadenados por el virus Epstein-Barr, que puede ser detectado mediante inmunohistoquímica. Son muy sensibles al tratamiento con corticoesteroides, a menudo disminuyen dramáticamente después del tratamiento con glucocorticoides. Sin embargo, esta respuesta es temporal.

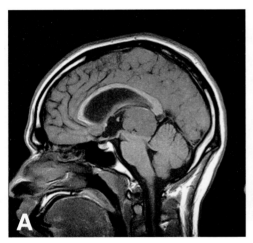
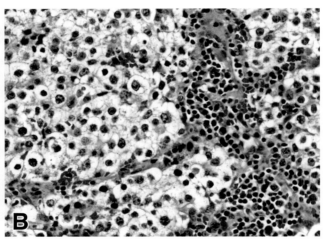
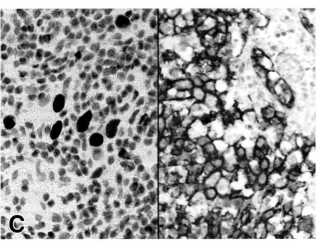

FIGURA 24-79. Germinoma. A. Los tumores de células germinales se originan con mayor frecuencia en la línea media, tales como la glándula pineal, como se muestra en la imagen. **B.** Al microscopio, el germinoma, el tumor de células germinales más común en el sistema nervioso central, presenta un patrón bifásico de la población de células: células tumorales de germinoma muy grandes y linfocitos reactivos pequeños. **C.** El inmunofenotipo del germinoma incluye la respuesta positiva a varios marcadores útiles para el diagnóstico, tales como OCT3/4 (*lado izquierdo*), y reacción positiva citoplasmática a la fosfatasa alcalina placentaria (*lado derecho*).

Tabla 24-7
Quistes del sistema nervioso central
Quiste del plexo coroideo
Quiste pineal
Quiste epidermoide
Quiste dermoide
Quiste aracnoideo
Quiste ependimario
Quiste neuroentérico (enterógeno)
Quiste de Rathke
Quiste coloide

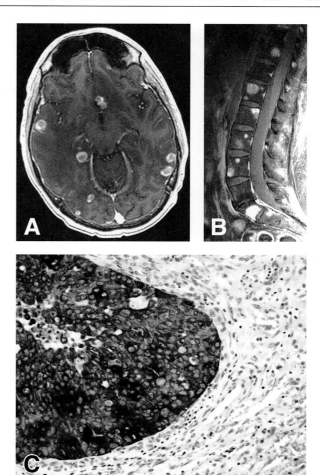

FIGURA 24-80. Metástasis. Las metástasis del sistema nervioso central por lo general ocasionan múltiples lesiones tanto en el cerebro **(A)** como en la médula espinal **(B)**. **C.** Las masas tumorales metastásicas virtualmente presentan bordes muy nítidos «en relieve», con el tejido cerebral adyacente, como se muestra en este carcinoma metastásico con tinción inmunohistoquímica para queratina.

La radioterapia o quimioterapia tienen una supervivencia promedio del 70 % a 2 años y de hasta el 45 % a 5 años en pacientes inmunocompetentes.

Quistes benignos

Estos tumores se enumeran en la tabla 24-7. Algunos son de naturaleza degenerativa, por lo general identificados de forma incidental en estudios de neuroimagen realizados por alguna otra indicación o en estudios de autopsia. Los **quistes del plexo coroideo** y los **quistes de la glándula pineal** rara vez causan síntomas de relevancia clínica. Otros como los **quistes aracnoideos** y los **quistes ependimarios** suelen ser asintomáticos, pero en ocasiones requieren perforación quirúrgica de la pared quística para aliviar la presión y el efecto de masa que ocasionan en las estructuras circundantes. Los miembros del último grupo se originan principalmente durante el desarrollo y relativamente a menudo causan un efecto de masa que requiere cirugía simple.

Metástasis

Los tumores metastásicos rebasan por mucho en número a los tumores primarios del SNC. Las series de autopsias muestran que hasta un 25 % de los pacientes con cáncer sistémico tienen metástasis del SNC. El sitio más habitual para la metástasis cerebral es la unión de las sustancias gris y blanca de la corteza cerebral, pero cualquier región del SNC puede ser afectada, incluyendo el plexo coroideo, la glándula pineal y la hipófisis.

Los tumores primarios más frecuentes que involucran el SNC derivan del pulmón (tanto en hombres como en mujeres), el cáncer de mama, el melanoma, el renal y el del aparato digestivo. En más de la mitad de los casos, las metástasis son múltiples (fig. 24-80 A). Por ejemplo, las metástasis del SNC desde los cánceres gastrointestinales, de mama, de próstata y uterinos son a menudo solitarias, mientras que aquellas provenientes de un carcinoma pulmonar y un melanoma son en general múltiples. Algunos cánceres muy habituales, como el carcinoma cervicouterino, rara vez producen metástasis al SNC.

El efecto masivo dañino en el parénquima del SNC circundante causado por la enfermedad metastásica tiene varios componentes etiológicos subyacentes: (1) el crecimiento tumoral en sí mismo; (2) el edema vasógeno en el tejido cerebral circundante; (3) la hemorragia intratumoral (especialmente con melanomas, carcinomas de célula renal y coriocarcinomas), y (4) dependiendo del sitio anatómico exacto de la metástasis, el hidrocéfalo obstructivo puede ser un contribuyente temprano al efecto masivo, como cuando las metástasis al cerebro medio causan oclusión del acueducto cerebral.

Neoplasias intracraneanas hereditarias

SNC y las bases genéticas de los síndromes principales están enumerados en el tabla 24-6. En algunos, los neoplasmas de los órganos sistémicos son más prominentes, pero los tumores del sistema nervioso también pueden producirse. Por ello, los gliomas malignos se producen en el síndrome Li-Fraumeni, y los meduloblastomas están asociados con los tumores gastrointestinales del síndrome de Turcot.

Esclerosis tuberosa (enfermedad de Bourneville)

La esclerosis tuberosa es una enfermedad autosómica dominante caracterizada por hamartomas (tuberosidades) del cerebro, retina y víscera, así como diversas neoplasias. Es el resultado de la migración desordenada y el retraso en la maduración del neuroectodermo, lo que conlleva a la formación de «tuberosidades» en la corteza cerebral y de astrocitomas de células gigantes subependimarias (fig. 24-81). Las tuberosidades son pequeñas zonas corticales discretas formadas por células anómalas con características gliales y neuronales. Los astrocitomas subependimarios de células gigantes asemejan «gotas de parafina».

Además de las lesiones intracraneales, el síndrome incluye: (1) angiofibromas faciales (adenoma sebáceo), (2) rabdomiomas cardiacos y (3) tumores del mesénquima del riñón (angiomiolipomas). La mayoría de los pacientes tiene crisis convulsivas y retraso mental. Las mutaciones en *TSC1* y *TSC2* son las responsables: *TSC1* (9q34), que codifica para la síntesis de una proteína llamada

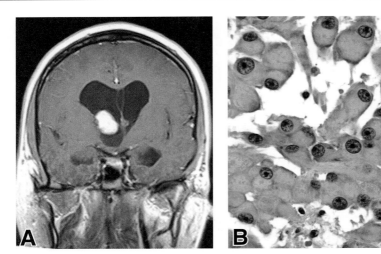

FIGURA 24-81. El astrocitoma subependimario de células gigantes. A. Estos astrocitomas (grado I de la Organización Mundial de la Salud) se desarrollan dentro del ventrículo lateral, en donde suelen obstruir el orificio interventricular de Monro, lo que da como resultado una hidrocefalia obstructiva. **B.** Al microscopio, el astrocitoma subependimario de células gigantes presenta células con citoplasma eosinófilo globular y un solo nucléolo prominente, similar al astrocitoma gemistocítico o al tumor de células ganglionares. Sin embargo, la localización anatómica dentro del ventrículo cerebral evita hacer un diagnóstico equivocado.

hamartina, y *TSC2* (16p13), que codifica para la tuberina, una proteína con homología con la proteína activadora de la guanosina trifosfatasa (GTPasa). Ambos, son genes supresores tumorales.

Ojo

CONJUNTIVA

Conjuntivitis

Los microorganismos que se alojan en la superficie del ojo con frecuencia producen conjuntivitis, queratitis (inflamación corneal) o úlcera corneal. La conjuntiva, así como otras partes del ojo, también puede infectarse por diseminación hematógena a partir de un foco infeccioso situado en otros sitios. Las infecciones yatrógenas del ojo (p. ej., con adenovirus) pueden presentarse después de la manipulación oftálmica, como en los casos de injertos corneales, la implantación intraocular de lentes protésicas o el uso de gotas oculares o instrumentos diagnósticos infectados (fig. 24-82).

En algún momento de la vida, casi todo el mundo presenta conjuntivitis viral o bacteriana. Esta enfermedad ocular extremadamente común está caracterizada por una hiperemia de los vasos sanguíneos de la conjuntiva (ojo rojo). El exudado inflamatorio que se acumula en el saco conjuntival con frecuencia se reseca, produciendo la adherencia de los párpados por la mañana. El líquido que fluye de la conjuntiva puede ser purulento, fibrinoso, seroso o hemorrágico. Las células inflamatorias involucradas varían de acuerdo con el agente etiológico. Debido a que muchos alérgenos

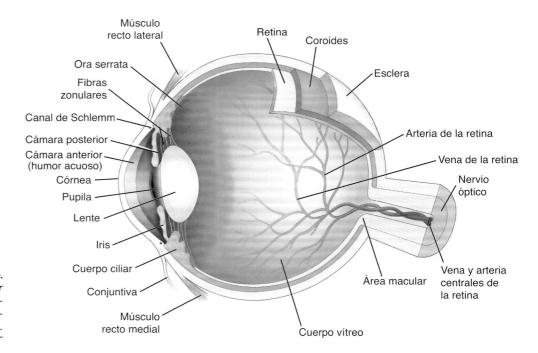

FIGURA 24-82. Diagrama del ojo. Hinkle JL, Cheever KH. *Brunner & Suddarth's Textbook of Medical-Surgical Nursing.* 14th ed. Baltimore, MD: Wolters Kluwer; 2017.

Músculo recto lateral
Ora serrata
Fibras zonulares
Canal de Schlemm
Cámara posterior
Cámara anterior (humor acuoso)
Córnea
Pupila
Lente
Iris
Cuerpo ciliar
Conjuntiva
Músculo recto medial
Retina
Coroides
Esclera
Arteria de la retina
Vena de la retina
Nervio óptico
Vena y arteria centrales de la retina
Área macular
Cuerpo vítreo

son estacionales, la conjuntivitis alérgica tiende a presentarse en determinados momentos del año. El **tracoma**, una conjuntivitis crónica, contagiosa, causada por *Chlamydia trachomatis*, se describe con mayor detalle en el capítulo 6.

CÓRNEA

Virus del herpes simple

El VHS afecta preferentemente al epitelio de la córnea, donde produce queratitis, pero puede invadir el estroma corneal y en ocasiones otros tejidos oculares.

INFECCIÓN PRIMARIA POR VHS-1: Las lesiones causadas por el VHS-1 en la infancia localizadas en el ojo pueden permanecer sin diagnosticarse o en estado subclínico. Estas infecciones se acompañan por linfoadenopatía regional, infección sistémica y fiebre. Excepto en los recién nacidos infectados durante el paso a través del canal del parto de una madre infectada, el VHS-2 rara vez causa infección ocular. Cuando lo hace, produce lesiones diseminadas en la córnea y la retina. Casi todas lesiones corneales debidas al VHS son placas asintomáticas de células epiteliales que contienen el virus en replicación. Por lo general se curan sin ulceración, pero puede presentarse conjuntivitis folicular unilateral aguda. Las úlceras corneales se producen después del aumento de anticuerpos en suero.

REACTIVACIÓN DE LA INFECCIÓN POR EL VHS: El VHS que persiste latente en el ganglio del trigémino puede desplazarse hacia los nervios y reactivar la infección. A diferencia de la infección primaria, la enfermedad por reactivación se caracteriza por úlceras corneales y una reacción inflamatoria más grave. La recurrencia de úlceras de la córnea debidas al VHS puede ser desencadenada por la luz ultravioleta, un traumatismo, la menstruación, el estrés emocional y físico, la exposición a la luz o a la luz solar, una vacunación y otros factores.

 PATOLOGÍA: El VHS produce múltiples úlceras diminutas y discretas en la porción intraepitelial de la córnea (queratopatía superficial puntiforme). Aunque algunas de estas lesiones se curan, otras crecen y en ocasiones confluyen para formar fisuras lineales o ramificadas (úlceras dendríticas). El epitelio situado entre las fisuras descamadas favorece la formación de úlceras, muy bien delimitadas, irregulares y con un patrón geográfico. Las úlceras corneales se pueden visualizar con facilidad después de teñir la córnea con fluoresceína. Las células epiteliales afectadas, que pueden tornarse multinucleadas, contienen cuerpos de inclusión eosinófilos en el núcleo (cuerpos de Lipschütz).

Las lesiones del estroma de la córnea varían en la infección por reactivación del VHS. De manera característica, se desarrolla una opacidad corneal central en forma de discos entre el epitelio, que da lugar a edema y a una mínima inflamación (**queratitis disciforme**). El estroma corneal puede adelgazarse de manera importante y la membrana de Descemet puede protruir al interior (descemetocele). Puede presentarse también perforación corneal.

CRISTALINO

Cataratas

Las cataratas son la principal causa de disminución de la agudeza visual y ceguera en todo el mundo y son resultado de diferentes enfermedades.

 FACTORES ETIOLÓGICOS: La causa más habitual de cataratas en Estados Unidos es el envejecimiento (catarata senil). Otras causas son (1) diabetes, (2) insuficiencias nutricionales, por ejemplo, deficiencias de riboflavina y triptófano, (3) toxinas, por ejemplo, dinitrofenol, naftaleno, derivados de la ergotamina, (4) medicamentos, corticoesteroides, yoduros de ecotiofato tópico, yoduro de fosfolinas, fenotiazinas o (5) agentes físicos, calor, rayos ultravioleta, traumatismo, cirugía intraocular y ultrasonidos).

Las cataratas se pueden desarrollar en algunas enfermedades oculares como la uveítis, las neoplasias intraoculares, el glaucoma, la retinitis pigmentaria y el desprendimiento de retina. Las cataratas también pueden relacionarse con infección congénita por el virus de la rubéola, algunas enfermedades cutáneas (p. ej., dermatitis atópica, esclerodermia) y diversas enfermedades sistémicas.

 PATOGENIA MOLECULAR: Una gran variedad de cataratas son resultado de enfermedades genéticas, y algunas ellas están relacionadas con otras alteraciones oculares o sistémicas.

 PATOLOGÍA: En el desarrollo de las cataratas aparecen hendiduras entre las fibras del cristalino y se acumula material de desechos de esta estructura en estos espacios (corpúsculos de Morgagni, catarata incipiente). El material degenerativo del cristalino ejerce una presión osmótica que causa mayor daño a la estructura al aumentar la cantidad de agua y favorecer el edema. El edema del cristalino obstruye la pupila y produce glaucoma (glaucoma facomórico).

En la *catarata madura* (fig. 24-83) hay degeneración total del cristalino, y los restos lenticulares escapan hacia el humor acuoso a través de la cápsula disminuyendo el volumen (catarata hipermadura). Después de ser ingerido por macrófagos, el material lenticular eliminado puede obstruir el flujo y producir glaucoma (glaucoma facolítico). Las fibras de las lentes comprimidas en el centro de la estructura normalmente se endurecen con la edad (catarata esclerótica nuclear simple) y pueden adquirir un color café o negro. Si la porción periférica del cristalino (corteza de la lente) sufre un proceso de licuefacción (catarata de Morgagni), el núcleo esclerótico puede sumirse dentro del cristalino por el efecto de la gravedad.

Por fortuna, las cataratas pueden ser extirpadas mediante cirugía, y el uso de un dispositivo óptico puede permitir realizar la función de enfoque de la luz sobre la retina (anteojos, lentes de contacto o implantes de cristalino protésico).

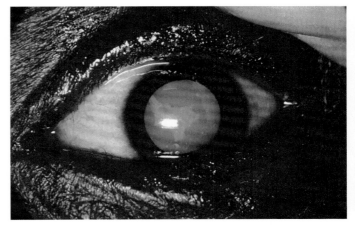

FIGURA 24-83. Catarata. El aspecto blanquecino de la pupila en este ojo es secundario a la completa opacificación del cristalino («catarata madura»).

ÚVEA

Enfermedades inflamatorias

La inflamación úvea (**uveítis**) también suele acompañarse de inflamación del iris (**iritis**), del cuerpo ciliar (**ciclitis**) y del iris junto con el cuerpo ciliar (**iridociclitis**). La inflamación del iris del cuerpo ciliar suele causar enrojecimiento ocular, fotofobia, dolor ocular moderado, visión borrosa, halo alrededor de la córnea, congestión ciliar y miosis leve. En la biomicroscopia con lámpara de hendidura de la cámara anterior es habitual observar una estructura en forma de flama, y precipitaciones queratíticas o un **hipopión** (exudado de leucocitos en la cámara anterior).

En la oftalmitis simpática, la totalidad de la úvea desarrolla inflamación granulomatosa después de un periodo de latencia, en respuesta a una lesión en otro sitio del ojo. Las lesiones perforantes del ojo y el colapso del tejido de la úvea con frecuencia producen inflamación granulomatosa progresiva, bilateral y difusa de la úvea. Esta uveítis se desarrolla en el ojo con la lesión inicial (ojo desencadenante) después de un periodo de latencia de 4 a 8 semanas. Sin embargo, este periodo puede ser tan corto como 10 días o tan largo como varios años. El ojo sin lesión (ojo simpático) está afectado al mismo tiempo que el ojo con la lesión original o poco tiempo después. Hay estudios experimentales que indican que el antígeno responsable de la oftalmitis simpática se localiza en los fotorreceptores de la retina (**arrestina**).

RETINA

Hemorragia de la retina

Las principales causas de hemorragia de la retina son hipertensión, diabetes mellitus, obstrucción de la vena retiniana central, diátesis hemorrágica y traumatismo, incluyendo el «síndrome de niño sacudido». El aspecto varía de acuerdo con la causa y la localización. Las hemorragias en la capa de fibras nerviosas entre los axones produce el patrón en flamas a la inspección del fondo de ojo, mientras que las hemorragias profundas de la retina tienden a ser redondeadas. Cuando son localizadas entre el epitelio pigmentado de la retina y la membrana de Bruch, la sangre adquiere el aspecto de masas oscuras, las cuales pueden tener cierta semejanza con el melanoma.

Después de la perforación accidental o quirúrgica del globo ocular, la presencia de hemorragias puede ocasionar el desprendimiento de la coroides y el desplazamiento de la retina, el cuerpo vítreo y el cristalino a través de la herida.

Vasculopatía oclusiva de la retina

La oclusión vascular produce trombosis, embolismo, estenosis (como en la ateroesclerosis), compresión vascular, estasis intravascular o coagulación o vasoconstricción (p. ej., en la retinopatía hipertensiva o en la migraña). La trombosis de los vasos sanguíneos oculares puede ser resultado de una enfermedad primaria de estos, como sucede en la arteritis de células gigantes.

Ciertas enfermedades del corazón y los grandes vasos, como las arterias carótidas, predisponen a la aparición de émbolos que pueden alojarse en la retina y son evidentes a la inspección del fondo de ojo en los puntos de bifurcación vascular. Dentro del nervio óptico, los trombos en la arteria central de la retina con frecuencia se localizan en la porción del vaso que atraviesa las perforaciones de la esclerótica (**lámina cribosa**).

La obstrucción de la arteria central de la retina produce ceguera permanente, a menos que la isquemia sea de corta duración. Puede presentarse visión borrosa unilateral, de pocos minutos de duración, en presencia de microémbolos en la retina (**amaurosis fugaz**).

PATOLOGÍA: El efecto de la obstrucción vascular depende del calibre de los vasos involucrados, el grado de la isquemia resultante y el tipo de trombo de que se trate. Los trombos más pequeños por lo general no interfieren con el funcionamiento de la retina, mientras que los émbolos sépticos pueden originar focos de infección ocular. La isquemia de la retina de cualquier causa ocasiona con frecuencia la presencia de parches algodonosos de color blanco a la exploración con el oftalmoscopio (exudados algodonosos). Estas manchas de forma redonda, que rara vez son más anchas que la cabeza del nervio óptico, están constituidas por conjuntos de axones edematosos en la capa de fibras nerviosas de la retina. En los axones afectados hay numerosas mitocondrias destruidas, así como cuerpos densos relacionados con el sistema lisosómico, los cuales se acumulan debido a la falta de transporte axoplasmático. Desde el punto de vista histológico, en el corte transversal, cada uno de los axones inflamados parecen células (cuerpos cistoides). Los exudados algodonosos desaparecen si se recupera la circulación a tiempo.

Retinopatía hipertensiva

El aumento de la presión sanguínea suele afectar a la retina, ocasionando cambios fácilmente identificables en la exploración con el oftalmoscopio (figs. 24-84 y 24-85).

PATOLOGÍA: Entre las características de la retinopatía hipertensiva se encuentran:

- **Estenosis arteriolar**.
- **Hemorragias** de la capa de fibras nerviosas de la retina (hemorragias en forma de flama).
- **Exudados**, incluyendo algunos que siguen un patrón radial respecto al centro de la mácula (estrella macular).
- **Manchas algodonosas**, cuerpos algodonosos de color blanquecino en la superficie de la retina.
- **Microaneurismas**.

En el ojo, la arterioloesclerosis acompaña a casos con hipertensión de larga evolución y por lo general afecta a los vasos coroideos y retinianos. La luz de las arteriolas retinianas engrosadas se estrecha, aumenta su tortuosidad y presenta un calibre irregular. En los sitios donde las arteriolas atraviesan las venas, estas últimas se observan hendidas (**muescas arteriovenosas**). El aspecto en muesca de la vena es resultado de la esclerosis dentro de las paredes venosas, ya que las arterias y las venas retinianas comparten la adventicia en los sitios de entrecruzamiento arteriovenoso, en lugar de la compresión por una arteria esclerótica a tensión.

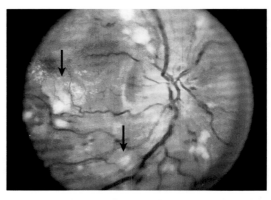

FIGURA 24-84. Retinopatía hipertensiva. Fotografía del fondo de ojo de un paciente con importante retinopatía. La cabeza del nervio óptico se observa edematosa; la retina contiene numerosas «manchas algodonosas» (*flechas*).

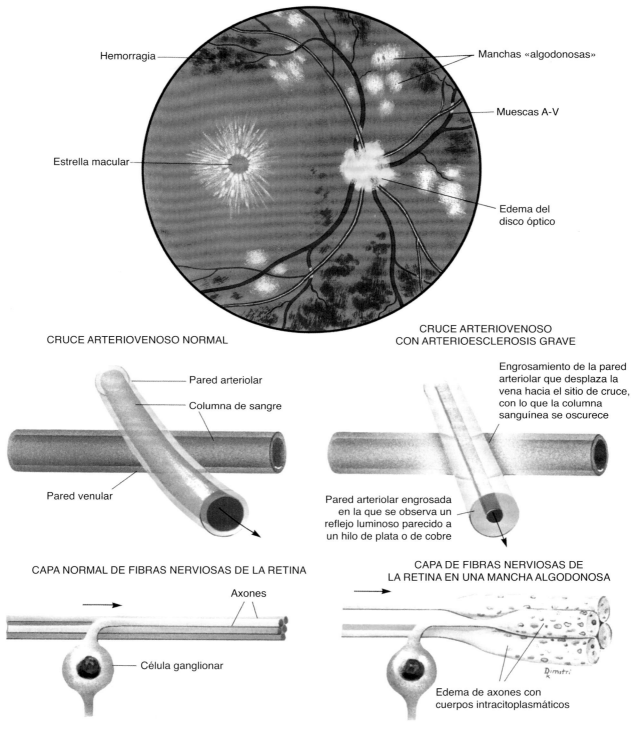

Hemorragia

Manchas «algodonosas»

Muescas A-V

Estrella macular

Edema del disco óptico

CRUCE ARTERIOVENOSO NORMAL

CRUCE ARTERIOVENOSO CON ARTERIOESCLEROSIS GRAVE

Pared arteriolar

Columna de sangre

Pared venular

Engrosamiento de la pared arteriolar que desplaza la vena hacia el sitio de cruce, con lo que la columna sanguínea se oscurece

Pared arteriolar engrosada en la que se observa un reflejo luminoso parecido a un hilo de plata o de cobre

CAPA NORMAL DE FIBRAS NERVIOSAS DE LA RETINA

Axones

Célula ganglionar

CAPA DE FIBRAS NERVIOSAS DE LA RETINA EN UNA MANCHA ALGODONOSA

Edema de axones con cuerpos intracitoplasmáticos

FIGURA 24-85. Retinopatía hipertensiva. La hipertensión ocasiona diversas alteraciones en la retina. La arterioesclerosis que suele acompañarla altera el aspecto de la microcirculación retiniana. La luz que se refleja en las paredes arteriolares engrosadas parece hilos de plata o cobre. El flujo sanguíneo a través de las vénulas retinianas no se observa adecuadamente en los sitios de cruce arteriolovenular. Este efecto se debe al engrosamiento de la pared venular hasta el grado de impedir el flujo sanguíneo por compresión; el segmento de la columna de sangre proximal al sitio de compresión no es tan ancho como la porción distal al lugar de cruce. La falta de flujo axoplasmático dentro de la capa de fibras nerviosas, debido a la isquemia, da como resultado un edema axonal y la presencia de cuerpos citoplasmáticos. Dichas estructuras tienen un aspecto de algodón en el estudio del fondo de ojo (manchas algodonosas). Es habitual la presencia de hemorragias retinianas y exudados en forma de estrella alrededor de la mácula.

En la exploración del fondo de ojo, las arteriolas anómalas de la retina se observan como líneas blanquecinas paralelas a los sitios de entrecruzamiento (**vascular revestimiento**). En principio, la disminución de la luz de los vasos de la retina hace menos visible la columna de sangre, dando una coloración anaranjada a la exploración oftalmoscópica (**alambre de cobre**). Sin embargo, conforme la columna de sangre se oscurece por completo, la luz que se refleja en los vasos de la esclerótica da como resultado un aspecto de estrías de alambre de color plateado (**hilo de plata**).

La arterioloesclerosis retiniana suele acompañarse de hemorragias de la retina tanto pequeñas como grandes. La **hipertensión maligna** se caracteriza por la presencia de arteriolitis necrosante, con necrosis fibrinoide y trombosis de las arteriolas precapilares de la retina.

Retinopatía diabética

Los síntomas oculares se presentan en el 20% al 40% de los diabéticos, y pueden estar presentes en el momento mismo del diagnóstico de la diabetes. Prácticamente todos los pacientes con diabetes tipo 1 (insulinodependiente) y muchos de aquellos con diabetes tipo 2 (no insulinodependiente) desarrollan algún grado de retinopatía (v. más adelante) al cabo de 5 a 15 años de iniciada la diabetes (figs. 24-86 y 24-87). La forma más peligrosa de **retinopatía proliferativa** se suele presentar al menos 10 años después de iniciada la enfermedad, después de los cuales la incidencia aumenta de forma rápida y se mantiene elevada durante muchos años. *En la diabetes tipo 1, la frecuencia de retinopatía proliferativa tiene correlación con el grado de control de la glucemia; aquellos pacientes con mayor control de su diabetes presentan retinopatía con menor frecuencia.* La relación entre la enfermedad microvascular retiniana y la glucemia en la diabetes tipo 2 es menos clara, y otros parámetros (p. ej., nivel de colesterol en sangre, presión arterial) quizá tengan mayor relevancia que la concentración de glucosa en sangre.

La isquemia de la retina es la principal causa que explica las manifestaciones de la retinopatía diabética, incluyendo las manchas algodonosas, la obstrucción de capilares, los microaneurismas y la neoformación de vasos en la retina. La isquemia es resultado del estrechamiento u obstrucción de las arteriolas retinianas (así como con la arterioloesclerosis o formación de trombos de plaquetas y lípidos) o de la ateroesclerosis de las arterias retiniana central u oftálmica.

PATOLOGÍA: La retinopatía diabética se clasifica en etapas temprana [no proliferativa] y proliferativa.
RETINOPATÍA DIABÉTICA TEMPRANA (NO PROLIFERATIVA): En esta etapa se observan ingurgitación venosa, pequeñas hemorragias (hemorragias en puntos y manchas), microaneurismas capilares y exudados. Estas lesiones por lo general no impiden la visión a menos que estén acompañadas de edema macular. La retinopatía se inicia en el polo posterior, pero en ocasiones puede incluir toda la retina.
RETINOPATÍA PROLIFERATIVA: Después de varios años, la retinopatía diabética se vuelve proliferativa. Se forman nuevos vasos sanguíneos muy delgados junto con tejido fibroso y glial a través del cuerpo vítreo. La formación de la porción de nuevos vasos sanguíneos retinianos es una de las características más importantes de la retinopatía diabética y otras enfermedades que se acompañan de isquemia de la retina. Los nuevos vasos sanguíneos de aspecto tortuoso aparecen primero en la superficie de la retina y la cabeza del nervio óptico, para posteriormente crecer hacia la cavidad del vítreo. Los vasos recién formados son frágiles, por lo que sangran con facilidad, de manera que producen hemorragias en el vítreo, que a su vez impiden la visión. La formación de nuevos vasos sanguíneos se relaciona con la proliferación y la migración de astrocitos, los cuales crecen alrededor de los vasos para formar estructuras delgadas, blanquecinas y con aspecto de

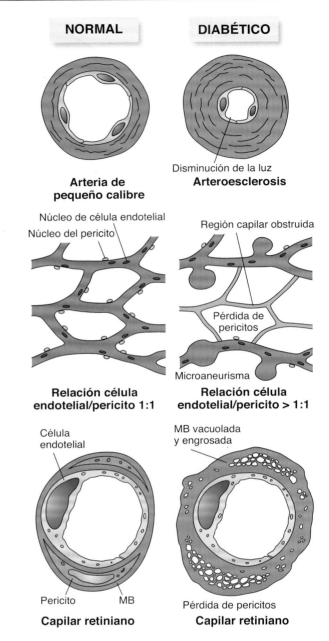

FIGURA 24-86. Retinopatía diabética. En la retinopatía diabética, la microcirculación es anómala. La arterioesclerosis disminuye el calibre de las pequeñas arterias. Hay pérdida de pericitos, por lo que la relación entre pericitos y células endoteliales es mayor de 1. Hay abundantes microaneurismas capilares, y algunas partes del lecho capilar se vuelven acelulares con ausencia de flujo sanguíneo. La membrana basal (MB) de los capilares retinianos está engrosada y vacuolada.

velo (gliosis). La proliferación fibrovascular y del tejido glial se contrae con frecuencia hasta causar desprendimiento retiniano y, por tanto, ceguera.

La retinopatía diabética, el glaucoma y la degeneración macular senil son las principales causas de ceguera permanente en Estados Unidos. La pérdida de la visión en la retinopatía diabética se produce cuando está involucrada la mácula, pero también se presenta después de una hemorragia del vítreo, un desprendimiento de retina y un glaucoma. La fototerapia con láser y el control estricto de la glucemia en una etapa temprana de

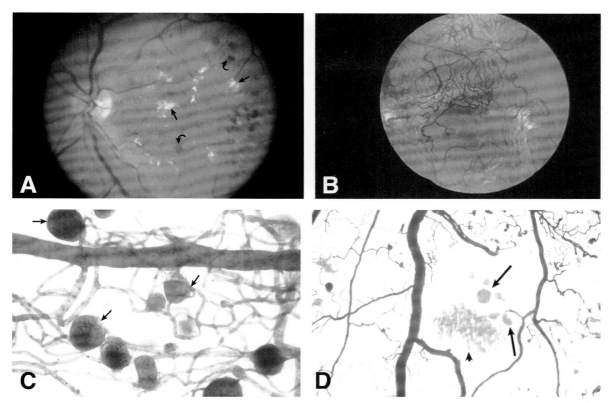

FIGURA 24-87. Retinopatía diabética. A. Fondo de ojo de un paciente con retinopatía diabética temprana o no proliferativa. Se observan varias zonas de exudado «duras» de color amarillento (*flechas rectas*), ricas en lípidos, junto con algunas hemorragias retinianas relativamente pequeñas (*flechas curvas*). **B.** Lecho vascular de aspecto frondoso (mitad superior) que se extiende en dirección anterior a la retina en el ojo con retinopatía diabética. **C.** Numerosos microaneurismas (*flechas*) presentes en este corte plano de la retina de un paciente diabético. **D.** Esta preparación plana del tejido de un diabético fue teñida con ácido peryódico de Schiff (PAS) después de perfundir los vasos retinianos con tinta china. Se aprecian microaneurismas (*flechas*) y una zona de exudado (*punta de flecha*) en la región retiniana sin irrigación.

la retinopatía proliferativa son métodos efectivos para controlar esta complicación.

Desprendimiento de retina

Durante el desarrollo fetal, el espacio entre la retina sensorial y el epitelio pigmentado de la retina se cierra cuando estas dos capas se superponen. Sin embargo, la capa sensitiva de la retina puede separarse con facilidad del epitelio pigmentado por la entrada de algún líquido (humor vítreo, hemorragia o exudado) acumulado en el espacio potencial entre estas dos estructuras. Este tipo de desprendimiento es una causa habitual de disminución de la agudeza visual y de ceguera. El tratamiento con láser y cirugía ha mejorado mucho el pronóstico de los pacientes con desprendimiento retiniano.

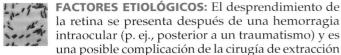 **FACTORES ETIOLÓGICOS:** El desprendimiento de la retina se presenta después de una hemorragia intraocular (p. ej., posterior a un traumatismo) y es una posible complicación de la cirugía de extracción de cataratas y otros tipos de intervenciones oculares. Entre los factores de riesgo para el desprendimiento de retina se encuentran los defectos de la retina (por traumatismo o procesos degenerativos), la tracción del vítreo, la disminución de la presión sobre la retina (p. ej., posterior a pérdida del vítreo) y el debilitamiento de los puntos de fijación de la retina.

Posterior a su separación por desprendimiento, el oxígeno y los nutrientes que habitualmente alcanzan la cara externa de la retina desde la coroides deben difundir a través de una distancia mayor. Esta situación causa degeneración de los fotorreceptores, después de lo cual aparecen espacios extracelulares de aspecto quístico en la retina.

Retinitis pigmentaria

La retinitis pigmentaria (retinopatía pigmentaria) es un término genérico usado para referirse a una variedad bilateral y progresiva de retinopatías degenerativas. Estos trastornos están caracterizados desde el punto de vista clínico por ceguera nocturna y reducción del campo visual y desde el punto de vista patológico por pérdida de fotorreceptores retinianos (conos y bastones), además de acumulación de pigmento dentro de la retina.

El término «retinitis» es incorrecto, puesto que en este caso no hay inflamación de la retina.

 PATOGENIA MOLECULAR: Mutaciones en al menos 48 diferentes genes y loci están asociadas con la retinitis pigmentaria no sindrómica. Algunas son enfermedades exclusivas del ojo con patrón de herencia autosómico dominante, autosómico recesivo o ligado al cromosoma X. Otras retinopatías pigmentarias se acompañan de manifestaciones neurológicas y sistémicas.

 PATOLOGÍA: En la retinitis pigmentaria, la destrucción de los bastones, y posteriormente de los conos, es seguida por la migración de las células pigmentadas de la retina hacia el interior de la retina sensorial (fig. 24-88).

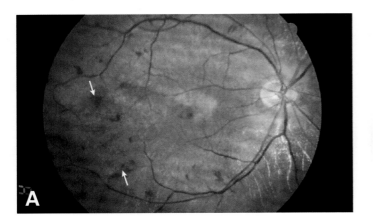

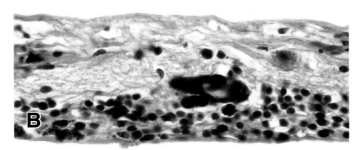

FIGURA 24-88. Retinitis pigmentaria. A. Fotografía del fondo de ojo de un paciente con retinitis pigmentaria en la que se muestran los vasos retinianos y los focos de pigmentación de la retina (*flechas*). **B.** Aspecto al microscopio de una retina con intensa degeneración secundaria a una retinopatía pigmentaria. Obsérvese la acumulación local de células pigmentadas de color café oscuro (provenientes del epitelio pigmentado de la retina).

La melanina se localiza en el interior de los procesos finos de las células aracnoides y se acumula principalmente alrededor de las ramas más pequeñas de los vasos sanguíneos retinianos (en especial sobre la porción ecuatorial de la retina). Posteriormente, los vasos sanguíneos de la retina desaparecen de forma gradual, y la papila del nervio óptico se torna pálida.

 CARACTERÍSTICAS CLÍNICAS: Las manifestaciones clínicas de la retinitis pigmentaria, incluyendo el aspecto y distribución de las lesiones pigmentadas de la retina, varían de acuerdo con la causa de la retinopatía. La mitad de estos pacientes tienen antecedente familiar de la enfermedad. Conforme la enfermedad avanza, la disminución de los campos visuales puede ocasionar el fenómeno de visión en túnel. La visión central suele conservarse hasta una etapa tardía de la enfermedad. En algunos casos, puede presentarse ceguera posterior a una lesión macular.

Degeneración macular

El centro de la mácula, es decir, la fóvea, es el sitio de mayor agudeza visual. En esta zona hay una elevada concentración de conos en el epitelio pigmentado de la retina. Alrededor de la mácula, la retina posee una alta concentración de células ganglionares distribuidas en múltiples capas. Como resultado del envejecimiento, la toxicidad de ciertos medicamentos (p. ej., cloroquina) y en diversas enfermedades hereditarias, se observa un proceso de degeneración macular que ocasiona la pérdida de la visión central.

La degeneración macular senil afecta a unos 15 millones de personas en Estados Unidos, y es la causa más frecuente de ceguera en individuos de origen europeo mayores de 65 años de edad. La degeneración macular relacionada con la edad tiene dos variantes: seca y húmeda. La variedad húmeda se presenta en el 20% de los casos y se relaciona con la presencia de tejido fibrovascular retiniano y, en ocasiones, con una hemorragia en el espacio subretiniano. En esta enfermedad son útiles la fotocoagulación con láser y otros tratamientos antiangiógenos intraoculares.

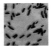 **FACTORES ETIOLÓGICOS:** Hay un consenso general de que la etiología de la maculopatía senil es multifactorial, y que se debe tanto a factores ambientales como genéticos. Entre los factores de riesgo para la enfermedad se encuentran la edad, el tabaquismo, las enfermedades carotídeas/cardiovasculares y la hipercolesterolemia.

 PATOGENIA MOLECULAR: Una variante común de una secuencia sin sentido del gen CFH que codifica para el factor H del complemento es el factor de riesgo en un 50% de los casos de degeneración macular senil. La susceptibilidad también se ha asociado con mutaciones o polimorfismos de un solo nucleótido en varios genes.

NERVIO ÓPTICO

Glaucoma

Por glaucoma se entiende un conjunto de enfermedades oculares que se caracterizan por una neuropatía óptica acompañada por la pérdida progresiva característica de la sensibilidad del campo visual y en algunos casos excavación de la cabeza del nervio óptico. En la mayoría de los casos, el glaucoma es producido por un aumento de la presión intraocular (**hipertensión ocular**); sin embargo, el aumento de la presión intraocular no siempre produce glaucoma, y no todos los pacientes con glaucoma presentan un aumento de la presión interna del ojo.

Después de ser producido por el cuerpo ciliar, el humor acuoso entra en la cámara posterior (el espacio situado entre el iris y las zónulas) antes de pasar a través de la pupila para llegar a la cámara anterior (entre el iris y la córnea). A partir de este sitio, es drenado a través de las venas que corren por la red trabecular y el conducto de Schlemm (fig. 24-89). Hay un delicado equilibrio entre la producción y drenaje del humor acuoso que mantiene la presión intraocular en un rango fisiológico (10 a 20 mm Hg). En ciertos estados patológicos, el drenaje normal del humor acuoso está impedido, por lo que la presión dentro del ojo aumenta. La pérdida temporal o permanente de la visión se debe a cambios degenerativos en la retina y la cabeza del nervio óptico inducidos por la presión (fig. 24-89) y por edema y opacificación de la córnea.

El glaucoma, una de las causas más habituales de ceguera prevenible en Estados Unidos, se debe casi siempre a una lesión, congénita o adquirida, del segmento anterior del ojo que propicia una obstrucción mecánica de la salida de humor acuoso. La obstrucción puede estar localizada entre el iris y el cristalino, el ángulo y la cámara anterior, en la red trabecular, en el conducto de Schlemm o en el sistema de drenaje venoso del ojo.

Glaucoma primario del adulto

El glaucoma primario de inicio en la edad adulta se desarrolla en personas con ojos al parecer sanos. Se clasifica en **glaucoma primario de ángulo abierto** (en el que el ángulo de la cámara anterior está abierto y aparentemente normal) y **glaucoma primario de ángulo cerrado** (en el que la cámara anterior es menos profunda de lo normal, y el ángulo es por tanto más estrecho de lo habitual) (fig. 24-89).

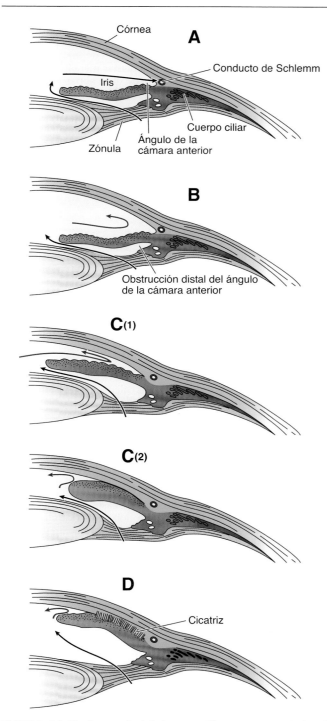

FIGURA 24-89. **Patogenia del glaucoma.** El segmento anterior del ojo está afectado de diversas maneras en diferentes tipos de glaucoma. **A.** Estructura del ojo normal. **B.** En el glaucoma primario de ángulo abierto, la obstrucción del flujo de salida del humor acuoso es distal al ángulo de la cámara anterior, y el segmento anterior se parece al del ojo normal. **C.** En el glaucoma primario de ángulo estrecho, el ángulo de la cámara anterior está abierto, pero es más estrecho de lo normal cuando la pupila está contraída. **C(1)** Cuando la pupila se dilata en el ojo enfermo, el iris engrosado obstruye el ángulo de la cámara anterior **C(2)**, causando el aumento de la presión intraocular. **D.** El ángulo de la cámara puede obstruirse por una variedad de procesos patológicos, incluyendo la presencia de adherencias entre el iris y la cara posterior de la córnea (**sinequia anterior periférica**).

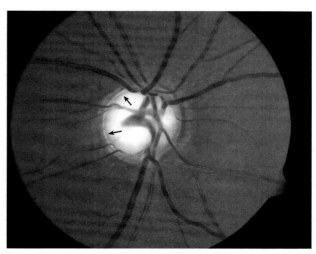

FIGURA 24-90. **Papila del nervio óptico y glaucoma.** La porción anterior del nervio óptico está hundida («excavación óptica»; *flechas*), y los vasos sanguíneos que atraviesan el borde de la papila del nervio óptico se encuentran desplazados hacia la porción nasal. El fondo de ojo se observa oscuro debido a que se trata del ojo de un paciente afroamericano cuya coroides contiene numerosos melanocitos pigmentados.

Glaucoma primario de ángulo abierto

El glaucoma primario de ángulo abierto es el tipo más frecuente de glaucoma y una de las principales causas de pérdida de la visión en Estados Unidos. Se presentan en el 1 % a 3 % de la población mayor de 40 años, principalmente en la sexta década de la vida. El ángulo de la cámara anterior está abierto y parece normal, pero hay un aumento de la resistencia del flujo de salida del humor acuoso en el entorno del conducto de Schlemm. La presión intraocular aumenta de forma gradual y asintomática, y aunque es casi siempre bilateral, un ojo puede estar más afectado que el otro. Con el tiempo, el daño a la retina y el nervio óptico provoca la pérdida irreversible de la visión.

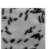 **FACTORES ETIOLÓGICOS:** Las personas con diabetes mellitus y miopía tienen mayor riesgo de glaucoma primario de ángulo abierto.

 PATOGENIA MOLECULAR: El glaucoma primario de ángulo abierto se ha localizado en al menos 13 loci de múltiples cromosomas y se han identificado tres genes.

Glaucoma primario de ángulo cerrado

El glaucoma primario de ángulo cerrado, diferente del glaucoma de ángulo abierto mencionado arriba, se presenta después de los 40 años de edad. *Es la forma predominante de glaucoma primario en adultos que viven en países asiáticos.* La enfermedad se observa en personas en quienes la periferia del iris se encuentra desplazada en dirección anterior a través de la red trabecular, lo que da lugar a un ángulo de la cámara anterior anómalamente estrecho.

La enfermedad tiene una predisposición familiar pero, a diferencia del glaucoma primario de ángulo abierto, aún no se ha identificado algún loci genético asociado. El glaucoma agudo de ángulo cerrado es una emergencia ocular en la que resulta esencial iniciar un tratamiento encaminado a disminuir la presión intraocular dentro de las primeras 24 a 48 h con el fin de conservar la visión.

NEOPLASIAS OCULARES

El ojo y las estructuras adyacentes contienen muchos tipos de células y, como puede esperarse, pueden dar lugar a neoplasias tanto benignas como malignas. ***Las neoplasias intraoculares se originan principalmente de neuronas retinianas inmaduras (retinoblastoma) y de melanocitos de la úvea (melanoma)***. Aunque el epitelio pigmentado de la retina con frecuencia presenta reacción proliferativa, rara vez es de tipo neoplásico.

Melanoma maligno

El melanoma maligno es el tumor maligno intraocular primario más común. Puede originarse a partir de melanocitos presentes en cualquier parte del ojo, siendo más frecuente en la coroides.

 PATOLOGÍA: Los melanomas coroideos están casi siempre bien delimitados y por lo general invaden la membrana de Bruch, lo que produce una masa en forma de hongo (fungiforme) (fig. 24-91). Por otro lado, algunos tumores son planos (melanoma difuso) y causan pérdida gradual de la vista en el transcurso de muchos años. Algunos no son evidentes hasta que se produce la diseminación extraocular. En ocasiones, hay pigmento de lipofuscina color naranja en la superficie de algunos melanomas coroideos.

Desde el punto de vista microscópico, los melanomas uveales pueden estar formados principalmente por (1) un número variable de células fusiformes carentes de nucléolo (células fusiformes tipo A), (2) células fusiformes con nucléolo prominente (células fusiformes tipo B), (3) células poligonales con distintos bordes celulares y nucléolo prominente (células epitelioides) o (4) un cuarto tipo de células que es similar a las células epitelioides pero más pequeñas, con bordes mal definidos.

Los melanomas del cuerpo ciliar y el iris pueden extenderse siguiendo un patrón circunferencial alrededor del globo ocular (melanoma anular). Los melanomas del iris suelen ser diagnosticados clínicamente una o dos décadas antes que aquellos localizados en la coroides y el cuerpo ciliar, quizá porque son más visibles y en muchos casos son identificados por el propio paciente.

No hay diseminación linfática del melanoma ocular, pues el ojo carece de vasos de este tipo. Además de la diseminación hematógena, los melanomas uveales se extienden atravesando la esclerótica para alcanzar los tejidos orbitarios, de preferencia en los sitios donde pasan los vasos sanguíneos y los nervios a través de la esclerótica. El hígado es un sitio común de metástasis, y se dice que el diagnóstico de melanoma ocular metastásico puede estar hecho por el clínico sagaz que descubre hepatomegalia en un paciente con «ojo de cristal».

 CARACTERÍSTICAS CLÍNICAS: Los melanomas intraoculares pueden causar catarata, glaucoma, desprendimiento de retina, inflamación y hemorragia. Entre las opciones de tratamiento de los melanomas de la úvea se encuentran la enucleación del globo ocular, la radioterapia y la extirpación local. Más de la mitad de los pacientes con melanomas uveales sobreviven durante 15 años después de la enucleación.

Retinoblastoma

El retinoblastoma es el tumor maligno intraocular más habitual en la infancia, con una frecuencia de 1:20 000 a 1:34 000 niños. Es más común en los primeros 2 años de vida e incluso se diagnostica al nacer. La mayor parte de los retinoblastomas se producen de manera esporádica y son unilaterales. Entre el 6 % y el 8 % de los retinoblastomas es hereditario. Hasta el 25 % de los retinoblastomas esporádicos y la mayoría de los hereditarios son bilaterales (para más detalles, *v.* cap. 5).

 PATOLOGÍA: El retinoblastoma es un tumor de color crema que contiene manchas calcificadas, diseminadas, de color blanco calcáreo dentro de zonas de necrosis de color amarillo (fig. 24-92), que puede ser identificado mediante estudios radiográficos. Estos tumores contienen gran cantidad de células y diferentes patrones morfológicos. En algunos casos, se observan grupos compactos de células neoplásicas redondas distribuidas aleatoriamente. En otros retinoblastomas, las células se distribuyen en posición radial alrededor de una cavidad central (**rosetas de Flexner-Wintersteiner**), conforme se diferencian en fotorreceptores. En algunos casos, las células se encuentran distribuidas en un patrón en flor de lis (ramillete). Las células tumorales viables se ubican por sí mismas alrededor de los vasos sanguíneos y se observan regiones de necrosis con calcificación cerca de las zonas vascularizadas.

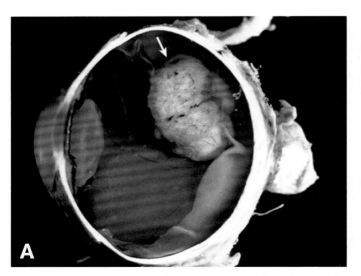

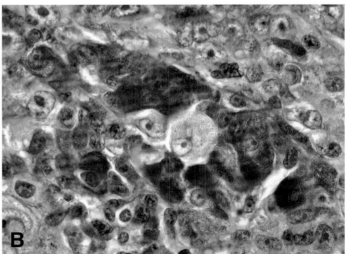

FIGURA 24-91. Melanoma maligno. A. Presencia de melanoma fungiforme en la coroides de un ojo (*flecha*). Los melanomas coroideos por lo general invaden atravesando la membrana de Bruch, lo que da como resultado este aspecto. **B.** Microfotografía de un melanoma intensamente pigmentado de la coroides en el que se observan células tumorales epitelioides con nucléolo prominente.

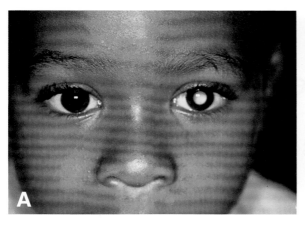

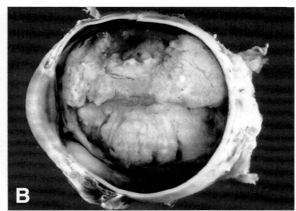

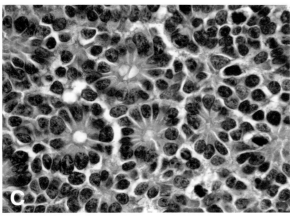

FIGURA 24-92. Retinoblastoma. A. La coloración blanquecina del ojo izquierdo (leucocoria) se debe la presencia de retinoblastoma intraocular. **B.** El ojo extirpado quirúrgicamente está ocupado casi por completo por un retinoblastoma intraocular de color crema con zonas calcificadas. **C.** Al microscopio óptico, el tejido del retinoblastoma presenta las rosetas de Flexner-Wintersteiner, formadas por células distribuidas alrededor de una cavidad central.

El retinoblastoma se disemina por diferentes vías. Por lo general, se extiende a través del nervio óptico y posteriormente a la región intracraneal. También invade los vasos sanguíneos, en especial de la coroides, que es una región muy vascularizada, antes de producir metástasis a otras regiones del cuerpo por vía hematógena. La médula ósea es un sitio habitual de metástasis de este tipo, pero resulta sorprendente que los pulmones rara vez están involucrados.

 CARACTERÍSTICAS CLÍNICAS: Entre los signos de presentación se encuentran la coloración blanquecina de la pupila (leucocoria), el estrabismo, la disminución de la agudeza visual, el hipema espontáneo o la hiperemia ocular acompañada de dolor. Una complicación fre-

cuente es el glaucoma secundario. La entrada de luz al ojo por lo general produce un reflejo de color amarillo, similar a lo que sucede con ciertos animales como los gatos (signo de reflejo de ojo de gato).

Sin tratamiento, casi todos los retinoblastomas producen la muerte. Sin embargo, con el diagnóstico oportuno y las opciones terapéuticas más modernas, la supervivencia es alta (alrededor del 90%). En casos raros, el tumor puede involucionar de manera espontánea por razones hasta ahora desconocidas. Los pacientes con retinoblastoma hereditario, como consecuencia de la pérdida de la función del gen *Rb*, tienen mayor susceptibilidad a otros tumores malignos, incluyendo el sarcoma osteogénico, el sarcoma de Ewing y el pineoblastoma.

OBJETIVOS DE APRENDIZAJE

- Diferenciar entre causa y manera de morir.
- ¿Cómo afectan en los tejidos el calibre y el alcance de las lesiones por heridas de bala?
- Definir el término contusión. ¿Cómo puede usarse para ayudar a controlar una lesión?
- Describir la fisiopatología de la estrangulación.
- Diferenciar entre hipotermia generalizada y focal. Describir la fisiopatología de la lesión hística en ambos casos.
- Definir las posibles causas y efectos de la hipertermia sistémica.

- ¿Cuáles son la etiología y las consecuencias clínicas de un golpe de calor?
- Diferenciar entre quemaduras cutáneas de espesor parcial y espesor total.
- ¿Por qué mecanismos puede producir daño la energía eléctrica?
- ¿Qué clases de sustancias/drogas son más susceptibles de abuso?
- ¿Qué complicaciones están asociadas con el consumo excesivo de drogas por vía intravenosa?
- ¿Qué químicos industriales tienen más probabilidades de resultar en intoxicación y en riesgo de cáncer?

LA MANERA DE MORIR

Las causas de la muerte son múltiples, pero la manera se clasifica sólo en cinco categorías: (1) accidente, (2) homicidio, (3) suicidio, (4) natural y (5) indeterminada/no clasificada.

La mayoría de los casos que se encuentran bajo la jurisdicción forense en realidad apoyan áreas más allá o fuera de la seguridad pública. Sólo un 20% de los casos son **homicidios**. La regla de oro es que el índice de **suicidio** duplica el índice de homicidios (excepto en las jurisdicciones sumamente violentas, con altas tasas de criminalidad). En la mayoría de los lugares, cerca del 50% de los **accidentes** se relacionan con vehículos motorizados y muertes de tráfico, mientras que el 50% restante se debe a accidentes laborales y del hogar o en sitios recreativos. En términos de causas **naturales** de muerte que se producen sin la presencia de un médico, estas investigaciones a menudo son importantes para identificar las amenazas agudas o crónicas a la salud pública, como los brotes de enfermedades infecciosas, las fuentes de agua contaminada, las intoxicaciones accidentales y otras exposiciones a tóxicos.

Causa de la muerte frente al mecanismo de la muerte

Tanto los médicos residentes como los médicos en prácticas a menudo llenan el certificado de defunción de forma incorrecta, señalando la parada «cardiopulmonar» como la causa de la muerte. Sin embargo, esta no es la causa de la muerte sino la vía final común por la que el proceso de la enfermedad subyacente, finalmente, conduce al cese de los signos vitales. El mecanismo de la parada cardiopulmonar puede ser precipitado por: (1) un episodio que causa la parada respiratoria, que evoluciona rápidamente a la parada cardiaca; (2) una situación mortal que causa la parada cardiaca, que con rapidez provoca la parada respiratoria, o (3) una lesión mortal en el sistema nervioso central (SNC) que rápidamente provoca el cese de las funciones vitales tanto en el corazón como en los pulmones. Mediante la intervención con el tratamiento de ventilación respiratoria y la cardioversión eléctrica, un episodio letal en el SNC que puede provocar la «muerte cerebral» podría no causar la muerte fisiológica de manera inmediata.

Las causas de muerte súbita verdadera, en la cual una persona ambulatoria por lo demás sana de repente «cae fulminada», son relativamente pocas.

LESIONES TRAUMÁTICAS

Las lesiones traumáticas son el resultado de incidentes como ataques violentos de una persona a otra, por la colisión con maquinaria a gran velocidad o por fuerzas físicas aleatorias y la gravedad. Los ataques mortales generalmente se llevan a cabo por armas como: (1) armas de fuego, cuchillos y otras armas blancas; (2) objetos contundentes de varios tipos, y (3) en ocasiones sólo los puños y otras superficies corporales como los pies, las rodillas, los codos e incluso la frente. El contacto duro contra una superficie dura como el hormigón en ocasiones es mortal.

Heridas por armas de fuego

En las áreas más densamente pobladas, la mayoría de los ataques mortales con armas de fuego se llevan a cabo con pistolas o armas pequeñas. Estas armas sólo son útiles a corto alcance, y gran parte del trabajo forense implica identificar la distancia entre la boca del arma de fuego y la entrada de la herida. Hay básicamente dos tipos de heridas por armas de fuego: (1) heridas penetrantes, donde el proyectil entra en el cuerpo, pero no sale y (2) heridas perforantes, en las que el proyectil pasa a través del cuerpo y crea orificios de entrada y de salida (fig. 25-1).

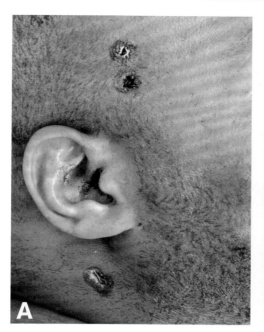
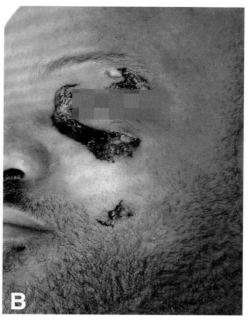

FIGURA 25-1. Heridas de entrada (A) y de salida (B) en el lado derecho e izquierdo de la cara, respectivamente, en un hombre de 39 años con múltiples heridas por arma de fuego. Las entradas más pequeñas muestran un defecto redondo ovalado en la piel rodeado por anillos de abrasión. Las heridas de salida son laceraciones irregulares, generalmente más grandes que las de entrada, que carecen de una abrasión circundante. De Troncoso JC, Rubio A, Fowler DR. *Essential Forensic Neuropathy.* Baltimore, MD: Lippincott Williams & Wilkins; 2010.

Calibre

Las heridas por calibre pequeño (p. ej., calibre 0.22) pueden ser mortales, especialmente en el caso de las heridas en la cabeza. Un proyectil de pequeño calibre con frecuencia penetra el cráneo, pero si no tiene la fuerza para perforar la parte posterior del cráneo, puede rebotar o «repicar» dentro del cráneo, causando una lesión cerebral extensa. Del mismo modo, la capacidad de un proyectil de atravesar y salir del cuerpo depende en parte de si se encuentra o no con hueso, sobre todo el hueso denso cortical, como el de la mandíbula.

A pesar de las consideraciones anteriores, la cantidad de daño causado por el proyectil se relaciona directamente con el calibre (masa) y su velocidad, es decir, con el impulso. Cuanto más grande y pesado sea el proyectil, mayor será la potencia. Por su trayectoria a gran velocidad, una bala transfiere la fuerza a los tejidos del organismo, causando la disrupción del tejido. En la cabeza, además de la lesión focal en la trayectoria del proyectil, hay una lesión difusa por todo el cerebro debida a compresión, estiramiento y desgarro a nivel microscópico por una «onda de choque» dentro de un espacio cerrado. En las heridas perforantes, las heridas de salida son más grandes e irregulares que las de entrada, que son más pequeñas y redondas.

Alcance

A una distancia sumamente corta (herida por contacto), con la boca del cañón presionada contra la piel, puede haber lesiones estelares, con lesiones estrelladas que se extienden desde los bordes de la herida debido a la expansión de los gases calientes que provienen del cañón atrapados en un espacio cerrado. También puede haber una marca de la quemadura por la boca del cañón alrededor del perímetro de la herida debido al calor del metal (fig. 25-2).

A corto alcance, donde la boca del cañón se encuentra separada de la superficie de la piel, suele haber un punteado en

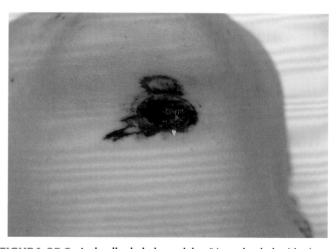

FIGURA 25-2. La huella de la boca del cañón rodea la herida de entrada debajo de la barbilla en una herida autoinflingida en la cabeza. De Troncoso JC, Rubio A, Fowler DR. *Essential Forensic Neuropathy.* Baltimore, MD: Lippincott Williams & Wilkins; 2010.

el perímetro de la herida (fig. 25-3). En este caso, las partículas calientes que salen del cañón con el proyectil alcanzan la superficie de la piel. Estas partículas se expanden fuera del cañón del arma de fuego siguiendo la ley del cuadrado inverso para las partículas en expansión desde una fuente determinada; el perímetro del punteado aumenta conforme aumenta el cuadrado de la distancia desde el cañón de la pistola. En última instancia, llega un punto en el que las partículas no llegan en absoluto a la superficie de la piel en una herida de mediana o larga distancia.

Las heridas causadas por un disparo (sobre todo con un cañón «recortado» o acortado intencionadamente) también siguen un

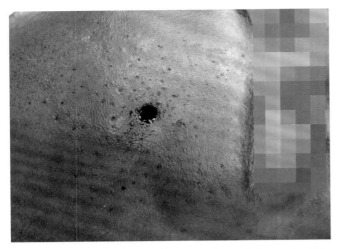

FIGURA 25-3. Herida de entrada a causa de una bala a corta distancia con un punteado circundante. De Troncoso JC, Rubio A, Fowler DR. *Essential Forensic Neuropathy*. Baltimore, MD: Lippincott Williams & Wilkins; 2010.

patrón dictado por la ley del cuadrado inverso. Los perdigones de la escopeta provocan heridas de entrada con un perímetro más grande a medida que la distancia del cañón aumenta, debido a la dispersión de los perdigones del cañón de la escopeta.

Fuerzas penetrantes y heridas por incisión

Las heridas por incisión son causadas por objetos afilados como cuchillos. Las características de las heridas de entrada hechas por un cuchillo pueden distinguirse determinando si la hoja es simple o de doble filo. La primera se distingue por una incisión afilada en el borde de la herida y un borde romo en el lado opuesto. Si el cuchillo entra en el cuerpo hasta la empuñadura, puede quedar una marca en la piel donde la empuñadura chocó contra esta. Cuando la hoja se inserta en un ángulo oblicuo causa una herida cuyas dimensiones son mayores que la anchura máxima del cuchillo.

Una herida causada por una fuerza aguda también incluye a las heridas por incisión provocadas por objetos puntiagudos, agujas de tejer, palos o huesos afilados, o incluso un témpano (cuya característica es hacer que la evidencia desaparezca rápidamente). Aunque tienen un diámetro pequeño, estas heridas pueden ser mortales.

Traumatismos por fuerzas contundentes

El traumatismo por fuerzas contundentes puede estar causado por un objeto con suficiente dureza, masa e impulso para dañar los tejidos. Dichos ataques causan lesiones que pueden o no dañar la superficie de la piel, lo que puede causar hemorragia externa o interna. Debido a la fuerza y la resistencia de la piel, se puede transmitir la fuerza suficiente a los tejidos y órganos subyacentes como para causar un daño extenso, incluso aunque la piel permanezca intacta.

Cuando la superficie de la piel pierde su continuidad por un traumatismo contundente, se puede manifestar como un pinchazo, abrasión, laceración, maceración o avulsión. Si la piel no ha perdido su continuidad, la hemorragia interna todavía puede ser extensa. El desangramiento puede estar causado por el sangrado fuera del cuerpo o en las cavidades internas.

Otras lesiones por fuerzas contundentes pueden aparecer por el encuentro del cuerpo con superficies duras de una maquinaria, las superficies de un vehículo motorizado o el suelo.

Las heridas que causan la pérdida de continuidad de la superficie de la piel pueden ser punciones, avulsiones, abrasiones e incisiones.

Contusiones

Ya sea que la piel pierda o no su continuidad por el contacto con una fuerza contundente, puede presentarse una contusión (hematoma) en los tejidos subyacentes. Las contusiones son el resultado del sangrado en los tejidos circundantes por la rotura de los vasos sanguíneos. Debido a que la hemorragia se presenta en un espacio cerrado (p. ej., en un compartimento muscular o articular, o en los tejidos conjuntivos), se produce inflamación, aumenta la presión y la contrapresión ayuda a detener el flujo adicional de sangre mientras se produce la coagulación. Dado que la hemoglobina de los eritrocitos se descompone con el tiempo, las contusiones presentan varios pigmentos de coloración desde negro-azul, verde y amarillo (fig. 25-4). Estas variaciones ayudan a determinar el tiempo transcurrido de la contusión en una víctima que sobrevive a la lesión.

Desangramiento

Cuando la superficie de la piel y los vasos sanguíneos subyacentes pierden su continuidad, el cuerpo puede desangrarse rápidamente porque el corazón continúa bombeando grandes cantidades de sangre a través de las heridas. Las lesiones más profundas afectan a las arterias con una presión arterial alta que también son capaces de causar desangramiento. No es probable que las heridas más superficiales que afectan sólo a las venas con baja presión sanguínea causen desangramiento, a menos que la lesión afecte a áreas extensas de la piel o que la pérdida de sangre sea prolongada.

Hemorragia interna

Aunque la superficie de la piel esté íntegra, aún puede presentarse la hemorragia interna. Incluso ante una escena de muerte relativamente «libre de sangre», las cavidades corporales pueden albergar grandes cantidades de sangre, lo que causa desangramiento.

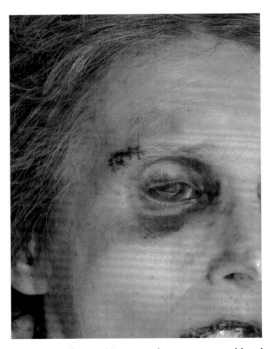

FIGURA 25-4. Una laceración suturada presente en el borde orbitario está rodeada por una contusión en proceso de cicatrización (con matices rojos, azules, amarillos y verdes) en un paciente con esclerosis múltiple que sufrió una caída 10 días antes de ser declarada muerta. De Troncoso JC, Rubio A, Fowler DR. *Essential Forensic Neuropathy*. Baltimore, MD: Lippincott Williams & Wilkins; 2010.

Asfixia

La muerte por asfixia es un proceso relativamente lento. Durante la asfixia, el cerebro mantiene la conciencia unos 2-3 min, momento en que se espera que la víctima deje de luchar. Después de 2-3 min de asfixia adicional, el cerebro muere por anoxia.

Estrangulación: ligadura y manual

El cuello es una estructura estrecha que lleva aproximadamente una tercera parte del volumen total de sangre en un momento dado para satisfacer las altas demandas metabólicas del cerebro. Por tanto, representa una localización conveniente y eficiente para inducir la asfixia por estrangulación, ya sea aplicando fuerza con las manos (manual) o mediante una ligadura alrededor del cuello. En el homicidio por estrangulación puede haber marcas del lazo alrededor del cuello; el hueso hioides, el cartílago tiroides, el cartílago cricoides y los anillos traqueales pueden (o no) estar rotos. Es posible que aparezcan hemorragias petequiales en los ojos o en otros sitios.

Además de cerrar la vía aérea y causar la asfixia, la estrangulación puede comprimir las arterias carótidas, cortando directamente el flujo sanguíneo hacia el cerebro. El estrés excesivo y la estimulación en la arteria carótida también pueden provocar un reflejo que induce una arritmia cardiaca.

Para estrangular las estructuras del cuello se requieren alrededor de 3.2 kg de presión. Frente a una presión sanguínea normal de 120/80 mm Hg, la arteria carótida se comprime con unos 5.0-5.9 kg de presión. La laringe se aplasta con unos 13.6 kg de presión. Estas fuerzas pueden ser administradas con las manos (a una persona delgada) o con el codo, rodilla o pie.

Si se produce una sola herida cerrada al golpear el cuello con suficiente fuerza para aplastar y colapsar la laringe, la sofocación y la asfixia progresarán inexorablemente, se aplique o no una fuerza continua, porque la vía aérea ha sido interrumpida.

La asfixia por estrangulación del cuello también ocurre en los ahorcamientos judiciales, los suicidas y los accidentales en la asfixia autoerótica. En el ahorcamiento judicial, el cuello puede romperse, causando la muerte instantánea por la lesión a la columna cervical y al SNC. Si el ahorcamiento no se lleva a cabo de forma «humanitaria», el cuello puede permanecer intacto y, finalmente, la muerte ocurre por asfixia.

DISFUNCIÓN DE LA REGULACIÓN TÉRMICA

Hipotermia

La hipotermia puede causar lesión sistémica o focal, esta última situación se ejemplifica en el **pie de las trincheras** o el **pie de inmersión.** En los casos de hipotermia localizada de estos tipos, en realidad no existe congelamiento del tejido. En contraste, la **lesión por congelamiento** implica la cristalización del agua de los tejidos.

Hipotermia generalizada

La hipotermia puede presentarse en distintas situaciones, que incluyen la inmersión en agua fría y la exposición al aire con temperaturas extremadamente bajas, en especial tras el consumo de sustancias que comprometen la termorregulación, como el alcohol, ciertas drogas y medicamentos.

Ahogamiento

En el agua, el cuerpo pierde rápidamente calor, causando la muerte por hipotermia en minutos en el agua helada y en unas cuantas horas si la temperatura del agua es de 4-10 °C. La muerte también puede sobrevenir en el agua tibia (21-27 °C) si la exposición es lo suficientemente prolongada.

Un cuerpo humano sano inmerso en agua fría pasará por las siguientes etapas de reacción:

- **0-2 min:**
  Shock por frío: reacción inicial, lo más probable es que se recupere rápidamente.
- **5-15 min:**
  Incapacidad motora: se mantienen los movimientos musculares normales.
- **Más de 30 min:**
  Inicio de la hipotermia: las percepciones y las sensaciones continúan.
- **Más de 1 h; hasta 2 h o más:** pérdida de la conciencia.

La capacidad de mantener la conciencia, de sobrevivir y mantener las funciones corporales en la hipotermia está relacionada con el tiempo de inmersión y la temperatura del agua.

En los casos de ahogamiento mortal, el agua generalmente está presente en los pulmones. Sin embargo, en una minoría de los casos puede presentarse el «ahogamiento seco», debido al espasmo laríngeo que cierra el sistema respiratorio inferior, provocando la asfixia con pulmones secos. El agua entra en los senos, y la presencia de agua en el seno esfenoidal es un signo clásico de ahogamiento.

 FISIOPATOLOGÍA: La inmersión aguda en agua de 4-10 °C reduce el flujo sanguíneo central. Si se acopla a la disminución de la temperatura central del organismo y el enfriamiento de la sangre que perfunde el cerebro, provoca confusión mental. Cuando se intenta aumentar la producción de calor, el organismo sumergido responde de inmediato con un aumento de la actividad muscular y el consumo de oxígeno. Cuando la temperatura corporal se aproxima a 35 °C, hay un aumento de la descarga neural simpática, lo que resulta en un aumento de los índices metabólicos basales y cardiacas, así como temblores. Esta actividad puede ser entre tres y seis veces mayor que la normal. Por debajo de 35 °C, la frecuencia cardiaca y la presión arterial decaen, puesto que la reserva funcional se reduce. Si la hipotermia es prolongada, la disminución de la temperatura corporal altera la función cerebrovascular. Cuando la temperatura central alcanza 32 °C, la persona desarrolla letargo, apatía y retraimiento. Si la temperatura se reduce aún más, sobreviene el «estupor» intermitente y, finalmente, el coma. Si la temperatura corporal baja es de más de 28 °C, el pulso y la respiración se debilitan.

Si bien no existen cambios morfológicos específicos en las personas que mueren por hipotermia, la piel presenta una decoloración rojo-violácea, los pabellones auriculares y las manos se edematizan, y se observan vasoconstricción y vasodilatación irregulares. Se identifican regiones de miocitólisis cardiaca. Los pulmones pueden mostrar edema, a la vez que hemorragia intraalveolar, intrabronquial e intersticial.

Hipotermia focal

La reducción local de la temperatura corporal, en particular de la piel, se vincula con vasoconstricción local. El agua de los tejidos se cristaliza si la circulación sanguínea es insuficiente para contrarrestar la pérdida térmica persistente. La lesión celular de mayor importancia biológica se observa en la capa endotelial de los capilares y las vénulas, que trastoca la permeabilidad de los vasos pequeños. Esta lesión da origen a la extravasación del plasma, la formación de edema localizado y de lesiones ampollosas, y a una reacción inflamatoria. Mientras que la **lesión por congelamiento** es consecuencia de la formación de hielo, el **pie por inmersión (o pie de las trincheras)** se debe a la reducción prolongada de la temperatura hística hasta un punto que no resulta suficiente para la congelación del tejido. Este enfriamiento produce disrupción celular. El daño a las células endoteliales desencadena trombosis local, y los cambios que derivan de la alteración de la permeabilidad son prominentes. La oclusión vascular muchas veces desencadena gangrena.

Hipertermia

Las respuestas hísticas a la hipertermia son semejantes en ciertos sentidos a las que derivan de las lesiones por congelamiento. En ambos casos, la lesión del endotelio vascular causa alteración de la permeabilidad de los vasos, edema y formación de ampollas. El grado de lesión depende de la intensidad de la elevación de la temperatura y de la rapidez con la cual se alcanza. Las pequeñas elevaciones de la temperatura corporal aumentan el metabolismo. Sin embargo, por encima de cierto límite las enzimas se desnaturalizan y otras proteínas se precipitan, al tiempo que se produce licuefacción de las bicapas lipídicas de las membranas celulares.

Hipertermia sistémica

La hipertermia sistémica o **fiebre** es una elevación de la temperatura central del organismo. Se produce por efecto de (1) el aumento de la producción de calor; (2) la disminución de la eliminación del calor a partir del organismo (que muestra una respuesta aberrante del centro termorregulador), o (3) un trastorno del centro termorregulador mismo. La hipertermia también puede derivar de la conducción de calor hacia el interior del cuerpo a una velocidad mayor de aquella con la que el sistema puede eliminarlo.

Una temperatura corporal superior a 42.5 °C desencadena trastornos funcionales profundos, entre los que se encuentran vasodilatación general, deficiencia de la función cardiaca y anomalías de la respiración. Las funciones aisladas de corazón-pulmón desarrollan deficiencia casi a la misma temperatura, lo que sugiere una limitación inherente del sistema cardiovascular y quizá de las mismas células miocárdicas. *En general, los aumentos de la temperatura sistémica que superan los 42 °C son incompatibles con la vida.*

El **golpe de calor** es una variante de hipertermia que se desarrolla en condiciones en que existen temperaturas ambientales muy elevadas, y en la que no intervienen pirógenos endógenos. Es una manifestación de la existencia de respuestas termorreguladoras de enfriamiento anómalas, y de manera característica afecta a neonatos, lactantes, niños pequeños y adultos mayores. La acidosis láctica, la hipocalcemia y la rabdomiólisis pueden ser consecuencias graves, y casi una tercera parte de los pacientes que cursan con golpe de calor relacionado con el ejercicio desarrollan deficiencia renal aguda secundaria a mioglobinuria. El golpe de calor responde al control térmico por medios físicos y la restitución hidroelectrolítica.

Quemaduras cutáneas

Las quemaduras cutáneas son la variante más frecuente de hipertermia localizada. Tanto la temperatura alta como la velocidad de cambio de la temperatura son importantes para determinar la respuesta hística. Una temperatura de 50 °C podría soportarse durante 10 min o más sin muerte celular, mientras que una elevación a 70 °C o más durante varios segundos causa necrosis de toda la epidermis. Las quemaduras cutáneas se clasifican en las de espesor total (antes conocidas como de tercer grado) y de espesor parcial (antes de primer y segundo grado; fig. 25-5).

- Las **quemaduras de espesor total** afectan tanto a la epidermis como a la dermis. En el estudio histológico muestran carbonización y la estructura celular se pierde.

Uno de los trastornos sistémicos más graves que inducen las quemaduras cutáneas extensas es la pérdida hídrica. Los pacientes con quemaduras de espesor total pueden perder alrededor de 0.3 mL de agua corporal/cm² de área quemada por día. La hemoconcentración que resulta y la perfusión vascular deficiente de la piel y otras vísceras complican la recuperación de estos

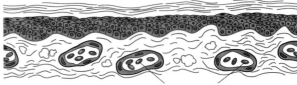

PRIMER GRADO

Hiperemia dérmica

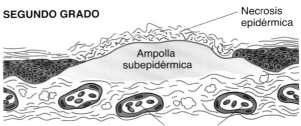

SEGUNDO GRADO

Necrosis epidérmica

Ampolla subepidérmica

Hiperemia dérmica

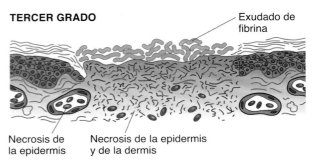

TERCER GRADO

Exudado de fibrina

Necrosis de la epidermis

Necrosis de la epidermis y de la dermis

FIGURA 25-5. Patología de las quemaduras cutáneas. En una quemadura cutánea de primer grado sólo se aprecia dilatación de los vasos sanguíneos de la dermis. En una quemadura de segundo grado, existe necrosis de la epidermis y edema subepidérmico, que se acumula bajo la epidermis necrótica para constituir una ampolla. En una quemadura de tercer grado tanto la epidermis como la dermis se necrosan.

pacientes. Muchas personas con quemaduras graves, en particular aquéllas con afectación de más del 70 % de la superficie corporal con quemaduras de espesor total, presentan shock y necrosis tubular aguda, a la vez que mortalidad muy alta. Los pacientes con quemaduras graves que sobreviven un periodo suficiente tienen más riesgo de desarrollar infecciones superficiales mortales y septicemia. Incluso los saprofitos normales de la piel pueden causar infección del tejido quemado y determinan otro obstáculo para la cicatrización.

La cicatrización de las quemaduras cutáneas se relaciona con el grado de destrucción hística. Por definición, las quemaduras de espesor parcial leves se relacionan con pérdida celular escasa o nula, y para su cicatrización sólo se requiere la reparación o la restitución de las células endoteliales lesionadas. Las quemaduras más graves de espesor parcial también se resuelven sin dejar cicatriz, puesto que se conservan las células basales de la epidermis, que son fuente para la regeneración de células del epitelio. Las quemaduras de espesor total, en las cuales toda la epidermis se destruye, implican toda una serie independiente de problemas. Si se respetan las faneras, la reepitelización puede derivar de ellas. Al principio, crecen islas de proliferación a partir de los poros de estas glándulas, que coalescen para cubrir la superficie. Las quemaduras más profundas, que destruyen las faneras, hacen que se requiera el injerto de epidermis nueva en el área desbridada para establecer una cubierta funcional. La piel quemada que no se restituye mediante un injerto sana dejando una cicatriz densa. Puesto que este tejido de cicatrización carece de la elasticidad de la piel normal, finalmente pueden generarse contracturas que limiten el movimiento.

Lesiones eléctricas

La lesión eléctrica causa daño por (1) disfunción eléctrica de la conducción cardiovascular y del sistema nervioso, y (2) conversión de la energía eléctrica en energía calorífica cuando la corriente se enfrenta a la resistencia de los tejidos. *Puesto que la energía eléctrica tiene el potencial de interrumpir la función del sistema de conducción del corazón, es frecuente que provoque la muerte por fibrilación ventricular.* La cantidad de corriente que se requiere para producir disfunción de este tipo depende en parte de la vía que sigue dentro del organismo, y la facilidad con la cual penetra la piel. Una persona que de manera inadvertida toca una línea de 120 V en una sala puede sufrir quemaduras de la mano porque la piel que entra en contacto con el alambre muestra una resistencia sustancial al flujo de la corriente eléctrica. Si esa resistencia disminuye, como cuando una persona toca la misma línea de manera inadvertida mientras se encuentra dentro de una tina de baño, la disminución de la resistencia aumenta la corriente que se conduce y permite el desarrollo de trastornos de la actividad eléctrica cardiaca.

Las quemaduras eléctricas de la piel dependen del voltaje, del área de conducción eléctrica y de la duración del flujo de corriente. La corriente con voltaje muy alto quema el tejido y produce una quemadura de tercer grado. Por otra parte, las superficies húmedas amplias que se exponen a un flujo idéntico muestran un cambio menos intenso. Cuando existe exposición a corrientes con voltaje muy elevado, la fuerza puede ser casi «explosiva», en cuyo caso la vaporización del agua del tejido causa daño extenso.

Muerte relacionada con el fuego

La asfixia es una causa frecuente de muerte en las víctimas de incendios por inhalación de monóxido de carbono (tabla 25-1) y otros gases nocivos de combustión. La muerte por inhalación de humo generalmente se presenta antes de que aparezcan las heridas térmicas o se vuelvan mortales. La presencia de hollín en las vías respiratorias de un cuerpo con quemaduras externas es una señal de que la víctima estaba viva y respiraba en el momento del incendio. El nivel de monóxido de carbono en la sangre también es una señal de inhalación de humo (tabla 25-1).

Cuando los cuerpos están muy dañados por el fuego, los tejidos se contraen y el cuerpo asume una postura defensiva o «pugilística», con un patrón hacia dentro. Esto no constituye

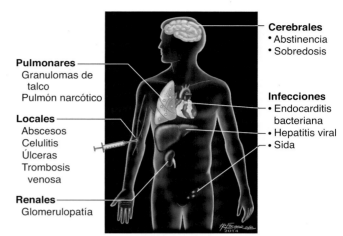

FIGURA 25-6. Complicaciones del consumo de drogas intravenosas.

una postura defensiva consciente, sino un artefacto *post mortem*. El fuego también esteriliza el cuerpo, reduciendo o deteniendo la descomposición *post mortem* y preservando los restos de los tejidos del organismo, si bien están quemados.

CONSUMO EXCESIVO DE DROGAS

El consumo excesivo de drogas se define como «el uso de una sustancia de forma que se desvía de sus patrones aceptados de uso médico, social o legal, dentro de una sociedad determinada». En su mayor parte, el consumo excesivo de drogas implica agentes que se utilizan para modificar el estado de ánimo y la percepción. Entre estos se encuentran: (1) derivados del opio (heroína, morfina); (2) opiáceos sintéticos; (3) depresores (barbitúricos, tranquilizantes, alcohol); (4) estimulantes (cocaína, anfetaminas), marihuana y drogas psicodélicas (fenilciclidina [PCP], dietilamida del ácido lisérgico [LSD]), y (5) sustancias inhalables (nitrito de amilo, disolventes orgánicos como los que contiene el pegamento). El índice de muertes por consumo de drogas ilícitas en Estados Unidos se ha duplicado en la última década, y ya

Tabla 25-1		
Efectos de la intoxicación por monóxido de carbón		
Nivel de CO en sangre (concentraciones de hemoglobina)	**Exposición**	**Efectos**
<10%	Consumo de tabaco	Ninguno
10%-30%	Humo/gases del escape	Cefalea, disnea
30%-50%		Confusión, letargo
50%-60%		Convulsiones, coma
>60%		Muerte

El monóxido de carbono (CO) se une preferentemente a la hemoglobina, desplazando el oxígeno y provocando la asfixia química

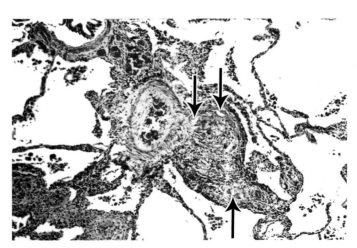

FIGURA 25-7. Granulomas de talco en el pulmón. Corte del pulmón de un consumidor de drogas intravenosas que se observa bajo luz polarizada y revela un granuloma adyacente a una arteria pulmonar. El material refractivo (flechas) es el talco que se utilizaba para rebajar la droga antes de su inyección intravenosa.

Tabla 25-2

Intoxicaciones agudas mortales por sustancias químicas

Producto químico	Exposiciones	Toxicidad
Benceno	Laboral-industrial, fabricación química, uso de disolventes, gasolina (3 %)	Deficiencia aguda del SNC y respiratoria
Cloroformo y tetracloruro de carbono	Disolventes de limpieza	Efectos depresores del SNC y el corazón
		Necrosis hepática, hígado graso, deficiencia hepática
Cianuro/ácido prúsico (HCN)	Trazas en nueces y semillas de frutas como pesticidas naturales (p. ej., almendra amarga *[Prunus amygdalus]*)	Anoxia global aguda; se une a la oxidasa de citocromo mitocondrial, detiene la respiración celular
Etilenglicol	Anticongelante (sustituto del etanol)	Depresión del SNC y acidosis metabólica
		Cristales urinarios de oxalato e deficiencia renal
Gasolina y queroseno	Ingesta accidental	Gastrointestinal
	Inhalación de los productos de combustión	Asfixia, intoxicación por monóxido de carbono (*v.* tabla 25-1)
Metanol	Sustituto del etanol	Se metaboliza a formaldehído, luego a ácido fórmico; ceguera, convulsiones y coma
Tricloroetileno	Disolvente industrial	Depresión del SNC; mínima toxicidad hepática

CNS, sistema nervioso central.

alcanza las 64 000 muertes por año. Gran parte de este aumento es el resultado del abuso de opiáceos sintéticos y, en particular, del fentanilo y sus derivados.

Complicaciones del consumo excesivo de drogas intravenosas

De manera adicional a las reacciones que derivan de los efectos farmacológicos o fisiológicos de la sustancia de que se abusa, las complicaciones más frecuentes se deben a la introducción de microorganismos infecciosos por una vía parenteral. La mayoría de ellas se producen en el sitio de la inyección: abscesos cutáneos, celulitis y úlceras (fig. 25-6). La tromboflebitis en los vasos que drenan los sitios de la inyección es frecuente. La introducción intravenosa de las bacterias puede causar complicaciones sépticas en los órganos internos. La endocarditis bacteriana, en la que con frecuencia está implicado *Staphylococcus aureus*, afecta a ambos lados del corazón, y podría desencadenar la formación de abscesos pulmonares, renales e intracraneales, meningitis, osteomielitis y aneurismas micóticos.

Los consumidores de drogas intravenosas tienen un riesgo muy elevado de sida, así como de las hepatitis B y C. La inyección intravenosa de talco, que se utiliza para rebajar la droga pura, se relaciona con la aparición de granulomas contra cuerpo extraño en los pulmones (fig. 25-7). Pueden tener gravedad suficiente como para desencadenar fibrosis pulmonar intersticial.

QUÍMICOS AMBIENTALES

Existen muchas sustancias naturales y procesadas que pueden causar intoxicación, mortal o no mortal. Las intoxicaciones pueden ser causadas por químicos, medicamentos, plantas u otras toxinas biológicas. Las intoxicaciones químicas son la forma más común de intoxicaciones mortales agudas; se resumen en la tabla 25-2.

Entre los riesgos químicos más relevantes a los que los humanos se encuentran expuestos se identifican los polvos ambientales y los carcinógenos. La inhalación de polvos minerales y orgánicos se produce en especial en ambientes laborales, por ejemplo, minería, producción industrial, actividades agropecuarias y en ocasiones son resultado de situaciones inhabituales (p. ej., cría de aves, inhalación de productos de hipófisis animal deshidratada).

Tabla 25-3

Cánceres relacionados con la exposición a carcinógenos de origen laboral

Agente o actividad laboral	Tipo de cáncer
Arsénico	Cáncer pulmonar
Asbesto	Mesotelioma (pleura y peritoneo) Cáncer pulmonar (en fumadores)
Aminas aromáticas	Cáncer vesical
Benceno	Leucemia, mieloma múltiple
Bis-clorometil-éter	Cáncer pulmonar
Cromo	Cáncer pulmonar
Fabricación de mobiliario y calzado	Carcinoma nasal
Extracción de hematita	Cáncer pulmonar
Níquel	Cáncer pulmonar, cáncer de senos paranasales
Alquitranes y aceites	Cánceres de pulmón, tubo digestivo, vejiga y piel
Cloruro de vinilo	Angiosarcoma hepático

La inhalación de polvos minerales conduce al desarrollo de enfermedades pulmonares que se denominan **neumoconiosis**, mientras los polvos orgánicos pueden provocar **neumonitis por hipersensibilidad.** Las neumoconiosis eran antes frecuentes, pero el control de la exposición al polvo en el ambiente laboral mediante la modificación de las técnicas de manufactura, la mejora del manejo del aire y el uso de mascarillas redujo sustancialmente la incidencia de estas enfermedades. Debido a su relevancia, las neumoconiosis y la neumonitis por hipersensibilidad se analizan en detalle en el capítulo 10.

Los carcinógenos químicos tienen distribución amplia en el ambiente. Su potencial para causar enfermedad genera inquietud general. En particular, la exposición a los carcinógenos en el puesto de trabajo se ha relacionado por medios epidemiológicos con distintos cánceres (tabla 25-3).

Nota: los localizadores seguidos de la letra 'f' y 't' se refieren a figuras y tablas.